U0240105

国家科学技术学术著作出版基金资助出版

《中华人民共和国药典》配套丛书

藏药材
基原植物图鉴

ZANG YAO CAI　JI YUAN ZHI WU　TU JIAN

钟国跃　杨昭鹏／主编

北京科学技术出版社

图书在版编目（CIP）数据

藏药材基原植物图鉴 / 钟国跃，杨昭鹏主编．
北京：北京科学技术出版社，2024. -- ISBN 978-7
-5714-4204-0

Ⅰ. R291.408-64

中国国家版本馆 CIP 数据核字第 20243A3Z99 号

责任编辑：庞璐璐　吕　慧　李兆弟　侍　伟
责任校对：贾　荣
图文制作：樊润琴
责任印制：李　茗
出 版 人：曾庆宇
出版发行：北京科学技术出版社
社　　址：北京西直门南大街16号
邮政编码：100035
电　　话：0086-10-66135495（总编室）　0086-10-66113227（发行部）
网　　址：www.bkydw.cn
印　　刷：北京顶佳世纪印刷有限公司
开　　本：889 mm × 1 194 mm　1/16
字　　数：899千字
印　　张：58.5
彩　　插：4
版　　次：2024年12月第1版
印　　次：2024年12月第1次印刷
ISBN 978-7-5714-4204-0

定　　价：**498.00元**

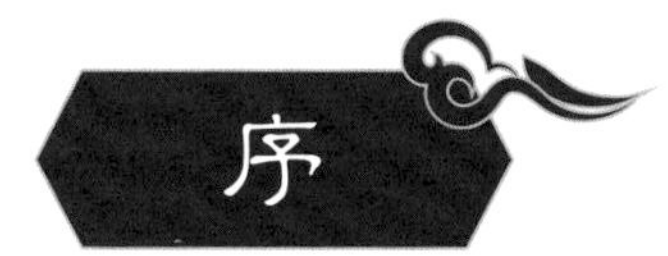

序

藏医药学具有悠久的历史，在医药理论体系、临床诊疗技术及使用的药用资源等方面具有显著特色，是我国传统医学的重要组成部分。中华人民共和国成立以来，在党和政府的关心和支持下，藏医药事业和产业得到了长足的发展，藏医药学在藏族聚居区人民健康事业和社会经济发展中发挥着日益重要的作用，并正在逐步走出藏族聚居区，服务于更多人。

藏药是以藏医药理论为指导，用于临床疾病防治、养身保健的药物，主要来源于天然的动物、植物、矿物及其加工品。藏医药学发源于青藏高原，藏药资源也带有显著的高原特征。对现藏医医疗机构、藏药生产企业实际生产使用的 1 150 个医院制剂和成方制剂的处方以及相关资料进行调查分析，发现已知的约 3 000 种藏药中，有 70% ~ 80% 主要产自青藏高原。此外，藏医药学在历史发展过程中，也借鉴并使用了其他传统医学（如中医学、古印度医学、阿拉伯医学等）使用的药物，因而藏药材也表现出多元化的特点。

藏药材是藏医临床防治疾病的基础，药材基原的准确是保证临床用药安全有效的前提。药材标准是指导药材生产与使用、开展市场监管的法定依据。就藏药材现状而言，一方面，在生产上除进口的药材和部分与中医学交叉使用的品种（如红花、云木香等）外，绝大多数特色藏药材来源于青藏高原的野生资源。各地藏医医疗机构和藏药生产企业使用的药材，多系委托农牧民采集或自行组织人员采集而来。由于青藏高原地域辽阔、地形地貌复杂多样，不同区域分布的药用资源物种具有较大差异；同时，由于藏医药古籍文献对药物形态的记载较为简略，不同医师对古籍记载药物的认识存在差异，这使得不同地区采集使用的药材品种、基原表现出较大的地域性差异（不同地区使用的同一药材的基原不尽相同，这与当地分布的资源种类密切相关），同属或不同科、属的多种植物作为同一药材的基原使用，地方习用品和替代品较多，“同名异物”“同物异名”的现象较为常见。另一方面，在质量标准上，《中华人民共和国药典》（以下简称《中国药典》）一部正文中仅收载有毛诃子、洪连、翼首草等少数藏药材品种（四部附录中尚收载有部分“倒挂品种”），多数藏药材品种主要收载于《中华人民共和国卫生部药品标准·藏药》（第一册，1995年版）、《藏药标准》（第一版，第一、二分册合编本，1979年版）、《青海省藏药标准》（1992年版）、《青海省藏药材标准》（第一册，2019年版）、《西藏自治区藏药材标准》（第一、二册，2012年版）和《四川省藏药材标准》（2014年版、2020年版）等标准中。上述部颁标准、地方标准仅收载300余个藏药材品种，且多数藏药材品种的质量标准尚有待完善，这对藏药材与藏药成方制剂的生产、临床用药规范及市场监管带来一定的制约。

青藏高原生态环境特殊而多样，分布的植物往往具有特殊的生态学特性，常局限分布或特产于青藏高原，且目前对于藏药资源的调查研究等也较少。藏药材基原使用不规范的现象可能与从业人员（药材采集者）植物分类学相关专业知识不足、可供参考的图像资料有限等有关。鉴于此，国家药典委员会在《中国药典》（2020年版）增修订期间，立项开展了“部分藏药标准提高相关药材与基原对照研究”。该项研究由江西中医药大学和江西省药品检验检测研究院承担，以现有标准中收载的藏药材品种为研究对象，通过藏医药文献考订、藏药资源及实际使用状况调查，收集藏药材基原植物标本、药材样品及市场流通使用情况、现代研究情况等信息，为构建藏药材品种、基原、研究等的实物库、数据库等奠定基础。《藏药材基原植物图鉴》即为该项研究的成果之一。

《藏药材基原植物图鉴》收录了《中国药典》及上述藏药材部颁标准、地方标准中收载的藏药材品种289个（各标准正文中收载的品种270个，附录中收载的品种19个），涉及基原植物444种（部分与中医学交叉使用但藏医使用较少的品种或无基原植物图片的品种未收录）。本书以基原植物为条目名，条目下介绍了收载该基原植物的标准中使用的药材名称、标准及其版本、植物形态、分布与生境、药用部位、采收与加工、性味、功能与主治、用量与用法、附注内容，并配以基原植物彩色图片；附注中简要介绍了该基原植物涉及的药材品种、药用历史、使用现状、有关文献及有关标准中记载的其他基原等，以方便读者了解与条目基原植物同样药用的地方习用品或代用品的基原情况。

本书编著中使用的资料和图片等来源于编者承担的《中国药典》（2010年版、2015年版、2020年版）增修订项目，以及江西中医药大学、江西民族传统药现代科技与产业发展协同创新中心、重庆市中药研究院长期开展的藏药资源、藏药品种整理和质量标准制定等研究项目；在藏药资源与使用现状调查、图片拍摄、样品收集等具体工作上，得到了中华人民共和国科学技术部［“十一五”国家科技支撑计划项目“常用藏药材‘蒂达（藏茵陈）’资源调查、品种整理及保护研究”和“十三五”国家重点研发计划项目“藏、蒙、维等民族药资源信息化共享平台构建、品种整理及繁育保护技术研究”］、国家自然科学基金委员会、国家中医药管理局等单位的资助，以及西藏藏医药大学、西藏自治区藏医院（西藏自治区藏医药研究院）、青海省藏医院、太极集团有限公司、西藏奇正藏药股份有限公司等单位的大力协助，朱兆云院士及兰小中、潘超美、余丽莹、李海涛、付德仁等同人提供了部分图片；本书的出版还得到了江西中医药大学一流学科建设经费及西藏奇正藏药股份有限公司、西藏诺迪康药业股份有限公司的资助，在此一并表示由衷的感谢。

藏药资源丰富而独具特色，藏药材品种及其基原极为复杂，相关调查与样品收集难度也较大，受限于此，书中错误和疏漏之处在所难免，敬请各位同人赐教。

编　者

2024 年 5 月 28 日

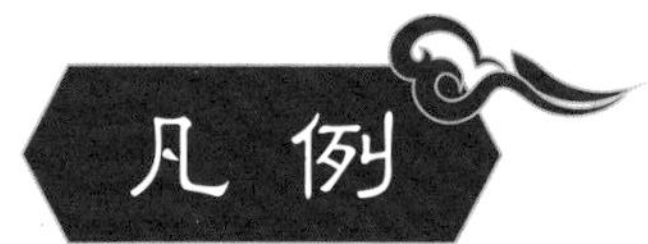

凡例

（1）本书为藏药材基原植物的彩色图鉴专著，收录的物种限于有关藏药材标准中收载的藏药材的基原植物，共计 444 种，涉及药材品种 289 个（由于藏医药古籍及现代文献常将功效相同或类似的药物归为同一类，然后再根据差异作为该类的不同“品种”，故对药物品种数量的统计因方法而异，本书按各标准中单列的“药材名称”计，包括各标准正文中收载的品种 270 个，附录中收载的品种 19 个）。部分与中医学交叉使用，但藏医使用较少的品种，以及未收集到基原植物图片的品种未收录。

（2）物种的中文名和拉丁学名均采用《中国植物志》记载的正名，部分条目名后附有关标准中使用的基原物种的常用异名。

（3）以物种为条目，每条目包括以下各项内容。

【药材名】为来源于条目物种的药材的名称。名称参照“部标藏药”等标准中使用的“三名法”格式，包括药材的汉文名、藏文名、藏文名的音译汉文名，各类名称主要采用有关标准中收载的名称，并列出部分专著中使用的名称；对于不同标准收载的同一药材的名称有差异的，分别列出，如“垂头菊”药材，“部标藏药”使用的名称为“垂头菊 /མིང་ཅན་སེར་པོ།/ 芒间色保”，“藏标”使用的名称为“垂头菊 /མིང་ཅན་སེར་པོ།/ 芒涧色尔保”，则药材名记录为

“垂头菊；མིང་ཅན་སེར་པོ།（芒间色保、芒涧色尔保）”。

【标准】为收载条目物种的藏药标准。书中引用的标准及其略称如下。

《中华人民共和国卫生部药品标准·藏药》（第一册，1995 年版）：《部标藏药》。

《藏药标准》（第一版，第一、二分册合编本，1979 年版）：《藏标》。

《青海省藏药标准》（1992 年版）：《青海藏标》（1992 年版）。

《青海省藏药材标准》（第一册，2019 年版）：《青海藏标》（2019 年版）。

《西藏自治区藏药材标准》（第一、二册，2012 年版）：《西藏藏标》。

《四川省藏药材标准》（2014 年版或 2020 年版）：《四川藏标》（2014 年版或 2020 年版）。

《四川省中药材标准》（2010 年版）：《四川中标》。

《国家标准藏药品种医学内容审查分析与考证》：《藏药医学内容审查》。

【植物形态】参见《中国植物志》。为节省篇幅，仅给出《中国植物志》记载的卷、册、起始页码。为方便读者阅读，少数地衣类物种有形态描述。

【分布与生境】介绍条目物种的分布和生境。主要参考《中国植物志》的记载，并根据作者实际调查情况有所补充。

【药用部位】介绍条目物种的入药部位。采用各种标准中规定的药用部位；不同标准规定的药用部位有差异时，一并列出。

【采收与加工】介绍药材采集方法与产地初加工方法。采用标准中规定的采集时间和加工方法；部分标准的附注（指条目药材后的附注说明）或附录中收载的基原植物，则参考有关专著的记载。

【性味】【功能与主治】介绍药材的性味、功能与主治。主要采用标准中的相关规定；鉴于现有标准中关于药材的“性味”“功能与主治”的表述存在术语不规范的情况，本书中《部标藏药》《藏标》及《青海藏标》（1992 年版）收载品种的“性味”“功能与主治”主要采用西藏自治区食品药品监督管理局组织编著的《藏药医学内容审查》(有关藏医学病名术语请参考该书)的表述；部分品种的“性味”“功能与主治”在不同标准中表述差异较大的，则分别列出。对于《部标藏药·附录》《青海藏标·附录》中收载的品种(仅有基原物种和药用部位)，则采用有关专著记载的功能与主治。

【用量与用法】介绍药材的用量与用法。采用标准中的相关规定；不同标准规定的用量与用法相差较大时，则分别列出；加工品的用量与原药材不同时，则注明加工品。部分标准中无“用法”，则根据有关专著的记载补充；有关专著中亦无记载的则仅列出用量。

【附注】简要介绍藏医药古籍中与条目物种相关药材及其品种划分的记载情况，现代文献记载的相关药材及其不同品种的基原物种、各地习用的基原物种(同名异物)情况，以及标准中收载的相关药材的品种及其基原物种情况，供参考。

目 录

CONTENTS

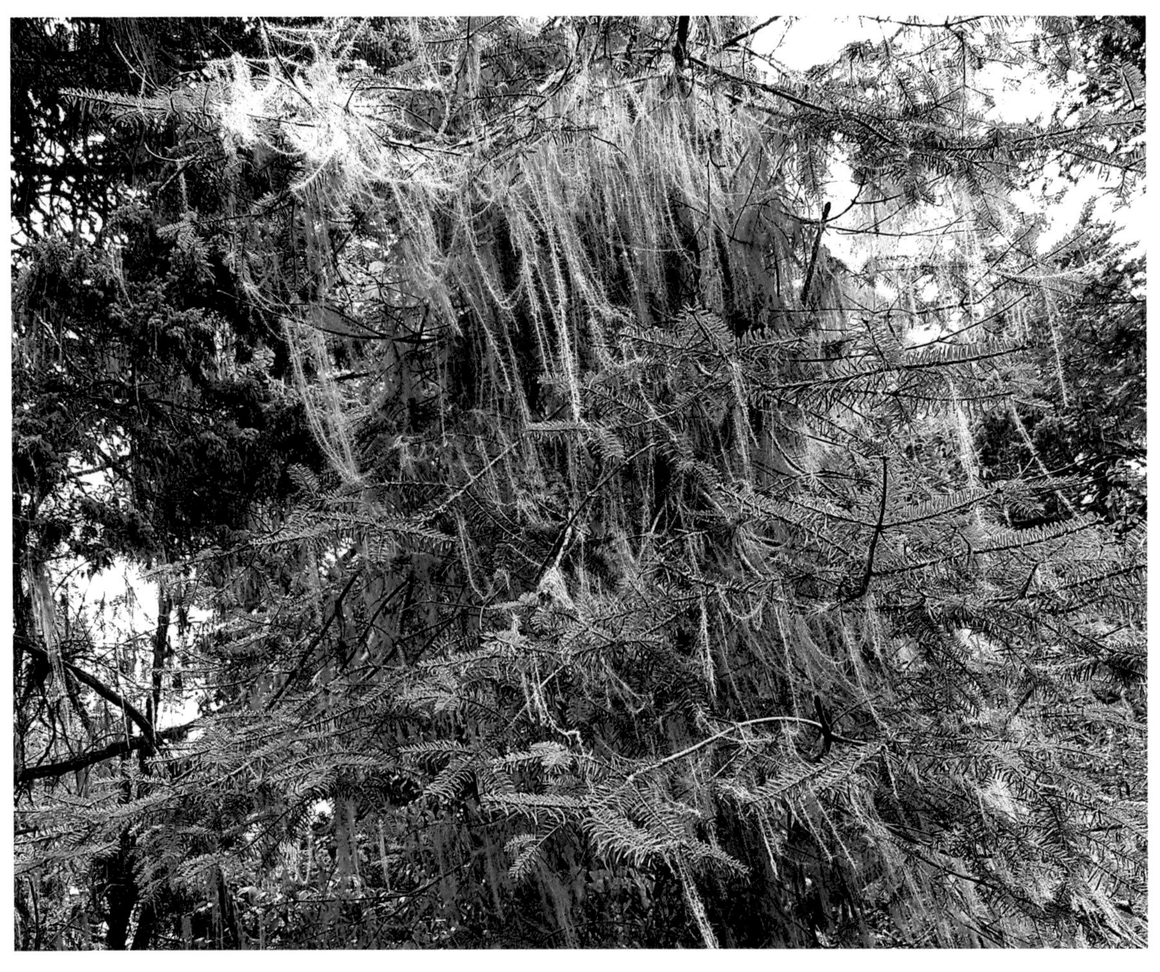

松萝科（Usneaceae） 松萝属（*Usnea* Wigg. emend. Ach.）

长松萝 *Usnea longissima* Ach.

药 材 名 长松萝；གསེར་སྐུད་དམན་པ།（塞贵门巴）。

标 准 《西藏藏标》。

植物形态 全株为藻类和菌类共生结合成的大型地衣丝状体，悬垂附着于松、杉或其他树的枝干上。株体淡灰绿色，细长、柔软，长可达 1 m；主轴单一，很少分枝；主枝及初次分枝短，皮层发育良好；二次分枝细长，缺乏皮层，两侧密生垂直的小侧枝，形似蜈蚣（故又名蜈蚣松萝）。子囊盘茶渍形，果托边缘常具纤毛状小刺；子囊果极稀，

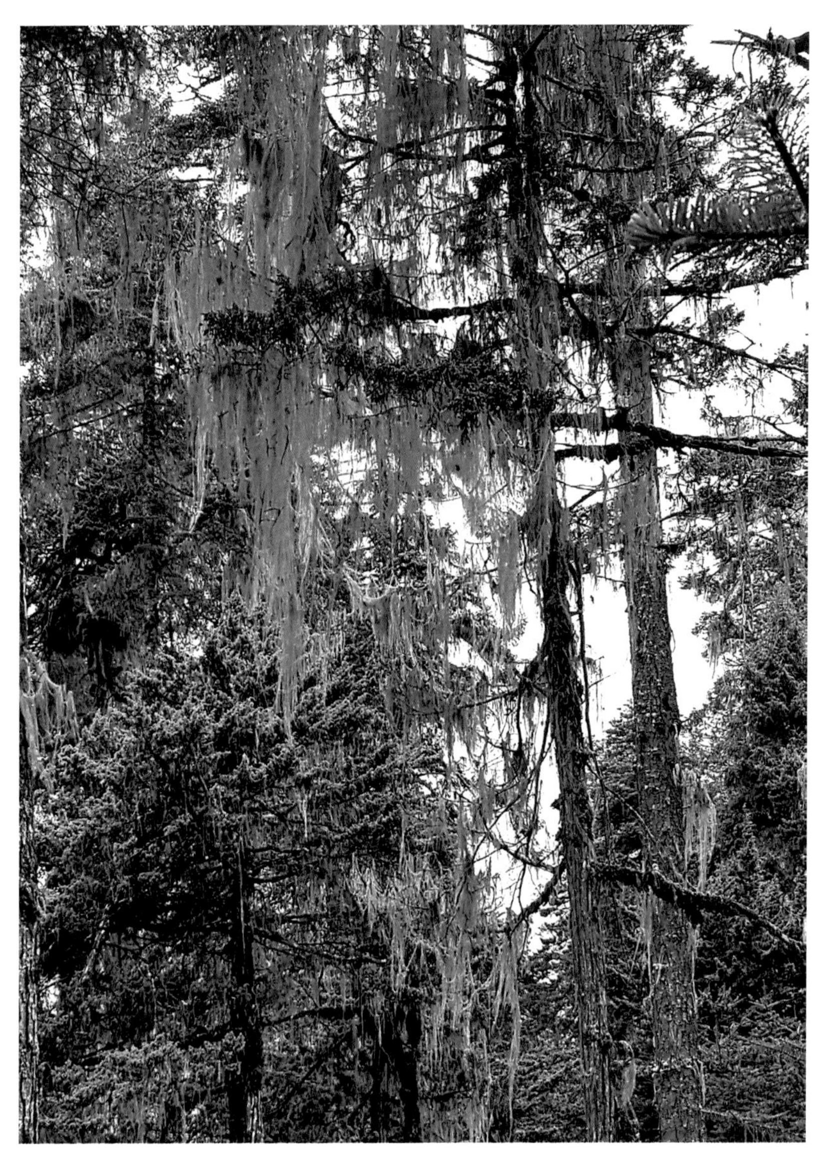

侧生，孢子椭圆形，无色。

分布与生境 分布于我国东北地区及陕西、安徽、湖北、浙江、广东、云南、西藏、四川等。生长于高山松杉林、青冈林中，附着于树干或枝条上。

药用部位 地衣体。

采收与加工 夏、秋季采集，除去杂质，晾干。

性　　味 味微苦、涩，化后味苦，性凉。

功能与主治 清热解毒。用于肺热症，肝热症，脉热症，毒热症。

用量与用法 2 ~ 3 g。内服研末；或入丸、散。

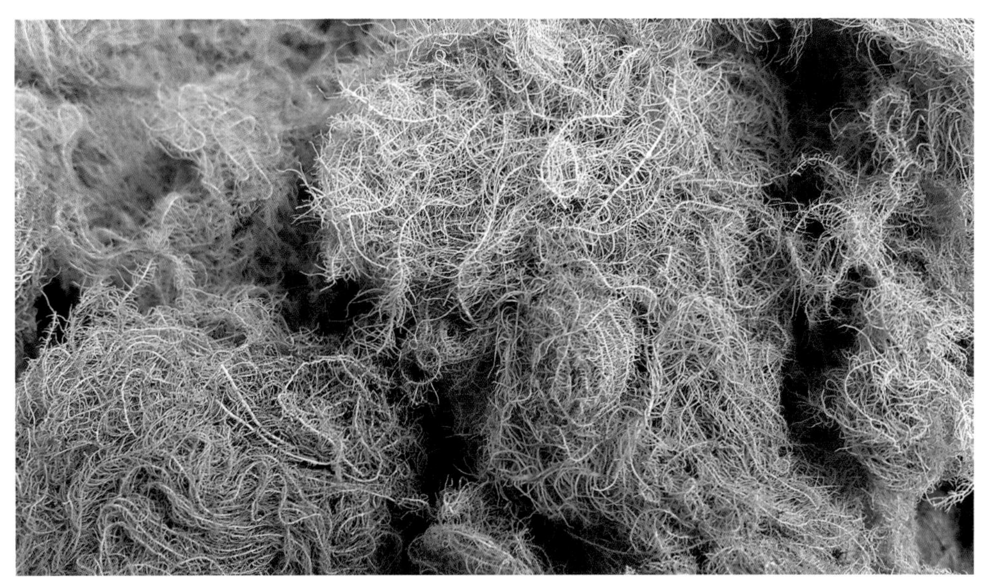

附注

“གསེར་སྐུད།”（赛桂、塞固）在《四部医典》《晶珠本草》等中均有记载，为清肝热、肺热、脉热、毒热之药物。《晶珠本草》言“赛桂”主要分为两大类，一类附着于树上或崖上，如线悬挂；另一类生于草地，呈线团块状，分为白、黄、红 3 种。现代文献记载的“赛桂”类的基原涉及 10 余种丝状地衣或枝状地衣。据调查，现市场上通常将长松萝 *U. longissima* Ach. 等丝状地衣称为“松萝”，将枝状地衣中的雪地茶 *Thamnolia subliformis* (Ehrh.) W. Culb. 称为“雪茶”，将曲金丝 *Lethariella flecsuosa* (Nyl.) Wei et Jiang 称为“红雪茶”。《西藏藏标》以“གསེར་སྐུད་དམན་པ། / 塞贵门巴 / 长松萝”之名收载了“长松萝 *Usnea longissima* Ach. 及其同属多种植物”。（参见“地茶”条）

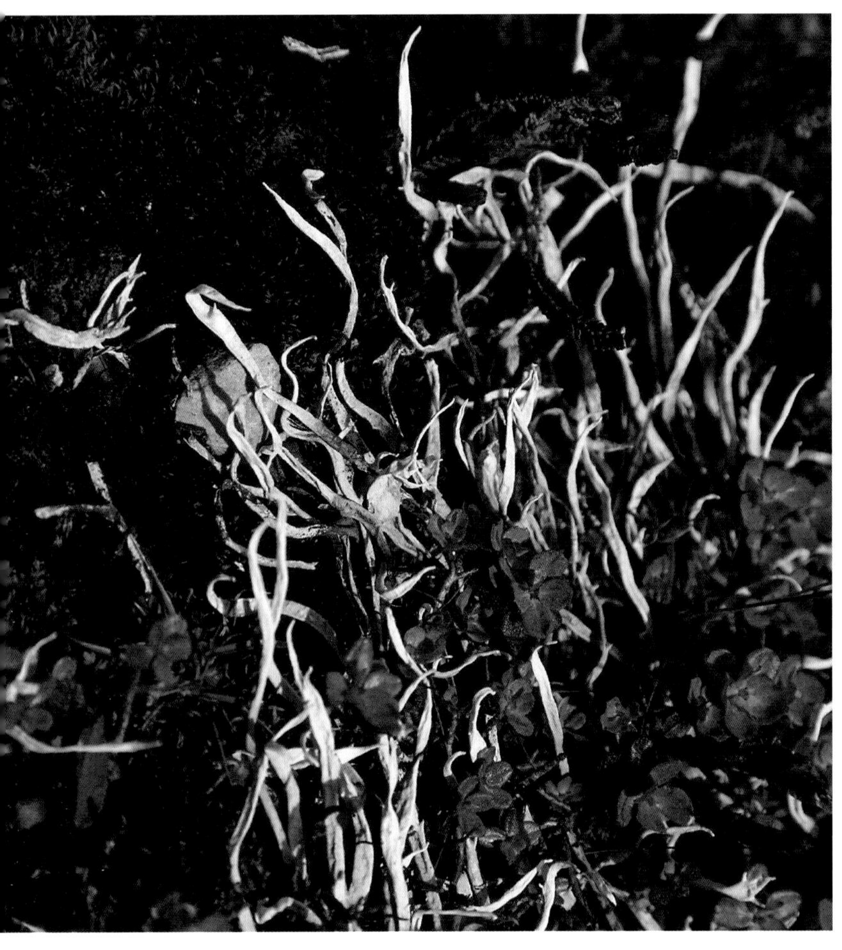

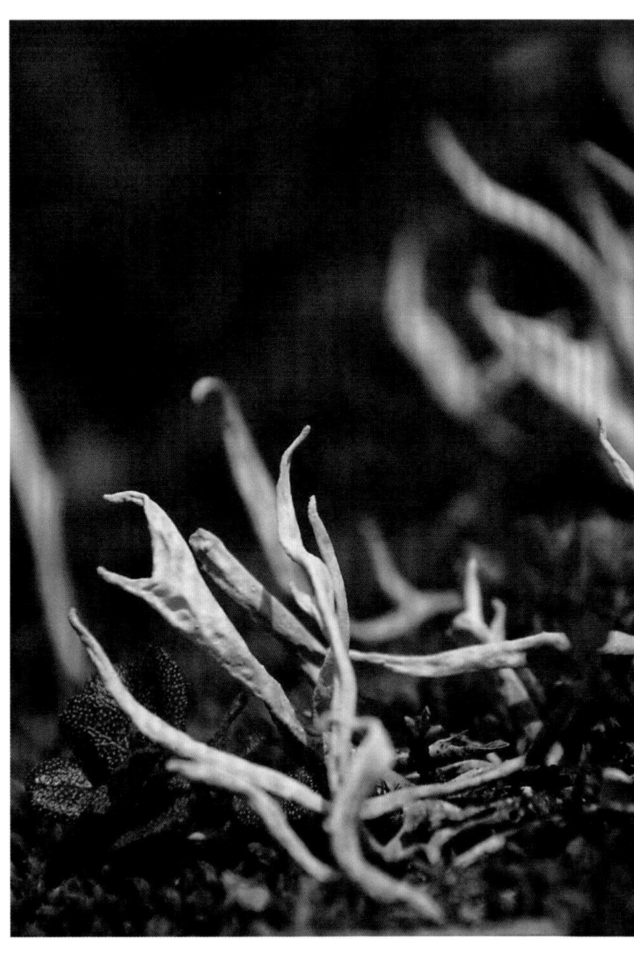

地茶科（Thamnoliaceae） 地茶属（*Thamnolia* Ach. apud Schaer.）

地茶 *Thamnolia vermicularia* (Sw.) Ach. ex Schaer.

药 材 名 雪茶；གངས་དཀར་ཤ་ཟུ།（岗嘎夏如）。

标 准 《四川藏标》（2014 年版）。

植物形态 地衣体全体呈细管状，单枝或有 2 ~ 3 分枝，白色，长 3 ~ 7 cm，直径 1 ~ 3 mm，粗者呈扁带状，基部有断痕，先端渐尖细，外表致密，略有皱纹、凹点，断面中空。

分布与生境 分布于我国青藏高原及陕西。生长于海拔 3 000 ~ 3 900 m 的草坡、岩石上、苔藓植物群中。

药用部位 叶状体。

采收与加工 夏季采集，晒干或晾干。

性　　味 味苦、涩，性凉。

功能与主治 清热解毒。用于中毒性发热，肝脏、肺脏各种热症，脉热症，外伤感染。

用量与用法 3 ~ 5 g。泡水代茶饮。

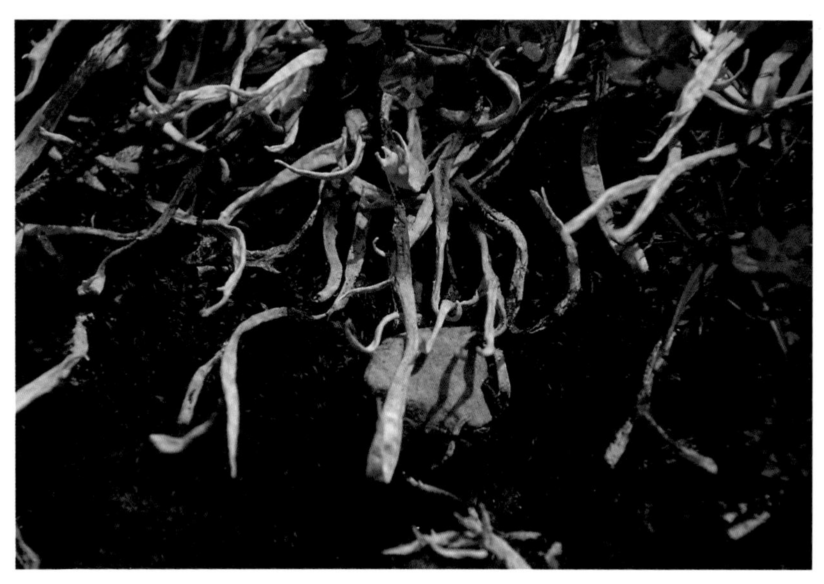

附　注

《四部医典》《蓝琉璃》等中记载有“གསེར་སྐུད།”（塞固）；《晶珠本草》将其归于“旱生草类药物”的“叶类药物”中，言其为清肝热、肺热、脉热、毒热之药物。据《蓝琉璃》《晶珠本草》的记载，“塞固”主要分为两大类，一类附着于树上或崖上，如线悬挂；另一类生于草地，呈线团块状，分为白、黄、红 3 种。现代文献记载的“塞固”类的基原包括 10 余种丝状地衣或枝状地衣，前者如松萝科地衣长松萝 *Usnea longissima* Ach. 等，后者如梅衣科地衣扁枝地衣 *Evernia mesomorpha* Nyl.（扁枝衣，附着于树皮、岩石上）及地茶科地衣雪地茶 *T. subliformis* (Ehrh.) W. Culb. 和地茶 *T. vermicularia* (Sw.) Ach. ex Schaer. 等。据调查，现市场上通常将长松萝 *U. longissima* Ach. 等丝状地衣称为“松萝”，将地茶 *T. vermicularia* (Sw.) Ach. ex Schaer. 等枝状地衣称为“雪茶”。《西藏藏标》以“གསེར་སྐུད་དམན་པ།/ 塞贵门巴 / 长松萝”之名收载了长松萝 *U. longissima* Ach.;《四川藏标》以“雪茶 /གངས་དཀར་ཤ་ཟ།/ 岗嘎夏如”之名收载了地茶 *T. vermicularia* (Sw.) Ach. ex Schaer. 和雪地茶 *T. subliformis* (Ehrh.) W. Culb.。（参见“长松萝”条）

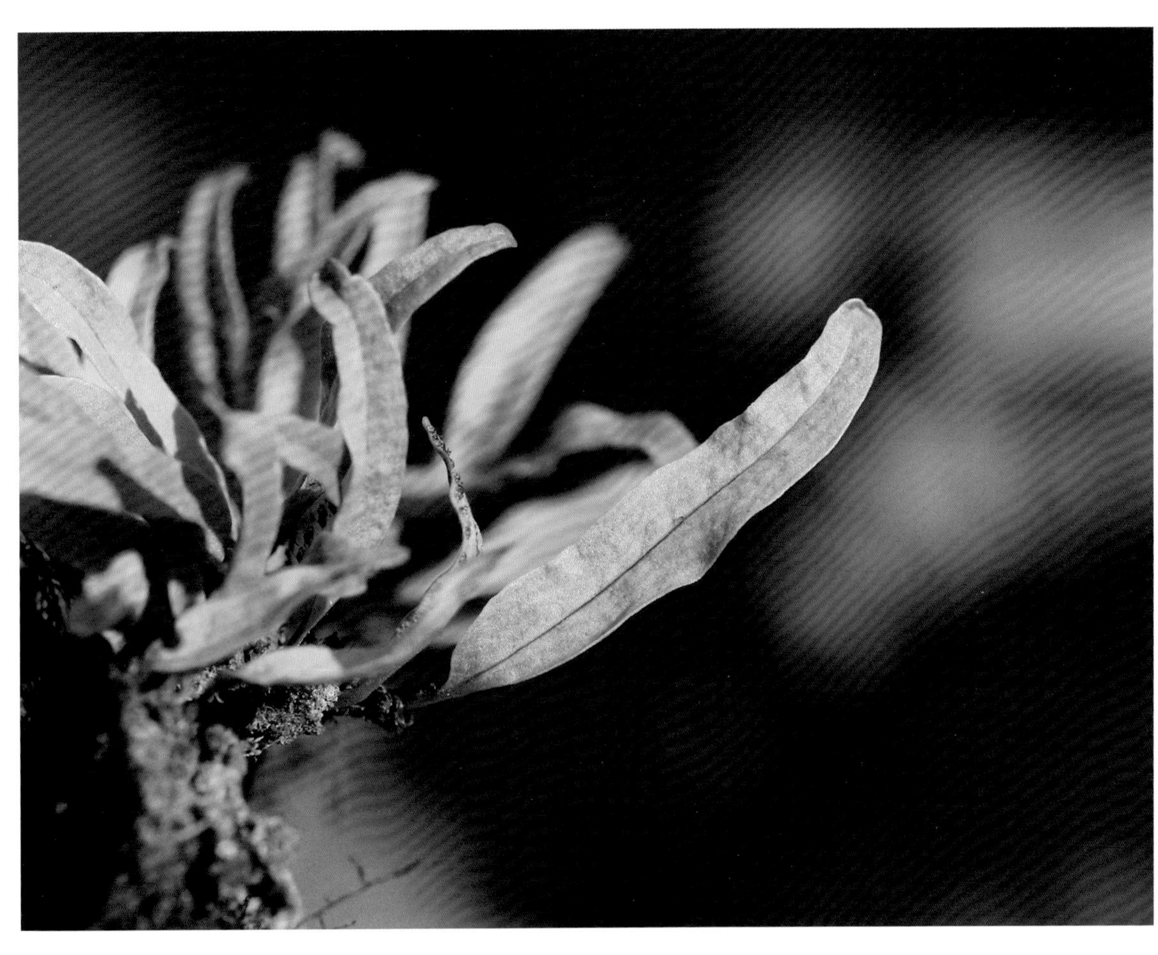

水龙骨科（Polypodiaceae）　瓦韦属 [*Lepisorus* (J. Sm.) Ching]

网眼瓦韦 *Lepisorus clathratus* (C. B. Clarke) Ching

药　材　名　网眼瓦韦；བྲག་སྤོས།（查贝、察贝、扎贝、周贝）。

标　　　准　《部标藏药》。

植 物 形 态　参见《中国植物志》第六卷第二分册第 87 页。

分布与生境　分布于我国四川（木里等）、西藏 [林芝（米林、墨脱），吉隆、聂拉木、左贡等]。生长于海拔 2 000 ~ 4 300 m 的常绿阔叶林中的树干上、山坡岩石缝中、流石滩岩石上。尼泊尔等也有分布。

药 用 部 位　叶。

采收与加工 全年均可采收，晒干或阴干。

性　　味 味苦、涩，化后味苦，性凉。

功能与主治 清热解毒，干脓愈疮，补髓接骨，固肾涩精。用于外伤，骨折，烧伤，疖痈疮疡，湿热腰痛，肺炎，肾炎，中毒，淋浊，崩漏，黄水病。

用量与用法 3 ~ 9 g。内服煎汤；或入丸、散。外用适量，研末撒或调敷。

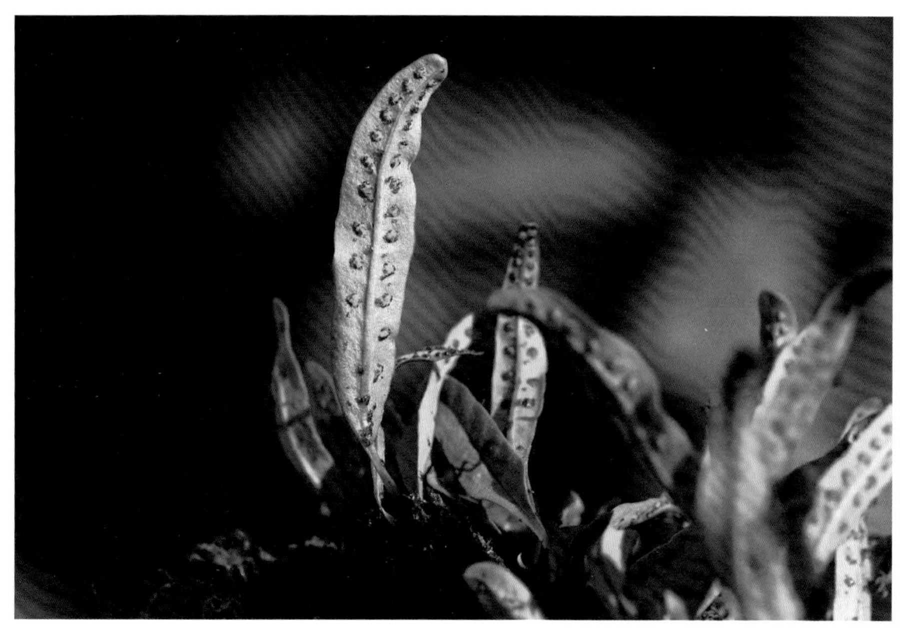

附　注

《四部医典》《晶珠本草》等中均记载有愈疮伤、干涸脓液、固软骨之药物“བྲག་སྤོས།”（查贝、察贝）。现代文献记载的“查贝”的基原涉及水龙骨科的瓦韦属、石韦属（*Pyrrosia*）、扇蕨属（*Neocheiropteris*）等的多种蕨类植物，各地习用的种类不同，各地多以网眼瓦韦 *L. clathratus* (C. B. Clarke) Ching 或棕鳞瓦韦 *L. scolopendrium* (Ham. ex D. Don) Mehra et Bir 为正品，或将瓦韦属植物称“བྲག་སྤོས།”（察贝），将石韦属植物称“བྲག་སྤོས་འབྲིང་པ།”（察贝争哇、察贝争巴），市场商品药材中该 2 属植物也常混用。《部标藏药》以“网眼瓦韦 /བྲག་སྤོས།/ 扎贝”之名收载了网眼瓦韦 *L. clathratus* (C. B. Clarke) Ching；《藏标》则以“石韦 /བྲག་སྤོས།/ 周贝”之名收载了庐山石韦 *P. sheareri* (Baker) Ching、石韦 *P. lingua* (Thunb.) Farwell.、有柄石韦 *P. petiolosa* (Christ) Ching，记载的功能和主治也与《部标藏药》记载的不同。（参见“庐山石韦”“石韦”“有柄石韦”条）

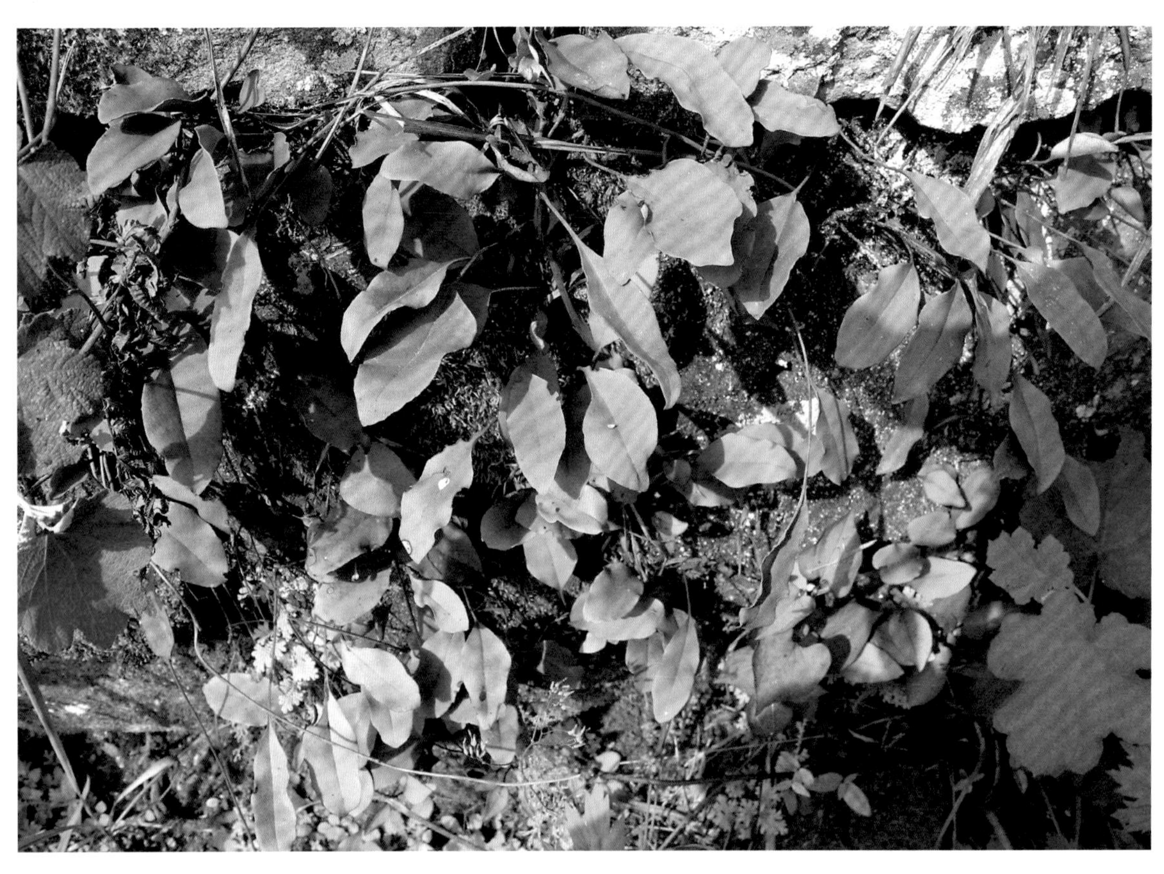

水龙骨科（Polypodiaceae） 石韦属（*Pyrrosia* Mirbel）

有柄石韦 *Pyrrosia petiolosa* (Christ) Ching

药 材 名 石韦；བྲག་སྤོས།（周贝、查贝、扎贝）。

标 准 《藏标》。

植物形态 参见《中国植物志》第六卷第二分册第 127 页。

分布与生境 分布于我国东北、华北、西北、西南地区及长江中下游各省区。生长于海拔 250 ~ 2 200 m 的干旱裸露岩石上。朝鲜、俄罗斯也有分布。

药用部位 叶。

采收与加工 全年均可采收，晒干或阴干。

性　　味　味苦、甘，性微寒。

功能与主治　利水通淋，清肺泻热。用于小便不利，淋痛，崩漏，肺热咳嗽。

用量与用法　6 ~ 12 g。内服煎汤；或入丸、散。

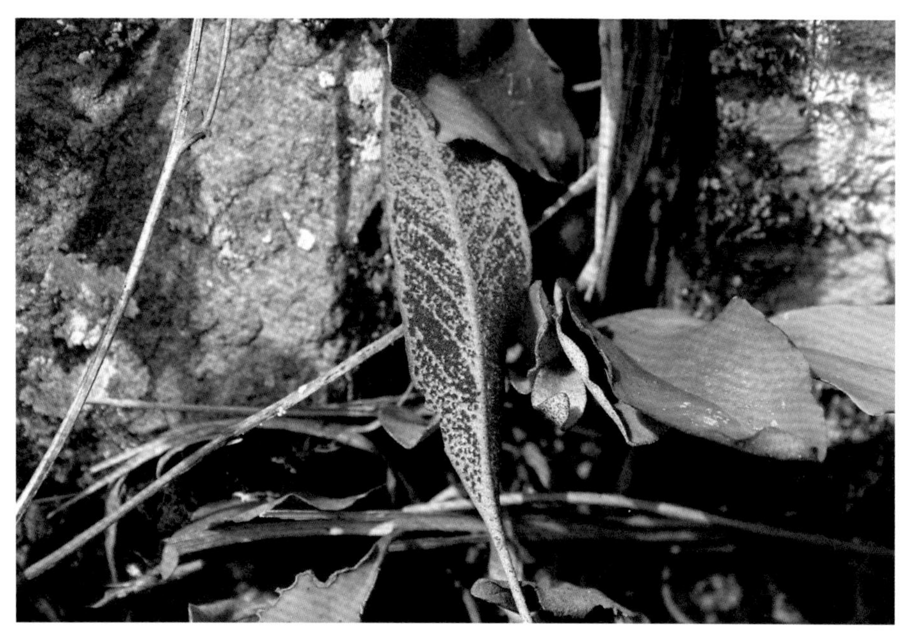

附　注

"བྲག་སྤོས།"（查贝、周贝）为《四部医典》《晶珠本草》等记载的愈疮伤、干涸脓液、固软骨之药物。现代文献记载的藏医所用"查贝"的基原涉及水龙骨科瓦韦属（*Lepisorus*）、石韦属等多属多种植物，不同文献记载的基原不尽一致，实际应用时瓦韦属和石韦属的植物也常混用。据文献记载，有柄石韦 *P. petiolosa* (Christ) Ching 为"查贝"的基原之一，也是《藏标》收载的"石韦 /བྲག་སྤོས།/ 周贝"的基原之一。《部标藏药》则以"网眼瓦韦 /བྲག་སྤོས།/ 扎贝"之名收载了网眼瓦韦 *L. clathratus* (C. B. Clarke) Ching，其功能和主治也与有柄石韦 *P. petiolosa* (Christ) Ching 不同。（参见"庐山石韦""石韦""网眼瓦韦"条）

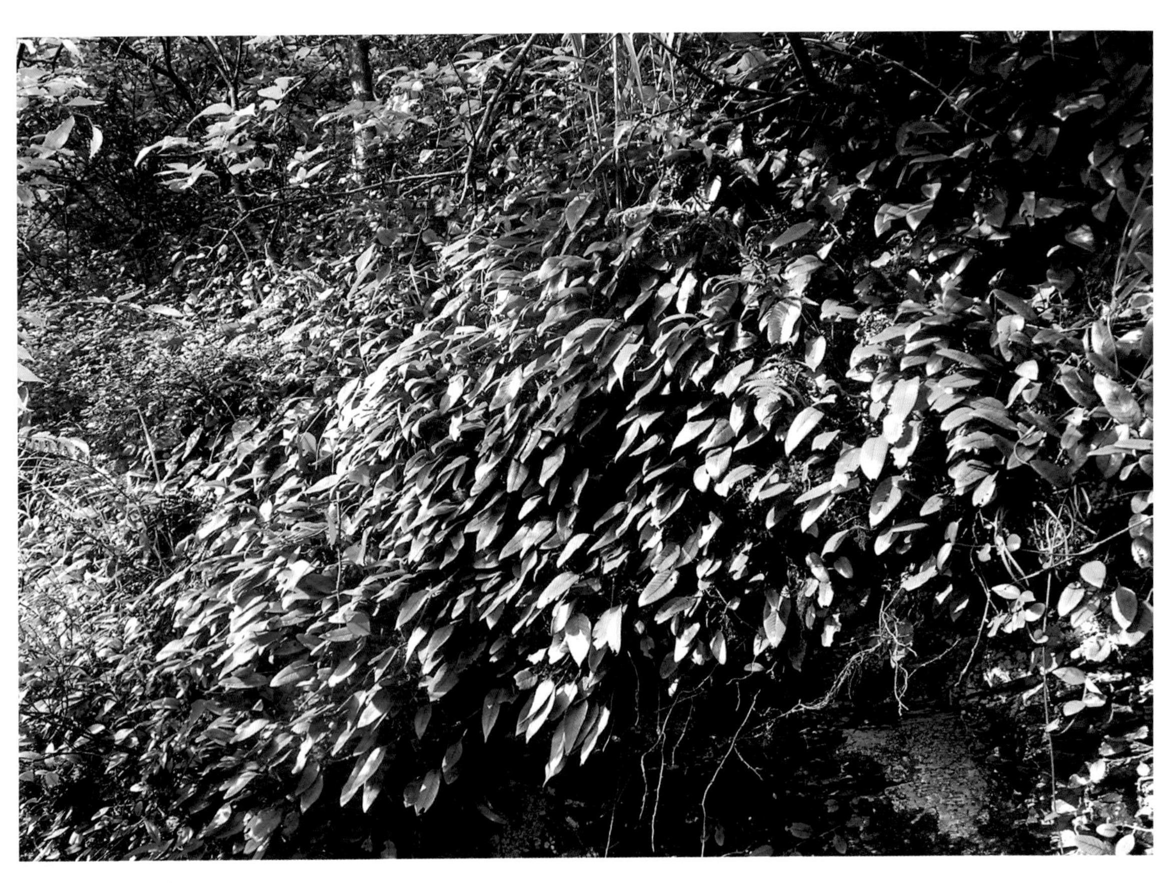

水龙骨科（Polypodiaceae） 石韦属（*Pyrrosia* Mirbel）

石韦 *Pyrrosia lingua* (Thunb.) Farwell.

药材名 石韦；བྲག་སྤོས།（周贝、查贝、扎贝）。

标准 《藏标》。

植物形态 参见《中国植物志》第六卷第二分册第 128 页。

分布与生境 分布于我国长江以南各省区，北至甘肃、西至西藏、东至台湾均有分布。生长于海拔 100 ~ 1 800 m 的林下树干、岩石上。印度、越南、朝鲜、日本也有分布。

药用部位 叶。

采收与加工 全年均可采收，晒干或阴干。

性　　味　味苦、甘，性微寒。

功能与主治　利水通淋，清肺泻热。用于小便不利，淋痛，崩漏，肺热咳嗽。

用量与用法　6 ~ 12 g。内服煎汤；或入丸、散。

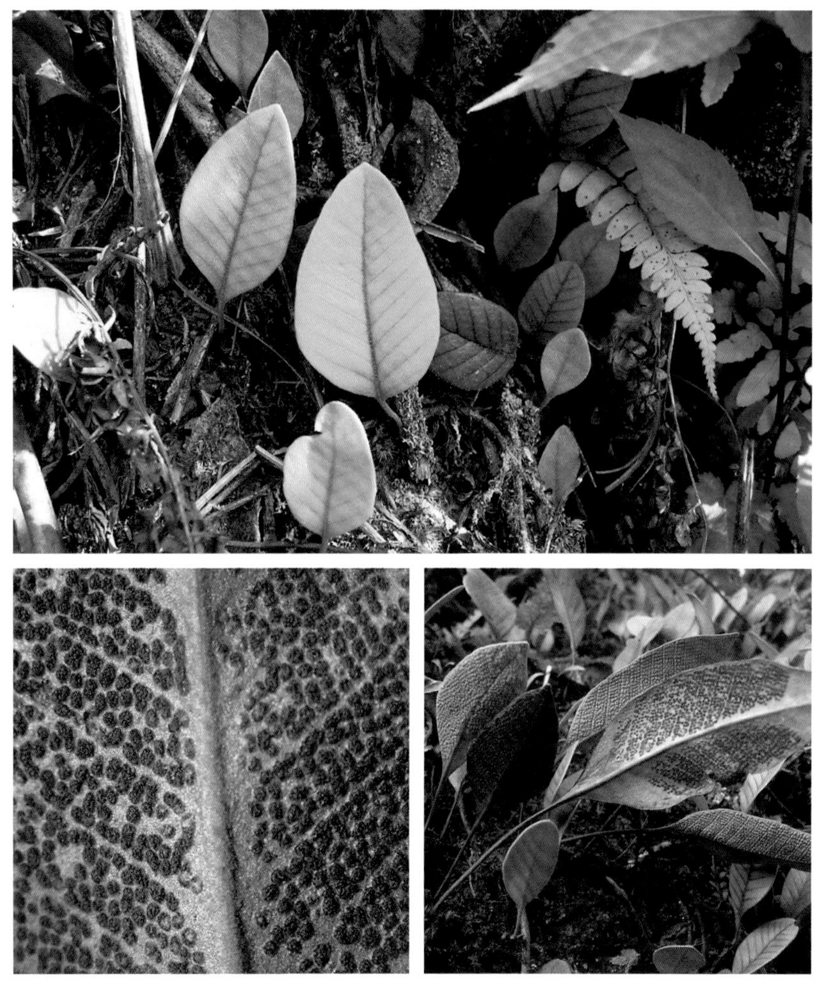

附　注

《四部医典》《晶珠本草》等中记载有愈疮伤、干涸脓液、固软骨之药物“བྲག་སྤོས།”（查贝、周贝）。现代文献记载的藏医所用“查贝”的基原涉及水龙骨科瓦韦属（*Lepisorus*）、石韦属等多属多种植物，不同文献记载的基原不尽一致。《藏标》以“石韦 /བྲག་སྤོས/ 周贝”之名收载了庐山石韦 *P. sheareri* (Baker) Ching、石韦 *P. lingua* (Thunb.) Farwell.、有柄石韦 *P. petiolosa* (Christ) Ching；《部标藏药》以“网眼瓦韦 /བྲག་སྤོས/ 扎贝”之名收载了网眼瓦韦 *L. clathratus* (C. B. Clarke) Ching；二者的功能与主治不同。（参见“庐山石韦”“有柄石韦”“网眼瓦韦”条）

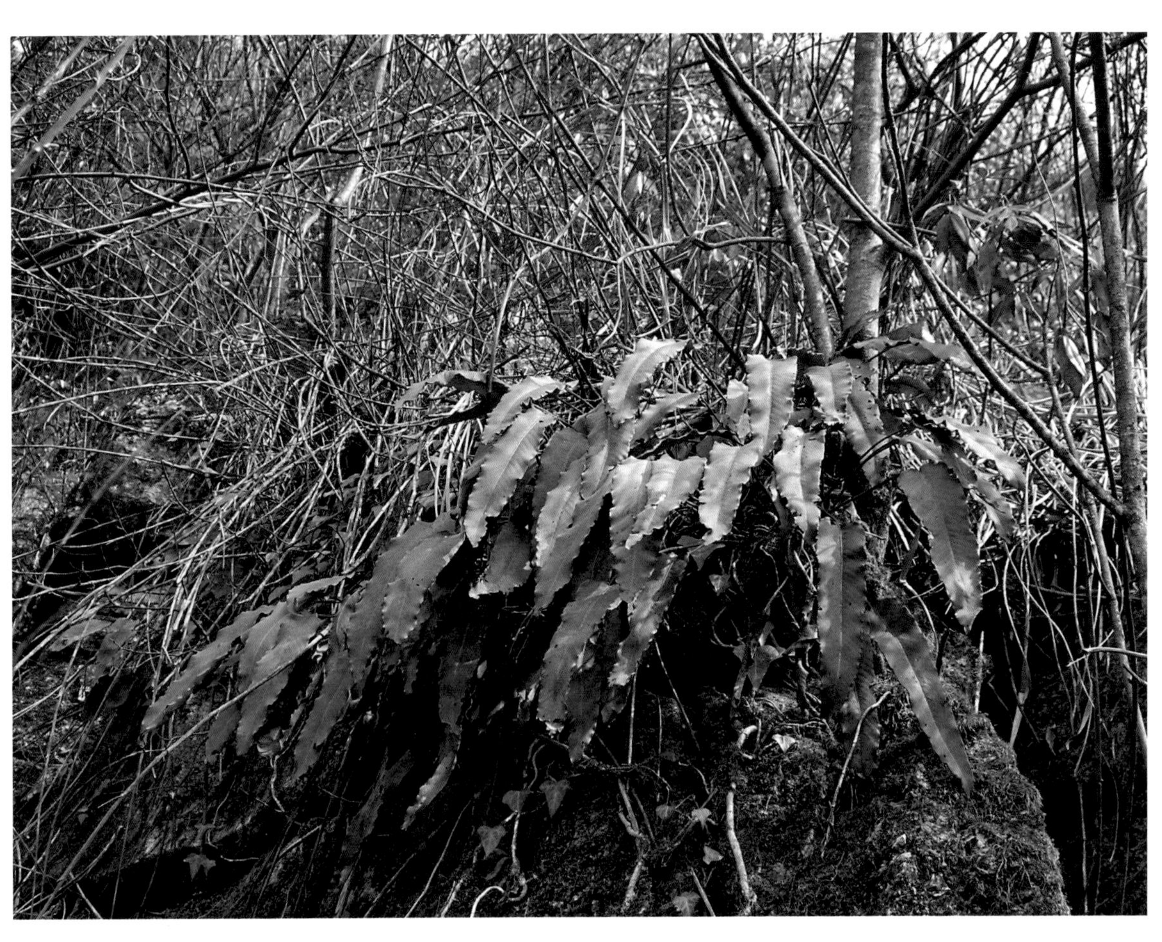

水龙骨科（Polypodiaceae） 石韦属（*Pyrrosia* Mirbel）

庐山石韦 *Pyrrosia sheareri* (Baker) Ching

药 材 名 石韦；བྲག་སྤོས།（周贝、查贝、扎贝）。

标　　准 《藏标》。

植物形态 参见《中国植物志》第六卷第二分册第 130 页。

分布与生境 分布于我国四川、重庆、云南、贵州、湖北、江西、安徽、福建、广东、广西、浙江、台湾等。生长于林下树干上、山坡岩石上。

药用部位 叶。

采收与加工 全年均可采收，晒干或阴干。

性　　味　味苦、甘，性微寒。

功能与主治　利水通淋，清肺泻热。用于小便不利，淋痛，崩漏，肺热咳嗽。

用量与用法　6 ~ 12 g。内服煎汤；或入丸、散。

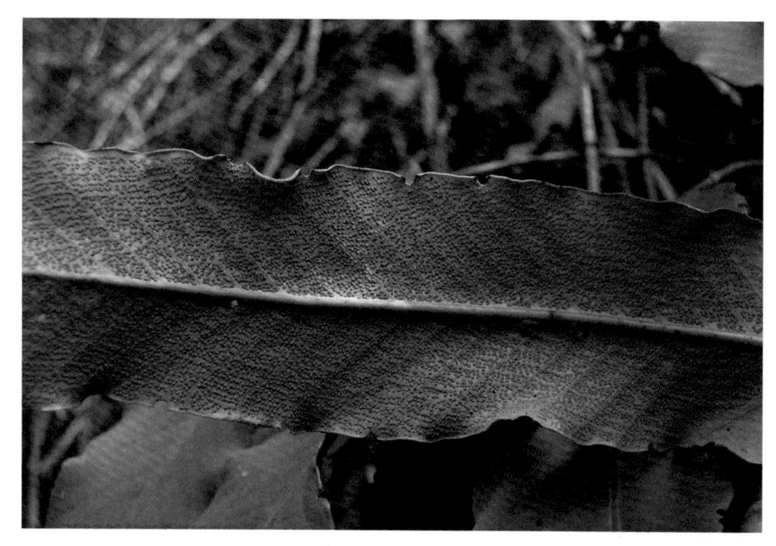

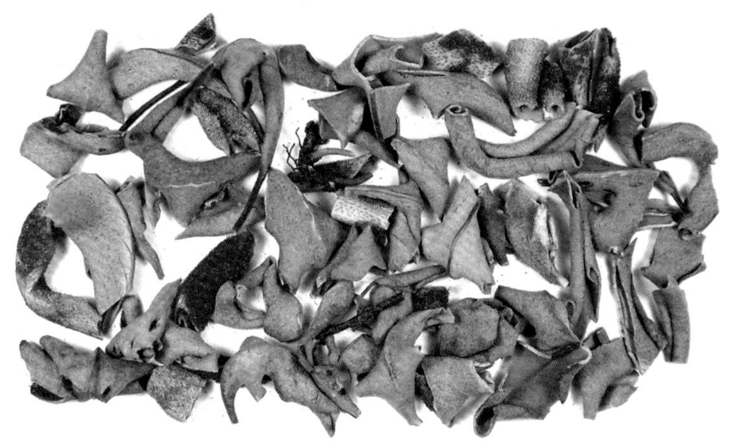

附　注

《四部医典》《晶珠本草》等中记载有愈疮伤、干涸脓液、固软骨之药物“ཐག་སྦྲུལ།”（查贝、周贝）。现代文献记载的“查贝”的基原涉及水龙骨科瓦韦属（*Lepisorus*）、石韦属、扇蕨属（*Neocheiropteris*）等的多种植物，不同文献记载的基原不尽一致。庐山石韦 *P. sheareri* (Baker) Ching 为《藏标》收载的“石韦 /ཐག་སྦྲུལ།/ 周贝”的基原之一；而《部标藏药》以“网眼瓦韦 /ཐག་སྦྲུལ།/ 扎贝”之名收载了网眼瓦韦 *L. clathratus* (C. B. Clarke) Ching；二者的功能与主治也不相同。（参见“石韦”“有柄石韦”“网眼瓦韦”条）

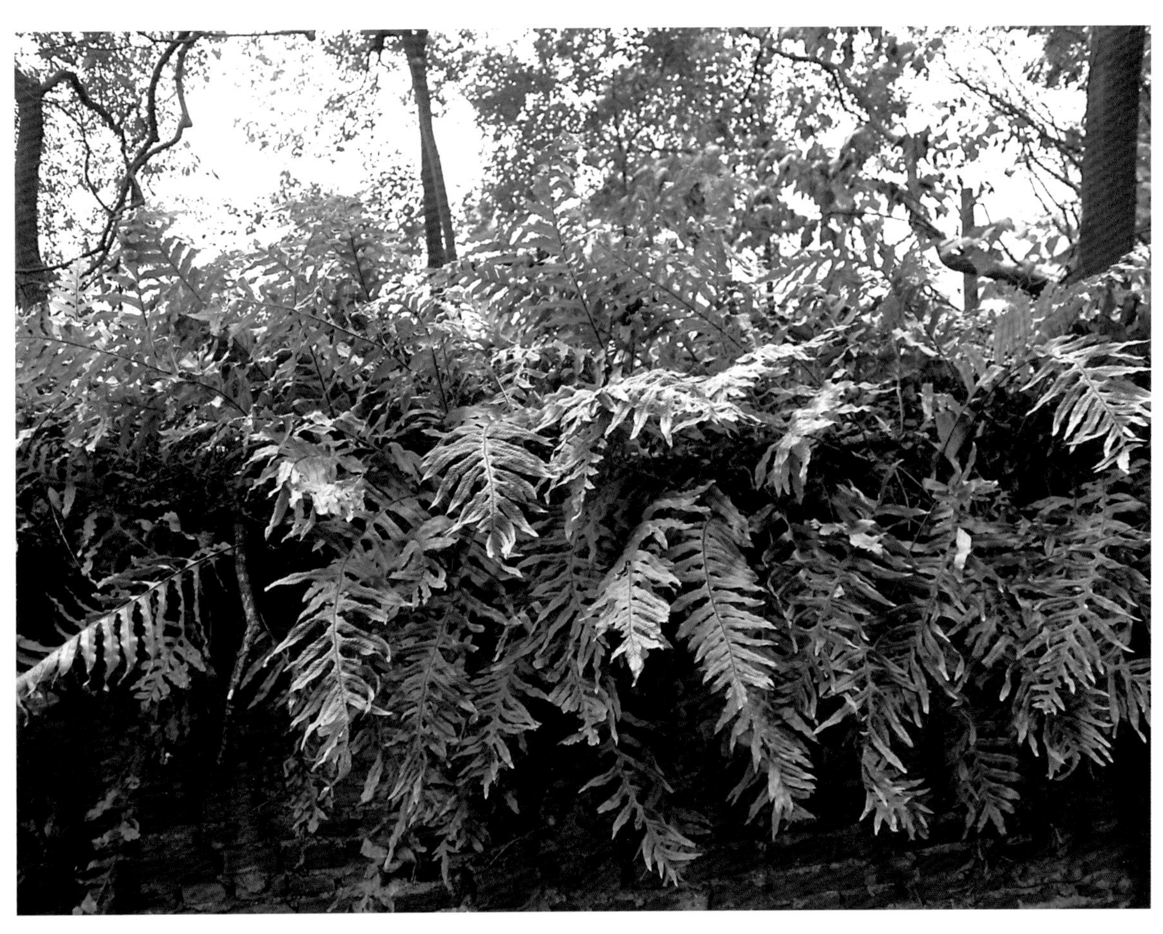

槲蕨科（Drynariaceae） 槲蕨属 [*Drynaria* (Bory) J. Sm.]

槲蕨 *Drynaria roosii* Nakaike [*D. fortunei* (Kunze ex Mett.) J. Sm.]

药材名 骨碎补；རེ་རལ།（热惹、热仁）。

标准 《藏标》、《青海藏标·附录》（1992 年版）。

植物形态 参见《中国植物志》第六卷第二分册第 284 ~ 286 页。

分布与生境 分布于我国华南、西南、华中地区。生长于海拔 100 ~ 1 800 m 的树干、石崖、石缝等。越南、柬埔寨、泰国等也有分布。

药用部位 根状茎。

采收与加工 全年均可采挖，除去泥土等杂质，干燥，以火燎去毛茸（鳞片）。

性　　味　味苦，性温。

功能与主治　补肾，愈伤，活血止痛。用于跌扑内挫，筋骨伤损，肾虚，久泻，耳鸣，齿痛，脱发。

用量与用法　3 ~ 9 g。内服煎汤；或入丸、散。

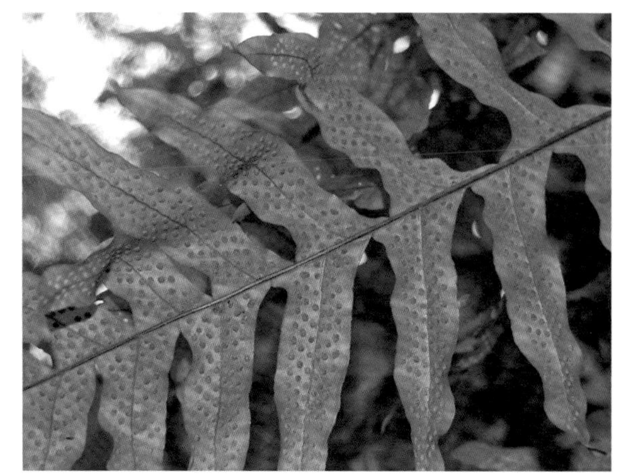

附　注

《四部医典》《晶珠本草》等中均记载有“རི་རལ།”（热惹、热仁、热柔）类药材。关于“热惹”的品种，古籍文献有不同的划分，《度母本草》将其分为君［“རྒྱལ་པོ་རི་རལ།”（加宝热惹）］、臣［“བློན་པོ་རི་རལ།”（仑宝热惹）］、妃［“བཙུན་མོ་རི་རལ།”（增毛热惹）］3 种；《晶珠本草》则分别记载有君［“ཐུམ་བུ་རི་རལ།”（敦布热仁）］、臣［“བྲག་སྦྲིས།”（查贝）］、妃［“བྲག་སྐྱ་ཧ་བོ།”（查架哈吾）］3 种药物，并将君者（敦布热仁）又分为上［“བེ་ལྕང་རི་རལ།”（培姜热仁）］、中［“ཐུམ་བུ་རི་རལ།”（敦布热仁）］、下［“གཡུ་འབྲུག་འཁྱིལ་བ།”（优周吉巴）］3 品，或按生境将其分为岩生、附生、草地生 3 种。现代文献记载的“热惹”类的基原较为复杂，涉及槲蕨科槲蕨属、铁线蕨科铁线蕨属（*Adiantum*）及鳞毛蕨科耳蕨属（*Polystichum*）、鳞毛蕨属（*Dryopteris*）、贯众属（*Cyrtomium*）等多科多属多种植物，但各地多未严格按古籍记载划分品种，不同文献记载的种类及药材名称也不尽一致。《藏标》以“骨碎补 /རི་རལ།/ 热惹”之名收载了槲蕨 *Drynaria fortunei* (Kunze ex Mett.) J. Sm.（*Drynaria roosii* Nakaike）、中华槲蕨 *Drynaria baronii* (Christ) Diels［秦岭槲蕨 *Drynaria sinica* Diels（华槲蕨）］。现藏医多将“热惹”“查贝”和“查架哈吾”作为不同的药物使用。（参见“卷丝苣苔”“秦岭槲蕨”“石韦”“网眼瓦韦”条）

在《中国植物志》中，槲蕨的拉丁学名为“*Drynaria roosii* Nakaike”，“*Drynaria fortunei* (Kunze ex Mett.) J. Sm.”为其异名；“*Drynaria baronii* (Christ) Diels”为秦岭槲蕨 *Drynaria sinica* Diels 的异名，又称“华槲蕨”。

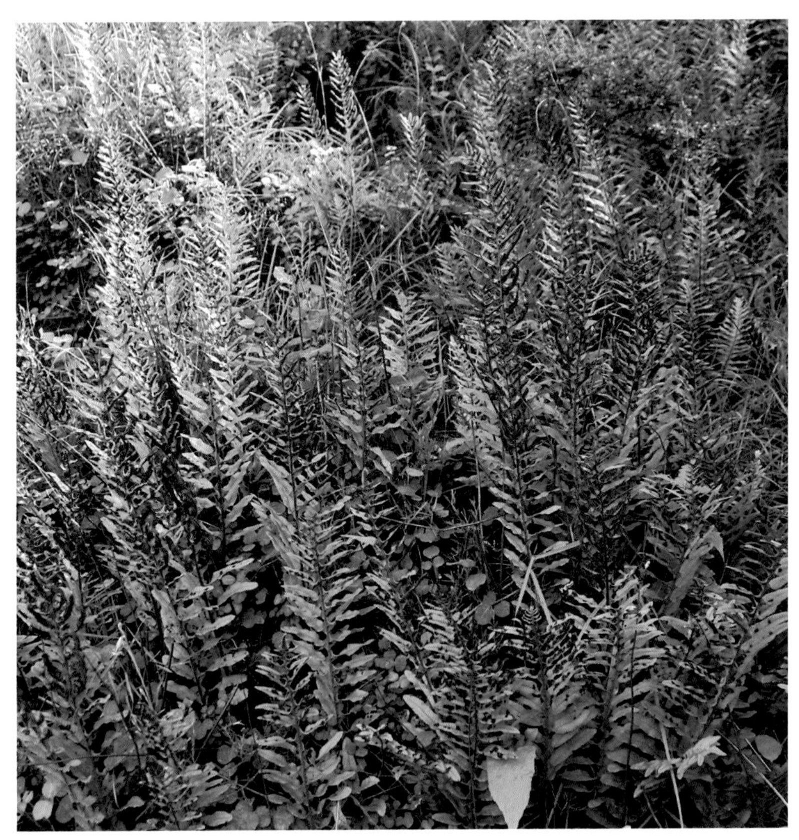

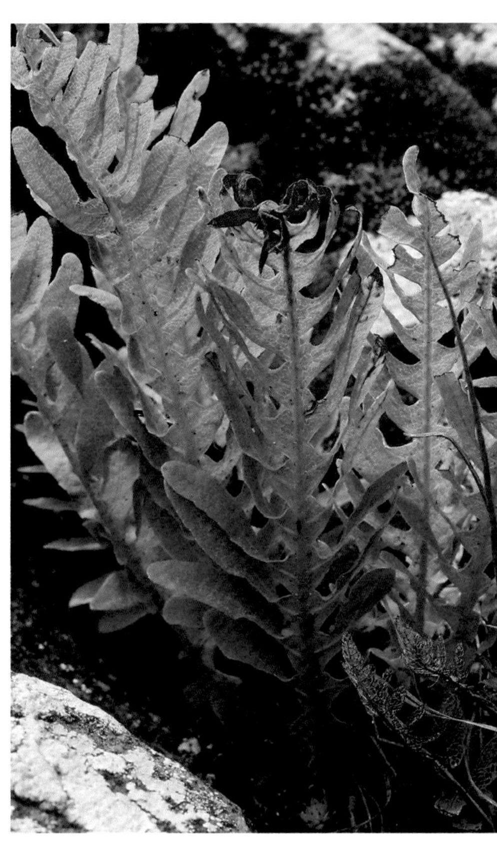

槲蕨科（Drynariaceae） 槲蕨属 [*Drynaria* (Bory) J. Sm.]

秦岭槲蕨 *Drynaria sinica* Diels [中华槲蕨 *D. baronii* (Christ) Diels]

药 材 名 骨碎补；རེ་རལ།（热惹、热仁）。

标　　准 《藏标》、《青海藏标·附录》（1992 年版）。

植物形态 参见《中国植物志》第六卷第二分册第 290 ~ 292 页。

分布与生境 分布于我国四川、云南、西藏（波密、江达）、甘肃、青海、陕西、山西等。生长于海拔 1 380 ~ 3 800 m 的山坡林下岩石上。

药用部位 根状茎。

采收与加工 全年均可采集，除去泥土等杂质，干燥，以火燎去毛茸（鳞片）。

性　　味 味苦，性温。

功能与主治 补肾，愈伤，活血止痛。用于跌扑内挫，筋骨损伤，肾虚，久泻，耳鸣，齿痛，脱发。

用量与用法 3 ~ 9 g。内服煎汤；或入丸、散。

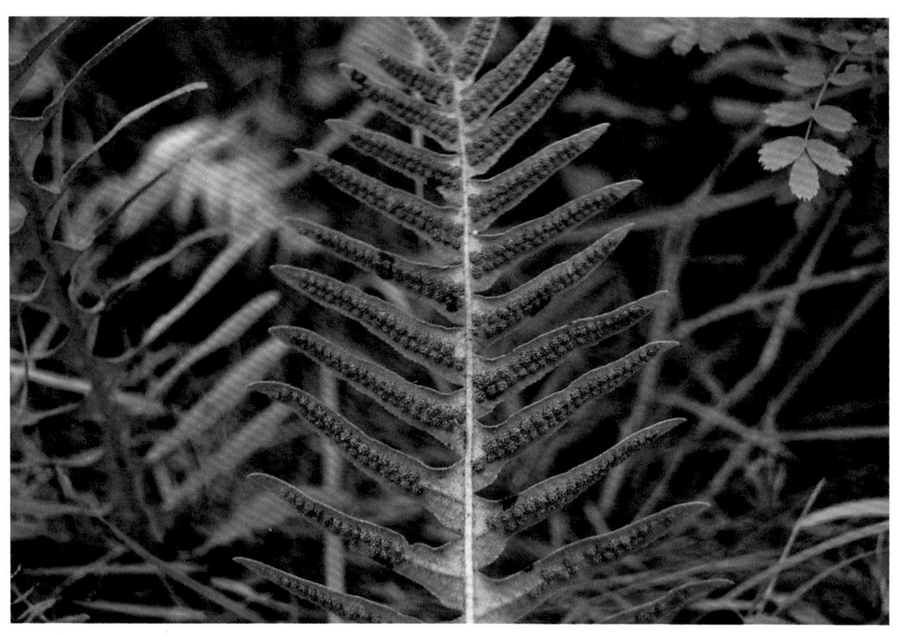

附 注

《四部医典》《晶珠本草》等中均记载有“རེ་རལ།”（热仁）类药材，不同古籍文献对“热仁”类药材的品种划分不同。现代文献记载的“热仁”类的基原涉及水龙骨科槲蕨属、铁线蕨科铁线蕨属（*Adiantum*）及鳞毛蕨科耳蕨属（*Polystichum*）、鳞毛蕨属（*Dryopteris*）、贯众属（*Cyrtomium*）等多科多属的多种植物，但各地并未严格按古籍记载划分品种，使用的种类也不尽相同，不同文献中使用的药材名称也不尽一致。《藏标》以“骨碎补 རེ་རལ།/ 热惹”之名收载了槲蕨 *Drynaria fortunei* (Kunze ex Mett.) J. Sm.（*Drynaria roosii* Nakaike）、中华槲蕨 *Drynaria baronii* (Christ) Diels [秦岭槲蕨 *Drynaria sinica* Diels（华槲蕨）]。（参见“槲蕨”条）

在《中国植物志》中，槲蕨的拉丁学名为“*Drynaria roosii* Nakaike”，“*Drynaria fortunei* (Kunze ex Mett.) J. Sm.”为其异名；“*Drynaria baronii* (Christ) Diels”为秦岭槲蕨 *Drynaria sinica* Diels 的异名，又称“华槲蕨”。

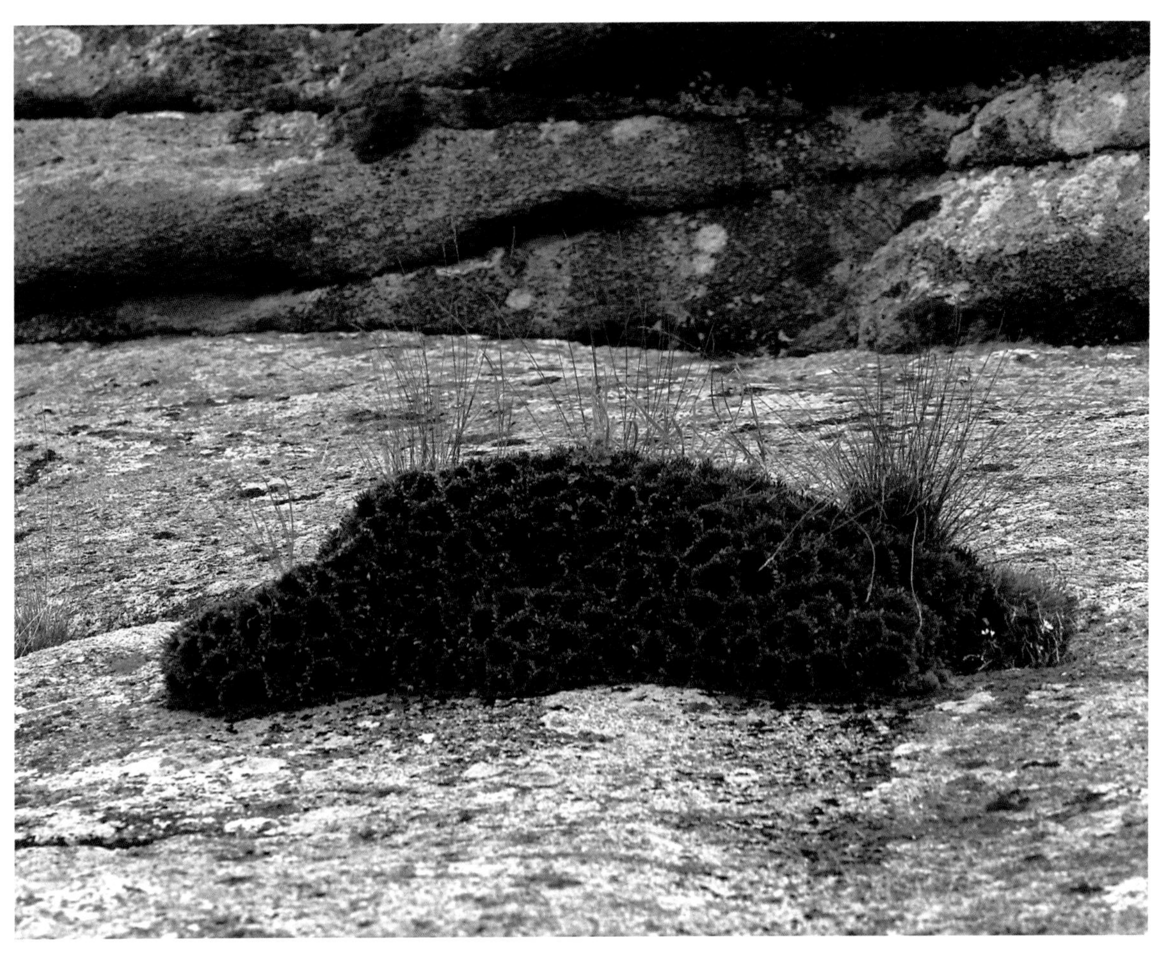

卷柏科（Selaginellaceae）　卷柏属（*Selaginella* P. Beauv.）

卷柏 *Selaginella tamariscina* (Beauv.) Spring

药　材　名　卷柏；རྡོ་ཆུ་སྲིན་སྡེར་མོ།（莪区森得尔莫、莪曲森代莫、莪曲森得尔莫）。

标　　　准　《部标藏药·附录》、《青海藏标》（1992 年版）。

植物形态　参见《中国植物志》第六卷第三分册第 102 ~ 104 页。

分布与生境　分布于我国西南、华中、华南、华东、华北、东北地区。生长于海拔（60 ~ ）500 ~ 1 500（ ~ 3 200） m 的林地湿润处、岩石缝隙、石灰岩上。朝鲜、韩国、日本、印度、菲律宾及西伯利亚地区也有分布。

药用部位 全草。

采收与加工 秋季采集，洗净，晒干。

性　　味 味辛，性平。

功能与主治 收敛止血，通经活络。用于经闭，痛经，崩漏，便血，腹胀水肿。

用量与用法 3 ~ 9 g。服用过量可引起中毒。

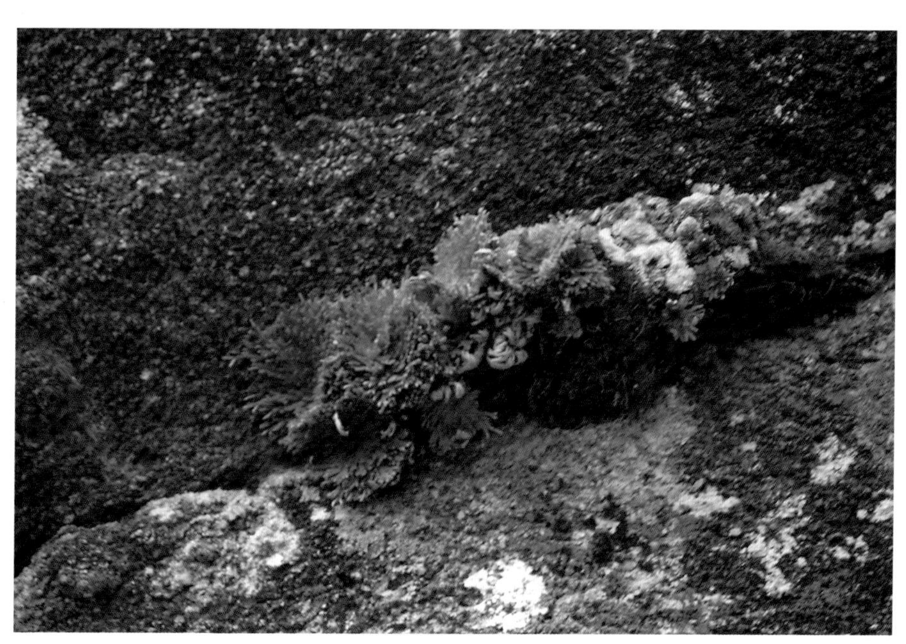

附　注

《四部医典》《晶珠本草》等中记载有“ཚེ་ཚུ་སྲིན་སྡེར་མོ།”（莪区森得尔莫、莪曲森代毛）或“སྤལ་བ་ལག་པ།”（帕巴拉巴），言其为通二便之药物。现代文献记载的藏医所用“莪区森得尔莫”的基原包括卷柏科卷柏属多种植物，最常用的为卷柏 *S. tamariscina* (Beauv.) Spring 和垫状卷柏 *S. pulvinata* (Hook. et Grev.) Maxim.，其他种类为地方习用的代用品。《部标藏药·附录》《青海藏标》和《藏标》中收载的“卷柏（垫状卷柏）/ཚེ་ཚུ་སྲིན་སྡེར་མོ།/ 莪曲森代莫（莪曲森得尔莫、莪区森得尔莫）”的基原也为上述 2 种。药材可生用和炒用，生者功能为破血，可用于经闭癥瘕；炒者可止血，用于便血脱肛。（参见“垫状卷柏”条）

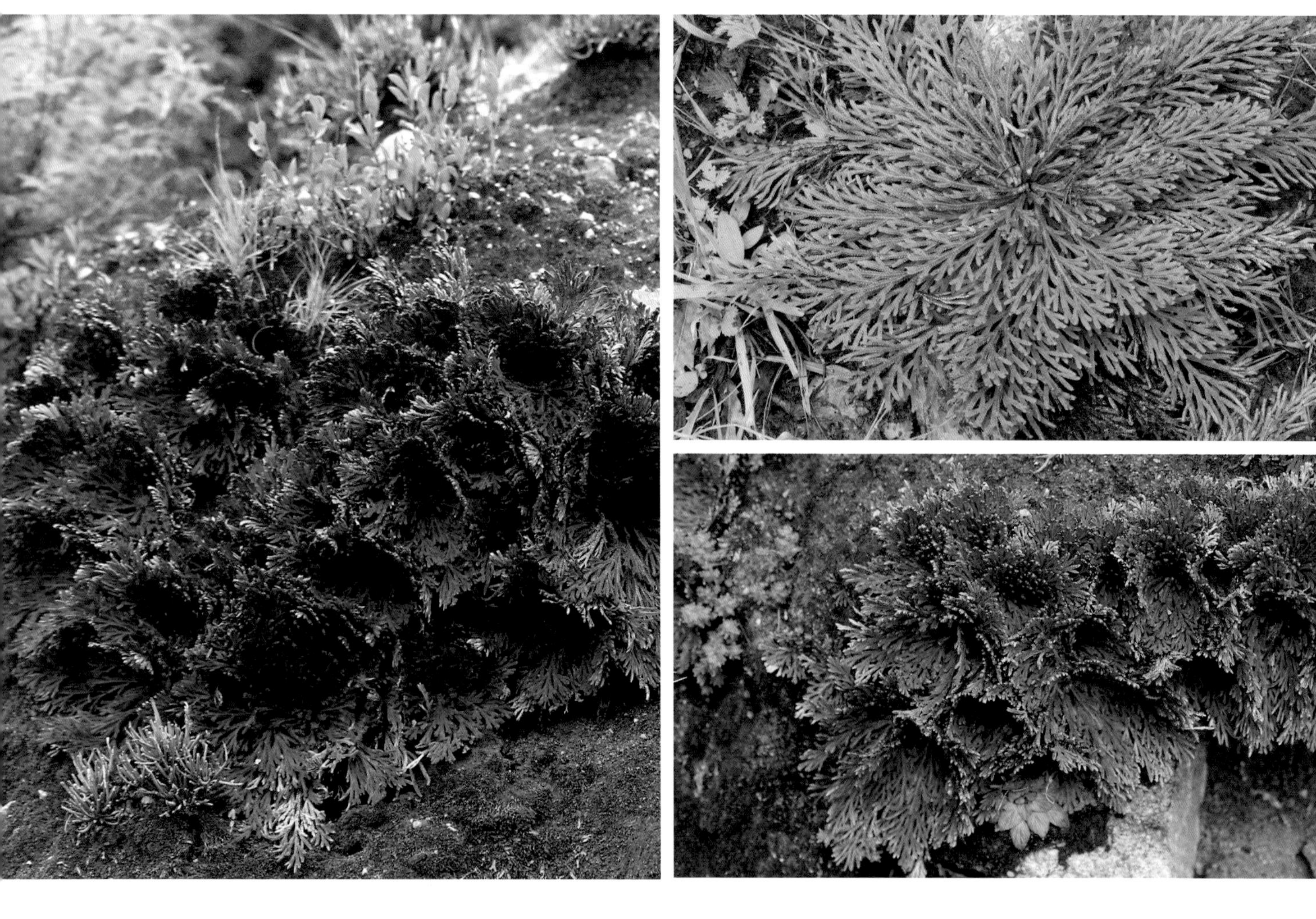

卷柏科（Selaginellaceae） 卷柏属（*Selaginella* P. Beauv.）

垫状卷柏 *Selaginella pulvinata* (Hook. & Grev.) Maxim.

药　材　名　垫状卷柏；སྦོ་ཆུ་སྲིན་སྡེར་མོ།（莪曲森代莫、莪区森得尔莫、莪曲森得尔莫）。

标　　　准　《藏标》。

植物形态　参见《中国植物志》第六卷第三分册第 104 ～ 106 页。

分布与生境　我国各地均有分布。生长于海拔（100 ～）1 000 ～ 4 250 m 的山坡、溪边、林下的岩石上，常见于石灰岩上。蒙古、朝鲜、韩国、日本、印度北部、越南、泰国及西伯利亚地区等也有分布。

药用部位　全草。

采收与加工　秋季采集，洗净，晒干。

性　　味　味辛，性平。

功能与主治　破血（生用），止血（炒用）。用于经闭癥瘕（生用），便血脱肛（炒用）。

用量与用法　3 ~ 9 g。服用过量可引起中毒。

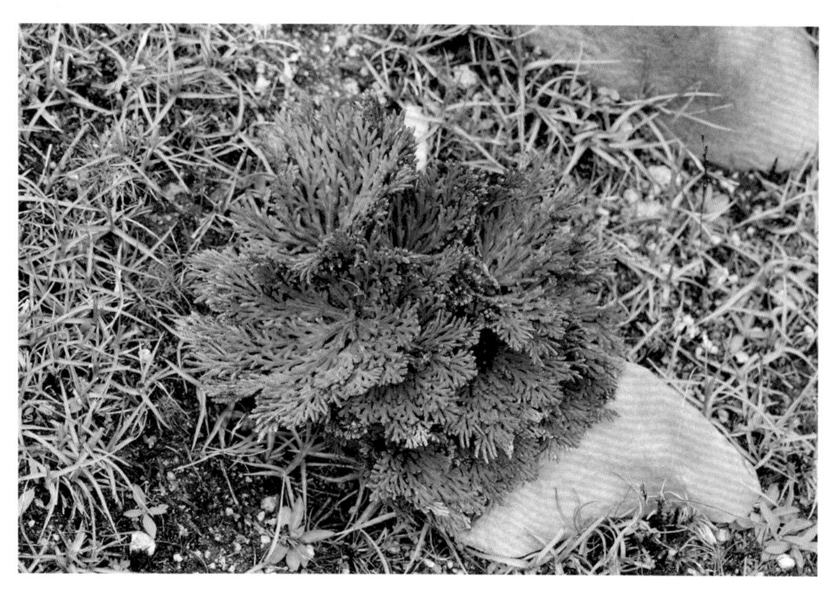

附　注

《四部医典》《词意太阳》等中记载有“སྡོ་ཚ་སྲིན་སྡེར་མོ།”（莪区森得尔莫、莪区森代毛）；《晶珠本草》以“སྤྲལ་བའི་ལག་པ།”[“སྤྲལ་པ་ལག་པ།”（帕巴拉巴、帕哇拉巴）] 为正名，又称其“སྡོ་ཚ་སྲིན་སྡེར་མོ།”（莪区森得尔莫），为通二便之药物。现代文献记载现藏医所用“莪曲森代毛”的基原包括卷柏科卷柏属的多种植物，最常用的为卷柏 *S. tamariscina* (Beauv.) Spring、垫状卷柏 *S. pulvinata* (Hook. et Grev.) Maxim.，2 种的形态与《晶珠本草》的记载相符，其他同属植物则作代用品。《藏标》以“垫状卷柏 / སྡོ་ཚ་སྲིན་སྡེར་མོ།/ 莪区森得尔莫”之名收载了垫状卷柏 *S. pulvinata* (Hook. et Grev.) Maxim.；《部标藏药・附录》和《青海藏标》（1992 年版）以“卷柏 /སྡོ་ཚ་སྲིན་སྡེར་མོ།/ 莪曲森代莫（莪曲森得尔莫）”之名收载了卷柏 *S. tamariscina* (Beauv.) Spring。文献记载作“莪区森得尔莫”基原的还有伏地卷柏 *S. nipponica* Franch. et Sav.。《妙音本草》中记载有“སྟག་སྡེར།”（达德尔），言其为治脑病、眼疾、牙痛之药物，该书汉译本注其汉文名为“垫状卷柏”，但功效与“莪区森得尔莫”不同，待考。（参见“卷柏”条）

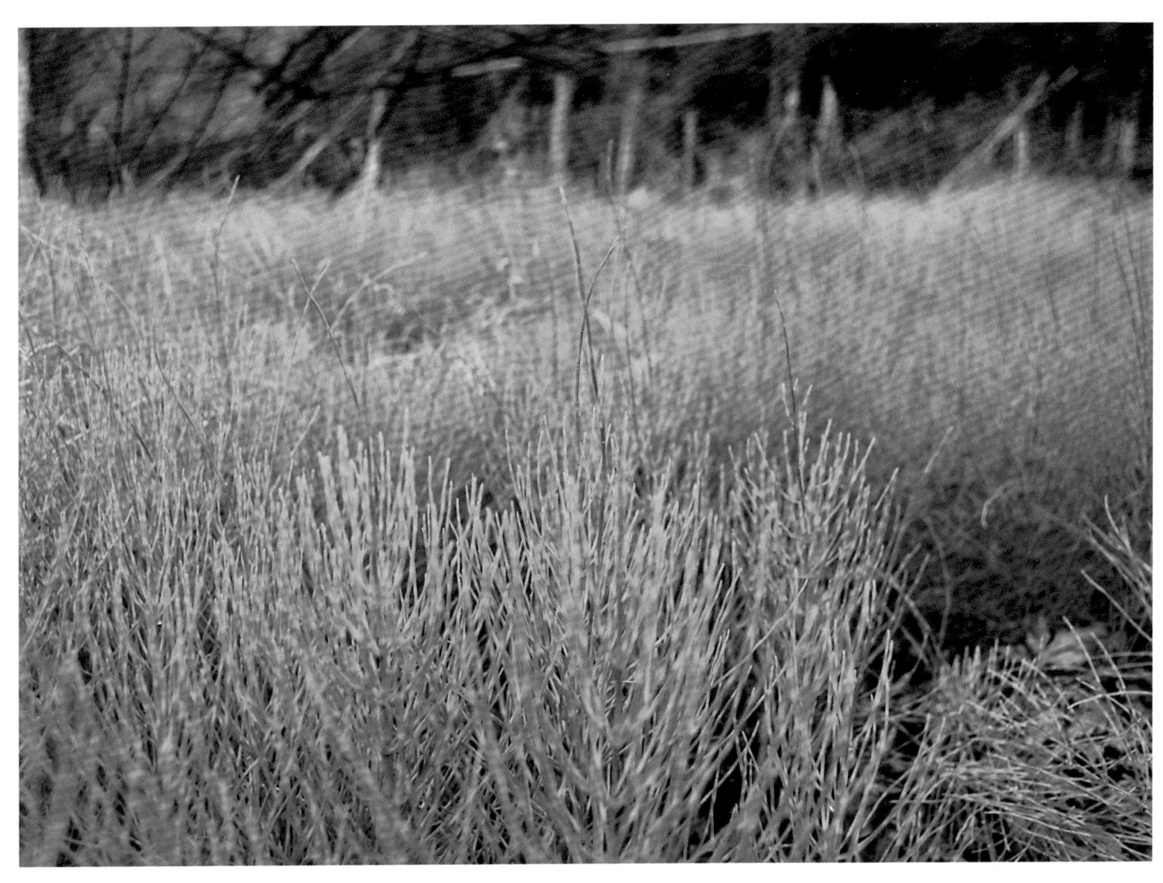

木贼科（Equisetaceae） 木贼属（*Equisetum* L.）

问荆 *Equisetum arvense* L.

药 材 名 萝蒂；ཙ་ཨ་ཝ།（杂阿哇、扎阿哇）。

标 准 《部标藏药·附录》。

植物形态 参见《中国植物志》第六卷第三分册第 232 ~ 233 页。

分布与生境 分布于我国东北、华北、华中、华南地区及西藏、云南、四川、甘肃、青海。生长于海拔 3 700 m 的林下、草地、河岸湿润处。北美洲、欧洲、亚洲喜马拉雅山脉的其他地区，以及日本、韩国、朝鲜及俄罗斯也有分布。

药用部位 全草。

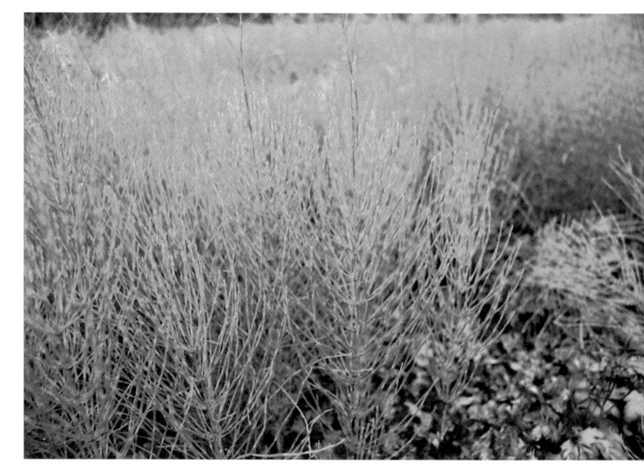

采收与加工 夏、秋季采集，除去茎基和须根，晒干。

性 味 味微苦，性凉、钝。

功能与主治 明目，愈疮。用于眼科疾病，创伤。

用量与用法 2 ~ 6 g。

附 注

《四部医典》《晶珠本草》记载“ཨ་ཝ།”（阿哇）为治眼病、体腔伤疮（胸脓肿）之药物。《蓝琉璃》《晶珠本草》均记载“阿哇”有上品、雌、雄及类似品4类；《晶珠本草》则将“ཨ་ཝ།”（阿哇）分为上［“བདུད་རྩི་ཨ་ཝ།”（堆扎阿哇）］、中［“ཨ་ཝ།”（阿哇），又分为雌、雄2种］、下［“ཨ་འདྲ།”（阿扎）］3品。现代文献记载的“阿哇”类的基原包括木贼科木贼属、百合科洼瓣花属（*Lloydia*）及灯心草科灯心草属（*Juncus*）的多种植物，但不同文献对“阿哇”类的上、中、下品的基原有不同观点，各地习用的基原种类也不尽相同。有观点认为，“阿哇”的上品［“ཨ་ཝ་མཆོག”（阿哇窍）］的基原应为木贼属植物笔管草 *Hippochaete debilis* (Roxb.) Ching [*Equisetum debile* Roxb. ex Vaucher、*Equisetum ramosissimum* Desf. subsp. *debile* (Roxb. ex Vauch.) Hauke] 等，西藏昌都及安多、四川甘孜和阿坝、青海玉树传统习用的洼瓣花属植物为《晶珠本草》记载的“阿哇”中品的基原，也称“ཨ་ཝ་མོ།”（阿哇莫）或“ཨ་ཝ་དམན་པ།”（阿哇曼巴，即替代品或副品）。也有文献记载问荆 *Equisetum arvense* L. 为“阿哇”的中品和下品的基原之一。《部标藏药·附录》收载的“萝蒂/ཙ་ཨ་ཝ།/杂阿哇”的基原为西藏萝蒂 *L. tibetica* Baker（西藏洼瓣花）或洼瓣花 *L. serotina* (L.) Rchb.，并言亦用蕨类植物木贼 *Equisetum arvense* L.（问荆）、节节草 *H. ramosissima* (Desf.) Boerner（*Equisetum ramosissimum* Desf.）。《蓝琉璃》《晶珠本草》等记载有“མཚེ།”（才）［又称“མཚེ་ལྡུམ།”（才敦木）］；《晶珠本草》言其分为岩生［“བྲག་མཚེ།”（察才）］、坡生［“སྤང་མཚེ།”（榜才）］、坡生无果［“ར་མཚེ།”（热才）］、水生［“ཆུ་མཚེ།”（曲才）］4种。现藏医所用“才敦木”类的基原主要为麻黄科麻黄属（*Ephedra*）植物，但一般并未再区分品种。据文献记载，问荆 *Equisetum arvense* L. 也为“才敦木”的水生者（曲才）的基原之一。（参见“节节草”“洼瓣花”“西藏洼瓣花”“藏麻黄”条）

在《中国植物志》中，*Equisetum arvense* L. 的中文名为“问荆”，木贼的拉丁学名为“*Equisetum hyemale* L.”。

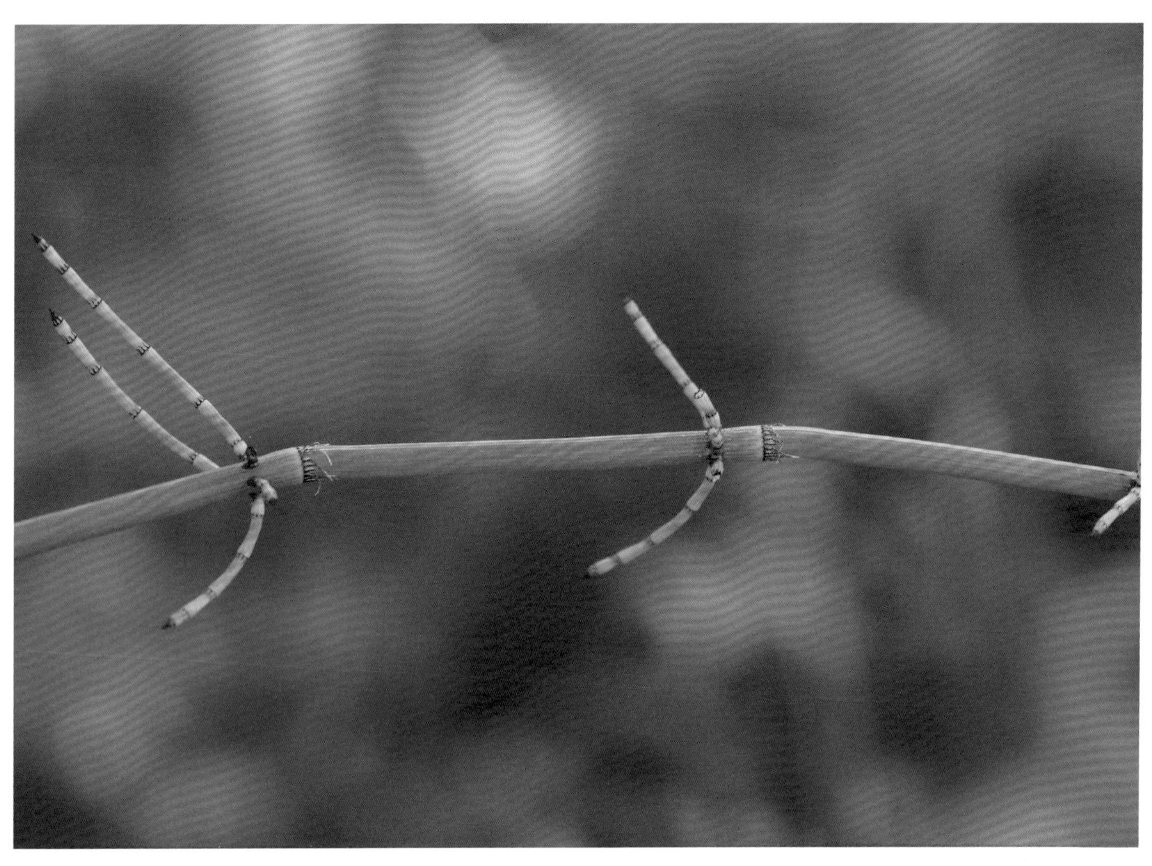

木贼科（Equisetaceae） 木贼属（*Equisetum* L.）

节节草 *Equisetum ramosissimum* Desf.

药 材 名 萝蒂；ཨ་ཝ།（阿哇）。

标　　准 《部标藏药·附录》、《青海藏标》（2019 年版）。

植物形态 参见《中国植物志》第六卷第三分册第 234 ～ 236 页。

分布与生境 分布于我国东北、华北、华中、华南、西南地区及甘肃、青海、新疆、宁夏等。非洲、北美洲及日本、印度、蒙古、俄罗斯、朝鲜、韩国等也有分布。生长于海拔 100 ～ 3 300 m 的林下、草地、河岸湿润处。

药用部位 全草。

采收与加工 夏、秋季采集，除去茎基和须根，晒干。

性　　味　味微苦，性凉、钝。

功能与主治　明目，愈疮。用于眼科疾病，创伤。

用量与用法　2 ~ 6 g。配方用。

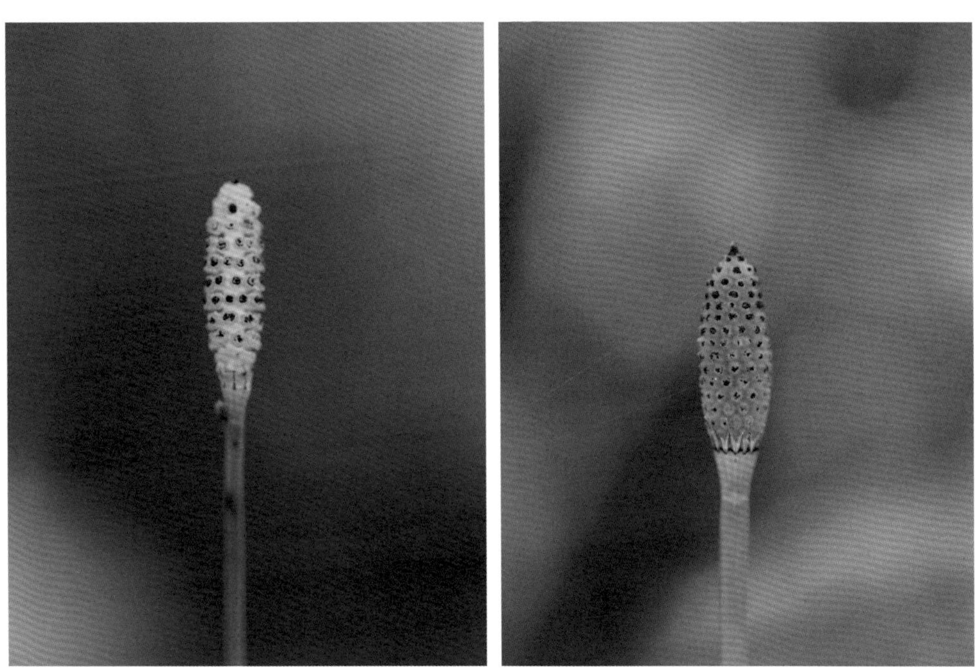

附　注

《晶珠本草》记载有“ཨ་བ།”（阿哇），言其为治眼病、体腔伤疮之药物，载其分为上[“བདུད་རྩི་ཨ་བ།”（堆扎阿哇）]、中[“ཨ་བ།”（阿哇）]、下[“ཨ་འབྲ།”（阿扎）]3品。现代文献记载的“阿哇”类的基原包括木贼科木贼属、百合科洼瓣花属（*Lloydia*）、灯心草科灯心草属（*Juncus*）的多种植物，但不同文献对“阿哇”类上、中、下品的基原有争议，各地习用的种类也有差异。有观点认为“阿哇”的上品[“ཨ་བ་མཆོག”（阿哇穷）]的基原应为木贼属植物笔管草 *E. debile* Roxb. ex Vaucher [*E. ramosissimum* Desf. subsp. *debile* (Roxb. ex Vauch.) Hauke] 等；康巴地区及卫藏地区藏医习用洼瓣花属植物作“阿哇”，也称之为“རྩ་ཨ་བ།”（扎阿哇、杂阿哇）。据文献记载，节节草 *Hippochaete ramosissima* (Desf.) Boerner（*E. ramosissimum* Desf.）为“ཨ་བ།”（阿哇）的基原之一，也为《部标藏药·附录》中收载的“萝蒂 /རྩ་ཨ་བ།/ 杂阿哇”、《青海藏标》（2019 年版）收载的“萝蒂 /ཨ་བ།/ 阿哇”的基原之一。也有文献记载节节草 *E. ramosissimum* Desf. 为“སྨྱུག་མཚེ།”（女策）的基原之一。“女策”为藏医药用的“མཚེ་ལྡུམ།”（策敦木，习称“麻黄类”）的水生品种之一。（参见“洼瓣花”“问荆”“西藏洼瓣花”“藏麻黄”条）

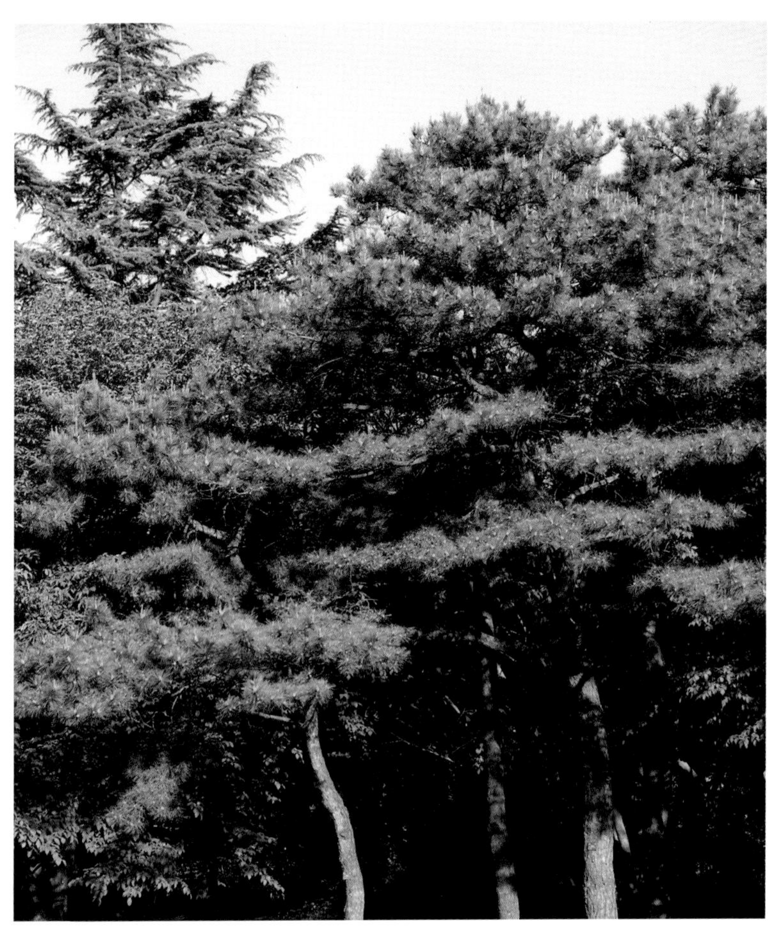
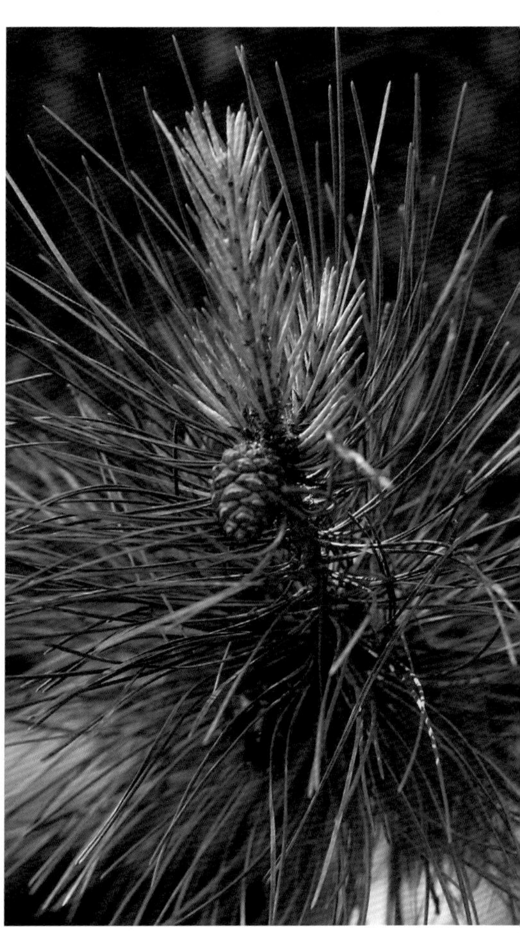

松科（Pinaceae） 松属（*Pinus* Linn.）

油松 *Pinus tabulaeformis* Carr.

药 材 名 油松节；སྡོང་ཤིང་།（准兴、仲象、松兴）。

标 准 《藏标》。

植物形态 参见《中国植物志》第七卷第 252 页。

分布与生境 我国特有树种，分布于吉林南部、辽宁、内蒙古、河北、山东、河南、山西、陕西、甘肃、宁夏、青海、四川等省区。生长于海拔 100 ~ 2 600 m 的地带，多组成单纯林。

药用部位 节木（分枝处木材）。

采收与加工 全年均可采收树枝，锯取分枝处含油部分木材，晒干。

性　　味 味苦，性温。

功能与主治 祛风，燥湿。用于风寒湿痹，关节积黄水，“隆”与“培根”并发症。

用量与用法 9 ~ 15 g。配方或单用。

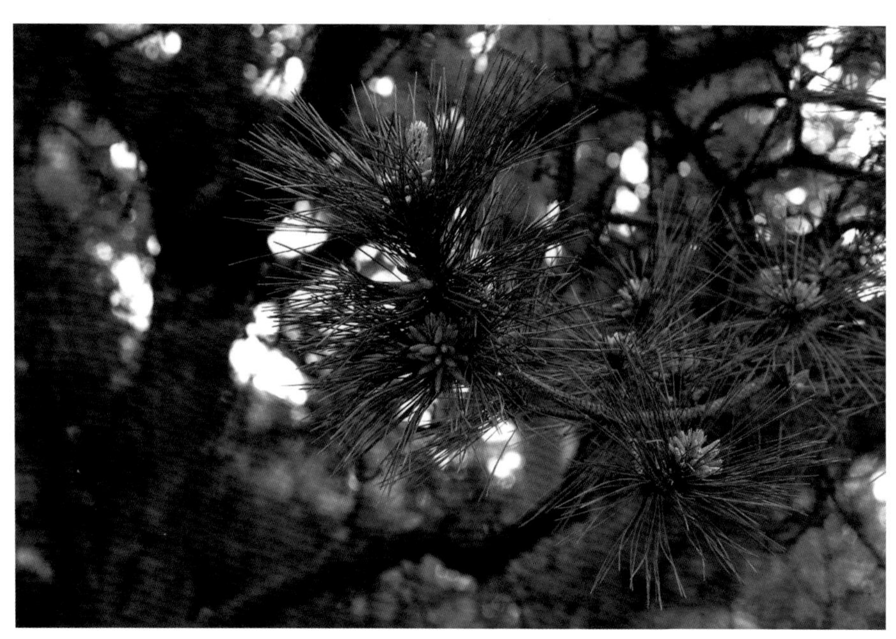

附　注

《四部医典》《度母本草》《晶珠本草》等均记载有“སྲོན་ཤིང་།”（准兴、仲象）；《晶珠本草》将其归于“树木类药物”的“树干类药物”中，言其为治“培隆”并病、寒性黄水病之药物。现代文献记载的“准兴”的基原包括多种松杉类植物，但不同文献对“准兴”的正品有不同观点，或认为油松 *P. tabulaeformis* Carr. 的形态与古籍记载一致，为正品，或认为正品应为华山松 *P. armandi* Franch. 或乔松 *P. griffithii* McClelland，其他为代用品。《藏标》以“油松节 /སྲོན་ཤིང་།/ 仲象”之名收载了油松 *P. tabulaeformis* Carr. 和马尾松 *P. massoniana* Lamb.。（参见“马尾松”条）

《晶珠本草》在“树脂类药物”中另记载有“ཐང་ཁྲག”（唐茶合），言其为“老松树流出的水”，系治腹泻、潮气湿毒病之药物。现代文献记载的“唐茶合”应为松杉类植物的树脂或伤流液，油松 *P. tabulaeformis* Carr. 也为其基原之一。

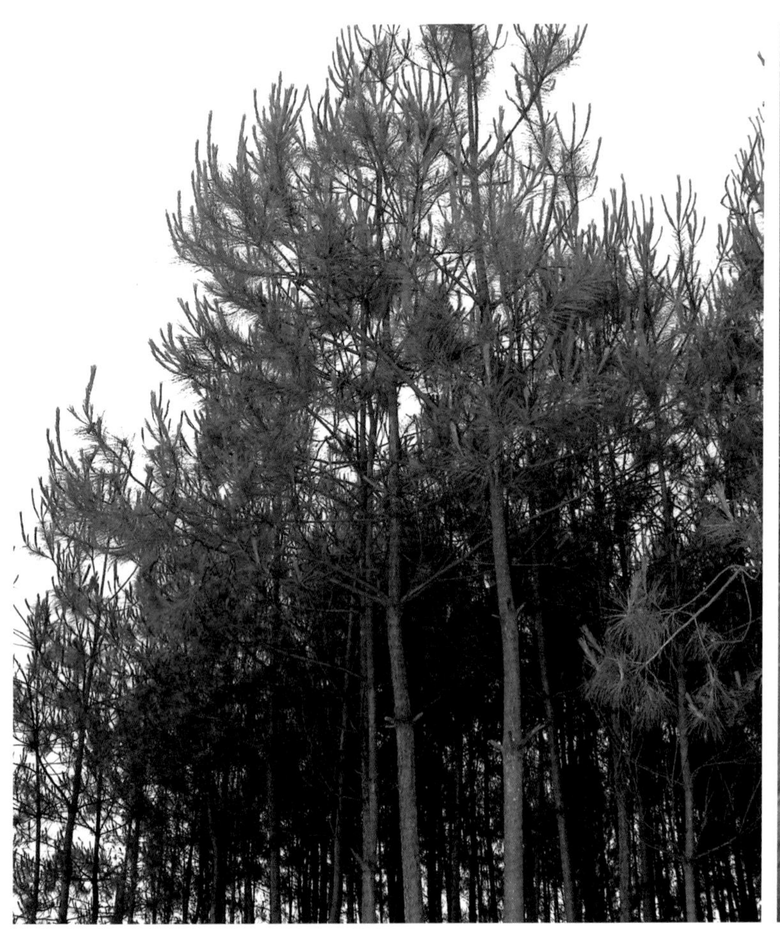
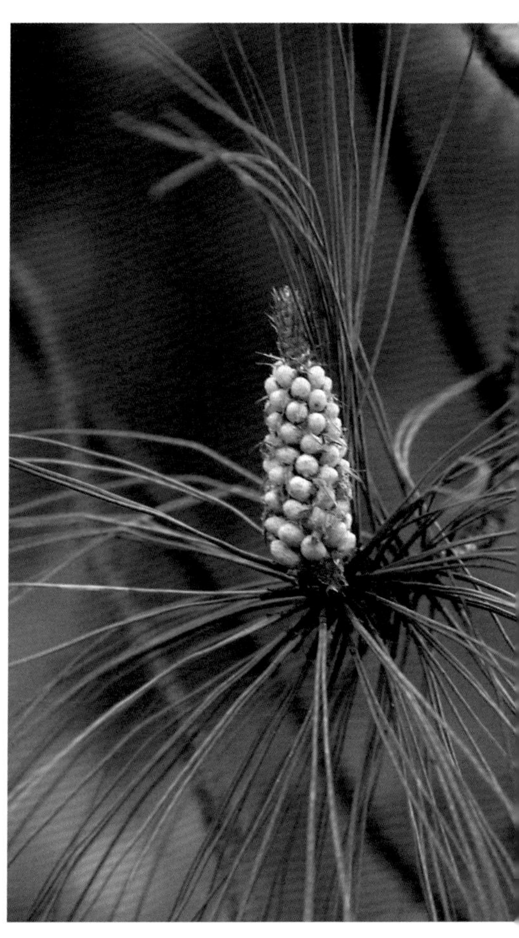

松科（Pinaceae） 松属（*Pinus* Linn.）

马尾松 *Pinus massoniana* Lamb.

药 材 名 油松节；སྒྲོན་ཤིང་།（准兴、仲象、松兴）。

标　　准 《藏标》。

植物形态 参见《中国植物志》第七卷第 264 页。

分布与生境 分布于我国江苏、安徽（淮河流域、大别山以南）、河南西部、陕西（汉江流域以南）及长江中下游各省区，西至四川中部，西南至贵州（贵阳、毕节）、云南（富宁）。生长于海拔 1 500 m 以下的山坡林地。我国各地作为人工林有大量栽培。越南北部有人工林，南非好望角等有引种。

药用部位 节木（分枝处木材）。

采收与加工 全年均可锯取分枝处含油部分木材，晒干。

性　　味 味苦，性温。

功能与主治 祛风，燥湿。用于风寒湿痹，关节积黄水，“隆”与“培根”并发症。

用量与用法 9 ~ 15 g。配方或单用。

附　注

《四部医典》等中均记载有治“培隆”并病、寒性黄水病之药物“སྲོན་ཤིང་།”（准兴），《晶珠本草》将其归为“树木类药物”的“树干类药物”中。现代文献记载的藏医所用“准兴”的基原包括多种松杉类植物，以油松 *P. tabulaeformis* Carr.、华山松 *P. armandi* Franch. 或乔松 *P. griffithii* McClelland 为正品，马尾松 *P. massoniana* Lamb. 也为其基原之一。《藏标》以“油松节/སྲོན་ཤིང་།/仲象”之名收载了油松 *P. tabulaeformis* Carr. 和马尾松 *P. massoniana* Lamb.。《四川藏标》以“鲜松叶”之名收载了马尾松 *P. massoniana* Lamb. 的鲜叶，其功能为祛风湿、杀虫止痒、活血安神，此可能系借鉴了中医的用法。（参见“油松”条）

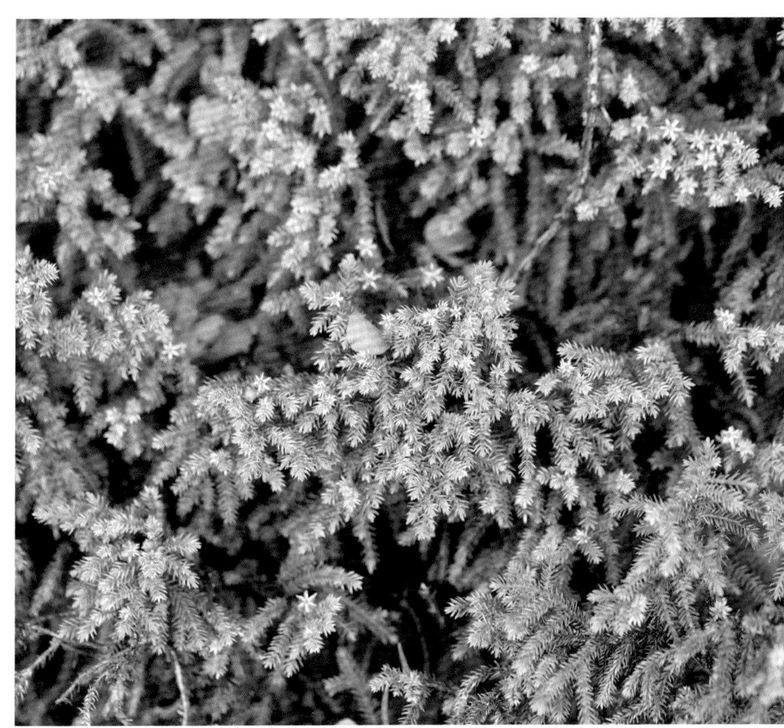

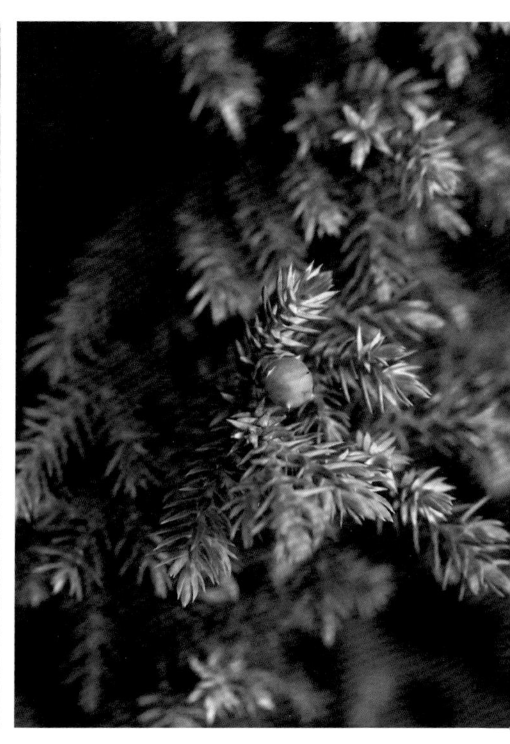

柏科（Cupressaceae） 圆柏属（*Sabina* Mill.）

高山柏 *Sabina squamata* (Buch.-Hamilt.) Ant. (*Juniperus squamata* Buchanan-Hamilton ex D. Don)

药材名 秀巴刺兼；ཤུག་པ་ཚེར་ཅན།（秀巴刺兼、秀巴次坚）。圆柏；ཤུག་པ།（秀巴）。

标准 《西藏藏标》、《四川藏标》（2020 年版）。

植物形态 参见《中国植物志》第七卷第 354 页。

分布与生境 分布于我国西藏（类乌齐及喜马拉雅山脉地区等）、云南、贵州、四川、甘肃南部、陕西南部、湖北西部、安徽（黄山一带）、福建、台湾等。生长于海拔 1 600 ~ 4 000 m 的高山地带，在上段常组成灌丛，在下段生于冷杉类、落叶松类、栎类等针叶树林或针阔叶混交林内，或形成小面积纯林。缅甸北部也有分布。

药用部位 带叶短枝或枝梢和叶。

采收与加工 夏、秋季采收，阴干。

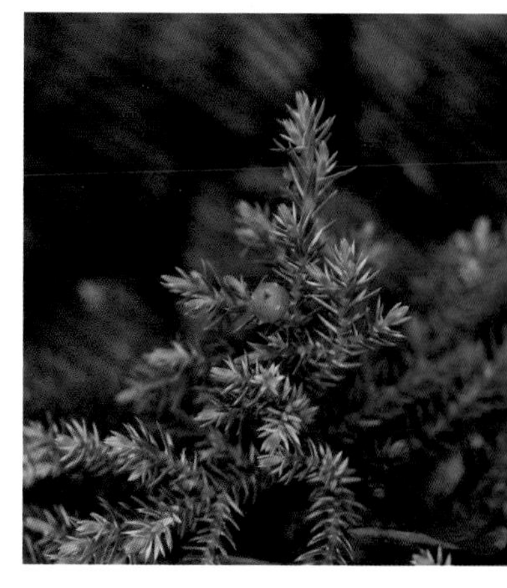

性　　味　秀巴刺兼：味苦，化后味苦，性温。

圆柏：味苦，性凉。

功能与主治　秀巴刺兼：清热，益肾。用于各类肾热症，炭疽等。

圆柏：清热，干黄水。用于“白脉”病，肾炎，“培根”引起的风湿性疾病。

用量与用法　秀巴刺兼：1 ~ 3 g。

圆柏：3 ~ 9 g。

附　注

据《蓝琉璃》《晶珠本草》记载，藏医药用的柏类药材[“ཤུག་རིགས།”（秀惹）]分为“རྒྱ་ཤུག”（加秀）、“ལྷ་ཤུག”[拉秀，又名“དེ་བ་དྭ་རུ།”（代瓦德如）]和“ཤུག་ཚེར།”[秀才，“ཤུག་པ་ཚེར་ཅན།”（秀巴次坚）的略称]3类。《晶珠本草》在“树木类药物”的“果实类药物”中记载“སྲ་འབྲུམ།”（巴珠木、巴重）为治痔疮及胆汁扩散症之药物，在“树叶类药物”中记载“ཤུག་པ་ཚེར་ཅན།”（秀巴次坚）为治肾热症及疔毒疮之药物。现藏医也将柏类药材统称“ཤུག་རིགས།”（秀惹）或“ཤུག་པ།”（秀巴），主要将其分为以枝叶入药的“刺柏叶”[“ཤུག་ཚེར།”（秀才）]、“圆柏叶”[“ཤུག་རིལ།”（秀日）、“ཤུག་པ།”（秀巴）]和以球果入药的“圆柏果”[“སྲ་འབྲུམ།”（巴珠木），略称为“སྲ་མ།”（巴木）]3类，3类的功能与主治相似，3类均为治风湿、痛风及利肺、肝、胆之药物，其基原包括柏科刺柏属（*Juniperus*）、圆柏属、侧柏属（*Platycladus*）[又称“ར་ཤུག”（热秀）]等的多种植物，但各标准及不同文献记载的各类药材的名称、基原、功能与主治不尽一致，各种药材的基原也有交叉。据不同文献记载，高山柏 *S. squamata* (Buch.-Hamilt.) Ant. 为“秀巴”“秀巴次坚”或“巴木”的常用基原之一。《部标藏药·附录》（圆柏 /ཤུག་པ/ 秀巴）和《藏标》（圆柏 /ཤུག་པ་ཚེར་ཅན/ 秀巴次坚）收载了曲枝圆柏 *S. recurva* (Buch.-Hamilt.) Ant.（垂枝柏）和祁连圆柏 *S. przewalskii* Kom.（*J. przewalskii* Komarov），规定以其带叶和果实的短枝入药；《西藏藏标》以“སྲ་འབྲུམ/ 巴重 / 滇藏方枝柏”之名收载了滇藏方枝柏 *S. wallichiana* (Hook. f. et Thoms.) Kom. 的果实（球果），以“ཤུག་པ་ཚེར་ཅན/ 秀巴刺兼 / 秀巴刺兼”之名收载了高山柏 *S. squamata* (Buch.-Hamilt.) Ant. 和刺柏 *J. formosana* Hayata 的枝梢及叶；《四川藏标》以“圆柏 /ཤུག་པ/ 秀巴”之名收载了祁连圆柏 *J. przewalskii* Komarov（*S. przewalskii* Kom.）、滇藏方枝柏 *J. indica* Bertoloni [*S. wallichiana* (Hook. f. et Thoms.) Kom.]、香柏 *J. pingii* W. C. Cheng ex Ferré var. *wilsonii* (Rehder) Silba [*S. pingii* (Cheng ex Ferré) Cheng et W. T. Wang var. *wilsonii* (Rehd.) Cheng et L. K. Fu]、高山柏 *J. squamata* Buchanan-Hamilton ex D. Don [*S. squamata* (Buch.-Hamilt.) Ant.]，规定以其带叶短枝入药。（参见“刺柏”“滇藏方枝柏”“祁连圆柏”“香柏”“圆柏”条）

Flora of China 记载高山柏的拉丁学名为 *J. squamata* Buchanan-Hamilton ex D. Don。

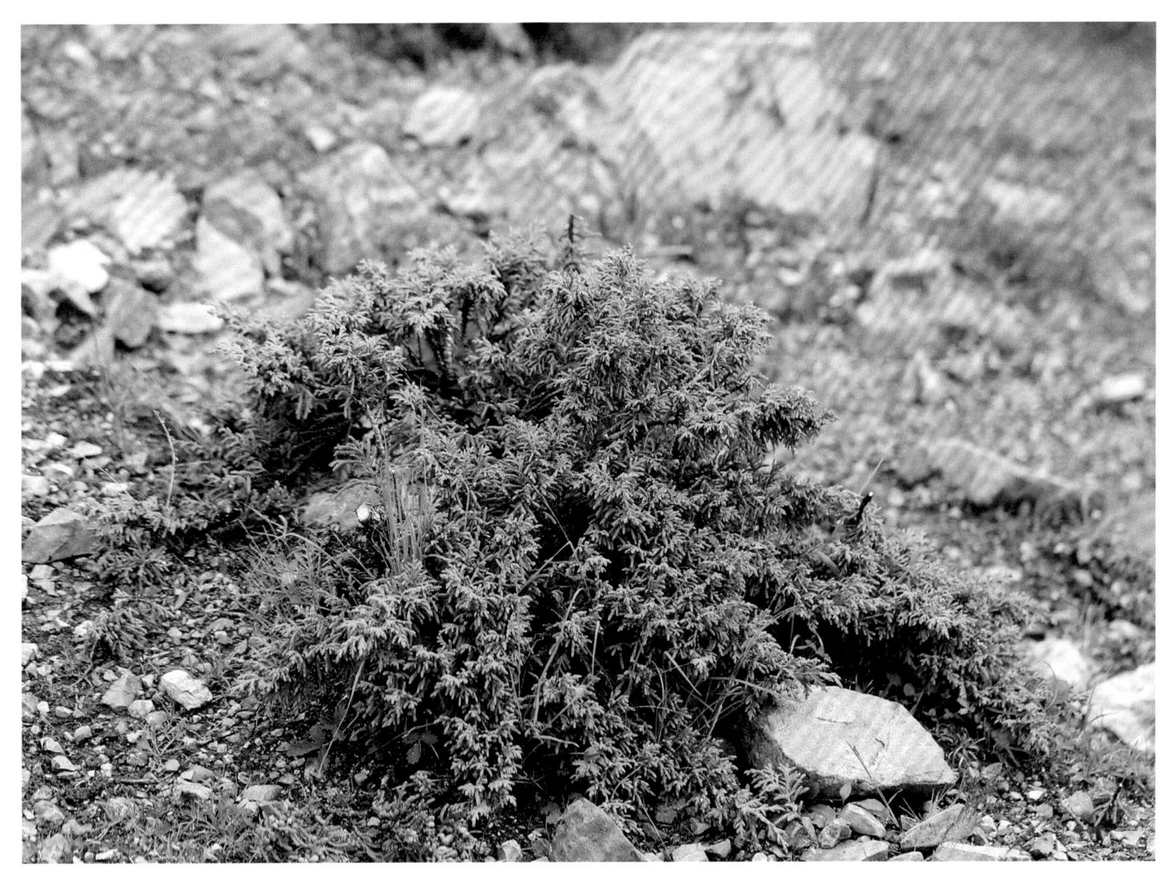

柏科（Cupressaceae）　圆柏属（*Sabina* Mill.）

香柏

Sabina pingii (Cheng ex Ferré) Cheng et W. T. Wang var. *wilsonii* (Rehd.) Cheng et L. K. Fu [*Juniperus pingii* W. C. Cheng ex Ferré var. *wilsonii* (Rehder) Silba]

药材名　圆柏；ཤུག་པ།（秀巴）。

标准　《四川藏标》（2020 年版）。

植物形态　参见《中国植物志》第七卷第 357 页。

分布与生境　分布于我国湖北、陕西南部、甘肃南部、四川（康定）、云南、西藏。生长于海拔 2 600 ~ 4 900 m 的高山地带。在四川西部及西藏南部海拔 3 000 ~ 4 900 m 的地带常组成茂密的高山单纯灌丛，或与高山栎类、小叶杜鹃等混生。

药用部位　带叶短枝。

采收与加工　夏、秋季采收，阴干。

性　　味　味苦，性凉。

功能与主治　清热，干黄水。用于“白脉”病，肾炎，“培根”引起的风湿性疾病。

用量与用法　3 ~ 9 g。

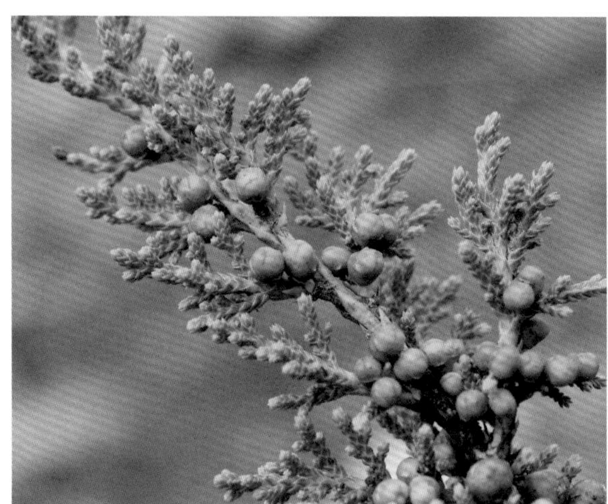

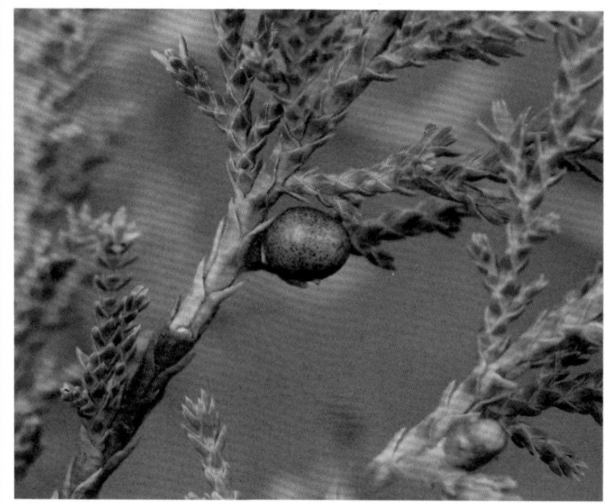

附　注

《蓝琉璃》《晶珠本草》等记载藏医药用柏类药材 [“ཤུག་རིགས།”（秀惹）] 分为“རྒྱ་ཤུག”（加秀）、“ལྷ་ཤུག”[拉秀，又名“དེ་བ་དར་ཅུ།”（代瓦德如）] 和“ཤུག་ཚེར།”[秀才，“ཤུག་པ་ཚེར་ཅན།”（秀巴次坚）的略称] 3 类。现代文献记载的现藏医使用的柏类植物的药材统称“ཤུག་རིགས།”（秀惹）或“ཤུག་པ།”（秀巴），主要分为以枝叶入药的“刺柏叶”[“ཤུག་ཚེར།”（秀才）]、“圆柏叶”[“ཤུག་རིལ།”（秀日）、“ཤུག་པ།”（秀巴）] 及以果实（球果）入药的“圆柏果”[“ཤུ་འབྲུམ།”（巴珠木、巴重）]，这些药物的基原主要有刺柏属（*Juniperus*）、圆柏属、侧柏属（*Platycladus*）[又称“ར་ཤུག”（热秀）] 植物，不同文献记载的各种药物的基原有交叉，且药材名称、功能和主治也不尽一致。据不同文献记载，香柏 *S. pingii* (Cheng ex Ferré) Cheng et W. T. Wang var. *wilsonii* (Rehd.) Cheng et L. K. Fu[*J. pingii* W. C. Cheng ex Ferré var. *wilsonii* (Rehder) Silba] 为“秀巴次坚”或“秀巴”的基原之一，《四川藏标》（2020 年版）以“圆柏 /ཤུག་པ།/ 秀巴”之名收载了该种。（参见“刺柏”“高山柏”“祁连圆柏”“圆柏”条）

Flora of China 记载香柏的拉丁学名为 *J. pingii* W. C. Cheng ex Ferré var. *wilsonii* (Rheder) Silba，将 *S. pingii* (Cheng ex Ferré) Cheng et W. T. Wang var. *wilsonii* (Rehder) W. C. Cheng et L. K. Fu 作为其异名。

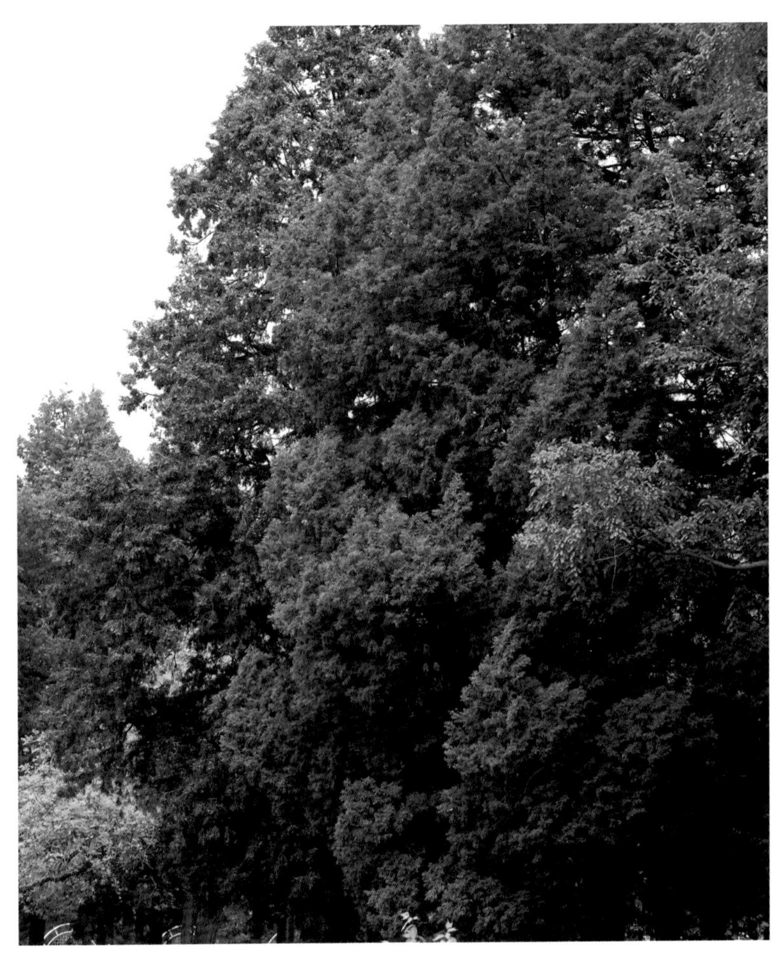

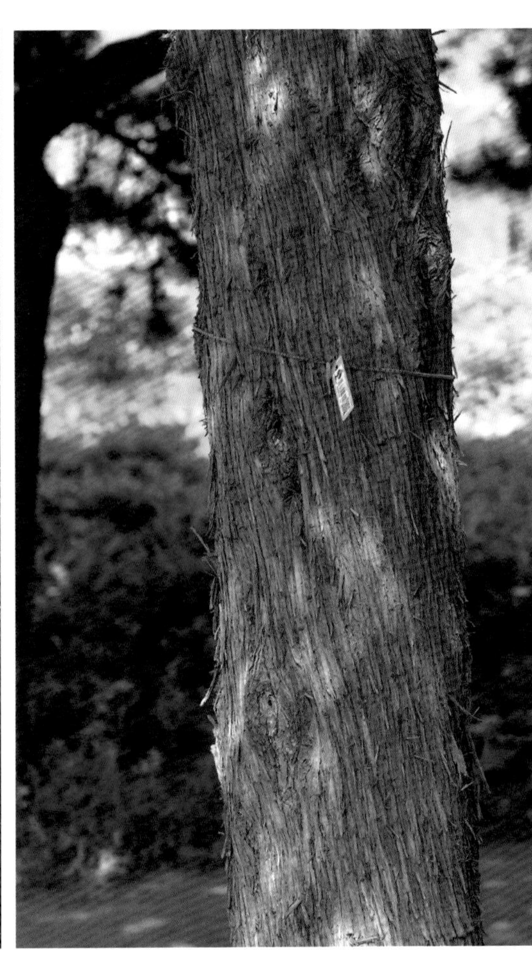

柏科（Cupressaceae）　圆柏属（*Sabina* Mill.）

圆柏 *Sabina chinensis* (L.) Ant.（*Juniperus chinensis* L.）

药 材 名　圆柏；ཤུག་པ།（秀巴）。

标　　准　《部标藏药·附录》。

植物形态　参见《中国植物志》第七卷第 363 页。

分布与生境　分布于我国内蒙古（乌拉山）、河北、山西、山东、江苏、浙江、福建、安徽、江西、河南、陕西南部、甘肃南部、四川、湖北西部、湖南、贵州、广东、广西北部、云南等。我国各地多有栽培。生长于中性土、钙质土及微酸性土上。朝鲜、日本也有分布。

药用部位 带叶和球果的短枝。

采收与加工 7 ~ 8 月采集，晾干或熬膏。

性　　味 味苦，性凉。

功能与主治 清热，消炎，干黄水。用于肾炎，关节炎，炭疽。

用量与用法 3 ~ 9 g。内服研末；或入丸、散。外用适量，研末敷。

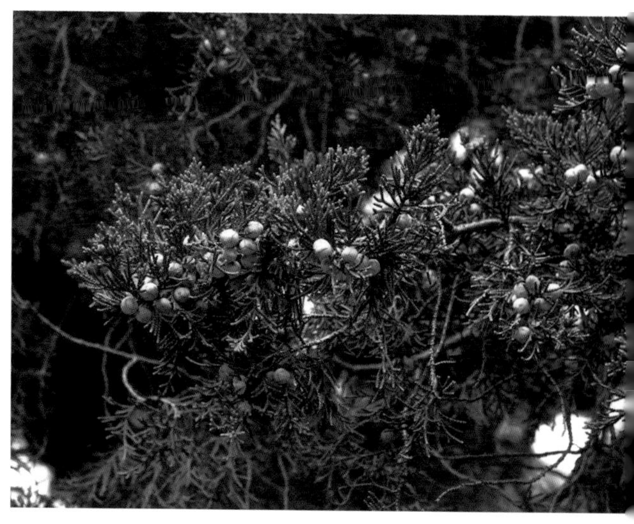

附　注

“ཤུག་པ།”（秀巴）为藏医药用的柏类药材的统称。《晶珠本草》在“树木类药物”的“果实类药物”和“树叶类药物”中共记载有“རྒྱ་ཤུག་འབྲས་བུ།”（甲秀哲布，“哲布”为“果实”之意）、“སྤ་འབྲུམ།”（巴珠木）和“ཤུག་པ་ཚེར་ཅན།”（秀巴次坚）3 种药材，其功能与主治各不相同。现藏医使用的柏类植物的药材品种主要分为以枝叶入药的“刺柏叶”[“ཤུག་ཚེར།”（秀才）]、“圆柏叶”[“ཤུག་རིལ།”（秀日）、“ཤུག་པ།”（秀巴）]及以球果入药的“圆柏果”[“སྤ་འབྲུམ།”（巴珠木）]三大类。现代文献记载的上述 3 类药材的基原包括柏科刺柏属（*Juniperus*）、圆柏属、侧柏属（*Platycladus*）的多种植物，各标准记载的各类药材的名称、基原、功能与主治不尽一致，各种药材的基原也有交叉。《部标藏药·附录》《四川藏标》以“圆柏 /ཤུག་པ།/ 秀巴”之名收载的基原有圆柏 *S. chinensis* (L.) Ant.、祁连圆柏 *S. przewalskii* Kom.（*J. przewalskii* Komarov）、滇藏方枝柏 *J. indica* Bertoloni [*S. wallichiana* (Hook. f. et Thoms.) Kom.]、香柏 *J. pingii* W. C. Cheng ex Ferré var. *wilsonii* (Rehder) Silba [*S. pingii* (Cheng ex Ferré) Cheng et W. T. Wang var. *wilsonii* (Rehd.) Cheng et L. K. Fu]、高山柏 *J. squamata* Buchanan-Hamilton ex D. Don[*S. squamata* (Buch.-Hamilt.) Ant.]；《藏标》以“圆柏 /ཤུག་པ་ཚེར་ཅན།/ 秀巴次坚”之名收载了曲枝圆柏 *S. recurva* (Buch.-Hamilt.) Ant.（垂枝柏）和祁连圆柏 *S. przewalskii* Kom.。（参见“刺柏”“祁连圆柏”条）

Flora of China 记载圆柏的拉丁学名为 *J. chinensis* L.。

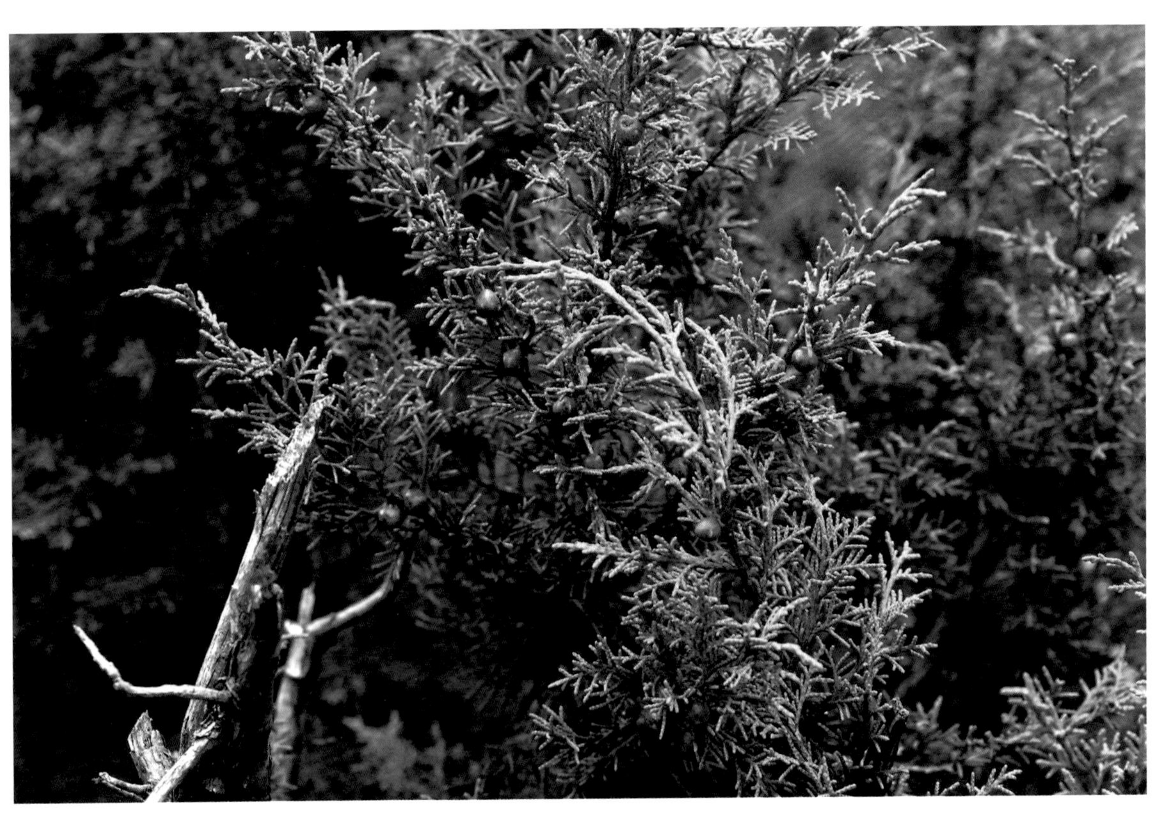

柏科（Cupressaceae）　圆柏属（*Sabina* Mill.）

滇藏方枝柏 *Sabina wallichiana* (Hook. f. et Thoms.) Kom. (*Juniperus indica* Bertoloni)

药　材　名　滇藏方枝柏；སྤ་འབྲུམ།（巴珠木、巴重）。圆柏；ཤུག་པ།（秀巴）。

标　　　准　《西藏藏标》、《四川藏标》（2020 年版）。

植物形态　参见《中国植物志》第七卷第 368 页。

分布与生境　分布于我国西藏南部和东部、云南西北部。生长于海拔 3 000 ~ 5 200 m 的地带。印度、尼泊尔、不丹等也有分布。

药用部位　滇藏方枝柏：果实。
圆柏：带叶短枝。

采收与加工　滇藏方枝柏：秋季果实成熟时采集，晾干。
圆柏：夏、秋季采收，阴干。

性　　味　滇藏方枝柏：味苦，化后味苦，性凉。

圆柏：味苦，性凉。

功能与主治　滇藏方枝柏：收敛“赤巴”，干黄水。用于“赤巴”病，痔疮，黄水病等。

圆柏：清热，干黄水。用于“白脉”病，肾炎，“培根”引起的风湿性疾病。

用量与用法　滇藏方枝柏：2 ~ 5 g。内服煎汤；或入丸、散。

圆柏：3 ~ 9 g。

附　注

藏医药用的松、柏、杉类植物的部位包括枝叶、果实（球果）、树脂或含树脂的木材。其中，以球果入药者《度母本草》《妙音本草》记载有“ཤུག་པ་སྦྲ་མ།”（秀巴巴玛，“柏类的果实”之意）、“རྒྱ་ཤུག་འབྲས་བུ།”（甲秀哲布，“哲布”为“果实”之意）、“ཐང་ཤིང་འབྲས་བུ།”（唐兴哲布）；《四部医典》中记载有“སྦྲ་འབྲུམ།”（巴珠木、巴重）。《晶珠本草》在“树木类药物”的“果实类药物”中，分别记载了“巴珠木”和“甲秀哲布”，言前者为治痔疮、胆汁扩散症之药物，后者为解热，利肺、肝胆热，治关节炎之药物；在“树叶类药物”中记载有“ཤུག་པ།”（秀巴）和“ཤུག་པ་ཚེར་ཅན།”（秀巴次坚），言其为清肾热，治疔疮、炭疽之药物。现代文献记载的上述各类药材的基原主要为柏科植物，涉及刺柏属（*Juniperus*）、圆柏属、侧柏属（*Platycladus*）[又称“ར་ཤུག”（热秀）]的多种植物，但各药物的基原有交叉，且同种植物的不同部位也作不同药材使用。《西藏藏标》以“སྦྲ་འབྲུམ།/ 巴重 / 滇藏方枝柏”之名收载了滇藏方枝柏 *S. wallichiana* (Hook. f. et Thoms.) Kom.，规定以其果实入药；《四川藏标》（2020 年版）以“圆柏 /ཤུག་པ།/ 秀巴”之名收载了祁连圆柏 *J. przewalskii* Komarov（*S. przewalskii* Kom.）、滇藏方枝柏 *J. indica* Bertoloni [*S. wallichiana* (Hook. f. et Thoms.) Kom.]、香柏 *J. pingii* W. C. Cheng ex Ferré var. *wilsonii* (Rehder) Silba [*S. pingii* (Cheng ex Ferré) Cheng et W. T. Wang var. *wilsonii* (Rehd.) Cheng et L. K. Fu]、高山柏 *J. squamata* Buchanan-Hamilton ex D. Don [*S. squamata* (Buch.-Hamilt.) Ant.]，规定以其带叶短枝入药。据文献记载，刺柏 *J. formosana* Hayata 的球果常被作为“巴珠木”的替代品。云南德钦藏医则以滇藏方枝柏 *S. wallichiana* (Hook. f. et Thoms.) Kom. 为“ཤུག་རིལ།”（秀日）的正品，“秀日”通常为“圆柏叶”类。（参见“刺柏”“高山柏”“祁连圆柏”“圆柏”条）

Flora of China 记载滇藏方枝柏的拉丁学名为 *J. indica* Bertoloni，将 *S. wallichiana* (J. D. Hooker & Thomson ex E. Brandis) W. C. Cheng & L. K. Fu 作为其异名。

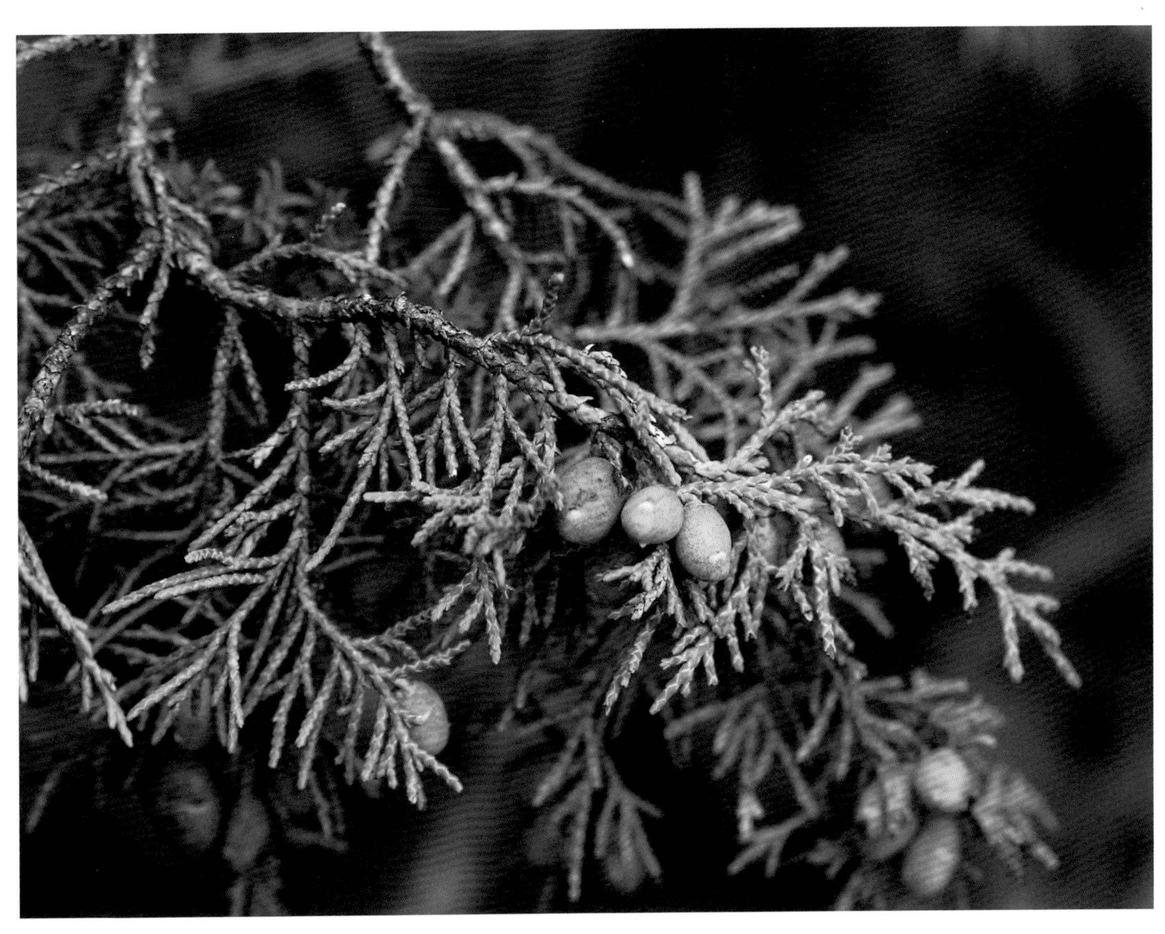

柏科（Cupressaceae） 圆柏属（*Sabina* Mill.）

祁连圆柏 *Sabina przewalskii* Kom.（*Juniperus przewalskii* Komarov）

药 材 名 圆柏；ཤུག་པ།（秀巴）、ཤུག་པ་ཚེར་ཅན།（秀巴次坚）。

标 准 《部标藏药·附录》、《藏标》、《四川藏标》（2020 年版）。

植物形态 参见《中国植物志》第七卷第 375 ~ 376 页。

分布与生境 我国特有种，分布于青海东部、东北部和北部，甘肃南部及河西走廊，四川北部（松潘）。生长于海拔 2 600 ~ 4 000 m 的阳坡。

药用部位 带叶和球果的短枝或带叶短枝。

采收与加工 夏、秋季采摘，阴干。

性　　味　味苦，性凉。

功能与主治　清热，消炎，干黄水。用于肾炎，关节炎，炭疽。（《藏标》）

清热，干黄水。用于“白脉”病，肾炎，“培根”引起的风湿性疾病。[《四川藏标》（2020 年版）]

用量与用法　3 ~ 9 g。内服研末；或入丸、散。外用适量，研末敷。

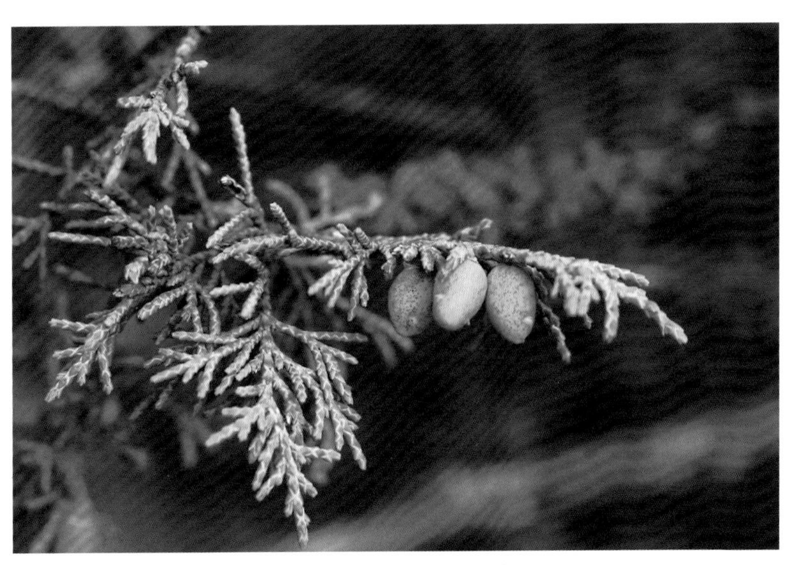

附　注

《晶珠本草》记载：“柏类分多种。圆叶刺柏、酸叶刺柏、短叶刺柏三者的功效相同。”“ཤུག་པ”（秀巴）为柏类的总称。现藏医药用的柏类植物的部位包括叶（枝叶）、果实（球果）和树脂，其中叶（枝叶）类药材主要分为刺柏叶 [“ཤུག་ཚེར”（秀才）] 和圆柏叶 [“ཤུག་རིལ”（秀日）、“ཤུག་པ”（秀巴）]2 类，这 2 类药材的基原涉及刺柏属（*Juniperus*）、圆柏属、侧柏属（*Platycladus*）[又称“ར་ཤུག”（热秀）] 的多种植物，2 类药材的基原有交叉，且药材的名称、功能和主治也不尽一致。《部标藏药·附录》和《四川藏标》（2020 年版）以“圆柏 /ཤུག་པ/ 秀巴”之名、《藏标》以“圆柏 /ཤུག་པ་ཚེར་ཅན/ 秀巴次坚”之名收载了祁连圆柏 *S. przewalskii* Kom.（*J. przewalskii* Komarov）、圆柏 *S. chinensis* (L.) Ant.（*J. chinensis* L.）、曲枝圆柏 *S. recurva* (Buch.-Hamilt.) Ant.（垂枝柏）。（参见“刺柏”“滇藏方枝柏”“圆柏”条）

《中国植物志》记载有垂枝祁连圆柏 *S. przewalskii* Komarov f . *pendula* W. C. Cheng et L. K. Fu。*Flora of China* 记载祁连圆柏的拉丁学名为 *J. przewalskii* Komarov，并将 *S. przewalskii* Kom. f . *pendula* W. C. Cheng et L. K. Fu 作为其异名。

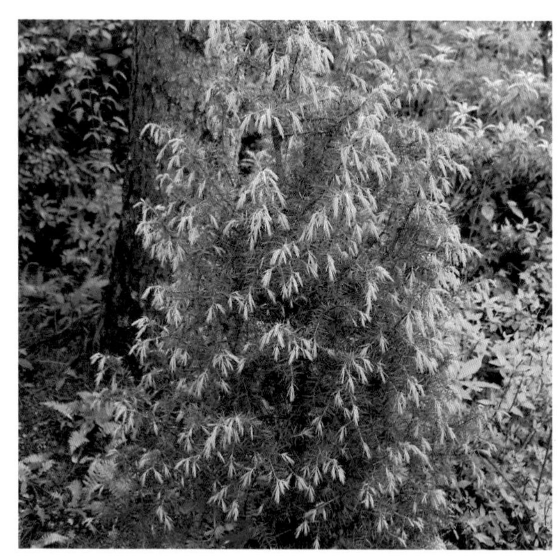

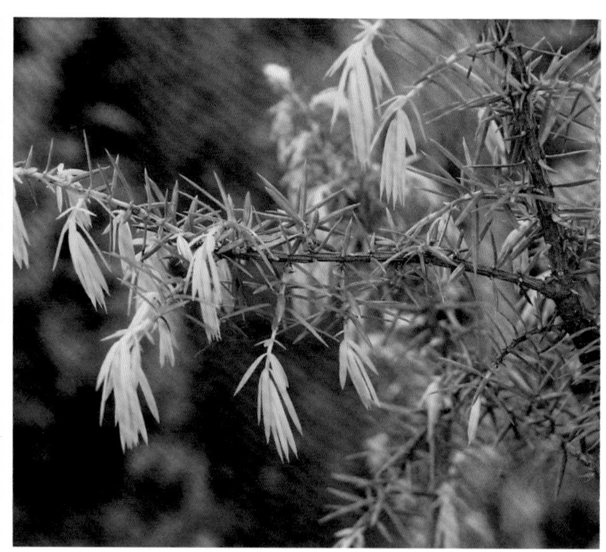

柏科（Cupressaceae） 刺柏属（*Juniperus* Linn.）

刺柏 *Juniperus formosana* Hayata

药 材 名 刺柏；ཤུག་ཚེར།（秀才）。刺柏叶膏；ཤུག་ཚེར་ཁནྡ།（秀才侃扎）。秀巴刺兼；ཤུག་པ་ཚེར་ཅན།（秀巴刺兼）。

标　　准 《部标藏药·附录》（秀才）、《西藏藏标》（秀巴刺兼）、《青海藏标·附录》（1992 年版）（秀才、秀才侃扎）、《四川藏标》（2020 年版）（秀才）。

植物形态 参见《中国植物志》第七卷第 378 ~ 379 页。

分布与生境 我国特有种，从台湾到青藏高原均有分布，在藏族聚居区分布于西藏南部、青海东北部、云南中部、四川、甘肃东部等。在藏族聚居区生长于海拔 1 800 ~ 3 400 m 的山坡林中。

药用部位 刺柏：带叶嫩枝、果实。
刺柏叶膏：带叶嫩枝。
秀巴刺兼：枝梢及叶。

采收与加工 刺柏：5 ~ 6 月采集带叶嫩枝，7 ~ 9 月采集果实，洗净，晾干。

刺柏叶膏：5 ~ 6 月采集，以水熬膏。

秀巴刺兼：5 ~ 6 月采集。

性　　味　刺柏：味苦，化后味苦，性温。（《西藏藏标》）

味苦、涩，性凉。[《四川藏标》（2020 年版）]

刺柏叶膏：味苦、涩，化后味苦，性凉、钝。

功能与主治　刺柏：清热，补肾。用于肾炎，尿路感染，疔毒，炭疽。

刺柏叶膏：清热，补肾。用于肾热症，遗尿，积水，炭疽等。

秀巴刺兼：清热，益肾。用于各类肾热症，炭疽等。

用量与用法　刺柏：2 ~ 6 g。内服研末；或入丸、散。

刺柏叶膏：10 ~ 15 g。

秀巴刺兼：1 ~ 3 g。

附　注

藏医药用的松、柏、杉类植物的部位包括枝叶、果实（球果）、树脂或含树脂的木材。《度母本草》《妙音本草》中记载有“ཤུག་པ་སྦ་མ།”（秀巴巴玛，“柏类的果实”之意）、“སྤྲོན་ཤིང་།”（准兴，含树脂的木材）、“རྒྱ་ཤུག་འབྲས་བུ།”（甲秀哲布，“哲布”为“果实”之意）、“ཐང་ཤིང་།”（唐兴，树脂或含树脂的木材）、“ཤུག་པ་ཚེར་མ་ཅན།”[秀巴次玛坚，略称“ཤུག་ཚེར།”（秀才），多以枝叶入药]、“ཐང་ཤིང་འབྲས་བུ།”（唐兴哲布）等。《晶珠本草》记载：“柏类分多种。圆叶刺柏、酸叶刺柏、短叶刺柏三者的功效相同。”“ཤུག་པ།”（秀巴）或“རྒྱ་ཤུག”（甲秀、加徐）为柏类药材[“ཤུག་པ་རིགས།”（秀巴惹）]的总称。现代文献记载的“秀巴”类的基原涉及柏科刺柏属、圆柏属（*Sabina*）、侧柏属（*Platycladus*）的多种植物，以枝叶入药的药材主要分为 2 类，即刺柏叶[“ཤུག་ཚེར།”（秀才）]和圆柏叶[“ཤུག་རིལ།”（秀日）、“ཤུག་པ།”（秀巴）]，但 2 类药材的基原种类有交叉，且不同文献记载的药材名称、功能与主治也不尽一致；以果实（球果）入药的药材称“སྦ་འབྲུམ།”（巴珠木）。《部标藏药・附录》和《四川藏标》（2020 年版）收载的“刺柏 /ཤུག་ཚེར།/ 秀才”的基原有刺柏 *J. formosana* Hayata、杜松 *J. rigida* Sieb. et Zucc. 和西伯利亚刺柏 *J. sibirica* Burgsd.；《青海藏标・附录》分别收载了“刺柏 /ཤུག་ཚེར།/ 秀才”和“刺柏叶膏 /ཤུག་ཚེར་ཁནྡ།/ 秀才侃扎”，二者的基原为刺柏 *J. formosana* Hayata 及其同属数种植物；《藏标》以“圆柏 /ཤུག་པ་ཚེར་ཅན།/ 秀巴次坚”之名收载了曲枝圆柏 *S. recurva* (Buch.-Hamilt.) Ant.（垂枝柏）、祁连圆柏 *S. przewalskii* Kom.；《西藏藏标》以“ཤུག་པ་ཚེར་ཅན།/ 秀巴刺兼 / 秀巴刺兼”之名收载了高山柏 *S. squamata* (Buch.-Hamilt.) Ant. 及刺柏 *J. formosana* Hayata，规定以其枝梢及叶入药。（参见“祁连圆柏”“圆柏”条）

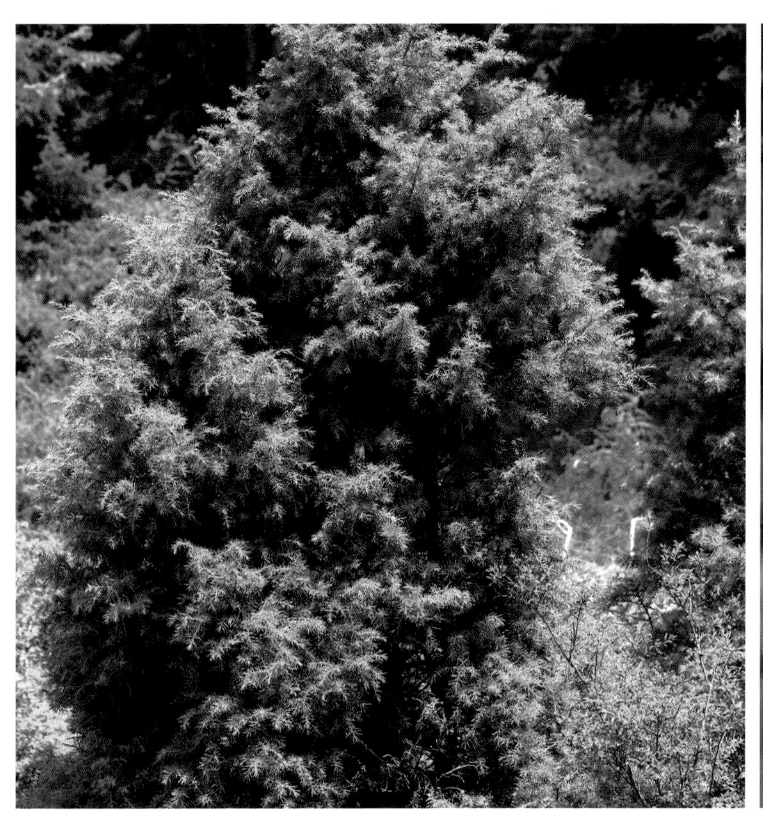
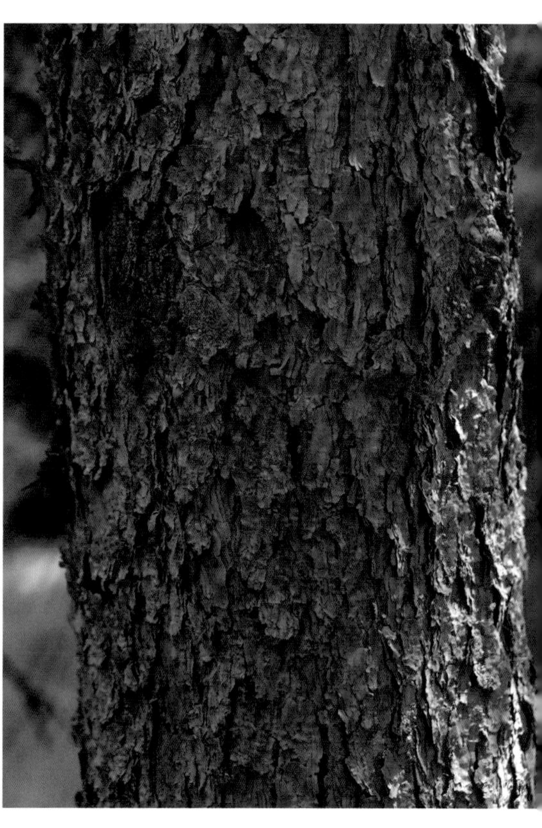

柏科（Cupressaceae） 刺柏属（*Juniperus* Linn.）

杜松 *Juniperus rigida* Sieb. et Zucc.

药 材 名 刺柏；ཤུག་ཚེར།（秀才、秀才尔）。刺柏叶膏；ཤུག་ཚེར་ཁནྡ།（秀才侃扎）。

标 准 《部标藏药·附录》（刺柏）、《青海藏标·附录》（1992 年版）（刺柏叶膏）。

植物形态 参见《中国植物志》第七卷第 380 页。

分布与生境 分布于我国黑龙江、吉林、辽宁、内蒙古（阿拉善等）、河北北部、山西、陕西、甘肃、宁夏等。生长于海拔 500 m 以下（东北地区）或 1 400 ～ 2 200 m（西北地区）较为干燥的山地。

药用部位 刺柏：带叶嫩枝和果实。
刺柏叶膏：带叶嫩枝。

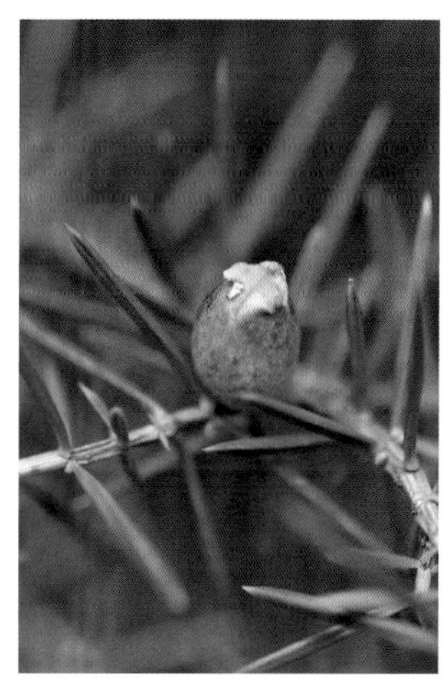

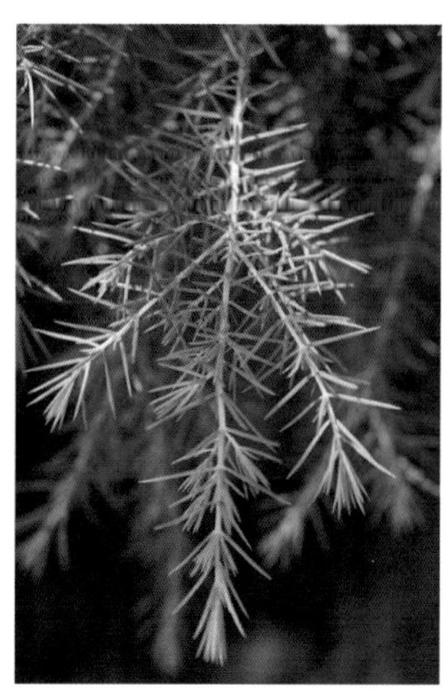

采收与加工 刺柏：5 ~ 6 月采集嫩枝，7 ~ 9 月采集果实，洗净，晾干。
刺柏叶膏：5 ~ 6 月采集，以水熬膏。

性　　味 刺柏：味苦，化后味苦，性温。（《西藏藏标》）
刺柏叶膏：味苦、涩，化后味苦，性凉、钝。（《西藏藏标》）

功能与主治 刺柏：清热，补肾。用于肾炎，尿路感染，疔毒，炭疽等。（《四川藏标》）
刺柏叶膏：清热，补肾。用于肾热症，遗尿，积水，炭疽等。（《西藏藏标》）

用量与用法 刺柏：1 ~ 3 g。内服研末；或入丸、散。（《西藏藏标》）
刺柏叶膏：10 ~ 15 g。（《西藏藏标》）

附　注

藏医药用的松、柏、杉类植物的部位包括枝叶、果实（球果）、树脂或含树脂的木材。《度母本草》《妙音本草》中记载有"ཤུག་པ་སྦྲ་མ།"（秀巴巴玛，"柏类的果实"之意）、"སྤྲོན་ཤིང་།"（准兴，含树脂的木材）、"རྒྱ་ཤུག་འབྲས་བུ།"（甲秀哲布，"哲布"为"果实"之意）、"ཐང་ཤིང་།"（唐兴，树脂或含树脂的木材）、"ཤུག་པ་ཚེར་མ་ཅན།"[秀巴次玛坚，略称"ཤུག་ཚེར།"（秀才），以枝叶入药]、"ཐང་ཤིང་འབྲས་བུ།"（唐兴哲布）等。《晶珠本草》记载："柏类分多种。圆叶刺柏、酸叶刺柏、短叶刺柏三者的功效相同。""ཤུག་པ།"（秀巴）或"རྒྱ་ཤུག"（甲秀、加徐）为柏类药材["ཤུག་པ་རིགས།"（秀巴惹）]的总称。现代文献记载的"秀巴"类的基原涉及柏科刺柏属、圆柏属（*Sabina*）、侧柏属（*Platycladus*）的多种植物，以枝叶入药的药材主要分为 2 类，即刺柏叶["ཤུག་ཚེར།"（秀才）]和圆柏叶["ཤུག་རིལ།"（秀日）、"ཤུག་པ།"（秀巴）]，但 2 类药材的基原种类有交叉；以果实（球果）入药的药材称"སྦྲ་འབྲུམ།"（巴珠木）。《部标藏药·附录》以"刺柏 /ཤུག་ཚེར།/ 秀才"之名、《青海藏标·附录》以"刺柏叶膏 /ཤུག་ཚེར་ཁནྡ།/ 秀才侃扎"之名收载了刺柏 *J. formosana* Hayata、杜松 *J. rigida* Sieb. et Zucc.。《西藏藏标》以"ཤུག་པ་ཚེར་ཅན།/ 秀巴刺兼 / 秀巴刺兼"之名收载了高山柏 *S. squamata* (Buch.-Hamilt.) Ant. 及刺柏 *J. formosana* Hayata 的枝梢及叶；以"刺柏叶膏 /ཤུག་ཚེར་ཁནྡ།/ 秀才坎扎"之名收载了刺柏 *J. formosana* Hayata。（参见"刺柏""祁连圆柏""圆柏"条）

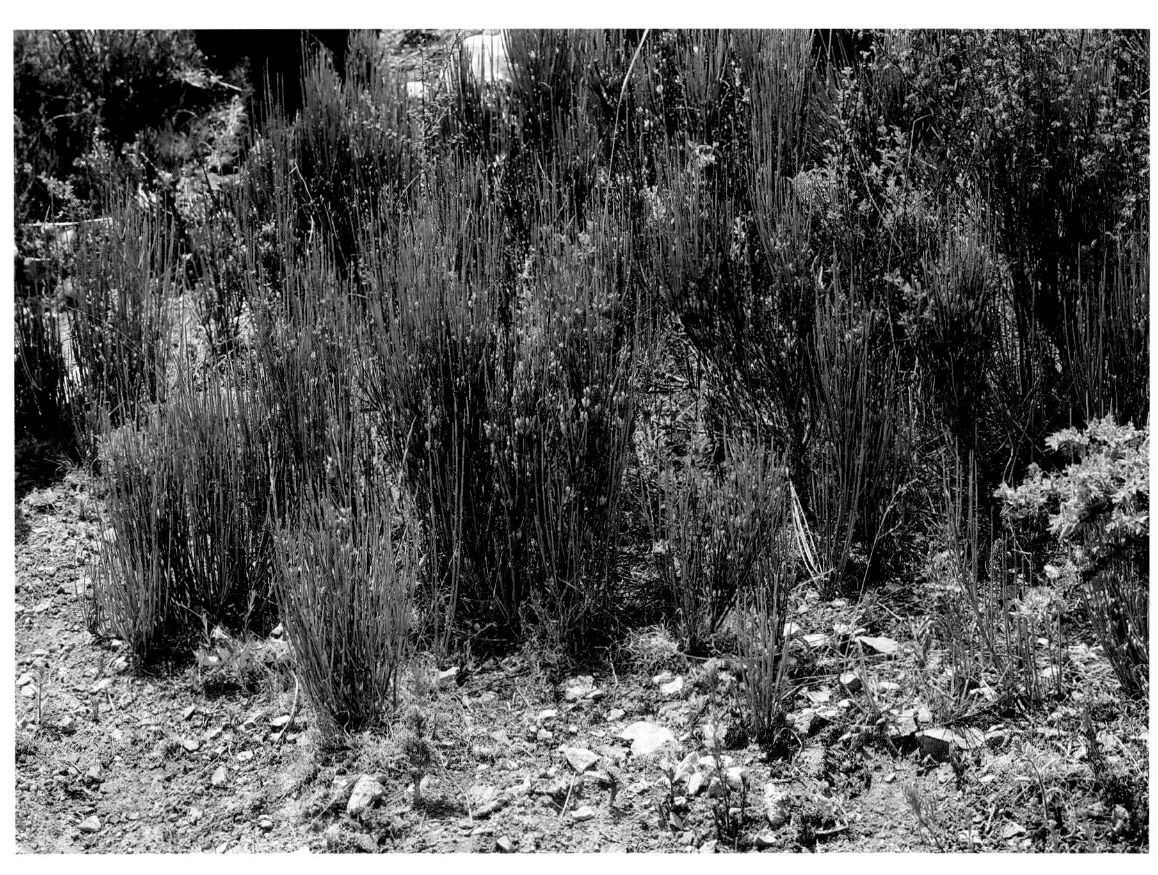

麻黄科（Ephedraceae） 麻黄属（*Ephedra* Tourn ex Linn.）

中麻黄 *Ephedra intermedia* Schrenk ex Mey.

药材名 麻黄；མཚེ་ལྡུམ།（策敦木、才敦木、才敦）。

标准 《部标藏药·附录》、《藏标》、《青海藏标·附录》（1992 年版）。

植物形态 参见《中国植物志》第七卷第 474 页。

分布与生境 分布于我国青海、甘肃、新疆、陕西、山西、河北、内蒙古、山东、辽宁等。生长于海拔 2 000 m 以下的干旱荒漠、沙滩、干旱的山坡、草坡等。阿富汗、伊朗等也有分布。

药用部位 地上部分（草质茎）。

采收与加工 秋季割取绿色的草质茎，晒干或低温干燥。

性　　味　味辛、苦，性温。

功能与主治　解表，散寒，平喘，止咳，利水，松弛平滑肌，收缩血管，兴奋中枢。用于风寒感冒，风寒咳嗽，气喘，水肿，支气管哮喘。

用量与用法　1.5 ~ 9 g。内服煎汤；或入丸、散。

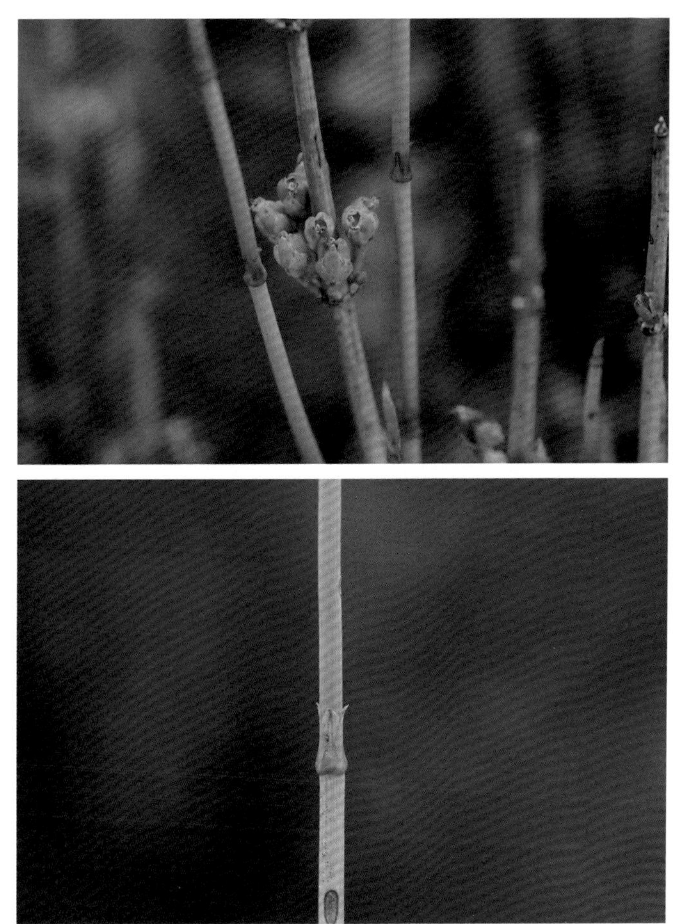

附　注

《四部医典》《宇妥本草》等中均记载有“མཚེ་ལྡུམ།”（策敦木）；《晶珠本草》记载“策敦木”按生境、有无果实分为岩生[“བྲག་མཚེ།”（扎才）]、坡生[“སྤང་མཚེ།”（榜才）]、坡生无果[“ར་མཚེ།”（热才）]、水生[“ཆུ་མཚེ།”（曲才）]4种。文献记载的现藏医使用的“策敦木”主要为上述前3种，其基原包括麻黄科麻黄属多种植物，但藏医通常未区分品种使用。《藏标》以“麻黄/མཚེ་ལྡུམ།/策敦木”之名收载了草麻黄 *E. sinica* Stapf、中麻黄 *E. intermedia* Schrenk ex Mey.、木贼麻黄 *E. equisetina* Bunge。（参见“草麻黄”“木贼麻黄”“藏麻黄”等条）

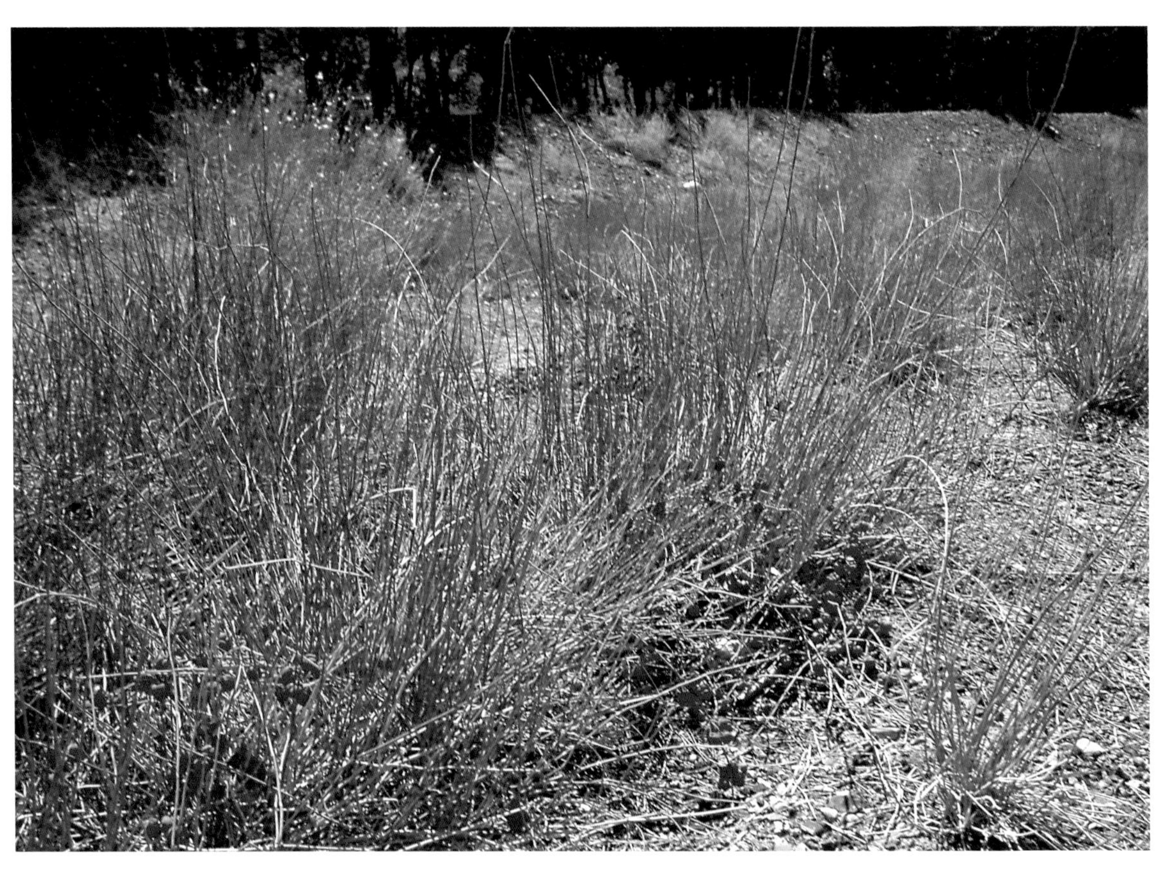

麻黄科（Ephedraceae） 麻黄属（*Ephedra* Tourn ex Linn.）

草麻黄 *Ephedra sinica* Stapf

药 材 名 麻黄；མཚེ་ལྡུམ།（策敦木、才敦木、才敦）。

标 准 《部标藏药·附录》、《藏标》、《青海藏标·附录》（1992 年版）。

植物形态 参见《中国植物志》第七卷第 477 页。

分布与生境 分布于我国辽宁、吉林、内蒙古、河北、山西、陕西、河南等。生长于山坡、平原、干燥荒地、河床、草原等，常形成大面积的单纯群落。蒙古也有分布。

药用部位 地上部分（草质茎）。

采收与加工 秋季割取绿色的草质茎，晒干或低温干燥。

性　　味　味辛、苦，性温。

功能与主治　解表，散寒，平喘，止咳，利水，松弛平滑肌，收缩血管，兴奋中枢。用于风寒感冒，风寒咳嗽，气喘，水肿，支气管哮喘。

用量与用法　1.5 ~ 9 g。内服煎汤；或入丸、散。

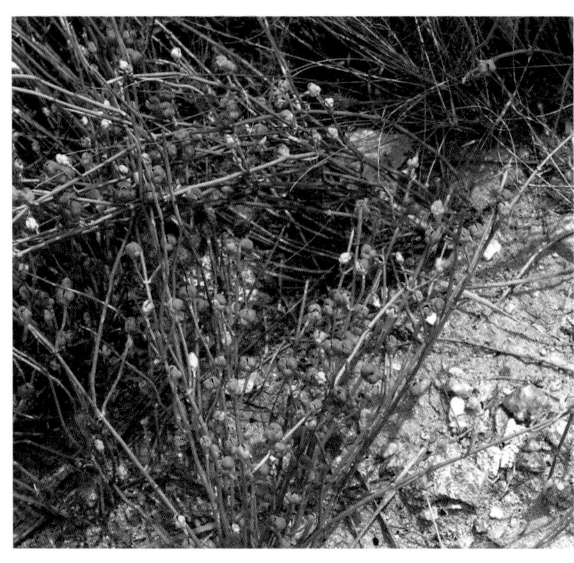

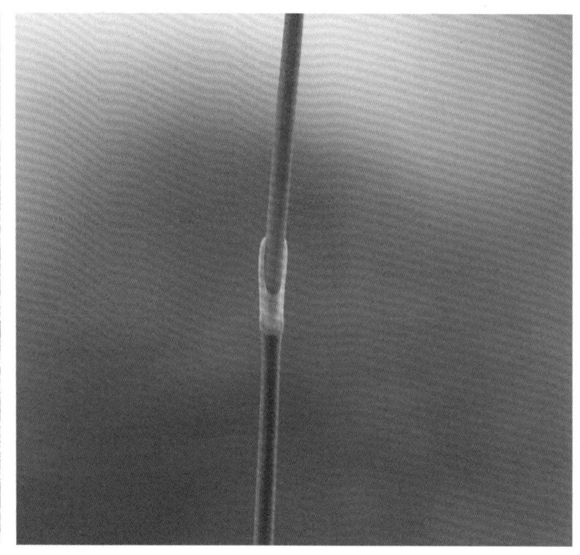

附　注

《四部医典》记载“མཚེ་ལྡུམ།”（策敦木）的功效为止血、清肝热。《宇妥本草》《药名之海》记载有“མཚེ།”（才）。《晶珠本草》记载“策敦木”为止血、治脾热症之药物，言其按生境、有无果实分为岩生［“བྲག་མཚེ།”（扎才）］、坡生［“སྤང་མཚེ།”（榜才）］、坡生无果［“ར་མཚེ།”（热才）］、水生［“ཆུ་མཚེ།”（曲才）］4种。现代文献记载现藏医使用的“策敦木”类的基原主要为多种麻黄属植物，但多未严格区分岩生、坡生等品种。《藏标》以“麻黄/མཚེ་ལྡུམ།/策敦木”之名收载了草麻黄 *Ephedra sinica* Stapf、中麻黄 *Ephedra intermedia* Schrenk ex Mey.、木贼麻黄 *Ephedra equisetina* Bunge；《四川藏标》以“藏麻黄/བྲག་མཚེ།/扎才”之名收载了藏麻黄 *Ephedra saxatilis* Royle ex Florin，其功能为止血、清热、愈疮，可用于治疗紊乱热、瘟疫热、新旧热、肝脏热、肿瘤，这与《藏标》记载的功能与主治有差异。《晶珠本草》汉译重译本认为“策敦木”的水生者（曲才）的基原为木贼科植物问荆 *Equisetum arvense* L.，其生境和形态与《晶珠本草》记载的“（水生者）生长在潮湿的河滩，比坡生无果麻黄光滑而软，茎三棱形”也较为相似。也有文献记载问荆 *Equisetum arvense* L. 为另一种藏药“ཨ་བླ།”（阿哇）的中品或下品的基原之一。（参见“木贼麻黄”“藏麻黄”“中麻黄”“注瓣花”等条）

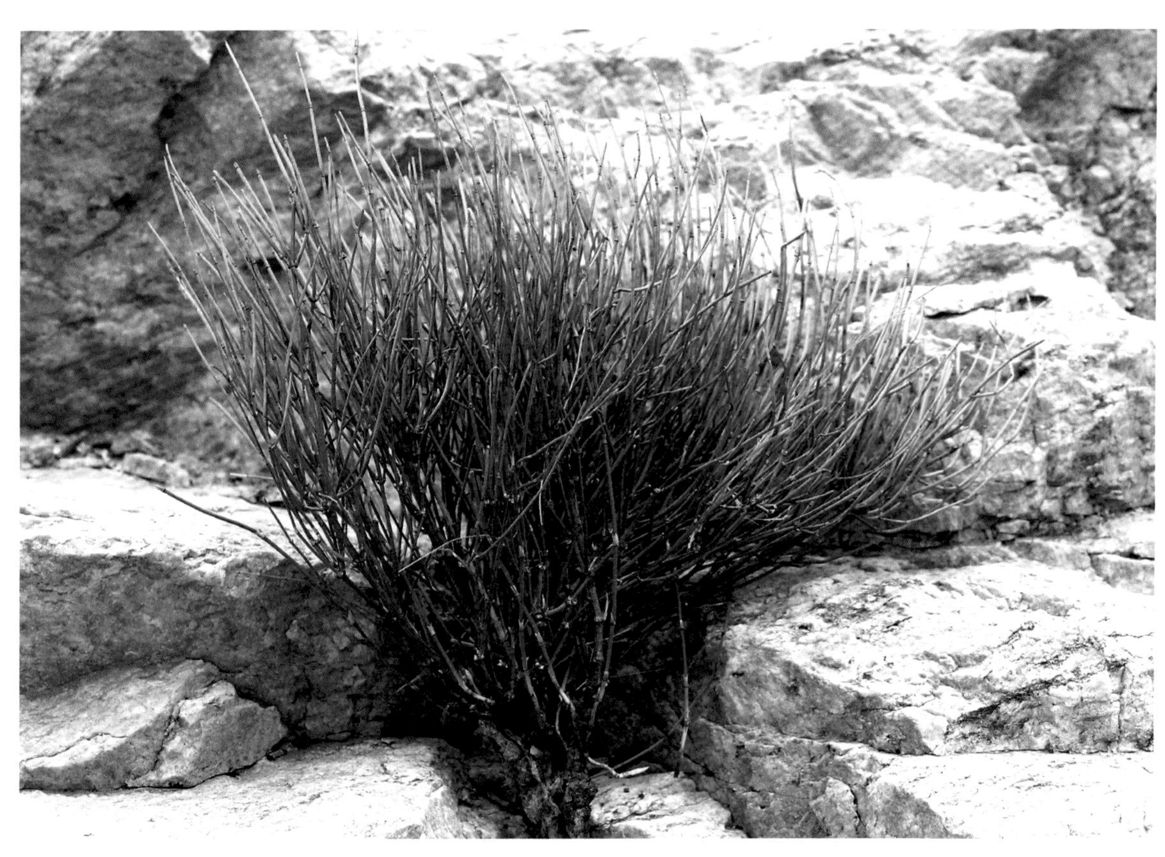

麻黄科（Ephedraceae） 麻黄属（*Ephedra* Tourn ex Linn.）

木贼麻黄 *Ephedra equisetina* Bunge

药 材 名 麻黄；མཚེ་ལྡུམ།（策敦木、才敦木、才敦）。

标 准 《藏标》。

植物形态 参见《中国植物志》第七卷第 478 ~ 479 页。

分布与生境 分布于我国河北、山西、内蒙古、陕西西部、甘肃、新疆等。生长于干旱地区的山脊、山顶、岩壁上。蒙古等也有分布。

药用部位 地上部分（草质茎）。

采收与加工 秋季割取，晒干或低温干燥。

性 味 味辛、苦，性温。

功能与主治 解表，散寒，平喘，止咳，利水，松弛平滑肌，收缩血管，兴奋中枢。用于风寒感冒，风寒咳嗽，气喘，水肿，支气管哮喘。

用量与用法 1.5 ~ 9 g。内服煎汤；或入丸、散。

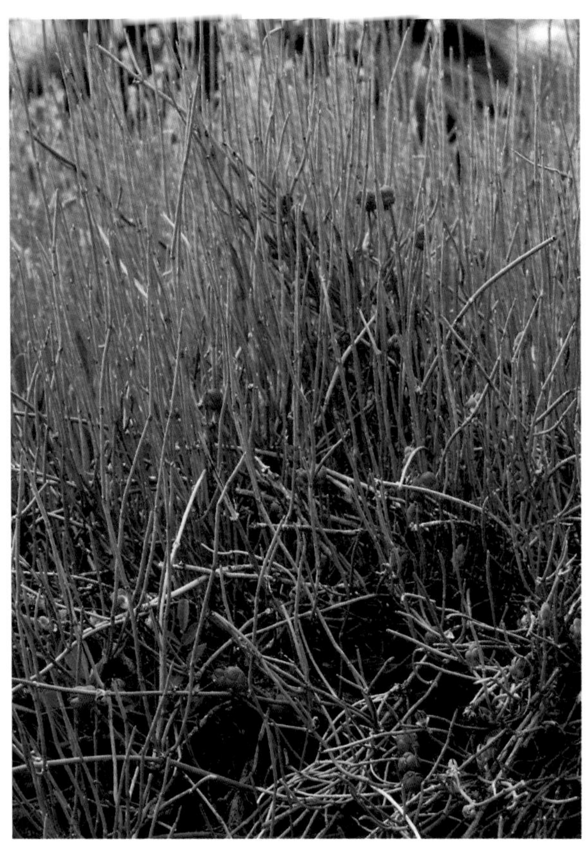

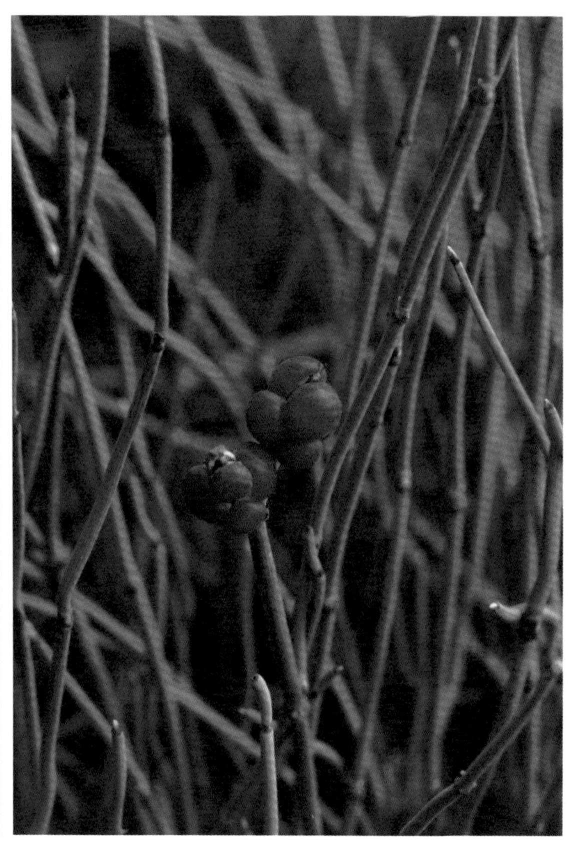

附　注

《四部医典》《宇妥本草》等记载有止血、治脾热症之药物“མཚེ་ལྡུམ།”（策敦木）；《晶珠本草》记载“策敦木”按生境及有无果实分为岩生[“བྲག་མཚེ།”（扎才）]、坡生[“སྤང་མཚེ།”（榜才）]、坡生无果[“ར་མཚེ།”（热才）]、水生[“ཆུ་མཚེ།”（曲才）]4种。现代文献记载的藏医主要使用的为前3种，通常不区分品种而统称为“策敦木”，其基原包括麻黄科麻黄属的多种植物。《藏标》以“麻黄/མཚེ་ལྡུམ།/策敦木”之名收载了草麻黄 *Ephedra sinica* Stapf、中麻黄 *Ephedra intermedia* Schrenk ex Mey.、木贼麻黄 *Ephedra equisetina* Bunge。有文献记载水生者[“ཆུ་མཚེ།”（曲才）]的基原为木贼科植物问荆 *Equisetum arvense* L.；但也有观点认为该种应系另一种用于眼疾的药物“ཨ་ལྭ།”（阿哇）的基原。（参见“草麻黄”“问荆”“藏麻黄”“中麻黄”“洼瓣花”等条）

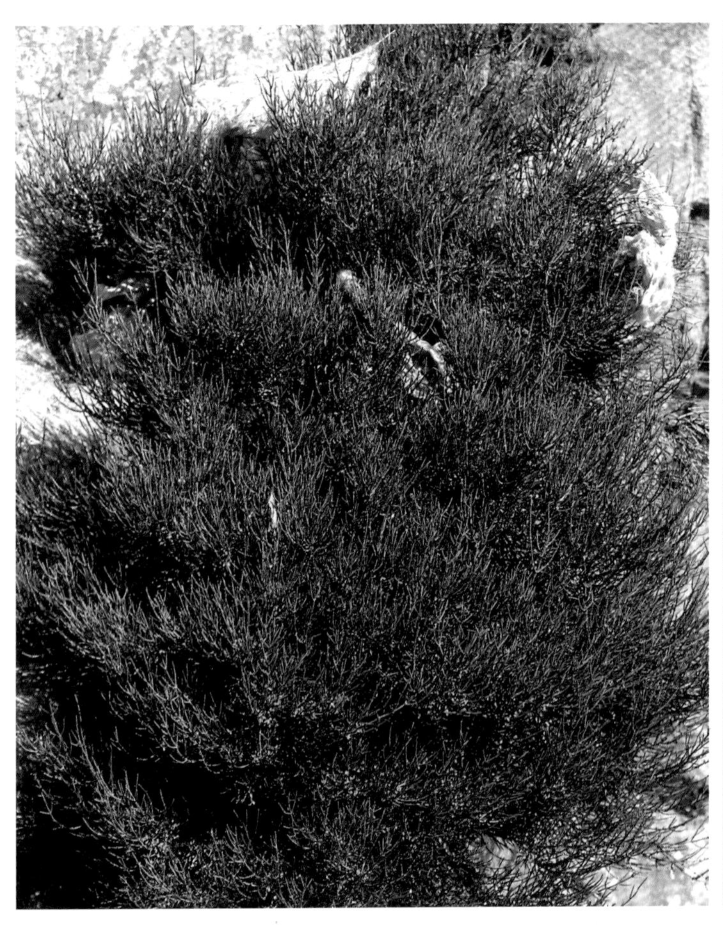
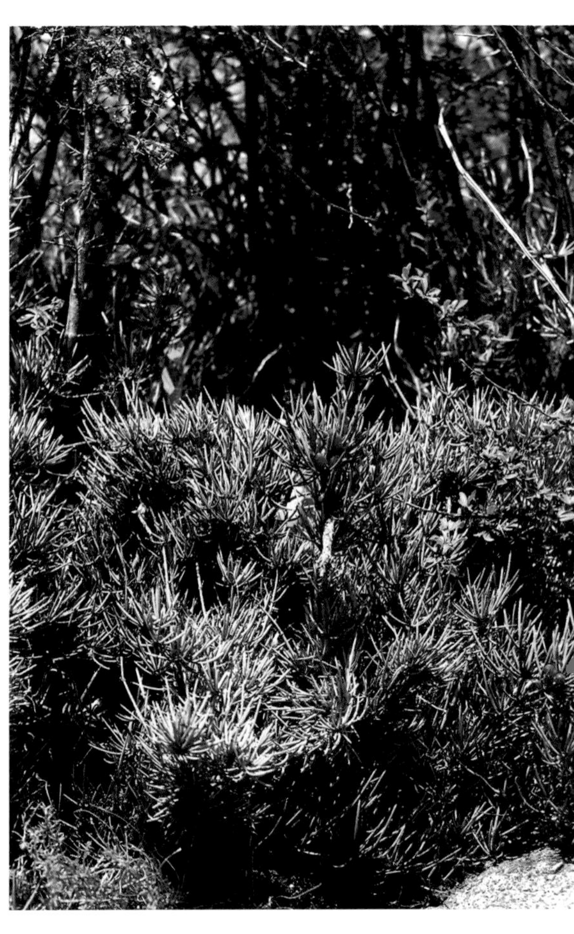

麻黄科（Ephedraceae） 麻黄属（*Ephedra* Tourn ex Linn.）

藏麻黄 *Ephedra saxatilis* Royle ex Florin

药 材 名 藏麻黄；ཙག་མཚེ།（扎才）。

标　　准 《四川藏标》（2014 年版）。

植物形态 参见《中国植物志》第七卷第 479 页。

分布与生境 分布于我国云南西北部、四川西南部、西藏东南部（林周、墨竹工卡）。生长于海拔 3 000 ~ 4 600 m 的山坡、河边砾石滩、岩石缝中。

药用部位 草质茎及根。

采收与加工 6 ~ 10 月采集，洗净，晾干或晒干。

性　　味　味苦、涩，性凉。

功能与主治　止血，清热，愈疮。用于紊乱热，瘟疫热，新旧热，肝脏热，肿瘤。

用量与用法　3 ~ 6 g。内服煎汤；或入丸、散。

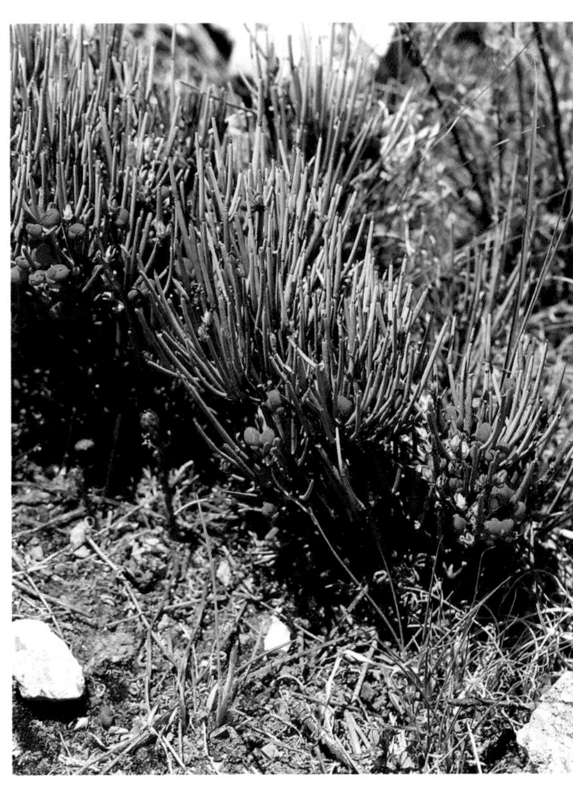

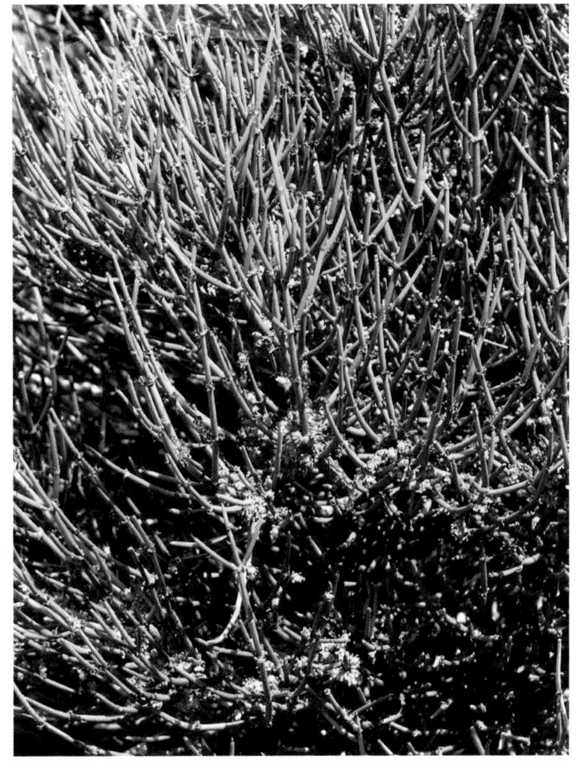

附　注

《四部医典》中记载有“མཚེ་ལྡུམ།”（策敦木）；《晶珠本草》记载“策敦木”按生境、有无果实分为岩生［“བྲག་མཚེ།”（扎才）］、坡生［“སྤང་མཚེ།”（榜才）］、坡生无果［“ར་མཚེ།”（热才）］、水生［“ཆུ་མཚེ།”（曲才）］4 种。现代文献记载的现藏医使用的“策敦木”主要为上述前 3 种，其基原包括多种麻黄属植物，但藏医通常未区分品种使用。《藏标》以“麻黄 /མཚེ་ལྡུམ།/ 策敦木”之名收载了草麻黄 *Ephedra sinica* Stapf、中麻黄 *Ephedra intermedia* Schrenk ex Mey.、木贼麻黄 *Ephedra equisetina* Bunge；《四川藏标》以“藏麻黄 /བྲག་མཚེ།/ 扎才”之名收载了藏麻黄 *Ephedra saxatilis* Royle ex Florin，但各标准记载的功能与主治有差异。麻黄喜生于干旱之地，《晶珠本草》记载“水生麻黄生于潮湿的河滩，茎三棱形”，描述的并非麻黄属植物；有文献认为“曲才”的基原系木贼科植物问荆 *Equisetum arvense* L.，但未见该种作麻黄使用。（参见“草麻黄”“木贼麻黄”“中麻黄”“问荆”条）

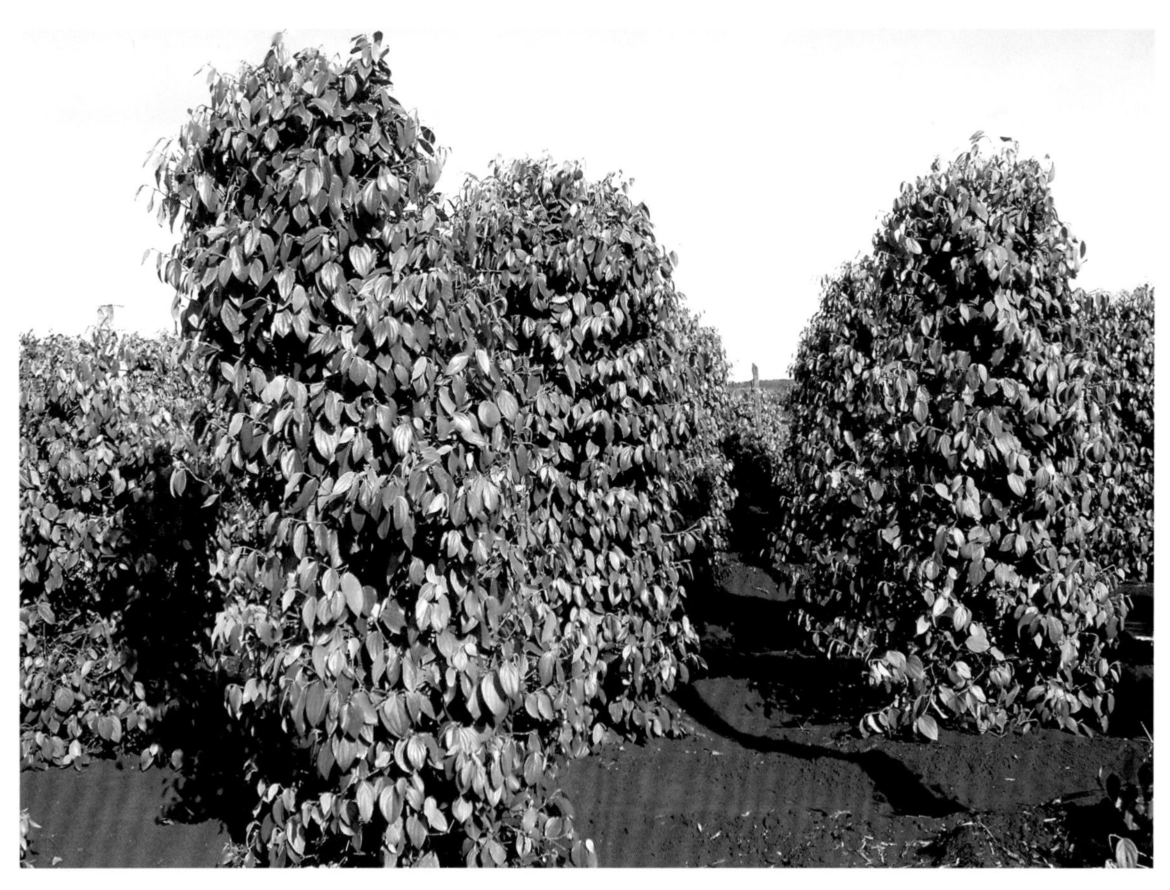

胡椒科（Piperaceae） 胡椒属（*Piper* Linn.）

胡椒 *Piper nigrum* L.

药 材 名 黑胡椒；ཕོ་བ་རིས།（颇瓦日、泡瓦热、颇哇日）。胡椒（白胡椒）；ན་ལེ་ཤམ།（那力先、那勒宪、那来夏木）。

标 准 《部标藏药·附录》（白胡椒）、《藏标》（黑胡椒）、《青海藏标·附录》（1992 年版）（白胡椒、黑胡椒）。

植物形态 参见《中国植物志》第二十卷第一分册第 24 ～ 25 页。

分布与生境 原产于东南亚。我国台湾、福建、广东、广西、海南、云南有栽培。世界其他热带地区广泛栽培。

药用部位 黑胡椒：近成熟果实。

白胡椒：成熟果实。

采收与加工 黑胡椒：果实近成熟（果穗基部的果实开始变红）时采收，晒干或烘干。

白胡椒：果实成熟（果穗中全部果实变红）时采收，用水或石灰水浸泡数日，擦去果皮，晒干或烘干。

性　　味 味辛，性热。

功能与主治 下气，祛痰。用于“培根”病，寒痰食积，冷气上冲，寒吐冷痢，阴寒腹痛。

用量与用法 1 ~ 3 g。内服研末吞；或入丸、散。

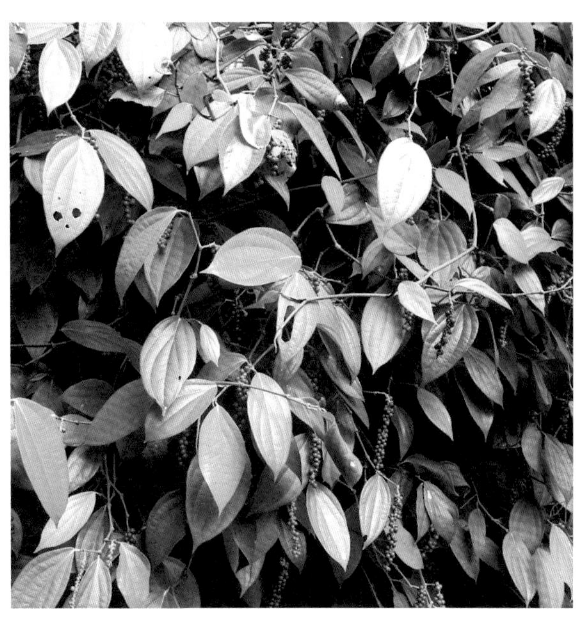

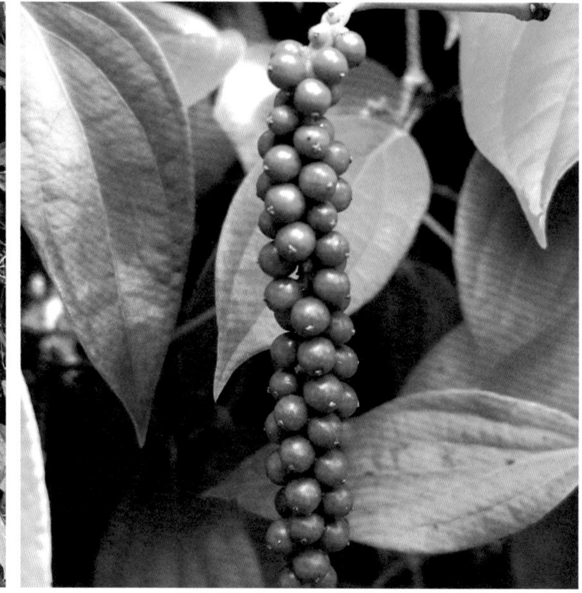

附　注

“ཕོ་བ་རིས།”（颇瓦日）在《月王药诊》中即有记载，为藏医临床极为常用的治“培根”寒症、升胃温之药物。《蓝琉璃》记载有“ན་ལེ་ཤམ།”（那力先）。《晶珠本草》记载“ཕོ་བ་རིས།”（颇瓦日）的黑、白 2 种系指产地加工不同的药材，带果皮者呈黑色，称“黑胡椒”（颇瓦日），去掉果肉者呈白色，称“白胡椒”（那力先），二者功效相同，藏医认为黑胡椒质佳，白胡椒性温和。藏医自古所用均为胡椒 *P. nigrum* L.。黑胡椒、白胡椒系因采摘期（果实近成熟时、果实成熟时）和产地加工（保留外果皮、除去外果皮）不同导致颜色和性状有差异的药材。胡椒药材以往依赖进口，现均来自我国引种的栽培品。

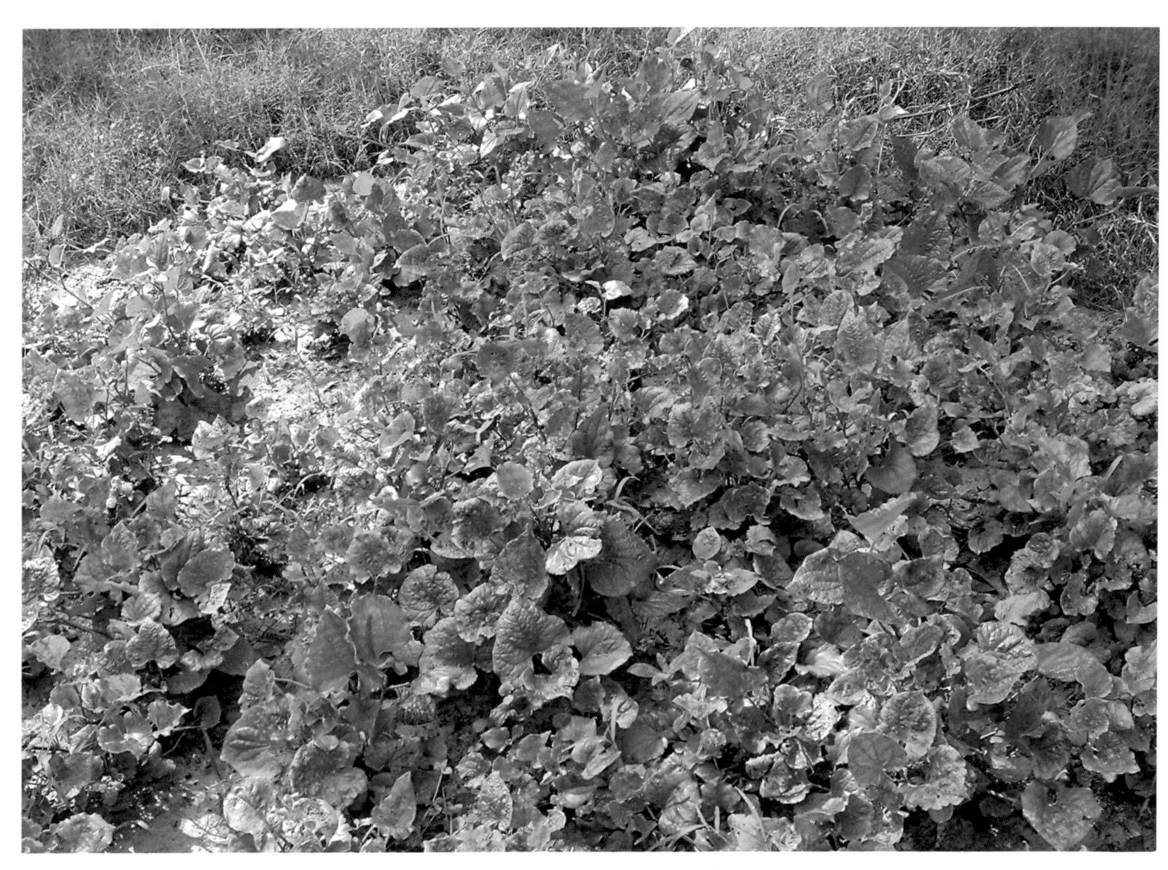

胡椒科（Piperaceae） 胡椒属（*Piper* Linn.）

荜拔 *Piper longum* Linn.（荜茇）

药 材 名 荜茇；པི་པི་ལིང་།（荜荜灵、毕毕灵、毕毕林、布布浪、伯伯浪）。

标　　准 《部标藏药·附录》《藏标》。

植物形态 参见《中国植物志》第二十卷第一分册第 40 ～ 42 页。

分布与生境 原产于东南亚。分布于我国云南东南部至西南部。我国台湾、福建、广东、广西、海南、云南有引种栽培。生长于海拔约 580 m 的疏林、杂木林中。尼泊尔、印度、斯里兰卡、越南、马来西亚也有分布。

药用部位 成熟或近成熟果穗。

采收与加工 果穗由绿色变黑色时采收，除去杂质，晒干。

性　　味　味辛，性温。

功能与主治　温中散寒，下气消食。用于寒性“隆”病，心腹冷痛，反胃呕吐，肠鸣泄泻。

用量与用法　3 ~ 5 g。内服煎汤；或入丸、散。

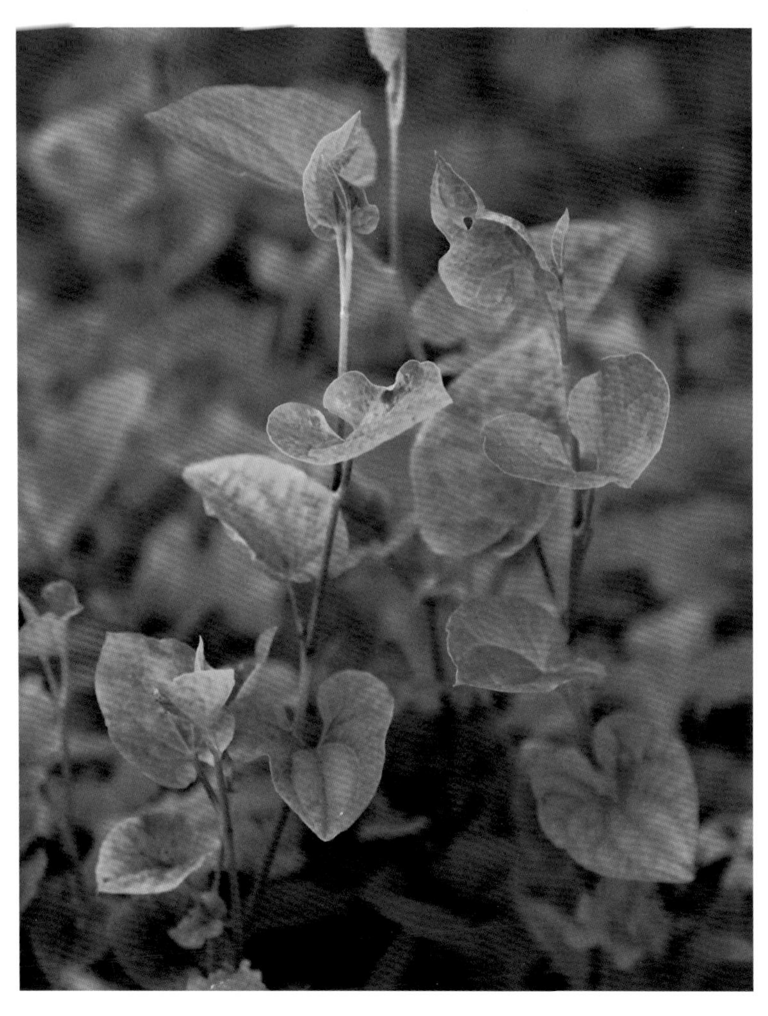

附　注

《蓝琉璃》记载“པི་པི་ལིང་།”（荜荜灵）分为上、下 2 品（或雌、雄 2 品）；《晶珠本草》记载“荜荜灵”为治一切寒症之药物，言其按产地和形态分为 5 品。现代文献多记载“荜荜灵”的基原以荜茇 *P. longum* Linn. 为正品，不同文献记载的“荜荜灵”不同品种的基原不尽一致，但均以胡椒属的不同种类作为其基原，药材多产自国外。荜茇 *P. longum* Linn. 为“荜荜灵”最常用的基原之一，《部标藏药・附录》（荜茇 /པི་པི་ལིང་།/ 荜荜灵）、《藏标》（荜茇 /པི་པི་ལིང་།/ 布布浪）也仅收载了该种。

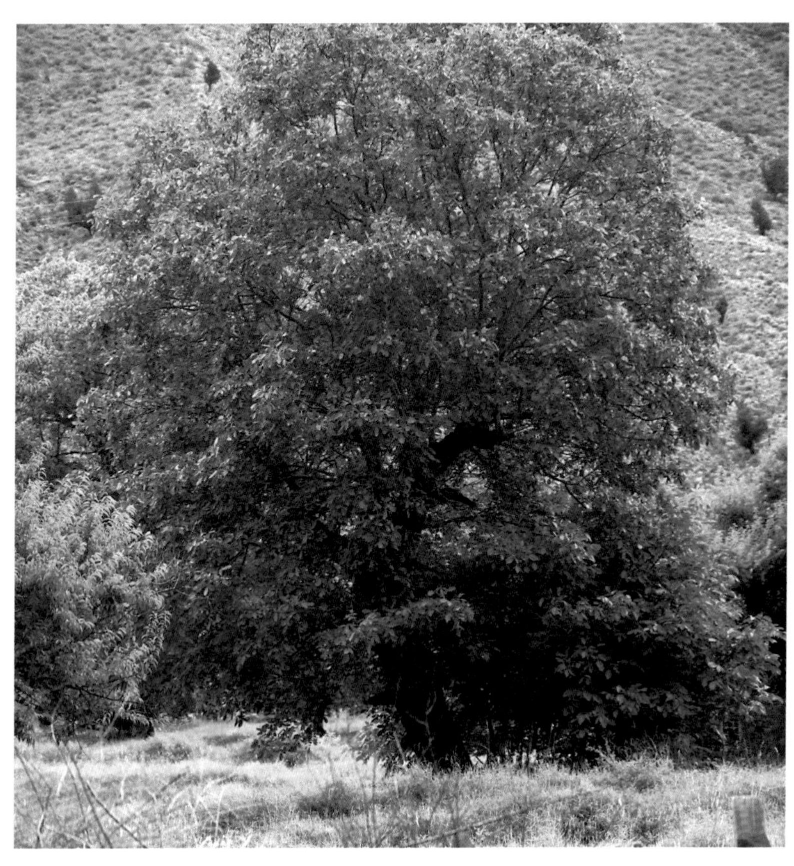

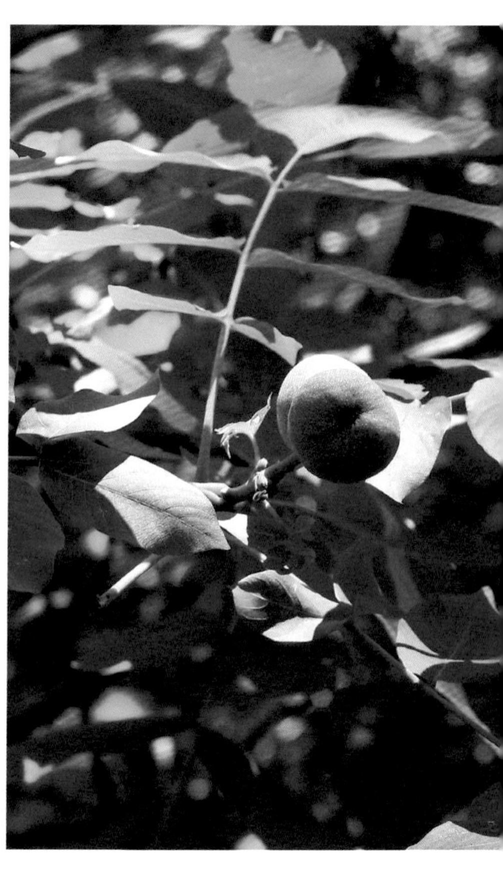

胡桃科（Juglandaceae） 胡桃属（*Juglans* L.）

胡桃 *Juglans regia* L.

药 材 名 胡桃仁、核桃仁；སྟར་ཀ（达尔嘎、达嘎）。

标 准 《藏标》。

植物形态 参见《中国植物志》第二十一卷第 31 页。

分布与生境 分布于我国华北、西北、西南、华中、华南、华东地区。生长于海拔 400 ~ 2 000 m 的山坡、丘陵地带。胡桃为著名干果，我国平原、丘陵地带广泛栽培。中亚、西亚、南亚、欧洲也有分布。

药用部位 种仁。

采收与加工 秋季采摘成熟果实，除去肉质果皮，晒干，破核，取出种仁。

性　　味　味甘，性温。

功能与主治　温补肺肾，定喘化痰，润肺涩精。用于“隆”病，四肢痉挛，腰膝酸软，大便燥结，遗精阳痿。

用量与用法　3 ~ 9 g。内服研末；或入丸、散。

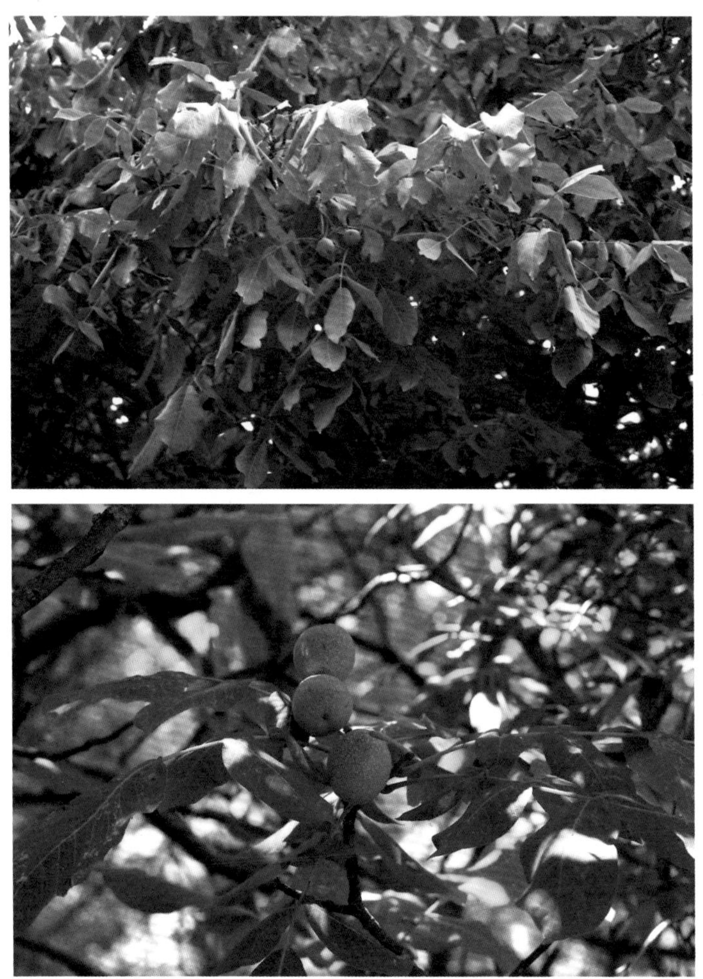

附　注

“སྟར་ཀ”（达尔嘎）在《度母本草》《晶珠本草》等中均有记载，为治“隆”病、舒展四肢、治疗痉挛之药物。现藏医所用“达尔嘎”的基原均为胡桃科植物胡桃 *J. regia* L.，野生和栽培者均药用，被习称为“核桃”；《藏标》以“胡桃仁（核桃仁）/སྟར་ཀ/ 达嘎”之名收载了该种。据文献记载，胡桃属植物泡核桃 *J. sigillata* Dode、野核桃 *J. cathayensis* Dode、胡桃楸 *J. mandshurica* Maxim. 的种仁也同等药用。

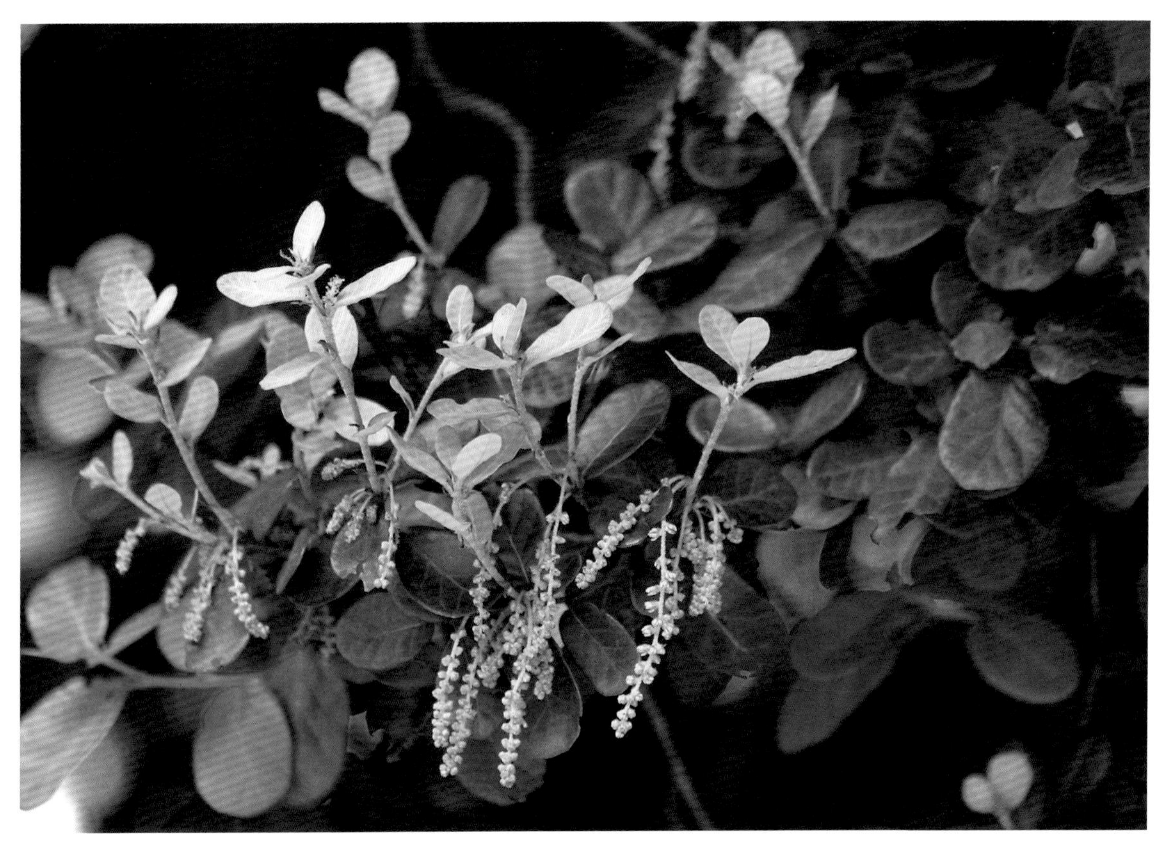

壳斗科（Fagaceae） 栎属（*Quercus* L.）

川滇高山栎 *Quercus aquifolioides* Rehd. et Wils.

药 材 名 青杠果；བེ་འབྲས།（白哲）。

标　　准 《四川藏标》（2014 年版）。

植物形态 参见《中国植物志》第二十二卷第 242 页。

分布与生境 分布于我国四川、贵州、云南、西藏（波密等）。生长于海拔 2 000 ~ 4 500 m 的山坡向阳处、高山松林下。

药用部位 果实。

采收与加工 8 ~ 10 月采摘，晾干。

性　　味 味苦、涩，性平。

功能与主治　清热解毒，收敛止泻。用于腹泻。

用量与用法　2 g。内服研末。

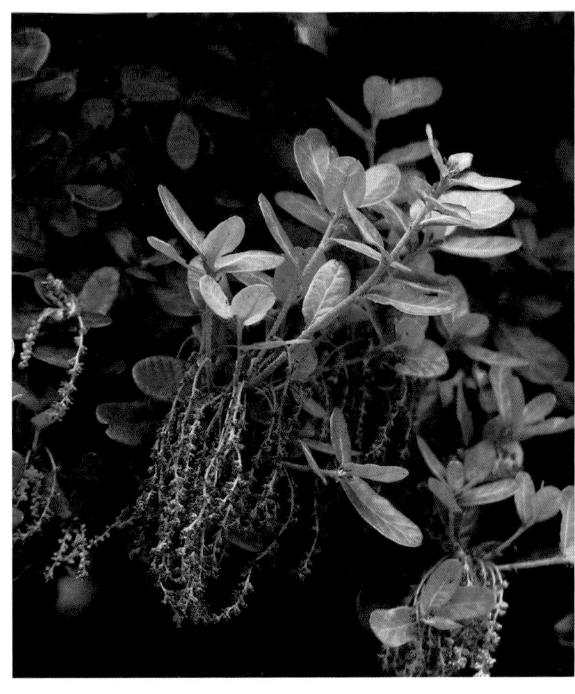

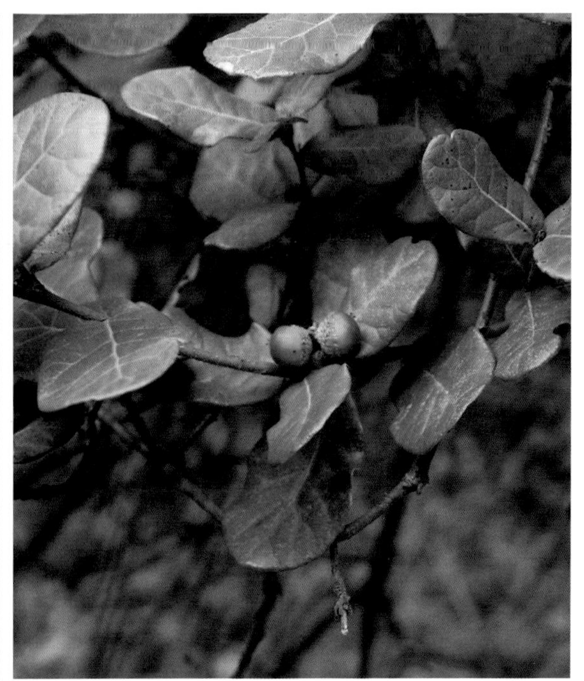

附　注

《晶珠本草》在“树木类药物”的“果实类药物”中记载有“པོ་དེའི་འབྲས་བུ་ཆེ་གུ།”[意为“可作念珠的果实”；《晶珠本草》汉译本音译汉文名为“尿珠子”，《藏药志》记载为“པོ་ཏའི་འབྲས་བུ།”（普德折吾），也有学者认为其名称应为“བེ་ཏྲའི་འབྲས་བུ།”（白德折吾）]，言其为治男女淋病、泻痢及保胎之药物；在“树脂类药物”中记载有“སྨོན་ཚ་ར།”（门恰热），言其为止寒热泻之药物。《蓝琉璃》记载“སྨོན་ཚ་ར།”（门恰热）分为上、下 2 品，上品为树脂，下品为果实。现代文献对“普德折吾”和“门恰热”的基原和药用部位存在争议，或认为系买麻藤科买麻藤属（*Gnetum*）植物树液的干膏，或认为系壳斗科栎属植物高山栎 *Q. semecarpifolia* Smith、灰背栎 *Q. senescens* Hand.-Mazz.、黄背栎 *Q. pannosa* Hand.-Mazz.、川滇高山栎 *Q. aquifolioides* Rehd. et Wils. 或杜英科植物南亚杜英 *Elaeocarpus ganitrus* Roxb.[圆果杜英 *E. sphaericus* (Gaertn.) K. Schum.] 的果实，尚无定论。《四川藏标》以“青杠果 /བི་འབྲུམ།/ 白哲”之名收载了川滇高山栎 *Q. aquifolioides* Rehd. et Wils.，规定以其果实入药。四川甘孜藏医则称川滇高山栎 *Q. aquifolioides* Rehd. et Wils. 为“སྨོན་ཚ་ར།”（们卡拉），以其根入药，根的功能为健胃、止泻、调经，可用于治疗胃病、消化不良、痢疾、发热。

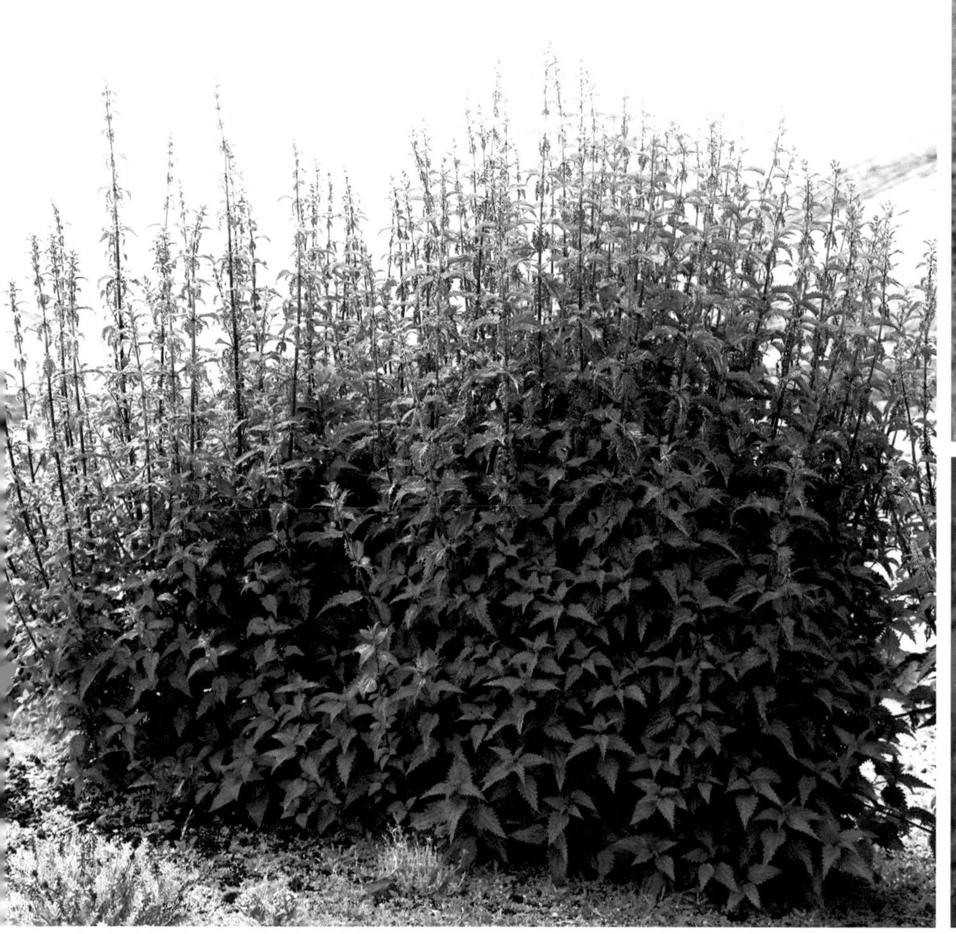

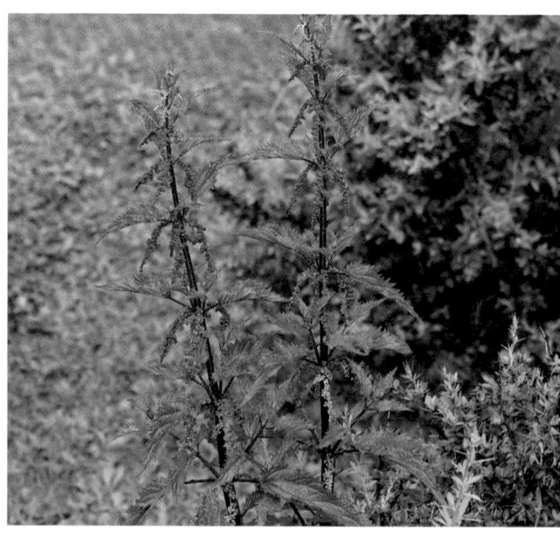

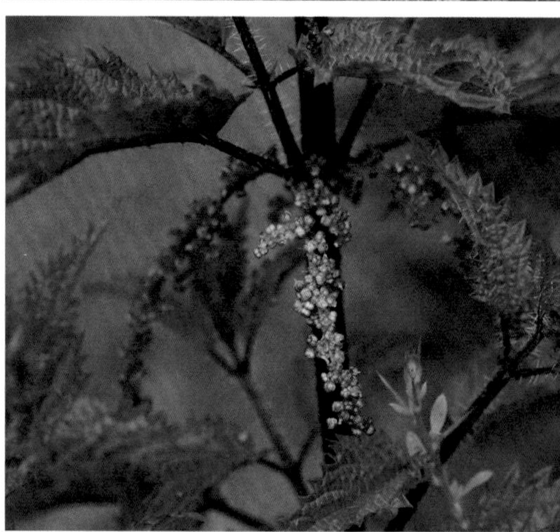

荨麻科（Urticaceae） 荨麻属（*Urtica* L.）

西藏荨麻 *Urtica tibetica* W. T. Wang

药 材 名 荨麻；ཟྭ་སོག（洒布）。

标 准 《西藏藏标》。

植物形态 参见《中国植物志》第二十三卷第二分册第 12 页。

分布与生境 分布于我国西藏（日喀则等）、青海（共和等）。生长于海拔 3 200 ～ 4 800 m 的山坡草地。

药用部位 地上部分。

采收与加工　春季采收，洗净，晾干。

性　　味　味甘、苦、辛，化后味甘，性温。

功能与主治　祛风定惊，温胃消食。用于“隆”病，陈旧热，寒性疾病，各类风湿病等。

用量与用法　5 ~ 10 g。内服研末；或入丸、散。外用适量，捣汁外擦；或煎汤洗。

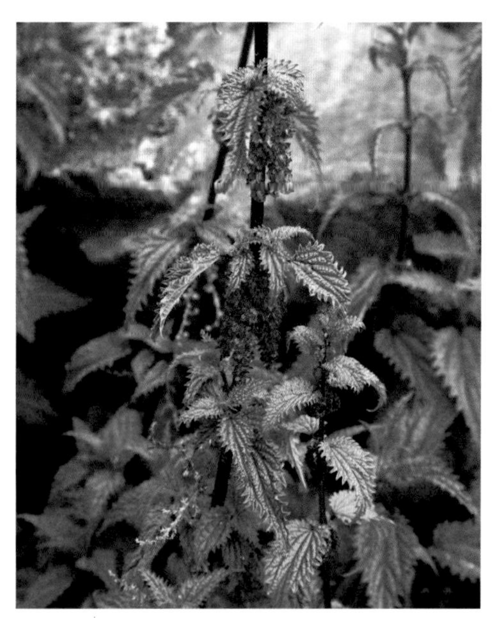

附　注

《四部医典》中记载有“ཟ་བོ།”（莎布）。《度母本草》记载“ཟ།”（莎）有山生的“ཟ་རྒོད།”（莎果）和河川生的“ཟ་གཡུང་།”（莎拥）2 种，前者功效为引出诸脉病，后者功效为治妇女乳水不足。《蓝琉璃》在“药物补述”中记载了“ཟ་འབྲུམ།”（萨珠、萨真、沙针木），言其叶为提升胃阳、祛“隆”病、治宿热症之药物，籽可消化蔬菜，“生于高山者为上品，生于低山（河谷）者为下品”，还有一种不螫手的种类。《晶珠本草》中分别记载有“ཟ་འབྲུམ།”（萨珠）和“ཟ་ཕྱི་ཨ་ཡ།”（萨齐阿亚），并言“萨珠”“籽功效生阳，治陈旧隆热症”，言其分为山坡生和河谷生 2 种；言“萨齐阿亚”为益疮、治肾性水肿之药物。现代文献记载的上述药材的基原涉及荨麻科荨麻属、水麻属（*Debregeasia*）、苎麻属（*Boehmeria*）、墙草属（*Parietaria*）及菊科豨莶属（*Siegesbeckia*）等的多种植物，但不同文献对各品种的基原有不同观点，荨麻属植物既作“萨珠”的基原，也作“萨齐阿亚”的基原，而其他属植物均作“萨齐阿亚”的基原。《晶珠本草》记载“萨珠”的形态为“茎方直，紫色，叶黑绿色，一触即螫”，“萨齐阿亚”的形态为“状如荨麻，略绵软光滑，手触不螫”，据此看，荨麻属植物应作“萨珠”的基原。《部标藏药》《藏标》以“荨麻 / ཟ་འབྲུམ།/ 萨真（沙针木）”之名收载了宽叶荨麻 *U. laetevirens* Maxim. 和裂叶荨麻 *U. fissa* Pritz.（荨麻 *U. fissa* E. Pritz.）；《西藏藏标》以“ཟ་བོ།/ 洒布 / 荨麻”之名收载了西藏荨麻 *U. tibetica* W. T. Wang、宽叶荨麻 *U. laetevirens* Maxim.。（参见“荨麻”“宽叶荨麻”条）

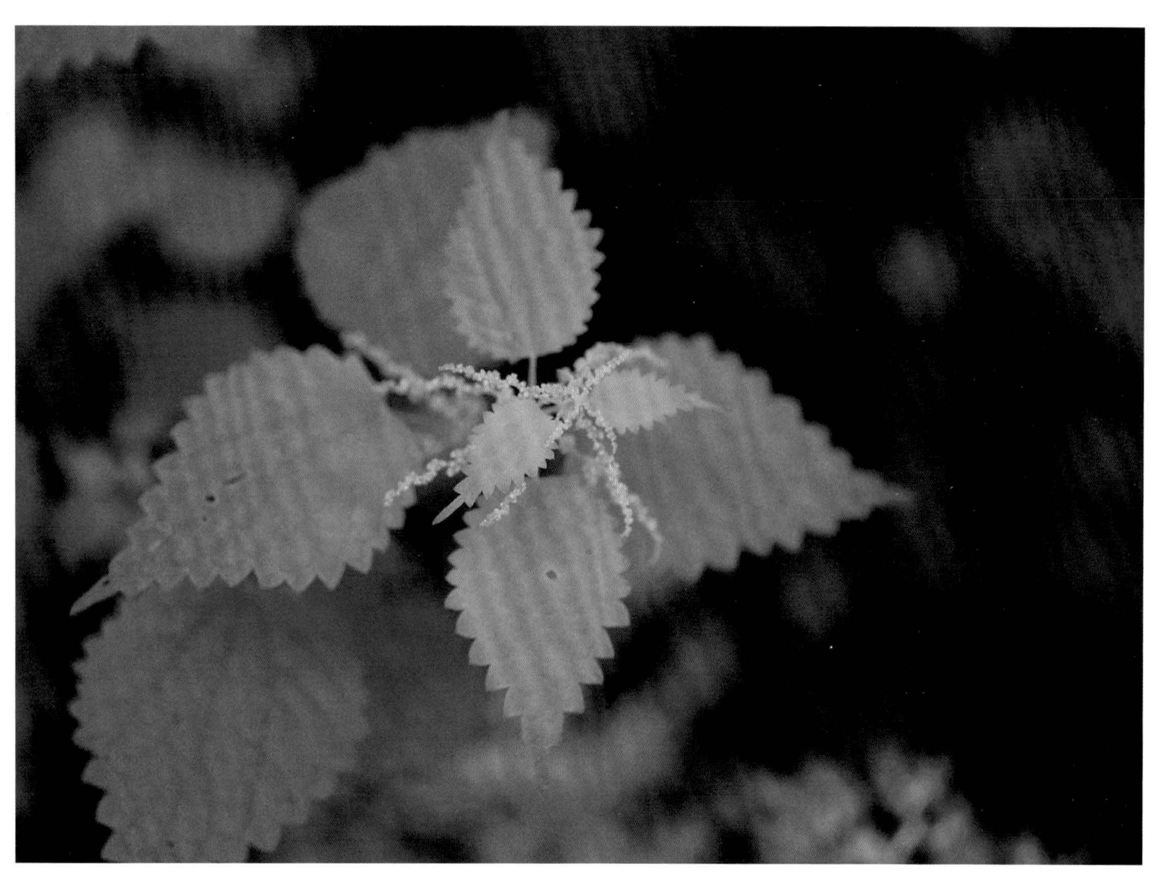

荨麻科（Urticaceae） 荨麻属（*Urtica* L.）

宽叶荨麻 *Urtica laetevirens* Maxim.

药 材 名 荨麻、宽叶荨麻；ཟ་འཐྲུམ།（萨真、萨真木、萨珠、萨珠木、沙针木、撒珠姆）、ཟ་སོ།（洒布）。

标　　准 《部标藏药》、《藏标》、《西藏藏标》、《青海藏标》（1992 年版）。

植物形态 参见《中国植物志》第二十三卷第二分册第 14 页。

分布与生境 分布于我国西藏、青海、甘肃、四川、云南、河北、山西、内蒙古、山东、河南等。生长于海拔 800 ~ 4 200 m 的山坡、河滩、草地、灌丛中。

药用部位 地上部分。

采收与加工 秋季采集，洗净，晾干水分，切段，用木棒敲打至微出香气，阴干。

性　　味 味甘、苦、辛，化后味甘，性温。有小毒。

功能与主治 祛风散寒，温胃消食。用于“培根”病，胃寒，消化不良，便秘等。

用量与用法 3 ~ 6 g。内服研末；或入丸、散。外用适量，捣汁外擦；或煎汤洗。

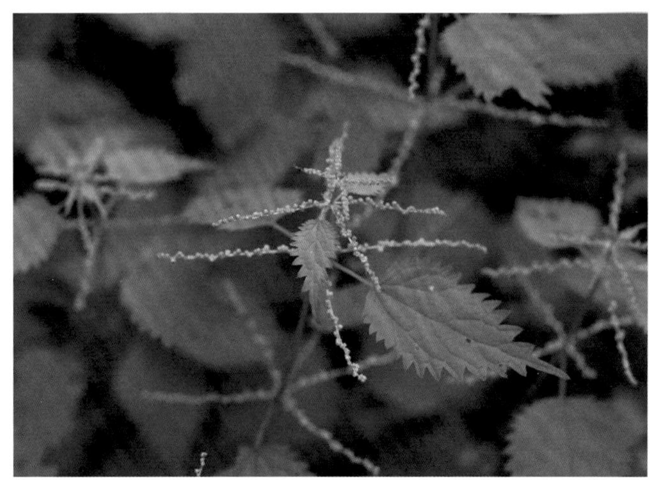

附　注

《四部医典》中记载有“ཟྭ་བ།”（莎布）；《晶珠本草》分别记载有“ཟྭ་འབྲུམ།”（萨珠）和“ཟྭ་ཕྱི་ཨ་ཡ།”（萨齐阿亚），二者的功效有所不同。现代文献记载的上述药材的基原涉及荨麻科荨麻属、水麻属（*Debregeasia*）、苎麻属（*Boehmeria*）、墙草属（*Parietaria*）及菊科豨莶属（*Siegesbeckia*）等的多种植物，但不同文献对各品种的基原有不同观点，各地习用的种类也有所不同，这与当地分布的资源种类有关，宽叶荨麻 *U. laetevirens* Maxim. 为各地常用的“莎布”或“萨真”的基原之一。《部标藏药》和《藏标》以“荨麻 /ཟྭ་འབྲུམ།/ 萨真（沙针木）”之名收载了宽叶荨麻 *U. laetevirens* Maxim. 和裂叶荨麻 *U. fissa* Pritz.（荨麻 *U. fissa* E. Pritz.）；《青海藏标》以“宽叶荨麻 /ཟྭ་འབྲུམ།/ 萨真木”之名收载了宽叶荨麻 *U. laetevirens* Maxim. 及其同属多种植物；《西藏藏标》以“ཟྭ་བ།/ 洒布 / 荨麻”之名收载了西藏荨麻 *U. tibetica* W. T. Wang、宽叶荨麻 *U. laetevirens* Maxim.。《青海藏标》在“宽叶荨麻”条下附注中指出，据资料记载，本品仅用于冷性病，若使用不当，会引起胃、胆、血发烧病。（参见“西藏荨麻”“荨麻”条）

《中国植物志》记载 *U. fissa* E. Pritz. 的中文名为“荨麻”，《中国高等植物图鉴》记载其名为“裂叶荨麻”。《中国植物志》未记载有“裂叶荨麻”。裂叶荨麻 *U. lotabifolia* S. S. Ying 模式标本采集于台湾（应绍瞬），植物分类学对该种是否存在仍有争议。

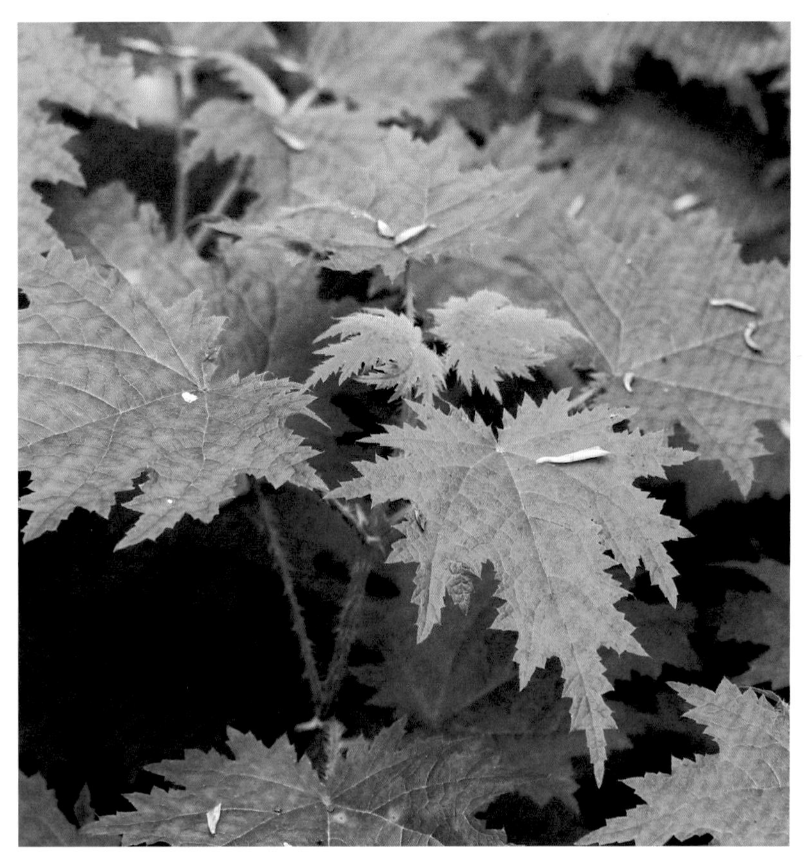

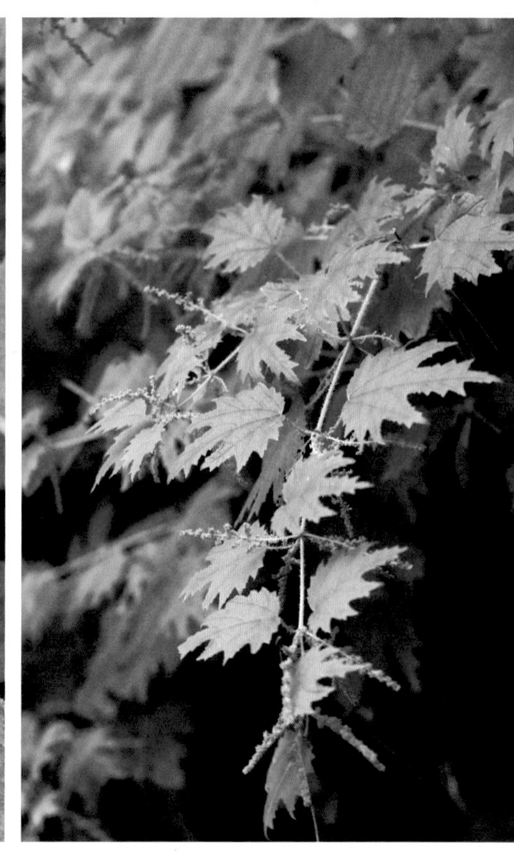

荨麻科（Urticaceae） 荨麻属（*Urtica* L.）

荨麻 *Urtica fissa* E. Pritz.

药 材 名 荨麻；ཟྭ་འབྲུམ།（沙针木、萨珠木、萨珠、萨珠姆）。

标 准 《藏标》。

植物形态 参见《中国植物志》第二十三卷第二分册第 21 ~ 22 页。

分布与生境 分布于我国安徽、浙江、福建、广西、湖南、湖北、河南、陕西南部、甘肃东南部、四川、贵州、云南中部。生长于海拔（100 ~ ）500 ~ 2 000 m 的山坡、路旁或住宅旁半阴湿处。越南北部也有分布。

药用部位 地上部分。

采收与加工 秋季采收，洗净，晾干水分，切段，用木棒敲打至微出香气，阴干。

性　　味　味苦、辛，性温。有小毒。

功能与主治　祛风定惊，温胃消食。用于“隆”病引起的久热，消化不良。

用量与用法　3 ~ 6 g。内服研末；或入丸、散。外用适量，捣汁擦；或煎汤洗。

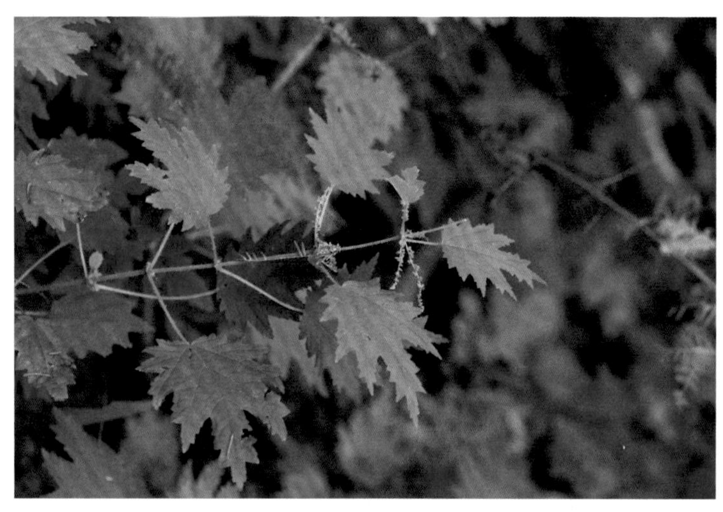

附　注

《四部医典》中记载有“ཟ་སོག”（莎布）；《晶珠本草》分别记载有“ཟ་འཐུམ”（萨珠、沙针木、萨珠姆）和“ཟ་ཁྲི་ཨ་ཡ”（萨齐阿亚），言“萨珠”“籽功效生阳，治陈旧隆热症”，（叶）触之螫手，分为山坡生和河谷生2种；“萨齐阿亚”为益疮、治肾性水肿之药物，手触不螫。现代文献记载的“萨珠”和“萨齐阿亚”的基原涉及荨麻科荨麻属、水麻属（*Debregeasia*）、苎麻属（*Boehmeria*）、墙草属（*Parietaria*）及菊科豨莶属（*Siegesbeckia*）等的多种植物，但不同文献对各品种的基原有不同观点，荨麻属植物既作“萨珠”的基原，也作“萨齐阿亚”的基原，而其他属植物均作“萨齐阿亚”的基原。从《晶珠本草》记载的“萨珠”触之螫手来看，其基原应为荨麻属植物。《部标藏药》《藏标》《青海藏标》以“荨麻（宽叶荨麻）/ཟ་འཐུམ/萨真（沙针木、萨真木）”之名收载了宽叶荨麻 *U. laetevirens* Maxim. 和裂叶荨麻 *U. fissa* Pritz.（荨麻 *U. fissa* E. Pritz.），规定以其地上部分入药。从《蓝琉璃》记载的“萨珠”“籽消化蔬菜”和《晶珠本草》的记载来看，荨麻 *U. fissa* E. Pritz. 的果实或种子也药用。（参见“西藏荨麻”“宽叶荨麻”条）

《中国植物志》记载 *U. fissa* E. Pritz. 的中文名为“荨麻”，《中国高等植物图鉴》记载其名为“裂叶荨麻”。《中国植物志》未记载有“裂叶荨麻”。有植物分类学文献记载，裂叶荨麻 *U. lotabifolia* S. S. Ying 模式标本采集于台湾（应绍瞬），植物分类学对该种是否存在仍有争议。《部标藏药》等记载的裂叶荨麻 *U. fissa* Pritz. 应为荨麻 *U. fissa* E. Pritz.。

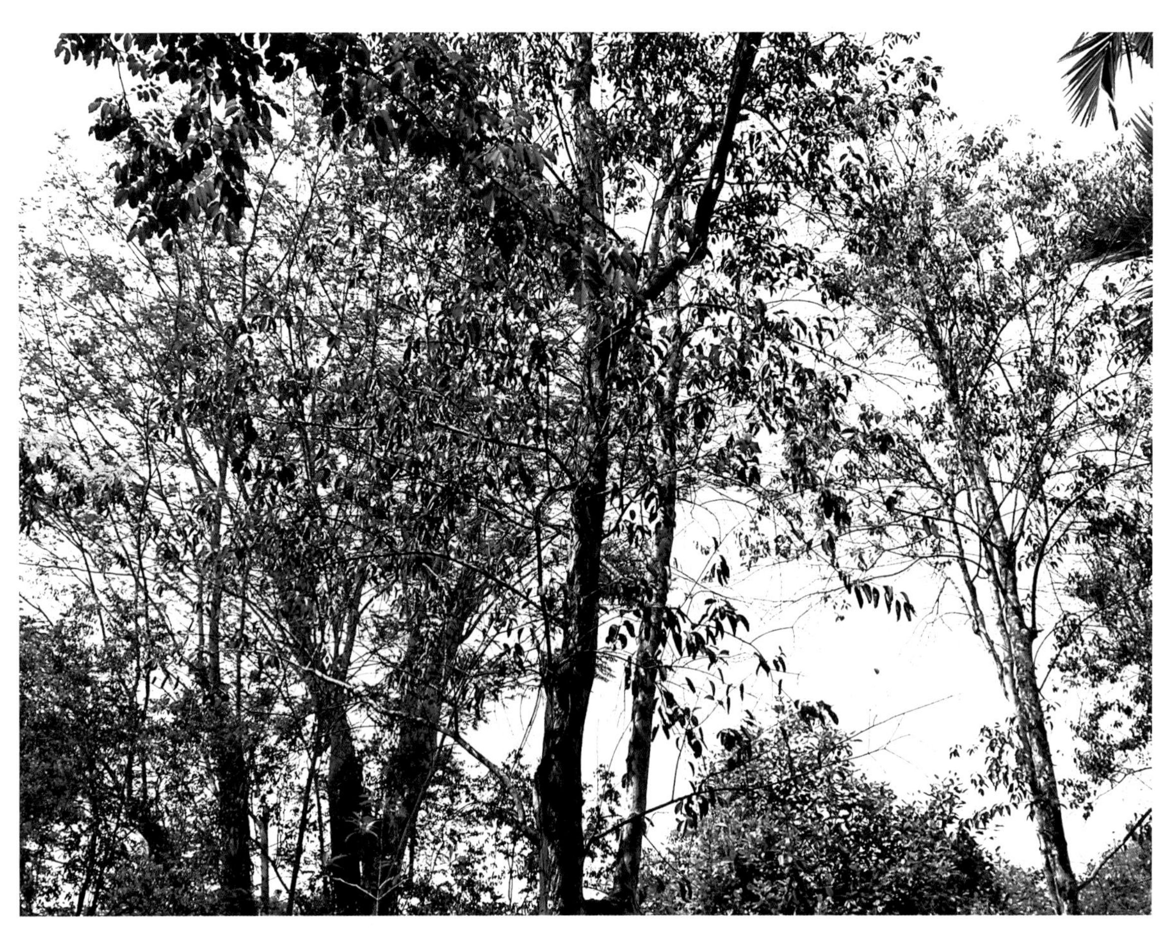

檀香科（Santalaceae） 檀香属（*Santalum* L.）

檀香 *Santalum album* L.

药 材 名 檀香；ཙན་དན།（赞等、占登、赞旦）、ཙན་དན་དཀར་པོ།（赞旦嘎保、旃檀嘎保、赞檀嘎尔保）。

标　　准 《部标藏药·附录》、《藏标》、《青海藏标·附录》（1992 年版）。

植物形态 参见《中国植物志》第二十四卷第 57 ~ 58 页。

分布与生境 原产于太平洋岛屿。我国广东、台湾有栽培。印度有大量栽培。

药用部位 树干心材。

采收与加工 全年均可采收树干，除去皮及边材，锯成小段，阴干。

性　　味　味辛，性温。

功能与主治　理气，和胃。用于心腹疼痛，噎膈呕吐。

用量与用法　1.5 ~ 3 g。内服煎汤；或入丸、散。

附　注

《四部医典》中记载有“ཙན་དན་དཀར་པོ།”（赞檀嘎尔保）。《药名之海》记载有白[“ཙན་དན་དཀར་པོ།”（赞旦嘎保）]、红[“ཙན་དན་དམར་པོ།”（赞旦玛保）]、紫[“ཙན་དན་སྨུག་པོ།”（赞旦莫保）]3种“ཙན་དན།”（赞旦）。《晶珠本草》记载“ཙན་དན།”（赞等、占登）分为“白色坚硬者”“微黄者”“红色木纹清楚者”3种，并言黄檀香产自汉地（内地）。现代文献也有将“赞等”分为白、黄、红、紫4种；或将白、黄2种归为“白檀香”[“ཙན་དན་དཀར་པོ།”（赞檀嘎尔保）]，将红、紫2种归为“红檀香”或“紫檀香”[“ཙན་དན་དམར་པོ།”（赞旦玛保）]。“白檀香”（赞檀嘎尔保）的正品为檀香科植物檀香 *Santalum album* L.。《部标藏药·附录》《藏标》及《青海藏标·附录》收载的“檀香/ཙན་དན།/占登”或“檀香/ཙན་དན་དཀར་པོ།/赞旦嘎保”的基原即为檀香 *Santalum album* L.，此种属“白檀香”（赞檀嘎尔保）。“红檀香”或“紫檀香”（赞旦玛保）实为同一种，其颜色、质地因产地或树龄不同而异，其基原为豆科植物青龙木 *Pterocarpus indicus* Willd.（紫檀）、旃檀紫檀 *P. santalinus* L. f.（该种产于印度）。《部标藏药·附录》以“紫檀香/ཙན་དན་དམར་པོ།/赞旦玛布”之名收载了青龙木 *P. indicus* Willd.（紫檀）。现市售檀香药材的基原为檀香 *Santalum album* L.，一般统称“檀香”，而不再划分品种。部分藏医在无正品檀香时，也以木樨科丁香属（*Syringa*）的几种植物替代，称之“黄檀香”，主要有暴马丁香 *Syringa reticulata* (Blume) var. *mandshurica* (Maxim.) Hara [*Syringa reticulata* (Blume) Hara subsp. *amurensis* (Rupr.) P. S. Green et M. C.]、紫丁香 *Syringa oblata* Lindl.、白丁香 *Syringa oblata* Lindl. var. *alba* Hort ex Rehd.。（参见“紫檀”条）

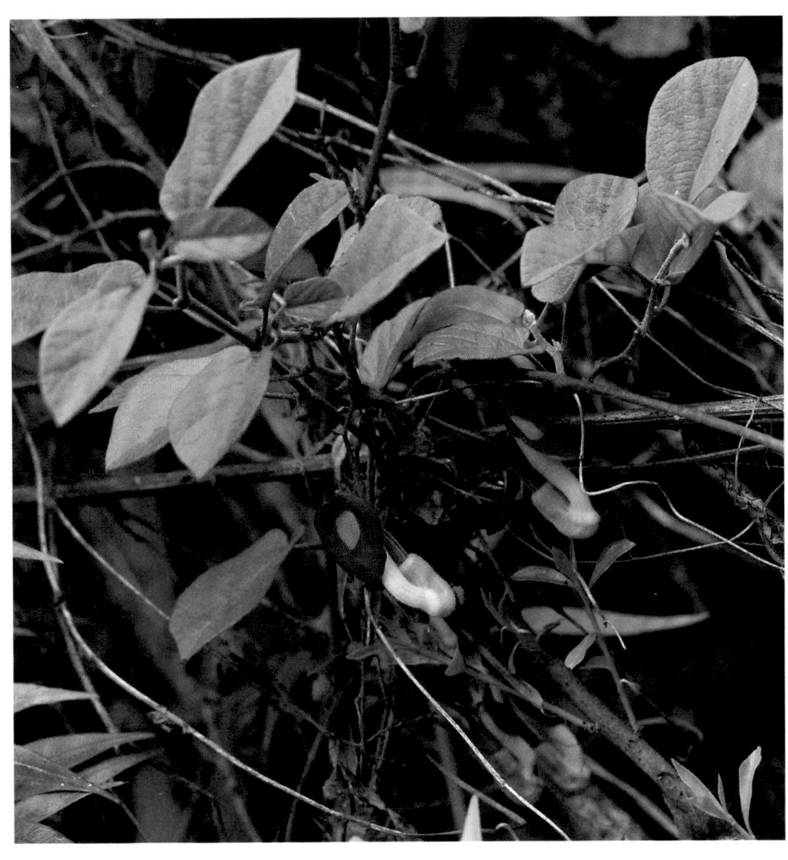

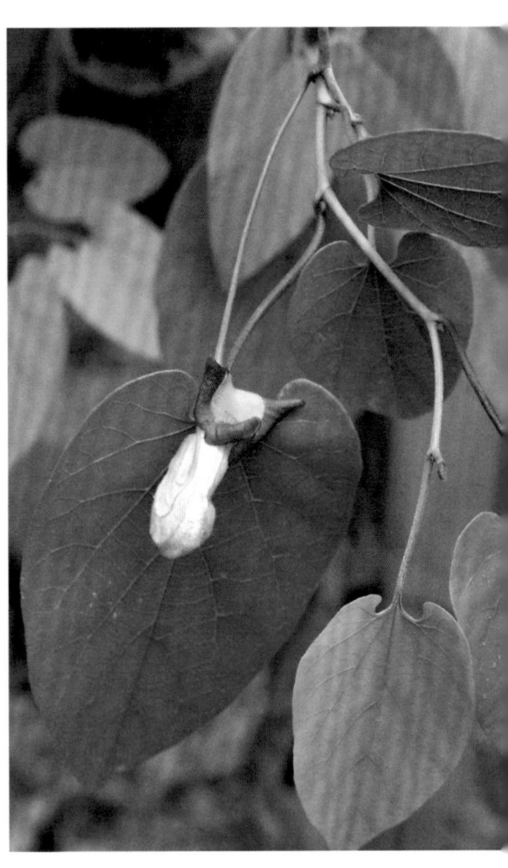

马兜铃科（Aristolochiaceae） 马兜铃属（*Aristolochia* L.）

宝兴马兜铃

Aristolochia moupinensis Franch.
（木香马兜铃）

药 材 名 木香马兜铃；བ་ལེ་ཀ།（帕勒嘎、哇来嘎、哇力嘎、巴力嘎）。

标　　准 《部标藏药·附录》、《藏标》、《青海藏标·附录》（1992 年版）。

植物形态 参见《中国植物志》第二十四卷第 213 ～ 215 页。

分布与生境 分布于我国四川（峨眉山、宝兴、泸定等）、重庆（南川）、云南（丽江及鹤庆）、贵州（印江）、湖南、湖北、浙江、江西、福建。生长于海拔 2 000 ～ 3 200 m 的林中、沟边、灌丛。

药用部位 茎、根茎。

采收与加工 秋季采挖，剖开，切段，晒干。

性　　味　味辛，性凉。

功能与主治　清热凉血。用于血热症，肺热症，肝热症，六腑热症。

用量与用法　3 ~ 5 g。内服煎汤；或入丸、散。

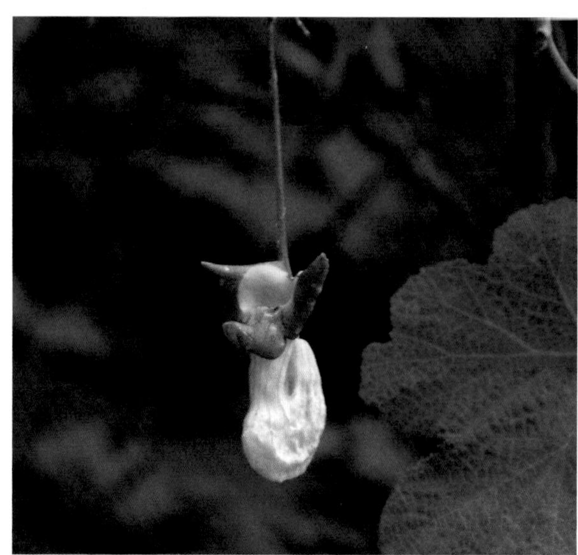

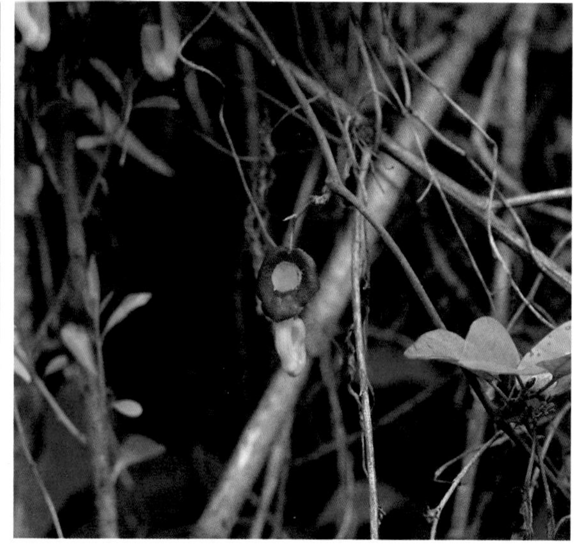

附　注

《月王药诊》记载“པ་ལེ་ཀ།”（帕勒嘎）为清热之药物；《度母本草》记载其“攀缘它树而生，无花无果”，言其可治“培根”病、疼痛、疫疠及血分病。《四部医典》《蓝琉璃》等中均记载有“帕勒嘎”。《晶珠本草》将“帕勒嘎”归于“树木类药物”的“树枝类药物”中，言其为藤类植物，可治肺、肝腑热症。《医学奇妙目饰》（又名《蒙药正典》）在“པ་ལེ་ཀ།”（帕勒嘎）条附图中所注汉文名为“木通”。现代文献记载各地藏医所用“帕勒嘎”的基原包括马兜铃科马兜铃属植物中木质藤本的种类，且各地习用种类不同。有观点认为古籍记载“帕勒嘎”无花无果可能系这些种类的花期较短、花果易脱落而不常见的原因。《藏标》等以“木香马兜铃 /པ་ལེ་ཀ།/ 哇力嘎（巴力嘎、哇来嘎）”之名收载了西藏马兜铃 *A. griffithii* Hook. f. et Thoms. ex Duchartre（藏马兜铃、藏木通）、宝兴马兜铃 *A. moupinensis* Franch.（穆坪马兜铃、木香马兜铃），规定以其茎、根茎（根）入药。此外，青海、甘肃、四川藏医还以毛茛科铁线莲属（*Clematis*）多种植物的藤茎作代用品。铁线莲属植物通常作“དབྱི་མོང་།”（叶芒、依蒙）类药用，药材又习称“藏木通”，其功效与“帕勒嘎”不同。（参见“甘青铁线莲”“绣球藤”条）

研究表明，宝兴马兜铃 *A. moupinensis* Franch. 的茎及根中含有马兜铃酸Ⅰ、马兜铃酸Ⅱ、马兜铃酸Ⅳ等成分，可引起肝肾损伤。

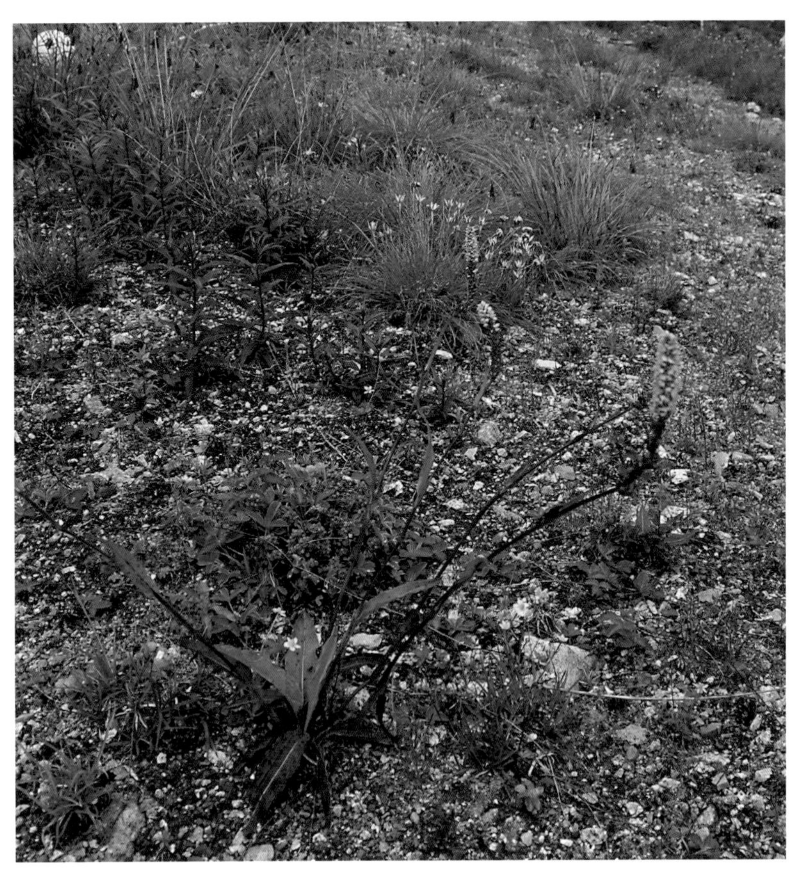
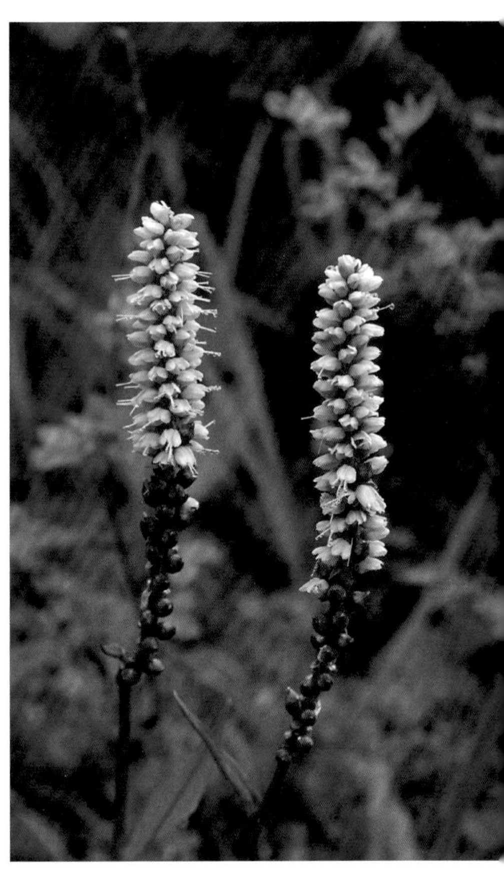

蓼科（Polygonaceae） 蓼属（*Polygonum* L.）

珠芽蓼 *Polygonum viviparum* L.

药 材 名 珠芽蓼；རམ་བུ།（然布、然吾）。

标 准 《部标藏药》、《青海藏标》（1992 年版）。

植物形态 参见《中国植物志》第二十五卷第一分册第 37 页。

分布与生境 分布于我国东北、华北、西北、西南地区及河南。生长于海拔 1 200 ~ 5 100 m 的山坡林下、高山或亚高山草甸。欧洲、北美洲及朝鲜、日本、蒙古、格鲁吉亚、阿塞拜疆、亚美尼亚、哈萨克斯坦、印度等也有分布。

药用部位 根茎。

采收与加工 秋季采挖，除去茎叶、细根、泥沙，晒干或切碎晾干。

性　　味 味甘、涩、微苦，化后味甘，性温。

功能与主治 止泻，健胃，化瘀，调经。用于腹泻，胃病，消化不良，月经不调，崩漏，贫血等。

用量与用法 9 g（《部标藏药》）；1 ~ 3 g [《青海藏标》（1992 年版）]。内服煎汤；或冲服；或入丸、散。

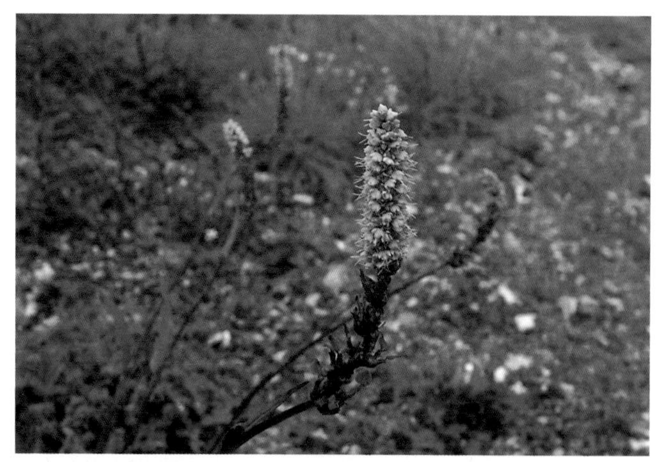

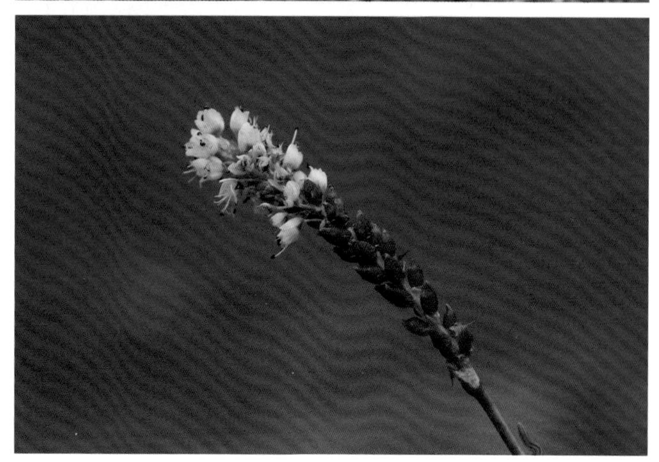

附　注

《蓝琉璃》记载有 3 种“རམ།”（然姆）类药物；《晶珠本草》记载有 4 种“然姆”[也有文献记载为 4 类“ཐ་རམ།”（塔然姆）或“རམ་པ།”（然巴）]，即“ཐ་རམ།”（塔然姆）、“ན་རམ།”（那惹木）、“རམ་བུ།”（然布）和“སྤང་རམ།”（邦然姆），言其为止热泻或寒泻之药物。现代文献记载的“然巴”类的基原涉及蓼科蓼属、车前科车前属（*Plantago*）及眼子菜科等的多种植物，各种“然巴”的基原有交叉，功能与主治也不尽相同。多数文献以珠芽蓼 *Polygonum viviparum* L. 作“然布”的正品，也有观点认为该种为“邦然姆”的基原。文献记载的作“邦然姆”类基原的还有圆穗蓼 *Polygonum macrophyllum* D. Don、狭叶圆穗蓼 *Polygonum macrophyllum* D. Don var. *stenophyllum* (Meisn.) A. J. Li、长梗蓼 *Polygonum griffithii* Hook. f.（*Polygonum calostachyum* Diels）、拳参 *Polygonum bistorta* L.、翅柄蓼 *Polygonum sinomontanum* Sam. 等。《部标藏药》和《青海藏标》以“珠芽蓼 /རམ་བུ/ 然布（然吾）”之名收载了珠芽蓼 *Polygonum viviparum* L.。（参见“圆穗蓼”条）

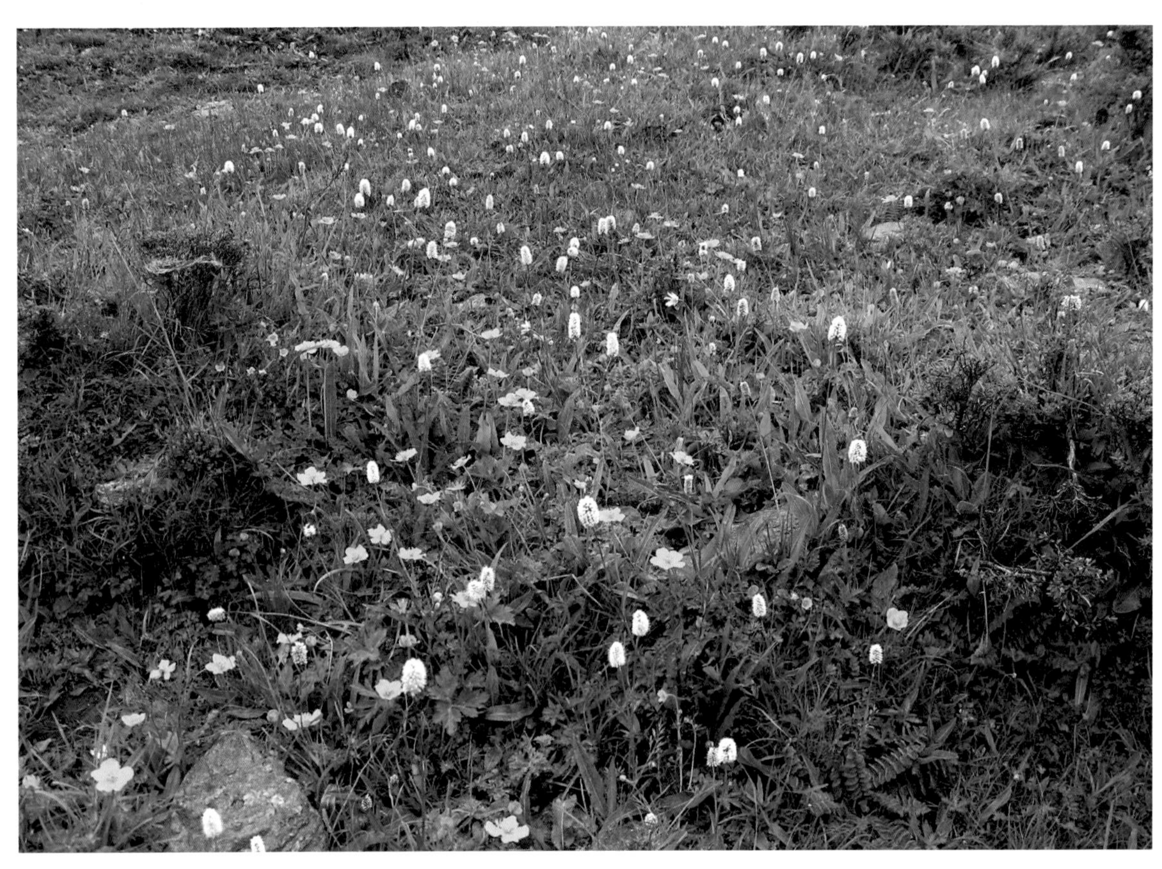

蓼科（Polygonaceae） 蓼属（*Polygonum* L.）

圆穗蓼 *Polygonum macrophyllum* D. Don

药 材 名 圆穗蓼；ར་སྒང་།（拉岗）。

标　　准 《四川藏标》（2020 年版）。

植物形态 参见《中国植物志》第二十五卷第一分册第 47 页。

分布与生境 分布于我国西藏、甘肃、青海、四川、云南、贵州、湖北、陕西。生长于海拔 2 300 ～ 5 000 m 的山坡草地、高山草甸、灌丛。印度北部、尼泊尔、不丹也有分布。

药用部位 地上部分。

采收与加工 6 ～ 9 月盛花期采集，除去枯叶及叶柄残基，晒干。

性　　味　味甘、涩，性温。

功能与主治　清热利肺，除湿止泻。用于声音嘶哑等呼吸道疾病，“培根”引起的消化不良、肠热腹痛、腹泻等。

用量与用法　9 ~ 15 g。内服煎汤；或入丸、散。外用适量。

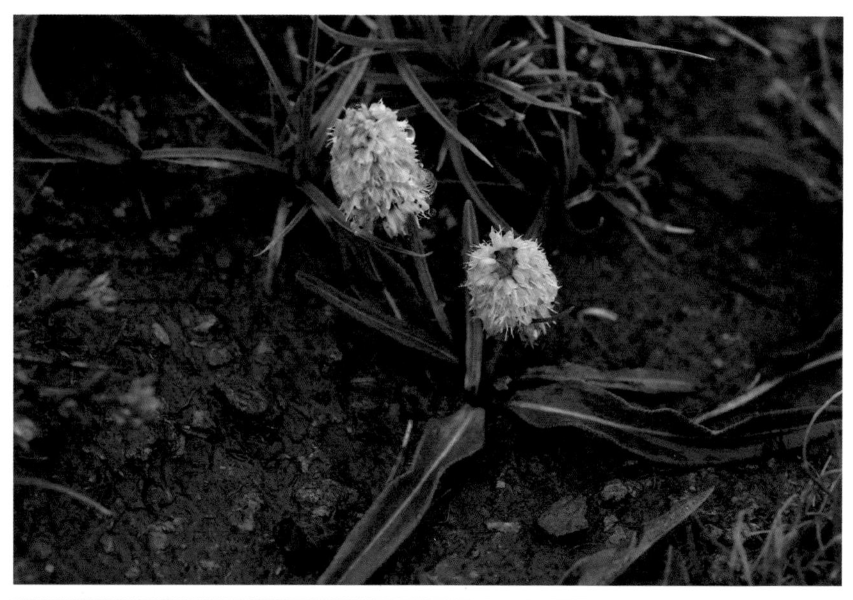

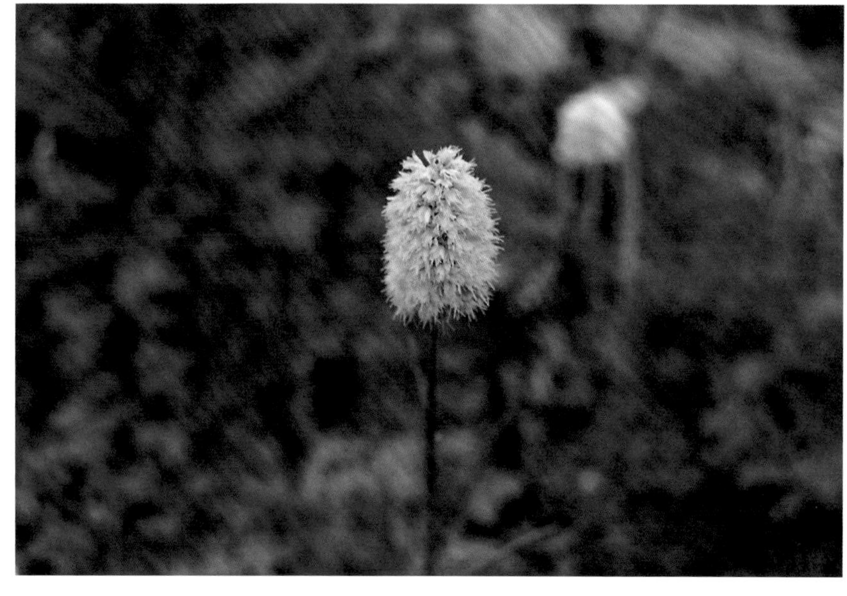

附　注

藏医药用的圆穗蓼 *Polygonum macrophyllum* D. Don 存在“同物异名”的现象，在不同的文献中被记载为不同药物的基原。《度母本草》记载有治“培根”病、肺病引起的喑哑症之药物

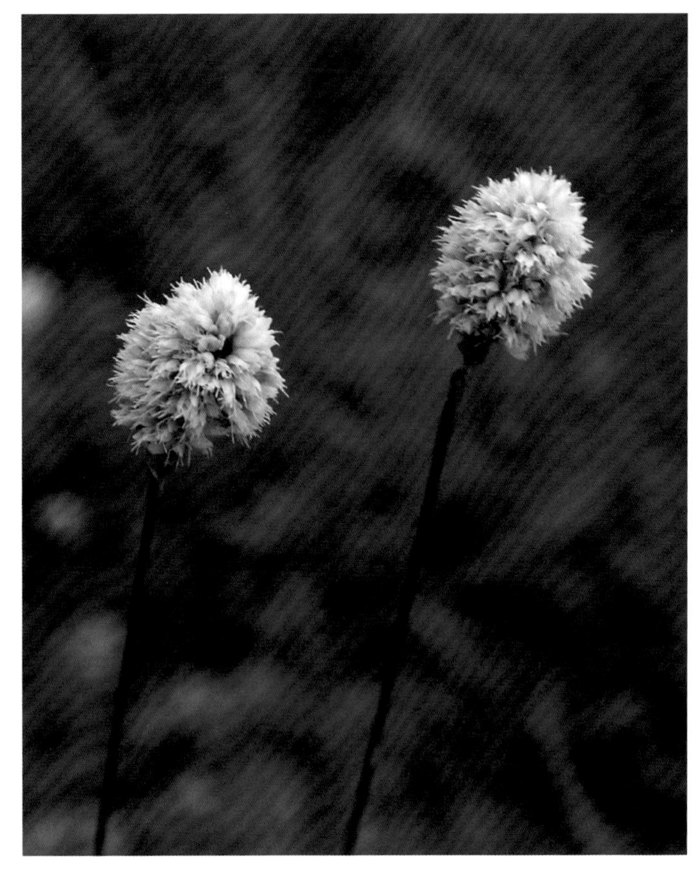

"མོན་ལུག་ལ་སྒང་།"（门隅拉岗）；《蓝琉璃》在"药物补述"中记载为"ལ་སྒང་།"（拉岗），言其"根在地下状如'གྲོམ་'（卓尔玛，即蔷薇科植物蕨麻 *Potentilla anserina* L.，其块根习称'人参果'）"。《晶珠本草》将"拉岗"归于"旱生草类药物"的"根类药物"中，言"拉岗"有"ལ་སྒང་སྒོང་པ།"（拉岗果巴）和"ལ་སྒང་གཡུང་བ།"（拉岗拥哇）2种，前者的形态与《蓝琉璃》的记载相同，后者的形态为"叶似翠雀花叶；茎红色；花淡白，状如最大的鞭麻（蔷薇科植物金露梅 *Potentilla fruticosa* Lodd.）花；根和头花蓼相似，外黑里红"。《晶珠本草》中记载有4种"རམ།"（然姆）[也有文献记载为4类"ཐ་རམ།"（塔然姆）或"རམ་པ།"（然巴）]，言其为止热泻或寒泻之药物，将其分为"ཐ་རམ།"（塔然姆）、"ན་རམ།"（那惹木）、"རམ་བུ།"（然布）和"སྤང་རམ།"（邦然姆）4种。现代文献记载的"拉岗"类与"然姆"类的基原均较为复杂，且又与另一藏药"ལི་ག་དུར།"（力嘎都）的基原有交叉，涉及蓼科、车前科、眼子菜科、虎耳草科、牻牛儿苗科及景天科的多属多种植物。其中，"拉岗"类的基原各地藏医习用不同，西藏及云南迪庆藏医习用莎草科植物香附子 *Cyperus rotundus* Linn.，该种的形态与《蓝琉璃》记载的"拉岗"及《晶珠本草》记载的"拉岗果巴"相符，该种也称"སྨན་ལ་སྒང་།"（曼拉岗）；西藏、四川甘孜、云南迪庆藏医也使用牻牛儿苗科老鹳草属（*Geranium*）多种植物作"拉岗拥哇"的基原，四川甘孜藏医也以蓼科植物圆穗蓼 *Polygonum macrophyllum* D. Don 作"拉岗"使用。"然姆"类的基原涉及蓼科植物圆穗蓼 *Polygonum macrophyllum* D. Don、狭叶圆穗蓼 *Polygonum macrophyllum* D. Don var. *stenophyllum* (Meisn.) A. J. Li、珠芽蓼 *Polygonum viviparum* L.、长梗蓼 *Polygonum griffithii* Hook. f.（*Polygonum calostachyum* Diels）、拳参 *Polygonum bistorta* L.、翅柄蓼 *Polygonum sinomontanum* Sam.，以及车前科车前属（*Plantago*）数种植物和眼子菜科植物海韭菜 *Triglochin maritimum* Linn. 等。"力嘎都"的基原，通常以虎耳草科植物岩白菜 *Bergenia purpurascens* (Hook. f. et Thoms.) Engl. 为正品，称"ལི་ག་དུར་མཆོག"（力嘎都穷），以景天科植物狭叶红景天 *Rhodiola kirilowii* (Regel) Maxim. 作替代品（副品），称"ག་དུར་དམན་པ།"（嘎都尔曼巴）；云南迪庆藏医则

将圆穗蓼 *Polygonum macrophyllum* D. Don 作“ལི་ག་དུར།”（力嘎都）使用。据调查，四川甘孜、阿坝藏医使用的“拉岗果巴”的基原主要为圆穗蓼 *Polygonum macrophyllum* D. Don、狭叶圆穗蓼 *Polygonum macrophyllum* D. Don var. *stenophyllum* (Meisn.) A. J. Li、长梗蓼 *Polygonum griffithii* Hook. f.；青海藏医也曾将圆穗蓼 *Polygonum macrophyllum* D. Don 作“ལ་སྒང་།”（拉刚、拉岗）使用。《四川藏标》（2020 年版）以“圆穗蓼 /ལ་སྒང་།/ 拉岗”之名收载了圆穗蓼 *Polygonum macrophyllum* D. Don，规定以其地上部分入药，这与《晶珠本草》记载的药用部位（根）不符。《部标藏药》和《青海藏标》（1992 年版）以“珠芽蓼 /རམ་བུ/ 然布（然吾）”之名收载了珠芽蓼 *Polygonum viviparum* L.。（参见“狭叶红景天”“岩白菜”“珠芽蓼”条）

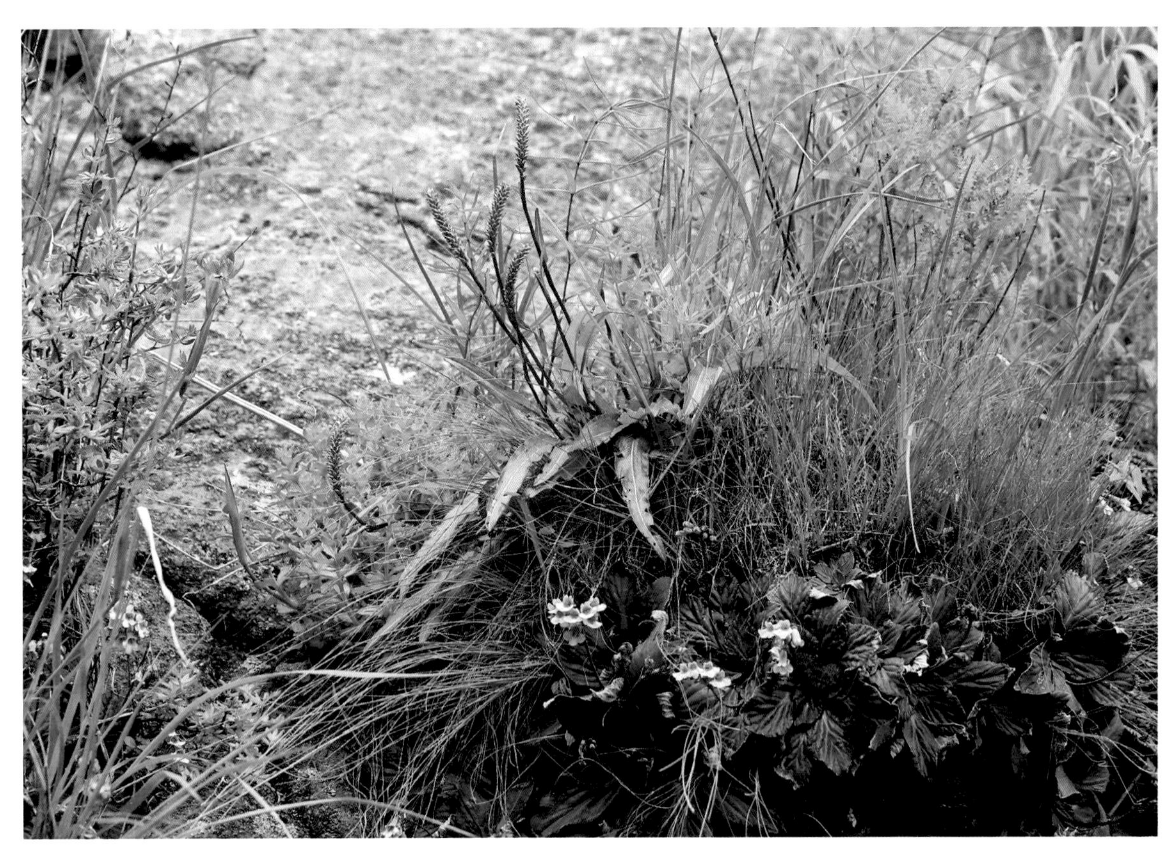

蓼科（Polygonaceae） 蓼属（*Polygonum* L.）

草血竭 *Polygonum paleaceum* Wall. ex Hook. f.

药 材 名 草血竭；ལ་སྒང་གཡུང་བ།（拉刚永哇）。

标 准 《青海藏标·附录》（1992 年版）。

植物形态 参见《中国植物志》第二十五卷第一分册第 49 页。

分布与生境 分布于我国四川、云南、贵州、西藏（林芝，林周）。生长于海拔 1 500 ~ 3 500 m 的山坡草地、林缘。印度东北部、泰国北部也有分布。

药用部位 根茎。

采收与加工 9 ~ 10 月采挖，除去须根，洗净泥土，晒干。

性 味 味涩、甘，性温。

功能与主治　调经，止泻，温胃。用于胃寒消化不良，寒性腹泻，痢疾，月经不调。

用量与用法　9 ~ 15 g。多配方用。

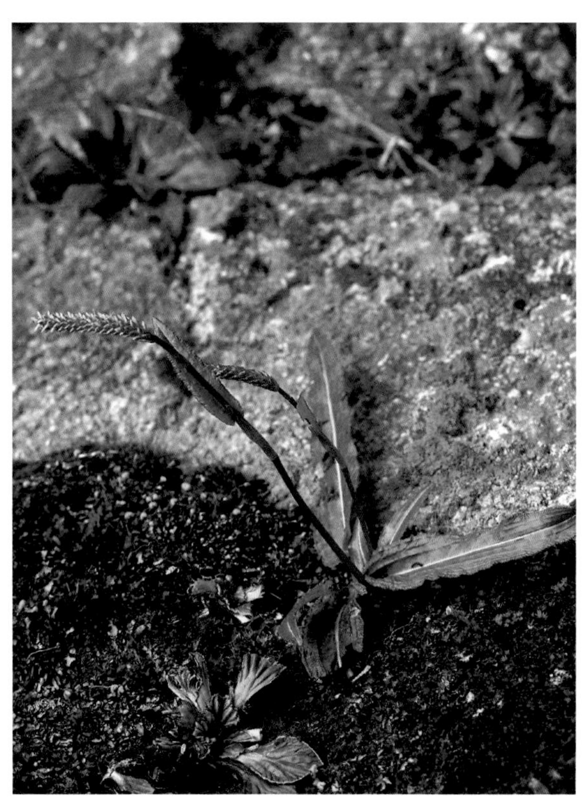

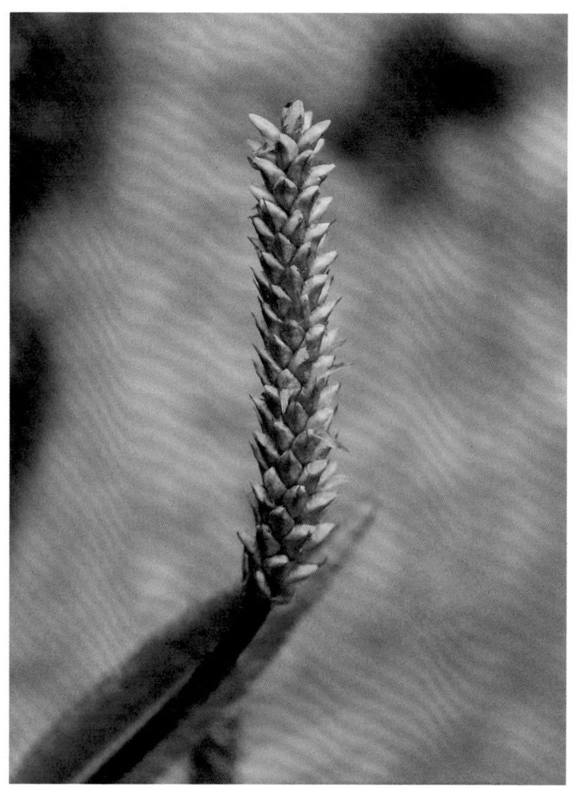

附　注

《蓝琉璃》在“药物补述”中记载“སླ་སྒང་།”（拉岗）为治“培根”病、咳嗽之喑哑、疫热、大小肠病之药物。《晶珠本草》记载“拉岗”有“སླ་སྒང་ཧོད་པ།”（拉岗果巴）和“སླ་སྒང་གཡུང་བ།”[拉岗拥哇，又称“གཡུང་བ་སླ་སྒང་།”（拥哇拉岗）]2 种。现代文献记载的“拉岗”类的基原涉及莎草科、牻牛儿苗科及蓼科的多种植物，各地习用的种类不同，西藏、云南藏医习用莎草科植物香附子 *Cyperus rotundus* Linn.，又称之为“སྨན་སླ་སྒང་།”（曼拉岗），该植物的形态与《蓝琉璃》记载的“拉岗”、《四部医典系列挂图全集》中附图（第三十一图的 93 号图）所示植物及《晶珠本草》记载的“拉岗果巴”较为相符。西藏、四川甘孜、云南迪庆藏医使用的“拉岗拥哇”涉及牻牛儿苗科老鹳草属（*Geranium*）的多种植物，迪庆藏医还使用蓼科植物草血竭 *P. paleaceum* Wall. ex Hook. f.。《蓝琉璃》汉译本及《晶珠本草》汉译重译本认为“拉岗”或“拉岗果巴”的基原为蓼科植物头花蓼 *P. sphaerostachyum* Meisn.（圆穗蓼 *P. macrophyllum* D. Don）。（参见“草地老鹳草”“香附子”“圆穗蓼”条）

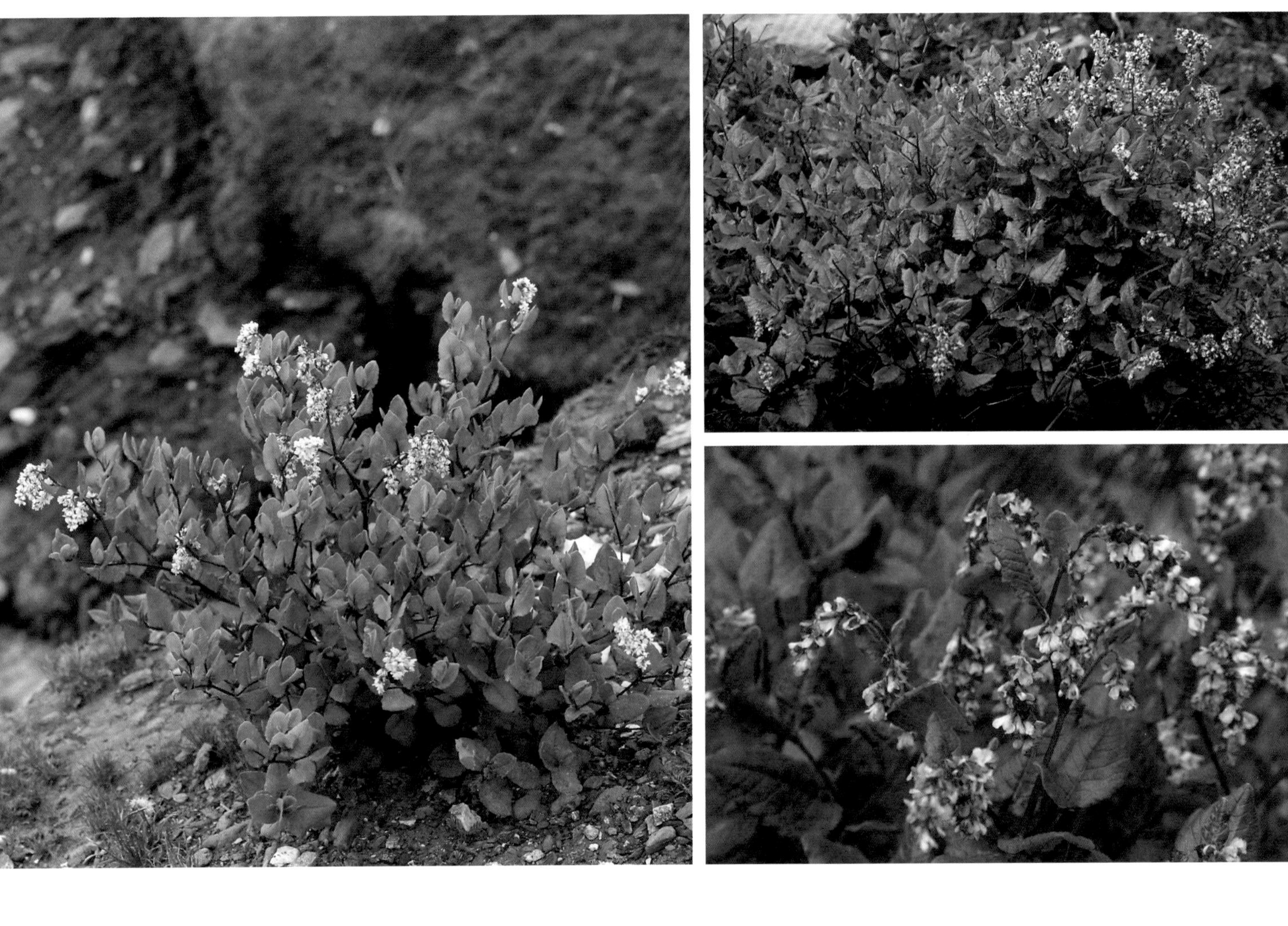

蓼科（Polygonaceae） 蓼属（*Polygonum* L.）

叉枝蓼 *Polygonum tortuosum* D. Don

药 材 名 逆落；སྙ་ལོ།（尼洛、尼阿洛、尼罗、逆落）。

标 准 《西藏藏标》。

植物形态 参见《中国植物志》第二十五卷第一分册第 83 页。

分布与生境 分布于我国西藏[阿里、日喀则（拉孜）、拉萨（墨竹工卡），错那等]、云南、四川（壤塘）。生长于海拔 3 600 ~ 4 900 m 的山坡草地、山谷灌丛、砂质草地。印度西北部、尼泊尔、伊朗、阿富汗、巴基斯坦也有分布。

药用部位 根。

采收与加工 秋季采挖，洗净，切片，晾干。

性 味 味苦、酸、涩，化后味苦，性凉。

功能与主治 清腑热。用于大小肠积热，腹泻，产后腰痛及下腹痛。

用量与用法 2 ~ 3 g。内服研末；或入丸、散。

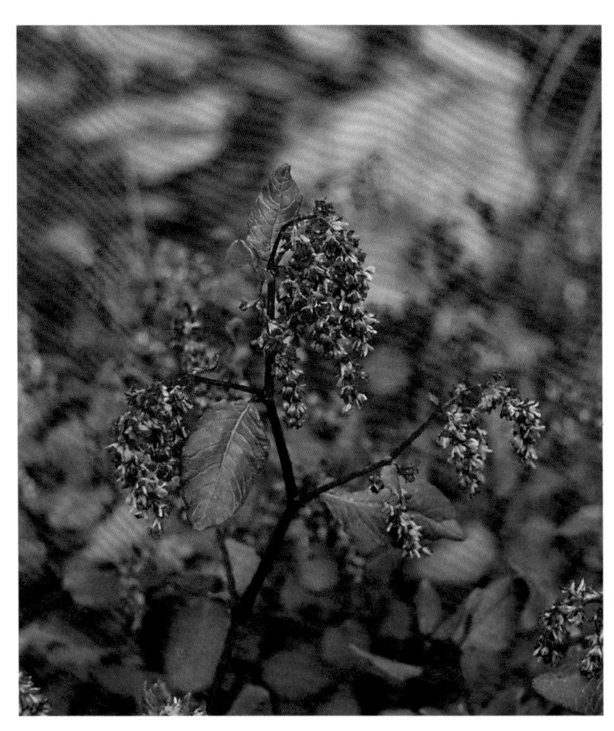

附 注

《度母本草》《四部医典》《蓝琉璃》《晶珠本草》等中均记载有“ཉ་ལོ”（尼洛）。《蓝琉璃》言“尼洛”分为黑、白 2 种，二者的功效相同，二者均为清大小肠热、腑热之药物；《晶珠本草》则未区分“尼洛”的品种。现代文献记载藏医所用“尼洛”的基原包括多种蓼属植物，但并未区分黑、白品种，各地习用的种类与当地分布的资源种类有关，药用部位也有差异（根或地上部分）。“尼洛”最常用的基原为叉分蓼 *P. divaricatum* L. 和叉枝蓼 *P. tortuosum* D. Don，《西藏藏标》以“ཉ་ལོ/ 逆落 / 逆落”之名收载了该 2 种，规定二者均以根入药；《部标藏药·附录》和《青海藏标·附录》以“叉分蓼 /ཉ་ལོ/ 尼阿洛”之名仅收载了叉分蓼 *P. divaricatum* L.，规定以其地上部分入药。《中国植物志》记载叉分蓼 *P. divaricatum* L. 在青藏高原无分布，叉枝蓼 *P. tortuosum* D. Don 仅分布于西藏。但据中国数字植物标本馆资料和实地调查，叉分蓼 *P. divaricatum* L. 在青海（称多、治多）、四川（石渠）有分布，而叉枝蓼 *P. tortuosum* D. Don 在四川、云南也有分布。从资源分布角度来看，西藏藏医所用“尼阿洛”多为叉枝蓼 *P. tortuosum* D. Don，青海、四川藏医多习用叉分蓼 *P. divaricatum* L.。文献记载的“尼洛”的基原还有尼泊尔蓼 *P. nepalense* Meisn.、多穗蓼 *P. polystachyum* Wall. ex Meisn. 等。（参见“叉分蓼”条）

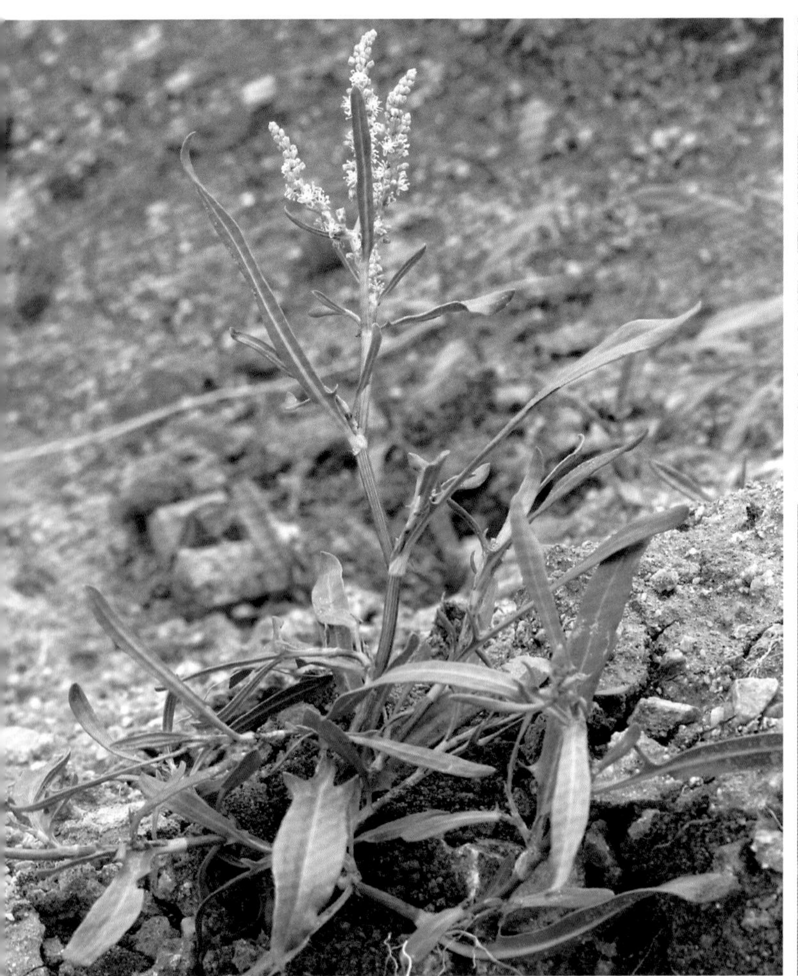

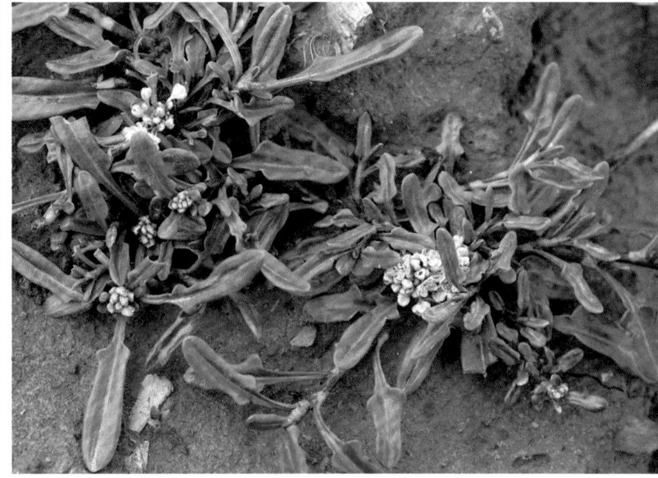

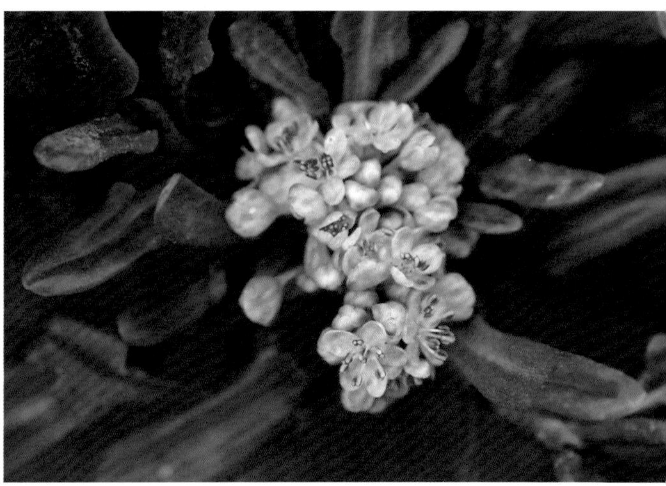

蓼科（Polygonaceae） 蓼属（*Polygonum* L.）

西伯利亚蓼 *Polygonum sibiricum* Laxm.

药 材 名 曲玛孜；ཆུ་མ་རྩི།（曲玛孜、曲玛子）。

标 准 《藏标》。

植物形态 参见《中国植物志》第二十五卷第一分册第 90 页。

分布与生境 分布于我国黑龙江、吉林、辽宁、内蒙古、河北、山西、山东、河南、陕西、甘肃、宁夏、青海、新疆、安徽、湖北、江苏、四川、贵州、云南和西藏。生长于海拔 30 ~ 5 100 m 的路边、湖边、河滩、山谷湿地、砂质盐碱地。蒙古、哈萨克斯坦、西伯利亚地区及喜马拉雅山脉其他地区也有分布。

药用部位 全草。

采收与加工 夏末秋初花期采集，洗净，晾干。

性　　味 味苦、酸，性寒。

功能与主治 清肠胃积热，泻下。用于便秘，腹水，黄水病，腹痛，癥瘕，瘀血疼痛。

用量与用法 3 ~ 5 g。内服研末；或入丸、散。外用适量，研末撒或调敷。

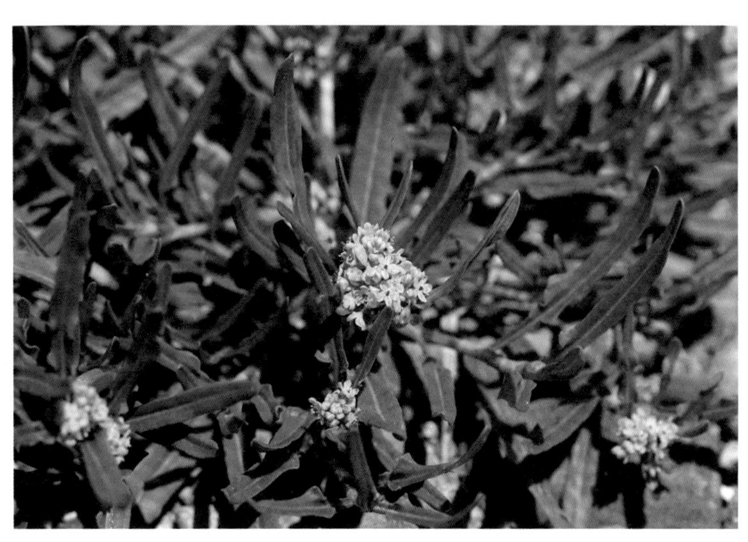

附　注

“ལྕུམ་རྩ།”（君木扎、君木杂、君扎、京杂）为泻毒热腑热、泻除“培根”之药物。《晶珠本草》记载“君木扎”分为大、中、小 3 种（或上、中、下 3 品）。据现代文献记载和实地调查，现各地藏医使用的“君木扎”类（又称“大黄”类）的基原涉及蓼科大黄属（*Rheum*）、酸模属（*Rumex*）和蓼属的多种植物，通常上品称“ལྕུམ་རྩ།”（君木扎，又称“大黄”），中品称“ཆུ་རྩི།”（曲扎、曲什扎，又称“亚大黄”），下品称“ཆུ་མ་རྩི།”（曲玛孜，又称“小大黄”），但各标准和文献中记载的各品种的基原有所不同，也有交叉，各品种的功能和主治也不尽相同。《藏标》以“曲玛孜 /ཆུ་མ་རྩི།/ 曲玛孜”之名收载了小大黄 *Rheum pumilum* Maxim. 和西伯利亚蓼 *P. sibiricum* Laxm.。文献记载作“曲玛孜”基原的还有塔黄 *Rheum nobile* Hook. f. et Thoms.、苞叶大黄 *Rheum alexandrae* Batal. 等。（参见“小大黄”“药用大黄”条）

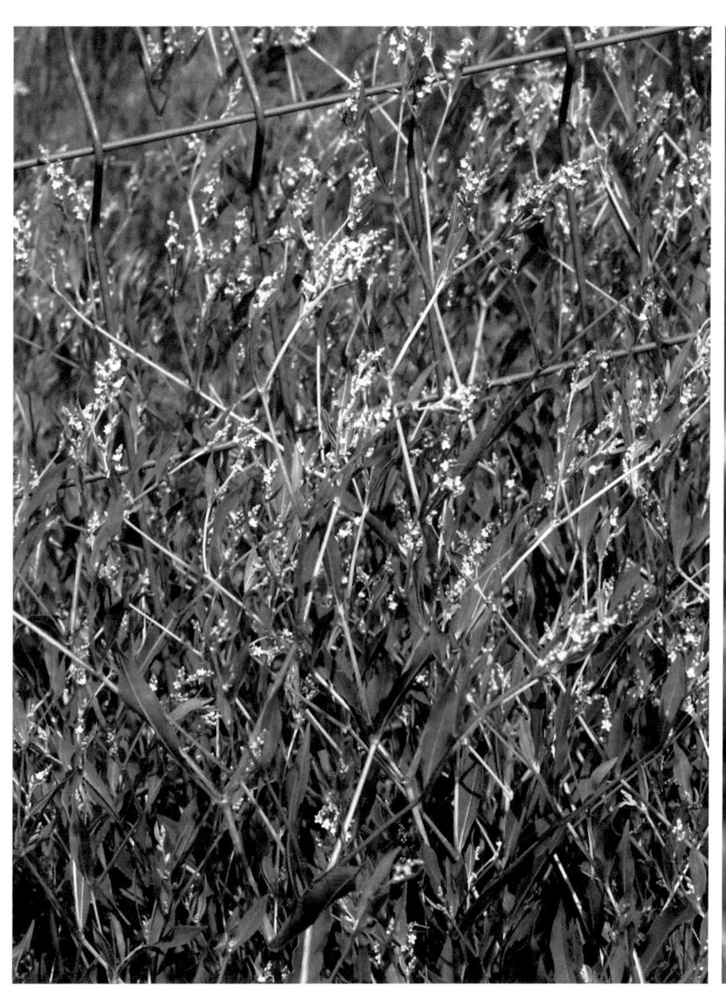

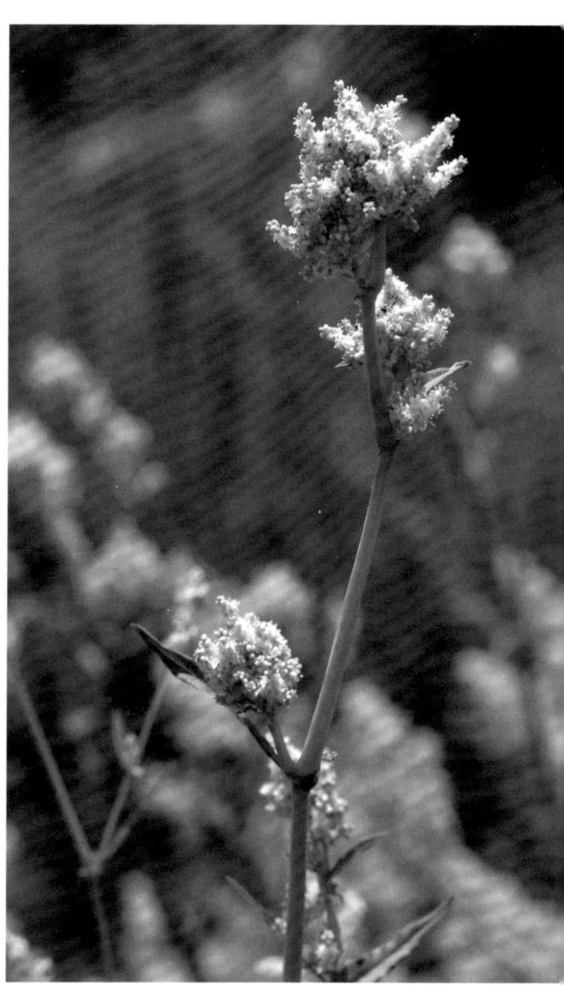

蓼科（Polygonaceae） 蓼属（*Polygonum* L.）

叉分蓼 *Polygonum divaricatum* L.

药 材 名 叉分蓼、逆落；ཉ་ལོ།（尼洛、尼阿洛、尼罗、逆落）。

标　　准 《部标藏药·附录》、《青海藏标·附录》（1992 年版）、《西藏藏标》、《四川藏标》（2014 年版）。

植物形态 参见《中国植物志》第二十五卷第一分册第 93 ~ 94 页。

分布与生境 分布于我国东北、华北地区及山东、青海（称多、治多）、四川（石渠）。生长于海拔 260 ~ 2 100 m 的山坡草地、山谷灌丛、沙漠边缘砂质草地。朝鲜、蒙古、俄罗斯等也有分布。

药用部位 根、地上部分。

采收与加工 秋季采收，根洗净，切片，晾干，地上部分晾干。

性　　味 味苦、酸、涩，化后味苦，性凉。

功能与主治 清腑热。用于大小肠积热，腹泻，产后腰痛及下腹痛。（《西藏藏标》）
清热，止血，止痢。用于大小肠等六腑之热症，热性腹泻，痢疾等。[《四川藏标》（2014 年版）]

用量与用法 2 ~ 3 g。内服研末；或入丸、散。

附　注

《度母本草》记载“ཉ་ལོ”（尼洛）为治体腔旧痼疾之药物。《蓝琉璃》言“尼洛”分为黑、白 2 种，二者的功效相同，二者均为清大小肠热、腑热之药物。现代文献记载的“尼洛”的基原包括蓼科蓼属的多种植物，但并无黑、白之分，各地习用的种类不同，药用部位也有差异，西藏藏医多习用叉枝蓼 *P. tortuosum* D. Don，四川、青海藏医多习用叉分蓼 *P. divaricatum* L.，各地习用的种类与当地分布的资源种类有关。《部标藏药·附录》和《青海藏标·附录》以“叉分蓼 /ཉ་ལོ/ 尼阿洛”之名收载了叉分蓼 *P. divaricatum* L.，规定以其地上部分入药；《西藏藏标》以“ཉ་ལོ/ 逆落 / 逆落”之名收载了叉分蓼 *P. divaricatum* L. 和叉枝蓼 *P. tortuosum* D. Don，规定二者均以根入药；《四川藏标》以“叉分蓼 /ཉ་ལོ/ 尼阿洛”之名收载了叉分蓼 *P. divaricatum* L.，规定以其根入药。（参见“叉枝蓼”条）

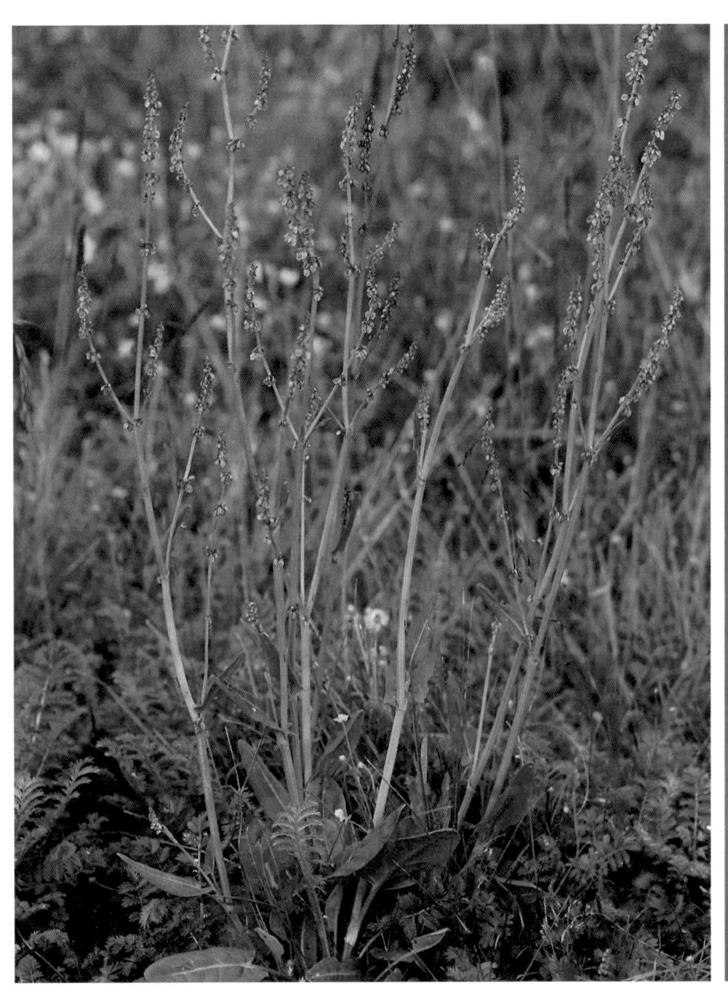
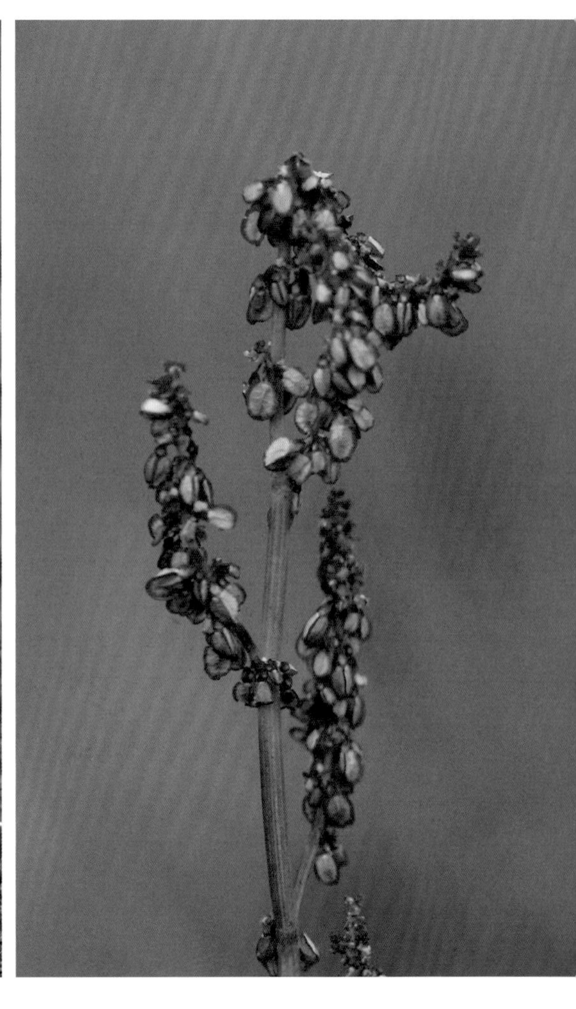

蓼科（Polygonaceae） 酸模属（*Rumex* L.）

酸模 *Rumex acetosa* L.

药 材 名 酸模；ཤོ་མང་།（肖芒）。

标　　准 《青海藏标》（1992 年版）。

植物形态 参见《中国植物志》第二十五卷第一分册第 151 页。

分布与生境 我国南北各地均有分布。生长于海拔 400 ～ 4 100 m 的山坡、林缘、沟边、路旁。欧洲、美洲及朝鲜、日本、格鲁吉亚、阿塞拜疆、亚美尼亚、哈萨克斯坦等也有分布。

药用部位 根。

采收与加工 秋末采挖，除去须根，洗净，晒干。

性　　味 味甘、苦，性寒。

功能与主治 清热，除湿，消肿，愈疮。用于疮疖，湿疹，“洛彩”病，肺炎，肝炎，便秘，流行性感冒，白喉，功能失调性子宫出血；外用于创伤，腮腺炎，神经性皮炎。

用量与用法 5 ~ 6 g。内服研末；或入丸、散。外用适量，研末撒或调敷。

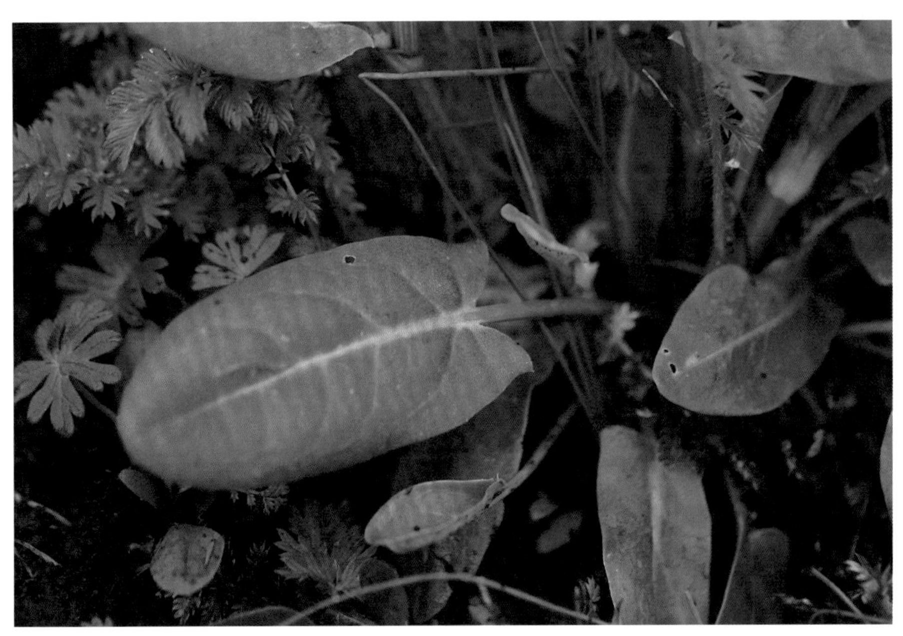

附注

《晶珠本草》记载有“ཤོ་མང་།”（肖芒），言其为一大类药材的总称，包括“隆肖”“甲肖”“曲肖”“日肖”等 9 种。现代文献记载的“肖芒”类的基原涉及蓼科酸模属和山蓼属（*Oxyria*）、菊科橐吾属（*Ligularia*）和垂头菊属（*Cremanthodium*）、大戟科铁苋菜属（*Acalypha*）等的多种植物，不同文献记载的“肖芒”各品种的基原不尽一致，或不区分品种而统称为“肖芒”。《部标藏药》和《青海藏标》以“酸模 /ཤོ་མང་།/ 肖芒”之名收载了尼泊尔酸模 *R. nepalensis* Spreng.；《青海藏标》在该条附注中说明酸模 *R. acetosa* L. 也可作本品入药。（参见“车前状垂头菊”“褐毛橐吾”“尼泊尔酸模”条）

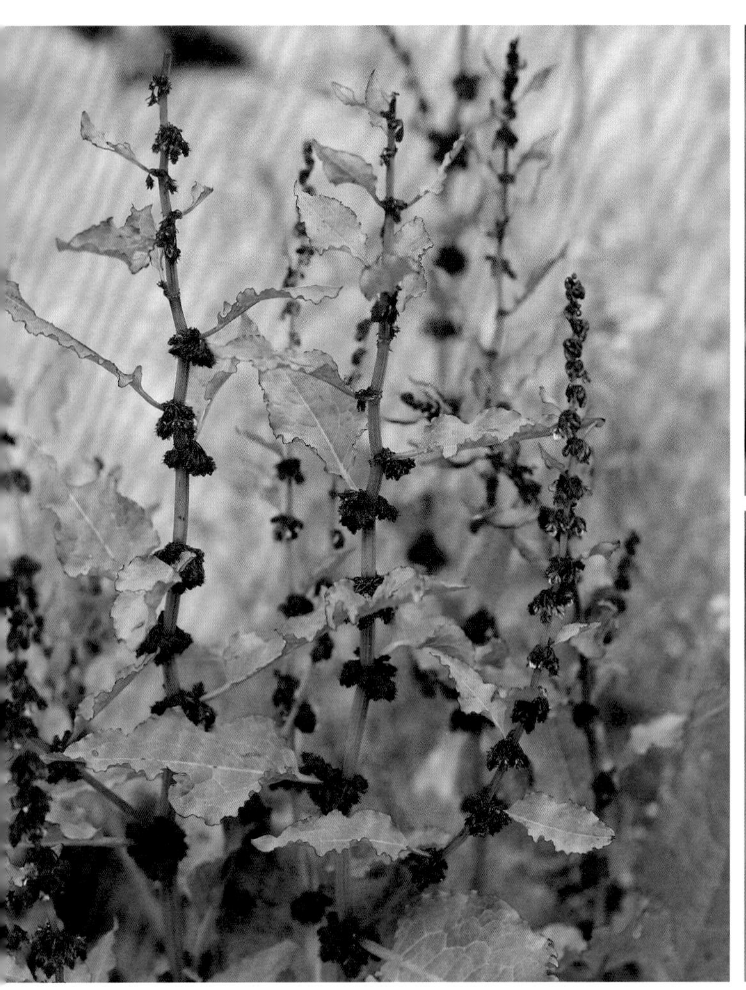

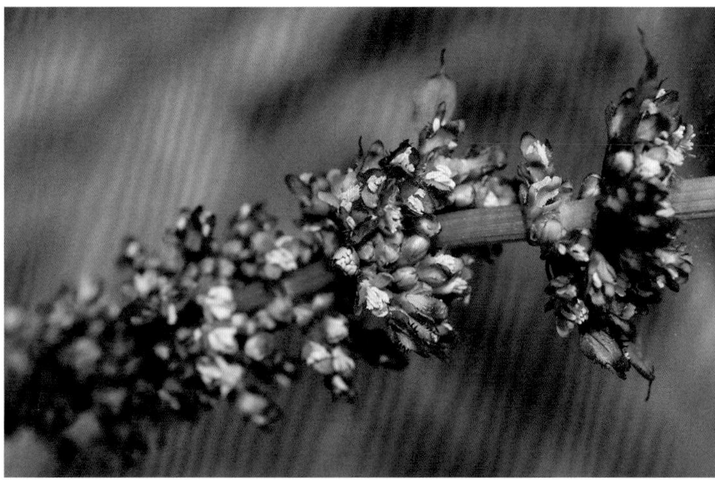

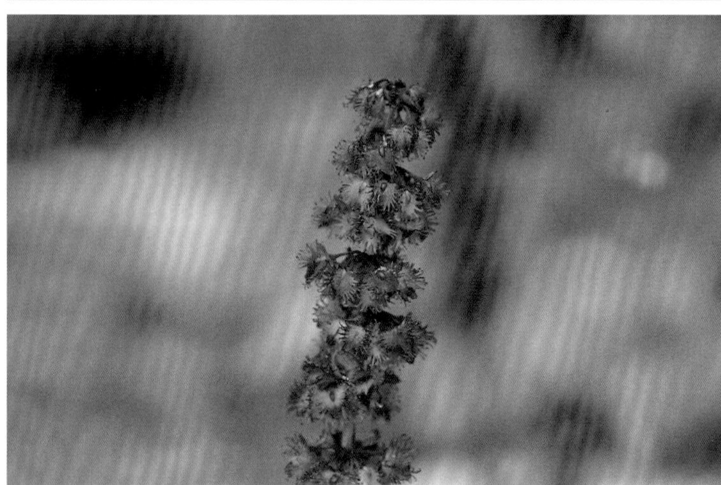

蓼科（Polygonaceae） 酸模属（*Rumex* L.）

尼泊尔酸模 *Rumex nepalensis* Spreng.

药 材 名 酸模；ཤོམ་ཤང་།（肖芒）。

标 准 《部标藏药》、《青海藏标》（1992 年版）。

植物形态 参见《中国植物志》第二十五卷第一分册第 160 ~ 161 页。

分布与生境 分布于我国西藏（芒康等）、青海西南部、甘肃南部、四川（道孚、壤塘等）、云南、贵州、陕西南部、湖北、湖南、江西、广西。生长于海拔 1 000 ~ 4 300 m 的山坡、路旁、山谷草地。印度、尼泊尔、巴基斯坦、缅甸、阿富汗、伊朗、越南、印度尼西亚等也有分布。

药用部位　根。

采收与加工　秋末采挖，除去须根，洗净，晒干。

性　　味　味甘、苦，化后味甘，性寒。

功能与主治　清热，除湿，消肿，愈疮。用于疮疖，湿疹，“洛彩”病，肺炎，肝炎，便秘，流行性感冒，白喉，功能失调性子宫出血；外用于创伤，腮腺炎，神经性皮炎。

用量与用法　5 ~ 6 g。内服研末；或入丸、散。外用适量，研末撒或调敷。

附　注

《晶珠本草》记载有“ཤོ་མང་།”（肖芒），言其为一大类药材的总称，包括“隆肖”“甲肖”“曲肖”“日肖”等9种。现代文献记载的“肖芒”类的基原包括蓼科酸模属和山蓼属（*Oxyria*）、菊科橐吾属（*Ligularia*）和垂头菊属（*Cremanthodium*）、大戟科铁苋菜属（*Acalypha*）等的多种植物，不同文献对于“肖芒”各品种的基原有不同观点，且有不同科属植物作同一药材品种基原使用的情况。据文献记载，尼泊尔酸模 *Rumex nepalensis* Spreng. 为“肖芒”或“ལུང་ཤོ།”（隆肖）的基原之一，《部标藏药》和《青海藏标》以“酸模 /ཤོ་མང་།/ 肖芒”之名收载了该种；《青海藏标》在该条附注中指出酸模 *Rumex acetosa* L. 也可作“肖芒”入药。（参见“车前状垂头菊”“酸模”条）

《月王药诊》中记载有“ལྕུམ་རྩ།”（君木扎）。《晶珠本草》记载“君木扎”分为上[“ལྕུམ་རྩ།”（君木扎）]、中[“ཆུ་རྩ།”（曲扎、曲什扎）]、下[“ཆུ་མ་རྩི།”（曲玛孜）]3品，言其为泻毒热腑热、泻除“培根”之药物。现代文献记载的“君木扎”类的基原主要为蓼科大黄属（*Rheum*）植物，也习称为“大黄”类。有文献记载尼泊尔酸模 *Rumex nepalensis* Spreng. 为中品“曲什扎”的基原之一，《藏标》以“亚大黄 /ཆུ་རྩ།/ 曲什扎”之名收载了穗序大黄 *Rheum spiciforme* Royle。（参见“酸模”“穗序大黄”条）

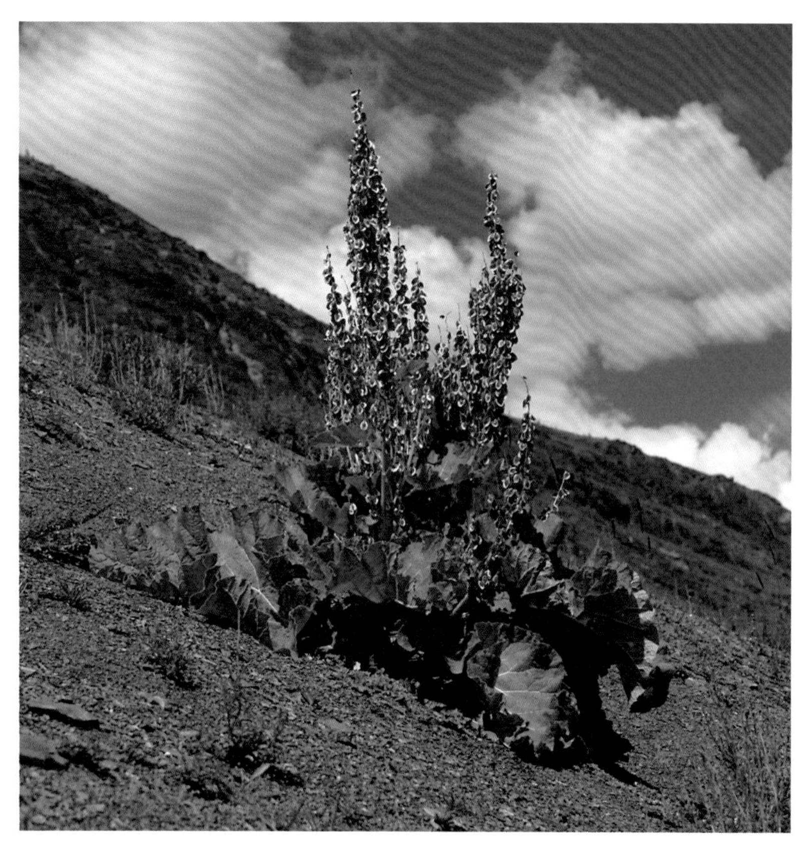

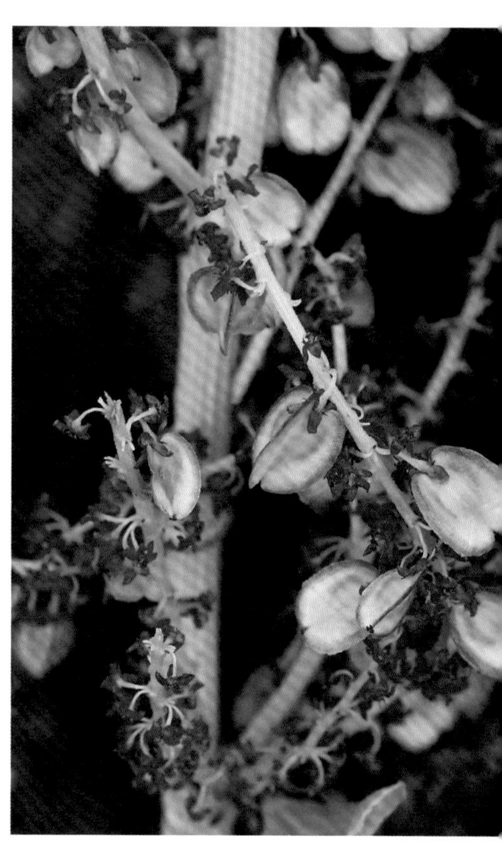

蓼科（Polygonaceae） 大黄属（*Rheum* L.）

藏边大黄 *Rheum australe* D. Don（*R. emodi* Wall.）

药 材 名 曲札；ཆུ་རྩ།（曲扎、曲札、曲什扎）。

标 准 《西藏藏标》。

植物形态 参见《中国植物志》第二十五卷第一分册第 172 页。

分布与生境 分布于我国西藏中部和东部（林周、加查等）。生长于海拔 3 400 ~ 4 300 m 的高山草甸、荒山草地。尼泊尔、印度等也有分布。

药用部位 根及根茎。

采收与加工 秋季采挖，洗净，切片，晾干。

性 味 味苦，化后味苦，性寒。

功能与主治 消炎，消食除胀。用于伤口发炎，“培根”病，消化不良，胃腹胀痛等。

用量与用法 3 ~ 5 g。

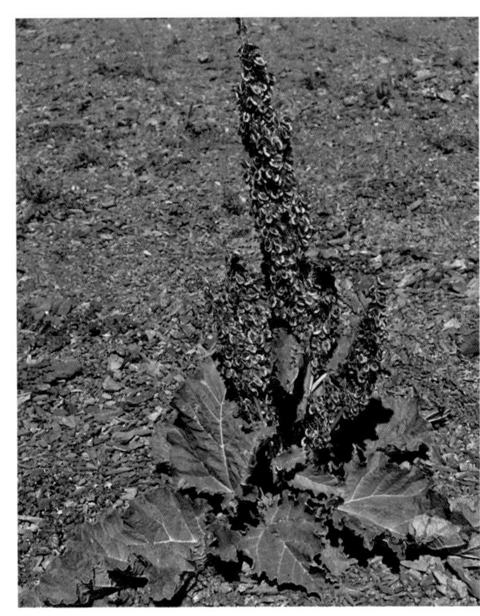

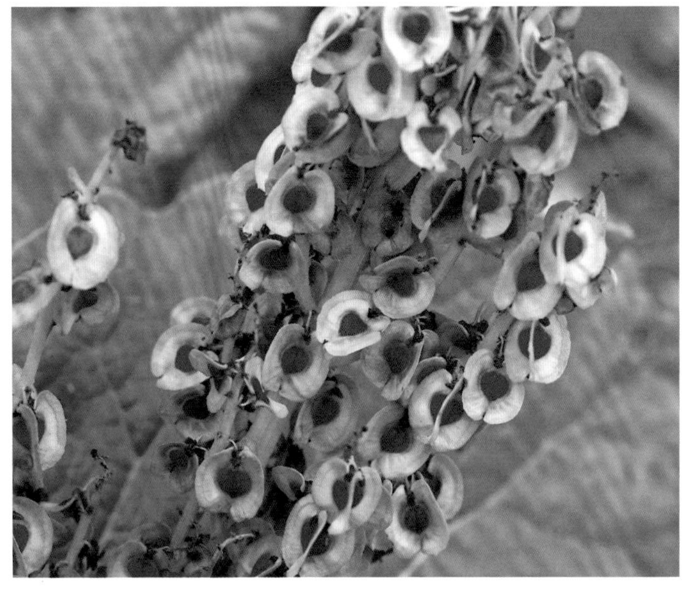

附　注

《晶珠本草》记载“ཆུམ་རྩྭ།”（君木扎）分为大、中、小 3 种（或上、中、下 3 品）。据现代文献记载和实地调查，现各地藏医使用的“君木扎”类（又称“大黄”类）药材均来源于蓼科多属多种植物，通常上品称“ཆུམ་རྩྭ།”（君木扎，又称“大黄”），中品称“ཆུ་རྩྭ།”（曲扎，又称“亚大黄”），下品称“ཆུ་མ་རྩི།”（曲玛孜，又称“小大黄”）；但各标准和文献中记载的各品种的基原有交叉。有文献记载藏边大黄 *R. australe* D. Don 为上品“君木扎”或中品“曲扎”的基原之一，《西藏藏标》以“ཆུ་རྩྭ།/ 曲札 / 曲札”之名收载了藏边大黄 *R. emodi* Wall.（*R. australe* D. Don）。（参见“鸡爪大黄”“西伯利亚蓼”“小大黄”条）

在《中国植物志》中，藏边大黄的拉丁学名为 *R. australe* D. Don，*R. emodi* Wall. 为其异名。

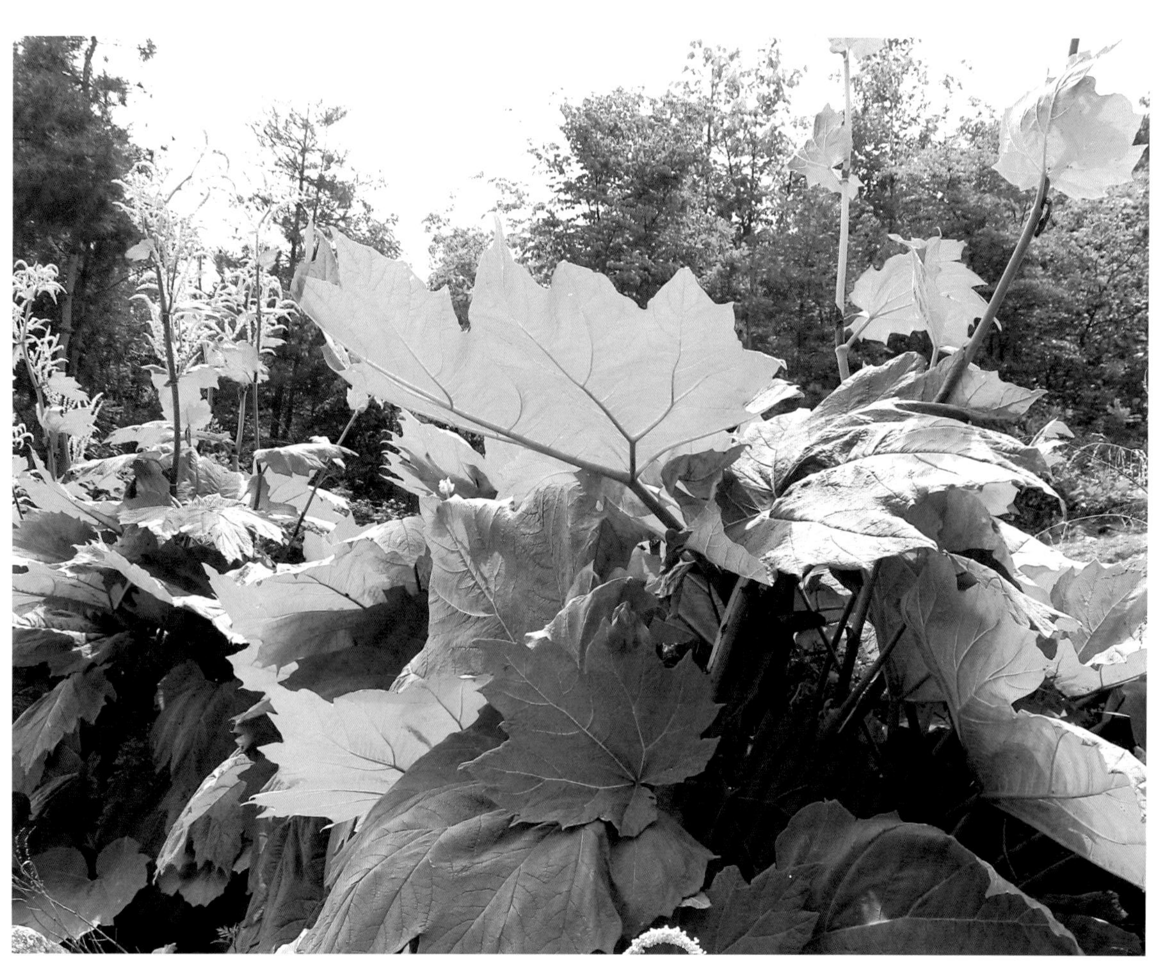

蓼科（Polygonaceae） 大黄属（*Rheum* L.）

药用大黄 *Rheum officinale* Baill.

药 材 名 大黄；ཆུམ་རྩ།（君木扎、京杂）。

标 准 《部标藏药·附录》、《藏标》、《青海藏标·附录》（1992 年版）。

植物形态 参见《中国植物志》第二十五卷第一分册第 182 页。

分布与生境 分布于我国陕西（秦岭一带）、四川（康定、石棉、万源等）、重庆（酉阳、石柱）、云南、湖北（恩施）及河南西南部与湖北交界处。四川康定、道孚、石棉曾有栽培。生长于海拔 1 200 ～ 4 500 m 的山坡草地、高山草甸、灌丛、林下、山沟。

药用部位 根及根茎。

采收与加工 秋末茎叶枯萎或翌年春季植株发芽前采挖，除去细根，刮去外皮，切瓣或段，绳穿成串，干燥（晒干、烘干或熏干）。

性　　味 味苦，性寒。

功能与主治 泻热攻下，行瘀化积，抗菌消炎。用于实热便秘，谵语发狂，食积痞满，里急后重，湿热黄疸，血瘀经闭，痈肿疔毒。

用量与用法 3 ~ 12 g。内服研末；或入丸、散。

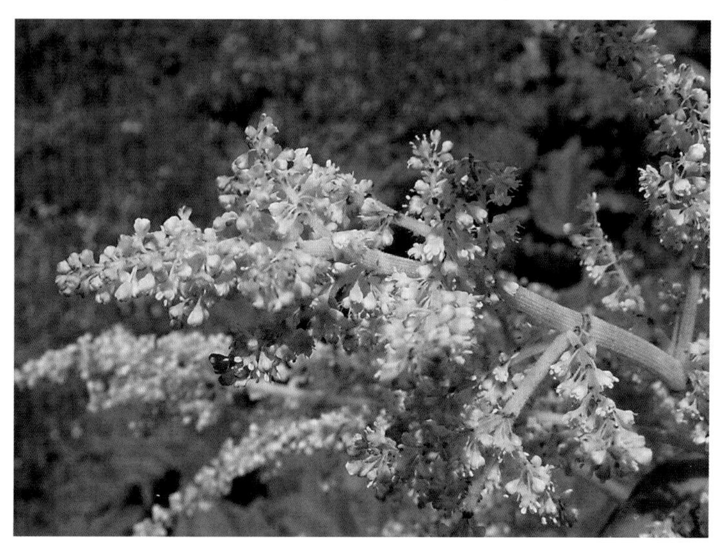

附　注

《月王药诊》中记载有“ཆུམ་རྩ།”（君木扎、君木杂、君扎、京杂）。《晶珠本草》记载“君木扎”分大、中、小 3 种（或上、中、下 3 品），言其为泻毒热腑热、泻除“培根”之药物。据现代文献记载和实地调查，现各地藏医使用的“君木扎”类（也习称“大黄”类）的基原包括蓼科多属多种植物，通常分为大 [“ཆུམ་རྩ།”（君木扎），大黄]、中 [“ཆུ་རྩ།”（曲扎），亚大黄]、小 [“ཆུ་མ་རྩ།”（曲玛孜），小大黄]3 类，但不同文献或标准对“大黄”类各品种的基原有不同观点，各品种的基原也有交叉。《部标藏药・附录》《青海藏标・附录》《藏标》以“大黄 /ཆུམ་རྩ།/ 君木扎”之名收载了药用大黄 *R. officinale* Baill.、掌叶大黄 *R. palmatum* L.、鸡爪大黄 *R. tanguticum* Maxim. ex Balf.（唐古特大黄）。（参见“苞叶大黄”“鸡爪大黄”“穗序大黄”“小大黄”“掌叶大黄”条）

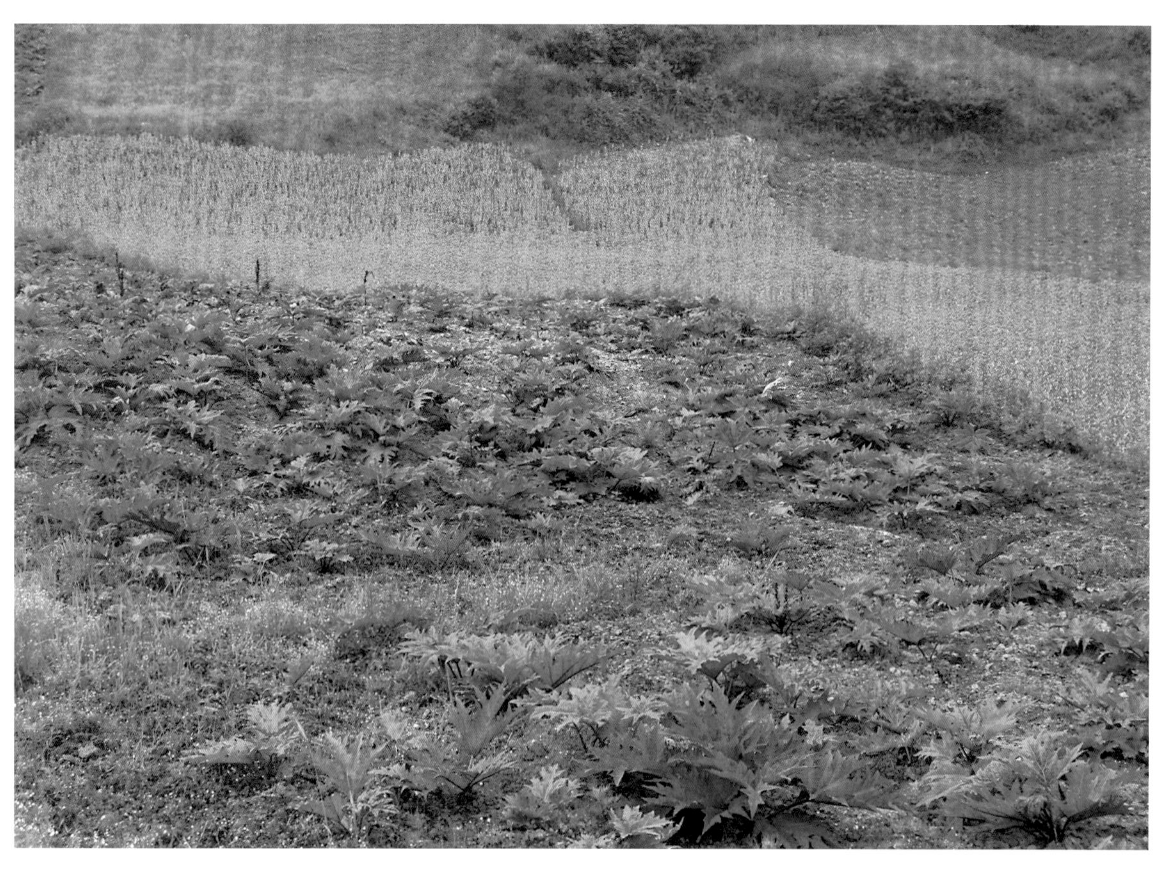

蓼科（Polygonaceae） 大黄属（*Rheum* L.）

掌叶大黄 *Rheum palmatum* L.

药 材 名 大黄；ཆུ་རྩ།（君木扎、京杂）。

标　　准 《部标藏药·附录》、《藏标》、《青海藏标·附录》（1992 年版）。

植物形态 参见《中国植物志》第二十五卷第一分册第 184 页。

分布与生境 分布于我国甘肃（合作）、四川（康定）、青海、云南西北部、西藏东部（类乌齐、芒康）等。我国甘肃等有栽培。生长于海拔 1 500 ～ 4 400 m 的山坡、山谷湿地。

药用部位 根及根茎。

采收与加工 秋末茎叶枯萎或翌年春季植株发芽前采挖，除去细根，刮去外皮，切瓣或段，绳穿成串，干燥（晒干、烘干或熏干）。

性　　味　味苦，性寒。

功能与主治　泻热攻下，行瘀化积，抗菌消炎。用于实热便秘，谵语发狂，食积痞满，里急后重，湿热黄疸，血瘀经闭，痈肿疔毒。

用量与用法　3 ~ 12 g。内服研末；或入丸、散。

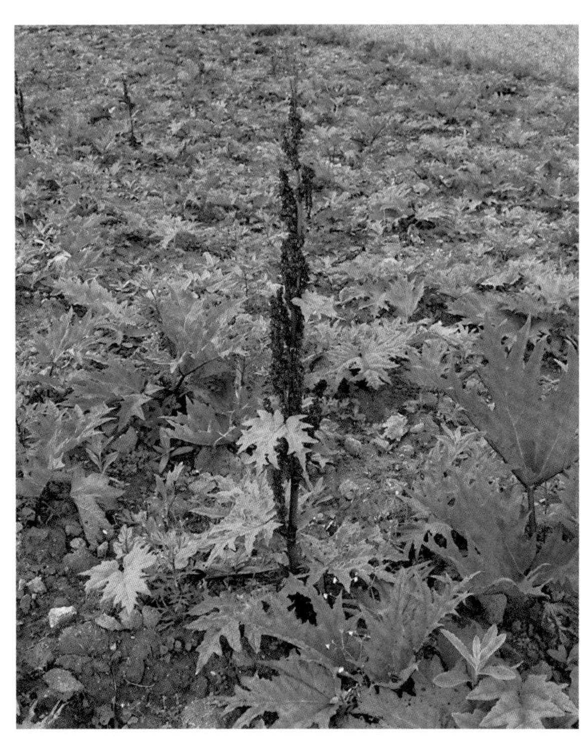

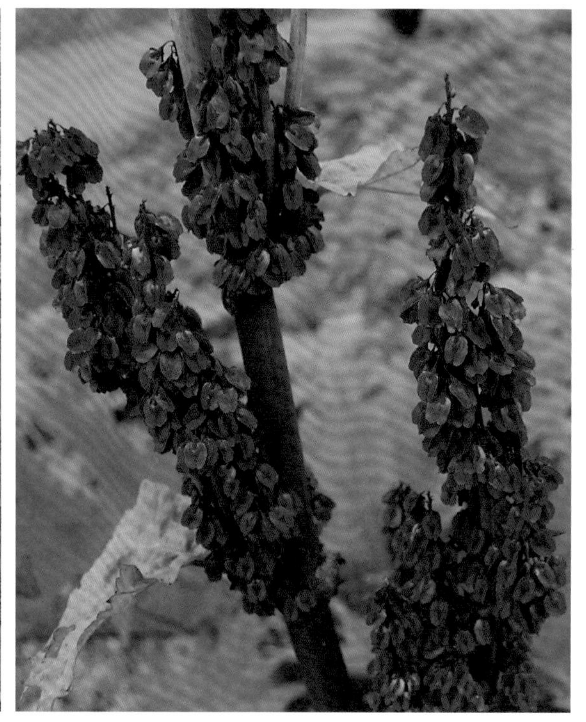

附　注

《月王药诊》中记载有"ལྕུམ་རྩ"（君木扎、君木杂、君扎、京杂）。《晶珠本草》记载"君木扎"分为大、中、小 3 种（或上、中、下 3 品）。据现代文献记载和实地调查，现各地藏医使用的"君木扎"类的基原均为蓼科植物，主要为大黄属和酸模属（*Rumex*）植物，包括多种，通常上品称"ལྕུམ་རྩ།"（君木扎，又称"大黄"），中品称"ཆུ་རྩ།"（曲扎、曲什扎，又称"亚大黄"），下品称"ཆུ་མ་རྩི།"（曲玛孜，又称"小大黄"），但各标准和文献中记载的各品种的基原有所不同，也有交叉。《部标藏药·附录》《青海藏标·附录》《藏标》以"大黄 /ལྕུམ་རྩ།/ 君木扎"之名收载了药用大黄 *Rheum officinale* Baill.、掌叶大黄 *Rheum palmatum* L.、鸡爪大黄 *Rheum tanguticum* Maxim. ex Balf.（唐古特大黄）。（参见"鸡爪大黄""尼泊尔酸模""小大黄""药用大黄"条）

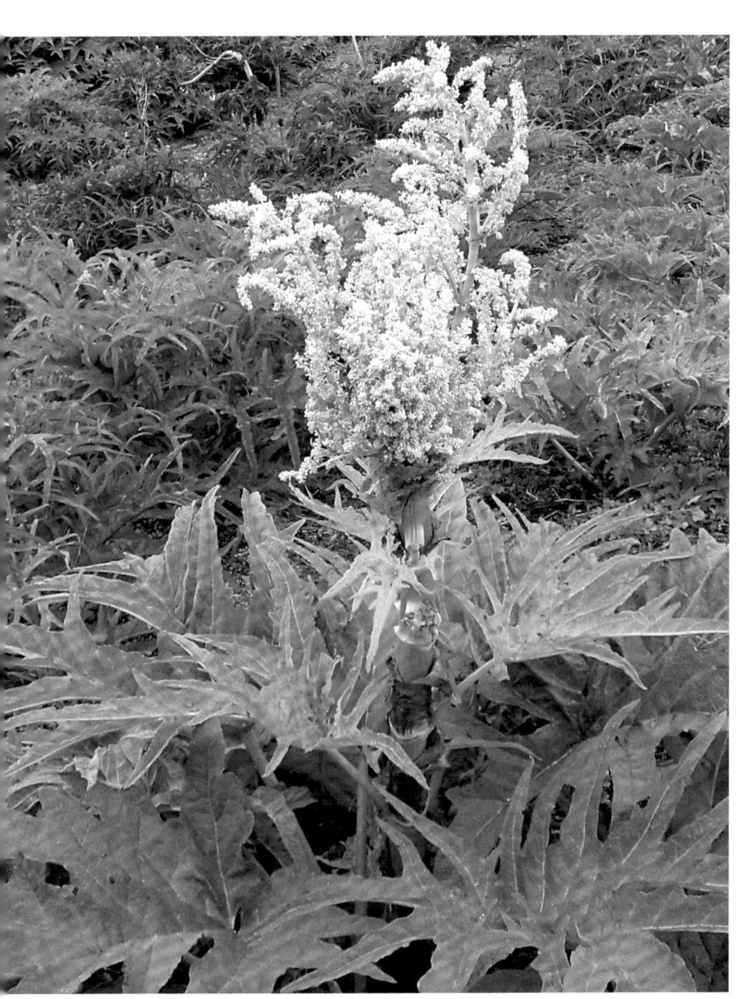

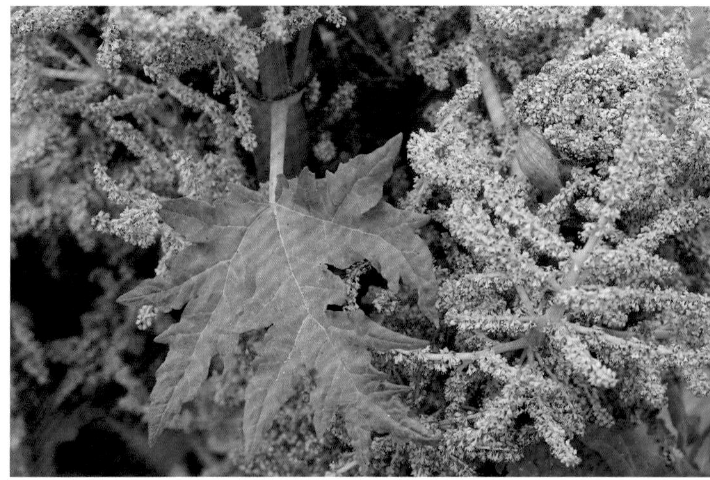

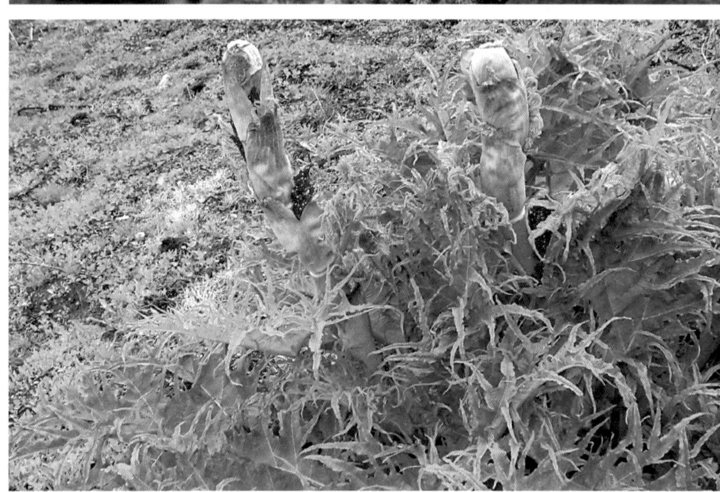

蓼科（Polygonaceae） 大黄属（*Rheum* L.）

鸡爪大黄 *Rheum tanguticum* Maxim. ex Balf.（唐古特大黄）

药 材 名 大黄；ཆུམ་རྩ།（君木扎、京杂）。

标 准 《部标藏药·附录》、《藏标》、《青海藏标·附录》（1992 年版）。

植物形态 参见《中国植物志》第二十五卷第一分册第 184 ～ 186 页。

分布与生境 分布于我国甘肃（合作）、青海（同仁、玛沁、达日）、四川（石渠）、西藏（左贡）等。我国甘肃（岷县、宕昌、礼县等）有栽培。生长于海拔 1 600 ～ 4 300 m 的高山草坡、草甸、灌丛、沟谷中。

药用部位　根及根茎。

采收与加工　秋末茎叶枯萎或翌年春季植株发芽前采挖，除去细根，刮去外皮，切瓣或段，绳穿成串，干燥（晒干、烘干或熏干）。

性　　味　味苦，性寒。

功能与主治　泻热攻下，行瘀化积，抗菌消炎。用于实热便秘，谵语发狂，食积痞满，里急后重，湿热黄疸，血瘀经闭，痈肿疔毒。

用量与用法　3 ~ 12 g。内服研末；或入丸、散。

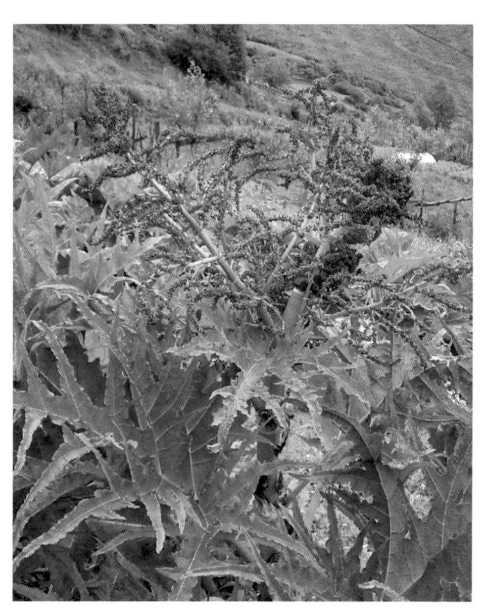

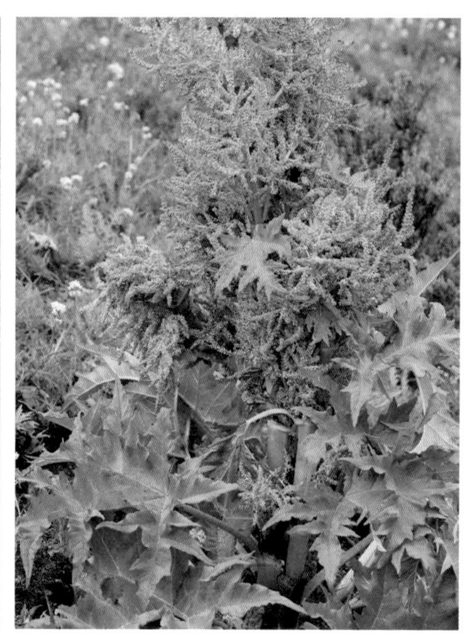

附　注

《月王药诊》中记载有"ཆུམ་རྩ།"（君木扎、君木杂、君扎、京杂）。《晶珠本草》记载"君木扎"分为大、中、小 3 种（或上、中、下 3 品）。据现代文献记载和实地调查，现各地藏医使用的"君木扎"类的基原均为蓼科植物，通常上品称"ཆུམ་རྩ།"（君木扎，又称"大黄"），中品称"ཆུ་རྩ།"（曲扎、曲什扎，又称"亚大黄"），下品称"ཆུ་མ་རྩི།"（曲玛孜，又称"小大黄"），但各标准和文献中记载的各品种的基原有所不同，也有交叉。《部标藏药·附录》《青海藏标·附录》《藏标》以"大黄 /ཆུམ་རྩ།/ 君木扎"之名收载了药用大黄 *R. officinale* Baill.、掌叶大黄 *R. palmatum* L.、鸡爪大黄 *R. tanguticum* Maxim. ex Balf.（唐古特大黄）。（参见"穗序大黄""药用大黄""藏边大黄""掌叶大黄"条）

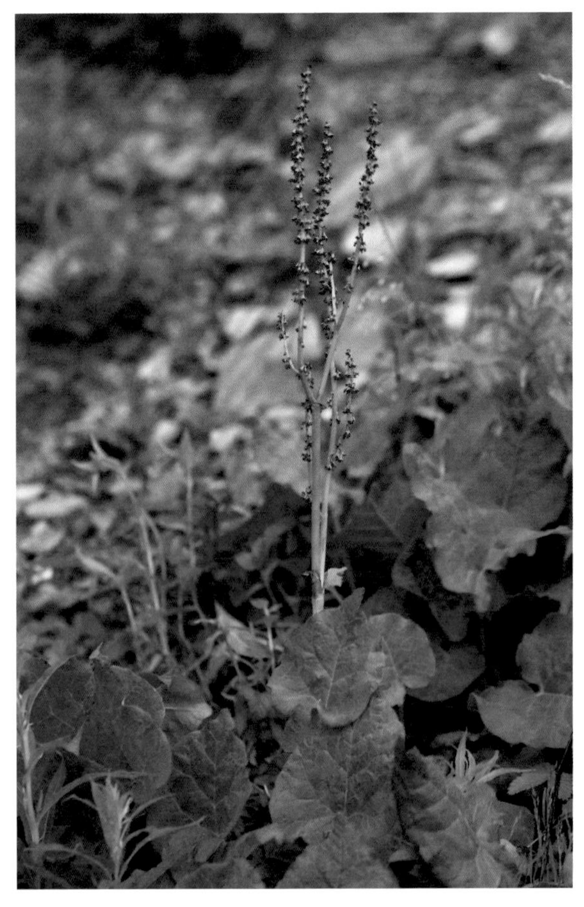
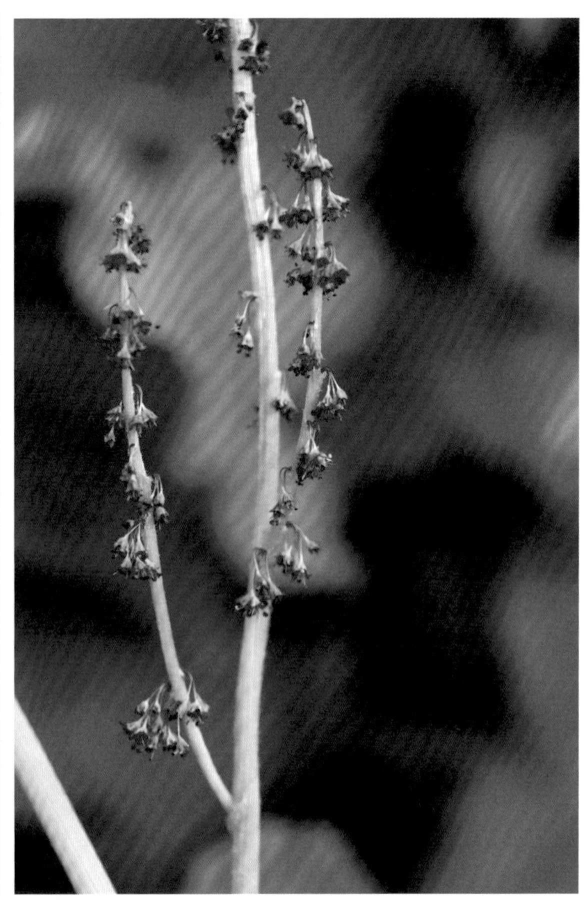

蓼科（Polygonaceae） 大黄属（*Rheum* L.）

疏枝大黄 *Rheum kialense* Franch.

药 材 名 亚大黄；ཆུ་རྩ།（曲札、曲扎、曲匝、曲什扎、曲杂）。

标 准 《四川藏标》（2014 年版）。

植物形态 参见《中国植物志》第二十五卷第一分册第 189 ~ 191 页。

分布与生境 分布于我国四川。生长于海拔 2 800 ~ 3 900 m 的高山山坡、林下。

药用部位 根及根茎。

采收与加工 秋季挖取，洗净，晒干。

性 味 味苦，性凉、平。

功能与主治 清热解毒，愈创。用于“培根”病，伤口不愈。

用量与用法 1.5 g。

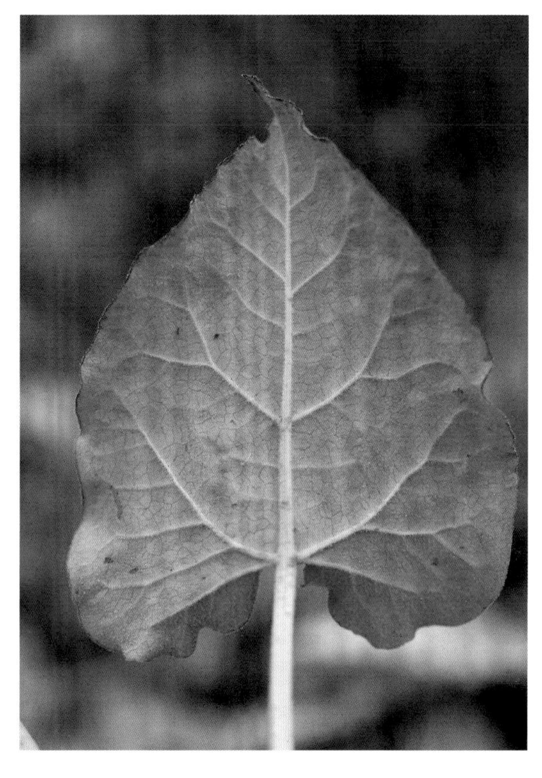

附 注

《晶珠本草》记载“ཀླུམ་རྩ།”（君木扎）分大、中、小 3 种（或上、中、下 3 品）。现代文献记载的“君木扎”类 [“ཀླུམ་རིགས།”（君木惹）] 的基原均为蓼科植物，通常上品称“ཀླུམ་རྩ།”（君木扎，又称“大黄”），中品称“ཆུ་རྩ།”（曲扎、曲什扎，又称“亚大黄”），下品称“ཆུ་མ་རྩི།”（曲玛孜，又称“小大黄”），各标准和文献中记载的各品种的基原有交叉，其中中品“曲扎”的基原涉及大黄属、酸模属（*Rumex*）的多种植物。《部标藏药》《藏标》《西藏藏标》《四川藏标》等收载的“亚大黄 /ཆུ་རྩ།/ 曲什扎（曲杂）”的基原有穗序大黄 *Rheum spiciforme* Royle、小大黄 *Rheum pumilum* Maxim.、藏边大黄 *Rheum emodi* Wall.（*Rheum australe* D. Don）、疏枝大黄 *Rheum kialense* Franch.。文献记载作“曲扎”基原的还有歧穗大黄 *Rheum przewalskyi* A. Los.（*Rheum scaberrimum* Lingelsh.）、拉萨大黄 *Rheum lhasaense* A. J. Li et P. K. Hsiao、齿果酸模 *Rumex dentatus* L.、尼泊尔酸模 *Rumex nepalensis* Spreng. 等。也有文献认为，《晶珠本草》将“君木扎”类分为上、中、下 3 品，为南派藏医的观点；《蓝琉璃》将“曲扎”分为雄性、雌性、中性 3 类，为北派藏医的观点。疏枝大黄 *Rheum kialense* Franch.、拉萨大黄 *Rheum lhasaense* A. J. Li et P. K. Hsiao、红脉大黄 *Rheum inopinatum* Prain 等应为《蓝琉璃》记载的“曲扎”的中性者 [“མ་ནིང་ཆུ་ཆུང་།”（玛林曲琼），又称“མ་ནིང་ཆུ་རྩ།”（玛林曲扎）]。（参见“尼泊尔酸模”“穗序大黄”“药用大黄”“藏边大黄”等条）。

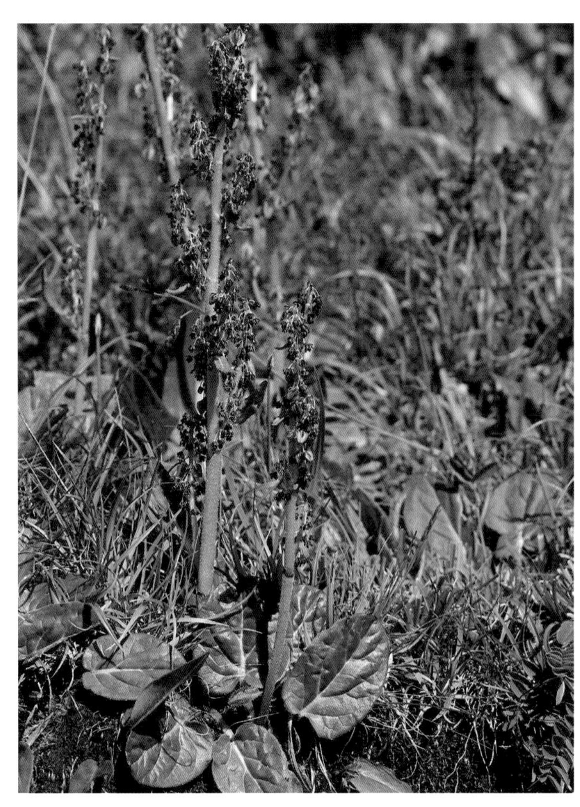

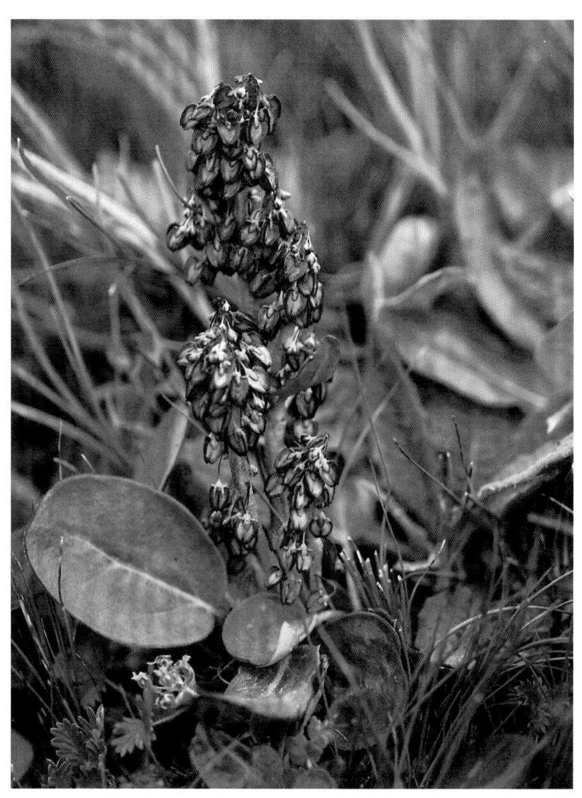

蓼科（Polygonaceae） 大黄属（*Rheum* L.）

小大黄 *Rheum pumilum* Maxim.

药 材 名 亚大黄；ཆུ་རྩ།（曲什扎、曲杂）。曲玛孜、小大黄；ཆུ་མ་རྩི།（曲玛孜）。

标 准 《部标藏药·附录》、《藏标》、《青海藏标·附录》（1992 年版）、《青海藏标》（2019 年版）。

植物形态 参见《中国植物志》第二十五卷第一分册第 194 页。

分布与生境 分布于我国四川（康定）、青海（大通、互助）、甘肃（合作）、西藏等。生长于海拔 2 800 ～ 4 500 m 的山坡、草地、灌丛下。

药用部位 全草或根及根茎。

采收与加工 夏末秋初花期采集全草，洗净，晾干。秋末采挖根及根茎，洗净，阴干。

性　　味　全草，味苦、酸，性寒。根及根茎，味苦、酸，性凉。

功能与主治　全草或根及根茎，清肠胃积热，泻下。用于便秘，腹水，黄水病，腹痛，癥瘕，瘀血疼痛。

用量与用法　全草，3 ~ 5 g。根及根茎，3 ~ 6 g。多配方用。外用适量。

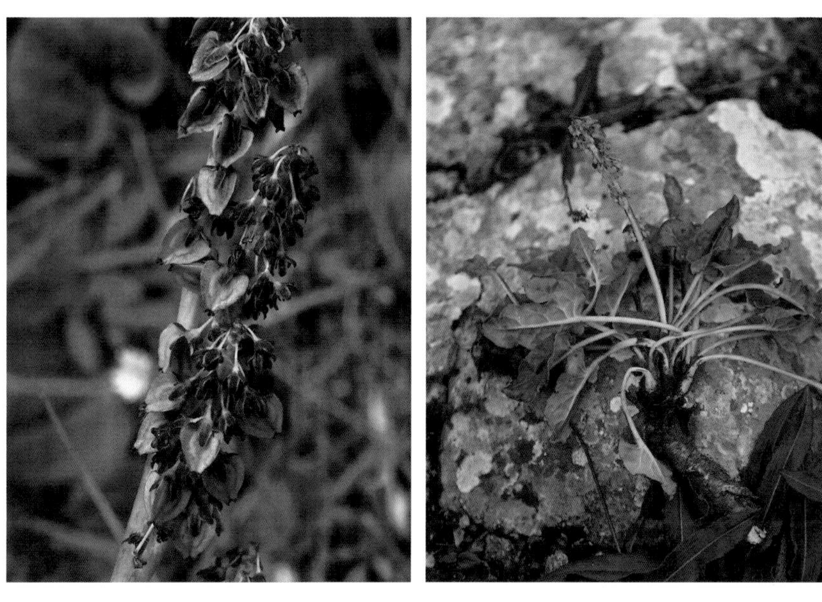

附　注

《月王药诊》中记载有“ལྕུམ་རྩ།”（君木扎、君木杂、君扎、京杂）。《晶珠本草》记载“君木扎”分为大、中、小 3 种（或上、中、下 3 品）。据现代文献记载和实地调查，现各地藏医使用的“君木扎”类（又习称“大黄”类）的基原包括蓼科多属多种植物，通常上品称“ལྕུམ་རྩ།”（君木扎，又称“大黄”），中品称“ཆུ་རྩ།”（曲扎、曲什扎，又称“亚大黄”），下品称“ཆུ་མ་རྩི།”（曲玛孜，又称“小大黄”），但各标准和文献中记载的各品种的基原有交叉，其功能与主治也不尽相同。《藏标》以“亚大黄 /ཆུ་རྩ།/ 曲什扎”之名收载了穗序大黄 *R. spiciforme* Royle，规定以其根及根茎入药，另条以“曲玛孜 /ཆུ་མ་རྩི།/ 曲玛孜”之名收载了小大黄 *R. pumilum* Maxim. 和同科植物西伯利亚蓼 *Polygonum sibiricum* Laxm.，规定以其全草入药；《部标藏药 · 附录》和《青海藏标 · 附录》（1992 年版）以“亚大黄 /ཆུ་རྩ།/ 曲杂”之名收载了小大黄 *R. pumilum* Maxim.，规定以其全草入药；《青海藏标》（2019 年版）则在正文中以“小大黄 /ཆུ་མ་རྩི།/ 曲玛孜”之名收载了小大黄 *R. pumilum* Maxim.，规定以其根及根茎入药。（参见“穗序大黄”“西伯利亚蓼”“药用大黄”条）

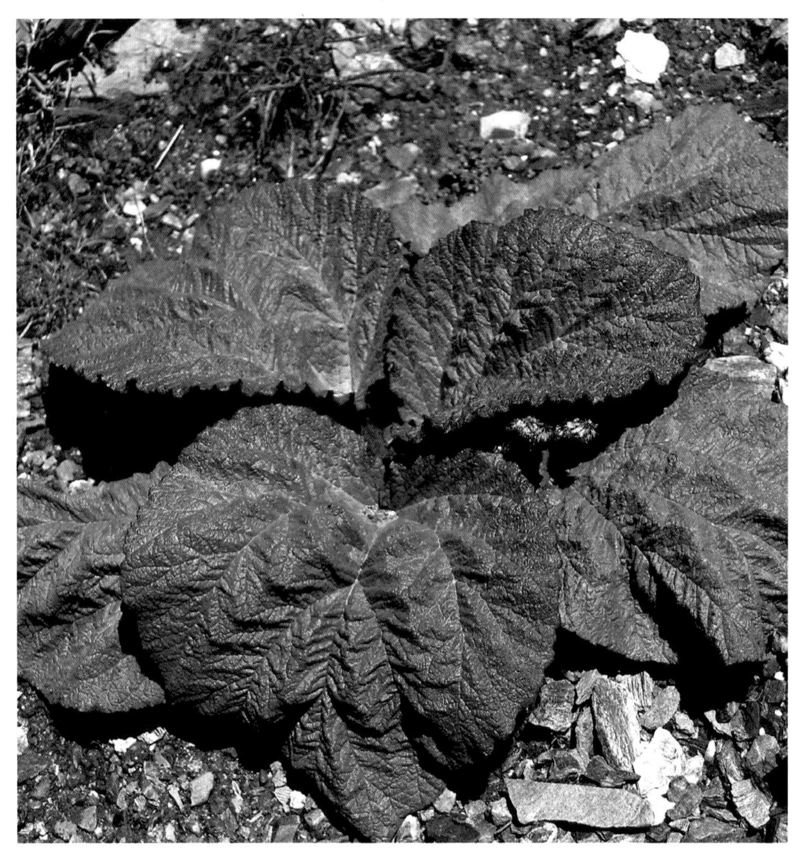
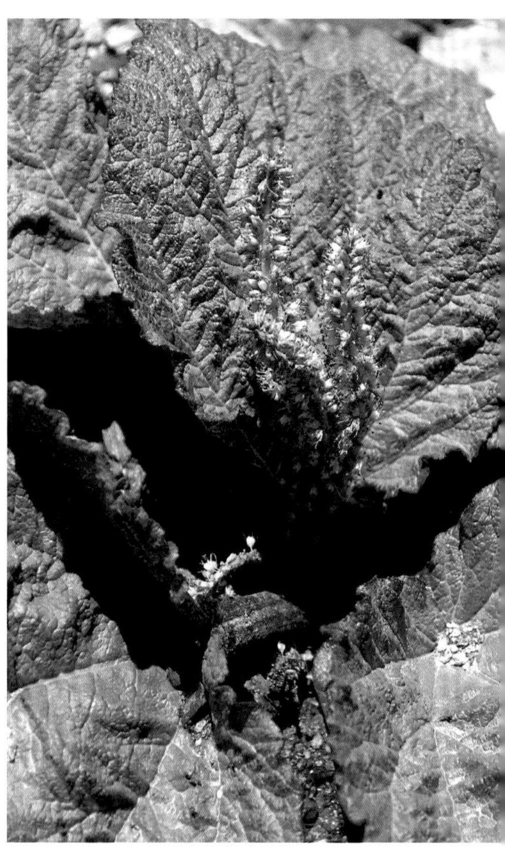

蓼科（Polygonaceae） 大黄属（*Rheum* L.）

穗序大黄 *Rheum spiciforme* Royle

药 材 名 亚大黄；ཆུ་རྩྭ།（曲什扎、曲扎、曲杂）。

标 准 《藏标》、《四川藏标》（2014 年版）。

植物形态 参见《中国植物志》第二十五卷第一分册第 200 ~ 203 页。

分布与生境 分布于我国西藏（阿里，曲松）。生长于海拔 4 000 ~ 5 000 m 的高山碎石坡、河滩沙砾地。喜马拉雅山脉地区其他国家及巴基斯坦、阿富汗也有分布。

药用部位 根及根茎。

采收与加工 秋季采挖，洗净，切片，阴干。

性　　味　味苦、酸，性凉、平。

功能与主治　消炎，泻下，愈创。用于大便秘结，多种炎症，伤口不愈。(《藏标》)
清热解毒，愈疮。用于“培根”病，伤口不愈。[《四川藏标》(2014年版)]

用量与用法　2～5 g(《藏标》)；1.5 g [《四川藏标》(2014年版)]。

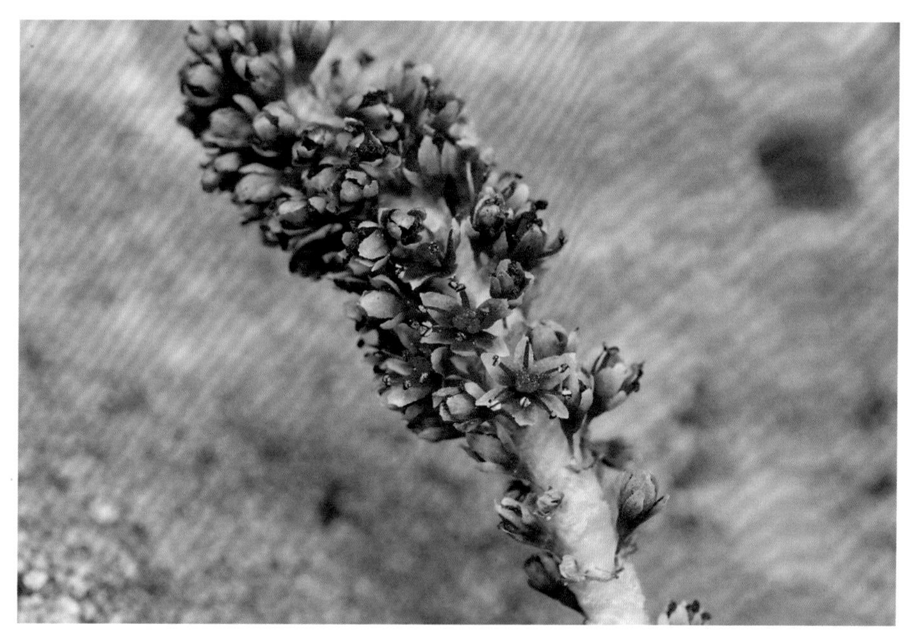

附　注

《月王药诊》中记载有“ཆུམ་རྩ།”(君木扎、君木杂)。《晶珠本草》记载“君木扎”分为大、中、小3种或上、中、下3品。据现代文献记载和实地调查，现各地藏医使用的“君木扎”类的基原涉及蓼科的多属多种植物，主要为大黄属植物，通常上品称“ཆུམ་རྩ།”(君木扎，又称“大黄”)，中品称“ཆུ་རྩ།”(曲扎、曲什扎，又称“亚大黄”)，下品称“ཆུ་མ་རྩི།”(曲玛孜，又称“小大黄”)，但不同标准和文献中记载的各品种的基原有交叉。《藏标》以“亚大黄/ཆུ་རྩ།/曲什扎”之名收载了穗序大黄 *Rheum spiciforme* Royle 及其同属多种植物；《四川藏标》则收载了穗序大黄 *Rheum spiciforme* Royle 及疏枝大黄 *Rheum kialense* Franch.，规定以其根及根茎入药；而《部标藏药·附录》和《青海藏标·附录》以“亚大黄/ཆུ་རྩ།/曲杂”之名收载了小大黄 *Rheum pumilum* Maxim.，规定以其全草入药。也有文献记载尼泊尔酸模 *Rumex nepalensis* Spreng. 为“亚大黄”的基原之一，该种在《部标藏药》和《青海藏标》中以“酸模/ཤོམ་ཐང་།/肖芒”之名被收载，该种药材的功能和主治与“亚大黄”不同，二者为不同药物。(参见“尼泊尔酸模”“小大黄”“药用大黄”条)

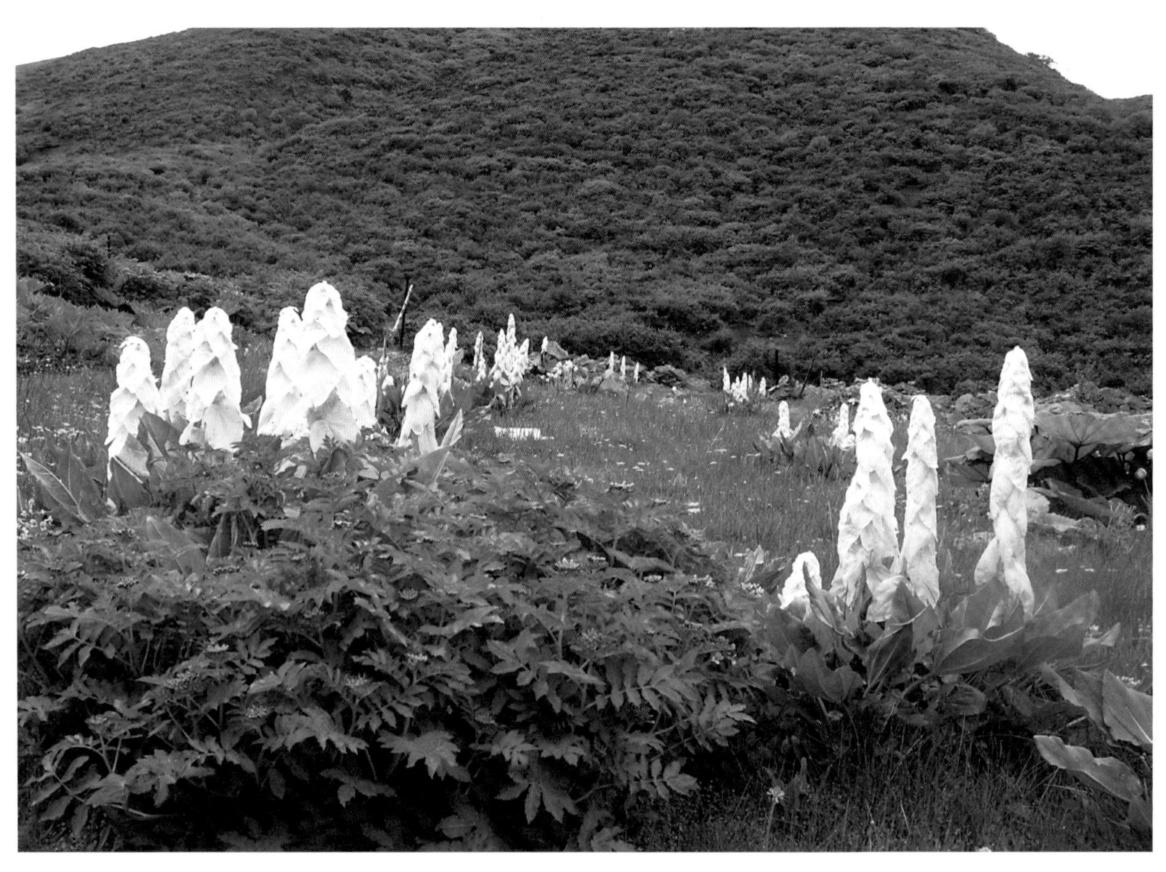

蓼科（Polygonaceae）　大黄属（*Rheum* L.）

苞叶大黄 *Rheum alexandrae* Batal.（水黄）

药　材　名　苞叶大黄；ཆུ་མ་རྩི།（曲玛孜）。

标　　　准　《四川藏标》（2020 年版）。

植 物 形 态　参见《中国植物志》第二十五卷第一分册第 209 页。

分布与生境　分布于我国西藏东部、四川西部、云南西北部。生长于海拔 3 000 ~ 4 500 m 的山坡多石草地、沼泽、湿草地。

药 用 部 位　根及根茎。

采收与加工　秋末茎叶枯萎或翌年春季植株发芽前采挖，洗净，干燥或切块、片，干燥。

性　　味　味涩、苦，性凉。

功能与主治　除湿，消肿，解渴。用于黄水病，浮肿，口干舌燥。

用量与用法　6 ~ 10 g。外用适量，研末撒敷。

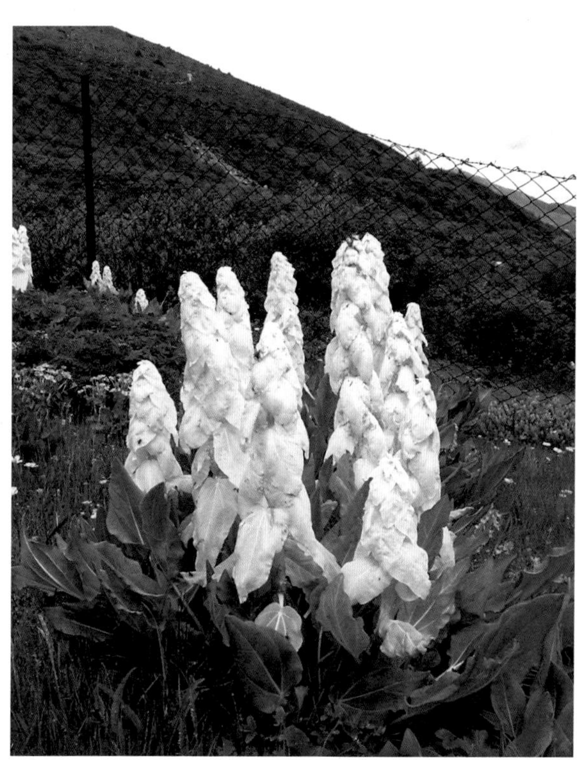

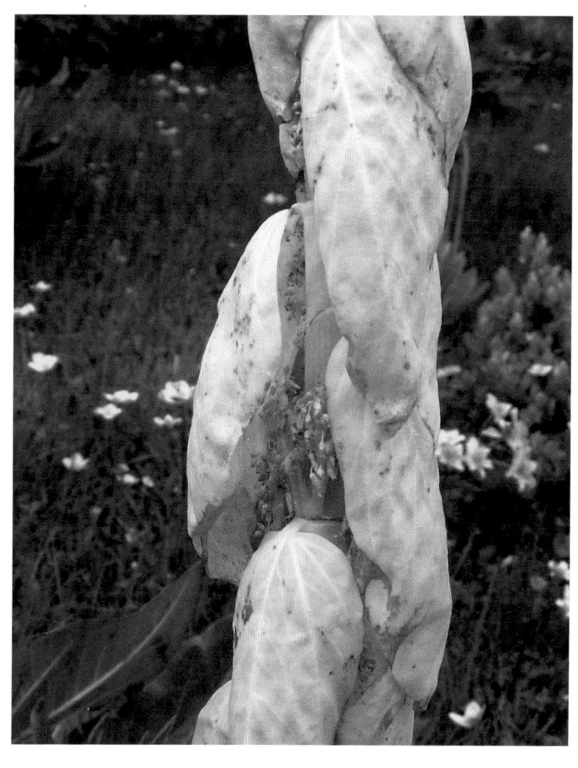

附　注

《晶珠本草》记载“ཆུམ་རྩྭ”（君木扎）为泻毒热腑热、泻除“培根”之药物，言其分为大、中、小 3 种（或上、中、下 3 品）。据现代文献记载和实地调查，现各地藏医使用的“君木扎”类（又称“大黄”类）的基原均为蓼科植物，包括多种，通常上品称“ཆུམ་རྩྭ”（君木扎、君扎，又称“大黄”），中品称“ཆུ་རྩྭ”（曲扎、曲什扎，又称“亚大黄”），下品称“ཆུ་མ་རྩི”（曲玛孜，又称“小大黄”），但不同标准和文献记载的各品种的基原存在交叉，各地习用的种类也有差异。据文献记载，苞叶大黄 *R. alexandrae* Batal. 为下品“曲玛孜”的基原之一，也是四川甘孜、阿坝藏医所用“曲玛孜”的主要基原之一；《四川藏标》以“苞叶大黄 /ཆུ་མ་རྩི/ 曲玛孜”之名收载了该种。此外，文献记载不同地区作“曲玛孜”基原的还有小大黄 *R. pumilum* Maxim.、塔黄 *R. nobile* Hook. f. et Thoms.、西伯利亚蓼 *Polygonum sibiricum* Laxm. 等。（参见“西伯利亚蓼”“小大黄”“药用大黄”“藏边大黄”条）

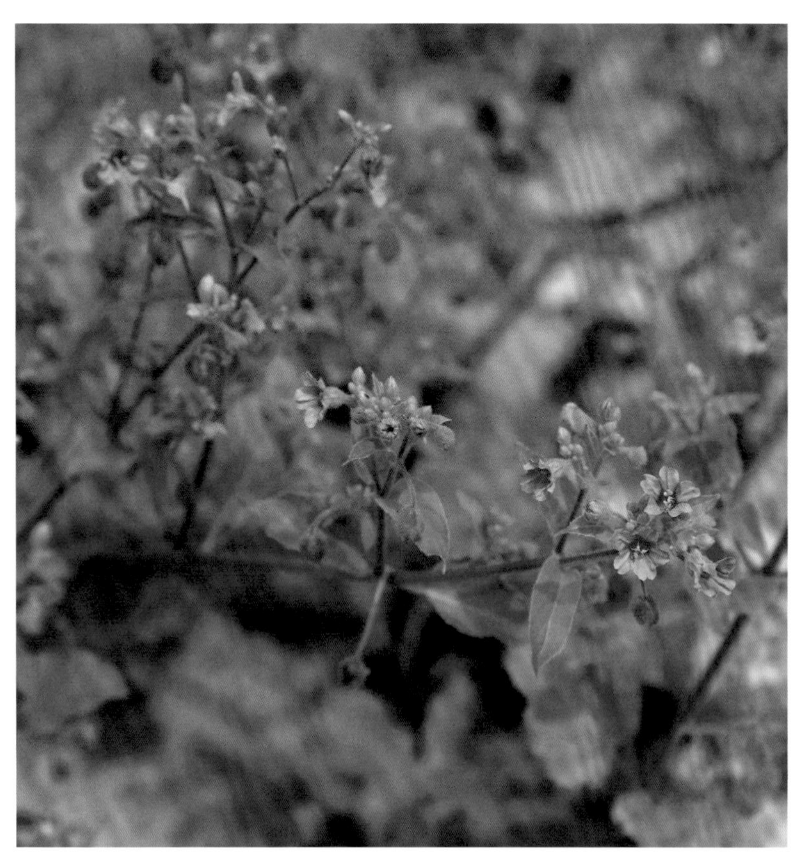
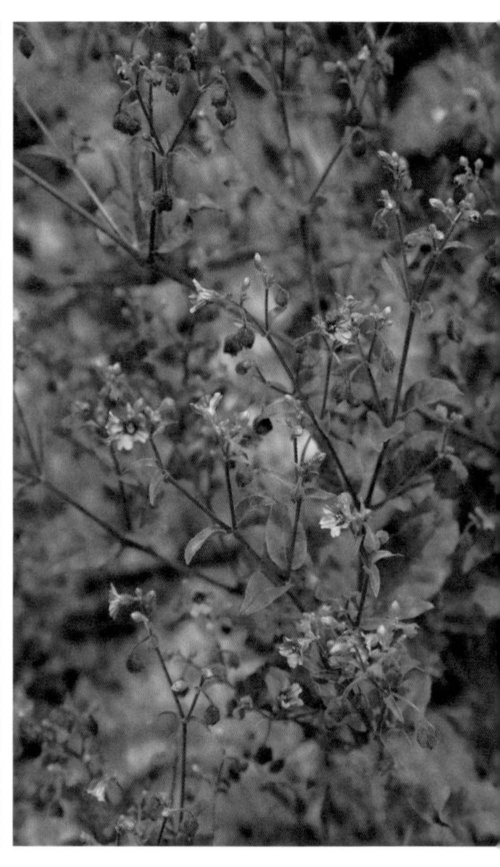

紫茉莉科（Nyctaginaceae） 山紫茉莉属（*Oxybaphus* L. Hér. ex Willd.）

山紫茉莉 *Oxybaphus himalaicus* Edgew. [喜马拉雅紫茉莉 *Mirabilis himalaica* (Edgew.) Heim.]

药 材 名 喜马拉雅紫茉莉、巴朱；བ་སྦྲུ།（巴朱、哇志）。

标 准 《部标藏药》、《藏标》、《青海藏标》（1992 年版）。

植物形态 参见《中国植物志》第二十六卷第 8 ~ 9 页。

分布与生境 分布于我国喜马拉雅山脉地区及西藏（加查、芒康）。生长于海拔 3 000 ~ 3 400 m 的干暖河谷、山地灌丛、草地、河边大石缝、石墙上。印度西北部、不丹也有分布。

药用部位 根。

采收与加工 秋季采挖，洗净，刮去外皮，切片，晒干。

性　　味　味甘、微辛，化后味甘，性热。

功能与主治　温肾健胃，利尿排石，滋补壮阳，干黄水，生肌。用于“楷常”病，黄水病，胃寒，肾虚寒，营养不良，阳痿，尿路结石，腰腿冷痛，关节肿痛，浮肿等。

用量与用法　3 ~ 6 g。内服煎汤；或入丸、散。

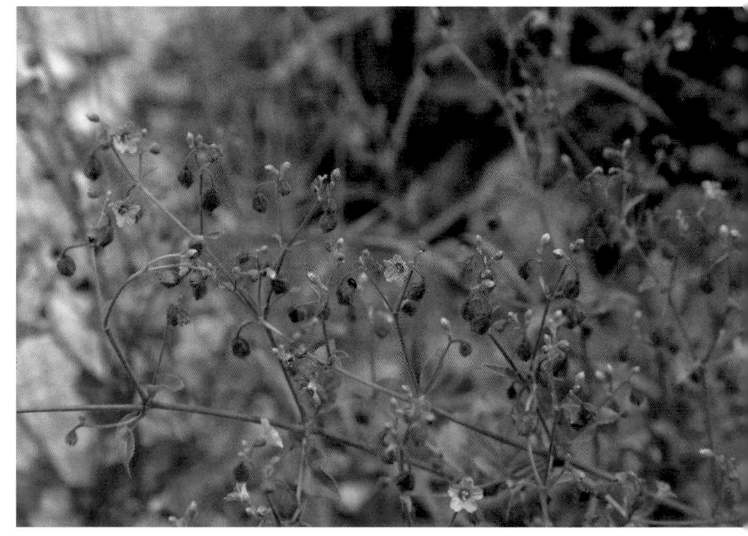

附　注

藏医药古籍《八支》《蓝琉璃》等记载“བ་སྙི”（巴朱）因花色不同有白、黑 2 种，言以其白者入药。《晶珠本草》记载“巴朱”根状如“ཐང་ཕྲོམ”（唐冲，莨菪类），言其分为上（花白色）、中（花红色）、下（花黑色）3 品。现代文献均记载“巴朱”以喜马拉雅紫茉莉 *M. himalaica* (Edgew.) Heim. 为正品，其变种中华紫茉莉 *M. himalaica* (Edgew.) Heim. var. *chinensis* Heim. 为代用品，文献并未明确区分记载古籍的黑、白 2 种或上、中、下 3 品。《部标藏药》《藏标》等以“喜马拉雅紫茉莉（巴朱）/བ་སྙི/ 巴朱（哇志）”之名收载了喜马拉雅紫茉莉 *M. himalaica* (Edgew.) Heim.。

在植物分类学上，喜马拉雅紫茉莉 *M. himalaica* (Edgew.) Heim. 原属紫茉莉属（*Mirabilis*）植物，现《中国植物志》将其从紫茉莉属中分出，归入山紫茉莉属中，并记载山紫茉莉 *O. himalaicus* Edgew.[喜马拉雅紫茉莉 *M. himalaica* (Edgew.) Heim.] 具 4 雄蕊，总苞密被黏腺毛，产喜马拉雅山脉西部地区（印度西北部、不丹），西藏是否有该种分布尚存疑，我国仅分布有该种的变种中华山紫茉莉 *O. himalaicus* Edgew. var. *chinensis* (Heim.) D. Q. Lu [中华紫茉莉 *M. himalaica* (Edgew.) Heim. var. *chinensis* Heim.]（雄蕊 5，茎疏被腺毛至近无毛）。但据调查，西藏加查雅鲁藏布江河谷地带确分布有山紫茉莉 *O. himalaicus* Edgew.。也有学者调查发现，在同一植株上有雄蕊 4 枚和 5 枚的花并存的现象，以雄蕊数区分该种及变种是否合适值得商榷。鉴于现“巴朱”药材均来源于野生资源，故推测“巴朱”的基原极有可能包括了山紫茉莉 *O. himalaicus* Edgew. 及其变种。本书暂将此 2 种均收载。（参见“中华山紫茉莉”条）

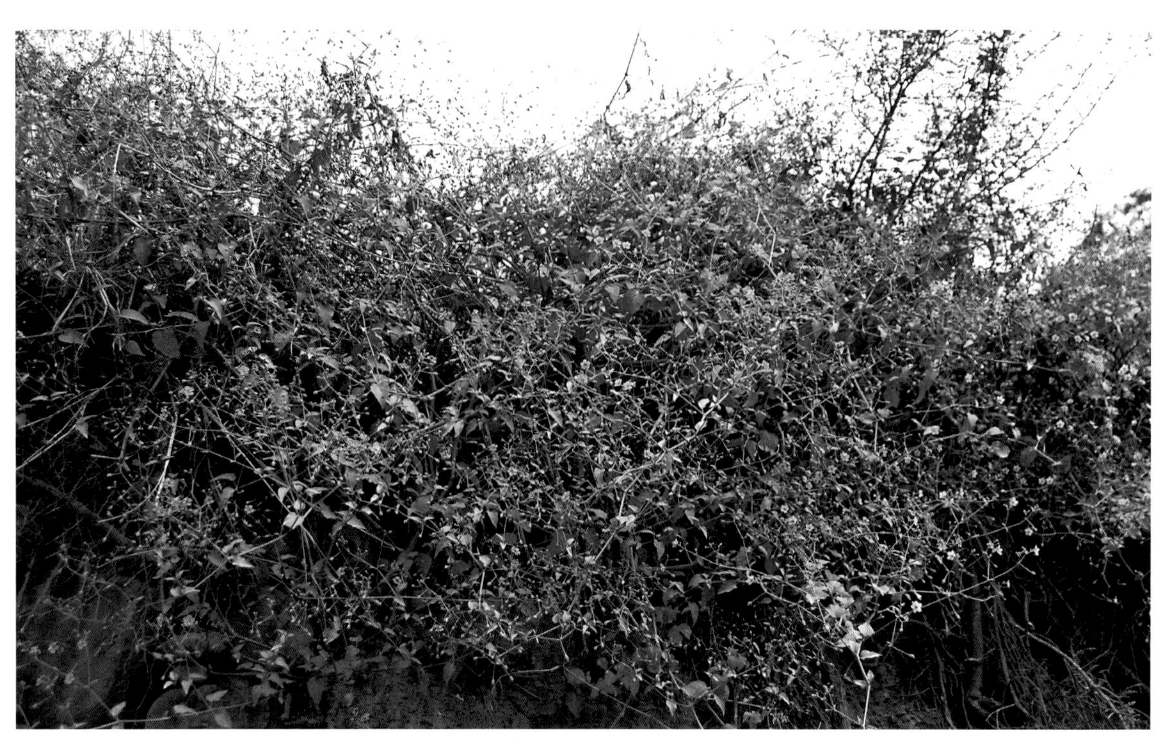

紫茉莉科（Nyctaginaceae） 山紫茉莉属（*Oxybaphus* L. Hér. ex Willd.）

中华山紫茉莉

Oxybaphus himalaicus Edgew. var. *chinensis* (Heim.) D. Q. Lu [中华紫茉莉 *Mirabilis himalaica* (Edgew.) Heim. var. *chinensis* Heim.]

药 材 名 喜马拉雅紫茉莉、巴朱；བ་སྙི།（巴朱、哇志）。

标　　准 《部标藏药》、《藏标》、《青海藏标》（1992 年版）。

植物形态 参见《中国植物志》第二十六卷第 9 页。

分布与生境 分布于我国甘肃东南部、四川北部、云南、西藏（加查）、陕西南部。生长于海拔 700 ~ 3 400 m 的干暖河谷的灌丛、草地、河边大石缝中、石墙上。

药用部位 根。

采收与加工 秋季采挖，洗净，刮去外皮，切片，晒干。

性　　味 味甘、微辛，化后味甘，性热。

功能与主治 温肾健胃，利尿排石，滋补壮阳，干黄水，生肌。用于"楷常"病，黄水病，胃寒，肾虚，营养不良，阳痿，尿路结石，腰腿冷痛，关节肿痛，浮肿等。(《藏药医学内容审查》)

温肾，生肌，利尿，排石，干黄水。用于胃寒，肾寒，下身寒，阳痿浮肿，膀胱结石，腰痛，关节痛，黄水病。(《部标藏药》)

温肾，利尿，排石。用于肾寒浮肿，腰及关节痛，下腹痛，膀胱结石。(《藏标》)

温肾，利尿，排石，干黄水。用于肾虚寒，浮肿，腰及下肢冷痛，膀胱结石。[《青海藏标》(1992 年版)]

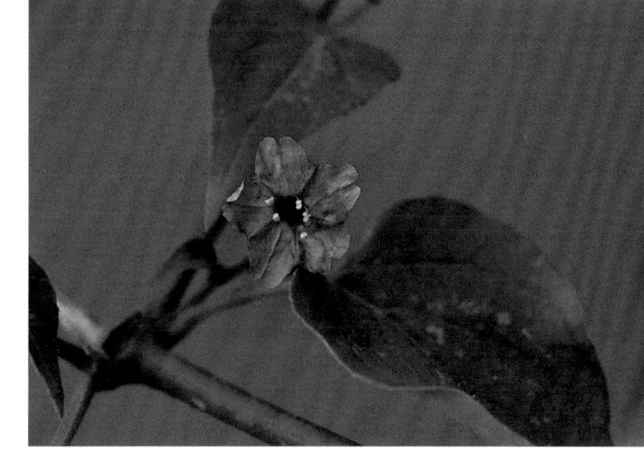

用量与用法 3 ~ 6 g。内服煎汤；或入丸、散。

附 注

《四部医典》中记载有治下部虚寒、黄水病之药物"ཨ་ཤ་གནྡྷ།"(阿夏干达)；《度母本草》记载为"ཨ་ཤོ་ག་ན་ྡ།"(阿夏干达)。《晶珠本草》记载"阿夏干达"又名"བ་སྦྲ།"(巴朱)。《八支》《蓝琉璃》等记载"阿夏干达(巴朱)"因花色不同有白、黑 2 种，言以其白者入药；《晶珠本草》记载其形状如"ཐང་ཕྲོམ།"(唐冲，莨菪类)，按花色将其分为上(花白色)、中(花红色)、下(花黑色)3 品。现代文献多记载"巴朱"的基原为喜马拉雅紫茉莉 *M. himalaica* (Edgew.) Heim. 及其变种中华紫茉莉 *M. himalaica* (Edgew.) Heim. var. *chinensis* Heim.，前者为正品，后者为代用品，文献并未明确区分记载古籍的黑、白 2 种或上、中、下 3 品。《部标藏药》等以"喜马拉雅紫茉莉(巴朱)/བ་སྦྲ/ 巴朱(哇志)"之名收载了喜马拉雅紫茉莉 *M. himalaica* (Edgew.) Heim.，但各标准记载的功能与主治略有差异。青海、甘肃部分地区也以玄参科马先蒿属(*Pedicularis*)植物中具有粗壮块根的种类作"巴朱"使用。

《中国植物志》将喜马拉雅紫茉莉 *M. himalaica* (Edgew.) Heim. 从紫茉莉属(*Mirabilis*)中分出，归入山紫茉莉属中，并记载山紫茉莉 *O. himalaicus* Edgew. [喜马拉雅紫茉莉 *M. himalaica* (Edgew.) Heim.] 及其变种中华山紫茉莉 *O. himalaicus* Edgew. var. *chinensis* (Heim.) D. Q. Lu [中华紫茉莉 *M. himalaica* (Edgew.) Heim. var. *chinensis* Heim.] 以雄蕊 4 或 5、总苞或茎的被毛情况来区分，我国仅分布有变种。但调查和有关研究认为，此 2 种的形态分类是否合适及此 2 种的分布尚存疑问。鉴于现"巴朱"药材主要来源于野生资源，故推测"巴朱"的基原极有可能包括了山紫茉莉 *O. himalaicus* Edgew. 及其变种。本书暂将此 2 种均收载。(参见"山紫茉莉"条)

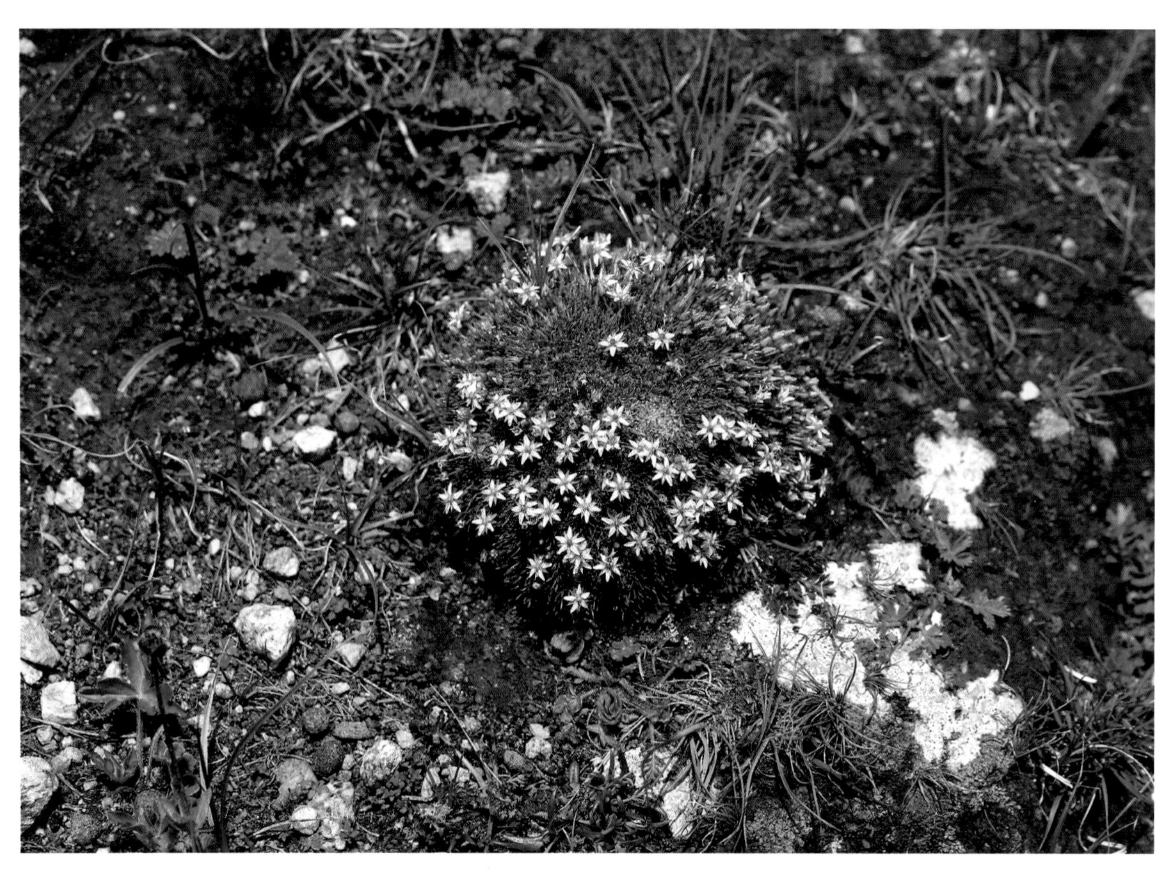

石竹科（Caryophyllaceae）　无心菜属（*Arenaria* L.）

甘肃雪灵芝 *Arenaria kansuensis* Maxim.（甘肃蚤缀）

药　材　名　甘肃雪灵芝、甘肃蚤缀；རྩ་ཨ་གྲོང་།（杂阿仲）、ཨ་གྲོང་དཀར་པོ།（阿中嘎保、阿仲嘎保、阿仲嘎布）。

标　　准　《部标藏药》、《青海藏标》（1992 年版）。

植物形态　参见《中国植物志》第二十六卷第 186 页。

分布与生境　分布于我国青海、西藏东部、甘肃南部、四川西部、云南西北部。生长于海拔 3 500 ～ 5 300 m 的高山草甸、山坡草地、砾石地带。

药用部位　全草。

采收与加工　夏季采挖，洗净泥土，晒干。

性　　味　味甘、苦，化后味甘，性寒。

功能与主治　清热，止咳，化痰，止血。用于感冒，咽喉炎，“洛彩”病，肺炎引起的发热，咳嗽，咽喉肿痛等。

用量与用法　3 ~ 6 g。内服煎汤；或入丸、散。（《部标藏药》）

9 ~ 15 g。[《青海藏标》（1992 年版）]

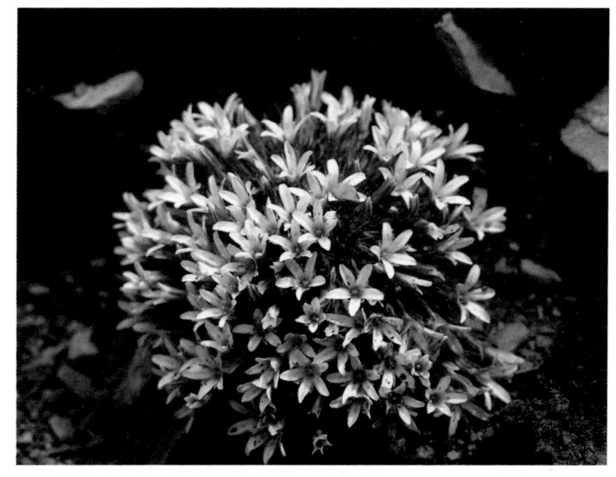

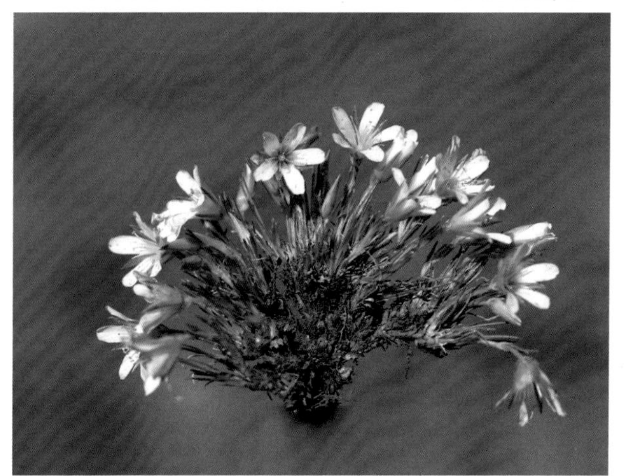

附　注

《度母本草》记载有“ཨ་གྲོང་བ།”（阿仲哇），《妙音本草》记载有“ཨ་གྲོང་པ།”（阿仲巴）和“阿仲哇”，《宇妥本草》记载有“ཨ་གྲོང་།”（阿仲），上述各药均为干体腔脓液或治肺疾之药物。《蓝琉璃》记载“ཨ་གྲོང་།”（阿仲）分为“མཁན་པ་ཨ་གྲོང་།”（坎巴阿仲）、“ཕུར་མོང་ཨ་གྲོང་།”（普尔芒阿仲）、“རྩ་ཨ་གྲོང་།”（杂阿仲）和“ཤིང་ཨ་གྲོང་།”（兴阿仲）4 类；《鲜明注释》言“རྩ་ཨ་གྲོང་།”（杂阿仲）分为大、小 2 种；《晶珠本草》记载“阿仲”分为白阿仲 [“ཨ་གྲོང་དཀར་པོ།”（阿仲嘎保）]、蒿阿仲 [“མཁན་ཨ་ཁྲོང་།”（坎阿仲）]、木阿仲 [“ཕུར་དཀར།”（普嘎尔）]3 类。现代不同文献对“ཨ་གྲོང་།”（阿仲）的品种划分及基原记载不尽一致，其基原涉及石竹科无心菜属植物及菊科、虎耳草科、报春花科、毛茛科的多属多种植物。《部标藏药》以“蚤缀 /རྩ་ཨ་གྲོང་།/ 杂阿仲”之名、《青海藏标》以“甘肃蚤缀 /ཨ་གྲོང་དཀར་པོ།/ 阿中嘎保”之名收载了甘肃蚤缀 *A. kansuensis* Maxim. 及卵瓣蚤缀 *A. kansuensis* Maxim. var. *ovatipetala* Tsui。（参见“细叶亚菊”条）

《中国植物志》记载 *A. kansuensis* Maxim. 的中文名为“甘肃雪灵芝”，将 *A. kansuensis* Maxim. var. *ovatipetala* Y. W. Cui et L. H. Zhou 作为其异名。《中国高等植物图鉴》记载 *A. kansuensis* Maxim. 的中文名为“甘肃蚤缀”。

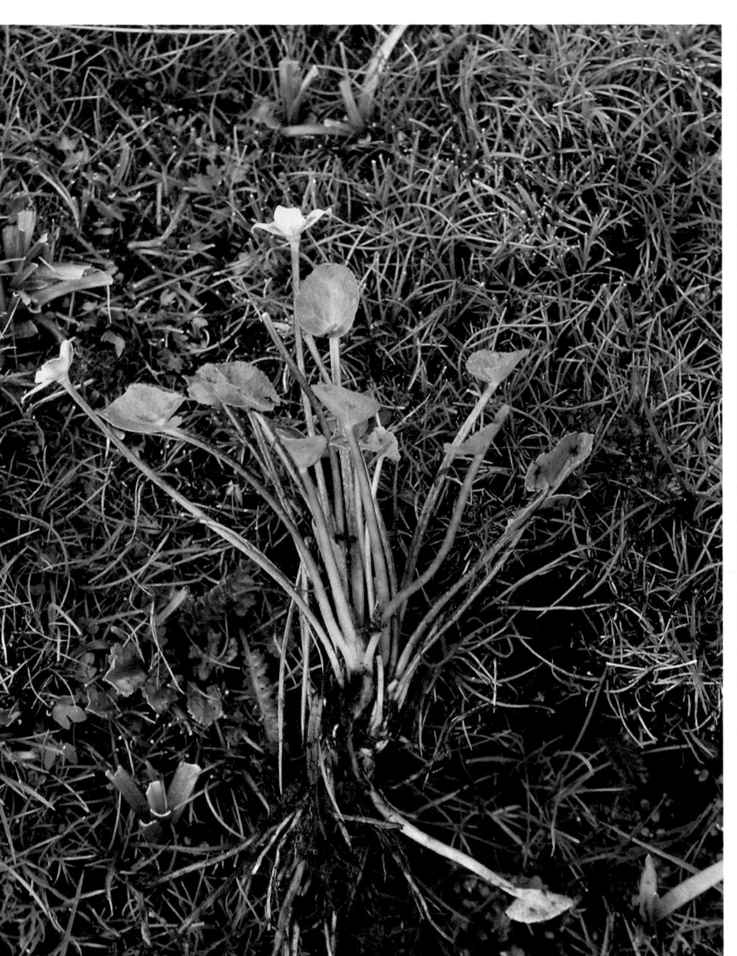
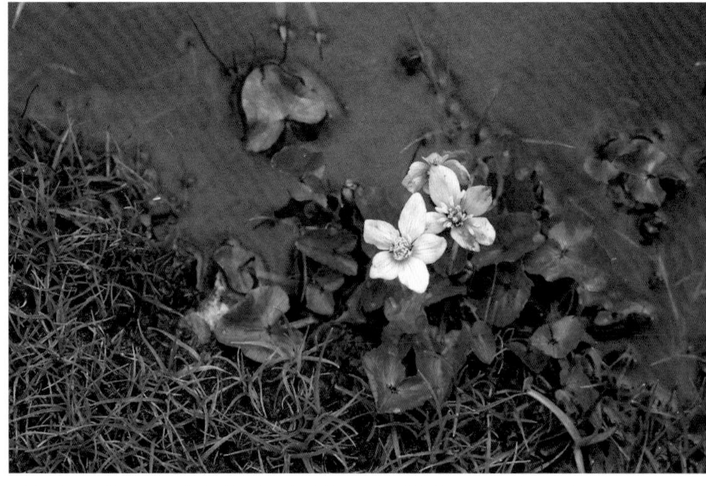
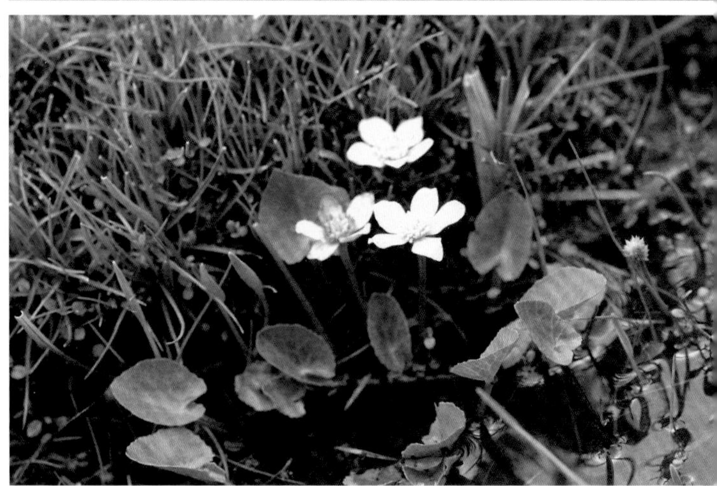

毛茛科（Ranunculaceae） 驴蹄草属（*Caltha* L.）

花葶驴蹄草 *Caltha scaposa* Hook. f. et Thoms.

药 材 名 达米；ཏ་མིག（达米、达弥、达木）。

标 准 《西藏藏标》。

植物形态 参见《中国植物志》第二十七卷第 65 ～ 67 页。

分布与生境 分布于我国西藏东南部、四川西部、甘肃南部、云南西北部、青海南部。生长于海拔 2 800 ～ 4 100 m 的高山湿草甸、山谷沟边湿草地。尼泊尔、不丹、印度北部等也有分布。

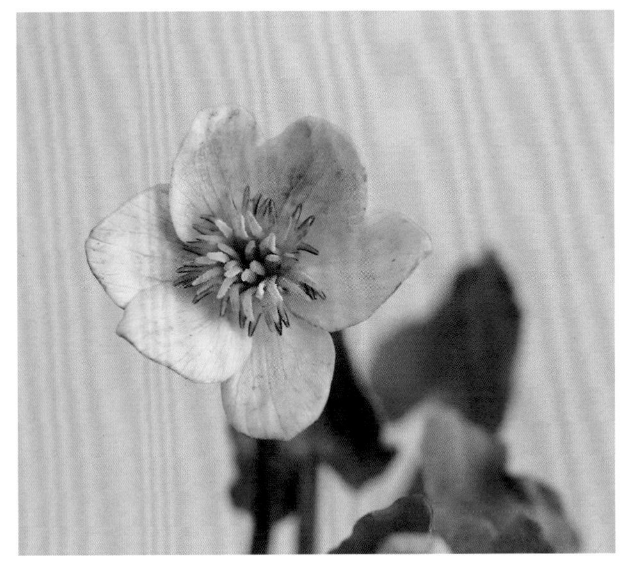

药用部位 全草。

采收与加工 夏季采集，晾干。

性　　味 味甘、涩，化后味甘，性平。有小毒。

功能与主治 止血，接骨，疏通脉道。用于创伤，骨伤，开启脉道。

用量与用法 1 ~ 3 g。入复方用。

附　注

“ཏ་ཟྙིག”（达弥）为《四部医典》《度母本草》《晶珠本草》等中记载的接骨、愈合脉管之药物。现代文献记载的“达弥”的基原较为复杂，涉及堇菜科植物圆叶小堇菜 *Viola rockiana* W. Beck.、双花堇菜 *V. biflora* L.，马兜铃科植物单叶细辛 *Asarum himalaicum* Hook. f. et Thoms. ex Klotzsch.，毛茛科植物花葶驴蹄草 *Caltha scaposa* Hook. f. et Thoms. [又称“ཏ་ཟྙིག་ཆེ་བ”（达弥切哇）]，以及菊科垂头菊属（*Cremanthodium*）、小檗科淫羊藿属（*Epimedium*）植物等，不同文献对于“达弥”的正品基原也存在争议。从《蓝琉璃》《晶珠本草》等记载的“茎单一，叶似冬葵（或向日葵）叶，花黄色，状如马驹蹄，果状如金刚”来看，此似与花葶驴蹄草 *Caltha scaposa* Hook. f. et Thoms. 更为相似，《西藏藏标》以“ཏ་ཟྙིག/ 达米 / 达米”之名收载了该种，规定以其全草入药；《青海藏标》则以“双花堇菜 /ཏ་ཟྙིག / 达木合”之名收载了双花堇菜 *V. biflora* L.。（参见“双花堇菜”条）

《四部医典》另记载有清肺热、肝热、脉热之药物“འདམ་བུ་ཀ་ར”（旦布嘎拉）。现代文献记载不同地区藏医习用的“旦布嘎拉”的基原不同，四川若尔盖藏医习用驴蹄草 *Caltha palustris* L. 和花葶驴蹄草 *Caltha scaposa* Hook. f. et Thoms.，西藏藏医则习用杉叶藻科植物杉叶藻 *Hippuris vulgaris* L.，《西藏藏标》在“འདམ་བུ་ཀ་ར/ 旦布嘎热 / 杉叶藻”条下也收载了杉叶藻 *H. vulgaris* L.。（参见“杉叶藻”条）

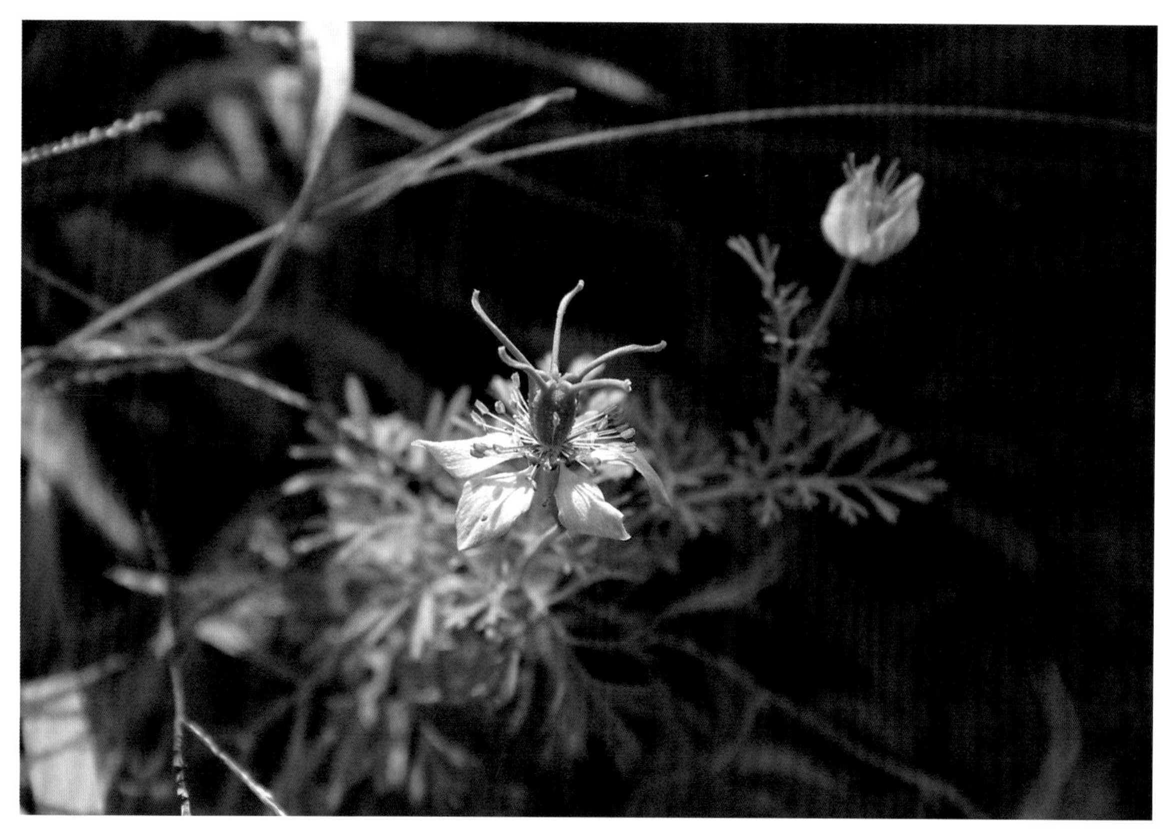

毛茛科（Ranunculaceae） 黑种草属（*Nigella* L.）

腺毛黑种草 *Nigella glandulifera* Freyn et Sint.（瘤果黑种草）

药 材 名 黑种草子；ཟི་ར་ནག་པོ།（斯拉那保、司拉那保）。

标　　准 《部标藏药·附录》。

植物形态 参见《中国植物志》第二十七卷第 112 页。

分布与生境 我国新疆、西藏、云南有栽培。

药用部位 成熟种子。

采收与加工 秋季采收成熟果实，打下种子，除去杂质，晒干。

性　　味 味甘、微辛，化后味甘，性温。

功能与主治 祛肝寒、胃湿。用于肝寒症，肝肿大，胃病，“隆”病。

用量与用法 3 ~ 6 g。内服煎汤；或入丸、散。

附 注

《四部医典》等古籍记载有"ཟི་ར་ནག་པོ"（斯拉那保），言其为祛肝寒之药物。《晶珠本草》记载"ཟི་ར"（斯拉、司拉、孜拉）为多种药物的统称，言其分为白［"ཟི་ར་དཀར་པོ"（斯拉嘎保）］、黑［"ཟི་ར་ནག་པོ"（斯拉那保）］2 种，言白者为清肺热之药物，黑者为祛肝寒之药物，并记载另有黄者［"ཟི་ར་སེར་པོ"（斯拉赛保）］，其基原不确定，故未用。关于黑者（司拉那保）的形态，《晶珠本草》引《图鉴》（《度母本草》《妙音本草》《宇妥本草》的合称，又名《生形比喻》）之记载言"叶油绿；茎细长；花小，蓝色；种子黑色，状如铁砂"，并言"司拉那保藏地也生长，形态与印度、尼泊尔产的相似，但叶略大，有果苞"。现代文献记载的藏医所用"司拉那保"的基原涉及 5 种毛茛科植物，其中腺毛黑种草 *N. glandulifera* Freyn et Sint. 的形态与《晶珠本草》等的记载相符，为正品，黑种草 *N. sativa* L.（《中国植物志》记载黑种草的拉丁学名为"*Nigella damascena* L."）也同样药用；"司拉那保"的代用品有毛茛科植物短梗箭头唐松草 *Thalictrum simplex* L. var. *brevipes* Hara、长柄唐松草 *T. przewalskii* Maxim.、高原唐松草 *T. cultratum* Wall. 等，甘肃、青海、四川藏医习用。也有观点认为唐松草属（*Thalictrum*）植物作"司拉那保"基原的记载出自《青藏高原药物图鉴》（第一册），此应系误用。《部标藏药·附录》以"黑种草子 / ཟི་ར་ནག་པོ/ 斯拉那保"之名收载了瘤果黑种草 *N. glandulifera* Freyn et Sint.（腺毛黑种草）。《晶珠本草》言"司拉那保"在藏族聚居区也有分布，但据《中国植物志》记载，黑种草属植物在我国仅引种栽培了 2 种，且黑种草 *N. sativa* L. 和腺毛黑种草 *N. glandulifera* Freyn et Sint. 的花直径约 2 cm，《晶珠本草》所言"花小"的特征与伞形科植物或某些唐松草类的花较为相符，据此推测，《晶珠本草》记载的藏族聚居区产的"司拉那保"可能是指上述唐松草类的代用品。现藏医所用白者（斯拉嘎保）的基原多以伞形科植物孜然 *Cuminum cyminum* L. 为正品。（参见"孜然"条）

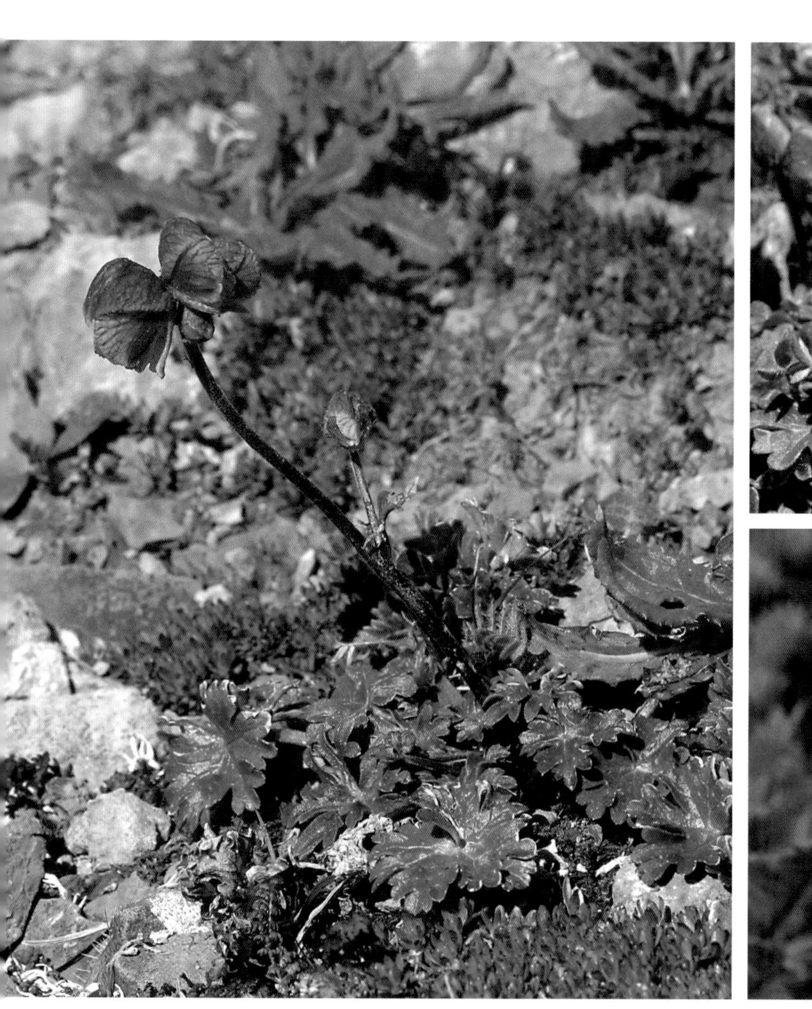
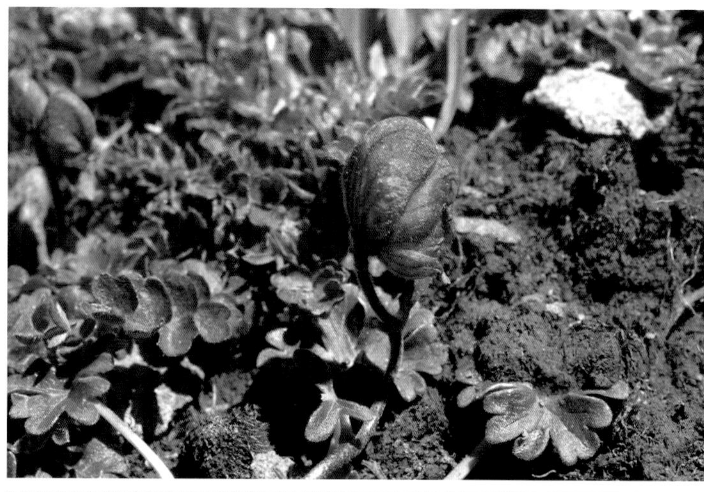
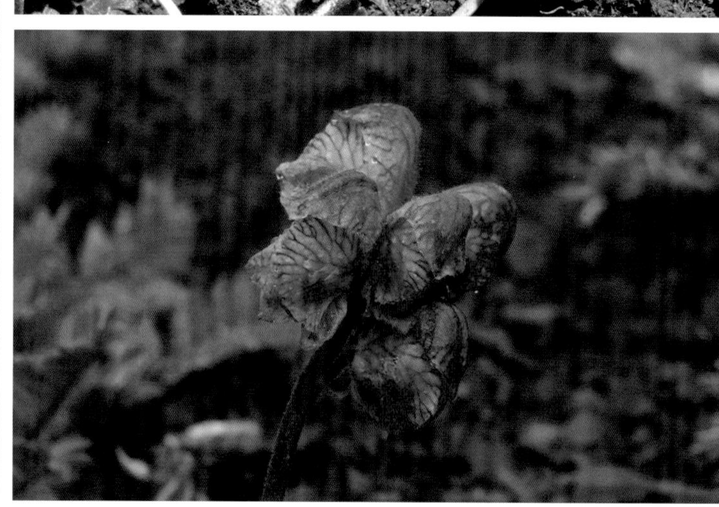

毛茛科（Ranunculaceae） 乌头属（*Aconitum* L.）

甘青乌头

Aconitum tanguticum (Maxim.) Stapf（唐古特乌头）

药 材 名 唐古特乌头、榜嘎；བོང་དཀར།（榜嘎、旺嘎尔）。

标　　准 《部标藏药》、《藏标》、《青海藏标》（1992 年版）。

植物形态 参见《中国植物志》第二十七卷第 182 ~ 184 页。

分布与生境 分布于我国西藏东南部、云南西北部、四川西部、青海东部和西南部（玉树、玛多等）、甘肃东南部（合作等）、陕西（秦岭一带）等。生长于海拔 3 200 ~ 4 800 m 的山地草坡、灌丛、沼泽草地。

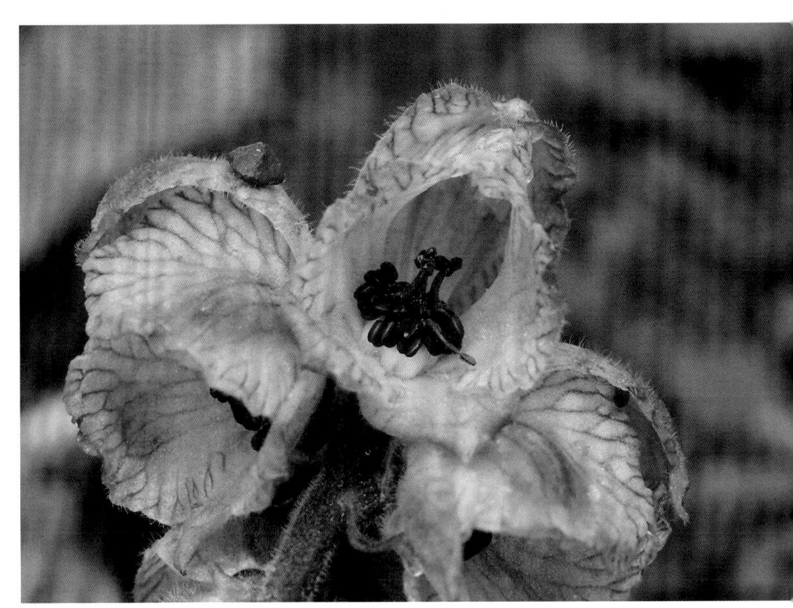

药用部位 全草。

采收与加工 夏末秋初花期连根采挖，除去杂质，阴干。

性　　味 味苦，化后味苦，性凉。

功能与主治 清热解毒，生肌收敛。用于“仁彩”病，温病，感冒，肺炎，胆囊炎，肝炎，胃肠炎，蛇蝎咬伤，中毒，疮疡，黄水病等。

用量与用法 0.6 ~ 1.2 g。内服煎汤；或入丸、散。

附　注

《四部医典》中记载有“བོང་དཀར།”（榜嘎）等多种“བོང་ང་།”（榜阿）类药物。《晶珠本草》将“榜阿”类分为白［“བོང་ང་དཀར་པོ།”（榜阿嘎保），略称“བོང་དཀར།”（榜嘎）］、红［“བོང་ང་དམར་པོ།”（榜阿玛保），略称“བོང་དམར།”（榜玛）］、黄［“བོང་ང་སེར་པོ།”（榜阿赛保），略称“བོང་སེར།”（榜赛）］、黑［“བོང་ང་ནག་པོ།”（榜阿那保），略称“བོང་ནག”（榜那）］4 类，前 3 类为解毒、消炎之药物，而黑者有大毒，为镇痛之药物。现代文献记载的“榜阿”类的基原以乌头属植物为主，也包括毛茛科金莲花属（*Trollius*）和玄参科马先蒿属（*Pedicularis*）的部分种类，现各地藏医使用白、黑 2 类较多，红、黄 2 类使用较少。其中，白者（榜嘎）的基原主要为甘青乌头 *A. tanguticum* (Maxim.) Stapf（唐古特乌头）、船盔乌头 *A. naviculare* (Brühl.) Stapf；《部标藏药》等标准中收载的“榜嘎”的基原也为该 2 种。据调查，西藏藏医多使用船盔乌头 *A. naviculare* (Brühl.) Stapf，西藏东部至四川、青海、甘肃等地藏医多使用甘青乌头 *A. tanguticum* (Maxim.) Stapf，这与该 2 种的资源分布状况和资源量有关，目前实际使用的“榜嘎”的基原主要为甘青乌头 *A. tanguticum* (Maxim.) Stapf。（参见“船盔乌头”“伏毛铁棒锤”“工布乌头”条）

在《中国植物志》中，*A. tanguticum* (Maxim.) Stapf 的中文名为“甘青乌头”。

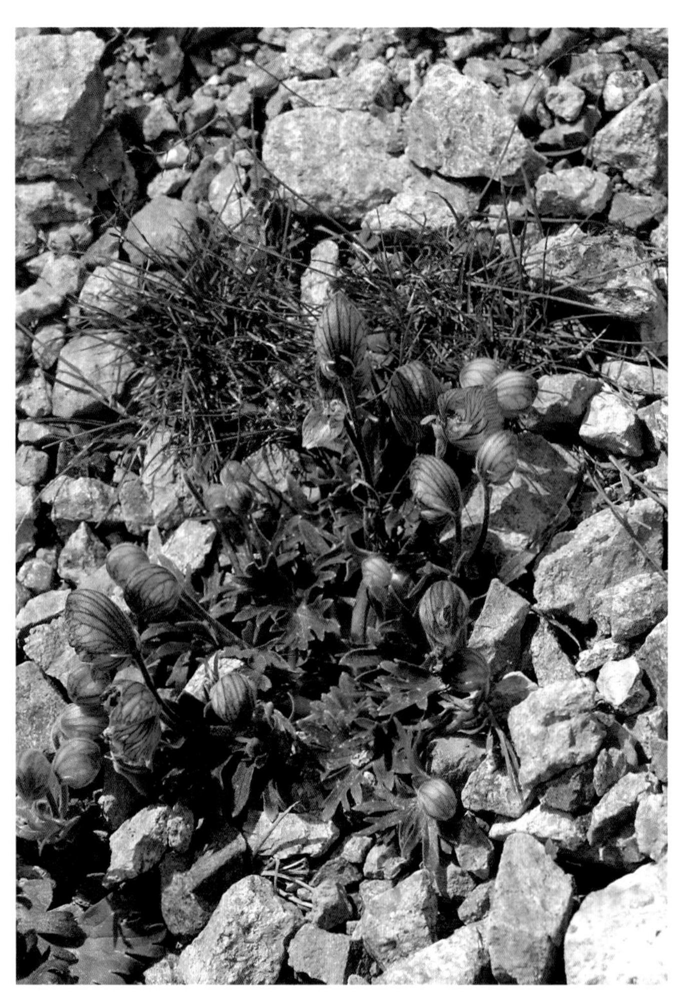

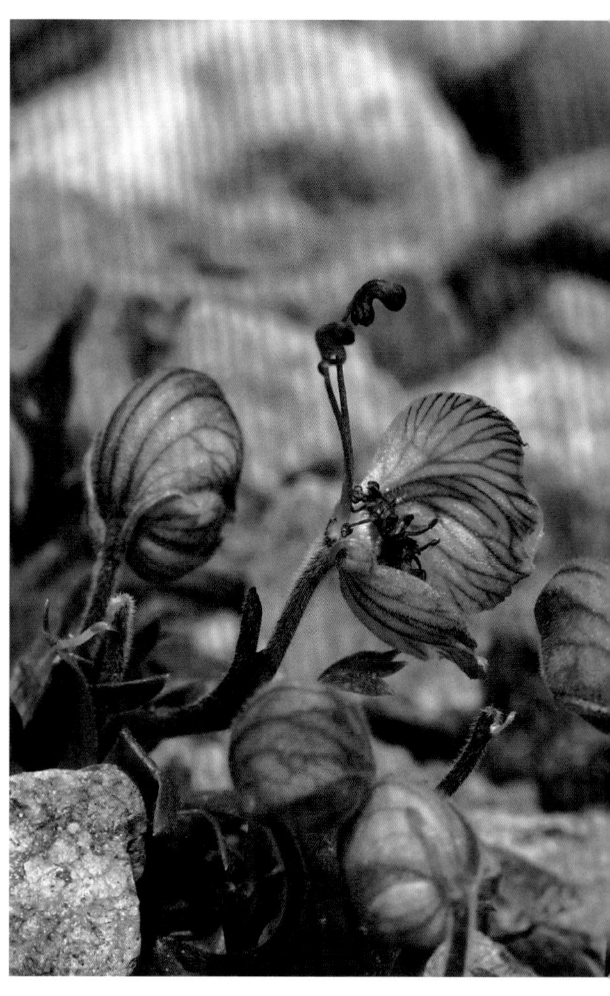

毛茛科（Ranunculaceae） 乌头属（*Aconitum* L.）

船盔乌头 *Aconitum naviculare* (Brühl.) Stapf（船形乌头）

药 材 名 唐古特乌头、榜嘎；བོང་དཀར།（榜嘎、旺嘎尔）。

标 准 《部标藏药》、《藏标》、《青海藏标》（1992 年版）。

植物形态 参见《中国植物志》第二十七卷第 186 页。

分布与生境 分布于我国西藏南部（错那、措美）。生长于海拔 3 200 ~ 5 000 m 的高山草甸、灌丛中。印度东北部、不丹也有分布。

药用部位 全草。

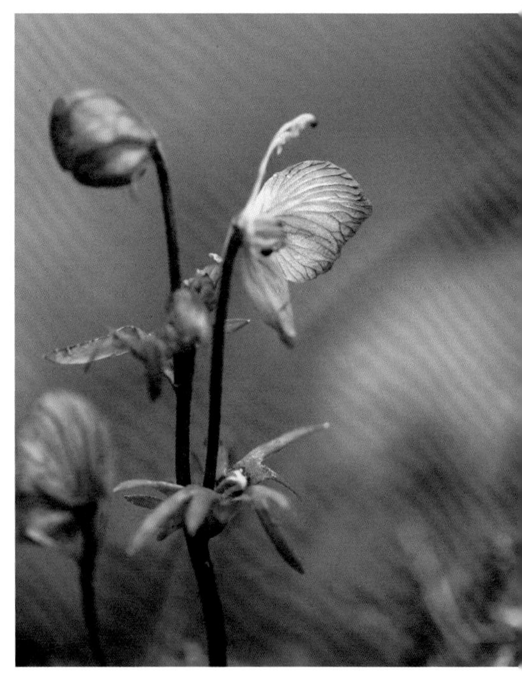

采收与加工　夏末秋初花期连根采挖，除去杂质，阴干。

性　　味　味苦，化后味苦，性凉。

功能与主治　清热解毒，生肌收敛。用于“仁彩”病，温病，感冒，肺炎，胆囊炎，肝炎，胃肠炎，蛇蝎咬伤，中毒，疮疡，黄水病等。

用量与用法　0.6 ~ 1.2 g。内服煎汤；或入丸、散。

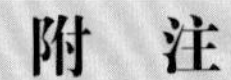

附　注

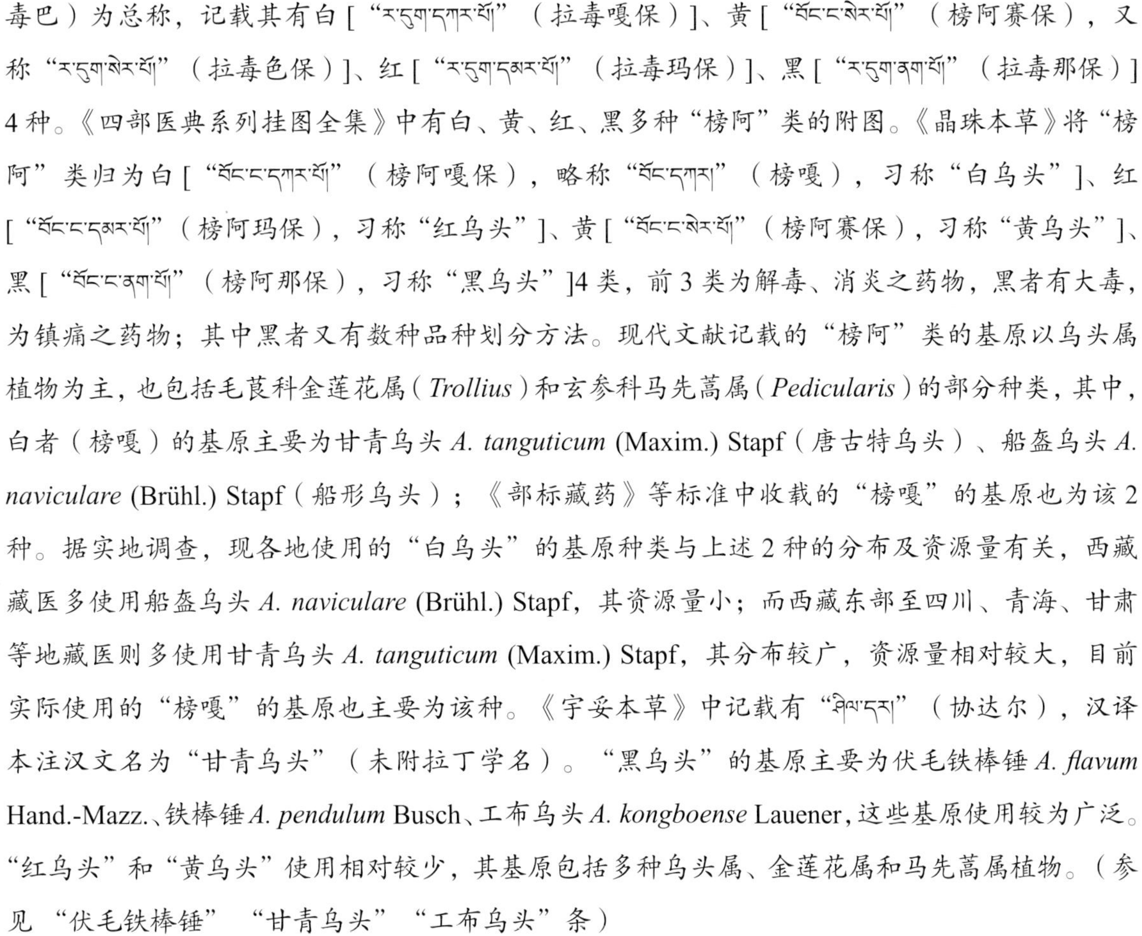

《月王药诊》《四部医典》等中均记载有“བོང་ང་།”（榜阿）类药物。关于“榜阿”类的品种，《度母本草》以“ར་དུག་པ།”（拉毒巴）为总称，记载其有白［“ར་དུག་དཀར་པོ།”（拉毒嘎保）］、黄［“བོང་ང་སེར་པོ།”（榜阿赛保），又称“ར་དུག་སེར་པོ།”（拉毒色保）］、红［“ར་དུག་དམར་པོ།”（拉毒玛保）］、黑［“ར་དུག་ནག་པོ།”（拉毒那保）］4种。《四部医典系列挂图全集》中有白、黄、红、黑多种“榜阿”类的附图。《晶珠本草》将“榜阿”类归为白［“བོང་ང་དཀར་པོ།”（榜阿嘎保），略称“བོང་དཀར།”（榜嘎），习称“白乌头”］、红［“བོང་ང་དམར་པོ།”（榜阿玛保），习称“红乌头”］、黄［“བོང་ང་སེར་པོ།”（榜阿赛保），习称“黄乌头”］、黑［“བོང་ང་ནག་པོ།”（榜阿那保），习称“黑乌头”］4类，前3类为解毒、消炎之药物，黑者有大毒，为镇痛之药物；其中黑者又有数种品种划分方法。现代文献记载的“榜阿”类的基原以乌头属植物为主，也包括毛茛科金莲花属（*Trollius*）和玄参科马先蒿属（*Pedicularis*）的部分种类，其中，白者（榜嘎）的基原主要为甘青乌头 *A. tanguticum* (Maxim.) Stapf（唐古特乌头）、船盔乌头 *A. naviculare* (Brühl.) Stapf（船形乌头）；《部标藏药》等标准中收载的“榜嘎”的基原也为该2种。据实地调查，现各地使用的“白乌头”的基原种类与上述2种的分布及资源量有关，西藏藏医多使用船盔乌头 *A. naviculare* (Brühl.) Stapf，其资源量小；而西藏东部至四川、青海、甘肃等地藏医则多使用甘青乌头 *A. tanguticum* (Maxim.) Stapf，其分布较广，资源量相对较大，目前实际使用的“榜嘎”的基原也主要为该种。《宇妥本草》中记载有“ཤེལ་དར།”（协达尔），汉译本注汉文名为“甘青乌头”（未附拉丁学名）。“黑乌头”的基原主要为伏毛铁棒锤 *A. flavum* Hand.-Mazz.、铁棒锤 *A. pendulum* Busch、工布乌头 *A. kongboense* Lauener，这些基原使用较为广泛。“红乌头”和“黄乌头”使用相对较少，其基原包括多种乌头属、金莲花属和马先蒿属植物。（参见“伏毛铁棒锤”“甘青乌头”“工布乌头”条）

在《中国植物志》中，*A. naviculare* (Brühl.) Stapf 的中文名为“船盔乌头”。

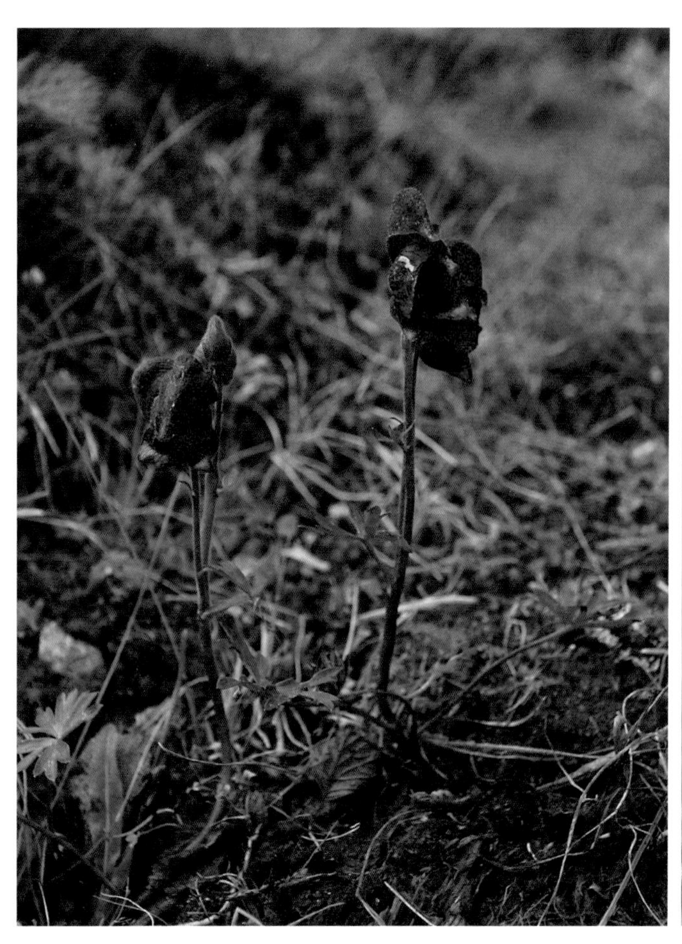
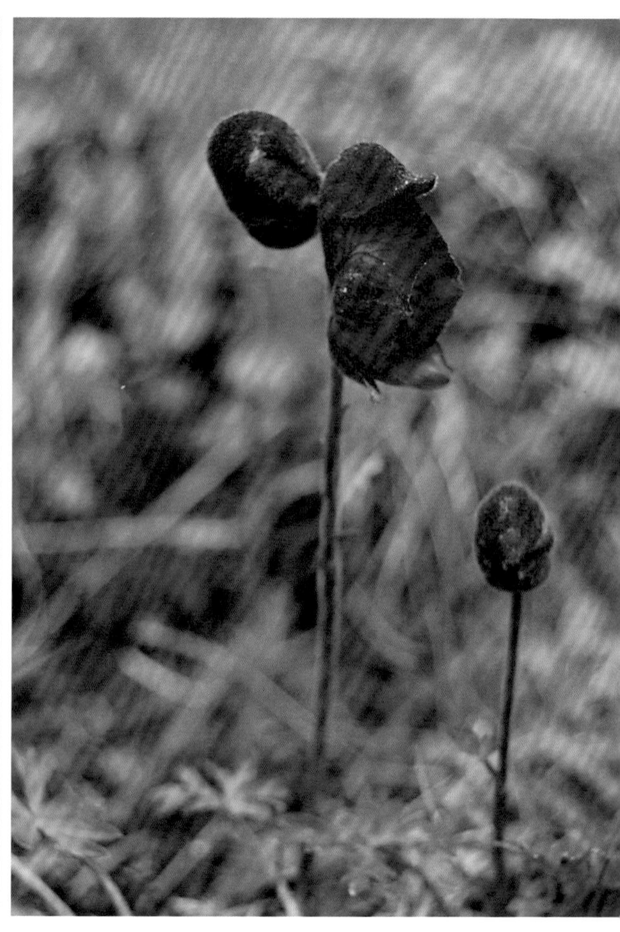

毛茛科（Ranunculaceae）　乌头属（*Aconitum* L.）

美丽乌头 *Aconitum pulchellum* Hand.-Mazz.

药 材 名　美丽乌头；བོང་དམར།（榜玛）。

标　　准　《西藏藏标》。

植物形态　参见《中国植物志》第二十七卷第 191 ～ 192 页。

分布与生境　分布于我国西藏东南部、云南西北部、四川西南部。生长于海拔 3 500 ～ 4 500 m 的山坡草地，常生于多石砾处。不丹、缅甸北部等也有分布。

药用部位　块根。

采收与加工　8 ~ 9 月采挖，洗净，晾干。

性　　味　味苦，化后味苦，性凉、钝。

功能与主治　清热解毒。用于各种中毒症，虚热劳损引起的热症，胆热，喉痛。

用量与用法　3 ~ 5 g。内服煎汤；或入丸、散。

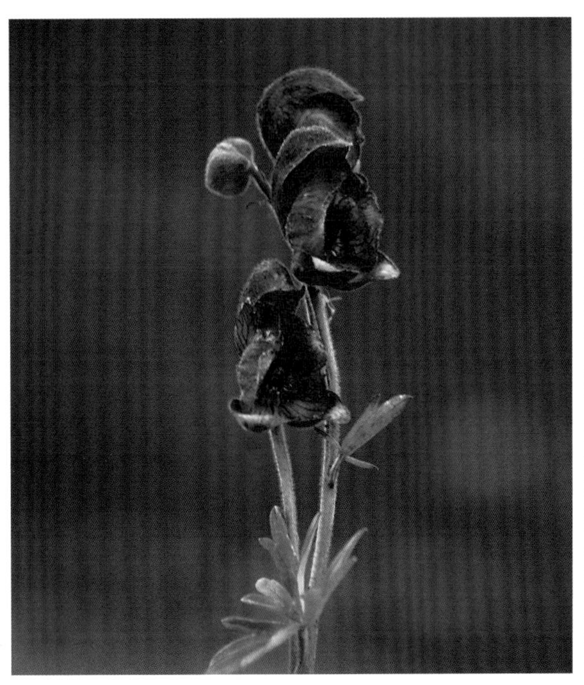

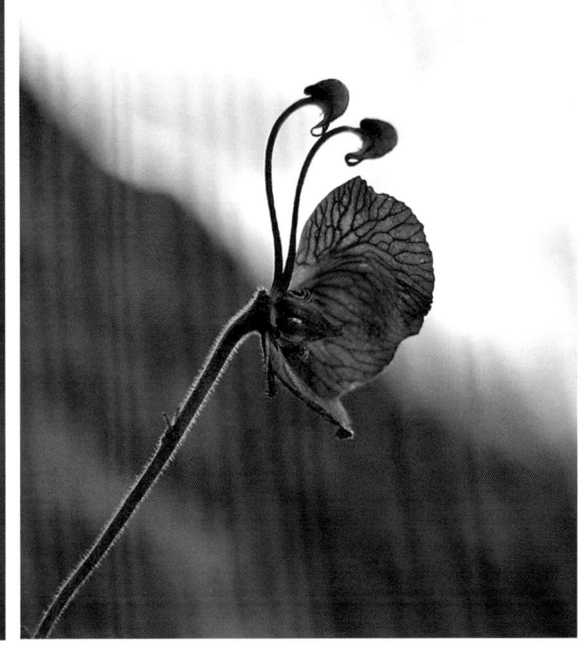

附　注

《晶珠本草》中记载有白（榜嘎、榜阿嘎保）、红（榜玛、榜阿玛保）、黄（榜赛、榜阿赛保）、黑（榜那、榜阿那保）4 种“བོང་ང་།”（榜阿）类药物，其中，红者根为红色，有上、下 2 品，为解肉毒及黑乌头毒之药物。现代文献对于“榜玛”的基原有不同观点，多认为系毛茛科乌头属植物，包括美丽乌头 *A. pulchellum* Hand.-Mazz.、长序美丽乌头 *A. pulchellum* Hand.-Mazz. var. *racemosum* W. T. Wang、毛瓣美丽乌头 *A. pulchellum* Hand.-Mazz. var. *hispidum* Lauener、长梗乌头 *A. longipedicellatum* Lauener、褐紫乌头 *A. brunneum* Hand.-Mazz. 等。《西藏藏标》以“བོང་དམར།/ 榜玛 / 美丽乌头”之名收载了美丽乌头 *A. pulchellum* Hand.-Mazz.。也有文献记载“榜玛”的基原为玄参科植物毛盔马先蒿 *Pedicularis trichoglossa* Hook. f.；或认为美丽乌头 *A. pulchellum* Hand.-Mazz. 的根（断面）并非红色，这与古籍记载不符，其应属地方习用品，并以牻牛儿苗科植物紫萼老鹳草 *Geranium refractoides* Pax et Hoffm. 为“榜玛”的副品。

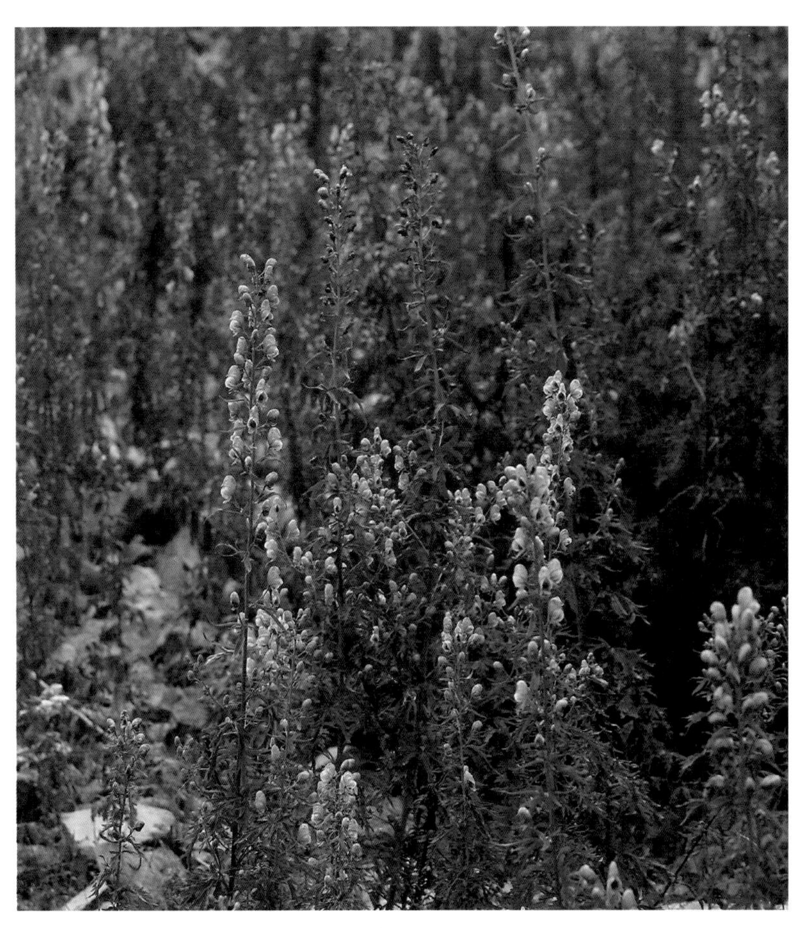
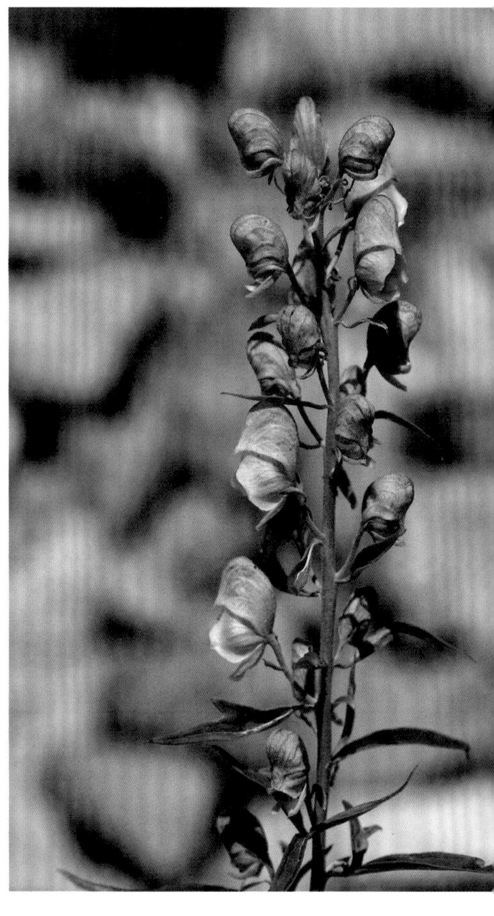

毛茛科（Ranunculaceae） 乌头属（*Aconitum* L.）

工布乌头 *Aconitum kongboense* Lauener

药 材 名 榜那；བོང་ང་ནག་པོ།（榜阿那布、榜阿那保）。

标 准 《西藏藏标》。

植物形态 参见《中国植物志》第二十七卷第 288 页。

分布与生境 我国特有种，分布于西藏（工布江达、林周、加查等）、四川西部。生长于海拔 3 050 ~ 3 650 m 的山坡草地、灌丛、河谷。

药用部位 块根。

采收与加工 秋季采挖，除去杂质，晾干。

性　　味　味甘、微苦，化后味甘，性温。

功能与主治　清热解毒，消肿止痛，祛风定惊。用于各类风湿病引起的关节炎及黄水病，瘟毒等新旧热病，虫病，心腹冷痛，跌打损伤。

用量与用法　0.02 ~ 0.03 g。配方或外用。有毒，内服外用宜慎。

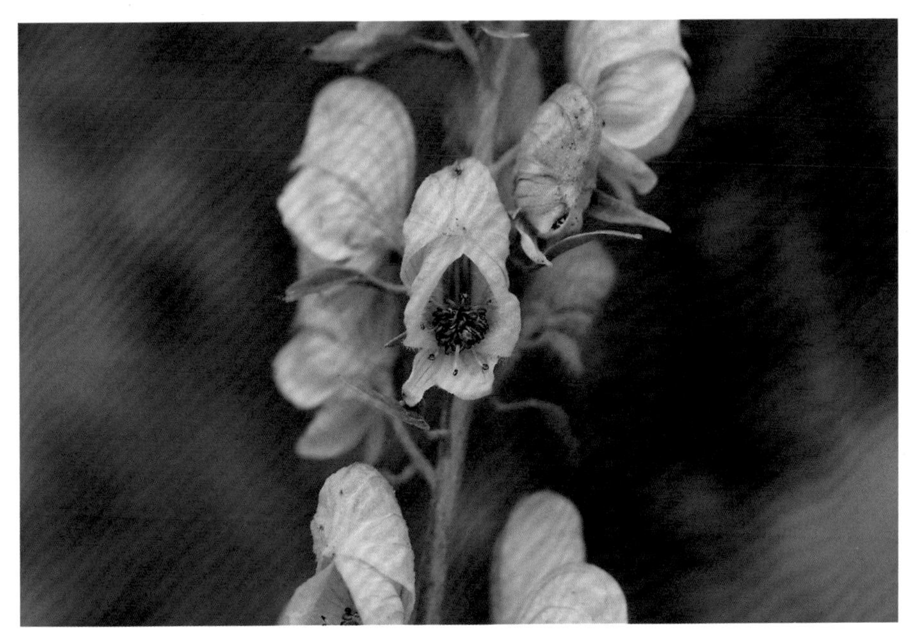

附　注

《晶珠本草》记载有白（榜嘎、榜阿嘎保）、红（榜玛、榜阿玛保）、黄（榜赛、榜阿赛保）、黑（榜那、榜阿那保）4 种“བོང་ང་”（榜阿）类药物，各类的功能与主治也有所不同。现代文献记载的“榜阿”类的基原涉及毛茛科乌头属、金莲花属（*Trollius*）和玄参科马先蒿属（*Pedicularis*）的多种植物，以乌头属植物为主，故又习称“乌头”类。黑者“榜那”（黑乌头）的基原包括 10 余种乌头属植物。《部标藏药》《西藏藏标》等作为“榜那”（黑乌头）的基原收载了伏毛铁棒锤 *A. flavum* Hand.-Mazz.、铁棒锤 *A. pendulum* Busch、工布乌头 *A. kongboense* Lauener。西藏藏医主要习用工布乌头 *A. kongboense* Lauener，认为其毒性低于另外 2 种。（参见“伏毛铁棒锤”“甘青乌头”“铁棒锤”条）

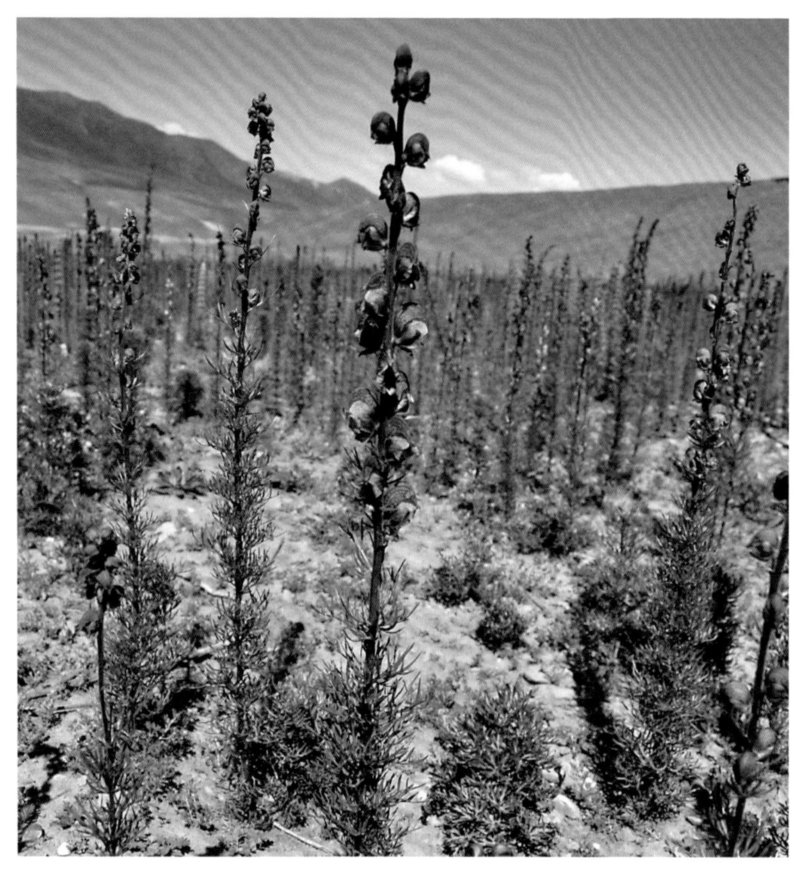

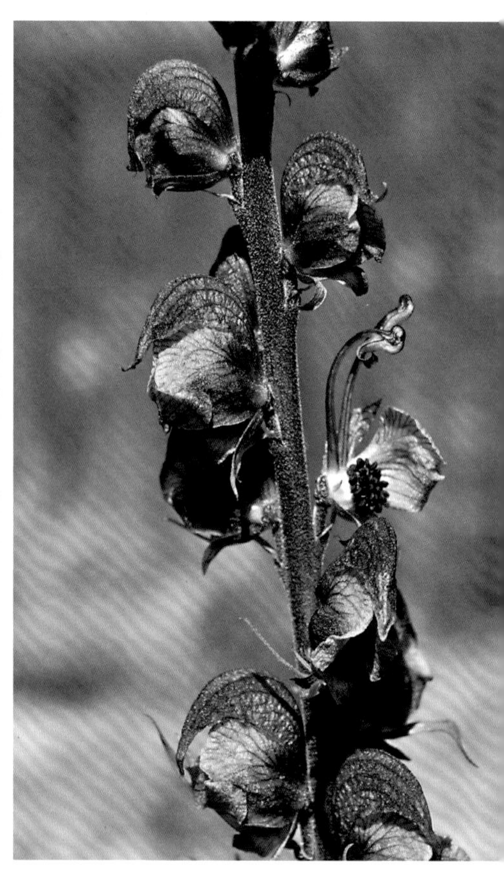

毛茛科（Ranunculaceae） 乌头属（*Aconitum* L.）

伏毛铁棒锤 *Aconitum flavum* Hand.-Mazz.

药 材 名 铁棒锤、铁棒锤根；བོང་ནག（榜那、旺那合）、བོང་ང་ནག་པོ།（榜阿那保、榜阿那布）。铁棒锤幼苗；འཛིན་པ།（增巴）。

标 准 《部标藏药》、《青海藏标》（1992 年版）。

植物形态 参见《中国植物志》第二十七卷第 318 页。

分布与生境 我国特有种，分布于西藏北部、四川西北部、青海、甘肃、宁夏南部、内蒙古南部。生长于海拔 2 000 ～ 3 700 m 的山坡草地、林边、高山灌丛、疏林下。

药用部位 铁棒锤：块根。

铁棒锤幼苗：幼苗。

采收与加工 铁棒锤：秋末采挖，除去须根及泥土，晒干。

铁棒锤幼苗：春夏之交采集，洗净泥沙，晾干。

性　　味 铁棒锤：味甘、微苦，化后味甘，性热。有大毒。

铁棒锤幼苗：味苦，化后味苦，性温。有毒。

功能与主治 铁棒锤：祛风除湿，止痛镇惊，祛寒温经，灭“森”。用于风寒湿痹，风湿肿痛，寒疝作痛，跌打损伤，心腹冷痛，“森”病，痛风，头痛，牙痛，黄水病，麻风病，炭疽，瘟疫，感冒，“宁隆”病等。

铁棒锤幼苗：消炎，止痛，除湿。用于流行性感冒，“仁彩”病，瘟疫，疔疮，疖痈，痛风，风湿性关节炎，类风湿性关节炎等。

用量与用法 铁棒锤：0.6 ~ 1.2 g。

铁棒锤幼苗：2 ~ 3 g。

附　注

《月王药诊》《四部医典》等中均记载有“བོང་ང་།”（榜阿）类药物。关于其品种，《度母本草》和《晶珠本草》均记载“榜阿”有白［“བོང་ང་དཀར་པོ།”（榜阿嘎保），略称“བོང་དཀར།”（榜嘎）］、红［“བོང་ང་དམར་པོ།”（榜阿玛保），略称“བོང་དམར།”（榜玛）］、黄［“བོང་ང་སེར་པོ།”（榜阿赛保），略称“བོང་སེར།”（榜赛）］、黑［“བོང་ང་ནག་པོ།”（榜阿那保），略称“བོང་ནག”（榜那）］4 类，各类的功效也有差异；其中《晶珠本草》又将黑者按药用部位、根和花的颜色分为数类。青藏高原分布的乌头属植物种类极为丰富，现代文献中记载的“榜阿”类的白者和黑者的基原均为乌头属植物，红者和黄者的基原则包括毛茛科乌头属、金莲花属（*Trollius*）和玄参科马先蒿属（*Pedicularis*）植物。关于黑者的基原，各地习用的有 10 余种乌头属植物，《部标藏药》《西藏藏标》等收载的“榜那”的基原为伏毛铁棒锤 *A. flavum* Hand.-Mazz.、铁棒锤 *A. pendulum* Busch、工布乌头 *A. kongboense* Lauener，后者为西藏藏医习用的品种。《宇妥本草》中记载有“འཛེན་པ།”（增巴），言其可治一切瘟疫。《部标藏药》和《青海藏标》另条以“铁棒锤幼苗 /འཛེན་པ།/ 增巴”之名收载了伏毛铁棒锤 *A. flavum* Hand.-Mazz. 和铁棒锤 *A. pendulum* Busch，规定以其幼苗入药，其功能和主治与块根不同。（参见“工布乌头”“铁棒锤”条）

上述标准中收载的 3 种乌头属植物均为我国特有种。

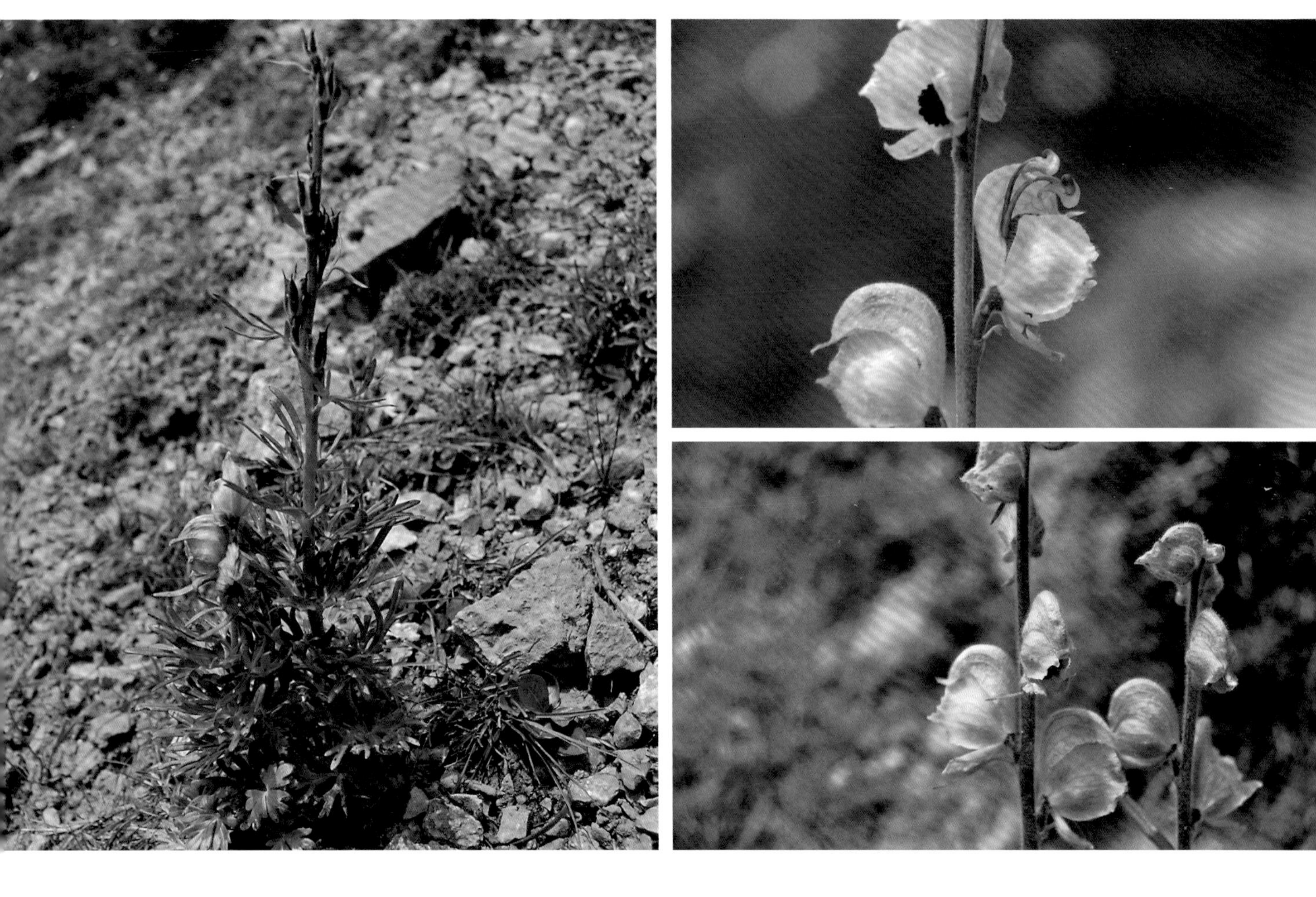

毛茛科（Ranunculaceae）　乌头属（*Aconitum* L.）

铁棒锤 *Aconitum pendulum* Busch

药　材　名　铁棒锤、铁棒锤根；བོང་ནག（榜那、旺那合）、བོང་ང་ནག་པོ།（榜阿那保、榜阿那布）。铁棒锤幼苗；འཛིན་པ།（增巴）。

标　　准　《部标藏药》、《青海藏标》（1992 年版）。

植物形态　参见《中国植物志》第二十七卷第 319 页。

分布与生境　分布于我国西藏（丁青等）、云南西北部、四川西部、青海（曲麻莱等）、甘肃南部、陕西南部、河南西部。生长于海拔 2 800 ~ 4 500 m 的山坡草地、林缘、高山灌丛和草甸。

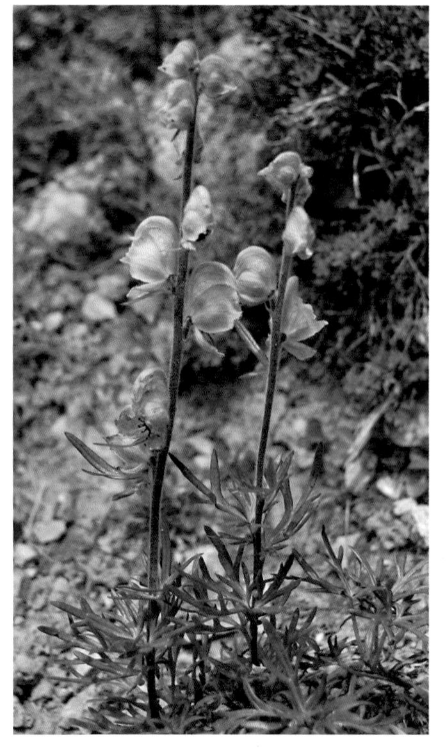

药用部位 铁棒锤：块根。

铁棒锤幼苗：幼苗。

采收与加工 铁棒锤：秋末采挖，除去须根及泥土，晒干。

铁棒锤幼苗：春夏之交采集，洗净泥沙，晾干。

性　　味 铁棒锤：味甘、微苦，化后味甘，性热。有大毒。

铁棒锤幼苗：味苦，化后味苦，性温。有毒。

功能与主治 铁棒锤：祛风除湿，止痛镇惊，祛寒温经，灭“森”。用于风寒湿痹，风湿肿痛，寒疝作痛，跌打损伤，心腹冷痛，“森”病，痛风，头痛，牙痛，黄水病，麻风病，炭疽，瘟疫，感冒，“宁隆”病等。

铁棒锤幼苗：消炎，止痛，除湿。用于流行性感冒，“仁彩”病，瘟疫，疔疮，疖痈，痛风，风湿性关节炎，类风湿性关节炎等。

用量与用法 铁棒锤：0.6 ~ 1.2 g。

铁棒锤幼苗：2 ~ 3 g。

附　注

《月王药诊》《四部医典》等中均记载有“བོང་ང་།”（榜阿）类药物。《度母本草》和《晶珠本草》记载“榜阿”有白（榜嘎、榜阿嘎保）、红（榜玛、榜阿玛保）、黄（榜赛、榜阿赛保）、黑（榜那、榜阿那保）4 类，其中前 3 类为解毒、消炎之药物，而黑者有大毒，为镇痛之药物。现代文献记载的“榜阿”类的基原涉及毛茛科乌头属、金莲花属（*Trollius*）及玄参科马先蒿属（*Pedicularis*）的多种植物；其中“榜那”（黑乌头）的基原包括乌头属的 10 余种植物。《部标藏药》《青海藏标》《西藏藏标》等收载的“榜那”（黑乌头）的基原为伏毛铁棒锤 *A. flavum* Hand.-Mazz.、铁棒锤 *A. pendulum* Busch、工布乌头 *A. kongboense* Lauener，后者为西藏藏医习用的品种。《部标藏药》和《青海藏标》还另以“铁棒锤幼苗 /འཛིན་ས།/ 增巴”之名收载了伏毛铁棒锤 *A. flavum* Hand.-Mazz.、铁棒锤 *A. pendulum* Busch 的幼苗，其功能和主治与块根不同。（参见“伏毛铁棒锤”“工布乌头”条）

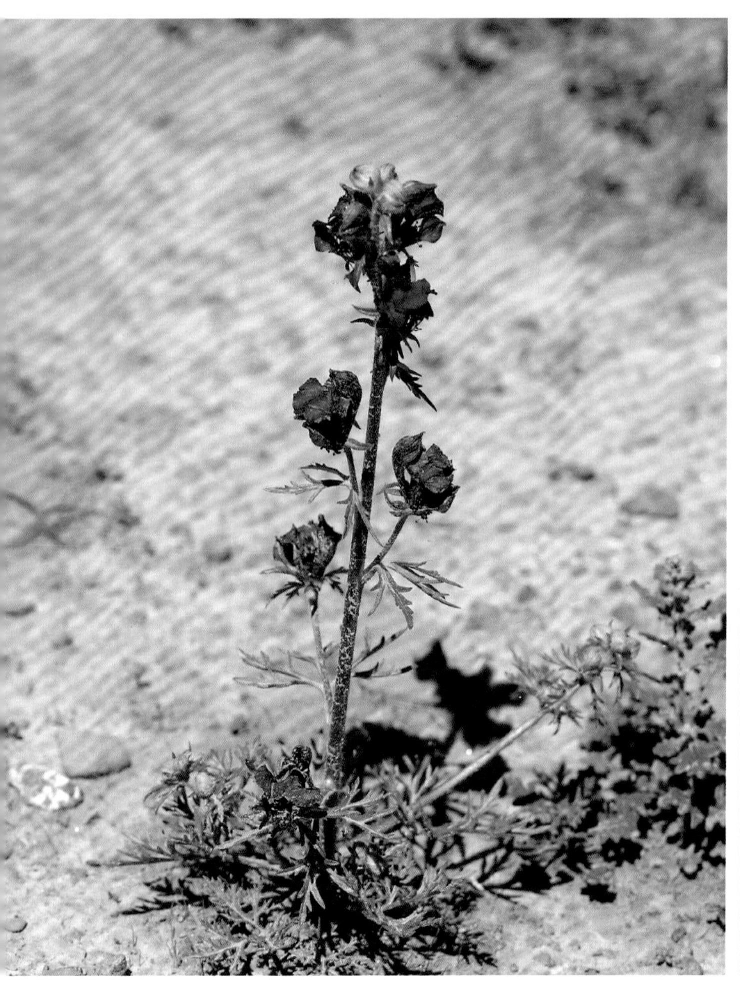

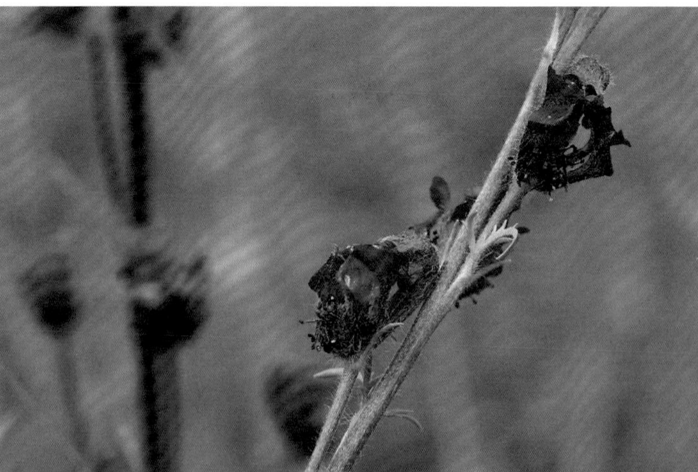

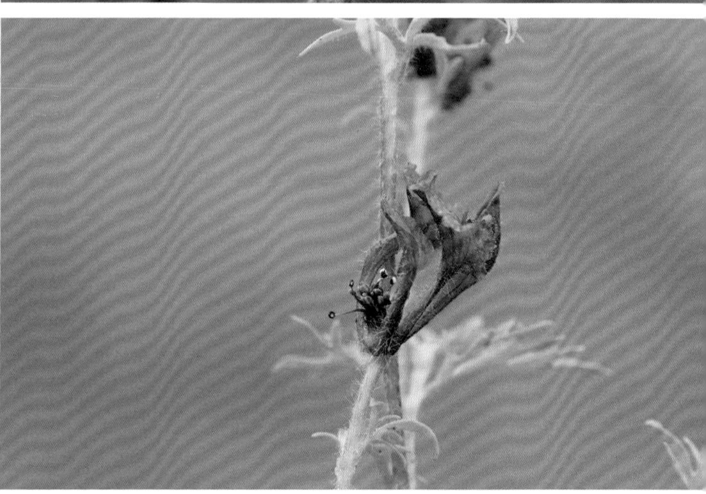

毛茛科（Ranunculaceae） 乌头属（*Aconitum* L.）

露蕊乌头 *Aconitum gymnandrum* Maxim.

药 材 名 露蕊乌头；ག་བུར་དིས་ལོ།（嘎吾迪洛、嘎吾得洛）。

标 准 《青海藏标》（1992 年版）。

植物形态 参见《中国植物志》第二十七卷第 326 页。

分布与生境 分布于我国西藏、四川西部、青海、甘肃南部。生长于海拔 1 550 ~ 3 800 m 的山地草坡、田边草地、农田、河边沙地。

药用部位 全草。

采收与加工 盛花期采收，去净泥土、枯叶，晒干，切段。

性　　味 味苦，性寒。

功能与主治 清热解毒。用于风寒湿痹，肺热症，温病时疫。

用量与用法 3 ~ 6 g。

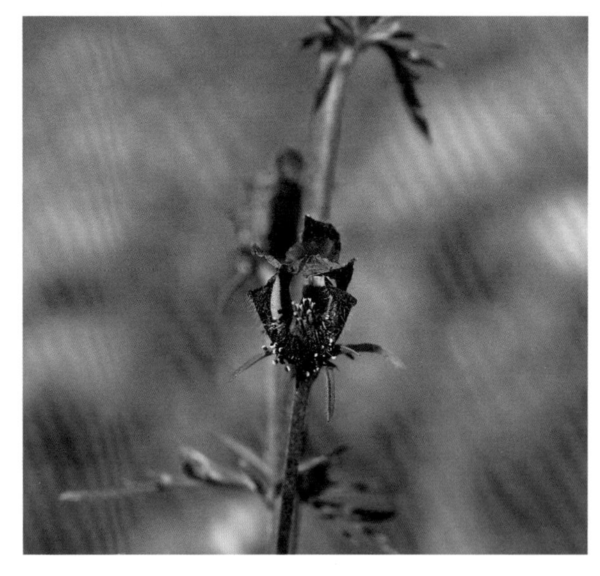

附　注

现代文献记载的藏医药用露蕊乌头 *A. gymnandrum* Maxim. 的情况较为复杂，涉及多种药物。《晶珠本草》在“旱生草类药物”的“根类药物”中记载有白（榜嘎、榜阿嘎保）、红（榜玛、榜阿玛保）、黄（榜赛、榜阿赛保）、黑（榜那、榜阿那保）4 种“བོང་ང་།”（榜阿）类药物，其中黑者以“根的颜色”又分为白、黄、黑 3 种；在“旱生草类药物”的“叶茎花果同采类药物”中记载有“ག་བུར་དྲིས་ལོ།”（嘎吾迪洛），言其为治肺疫疠热症之药物。现代文献专著和有关标准记载的“榜阿”类的黑者的基原均为毛茛科乌头属多种植物（又习称为“黑乌头”），“嘎吾迪洛”的基原则包括毛茛科乌头属和翠雀属（*Delphinium*）的多种植物。据《藏药晶镜本草》等文献记载，露蕊乌头 *A. gymnandrum* Maxim. 为“榜那”的白者［“འཛིན་པ་བླ་བྲལ།”（争巴达车），又名“བདུད་རྩི་ལོ་མ།”（都孜洛玛）］的基原之一；《中国藏药》则记载露蕊乌头 *A. gymnandrum* Maxim. 为“嘎吾迪洛”的基原之一。《青海藏标》以“露蕊乌头 /ག་བུར་དྲིས་ལོ།/ 嘎吾迪洛”之名收载了露蕊乌头 *A. gymnandrum* Maxim.，规定以其全草入药。（参见“伏毛铁棒锤”“甘青乌头”等条）。

《四部医典》《度母本草》等中记载有“ཟི་ར་དཀར་པོ།”（斯拉嘎保）；《晶珠本草》在“旱生草类药物”的“果实类药物”中记载有“ཟི་ར།”（司拉、孜拉），言其为数种药物的总称，载其分为白、黑 2 种，白者［“ཟི་ར་དཀར་པོ།”（斯拉嘎保）］为清肺热之药物，黑者［“ཟི་ར་ནག་པོ།”（斯拉那保）］为祛肝寒之药物。现藏医多以伞形科植物孜然 *Cuminum cyminum* L. 为白者（斯拉嘎保）的正品，以毛茛科植物腺毛黑种草 *Nigella glandulifera* Freyn et Sint. 为黑者（斯拉那保）的正品。文献记载的各地所用“司拉”类的基原还涉及毛茛科唐松草属（*Thalictrum*）、乌头属及伞形科柴胡属（*Bupleurum*）的多种植物。据文献记载，西藏、青海、四川甘孜部分地区也以露蕊乌头 *A. gymnandrum* Maxim. 作“司拉那保”的副品或替代品［“ཟི་ར་ནག་པོ་དམན་པ།”（司拉那保曼巴）］使用。（参见“腺毛黑种草”“孜然”条）

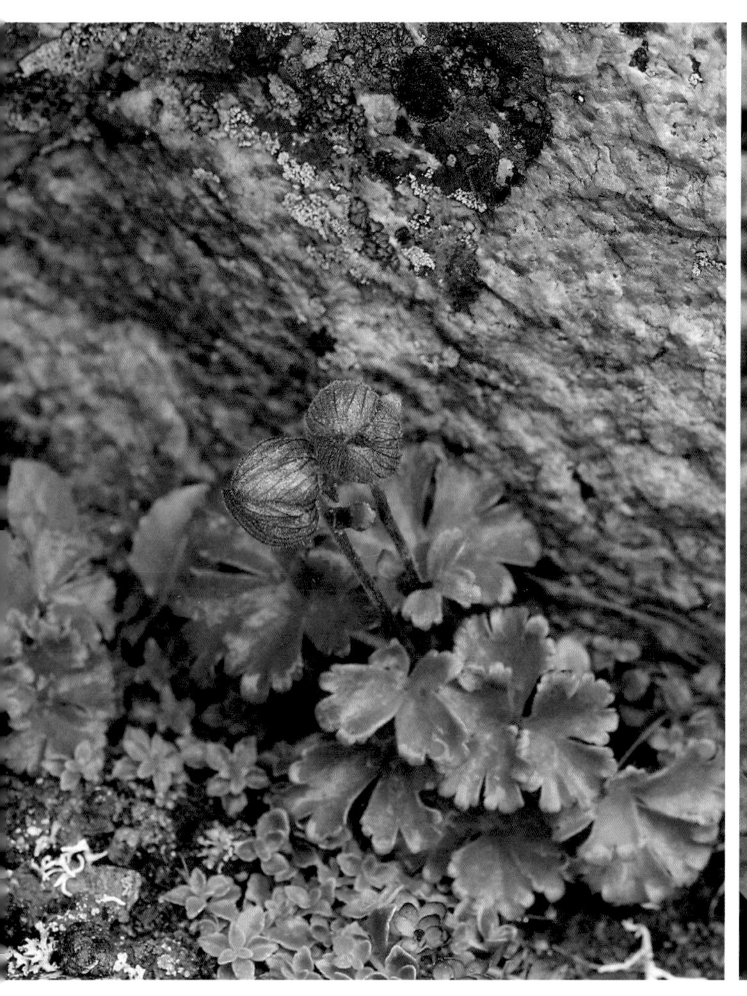
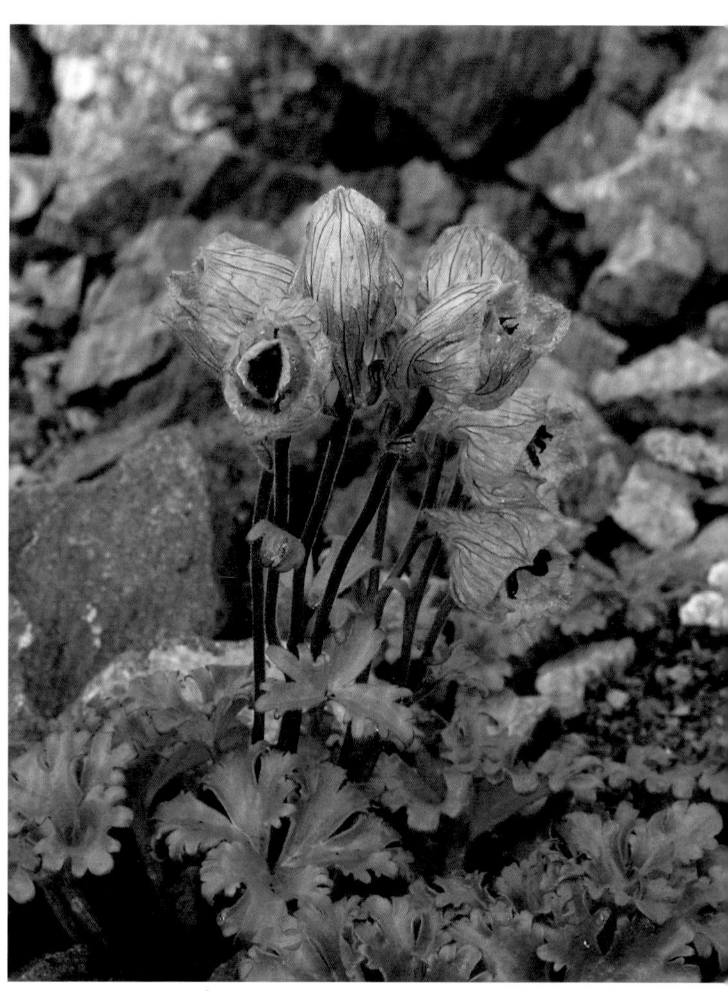

毛茛科（Ranunculaceae） 翠雀属（*Delphinium* L.）

囊距翠雀花 *Delphinium brunonianum* Royle

药 材 名 囊距翠雀、翠雀花；བྱ་རྒོད་སྤོས།（掐国贝、恰羔贝、恰贵毕、玄果贝、雀果贝）。

标 准 《藏标》《西藏藏标》。

植物形态 参见《中国植物志》第二十七卷第 365 页。

分布与生境 分布于我国西藏（南木林、丁青，羊八井）、甘肃（玛曲）。生长于海拔 4 500 ～ 6 000 m 的草地、山坡多石处。

药用部位 地上部分。

采收与加工 夏季采集，晾干。

性　　味 味苦，化后味苦，性寒。

功能与主治 清热解毒。用于“赤巴”病，感冒。（《藏标》）

清血热，解毒，止痒。用于感冒，各种疫症；外用于疥癣，皮疹，皮肤瘙痒，蛇虫咬伤等。（《西藏藏标》）

用量与用法 2 ~ 5 g。内服煎汤；或入丸、散。外用适量，研末撒或调敷。

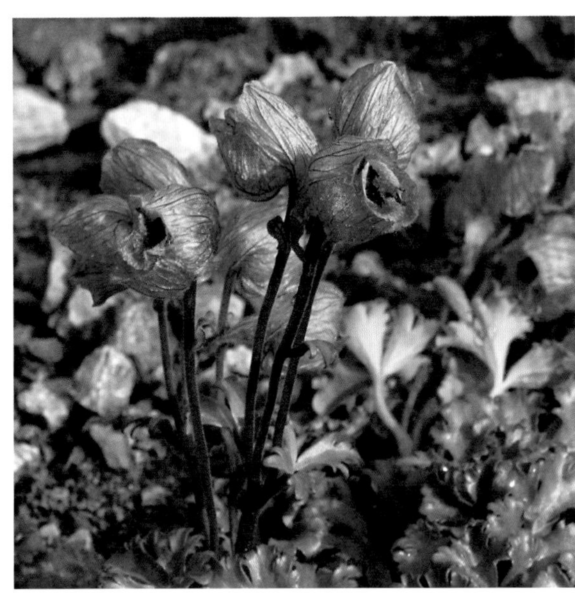

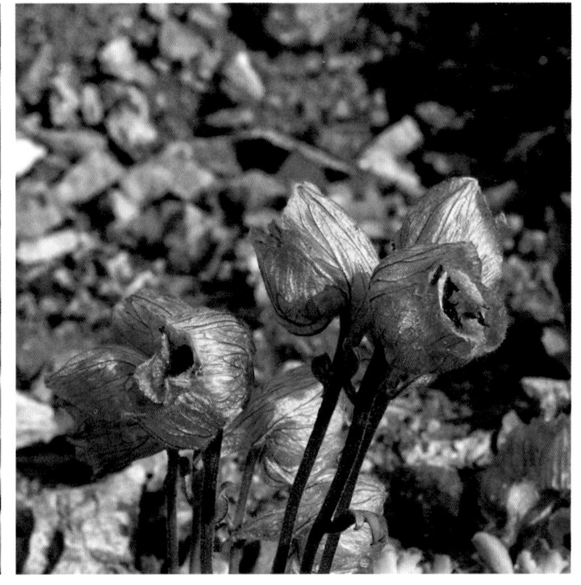

附　注

“ཁྱུང་སྡོད་སྒྲོས།”（掐国贝、恰国贝）在《四部医典》《宇妥本草》《妙音本草》《晶珠本草》等中均有记载，为治疗“魔毒”疫热症之药物。现代文献记载的“掐国贝”的基原包括毛茛科翠雀属的多种植物，囊距翠雀花 *D. brunonianum* Royle 为各地藏医常用的种类之一，《藏标》（囊距翠雀 /ཁྱུང་སྡོད་སྒྲོས།/ 玄果贝）、《西藏藏标》（ཁྱུང་སྡོད་སྒྲོས།/ 掐国贝 / 翠雀花）也仅收载了该种。据文献记载，各地作“掐国贝”基原的还有螺距翠雀花 *D. spirocentrum* Hand.-Mazz.、滇川翠雀花 *D. delavayi* Franch.、大理翠雀花 *D. taliense* Franch.、澜沧翠雀花 *D. thibeticum* Finet et Gagnep.、黄毛翠雀花 *D. chrysotrichum* Finet et Gagnep.，以及十字花科植物细裂高河菜 *Megacarpaea delavayi* Franch. var. *angustisecta* O. E. Schulz（短羽裂高河菜 *M. delavayi* Franch. var. *pinnatifida* P. Danguy）等。

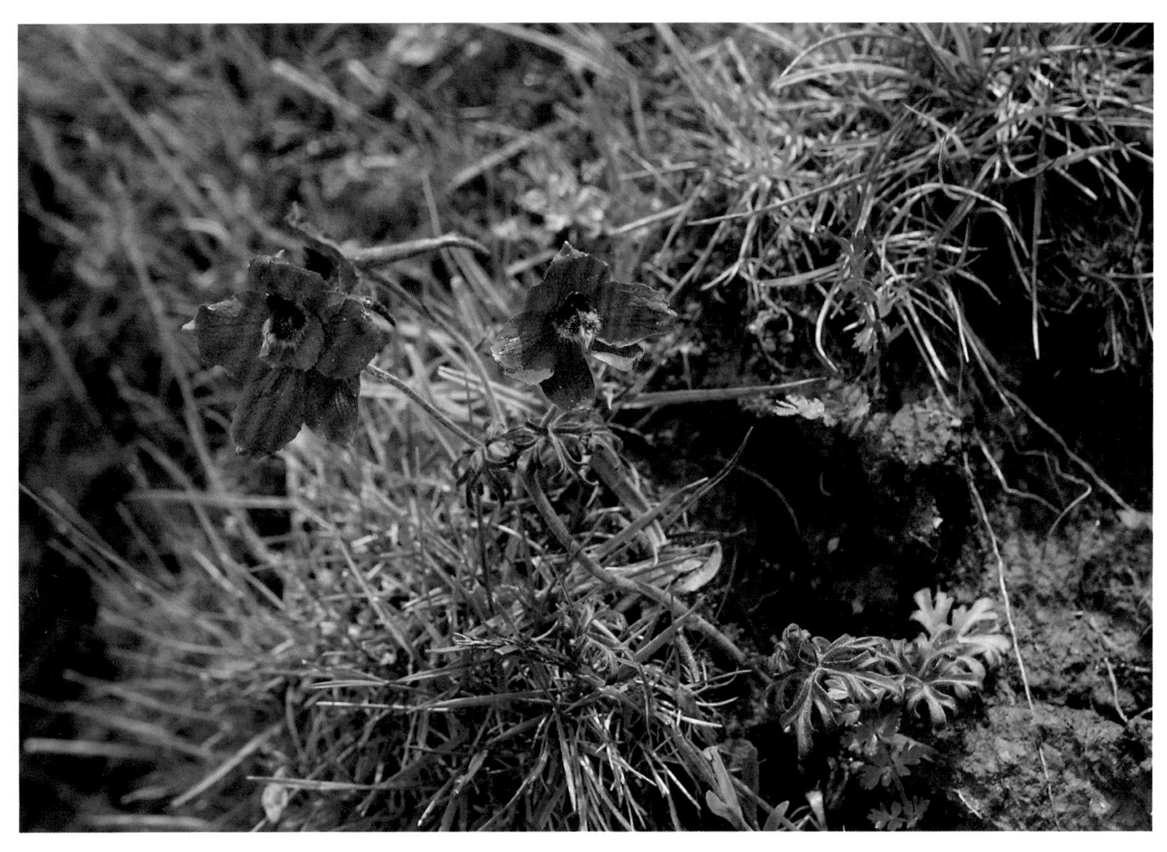

毛茛科（Ranunculaceae） 翠雀属（*Delphinium* L.）

大通翠雀花 *Delphinium pylzowii* Maxim.

药 材 名 展毛翠雀；བྱ་རྐང་པ།（夏刚巴、恰刚巴）。

标 准 《青海藏标》（1992 年版）。

植物形态 参见《中国植物志》第二十七卷第 376 页。

分布与生境 分布于我国青海东部（大通等）和甘肃西部。生长于海拔 2 350 ~ 3 000 m 的山地草坡。

药用部位 地上部分。

采收与加工 6 ~ 8 月采集，除去杂质，晾干。

性 味 味苦，化后味苦，性凉。

功能与主治　清热，止泻，愈疮。用于“赤巴”病，肠炎，腹泻，痢疾，胆囊炎，肝炎等；外用于疮口。

用量与用法　3 ~ 9 g。内服煎汤；或入丸、散。外用适量，研末撒或调敷。

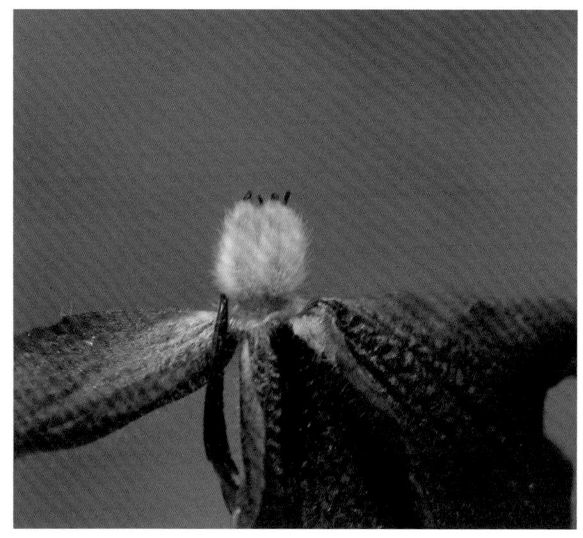

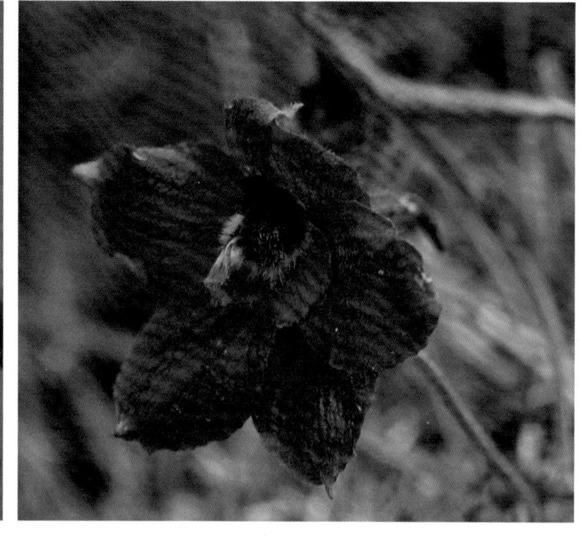

附　注

《四部医典》记载有止泻、愈疮之药物“བྱ་རྐང་།”（恰刚）。《度母本草》记载“ལོ་བཙན་འཐིང་པོ།”（洛赞唐保）又名“རྨ་ལོ་རྐང་གཅིག”（玛洛岗久）；《宇妥本草》分别记载有“ལོ་བཙན་པ།”（洛赞巴）和“བྱ་རྐང་པ།”（夏刚巴、恰刚巴）；《鲜明注释》记载有“དེ་མུ་ས།”（逮木萨）。《晶珠本草》记载“逮木萨”为正名，言其又名“བྱ་རྐང་པ།”（夏刚巴）、“རྨ་ལོ་རྐང་གཅིག”（玛洛岗久）等，根据生境不同将其分为“生山顶”的“ལོ་བཙན་ཆེན་པོ།”（洛赞青保）、“生山中部”的“ལོ་བཙན་པ།”（玉龙哇）或“ལོ་བཙན།”（洛赞）、“生低处或湖畔”的“བྱ་རྐང་པ།”（夏刚巴）3 类。现代文献记载的“恰刚”（逮木萨）的基原包括毛茛科翠雀属 10 余种植物，不同文献记载的 3 类“逮木萨”的基原互有交叉，各地习用的种类也有所不同。《部标藏药》《青海藏标》（1992 年版）以“展毛翠雀 /བྱ་རྐང་པ།/ 夏刚巴”之名收载了展毛翠雀花 *D. kamaonense* Huth var. *glabrescens* (W. T. Wang) W. T. Wang 及其同属多种植物的地上部分；《青海藏标》（1992 年版）在“夏刚巴”条下附注中指出大通翠雀花 *D. pylzowii* Maxim. 等也作本品使用。（参见“白蓝翠雀花”“翠雀”“蓝翠雀花”“展毛翠雀花”条）

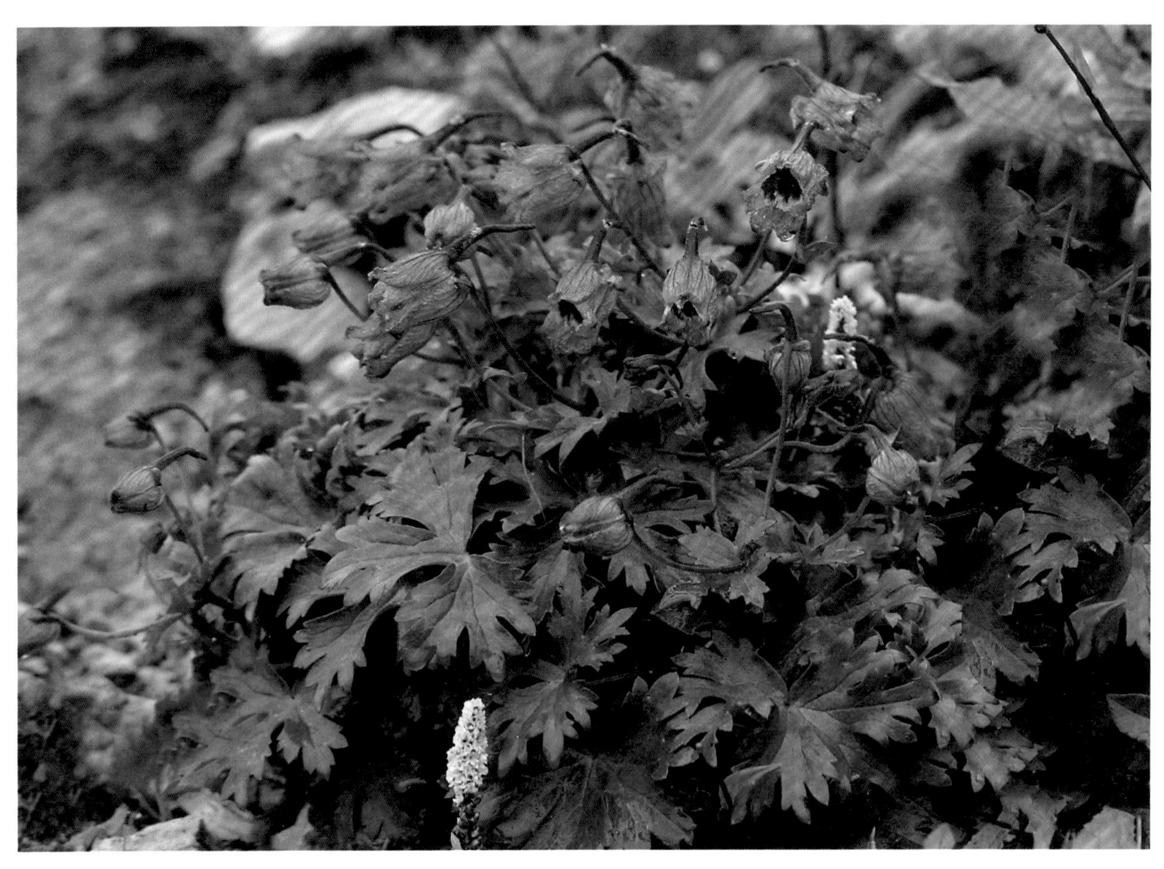

毛茛科（Ranunculaceae） 翠雀属（*Delphinium* L.）

白蓝翠雀花 *Delphinium albocoeruleum* Maxim.

药 材 名 展毛翠雀；བྱ་རྐང་པ།（夏刚巴、恰刚巴）。

标 准 《青海藏标》（1992 年版）。

植物形态 参见《中国植物志》第二十七卷第 380 页。

分布与生境 分布于我国西藏东北部（比如）、四川西北部、青海东部（玛沁）、甘肃（玛曲、合作）。生长于海拔 3 600 ~ 4 700 m 的山地草坡、圆柏林下。

药用部位 地上部分。

采收与加工 6 ~ 8 月采收，除去杂质，晾干。

性　　味　味苦，化后味苦，性凉。

功能与主治　清热，止泻痢。用于黄水病，疮疡，赤痢。

用量与用法　3 ~ 9 g。内服煎汤；或入丸、散。

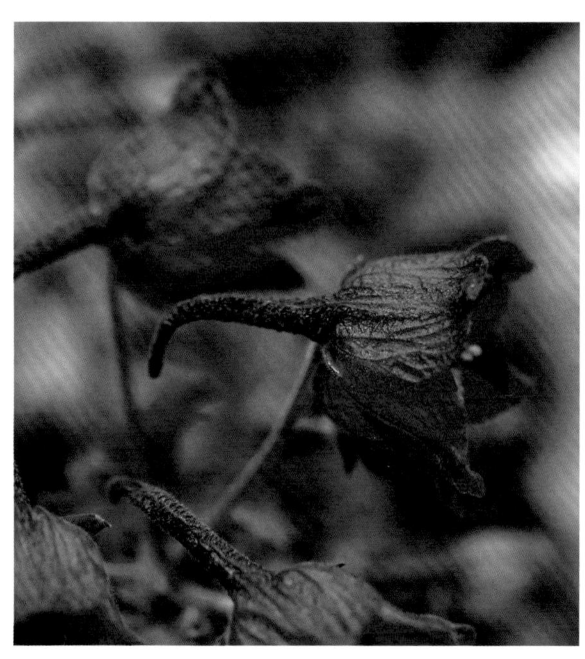

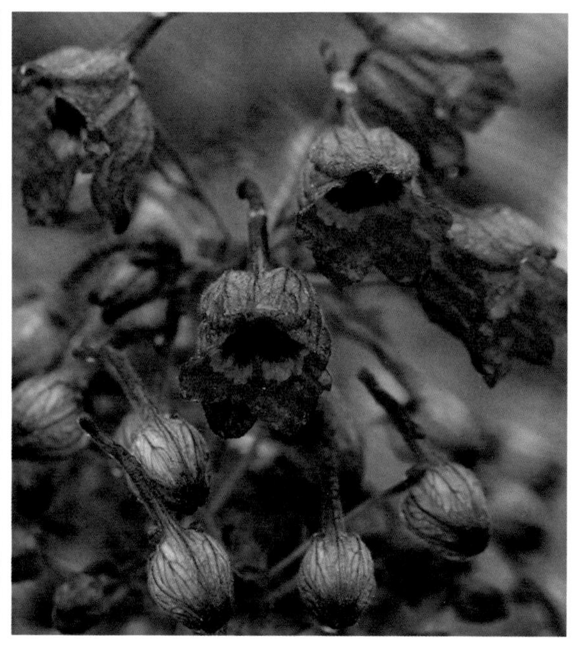

附　注

不同藏医药古籍文献中记载的来源于翠雀属植物的药材名称有“ཤྭ་རྣང་པ།”（恰刚巴、夏刚巴）、“ལོ་བཙན།”（罗赞、洛赞）、“དྲེ་མུ་ས།”（逮木萨）等。《四部医典》记载“ཤྭ་རྣང་།”（恰刚）为止泻、愈疮之药物；《度母本草》记载其名为“罗赞”，言其分为大、小（或上、下）2种；《鲜明注释》记载其名为“逮木萨”。《晶珠本草》记载“逮木萨”根据生境可分为3类，“生山顶”者称“ལོ་བཙན་ཆེན་པོ”（洛赞青保），“生山中部”者称“ལོ་བཙན་པ།”（玉龙哇）或“ལོ་བཙན།”（洛赞），“生低处或湖畔”者称“ཤྭ་རྣང་པ།”（夏刚巴）。现代文献记载的“恰刚”类的基原主要为毛茛科翠雀属植物，但不同文献对该类药材的品种划分及各品种的基原存在不同的观点，各地习用的种类也有差异。《部标藏药》《青海藏标》以“展毛翠雀/ཤྭ་རྣང་པ།/夏刚巴”之名收载了展毛翠雀花 *D. kamaonense* Huth var. *glabrescens* (W. T. Wang) W. T. Wang 及其同属多种植物的地上部分；《青海藏标》在“夏刚巴”条下附注中指出白蓝翠雀花 *D. albocoeruleum* Maxim. 等多种翠雀属植物也作“夏刚巴”入药。也有文献记载白蓝翠雀花 *D. albocoeruleum* Maxim. 为“玉龙哇”或“恰刚”（统称）的基原之一，甘肃甘南藏医则称之为“逮木萨”。（参见“蓝翠雀花”“展毛翠雀花”条）

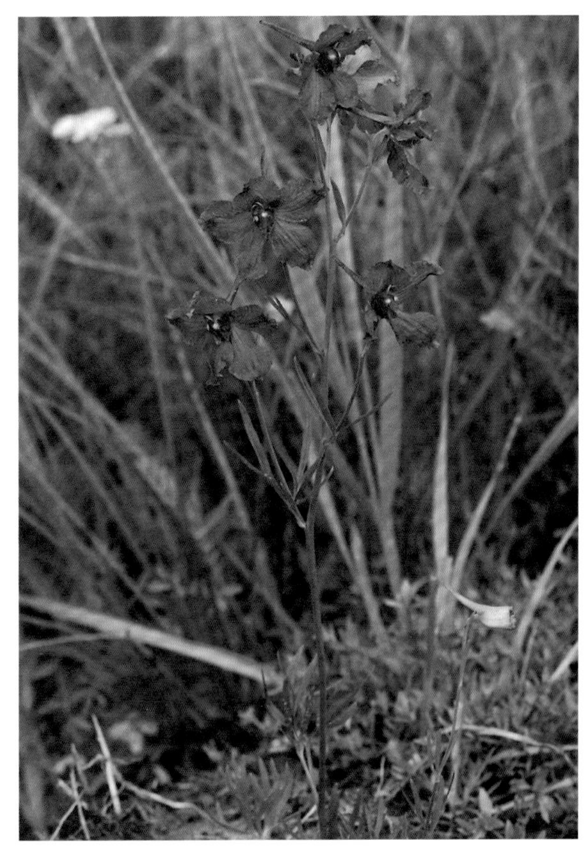

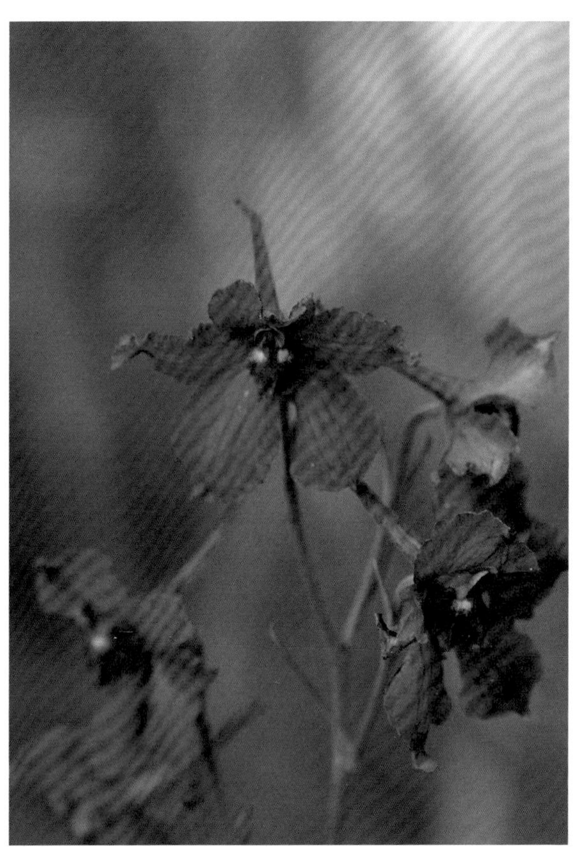

毛茛科（Ranunculaceae） 翠雀属（*Delphinium* L.）

翠雀 *Delphinium grandiflorum* L.

药 材 名 展毛翠雀；བྱ་རྐང་པ།（夏刚巴、下冈哇）。

标　　准 《青海藏标》（1992 年版）。

植物形态 参见《中国植物志》第二十七卷第 446 页。

分布与生境 分布于我国云南（昆明以北）、四川西北部、山西、河北、内蒙古、辽宁、吉林西部、黑龙江。生长于海拔 500 ~ 2 800 m 的山地草坡、丘陵沙地。蒙古等也有分布。

药用部位 地上部分。

采收与加工 6 ~ 8 月采收，晾干。

性　　味　味苦，性凉。

功能与主治　清热，止泻痢。用于小肠热，黄水病，疮疡，赤痢。

用量与用法　3 ~ 9 g。内服煎汤；或入丸、散。

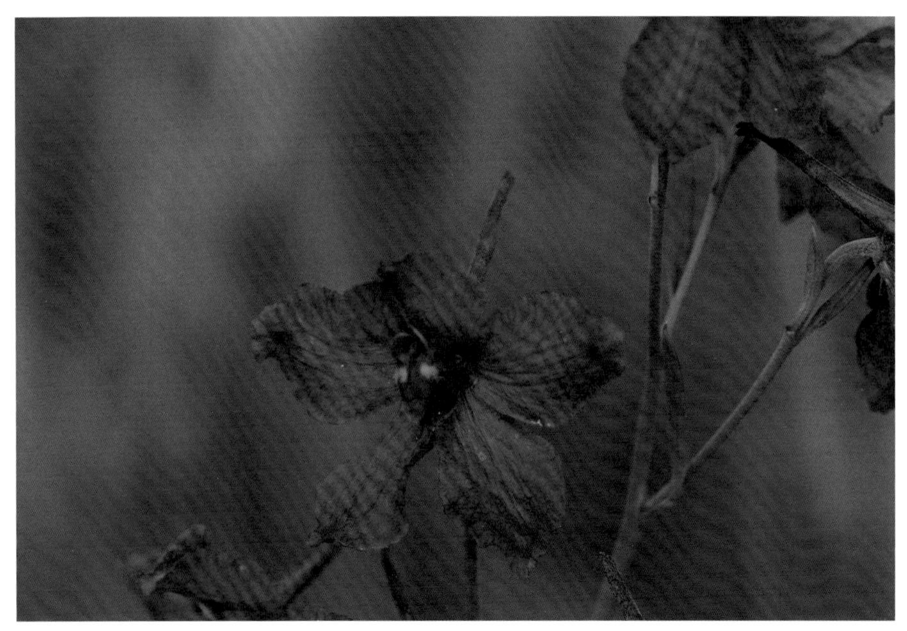

附　注

《四部医典》记载有“བྱ་རྐང་།”（恰刚），《鲜明注释》记载其名为“ཏྲི་ཙ་ས།”（逮木萨）。《晶珠本草》记载“逮木萨”根据生境不同分为“生山顶”的“ལོ་བཙན་ཆེན་པོ།”（洛赞青保）、“生山中部”的“ལོ་བཙན་པ།”（玉龙哇）和“生低处或湖畔”的“བྱ་རྐང་པ།”（下冈哇）3类。现代文献记载的“恰刚”（逮木萨）类的基原涉及毛茛科翠雀属的10余种植物，但不同文献对各类“恰刚”的基原有不同观点。有文献记载翠雀 *D. grandiflorum* L. 为青海、四川阿坝藏医使用的“夏刚巴”或“玉龙哇”的基原之一。《青海藏标》以“展毛翠雀 /བྱ་རྐང་པ/ 夏刚巴”之名收载了展毛翠雀花 *D. kamaonense* Huth var. *glabrescens* (W. T. Wang) W. T. Wang 及其同属多种植物的地上部分，并在该条附注中说明翠雀 *D. grandiflorum* L. 等也作本品使用。（参见“白蓝翠雀花”“蓝翠雀花”“展毛翠雀花”条）

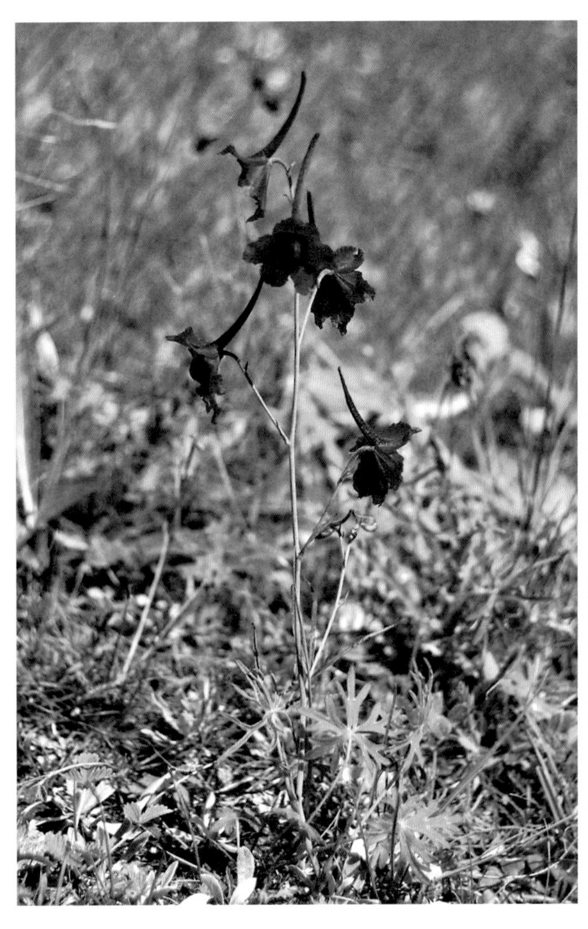

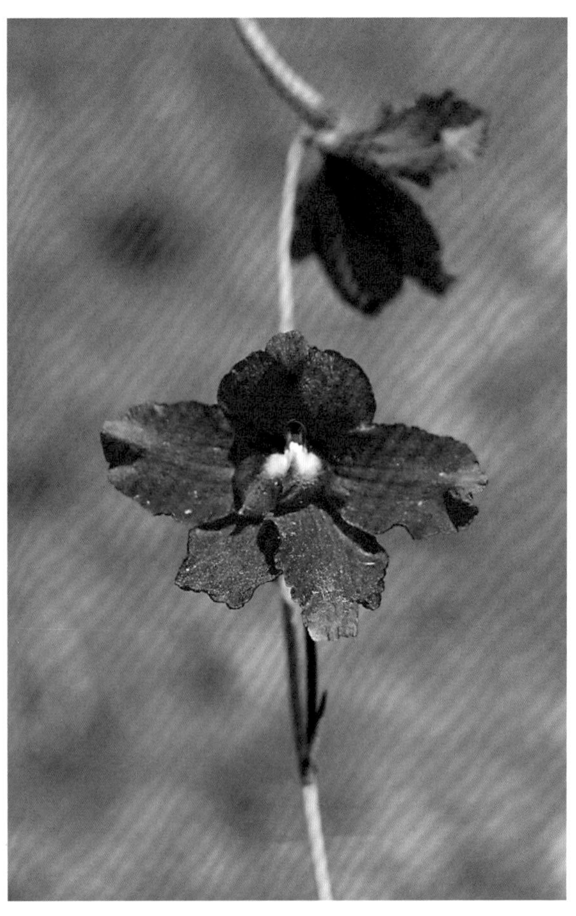

毛茛科（Ranunculaceae） 翠雀属（*Delphinium* L.）

展毛翠雀花 *Delphinium kamaonense* Huth var. *glabrescens* (W. T. Wang) W. T. Wang

药 材 名 展毛翠雀；བྱ་རྐང་ག（夏刚巴、恰刚巴）。

标 准 《部标藏药》、《青海藏标》（1992 年版）。

植物形态 参见《中国植物志》第二十七卷第 449 页。

分布与生境 分布于我国西藏东部（波密）、四川西部（理塘）、青海南部、甘肃西南部。生长于海拔 2 500 ~ 4 200 m 的高山草地。

药用部位 地上部分。

采收与加工 6 ~ 8 月采集，除去杂质，晾干。

性　　味　味苦，化后味苦，性凉。

功能与主治　清热，止泻，愈疮。用于“赤巴”病，肠炎，腹泻，痢疾，胆囊炎，肝炎等；外用于疮口。

用量与用法　3 ~ 9 g。内服煎汤；或入丸、散。外用适量，研末撒或调敷。

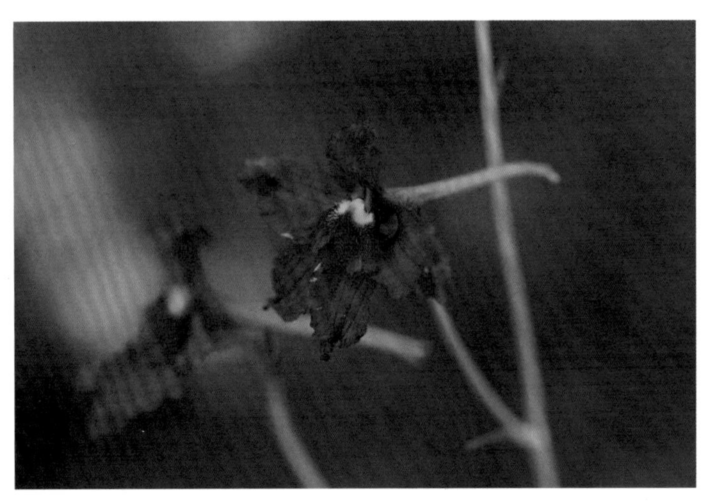

附　注

“བྱ་རྐང་།”（恰刚）为《四部医典》记载的止泻、愈疮之药物；《度母本草》记载“ལོ་བཙན་འཛིང་པོ།”（洛赞唐保）又名“རྨ་ལོ་རྐང་གཅིག”（玛洛岗久）；《宇妥本草》分别记载有“ལོ་བཙན་པ།”（洛赞巴）和“བྱ་རྐང་པ།”（夏刚巴）；《鲜明注释》记载其名为“ཏི་ཀྱུ་ས།”（逮木萨）。《晶珠本草》记载“逮木萨”为正名，言其又名“བྱ་རྐང་པ།”（夏刚巴）、“རྨ་ལོ་རྐང་གཅིག”（玛洛岗久）等，根据生境可分为“生山顶”的“ལོ་བཙན་ཆེན་པོ།”（洛赞青保）、“生山中部”的“ལོ་བཙན་པ།”（玉龙哇）或“ལོ་བཙན།”（洛赞）和“生低处或湖畔”的“བྱ་རྐང་པ།”（夏刚巴、下冈哇）3 类。现代文献记载的“恰刚”（逮木萨）的基原主要为毛茛科翠雀属的 10 余种植物，但不同文献记载的 3 类“逮木萨”的基原互有交叉，可能与《晶珠本草》记载的各类“逮木萨”的形态较为简略有关，各地习用的种类有所不同，展毛翠雀花 *D. kamaonense* Huth var. *glabrescens* (W. T. Wang) W. T. Wang 为常用的基原之一。《部标藏药》《青海藏标》以“展毛翠雀 /བྱ་རྐང་པ།/ 夏刚巴”之名收载了展毛翠雀花 *D. kamaonense* Huth var. *glabrescens* (W. T. Wang) W. T. Wang 及其同属多种植物的地上部分；《青海藏标》在“夏刚巴”条下附注中说明同属植物翠雀 *D. grandiflorum* L.、白蓝翠雀花 *D. albocoeruleum* Maxim.、大通翠雀花 *D. pylzowii* Maxim.、蓝翠雀花 *D. caeruleum* Jacq. ex Camb. 等多种也作本品入药。（参见“白蓝翠雀花”“翠雀”“大通翠雀花”“蓝翠雀花”条）

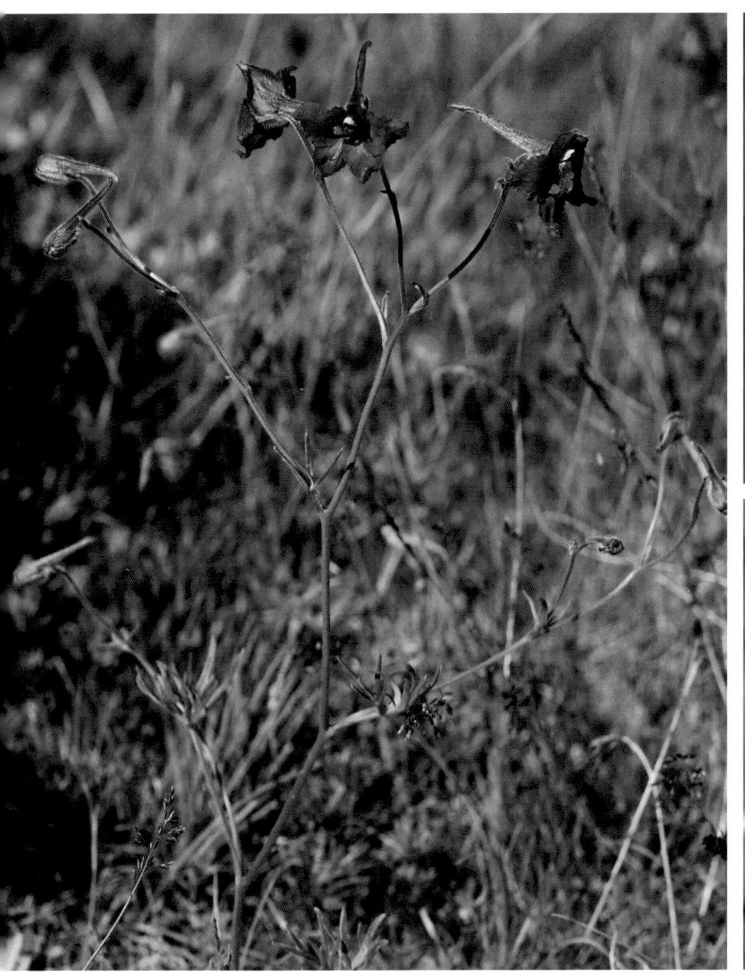

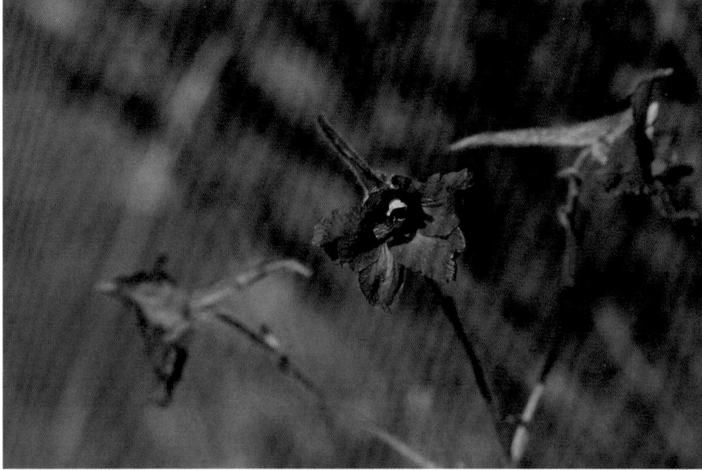

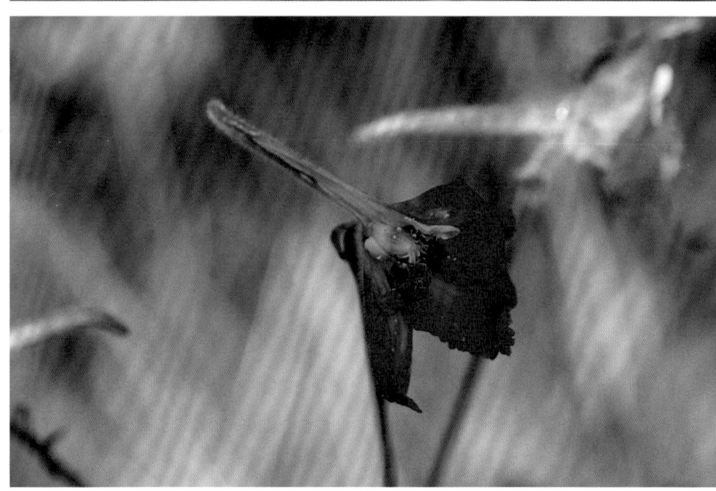

毛茛科（Ranunculaceae） 翠雀属（*Delphinium* L.）

蓝翠雀花 *Delphinium caeruleum* Jacq. ex Camb.

药 材 名 展毛翠雀；བྱ་རྐང་པ།（夏刚巴、恰刚巴）。

标 准 《青海藏标》（1992 年版）。

植物形态 参见《中国植物志》第二十七卷第 453 页。

分布与生境 分布于我国西藏、四川西部、青海、甘肃。生长于海拔 2 100 ~ 4 000 m 的山地草坡、多石砾山坡、灌丛。

药用部位 地上部分。

采收与加工 6 ~ 8 月采收，除去杂质，晾干。

性　　味 味苦，化后味苦，性凉。

功能与主治 清热，止泻痢。用于小肠热，黄水病，疮疡，赤痢。

用量与用法 3 ~ 9 g。内服煎汤；或入丸、散。外用适量，研末撒或调敷。

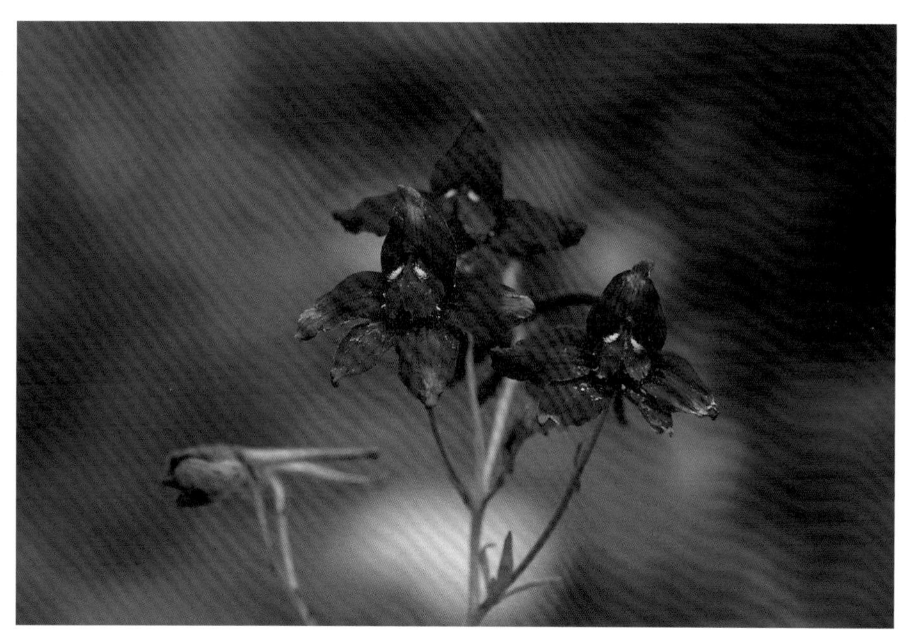

附　注

《四部医典》记载有“བྱ་རྐང་།”（恰刚），《鲜明注释》称之为“ཏི་ཙ་ས།”（逮木萨）。《晶珠本草》记载“逮木萨”根据生境不同可分为“生山顶”“生山中部”“生低处或湖畔”3 类，其中“生低处或湖畔”者称“བྱ་རྐང་པ།”（夏刚巴、下冈哇）。现代文献记载的“恰刚”类的基原涉及毛茛科翠雀属及乌头属（*Aconitum*）的多种植物，但不同文献记载的 3 类“恰刚”的基原不尽一致，也有交叉。关于“夏刚巴”的基原，《部标藏药》《青海藏标》以“展毛翠雀 /བྱ་རྐང་པ།/ 夏刚巴”之名收载了展毛翠雀花 *D. kamaonense* Huth var. *glabrescens* (W. T. Wang) W. T. Wang 及其同属多种植物的地上部分；《青海藏标》在“夏刚巴”条下附注中指出蓝翠雀花 *D. caeruleum* Jacq. ex Camb.、大通翠雀花 *D. pylzowii* Maxim. 等也可作本品入药。（参见“白蓝翠雀花”“展毛翠雀花”条）

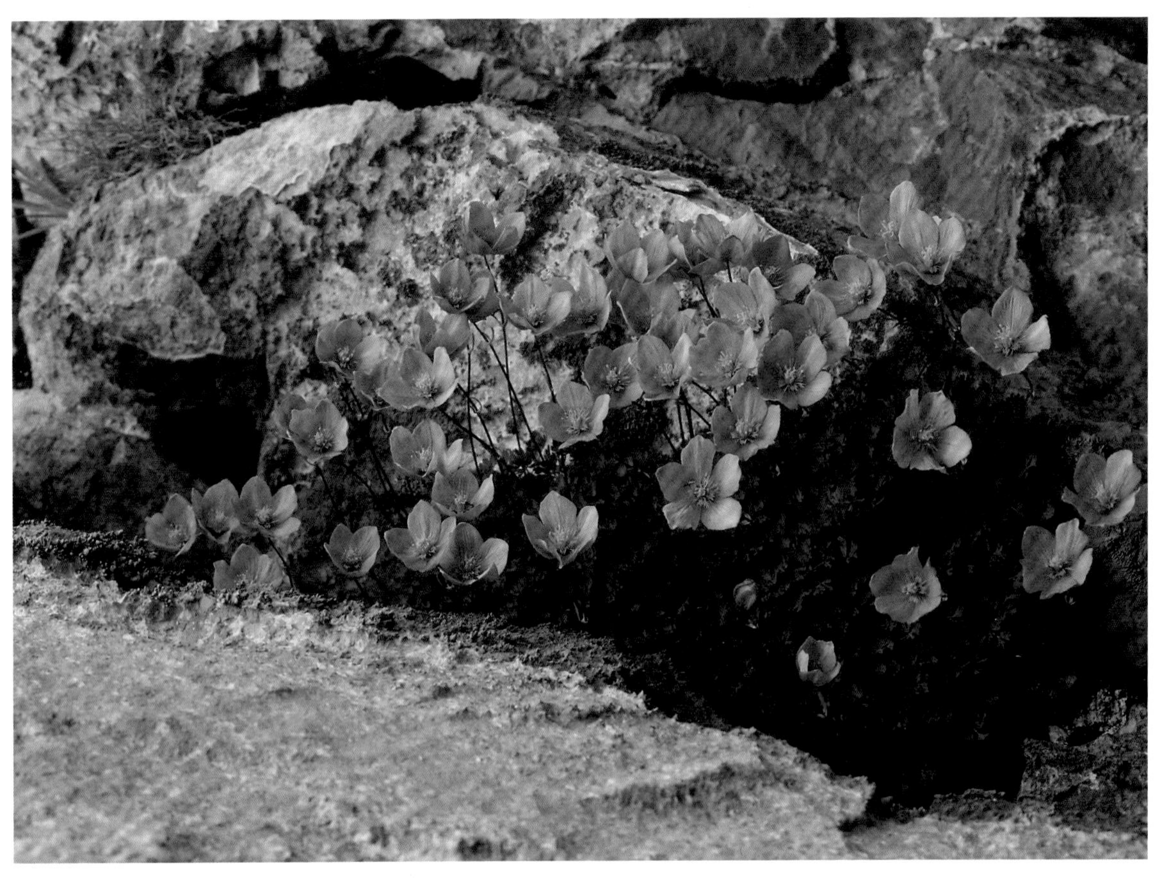

毛茛科（Ranunculaceae） 拟耧斗菜属（*Paraquilegia* Drumm. et Hutch.）

拟耧斗菜 *Paraquilegia microphylla* (Royle) Drumm. et Hutch.

药 材 名 假耧斗菜、耧斗菜；ཡུ་མོ་མདེའུ་འཛིན།（益母得金、玉毛代金）。

标 准 《部标藏药》、《藏标》、《青海藏标》（1992 年版）。

植物形态 参见《中国植物志》第二十七卷第 484 页。

分布与生境 分布于我国西藏（墨竹工卡）、云南西北部、四川西部、甘肃西南部（合作）、青海、新疆。生长于海拔 2 700 ～ 4 300 m 的高山山地石壁或岩石上。不丹、尼泊尔等也有分布。

药用部位 地上部分。

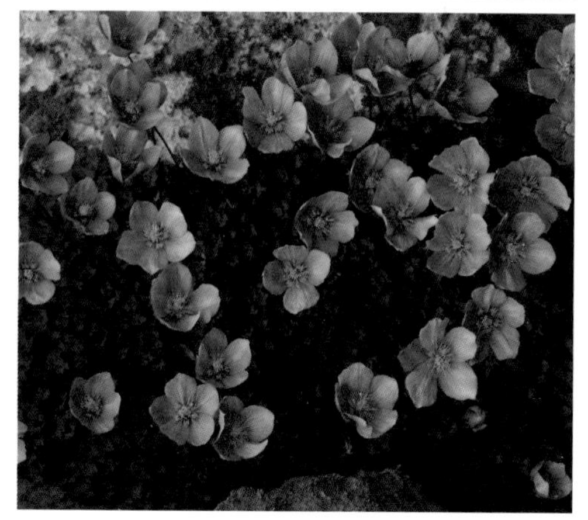

采收与加工 春季或 7 ~ 8 月采集，洗净，晾干水分，切段，揉搓出香气，阴干。

性　　味 味苦，化后味苦，性凉。

功能与主治 催产，止痛，止血，化瘀。用于胎死不下，胎盘滞留，产后出血，产后瘀血腹痛，闭经，跌打损伤，“查凑”病等。亦有引出体内异物（箭头等）之效。(《藏药医学内容审查》)

祛瘀，止血，镇痛，催产。用于跌打损伤，退子弹，胎衣不下，下死胎。（《部标藏药》《藏标》）

退热，止痛，催产，止血，干黄水。用于乳腺炎，恶性痈疽，跌打损伤，退侵入肌肤内的弹丸，下死胎，胎衣不下。[《青海藏标》(1992 年版)]

用量与用法 3 ~ 9 g。内服研末；或入散剂。

附　注

《四部医典》《度母本草》《晶珠本草》等中均记载有“ཡུ་མོ་མདེའུ་འབྱིན།”（益母得金），言其对下死胎、治子宫病有特效。《度母本草》记载有“བྲག་སྐྱེས་ག་བུར།”（折吉尕布），言其他典籍称之为“ཡུ་མོ་མདེའུ་འབྱིན།”（益母得金）。现代文献均记载“益母得金”的基原以毛茛科植物拟耧斗菜 *P. microphylla* (Royle) Drumm. et Hutch.（假耧斗菜）为正品，《部标藏药》以“假耧斗菜 /ཡུ་མོ་མདེའུ་འབྱིན།/ 益母得金”之名收载了该种；《藏标》、《青海藏标》（1992 年版）、《青海藏标》（2019 年版）则收载了假耧斗菜 *P. microphylla* (Royle) Drumm. et Hutch.（拟耧斗菜）、宿萼假耧斗菜 *P. anemonoides* (Willd.) Engl. ex Ulbr.（乳突拟耧斗菜、疣种拟耧斗菜）。

在《中国植物志》中，*P. microphylla* (Royle) Drumm. et Hutch. 的中文名为“拟耧斗菜”；*P. anemonoides* (Willd.) Engl. ex Ulbr. 的中文名为“乳突拟耧斗菜”。我国仅有上述 2 种拟耧斗菜属植物。

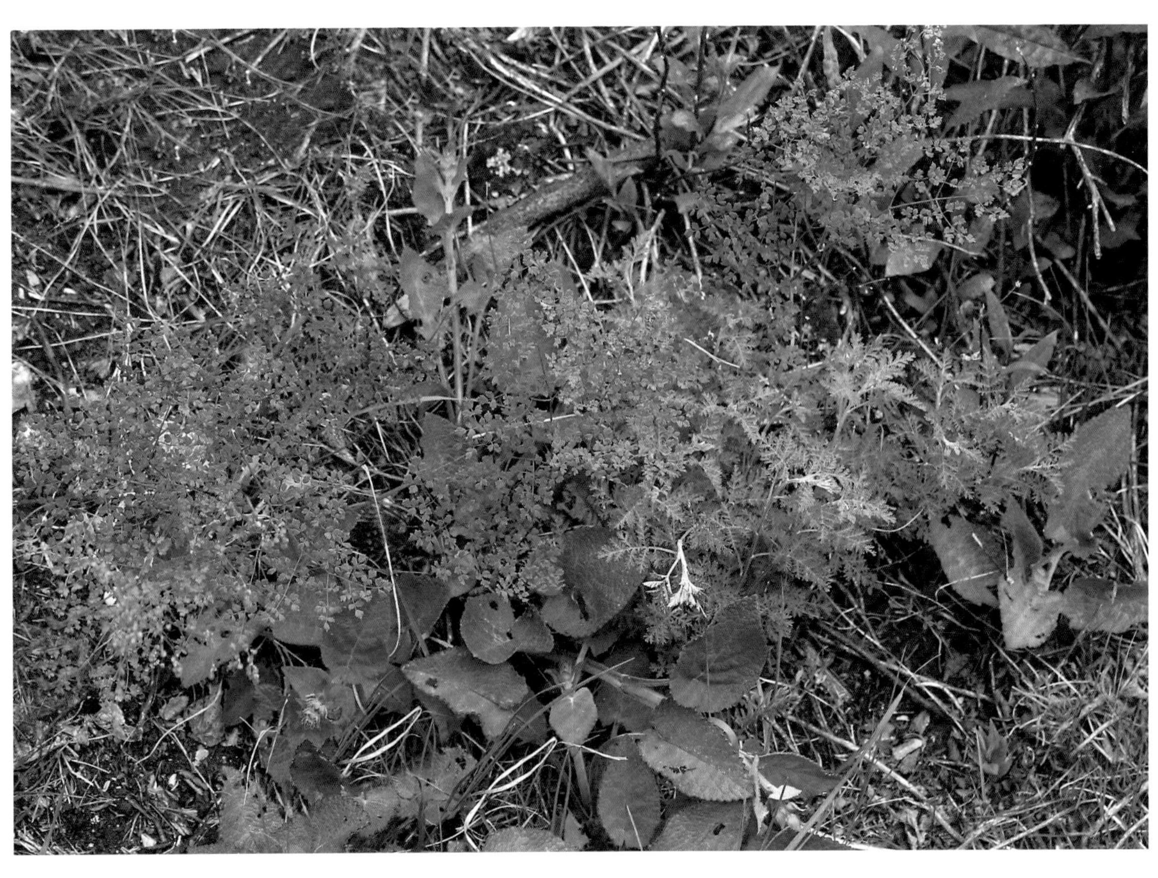

毛茛科（Ranunculaceae）　唐松草属（*Thalictrum* L.）

高原唐松草 *Thalictrum cultratum* Wall.

药　材　名　高原唐松草；ལྕགས་ཀྱུ།（俄甲久、结居）。

标　　　准　《四川藏标》（2014 年版）。

植物形态　参见《中国植物志》第二十七卷第 579 页。

分布与生境　分布于我国西藏南部、四川西部、甘肃南部、云南西北部（大理以北）。生长于海拔 1 700 ~ 3 800 m 的山地草坡、灌丛中、沟边草地、林中。尼泊尔、印度东部也有分布。

药用部位　根及根茎。

采收与加工　夏、秋季采挖，除去茎叶及泥沙，洗净，阴干或晒干。

性　　味　味苦，性凉。

功能与主治　清疫热，解毒，分清浊。用于痢疾，炭疽等“黏”症，虫病。

用量与用法　3 g。内服入丸、散。

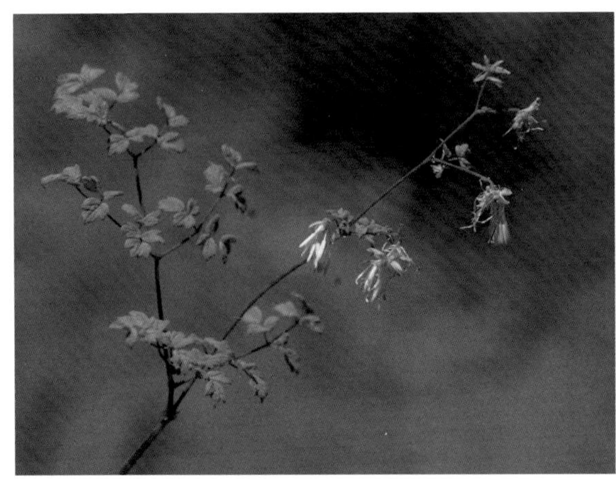

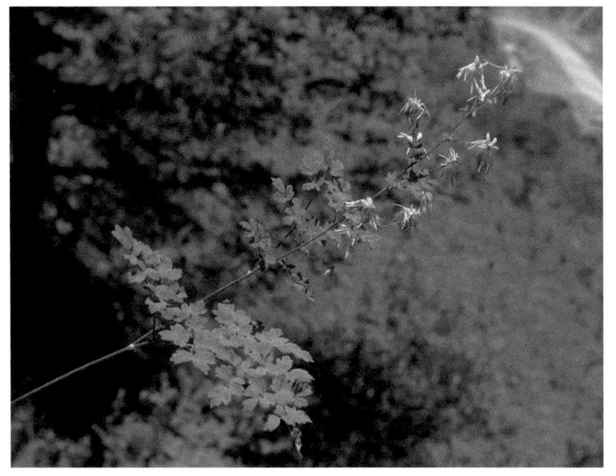

附　注

《度母本草》《妙音本草》记载“སེར་པོ་ཁྲག་རྣང་།”（赛尔保车冈）具有分解热邪、清浊、愈合创伤、接骨等功效；《度母本草》言其又名“ཐུམ་བུ་ལྕགས་ཀྱུ་ཅན།”（敦普结居坚）。《宇妥本草》记载“ལྕགས་ཀྱུ་པ།”（结居巴）的功效为治热症、“培根”瘀紫症。《四部医典》记载有“ཙོ་བྲིན།”（莪真）；《蓝琉璃》言“莪真又名‘ལྕགས་ཀྱུ་པ།’（结居巴）”；《晶珠本草》以“ལྕགས་ཀྱུ།”（结居、俄甲久）为正名，言其又名“སེར་པོ་ཁྲག་རྣང་།”（赛尔保车冈），载其为降瘟、治毒热症之药物。现代文献记载“莪真”或“结居巴”的基原包括唐松草属的多种植物，多认为狭序唐松草 *T. atriplex* Finet et Gagnep.、芸香叶唐松草 *T. rutifolium* Hook. f. et Thoms. 的形态与《晶珠本草》等记载的“果之先端弯似铁钩”等特征相符，二者为正品，其他多种为代用品，高原唐松草 *T. cultratum* Wall. 为“莪真”的基原之一，《四川藏标》以“高原唐松草 /ལྕགས་ཀྱུ།/ 俄甲久”之名收载了该种，规定以其根及根茎入药。《晶珠本草》将“结居巴”归于“旱生草类药物”的“根叶花果全草类药物”中，其药用部位似应为全草。四川甘孜藏医称高原唐松草 *T. cultratum* Wall. 为“ཛ་ཨ་གྲོང་།”（榨啊中），又称之为“ཙོ་བྲིན།”（俄振）。

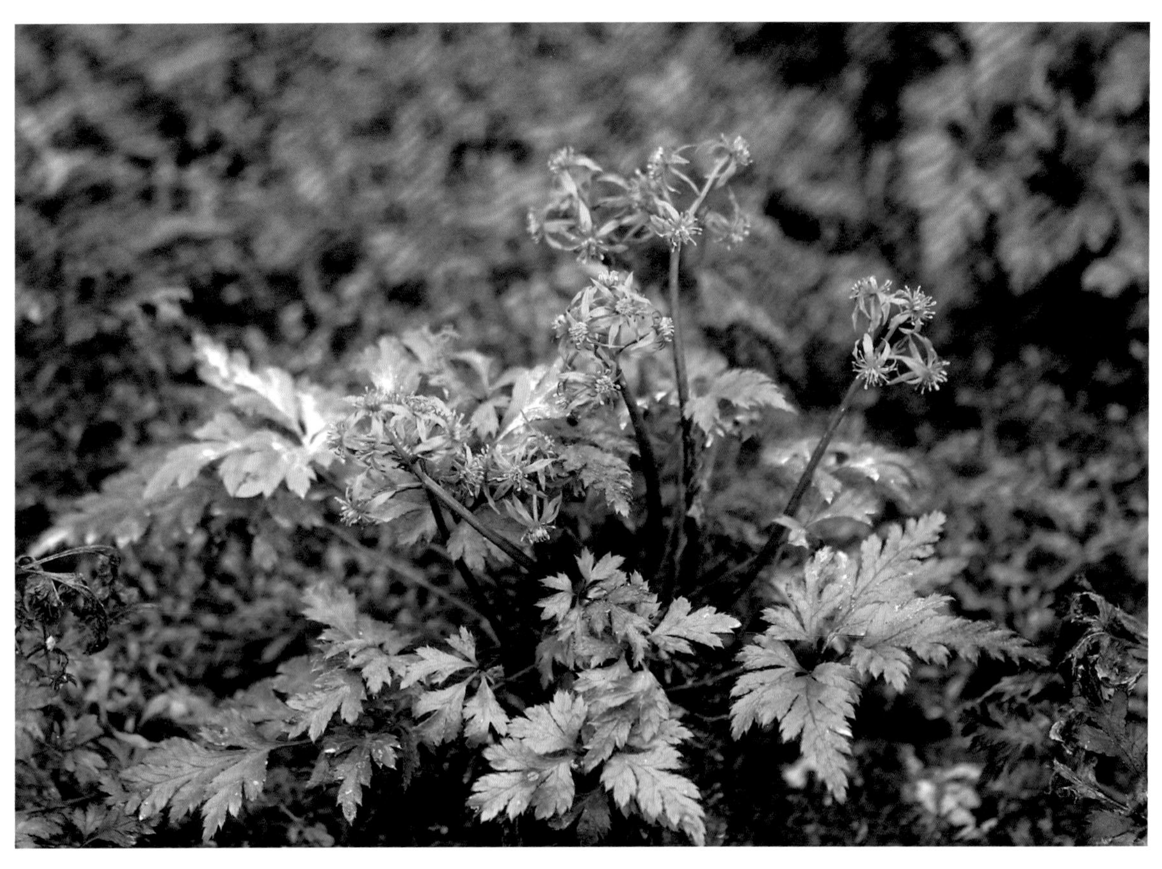

毛茛科（Ranunculaceae） 黄连属（*Coptis* Salisb.）

黄连 *Coptis chinensis* Franch.

药 材 名 黄连；ཉང་རྡེ་ཐྲགས།（娘孜摘、娘孜折、娘孜泽）。

标　　准 《部标藏药·附录》。

植物形态 参见《中国植物志》第二十七卷第 595 页。

分布与生境 分布于我国四川、重庆（城口）、贵州、湖南、湖北、山西南部。现在我国重庆、四川、陕西、湖北等有大量栽培。生长于海拔 500 ~ 2 000 m 的山地林中、山谷阴处。

药用部位 根茎。

采收与加工 12 月采挖，洗净，除去杂质及须根，烘干。

性　　味　味苦，化后味苦，性凉。

功能与主治　清热燥湿，排脓愈疮。用于一切热症，眼病，喉病，痢疾，肠炎，肠风便血，黄水疮，脓疮。

用量与用法　2 g。内服研末；或入丸、散。

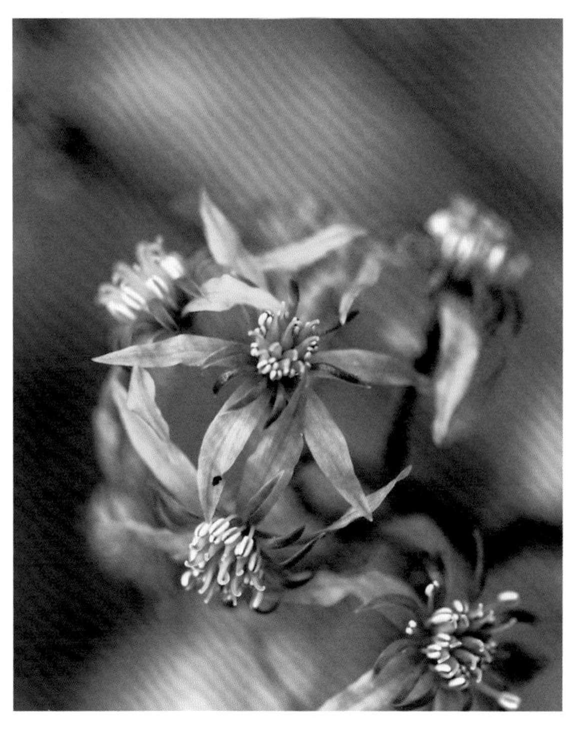

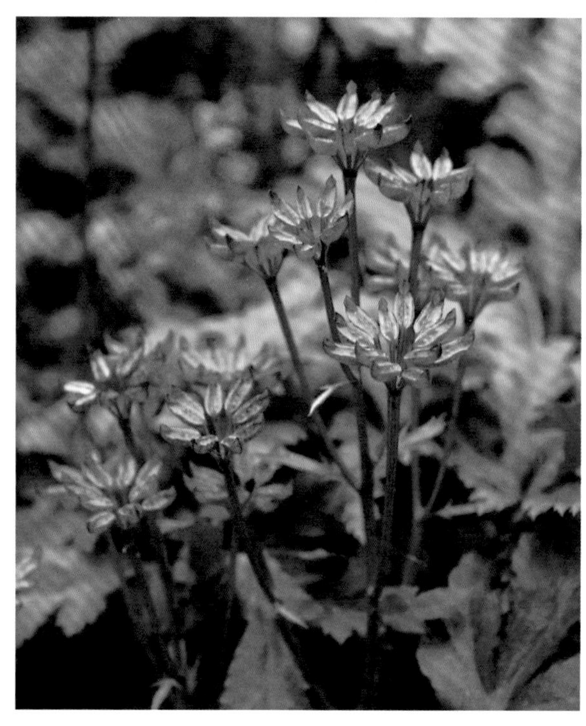

附　注

《四部医典》《度母本草》《晶珠本草》等记载有吸水、清疫热之药物“ཉྭང་རྩི་ཙས།”（娘孜折）；《蓝琉璃》言其分为上品（雄娘孜折）和下品（雌娘孜折）2 种。现藏医所用“娘孜折”多以毛茛科黄连属植物为上品（雄娘孜折）的基原，包括黄连 *C. chinensis* Franch.、云南黄连 *C. teeta* Wall.（*C. teetoides* C. Y. Cheng）、三角叶黄连 *C. deltoidea* C. Y. Cheng et Hsiao、峨眉黄连 *C. omeiensis* (Chen) C. Y. Cheng、五裂黄连 *C. quinquesecta* W. T. Wang，《部标藏药·附录》以“黄连 /ཉྭང་རྩི་ཙས།/ 娘孜摘”之名收载了黄连 *C. chinensis* Franch. 及其同属数种植物；下品（雌娘孜折）的基原为毛茛科植物多枝唐松草 *Thalictrum ramosum* Boivin。黄连作为常用中药，现已大量栽培，其基原包括黄连 *C. chinensis* Franch.、云南黄连 *C. teeta* Wall.、三角叶黄连 *C. deltoidea* C. Y. Cheng et Hsiao 3 种，此 3 种的野生资源较少，仅云南黄连 *C. teeta* Wall. 在西藏东南部有分布，藏医历史上使用的也应为此种，部分文献也将此种称为“西藏黄连”或“印度黄连”。

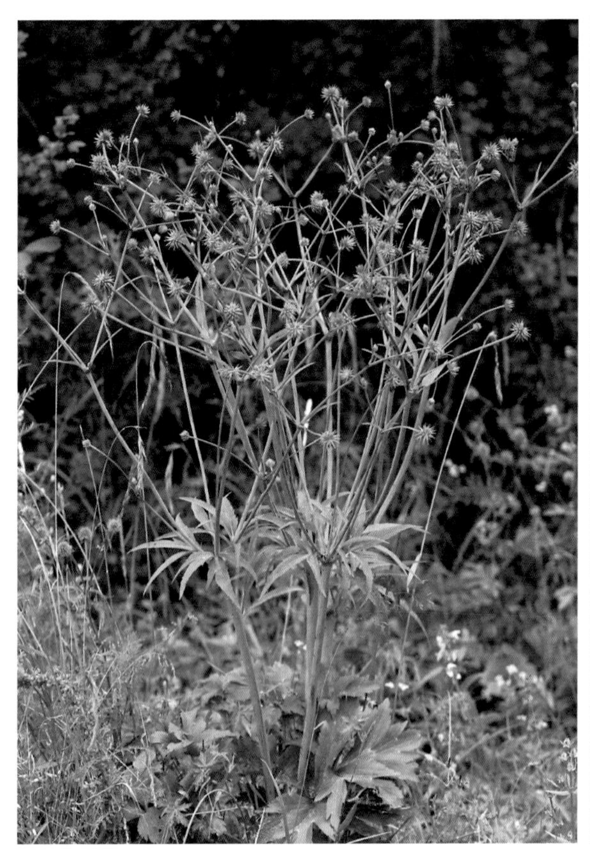

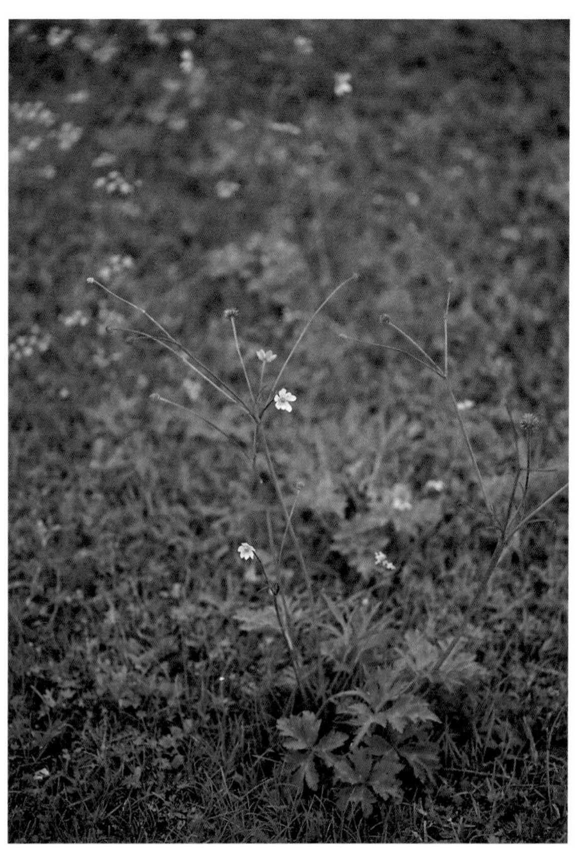

毛茛科（Ranunculaceae） 银莲花属（*Anemone* L.）

草玉梅 *Anemone rivularis* Buch.-Ham. ex DC.

药 材 名 草玉梅、虎掌草子；སུ་ག（苏嘎、速嘎、速葛、素嘎）。

标 准 《部标藏药》、《藏标》、《青海藏标》（1992 年版）。

植物形态 参见《中国植物志》第二十八卷第 22 ～ 24 页。

分布与生境 分布于我国西藏南部和东部、云南、四川、甘肃南部、青海东南部、贵州、湖北西南部、广西西部。生长于海拔 850 ～ 4 900 m 的山地草坡、高山灌丛、草甸、溪边、湖边。尼泊尔、不丹等也有分布。

药用部位 果实。

采收与加工 秋后采集成熟果实，拣净杂质，晒干。

性　　味　味辛、苦，化后味苦，性温。

功能与主治　祛腐排脓，逐寒温胃，引黄水，消痞瘤，灭“森”。用于疮伤，胃寒，食物不化，肠道寄生虫病，寒性痞瘤，关节积黄水，淋病等。（《藏药医学内容审查》）

祛腐，提升胃温，引流黄水。用于胃虫病，刺痛，蛇咬伤，寒性肿瘤，淋病，关节积黄水等。[《部标藏药》《青海藏标》（1992 年版）]

温胃化痞。用于胃寒，痞块，蛇咬伤。（《藏标》）

用量与用法　1 ~ 3 g。内服研末；或入丸、散。

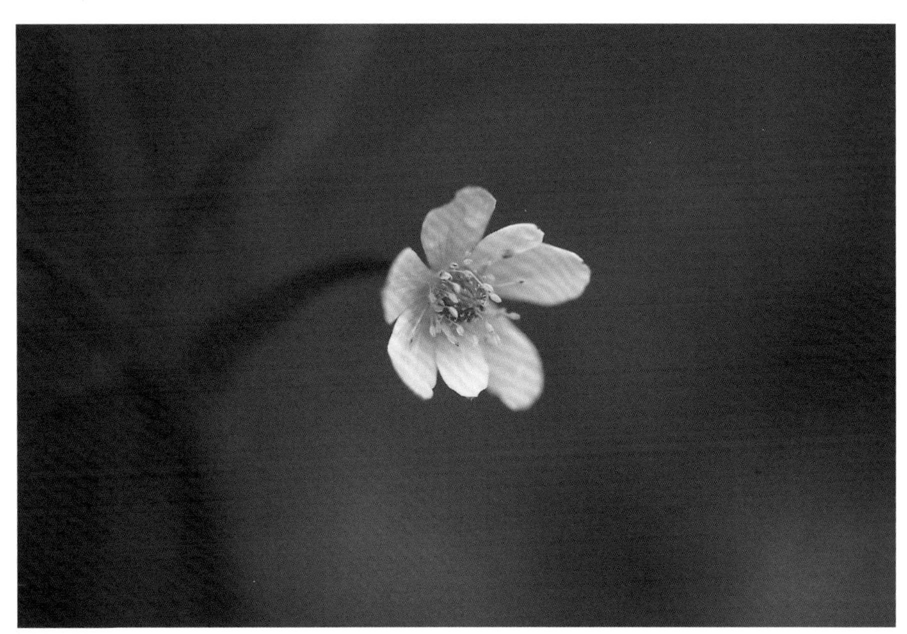

附　注

《度母本草》记载有“ཙ་དྲ་ར།”（扎达拉），又称之为“སྲུབ་མ།”（苏卜玛）；《宇妥本草》《四部医典》《蓝琉璃》等均将其记载为“སྲུབ་ཀ།”（苏嘎）。《晶珠本草》言“སྲུབ་ཀ།”（苏嘎）又名“扎达拉”“苏卜玛”等，为止腐生阳、引黄水之药物。现代文献记载的“苏嘎”的基原包括毛茛科银莲花属的多种植物，多以草玉梅 *A. rivularis* Buch.-Ham. ex DC. 为正品。《部标藏药》《藏标》等以“草玉梅（虎掌草子）/སྲུབ་ཀ།/ 苏嘎”之名收载了草玉梅 *A. rivularis* Buch.-Ham. ex DC.、钝裂银莲花 *A. obtusiloba* D. Don 或“其同属数种植物”，但不同标准中记载的功能与主治略有不同。（参见“钝裂银莲花”条）

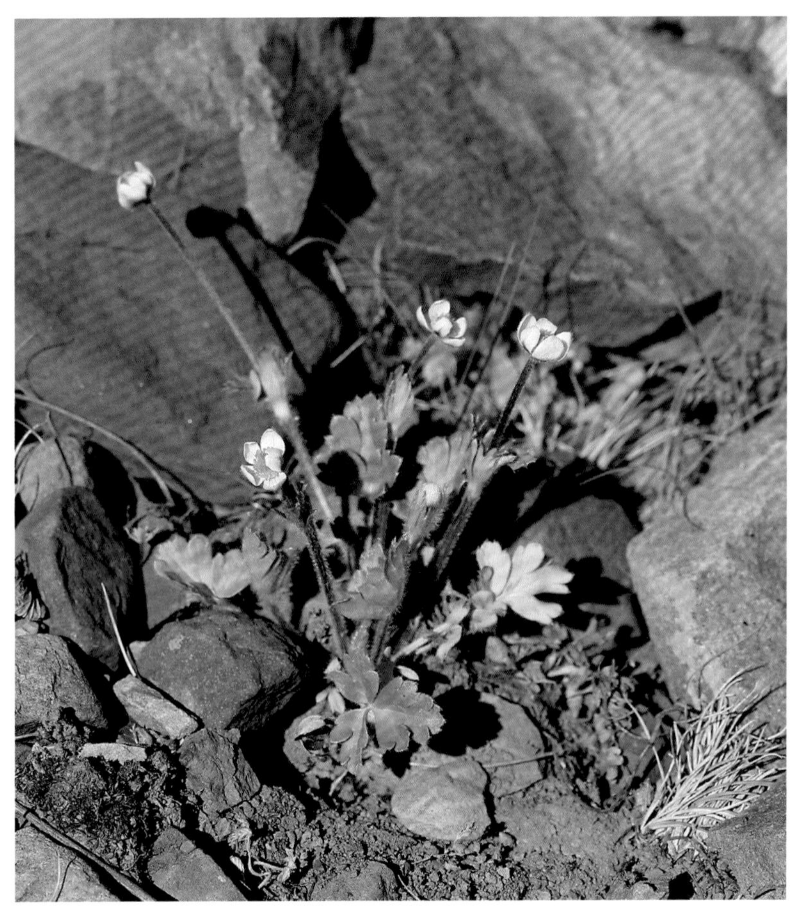

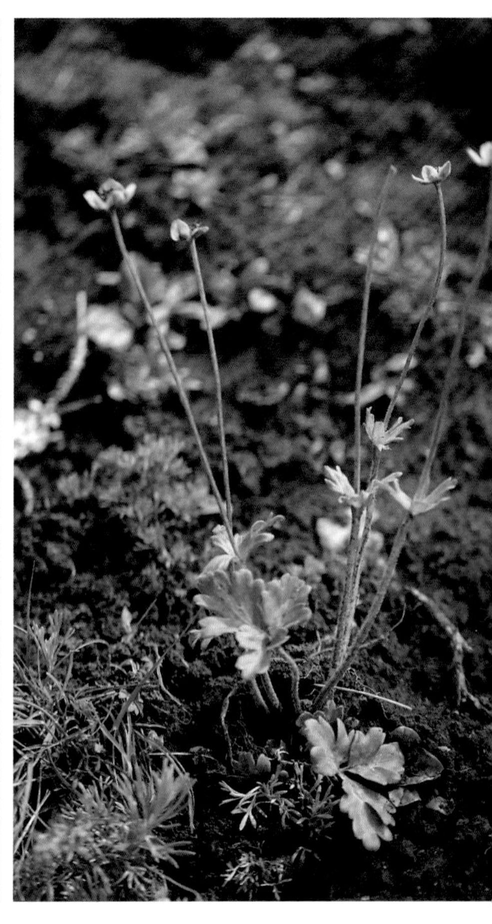

毛茛科（Ranunculaceae）　银莲花属（*Anemone* L.）

钝裂银莲花 *Anemone obtusiloba* D. Don

药　材　名　虎掌草子；སུ་ག（苏嘎、速嘎、速噶、素嘎）。

标　　　准　《藏标》。

植 物 形 态　参见《中国植物志》第二十八卷第 36 页。

分布与生境　分布于我国西藏南部和东部、四川西部。生长于海拔 2 900 ~ 4 000 m 的高山草地、铁杉林下。尼泊尔、不丹、印度北部等也有分布。

药 用 部 位　果实。

采收与加工　秋后采集成熟果实，拣净杂质，晒干。

性　　味　味辛、苦，性温（热）。

功能与主治　温胃化痞。用于胃寒，痞块，蛇咬伤。

用量与用法　1 ~ 3 g。内服研末；或入丸、散。

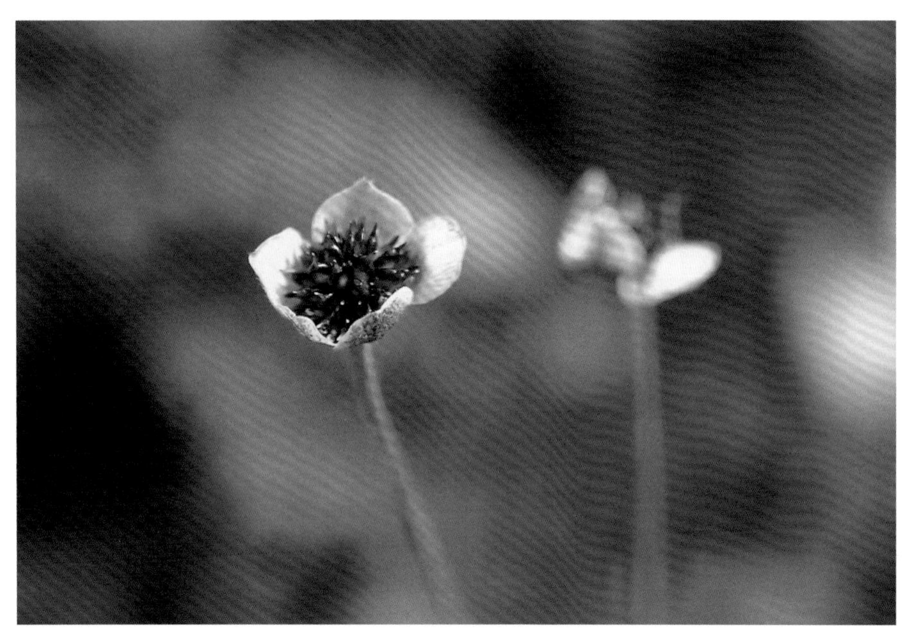

附　注

《宇妥本草》《四部医典》《晶珠本草》等中记载有止腐生阳、引黄水之药物“སྲུབ་ཀ།”（苏嘎）。现代文献记载的“苏嘎”的基原涉及毛茛科银莲花属的多种植物，多以草玉梅 *A. rivularis* Buch.-Ham. ex DC. 为正品，钝裂银莲花 *A. obtusiloba* D. Don 为“苏嘎”的基原之一，《藏标》以“虎掌草子 /སྲུབ་ཀ།/ 速噶”之名收载了该 2 种；《部标藏药》等收载的“草玉梅 /སྲུབ་ཀ།/ 苏嘎”的基原为草玉梅 *A. rivularis* Buch.-Ham. ex DC. 及其同属多种植物。《晶珠本草》记载“苏嘎”的花为白色、5 瓣。草玉梅 *A. rivularis* Buch.-Ham. ex DC. 的花为白色，而钝裂银莲花 *A. obtusiloba* D. Don 的花有白色、蓝色或黄色。（参见“草玉梅”条）

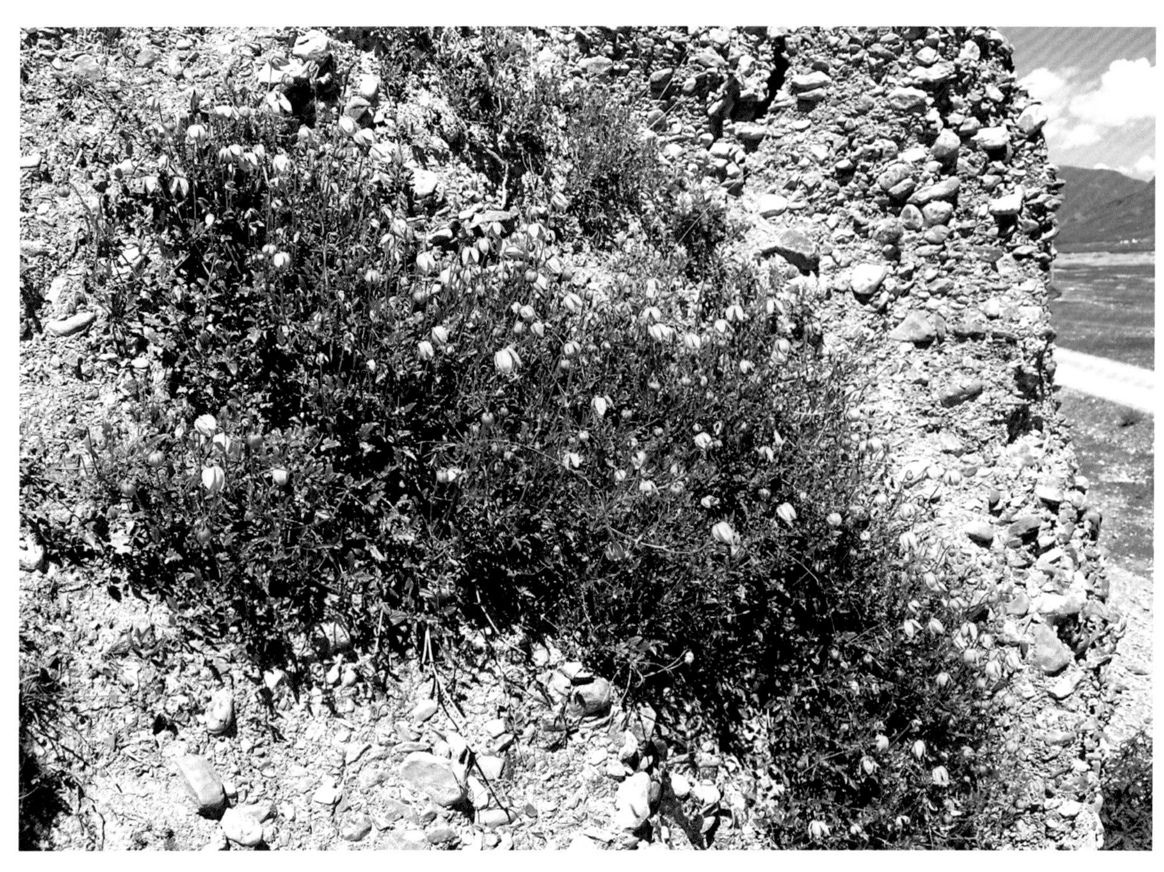

毛茛科（Ranunculaceae） 铁线莲属（*Clematis* L.）

甘青铁线莲 *Clematis tangutica* (Maxim.) Korsn（唐古特铁线莲）

药 材 名 唐古特铁线莲；དབྱི་མོང་ནག་པོ།（叶芒那布、叶芒那保）。

标 准 《部标藏药》、《青海藏标》（1992 年版）。

植物形态 参见《中国植物志》第二十八卷第 145 页。

分布与生境 分布于我国西藏（左贡）、青海（班玛）、甘肃南部和东部、四川西部（康定、道孚）、新疆、陕西。生长于海拔 1 800 ~ 4 900 m 的高原草地、灌丛。

药用部位 茎枝。

采收与加工 7 ~ 8 月花果期采集，晒干。

性　　味　味辛、甘，化后味苦，性热。

功能与主治　祛寒，温胃，活血通瘀，破痞瘤，敛黄水。用于胃寒，消化不良，痞瘤，黄水病，浮肿；外用于皮肤病。

用量与用法　3 ~ 9 g。

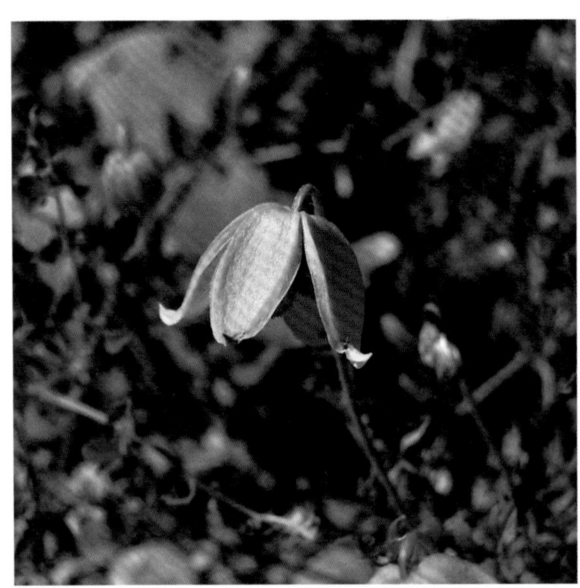
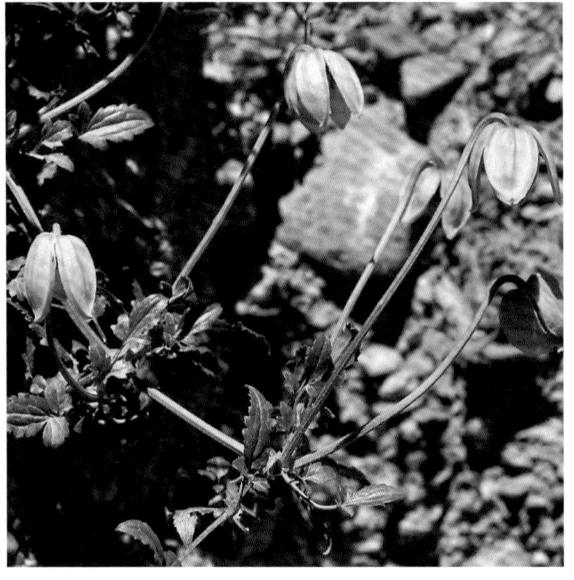

附　注

《四部医典》记载“དབྱི་མོང་།”（叶芒、依蒙）为治“培根”病及寒症之药物；《晶珠本草》记载“叶芒”的功效为提升胃阳、破断穿引痞瘤症。“叶芒”为藏医药用多种铁线莲属植物的总称，其药材又习称为“藏木通”。关于“叶芒”的品种，《度母本草》《宇妥本草》记载有白“དབྱི་མོང་དཀར་པོ།”（叶芒嘎布）、黑“དབྱི་མོང་ནག་པོ།”（叶芒那布）2 种；《蓝琉璃》《晶珠本草》言其有黑（花黑色）、白（花白色）及副品（花杂色）[“དབྱི་མོང་ཁྲ་བོ།”（依蒙茶保）] 3 种。现代文献记载的“叶芒”类的基原包括铁线莲属的 10 余种植物，不同文献将“叶芒”分为白、黄 [“དབྱི་མོང་སེར་པོ།”（依蒙赛保、叶芒赛保）]、黑、杂 4 种，或分为白（白、黄）、黑（黑、杂）2 类，但不同文献对各品种的基原有不同的观点。《部标藏药》《青海藏标》以“唐古特铁线莲 /དབྱི་མོང་ནག་པོ།/ 叶芒那布（叶芒那保）”之名收载了唐古特铁线莲 *C. tangutica* (Maxim.) Korsn（甘青铁线莲），该种的花萼为黄色（外面带紫色），故也有文献记载其为黄者（依蒙赛保）的基原之一。（参见“短尾铁线莲”“绣球藤”条）

《中国植物志》记载 *C. tangutica* (Maxim.) Korsn 的中文名为“甘青铁线莲”。

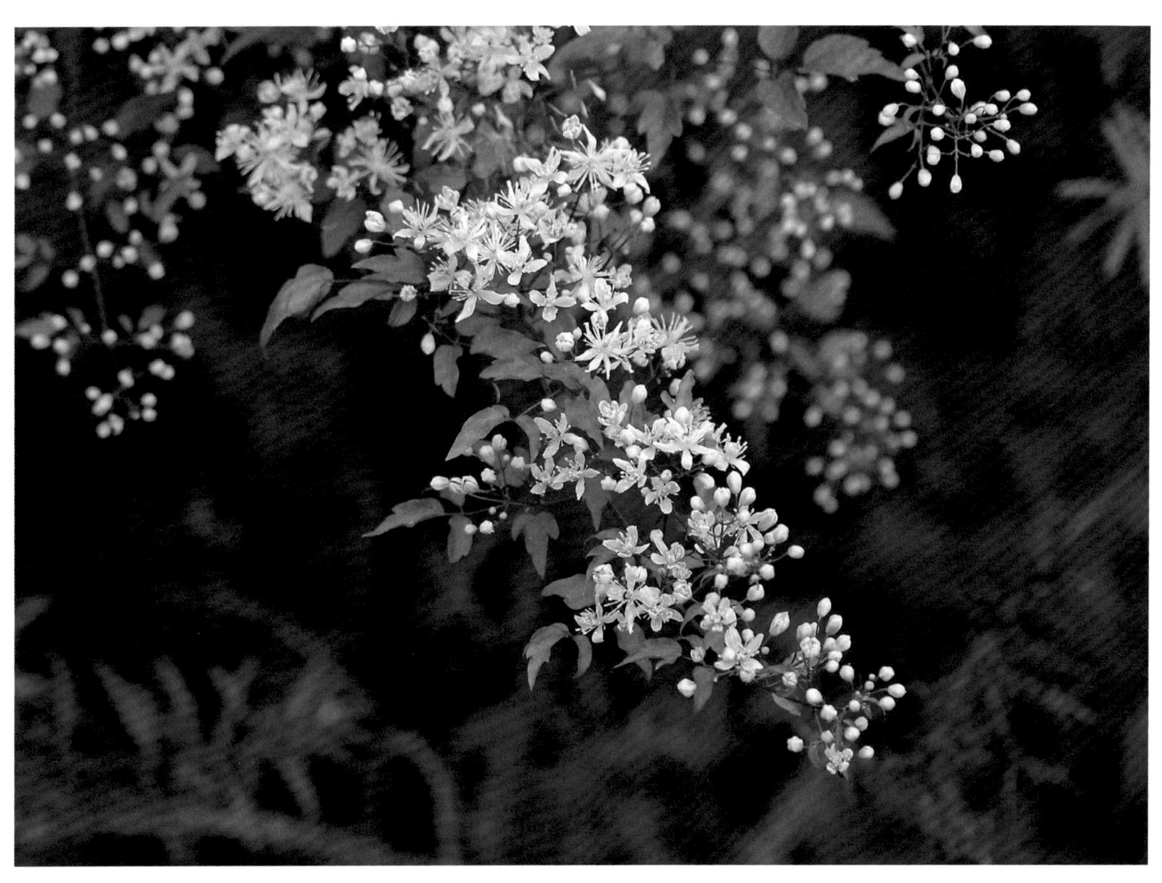

毛茛科（Ranunculaceae）　铁线莲属（*Clematis* L.）

短尾铁线莲 *Clematis brevicaudata* DC.

药 材 名　短尾铁线莲；ཡེ་མོང་དཀར་པོ།（叶芒嘎保）。

标　　准　《青海藏标》（1992 年版）。

植物形态　参见《中国植物志》第二十八卷第 188 ~ 190 页。

分布与生境　分布于我国西藏东部、云南、四川、甘肃、青海东部、宁夏、陕西、河南、湖南、浙江、江苏、山西、河北、内蒙古、黑龙江、吉林、辽宁。生长于海拔 460 ~ 3 200 m 的山地灌丛、疏林中。朝鲜、蒙古、日本等也有分布。

药用部位　幼嫩枝条。

采收与加工 8 ~ 9 月花果期采集，晒干。

性　　味 味辛、微甘，化后味苦，性温。

功能与主治 祛寒健脾，提升胃温，活血通瘀，破穿肿瘤。用于寒性“培根”病，炭疽，浮肿，积食腹泻，皮肤病，黄水疮。

用量与用法 3 ~ 5 g。内服煎汤；或入丸、散。

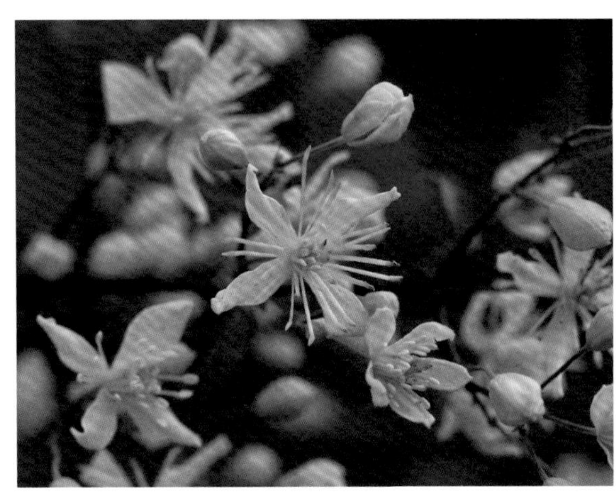

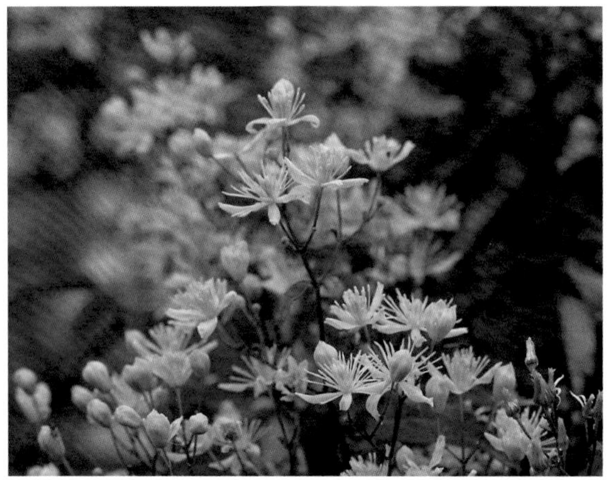

附　注

“དབྱི་མོང་།”（叶芒）为藏医药用的铁线莲属植物的总称，药材又习称为“藏木通”，基原涉及铁线莲属的 10 余种植物。关于“叶芒”的品种划分，古籍和现代文献将其分为白、黄、黑、杂 4 种或白（白、黄）、黑（黑、杂）2 类，但不同文献对各类的基原有不同的观点。《部标藏药》《藏标》以“藏木通 /དབྱི་མོང་དཀར་པོ།/ 叶芒嘎保（益蒙嘎保）”之名收载了绣球藤 *C. montana* Buch. Ham. ex DC. 及其开白花的同属数种植物的带叶及花果的二年生枝条；《青海藏标》以“短尾铁线莲 /དབྱི་མོང་དཀར་པོ།/ 叶芒嘎保”之名收载了短尾铁线莲 *C. brevicaudata* DC. 及其同属数种植物的干燥幼嫩枝条，但不同标准中记载的功能与主治不尽一致。（参见“甘青铁线莲”“绣球藤”条）

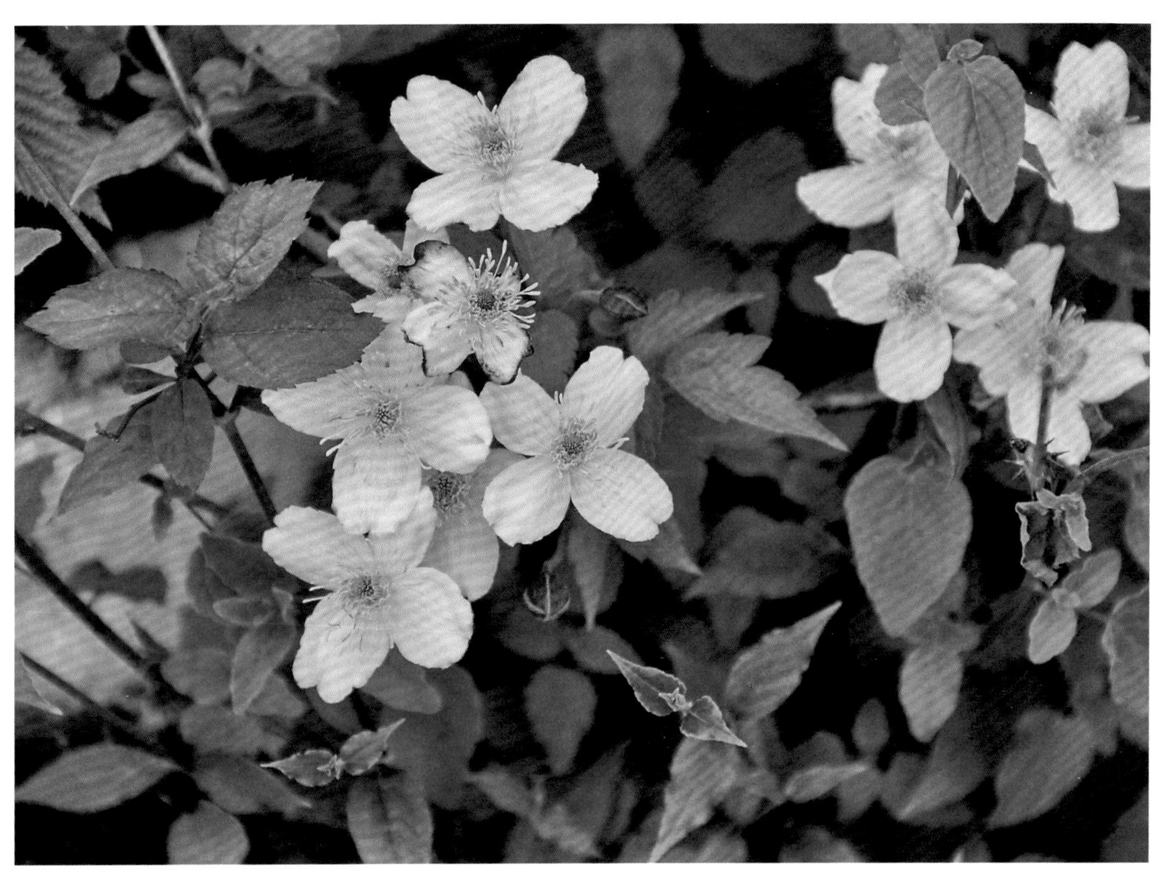

毛茛科（Ranunculaceae） 铁线莲属（*Clematis* L.）

绣球藤 *Clematis montana* Buch.-Ham. ex DC.

药 材 名 藏木通；དབྱི་མོང་དཀར་པོ།（叶芒嘎保、益蒙嘎保）。

标　　准 《部标藏药》《藏标》。

植物形态 参见《中国植物志》第二十八卷第 220 ～ 222 页。

分布与生境 分布于我国西藏南部、云南、四川、重庆、甘肃南部、贵州、宁夏南部、陕西南部、河南西部、湖北西部、湖南、广西北部、江西、福建北部、安徽南部、台湾。生长于海拔 4 000 m 以下的山坡、灌丛、林缘、沟旁。喜马拉雅山脉西部其他地区至尼泊尔及印度北部等也有分布。

药用部位 带叶及花果的二年生枝条。

采收与加工 7 ~ 8 月采集，晒干。

性　　味 味辛、微甘，化后味苦，性温。

功能与主治 温胃，散寒，健脾，消食，止泻，消痞块。用于消化不良，胃寒，慢性胃炎，胃肠痞瘤，浮肿，黄水病等。

用量与用法 3 ~ 5 g。内服煎汤；或入丸、散。

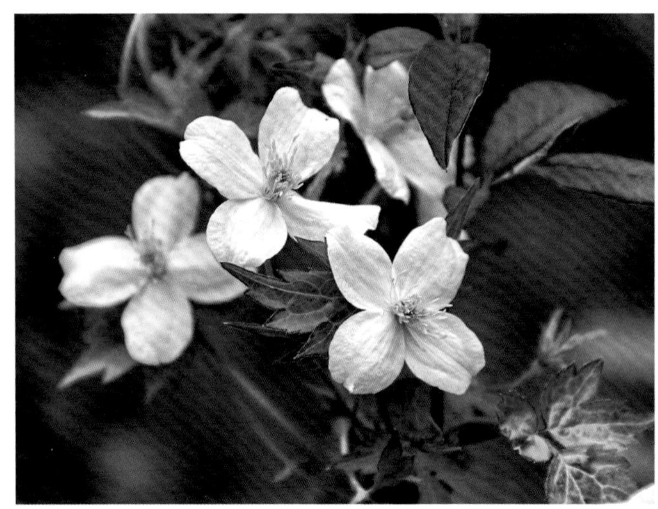

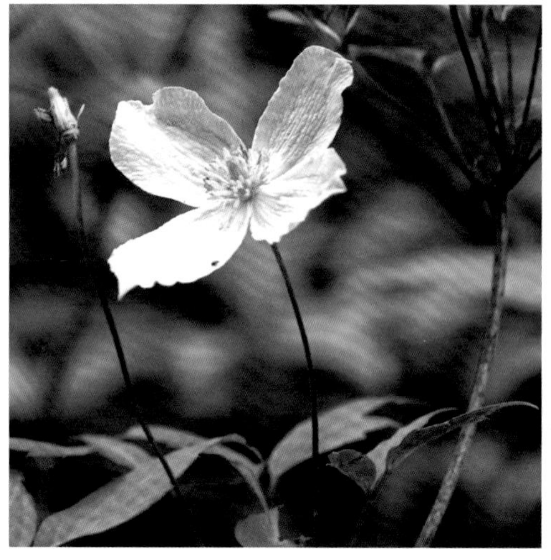

附　注

“དབྱི་མོང་།”（叶芒）为藏医药用多种铁线莲属植物的总称，其药材又习称为“藏木通”。《晶珠本草》记载“叶芒”的功效为提升胃阳、破断穿引痞瘤症。关于“叶芒”的品种划分，藏医药古籍和现代文献大致将其分为白 [“དབྱི་མོང་དཀར་པོ།”（叶芒嘎保、叶芒嘎布）]、黑 [“དབྱི་མོང་ནག་པོ།”（叶芒那布、叶芒那保）]、黄 [“དབྱི་མོང་སེར་པོ།”（依蒙赛保）]、杂 [“དབྱི་མོང་ཁྲ་བོ།”（依蒙茶保）] 4 种，或分为白（白、黄）、黑（黑、杂）2 类。现代文献记载的“叶芒”类的基原包括 10 余种铁线莲属植物，但不同文献对“叶芒”类各品种的基原有不同的观点，各品种的基原也存在交叉。《部标藏药》《藏标》以“藏木通 /དབྱི་མོང་དཀར་པོ།/ 叶芒嘎保（益蒙嘎保）”之名收载了绣球藤 *C. montana* Buch.-Ham. ex DC. 及其开白花的同属数种植物；《青海藏标》以“短尾铁线莲 /དབྱི་མོང་དཀར་པོ།/ 叶芒嘎保”之名收载了短尾铁线莲 *C. brevicaudata* DC. 及其同属数种植物，但不同标准中规定的功能与主治不尽一致。《部标藏药》《青海藏标》以“唐古特铁线莲 /དབྱི་མོང་ནག་པོ།/ 叶芒那布（叶芒那保）”之名收载了唐古特铁线莲 *C. tangutica* (Maxim.) Korsn（甘青铁线莲）。（参见“短尾铁线莲”“甘青铁线莲”条）

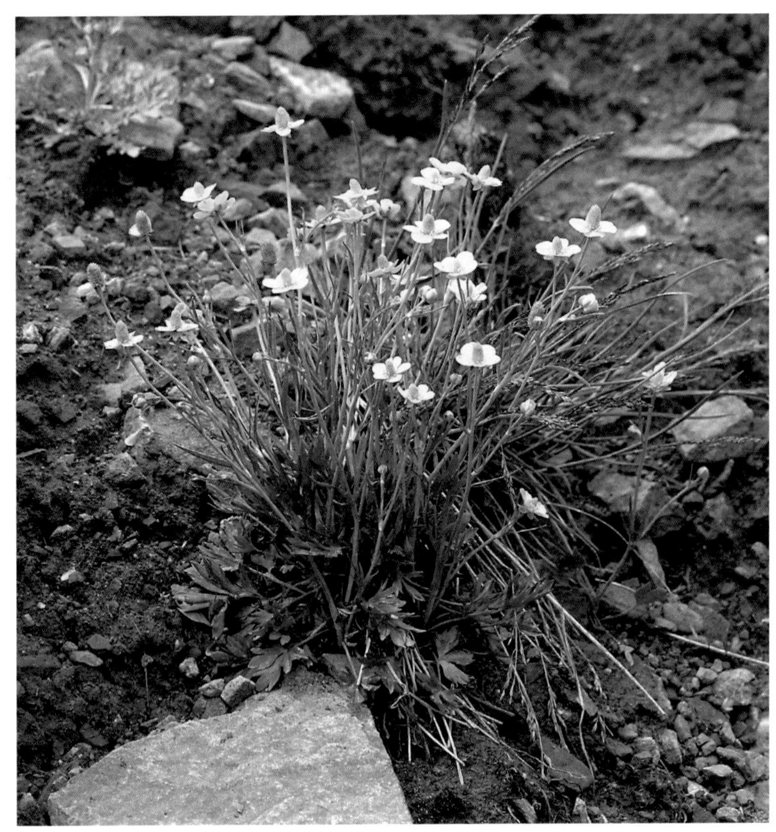
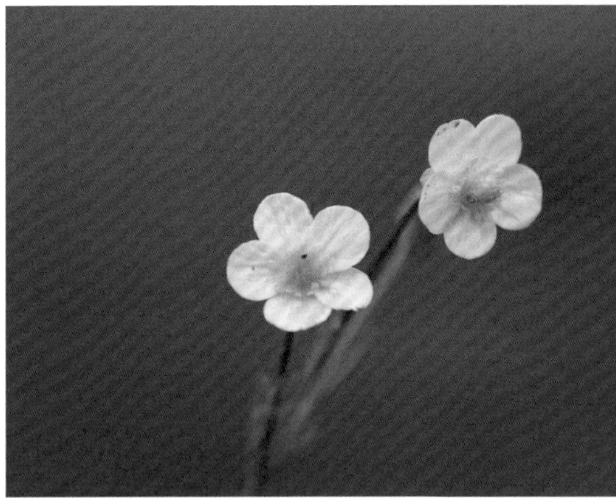
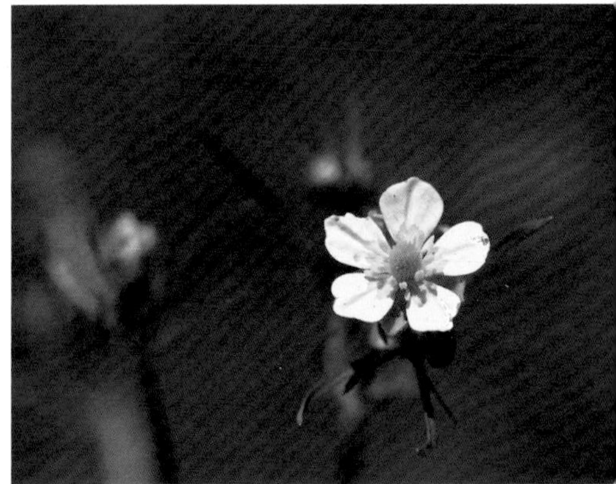

毛茛科（Ranunculaceae） 毛茛属（*Ranunculus* L.）

高原毛茛 *Ranunculus tanguticus* (Maxim.) Ovcz.（*R. brotherusii* Freyn）

药 材 名 高原毛茛；ལྕེ་ཚ།（杰察、吉察）、སྐྱ་ཚ།（嘎察）。

标 准 《部标藏药》、《藏标》、《青海藏标》（1992 年版）。

植物形态 参见《中国植物志》第二十八卷第 297 页。

分布与生境 分布于我国西藏、云南西北部、四川西北部、甘肃、青海、陕西、山西等。生长于海拔 3 000 ～ 4 500 m 的山坡、沟边、沼泽湿地。

药用部位 全草或花。

采收与加工 7 ～ 8 月采集，晒干或晾干。

性 味 全草或花，味辛，化后味苦，性温。有小毒。

功能与主治 全草，解毒，利水。用于腹水，浮肿，咽喉肿痛，积聚肿块。花，温胃，消痞，祛腐愈疮，引黄水。用于胃寒，痞瘤，脓疮，疮疖，白喉，浮肿，黄水病等。

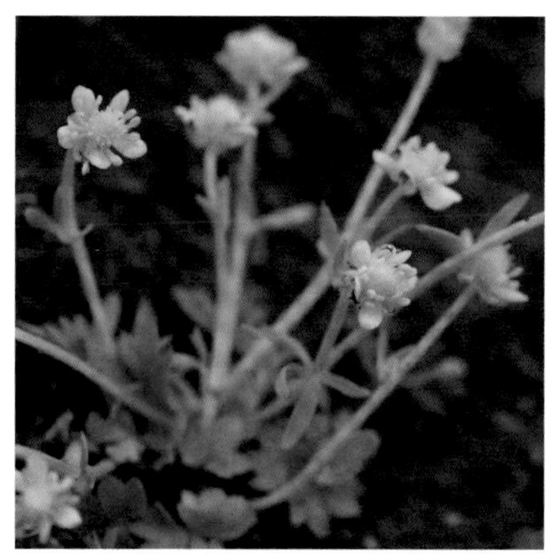

用量与用法 全草或花，1 ~ 3 g。内服研末。外用适量，调敷。

附 注

《度母本草》记载“བོང་བུ་ལན་ཚ།”（邦布兰察）的功效为治寒瘤、喉蛾及干腹水；《宇妥本草》记载“སྐྱི་ཚ་རིགས་གཅིག”（杰察惹嘎）有生于沼泽地、林间、山川交界地或草坡的 3 种，其功效与“邦布兰察”相似。《四部医典》记载“སྐྱི་ཚ།”（杰察、结察）治“培根”病和寒病；《蓝琉璃》言“杰察”有优品 [“སྐྱི་ཚ་མཆོག”（杰察穷）] 和副品 [“སྐྱི་ཚ་དམན་པ།”（杰察曼巴）]2 种。《药名之海》言“杰察”治喉蛾。《晶珠本草》以“སྒ་ཚ།（སྐྱ་ཚ།）”（嘎察、革察）为正名，言其又名“བོང་བུ་ལན་ཚ།”（邦布兰察）、“མེ་ཏོག་སྐྱི་ཚ།”（美多杰察，“美多”为“花”之意）。现代文献记载的藏医所用“杰察”的基原主要为毛茛科毛茛属多种植物，多以高原毛茛 *R. tanguticus* (Maxim.) Ovcz. 为正品（杰察穷）。《部标藏药》以“高原毛茛 /སྐྱི་ཚ།/ 杰察”之名、《青海藏标》以“高原毛茛 /སྐྱ་ཚ།/ 嘎察”之名收载了高原毛茛 *R. brotherusii* Freyn var. *tanguticus* (Maxim.) Tamura，规定以其花入药；《藏标》以“高原毛茛 /སྐྱི་ཚ།/ 吉察”之名收载了高原毛茛 *R. brotherusii* Freyn、绢毛毛茛 *R. pulchellus* C. A. Mey. var. *sericens* Hook. f. et Thoms.，规定以其全草入药。文献记载的各地作“杰察”类 [“སྐྱི་ཚ་རིགས།”（杰察惹）] 或副品（杰察曼巴）的还有鸟足毛茛 *R. brotherusii* Freyn（高原毛茛）、毛茛 *R. japonicus* Thunb.、棉毛茛 *R. membranaceus* Royle、云生毛茛 *R. nephelogenes* Edgeworth [*R. longicaulis* C. A. Mey. var. *nephelogenes* (Edgew.) L. Liou] 等。

《中国植物志》记载高原毛茛的拉丁学名为 *R. tanguticus* (Maxim.) Ovcz.。Hand.-Mazz. 曾将高原毛茛定名为 *R. brotherusii* Freyn（Act. Hort. Gothob.，1939）；也有植物分类学文献将 *R. brotherusii* Freyn var. *tanguticus* (Maxim.) Tamura 作为高原毛茛 *R. tanguticus* (Maxim.) Ovcz. 的异名。

据实地调查，高原毛茛 *R. tanguticus* (Maxim.) Ovcz. 在藏族聚居区分布极为广泛，其形态也与《晶珠本草》记载的形态相符。《中华本草·藏药卷》《藏药志》中使用的“高原毛茛”的学名与《中国植物志》使用的一致，而上述标准中使用的高原毛茛的学名不尽一致，应是受植物分类的影响，藏医实际使用的应主要为高原毛茛 *R. tanguticus* (Maxim.) Ovcz.，但不排除使用其他种类的可能。

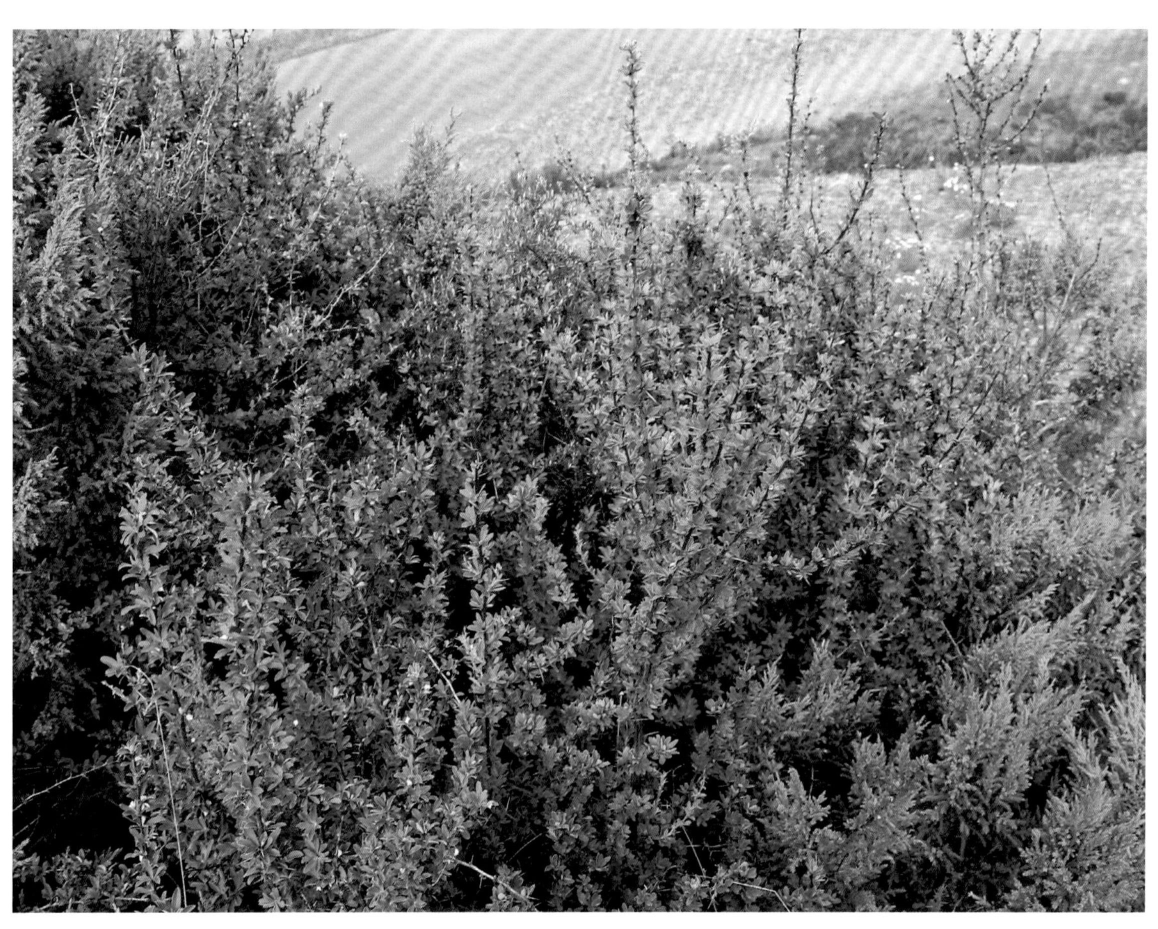

小檗科（Berberidaceae）　小檗属（*Berberis* L.）

刺红珠 *Berberis dictyophylla* Franch.

药 材 名　小檗皮；སྐྱེར་ཤུན།（杰星）。

标　　准　《四川藏标》（2020 年版）。

植物形态　参见《中国植物志》第二十九卷第 75 页。

分布与生境　分布于我国云南、四川、西藏。生长于海拔 2 500 ~ 4 000 m 的山坡灌丛、河滩草地、林下、林缘、草坡。

药用部位　茎或根的内皮（中皮）。

采收与加工　春末夏初砍取地上部分或采挖根，刮去栓皮，除去木心，晒干。

性　　味　味苦，性凉。

功能与主治　清热解毒，干黄水。用于腹泻，糖尿病，肾炎，结膜炎，瘟疫，陈旧热等。

用量与用法　3 ~ 5 g。外用适量。

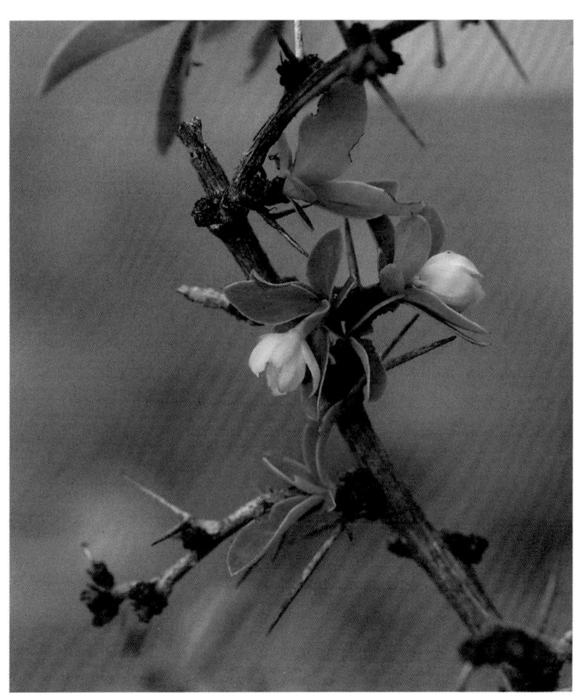

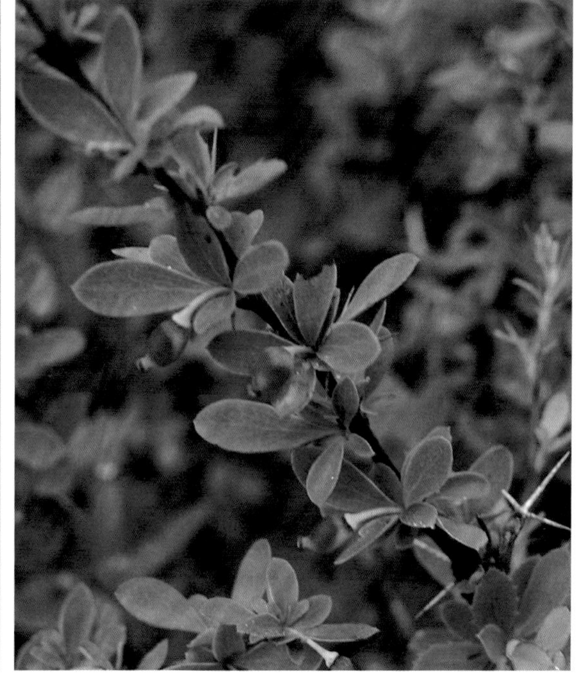

附　注

《月王药诊》《四部医典》《晶珠本草》等中记载有“སྐྱེར་པ”（杰巴）。《度母本草》记载“གསེར་ཤང་སེར་པོ”（塞象色保）又称“པ་ལ་ད་ཀ”（巴拉达嘎）或“སྐྱེར་པ་དཀར་པོ”（杰巴嘎保）；《晶珠本草》言“杰巴”为敛毒、干黄水之药物，载其分为白［“སྐྱེར་པ་དཀར་པོ”（杰巴嘎保、吉尔哇嘎保），略称“སྐྱེར་དཀར”（吉尔嘎）］、黑［“སྐྱེར་པ་ནག་པོ”（吉尔哇那保），略称“སྐྱེར་ནག”（吉尔那）］2 种。现代文献记载的藏医所用“杰巴”类的基原均为小檗科小檗属植物，但各地所用基原种类较多。有观点认为“吉尔哇”为小檗类药物的总称，其按药用部位又分为“སྐྱེར་ཤུན”（给尔驯、杰星：茎皮、根皮）、“སྐྱེར་འབྲས”（吉尔赛：果实）和“སྐྱེར་པའི་མེ་ཏོག”（杰唯美多：花）。有关藏药标准中收载的“给尔驯（杰星）”（小檗皮）的基原包括直穗小檗 *B. dasystachya* Maxim.、小檗 *B. vulgaris* L.（欧洲小檗，该种未见《中国植物志》记载）、甘肃小檗 *B. kansuensis* Schneid.、黄芦木 *B. amurensis* Rupr.、鲜黄小檗 *B. diaphana* Maxim.、刺红珠 *B. dictyophylla* Franch.、匙叶小檗 *B. vernae* Schneid.（西北小檗）等。（参见“甘肃小檗”“鲜黄小檗”“直穗小檗”条）

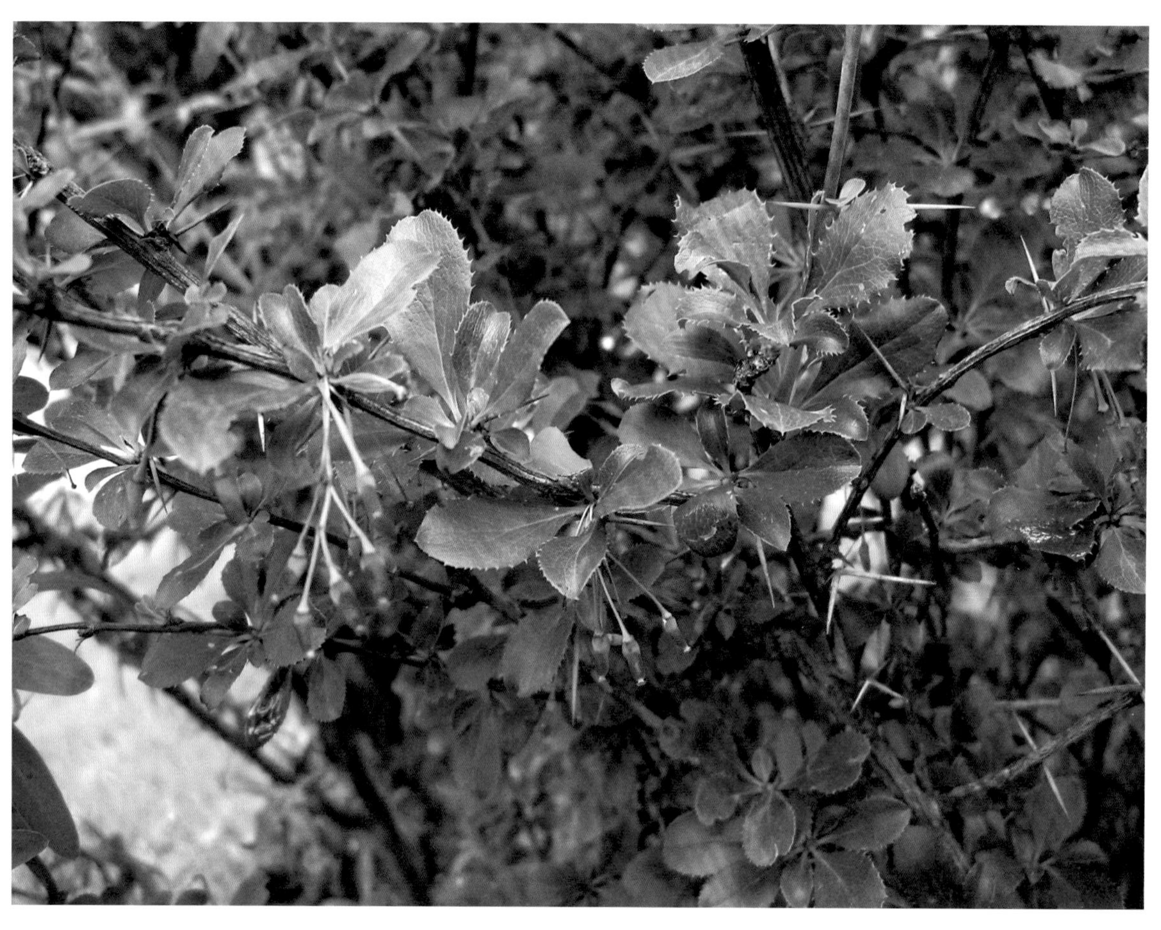

小檗科（Berberidaceae） 小檗属（*Berberis* L.）

鲜黄小檗 *Berberis diaphana* Maxim.

药 材 名 小檗皮；སྐྱེར་ཤུན།（杰星）。

标 准 《四川藏标》（2020 年版）。

植物形态 参见《中国植物志》第二十九卷第 97 页。

分布与生境 分布于我国甘肃、青海、陕西。生长于海拔 1 620 ~ 3 600 m 的灌丛、草甸、林缘。

药用部位 茎或根的内皮（中皮）。

采收与加工 春末夏初砍取地上部分或采挖根，刮去栓皮，除去木心，晒干。

性　　味　味苦，性凉。

功能与主治　清热解毒，干黄水。用于腹泻，糖尿病，肾炎，结膜炎，瘟疫，陈旧热等。

用量与用法　3 ~ 5 g。外用适量。

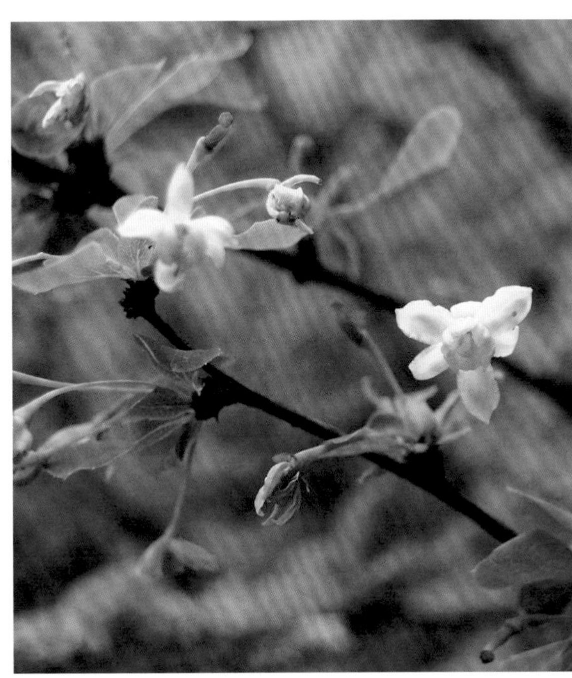

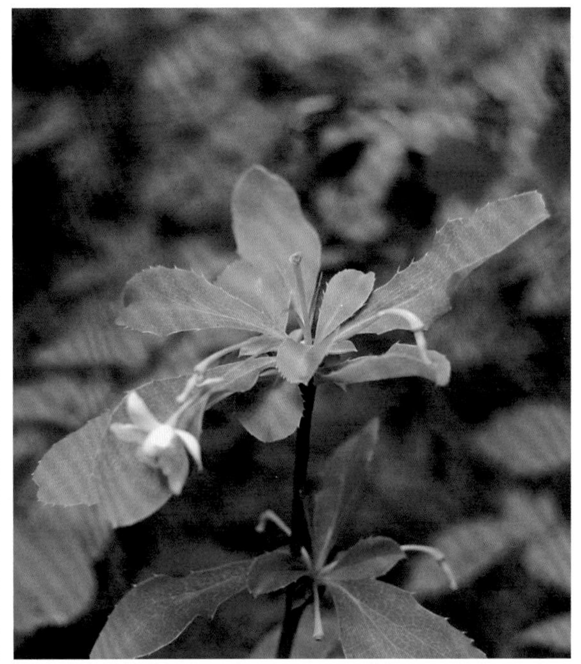

附　注

《月王药诊》《四部医典》《晶珠本草》等中记载有"སྐྱེར་པ།"（杰巴、吉尔哇）；《晶珠本草》言"杰巴"为敛毒、干黄水之药物，载其分为白［"སྐྱེར་པ་དཀར་པོ།"（吉尔哇嘎保），略称"སྐྱེར་དཀར།"（吉尔嘎）］、黑［"སྐྱེར་པ་ནག་པོ།"（吉尔哇那保），略称"སྐྱེར་ནག།"（吉尔那）］2种。现代文献记载的藏医所用"杰巴"类的基原包括小檗科小檗属多种植物，各地所用基原种类较多，通常按药用部位划分为不同的药物，而不分白、黑种类，各地使用较多的为茎和根皮（内皮），称之为"སྐྱེར་ཤུན།"（杰星、杰兴、给尔驯）。《部标藏药・附录》、《青海藏标》（1992年版）等收载的"小檗皮 /སྐྱེར་ཤུན།/ 给尔驯"的基原有直穗小檗 *B. dasystachya* Maxim.、甘肃小檗 *B. kansuensis* Schneid. 等多种；鲜黄小檗 *B. diaphana* Maxim. 为《四川藏标》（2020年版）收载的"小檗皮 /སྐྱེར་ཤུན།/ 杰星"的基原之一。（参见"刺红珠""甘肃小檗""直穗小檗"条）

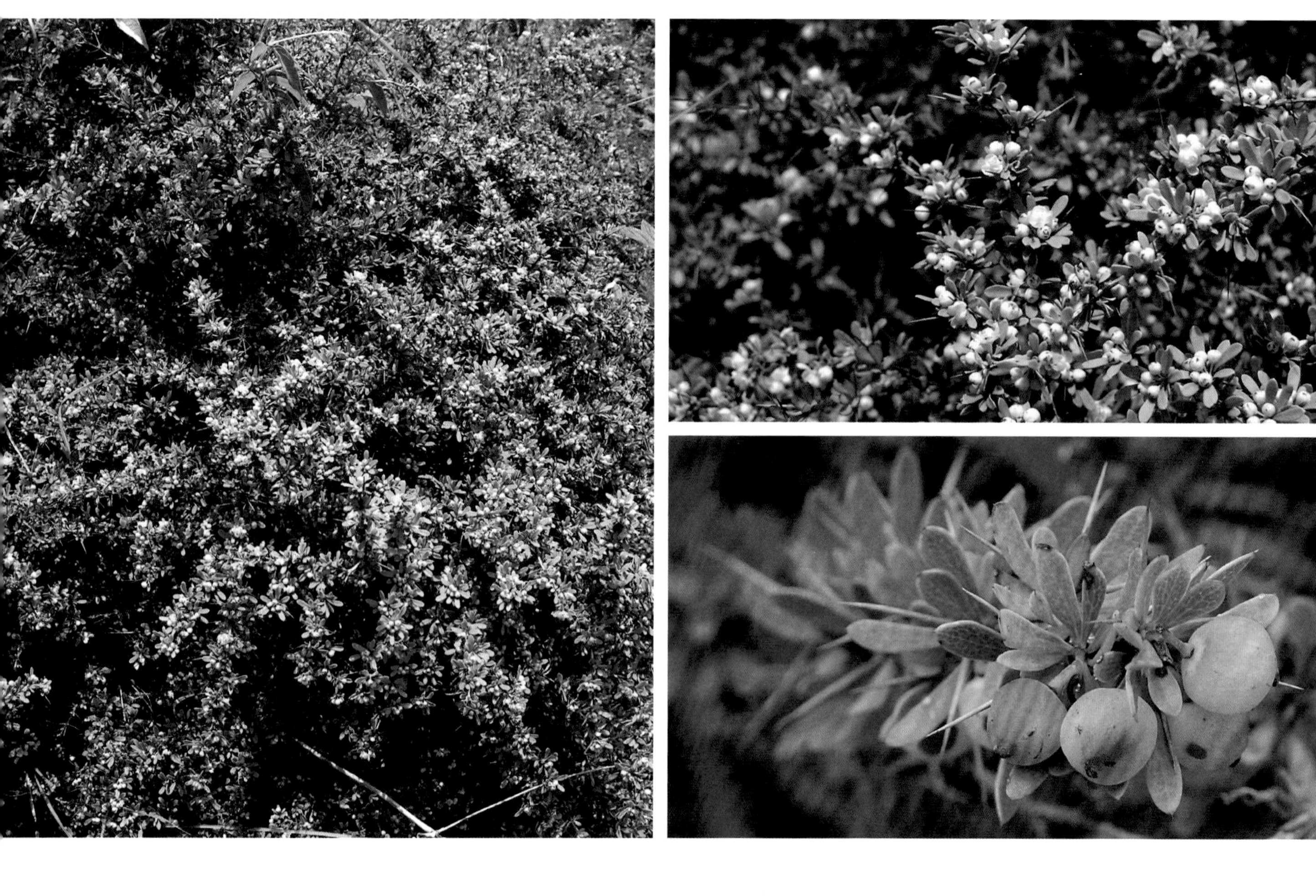

小檗科（Berberidaceae） 小檗属（*Berberis* L.）

金花小檗 *Berberis wilsonae* Hemsl.

药 材 名 小檗花；སྐྱེར་དཀར་མེ་ཏོག（吉嘎尔梅朵）。

标 准 《四川藏标》（2014 年版）。

植物形态 参见《中国植物志》第二十九卷第 105 页。

分布与生境 分布于我国云南、四川、西藏、甘肃。生长于海拔 1 000 ~ 4 000 m 的山坡、灌丛、石山、河滩、路边、松林、栎林缘、沟边。

药用部位 花、花蕾。

采收与加工 5 ~ 8 月花期采收，除去枝、梗、叶及杂质，阴干或低温干燥。

性　　味　味甘，性凉。

功能与主治　解毒止泻，干黄水，止血。用于热泻，瘟疫，陈旧热。

用量与用法　3 ~ 5 g。

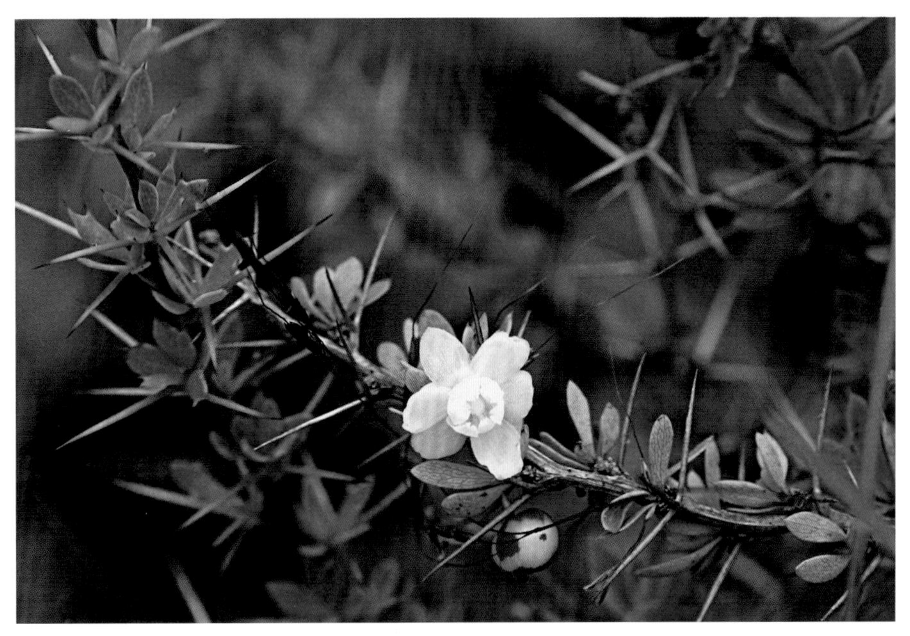

附　注

藏医药古籍通常将来源于小檗科小檗属植物的药物统称为“སྐྱེར་པ།”（杰巴、吉尔哇）。《月王药诊》《四部医典》《度母本草》《妙音本草》《晶珠本草》等均记载有“杰巴”类药物，言其药用部位包括茎中皮[称“སྐྱེར་པ།”（杰巴）或“སྐྱེར་ཤུན།”（给尔驯、杰星）]、果实[称“སྐྱེར་འབྲས།”（吉尔赛）或“སྐྱེར་པའི་འབྲས་བུ།”（杰唯哲布）]、花[称“སྐྱེར་པའི་མེ་ཏོག”（杰唯美多）]，不同部位的功效略有差异。《晶珠本草》言“杰巴”按植株及叶的大小分为白[“སྐྱེར་པ་དཀར་པོ།”（吉尔哇嘎保），略称“སྐྱེར་དཀར།”（吉尔嘎）]、黑[“སྐྱེར་པ་ནག་པོ།”（吉尔哇那保），略称“སྐྱེར་ནག”（吉尔那）]2类。现代文献记载的“杰巴”类的基原包括多种小檗属植物，药材通常按药用部位命名而不分黑、白2种。《四川藏标》以“小檗花/སྐྱེར་དཀར་མེ་ཏོག/吉嘎尔梅朵”之名收载了金花小檗 *B. wilsonae* Hemsl. 和刺黄花 *B. polyantha* Hemsl. 的花及花蕾。从“སྐྱེར་དཀར་མེ་ཏོག”（吉嘎尔梅朵）的名称来看，此应是指《晶珠本草》记载的“སྐྱེར་དཀར།”（吉尔嘎）的花及花蕾。（参见“刺红珠”“甘肃小檗”“直穗小檗”条）

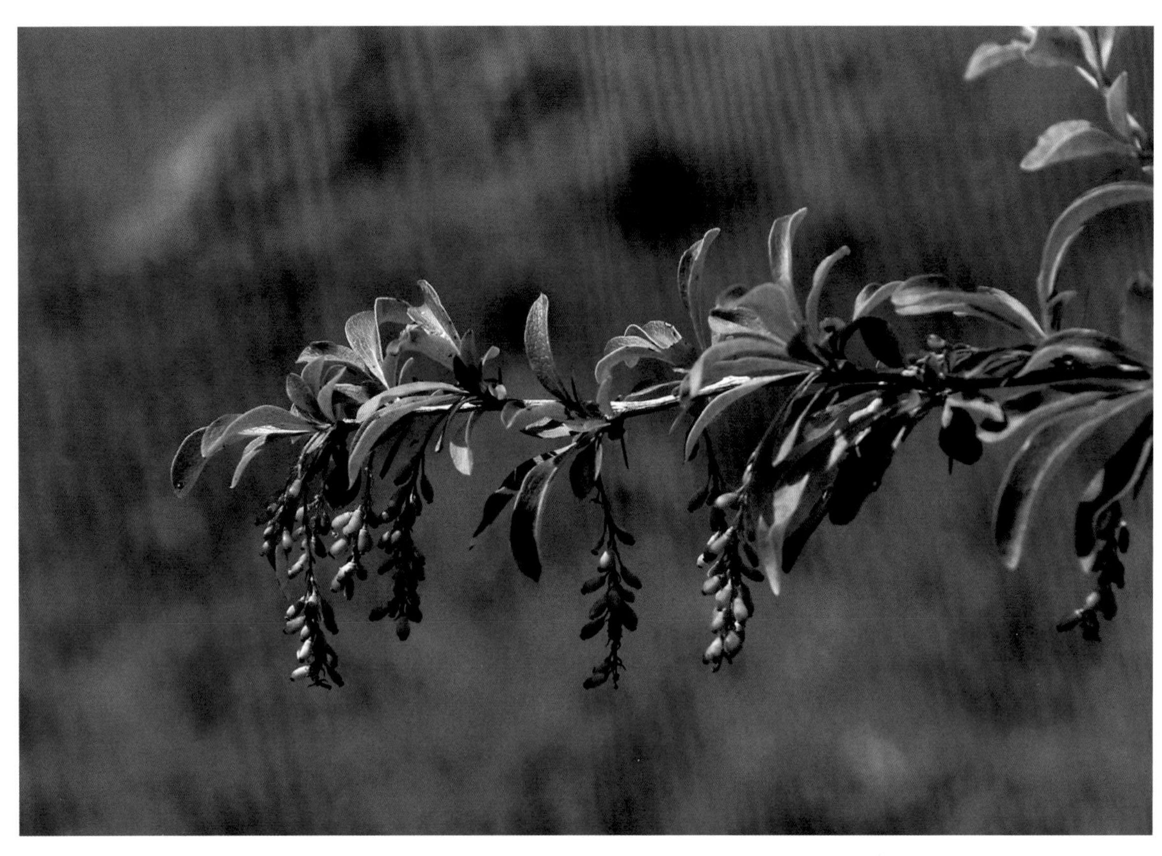

小檗科（Berberidaceae） 小檗属（*Berberis* L.）

匙叶小檗 *Berberis vernae* Schneid.

药　材　名　小檗皮；སྐྱེར་ཤུན།（杰星）。

标　　　准　《四川藏标》（2020 年版）。

植物形态　参见《中国植物志》第二十九卷第 159 ～ 160 页。

分布与生境　分布于我国甘肃、四川、青海。生长于海拔 2 200 ～ 3 850 m 的河滩地、山坡灌丛。

药用部位　茎或根的内皮（中皮）。

采收与加工　春末夏初砍取地上部分或采挖根，刮去栓皮，除去木心，晒干。

性　　　味　味苦，性凉。

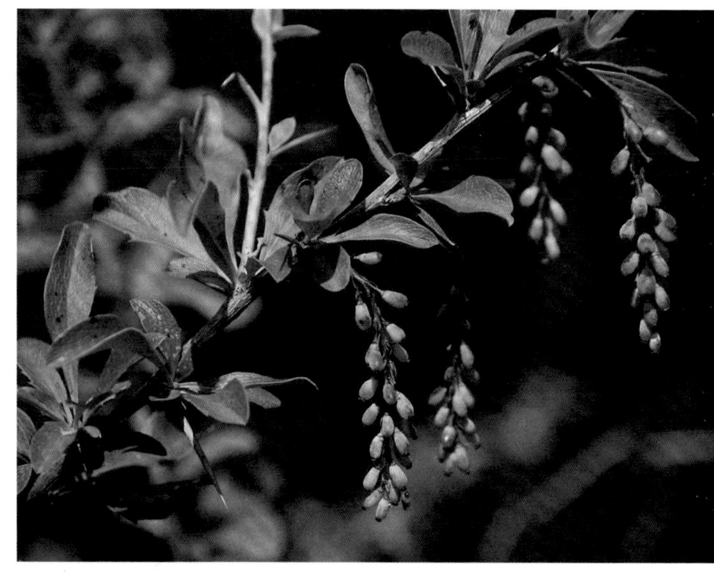

功能与主治 清热解毒，干黄水。用于腹泻疾病，糖尿病，肾炎，结膜炎，瘟疫，陈旧热等。

用量与用法 3 ~ 5 g。外用适量。

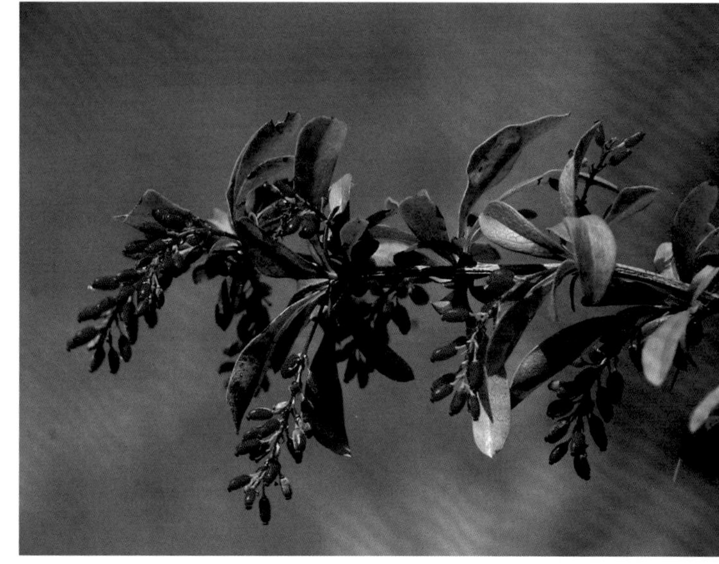

附 注

《月王药诊》《四部医典》《晶珠本草》等记载有敛毒、干黄水之药物“སྐྱེར་པ།”（杰巴、吉尔哇）。《度母本草》记载“གསེར་ཤིང་སེར་པོ།”（塞象色保）又称“པ་ལ་ཏ་ཀ།”（巴拉达嘎）或“སྐྱེར་པ་དཀར་པོ།”（杰巴嘎保）。《晶珠本草》言“杰巴”分为白［“སྐྱེར་པ་དཀར་པོ།”（杰巴嘎保、吉尔哇嘎保）］、黑［“སྐྱེར་པ་ནག་པོ།”（吉尔哇那保）］2 种。现代文献记载的“杰巴”类的基原均为小檗属植物，但各地藏医所用种类不同。有观点认为“杰巴”为小檗类药物的总称，可按其药用部位分为不同的药材，以茎皮及根皮（内皮）入药者称“སྐྱེར་ཤུན།”（给尔驯、杰星），以果实入药者称“སྐྱེར་འབྲས།”（吉尔赛），以花入药者称“སྐྱེར་པའི་མེ་ཏོག”（杰唯美多），通常不分为白、黑 2 种。《部标藏药》等标准中收载的“小檗皮 / སྐྱེར་ཤུན།/ 给尔驯（杰星）”的基原包括直穗小檗 *B. dasystachya* Maxim.、小檗 *B. vulgaris* L.、甘肃小檗 *B. kansuensis* Schneid. 等多种同属植物。匙叶小檗 *B. vernae* Schneid. 为《四川藏标》收载的“小檗皮 /སྐྱེར་ཤུན།/ 杰星”的基原之一。（参见“刺红珠”“甘肃小檗”“金花小檗”“直穗小檗”条）

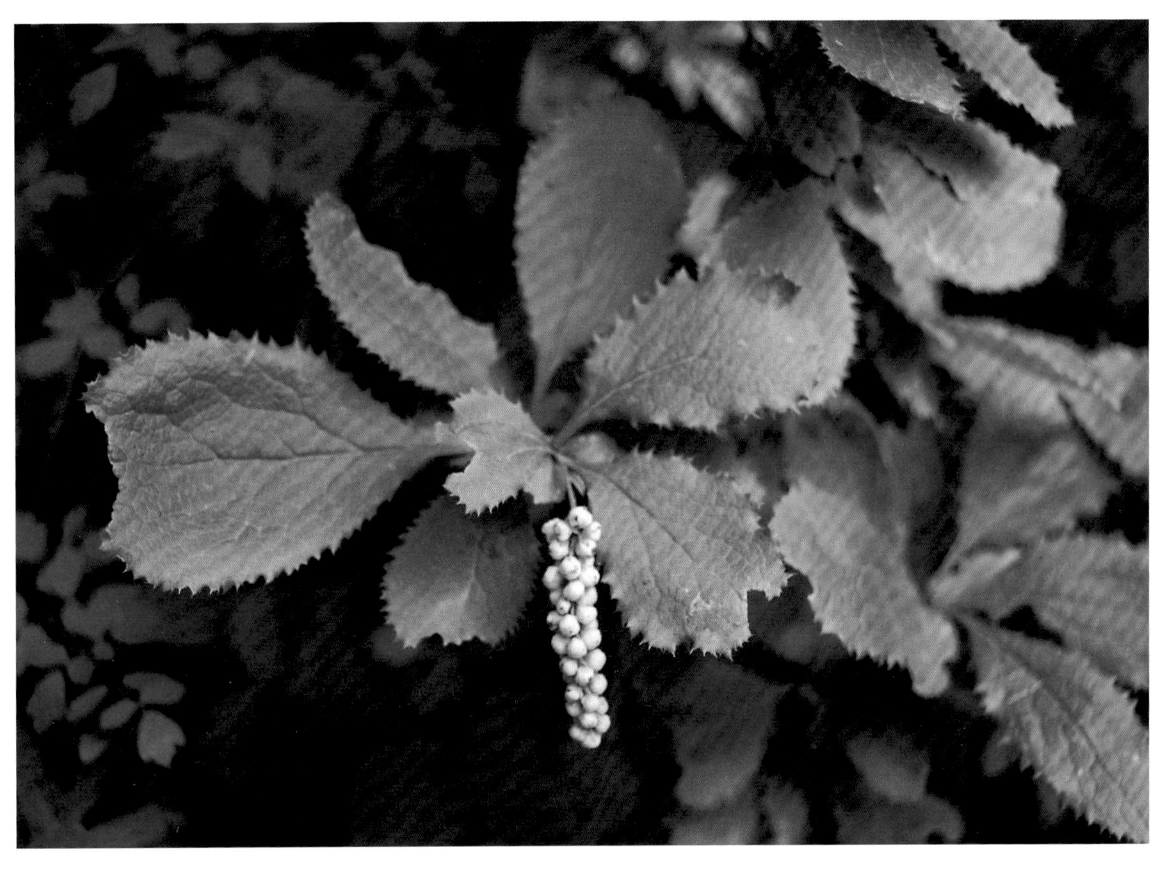

小檗科（Berberidaceae） 小檗属（*Berberis* L.）

甘肃小檗 *Berberis kansuensis* Schneid.

药 材 名 小檗皮；སྐྱེར་ཤུན།（杰星、杰兴、给尔驯）。

标　　准 《部标藏药·附录》、《青海藏标》（1992年版）、《四川藏标》（2020年版）。

植物形态 参见《中国植物志》第二十九卷第188页。

分布与生境 分布于我国甘肃（岷县）、青海、四川（巴塘）、宁夏、陕西。生长于海拔1 400 ~ 2 800 m的山坡灌丛、杂木林中。

药用部位 茎或根的内皮（中皮）。

采收与加工 5 ~ 6月采集茎枝及根，取内皮，晾干。

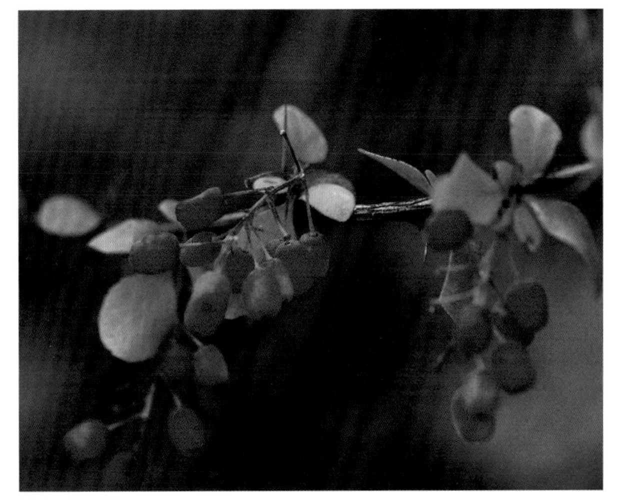

性　　味　味苦，性凉。

功能与主治　清宿热，解热毒，敛黄水。用于疫疠，陈热病，黄水病。内皮熬膏用于眼病。

用量与用法　3 ~ 5 g。内服研末；或入丸、散。外用粗粉煎汤洗。

附　注

《月王药诊》《四部医典》记载有治热性病及黄水病之药物“སྐྱེར་པ།”[杰巴，又名“སྐྱེར་ཤུན།”（杰星、给尔驯）]。《度母本草》记载“གསེར་ཤང་སེར་པོ།”（塞象色保）又称“པ་ལ་ཏ་ཀ།”（巴拉达嘎）或“སྐྱེར་པ་དཀར་པོ།”（杰巴嘎保）；《妙音本草》记载“སྐྱེར་པའི་འབྲས་བུ།”（杰唯哲布，即果实）升胃阳、助消化、治尿涩；“སྐྱེར་པའི་ཤང་།”（杰巴兴，即茎中皮）治毒病。《晶珠本草》分别记载有以花入药的“སྐྱེར་པའི་མེ་ཏོག”[杰唯美多，汉译本记载其名为“སྐྱེར་བའི་མེ་ཏོག”（同音字）]和以茎中皮入药的“སྐྱེར་པ།”（杰巴，又名“巴拉达嘎”），言“杰唯美多”的功效为止腹泻，“杰巴”为敛毒、干黄水之药物，二者皆有白[“སྐྱེར་པ་དཀར་པོ།”（吉尔哇嘎保），略称“སྐྱེར་དཀར།”（吉尔嘎）]、黑[“སྐྱེར་པ་ནག་པོ།”（吉尔哇那保），略称“སྐྱེར་ནག།”（吉尔那）]2 种。“སྐྱེར་པ།”（杰巴）为藏医药用小檗属植物药材的统称，以茎中皮入药者称“སྐྱེར་ཤུན།”（杰星、给尔驯），以果实入药者称“སྐྱེར་འབྲས།”（吉尔赛），以花入药者称“སྐྱེར་པའི་མེ་ཏོག”（杰唯美多）或“སྐྱེར་དཀར་མེ་ཏོག”（吉嘎尔美朵）。现代文献记载的“杰巴”的基原包括多种小檗属植物，各地所用的基原约有 20 种，古籍中记载的白、黑 2 种主要系根据植株大小来划分，白者植株高大，黑者植株矮小，但药材通常按部位命名，而不分为白、黑 2 种。作为“小檗皮 /སྐྱེར་ཤུན།/ 杰星（杰兴）”的基原，《部标藏药·附录》和《青海藏标》收载了甘肃小檗 *B. kansuensis* Schneid. 或“其同属多种植物”；《藏标》收载了直穗小檗 *B. dasystachya* Maxim.、小檗 *B. vulgaris* L.；《四川藏标》（2020 年版）收载了甘肃小檗 *B. kansuensis* Schneid.、鲜黄小檗 *B. diaphana* Maxim.、西北小檗 *B. vernae* Schneid.（匙叶小檗）、刺红珠 *B. dictyophylla* Franch.。（参见“刺红珠”“金花小檗”“鲜黄小檗”“直穗小檗”条）

藏医药用小檗类的枝干、果实常熬膏用，称“སྐྱེར་པའི་ཁནྡ།”（吉尔坎札）。

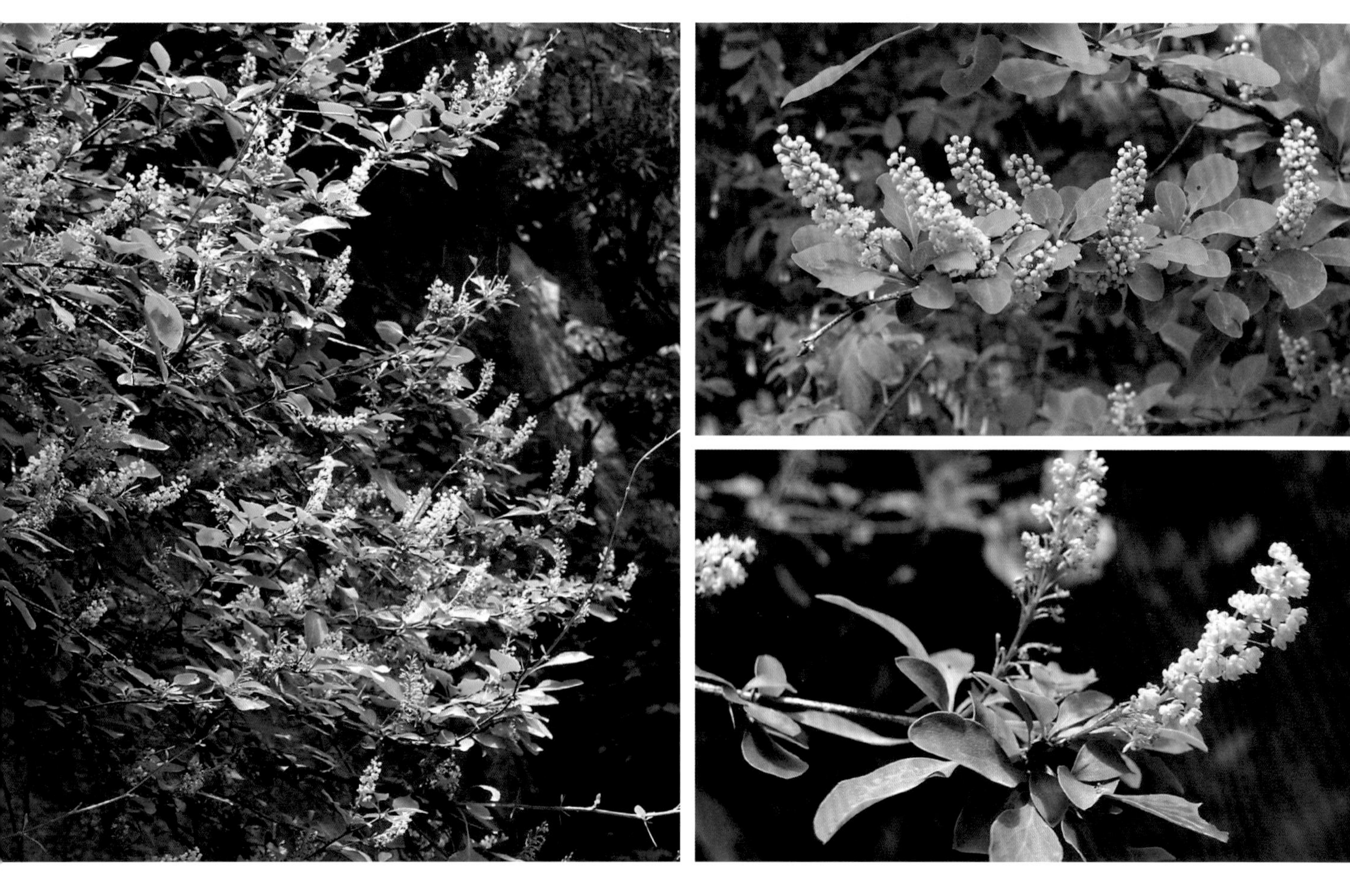

小檗科（Berberidaceae） 小檗属（*Berberis* L.）

直穗小檗 *Berberis dasystachya* Maxim.

药 材 名 小檗皮；སྐྱེར་ཤུན།（给尔驯、杰兴、杰星）。

标　　准 《部标藏药・附录》、《藏标》、《青海藏标》（1992 年版）。

植物形态 参见《中国植物志》第二十九卷第 189 页。

分布与生境 分布于我国甘肃、四川、青海、宁夏、陕西、山西、湖北、河南、河北。生长于海拔 800 ~ 3 400 m 的向阳山地灌丛、山谷溪旁、林缘、林下、草丛。

药用部位 茎或根的内皮（中皮）。

采收与加工 春末夏初砍取茎枝或挖出根，剥取皮，刮去外面栓皮，晾干或晒干。

性　　味 味苦，性寒（凉）。

功能与主治 清热解毒，燥湿。用于痢疾，尿路感染，肾炎，疮疖，结膜炎等。（《藏标》）

清宿热，解热毒，敛黄水。用于疫疠，陈热病，黄水病。皮熬膏用于眼病。[《青海藏标》（1992 年版）]

用量与用法 3 ~ 5 g。内服研末；或入丸、散。外用粗粉煎汤洗。

附　注

藏医使用的小檗科小檗属植物的药材统称“སྐྱེར་པ།”[杰巴，又名“སྐྱེར་ཤུན།”（杰星、给尔驯）]，在《月王药诊》《度母本草》《妙音本草》《四部医典》《晶珠本草》等中均有记载，其药用部位包括花、果实、茎中皮，以花入药者称“སྐྱེར་པའི་མེ་ཏོག”[杰唯美多，《晶珠本草》汉译本记载其名为“སྐྱེར་བའི་མེ་ཏོག”（同音字）]，功效为止腹泻；以果实入药者称“སྐྱེར་འབྲས།”（吉尔赛）或“སྐྱེར་བའི་འབྲས་བུ།”（杰唯哲布），功效为升胃阳、助消化、治尿涩；以茎中皮入药者称“སྐྱེར་པ།”（杰巴）或“སྐྱེར་ཤུན།”（杰星），功效为敛毒、干黄水。《晶珠本草》记载“杰巴”分为白、黑2 种，白者树高、叶大，黑者树低、叶小。现代文献记载的“杰巴”类的基原约有 20 种小檗属植物，各地所用种类不尽一致。《藏标》《青海藏标》《四川藏标》（2020 年版）以“小檗皮 / སྐྱེར་ཤུན།/ 给尔驯（杰兴）”之名收载了直穗小檗 *B. dasystachya* Maxim.、小檗 *B. vulgaris* L.、甘肃小檗 *B. kansuensis* Schneid.、鲜黄小檗 *B. diaphana* Maxim.、匙叶小檗 *B. vernae* Schneid.（西北小檗）、刺红珠 *B. dictyophylla* Franch. 或同属多种植物。《四川藏标》（2015 年版）以“小檗花 / སྐྱེར་དཀར་མེ་ཏོག/ 吉嘎尔梅朵”之名收载了金花小檗 *B. wilsonae* Hemsl. 的花及花蕾，其功效与根或茎皮有所不同。（参见“刺红珠”“甘肃小檗”“金花小檗”条）

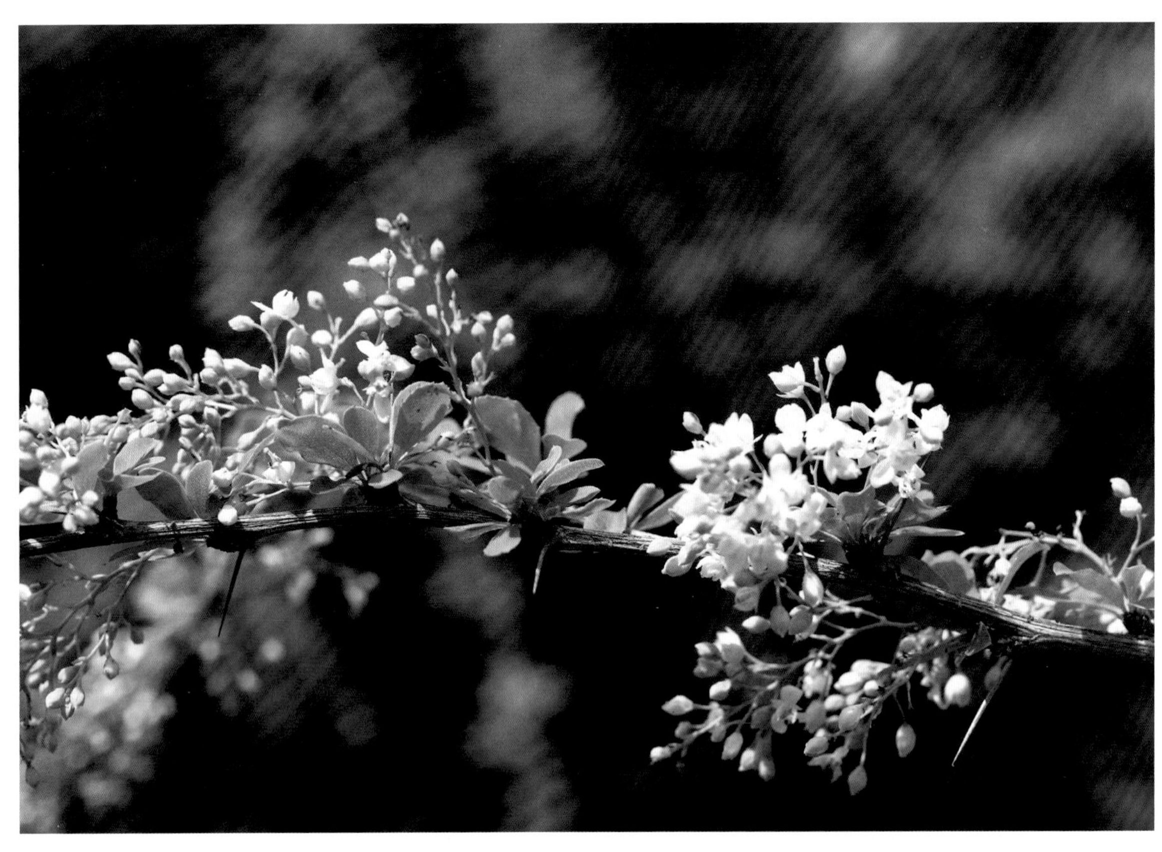

小檗科（Berberidaceae） 小檗属（*Berberis* L.）

刺黄花 *Berberis polyantha* Hemsl.

药 材 名 小檗花；སྐྱེར་དཀར་མེ་ཏོག（吉嘎尔梅朵）。

标 准 《四川藏标》（2014 年版）。

植物形态 参见《中国植物志》第二十九卷第 210 页。

分布与生境 分布于我国四川（康定、松潘等）、西藏。生长于海拔 2 000 ~ 3 600 m 的向阳山坡、灌丛、路边、林缘、草坡、林中或河谷岸边。

药用部位 花、花蕾。

采收与加工 5 ~ 8 月花期采收，除去枝、梗、叶及杂质，阴干或低温干燥。

性 味 味甘，性凉。

功能与主治 解毒止泻，干黄水，止血。用于热泻，瘟疫，陈旧热。

用量与用法 3 ~ 5 g。

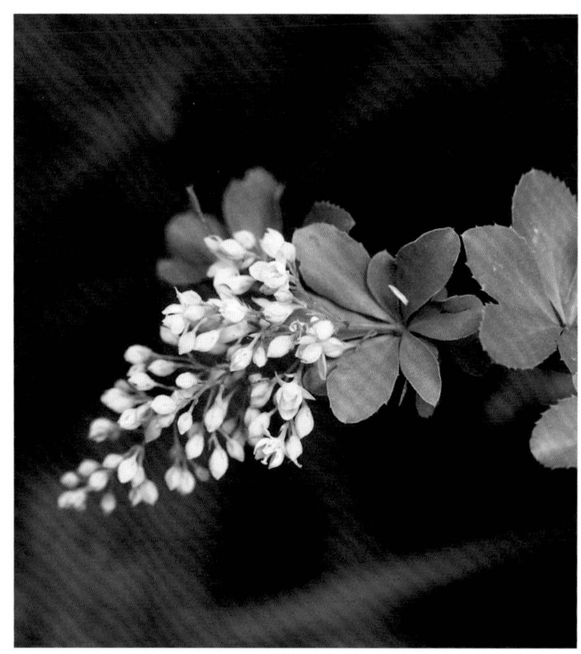

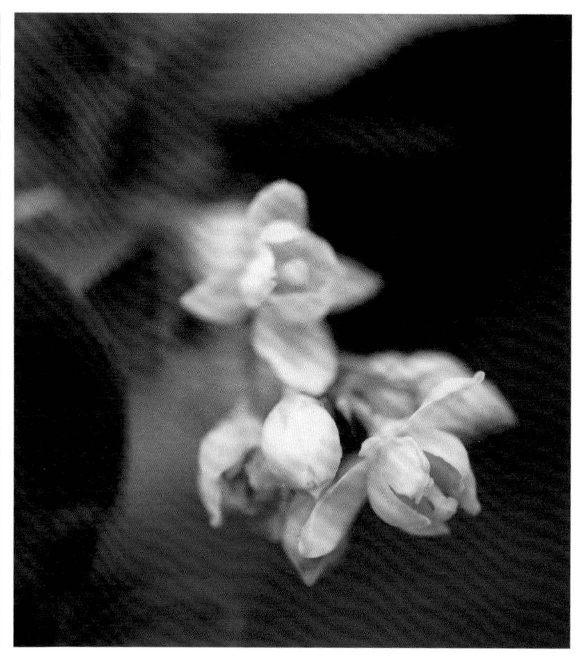

附 注

藏医将来源于小檗科小檗属植物的药材统称为“སྐྱེར་པ།”[杰巴，又名“སྐྱེར་ཤུན།”(杰星、给尔驯)]。《月王药诊》《度母本草》《妙音本草》《四部医典》《晶珠本草》等均记载有“杰巴”类药物，其药用部位包括花、果实、茎中皮，以花入药者称“སྐྱེར་པའི་མེ་ཏོག”（杰唯美多），以果实入药者称“སྐྱེར་འབྲས།”（吉尔赛）或“སྐྱེར་པའི་འབྲས་བུ།”（杰唯哲布），以茎中皮入药者称“སྐྱེར་པ།”（杰巴）或“སྐྱེར་ཤུན།”（杰星），不同部位的功效略有差异。《晶珠本草》记载“杰巴”分为白、黑 2 种，白者树高、叶大，黑者树低、叶小。现代文献记载的“杰巴”类的基原约有 20 种小檗属植物，各地所用种类不尽一致，常用的种类有直穗小檗 *B. dasystachya* Maxim.、甘肃小檗 *B. kansuensis* Schneid.、鲜黄小檗 *B. diaphana* Maxim.、匙叶小檗 *B. vernae* Schneid.、刺红珠 *B. dictyophylla* Franch. 等。《四川藏标》（2014 年版）以“小檗花 /སྐྱེར་དཀར་མེ་ཏོག/ 吉嘎尔梅朵”之名收载了金花小檗 *B. wilsonae* Hemsl. 和刺黄花 *B. polyantha* Hemsl. 的花及花蕾。（参见“刺红珠”“甘肃小檗”“金花小檗”条）

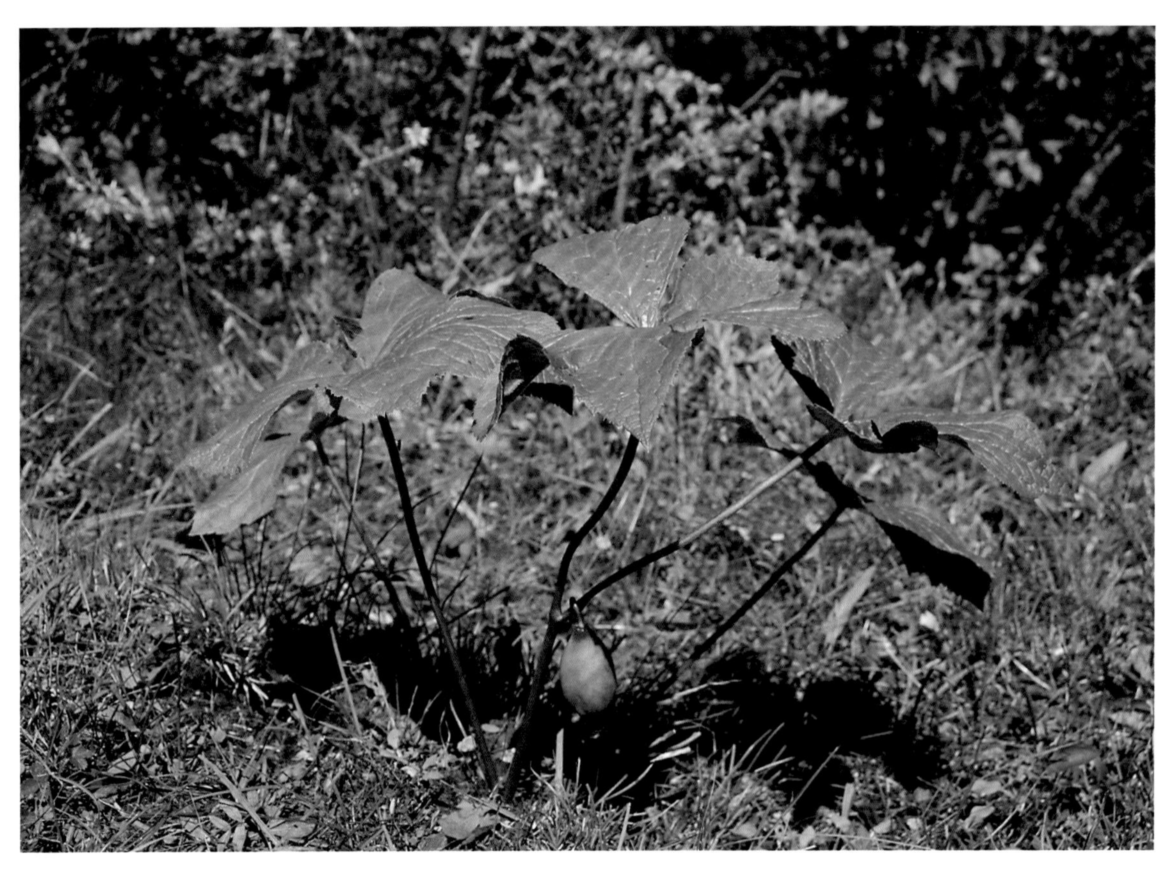

小檗科（Berberidaceae） 桃儿七属（*Sinopodophyllum* Ying）

桃儿七 *Sinopodophyllum hexandrum* (Royle) Ying

药 材 名 鬼臼、小叶莲；ཨོལ་མོ་སེ།（奥莫色、奥莫塞、奥毛塞、奥勒莫色）。

标　　准 《部标藏药·附录》、《藏标》、《青海藏标·附录》（1992 年版）。

植物形态 参见《中国植物志》第二十九卷第 249 页。

分布与生境 分布于我国四川、青海、甘肃、西藏东南部、云南西部、陕西（秦岭一带）等。生长于海拔 2 200 ~ 4 300 m 的林下、林缘湿地、高山灌丛、草丛。

药用部位 成熟果实。

采收与加工 秋季采收，除去杂质，干燥。

性　　味　味甘，性平。

功能与主治　调经活血。用于妇女血瘀症，死胎，胎盘不下，闭经。

用量与用法　3 ~ 9 g。多入丸、散。

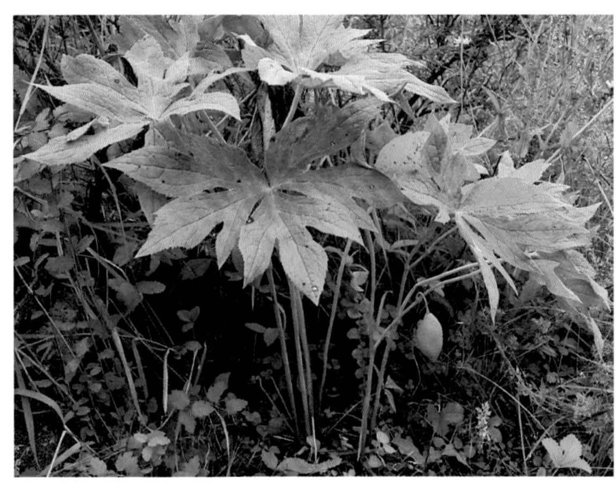

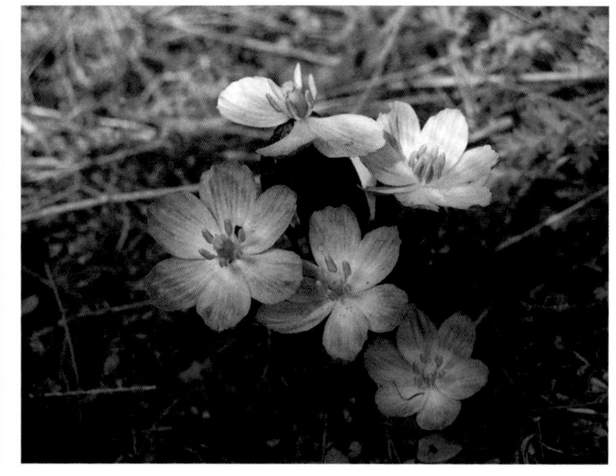

附　注

“འོལ་མོ་སེ།”（奥莫色）在《蓝琉璃》《晶珠本草》等中均有记载，为治疗脉病、子宫病之药物。《晶珠本草》引《温岛合》《现观》的记载，言桃儿七的根部、叶、果实（种子）等均可药用。据现代文献记载和实地调查，现藏医使用的“འོལ་མོ་སེ།”（奥莫色）的基原均以桃儿七 *S. hexandrum* (Royle) Ying 为正品，临床使用果实较多，药材称“小叶莲”，地下部分多称“桃儿七”或“鬼臼”，主要作为提取鬼臼毒素的原料药材。《中国药典》作为“藏族习用药材”以“小叶莲”之名收载了桃儿七 *S. hexandrum* (Royle) Ying 的果实，《部标藏药》等收载的“奥莫色”的药用部位均为“成熟果实”。桃儿七 *S. hexandrum* (Royle) Ying 的根及根茎含鬼臼毒素等木脂素类成分，因此毒性较大，一般仅外用，而果实则毒性较低，可内服（藏族也食用）。西藏藏医也以小檗科植物西藏八角莲 *Dysosma tsayuensis* Ying 作“奥莫色”的代用品使用，又称之为“འོལ་མོ་སེ་དམན་པ།”（奥莫色曼巴）。

《部标藏药》中收载了桃儿七 *S. emodi* (Wall. ex Royle) Ying，《藏标》中收载了鬼臼 *Podophyllum emodi* Wall. var. *chinensis* Sprag. 或西藏鬼臼 *P. emodi* Wall.。据《中国植物志》记载，我国桃儿七属植物仅有 1 种，即桃儿七 *S. hexandrum* (Royle) Ying，而 *P. hexandrum* Royle、*P. emodi* Wall.、*P. emodi* Wall. var. *chinensis* Sprag.、*S. emodi* (Wall.) Ying 等则为其异名。

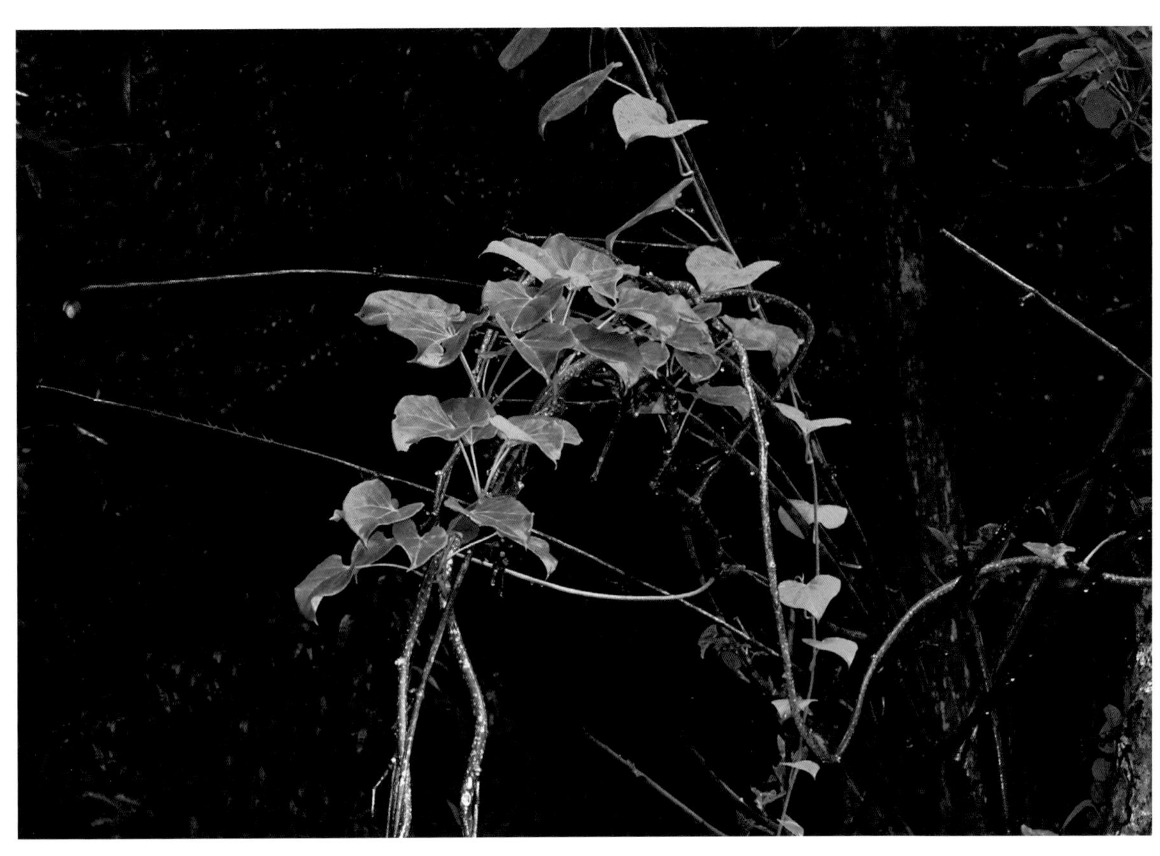

防己科（Menispermaceae）　青牛胆属（*Tinospora* Miers）

中华青牛胆 *Tinospora sinensis* (Lour.) Merr.（宽筋藤）

药 材 名　宽筋藤；སླེ་ཏྲེས།（勒哲、雷摘）。

标　　准　《部标藏药》、《藏标》、《青海藏标》（1992 年版）。

植物形态　参见《中国植物志》第三十卷第一分册第 20 页。

分布与生境　分布于我国广东、广西、云南、西藏（墨脱、波密）。我国也有栽培。生长于山坡林中。

药用部位　藤茎。

采收与加工　全年或秋季砍取，除去嫩枝及叶，剖开，切段，晒干。

性　　味　味苦，化后味苦，性凉。（《藏药医学内容审查》）

味苦、涩，性凉。[《部标藏药》《青海藏标》（1992 年版）]

味苦，性寒。（《藏标》）

功能与主治 清热润肺，祛风除湿，调和“隆”“赤”“培根”，滋补。用于“隆彩”病，感冒，陈旧热，温病，痛风，风湿性关节炎，类风湿性关节炎等。

用量与用法 2 ~ 6 g。内服研末。

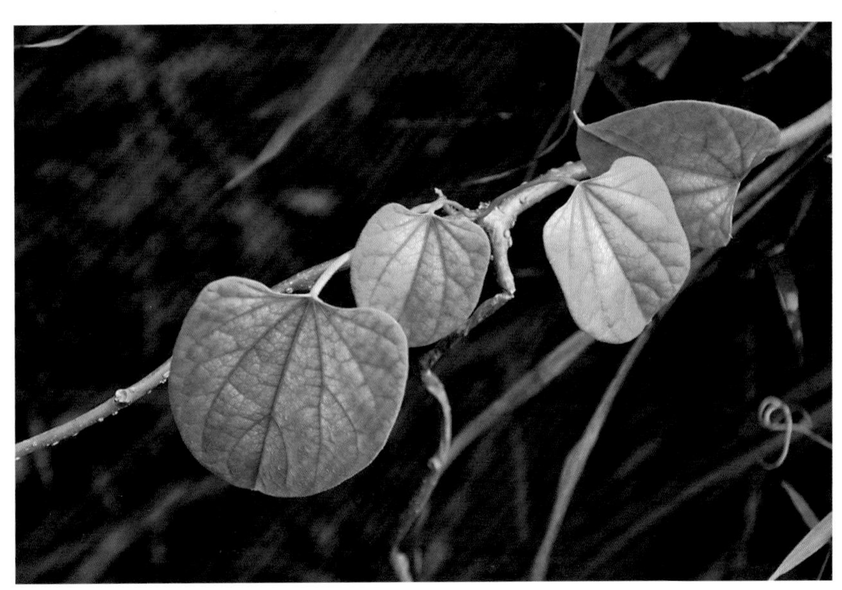

附 注

《四部医典》《度母本草》《晶珠本草》等中记载有“སླེ་ཏྲེས།”（勒哲）；《度母本草》言其治“隆”病、“赤巴”病、“培根”病及合并症，寒热皆可；《味气铁鬘》云其治“隆”病时疫有特效。据现代文献记载，各地藏医习用的“勒哲”的基原不同，包括防己科青牛胆属、毛茛科铁线莲属（*Clematis*）、木通科八月瓜属（*Holbcellia*）等的多种植物及蓼科植物木藤蓼 *Polygonum aubertii* Henry[*Fallopia aubertii* (L. Henry) Holub]，多以青牛胆属植物为正品，其“藤本、藤茎断面有放射状纹理（似木通）、具有乳汁”等形态也与古籍记载的“缠绕它树而生，叶圆形，藤茎断面如木通，具有汁液”更为相符。《部标藏药》等标准中收载的“宽筋藤 /སླེ་ཏྲེས།/ 勒哲”的基原为心叶宽筋藤 *T. cordifolia* (Willd.) Miers 或宽筋藤 *T. sinensis* (Lour.) Merr.（中华青牛胆），其药材名“宽筋藤”系以其功效命名。

在《中国植物志》中，*T. sinensis* (Lour.) Merr. 的中文名为“中华青牛胆”。*T. cordifolia* (Willd.) Hook. f. et Thoms. 为青牛胆属的模式种，我国无分布。

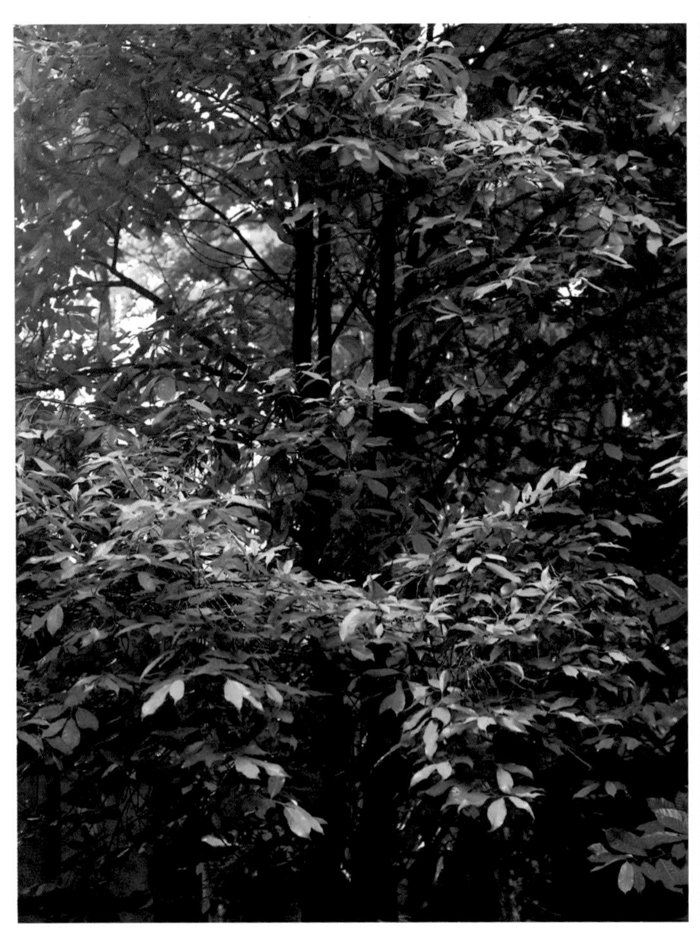

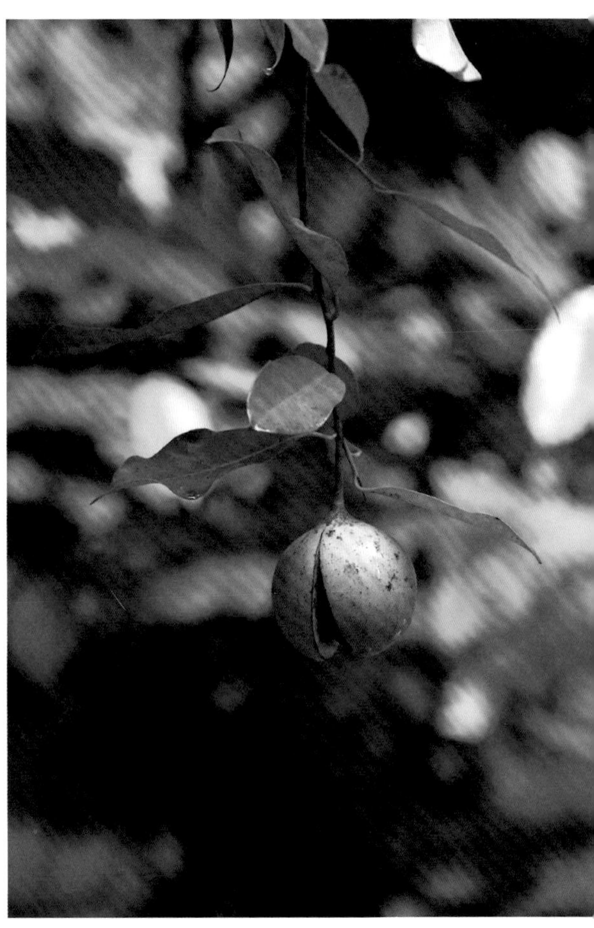

肉豆蔻科（Myristicaceae）　肉豆蔻属（*Myristica* Roxb.）

肉豆蔻 *Myristica fragrans* Houtt.

药 材 名　肉豆蔻；ཛ་ཏི།（杂德、杂地）。

标　　准　《部标藏药·附录》。

植物形态　参见《中国植物志》第三十卷第二分册第 194 页。

分布与生境　原产于印度尼西亚东北部（马鲁古群岛中部）、马来西亚、印度等的热带地区。我国台湾、广东、云南等地有引种栽培。生长于山坡沟谷或斜坡密林中。现主要栽培于班达群岛及其周边岛屿。

药用部位　种仁。

采收与加工 4 ~ 6 月或 11 ~ 12 月采集近成熟的果实，剥去果皮和种皮，晒干。

性　　味 味辛、甘，化后味苦，性温。

功能与主治 消“隆”，温胃，消食。用于各种心脏病，“隆”病。

用量与用法 3 g。内服研末；或入丸、散。

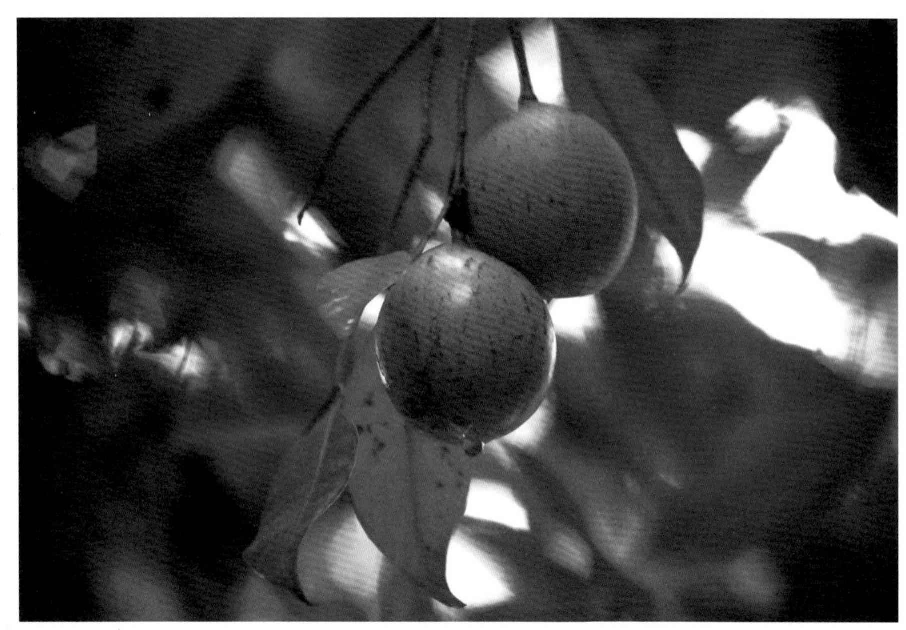

附　注

《月王药诊》《四部医典》等中均记载有“ཛཱ་ཏིག”（杂地、札豆、杂豆，同音字“ཛཱ་ཏི”），言其为治“隆”病及心脏病之药物。《晶珠本草》记载其名为“ཛ་ཏི”（杂地），言其因产地的树而得名；并指出藏医药古籍对“杂地”的名称、形态和产地说法不一。关于“杂地”的形态鉴别，《晶珠本草》引《释难》的记载“杂地大小如槟榔，断面白紫相杂，燃烧时气味芳香，外皮容易剥落”。《晶珠本草》记载的“杂地”的形态与肉豆蔻 *M. fragrans* Houtt. 果实（种仁）的形态特征较为相符，但据《四部医典系列挂图全集》的附图（第二十六图的 39 号图，图示有药材和植株）确实难以判断“杂地”的基原为何种植物。现我国肉豆蔻药材均来自进口，“ཛ་ཏི”（杂地）之名即源于印地语，各地藏医所用均为肉豆蔻科植物肉豆蔻 *M. fragrans* Houtt. 的种仁无疑。

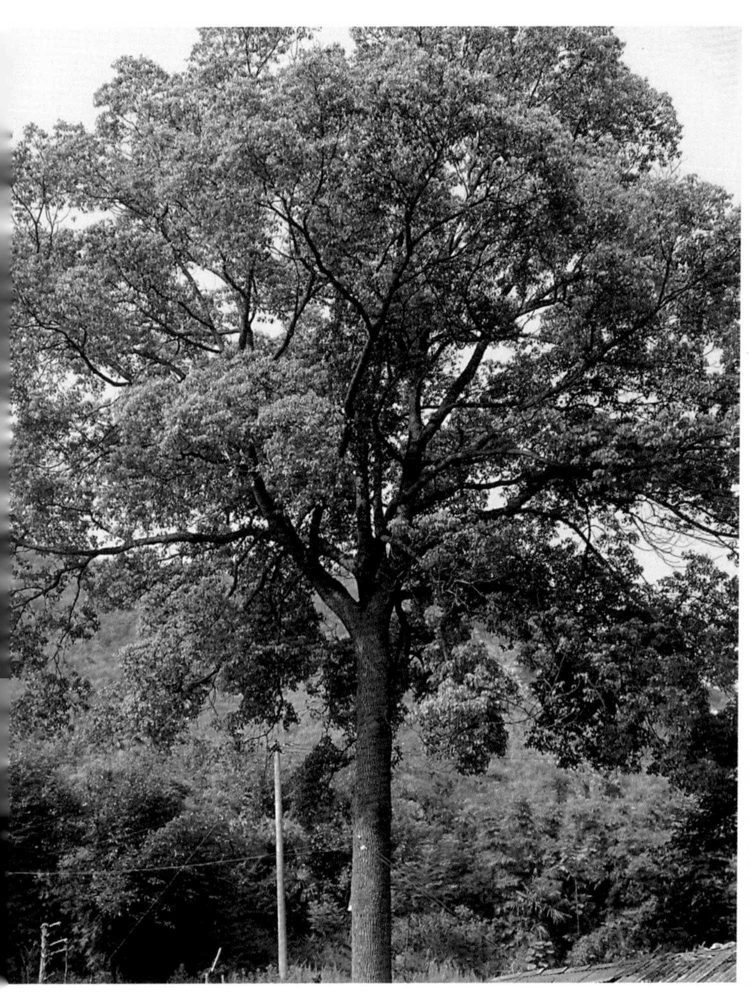

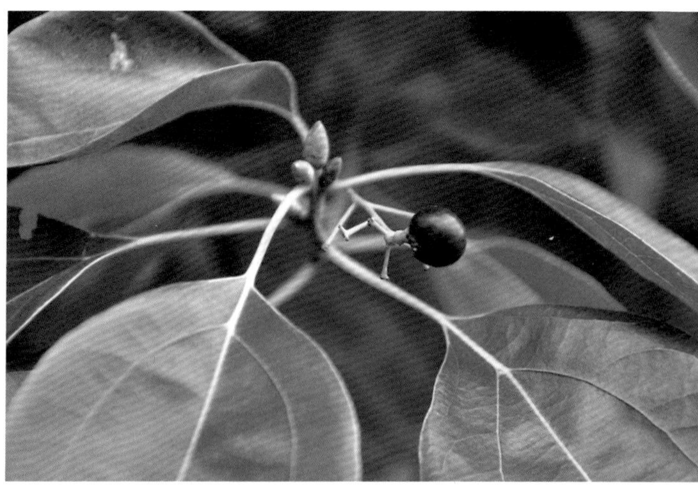

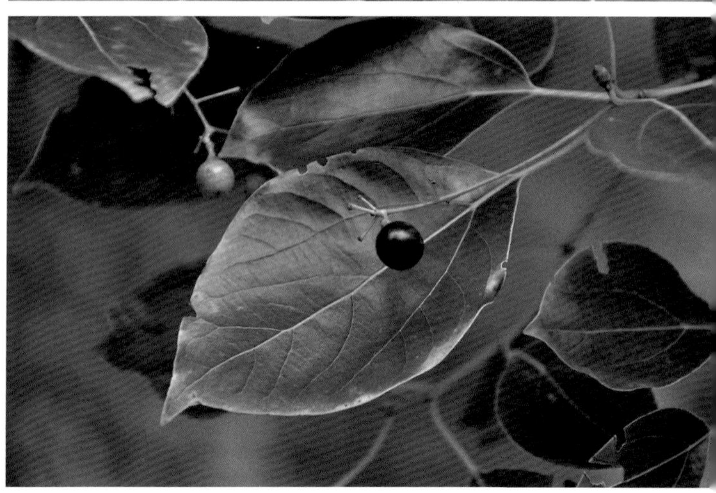

樟科（Lauraceae） 樟属（*Cinnamomum* Trew）

樟 *Cinnamomum camphora* (Linn.) Presl

药 材 名 香樟；ཨར་དམར།（阿玛尔、阿玛）。

标　　准 《部标藏药·附录》、《青海藏标·附录》（1992 年版）。

植物形态 参见《中国植物志》第三十一卷第 183 ～ 184 页。

分布与生境 分布于我国南方地区及西藏。我国各地多有栽培。生长于山坡、沟谷林中。越南、朝鲜、日本也有分布，其他各国多有引种栽培。

药用部位 心材。

采收与加工　全年均可采伐茎枝，剥去外皮，选择质重、色深的心材，锯或劈成条段，晒干。

性　　味　味苦、辛，化后味苦，性温（凉）。

功能与主治　清热。用于心热，命脉热，“隆”热病症。

用量与用法　2 ~ 3 g。内服煎汤；或入丸、散。

附　注

《四部医典》记载有清心热、命脉热之药物“ཨ་ག་རུ།”（阿卡如、阿嘎如，为梵语的音译）；《蓝琉璃》言其藏语称“ཨ་ཀ་རུ།”（阿嘎如）。《晶珠本草》记载“阿卡如”分为白 [“ཨར་སྐྱ།”（阿尔加）、“ཨ་ཀ་རུ།”（阿嘎如）]、黑 [“ཨར་ནག”（阿尔纳）]、红 [“ཨར་དམར།”（阿玛尔）]3 种。现代文献记载的“阿卡如”类的基原包括瑞香科、木樨科、樟科、马鞭草科等的多种植物，其中红者 [阿玛尔，又称“ཨ་གར་གོ་སྙོད།”（阿卡苦拗）] 的基原有樟 *C. camphora* (Linn.) Presl、云南樟 *C. glanduliferum* (Wall.) Nees、黄樟 *C. parthenoxylum* (Jack) Ness [*C. porrectum* (Roxb.) Kosterm.] 等。《部标藏药 · 附录》和《青海藏标 · 附录》以“香樟 /ཨར་དམར།/ 阿玛（阿玛尔）”之名收载了樟 *C. camphora* (Linn.) Presl 和云南樟 *C. glanduliferum* (Wall.) Nees；《西藏藏标》以“ཨ་གར་གོ་སྙོད།/ 阿卡苦拗 / 云南樟”之名、《四川藏标》（2020 年版）以“香樟 /ཨར་དམར།/ 阿尔玛”之名收载了云南樟 *C. glanduliferum* (Wall.) Nees，规定以其心材入药。（参见“土沉香”“云南樟”条）

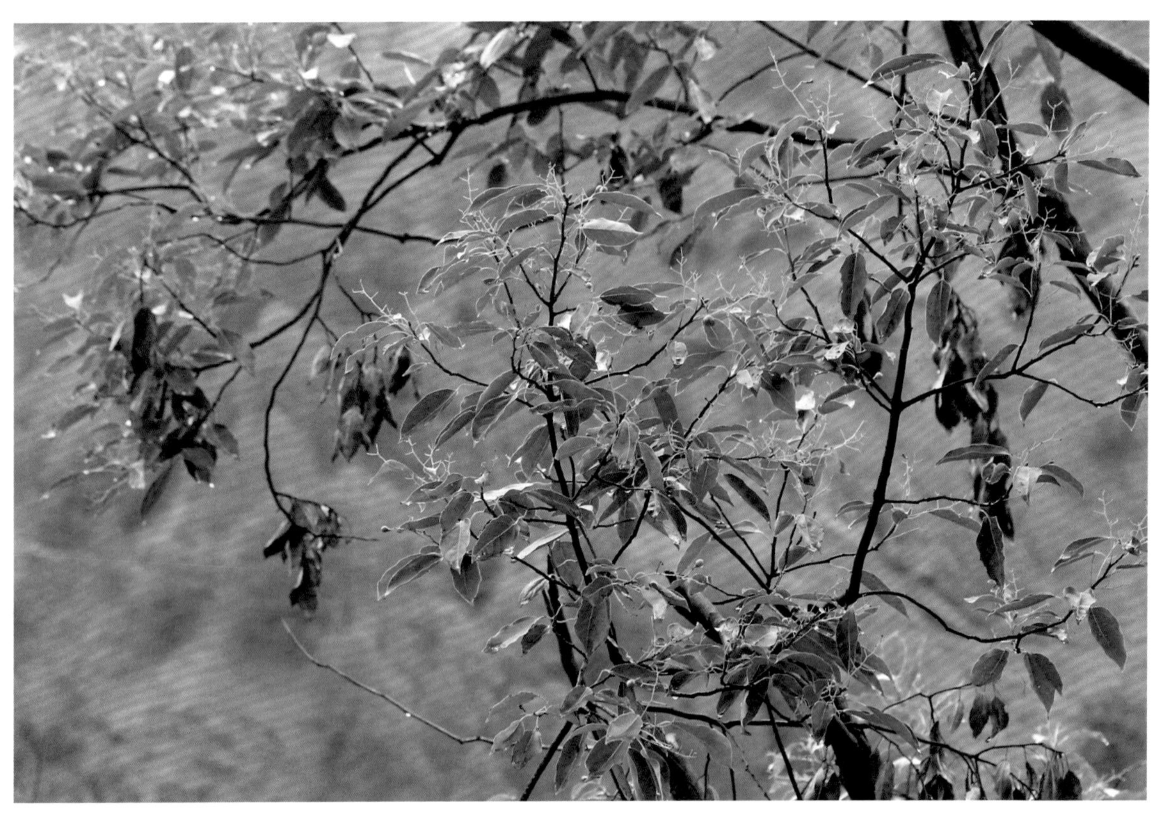

樟科（Lauraceae） 樟属（*Cinnamomum* Trew）

云南樟 *Cinnamomum glanduliferum* (Wall.) Nees

药材名 香樟、云南樟；ཨར་དམར།（阿玛尔、阿玛、阿尔玛）、ཨ་གར་གོ་སྙོད།（阿卡苦拗、阿格尔高咬）。

标准 《部标藏药·附录》、《青海藏标·附录》（1992年版）、《西藏藏标》、《四川藏标》（2020年版）。

植物形态 参见《中国植物志》第三十一卷第189页。

分布与生境 分布于我国云南中部至北部、四川南部和西南部、贵州南部、西藏东南部。生长于海拔1 500 ~ 2 500（~ 3 000）m的山地常绿阔叶林中。印度、尼泊尔、缅甸、马来西亚也有分布。

药用部位 心材。

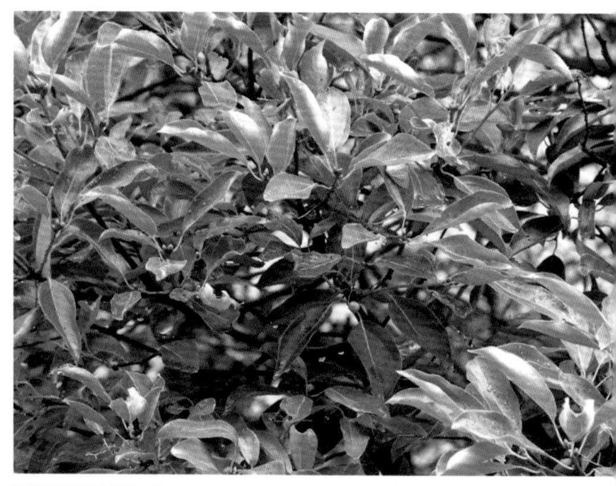

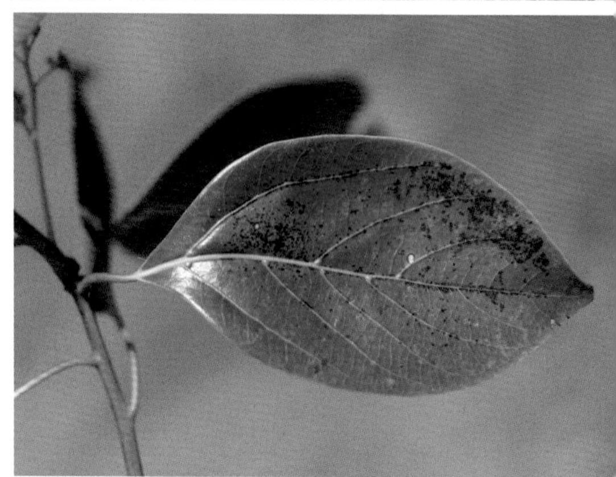

采收与加工　全年均可采伐茎枝，剥去外皮，选择质重、色深的心材，锯或劈成条段，晒干。

性　　味　味苦、辛，化后味苦，性温（凉）。（《西藏藏标》）

味苦、辛，性凉。[《四川藏标》（2020年版）]

功能与主治　清热。用于心热，命脉热，“隆”热病症。（《西藏藏标》）

清热舒心。用于“隆”病引起的心悸、烦躁等心血管疾病。[《四川藏标》（2020年版）]

用量与用法　2 ~ 3 g（《西藏藏标》）；3 ~ 6 g[《四川藏标》（2020年版）]。内服煎汤；或入丸、散。

附　注

《度母本草》记载“ཨ་ག་རུ།”（阿卡如、阿嘎如）的功效为治喉蛾、疔疮及杀虫；《四部医典》记载其为清心热、命脉热之药物。《释诠》《晶珠本草》等记载“阿卡如”分为白 [“ཨར་སྐྱ།”（阿尔加）]、黑 [“ཨར་ནག”（阿尔纳）]、红 [“ཨར་དམར།”（阿玛尔），又称“ཨ་གར་གོ་སྙོད།”（阿卡苦拗，意为“茴香味阿卡如”）]3 种。现代文献记载的“阿卡如”类的基原有瑞香科沉香属（*Aquilaria*）和瑞香属（*Daphne*）、木樨科丁香属（*Syringa*）、樟科樟属及马鞭草科莸属（*Caryopteris*）的多种植物，其中红者（阿玛尔、阿卡苦拗）的基原有樟 *Cinnamomum camphora* (Linn.) Presl、云南樟 *Cinnamomum glanduliferum* (Wall.) Nees、黄樟 *Cinnamomum parthenoxylum* (Jack) Ness [*Cinnamomum porrectum* (Roxb.) Kosterm.]。《部标藏药·附录》《青海藏标·附录》《西藏藏标》及《四川藏标》（2020 年版）以“ཨར་དམར།/ 阿玛（阿玛尔、阿尔玛）”或“ཨ་གར་གོ་སྙོད།/ 阿卡苦拗”之名收载的基原为樟 *Cinnamomum camphora* (Linn.) Presl、云南樟 *Cinnamomum glanduliferum* (Wall.) Nees，规定以其人工种植 10 年树龄以上植株的心材入药。黑者（阿尔纳）的基原为瑞香科植物，白者（阿尔加）的基原为木樨科植物。（参见“土沉香”“樟”条）

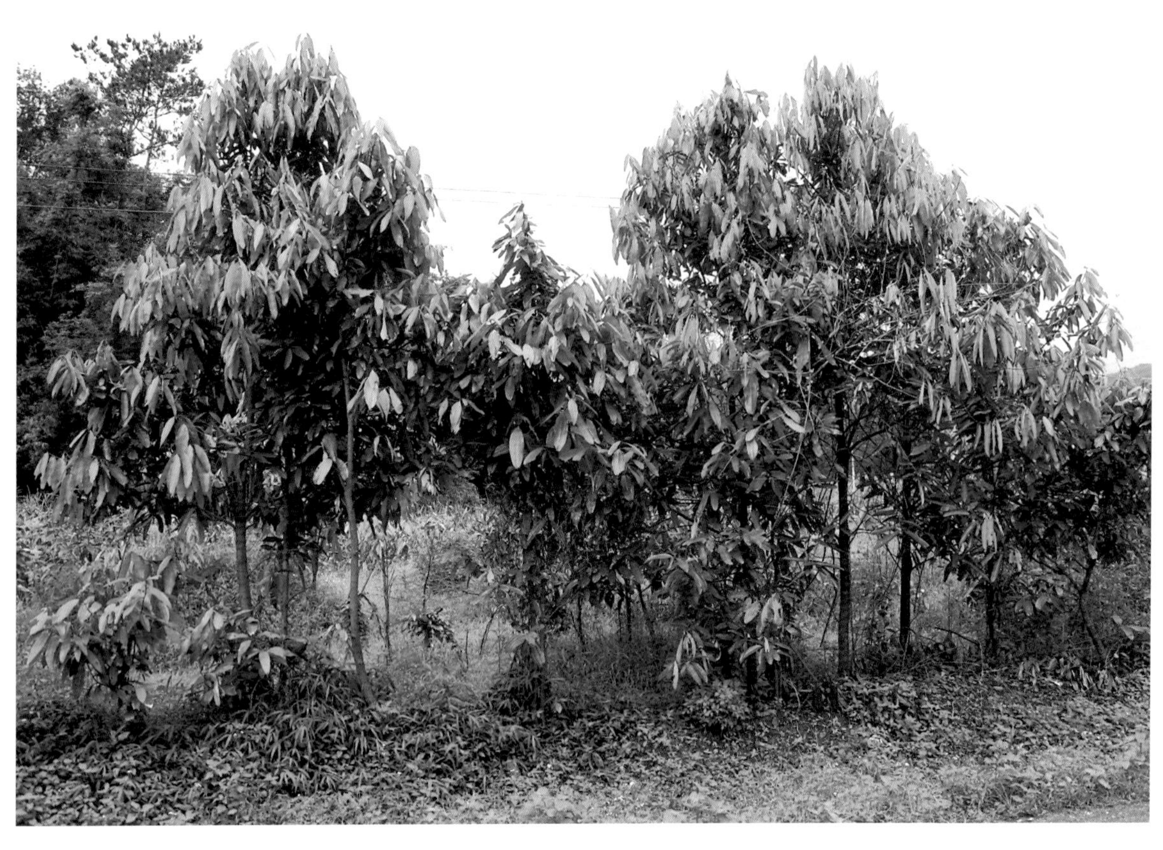

樟科（Lauraceae） 樟属（*Cinnamomum* Trew）

肉桂 *Cinnamomum cassia* Presl

药 材 名　肉桂；ཤིང་ཚ།（香察、相察、心擦、兴擦、新擦、兴察）。

标　　准　《部标藏药·附录》《藏标》。

植物形态　参见《中国植物志》第三十一卷第 224 ~ 226 页。

分布与生境　原产于我国，我国广东、广西、福建、台湾等有栽培。印度、老挝、越南、印度尼西亚等也有栽培。

药用部位　树皮（干皮）。

采收与加工　4 ~ 5 月或 9 ~ 10 月剥取，晾干。

性　　味　味辛、甘，性大热。

功能与主治 温中补阳，除积冷，通血脉。用于肾阳不足，肢冷脉微，腰膝冷痛，沉寒积冷，腹痛吐泻。

用量与用法 3 g。内服研末；或入丸、散。

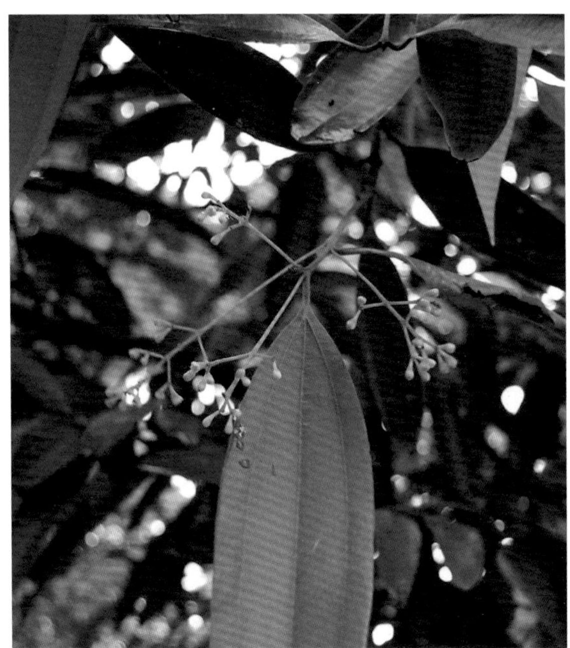

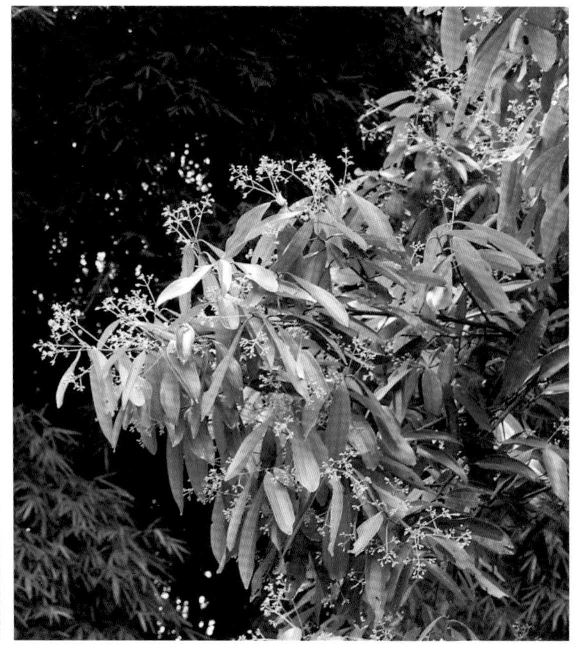

附 注

“ཤིང་ཚ།”（香察）为《四部医典》《度母本草》等记载的驱除胃寒“隆”之药物。《度母本草》载“（香察）分（皮）薄、厚两种”；《蓝琉璃》载“（香察）表皮色红而薄为上品，皮厚为下品”。所谓“皮薄”应系指除去栓皮的药材。现藏医所用“香察”均从市场购买，其基原以樟科植物肉桂 *C. cassia* Presl 为主，《部标藏药·附录》等收载的“肉桂 /ཤིང་ཚ།/ 香察”的基原也为该种。据市场商品药材基原鉴定，肉桂药材也来自同属植物柴桂 *C. tamala* (Buch.-Ham.) Nees et Eberm、银叶桂 *C. mairei* Lévl.、川桂 *C. wilsonii* Gamble、大叶桂 *C. iners* Reinw. ex Bl. 等。据文献记载，部分从越南等进口的肉桂药材来自同属植物锡兰肉桂 *C. zeyanicum* Bl.。

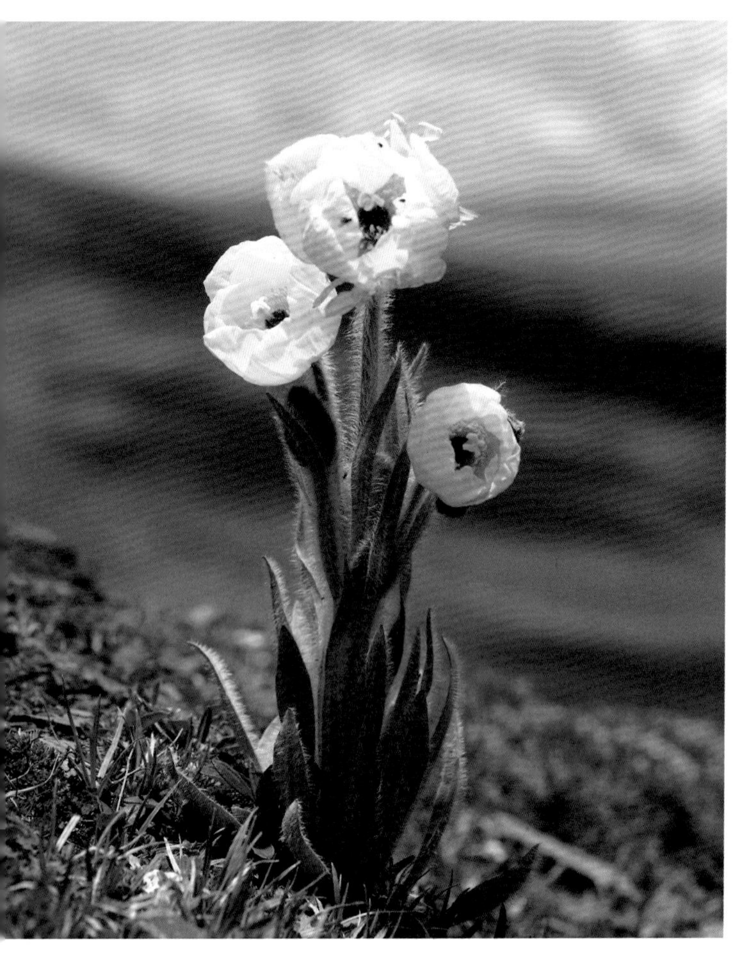

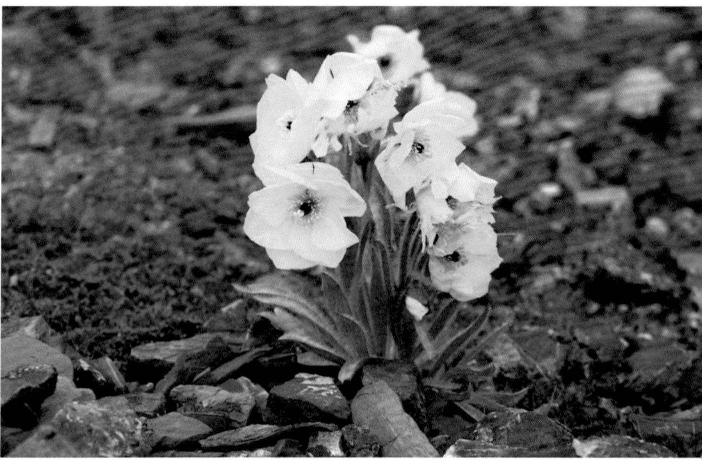

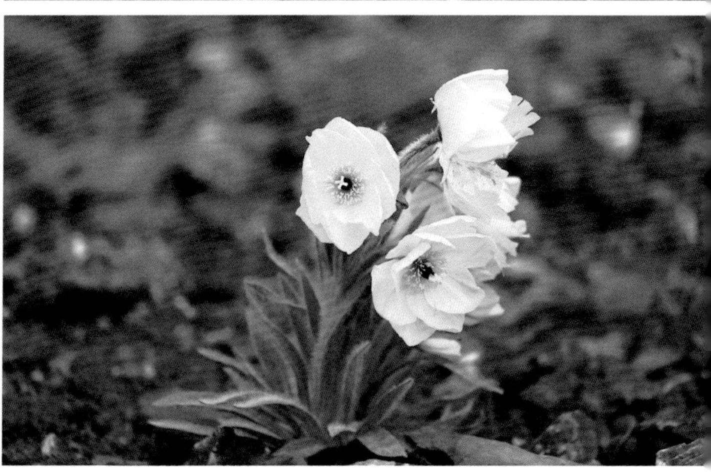

罂粟科（Papaveraceae） 绿绒蒿属（*Meconopsis* Vig.）

全缘叶绿绒蒿 *Meconopsis integrifolia* (Maxim.) Franch.

药 材 名 绿绒蒿；ཨུཏྤལ་སྔོན་པོ།（欧贝完保、吾白恩布）、ཨུཏྤལ།（欧贝、吾白）。

标　　准 《部标藏药》、《藏标》、《青海藏标》（1992 年版）、《四川藏标》（2020 年版）。

植物形态 参见《中国植物志》第三十二卷第 20 ~ 21 页。

分布与生境 分布于我国甘肃西南部（夏河、合作）、青海东部至南部、四川西部和西北部、云南西北部和东北部、西藏东部。生长于海拔 2 700 ~ 5 100 m 的草坡、灌丛、林下。缅甸东北部也有分布。

药用部位　全草。

采收与加工　夏季花开时采集，除去泥沙、残叶等杂质，整株或切段，阴干。

性　　味　味甘、涩，化后味甘，性凉。

功能与主治　清热解毒，消炎止痛，利尿。用于“洛彩”病，“钦彩”病，“赤巴”病，肺炎，咽喉炎，肝炎，胆囊炎，肝硬化，浮肿等。

用量与用法　3 ~ 6 g。内服煎汤；或入丸、散。

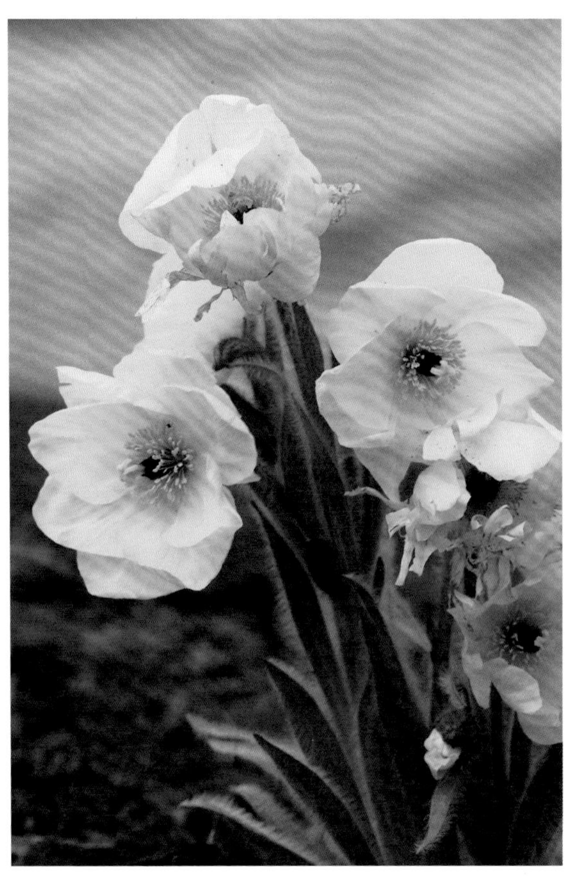

附　注

“ཨུཏྤལ”（欧贝、吾白、吾巴拉）为藏医使用的来源于罂粟科绿绒蒿属植物的多种药物的总称。《蓝琉璃》《晶珠本草》均记载“欧贝”按花色不同分为白［“ཨུཏྤལ་དཀར་པོ”（欧贝嘎保）］、黄［“ཨུཏྤལ་སེར་པོ”（欧贝赛保）］、红［“ཨུཏྤལ་དམར་པོ”（欧贝玛保）］、蓝［“ཨུཏྤལ་སྔོན་པོ”（欧贝完保、吾白恩布）］4 种。现代文献记载“欧贝”类的基原包括多种绿绒蒿属植物，多沿用古籍记载以花色区分品种，但不同文献记载的“吾白”类各品种的基原种类不尽一致，包括全缘叶绿绒蒿 *M. integrifolia* (Maxim.) Franch.（欧贝、欧贝赛保）、五脉绿绒蒿 *M. quintuplinervia* Regel（欧贝、欧贝完保）、长叶绿绒蒿 *M. lancifolia* (Franch.) Franch. ex Prain（欧贝完保）、红花绿绒蒿 *M. punicea* Maxim.（欧贝玛保）、毛瓣绿绒蒿 *M. torguata* Prain（吾白恩布）、白花绿绒蒿 *M. argemonatha* Prain（欧贝嘎保）等，或不分品种而统称“欧贝”。《部标藏药》《藏标》等标准以“绿绒蒿 /ཨུཏྤལ་སྔོན་པོ/ 吾白恩布”之名收载了上述前 3 种；《四川藏标》（2020 年版）以“绿绒蒿 /ཨུཏྤལ/ 吾白”之名收载了五脉绿绒蒿 *M. quintuplinervia* Regel 和全缘叶绿绒蒿 *M. integrifolia* (Maxim.) Franch.。（参见“长叶绿绒蒿”“红花绿绒蒿”“五脉绿绒蒿”条）

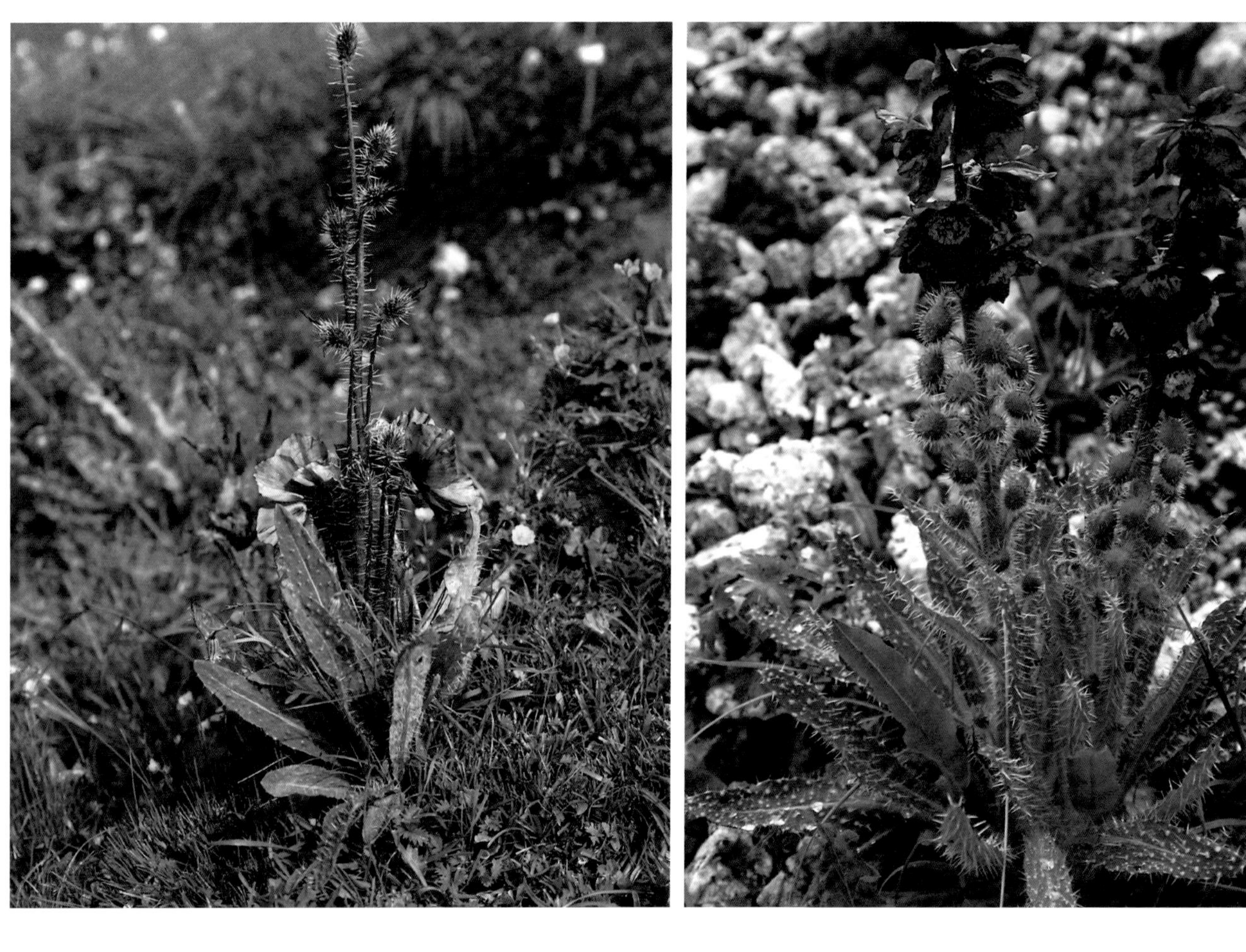

罂粟科（Papaveraceae） 绿绒蒿属（*Meconopsis* Vig.）

总状绿绒蒿 *Meconopsis racemosa* Maxim.[*M. horridula* Hook. f. et Thoms. var. *racemosa* (Maxim.) Prain]

药材名 多刺绿绒蒿；ཚེར་སྔོན།（刺儿恩、才尔恩、才温）。

标准 《青海藏标》（1992年版）。

植物形态 参见《中国植物志》第三十二卷第28 ~ 29页。

分布与生境 分布于我国云南西北部、四川西部和西北部、西藏、青海南部和东部、甘肃南部。生长于海拔3 000 ~ 4 900 m的草坡、石坡、林下、高山灌丛。

药用部位 花。

采收与加工　夏季采集，阴干。

性　　味　味苦，性寒。

功能与主治　清骨热，生骨脂，解毒，止痛。用于头部外伤，骨裂，中毒症，关节热痛。

用量与用法　3 ~ 5 g。内服煎汤；或入丸、散。

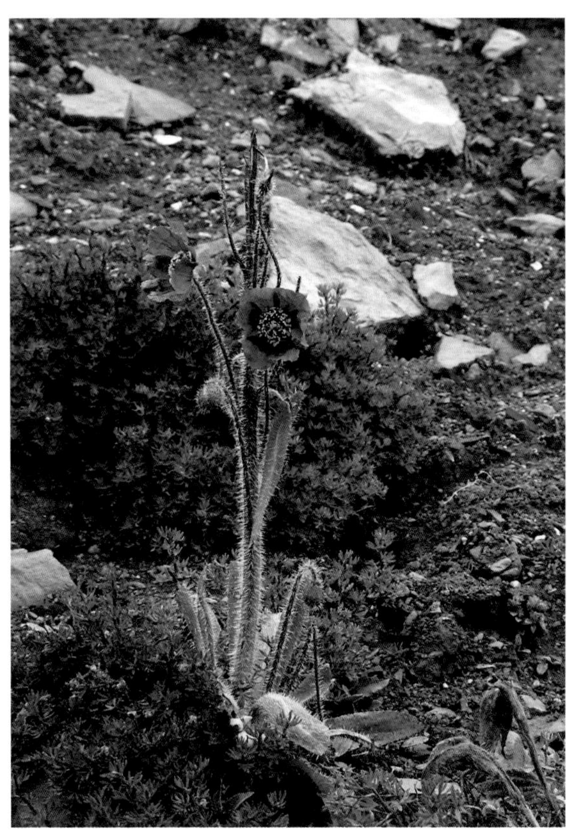

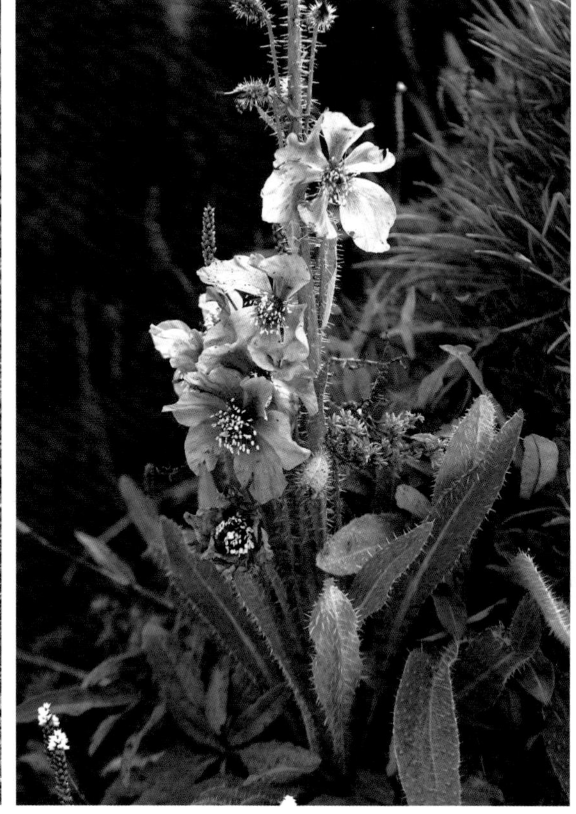

附　注

《晶珠本草》记载“ཚེར་སྔོན།”（刺儿恩、才尔恩、才温）分为3种，但3种的功效、形状等基本相同。现代文献记载的“刺儿恩”的基原有多刺绿绒蒿 *M. horridula* Hook. f. et Thoms.、总状绿绒蒿 *M. racemosa* Maxim.[*M. horridula* Hook. f. et Thoms. var. *racemosa* (Maxim.) Prain]、拟多刺绿绒蒿 *M. pseudohuorridula* C. Y. Wu et Chuang，主要使用的为前2种。《部标藏药》等均以多刺绿绒蒿 *M. horridula* Hook. f. et Thoms. 为“刺儿恩”的正品；《青海藏标》在“多刺绿绒蒿/ཚེར་སྔོན།/才尔恩”条下附注中说明，总状绿绒蒿 *M. racemosa* Maxim. 也同样使用。（参见“多刺绿绒蒿”条）

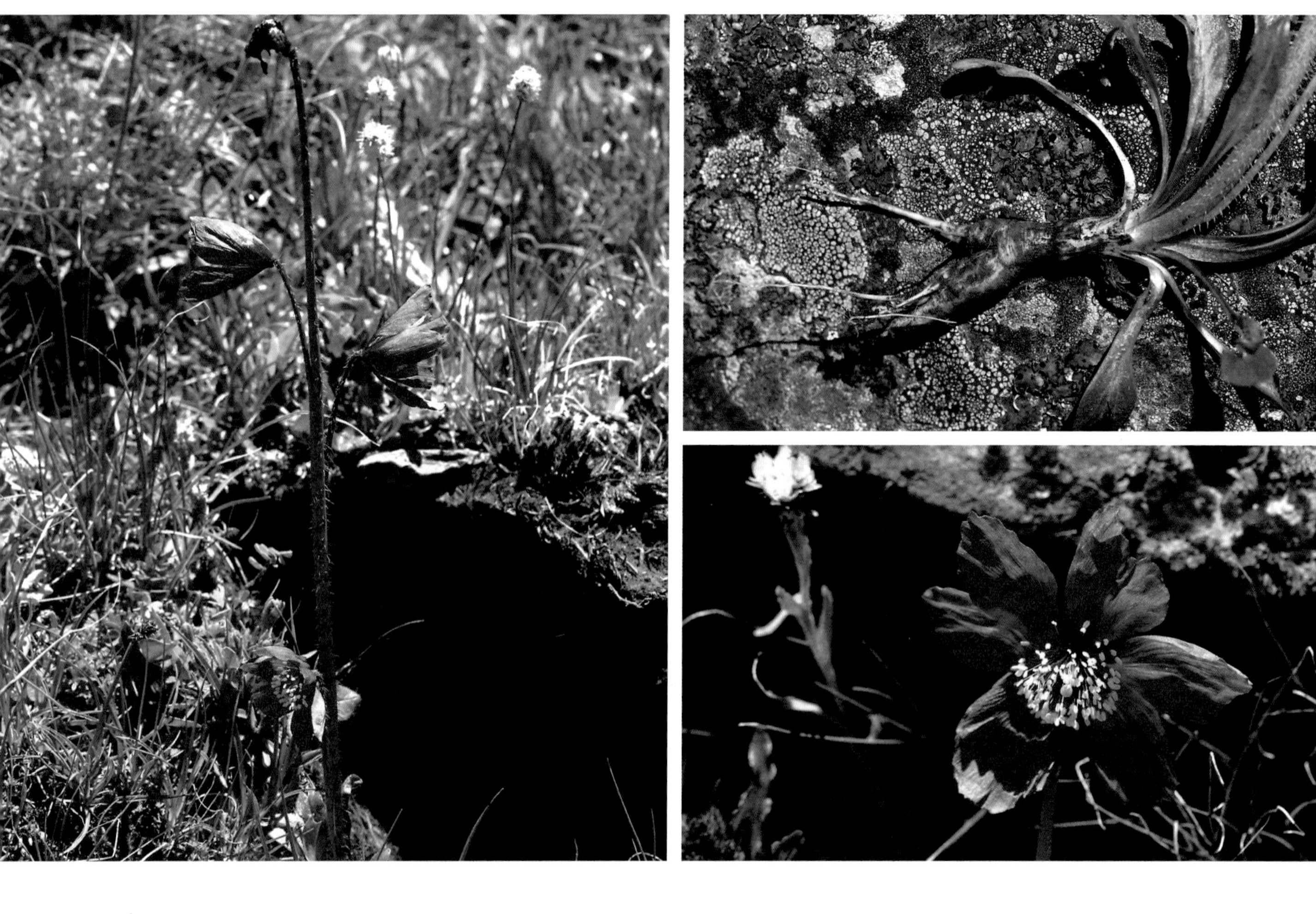

罂粟科（Papaveraceae） 绿绒蒿属（*Meconopsis* Vig.）

长叶绿绒蒿 *Meconopsis lancifolia* (Franch.) Franch. ex Prain

药 材 名 绿绒蒿；ཨུཏྤལ་སྔོན་པོ།（欧贝完保、吾白恩布）。

标 准 《部标藏药》《藏标》。

植物形态 参见《中国植物志》第三十二卷第 33 页。

分布与生境 分布于我国云南西北部（大理、鹤庆、洱源）、西藏东南部（林周）、四川西部至西北部、甘肃西南部。生长于海拔 3 300 ～ 4 800 m 的高山草地、林下。缅甸东北部也有分布。

药用部位 全草。

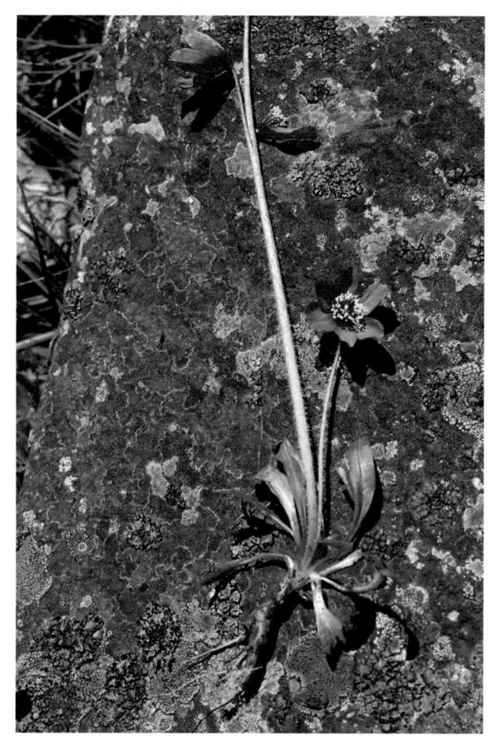

采收与加工 夏季采集，除去泥沙、残叶等，整株或切段，阴干。

性　　味 味甘、涩，性凉。

功能与主治 清热解毒，消炎止痛，利尿。用于“洛彩”病，“钦彩”病，“赤巴”病，肺炎，咽喉炎，肝炎，胆囊炎，肝硬化，浮肿等。

用量与用法 3 ~ 6 g。内服煎汤；或入丸、散。

附　注

“ཨུཏྤལ།”（欧贝、吾巴拉）为藏医药用的罂粟科绿绒蒿属多种植物的总称，包括多个药材品种，通常按花色分为白、黄、红、蓝 4 种，总体功效为清肺热和肝热。现代文献记载“欧贝”类的基原包括多种绿绒蒿属植物，且多沿用古籍的记载，将其按花色分为白、黄、红、蓝等品种，或统称为“欧贝”，不同文献记载的各品种的基原物种不尽一致，长叶绿绒蒿 *M. lancifolia* (Franch.) Franch. ex Prain 为蓝者 [“ཨུཏྤལ་སྔོན་པོ།”（吾白恩布）] 的基原之一。《藏标》和《部标藏药》以“绿绒蒿 /ཨུཏྤལ་སྔོན་པོ/ 吾白恩布”之名收载了全缘叶绿绒蒿 *M. integrifolia* (Maxim.) Franch.、五脉绿绒蒿 *M. quintuplinervia* Regel、长叶绿绒蒿 *M. lancifolia* (Franch.) Franch. ex Prain。（参见“全缘叶绿绒蒿”“五脉绿绒蒿”条）

《晶珠本草》分别记载有“治骨裂并抬升软骨”之药物“ཚེར་སྔོན།”（刺尔恩、刺儿恩、才尔恩）和“养骨并抬升软骨”之药物“སྨག་ཚང་མདན་ཡོན།”（木穹典云）；《四部医典》记载“刺尔恩”为接骨、补骨髓之药物，并言“刺尔恩”类的花紫红色者称“སྨག་ཚང་མདན་ཡོན།”（木穹典云）。现代文献记载的“刺尔恩”类的基原有多刺绿绒蒿 *M. horridula* Hook. f. et Thoms.、总状绿绒蒿 *M. racemosa* Maxim. 等；“木穹典云”的基原中，以单叶绿绒蒿 *M. simplicifolia* (D. Don) Walp. 与古籍记载最为相符。云南迪庆藏医则以长叶绿绒蒿 *M. lancifolia* (Franch.) Franch. ex Prain 作“木穹典云”的基原。从现代文献记载的功效来看，“刺尔恩”类与“木穹典云”相同，但与“欧贝”类不同。（参见“多刺绿绒蒿”“总状绿绒蒿”条）

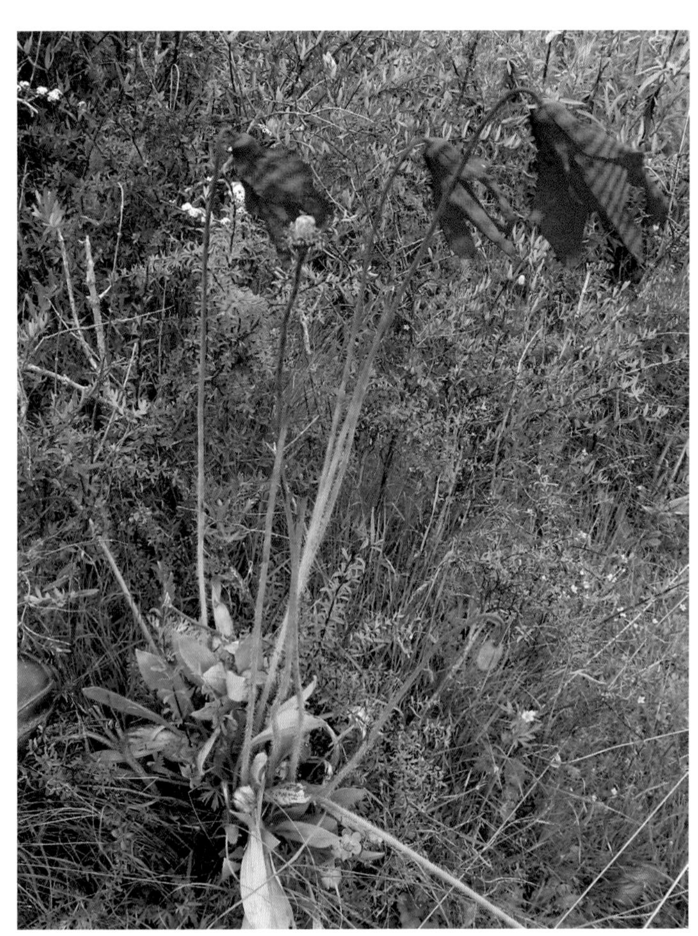
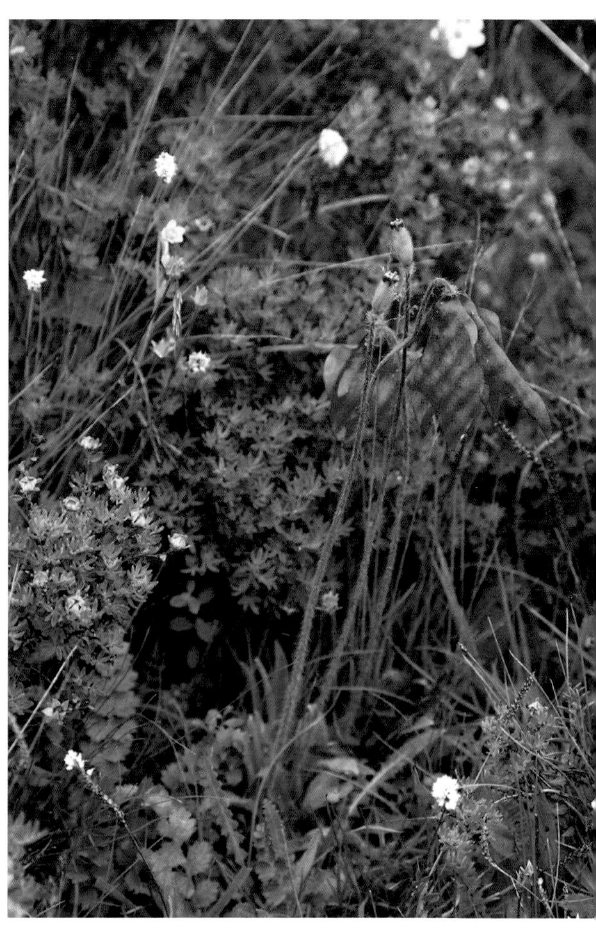

罂粟科（Papaveraceae） 绿绒蒿属（*Meconopsis* Vig.）

红花绿绒蒿 *Meconopsis punicea* Maxim.

药 材 名 红花绿绒蒿；ཨུཏྤལ་དམར་པོ།（欧贝玛保、吾白玛布、欧巴玛尔波、欧贝玛尔布）。

标 准 《四川藏标》（2014 年版）。

植物形态 参见《中国植物志》第三十二卷第 34 页。

分布与生境 分布于我国四川西北部（马尔康、黑水、壤塘等）、西藏东北部、甘肃西南部（合作、夏河等）、青海东部和东南部（循化、达日等）。生长于海拔 2 800 ~ 4 300 m 的山坡草地、灌丛。

药用部位 全草。

采收与加工 7 ~ 9 月采收，除去杂质，洗净，阴干或晒干。

性　　味 味甘、涩，性寒。

功能与主治 清热。用于血热症，肺热症，肝热症等。

用量与用法 2 g。

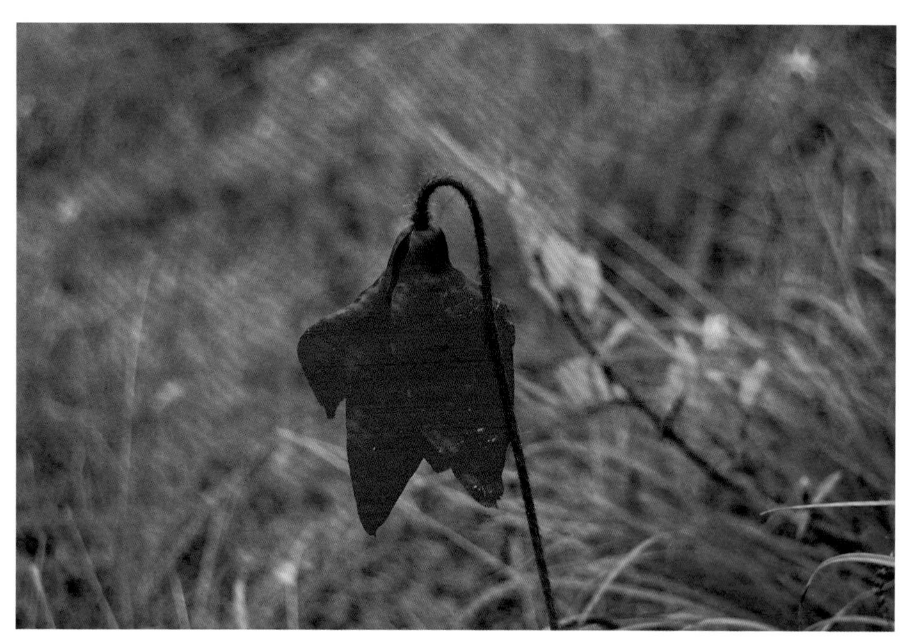

附　注

“ཨུཏྤལ།”（欧贝）为藏医药用罂粟科绿绒蒿属植物的多种药物的总称；《晶珠本草》言“欧贝”系清肝热、肺热之药物，载其包括多个品种，通常按花色可将其分为白、黄、红、蓝 4 种。现代文献记载的红者 [“ཨུཏྤལ་དམར་པོ།”（欧贝玛保）] 的基原有红花绿绒蒿 *M. punicea* Maxim.、锥花绿绒蒿 *M. paniculata* Prain、吉隆绿绒蒿 *M. pinnatifolia* C. Y. Wu et H. Chuang ex L. H. Zhou 等多种绿绒蒿属植物。《四川藏标》以“红花绿绒蒿 /ཨུཏྤལ་དམར་པོ།/ 欧巴玛尔波”之名收载了红花绿绒蒿 *M. punicea* Maxim.。（参见“全缘叶绿绒蒿”“五脉绿绒蒿”条）

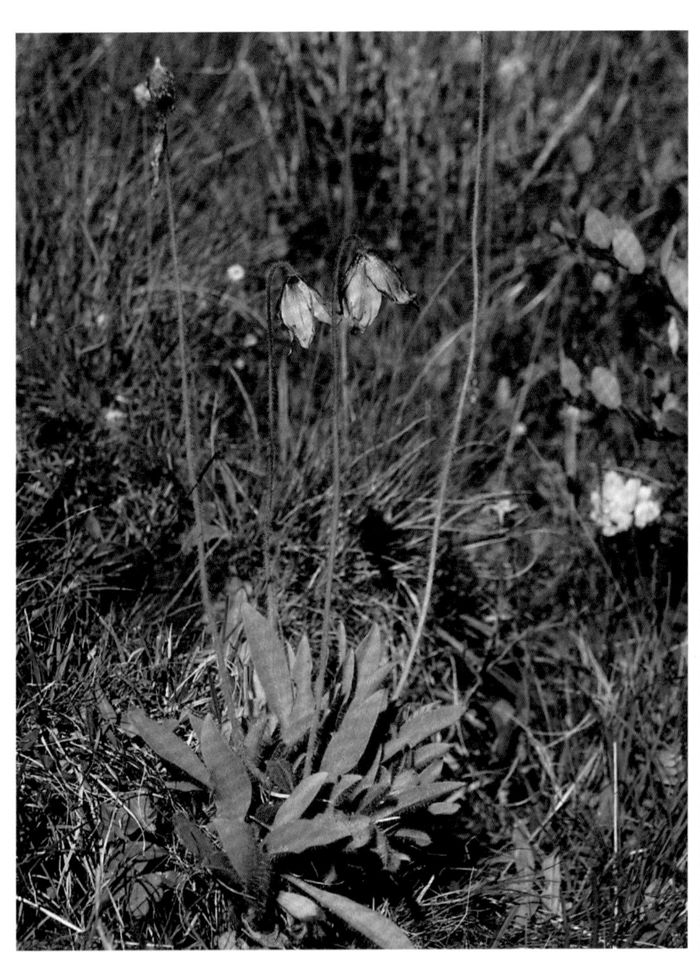

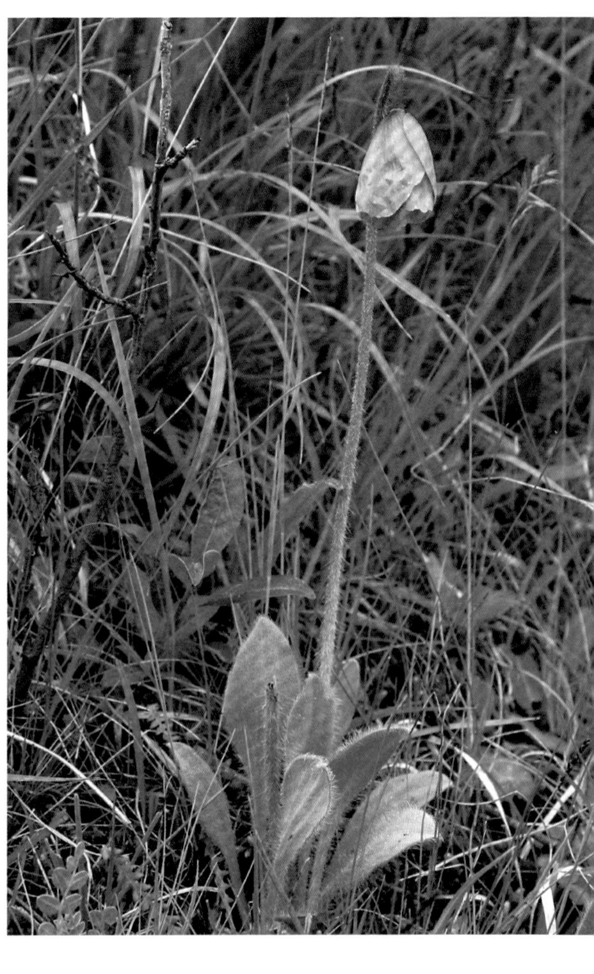

罂粟科（Papaveraceae）　绿绒蒿属（*Meconopsis* Vig.）

五脉绿绒蒿 *Meconopsis quintuplinervia* Regel

药 材 名　绿绒蒿；ཨུཏྤལ་སྔོན་པོ།（欧贝完保、吾白恩布）、ཨུཏྤལ།（欧贝、吾白）。

标　　准　《部标藏药》、《藏标》、《青海藏标》（1992 年版）、《四川藏标》（2020 年版）。

植物形态　参见《中国植物志》第三十二卷第 37 页。

分布与生境　分布于我国湖北西部（神农架）、四川北部和西北部（茂县、黑水、马尔康、松潘、若尔盖、色达）、西藏东北部、青海东北部（祁连、门源、互助、大通、同德）、甘肃南部（岷县、舟曲、西固、临潭）、陕西西部（眉县、太白）。生长于海拔 2 300 ~ 4 600 m 的阴坡灌丛中、高山草地。

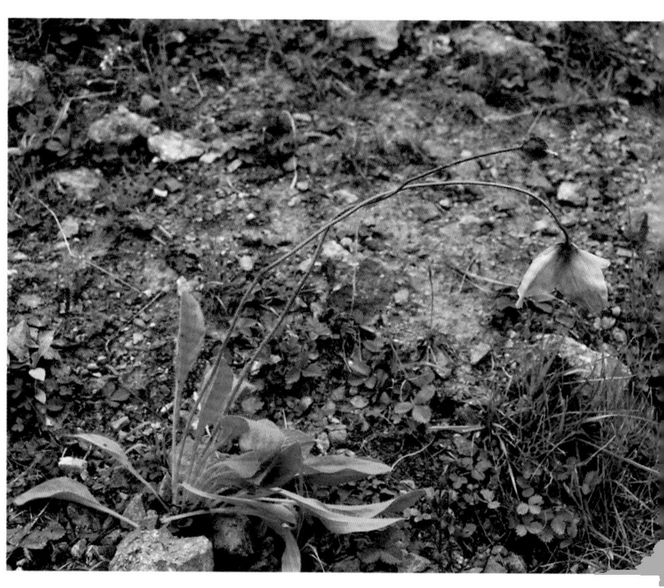

药用部位 全草。

采收与加工 夏季采集，除去泥沙、残叶等杂质，整株或切段，阴干。

性　　味 味甘、涩，性凉。

功能与主治 清热解毒，消炎止痛，利尿。用于“洛彩”病，“钦彩”病，“赤巴”病，肺炎，咽喉炎，肝炎，胆囊炎，肝硬化，浮肿等。[《藏药医学内容审查》《四川藏标》(2020 年版)]

清热，利尿，消炎，止痛。用于肺炎，肝炎，肝与肺热症，水肿。(《部标藏药》《藏标》)

清热。用于肝热症，肺热症。[《青海藏标》(1992 年版)]

用量与用法 3 ~ 6 g。内服煎汤；或入丸、散。

附　注

“ཨུཏྤལ།”（欧贝、吾白、吾巴拉）为藏医药用罂粟科绿绒蒿属植物的总称，包括多个品种。《四部医典》记载“欧贝”为清肺热和肝热之药物。《蓝琉璃》《晶珠本草》记载“欧贝”按花色分为白、红、黄、蓝 4 种。现代文献记载的“欧贝”类多沿用古籍的记载以花色区分品种，但不同文献记载的各品种的基原种类不尽一致，其中，蓝者 [“ཨུཏྤལ་སྔོན་པོ།”（吾白恩布）] 的基原有五脉绿绒蒿 *M. quintuplinervia* Regel、长叶绿绒蒿 *M. lancifolia* (Franch.) Franch. ex Prain、川西绿绒蒿 *M. henrici* Bur. et Franch.、美丽绿绒蒿 *M. speciosa* Prain 等。《部标藏药》《藏标》《青海藏标》以“绿绒蒿 /ཨུཏྤལ་སྔོན་པོ།/ 吾白恩布”之名收载的基原有全缘叶绿绒蒿 *M. integrifolia* (Maxim.) Franch.、五脉绿绒蒿 *M. quintuplinervia* Regel、长叶绿绒蒿 *M. lancifolia* (Franch.) Franch. ex Prain；《四川藏标》（2020 年版）以“绿绒蒿 /ཨུཏྤལ།/ 吾白”之名收载了五脉绿绒蒿 *M. quintuplinervia* Regel 和全缘叶绿绒蒿 *M. integrifolia* (Maxim.) Franch.。（参见“长叶绿绒蒿”“红花绿绒蒿”“全缘叶绿绒蒿”条）

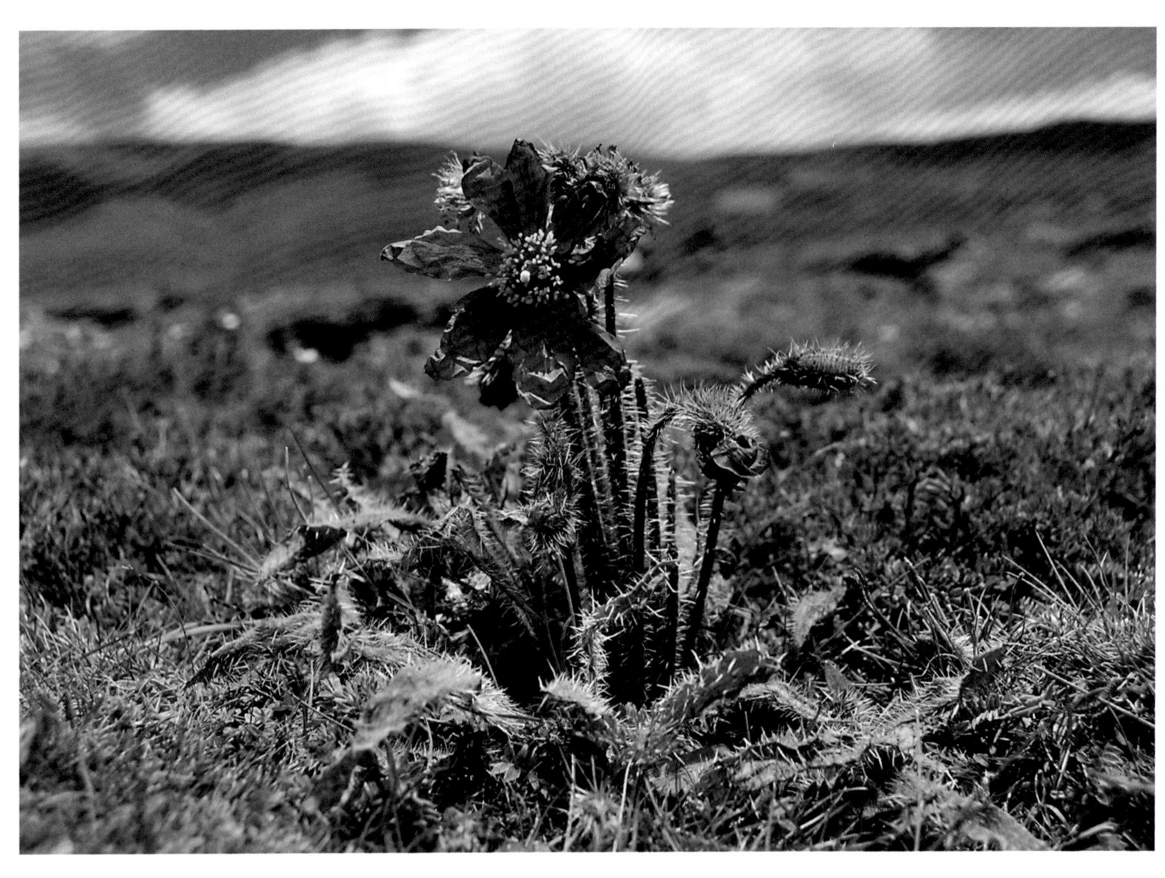

罂粟科（Papaveraceae） 绿绒蒿属（*Meconopsis* Vig.）

多刺绿绒蒿 *Meconopsis horridula* Hook. f. et Thoms.

药 材 名 多刺绿绒蒿；ཚེར་སྔོན།（刺尔恩、刺儿恩、刺恩、才尔恩、才温）。

标 准 《部标藏药》、《藏标》、《青海藏标》（1992 年版）。

植物形态 参见《中国植物志》第三十二卷第 46 ~ 47 页。

分布与生境 分布于我国西藏、青海东部至南部、四川西部。生长于海拔 3 600 ~ 5 100 m 的草坡、砾石坡地、岩石缝隙。尼泊尔、不丹等也有分布。

药用部位 全草或花。

采收与加工 夏季采集，阴干。

性　　味　味苦，化后味苦，性寒。

功能与主治　清热止痛，活血化瘀，接骨益髓，引黄水。用于创伤，骨折，跌打损伤，骨质疏松，骨髓炎等。（《藏药医学内容审查》）

接骨，清热，止痛。用于骨折，胸背疼痛。（《部标藏药》《藏标》）

清骨热，生骨脂，解毒，止痛。用于头部外伤，骨裂，中毒症，关节热痛。[《青海藏标》（1992 年版）]

用量与用法　3 ~ 5 g。内服研末；或入丸、散。

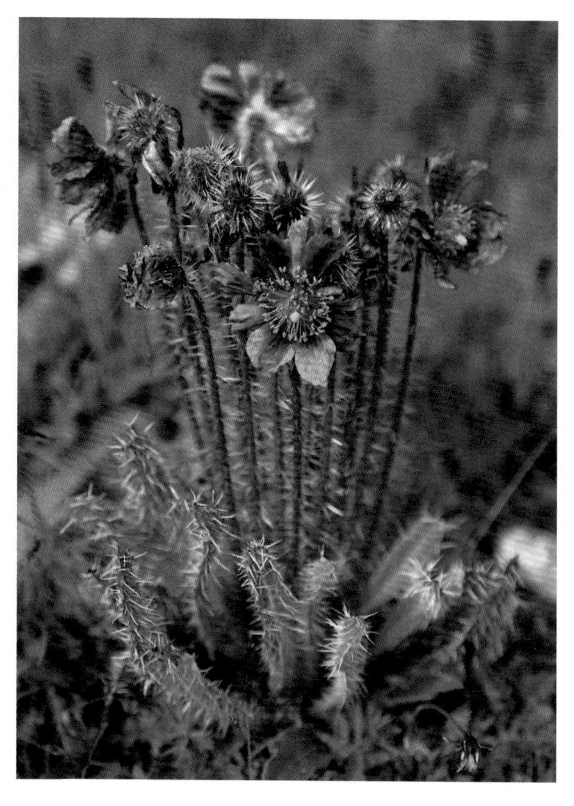

附　注

《度母本草》记载“དར་ཡ་ཀན།”（达尔亚干）可能有 5 种，其中山崖生者花蓝色。《四部医典》中作为接骨、补骨髓之药物记载有“ཚེར་སྔོན།”（刺尔恩、刺儿恩）。《晶珠本草》言“刺尔恩”又名“སྔོན་པོ་དར་ཡ་ཀན།”（温保达尔亚干。注：可能指《度母本草》记载的生山崖、花蓝色的“达尔亚干”），载其功效为治骨裂、抬升软骨，并言其分为 3 种，但 3 种的功效、形状等基本相同。现代文献记载的“刺儿恩”的基原有多刺绿绒蒿 *M. horridula* Hook. f. et Thoms.、总状绿绒蒿 *M. racemosa* Maxim.[*M. horridula* Hook. f. et Thoms. var. *racemosa* (Maxim.) Prain]、拟多刺绿绒蒿 *M. pseudohuorridula* C. Y. Wu et Chuang 等，其中前 2 种使用较多，多刺绿绒蒿 *M. horridula* Hook. f. et Thoms. 为正品。《部标藏药》《藏标》《青海藏标》以“多刺绿绒蒿 /ཚེར་སྔོན།/ 刺尔恩”之名收载了多刺绿绒蒿 *M. horridula* Hook. f. et Thoms.，《青海藏标》在该条附注中言总状绿绒蒿 *M. horridula* Hook. f. et Thoms. var. *racemosa* (Maxim.) Prain 也可作本品入药。《宇妥本草》记载有治头伤、止刺痛之药物“ཨ་བྱག་ཚེར་སྔོན།”（阿恰才温），也有文献认为“阿恰才温”即多刺绿绒蒿 *M. horridula* Hook. f. et Thoms.。（参见“独行菜”“总状绿绒蒿”条）

《中国植物志》将 *M. horridula* Hook. f. et Thoms. var. *racemosa* (Maxim.) Prain 作为总状绿绒蒿 *M. racemosa* Maxim. 的异名。

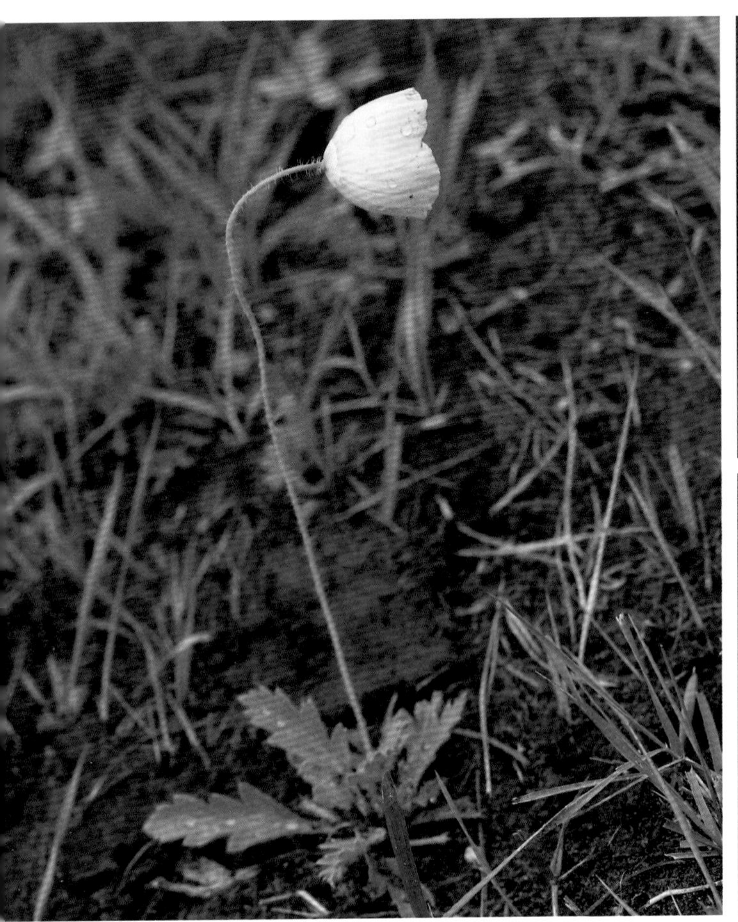

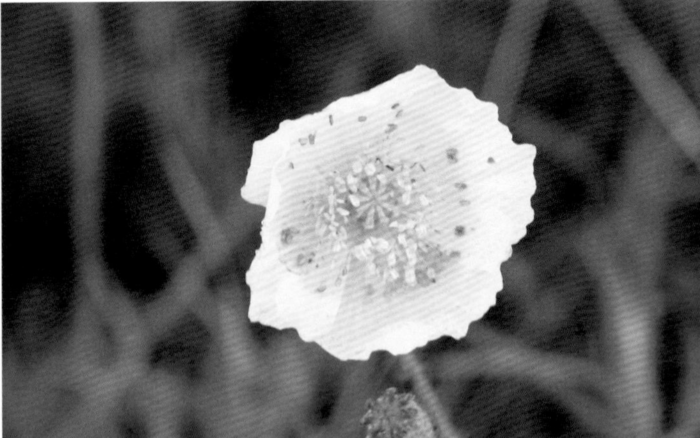

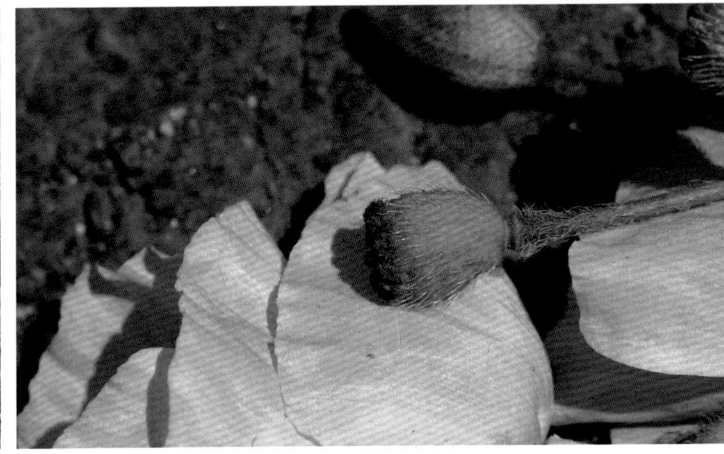

罂粟科（Papaveraceae） 罂粟属（*Papaver* L.）

野罂粟 *Papaver nudicaule* L.

药　材　名　山罂粟；མེ་ཏོག་སེར་ཆེན།（美朵赛尔庆）。

标　　　准　《西藏藏标》。

植物形态　参见《中国植物志》第三十二卷第 57 ~ 58 页。

分布与生境　分布于我国河北、山西、内蒙古、黑龙江、陕西、宁夏、新疆等。我国各地多有栽培。生长于海拔（580 ~）1 000 ~ 2 500（~ 3 500）m 的林下、林缘、山坡草地。北极地区、中亚及北美洲等也有分布。

药用部位　全草。

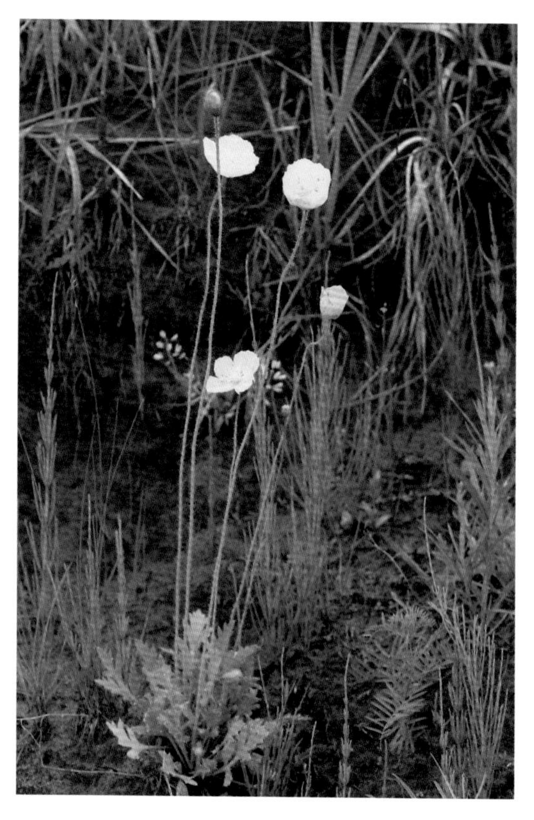

采收与加工 夏、秋季采集，晾干。

性　　味 味苦，化后味苦，性凉。

功能与主治 解热，愈伤，养筋脉。用于头伤，脉伤，筋腱损伤等。

用量与用法 2 ~ 3 g。配方或外用。

附　注

《晶珠本草》始记载有“རྒྱ་མེན།”（甲门），言其为治血紊乱、止上半身疼痛之药物，是生长于园中的多年生植物，“根粗壮；花大，红色，根老时花红黄色（红色带有黄晕）”。据《认药》记载，“甲门”有2种，“花5瓣，红色带黄，老时烟黄色”的被称为“བོད་རྒྱ་མེན།”（窝甲门，意为“西藏产的甲门”），“花瓣较多，相连接成堆生长，花白、黄、红、红灰色”的被称为“རྒྱ་རྒྱ་མེན།”（甲甲门，意为“印度或汉地产的甲门”），前者花为单瓣，后者花为重瓣。《四部医典》《妙音本草》《蓝琉璃》《晶珠本草》等记载有养筋脉、愈疮之药物“མེ་ཏོག་སེར་ཆེན།”（美朵赛尔庆、麦多色青）。现代文献对“甲门”和“美朵赛尔庆”的基原有争议，二者的基原主要涉及罂粟科罂粟属、秃疮花属（*Dicranostigma*），毛茛科金莲花属（*Trollius*）、驴蹄草属（*Caltha*）、鸦跖花属（*Oxygraphis*），以及菊科金盏花属（*Calendula*）的多种植物，不同文献记载的二者的基原有交叉。据不同文献记载，罂粟科植物野罂粟 *P. nudicaule* L.[*P. nudicaule* L. var. *chinense* (Regel) Fedde] 为“甲门”“美朵赛尔庆”或“མེ་ཏོག་སེར་ཆེན་དམན་པ།”（麦多色青曼巴，“替代品或副品”之意）的基原，《西藏藏标》以“མེ་ཏོག་སེར་ཆེན།/ 美朵赛尔庆 / 山罂粟”之名收载了野罂粟 *P. nudicaule* L. var. *chinense* (Regel) Fedde，规定以其全草入药。此外，文献记载各地藏医作“美朵赛尔庆”使用的还有罂粟科植物苣叶秃疮花 *D. lactucoides* Hook. f. et Thoms.、秃疮花 *D. leptopodum* (Maxim.) Fedde、宽果秃疮花 *D. platycarpum* C. Y. Wu et H. Chuang（甘肃甘南、青海果洛、云南香格里拉）及毛茛科植物鸦跖花 *O. glacialis* (Fisch.) Bunge（青海果洛）、花葶驴蹄草 *Caltha scaposa* Hook. f. et Thoms.、矮金莲花 *T. farreri* Stapf（四川甘孜）等。（参见“花葶驴蹄草”条）

《中国植物志》记载 *P. nudicaule* L. var. *chinense* (Regel) Fedde 为野罂粟 *P. nudicaule* L. 的异名。

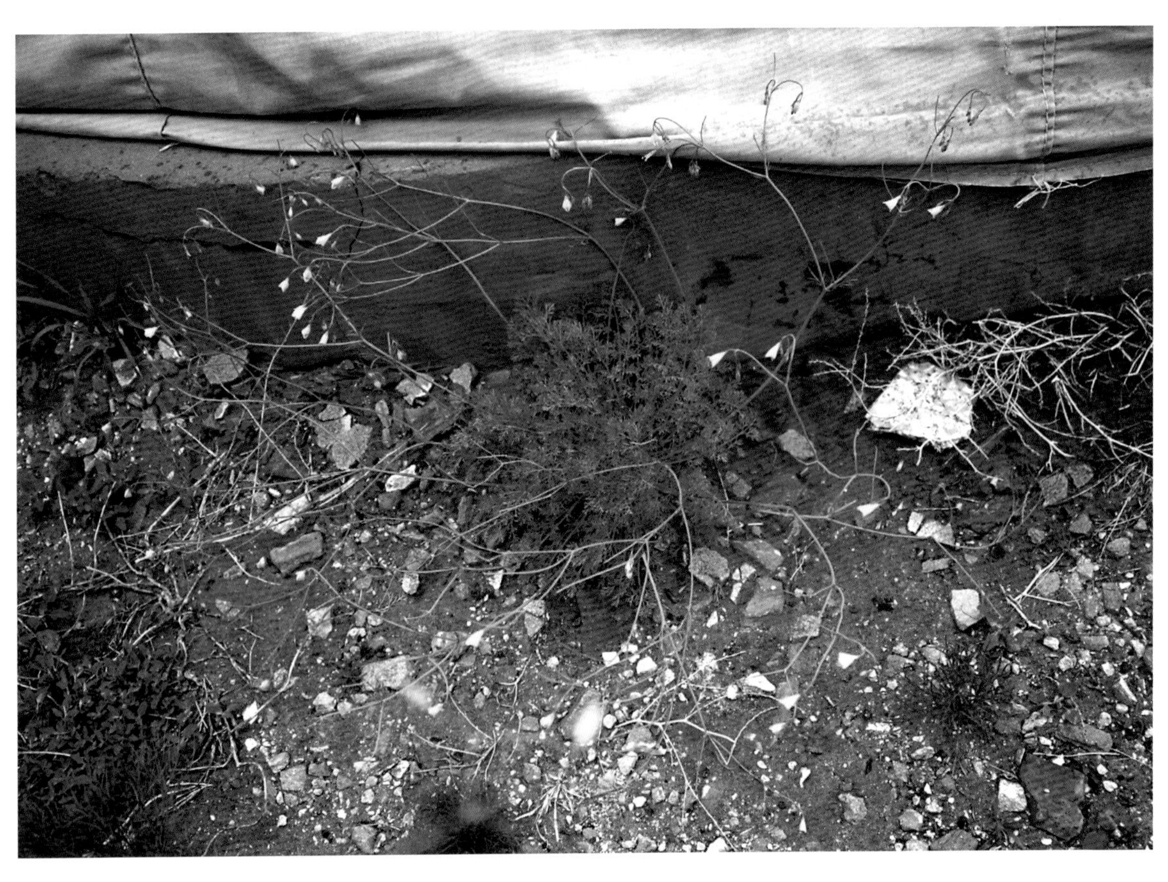

罂粟科（Papaveraceae） 角茴香属（*Hypecoum* L.）

角茴香 *Hypecoum erectum* L.

药 材 名 角茴香、节裂角茴香；པར་པ་ཏ།（巴尔巴达）。

标　　准 《部标藏药》、《藏标》、《青海藏标》（1992 年版）。

植物形态 参见《中国植物志》第三十二卷第 81 页。

分布与生境 分布于我国甘肃、黑龙江、湖北、辽宁、内蒙古、陕西、山西、山东、新疆。生长于海拔 400 ~ 1 200（~ 4 500）m 的山坡草地或河边沙地。蒙古及西伯利亚地区也有分布。

药用部位 全草。

采收与加工 夏、秋季采集，洗净泥土，晾干水分，切段，揉搓出香气，阴干。

性　　味　味苦，化后味苦，性寒。有小毒。（《藏药医学内容审查》）

味苦，性糙、凉、锐。有小毒。[《青海藏标》（1992 年版）]

功能与主治　清热解毒，消炎镇痛。用于“赤彩”病，瘟疫，流行性感冒，肺炎，肝炎，胆囊炎引起的发热，咳嗽，恶心，呕吐，头痛，目赤，咽喉肿痛，周身酸痛，皮肤病。（《藏药医学内容审查》）

清热，解毒，消炎，镇痛。用于感冒发热，肺炎咳嗽，热性传染病之高热，关节疼痛，咽喉肿痛，目赤，食物中毒。（《藏标》）

清热解毒。用于瘟疫病，血热症，中毒热症。[《青海藏标》（1992 年版）]

用量与用法　6 ~ 9 g。内服煎汤；或入丸、散。

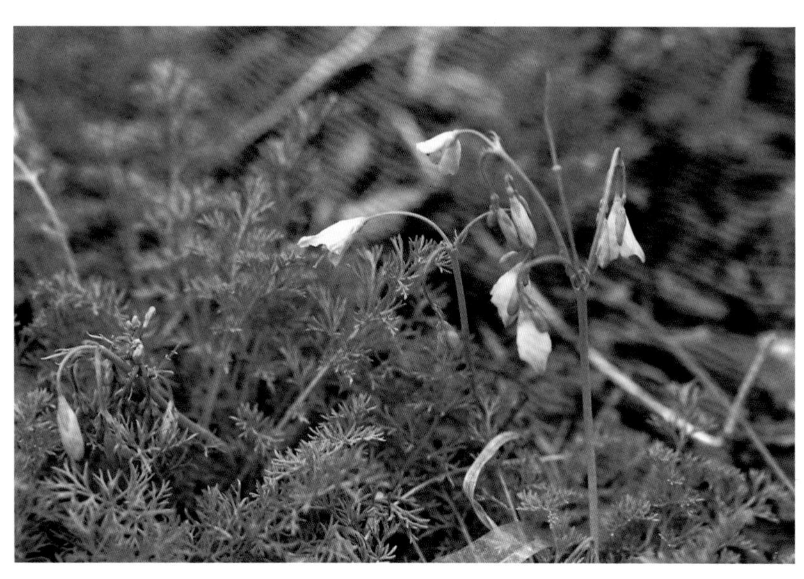

附　注

《四部医典》记载有清热解毒、治瘟疫之药物“པར་པ་ཏ།”（巴尔巴达）。《度母本草》《晶珠本草》等均记载“巴尔巴达”的花为白色。现代文献记载的“巴尔巴达”的基原为罂粟科植物节裂角茴香 *H. leptocarpum* Hook. f. et Thoms.（细果角茴香）和角茴香 *H. erectum* L.，前种花白色，为正品，后种花黄色，为代用品；《部标藏药》等均收载了该 2 种。（参见“细果角茴香”条）

《西藏植物志》第 2 卷记载西藏分布有角茴香 *H. erectum* L.，但《中国植物志》记载该种分布于东北、华北及西北地区；*Flora of China* 记载其分布于甘肃、黑龙江、湖北、辽宁、内蒙古、陕西、山西、山东、新疆。

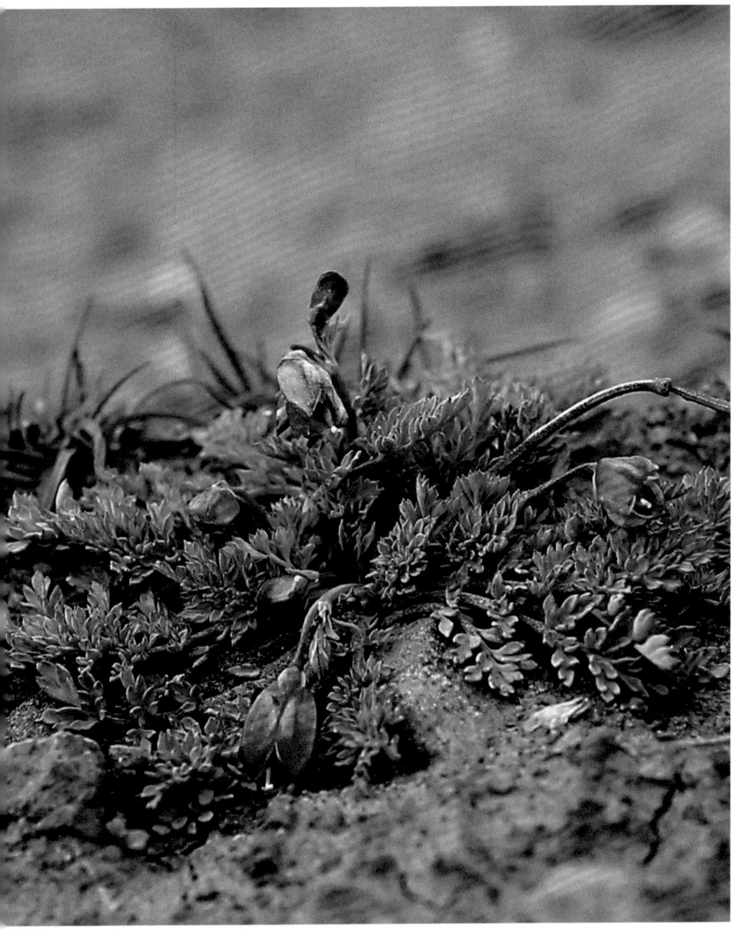

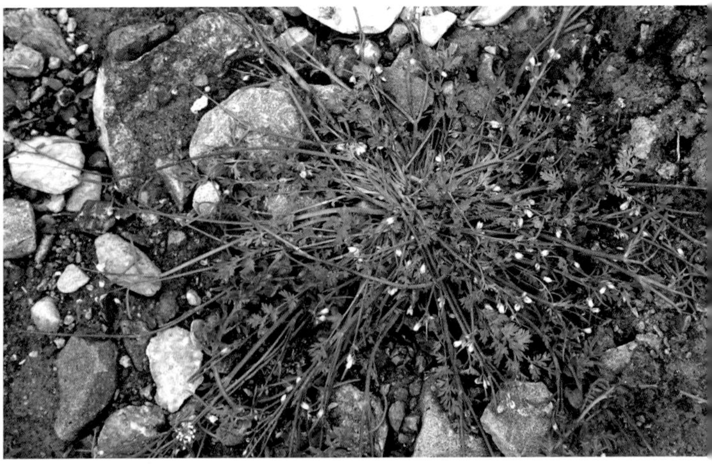

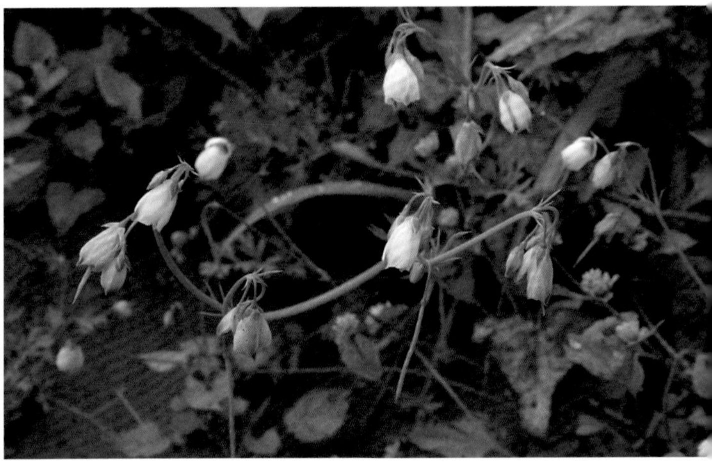

罂粟科（Papaveraceae） 角茴香属（*Hypecoum* L.）

细果角茴香 *Hypecoum leptocarpum* Hook. f. et Thoms.

药 材 名 角茴香、节裂角茴香；པར་པ་ཏ།（巴尔巴达）。

标　　准 《部标藏药》、《藏标》、《青海藏标》（1992 年版）。

植物形态 参见《中国植物志》第三十二卷第 83 页。

分布与生境 分布于我国西藏（阿里，林周、曲松等）、青海（玛沁）、甘肃（碌曲）、四川（道孚、壤塘等）、云南西北部、陕西、河北、山西、内蒙古。生长于海拔（1 700 ~ ）2 700 ~ 5 000 m 的山坡、草地、河滩、砾石坡、砂质地、田边。蒙古等也有分布。

药用部位　全草。

采收与加工　夏、秋季采集，洗净泥土，晾干水分，切段，揉搓出香气，阴干。

性　　味　味苦，化后味苦，性寒。有小毒。（《藏药医学内容审查》）

味苦，性糙、凉、锐。有小毒。[《青海藏标》（1992 年版）]

功能与主治　清热解毒，消炎镇痛。用于“赤彩”病，瘟疫，流行性感冒，肺炎，肝炎，胆囊炎引起的发热，咳嗽，恶心，呕吐，头痛，目赤，咽喉肿痛，周身酸痛，皮肤病。（《藏药医学内容审查》）

清热，解毒，消炎，镇痛。用于感冒发热，肺炎咳嗽，热性传染病之高热，关节疼痛，咽喉肿痛，目赤，食物中毒。（《藏标》）

清热解毒。用于瘟疫病，血热症，中毒热症。[《青海藏标》（1992 年版）]

用量与用法　6 ~ 9 g。内服煎汤；或入丸、散。

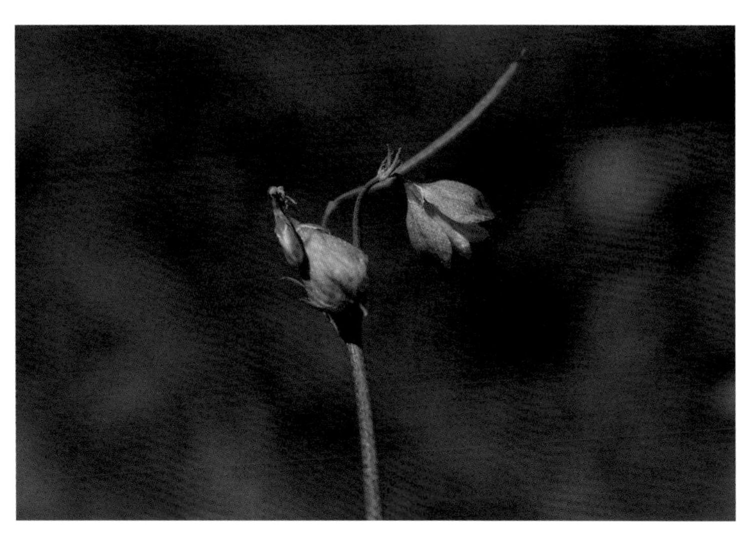

附　注

《四部医典》记载有清热解毒、治瘟疫之药物“པར་པ་ཏ།”（巴尔巴达）。《度母本草》《晶珠本草》等均记载“巴尔巴达”的花为白色。现代文献记载的“巴尔巴达”的基原为罂粟科植物节裂角茴香 *H. leptocarpum* Hook. f. et Thoms.（细果角茴香）和角茴香 *H. erectum* L.，前种花白色，为正品，后种花黄色，为代用品；《部标藏药》等均收载了该 2 种。（参见“角茴香”条）

在《中国植物志》中，*H. leptocarpum* Hook. f. et Thoms. 的中文名为“细果角茴香”。

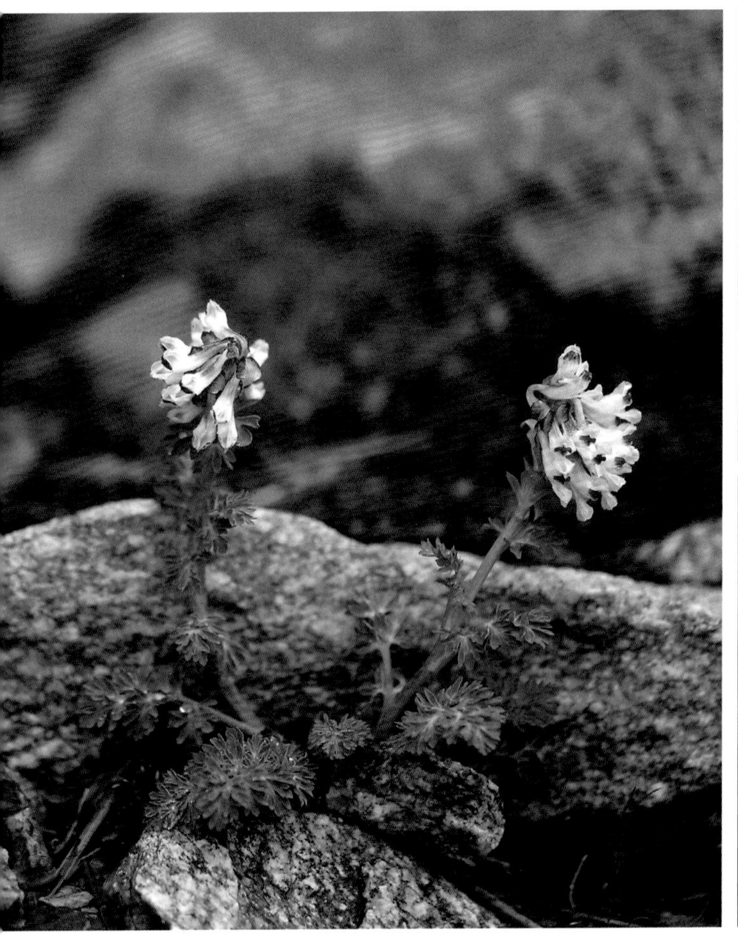

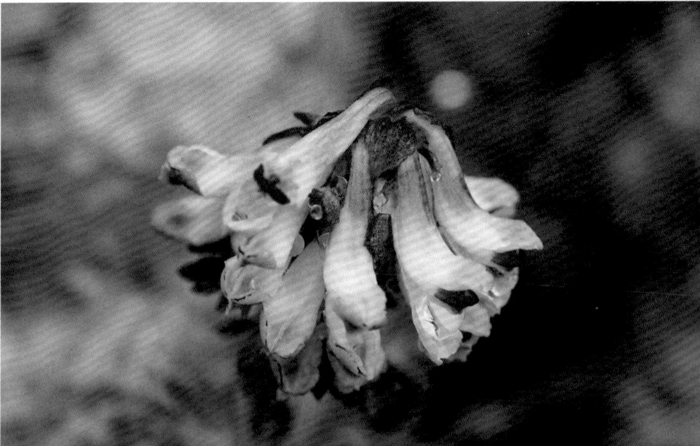

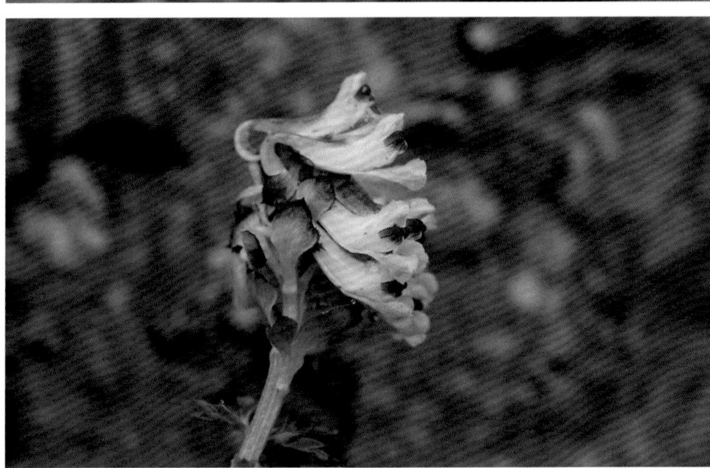

罂粟科（Papaveraceae） 紫堇属（*Corydalis* DC.）

斑花黄堇 *Corydalis conspersa* Maxim.

药　材　名　粗糙黄堇；སྟོང་རི་ཟིལ་བ།（东日丝哇）、གཡུ་འབྲུག་ཟིལ་བ།（玉周丝哇）。

标　　　准　《青海藏标》（1992 年版）。

植物形态　参见《中国植物志》第三十二卷第 187 页。

分布与生境　分布于我国甘肃西南部、青海中南部［果洛（久治）、玉树、杂多、治多］、四川西北部和西部（色达、德格、乡城）、西藏［昌都（类乌齐、左贡）、拉萨（当雄）、日喀则（拉孜、仲巴）、那曲（索县）］。生长于海拔 3 800 ～ 5 700 m 的多石河岸、高山砾石地。

药用部位　全草。

采收与加工　7 ~ 8 月采集，洗净泥土，晾干。

性　　味　味苦，性凉。

功能与主治　清热解毒，止血，镇痛，活血散瘀，祛风利气。用于热性病，肝病，血热症，高血压，瘫痪，跌打损伤等。

用量与用法　5 ~ 9 g。内服煎汤；或入丸、散。

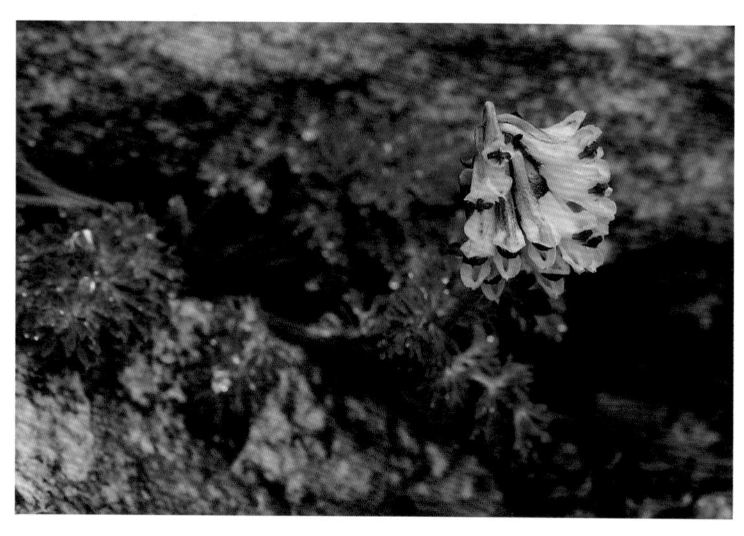

附　注

《度母本草》中记载有消肿、治疫热症之药物“སྟོང་རི་ཟིལ་པ།”（东日丝巴）。《晶珠本草》言“སྟོང་རི་ཟིལ་པ།”（当日丝巴、东日丝巴）种类较多，并引《释义》之记载，将其按生境和花色分为“སྟོང་རི་ཟིལ་པ།”（当日丝哇）、“སེང་གེ་ཟིལ་པ།”（桑格丝哇）、“གཡུ་འབྲུག་ཟིལ་པ།”（玉珠丝哇、玉周丝哇）、“རྒྱ་སྟག་ཟིལ་པ།”（贯大丝哇、加达丝哇）等 7 类。现代文献记载的“东日丝哇”类 [藏医多习称“ཟིལ་པ།”（丝哇）类] 的基原包括罂粟科紫堇属多种植物，不同文献记载的“丝哇”类各品种的基原不尽一致。据文献记载，斑花黄堇 *C. conspersa* Maxim. 为“当日丝哇”“桑格丝哇”或“玉珠丝哇”的基原之一。《部标藏药》和《青海藏标》以“黄堇（粗糙黄堇）/སྟོང་རི་ཟིལ་པ།（སྟོང་རི་ཟིལ་པ།）/东日丝巴（东日丝哇）”之名收载了粗糙黄堇 *C. scaberula* Maxim.；《青海藏标》在该条附注中说明，各种“当日丝哇”的功效相近，密花黄堇 *C. conspersa* Maxim.（斑花黄堇）为“玉周丝哇”的基原之一，也可作“当日丝哇”入药。（参见“粗糙黄堇”“尖突黄堇”条）

《中国植物志》记载 *C. conspersa* Maxim. 的中文名为“斑花黄堇”。

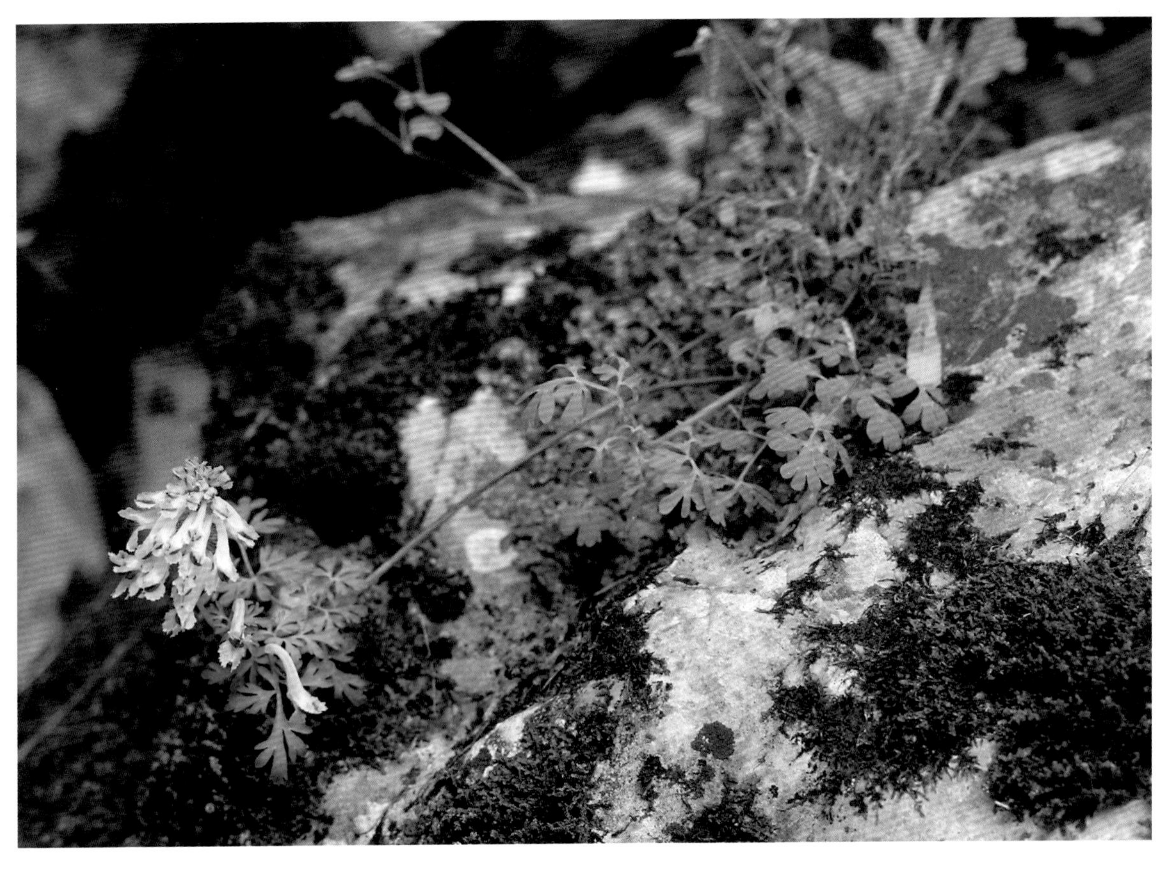

罂粟科（Papaveraceae） 紫堇属（*Corydalis* DC.）

黑顶黄堇 *Corydalis nigro-apiculata* C. Y. Wu

药 材 名 粗糙黄堇；སྟོང་རི་ཟིལ་བ།（东日丝哇）、སེང་གེ་ཟིལ་བ།（桑格丝哇）。

标 准 《青海藏标》（1992 年版）。

植物形态 参见《中国植物志》第三十二卷第 203 页。

分布与生境 分布于我国青海南部、四川西北部（德格）、西藏东部（江达、类乌齐、察雅、八宿、左贡）。生长于海拔 3 600 ~ 4 200 m 的山坡林下、高山草甸、高山沼泽地。

药用部位 全草。

采收与加工 7 ~ 8 月采集，洗净泥土，晾干。

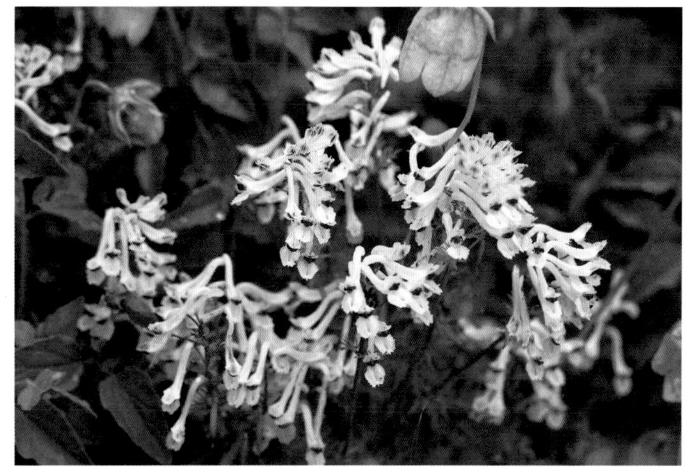

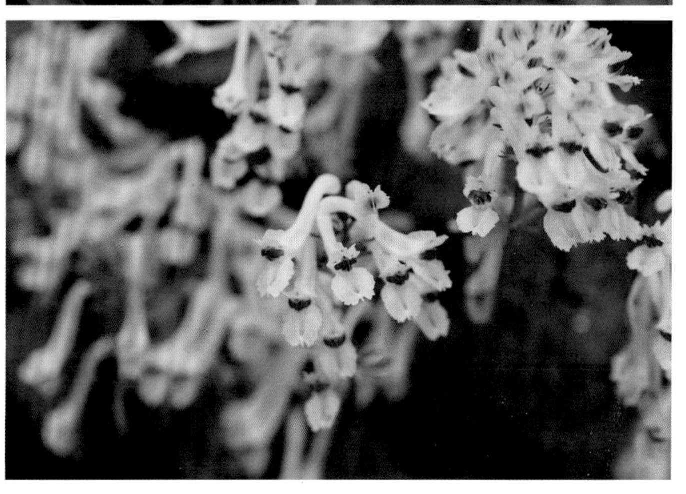

性　　味　味苦，性凉。

功能与主治　清热解毒，止血，镇痛，活血散瘀，祛风利气。用于热性病，肝病，血热症，高血压，瘫痪，跌打损伤等。

用量与用法　5 ~ 9 g。

附　注

紫堇属植物在我国约有 200 种，以西南地区分布最多，青藏高原分布的该属植物种类极为丰富，藏医药用的种类也多，涉及多个药材品种，《四部医典》《度母本草》等古籍中多有记载。《晶珠本草》藏文本记载有“སྟོང་རི་ཟིལ་པ།”[东日丝巴、当日丝巴，其汉译重译本记载为“སྟོང་རི་ཟིལ་བ།”（当日丝哇、东日丝哇）]，言其可按形态、花色、生境等大致分为 7 种，即“尕布尔司隆”“东日丝哇”“桑格丝哇”“加达丝哇”“木琼丝哇”“玉珠丝哇”“东木纳合丝哇”。现代文献记载的“东日丝巴（当日丝哇）”类的基原均为罂粟科紫堇属植物，各地所用的种类极多，也统称为“ཟིལ་བ།”（丝哇）类，但不同文献记载的各种“丝哇”的基原不尽一致，各种“丝哇”的基原也存在交叉。文献记载的“སེང་གེ་ཟིལ་བ།”（桑格丝哇）的基原有黑顶黄堇 *C. nigro-apiculata* C. Y. Wu（花淡黄色）、革吉黄堇 *C. moorcroftiana* Wall.（花亮黄色）、粗糙黄堇 *C. scaberula* Maxim.（花淡黄色带紫色，开放后橙黄色）、狭距紫堇 *C. kokiana* Hand.-Mazz.（花蓝色）等。《晶珠本草》记载“桑格丝哇”的花为白黄色，与上述前 2 种较为相符。《部标藏药》和《青海藏标》以“黄堇（粗糙黄堇）/སྟོང་རི་ཟིལ་པ།（སྟོང་རི་ཟིལ་བ།）/ 东日丝巴（东日丝哇）”之名收载了粗糙黄堇 *C. scaberula* Maxim.；《青海藏标》又在该条附注中说明，各种“当日丝哇”的功效近似，黑顶黄堇 *C. nigro-apiculata* C. Y. Wu 为“桑格丝哇”的基原之一，也可作“当日丝哇”入药。（参见“斑花黄堇”“粗糙黄堇”“条裂黄堇”等条）

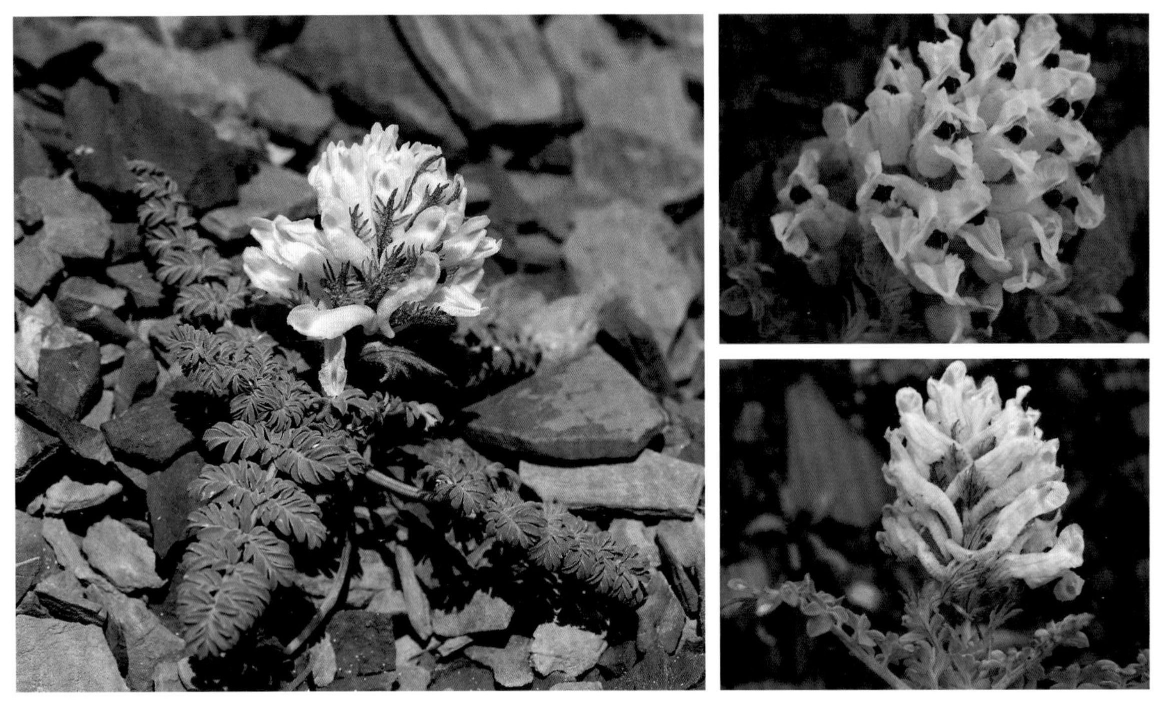

罂粟科（Papaveraceae） 紫堇属（*Corydalis* DC.）

粗糙黄堇 *Corydalis scaberula* Maxim.

药 材 名 黄堇、粗糙黄堇；སྟོང་རི་ཟིལ་པ།（东日丝巴）、སྟོང་རི་ཟིལ་བ།（东日丝哇）。

标 准 《部标藏药》、《青海藏标》（1992 年版）。

植物形态 参见《中国植物志》第三十二卷第 212 页。

分布与生境 分布于我国青海（海南、果洛、玉树、海西）、四川西北部（色达、德格）、西藏北部和东北部 [昌都（丁青、江达），安多]。生长于海拔（3 500 ～）4 000 ～ 5 600 m 的高山草甸、流石滩。

药用部位 全草。

采收与加工 7 ～ 8 月采集，洗净泥土，晾干。

性 味 味苦，化后味苦，性凉。

功能与主治 清热利胆，止血镇痛，止渴。用于“赤彩”病，胆囊炎，肝炎，感冒，

温病，隐热，陈旧热，烧伤等。（《藏药医学内容审查》）

清热解毒，止血镇痛，活血散瘀，祛风利气。用于热性病，肝病，脉病，血热症，肝炎，高血压，瘫痪，跌打损伤等。[《部标藏药》《青海藏标》（1992年版）]

用量与用法 5 ~ 9 g。内服煎汤；或入丸、散。

附 注

紫堇属植物在我国约有200种，主要分布于西南地区。青藏高原分布的紫堇属植物种类极为丰富，藏医药用该属植物也较多，《度母本草》《宇妥本草》《四部医典》等中记载有多个来源于该属植物的药材品种。《晶珠本草》汉译重译本记载有"སྟོང་རི་ཟིལ་བ།"[（东日丝哇、当日丝哇），其藏文本记载为"སྟོང་རི་ཟིལ་པ།"（东日丝巴）]，言"ཟིལ་བ།"（丝哇）类按形态、花色、生境等大致可分为7类，即"尕布尔司隆""东日丝哇""桑格丝哇""加达丝哇""木琼丝哇""玉珠丝哇""东木纳合丝哇（东纳丝哇）"，并将"扎桑丝哇""孜玛尔丝哇""俄阵丝哇"等也归入"丝哇"类。据现代文献记载和调查，各地藏医所用"丝哇"类的基原涉及数十种紫堇属植物，不同文献记载的及各地使用的"丝哇"类各品种的基原不尽一致，各品种的基原也存在交叉。不同文献记载粗糙黄堇 *C. scaberula* Maxim. 为"加达丝哇""东日丝哇（东日丝巴）"或"桑格丝哇"的基原之一，《部标藏药》《青海藏标》以"黄堇（粗糙黄堇）/སྟོང་རི་ཟིལ་པ།（སྟོང་རི་ཟིལ་བ།）/东日丝巴（东日丝哇）"之名收载了该种。《青海藏标》在"粗糙黄堇"条下附注中说明，《晶珠本草》记载的7类"丝哇"的功效近似，仅有药效程度之差，可作该类药材基原的还有杂多紫堇 *C. zadoiensis* L. H. Zhou、变色紫堇 *C. variicolor* C. Y. Wu、高山紫堇 *C. alpigena* C. Y. Wu et H. Chuang、无毛粗糙黄堇 *C. scaberula* Maxim. var. *glabra* Z. C. Zuo et L. H. Zhou（当日丝哇）、黑顶黄堇 *C. nigro-apiculata* C. Y. Wu ["ཀ་དྲུས་ཟིལ་བ།"（格周丝哇），但标准的索引中注藏文名为"སེང་གེ་ཟིལ་བ།"（桑格丝哇）]、粗毛黄堇 *C. pseudoschlechteriana* Fedde、条裂黄堇 *C. linarioides* Maxim.["རྒྱ་སྟག་ཟིལ་བ།"（贾大丝哇）]、洛隆紫堇 *C. lhorongensis* C. Y. Wu et H. Chuang ["སྨུག་ཆུང་ཟིལ་བ།"（木琼丝哇）]、密花黄堇 *C. conspersa* Maxim.（斑花黄堇）、毛茎紫堇 *C. pubicaulis* C. Y. Wu et H. Chuang ["གཡུ་འབྲུག་ཟིལ་བ།"（玉周丝哇）]、曲花紫堇 *C. curviflora* Maxim. ex Hemsl.["དོམ་ནག་ཟིལ་བ།"（东纳丝哇）]。（参见"暗绿紫堇""斑花黄堇""黑顶黄堇""曲花紫堇""条裂黄堇""皱波黄堇"条）

《中国植物志》将变色紫堇 *C. variicolor* C. Y. Wu 作为黑顶黄堇 *C. nigro-apiculata* C. Y. Wu 的异名；将粗毛黄堇 *C. pseudoschlechteriana* Fedde 作为粗距紫堇 *C. eugeniae* Fedde 的异名。《中国植物志》未记载高山紫堇 *C. alpigena* C. Y. Wu et H. Chuang、无毛粗糙黄堇 *C. scaberula* Maxim. var. *glabra* Z. C. Zuo et L. H. Zhou。也有分类学学者将 *C. alpigena* C. Y. Wu et H. Chuang 作为糙果紫堇 *C. trachycarpa* Maxim. 的异名。

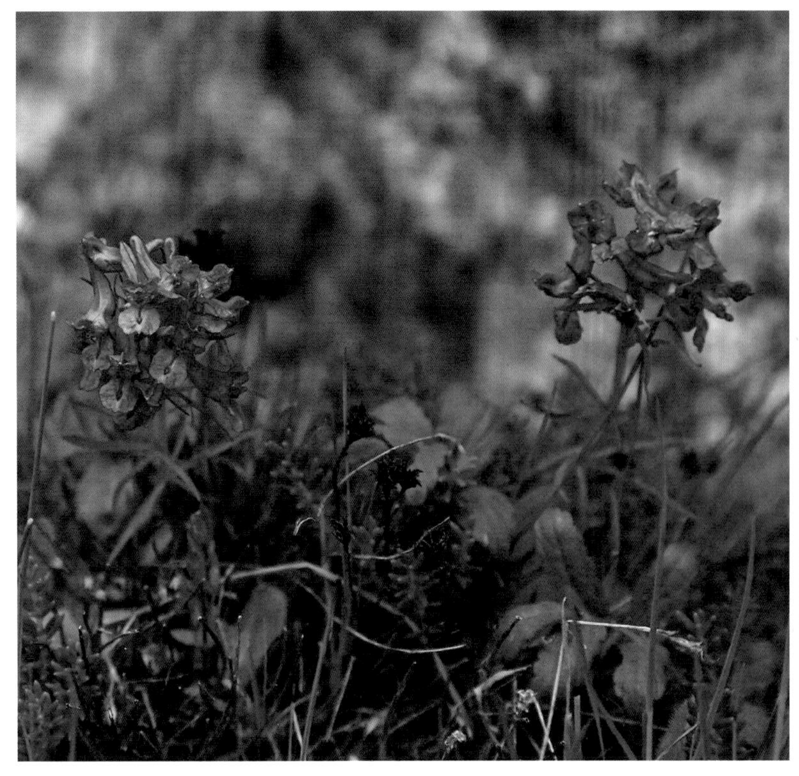
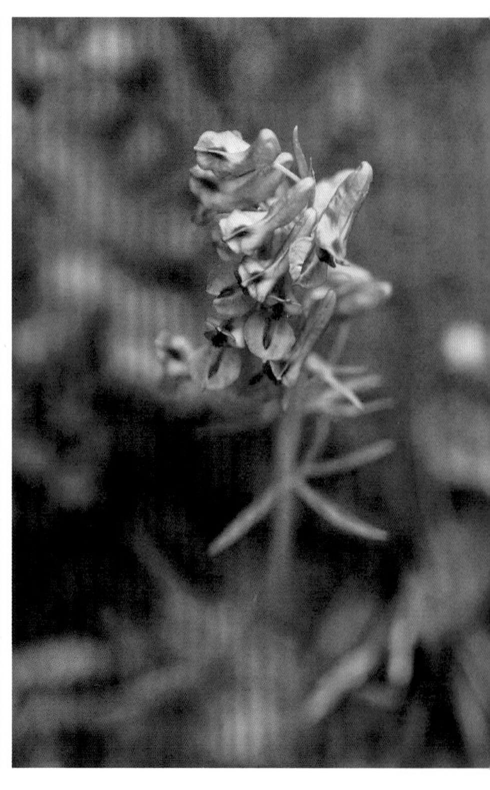

罂粟科（Papaveraceae）　紫堇属（*Corydalis* DC.）

曲花紫堇 *Corydalis curviflora* Maxim. ex Hemsl.

药材名　曲花紫堇；གཡུ་འབྲུག་ཟིལ་བ།（玉珠丝哇）。

标准　《四川藏标》（2020 年版）、《青海藏标》（1992 年版）。

植物形态　参见《中国植物志》第三十二卷第 221 页。

分布与生境　分布于我国甘肃西南部（榆中至洮河一带）、青海东部至南部（大通）、宁夏（隆德、泾源）。生长于海拔 2 400 ~ 4 600 m 的山坡云杉林下、灌丛、草丛。

药用部位　全草。

采收与加工　夏季花开时采收，除去泥土等杂质，晾干。

性味　味苦，性凉。

功能与主治 清热利胆，止血，镇痛，止渴。用于“赤彩”病，胆囊炎，肝炎，感冒，温病，隐热，陈旧热，烧伤等。

用量与用法 3 ~ 6 g。外用适量，捣敷。

附 注

《度母本草》《妙音本草》《宇妥本草》均记载有“སྟོང་རི་ཟིལ་པ།”（东日丝巴）；《度母本草》言其功效为消肿胀，“东日丝巴”配伍其他药物可治热疫疠；《妙音本草》言其可消肿胀、治一切热性病；《宇妥本草》言其治头疮血分病、黄水病及“培根”瘀紫症。《晶珠本草》藏文本以“སྟོང་རི་ཟིལ་པ།”[东日丝巴，其汉译重译本记载为“སྟོང་རི་ཟིལ་པ།”（当日丝哇、东日丝哇）]为条目名，记载其分为“东日丝巴”和“ག་བུར་ཟིལ་གནོན།”（尕布尔司隆）2种，又引《概念诠释》（也称《释义》）的记载，言“东日丝巴”有7种，除上述2种外，还有“སེང་གེ་ཟིལ་པ།”（桑格丝哇）、“རྒྱ་སྟག་ཟིལ་པ།”（贾大丝哇）、“སྨུག་ཆུང་ཟིལ་པ།”（木琼丝哇）、“གཡུ་འབྲུག་ཟིལ་པ།”（玉珠丝哇）、“དོམ་ནག་ཟིལ་པ།”（东纳丝哇）5种；并认为“སྲ་བཟང་ཟིལ་པ།”（扎桑丝哇）、“རྫི་དམར་ཟིལ་པ།”（孜玛尔丝哇）、“ཞོ་སྦྱིན་ཟིལ་པ།”（莪真丝哇、俄阵丝哇）等也属于“ཟིལ་པ།”（丝哇）类，但以上述7类为主。现代文献记载的“丝哇”类各品种的基原涉及罂粟科紫堇属的多种植物，但不同文献对各种“丝哇”的基原有不同观点，各种“丝哇”的基原也存在交叉。据文献记载，曲花紫堇 *Corydalis curviflora* Maxim. ex Hemsl. 为“玉珠丝哇”或“东纳丝哇”的基原之一；据使用现状调查，该种为四川甘孜、阿坝藏医使用的“玉珠丝哇”的主要基原之一；《四川藏标》（2020年版）以“曲花紫堇/གཡུ་འབྲུག་ཟིལ་པ།/玉珠丝哇”之名收载了该种；《青海藏标》则在“粗糙黄堇/སྟོང་རི་ཟིལ་པ།/东日丝哇”条下附注中说明，曲花紫堇 *Corydalis curviflora* Maxim. ex Hemsl. 为“དོམ་ནག་ཟིལ་པ།”（东纳丝哇）的基原，也可作“སྟོང་རི་ཟིལ་པ།”（东日丝哇）入药。（参见“粗糙黄堇”“皱波黄堇”条）

《蓝琉璃》记载“བྱ་པོ་རྩི་རྩི།（བྱ་པོ་ཙི་ཙི།）”（掐泡子子）又名“ཤིང་སྦྲུ་ཙ་མ།”（兴居如玛），《晶珠本草》称其为“བྱ་པོ་རྩི།”（恰泡子），均言其为调经、治淋病之药物。从《晶珠本草》记载的“恰泡子”的形态来看，其基原有2类植物，一类为“似贝母”的草本植物，另一类为“如金露梅”的小灌木。现代文献记载的“恰泡子子”的基原极为复杂，涉及白花丹科、石竹科、罂粟科、豆科等的多种植物。现各地藏医多使用白花丹科蓝雪花属（*Ceratostigma*）植物小蓝雪花 *Ceratostigma minus* Stapf ex Prain 等，这些植物与《晶珠本草》记载的“小灌木类”相符，为正品。也有文献记载曲花紫堇 *Corydalis curviflora* Maxim. ex Hemsl. 为“兴居如玛”“恰泡子子”或“བྱ་པོ་རྩི་རྩི་དམན་པ།”（恰坡孜孜曼巴，“曼巴”为“替代品或副品”之意）的基原之一。（参见“小蓝雪花”条）

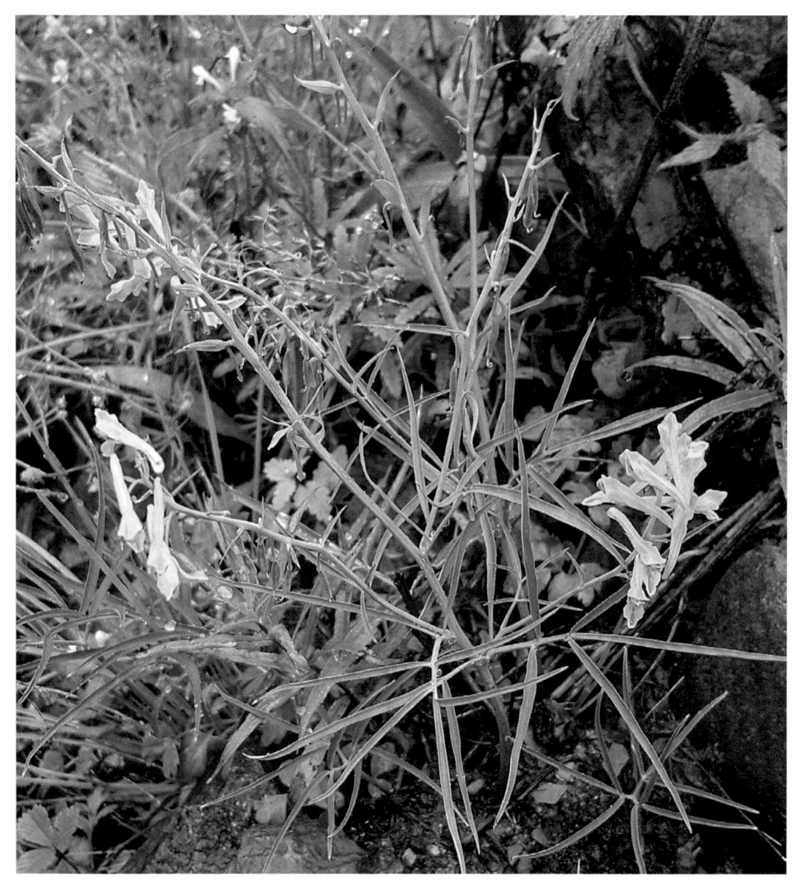
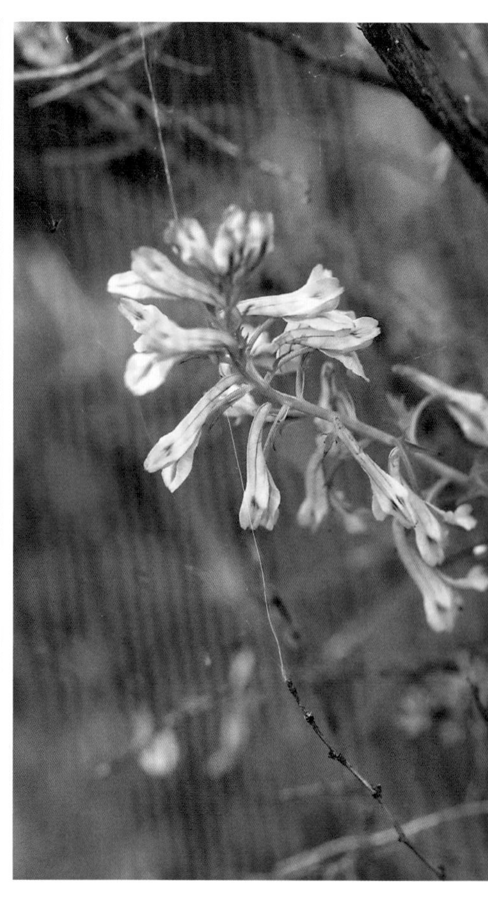

罂粟科（Papaveraceae） 紫堇属（*Corydalis* DC.）

条裂黄堇 *Corydalis linarioides* Maxim.

药 材 名 粗糙黄堇；སྟོང་རི་ཟིལ་བ།（东日丝哇）、རྒྱ་སྟག་ཟིལ་བ།（贾大丝哇）。

标 准 《青海藏标》（1992 年版）。

植物形态 参见《中国植物志》第三十二卷第 251 ~ 253 页。

分布与生境 分布于我国甘肃（迭部、碌曲、卓尼、岷县、夏河、榆中、西固、天祝）、青海（祁连、大通、门源、海晏、互助、同德、久治、囊谦等）、四川（红原、松潘、马尔康、金川、小金、康定、甘孜、白玉）、西藏［昌都（八宿、类乌齐、丁青）、拉萨（当雄）、林芝，比如等］、陕西、宁夏。生长于海拔 2 100 ~ 4 700 m 的林下、林缘、灌丛、草坡、石缝中。

药用部位 全草。

采收与加工 7 ~ 8 月采集，洗净泥土，晾干。

性　　味 味苦，性凉。

功能与主治 清热解毒，止血，镇痛，活血散瘀，祛风利气。用于热性病，肝病，血热症，高血压，瘫痪，跌打损伤等。

用量与用法 1.5 ~ 3 g。内服煎汤；或入丸、散。外用适量，研末调敷。

附　注

《度母本草》记载有消肿、治疫热症之药物"སྟོང་རི་ཟིལ་པ།"（当日丝巴、东日丝巴）。《晶珠本草》藏文本记载有"སྟོང་རི་ཟིལ་པ།"[东日丝巴，其汉译重译本记载为"སྟོང་རི་ཟིལ་བ།"（当日丝哇、东日丝哇）]，言其种类较多，并引《释义》之记载，将其按生境和花色划分为 7 类。现代文献记载"东日丝巴"类的基原包括罂粟科紫堇属的多种植物，也遵循古籍的记载将其大致分为"东日丝哇""桑格丝哇""贯大丝哇""木琼丝哇""玉珠丝哇""东木纳合丝哇""扎桑丝哇"7 类，但不同文献对"东日丝巴"类不同品种的基原有不同观点。其中，文献记载作"རྒྱ་སྟག་ཟིལ་བ།"（贯大丝哇）基原的有条裂黄堇 *C. linarioides* Maxim.、粗糙黄堇 *C. scaberula* Maxim.、斑花黄堇 *C. conspersa* Maxim.、卡拉黄堇 *C. clarkei* Prain（该种未见《中国植物志》记载）、圆穗紫堇 *C. chrysosphaera* Marq. et Shaw（金球黄堇 *C. boweri* Hemsl.）、扇苞黄堇 *C. rheinbabeniana* Fedde、粗毛黄堇 *C. pseudoschlechteriana* Fedde（粗距紫堇 *C. eugeniae* Fedde）、密穗黄堇 *C. densispica* C. Y. Wu 等。《部标藏药》和《青海藏标》以"黄堇（粗糙黄堇）/སྟོང་རི་ཟིལ་པ།（སྟོང་རི་ཟིལ་བ།）/ 东日丝巴（东日丝哇）"之名收载了粗糙黄堇 *C. scaberula* Maxim.；《青海藏标》在该条附注中说明，各种"当日丝哇"的功效近似，条裂黄堇 *C. linarioides* Maxim. 为"贯大丝哇"的基原之一，也可作"当日丝哇"入药。（参见"斑花黄堇""粗糙黄堇""黑顶黄堇"条）

《晶珠本草》另条记载有"དར་ཡ་ཀན།"（达尔亚干），言"达尔亚干"系象雄语，意为"甘露或良药"，并指出"达尔亚干"包括"特指的达尔亚干"（书中详述了 2 种）和"对症而用的诸种达尔亚干"（书中共列举了 25 种，包括植物药、动物药和矿物药，各种的功效不同，强调"要对症而用"）。据文献记载，青海藏医也称条裂黄堇 *C. linarioides* Maxim.、豆科植物东俄洛黄耆 *Astragalus tongolensis* Ulbr. 等为"达尔亚干"，将其用于接骨、关节疼痛、红肿瘙痒。（参见"东俄洛黄耆"条）

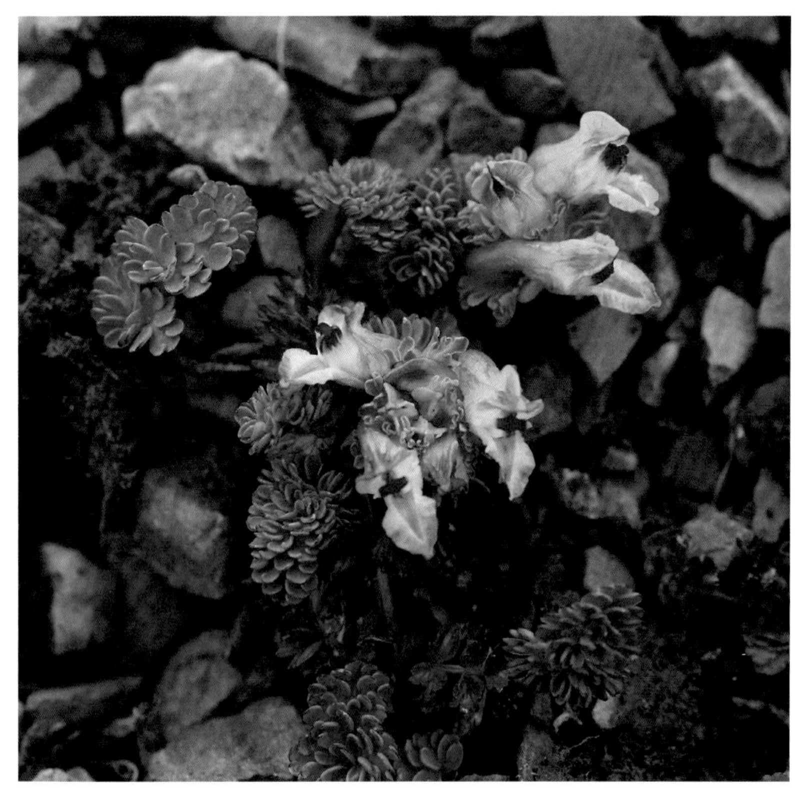

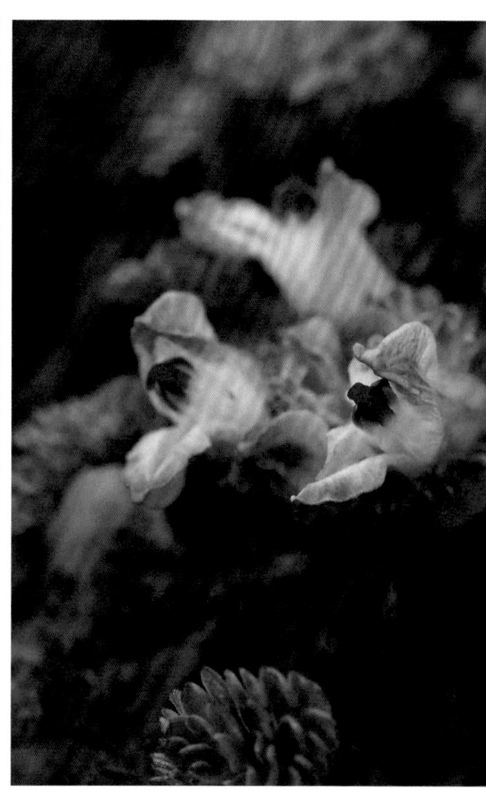

罂粟科（Papaveraceae） 紫堇属（*Corydalis* DC.）

暗绿紫堇 *Corydalis melanochlora* Maxim.

药 材 名 暗绿紫堇；དེ་ལྭ།（德哇）。

标　　准 《四川藏标》（2020 年版）。

植物形态 参见《中国植物志》第三十二卷第 266 页。

分布与生境 分布于我国甘肃（肃南、天祝、岷县、迭部）、青海（祁连、大通、贵南、泽库、同德、河南）、四川（若尔盖、松潘、德格、雅江、康定）、西藏（当雄）。生长于海拔（2 850 ～）3 900 ～ 4 500（～ 5 500）m 的高山草甸、流石滩。

药用部位 全草。

采收与加工 夏季花开时采集，除去泥土等杂质，晾干。

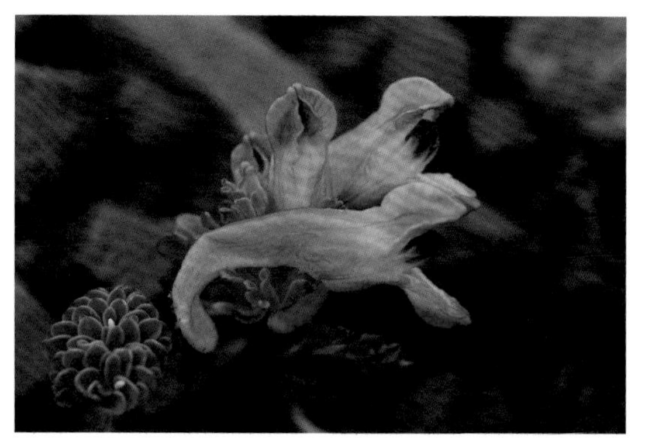

性　　味　味甘、苦，性凉。

功能与主治　清热解瘟。用于瘟疫。

用量与用法　3 ~ 6 g。

附　注

《月王药诊》《四部医典》等中记载有治瘟疫（热性传染病）之药物“དེ་ག”（代哇、德哇）。《蓝琉璃》《晶珠本草》均记载“代哇”分为草［“སྤྲ་དེ་ག（སྤྲ་དེ་ཀ）”（莪代哇）］、水［“ཆུ་དེ་ག（ཆུ་དེ་ཀ）”（奇代哇）］、树木［“ཤིང་དེ་ག（ཤིང་དེ་ཀ）”（相代哇）］3 类，其中草类为优质品，水类为副品。现代文献记载的 3 类“代哇”的基原有差异，涉及龙胆科、罂粟科紫堇属、菊科紫菀属（*Aster*）及杨柳科等的多种植物，其中，草类（莪代哇）的基原涉及龙胆科龙胆属（*Gentiana*）、獐牙菜属（*Swertia*）和喉毛花属（*Comastoma*）植物。《西藏藏标》以“སྤྲ་དེ་ག/ 莪德哇 / 莪德哇”之名收载了全萼秦艽 *G. lhassica* Burk.；《部标藏药》以“莪代哇”之名收载了罂粟科植物少花延胡索 *Corydalis alpestris* C. A. Mey（唐古特延胡索 *Corydalis tangutica* Peshkova）及其同属多种植物；《四川藏标》（2020 年版）以“暗绿紫堇 /དེ་ཀ/ 德哇”之名收载了暗绿紫堇 *Corydalis melanochlora* Maxim.。据市场调查，暗绿紫堇 *Corydalis melanochlora* Maxim. 为四川甘孜、阿坝藏医所用“德哇”的主流品种，在甘肃甘南被称为“དེ་ཝ་སོ”（待瓦咆），两地均以其全草入药。据文献记载，水类（奇代哇）的基原为菊科紫菀属植物矮紫菀 *A. tataricus* L. var. *minor* Makino（紫菀 *A. tataricus* L.）等；树木类（相代哇）的基原为杨柳科植物滇南山杨 *Populus rotundifolia* Griff. var. *bonati* (Lévl.) C. Wang et Tung（*P. bonati* Lévl.）、山杨 *P. davidiana* Dode 或同属其他种类。《中国藏药植物资源考订》认为，从形态来看，《晶珠本草》记载的“སྤྲ་དེ་ཀ”（莪代哇）应与《蓝琉璃》和《四部医典系列挂图全集》记载的“སྤྲ་དེ་ག”（莪代哇）不同，“སྤྲ་དེ་ག”（莪代哇）或“དེ་བ་མཆོག”（代哇琼）的基原应为龙胆科植物镰萼喉毛花 *Comastoma falcatum* (Turcz. ex Kar. et Kir.) Toyokuni。（参见“全萼秦艽”条）

《度母本草》中记载有“སྟོང་རི་ཟིལ་པ”（东日丝巴）。《晶珠本草》藏文本记载“སྟོང་རི་ཟིལ་པ”［东日丝巴，其汉译重译本记载为“སྟོང་རི་ཟིལ་བ”（东日丝哇）］为治疫疠、热性疾病之药物，其种类较多，按生境和花色主要分为“东日丝巴”、“སེང་གེ་ཟིལ་བ”（桑格丝哇）、“གཡུ་འབྲུག་ཟིལ་བ”（玉珠丝哇）等 7 类。现藏医多将这些药物统称为“ཟིལ་བ”（丝哇）类，各文献记载的“丝哇”类的基原涉及紫堇属的多种植物，不同文献对各品种的基原有不同的观点，各品种的基原种类也存在交叉。据文献记载，暗绿紫堇 *Corydalis melanochlora* Maxim. 也为“玉珠丝哇”或“东日丝巴”的基原之一。《部标藏药》收载的“黄堇 /སྟོང་རི་ཟིལ་པ/ 东日丝巴”的基原为粗糙黄堇 *Corydalis scaberula* Maxim.。（参见“粗糙黄堇”“曲花紫堇”条）

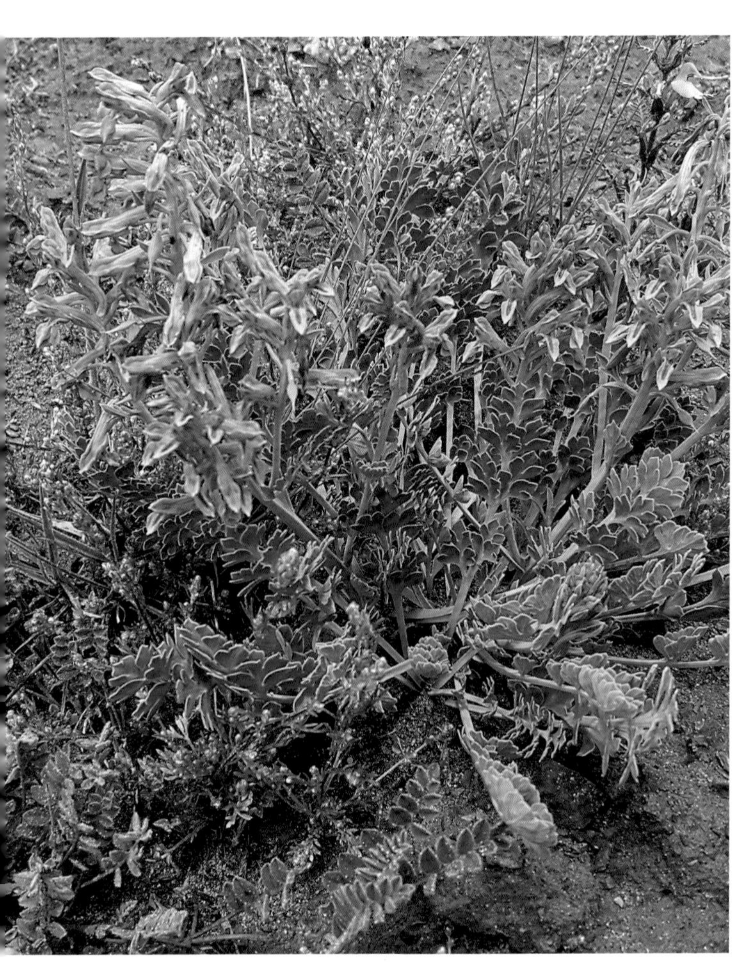

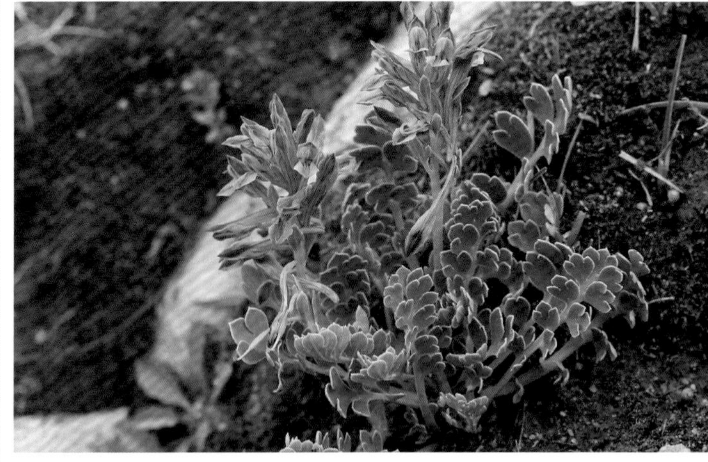

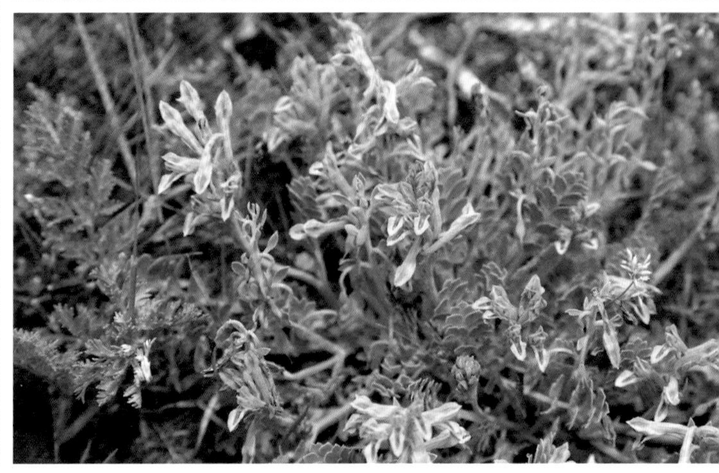

罂粟科（Papaveraceae） 紫堇属（*Corydalis* DC.）

迭裂黄堇 *Corydalis dasyptera* Maxim.

药 材 名 迭裂黄堇、叠裂黄堇；སེར་པོ་རྒྱ་དྲུས།（赛保格摘、塞保古椎）、རྒྱ་དྲུས།（格摘）。

标 准 《青海藏标》（1992 年版）、《四川藏标》（2020 年版）。

植物形态 参见《中国植物志》第三十二卷第 306 页。

分布与生境 分布于我国甘肃南部至西南部（酒泉，肃南、迭部、夏河、临夏），青海北部、东部和南部（大通、祁连、囊谦），四川北部（松潘、若尔盖），西藏（昌都，拉孜）。生长于海拔 2 700 ~ 4 800 m 的高山草地、流石滩、疏林下。

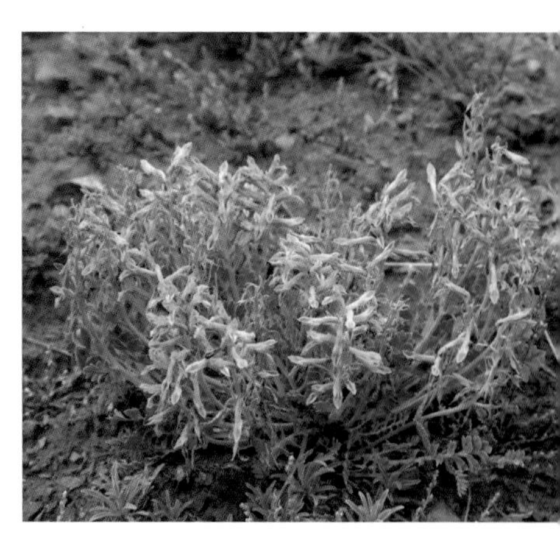

药用部位　全草。

采收与加工　夏、秋季采集，洗净，阴干或晒干。

性　　味　味苦，性凉。

功能与主治　清热解毒，愈疮，续脉。用于瘟疫，腑热病，创伤。[《青海藏标》（1992 年版）]
清热解毒，愈伤续筋。用于肠炎，跌打损伤，伤口不愈。[《四川藏标》（2020 年版）]

用量与用法　5 ~ 9 g[《青海藏标》（1992 年版）]；2 ~ 3 g[《四川藏标》（2020 年版）]。内服研末；或入丸、散。

附　注

《四部医典》《度母本草》《宇妥本草》等均记载有“ཀྱི་དྲུས།”（古轴、格摘），《度母本草》言“古轴”的功效为解疮热；《妙音本草》记载为“ཀྱི་དྲུས་པ།”（古轴巴），言其功效为生新肌、去除疤疣、敛脉口。《蓝琉璃》中记载有“སེར་པོ་ཀྱི་དྲུས་དམན་པ།”（塞保古椎门巴）。《晶珠本草》以“ཀྱི་དྲུས།”（古轴、格摘）为正名，言其为愈疮伤、接续断脉、治肠痧之药物，载其分为上品[“སེར་པོ་ཀྱི་དྲུས།”（塞保古椎）、“ཀྱི་དྲུས་སེར་པོ།”（塞保古轴）]和下品[“ཐུམ་བུ་ཀྱི་དྲུས།”（董布古椎）、“སེར་པོ་ཀྱི་དྲུས་དམན་པ།”（塞保古椎门巴）]。现代文献记载的“古轴”类的基原涉及龙胆科獐牙菜属（*Swertia*）和黄秦艽属（*Veratrilla*）、罂粟科紫堇属、菊科千里光属（*Senecio*）的多种植物，但不同文献关于“古轴”上、下品的基原有不同观点。据文献记载，迭裂黄堇 *C. dasyptera* Maxim. 为“古轴”“格周色哇”或“塞保古椎门巴”的基原之一，《青海藏标》以“迭裂黄堇 /སེར་པོ་ཀྱི་དྲུས།/ 赛保格摘”之名、《四川藏标》（2020 年版）以“叠裂黄堇 /ཀྱི་དྲུས།/ 格摘”之名收载了该种；《青海藏标》在该条附注中说明，白花紫堇 *C. punicea* C. Y. Wu var. *albiflora* C. Y. Shu（该种未见《中国植物志》记载）、红花紫堇 *C. punicea* C. Y. Wu（*C. livida* Maxim.）、钝叶微毛紫堇 *C. hebephylla* C. Y. Wu et Z. Y. Su var. *glabrescens* C. Y. Wu et Z. Y. Su（甘南紫堇 *C. sigmantha* Z. Y. Su et C. Y. Wu）也可作本品的代用品。此外，各文献记载的“古轴”及其上品或下品的基原还有多茎獐牙菜 *Swertia multicaulis* D. Don、华北獐牙菜 *Swertia wolfangiana* Gruning、黄秦艽 *V. baillonii* Franch.、红舌千里光 *Senecio rufus* Hand.-Mazz.[橙舌狗舌草 *Tephroseris rufa* (Hand.-Mazz.) B. Nord.]、千里光 *Senecio scandens* Buch.-Ham. ex D. Don 等。

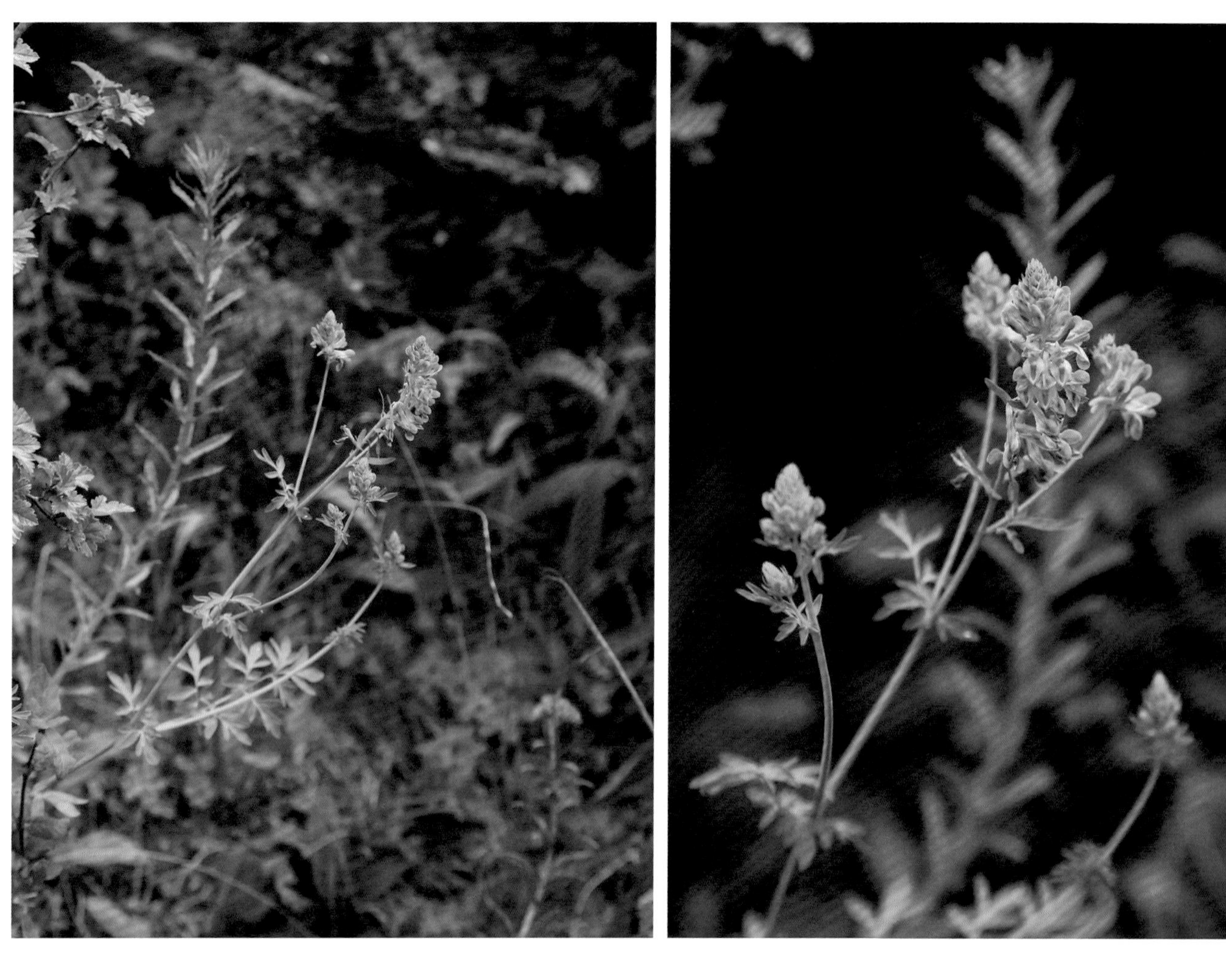

罂粟科（Papaveraceae） 紫堇属（*Corydalis* DC.）

齿苞黄堇 *Corydalis wuzhengyiana* Z. Y. Su et Lidén（*C. denticulato-bracteata* Fedde）

药 材 名 陆额；ལུག་ངལ།（陆额、禄恩、隆额）。

标　　准 《西藏藏标》。

植物形态 参见《中国植物志》第三十二卷第 310 页。

分布与生境 分布于我国西藏东部、四川西部。生长于海拔 3 800 ～ 4 100 m 的多石山坡、河滩地。

药用部位 全草。

采收与加工 花期采集，晾干。

性　　味 味苦，化后味苦，性寒。

功能与主治 消肿，解毒，镇“隆”性疼痛。用于中毒症，狂犬病，四肢发热、肿胀等。

用量与用法 2 ~ 3 g。内服研末；或入丸、散。外用适量。

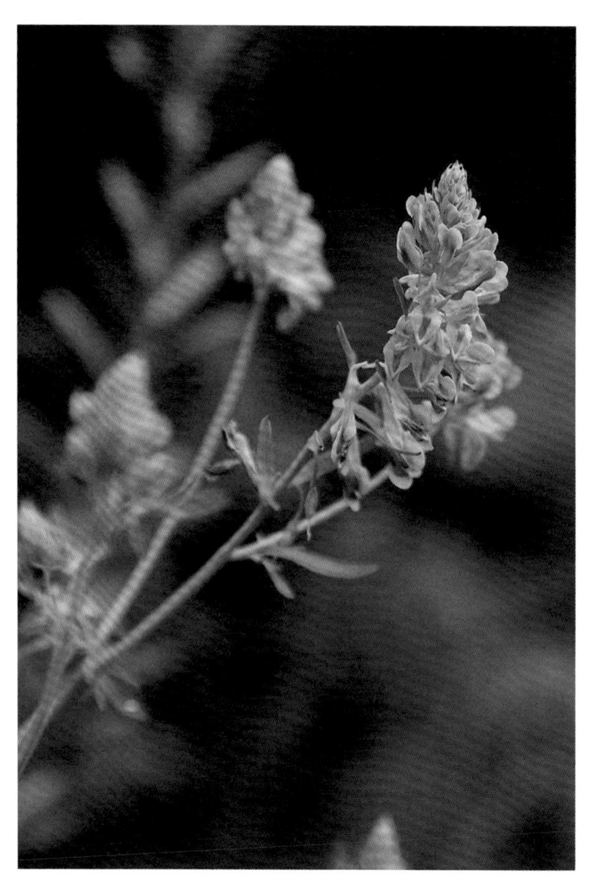

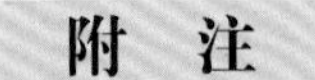

附　注

《宇妥本草》记载“ལུག་ངལ་བ།”（陆额哇）为除狂犬毒热、消四肢肿胀之药物；《四部医典》等记载其为“ལུག་ངལ།”（陆额）。现代文献记载的“陆额”的基原涉及紫堇属多种植物，包括齿苞黄堇 *C. denticulato-bracteata* Fedde、皱波黄堇 *C. crispa* Prain 等。从《晶珠本草》记载的“叶如山罂粟”来看，“陆额”的基原似以皱波黄堇 *C. crispa* Prain 更为相符。《西藏藏标》以“ལུག་ངལ།/ 陆额 / 陆额”之名收载了齿苞黄堇 *C. denticulato-bracteata* Fedde（*C. wuzhengyiana* Z. Y. Su et Lidén）；以“ཟྭ་བཟང་།/ 扎桑 / 扎桑”之名收载了皱波黄堇 *C. crispa* Prain。（参见“皱波黄堇”条）

《中国植物志》记载齿苞黄堇的拉丁学名为 *C. wuzhengyiana* Z. Y. Su et Lidén，将 *C. denticulato-bracteata* Fedde 作为齿苞黄堇 *C. wuzhengyiana* Z. Y. Su et Lidén 和银瑞 *C. imbricata* Z. Y. Su et Lidén 的异名，认为《西藏植物志》（2: 302）记载的 *C. denticulato-bracteata* Fedde 包括银瑞 *C. imbricata* Z. Y. Su et Lidén 和齿苞黄堇 *C. wuzhengyiana* Z. Y. Su et Lidén 2 个种。《中华本草・藏药卷》记载齿苞黄堇 *C. denticulato-bracteata* Fedde 产于西藏大部分地区；《中国植物志》记载银瑞 *C. imbricata* Z. Y. Su et Lidén 在西藏东部和中部均有分布。从分布来看，上述藏医药文献中记载的“陆额”的基原也可能为银瑞 *C. imbricata* Z. Y. Su et Lidén 或齿苞黄堇 *C. wuzhengyiana* Z. Y. Su et Lidén。

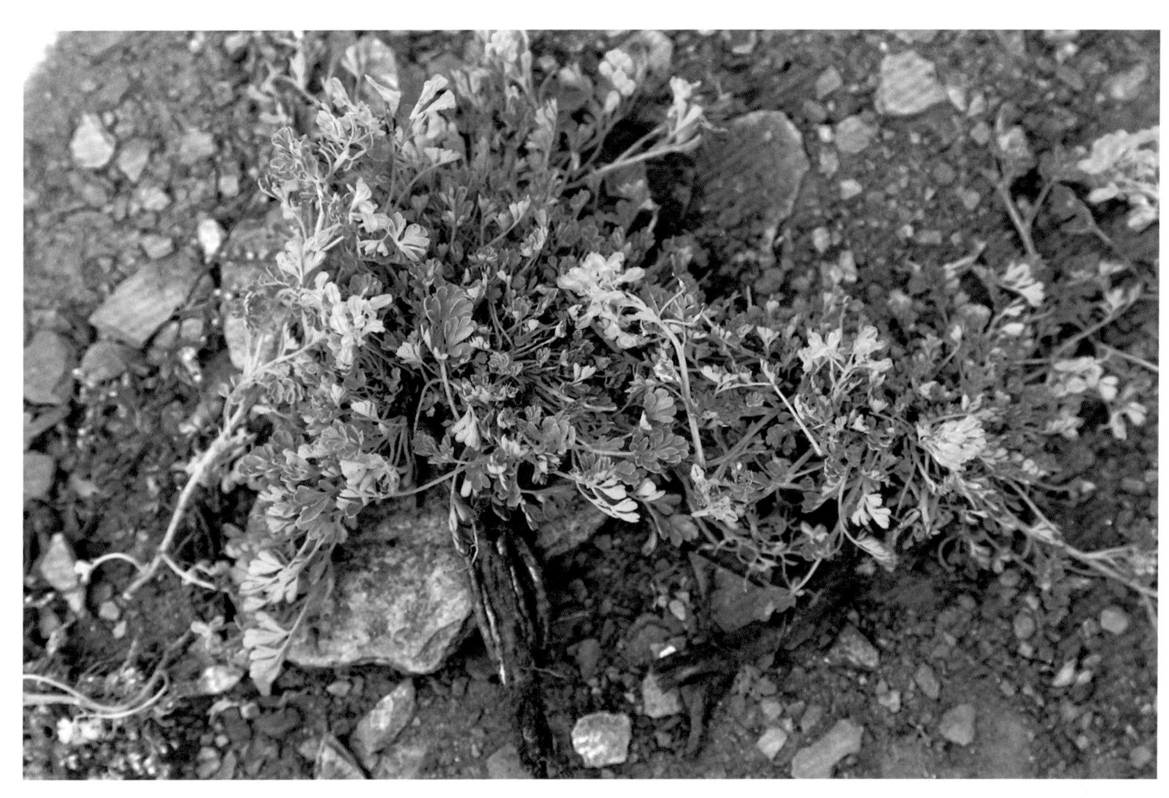

罂粟科（Papaveraceae） 紫堇属（*Corydalis* DC.）

皱波黄堇 *Corydalis crispa* Prain

药 材 名 扎桑；ཟྭ་བཟང་།（扎桑）。

标 准 《西藏藏标》。

植物形态 参见《中国植物志》第三十二卷第 340 页。

分布与生境 分布于我国西藏除阿里地区和羌塘高原以外的地区。生长于海拔 3 100 ~ 5 100 m 的山坡草地、高山灌丛、高山草地、路边石缝中。不丹西部也有分布。

药用部位 全草。

采收与加工 春、夏季采集，晾干。

性 味 味苦，化后味苦，性寒。

功能与主治 清热，消肿，利血。用于“赤巴”热症，时疫感冒，跌打损伤，恶疮。

用量与用法 2 ~ 3 g。内服研末；或入丸、散。外用适量。

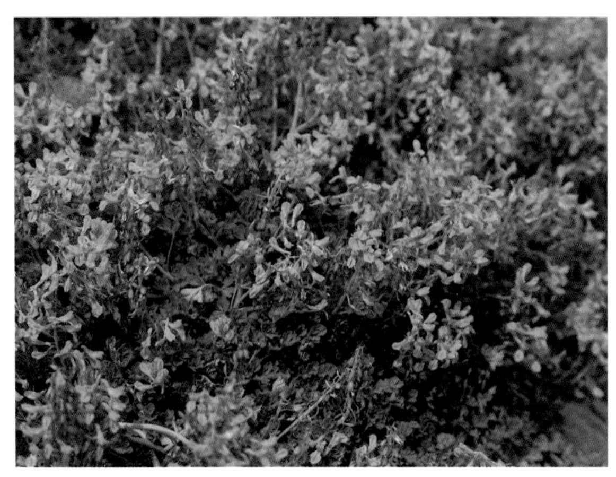

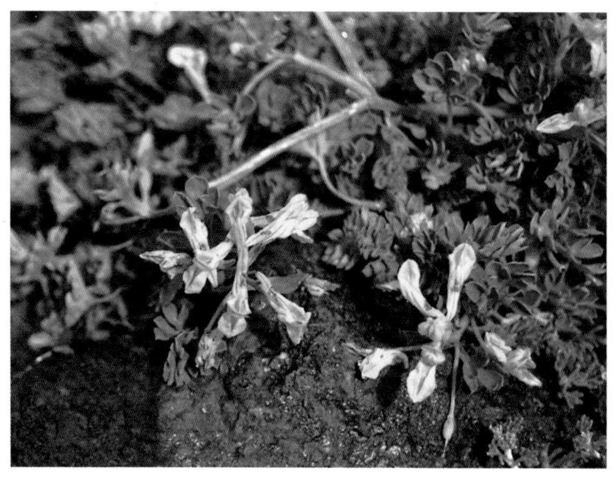

附　注

《蓝琉璃》在“药物补述”中记载有“སྒྲ་བཟང་།”（扎桑），言其为清热、治疫疠之药物。《晶珠本草》藏文本在“སྟོང་རི་ཟིལ་པ།”[东日丝巴，其汉译重译本记载为“སྟོང་རི་ཟིལ་པ།”（东日丝哇）]条下记载“ཟིལ་པ།”（丝哇）主要有7类，此外，“སྒྲ་བཟང་ཟིལ་པ།”（扎桑丝哇）也可归为“丝哇”类。现代文献记载的“扎桑”的基原包括罂粟科植物假獐耳紫堇 *C. hepaticifolia* C. Y. Wu et Z. Y. Su、赛北紫堇 *C. impatiens* (Pall.) Fisch.、拟锥花黄堇 *C. hookeri* Prain、察隅紫堇 *C. tsayulensis* C. Y. Wu et H. Chuang 等数种紫堇属植物。《西藏藏标》则以“སྒྲ་བཟང་། /扎桑 / 扎桑”之名收载了皱波黄堇 *C. crispa* Prain，并在“附录”中说明其基原尚有赛北紫堇 *C. impatiens* (Pall.) Fisch.。青海藏医也以赛北紫堇 *C. impatiens* (Pall.) Fisch. 作“扎桑”使用，但系作为“པ་ཤ་ཀ།”（帕下嘎）的代用品。据《中国植物志》记载和调查，青藏高原分布的应为与北紫堇 *C. sibirica* (L. f.) Pers. 和赛北紫堇 *C. impatiens* (Pall.) Fisch. 相近的假北紫堇 *C. pseudoimpatiens* Fedde。据青藏高原资源调查和实际使用药材商品鉴定，青藏高原分布的应为假北紫堇 *C. pseudoimpatiens* Fedde，商品药材中还包括拟锥花黄堇 *C. hookeri* Prain 和皱波黄堇 *C. crispa* Prain。（参见“长果婆婆纳”“假北紫堇”条）《四部医典》《晶珠本草》等中记载有“ལུག་ངལ།”（陆额、隆额）；《论药性味琉璃明镜》记载其花有黄、白2种。据现代文献记载，皱波黄堇 *C. crispa* Prain 也为“陆额”的基原之一。《西藏藏标》以“ལུག་ངལ། /陆额 / 陆额”之名收载了齿苞黄堇 *C. denticulato-bracteata* Fedde（《中国植物志》将该学名作为齿苞黄堇 *C. wuzhengyiana* Z. Y. Su et Lidén 的异名）。（参见“齿苞黄堇”条）

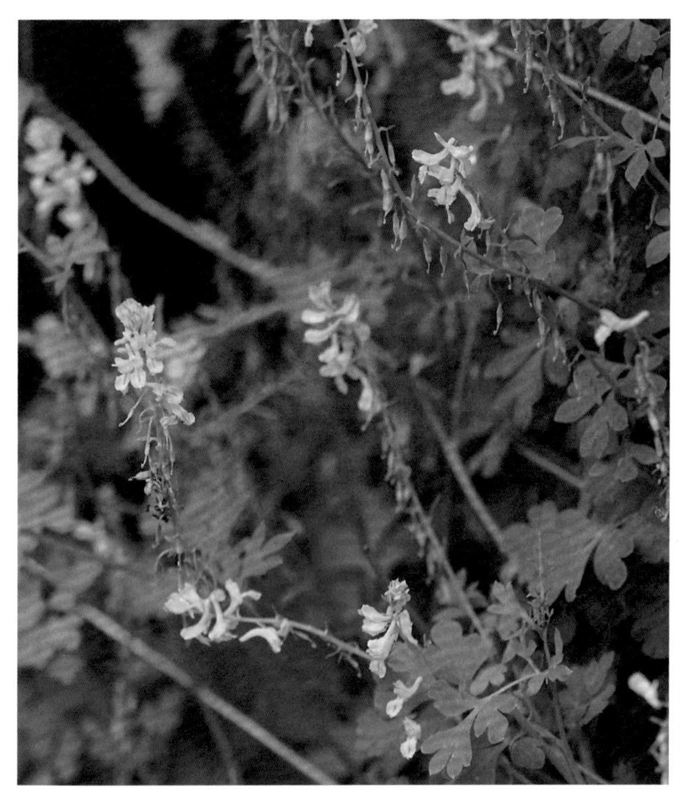

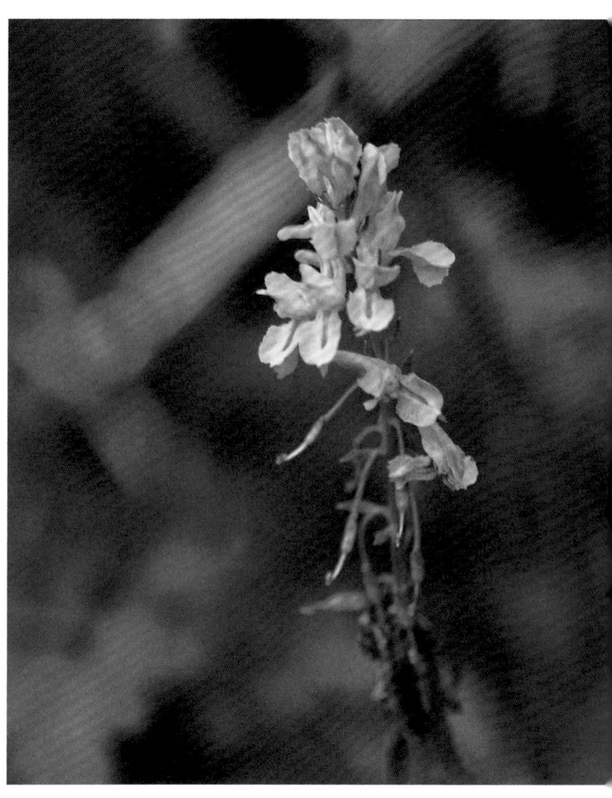

罂粟科（Papaveraceae） 紫堇属（*Corydalis* DC.）

假北紫堇 *Corydalis pseudoimpatiens* Fedde

药 材 名 扎桑；སྐྱ་བཟང་།（扎桑）。赛北紫堇；པ་ཤ་ཀ།（哇夏嘎、巴夏嘎）。

标　　准 《西藏藏标·附录》、《青海藏标·附录》（1992 年版）、《青海藏标》（2019 年版）。

植物形态 参见《中国植物志》第三十二卷第 343 页。

分布与生境 分布于我国甘肃南部至中部、青海东部至南部、四川西北部至西南部（松潘）、西藏东部。生长于海拔（1 300 ～）2 500 ～ 4 000 m 的亚高山针叶林下、山坡路旁。

药用部位 全草或地上部分。

采收与加工 夏、秋季采收，洗净，晒干。

性　　味　扎桑：味苦，化后味苦，性寒。

赛北紫堇：味苦，性寒、锐、轻。

功能与主治　扎桑：清热，消肿，利血。用于“赤巴”热症，时疫感冒，跌打损伤，恶疮。

赛北紫堇：清血热。用于热性诸血症。

用量与用法　扎桑：2 ~ 3 g。内服研末；或入丸、散。外用适量。

赛北紫堇：3 ~ 6 g。内服研末；或入丸、散。外用适量。

附　注

《度母本草》分别记载有治瘟疫之药物“སྟོང་རི་ཟིལ་པ།”（东日丝巴），治刺痛疫毒症、热病和血胆病之药物“བ་ཤ་ཀ།”（巴夏嘎、帕下嘎），消肿胀、治眼伤之药物“གཡུ་སྟོང་གསེར་མགོ”（优东塞尔果），以及愈伤疮之药物“ཛོ་སྨན་དོམ་མཁྲིས།”[冬曼端赤，或“ལྡུམ་ནག་དོམ་མཁྲིས།”（冬那端赤）]。《蓝琉璃》在“药物补述”中记载有清热、治疫疠之药物“སྙ་བཟང་།”（扎桑）。《晶珠本草》将“扎桑”归于“东日丝巴”类[称“སྙ་བཟང་ཟིལ་པ།”（扎桑丝哇）]；并言“巴夏嘎”有佳品和次品之分，不产“巴夏嘎”的地方可以“ལྡུམ་ནག་དོམ་མཁྲིས།”（冬那端赤）或“སྙ་བཟང་།”（扎桑）替代。《甘露本草明镜》记载“优东塞尔果”为“扎桑”的异名之一。据文献记载和实地调查，现藏医多认为“巴夏嘎”的正品为爵床科植物鸭嘴花 *Adhatoda vasica* Nees，但通常使用其替代品，“东日丝哇”类的基原包括多种罂粟科紫堇属植物，“冬那端赤”的基原包括多种玄参科婆婆纳属（*Veronica*）植物，“扎桑”或“优东塞尔果”的基原包括假獐耳紫堇 *C. hepaticifolia* C. Y. Wu et Z. Y. Su、赛北紫堇 *C. impatiens* (Pall.) Fisch.、拟锥花黄堇 *C. hookeri* Prain 等数种紫堇属植物。作为“巴夏嘎”的代用品[称“བ་ཤ་ཀ་དམན་པ།”（帕下嘎门巴、帕下嘎曼巴）]，青海藏医习用赛北紫堇 *C. impatiens* (Pall.) Fisch.，西藏、四川藏医则习用长果婆婆纳 *V. ciliata* Fisch. 等婆婆纳属植物。《青海藏标·附录》（1992年版）以“哇夏嘎”之名收载了赛北紫堇 *C. impatiens* (Pall.) Fisch.，并指出“正品有争议，待查；本品系青海代用品”；《青海藏标》（2019年版）则以“赛北紫堇 /བ་ཤ་ཀ།/ 巴夏嘎”之名收载了该种。《西藏藏标》以“སྙ་བཟང་།/ 扎桑 / 扎桑”之名收载了皱波黄堇 *C. crispa* Prain，并在“附录”中说明其基原尚有赛北紫堇 *C. impatiens* (Pall.) Fisch.。有关藏医药专著和标准中均记载藏医药用的为赛北紫堇 *C. impatiens* (Pall.) Fisch.，据《中国植物志》记载，赛北紫堇 *C. impatiens* (Pall.) Fisch. 仅分布于内蒙古、山西，青藏高原无分布，横断山脉广泛分布的系与北紫堇 *C. sibirica* (L. f.) Pers. 和赛北紫堇 *C. impatiens* (Pall.) Fisch. 相近的假北紫堇 *C. pseudoimpatiens* Fedde。据青藏高原资源调查和实际使用药材商品的鉴定，青藏高原分布的应为假北紫堇 *C. pseudoimpatiens* Fedde，商品药材还包括拟锥花黄堇 *C. hookeri* Prain 和皱波黄堇 *C. crispa* Prain。（参见“长果婆婆纳”“皱波黄堇”“鸭嘴花”条）

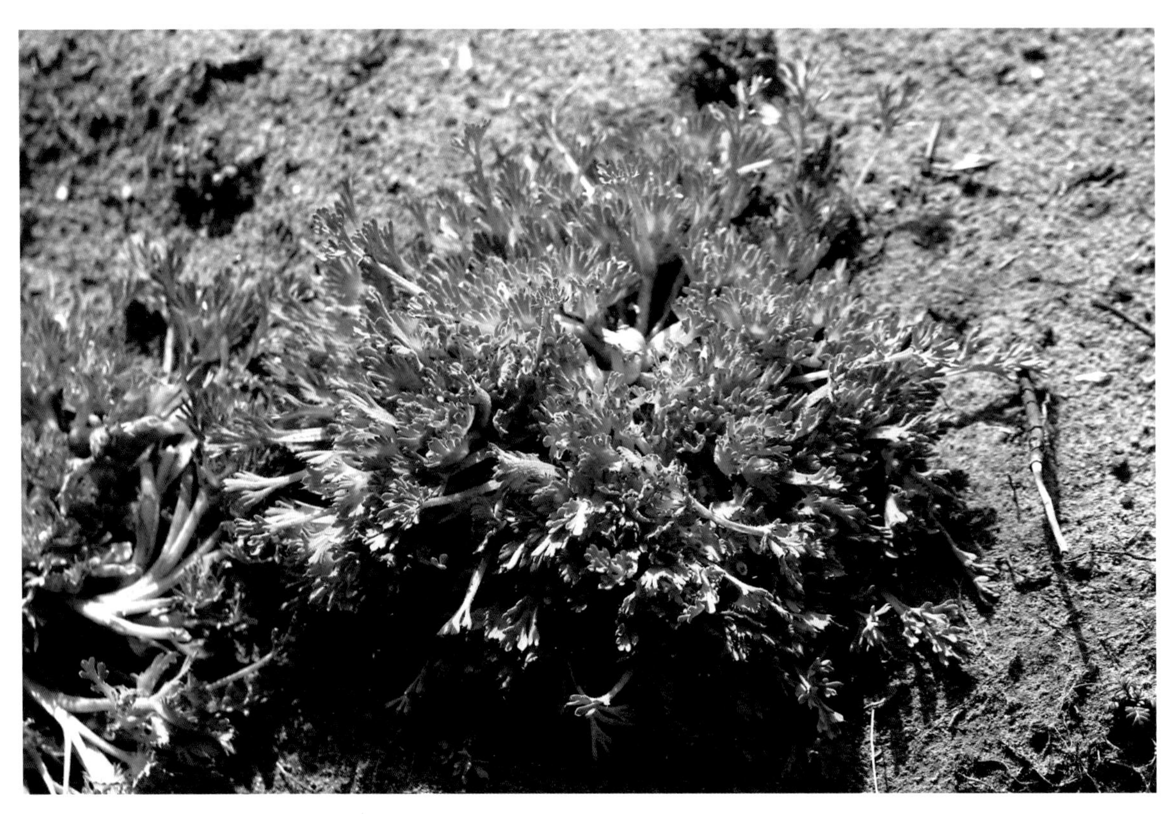

罂粟科（Papaveraceae） 紫堇属（*Corydalis* DC.）

尖突黄堇 *Corydalis mucronifera* Maxim.

药 材 名 矮紫堇、羽叶点地梅；རི་སྔོན་རྡི་དམར།（日官孜玛、日衮孜玛、惹功孜玛）、རི་སྔོན་པ།（热衮巴）。

标 准 《部标藏药》、《青海藏标》（1992 年版）。

植物形态 参见《中国植物志》第三十二卷第 360 页。

分布与生境 分布于我国西藏（嘉黎、索县、巴青、安多、双湖、日土）、青海（格尔木、杂多、囊谦、治多及可可西里地区）、甘肃西部（肃南）、新疆东部（若羌）。生长于海拔 4 200 ～ 5 300 m 的高山流石滩、砾石地。

药用部位 全草。

采收与加工 8 ～ 9 月采集，除去残叶，洗净，晾干。

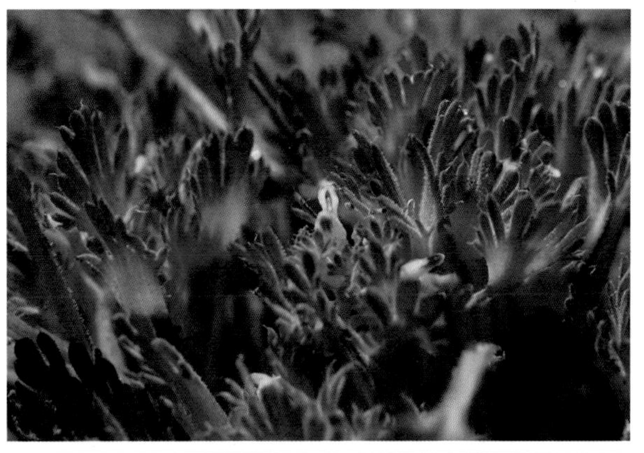

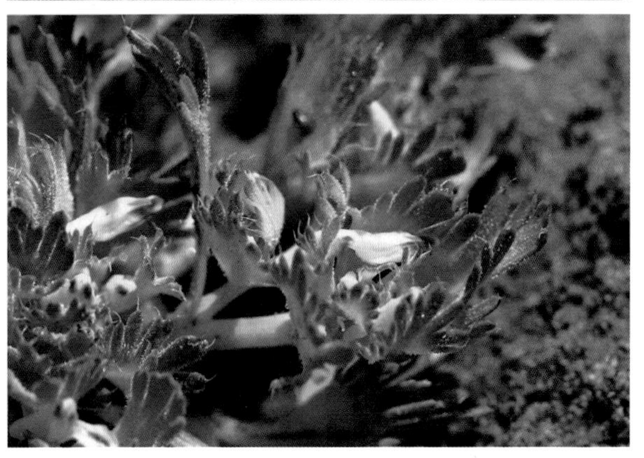

性　　味　味苦，化后味苦，性凉。

功能与主治　清热消炎，活血化瘀，凉血，止泻。用于"查彩"病，"堆巴木布"病，胃炎，肠炎，消化性溃疡，多血症，脉管炎，紊乱热等。

用量与用法　5 ~ 9 g。

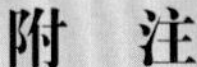

附注

《晶珠本草》记载"རེ་སྐོན་པ།"（热衮巴）为干瘀血、治杂症、清脉热之药物，言其分为上 ["རེ་སྐོན་རྫི་དམར།"（日官孜玛）]、下 ["རེ་སྐོན་དམན་པ།"（热功曼巴、热衮曼巴）]2 品。现代文献记载的"热衮巴"类的基原较为复杂，涉及罂粟科紫堇属、报春花科羽叶点地梅属（*Pomatosace*）及蔷薇科羽叶花属（*Acomastylis*）、无尾果属（*Coluria*）、委陵菜属（*Potentilla*）等的多种植物，上品的基原为尼泊尔黄堇 *Corydalis hendersonii* Hemsl.、尖突黄堇 *Corydalis mucronifera* Maxim.、金球黄堇 *Corydalis boweri* Hemsl.；下品的基原为报春花科植物羽叶点地梅 *Pomatosace filicula* Maxim.。《部标藏药》以"矮紫堇 /རེ་སྐོན་རྫི་དམར།/ 日官孜玛"之名收载了矮紫堇 *Corydalis hendersonii* Hemsl.（尼泊尔黄堇 *Corydalis nepalensis* Kitamura）和扁柄黄堇 *Corydalis mucronifera* Maxim.（尖突黄堇）；《青海藏标》以"羽叶点地梅 /རེ་སྐོན་པ།/ 热衮巴"之名收载了羽叶点地梅 *Pomatosace filicula* Maxim. 和扁柄黄堇 *Corydalis mucronifera* Maxim.。（参见"尼泊尔黄堇""羽叶点地梅"条）

据市场调查，作为"热衮巴"下品销售的主要为蔷薇科植物无尾果 *Coluria longifolia* Maxim.，应注意区别。

上述标准中收载的矮紫堇药材的基原为矮紫堇 *Corydalis hendersonii* Hemsl.（尼泊尔黄堇 *Corydalis nepalensis* Kitamura）和扁柄黄堇 *Corydalis mucronifera* Maxim.。在《中国植物志》中，*Corydalis hendersonii* Hemsl. 的中文名为"尼泊尔黄堇"，*Corydalis nepalensis* Kitamura 为其异名，*Corydalis mucronifera* Maxim. 的中文名为"尖突黄堇"。

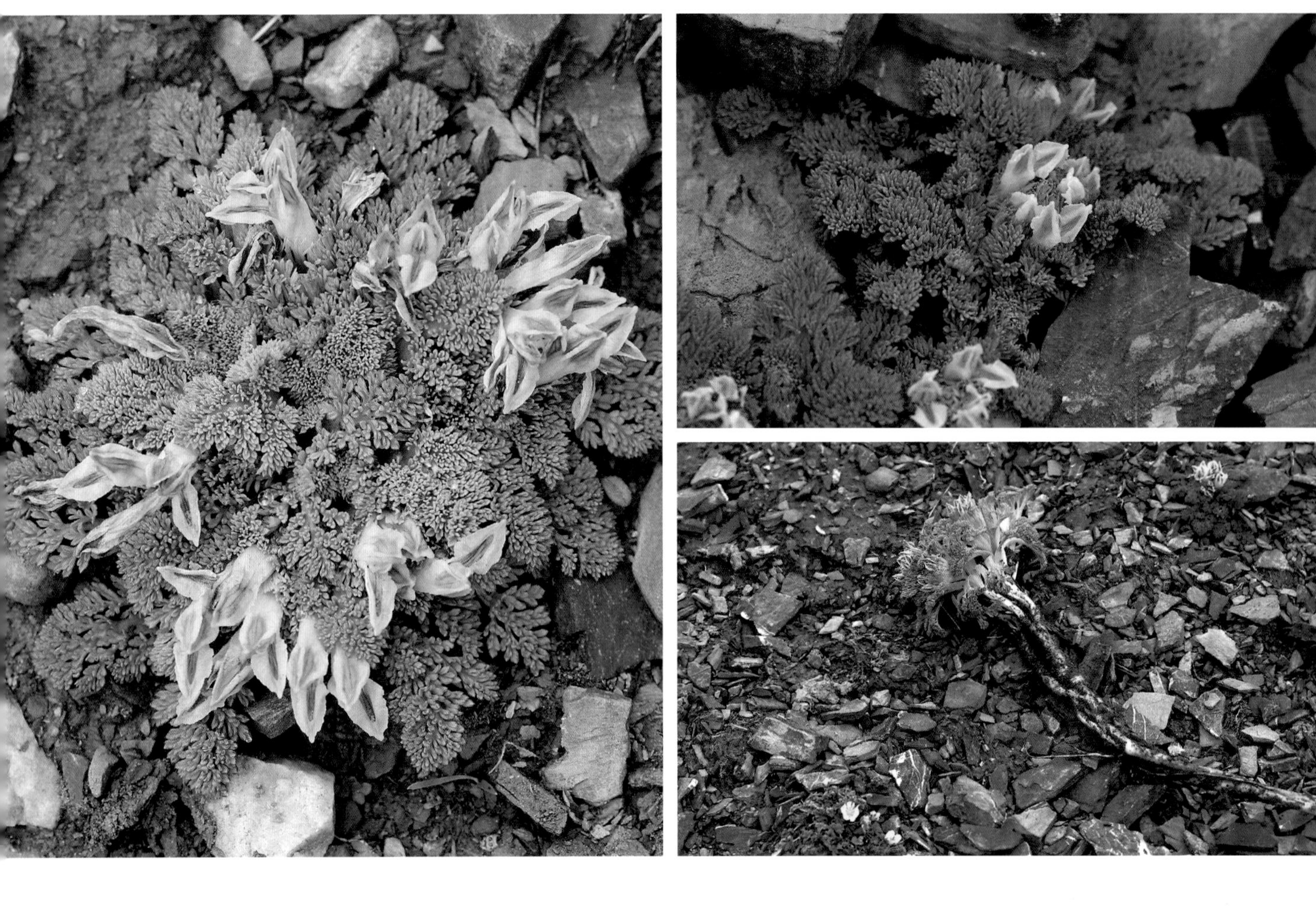

罂粟科（Papaveraceae）　紫堇属（*Corydalis* DC.）

尼泊尔黄堇 *Corydalis hendersonii* Hemsl.（*C. nepalensis* Kitamura）

药　材　名　矮紫堇；རི་སྐྱོན་ཏྲི་དཀར།（日官孜玛、日衮孜玛、惹功孜玛、热衮孜玛）。

标　　　准　《部标藏药》《藏标》。

植物形态　参见《中国植物志》第三十二卷第 362 ～ 363 页。

分布与生境　分布于我国西藏中部至西部［那曲（申扎、双湖、班戈）、日喀则（吉隆、仁布、南木林），革吉、普兰、浪卡子、墨竹工卡，以及土门、阿陵山、博古湖等］、青海西部、新疆西部。生长于海拔 4 200 ～ 5 200 m 的河滩、流石滩、石砾地。尼泊尔等也有分布。

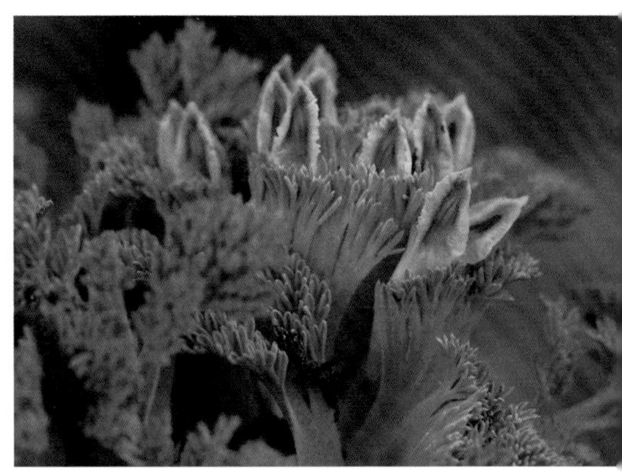

药用部位 全草。

采收与加工 8 ~ 9 月采集，除去残叶，洗净，晾干。

性　　味 味苦，化后味苦，性凉。

功能与主治 清热消炎，活血化瘀，凉血，止泻。用于“查彩”病，“堆巴木布”病，胃炎，肠炎，消化性溃疡，多血症，脉管炎，紊乱热等。

用量与用法 5 ~ 9 g。

附　注

“རི་སྐོན།”（热衮）为《月王药诊》《四部医典》记载的调血、清脉热之药物。《度母本草》《妙音本草》《宇妥本草》均记载有“ཟྀ་དམར་རྐང་གཅིག”（孜玛尔岗介）。《蓝琉璃》言“热衮”的优质品又名“ཟྀ་དམར།”（孜玛）。《药名之海》和《晶珠本草》汉译重译本记载有“རི་སྐོན་པ།”（热衮巴），言其分为上［“རི་སྐོན།”（热衮）］、下［“ཟྀ་སྐྱ།”（孜加）］2 品。现代文献记载的“热衮（热衮巴）”类的基原较为复杂，涉及罂粟科紫堇属、报春花科及蔷薇科的多种植物，文献多认为上品的基原为尼泊尔黄堇 *Corydalis hendersonii* Hemsl.、尖突黄堇 *Corydalis mucronifera* Maxim.、金球黄堇 *Corydalis boweri* Hemsl.，这些种类的形态与古籍文献的记载及《四部医典系列挂图全集》的“矮紫堇”和“尼泊尔紫堇”的附图较为相符，《部标藏药》《藏标》在“矮紫堇 /རི་སྐོན་ཟྀ་དམར། / 日官孜玛”条下收载了矮紫堇 *Corydalis hendersonii* Hemsl.（尼泊尔黄堇 *Corydalis nepalensis* Kitamura）和扁柄黄堇 *Corydalis mucronifera* Maxim.（尖突黄堇）；下品的基原为报春花科植物羽叶点地梅 *Pomatosace filicula* Maxim.，《青海藏标》以“羽叶点地梅 /རི་སྐོན་པ།/ 热衮巴”之名收载了羽叶点地梅 *Pomatosace filicula* Maxim. 和尖突黄堇 *Corydalis mucronifera* Maxim.。现代文献记载的“热衮巴”类的基原还有蔷薇科羽叶花属（*Acomastylis*）、无尾果属（*Coluria*）、委陵菜属（*Potentilla*）植物。据市场调查，现作为下品（次品）“热衮巴”销售的主要为蔷薇科植物无尾果 *Coluria longifolia* Maxim.，其资源极为丰富。（参见“尖突黄堇”“羽叶点地梅”条）

各标准中收载的矮紫堇的拉丁学名为 *Corydalis hendersonii* Hemsl. 或 *Corydalis nepalensis* Kitamura。在《中国植物志》中，*Corydalis hendersonii* Hemsl. 的中文名为“尼泊尔黄堇”，*Corydalis nepalensis* Kitamura 为其异名。

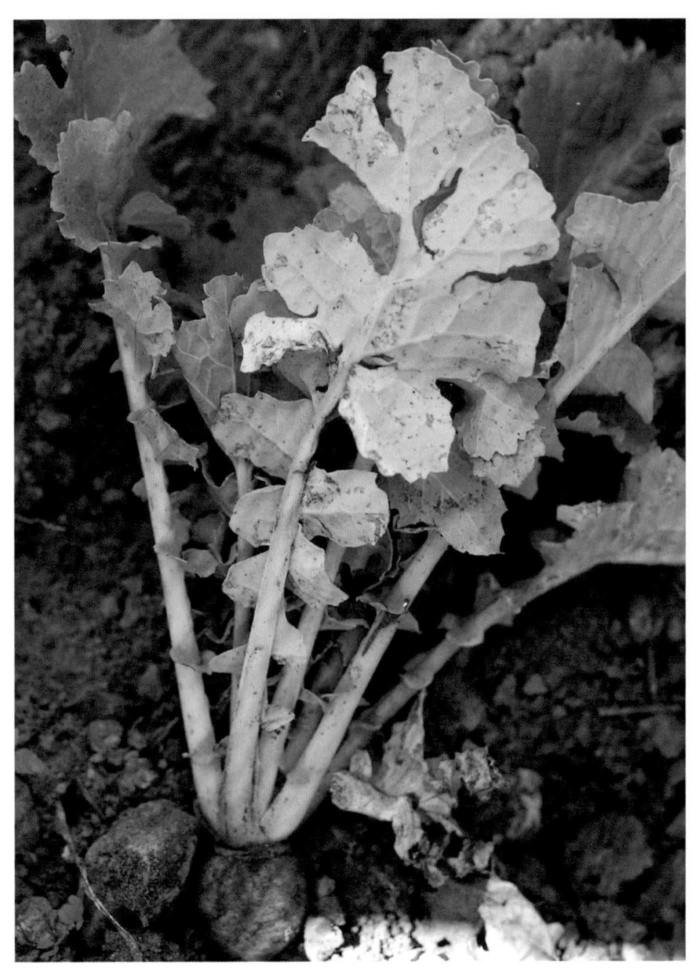

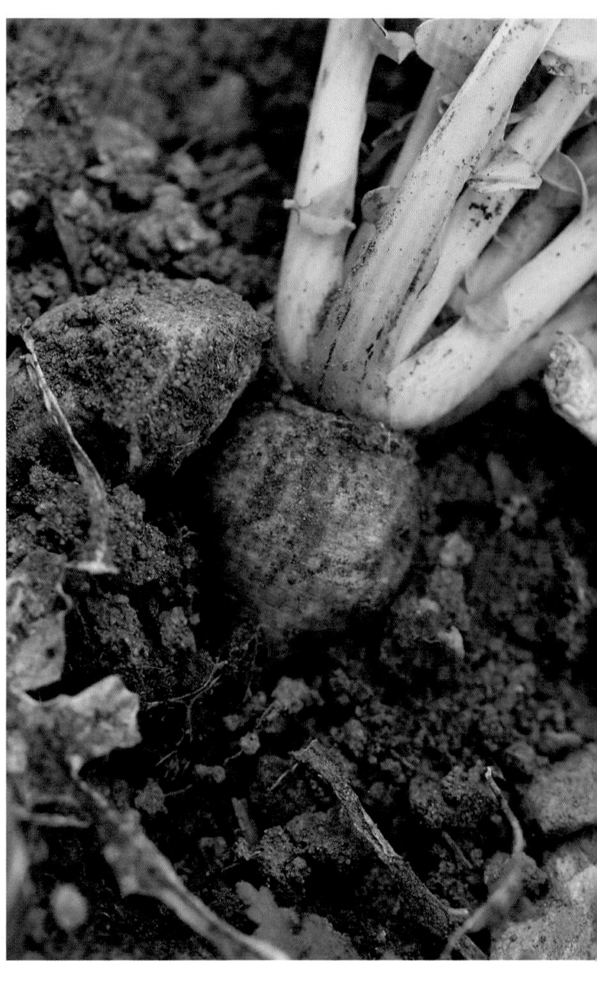

十字花科（Cruciferae） 芸薹属（*Brassica* L.）

芜青 *Brassica rapa* L.（蔓青）

药 材 名 蔓菁；ཉུངས་མ།（妞玛）。蔓菁膏；ཉུངས་ཁནྡ།（娘堪）、ཉུངས་མའི་ཁནྡ།（宁米侃扎、妞玛砍扎、妞玛堪扎）。

标　　准 《部标藏药·附录》、《青海藏标·附录》（1992 年版）、《西藏藏标》、《四川藏标》（2014 年版）。

植物形态 参见《中国植物志》第三十三卷第 21 页。

分布与生境 我国各地均有栽培。低海拔至高海拔地区的山地、平原均可生长。

药用部位 块根。

采收与加工 秋季采挖，除去泥沙，洗净，切片，晾干或晒干。临用前制成水浸膏。

性　　味 味甘，化后味甘，性温。

功能与主治 解毒，滋补。用于各种中毒症，“隆”病，身体虚弱。

用量与用法 6 ~ 9 g；1.5 g（浸膏）。内服研末；或入丸、散。

附　注

《四部医典》中记载有“ཉུང་མ།（ཉུངས་མ།）”（妞玛），言其为治各种中毒症之药物；《晶珠本草》将其归于“作物类药物”中；《甘露本草明镜》记载其“块根白色而柔，短，除大小之外，状似红萝卜，但无白色粗毛”，并言各地所产形、味有一定差异。现藏医所用“妞玛”的基原均为芜青 *B. rapa* L.（蔓青），我国各地多有栽培，高原地区也栽培代粮食。《部标藏药·附录》（蔓菁膏 /ཉུངས་ཁཊ།/ 娘堪）和《青海藏标·附录》（蔓菁膏 /ཉུངས་མའི་ཁནྡ།/ 宁米侃扎）均收载了该种；《四川藏标》则收载了药材（蔓菁 /ཉུངས་མ།/ 妞玛）和煎膏，二者的功能和主治相同。

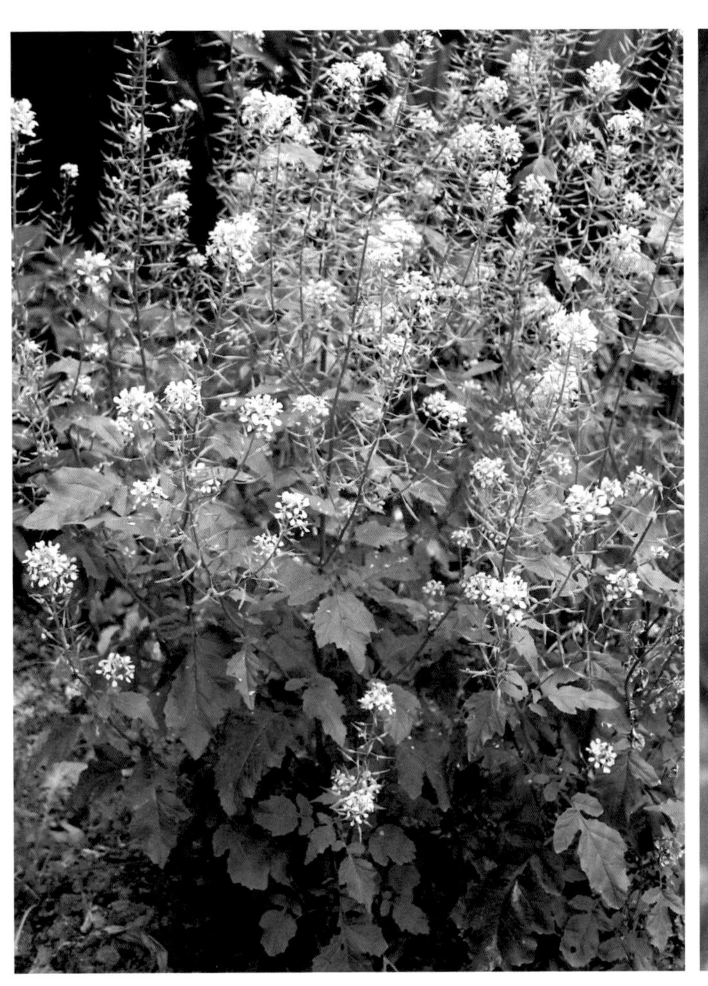
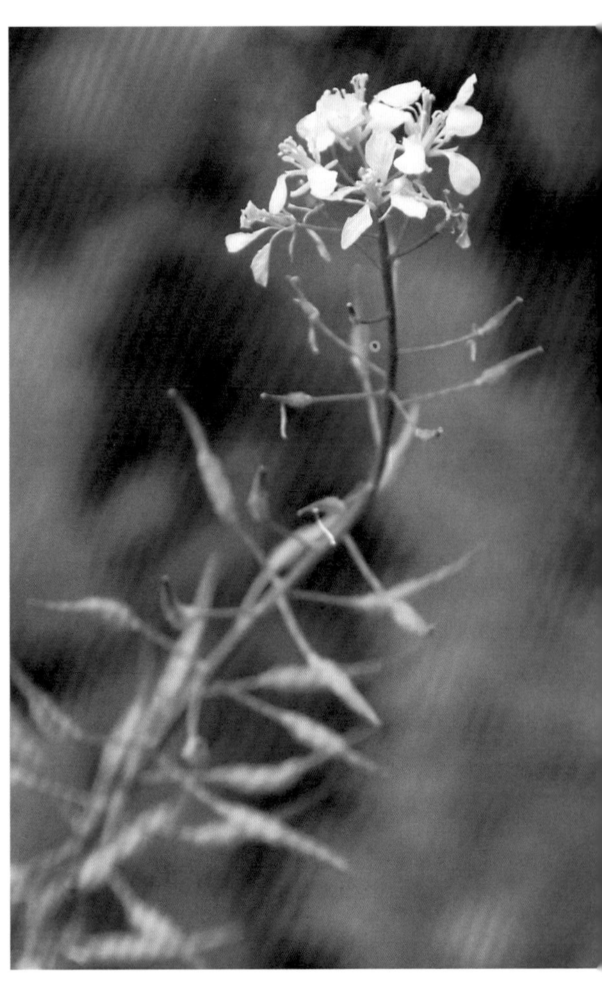

十字花科（Cruciferae） 白芥属（*Sinapis* L.）

白芥 *Sinapis alba* L.

药材名 白芥子；ཡུངས་དཀར།（永嘎、拥嘎）。

标准 《西藏藏标》。

植物形态 参见《中国植物志》第三十三卷第33页。

分布与生境 原产于欧洲。我国四川、新疆、安徽、山西、山东、辽宁等省区有栽培。

药用部位 成熟种子。

采收与加工 7 ~ 8 月果实成熟时收集种子，筛净，晒干。

性　　味 味辛、甘，化后味苦，性润、重。

功能与主治 解毒，壮阳，消肿。用于食物中毒，肾炎，瘟疫，恶病。

用量与用法 2 g。内服研末；或入丸剂。外用适量，制膏涂。

附　注

《度母本草》《妙音本草》《宇妥本草》《蓝琉璃》（在“药物补述”中）等均记载有“ཡུངས་དཀར།”（永嘎），言其功效为治毒症、增肌色、催吐。《晶珠本草》将“ཡུངས་ཀར།”（永嘎）归于“作物类药物”中，言其分为白 [“ཡུངས་ཀར།”（永嘎）]、黑 [“ཡུངས་ནག”（永那、运那）]2 种。现藏医以白芥 *S. alba* L. 的种子为“永嘎”的正品，称之为“白芥子”，而将其同科植物芥菜 *Brassica juncea* (L.) Czern. et Coss. 的种子作为白芥子的代用品“运那”，称之为“黑芥子”，二者的功能与主治略有不同。《西藏藏标》以“ཡུངས་ཀར།/ 永嘎 / 白芥子”之名收载了白芥 *S. alba* L.。

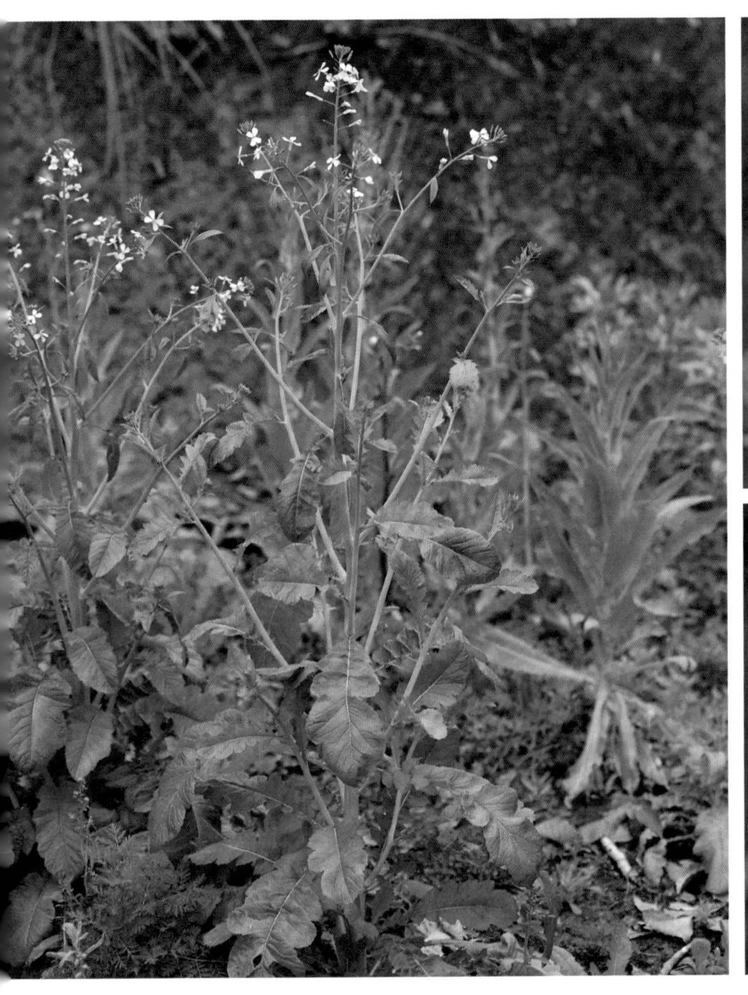

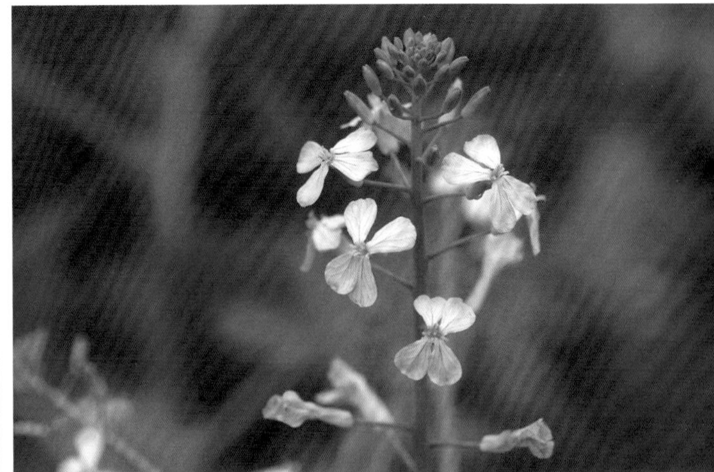

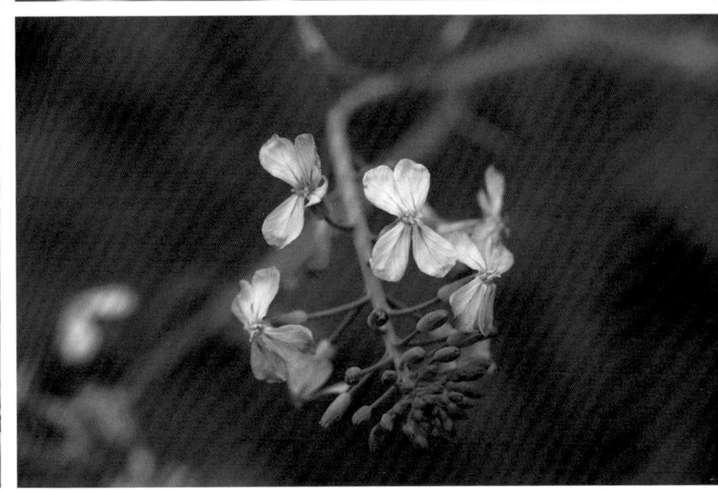

十字花科（Cruciferae） 萝卜属（*Raphanus* L.）

萝卜 *Raphanus sativus* L.

药 材 名 萝卜；ལ་ཕུག（拉普、拉卜）。白萝卜；ལ་ཕུག་དཀར་པོ།（拉普嘎保）。藏萝卜；བོད་ལ་ཕུག（蕃拉卜、拉普）。

标 准 《部标藏药·附录》、《西藏藏标》、《青海藏标·附录》（1992 年版）。

植物形态 参见《中国植物志》第三十三卷第 37 页。

分布与生境 我国各地作为蔬菜广泛栽培。

药用部位 根。

采收与加工　秋季采挖，洗净，晾干。也鲜用或煅制后使用。

性　　味　味辛、微苦，化后味苦，性温。

功能与主治　温胃消食，敛疮消肿。用于胃寒，消化不良，便秘，“巴母”病；萝卜汁用于耳病。

用量与用法　5 ~ 10 g。内服煎汤；或入丸、散。

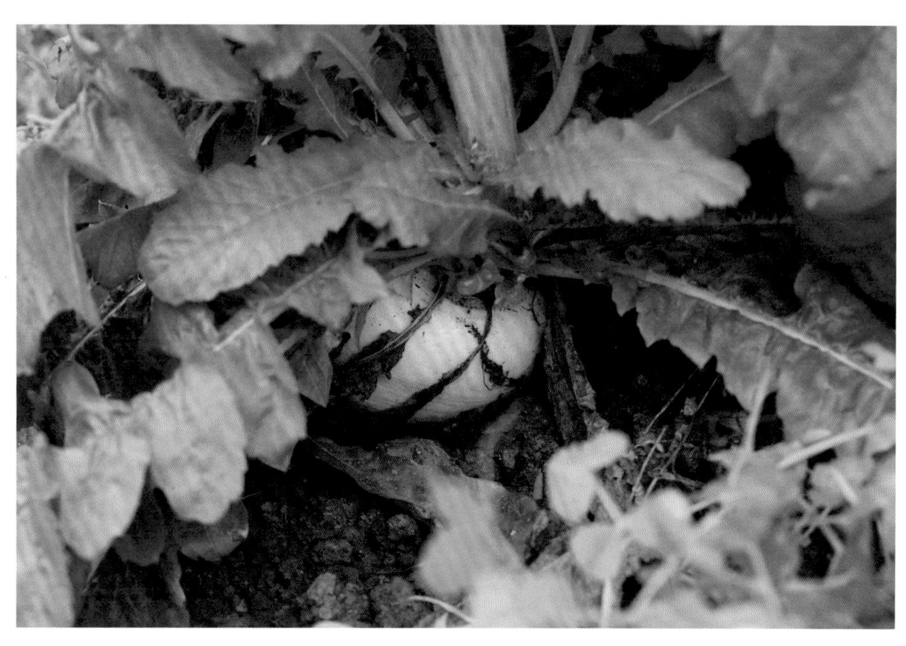

附　注

《蓝琉璃》等中记载有“ལ་ཕུག”（拉卜），言其鲜嫩品提升胃阳，成熟品生“培根”，种子引腹水。现藏医所用“拉卜”的基原均为十字花科植物萝卜 *R. sativus* L.，其形态与古籍的记载相符，其老者、鲜品、种子等的功效各有特点。《部标藏药·附录》（萝卜 /ལ་ཕུག/ 拉普）、《青海藏标·附录》（白萝卜 /ལ་ཕུག་དཀར་པོ/ 拉普嘎保）和《西藏藏标》（བོད་ལ་ཕུག/ 蕃拉卜 / 藏萝卜）收载了萝卜 *R. sativus* L. 的根。

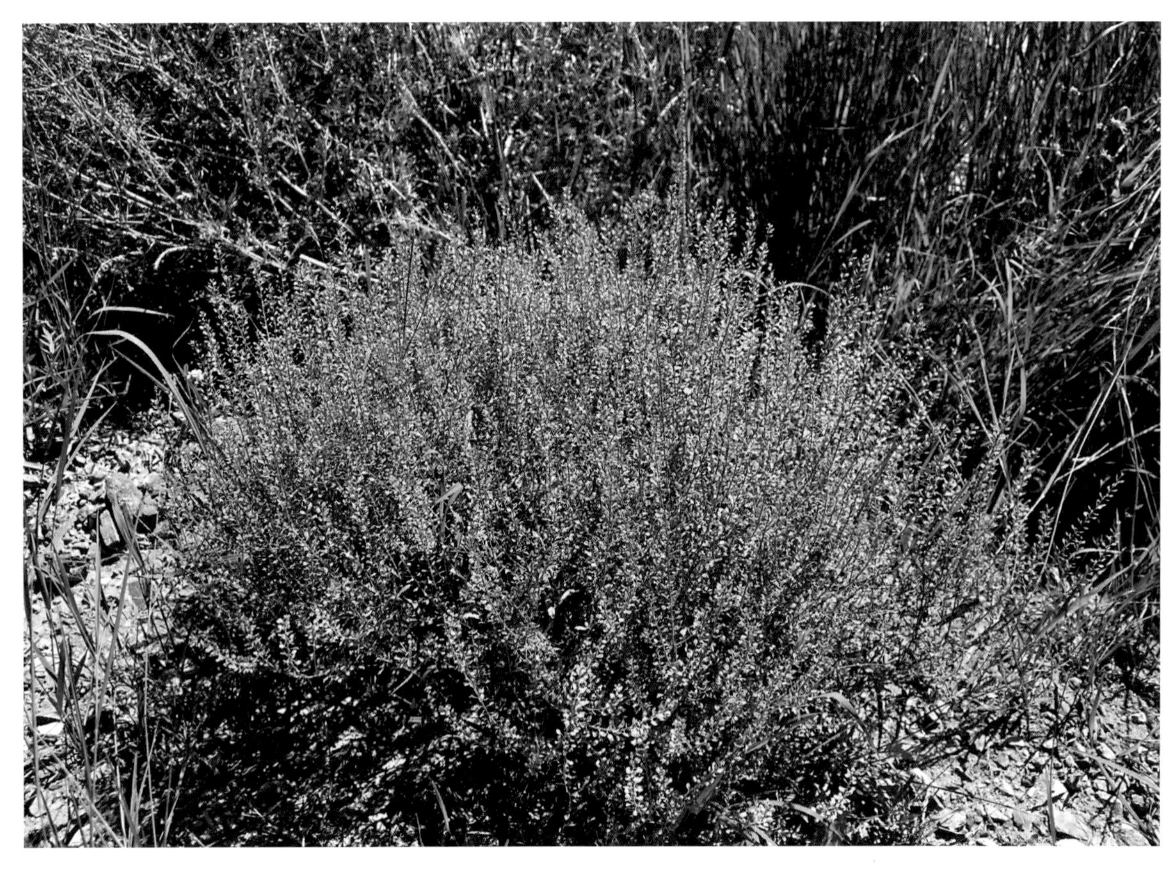

十字花科（Cruciferae） 独行菜属（*Lepidium* L.）

独行菜 *Lepidium apetalum* Willd.

药 材 名 独行菜；ཐག་ཚོག（察浊）。

标　　准 《西藏藏标》。

植物形态 参见《中国植物志》第三十三卷第 57 页。

分布与生境 分布于我国东北、华北、西南、西北地区及江苏、浙江、安徽等。生长于海拔 400 ~ 2 000 m 的山坡、山沟、路旁、农田、村庄附近。东亚、中亚、喜马拉雅山脉等的其他地区也有分布。

药用部位 根。

采收与加工 春季采集幼苗的根，洗净，晾干。

性　　味　味涩、辛，化后味苦，性平。

功能与主治　消肿，干黄水。用于内脏瘀血及积黄水，“巴母”病及其引起的水肿等。

用量与用法　2 ~ 5 g。内服研末；或入丸、散。

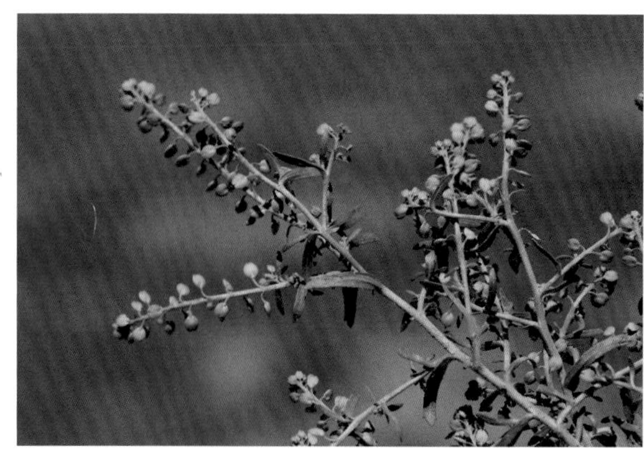
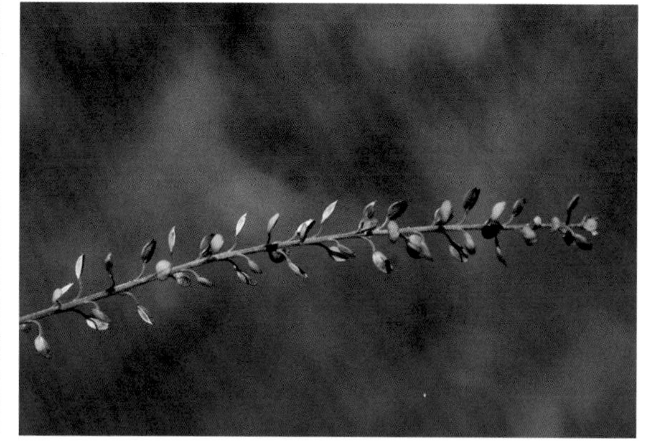

附　注

《度母本草》记载“དར་ཡ་ཀན།”（达尔亚干）可能有5种，各种的生境、形态有所不同，功效也各异。《妙音本草》言“达尔亚干”的花有白、红、黄、蓝4种。《蓝琉璃》记载“达尔亚干”有多类，其中包括“ཁག་ཚོག་པ།”（察浊巴、叉浊巴）。《晶珠本草》在“旱生草类药物”的“叶茎花果同采类药物”中记载“达尔亚干”为“甘露或良药”之意，该名称可用作特指的具体药物的名称，也可用作25种须对症而用的药物的统称；并记载了2种特指的药物，即“དར་ཡ་ཀན་ཁག་ཚོག་པ།”（达尔亚干察浊巴）和“ཀླུ་འདུལ་ནག་པོ་དར་ཡ་ཀན།”（鲁都那保达尔亚干），其中“达尔亚干察浊巴”[也称“ཁག་ཚོག”（察浊）]为干涸体腔之黄水、愈合头骨之破裂、固持软骨的药物。现代文献记载的各地藏医使用的“察浊”的基原包括独行菜属的多种植物，独行菜 *L. apetalum* Willd. 为其中之一；《西藏藏标》以“ཁག་ཚོག/ 察浊 / 独行菜”之名收载了该种，规定以其根入药；也有文献记载以“带根全草（幼苗）入药”，但其功能和主治与根的不尽相同。

《晶珠本草》另记载有“ལ་ལ་ཕུད།”（拉拉卜），现各地藏医多以伞形科植物蛇床 *Cnidium monnieri* (L.) Cuss. 为“拉拉卜”的正品，以其果实入药。《迪庆藏药》记载，云南德钦、西藏芒康盐井部分藏医也将独行菜 *L. apetalum* Willd. 的种子作“拉拉卜”使用，但其形态与古籍文献的记载相差甚远。

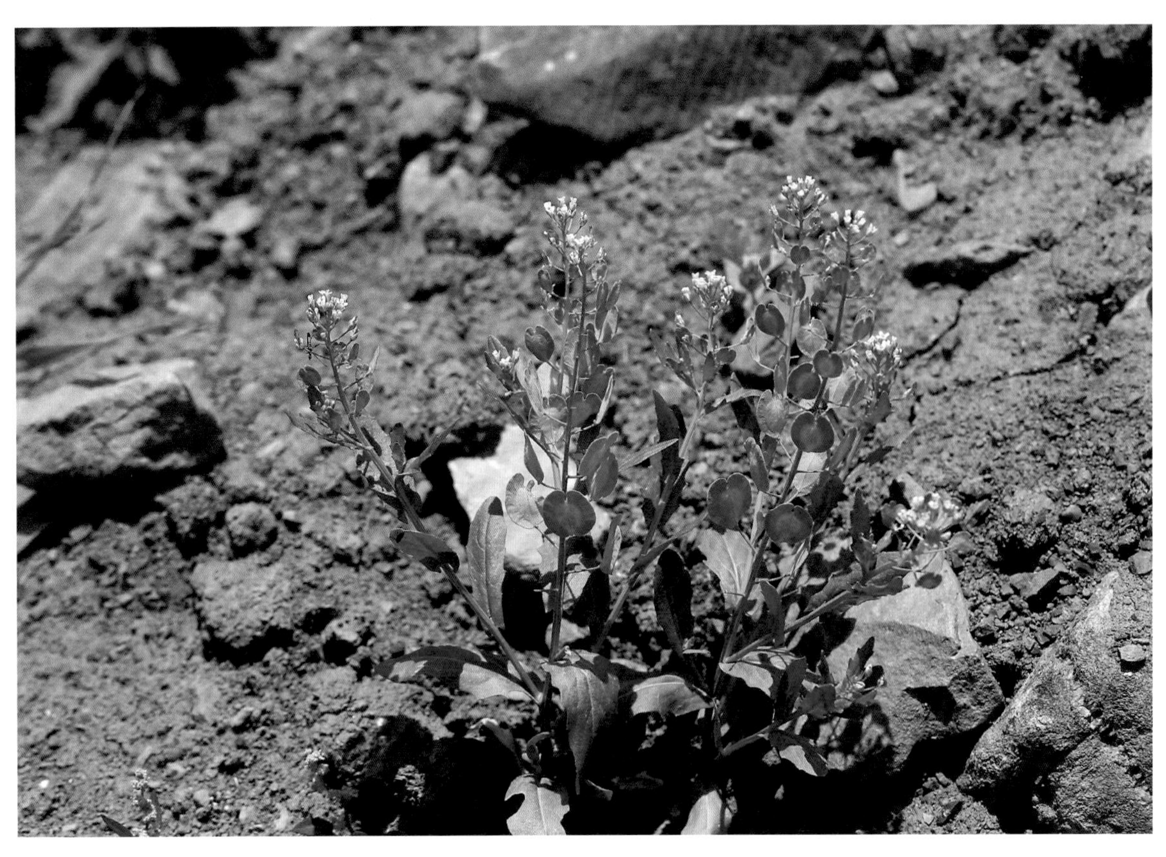

十字花科（Cruciferae） 菥蓂属（*Thlaspi* L.）

菥蓂 *Thlaspi arvense* L.（遏蓝菜）

药 材 名 菥蓂子、菥蓂；ཐེ་ཀ（寨卡、寨嘎、摘嘎）。

标　　准 《部标藏药》、《藏标》、《青海藏标》（1992年版）。

植物形态 参见《中国植物志》第三十三卷第81页。

分布与生境 我国各地多有分布。生长于平地路旁、沟边、村落、住宅附近。亚洲其他地区、欧洲、非洲北部也有分布。

药用部位 成熟种子。

采收与加工 秋季采集成熟果实，晒干，打下种子，除去杂质。

性　　味 味辛，化后味苦，性平。

功能与主治 清热，止咳，益肾，开胃。用于"洛彩"病，肺炎，肾炎，膀胱炎，前列腺炎，睾丸肿胀，消化不良，呕吐等。

用量与用法 2 ~ 3 g（《部标藏药》《藏标》）；9 ~ 15 g[《青海藏标》（1992 年版）]。内服煎汤；或入丸、散。

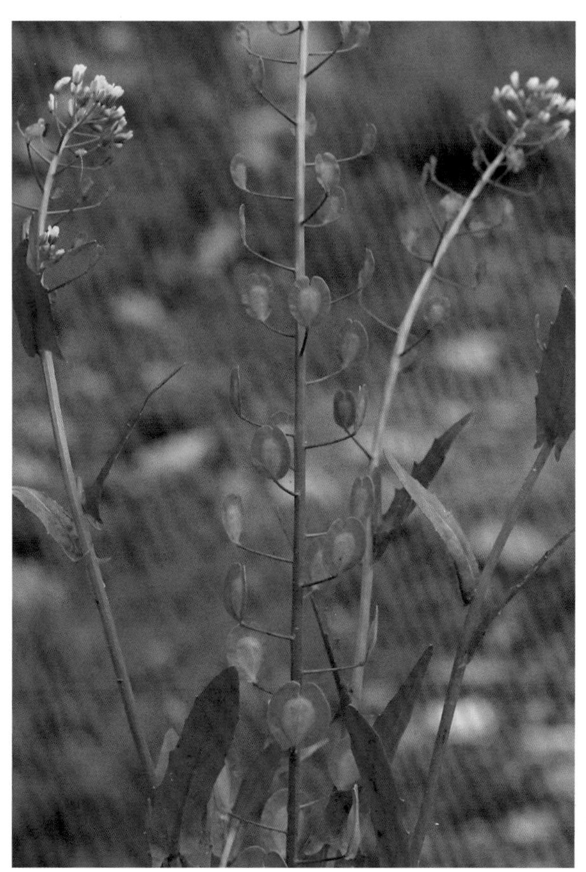

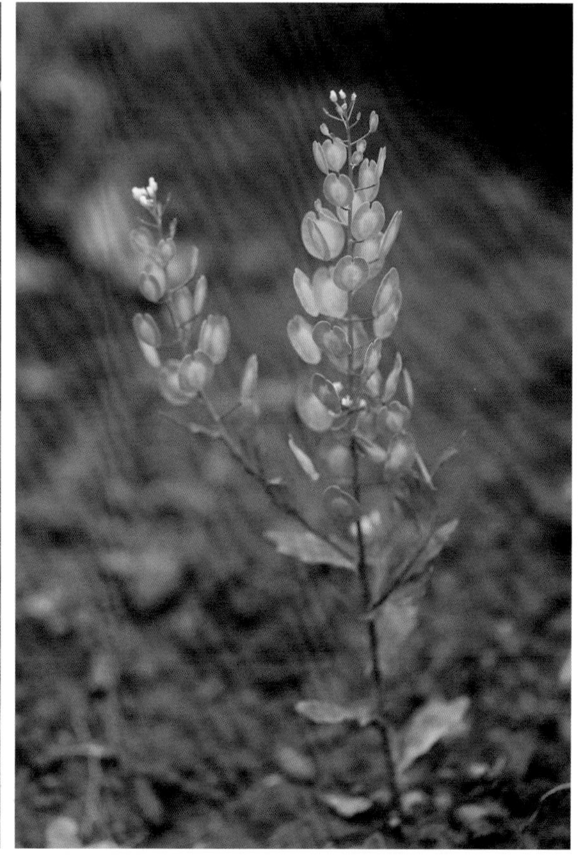

附 注

"ཐེག"（寨卡）在《四部医典》《度母本草》《鲜明注释》《晶珠本草》等中均有记载；《妙音本草》和《宇妥本草》记载其名为"ཐེག་ག"（寨卡哇）。《晶珠本草》将"寨卡"归入"旱生草类药物"的"果实类药物"中，言其为清肺、肾热之药物。现各地藏医所用"寨卡"均为十字花科植物菥蓂 *T. arvense* L.，《部标藏药》等以"菥蓂子 /ཐེག/ 寨卡"之名收载了该种，规定以其种子入药。有文献记载"菥蓂"使用全草，《中国药典》收载的中药材菥蓂的药用部位为地上部分，其功能和主治与藏药材菥蓂子的显著不同。据调查，现市场商品藏药材"菥蓂子"多为带果实的地上部分或果序。

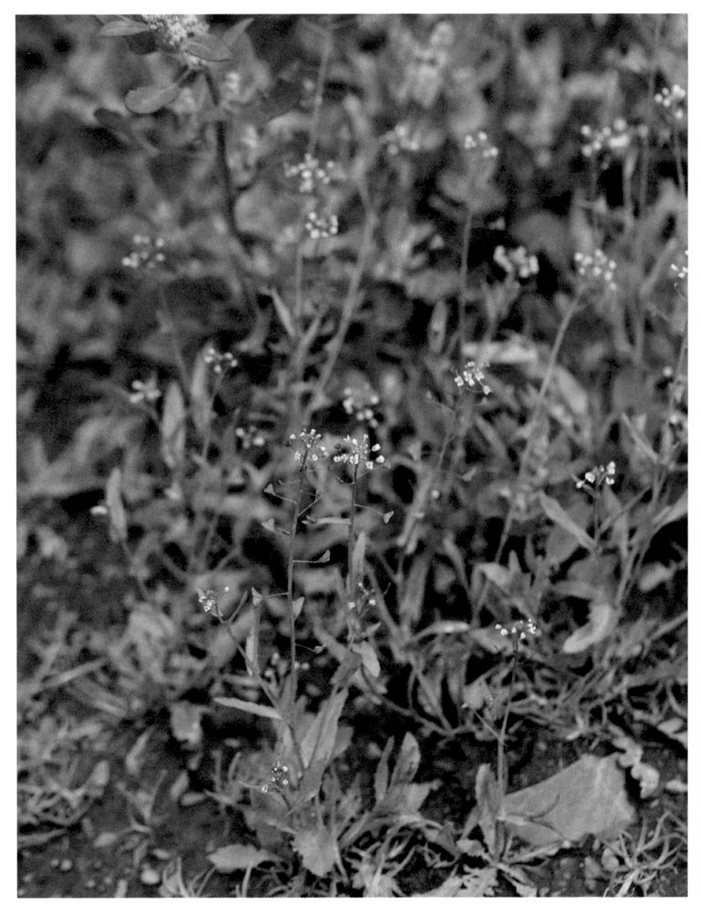
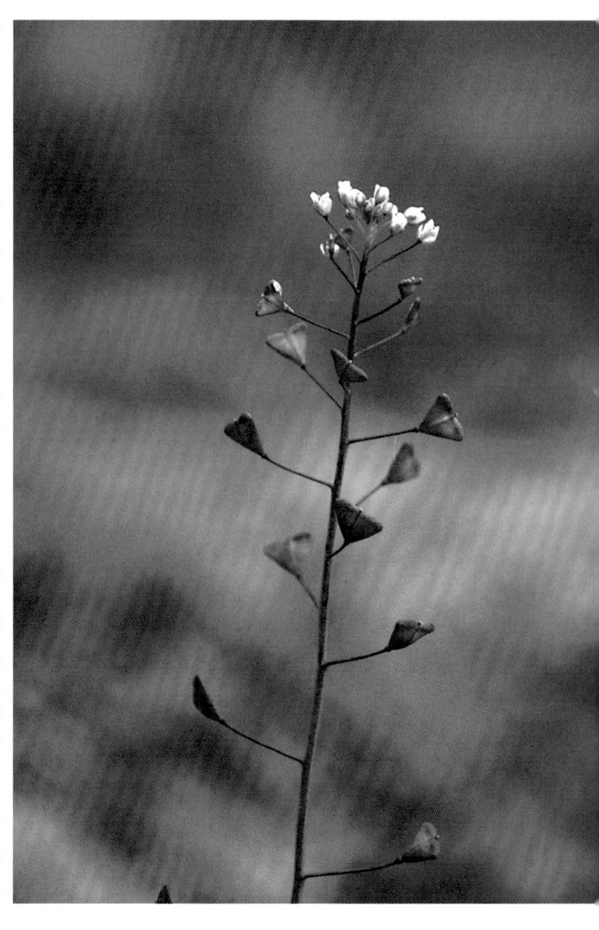

十字花科（Cruciferae）　荠属（*Capsella* Medic.）

荠 *Capsella bursa-pastoris* (L.) Medic.

药 材 名　荠菜；སོག་ཀ་བ།（索嘎哇）、སོག་ཀ་པ།（索嘎巴）。

标　　准　《部标藏药》、《青海藏标》（1992 年版）。

植物形态　参见《中国植物志》第三十三卷第 85 页。

分布与生境　我国各地均有分布。我国也作为蔬菜栽培。生长于山坡、路旁、田边。世界其他温带地区也有分布。

药用部位　全草或种子。

采收与加工　5 ~ 7 月采挖全草，除去泥沙等杂质，晾干。果实成熟时采集果枝，晒干后揉出种子，除去杂质。

性　　味　全草，味甘、微辛，化后味甘，性温。种子，味甘、微辛，性平。

功能与主治　全草，止吐，通脉，利尿。用于胃痉挛，呕吐，“培根木布”病，“杂嘎”病，神经炎，肾病引起的腰痛、尿频、尿急、浮肿等。种子，止吐。用于胃病，脉病。

用量与用法　全草，5 ~ 10 g。内服研末；或入丸、散。种子，10 ~ 30 g。

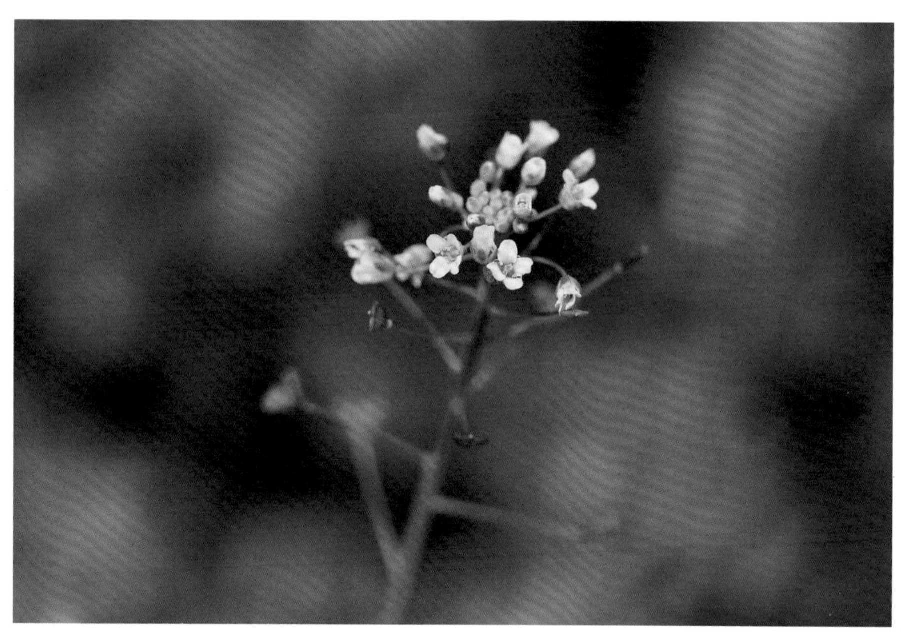

附　注

《四部医典》《晶珠本草》等中记载有止呕吐之药物“སོག་ཀ།”（索嘎），言其又名“སོག་ཀ་པ།”（索嘎哇）。据现代文献记载，各地藏医所用“索嘎哇”的基原为十字花科植物荠 *C. bursa-pastoris* (L.) Medic.，其形态与《图鉴》记载的“状似菥蓂，而茎叶较小，叶如萝卜叶，花像葶苈花，白色而小，荚果三角形，种子细小，黄色”的特征相符。《部标藏药》以“荠菜/སོག་ཀ་པ།/索嘎哇”之名收载了荠 *C. bursa-pastoris* (L.) Medic. 的全草，《青海藏标》以“荠菜/སོག་ཀ་པ།/索嘎巴”之名收载了该种的种子。

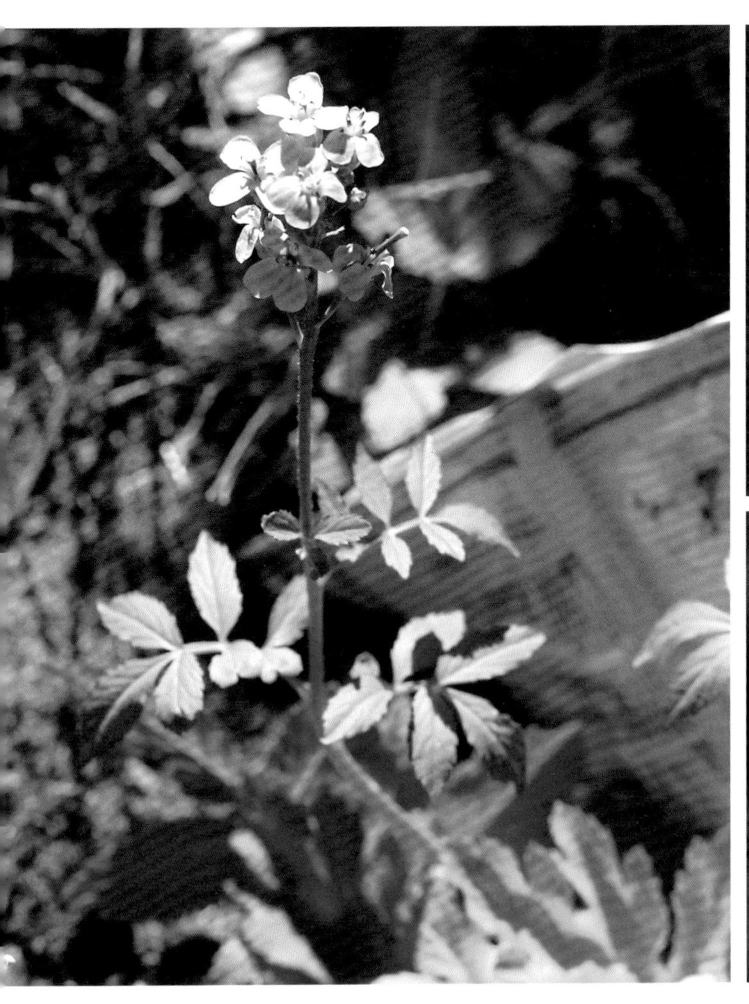

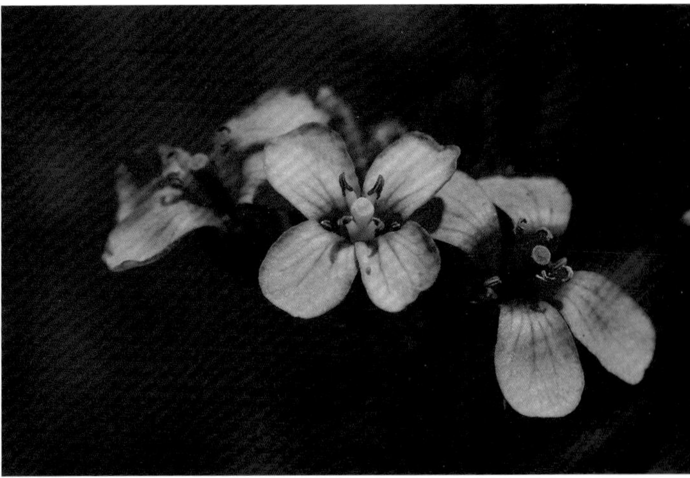

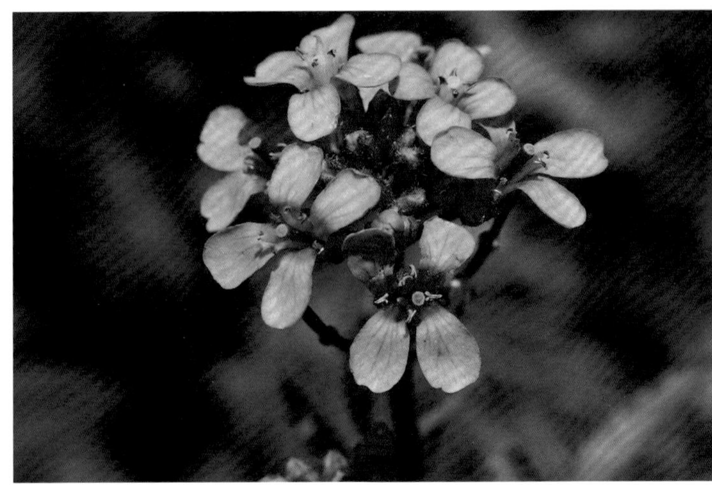

十字花科（Cruciferae） 碎米荠属（*Cardamine* L.）

紫花碎米荠 *Cardamine tangutorum* O. E. Schulz

药 材 名 大叶碎米荠；ཆུ་རུག་པ།（曲如巴）。石格菜；ཆུ་རུག་པའི་རྩ་བ།（曲如比咋哇）。

标 准 《四川藏标》（2020 年版）。

植物形态 参见《中国植物志》第三十三卷第 189 页。

分布与生境 分布于我国西藏东部、云南、青海、甘肃、四川、陕西、山西、河北。生长于海拔 2 100 ～ 4 400 m 的高山山沟草地、林下阴湿处。

药用部位 大叶碎米荠：地上部分。

石格菜：根及根茎。

采收与加工　春、夏季采集，除去杂质，洗净，晒干。

性　　味　大叶碎米荠：味苦，性凉。

石格菜：味辛、甘，性凉。

功能与主治　大叶碎米荠：清热消肿。用于筋腱损伤，风湿性关节炎。

石格菜：清热除湿，健胃止泻。用于筋热痛，消化不良，腹泻。

用量与用法　大叶碎米荠：6 ~ 9 g（干品）；9 ~ 15 g（鲜品）。

石格菜：6 ~ 9 g。外用适量，捣敷。

附　注

《度母本草》《妙音本草》《宇妥本草》《四部医典》均记载有续断筋、治筋热症之药物“ཆུ་རུག”（曲如、据如、区儒）。《蓝琉璃》记载“曲如”分为上 [“ཆུ་རུག་མཆོག”（曲如穷）]、下 [“ཆུ་རུག་དམན་པ”（曲如曼巴）]2 品。《晶珠本草》分别记载有“གསོར་ལྡེམ་པ”（索德巴）和“ཆུ་རུག”（曲如），言前者为治火烧伤之药物，后者为治经络热症之药物。现代文献记载的“索德巴”和“曲如”的基原涉及十字花科碎米荠属、毛茛科碱毛茛属（*Halerpestes*）、眼子菜科眼子菜属（*Potamogeton*）的多种植物，各地习用的基原种类不同。紫花碎米荠 *C. tangutorum* O. E. Schulz、大叶碎米荠 *C. macrophylla* Willd. 等为安多地区、康巴地区习用的“曲如”的基原，又称“ཆུ་རུག་པ”（曲如巴），民间也称之为“索德巴”，《四川藏标》以“大叶碎米荠 /ཆུ་རུག་པ/ 曲如巴”之名收载了大叶碎米荠 *C. macrophylla* Willd. 和唐古碎米荠 *C. tangutorum* O. E. Schulz（紫花碎米荠）的地上部分，以“石格菜 /ཆུ་རུག་པའི་རྩ་བ/ 曲如比咋哇”之名收载了该 2 种的根及根茎，2 种药材的功能与主治不同。卫藏地区藏医多以水葫芦苗 *H. cymbalaria* (Pursh) Green 作“曲如”的正品 [曲如穷，部分文献也记载为“ཆུ་རུག་སྤྲེལ་ལག”（区儒白拉、曲露帕拉）]，以眼子菜属植物作“索德巴”；此外，部分地区也以三裂碱毛茛 *H. tricuspis* (Maxim.) Hand.-Mazz.、条叶碱毛茛 *H. lancifolia* (Bert.) Hand.-Mazz.（狭叶碱毛茛）、黄戴戴 *H. ruthenica* (Jacq.) Ovcz.（长叶碱毛茛）等作“曲如”使用。（参见“大叶碎米荠”条）

《中国植物志》记载 *C. tangutorum* O. E. Schulz 的中文名为“紫花碎米荠”。

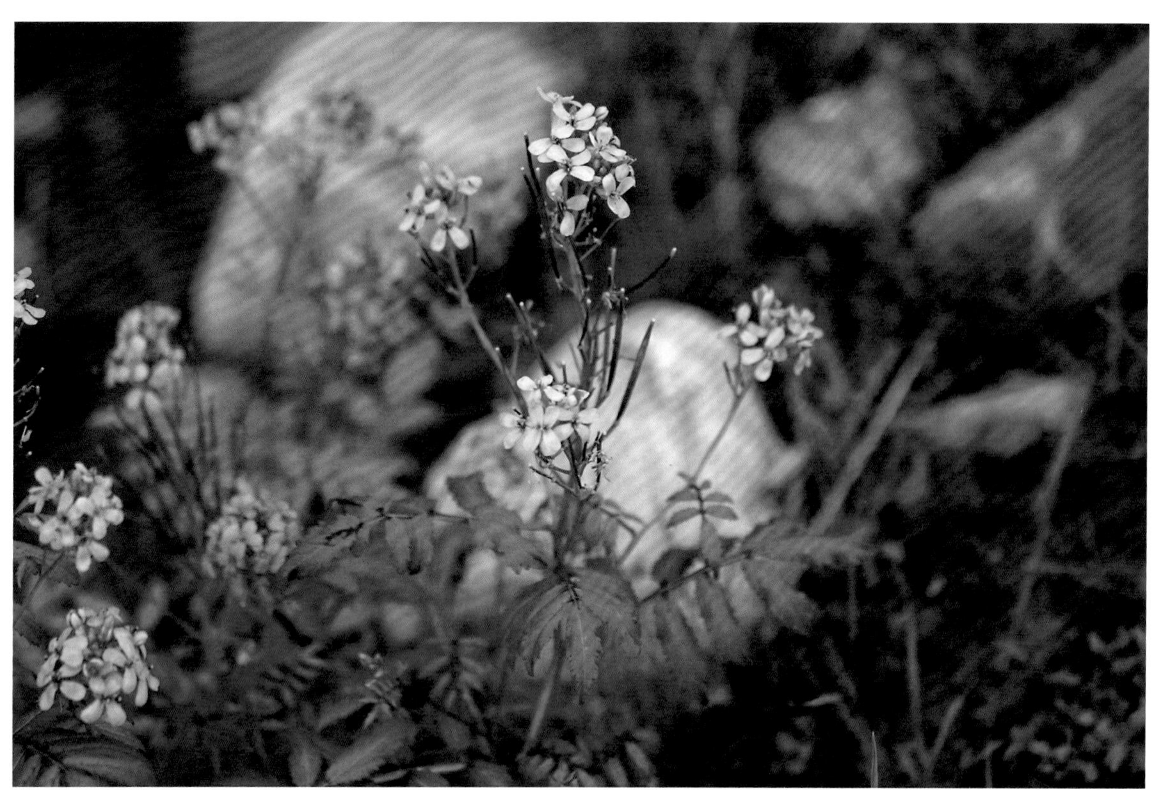

十字花科（Cruciferae） 碎米荠属（*Cardamine* L.）

大叶碎米荠 *Cardamine macrophylla* Willd.

药 材 名 大叶碎米荠；ཆུ་རུག་པ།（曲如巴）。石格菜；ཆུ་རུག་པའི་རྩ་བ།（曲如比咋哇）。

标 准 《四川藏标》（2020年版）。

植物形态 参见《中国植物志》第三十三卷第194页。

分布与生境 分布于我国西藏、云南、青海、甘肃、四川、贵州、陕西、山西、河北、内蒙古。生长于海拔1 600 ~ 4 200 m的山坡灌木林下、沟边、石隙、高山草坡水湿处。日本、印度等也有分布。

药用部位 大叶碎米荠：地上部分。
石格菜：根及根茎。

采收与加工 春、夏季采集，除去杂质，洗净，晒干。

性　　味　大叶碎米荠：味苦，性凉。

石格菜：味辛、甘，性凉。

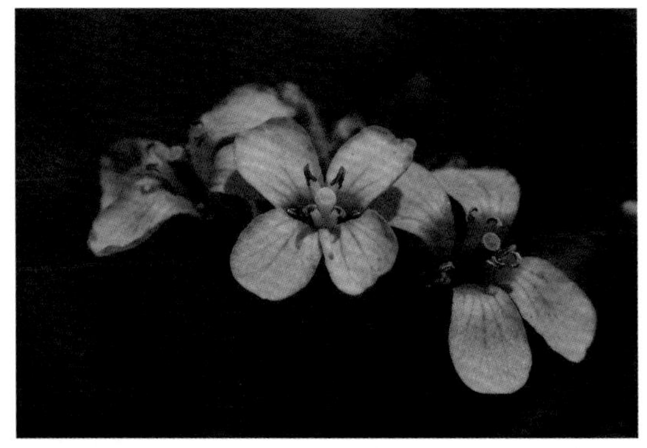

功能与主治　大叶碎米荠：清热消肿。用于筋腱损伤，风湿性关节炎。

石格菜：清热除湿，健胃止泻。用于筋热痛，消化不良，腹泻。

用量与用法　大叶碎米荠：6 ~ 9 g（干品）；9 ~ 15 g（鲜品）。

石格菜：6 ~ 9 g。外用适量，捣敷。

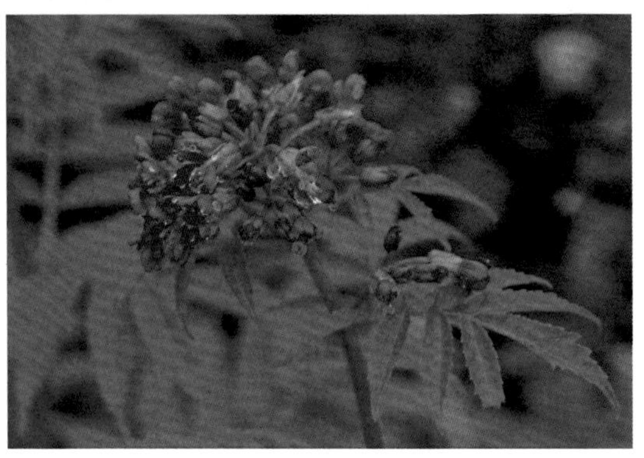

附　注

《度母本草》《四部医典》等均记载有续断筋、治筋热症之药物“ཆུ་རུག”（曲如、据如、区儒）。《蓝琉璃》记载“曲如”分为上[“ཆུ་རུག་མཆོག”（曲如窍）]、下[“ཆུ་རུག་དམན་པ”（曲如曼巴）]2品。《晶珠本草》在“旱生草类药物”的“叶类药物”和“叶茎花果同采类药物”中分别记载有“གསོར་ལྡེམ་པ”（索德巴）和“ཆུ་རུག”（曲如），言前者为治火烧伤之药物，后者为治经络热症之药物。现代文献记载的“索德巴”和“曲如”的基原涉及十字花科碎米荠属、毛茛科碱毛茛属（*Halerpestes*）、眼子菜科眼子菜属（*Potamogeton*）的多种植物，各地习用的基原种类不同。卫藏地区藏医多以水葫芦苗 *H. cymbalaria* (Pursh) Green 作“曲如”的正品[曲如窍，部分文献也记载为“ཆུ་རུག་སྤྲལ་ལག”（区儒白拉、曲露帕拉），或称“索德巴”]，部分地区也使用三裂碱毛茛 *H. tricuspis* (Maxim.) Hand.-Mazz.、条叶碱毛茛 *H. lancifolia* (Bert.) Hand.-Mazz.（狭叶碱毛茛）、黄戴戴 *H. ruthenica* (Jacq.) Ovcz.（长叶碱毛茛）；而安多地区及康巴地区藏医多用紫花碎米荠 *C. tangutorum* O. E. Schulz、大叶碎米荠 *C. macrophylla* Willd.、弯曲碎米荠 *C. flexuosa* With. 等作“曲如”[或称“ཆུ་རུག་པ”（曲如巴）]，民间也称之为“索德巴”；而卫藏地区则以眼子菜属植物作“索德巴”使用。《四川藏标》以“大叶碎米荠 /ཆུ་རུག་པ/ 曲如巴”之名收载了大叶碎米荠 *C. macrophylla* Willd. 和唐古碎米荠 *C. tangutorum* O. E. Schulz（紫花碎米荠）的地上部分，以“石格菜 /ཆུ་རུག་པའི་རྩ་བ/ 曲如比咋哇”之名收载了该2种的根及根茎，2种药材的功能与主治不同。（参见“紫花碎米荠”条）

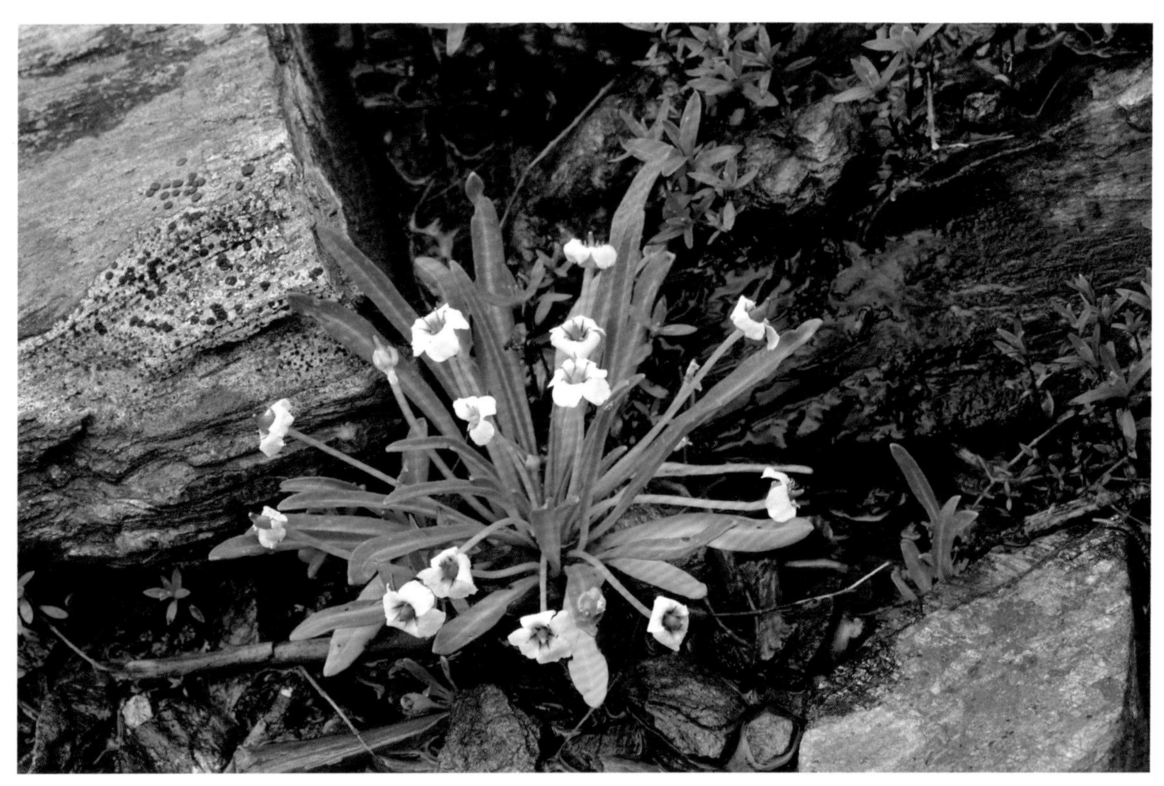

十字花科（Cruciferae） 单花荠属（*Pegaeophyton* Hayek et Hand.-Mazz.）

单花荠 *Pegaeophyton scapiflorum* (Hook. f. et Thoms.) Marq. et Shaw（无茎芥）

药 材 名 无茎荠；སོ་ལོ་དཀར་པོ།（索罗嘎保、索罗嘎布、索洛嘎保）。

标 准 《西藏藏标》、《青海藏标》（1992 年版）。

植物形态 参见《中国植物志》第三十三卷第 243 页。

分布与生境 分布于我国青海、四川西南部、云南西北部、西藏。生长于海拔 3 500 ~ 5 400 m 的山坡潮湿地、高山草地、林内水沟边及流水滩。印度、不丹等也有分布。

药用部位 根及根茎。

采收与加工 秋末采挖，洗净，切段，干燥。

性 味 味甘、涩，性凉。

功能与主治 清诸热，止血。用于肺热症，浊热症，伤口出血，四肢筋伤。对上身发热有奇效。

用量与用法 9 ~ 15 g。

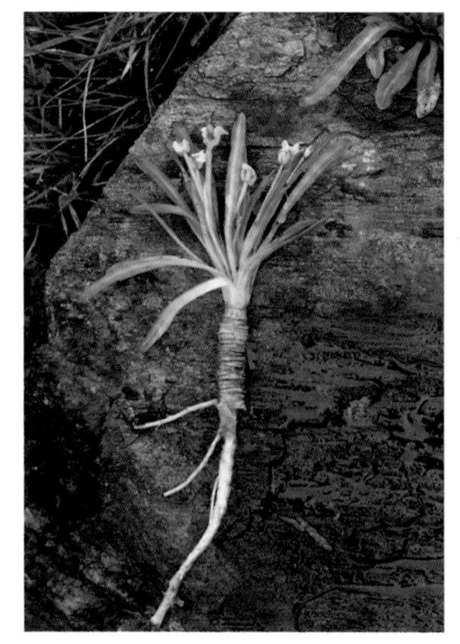

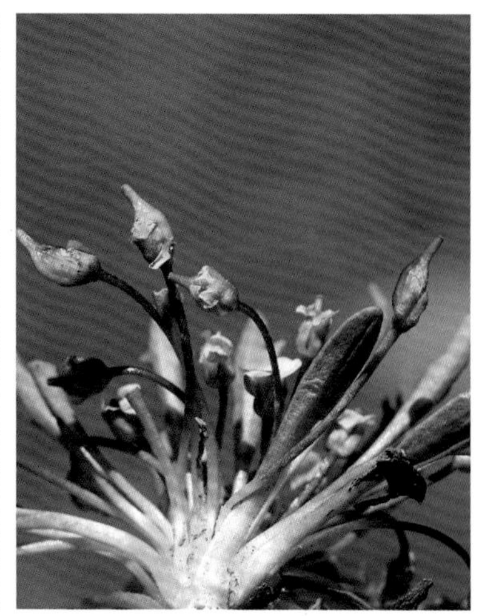

附注

“སོ་ལོ”（索罗）为一大类藏药材的总称。《晶珠本草》记载“索罗”按花色分为白［“སོ་ལོ་དཀར་པོ”（索罗嘎保、苏罗嘎布、苏罗尕保）］、紫［“སོ་ལོ་སྨུག་པོ”（索罗木保、苏罗木保、索洛莫保）］、红［“སོ་ལོ་དམར་པོ”（索罗玛保、苏罗玛保）］3 类。现代文献记载的“索罗”类的基原主要涉及十字花科、景天科植物，不同文献记载的 3 类“索罗”的基原不尽一致，多认为白者（索罗嘎保）的基原为十字花科植物，红者（索罗玛保）的基原为景天科植物，而紫者（索罗木保）的基原则涉及该 2 个科的植物。《部标藏药》以“丛菔 /སོ་ལོ་དཀར་པོ/ 索罗嘎布”之名收载了宽果丛菔 *Solms-Laubachia eurycarpa* (Maxim.) Botsch.；《青海藏标》以“无茎荠 /སོ་ལོ་དཀར་པོ/ 索洛嘎保”之名收载了无茎荠 *P. scapiflorum* (Hook. f. et Thoms.) Marq. et Shaw（单花荠、无茎芥），以“宽果丛菔 /སོ་ལོ་སྨུག་པོ/ 索洛莫保”之名收载了宽果丛菔 *S. eurycarpa* (Maxim.) Botsch.，其功能与主治为“清肺热、退烧、滋补元气，用于肺热病”。《中国药典》（2010—2020 年版）作为中药材以“高山辣根菜”之名收载了无茎荠 *P. scapiflorum* (Hook. f. et Thoms.) Marq. et Shaw 的根及根茎，其功能与主治为“清热解毒，清肺止咳，止血，消肿。用于温病发热，肺热咳嗽，咯血，创伤出血，四肢浮肿”，与藏药材的功能与主治有所不同。西藏 2008 年曾颁布有“高山辣根菜（无茎芥）/ སོ་ལོ་དཀར་པོ/ 索罗嘎布”标准（编号：XZ-BC-0054-2008），在《中国药典》收载“高山辣根菜”后此标准废止。（参见“大花红景天”“宽果丛菔”等条）

关于 *P. scapiflorum* (Hook. f. et Thoms.) Marq. et Shaw 的中文名，《中国植物志》记载为“单花荠”，《中国种子植物科属词典》记载为“无茎芥”，《中华本草·藏药卷》记载为“单花芥”，又名“无茎芥”，其药材名为“高山辣根菜”。

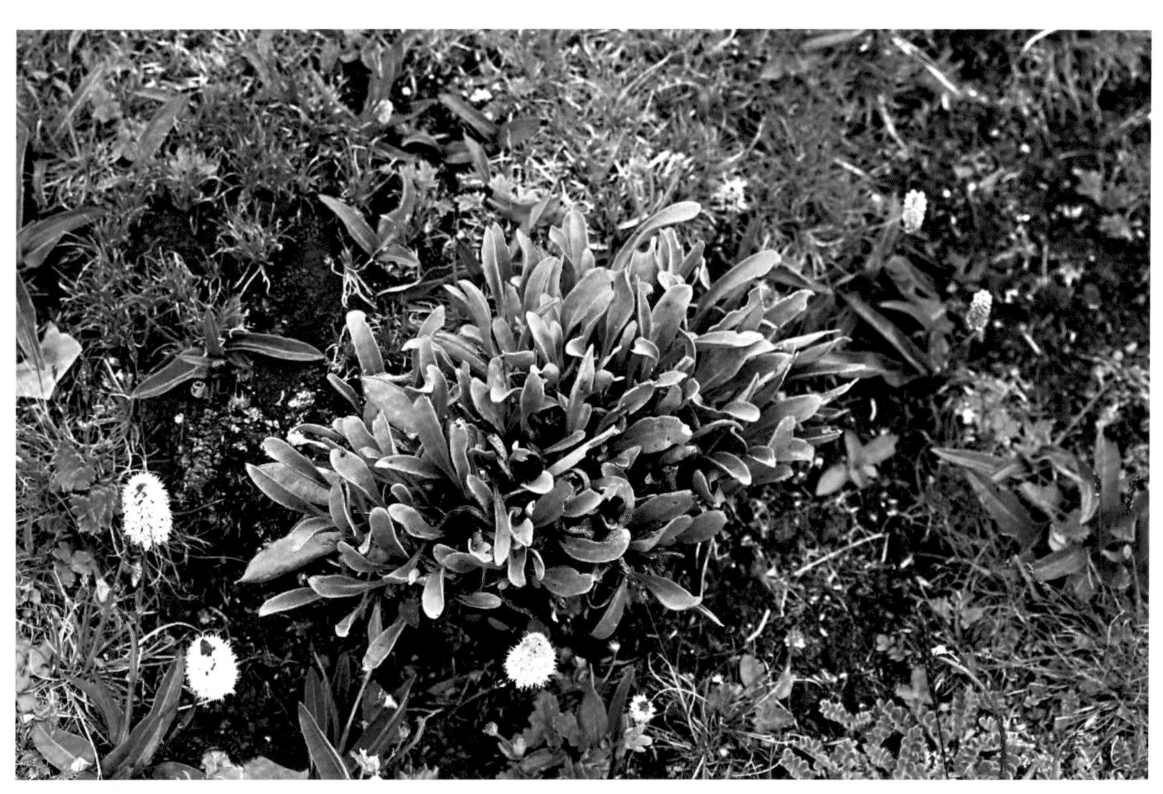

十字花科（Cruciferae） 丛菔属（*Solms-Laubachia* Muschl.）

宽果丛菔 *Solms-Laubachia eurycarpa* (Maxim.) Botsch.

药 材 名 丛菔；སོ་ལོ་དཀར་པོ།（索罗嘎布）。宽果丛菔；སོ་ལོ་སྨུག་པོ།（索洛莫保、索罗木保、索罗木布、索罗木宝）。

标 准 《部标藏药》、《青海藏标》（1992 年版）。

植物形态 参见《中国植物志》第三十三卷第 332 页。

分布与生境 分布于我国青海、西藏。生长于海拔 4 000 ～ 4 100 m 的高山悬崖、碎石地带。

药用部位 丛菔：全草或根。

宽果丛菔：根。

采收与加工 丛菔：盛花期采收，洗净，晾干。

宽果丛菔：秋季采挖，洗净泥土，晒干。

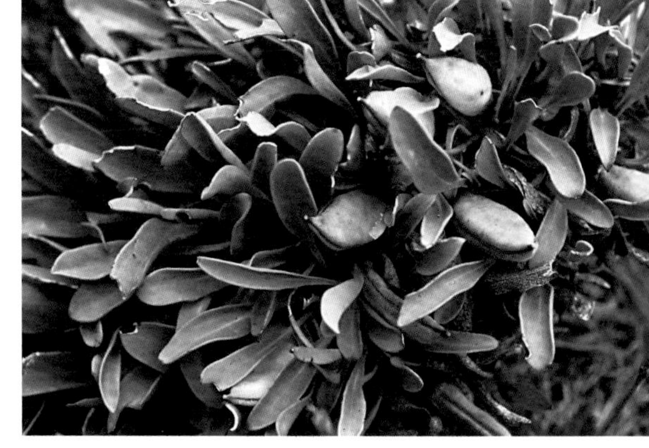

性　　味　丛菔：味苦，性凉。（《部标藏药》）

宽果丛菔：味甘、苦、微辛，化后味甘，性凉。（《藏药医学内容审查》）

味甘、涩，性凉。[《青海藏标》（1992年版）]

功能与主治　丛菔：清诸热，止血。用于肺热症，浊热症，伤口出血，四肢筋伤。对上身发热有奇效。

宽果丛菔：清热解毒，止咳化痰，润肺，止血愈疮。用于“洛彩”病，肺炎，气管炎，支气管炎，感冒，咽喉炎，外伤出血等。

用量与用法　丛菔：2 ～ 3 g。内服煎汤；或入丸、散。

宽果丛菔：3 ～ 9 g。

附　注

“སྲོ་ལོ།”（索罗）为一类藏药材的总称。《度母本草》《宇妥本草》记载有治肺病及一切腹泻之药物“སྲོ་ལོ་དཀར་པོ།”（索罗嘎布、索罗嘎保）。《蓝琉璃》记载“索罗”有白、紫 2 类。《晶珠本草》以“སྲོ་ལོ་སུག་འདྲ།”（索罗索扎）为总名，记载其功效为清肺热，言其按花色可分为白 [“སྲོ་ལོ་དཀར་པོ།”（索罗嘎布、索罗嘎保）]、紫 [“སྲོ་ལོ་སྨུག་པོ།”（索洛莫保、索罗木保）]、红 [“སྲོ་ལོ་དམར་པོ།”（索罗玛保、苏罗玛保）] 3 类。现代文献记载的 3 类“索罗”的基原不尽一致，涉及十字花科和景天科的多种植物，文献多认为白者（索罗嘎保）的基原为十字花科植物单花荠 *Pegaeophyton scapiflorum* (Hook. f. et Thoms.) Marq. et Shaw（无茎荠、无茎芥），紫者（索罗木保）的基原为宽果丛菔 *S. eurycarpa* (Maxim.) Botsch.、多花丛菔 *S. floribunda* Lan et Cheo、丛菔 *S. pulcherrima* Muschl. 等多种丛菔属植物，而红者（索罗玛保）的基原为景天科红景天属（*Rhodiola*）植物大花红景天 *R. crenulata* (Hook. f. et Thoms.) H. Ohba 等。《部标藏药》（丛菔 /སྲོ་ལོ་དཀར་པོ།/ 索罗嘎布）将宽果丛菔 *S. eurycarpa* (Maxim.) Botsch. 作白者的基原，而《青海藏标》（宽果丛菔 /སྲོ་ལོ་སྨུག་པོ།/ 索洛莫保）则将其作紫者的基原，将无茎荠 *P. scapiflorum* (Hook. f. et Thoms.) Marq. et Shaw（单花荠）作白者的基原。《藏药医学内容审查》也将《部标藏药》收载的“丛菔”（索罗嘎布）修订为“སྲོ་ལོ་སྨུག་པོ།”（索罗木保）。（参见“大花红景天”“单花荠”条）

在《中国植物志》中，*P. scapiflorum* (Hook. f. et Thoms.) Marq. et Shaw 的中文名为“单花荠”。

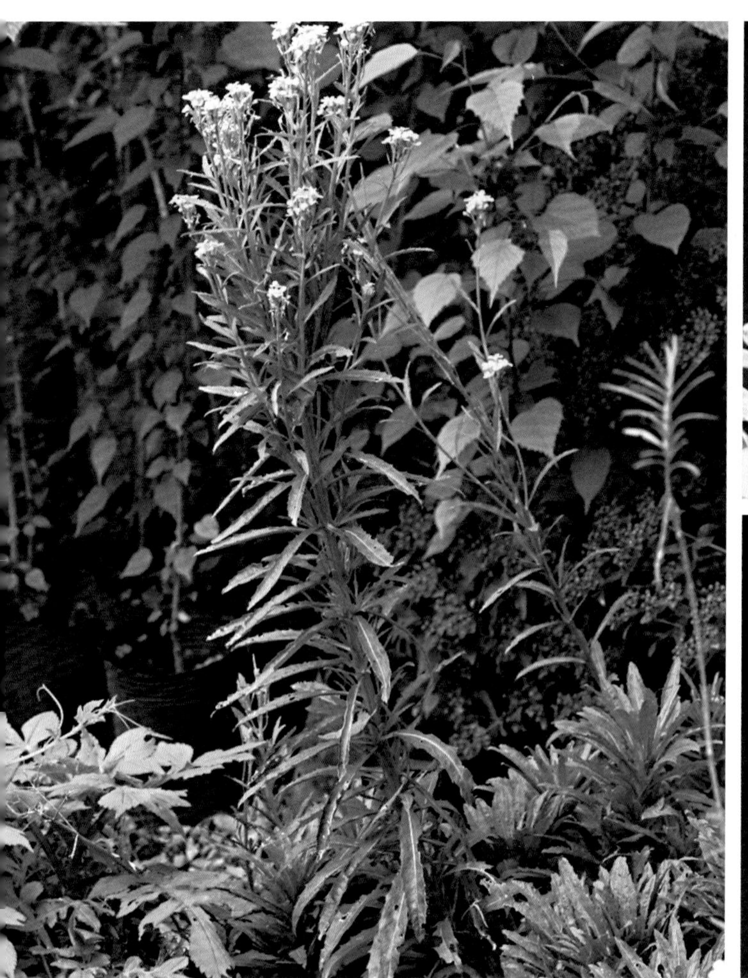

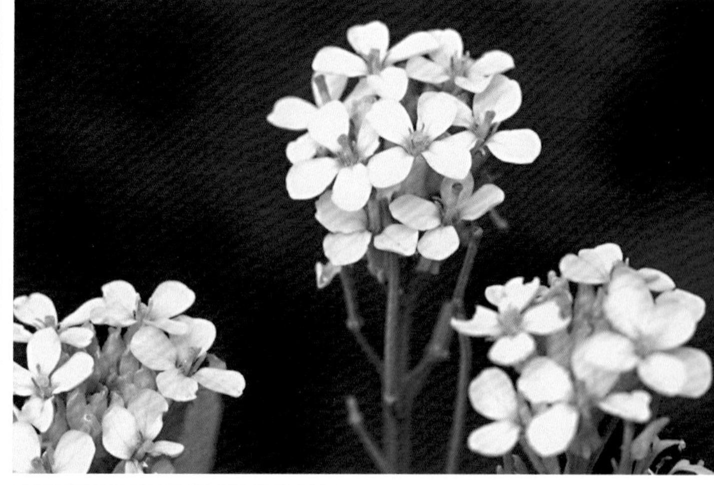

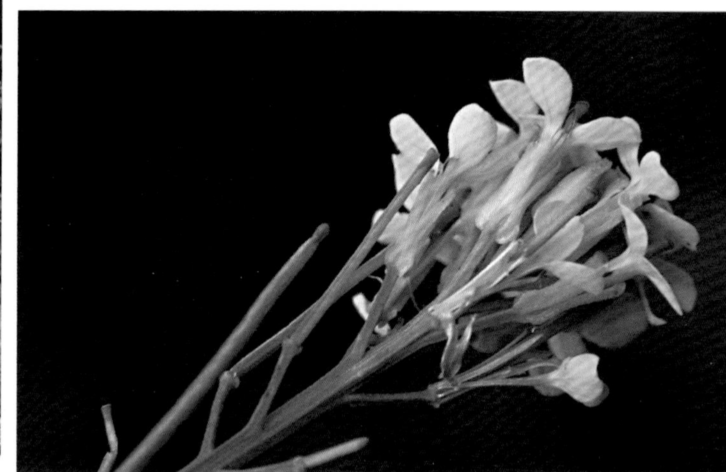

（拍摄者：朱鑫鑫）

十字花科（Cruciferae） 糖芥属（*Erysimum* L.）

山柳菊叶糖芥 *Erysimum hieracifolium* L.

药 材 名 糖芥子；སྒོང་ཐོག་པ།（巩托巴、冈托巴）。

标 准 《西藏藏标》。

植物形态 参见《中国植物志》第三十三卷第 381 页。

分布与生境 分布于我国新疆、西藏（吉隆）。生长于海拔 2 740 ~ 3 800 m 的高山草地、路旁。欧洲、亚洲其他温带地区也有分布。

药用部位 成熟种子。

采收与加工 秋季种子成熟时采收，除去杂质，晾干。

性　　味 味涩、甘，化后味苦，性凉。

功能与主治 清热，镇咳，解毒。用于紊乱热，肺病，肉食中毒，血热症等。

用量与用法 2 ~ 3 g。内服研末；或煎汤；或入丸、散。

附注

《月王药诊》《四部医典》《蓝琉璃》等均记载有“སྒང་ཐོག་པ།”（巩托巴、冈托巴）；《妙音本草》记载其功效为接脉；《晶珠本草》记载“巩托巴”为解肉毒、治紊乱热之药物，将其归于“旱生草类药物”的“果实类药物”中。现代文献记载的“冈托巴”的基原涉及十字花科的多属多种植物，但不同文献对其基原有争议，各地习用的基原种类及部位也不同。有观点认为“冈托巴”系南、北派藏医用药差异的品种之一，卫藏地区藏医多使用糖芥属的多种植物，其形态与《四部医典系列挂图全集》附图（第二十八图的54号图）所示植物相似，以其种子入药；西藏昌都、四川甘孜及甘肃中部藏医习用垂果大蒜芥 *Sisymbrium heteromallum* C. A. Mey.；云南迪庆及四川西南部部分藏医还以高蔊菜 *Rorippa elata* (Hook. f. et Thoms.) Hand.-Mazz. 作“冈托巴”的替代品，称之为“སྒང་ཐོག་པ་དམན་པ།”（巩托巴曼巴）。《西藏藏标》以“སྒང་ཐོག་པ།/ 巩托巴 / 糖芥子”之名收载了山柳菊叶糖芥 *E. hieracifolium* L.，并在“附录”中说明，其基原还有紫花糖芥 *E. chamaephyton* Maxim.、长果糖芥 *E. longisiliquum* Hook. f. et Thoms.（长角糖芥）；《青海藏标》以“垂果大蒜芥 /སྒང་ཐོག་པ།/ 刚托巴”之名收载了垂果大蒜芥 *S. heteromallum* C. A. Mey.，规定的功能和主治与糖芥属植物也略有差异。（参见“垂果大蒜芥”“紫花糖芥”“长角糖芥”条）

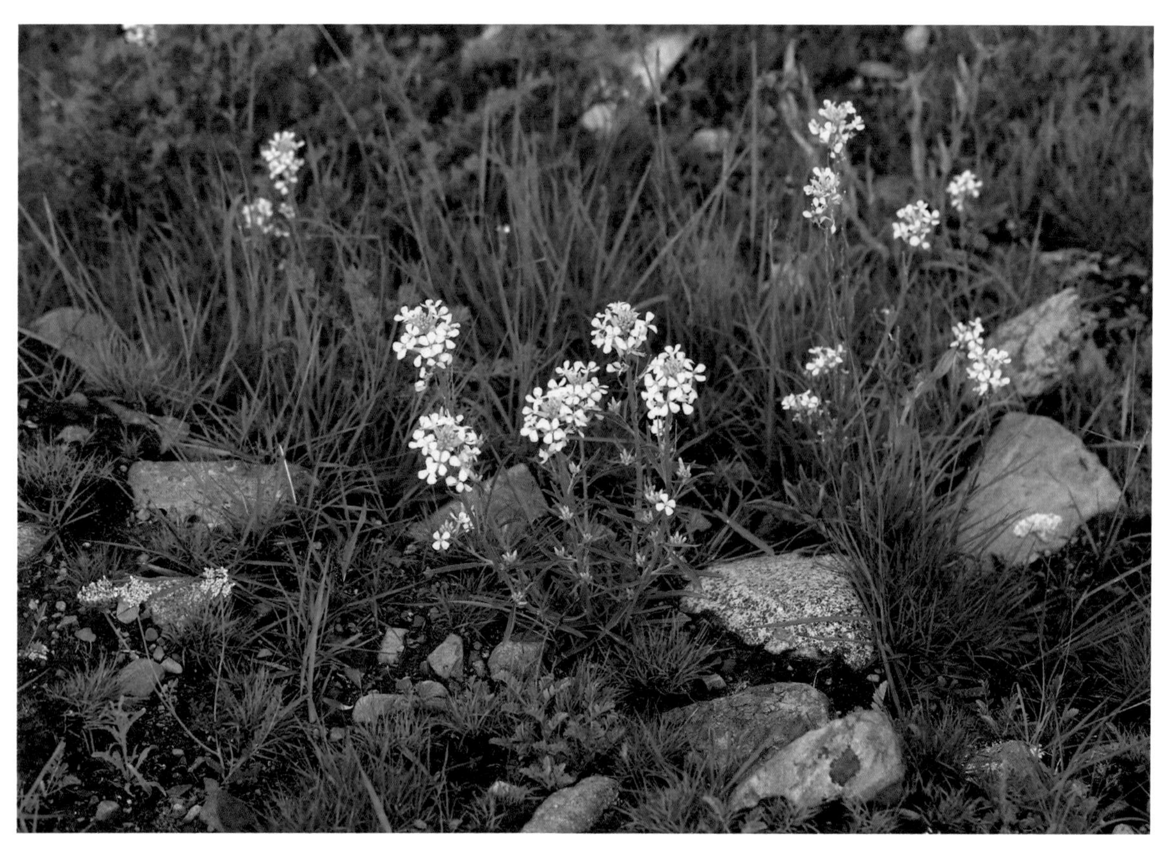

十字花科（Cruciferae） 糖芥属（*Erysimum* L.）

长角糖芥 *Erysimum longisiliquum* Hook. f. et Thoms.

药材名 糖芥子；སྙིང་ཐོག་པ།（巩托巴、冈托巴）。

标准 《西藏藏标·附录》。

植物形态 参见《中国植物志》第三十三卷第 389 ~ 390 页。

分布与生境 分布于我国四川、云南、西藏（日喀则，林周）。生长于海拔 3 000 ~ 4 000 m 的山坡。

药用部位 成熟种子。

采收与加工 秋季种子成熟时采收，除去杂质，晾干。

性味 味涩、甘，化后味苦，性凉。

功能与主治 清热，镇咳，解毒。用于紊乱热，肺病，肉食中毒，血热症等。

用量与用法 2 ~ 3 g。内服研末；或煎汤；或入丸、散。

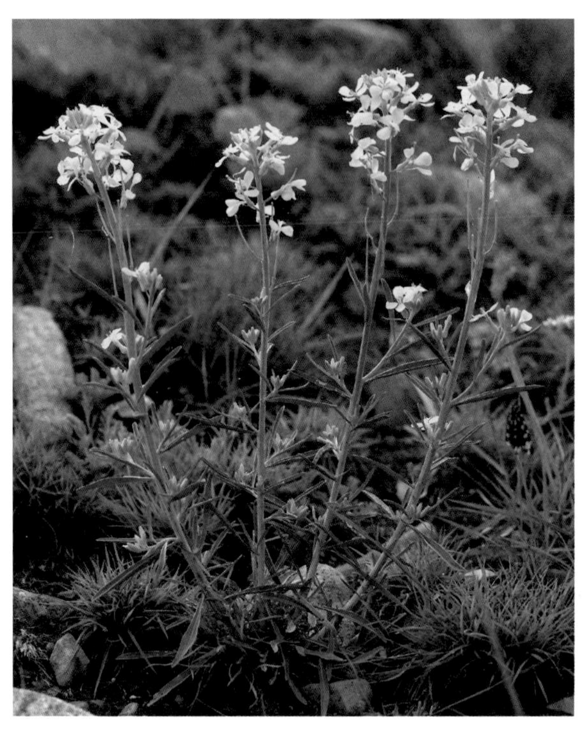

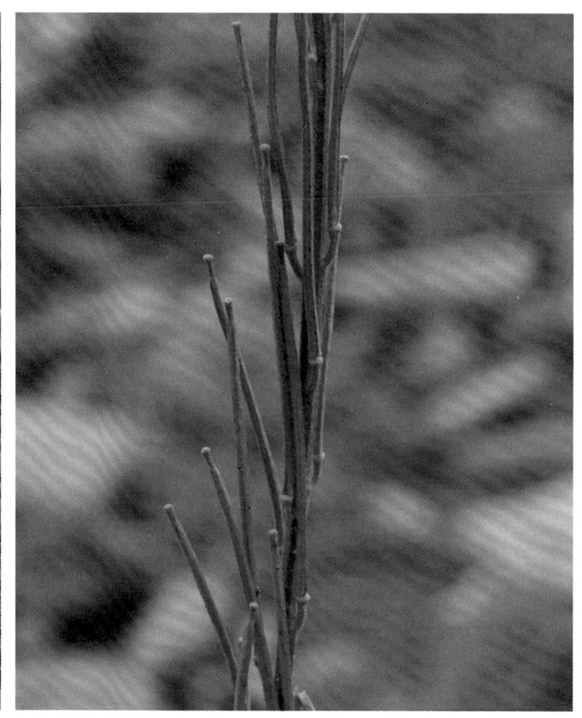

附注

《月王药诊》《四部医典》《蓝琉璃》《晶珠本草》等均记载有“སྒང་ཐོག་པ་”（巩托巴、冈托巴），言其为解肉毒并治紊乱热之药物；《妙音本草》记载“巩托巴”的功效为接脉。现代文献对“巩托巴”的基原有争议，此为南、北派藏医用药差异所致，“巩托巴”的基原主要包括十字花科糖芥属和大蒜芥属（*Sisymbrium*）植物，卫藏地区藏医习用糖芥属植物，西藏昌都、四川、甘肃等地藏医则习用大蒜芥属植物。《西藏藏标》以“སྒང་ཐོག་པ/ 巩托巴 / 糖芥子”之名收载了山柳菊叶糖芥 *E. hieracifolium* L.，并在“附录”中说明，其基原还有紫花糖芥 *E. chamaephyton* Maxim.、长果糖芥 *E. longisiliquum* Hook. f. et Thoms.（长角糖芥）；《青海藏标》以“垂果大蒜芥 /སྒང་ཐོག་པ/ 刚托巴”之名收载了垂果大蒜芥 *S. heteromallum* C. A. Mey.，规定的功能和主治与糖芥属植物也略有差异。（参见“垂果大蒜芥”“山柳菊叶糖芥”“紫花糖芥”条）

《中国植物志》分别记载有长角糖芥 *E. longisiliquum* Hook. f. et Thoms. 和四川糖芥 *E. benthamii* P. Monnet；*Flora of China* 则将 *E. longisiliquum* Hook. f. et Thoms. 作为四川糖芥 *E. benthamii* P. Monnet 的异名。

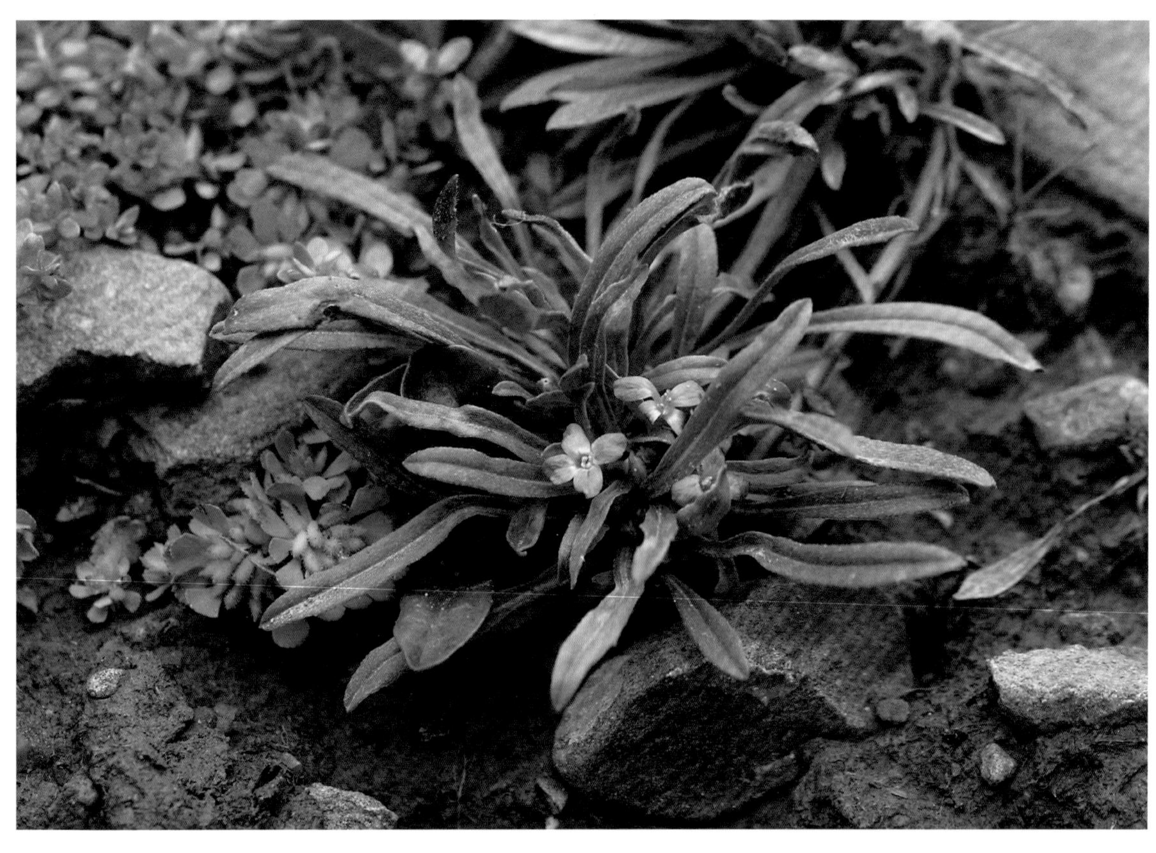

十字花科（Cruciferae） 糖芥属（*Erysimum* L.）

紫花糖芥 *Erysimum chamaephyton* Maxim.

药 材 名 糖芥子；སྒང་ཐོག་པ།（巩托巴、冈托巴）。

标 准 《西藏藏标·附录》。

植物形态 参见《中国植物志》第三十三卷第 390 页。

分布与生境 分布于我国甘肃、青海（达日）、西藏东北部。生长于海拔 3 800 ~ 5 500 m 的高山草甸、流石滩地带。

药用部位 成熟种子。

采收与加工 秋季种子成熟时采收，除去杂质，晾干。

性 味 味涩、甘，化后味苦，性凉。

功能与主治 清热，镇咳，解毒。用于紊乱热，肺病，肉食中毒，血热症等。

用量与用法 2 ~ 3 g。内服研末；或煎汤；或入丸、散。

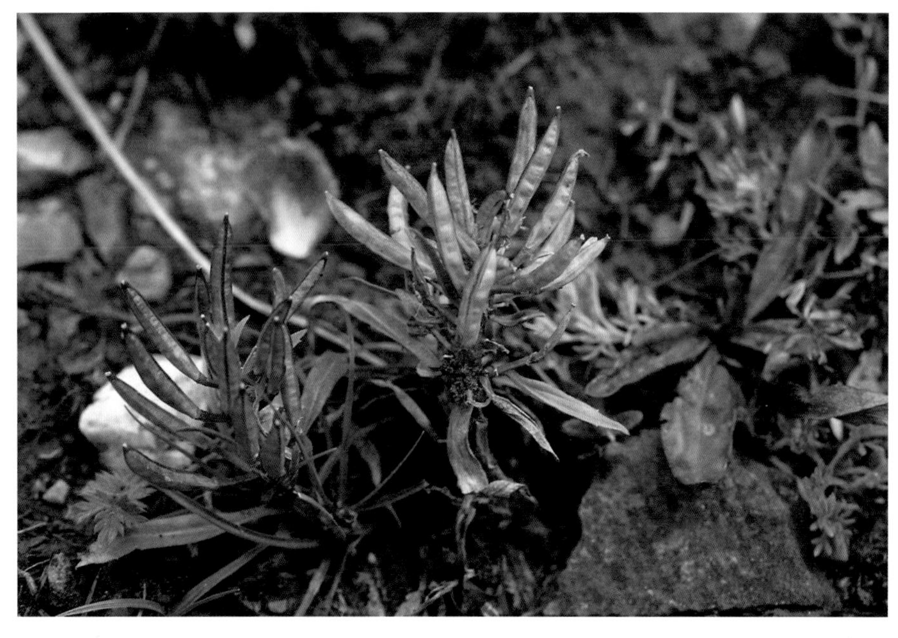

附 注

《月王药诊》《四部医典》《蓝琉璃》《晶珠本草》等均记载有“སྐྱང་ཐག་པ”（巩托巴、冈托巴），言其为解肉毒并治紊乱热之药物；《宇妥本草》记载“巩托巴”的功效为接脉。现代文献对“巩托巴”的基原有争议，“巩托巴”系南、北派藏医用药差异的品种之一，其基原主要包括十字花科糖芥属和大蒜芥属（*Sisymbrium*）多种植物，卫藏地区藏医习用糖芥属植物，而西藏昌都、四川、甘肃等地藏医习用大蒜芥属植物。《西藏藏标》以“སྐྱང་ཐག་པ/ 巩托巴 / 糖芥子”之名收载了山柳菊叶糖芥 *E. hieracifolium* L.，并在“附录”中说明，其基原还有紫花糖芥 *E. chamaephyton* Maxim.、长果糖芥 *E. longisiliquum* Hook. f. et Thoms.（长角糖芥）；《青海藏标》以“垂果大蒜芥 /སྐྱང་ཐག་པ/ 刚托巴”之名收载了垂果大蒜芥 *S. heteromallum* C. A. Mey.，规定的功能和主治与糖芥属植物也略有差异。（参见“垂果大蒜芥”“山柳菊叶糖芥”条）

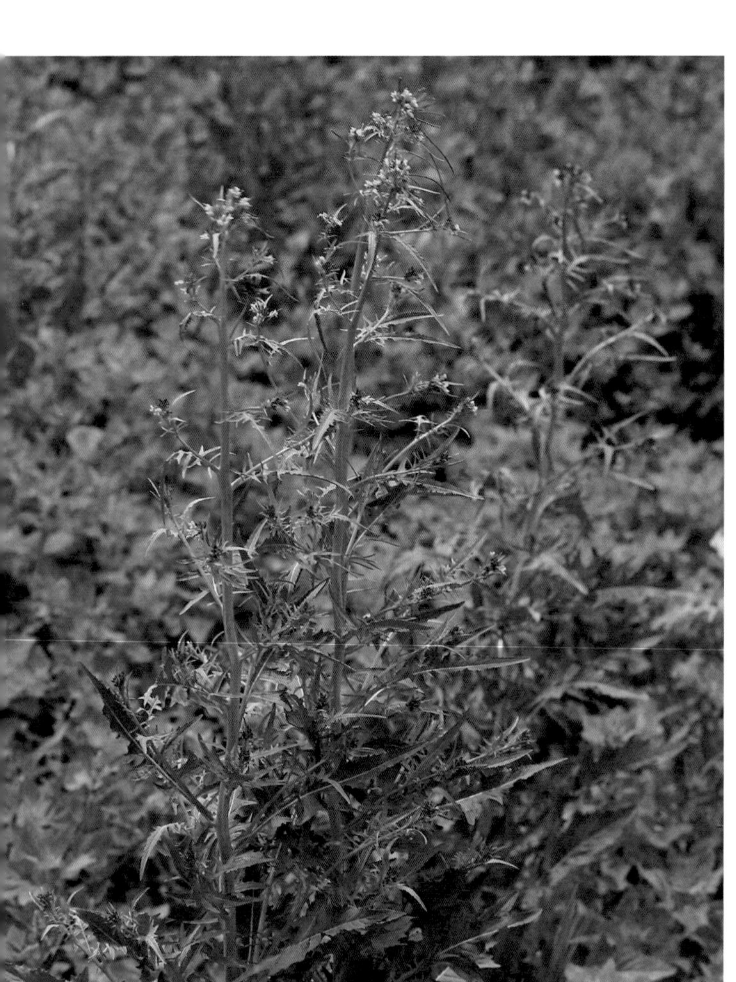

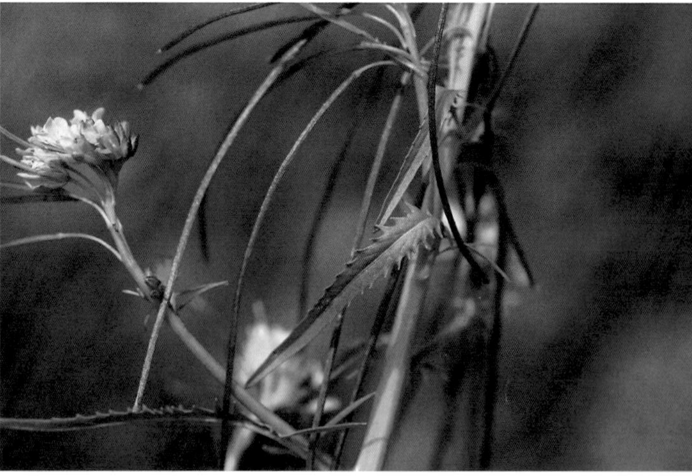

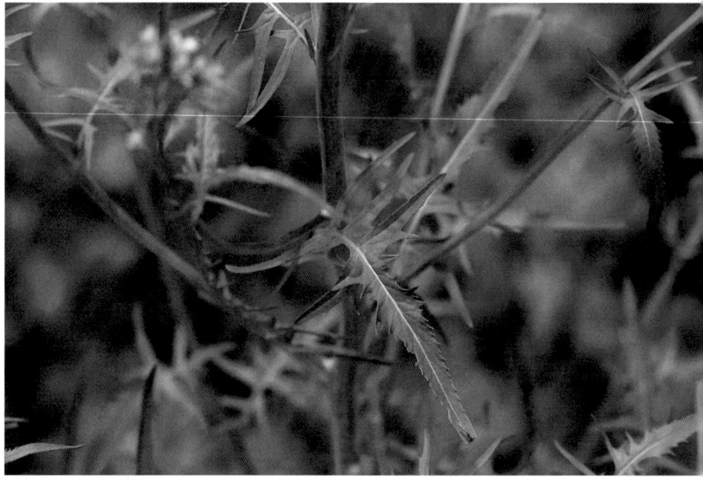

十字花科（Cruciferae） 大蒜芥属（*Sisymbrium* L.）

垂果大蒜芥 *Sisymbrium heteromallum* C. A. Mey.

药 材 名 垂果大蒜芥；སྒང་ཐོག་པ（刚托巴、冈托巴）。

标 准 《青海藏标》（1992 年版）。

植物形态 参见《中国植物志》第三十三卷第 411 页。

分布与生境 分布于我国山西、陕西、甘肃、青海、新疆、四川、云南、西藏（察雅）。生长于海拔 900 ~ 3 500 m 的林下、阴坡、河边。欧洲北部及蒙古、印度北部等也有分布。

药用部位　成熟种子。

采收与加工　果实成熟后采集果实，除去果皮及杂质，晾干。

性　　味　味辛、苦，性凉。

功能与主治　用于肉毒症，骚热病，血病，肺病。

用量与用法　6 ~ 9 g。

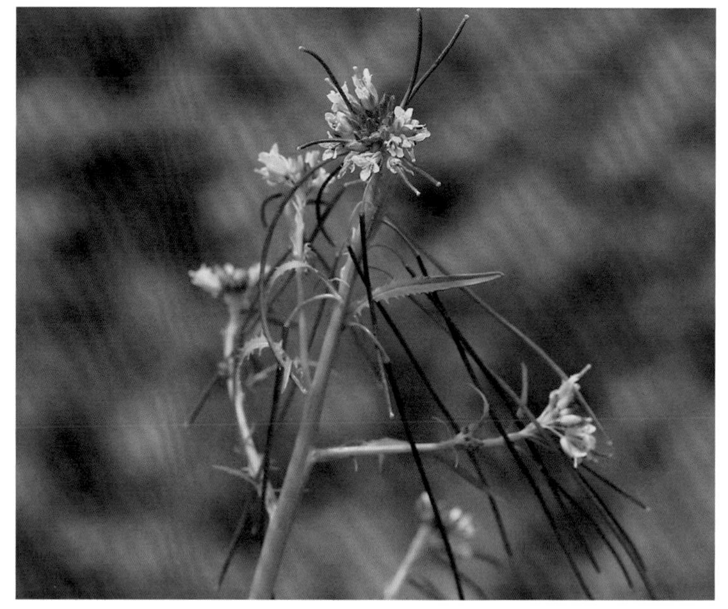

附　注

《月王药诊》《四部医典》《蓝琉璃》等记载有"སྒང་ཐོག་པ།"（刚托巴、冈托巴、巩托巴）；《宇妥本草》记载"刚托巴"为接脉之药物；《晶珠本草》将其归于"旱生草类药物"的"果实类药物"中，言其为解肉毒、治紊乱热之药物。现代文献记载的"冈托巴"的基原均为十字花科植物，涉及大蒜芥属、糖芥属（*Erysimum*）、蔊菜属（*Rorippa*）、芝麻菜属（*Eruca*）、播娘蒿属（*Descurainia*）等的多种植物。"刚托巴"系南、北派藏医用药差异的品种之一，各地藏医使用的种类有所不同，不同文献记载的基原也有交叉。西藏昌都、四川甘孜、甘肃中部等地藏医习用垂果大蒜芥 *S. heteromallum* C. A. Mey.，《青海藏标》以"垂果大蒜芥 /སྒང་ཐོག་པ།/ 刚托巴"之名收载了该种；而卫藏地区藏医习用山柳菊叶糖芥 *Erysimum hieracifolium* L. 等多种糖芥属植物，《西藏藏标》以"སྒང་ཐོག་པ།/ 巩托巴 / 糖芥子"之名收载了该种，并在"附录"中说明，其基原还有紫花糖芥 *Erysimum chamaephyton* Maxim.、长果糖芥 *Erysimum longisiliquum* Hook. f. et Thoms.（长角糖芥），但规定的功能与主治为"清热，镇咳，解毒。用于紊乱热，肺病，肉食中毒，血热等证"，与垂果大蒜芥 *S. heteromallum* C. A. Mey. 的功能与主治有所差异。（参见"山柳菊叶糖芥""紫花糖芥"条）

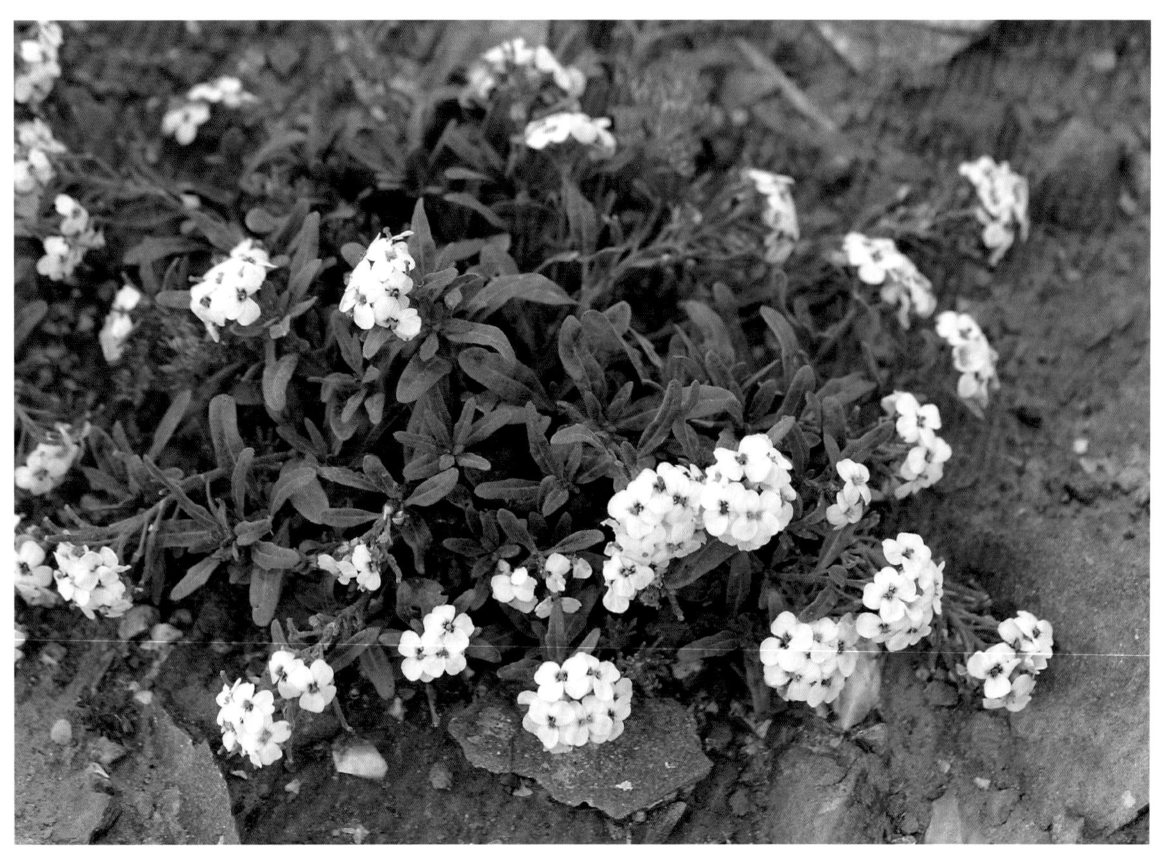

十字花科（Cruciferae）　念珠芥属 [*Torularia* (Coss.) O. E. Schulz]

蚓果芥 *Torularia humilis* (C. A. Mey.) O. E. Schulz

药 材 名　蚓果芥；ཅི་ཝ་ལ་ཕུག（久拉卜）。

标　　准　《西藏藏标》。

植物形态　参见《中国植物志》第三十三卷第 427 页。

分布与生境　分布于我国西藏、青海、甘肃、新疆、陕西、河南、河北、内蒙古。生长于海拔 1 000 ～ 4 200 m 的林下、河滩、草地。北美洲、中亚及朝鲜、蒙古等也有分布。

药用部位　全草。

采收与加工　秋季采集，晾干。

性　　味　味辛、苦，化后味苦，性温。

功能与主治　解毒，助消化。用于消化不良，肉食中毒，腹胀等。

用量与用法　2 ~ 3 g。内服研末。

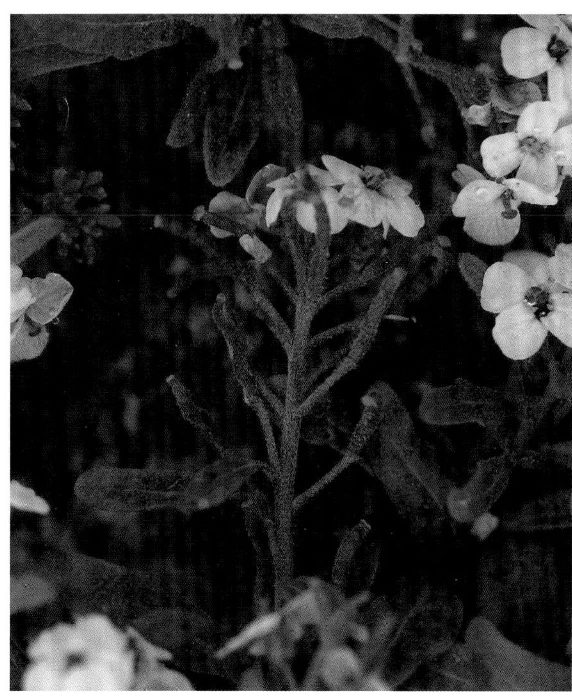

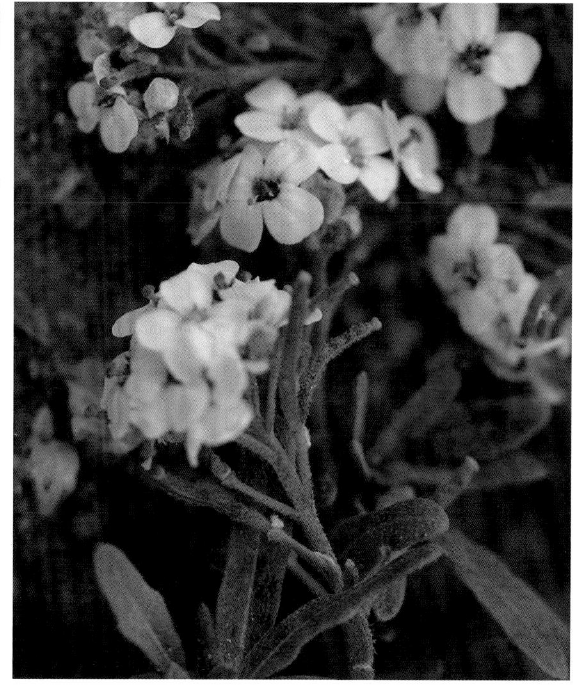

附　注

“བྱི་ཝུ་ལ་ཕུག།”（齐乌拉卜、切乌拉普、丘拉扑）为《月王药诊》等记载的消食解毒之药物。《蓝琉璃》言“齐乌拉卜”有上、下 2 品。《晶珠本草》将“齐乌拉卜”归于“旱生草类药物”的“根叶花果全草类药物”中，并在“果实类药物”中记载有治疗疔毒之药物“ཤང་ཚེ།”（象扯）。现代文献记载的“象扯”和“齐乌拉卜”的基原有交叉，涉及十字花科、桔梗科、石竹科的多属多种植物，以全草或种子入药，2 类药材的功效有相似之处。据文献记载，十字花科植物蚓果芥 *T. humilis* (C. A. Mey.) O. E. Schulz 为“齐乌拉卜”或“象扯”的基原之一，《西藏藏标》以“བྱི་ཝུ་ལ་ཕུག/久拉卜 / 蚓果芥”之名收载了该种。文献记载的作“齐乌拉卜”或“象扯”基原的还有毛葶苈 *Draba eriopoda* Turcz.、葶苈 *Draba nemorosa* L.、播娘蒿 *Descurainia sophia* (L.) Webb. ex Prantl、腺异蕊芥 *Dimorphostemon glandulosus* (Kar. et Kir.) Golubk.、涩芥 *Malcolmia africana* (L.) R. Br. 等十字花科的多属多种植物，以及桔梗科植物黄钟花 *Cyananthus flavus* Marq.、石竹科植物滇藏无心菜 *Arenaria napuligera* Franch. 等。

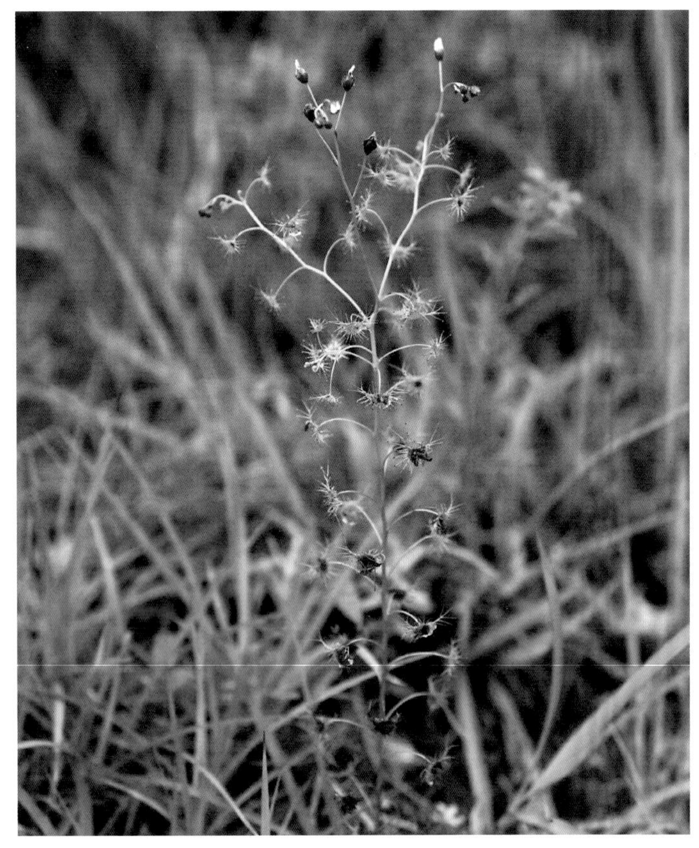

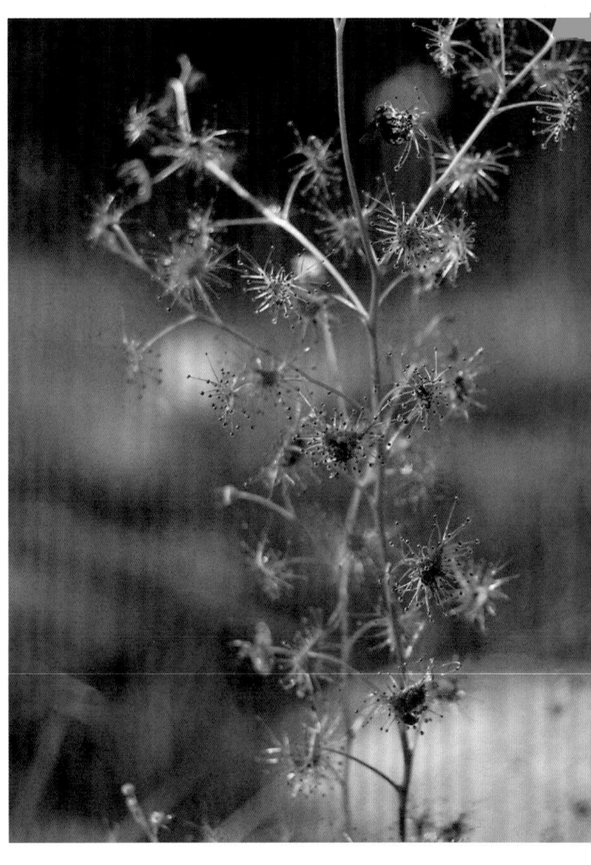

茅膏菜科（Droseraceae） 茅膏菜属（*Drosera* L.）

茅膏菜 *Drosera peltata* Smith var. *multisepala* Y. Z. Ruan

药 材 名 茅膏菜；རྡག་ཏ།（达莪）。

标 准 《部标藏药·附录》。

植物形态 参见《中国植物志》第三十四卷第一分册第 25 页。

分布与生境 分布于我国云南、四川西南部、贵州西部、西藏南部和西南部（吉隆）。生长于海拔 1 200 ~ 3 650 m 的松林和疏林下、草丛、灌丛、田边、水旁、草坪。

药用部位 全草。

采收与加工 7 ~ 8 月采收，晾干。

性　　味　味辛，性温。

功能与主治　滋补强身，补血，补肾，聪敏官窍，柔润肌肤，活血调经。用于体虚多病，五官功能减退，月经不调等。对于无病者具有滋补强身、抗皱、延年益寿等功效。

用量与用法　10 ~ 12 g。内服煎汤；或入丸、散。

附　注

“འོད་ལྡན།”（喔登）始载于《晶珠本草》，又被称为“རྟག་ངུ།”（达鄂），为治血病、“赤巴”病及滋补益寿、利器荣色、增强体力之药物，有花黄色的“འོད་ལྡན།”（喔登）和花白色的“འོད་ལྡན་དཀར་པོ”（欧丹嘎布）2 种。关于黄、白“喔登”的形态，《晶珠本草》言花黄色者“茎叶状如‘སུམ་ཏིག’（松蒂）[虎耳草科植物篦齿虎耳草 *Saxifraga umbellulata* Hook. f. et Thoms. var. *pectinata* (Marquand et Airy-Shaw) J. T. Pan]；花黄色，经常有露状黏液；根状如‘གྲོ་མ’（卓玛）（蔷薇科植物蕨麻 *Potentilla anserina* L. 的块根，俗称‘人参果’）”；花白色者“除四片叶片很大外，别的叶片贴在地上，茎、花黏液等均似松蒂，而植株较短，无块根，花白色……果荚红色有两个尖”。现代文献记载的“喔登”的基原涉及茅膏菜科茅膏菜属、虎耳草科虎耳草属（*Saxifraga*）和梅花草属（*Parnassia*）的多种植物，但不同文献对黄、白 2 种“喔登”的基原有争议。文献记载的黄、白“喔登”的基原有优越虎耳草 *S. egregia* Engl.、茅膏菜 *D. peltata* Smith var. *multisepala* Y. Z. Ruan、新月茅膏菜 *D. peltata* Smith var. *lunata* (Buch.-Ham.) C. B. Clarke、光萼茅膏菜 *D. peltata* Smith var. *glabrata* Y. Z. Ruan（喔登）、黑蕊虎耳草 *S. melanocentra* Franch.（欧丹嘎布、达莪）、异叶虎耳草 *S. diversifolia* Wall. ex Ser. 及梅花草属植物（达莪），这些植物的形态均有与《晶珠本草》的记载相符之处。

《晶珠本草》记载“喔登（达鄂）”具块根。《中国植物志》记载茅膏菜属植物中具球茎的种类我国仅有茅膏菜 *D. peltata* Smith var. *multisepala* Y. Z. Ruan 和光萼茅膏菜 *D. peltata* Smith var. *glabrata* Y. Z. Ruan 2 个变种，前变种在青藏高原有分布，后变种仅分布于华东、华南、华中的低海拔地区。部分藏医药文献记载“喔登（达鄂）”的基原为光萼茅膏菜 *D. peltata* Smith var. *glabrata* Y. Z. Ruan、新月茅膏菜 *D. peltata* Smith var. *lunata* (Buch.-Ham.) C. B. Clarke。《部标藏药 · 附录》以“茅膏菜 /རྟག་ངུ/ 达莪”之名收载了茅膏菜 *D. peltata* Smith var. *lunata* (Buch.-Ham.) C. B. Clarke（新月茅膏菜）。《中国植物志》记载 *D. peltata* Smith var. *lunata* (Buch.-Ham.) C. B. Clarke 为茅膏菜 *D. peltata* Smith var. *multisepala* Y. Z. Ruan 的异名。据鉴定，采自西藏林芝及吉隆等的标本也为茅膏菜 *D. peltata* Smith var. *multisepala* Y. Z. Ruan，藏医药用的应以该种为主，本书暂收录，以供参考。

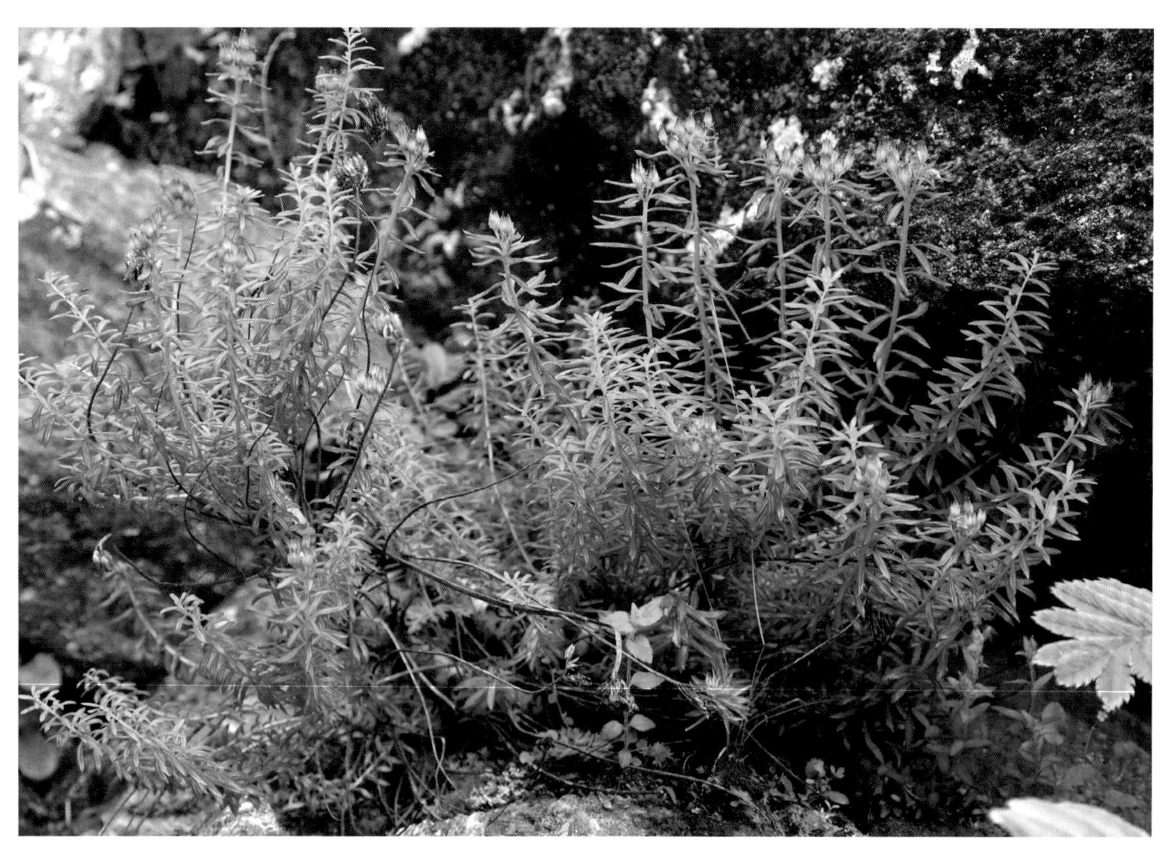

景天科（Crassulaceae） 红景天属（*Rhodiola* L.）

长鞭红景天 *Rhodiola fastigiata* (Hook. f. et Thoms.) S. H. Fu

药 材 名 长鞭红景天；ལྷ་ཚན་དམར་པོ།（拉灿玛保）。

标 准 《四川藏标》（2020 年版）。

植物形态 参见《中国植物志》第三十四卷第一分册第 181 页。

分布与生境 分布于我国西藏（林芝）、云南、四川。生长于海拔 2 500 ～ 5 400 m 的山坡石上。尼泊尔、印度、不丹等也有分布。

药用部位 根及根茎。

采收与加工 秋季采挖，除去杂质，洗净，干燥或切厚片干燥。

性 味 味涩、苦、甘，性凉。

功能与主治 清热，利肺。用于感冒引起的肺炎，气管炎，口臭。

用量与用法 3 ~ 9 g。内服煎汤；或入丸、散。

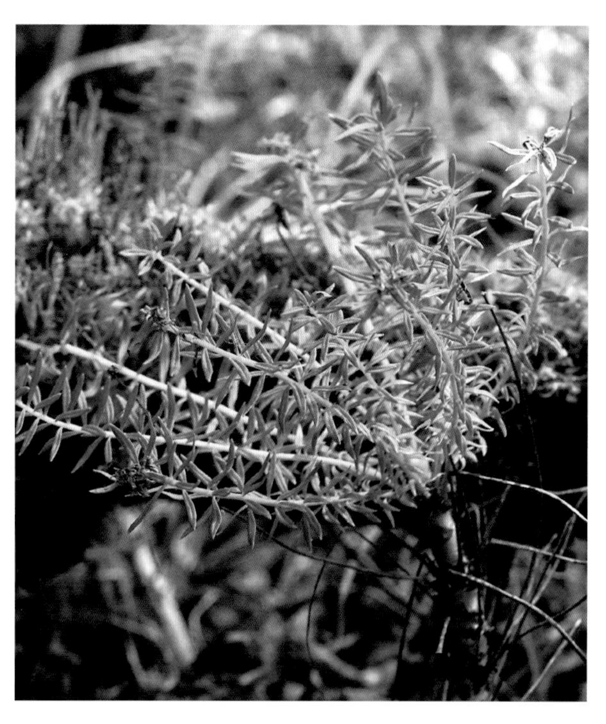

附　注

《四部医典》中记载有治肺病之药物“སྲོ་ལོ་དམར་པོ།”（索罗玛布、索罗玛保）。《蓝琉璃》分别记载有“སྲོ་ལོ།”（索罗）和“ཚན།”（灿），言前者分为白［“སྲོ་ལོ་དཀར་པོ།”（索罗嘎保、索罗嘎布）］、紫［“སྲོ་ལོ་སྨུག་པོ།”（索罗木保）］2 类，后者分为白［“ཚན་དཀར།”（灿嘎尔）］、红［“ཚན་དམར།”（灿玛尔）］、黄［“ཚན་སེར།”（灿塞尔）］3 类。《晶珠本草》以“སྲོ་ལོ་སུག་འདྲ།”（索罗索扎）为条目名，言其为清肺热之药物，记载其按花色分为白（索罗嘎保）、紫（索罗木保）、红［“སྲོ་ལོ་དམར་པོ།”（索罗玛保）］3 种；其中，“索罗玛保”又分为多种，总称为“ཚན།”（灿），“灿”的红者（灿玛尔）又分为神［“ལྷ་ཚན།”（拉灿）］、鬼［“འདྲེ་ཚན།”（哲灿）］、雌［“མོ་ཚན།”（母灿）］、雄［“ཕོ་ཚན།”（破灿）］、中［“མ་ནིང་ཚན།”（玛宁灿）］5 种。现代文献记载的“索罗玛保”和“灿”的基原涉及景天科的多属多种植物，以红景天属植物为主。据文献记载，长鞭红景天 *R. fastigiata* (Hook. f. et Thoms.) S. H. Fu 为“索罗玛保”的基原之一，又称“ལྷ་ཚན་དམར་པོ།”（拉灿玛保，即“灿”的神者品种）；《四川藏标》（2020 年版）以“长鞭红景天 /ལྷ་ཚན་དམར་པོ།/ 拉灿玛保”之名收载了该种。四川甘孜藏医则将长鞭红景天 *R. fastigiata* (Hook. f. et Thoms.) S. H. Fu 和四裂红景天 *R. quadrifida* (Pall.) Fisch. et Mey. 作为紫者（索罗木保）的基原。《晶珠本草》另条记载有“ག་དུར།”（嘎都尔），言其分为上［“ལི་ག་དུར།”（勒嘎都、力嘎都）］、下［“ག་དུར་དམན་པ།”（嘎都尔曼巴）］2 品。据文献记载，现各地藏医使用的“嘎都尔”的基原涉及景天科红景天属、虎耳草科岩白菜属（*Bergenia*）、牻牛儿苗科老鹳草属（*Geranium*）、蓼科蓼属（*Polygonum*）等的多种植物，青海藏医也将长鞭红景天 *R. fastigiata* (Hook. f. et Thoms.) S. H. Fu 作“ལི་ག་དུར།”（勒嘎都）使用，“勒嘎都”的功能和主治与“拉灿玛保”（索罗玛保）不同。（参见“大花红景天”“单花荠”“宽果丛菔”“唐古红景天”“岩白菜”等条）

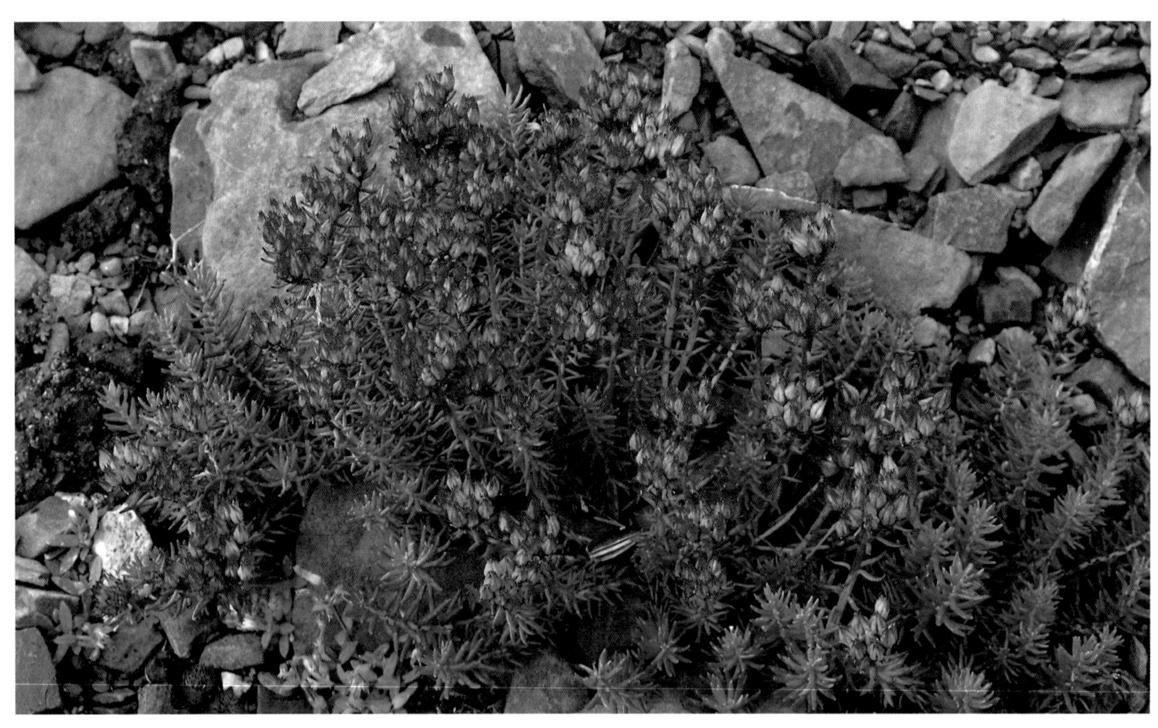

景天科（Crassulaceae） 红景天属（*Rhodiola* L.）

唐古红景天

Rhodiola algida (Ledeb.) Fisch. et Mey. var. *tangutica* (Maxim.) S. H. Fu [*R. tangutica* (Maximowicz) S. H. Fu]

药 材 名 红景天；ག་དུར།（嘎都儿）。唐古特红景天；སྲོ་ལོ་དམར་པོ།（索罗玛布、索罗玛保、苏罗玛保、索洛玛保）。

标　　准 《藏标》、《青海藏标》（1992 年版）。

植物形态 参见《中国植物志》第三十四卷第一分册第 186 页。

分布与生境 分布于我国四川、青海、甘肃（合作）、宁夏。生长于海拔 2 000 ~ 4 700 m 的高山石缝、近水处。

药用部位 根及根茎。

采收与加工 秋季采挖，除去粗皮，晒干。

性　　味 红景天：味涩，性凉。

唐古特红景天：味涩、苦、微甘，化后味苦，性寒。

功能与主治　红景天：清热解毒，消肿。用于温病，肺热症，中毒，四肢肿胀等。

唐古特红景天：清热，养肺，去口臭，滋补元气。用于肺病，支气管炎，口臭。

用量与用法　红景天：0.6 ~ 1.2 g。

唐古特红景天：3 ~ 6 g。内服煎汤；或入丸、散。

附　注

《四部医典》中记载有治肺病之药物“སྲོ་ལོ་དམར་པོ།”（索罗玛布）。《蓝琉璃》记载“སྲོ་ལོ།”（索罗）有白、紫 2 种，并另条记载有“ཙན།”（灿），言其有白、红、黄 3 类。《晶珠本草》记载“索罗”类按花色分为白 [“སྲོ་ལོ་དཀར་པོ།”（索罗嘎保、索罗嘎布）]、紫 [“སྲོ་ལོ་སྨུག་པོ།”（索罗木保、苏罗木保）]、红 [“སྲོ་ལོ་དམར་པོ།”（索罗玛保、索罗玛布）]3 种，其中红者又统称“ཙན།”（灿）。《月王药诊》和《四部医典》记载有“ག་དུར།”（嘎都尔、嘎德尔）；《度母本草》记载有“ལི་ག་དུར།”（力嘎都）；《蓝琉璃》言“嘎都尔”又名“ལི་ག་དུར།”（力嘎都、力嘎都尔）。《晶珠本草》记载“嘎都尔”分为上 [“ལི་ག་དུར།”（力嘎都）]、下 [“ག་དུར་དམན་པ།”（嘎都尔曼巴）]2 品。藏医药用景天科植物唐古红景天 *R. algida* (Ledeb.) Fisch. et Mey. var. *tangutica* (Maxim.) S. H. Fu 存在“同物异名”现象，不同的标准和专著文献将其作为“སྲོ་ལོ།”（索罗）类的红色品种 [“སྲོ་ལོ་དམར་པོ།”（索罗玛保）] 的基原之一，或作为“ག་དུར།”（嘎都尔）的基原之一。《部标藏药》以“红景天 /སྲོ་ལོ་དམར་པོ།/ 索罗玛布”之名、《青海藏标》等以“唐古特红景天 /སྲོ་ལོ་དམར་པོ།/ 索洛玛保”之名分别收载了大花红景天 *R. crenulata* (Hook. f. et Thoms.) H. Ohba 和唐古特红景天 *R. algida* (Ledeb.) Fisch. et Mey. var. *tangutica* (Maxim.) S. H. Fu（唐古红景天）；《部标藏药・附录》以“力嘎都 / ལི་ག་དུར།”之名、《青海藏标》（1992 年版）以“红景天 /ག་དུར།/ 嘎德尔”之名收载了狭叶红景天 *R. kirilowii* (Regel) Maxim. 等同属数种植物；《藏标》以“红景天 /ག་དུར།/ 嘎都儿”之名收载了大株红景天 *R. kirilowii* (Regel) Maxim.（狭叶红景天）、唐古红景天 *R. algida* (Ledeb.) Fisch. et Mey. var. *tangutica* (Maxim.) S. H. Fu。上述标准中收载的各种均以根及根茎入药，但规定的功能与主治不同。虎耳草科植物岩白菜 *Bergenia purpurascens* (Hook. f. et Thoms.) Engl. 为“嘎都尔”的上品，称“ལི་ག་དུར་མཆོག”（力嘎都穷），《西藏藏标》以“ལི་ག་དུར་མཆོག/ 力嘎都穷 / 力嘎都”之名收载了该种。（参见“大花红景天”“狭叶红景天”“岩白菜”条）

《中国植物志》记载 *R. algida* (Ledeb.) Fisch. et Mey. var. *tangutica* (Maxim.) S. H. Fu 的中文名为“唐古红景天”，*R. kirilowii* (Regel) Maxim. 的中文名为“狭叶红景天”；*Flora of China* 将唐古红景天的拉丁学名修订为 *R. tangutica* (Maximowicz) S. H. Fu。

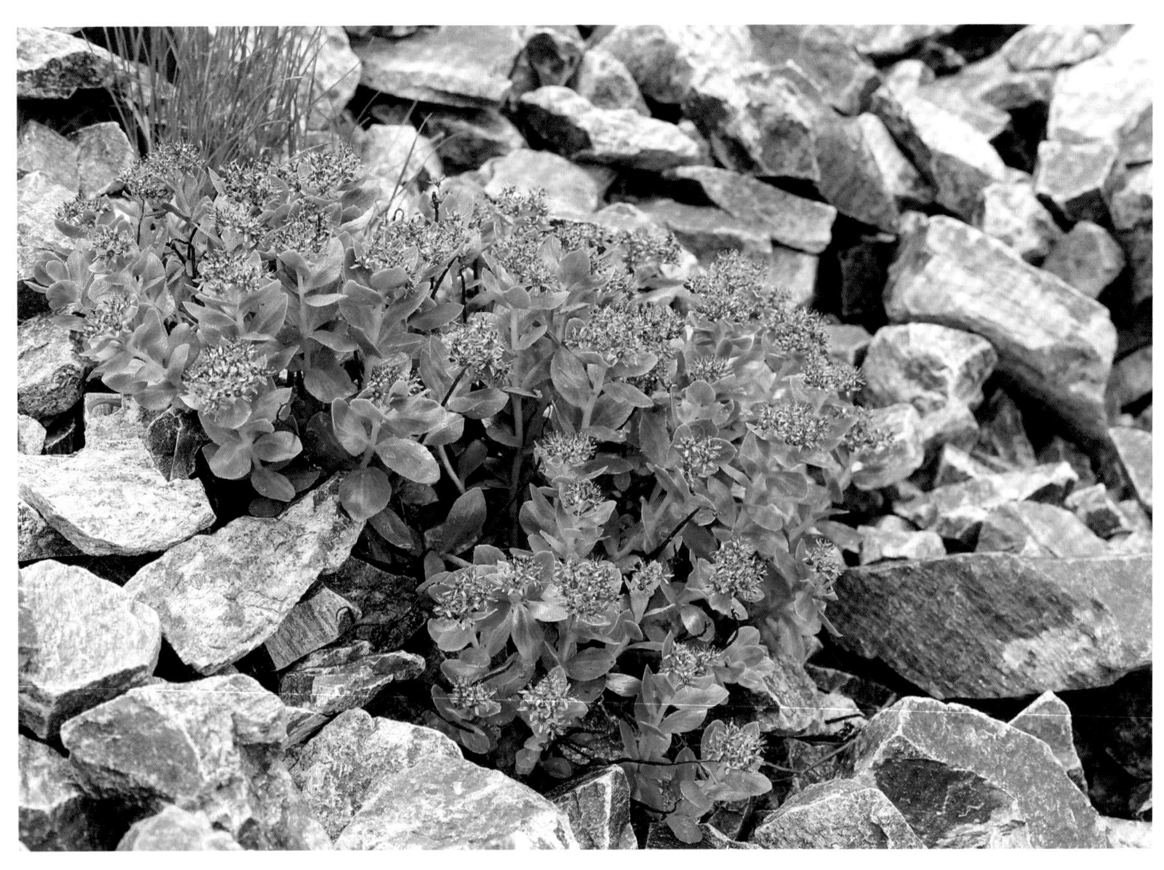

景天科（Crassulaceae） 红景天属（*Rhodiola* L.）

大花红景天 *Rhodiola crenulata* (Hook. f. et Thoms.) H. Ohba

药材名 红景天；སོ་ལོ་དམར་པོ།（索罗玛布、索罗玛保、苏罗玛保、索洛玛保）。

标准 《部标藏药》。

植物形态 参见《中国植物志》第三十四卷第一分册第 191 ~ 192 页。

分布与生境 分布于我国西藏［林芝（工布江达），墨竹工卡］、四川西部（理塘、康定）、云南西北部等。生长于海拔 2 800 ~ 5 600 m 的山坡草地、灌丛、石缝中。尼泊尔、不丹等也有分布。

药用部位 根及根茎。

采收与加工 秋季采挖，除去粗皮，晒干。

性　　味　味涩、苦、微甘，化后味苦，性寒。

功能与主治　清肺止咳，活血通脉，益气安神，滋补强身，除口臭，平喘。用于“洛彩”病，肺炎，肺痨，流行性感冒，高原反应等引起的咳嗽、咳痰、恶心、呕吐、失眠多梦、胸痹心痛、倦怠气喘等，偏瘫，狐臭，体虚无力。

用量与用法　3 ~ 6 g。内服煎汤；或入丸、散。

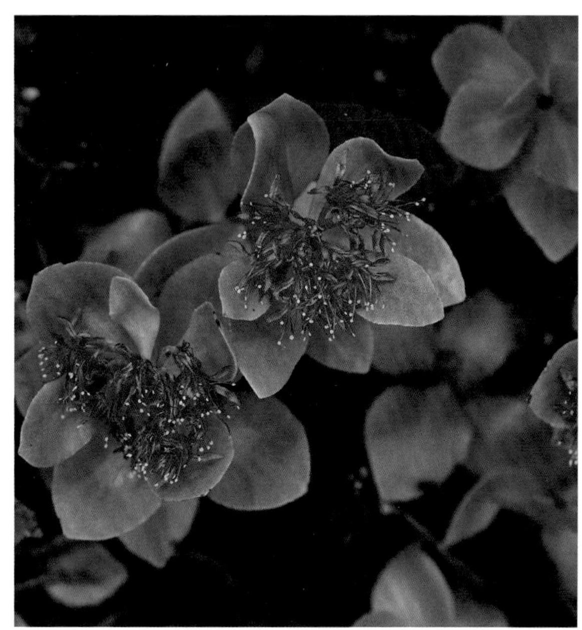

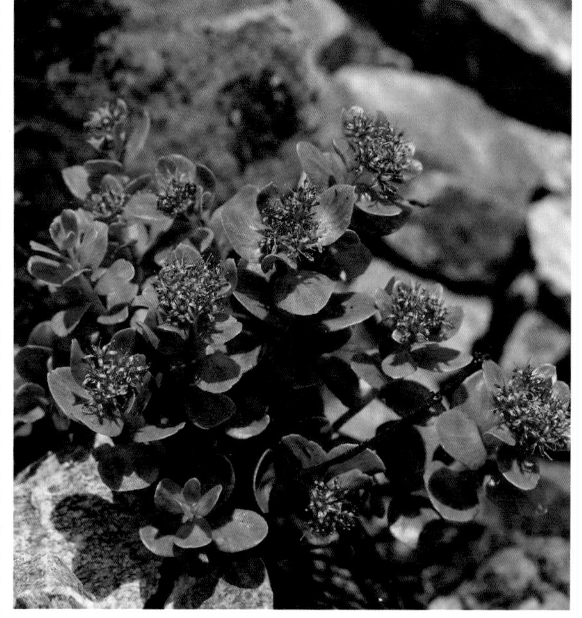

附　注

《四部医典》中记载有治肺病之药物“སྲོ་ལོ་དམར་པོ།”（索罗玛布）。《蓝琉璃》分别记载有“སྲོ་ལོ།”（索罗）和“ཚན།”（灿），言前者分为白、紫2类，后者分为白、红、黄3类。《晶珠本草》将“灿”归入“索罗”类中，言“索罗”按花色分为白[“སྲོ་ལོ་དཀར་པོ།”（索罗嘎保、索罗嘎布）]、紫[“སྲོ་ལོ་སྨུག་པོ།”（索罗木保、苏罗木保）]、红[“སྲོ་ལོ་དམར་པོ།”（索罗玛保、索罗玛布）]3种，其中红者又统称“灿”，也包括多种。“索罗”为一类药材的总称，现代文献记载的“索罗”类的基原主要为景天科和十字花科植物，其中，红者（索罗玛保）的基原均为景天科植物，涉及红景天属的10余种植物及同科其他属植物。《部标藏药》以“红景天/སྲོ་ལོ་དམར་པོ།/索罗玛布”之名、《青海藏标》（1992年版）以“唐古特红景天/སྲོ་ལོ་དམར་པོ།/索洛玛保”之名分别收载了大花红景天 *R. crenulata* (Hook. f. et Thoms.) H. Ohba 和唐古特红景天 *R. algida* (Ledeb.) Fisch. et Mey. var. *tangutica* (Maxim.) S. H. Fu（唐古红景天）。（参见“单花荠”“唐古红景天”条）

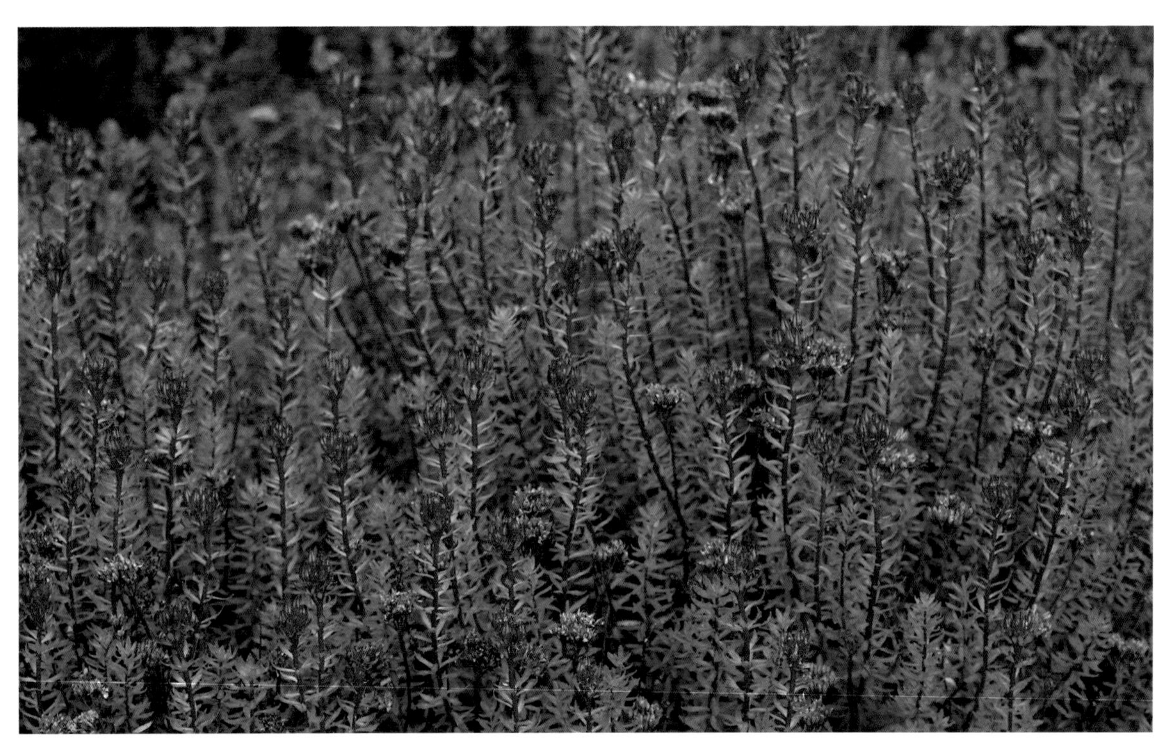

景天科（Crassulaceae） 红景天属（*Rhodiola* L.）

狭叶红景天 *Rhodiola kirilowii* (Regel) Maxim.

药 材 名 力嘎都、红景天；ལི་ག་དུར།（力嘎都）、ག་དུར།（嘎都儿、嘎都尔、嘎德尔）。狭叶红景天；ག་དུར་དམན་པ།（嘎都尔曼巴）、སྤང་ཚན་པ།（榜参巴）。

标　　准 《部标藏药·附录》、《藏标》、《青海藏标》（1992 年版）、《青海藏标》（2019 年版）、《四川藏标》（2014 年版）。

植物形态 参见《中国植物志》第三十四卷第一分册第 194 页。

分布与生境 分布于我国西藏、云南、四川、甘肃（合作）、青海、新疆、陕西、河北。生长于海拔 2 000 ～ 5 000 m 的山地多石草地、石坡。缅甸也有分布。

药用部位 根及根茎。

采收与加工 秋季采挖，洗净泥土（或除去粗皮），晒干。

性　　味　味涩，性凉。（《藏标》）

味辛、甘，性凉。[《青海藏标》（1992 年版）]

味甘、涩，性寒。[《四川藏标》（2014 年版）]

功能与主治　清热解毒，消肿。用于温病，肺热症，中毒，四肢肿胀等。（《藏标》）

除温热，清肺热，利水消肿。用于温热症，肺热症，脉病，水肿。[《青海藏标》（1992 年版）]

活血，清肺，止咳，解热止痛。用于高原反应引起的恶心、呕吐、嘴唇和手心等发紫、全身无力、胸闷、身体虚弱等。[《青海藏标》（2019 年版）]

清热解毒，消肿。用于瘟疫，肺热症，脉热症，伤风感冒，四肢肿胀。[《四川藏标》（2014 年版）]

用量与用法　0.6 ~ 1.2 g[《藏标》《青海藏标》（1992 年版）]；3 ~ 6 g[《青海藏标》（2019 年版）]；3 ~ 9 g[《四川藏标》（2014 年版）]。

附　注

“ག་དུར”（嘎都尔）在《月王药诊》《四部医典》等中均有记载。《度母本草》记载其名为“ལི་ག་དུར”（力嘎都）；《宇妥本草》记载有“གསང་བའི་སྨན་གཅིག”（桑唯曼吉），言其又名“力嘎都”。《晶珠本草》记载“嘎都尔”分为上“力嘎都（力嘎都尔）”、下[“ག་དུར་དམན་པ”（嘎都尔曼巴）]2 品。现代文献记载的“嘎都尔”的基原较为复杂，各地藏医习用的种类不同，涉及景天科红景天属、虎耳草科岩白菜属（*Bergenia*）、牻牛儿苗科老鹳草属（*Geranium*）、蓼科蓼属（*Polygonum*）等的多种植物。青海藏医习用景天科狭叶红景天 *R. kirilowii* (Regel) Maxim. 等红景天属植物，西藏藏医习用虎耳草科植物岩白菜 *B. purpurascens* (Hook. f. et Thoms.) Engl.。《部标藏药·附录》以“力嘎都 /ལི་ག་དུར/”之名、《青海藏标》（1992 年版）以“红景天 /ག་དུར/ 嘎德尔”之名收载了狭叶红景天 *R. kirilowii* (Regel) Maxim. 及其同属数种植物，《青海藏标》（2019 年版）则以“狭叶红景天 /སྲུང་ཚན་པ/ 榜参巴”之名收载了该种，其功能和主治也有所不同；《藏标》以“红景天 /ག་དུར/ 嘎都儿”之名收载了大株红景天 *R. kirilowii* (Regel) Maxim.（狭叶红景天、克氏红景天）、唐古红景天 *R. algida* (Ledeb.) Fisch. et Mey. var. *tangutica* (Maxim.) S. H. Fu；《四川藏标》以“狭叶红景天 /ག་དུར་དམན་པ/ 嘎都尔曼巴”之名收载了狭叶红景天 *R. kirilowii* (Regel) Maxim.；《西藏藏标》则在“ལི་ག་དུར་མཆོག/ 力嘎都穷 / 力嘎都”条下收载了岩白菜 *B. purpurascens* (Hook. f. et Thoms.) Engl.。（参见“唐古红景天”“岩白菜”条）

《中国植物志》记载 *R. kirilowii* (Regel) Maxim. 的中文名为“狭叶红景天”。

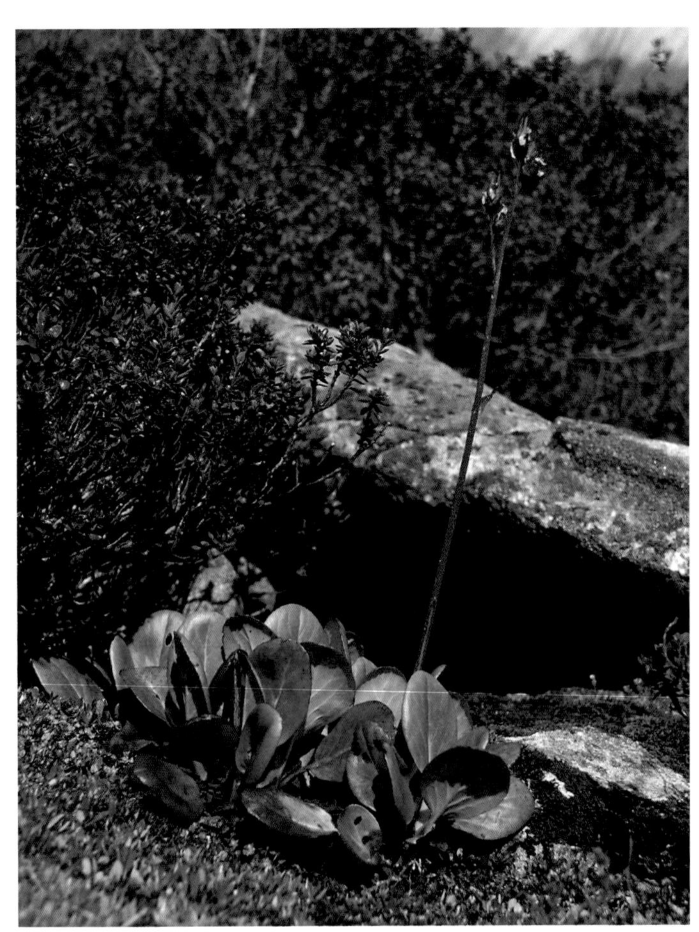
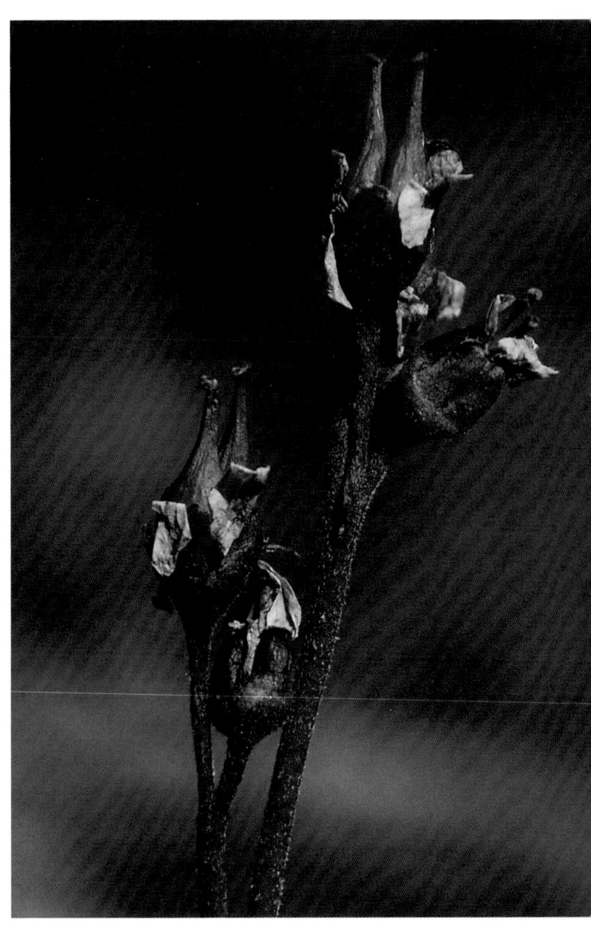

虎耳草科（Saxifragaceae） 岩白菜属（*Bergenia* Moench）

岩白菜 *Bergenia purpurascens* (Hook. f. et Thoms.) Engl.

药 材 名 力嘎都；ལི་ག་དུར་མཆོག（力嘎都窍）。

标　　准 《西藏藏标》。

植物形态 参见《中国植物志》第三十四卷第二分册第 30 页。

分布与生境 分布于我国四川西南部、云南北部、西藏南部和东部（林芝，错那）。生长于海拔 2 700 ～ 4 800 m 的林下、灌丛、高山草甸、高山碎石隙。印度、不丹、尼泊尔等也有分布。

药用部位 根茎。

采收与加工 秋季采挖，洗净泥土，切片，晾干。

性　　味 味辛、涩，化后味苦，性寒。

功能与主治 清热解疫，消肿。用于温病，肺热症，中毒，四肢肿胀。

用量与用法 3 ~ 5 g。内服煎汤；或研末；或入丸、散。

附注

“ག་དུར།”（嘎都尔）在《月王药诊》和《四部医典》中即有记载；《蓝琉璃》言其又名“ལི་ག་དུར།”（力嘎都、力嘎都尔）。《度母本草》记载“力嘎都尔”的功效为治热疫肺病、消散肿胀、引黄水。《晶珠本草》记载“嘎都尔”分为上[“ལི་ག་དུར།”（力嘎都）]、下[“ག་དུར་དམན་པ།”（嘎都尔曼巴）]2品。现代文献记载的“嘎都尔”的基原涉及景天科红景天属（*Rhodiola*）、虎耳草科岩白菜属、牻牛儿苗科老鹳草属（*Geranium*）、蓼科蓼属（*Polygonum*）等的多种植物，各地藏医习用的品种不同。岩白菜 *B. purpurascens* (Hook. f. et Thoms.) Engl. 为西藏藏医习用的品种，其形态与古籍的记载和《四部医典系列挂图全集》的附图（第二十七图的64号图）所示植物较为相符，该种应为上品。《西藏藏标》以“ལི་ག་དུར་མཆོག/ 力嘎都窍 / 力嘎都”之名收载了岩白菜 *B. purpurascens* (Hook. f. et Thoms.) Engl.；《部标藏药·附录》以“力嘎都 /ལི་ག་དུར།/”之名、《藏标》以“红景天 /ག་དུར།/ 嘎都儿”之名、《青海藏标》（1992年版）以“红景天 /ག་དུར།/ 嘎德尔”之名收载了狭叶红景天 *R. kirilowii* (Regel) Maxim.（大株红景天、克氏红景天）、唐古红景天 *R. algida* (Ledeb.) Fisch. et Mey. var. *tangutica* (Maxim.) S. H. Fu 及其同属数种植物；《四川藏标》以“狭叶红景天 /ག་དུར་དམན་པ།/ 嘎都尔曼巴”之名收载了狭叶红景天 *R. kirilowii* (Regel) Maxim.。（参见“唐古红景天”“狭叶红景天”条）

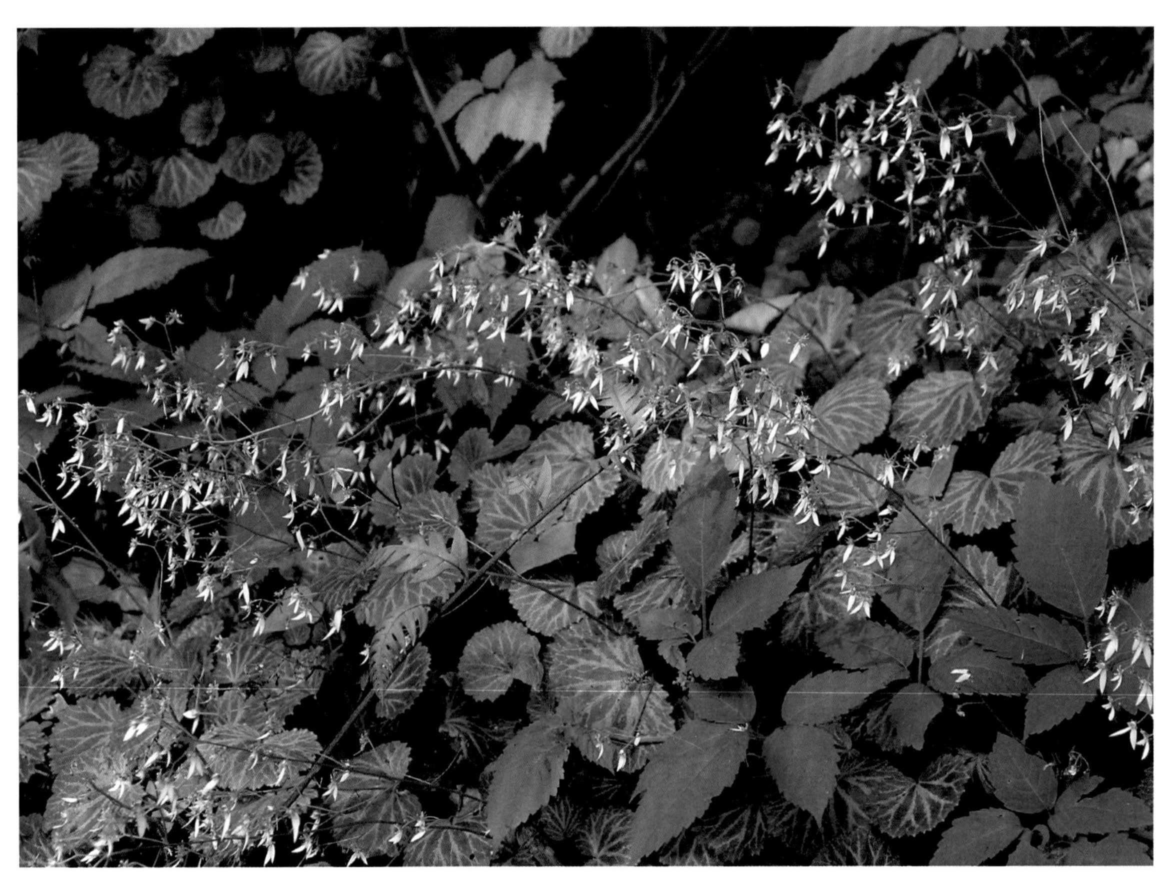

虎耳草科（Saxifragaceae） 虎耳草属（*Saxifraga* Tourn. ex L.）

虎耳草 *Saxifraga stolonifera* Curt.

药 材 名 松蒂；སུམ་ཏིག（松蒂）。

标　　准 《西藏藏标·附录》。

植物形态 参见《中国植物志》第三十四卷第二分册第 75 ~ 76 页。

分布与生境 分布于我国河北、河南、陕西、甘肃东南部、四川、重庆、湖南、湖北、贵州、云南东部和西南部、江西、安徽、浙江、江苏、广东、广西、福建、台湾等。生长于海拔 400 ~ 4 500 m 的林下、灌丛、草甸、阴湿岩隙。朝鲜、日本也有分布。

药用部位 全草。

采收与加工 夏、秋季采集，晾干。

性　　味 味苦，化后味苦，性寒。

功能与主治 清肝胆之热。用于肝热，胆热，疮热，“培赤”病等。

用量与用法 2 ~ 3 g。

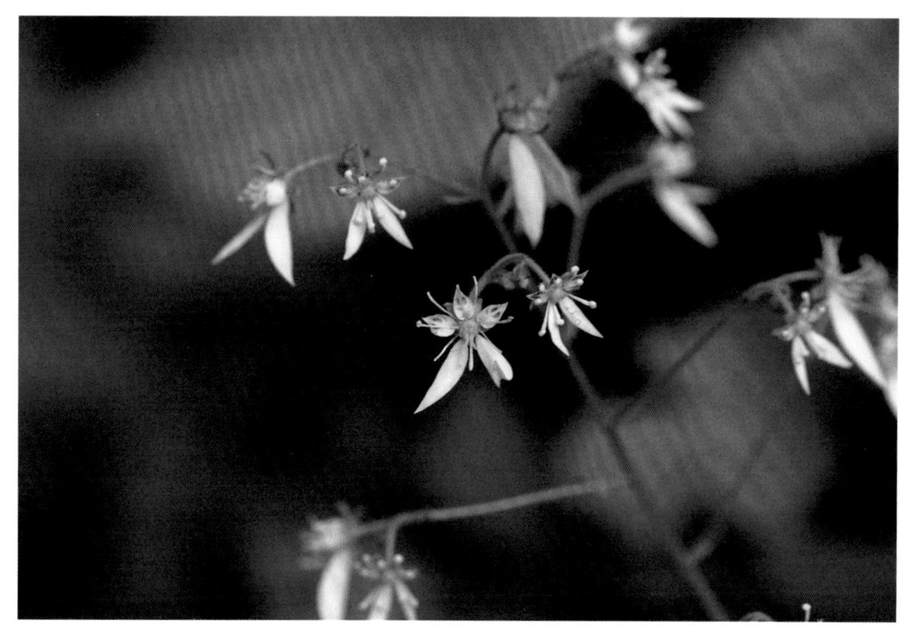

附　注

“ཏིག་ཏ།”（蒂达）为一类主要治疗肝胆疾病的藏药的总称。《晶珠本草》记载“蒂达”分为“印度蒂达”“尼泊尔蒂达”“西藏蒂达”3 类，其中“西藏蒂达”又分为“松蒂”“桑蒂”等 6 种。据现代文献记载和实地调查，现各地藏医使用的“松蒂”几乎均为虎耳草属植物，种类多达 20 余种，各地习用的种类与当地分布的资源种类相关。《部标藏药》等标准中作为“松蒂”或“松居蒂”的基原收载了小伞虎耳草 *S. umbellulata* Hook. f. et Thoms.、伞梗虎耳草 *S. pasumensis* Marq. et Shaw[篦齿虎耳草 *S. umbellulata* Hook. f. et Thoms. var. *pectinata* (Marquand et Airy-Shaw) J. T. Pan]、灯架虎耳草 *S. candelabrum* Franch.（虎耳草）、唐古特虎耳草 *S. tangutica* Engl.、聚叶虎耳草 *S. confertifolia* Engl. et Irmsch. 等；《西藏藏标·附录》认为虎耳草 *S. stolonifera* Curt. 也为“松蒂”的基原之一。（参见“篦齿虎耳草”“川西獐牙菜”“唐古特虎耳草”条）

《中国植物志》记载虎耳草的拉丁学名为 *S. stolonifera* Curt.，*S. candelabrum* Franch. 的中文名为“灯架虎耳草”。

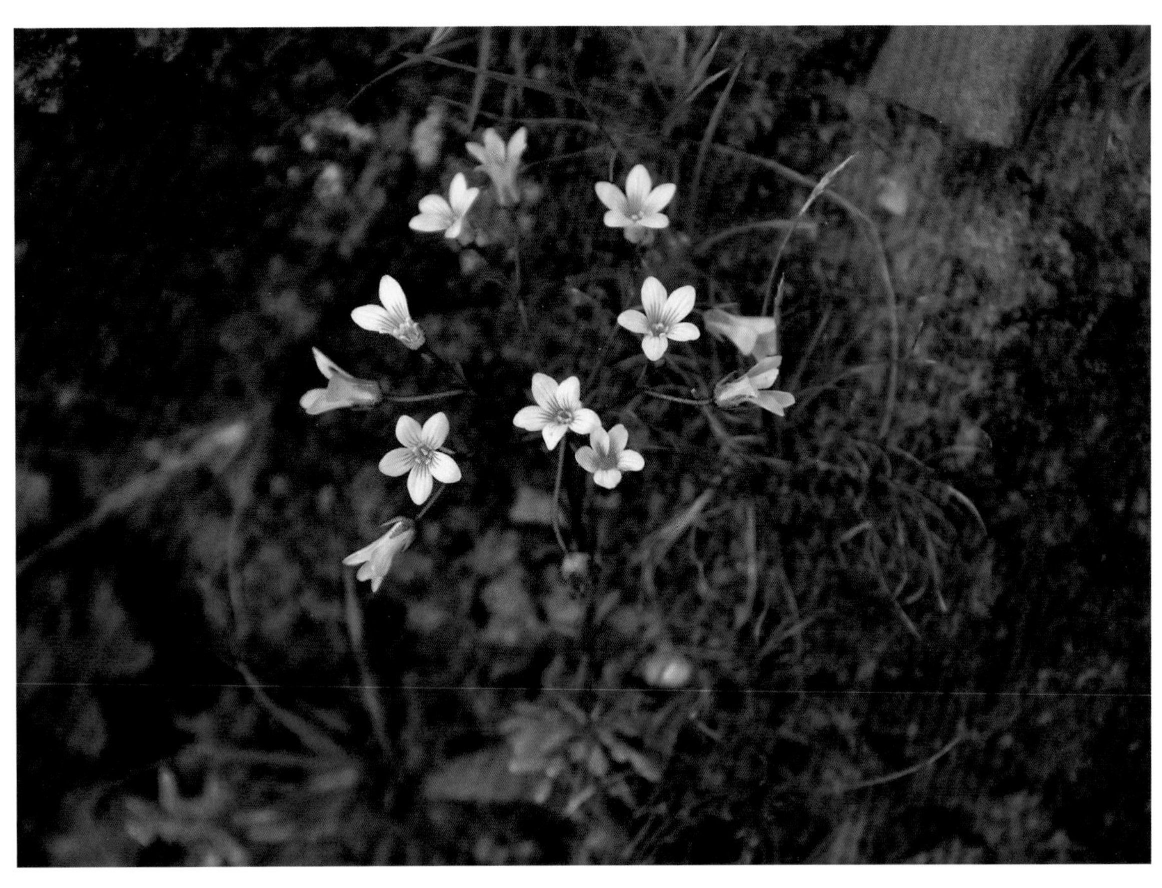

虎耳草科（Saxifragaceae） 虎耳草属（*Saxifraga* Tourn. ex L.）

小伞虎耳草 *Saxifraga umbellulata* Hook. f. et Thoms.

药 材 名 松蒂、小伞虎耳草、松久蒂达；སུམ་ཏིག（松蒂、松滴）、སུམ་ཅུ་ཏིག（松居蒂、松吉滴、松吉斗）、སུམ་ཅུ་ཏིག་ཏ།（松久蒂达）。

标 准 《部标藏药·附录》、《西藏藏标》、《青海藏标·附录》（1992 年版）、《四川藏标》（2020 年版）。

植物形态 参见《中国植物志》第三十四卷第二分册第 165 页。

分布与生境 分布于我国西藏南部和东南部［山南、林芝（工布江达）等］。生长于海拔 3 060 ～ 4 400 m 的沼泽地、岩壁石隙。尼泊尔等也有分布。

药用部位 全草。

采收与加工 夏、秋季花果期采集，除去杂质，晾干。

性　　味 味苦，化后味苦，性寒。

功能与主治 清肝胆之热。用于肝热，胆热，疮热，“培赤”病等。（《西藏藏标》）

清肝利胆，排脓敛疮。用于肝热，胆囊热，感冒发热，疮热等。[《四川藏标》（2020 年版）]

用量与用法 2 ~ 3 g（《西藏藏标》）；3 ~ 9 g [《四川藏标》（2020 年版）]。

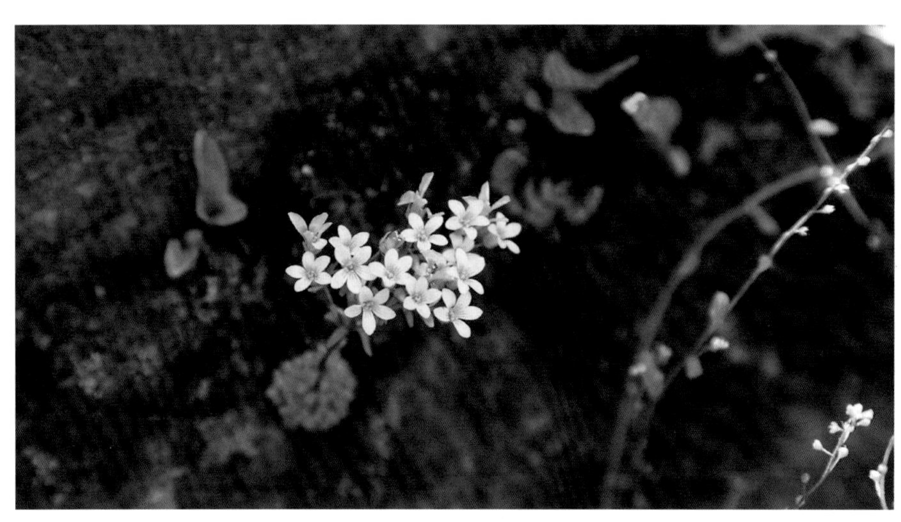

附　注

“ཏིག་ཏ།”（蒂达）为一类主要治疗肝胆疾病的藏药的总称。《晶珠本草》记载“蒂达”分为“印度蒂达”“尼泊尔蒂达”“西藏蒂达”3 类，其中“西藏蒂达”又分为“松蒂”“桑蒂”“俄蒂”等 6 种。据现代文献记载和实地调查，现各地藏医使用的“西藏蒂达”的“སུམ་ཏིག”[松蒂，又名“སུམ་ཅུ་ཏིག”（松居蒂）、“སུམ་ཅུ་ཏིག་ཏ།”（松久蒂达）] 的基原几乎均为虎耳草科虎耳草属植物，种类多达 20 种，各地习用的种类与当地分布的资源种类相关。《部标藏药》《四川藏标》等标准作为“松蒂”“松居蒂”或“松久蒂达”的基原收载了小伞虎耳草 *S. umbellulata* Hook. f. et Thoms.、伞梗虎耳草 *S. pasumensis* Marq. et Shaw[篦齿虎耳草 *S. umbellulata* Hook. f. et Thoms. var. *pectinata* (Marquand et Airy-Shaw) J. T. Pan]、灯架虎耳草 *S. candelabrum* Franch.（虎耳草）、唐古特虎耳草 *S. tangutica* Engl.、聚叶虎耳草 *S. confertifolia* Engl. et Irmsch.（橙黄虎耳草）、虎耳草 *S. stolonifera* Curt. 等，或还包括其同属数种植物。（参见“篦齿虎耳草”“虎耳草”“唐古特虎耳草”条）

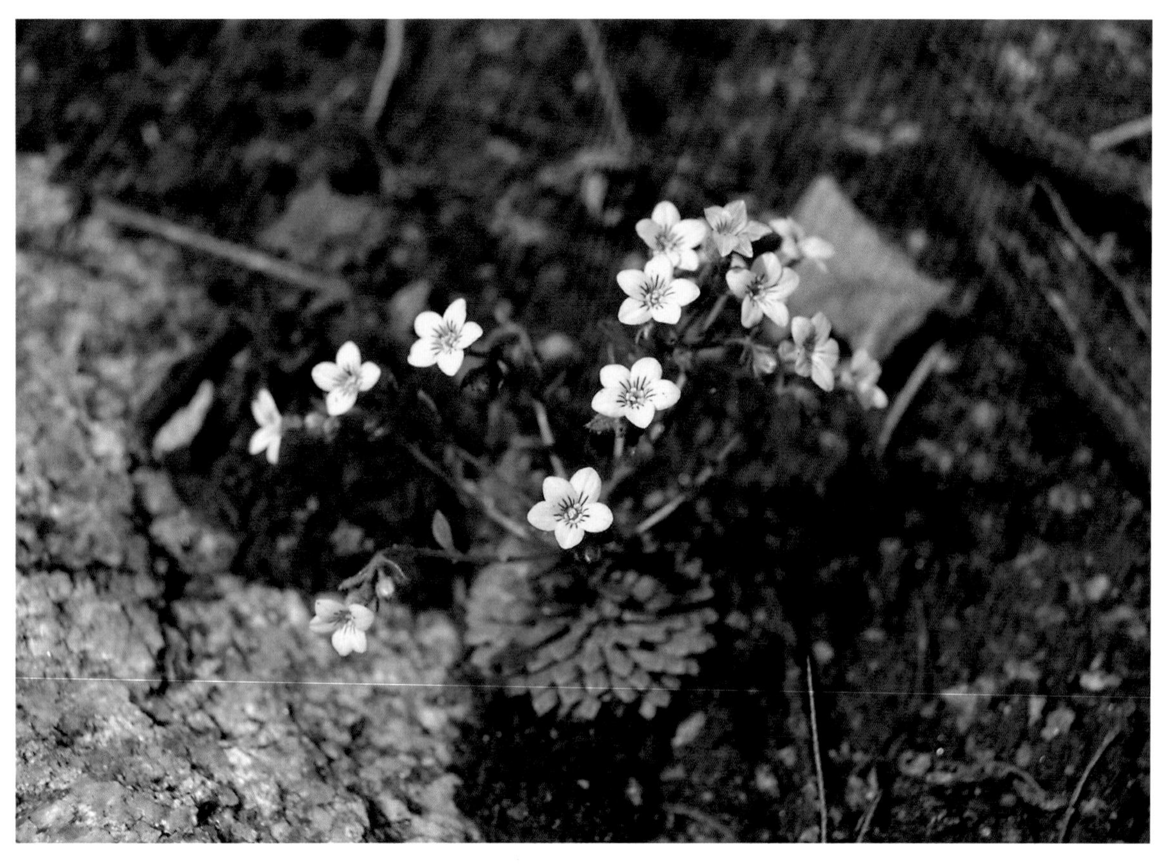

虎耳草科（Saxifragaceae） 虎耳草属（*Saxifraga* Tourn. ex L.）

篦齿虎耳草 *Saxifraga umbellulata* Hook. f. et Thoms. var. *pectinata* (Marquand et Airy-Shaw) J. T. Pan

药 材 名 莲座虎耳草、松蒂、松久蒂达；སུམ་ཏིག（松蒂、松滴）、སུམ་ཅུ་ཏིག（松居蒂）、སུམ་ཅུ་ཏིག་ཏ།（松久蒂达）。

标 准 《藏标》、《西藏藏标》、《四川藏标》（2020 年版）。

植物形态 参见《中国植物志》第三十四卷第二分册第 165 页。

分布与生境 分布于我国西藏东部。生长于海拔 3 000 ～ 4 100 m 的林下、灌丛、岩壁石隙。

药用部位 全草。

采收与加工 夏、秋季花果期采收，除去杂质，晾干。

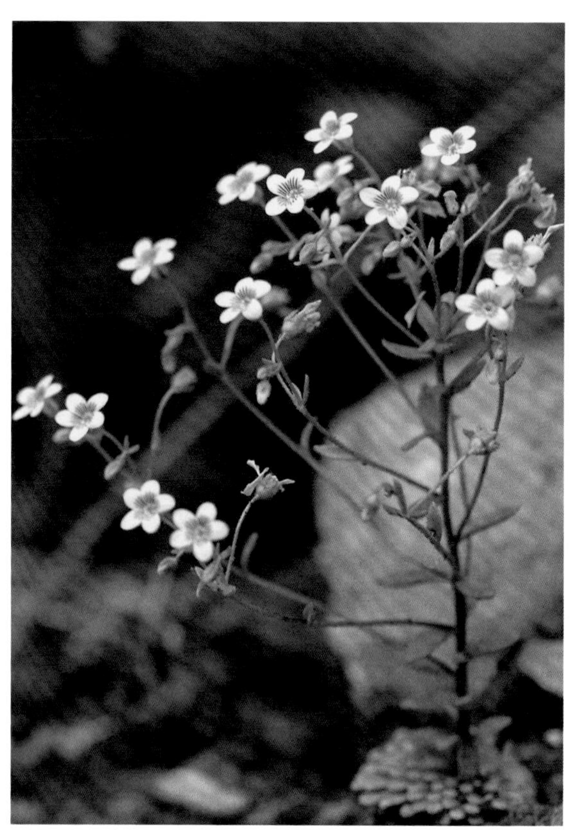

性　　味　味苦，化后味苦，性寒。

功能与主治　清湿热，解热毒。用于肝热，胆热，流行性感冒，高热，疮疡热毒。（《藏标》）

清肝胆之热。用于肝热，胆热，疮热，“培赤”病等。（《西藏藏标》）

清肝利胆，排脓敛疮。用于肝热，胆囊热，感冒发热，疮热等。[《四川藏标》（2020 年版）]

用量与用法　5 ~ 9 g。（《藏标》）

2 ~ 3 g。多配方用。（《西藏藏标》）

3 ~ 9 g。[《四川藏标》（2020 年版）]

附　注

“སུམ་ཏིག”（松蒂）为西藏产“ཏིག་ཏ།”（蒂达）的品种之一；《度母本草》《宇妥本草》记载其为“སུམ་ཅུ་ཏིག”（松居蒂）。据现代文献记载和实地调查，现各地藏医使用的“松蒂”的基原几乎均为虎耳草属植物，涉及 20 余种，各地使用的种类与当地分布的资源种类相关。篦齿虎耳草 *S. umbellulata* Hook. f. et Thoms. var. *pectinata* (Marquand et Airy-Shaw) J. T. Pan 为西藏和四川藏医使用较多的种类，在四川又称“སུམ་ཅུ་ཏིག་ཏ།”（松久蒂达）。《部标藏药 · 附录》《藏标》《西藏藏标》及《青海藏标》等收载的“སུམ་ཏིག”（松蒂）、“སུམ་ཅུ་ཏིག”（松居蒂）或“སུམ་ཅུ་ཏིག་ཏ།”（松久蒂达）的基原包括伞梗虎耳草 *S. pasumensis* Marq. et Shaw[篦齿虎耳草 *S. umbellulata* Hook. f. et Thoms. var. *pectinata* (Marquand et Airy-Shaw) J. T. Pan]、小伞虎耳草 *S. umbellulata* Hook. f. et Thoms.、聚叶虎耳草 *S. confertifolia* Engl. et Irmsch.、唐古特虎耳草 *S. tangutica* Engl.、灯架虎耳草 *S. candelabrum* Franch.（虎耳草）等。（参见“唐古特虎耳草”“小伞虎耳草”条）

《中国植物志》将 *S. pasumensis* Marq. et Shaw 作为篦齿虎耳草 *S. umbellulata* Hook. f. et Thoms. var. *pectinata* (Marquand et Airy-Shaw) J. T. Pan 的异名。

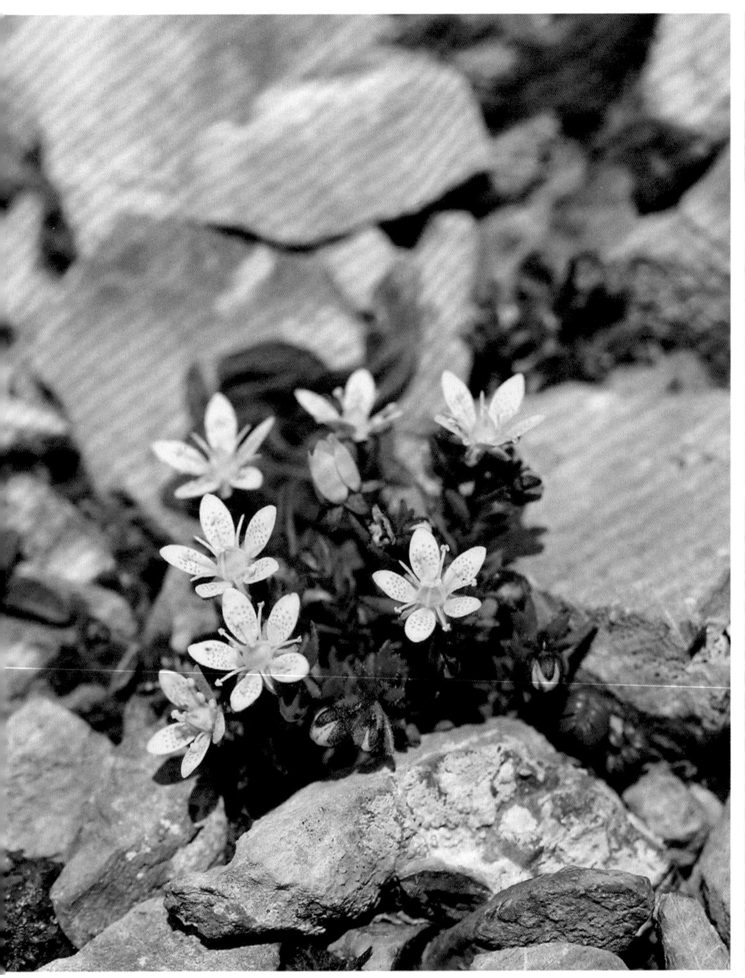

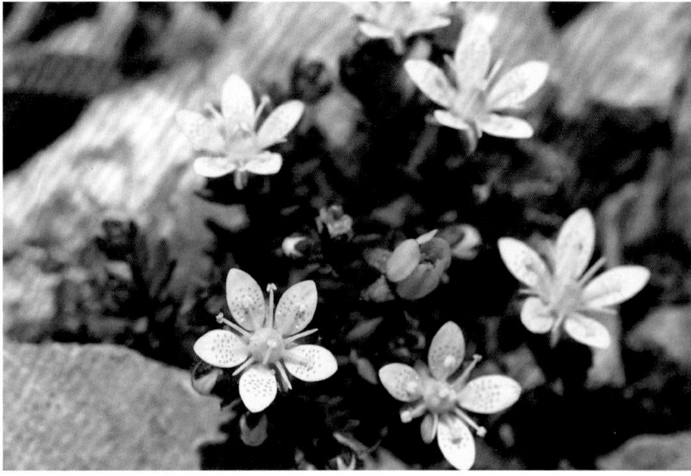

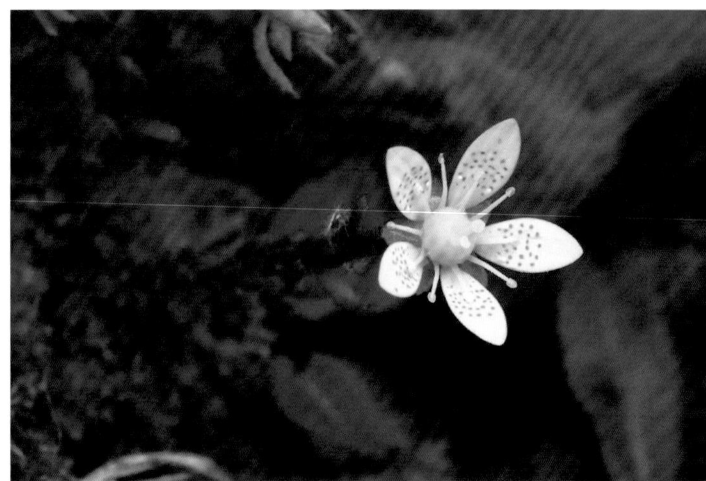

虎耳草科（Saxifragaceae） 虎耳草属（*Saxifraga* Tourn. ex L.）

爪瓣虎耳草 *Saxifraga unguiculata* Engl.

药 材 名 塞蒂；གསེར་ཏིག（塞蒂、塞尔滴、色蒂）。

标 准 《西藏藏标·附录》。

植物形态 参见《中国植物志》第三十四卷第二分册第 176 页。

分布与生境 分布于我国甘肃南部、青海（海东、海北、黄南、玉树）、四川西部（壤塘、石渠等）、云南西北部、西藏（芒康等）。生长于海拔 3 200 ～ 5 650 m 的林下、高山草甸和高山碎石隙。

药用部位　全草。

采收与加工　秋季采集，除去杂质，晾干。

性　　味　味苦，化后味苦，性凉。

功能与主治　清“培赤”与疫热。用于“赤巴”热，“培根”热，初发瘟疫等。

用量与用法　2 ~ 3 g。多配方用。

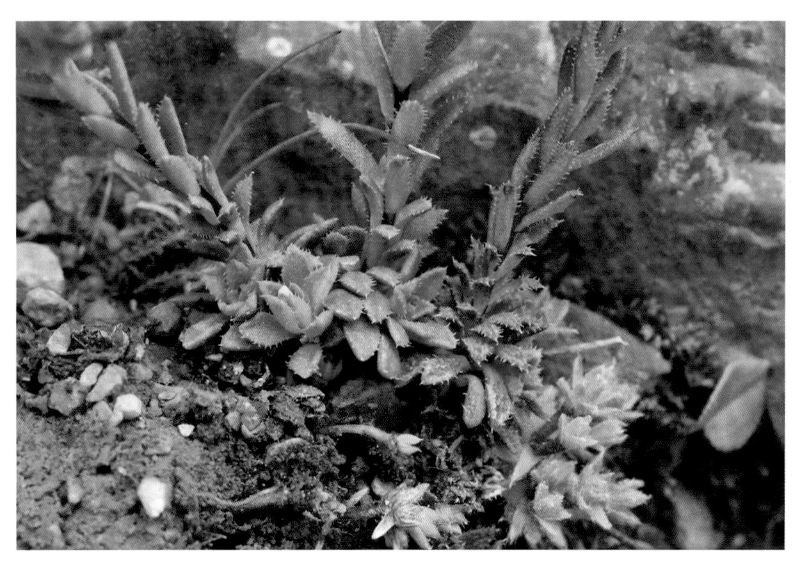

附　注

“ཏིག་ཏ།”（蒂达）为一类主要治疗肝胆疾病的藏药的总称。《晶珠本草》记载“蒂达”分为印度产、尼泊尔产、我国西藏产3类，其中西藏产“蒂达”[“བོད་ཏིག”（窝滴）]又有“སུམ་ཏིག”（松蒂）、“གསེར་ཏིག”（塞蒂、塞尔滴、色蒂）、“机合蒂（贯蒂）”等6种。现代文献记载的“蒂达”类的基原极为复杂，涉及龙胆科、虎耳草科、石竹科等的多种植物，不同文献记载的“蒂达”各品种的基原也不尽一致。《中华本草·藏药卷》记载“塞蒂”的基原以虎耳草科植物爪瓣虎耳草 *Saxifraga unguiculata* Engl. 为正品，以龙胆科植物苇叶獐牙菜 *Swertia phragmitiphylla* T. N. Ho et S. W. Liu 为代用品；也有文献认为爪瓣虎耳草 *Saxifraga unguiculata* Engl. 应为“松蒂”的基原之一，“塞蒂”的基原应为苇叶獐牙菜 *Swertia phragmitiphylla* T. N. Ho et S. W. Liu。《西藏藏标》以“གསེར་ཏིག/ 塞蒂 / 塞蒂”之名收载了山羊臭虎耳草 *Saxifraga hirculus* L.，并在“附录”中说明“塞蒂”的基原还有爪瓣虎耳草 *Saxifraga unguiculata* Engl.。（参见“篦齿虎耳草”“川西獐牙菜”“椭圆叶花锚”等条）

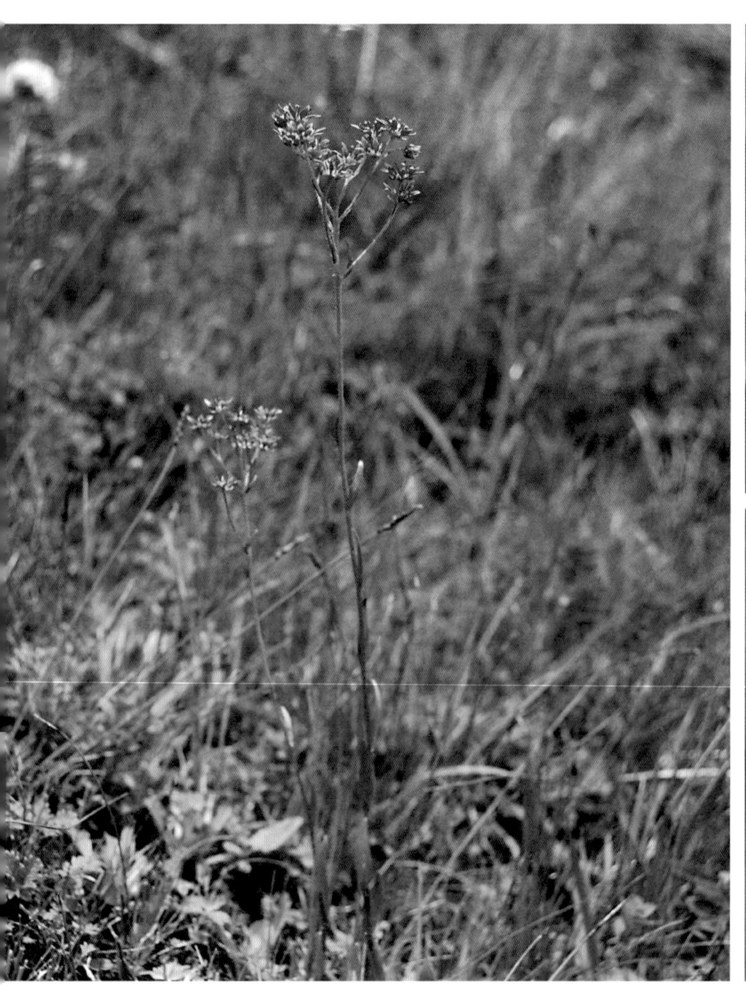

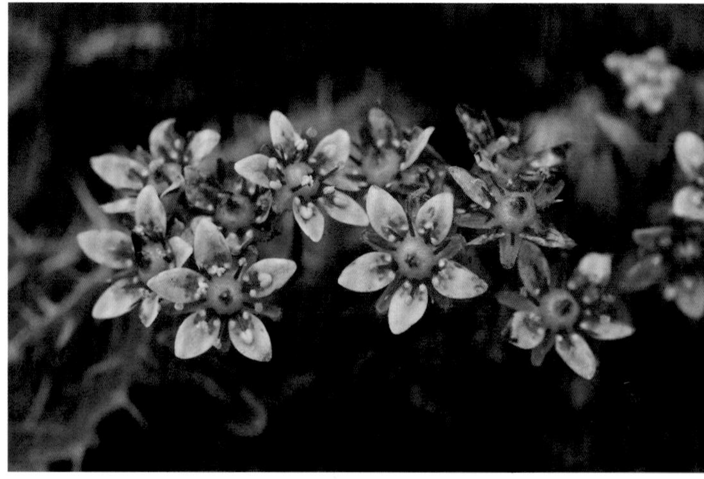

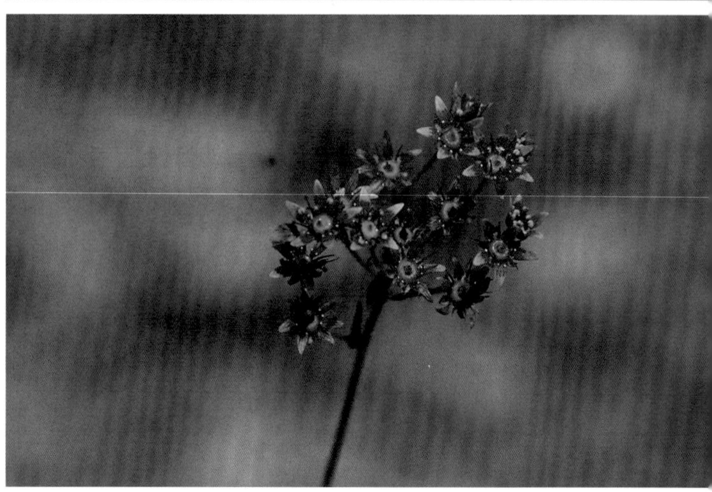

虎耳草科（Saxifragaceae） 虎耳草属（*Saxifraga* Tourn. ex L.）

唐古特虎耳草 *Saxifraga tangutica* Engl.

药 材 名 唐古特虎耳草；སུམ་ཅུ་ཏིག（松居蒂、松吉斗）。

标 准 《青海藏标》（1992 年版）。

植物形态 参见《中国植物志》第三十四卷第二分册第 201 ~ 202 页。

分布与生境 分布于我国甘肃南部（合作等）、青海（玛沁、大通等）、四川北部和西部、西藏（加查、嘉黎等）。生长于海拔 2 900 ~ 5 600 m 的林下、灌丛、高山草甸、高山碎石隙。不丹等有分布。

药用部位 全草。

采收与加工 盛花期采集，洗净泥土，晒干。

性　　味 味苦，性凉。

功能与主治 清热，疏肝，利胆。用于“培根”病，“赤巴”病合并症，多血症，肝热，胆热，温病时疫，高热，疮疡热毒。

用量与用法 3 ~ 9 g。

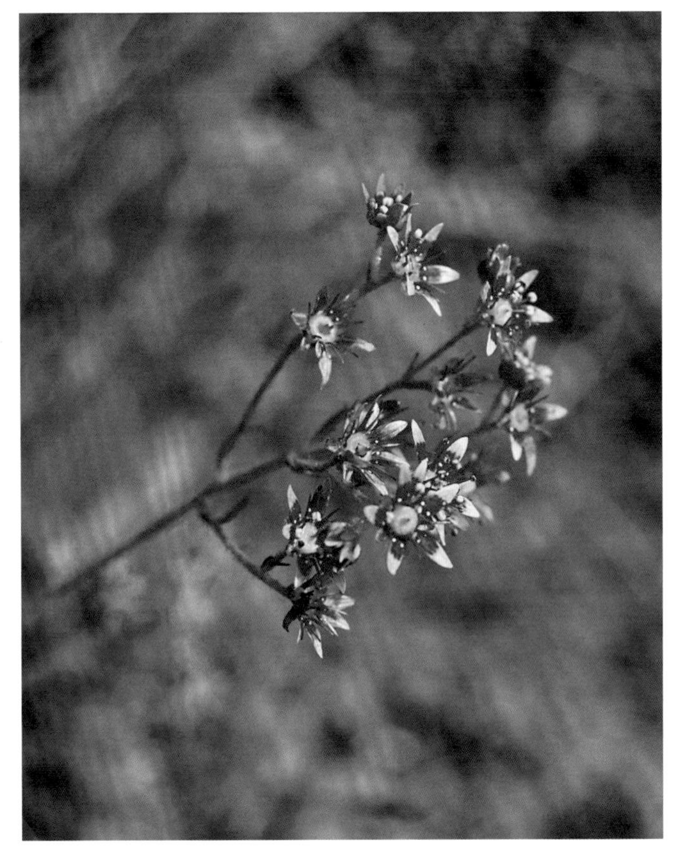

附　注

“ཏིག་ཏ།”（蒂达）为一类主要治疗肝胆疾病的藏药的总称，药材又习称“藏茵陈”。《晶珠本草》记载“蒂达”有印度产、尼泊尔产、我国西藏产 3 类，其中我国西藏产“蒂达”又分为多种，“སུམ་ཏིག”（松蒂）[又称“སུམ་ཅུ་ཏིག”（松居蒂）] 为其中之一。现代文献记载的“蒂达”类的基原涉及龙胆科、虎耳草科、石竹科等的多属多种植物，通常以虎耳草科虎耳草属植物作“松蒂”，各地习用的种类有所不同，这与当地分布的资源种类有关。西藏藏医多使用小伞虎耳草 *S. umbellulata* Hook. f. et Thoms.、篦齿虎耳草 *S. umbellulata* Hook. f. et Thoms. var. *pectinata* (Marquand et Airy-Shaw) J. T. Pan；唐古特虎耳草 *S. tangutica* Engl. 为青海藏医习用的种类之一，《青海藏标》收载了该种，并在附注中说明“松蒂”正品应为小伞虎耳草 *S. umbellulata* Hook. f. et Thoms.，因该种青海不易得，故常使用唐古特虎耳草 *S. tangutica* Engl.。此外，据文献记载，各地习作“松蒂”基原使用的虎耳草属植物还有西藏虎耳草 *S. tibetica* A. Los.、藏中虎耳草 *S. signatella* Marquand、爪瓣虎耳草 *S. unguiculata* Engl.、山地虎耳草 *S. montana* H. Smith 等 10 余种。（参见“篦齿虎耳草”“川西獐牙菜”“小伞虎耳草”条）

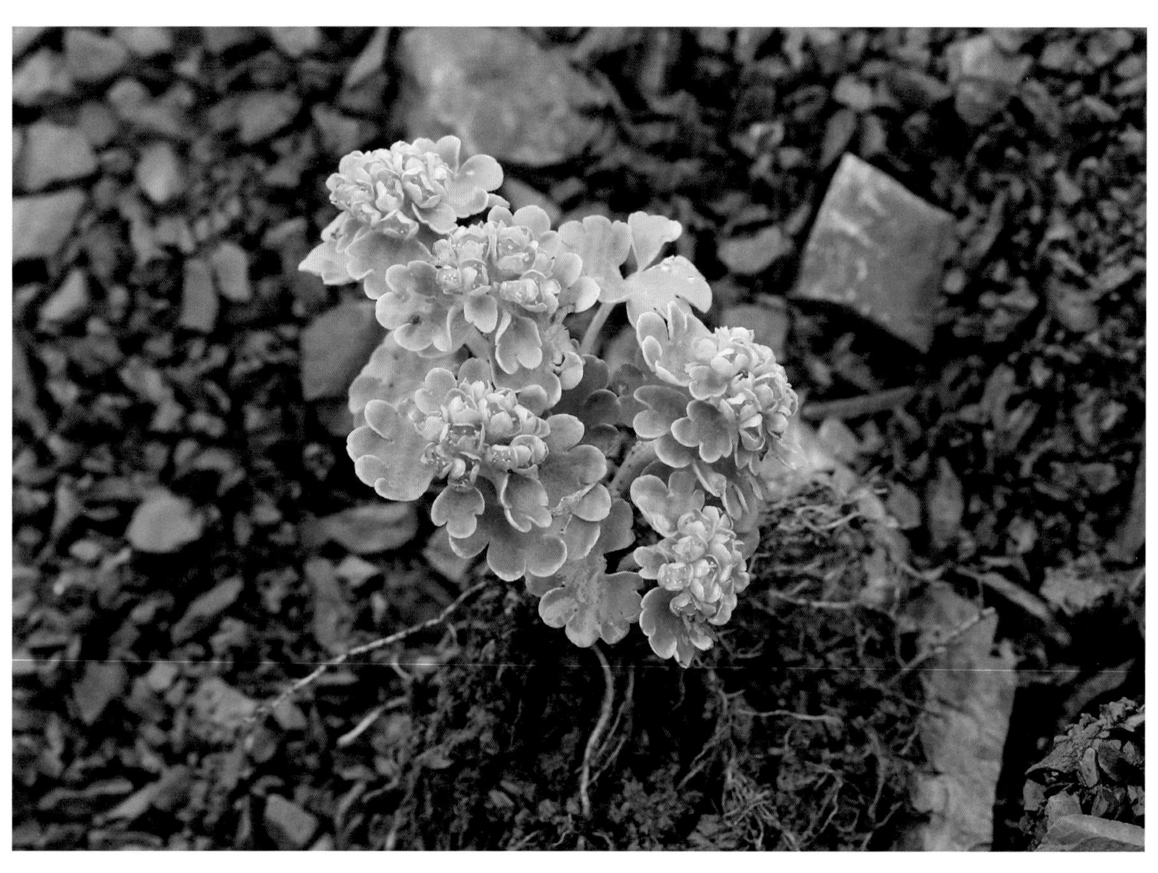

虎耳草科（Saxifragaceae） 金腰属（*Chrysosplenium* Tourn. ex L.）

裸茎金腰 *Chrysosplenium nudicaule* Bge.

药 材 名 金腰草；གཡའ་ཀྱི་མ།（亚吉玛、亚吉马、雅吉玛）。

标　　准 《部标藏药》、《藏标》、《青海藏标》（1992 年版）。

植物形态 参见《中国植物志》第三十四卷第二分册第 241 ~ 243 页。

分布与生境 分布于我国甘肃、青海（大通、兴海等）、云南西北部、西藏东部、新疆。生长于海拔 2 500 ~ 4 800 m 的高山石隙。尼泊尔、蒙古等也有分布。

药用部位 全草。

采收与加工 夏、秋季花果期采收，洗净，阴干。

性　　味　味苦，化后味苦，性寒。

功能与主治　清热解毒，疏肝利胆，催泻。用于“赤彩”病，“钦彩”病，胆囊炎，胆结石，肝炎等。（《藏药医学内容审查》）

用量与用法　3 ~ 15 g。内服研末；或入丸、散。[《部标藏药》《青海藏标》（1992 年版）]

3 ~ 5 g。（《藏标》）

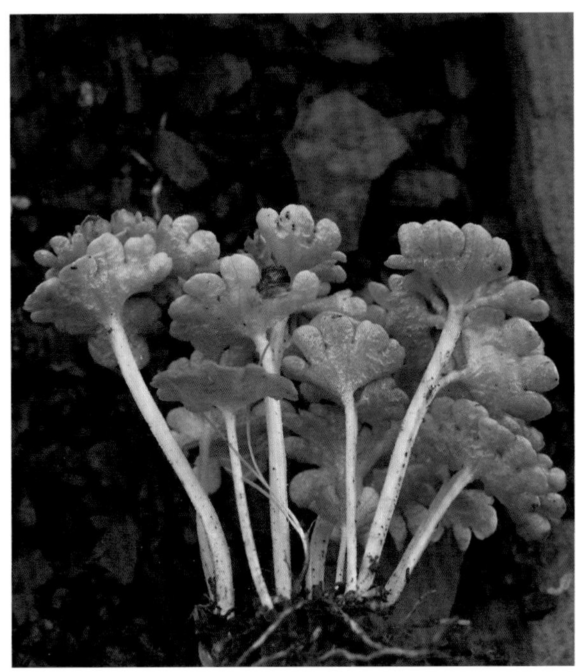

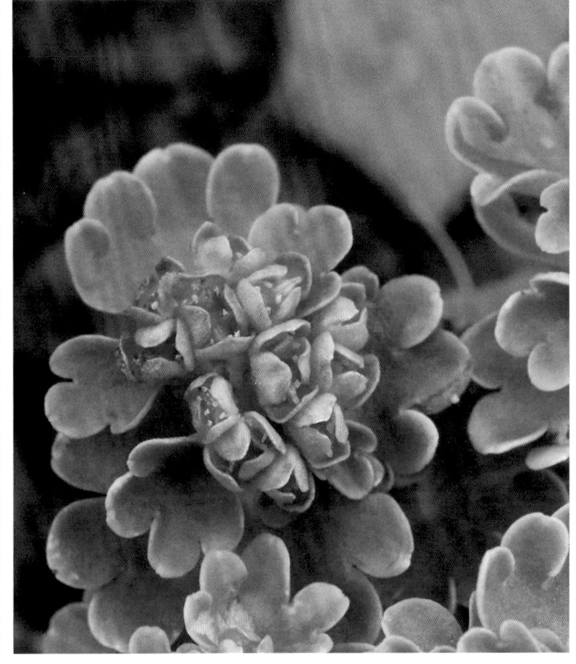

附　注

《度母本草》《四部医典》等记载有“གཡའ་ཀྱི་མ།”（亚吉玛）；《晶珠本草》言其以花色分为 5 类，载其为缓泻、引吐“赤巴”病之药物。现代文献记载的“亚吉玛”的基原包括虎耳草科金腰属的多种植物，多未区分不同品种，各地习用的种类有所不同，裸茎金腰 *C. nudicaule* Bge. 为“亚吉玛”的基原之一。《部标藏药》等收载的“金腰草 /གཡའ་ཀྱི་མ། / 雅吉玛”的基原有裸茎金腰 *C. nudicaule* Bge.、山溪金腰 *C. nepalense* D. Don、肾叶金腰 *C. griffithii* Hook. f. et Thoms.、肉质金腰 *C. carnosum* Hook. f. et Thoms.，或包括其同属数种植物。据市场调查，“亚吉玛”药材商品中，来源于西康金腰 *C. sikangense* Bge. 的药材也较多。（参见“肉质金腰”“肾叶金腰”条）

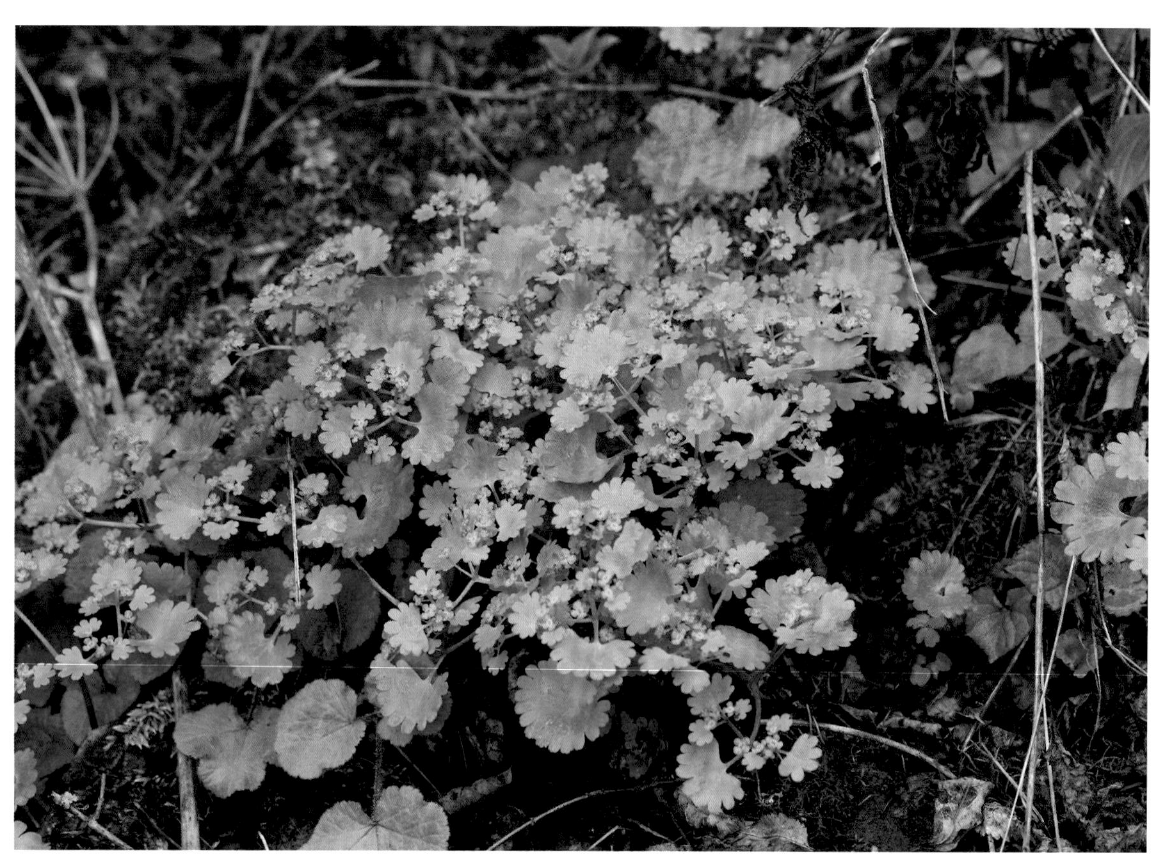

虎耳草科（Saxifragaceae） 金腰属（*Chrysosplenium* Tourn. ex L.）

肾叶金腰 *Chrysosplenium griffithii* Hook. f. et Thoms.

药 材 名 金腰草；གཡའ་ཀྱི་མ།（亚吉玛）。

标 准 《藏标》。

植物形态 参见《中国植物志》第三十四卷第二分册第 249 页。

分布与生境 分布于我国陕西（太白山一带）、甘肃南部、四川西部和北部、云南北部、西藏东南部。生长于海拔 2 500 ～ 4 800 m 的林下、林缘、高山草甸、高山碎石隙。印度北部、尼泊尔、不丹、缅甸北部等也有分布。

药用部位 全草。

采收与加工 夏、秋季花果期采收，洗净，阴干。

性　　味 味苦，化后味苦，性寒。

功能与主治 清热解毒，疏肝利胆，催泻。用于“赤彩”病，“钦彩”病，胆囊炎，胆结石，肝炎等。（《藏药医学内容审查》）

清热，缓下。用于各种胆热症及其所致的疼痛，肝热，发热。（《藏标》）

用量与用法 3 ~ 5 g。内服研末；或入丸、散。

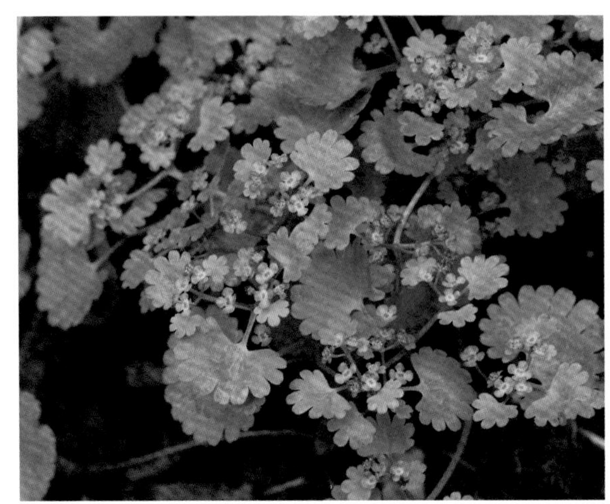

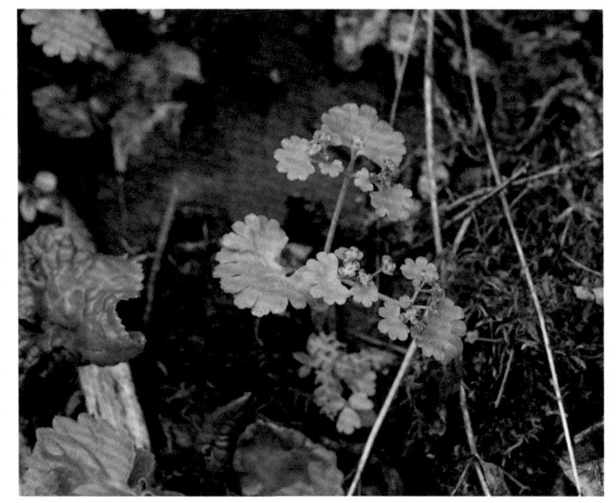

附　注

《度母本草》《四部医典》等中记载有“གཡའ་ཀྱི་མ།”（亚吉玛）；《晶珠本草》言“亚吉玛”为缓泻、引吐“赤巴”病之药物，载其以花色分为5类。现代文献记载的藏医所用“亚吉玛”的基原包括虎耳草科金腰属的多种植物，多未区分不同品种，各地习用的种类有所不同，肾叶金腰 *C. griffithii* Hook. f. et Thoms. 为其中之一。《藏标》在“金腰草/གཡའ་ཀྱི་མ།/亚吉玛”条下收载了裸茎金腰 *C. nudicaule* Bge.、山溪金腰 *C. nepalense* D. Don、肾叶金腰 *C. griffithii* Hook. f. et Thoms.；《部标藏药》等则收载了裸茎金腰 *C. nudicaule* Bge. 及其同属数种植物。（参见“裸茎金腰”“肉质金腰”条）

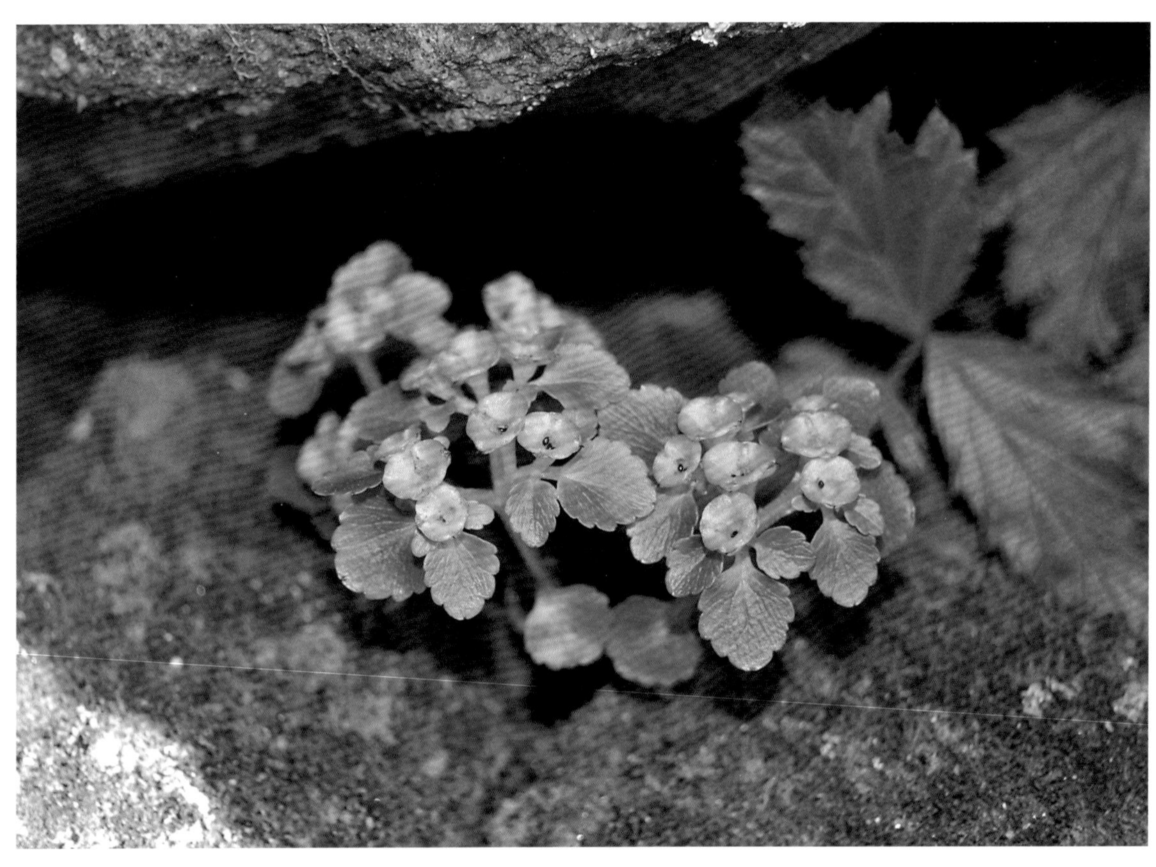

虎耳草科（Saxifragaceae） 金腰属（*Chrysosplenium* Tourn. ex L.）

肉质金腰 *Chrysosplenium carnosum* Hook. f. et Thoms.

药 材 名 肉质金腰；གཡའ་ཀྱི་མ།（亚吉玛）。

标 准 《四川藏标》（2020 年版）。

植物形态 参见《中国植物志》第三十四卷第二分册第 252 页。

分布与生境 分布于我国四川西部、西藏东部（林芝）、青海（玉树）。生长于海拔 4 400 ~ 4 700 m 的高山灌丛、草甸、石隙。缅甸北部、不丹、尼泊尔、印度北部也有分布。

药用部位 全草。

采收与加工 7 ~ 8 月采收，除去泥沙，晒干。

性　　味　味苦，性凉。

功能与主治　清热利胆，缓泻引吐。用于“赤巴”引起的各种热症。

用量与用法　1 ~ 2 g。

附　注

《月王药诊》《四部医典》等中记载有“གཡའ་ཀྱི་མ།”（亚吉玛）。《度母本草》记载“གཡའ་ཀྱི་སྔོན་པོ།”（亚吉温保）叶、花蓝色，言其可催吐、清心热。《蓝琉璃》记载“亚吉玛”分为王、后、金、银、铜、铁 6 种。《晶珠本草》言“གཡའ་ཀྱི་མ།”（亚吉玛）为缓泻、引吐“赤巴”病之药物，关于其生境和形态，引《图鉴》之记载，言其“生长在险峻的青石山。叶黄绿色，略灰，圆形，状如莲蓬，簇生”，并言其共有 5 类，“除花的颜色不同外，其他相同”。现代文献记载的“亚吉玛”的基原包括虎耳草科金腰属的多种植物，其形态、生境也与古籍记载基本相符，但通常不区分品种，各地习用的种类与当地分布的资源种类有关。《部标藏药》《青海藏标》以“金腰草 /གཡའ་ཀྱི་མ།/ 雅吉玛”之名收载了裸茎金腰 *C. nudicaule* Bge. 及其同属数种植物；《藏标》《四川藏标》（2020 年版）收载的“金腰草（肉质金腰）”的基原有裸茎金腰 *C. nudicaule* Bge.、山溪金腰 *C. nepalense* D. Don、肾叶金腰 *C. griffithii* Hook. f. et Thoms.、肉质金腰 *C. carnosum* Hook. f. et Thoms.。此外，文献记载的作“亚吉玛”基原的还有绵毛金腰 *C. lanuginosum* Hook. f. et Thoms.、长梗金腰 *C. axillare* Maxim. 等同属多种植物。据调查，青海玉树州藏医院将肉质金腰 *C. carnosum* Hook. f. et Thoms. 主要用于胃肠道疾病。（参见“裸茎金腰”“肾叶金腰”条）

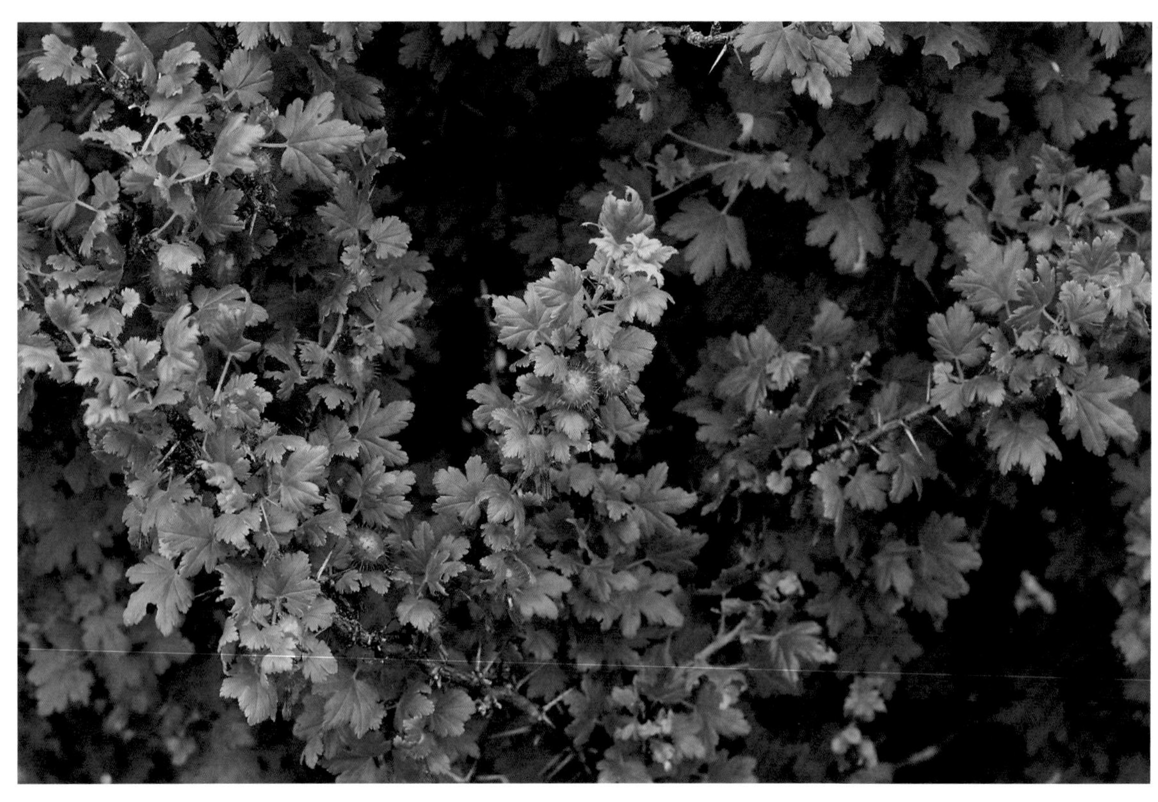

虎耳草科（Saxifragaceae） 茶藨子属（*Ribes* L.）

长刺茶藨子 *Ribes alpestre* Wall. ex Decne.

药 材 名 糖茶藨；སེ་རྒོད།（塞果、色归）。

标 准 《西藏藏标·附录》。

植物形态 参见《中国植物志》第三十五卷第一分册第 290 ~ 291 页。

分布与生境 分布于我国西藏东南部（米林、芒康）、四川西部、青海（民和、囊谦）、甘肃（榆中、岷县）、云南西北部至西南部、陕西、山西。生长于海拔 1 000 ~ 3 900 m 的阳坡疏林下、灌丛、林缘、河谷草地、河岸边。不丹、阿富汗也有分布。

药用部位 茎内皮（中皮）。

采收与加工 春、夏季采割茎枝，刮去外层，剥取内皮，晾干。

性　　味　味苦，化后味苦，性寒。

功能与主治　清热解毒，干黄水。用于中毒症，肝热症，肾病，风湿病等。

用量与用法　2 ~ 3 g。

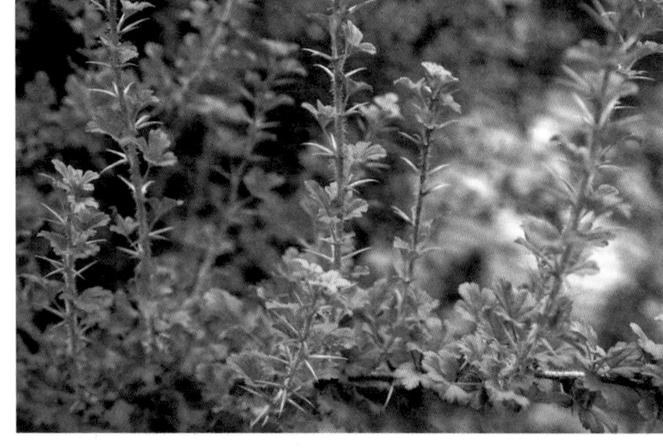

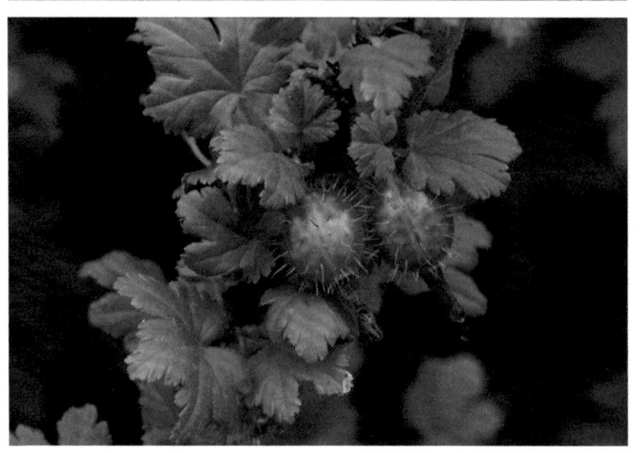

附　注

《四部医典》最早记载有“སེ་རྒོད།”（塞果）。《晶珠本草》在“树木类药物”的“果实类药物”和“树皮类药物”中分别记载有“སེ་རྒོད་འབྲས་བུ།”（塞果哲哦）和“སེ་རྒོད།”（塞果）。现代文献对于该2种药材的基原尚无定论，文献记载的主要有蔷薇科和虎耳草科植物，各地习用的种类不同，一般以果实入药者多为蔷薇科植物扁刺蔷薇 *Rosa sweginzowii* Koehne 等数种蔷薇属（*Rosa*）植物，青海藏医多习用；以树皮入药者多为虎耳草科茶藨子属多种植物，西藏藏医多习用。《西藏藏标》以“སེ་རྒོད།/ 色归 / 糖茶藨”之名收载了糖茶藨子 *Ribes himalense* Royle ex Decne.，并在“附录”中说明长刺茶藨子 *Ribes alpestre* Wall. ex Decne. 也为本品的基原之一，规定以其茎内皮入药，但其功能和主治与《晶珠本草》记载的“果实类药物”（塞果哲哦）相近。（参见“峨眉蔷薇”“糖茶藨子”条）

但上述基原的形态与古籍中记载的形态均仅部分相似，2种药材的基原尚有待进一步考证。《晶珠本草》汉译重译本将2种药材的基原均订为钝叶蔷薇 *Rosa sertata* Rolfe。《晶珠本草》引《图鉴》“花红色，花萼瓶状，果实大，深红色”的记载，并言“果实红色瓶状，内有白毛”的记载，所描述的形态也似与蔷薇属植物更为相近。据文献记载，长刺茶藨子 *Ribes alpestre* Wall. ex Decne.（刺茶藨）为“塞果”的基原之一，该种在四川阿坝民间被称为“ཚེར་དྲུ།”（茶茹），甘孜民间则称之为“སྐྱག་པ་ཤིང་།”（扎巴星）；此外，糖茶藨子 *Ribes himalense* Royle ex Decne.、冰川茶藨子 *Ribes glaciale* Wall.、甘青茶藨子 *Ribes meyeri* Maxim. var. *tanguticum* Jancz.（天山茶藨子 *Ribes meyeri* Maxim.）也作“塞果”的基原使用。迪庆藏医曾以长刺茶藨子 *Ribes alpestre* Wall. ex Decne. 的果实作为余甘子 [“སྐྱུ་རུ་ར།”（居如拉），大戟科植物余甘子 *Phyllanthus emblica* Linn. 的果实] 的代用品使用。（参见“糖茶藨子”条）

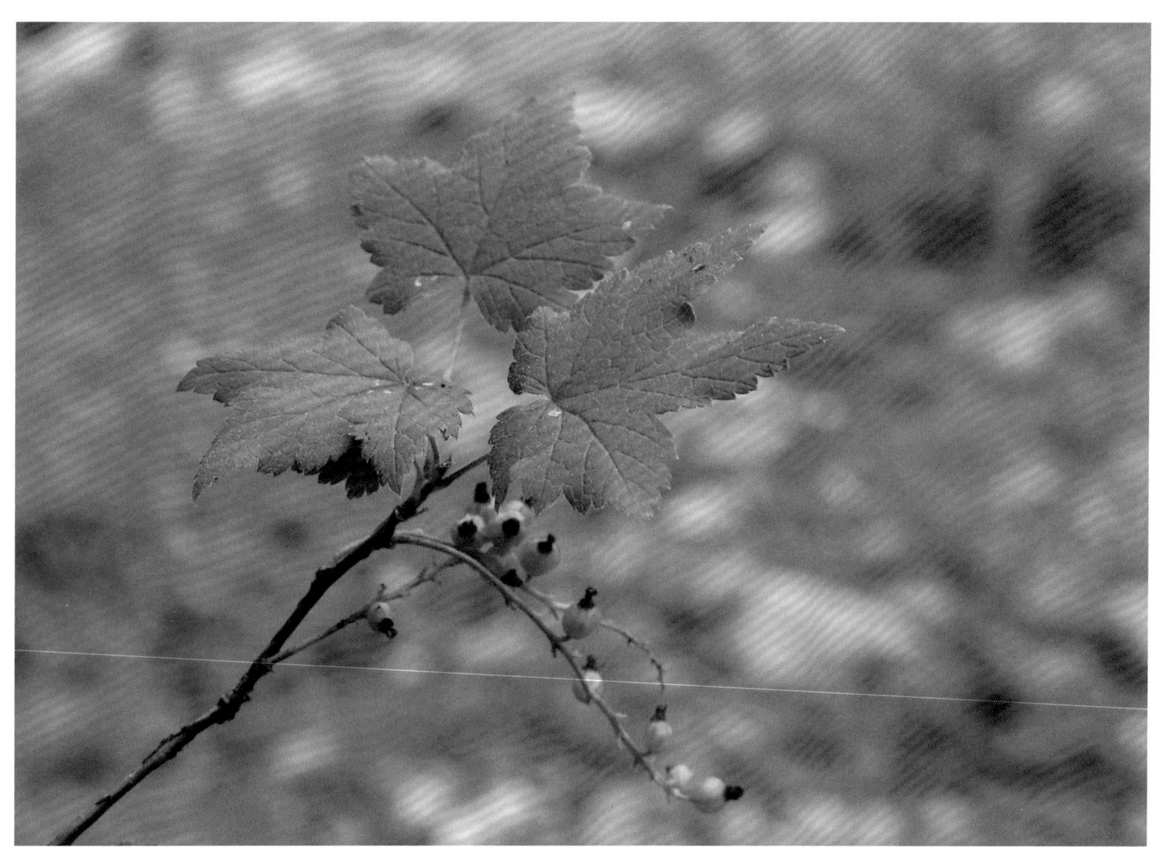

虎耳草科（Saxifragaceae） 茶藨子属（*Ribes* L.）

糖茶藨子 *Ribes himalense* Royle ex Decne.

药材名 糖茶藨；སེ་རྒོད།（塞果、色归）。

标准 《西藏藏标》。

植物形态 参见《中国植物志》第三十五卷第一分册第 303 ~ 305 页。

分布与生境 分布于我国西藏东部、东南部至南部，云南西北部，四川西部、北部，湖北。生长于海拔 1 200 ~ 4 000 m 的山谷、河边灌丛、针叶林下、林缘。尼泊尔、不丹等也有分布。

药用部位 茎内皮（中皮）。

采收与加工 春、夏季采割茎枝，刮去外层，剥取内皮，晾干。

性　　味　味苦，化后味苦，性寒。

功能与主治　清热解毒，干黄水。用于中毒症，肝热症，肾病，风湿病等。

用量与用法　2 ~ 3 g。

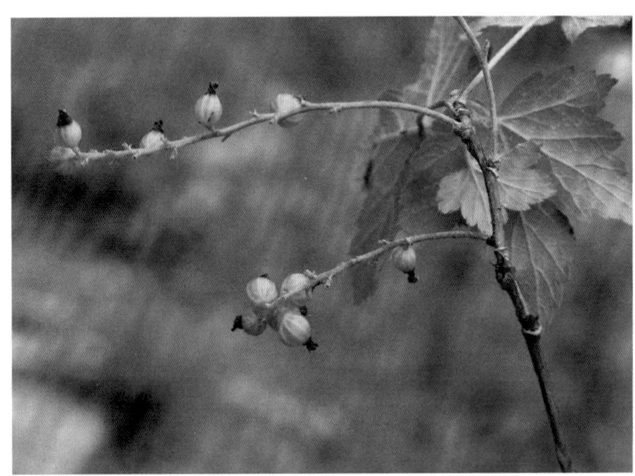

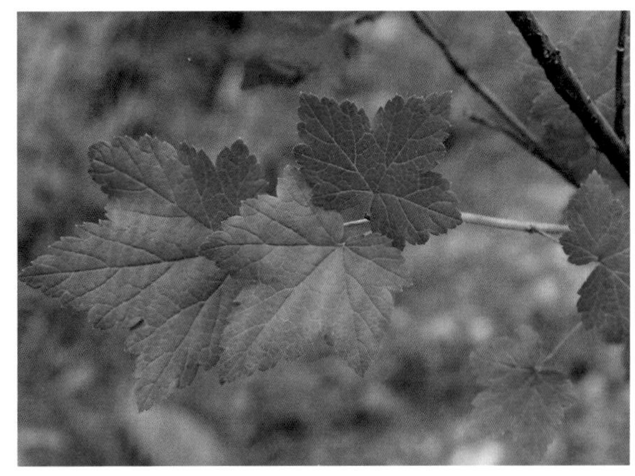

附　注

“སེ་རྒོད།”（塞果、色归）为《四部医典》记载的解毒、敛黄水之药物。《晶珠本草》在“树木类药物”的“果实类药物”中记载有治毒热症、肝热症之药物“སེ་རྒོད་འབྲས་བུ།”（塞果哲哦），在“树皮类药物”中记载有收敛脉管诸病之药物“སེ་རྒོད།”（塞果）。现代文献对上述 2 种药材的基原有争议，一般以果实（塞果哲哦）入药者多为蔷薇科蔷薇属（*Rosa*）植物，青海藏医多习用；以树皮（塞果）入药者多为虎耳草科茶藨子属植物，西藏藏医多习用。有文献记载糖茶藨子 *Ribes himalense* Royle ex Decne. 为“塞果”的基原之一，《西藏藏标》以“སེ་རྒོད།/ 色归 / 糖茶藨”之名收载了糖茶藨子 *Ribes himalense* Royle ex Decne.，并在“附录”中说明长刺茶藨子 *Ribes alpestre* Wall. ex Decne. 也为其基原之一，规定以其茎内皮入药，但其功能和主治与《晶珠本草》记载的果实类药物（塞果哲哦）相近。有文献记载西藏藏医也将糖茶藨子 *Ribes himalense* Royle ex Decne. 与绢毛蔷薇 *Rosa sericea* Lindl. 等的果实作“塞果哲哦”使用。（参见“长刺茶藨子”条）

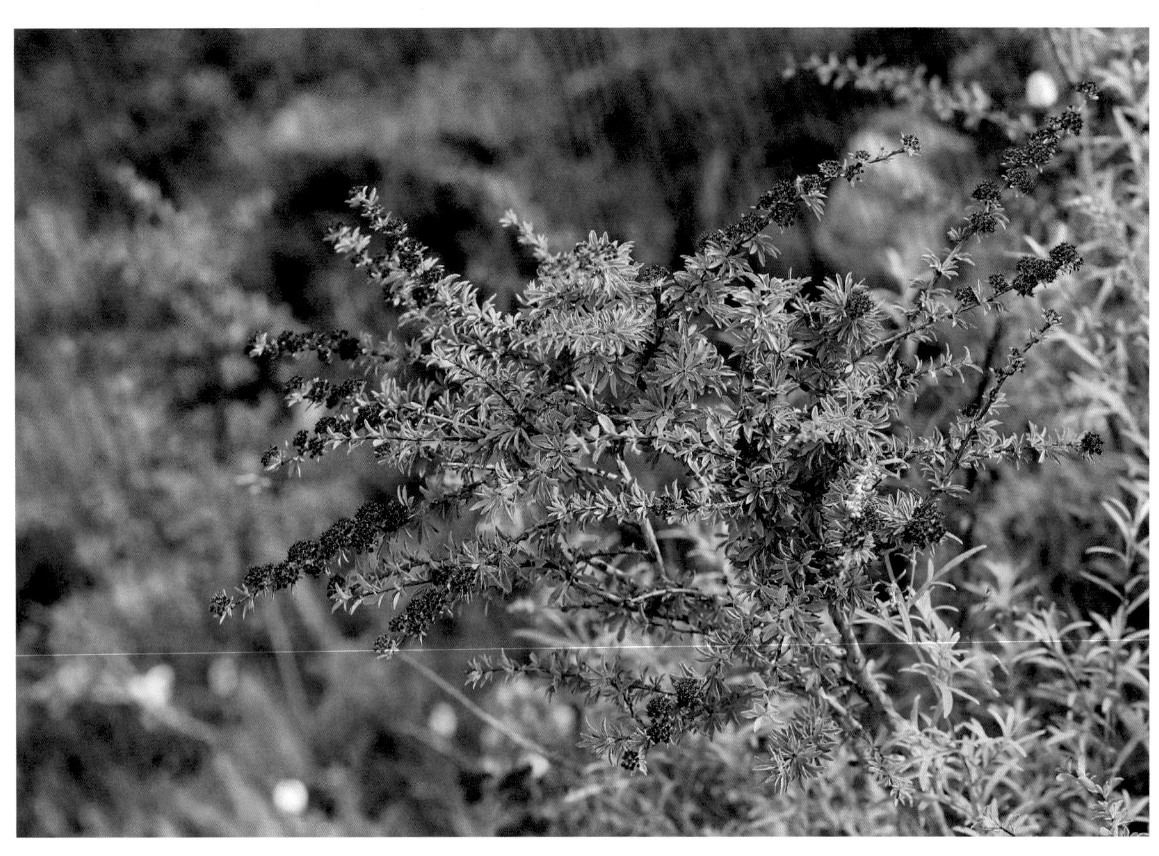

蔷薇科（Rosaceae） 绣线菊属（*Spiraea* L.）

高山绣线菊 *Spiraea alpina* Pall.

药 材 名 高山绣线菊；སྨག་ཤེད།（模协、玛合协）。

标　　准 《部标藏药》、《青海藏标》（1992 年版）。

植物形态 参见《中国植物志》第三十六卷第 49 页。

分布与生境 分布于我国西藏（察雅等）、甘肃、青海、四川、陕西。生长于海拔 2 000 ～ 4 000 m 的向阳坡地、灌丛中。蒙古等也有分布。

药用部位 花、叶。

采收与加工 花期采集，除去杂质，晒干。

性　　味 味甘，化后味甘，性凉。

功能与主治 清骨热，止血，愈疮，生津，敛黄水。用于创伤，疮疡，黄水病，浮肿，肺瘀血，子宫出血等。

用量与用法 9 ~ 15 g。内服研末。

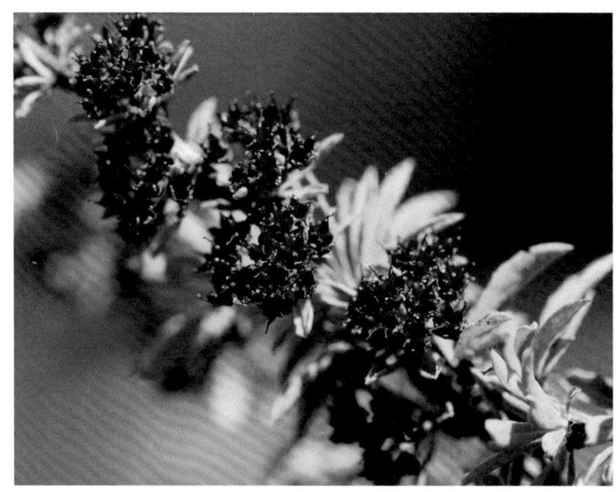

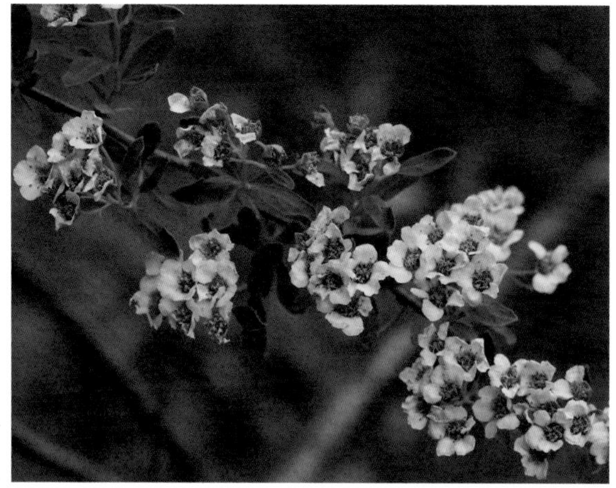

附 注

《四部医典》中记载有“སྨག་ཤད།”（模协）；《蓝琉璃》在“药物补述”中记载有“དམར་ཤད།”（玛尔谢），言其为清骨热之药物（注：也有文献记载为清胃热之药物）。《晶珠本草》以“སྨག་ཤད།”（模协）为正名，将其归于“树木类药物”的“树叶类药物”中，言其又名“玛尔谢”，为治诸疮、托引黄水之药物；记载其“为灌木，干细直，皮白色（注：也有文献记载为红色）；叶小而稀少；花白色，簇生”，其花、叶均可药用。现代文献记载的藏医所用“模协”的基原包括蔷薇科绣线菊属的多种植物，通常以开白色花的种类为正品，但部分藏医也习用花带红色的种类。《部标藏药》《青海藏标》以“高山绣线菊 /སྨག་ཤད།/ 模协（玛合协）”之名收载了高山绣线菊 *S. alpina* Pall.。据文献记载，各地作“模协”使用的还有蒙古绣线菊 *S. mongolica* Maxim.、藏南绣线菊 *S. bella* Sims、川滇绣线菊 *S. schneideriana* Rehd.，这些种类的形态也与《晶珠本草》的记载较为相符。

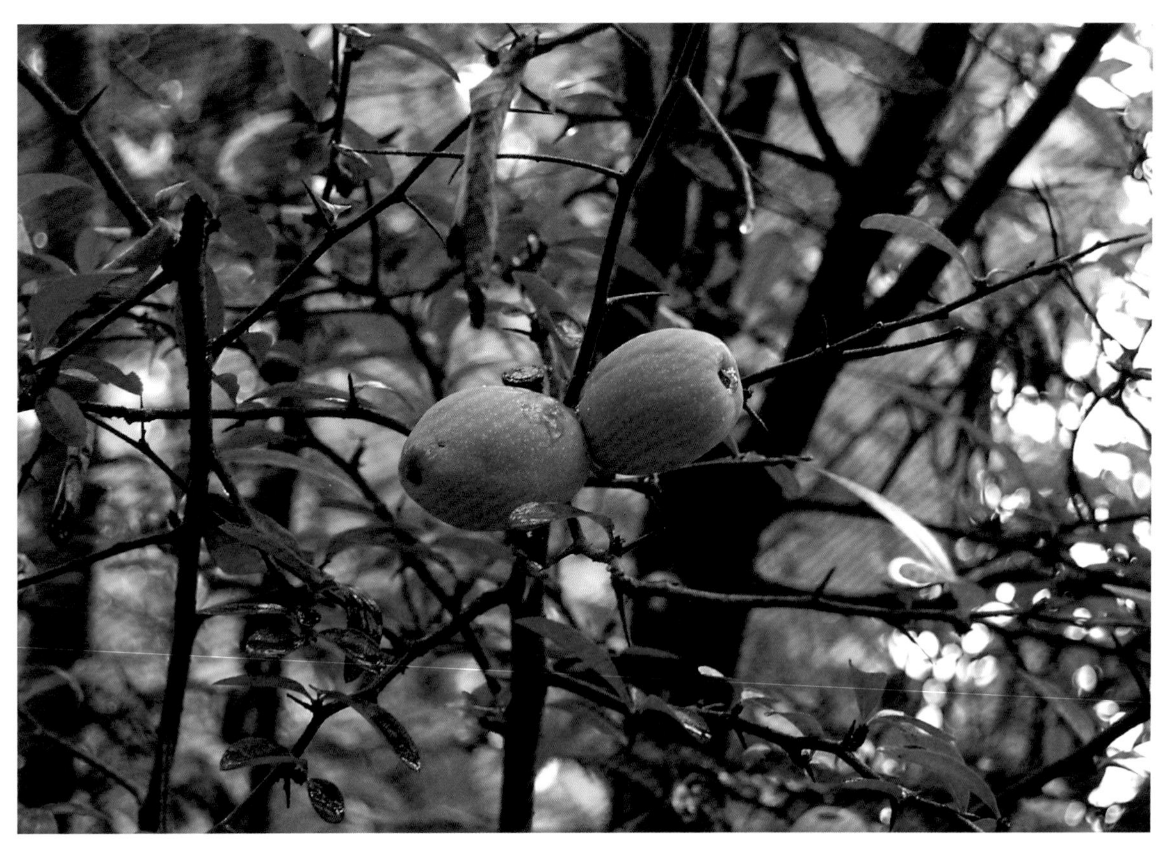

蔷薇科（Rosaceae） 木瓜属（*Chaenomeles* Lindl.）

皱皮木瓜

Chaenomeles speciosa (Sweet) Nakai [贴梗海棠 *C. lagenaria* (Loisel) Koidz.]

药 材 名 木瓜；སེ་ཡབ།（赛亚、塞亚）。

标　　准 《部标藏药·附录》。

植物形态 参见《中国植物志》第三十六卷第 351 ～ 352 页。

分布与生境 分布于我国甘肃、四川、贵州、云南、广东、陕西。我国各地多有栽培。在山地、平原均可生长，喜光照、排水良好环境，耐贫瘠。缅甸也有分布。

药用部位 近成熟果实。

采收与加工 9 ～ 10 月采摘，洗净，切薄片，晒干。

性　　味　味酸、甘，化后味酸，性温。

功能与主治　调节“培根”，健胃，助消化。用于“培根”偏盛引起的胃病，各种溃疡病，陈旧性胆病，消化不良等。

用量与用法　2.5 g。内服研末；或入丸、散。外用适量，研末调敷。

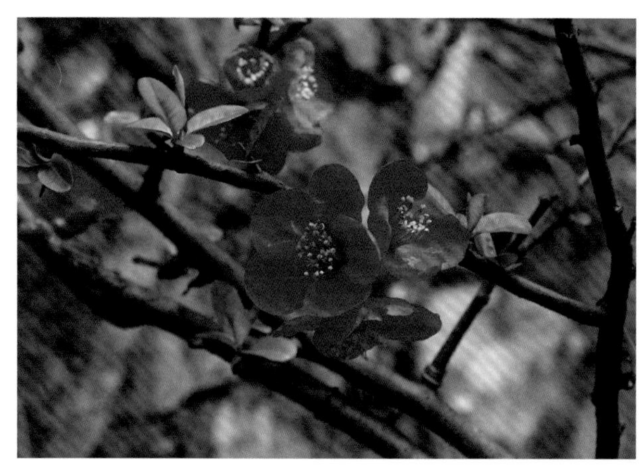

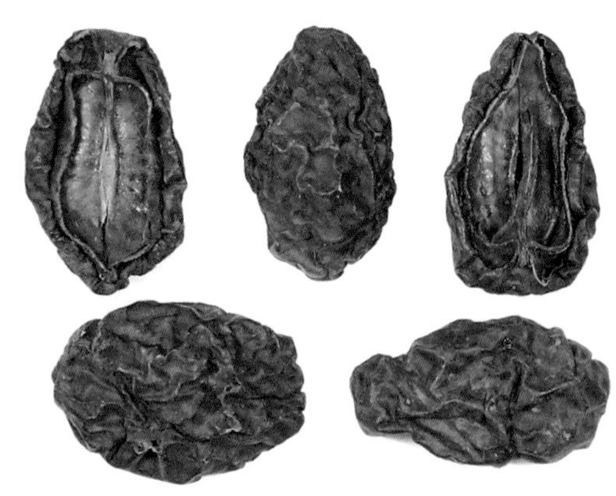

附　注

《四部医典》《度母本草》等中记载有除“培根”热之药物“བསེ་ཡབ།（སེ་ཡབ།）”（赛亚、塞亚）。《鲜明注释》和《晶珠本草》记载“赛亚”有雌、雄（或上、下）2 品，上品产自西藏珞隅、门隅地区。现代文献记载的“赛亚”的基原包括蔷薇科木瓜属的多种植物，一般以西藏有分布的西藏木瓜 *C. thibetica* Yü、毛叶木瓜 *C. cathayensis* (Hemsl.) Schneid. 为上品，以皱皮木瓜 *C. speciosa* (Sweet) Nakai[贴梗海棠 *C. lagenaria* (Loisel) Koidz.] 为下品。据《蓝琉璃》《晶珠本草》等记载，“赛亚”上品的花为白色，种子似紫铆 [“མ་རུ་རྩེ།”（麻茹泽），豆科植物紫矿 *Butea monosperma* (Lam.) Kuntze 的种子]，下品具刺，种子内有多数扁核，而木瓜属植物常有刺，花白色或带粉红色者更似西藏木瓜 *C. thibetica* Yü 和毛叶木瓜 *C. cathayensis* (Hemsl.) Schneid.。《部标藏药・附录》和《青海藏标・附录》以“木瓜 /སེ་ཡབ།/ 赛亚”之名收载了皱皮木瓜 *C. speciosa* (Sweet) Nakai 及其同属数种植物。皱皮木瓜 *C. speciosa* (Sweet) Nakai 也为中药材木瓜的基原，各地多有栽培。现藏医所用“赛亚”药材多从药材市场购买，其基原也包括木瓜 *C. sinensis* (Thouin) Koehne。

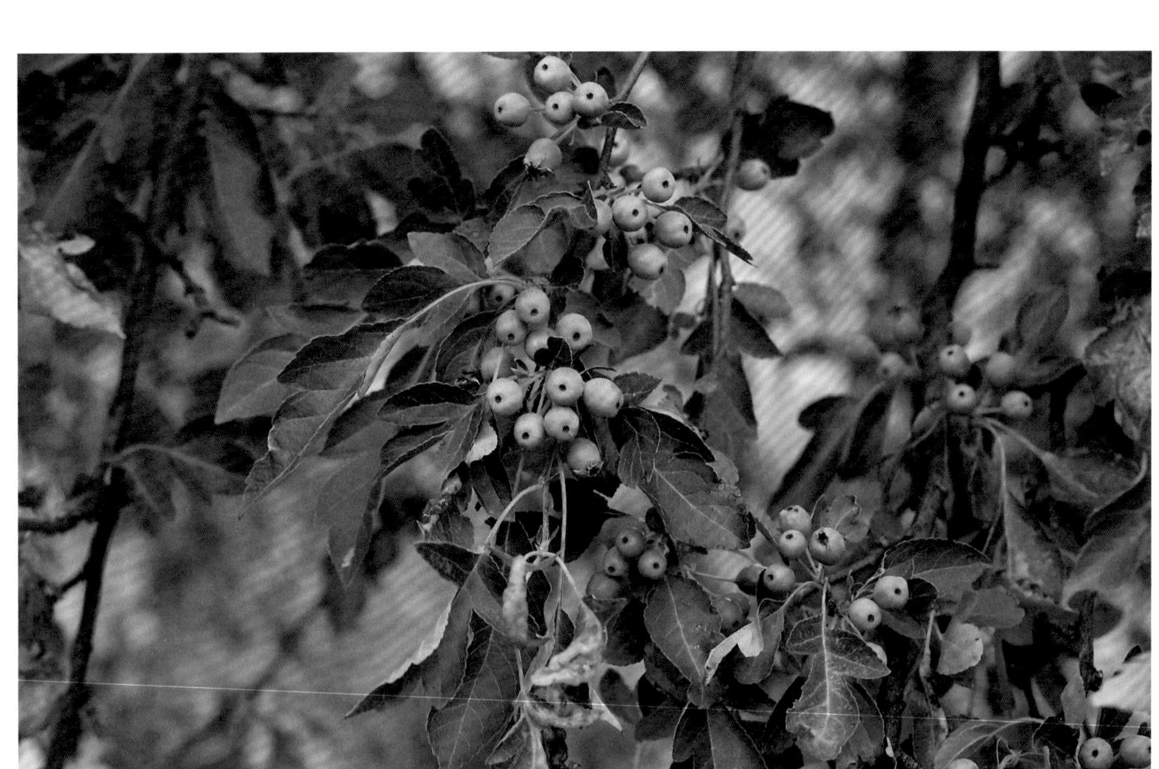

蔷薇科（Rosaceae） 苹果属（*Malus* Mill.）

变叶海棠 *Malus toringoides* (Rehd.) Hughes

药材名 俄色叶；ཨོ་སེའི་ལོ་མ།（俄色洛玛）。俄色果；ཨོ་སེའི་འབྲས་བུ།（奥色哲布、俄色折布）。

标准 《四川藏标》（2014 年版、2020 年版）。

植物形态 参见《中国植物志》第三十六卷第 392 ～ 393 页。

分布与生境 分布于我国甘肃东南部、四川西部（康定等）、西藏东部和东南部［昌都（卡若、江达）］。生长于海拔 2 000 ～ 3 000 m 的山坡丛林中。

药用部位 俄色叶：叶及叶芽。
俄色果：新鲜或干燥成熟果实。

采收与加工 俄色叶：5 ～ 8 月采收，除去杂质，晒干。

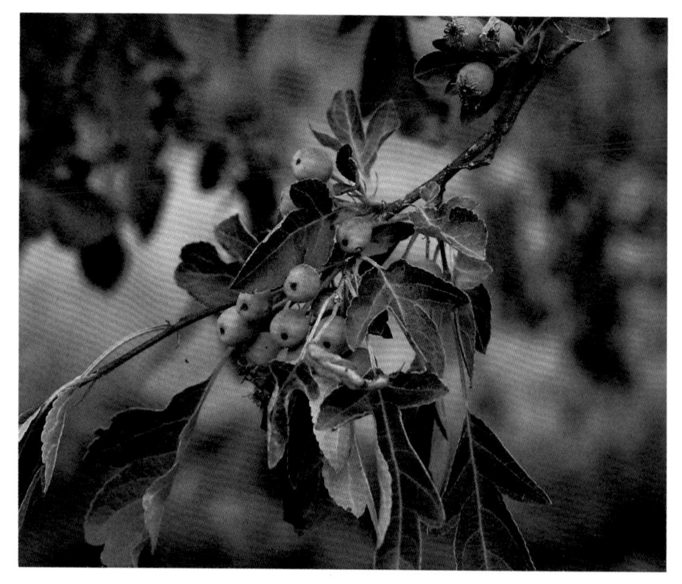

俄色果：秋季果实成熟时采收，鲜用或晒干。

性　　味　俄色果：味甘、酸，性平。

功能与主治　俄色叶：攻坚化积，除腻涤滞，保肝利胆。用于消化不良，高血压，高血糖，高脂血症，肝病。

俄色果：清肺祛痰。用于肺病，咳痰，高脂血症，高血压等。

用量与用法　俄色叶：5 ~ 10 g。内服代茶饮。

俄色果：6 ~ 10 g。内服煎汤；或沸水泡服。

附　注

变叶海棠 *M. toringoides* (Rehd.) Hughes 及花叶海棠 *M. transitoria* (Batal.) Schneid. 为四川甘孜藏医习用的物种，以叶及叶芽入药，寺庙僧侣常以此代茶饮。《四川藏标》(2014 年版) 以“俄色叶 /འོ་སེའི་ལོ་མ/ 俄色洛玛”之名收载了该 2 种。

《如意宝树》最早记载有“འོ་སེའི་འབྲས་བུ”（俄色折布、奥色折吾、奥色哲布）；《晶珠本草》将其归于“树木类药物”的“果实类药物”中，言其为治肺病、引吐痰涎之药物。现代文献记载藏医所用“俄色折布”的基原涉及花叶海棠 *M. transitoria* (Batal.) Schneid.、沧江海棠 *M. ombrophila* Hand.-Mazz.、丽江山荆子 *M. rockii* Rehd.、湖北花楸 *Sorbus hupehensis* Schneid.、西南花楸 *Sorbus rehderiana* Koehne、珍珠梅 *Sorbaria sorbifolia* (L.) A. Br.，但上述植物均以果实入药，功效与俄色叶不同。有观点认为，“འོ་སེ”（俄色）应以西南花楸 *Sorbus rehderiana* Koehne 为正品。文献记载变叶海棠 *M. toringoides* (Rehd.) Hughes 及花叶海棠 *M. transitoria* (Batal.) Schneid. 的果实也可入药，《四川藏标》(2020 年版) 以“俄色果 /འོ་སེའི་འབྲས་བུ/ 奥色哲布”之名收载了该 2 种。《四川藏标》中未记载“俄色叶”的性味。有关文献记载西南花楸 *Sorbus rehderiana* Koehne 果实的性味为“味甘、酸，性平”，与“俄色果”的性味相同。

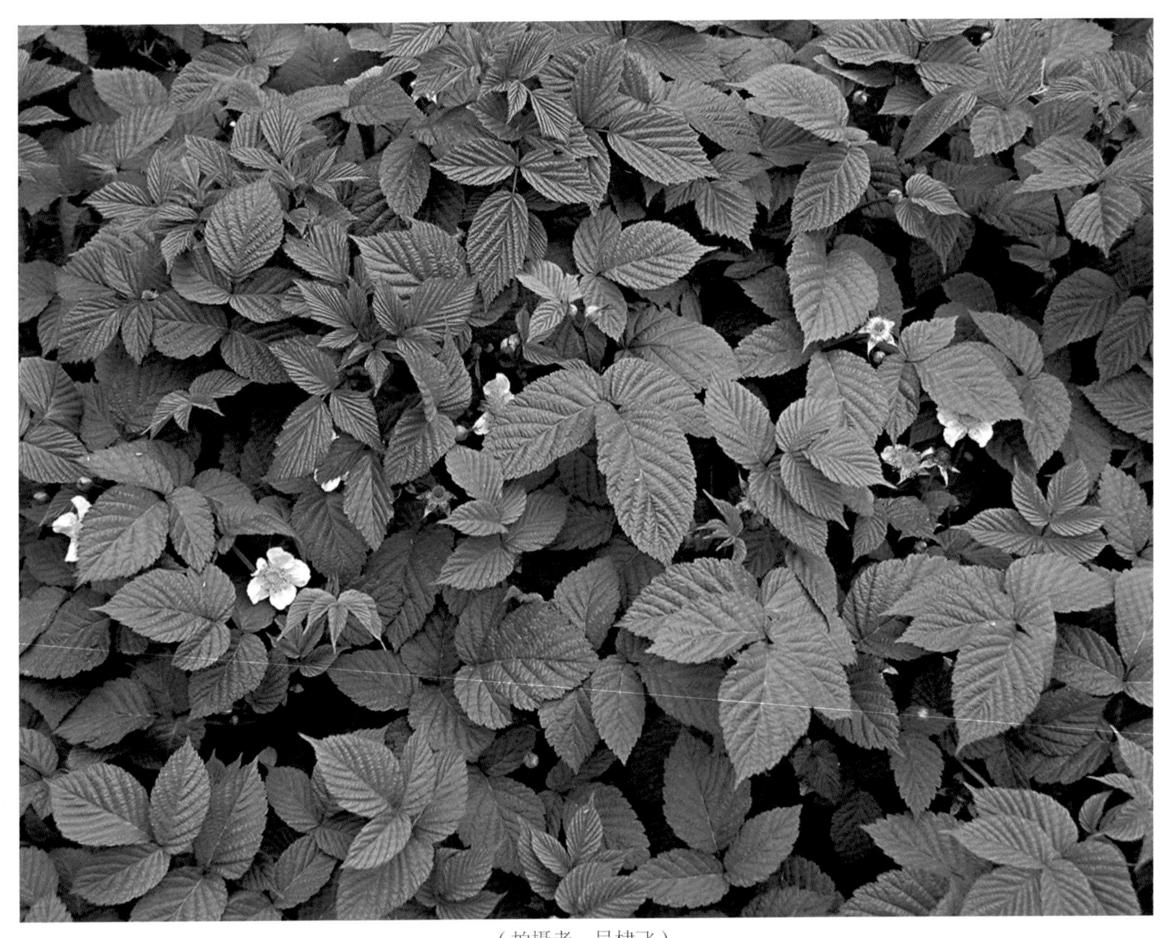

（拍摄者：吴棣飞）

蔷薇科（Rosaceae）　悬钩子属（*Rubus* L.）

多腺悬钩子 *Rubus phoenicolasius* Maxim.

药 材 名　多腺悬钩子；གཟེ་ཀ་རི།（甘扎嘎日）。

标　　准　《西藏藏标》、《青海藏标》（1992 年版）。

植物形态　参见《中国植物志》第三十七卷第 66 页。

分布与生境　分布于我国山西、陕西、河南、甘肃、青海、山东、湖北、四川（康定）、重庆。生长于低海拔至中海拔地带的林下、路旁、山沟谷底。欧洲、北美洲及日本、朝鲜也有分布。

药用部位　茎枝或去皮去髓茎枝。

采收与加工　全年均可采收或秋季割取地上部分，除去杂质，晒干；或去皮、去髓，晾干。

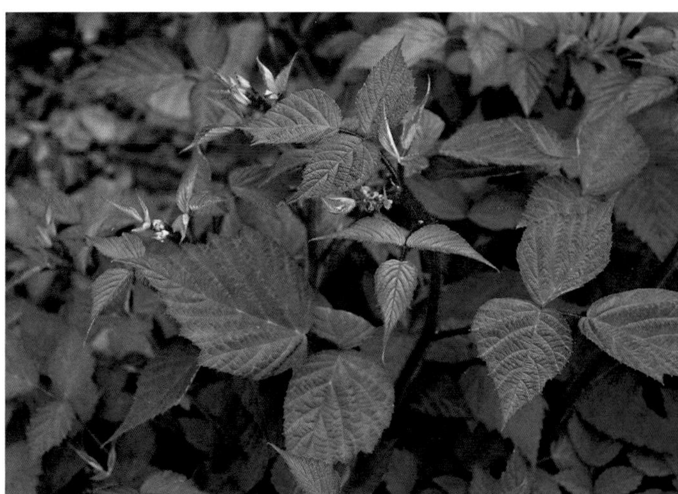

（拍摄者：吴棣飞）

性　　味　味甘、微辛，化后味甘，性温。（《西藏藏标》）

味甘、涩，性平。[《青海藏标》（1992 年版）]

功能与主治　清热解毒。用于“隆”热二合症，流行性感冒，时疫热症，咳嗽等。（《西藏藏标》）

清热解毒，调整“隆”“赤巴”“培根”。用于热性“隆”病，“培根”病，肺病，感冒，热病初起。[《青海藏标》（1992 年版）]

用量与用法　3 ～ 5 g（《西藏藏标》）；9 ～ 12 g[《青海藏标》（1992 年版）]。

附　注

《度母本草》和《妙音本草》均记载有“ཀཎྜ་ཀ་རི།”（甘扎嘎日、嘎扎嘎日），言其功效为治疫疠和流行性感冒。《四部医典》记载有“ཁ་ཟྭ།”（卡查）和“ཀཎྜ་ཀ་རི།”（甘扎嘎日、嘎扎嘎日）；《蓝琉璃》记载“甘扎嘎日”有白、紫 2 种，其中紫者特称为“卡查”。《晶珠本草》言“卡查”和“甘扎嘎日”为一类，“甘扎嘎日”为白者，“卡查”为黑者。现代文献记载的“卡查”或“甘扎嘎日”的基原涉及蔷薇科悬钩子属和藜科猪毛菜属（*Salsola*）的多种植物，多以悬钩子属植物为正品，猪毛菜属植物作代用品。关于白者与黑者，有文献认为以灌木的叶上是否被白粉来区别，白者不被白粉，称“ཀཎྜ་ཡལ་ག”（甘扎牙嘎），黑者被白粉，称“ཀཎྜ་ཀ་རི།”（甘扎嘎日）；也有观点认为可能系以花的颜色区分。多腺悬钩子 *R. phoenicolasius* Maxim. 为《青海藏标》《西藏藏标》收载的“多腺悬钩子 /ཀཎྜ་ཀ་རི།/ 甘扎嘎日”的基原，以茎枝（或去皮、去髓）入药；《部标藏药·附录》《藏标》及《西藏藏标》等收载的“悬钩木 /ཀཎྜ་ཀ་རི།/ 堪扎嘎日（甘扎嘎日）”的基原还有粉枝莓 *R. biflorus* Buch.-Ham. ex Smith、青海悬钩子 *R. kokoricus* Hao（该种未见《中国植物志》记载）、石生悬钩子 *R. saxatilis* L.、黑腺美饰悬钩子 *R. subornatus* Fooke var. *melanadenus* Focke，以去皮、去髓的茎枝入药。（参见“粉枝莓”“石生悬钩子”“黑腺美饰悬钩子”条）

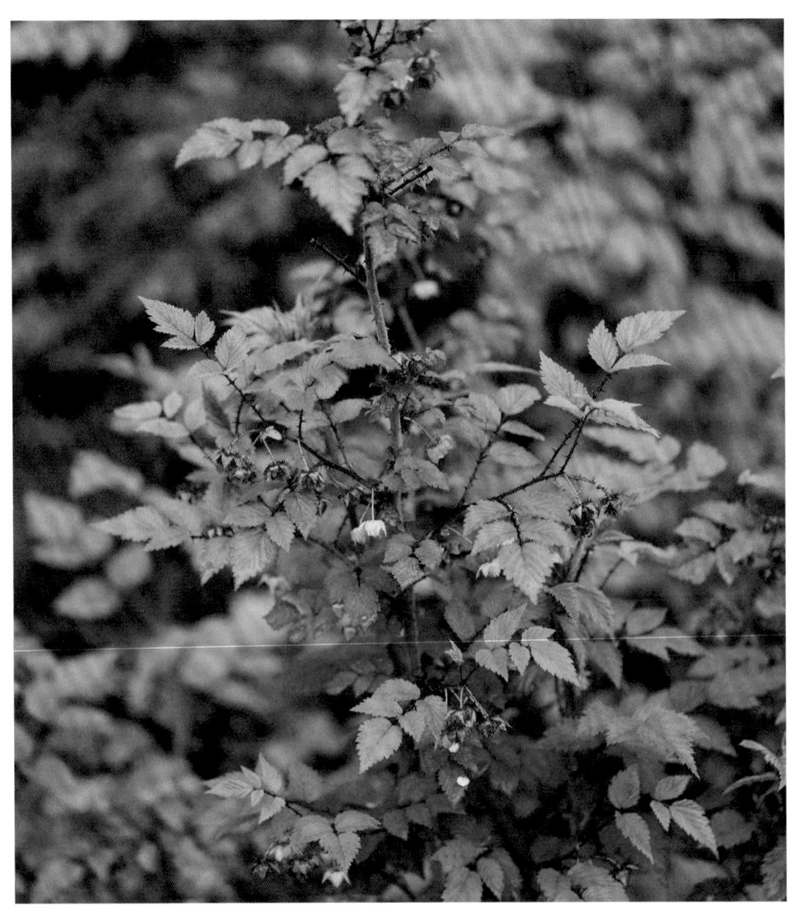

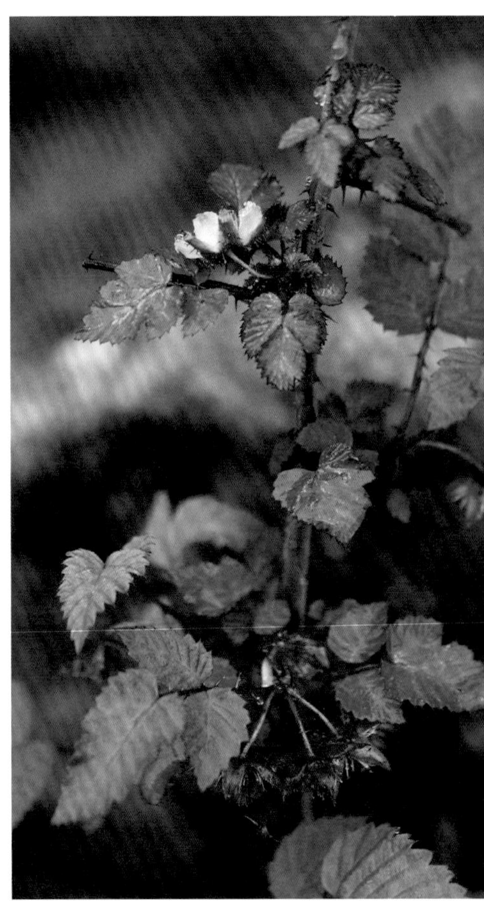

蔷薇科（Rosaceae） 悬钩子属（*Rubus* L.）

黑腺美饰悬钩子 *Rubus subornatus* Fooke var. *melanadenus* Focke

药 材 名 悬钩木；ཀཎྜ་ཀ་རི།（堪扎嘎日、甘扎嘎日、嘎扎嘎日）。

标 准 《四川藏标》（2020 年版）。

植物形态 参见《中国植物志》第三十七卷第 72 页。

分布与生境 分布于我国四川西部、云南西北部（香格里拉等）、西藏东南部。生长于海拔 2 700 ～ 4 000 m 的山坡、路边、杂木林内、林间空旷处。

药用部位 茎枝。

采收与加工 全年均可采收或秋季割取枝条，剖开，去皮，干燥。

性　　味　味甘、涩、辛，性凉。

功能与主治　清热解毒，利肺防疫。用于“三因”引起的发热、寒战等。

用量与用法　3 ~ 5 g。内服煎汤；或入丸、散。

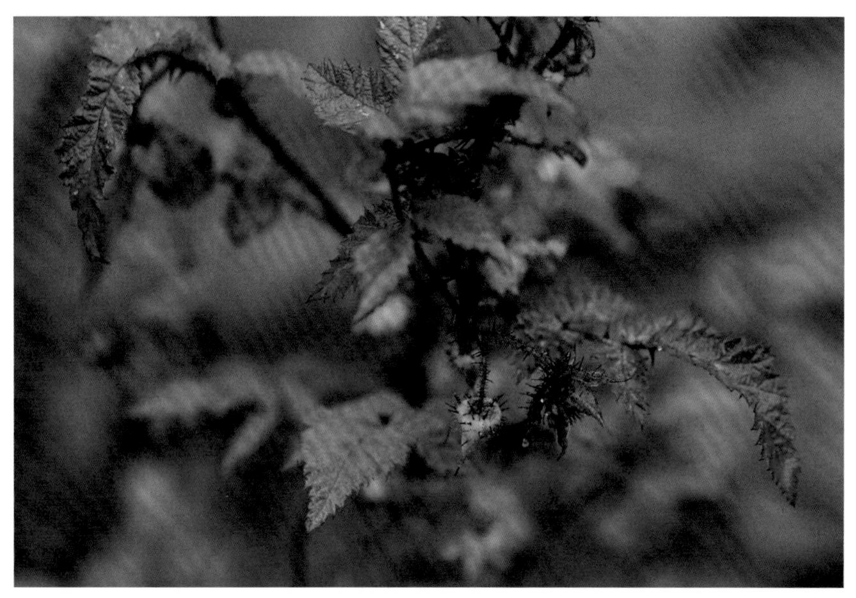

附　注

《度母本草》和《妙音本草》均记载有“གནྡ་ཀ་རི”（甘扎嘎日），言其功效为治疫疠和流行性感冒。《四部医典》中记载有“ཁ་བྲ”（卡查）和“གནྡ་ཀ་རི”（甘扎嘎日、嘎扎嘎日）；《蓝琉璃》记载“甘扎嘎日”有白、紫 2 种，其中紫者特称为“卡查”。《晶珠本草》将“卡查”和“甘扎嘎日”均归于“树木类药物”的“树枝类药物”中，言二者为一类，“卡查”为黑者，“甘扎嘎日”为白者。现代不同文献记载的“卡查”和“甘扎嘎日”的基原涉及蔷薇科悬钩子属和藜科猪毛菜属（*Salsola*）的多种植物，多以悬钩子属植物为正品。有文献以叶上是否被白粉来区别白者［不被白粉，称“གནྡ་ཡལ་ག”（甘扎牙嘎）］和黑者［被白粉，称“གནྡ་ཀ་རི”（甘扎嘎日）］；也有观点认为可能系以花的颜色来区分。《四川藏标》（2020 年版）以“悬钩木 /གནྡ་ཀ་རི/ 甘扎嘎日”之名收载了黑腺美饰悬钩子 *R. subornatus* Fooke var. *melanadenus* Focke，言其为四川藏医使用的“悬钩木”的主流品种。此外，《藏标》《西藏藏标》等以“悬钩木 /གནྡ་ཀ་རི/ 堪扎嘎日”之名收载了石生悬钩子 *R. saxatilis* L.、粉枝莓 *R. biflorus* Buch.-Ham. ex Smith、青海悬钩子 *R. kokoricus* Hao（该种未见《中国植物志》记载）。（参见“多腺悬钩子”“粉枝莓”“石生悬钩子”条）

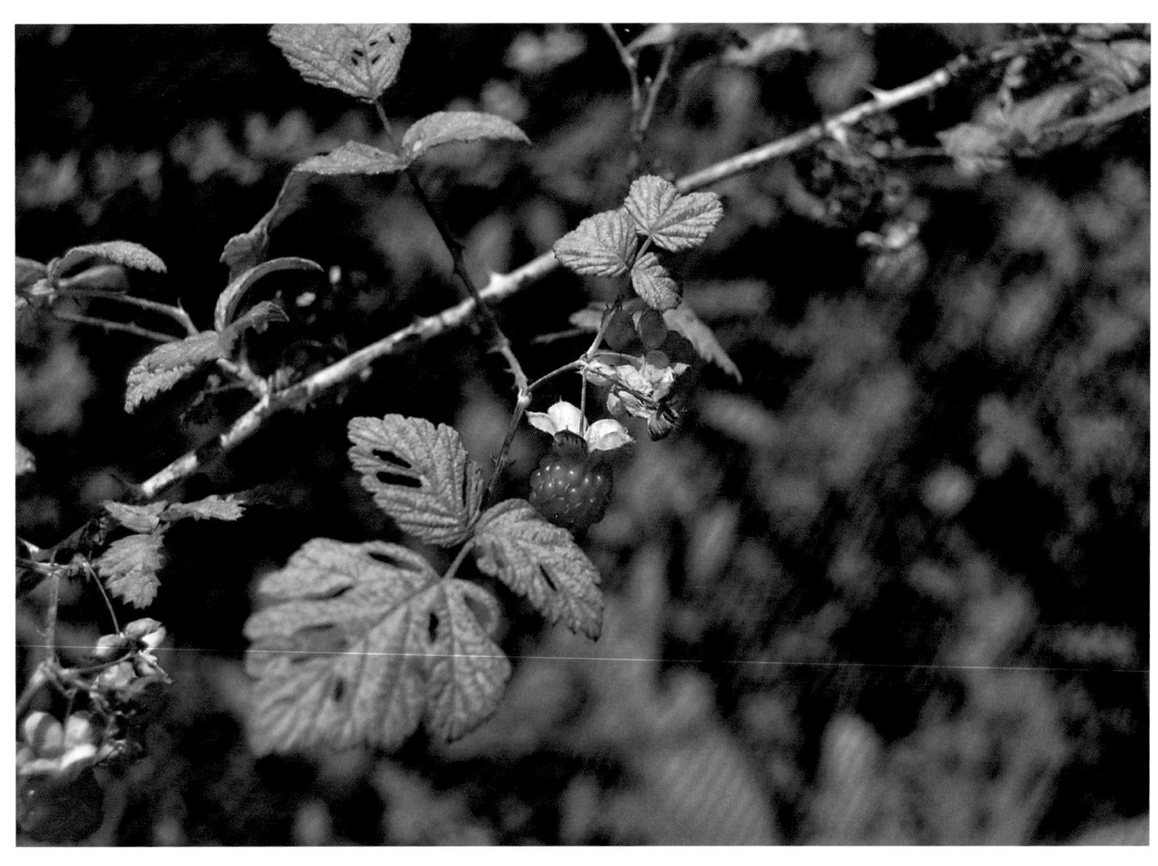

蔷薇科（Rosaceae） 悬钩子属（*Rubus* L.）

粉枝莓 *Rubus biflorus* Buch.-Ham. ex Smith

药 材 名 悬钩木；ཀཙ་ཀ་རི།（甘扎嘎日、堪扎嘎日、甘打嘎日、嘎扎嘎日）。

标 准 《部标藏药·附录》《藏标》《西藏藏标》。

植物形态 参见《中国植物志》第三十七卷第 76 页。

分布与生境 分布于我国西藏、甘肃、云南、四川、陕西。生长于海拔 1 500 ~ 3 500 m 的山谷河边、山地杂木林中。印度东北部、不丹、尼泊尔、缅甸等也有分布。

药用部位 去皮、去髓的茎枝。

采收与加工 夏、秋季采集茎枝，去皮、去髓，阴干。

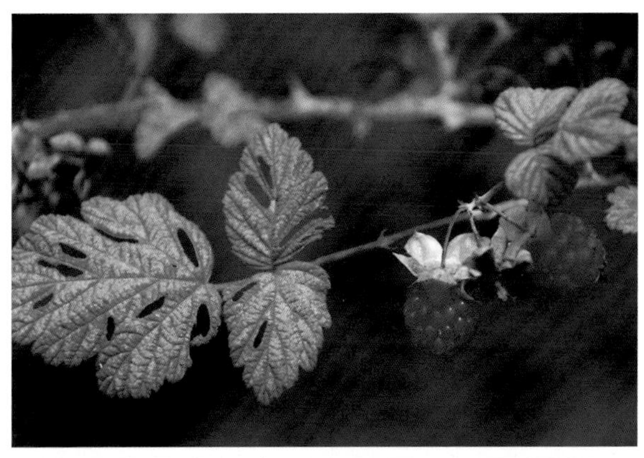

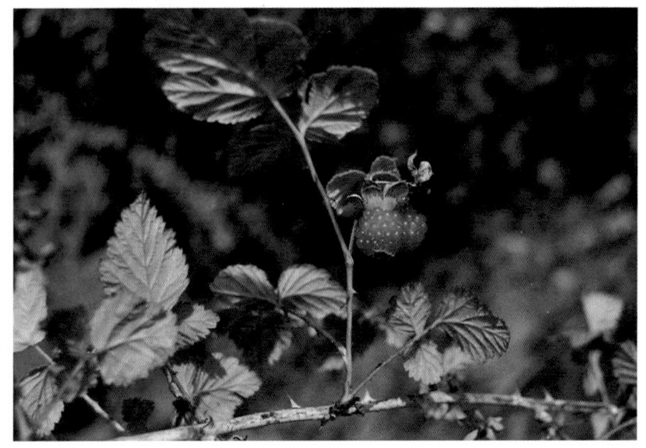

性　　味　味甘、苦，性平。（《藏标》）
味甘、微辛，化后味甘，性温。（《西藏藏标》）

功能与主治　清热解毒，利气。用于感冒，热病初期，恶寒发热，头及周身疼痛，肺病，“隆”病。（《藏标》）
清热解毒。用于“隆”热二合症，流行性感冒，时疫热症，咳嗽。（《西藏藏标》）

用量与用法　3 ~ 5 g。内服煎汤；或入丸、散。

附　注

《度母本草》记载有“ཀན་ཀ་རི”（甘扎嘎日、嘎扎嘎日），言其功效为治疫疠和流行性感冒。《四部医典》中记载有“ཀ་ཁྲ”（卡查）和“ཀན་ཀ་རི”（甘扎嘎日、嘎扎嘎日）；《蓝琉璃》记载“甘扎嘎日”有白、紫 2 种，其中紫者特称为“卡查”。《晶珠本草》将“卡查”和“甘扎嘎日”均归于“树木类药物”的“树枝类药物”中，言二者为一类，“甘扎嘎日”为白者，“卡查”为黑者，载二者均为治“隆”热二合症、“培根”病、时疫热之药物。现代文献记载的上述二者的基原涉及蔷薇科悬钩子属和藜科猪毛菜属（*Salsola*）的多种植物，多以悬钩子属植物为正品，猪毛菜属植物作代用品。也有文献以灌木的叶上是否被白粉来区别白者[不被白粉，称“ཀན་ཡལ་ག”（甘扎牙嘎）]和黑者[被白粉，称“ཀན་ཀ་རི”（甘扎嘎日）]。《部标藏药·附录》《藏标》《西藏藏标》及《四川藏标》（2020 年版）以“悬钩木 /ཀན་ཀ་རི/ 堪扎嘎日（甘扎嘎日）”之名收载了粉枝莓 *R. biflorus* Buch.-Ham. ex Smith、青海悬钩子 *R. kokoricus* Hao（该种未见《中国植物志》记载）、石生悬钩子 *R. saxatilis* L.、黑腺美饰悬钩子 *R. subornatus* Fooke var. *melanadenus* Focke，规定以其去皮、去髓的茎枝入药；《青海藏标》以“多腺悬钩子 /ཀན་ཀ་རི/ 甘扎嘎日”之名收载了多腺悬钩子 *R. phoenicolasius* Maxim. 的茎枝。文献记载的“卡查”或“甘扎嘎日”的基原还有其他悬钩子属的多种植物。（参见“多腺悬钩子”“石生悬钩子”“黑腺美饰悬钩子”条）

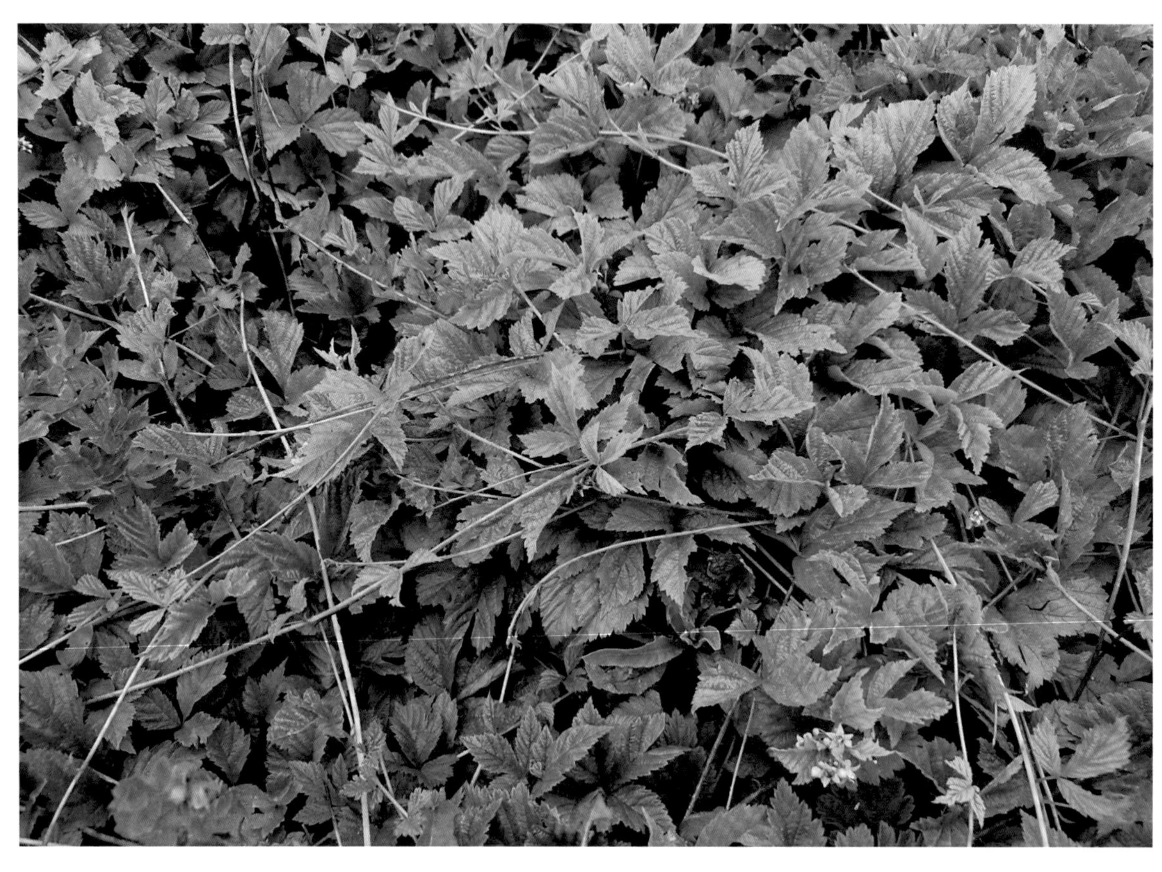

蔷薇科（Rosaceae） 悬钩子属（*Rubus* L.）

石生悬钩子 *Rubus saxatilis* L.

药 材 名 悬钩木；ཀནྜ་ཀ་རི།（堪扎嘎日、甘扎嘎日）。

标 准 《藏标》《西藏藏标·附录》。

植物形态 参见《中国植物志》第三十七卷第 212 页。

分布与生境 分布于我国黑龙江、吉林、辽宁、内蒙古、河北、山西、新疆。生长于海拔 3 000 m 以下的石砾地、灌丛或针阔叶混交林下。亚洲北部、欧洲、北美洲及蒙古等也有分布。

药用部位 去皮、去髓的茎枝。

采收与加工 秋季割取枝条，刮去外皮，去掉髓部，阴干。

性　　味　味甘、苦，性平。（《藏标》）

味甘、苦，性温。（《西藏藏标·附录》）

功能与主治　清热解毒，利气。用于感冒，热病初期，恶寒发热，头及周身疼痛，肺病，“隆”病。

用量与用法　3 ~ 5 g。内服煎汤；或入丸、散。

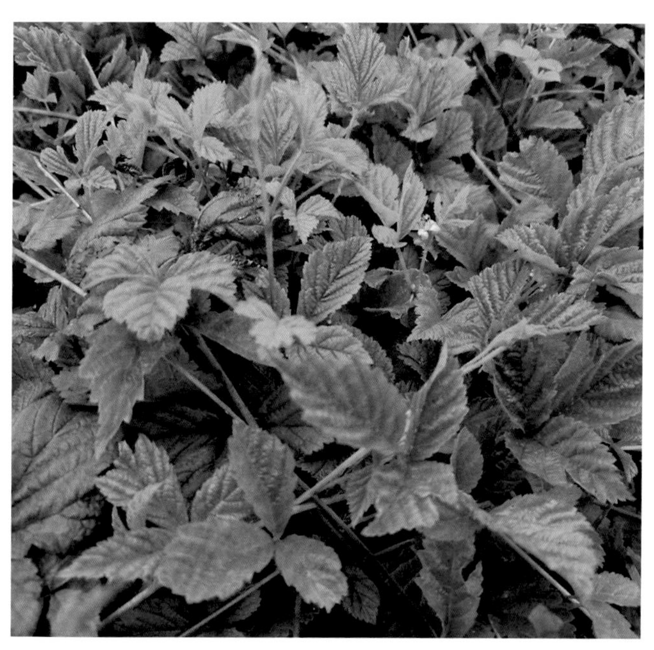

附　注

《度母本草》和《妙音本草》均记载有“ཀཎྜ་ཀ་རི”（甘扎嘎日、嘎扎嘎日），言其功效为治疫疠和流行性感冒。《四部医典》中记载有“ཀ་ཁྲ”（卡查）和“ཀཎྜ་ཀ་རི”（甘扎嘎日、嘎扎嘎日）；《蓝琉璃》记载“甘扎嘎日”有白、紫 2 种，其中紫者特称为“卡查”。《晶珠本草》将“卡查”和“甘扎嘎日”均归于“树木类药物”的“树枝类药物”中，言二者为一类，“甘扎嘎日”为白者，“卡查”为黑者。现代不同文献记载的“卡查”或“甘扎嘎日”的基原涉及蔷薇科悬钩子属和藜科猪毛菜属（*Salsola*）的多种植物，多以悬钩子属植物为正品，猪毛菜属植物作代用品。关于白、黑者的区别，有文献认为以灌木的叶上是否被白粉来区别，不被白粉者称“ཀཎྜ་ཡལ་ག”（甘扎牙嘎），被白粉者称“ཀཎྜ་ཀ་རི”（甘扎嘎日）；也有观点认为可能系以花的颜色区分。石生悬钩子 *R. saxatilis* L. 为《藏标》《西藏藏标·附录》收载的“悬钩木 /ཀཎྜ་ཀ་རི/ 堪扎嘎日（甘扎嘎日）”的基原之一；《部标藏药·附录》《藏标》《西藏藏标》及《青海藏标》等收载的“悬钩木（悬钩子）/ཀཎྜ་ཀ་རི/ 堪扎嘎日（甘扎嘎日）”的基原还有粉枝莓 *R. biflorus* Buch.-Ham. ex Smith、青海悬钩子 *R. kokoricus* Hao（该种未见《中国植物志》记载）、多腺悬钩子 *R. phoenicolasius* Maxim.、黑腺美饰悬钩子 *R. subornatus* Fooke var. *melanadenus* Focke。（参见“多腺悬钩子”“粉枝莓”“黑腺美饰悬钩子”条）

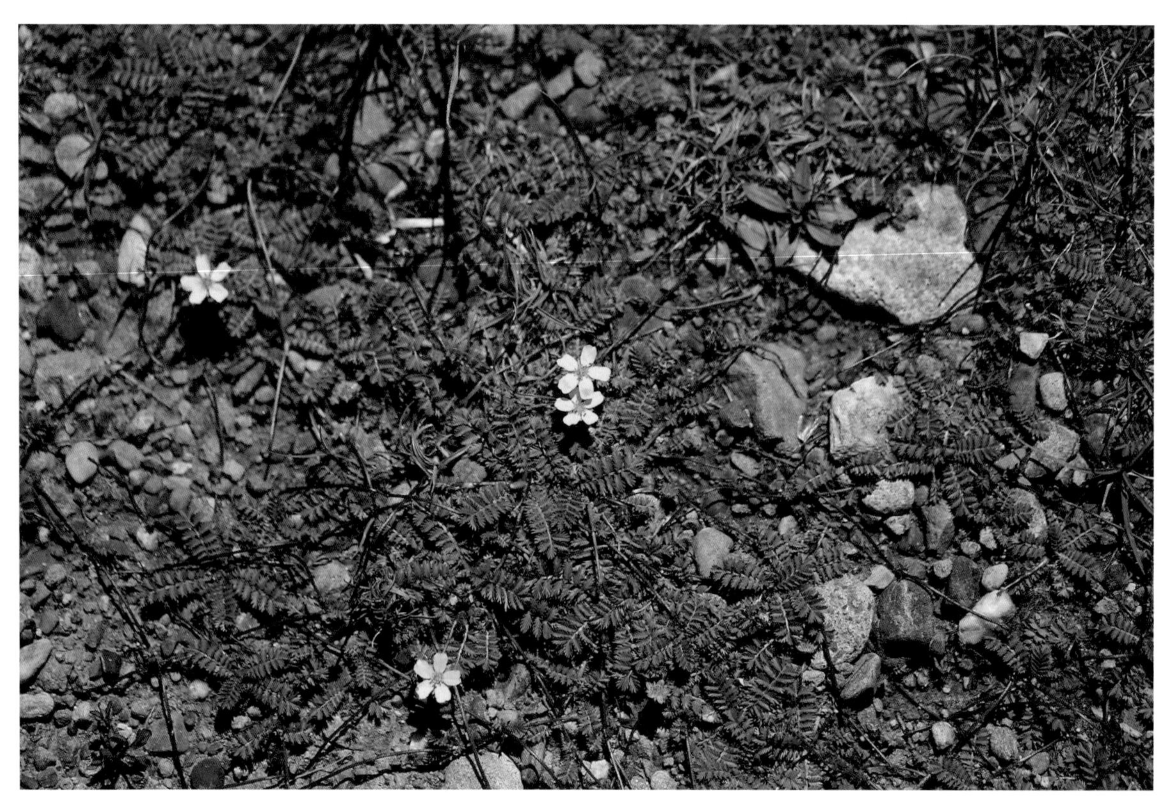

蔷薇科（Rosaceae） 委陵菜属（*Potentilla* L.）

蕨麻 *Potentilla anserina* L.（鹅绒委陵菜）

药 材 名 人参果；ཐོ་མ།（卓尔玛、卓玛、朱玛、戳玛）。

标　　准 《西藏藏标》《四川中标》。

植物形态 参见《中国植物志》第三十七卷第 276 页。

分布与生境 分布于我国西藏、四川、青海、甘肃、云南、宁夏、新疆、陕西、山西、河北、内蒙古、辽宁、吉林、黑龙江。生长于海拔 500 ~ 4 100 m 的河岸、路边、山坡草地、草甸、田边。大洋洲、北半球其他温带地区，以及智利、新西兰等也有分布。

药用部位 块根。

采收与加工 秋季采挖，洗净，晾干。

性　　味　味甘，化后味甘，性凉。

功能与主治　补气血，健脾胃。用于急症后的气血两虚，营养不良，脾虚引起的腹泻等。（《西藏藏标》）

收敛止血，止咳利痰，滋补。用于诸血症及下痢。（《四川中标》）

用量与用法　5 ~ 10 g。内服研末；或煮食；或入复方。

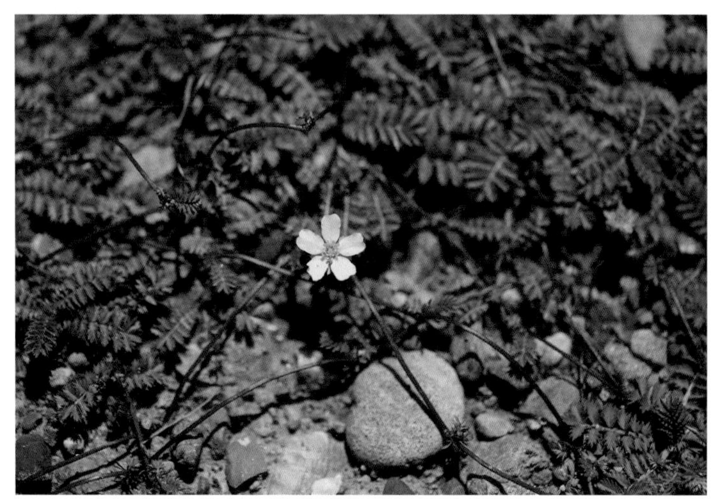

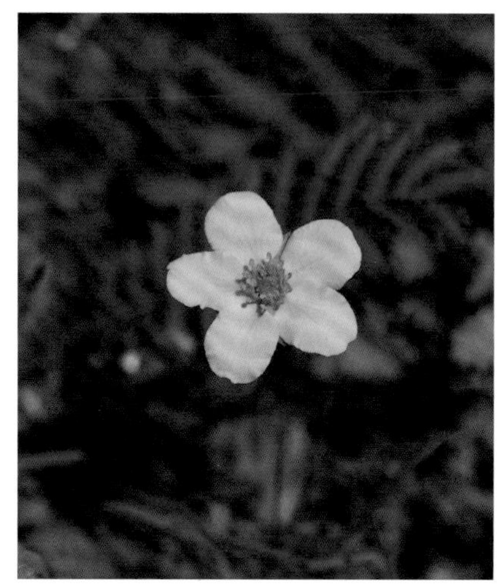

附　注

《度母本草》记载“གྲོ་མ།”（卓玛、卓尔玛）的功效为止热泻，言其可磨粉做成面团服用，但在配方中使用不多；《妙音本草》言“卓玛”普遍被食用，食之可止热泻；《宇妥本草》言“卓玛”止泻又可治“隆”病。《蓝琉璃》在“药物补述”中记载有“གྲོ་ལོ་ས་འཛིན།”（卓老洒曾），药用其地上部分或幼苗。《晶珠本草》以“གྲོ་མ།”（卓玛）为正名，言其为治热性腹泻之药物，人畜皆可食用。现各地藏医所用“卓玛”均为蔷薇科植物蕨麻 *P. anserina* L.，其形态与《四部医典系列挂图全集》附图（第三十一图的 44 号图）所示植物及《晶珠本草》的记载相符。生长于西藏、青海等高原地区的蕨麻 *P. anserina* L. 的根可膨大成块根状，藏族传统以该种的块根作补益食物，称之为“卓玛”，又习称“人参果”“延寿果”；四川甘孜也以该种的全草入药，该种的地上部分称“卓老洒曾”。《西藏藏标》以“གྲོ་མ།/ 卓玛 / 人参果”之名收载了蕨麻 *P. anserina* L.，《四川中标》作为“藏族习用药材”，以“蕨麻”之名收载了该种，均规定以其块根入药。

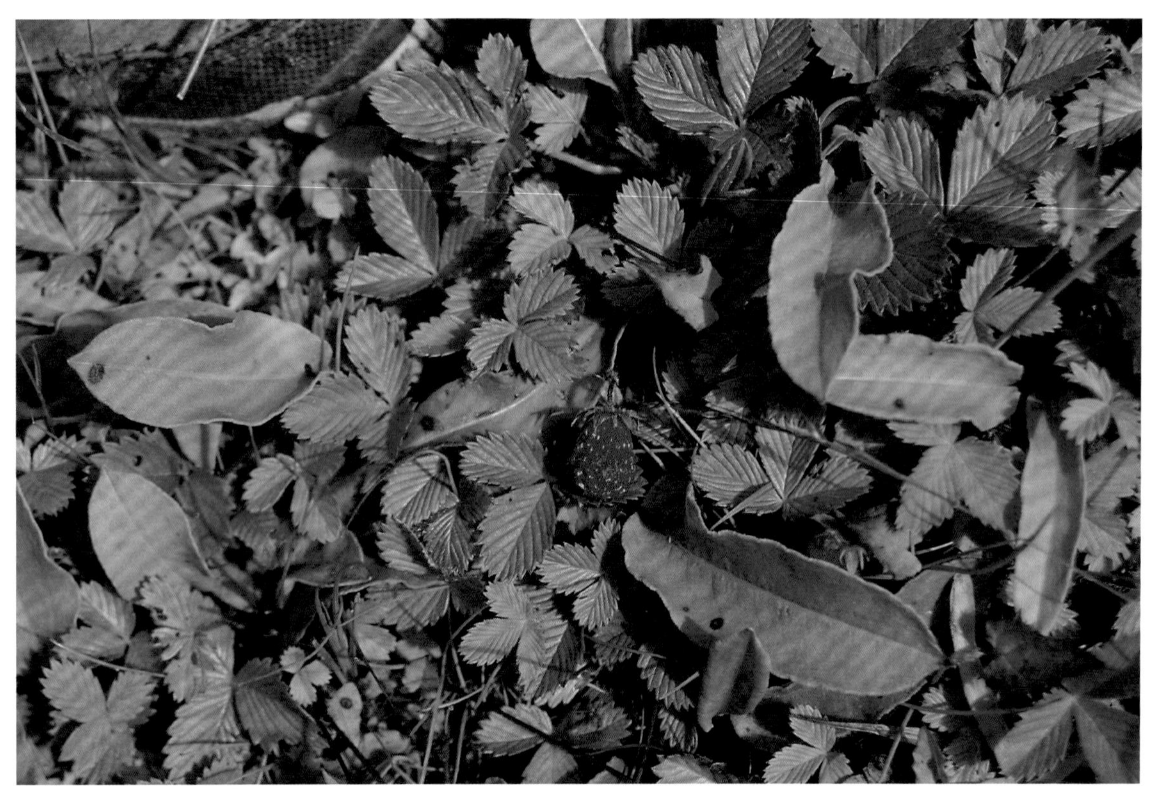

蔷薇科（Rosaceae） 草莓属（*Fragaria* L.）

东方草莓 *Fragaria orientalis* Lozinsk.

药 材 名 草莓；འབྲི་ད་ས་འཛིན།（志达萨曾、直打萨曾、直打洒曾）、ཙི་ཙི་ས་འཛིན།（孜孜洒曾、孜孜萨增）。

标 准 《部标藏药》、《青海藏标》（1992 年版）。

植物形态 参见《中国植物志》第三十七卷第 353 页。

分布与生境 分布于我国青海、甘肃、四川、陕西、山西、河北、内蒙古、辽宁、吉林、黑龙江。生长于海拔 600 ～ 4 000 m 的山坡草地、林下。朝鲜、蒙古等也有分布。

药用部位 全草。

采收与加工 花期采集，除去杂质及须根，晾干。

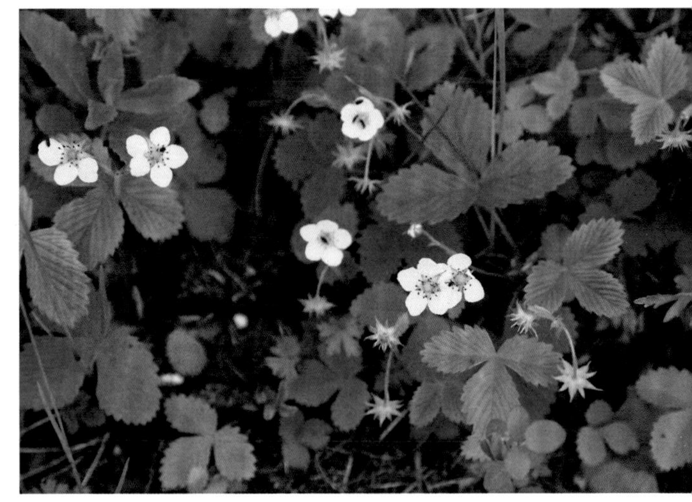

性　　味　味微甘，化后味甘，性凉。

功能与主治　通经活络，祛痰排脓，敛黄水，愈疮。用于“杂嘎”病，中风，神经炎，肺炎，胸腔脓血，黄水病，“培赤果乃”病等。

用量与用法　5 ~ 9 g。内服煎汤；或入丸、散。

附　注

《度母本草》记载“འབྲི་ད་ས་འཛིན།”（志达萨曾）又名“རྒྱལ་མ་མ།”（加玛居玛），也称之为“ཙི་ཙི་མོ།”（孜孜茂），其功效为催吐、敷疮治结疤和肿胀。《妙音本草》记载“志达萨曾”又名“རྒྱལ་བ་དུལ།”（加瓦都）或“孜孜茂”，言其为治恶性疮肿、脓疖、黄水疮之药物。《四部医典》记载“志达萨曾”为排脓血、敛黄水之药物；《蓝琉璃》记载“志达萨曾”有“志达萨曾”和其副品 2 种，并在“药物补述”中记载有“祛大肠‘隆’病（止血排脓）”之药物“ཙི་ཙི་ས་འཛིན།”（孜孜洒曾）。《甘露滴注释》记载“ས་འཛིན།”（萨曾）分为 3 种。《晶珠本草》言“志达萨曾”又名“ས་འཛིན།”（萨曾）、“孜孜洒曾”，又引《图鉴》之记载言“叶状如香薷叶而小，花小，白红色，光泽弱，茎红色匍匐地面，种子成熟后状如珊瑚小粒团”。现代文献关于“萨曾”类的基原有不同的观点，不同文献记载的“萨曾”类的基原涉及蔷薇科草莓属、玄参科兔耳草属（*Lagotis*）、虎耳草科虎耳草属（*Saxifraga*）及蓼科蓼属（*Polygonum*）的多种植物，药材名有“འབྲི་ད་ས་འཛིན།”（志达萨曾）、“ཙི་ཙི་ས་འཛིན།”（孜孜洒曾）和“འབྲི་ད་ས་འཛིན་མཆོག”（知达沙增窍，“窍”为“正品”之意）等多种。各地藏医习用的种类不同，以草莓属植物及玄参科植物短穗兔耳草 *L. brachystachya* Maxim. 使用较多。《部标藏药》以“草莓 /འབྲི་ད་ས་འཛིན།/ 志达萨曾”之名、《青海藏标》以“草莓 /ཙི་ཙི་ས་འཛིན།/ 孜孜萨增”之名收载了东方草莓 *F. orientalis* Lozinsk. 及其同属多种植物；而《藏标》则分别以“草莓 /ཙི་ཙི་ས་འཛིན།/ 孜孜洒曾”“短穗兔耳草 /འབྲི་ད་ས་འཛིན།/ 直打洒曾”之名收载了草莓 *F. nilgerrensis* Schlecht. ex Gay（黄毛草莓）及其同属多种植物和短穗兔耳草 *L. brachystachya* Maxim.，二者的功能与主治相同。短穗兔耳草 *L. brachystachya* Maxim. 和草莓属植物在形态上与《图鉴》的记载均有相似之处。《宇妥本草》记载有“ན་རིག་པ།”（良蒂巴），言其为止血诸药之王，汉译本译汉文名为“短穗兔耳草”，但功效与《度母本草》等记载的不同。（参见“黄毛草莓”“短穗兔耳草”条）

在《中国植物志》中，*F. nilgerrensis* Schlecht. ex Gay 的中文名为“黄毛草莓”。

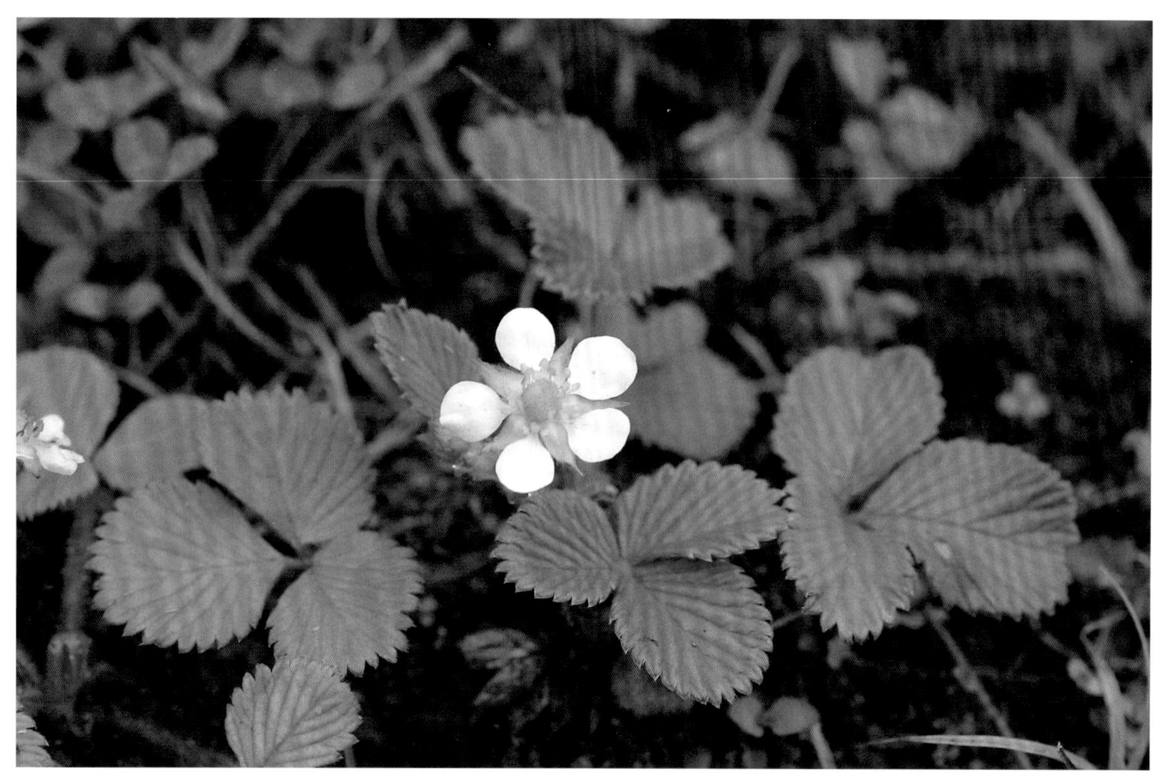

蔷薇科（Rosaceae） 草莓属（*Fragaria* L.）

黄毛草莓 *Fragaria nilgerrensis* Schlecht. ex Gay

药 材 名 草莓；ཙི་ཙི་ས་འཛིན།（孜孜洒曾、孜孜萨增）。

标　　准 《藏标》。

植物形态 参见《中国植物志》第三十七卷第 354 页。

分布与生境 分布于我国陕西、湖北、重庆（石柱）、四川、云南、湖南、贵州、台湾。生长于海拔 700 ～ 3 000 m 的山坡草地、沟边林下。尼泊尔、印度东部、越南北部等也有分布。

药用部位 全草。

采收与加工 夏季花期采集，除净泥土，晾干。

性　　味 味苦，性温。

功能与主治 散瘀，排脓。用于血热性化脓症，肺胃瘀血，黄水病，脓疡。

用量与用法 5 ~ 9 g。内服煎汤；或入丸、散。

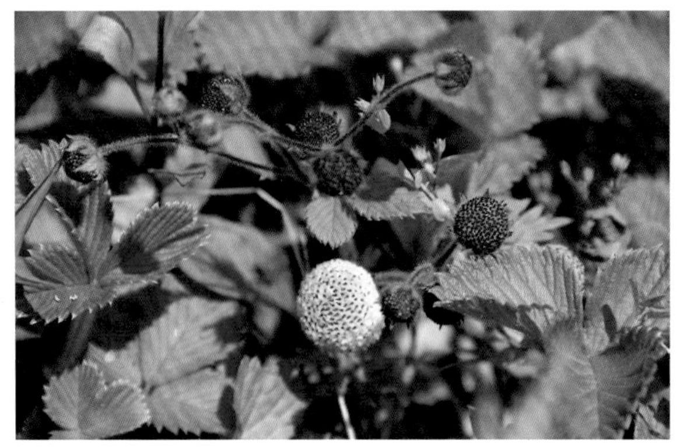

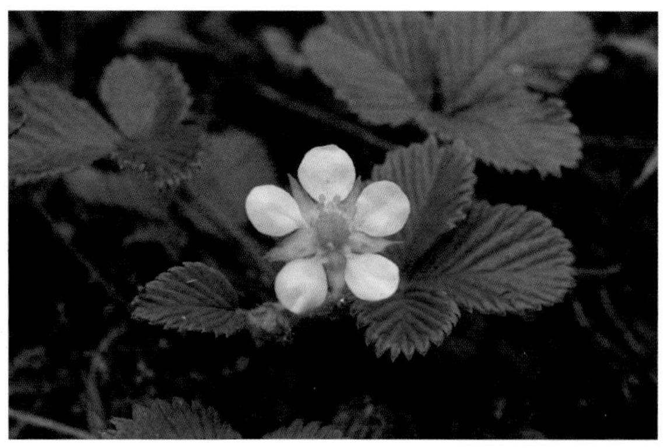

附 注

《度母本草》记载“འབྲི་ད་ས་འཛིན།”（志达萨曾）也称“ཙི་ཙི་མོ།”（孜孜茂），言其功效为催吐、敷疮治结疤和肿胀。《妙音本草》记载“志达萨曾”又名“孜孜茂”，言其功效为治恶性疮肿、脓疖、黄水疮。《四部医典》记载“志达萨曾”为排脓血、敛黄水之药物；《蓝琉璃》记载“志达萨曾”有“志达萨曾”和其副品 2 种，并在“药物补述”中记载有“祛大肠‘隆’病（止血排脓）”之药物“ཙི་ཙི་ས་འཛིན།”（孜孜洒曾）。《晶珠本草》言“志达萨曾”又名“ས་འཛིན།”（萨曾）、“孜孜洒曾”，并引《图鉴》之记载言“叶状如香薷叶而小，花小，白红色，光泽弱，茎红色匍匐地面，种子成熟后状如珊瑚小粒团”。现代文献关于“萨曾”类的基原有不同的观点，记载的基原主要包括蔷薇科草莓属、玄参科兔耳草属（*Lagotis*）、虎耳草科虎耳草属（*Saxifraga*）及蓼科蓼属（*Polygonum*）植物，药材名有“འབྲི་ད་ས་འཛིན།”（志达萨曾）、“ཙི་ཙི་ས་འཛིན།”（孜孜洒曾）和“འབྲི་ད་ས་འཛིན་མཆོག”（知达沙增窍，“窍”为“正品”之意）等。各地藏医习用的种类不同，最常用的为草莓属植物及玄参科植物短穗兔耳草 *L. brachystachya* Maxim.。《部标藏药》以“草莓 /འབྲི་ད་ས་འཛིན།/ 志达萨曾”之名、《青海藏标》以“草莓 /ཙི་ཙི་ས་འཛིན།/ 孜孜萨增”之名收载了东方草莓 *F. orientalis* Lozinsk. 及其同属多种植物；而《藏标》则分别以“草莓 /ཙི་ཙི་ས་འཛིན།/ 孜孜洒曾”“短穗兔耳草 /འབྲི་ད་ས་འཛིན།/ 直打洒曾”之名收载了草莓 *F. nilgerrensis* Schlecht. ex Gay（黄毛草莓）及其同属多种植物和短穗兔耳草 *L. brachystachya* Maxim.，二者的功能与主治相同。（参见“东方草莓”“短穗兔耳草”条）

在《中国植物志》中，*F. nilgerrensis* Schlecht. ex Gay 的中文名为“黄毛草莓”。

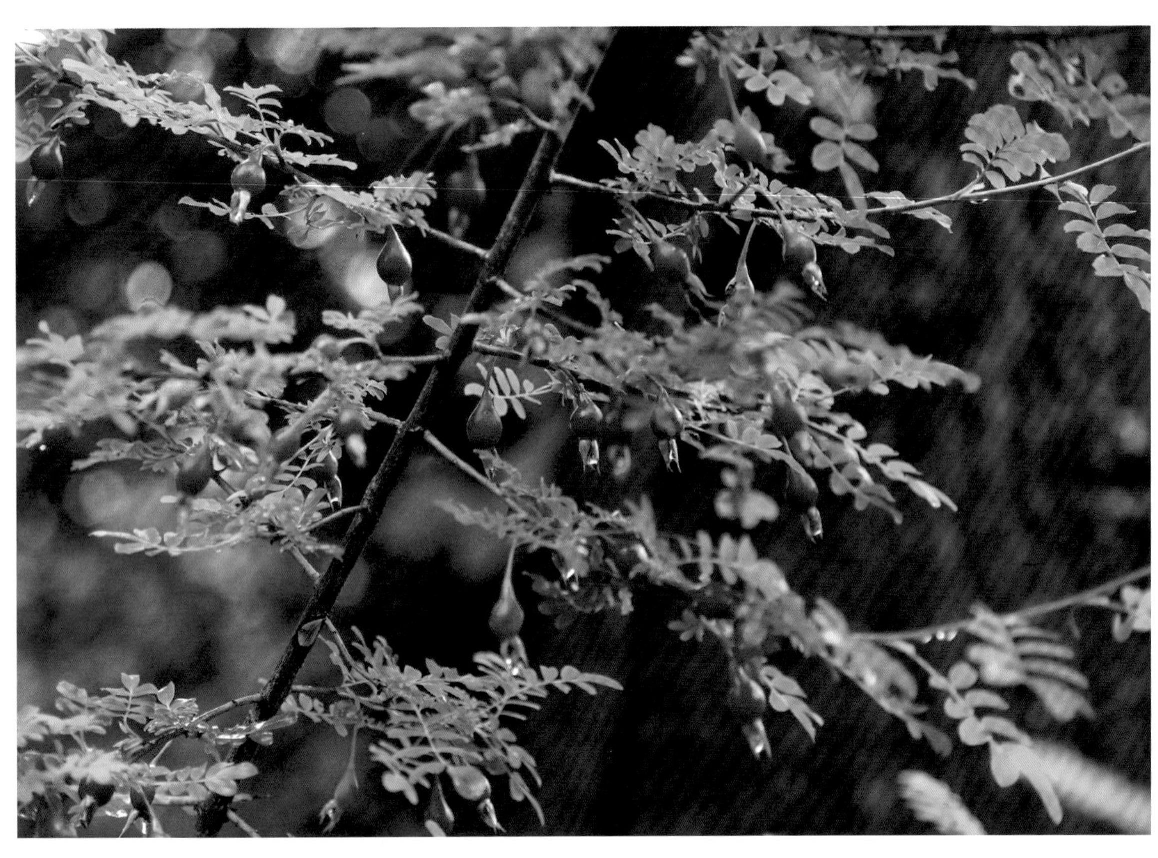

蔷薇科（Rosaceae） 蔷薇属（*Rosa* L.）

峨眉蔷薇 *Rosa omeiensis* Rolfe

药材名 蔷薇花；སེ་བའི་མེ་ཏོག（色薇美多、赛维美多）。

标准 《部标藏药》、《藏标》、《青海藏标·附录》（1992 年版）。

植物形态 参见《中国植物志》第三十七卷第 383 页。

分布与生境 分布于我国云南、甘肃、四川、青海（同仁）、西藏（米林、吉隆等）、湖北、陕西、宁夏。生长于海拔 750 ~ 4 000 m 的山坡、山脚、灌丛。

药用部位 花蕾、花瓣。

采收与加工 夏季采集，阴干。

性味 味甘、酸，化后味甘，性寒。

功能与主治 抑“隆”，利胆，活血，通脉，调经。用于“赤隆”病，“赤彩”病，“培赤”病，胆囊炎，胆汁反流性胃炎，肺病，脉管炎，乳痈，妇科病等。

用量与用法 3 ~ 6 g。内服煎汤；或入丸、散。

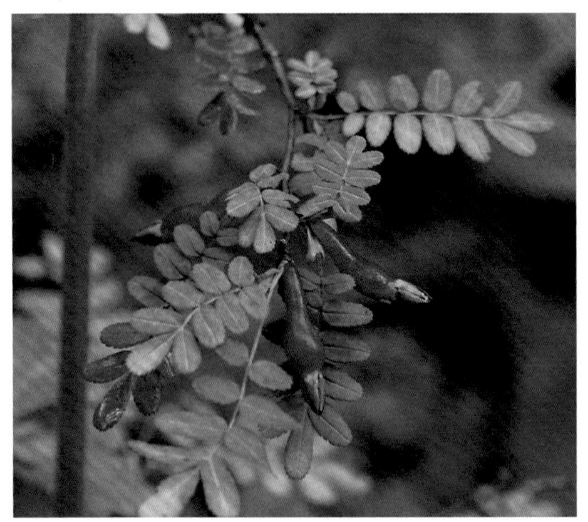

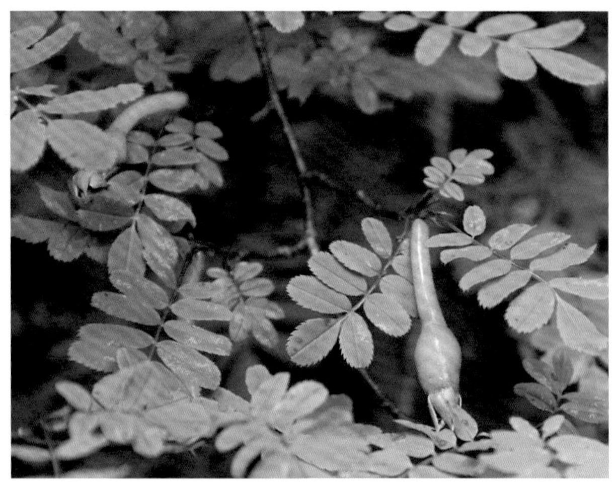

附 注

《月王药诊》《四部医典》中记载有“སེ་བའི་མེ་ཏོག”（色薇美多），言其为治“隆”病、“赤巴”病之药物。《度母本草》中分别记载有治中毒症之药物“སེ་རྒོད་མ།”（塞果玛）和治疫疠之药物“སེ་བ་དམར་པོ།”（塞哇玛保）。《妙音本草》中分别记载有“སེ་རྒོད།”（塞果）、“སེ་རྒོད་མ།”（塞果玛）和“སེ་བ།”（塞哇）。《晶珠本草》在“树木类药物”的“果实类药物”“树花类药物”和“树皮类药物”中分别记载有“སེ་རྒོད་འབྲས་བུ།”（塞果哲哦）、“སེ་བའི་མེ་ཏོག”（色薇美多）和“སེ་རྒོད།”（塞果），言“塞果哲哦”为治毒热症及肝热症之药物、“色薇美多”为治“赤巴”病且能压“隆”头之药物、“塞果”为“收敛脉管诸病”之药物，各类药物的基原大致分为野生和园生 2 类。现代文献记载的上述药物的基原包括蔷薇属和虎耳草科茶藨子属（*Ribes*）的多种植物，其中蔷薇属植物又统称“སེ་བ།”（塞哇），其花、果实、枝皮（茎内皮）均可入药，而茶藨子属植物主要以茎内皮（塞果）入药。通常以花白色的峨眉蔷薇 *Rosa omeiensis* Rolfe、绢毛蔷薇 *Rosa sericea* Lindl. 为“色薇美多”的正品，《部标藏药》《藏标》以“蔷薇花 /སེ་བའི་མེ་ཏོག/ 色薇美多”之名也收载了该 2 种。《青海藏标·附录》则收载了峨眉蔷薇 *Rosa omeiensis* Rolfe 或玫瑰 *Rosa rugosa* Thunb. 等同属多种植物。（参见“绢毛蔷薇”“玫瑰”条）

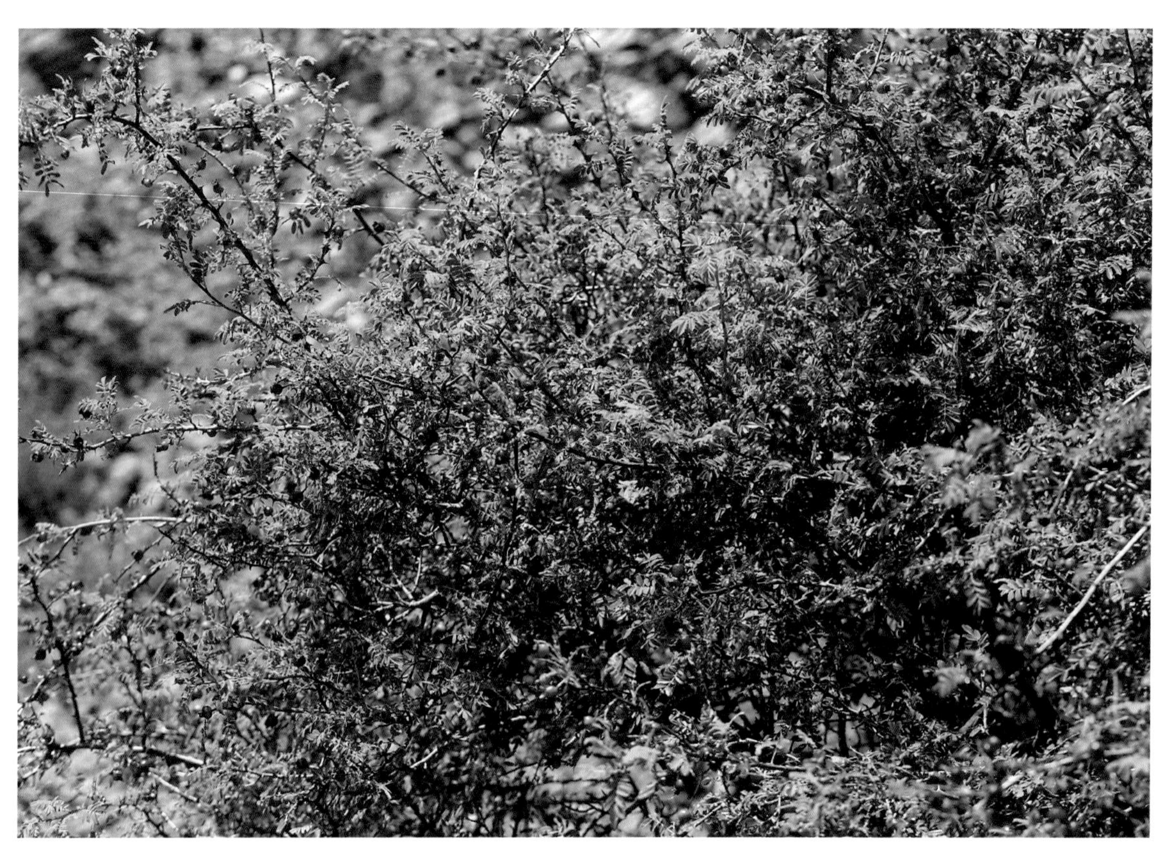

蔷薇科（Rosaceae） 蔷薇属（*Rosa* L.）

绢毛蔷薇 *Rosa sericea* Lindl.

药材名 蔷薇花；སེ་བའི་མེ་ཏོག（色薇美多）。

标准 《部标藏药》《藏标》。

植物形态 参见《中国植物志》第三十七卷第385页。

分布与生境 分布于我国云南、四川、贵州、西藏（墨竹工卡、林周）。生长于海拔2 000 ~ 3 800 m的山顶、山谷斜坡、向阳干燥之地。印度、缅甸、不丹也有分布。

药用部位 花蕾、花瓣。

采收与加工 夏季采集，阴干。

性　　味　味甘、酸，化后味甘，性寒。

功能与主治　抑“隆”，利胆，活血，通脉，调经。用于“赤隆”病，“赤彩”病，“培赤”病，胆囊炎，胆汁反流性胃炎，肺病，脉管炎，乳痈，妇科病等。

用量与用法　3 ~ 6 g。内服煎汤；或入丸、散。

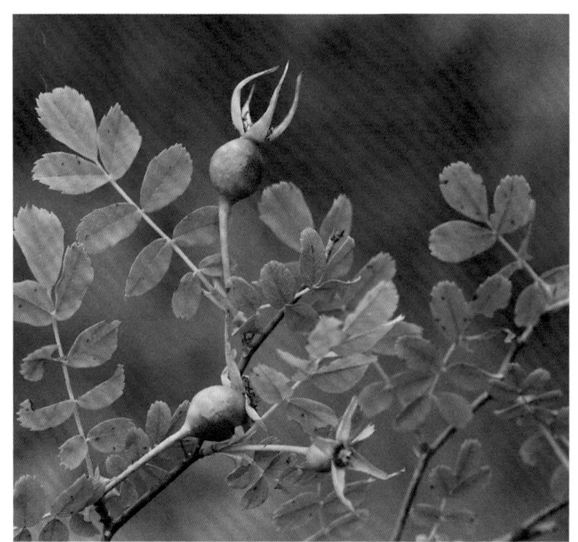

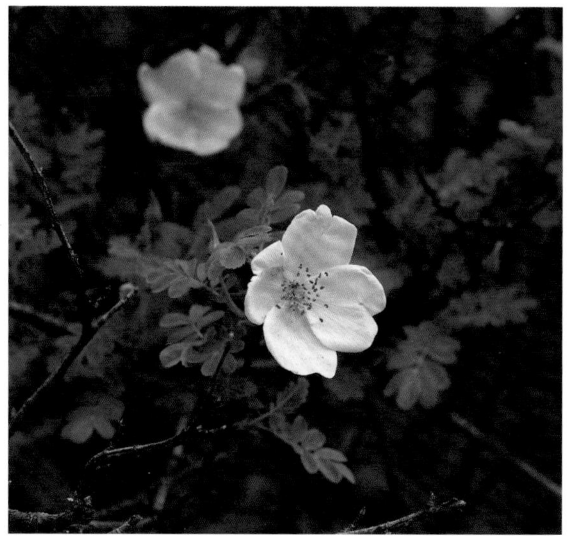

附　注

藏医药用蔷薇科蔷薇属植物的部位包括果实、花、茎皮（茎内皮）。《晶珠本草》在“树木类药物”的“果实类药物”“树花类药物”和“树皮类药物”中分别记载有“སེ་རྒོད་འབྲས་བུ།”（塞果哲哦）、“སེ་བའི་མེ་ཏོག”（色薇美多）和“སེ་རྒོད།”[塞果，又称“སེ་རྒོད་མ།”（塞果玛）]，其中，果实为治毒热症及肝热症之药物，花为治“赤巴”病且能压“隆”头之药物，树皮为“收敛脉管诸病”之药物，各类药物的基原大致分为野生和园生 2 类。现代文献记载的上述药物的基原包括蔷薇属和虎耳草科茶藨子属（*Ribes*）的多种植物，其中，蔷薇属植物的果实、花、茎皮（茎内皮）均可入药，而茶藨子属植物则主要使用茎内皮。“色薇美多”的基原通常以开白色花的蔷薇属植物峨眉蔷薇 *Rosa omeiensis* Rolfe、绢毛蔷薇 *Rosa sericea* Lindl. 为正品，《部标藏药》《藏标》在“蔷薇花 /སེ་བའི་མེ་ཏོག/ 色薇美多”条下收载的基原也为该 2 种。（参见“峨眉蔷薇”条）

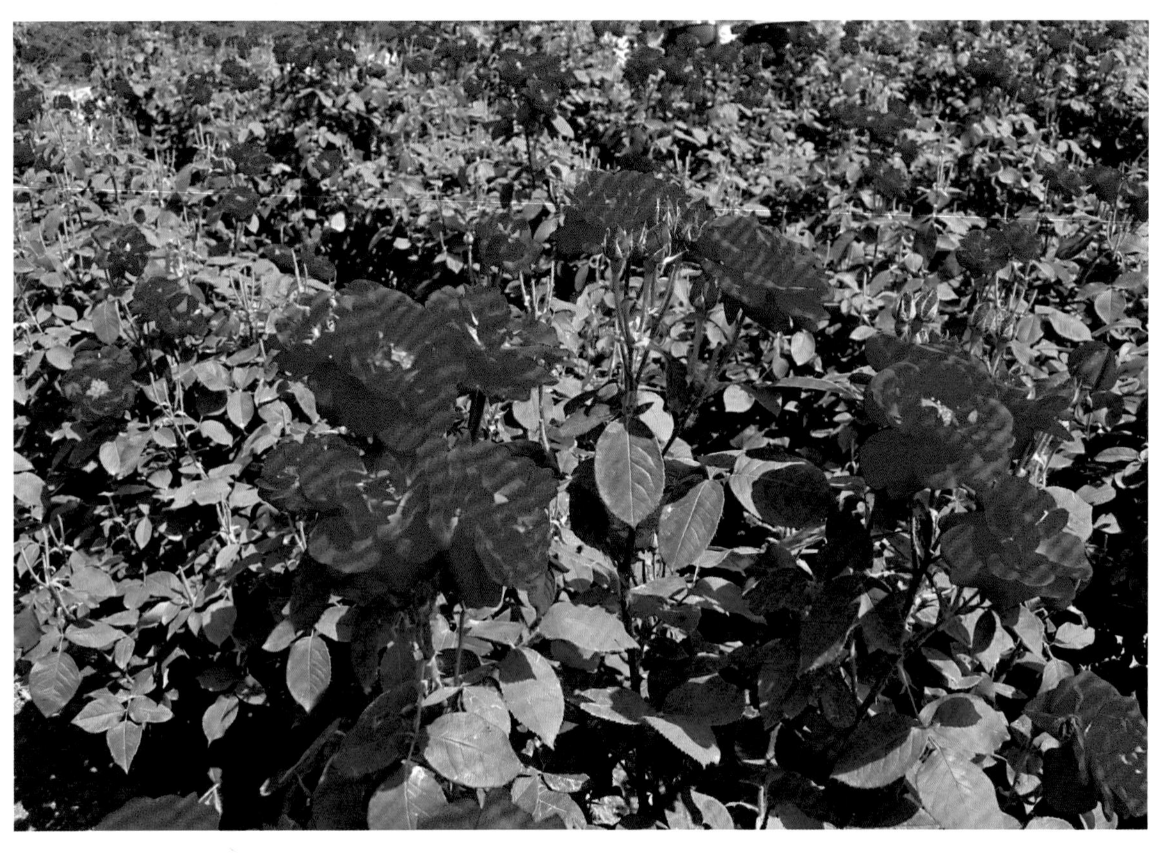

蔷薇科（Rosaceae） 蔷薇属（*Rosa* L.）

玫瑰 *Rosa rugosa* Thunb.

药 材 名 蔷薇花；སེ་བའི་མེ་ཏོག（赛维美多）。

标 准 《青海藏标·附录》（1992 年版）。

植物形态 参见《中国植物志》第三十七卷第 401 ～ 402 页。

分布与生境 原产于我国华北地区及日本、朝鲜。我国各地多作为园艺植物栽培，山东等地也作为药材种植。

药用部位 花蕾、花瓣。

采收与加工 夏季采集，阴干。

性 味 味甘、酸，化后味甘，性寒。

功能与主治 抑“隆”，利胆，活血，通脉，调经。用于“赤隆”病，“赤彩”病，“培赤”病，胆囊炎，胆汁反流性胃炎，肺病，脉管炎，乳痈，妇科病等。

用量与用法 3 ~ 6 g。内服煎汤；或入丸、散。

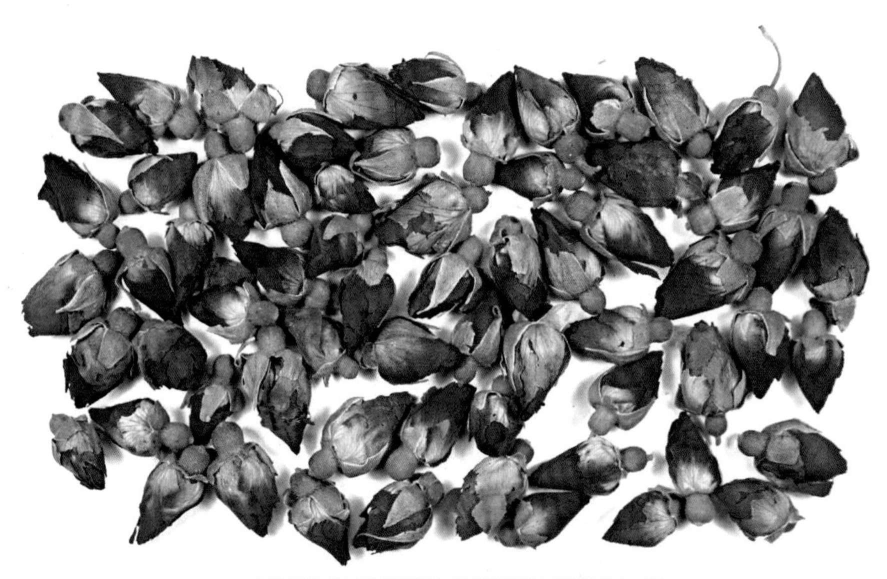

附 注

《月王药诊》《四部医典》记载有治“隆”病、“赤巴”病之药物“སེ་བའི་མེ་ཏོག”（色薇美多）。《晶珠本草》记载“སེ་ག”（塞哇）类包括以果实、花、茎皮（茎内皮）入药的几种药材，药材的功能与主治各有不同，其基原均有野生和庭院栽培的 2 类；并言“色薇美多”以白色花者为正品。现代文献记载的“塞哇”类的基原主要为蔷薇科蔷薇属植物，包括多种花色的种类，通常以花白色的峨眉蔷薇 *Rosa omeiensis* Rolfe、绢毛蔷薇 *Rosa sericea* Lindl. 为正品，《部标藏药》《藏标》在“蔷薇花 /སེ་བའི་མེ་ཏོག/ 色薇美多”条下收载的基原也为该 2 种。《青海藏标・附录》以“蔷薇花 /སེ་བའི་མེ་ཏོག/ 赛维美多”之名收载了峨眉蔷薇 *Rosa omeiensis* Rolfe 或玫瑰 *Rosa rugosa* Thunb. 等同属植物。据文献记载，以茎皮入药的“སེ་ཀོད”（塞果）的基原还有虎耳草科茶藨子属（*Ribes*）植物。（参见“峨眉蔷薇”“绢毛蔷薇”条）

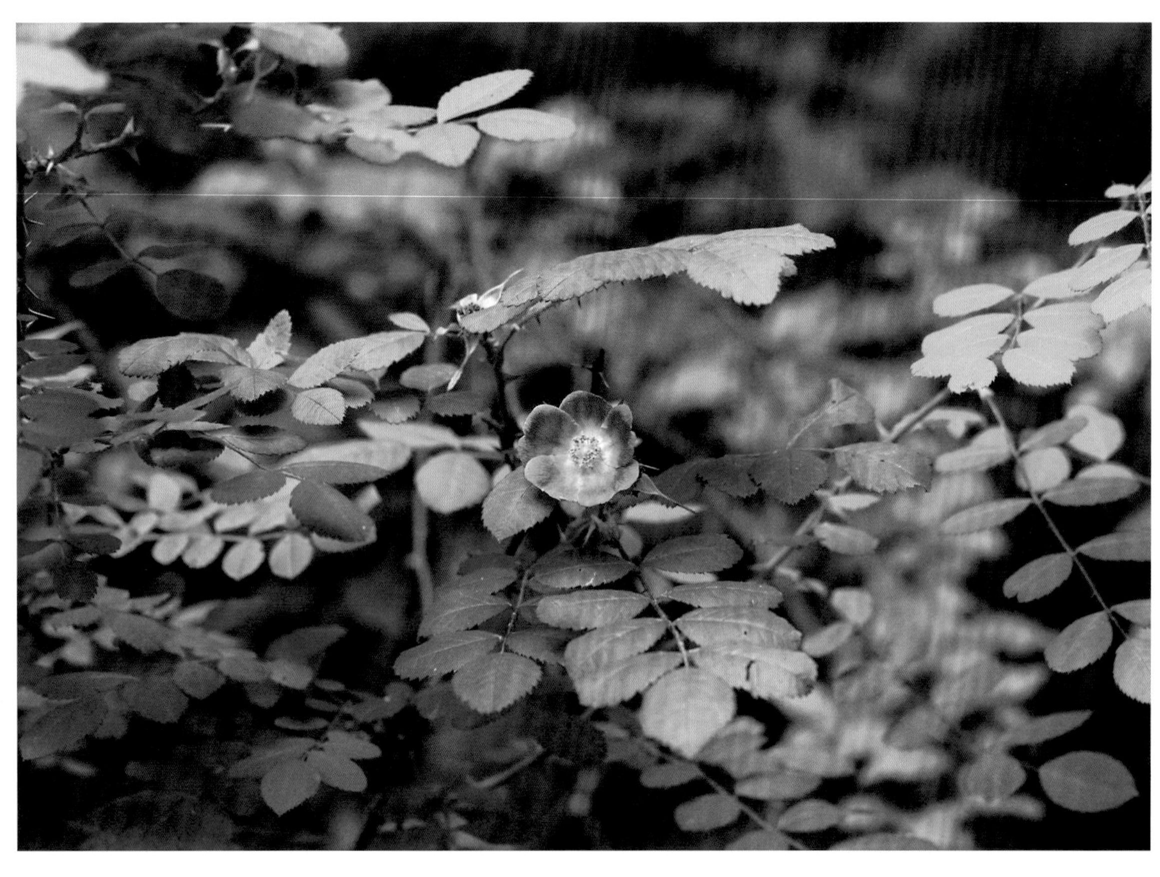

蔷薇科（Rosaceae） 蔷薇属（*Rosa* L.）

扁刺蔷薇 *Rosa sweginzowii* Koehne

药 材 名 扁刺蔷薇；སེ་བ།（色瓦、塞哇）。

标 准 《西藏藏标》。

植物形态 参见《中国植物志》第三十七卷第 408 ~ 410 页。

分布与生境 分布于我国云南、四川、青海、甘肃、西藏、陕西、湖北等。生长于海拔 2 300 ~ 3 850 m 的山坡路旁、灌丛。

药用部位 茎皮（茎内皮）、果实。

采收与加工 5 ~ 6 月采割茎枝，刮去外皮，剥取中层皮，晒干。9 ~ 10 月采收成熟果实，晒干。

性　　味　味甘，化后味甘，性寒。

功能与主治　解毒，退热，敛黄水。用于中毒性发热，肝热症，肾病，关节积液等。

用量与用法　3 ~ 9 g。内服煎汤；或入丸、散。外用适量，研末撒；或研末调敷。

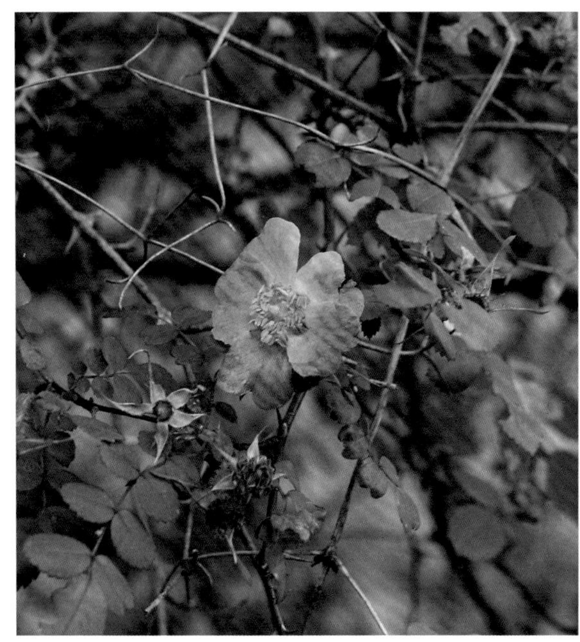

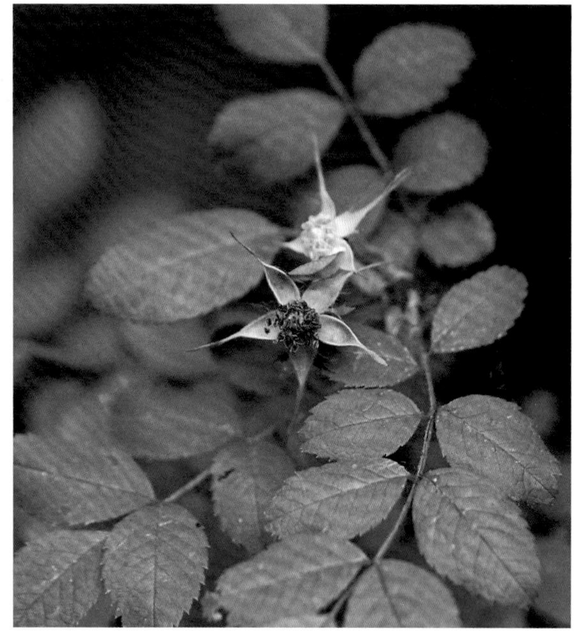

附　注

《度母本草》记载“སེ་རྒོད་མ།”（塞果玛）为治中毒症之药物。《晶珠本草》在“树木类药物”的“果实类药物”和“树皮类药物”中分别记载有“སེ་རྒོད་འབྲས་བུ།”（塞果哲哦）和“སེ་རྒོད།”（塞果、色归），前者为治毒热症及肝热症之药物，后者为“收敛脉管诸病”之药物。现代文献记载的上述 2 种药材的基原不尽一致，主要涉及蔷薇科蔷薇属和虎耳草科茶藨子属（*Ribes*）植物，蔷薇属植物一般以果实（塞果哲哦）入药，茶藨子属植物多以茎内皮（塞果）入药，不同地区习用的基原种类、药用部位也有差异；蔷薇属和茶藨子属植物的形态与古籍记载均仅部分相似，上述 2 种药材的基原尚有待进一步考证。也有文献记载蔷薇属和茶藨子属植物的根、果实、茎皮（茎内皮）均可药用。《西藏藏标》以“སེ་རྒོད།/ 色归 / 糖茶藨”之名收载了糖茶藨子 *Ribes himalense* Royle ex Decne.，规定以其茎内皮入药；以“སེ་བ།/ 色瓦 / 扁刺蔷薇”之名收载了扁刺蔷薇 *Rosa sweginzowii* Koehne，规定以其茎内皮和成熟果实入药；二者规定的功能与主治相同。“སེ་བ།”（塞哇）为蔷薇属多种植物的统称，《晶珠本草》在“树花类药物”中记载有“སེ་བའི་མེ་ཏོག”（色薇美多），言其为治“赤巴”病且能压“隆”头之药物。（参见“峨眉蔷薇”“糖茶藨子”条）

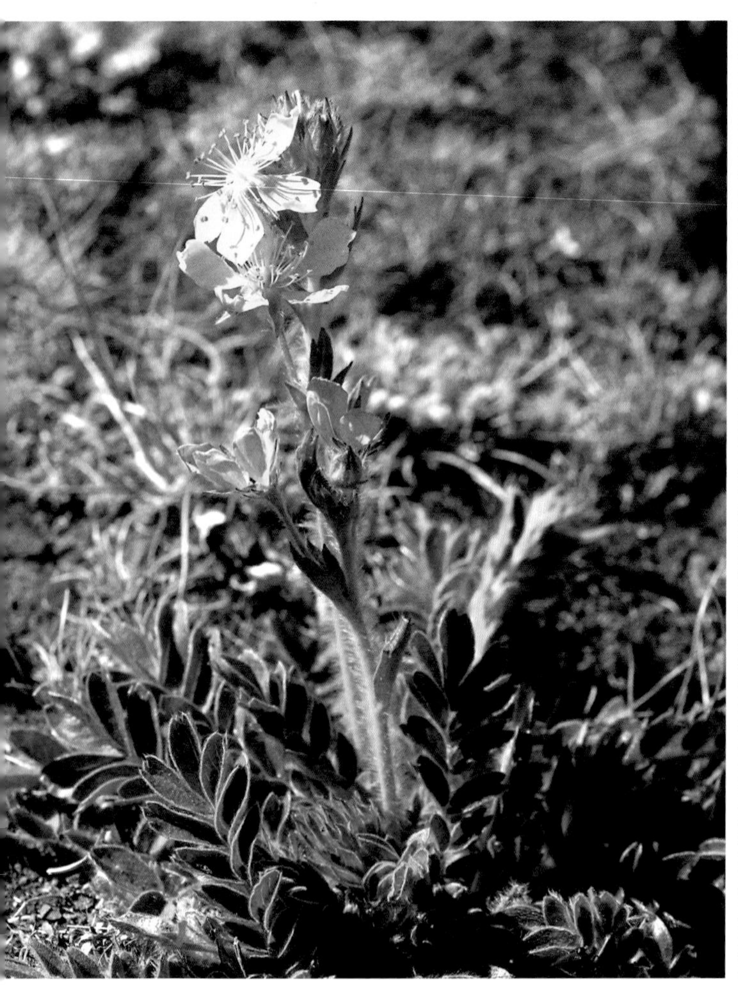

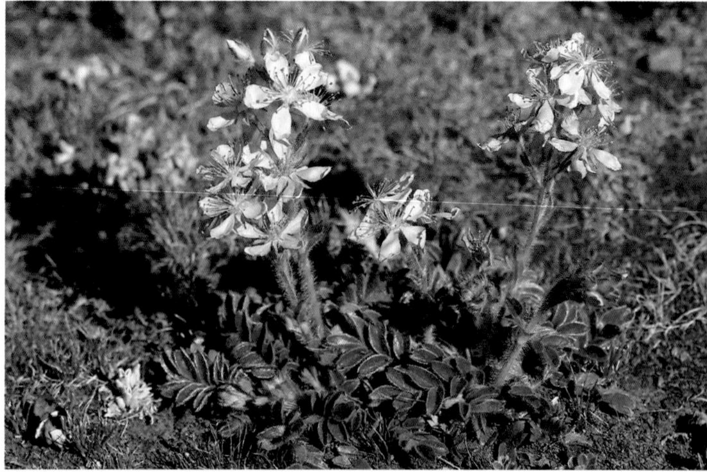

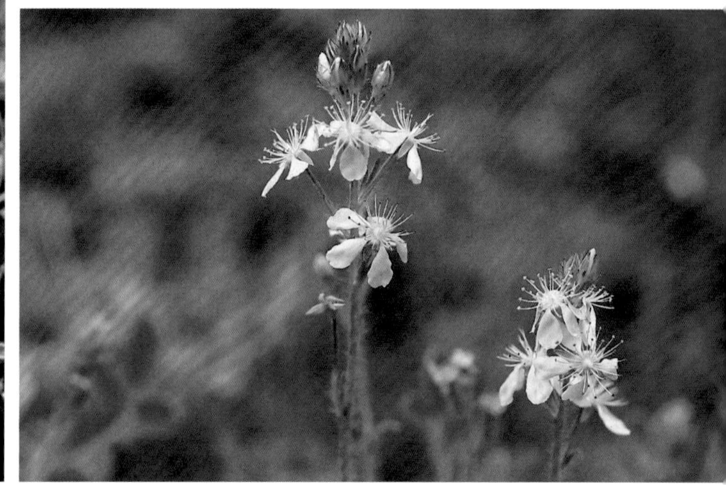

蔷薇科（Rosaceae） 马蹄黄属（*Spenceria* Trimen）

马蹄黄 *Spenceria ramalana* Trimen

药 材 名 马蹄黄；ཨ་རྒྱན་གཏེར་མ།（邬坚德尔佳）。

标 准 《四川藏标》（2014 年版）。

植物形态 参见《中国植物志》第三十七卷第 462 ~ 463 页。

分布与生境 分布于我国四川（康定）、云南（丽江）、西藏（江达）。生长于海拔 3 000 ~ 5 000 m 的高山草原、草地、石灰岩山坡。

药用部位 根。

317

采收与加工　秋季采挖，除去泥沙，晒干。

性　　味　味甘、苦，性寒。

功能与主治　通便解毒，收敛止泻，平衡“察隆”。用于“察隆”病，腹胀，痢疾。

用量与用法　3 ~ 5 g。可泡水代茶饮。

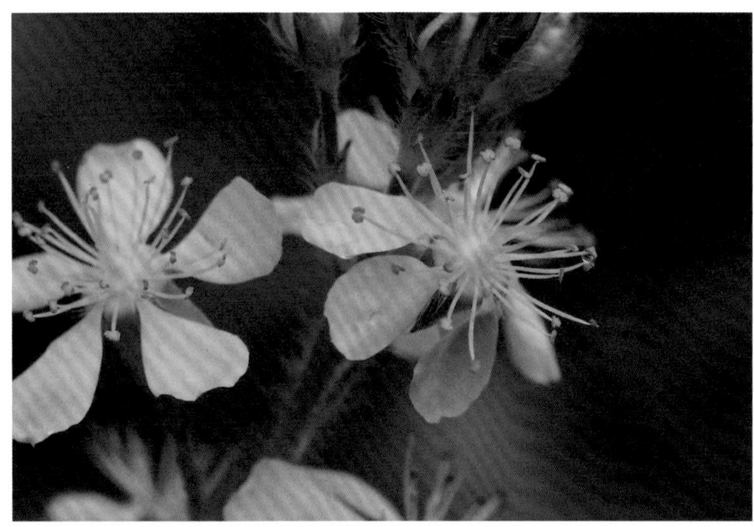

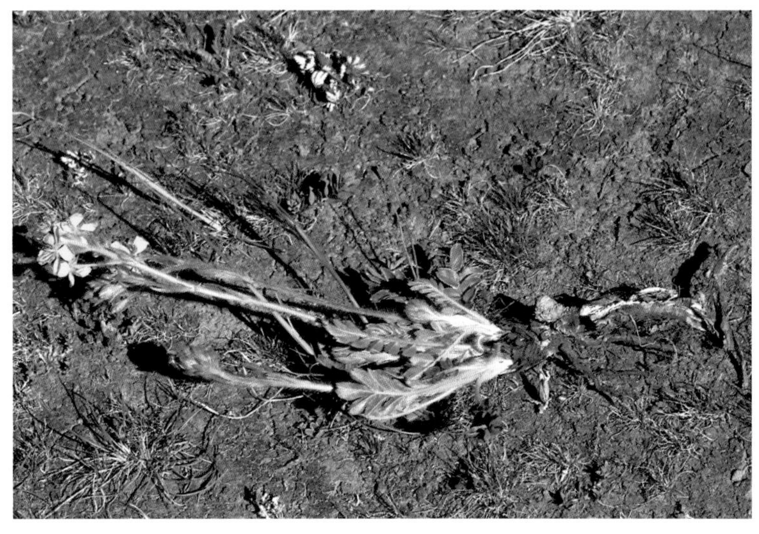

附　注

《迪庆藏药》和《中华藏本草》以“ཨོ་རྒྱན་སྣང་ཟ།”（哦坚达加）之名记载了马蹄黄 *S. ramalana* Trimen，《四川藏标》以“马蹄黄 /ཨོ་རྒྱན་གཏེར་ཟ།/ 邬坚德尔佳”之名收载了该种，迪庆东旺藏族民间将该种熬膏治疗皮肤皲裂。

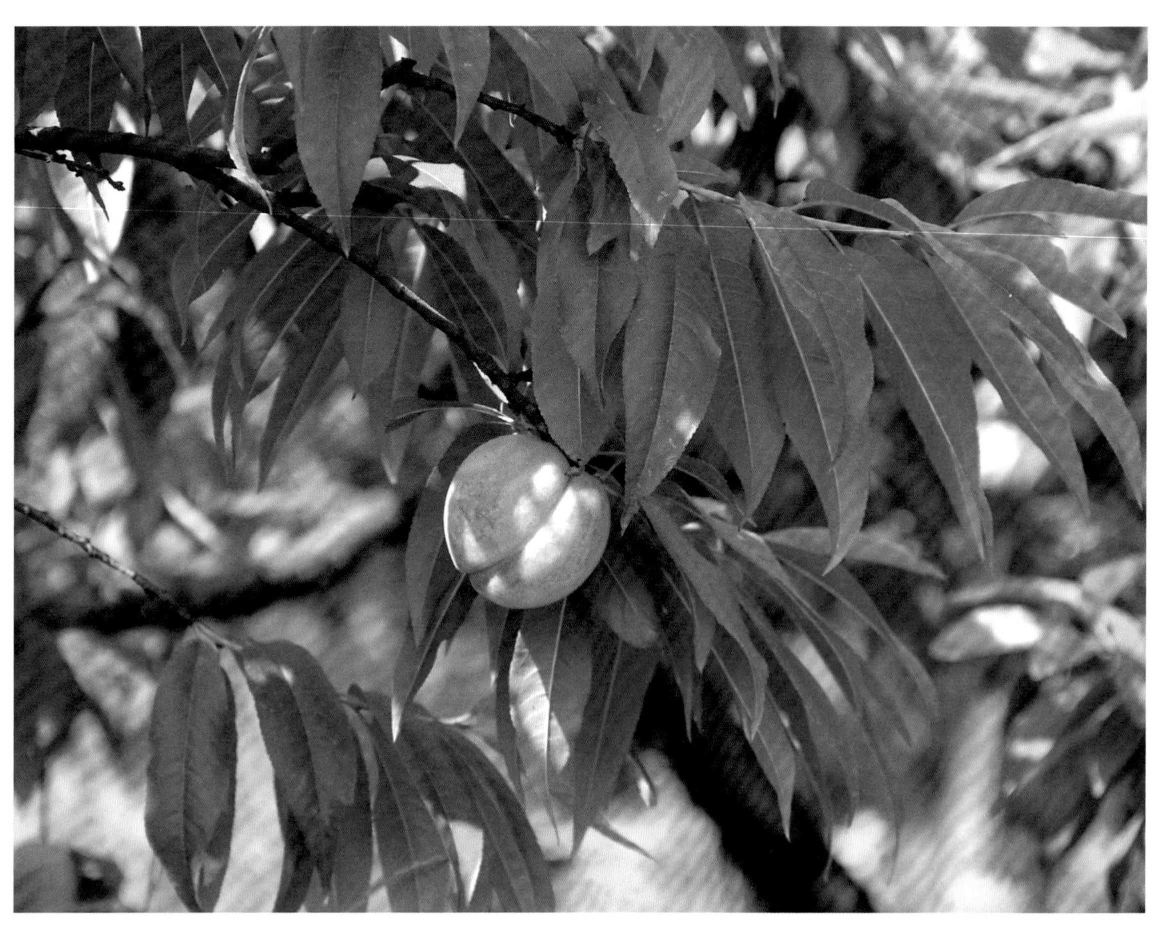

蔷薇科（Rosaceae） 桃属（*Amygdalus* L.）

桃 *Amygdalus persica* L.[*Prunus persica* (L.) Batsch.]

药 材 名 桃仁；ཁམ་བུ་རག་ཤ།（堪布肉夏、坎布热哈、康布热下）。

标　　准 《藏标》。

植物形态 参见《中国植物志》第三十八卷第 18 页。

分布与生境 原产于我国。我国山坡、平原广泛栽培。世界其他地区也有栽培。

药用部位 成熟种仁。

采收与加工 夏、秋季采集成熟果实，除去果肉、核壳，取出种子，将种子置沸水中煮至外皮微皱，捞出，放冷水中浸漂，去皮，晒干。

性　　味　味苦、甘，性平。

功能与主治　破血祛瘀，润燥滑肠。用于血瘀经闭，癥瘕蓄血，跌打损伤，肠燥便秘。

用量与用法　3 ~ 9 g。内服研末；或入丸、散。外用适量，研末撒或调敷。

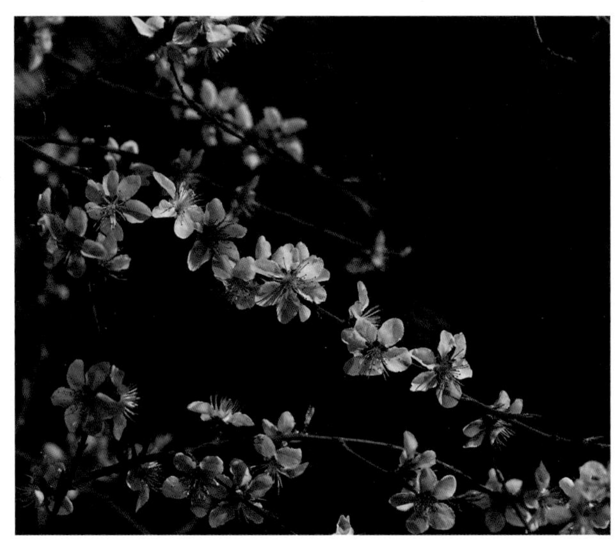

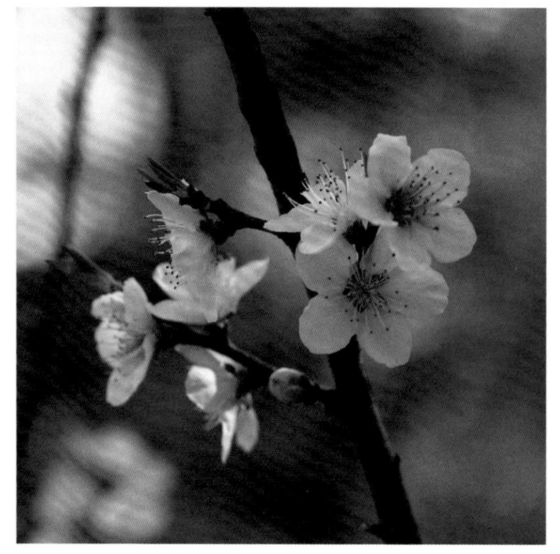

附　注

《度母本草》《晶珠本草》等记载有生发生眉、干涸黄水之药物“ཁམ་བུ།”（康布）。《晶珠本草》言“康布”分为山生、川生2类，川生又分为印度产（果大，核多皱纹）和我国西藏产（果核光滑）2种。《晶珠本草》另条记载有降邪魔、试毒、开喉闭之药物“རག་ཤ།”（肉夏），言其分为乳桃、刺桃、康木桃、莲桃4种。现代文献多将“康布”和“肉夏”归为一类，其基原有杏类和桃类，均包括栽培和野生的种类，基原形态与古籍的记载相符。《藏标》以“桃仁 /ཁམ་བུ་རག་ཤ།/ 堪布肉夏”之名收载了桃 *P. persica* (L.) Batsch. [*A. persica* L.]、山桃 *P. davidiana* (Carr.) Franch.[*A. davidiana* (Carr.) C. de Vos ex Henry]。有文献记载光核桃 *A. mira* (Koehne) Yü et Lu（*P. mira* Koehne）为“康布”的基原之一，该种在西藏等地野生分布广泛且果核光滑，应为《晶珠本草》记载的我国西藏产者，《四川藏标》以“光核桃仁 /འོད་ཁམ/ 蓄康”之名收载了该种。（参见“光核桃”条）

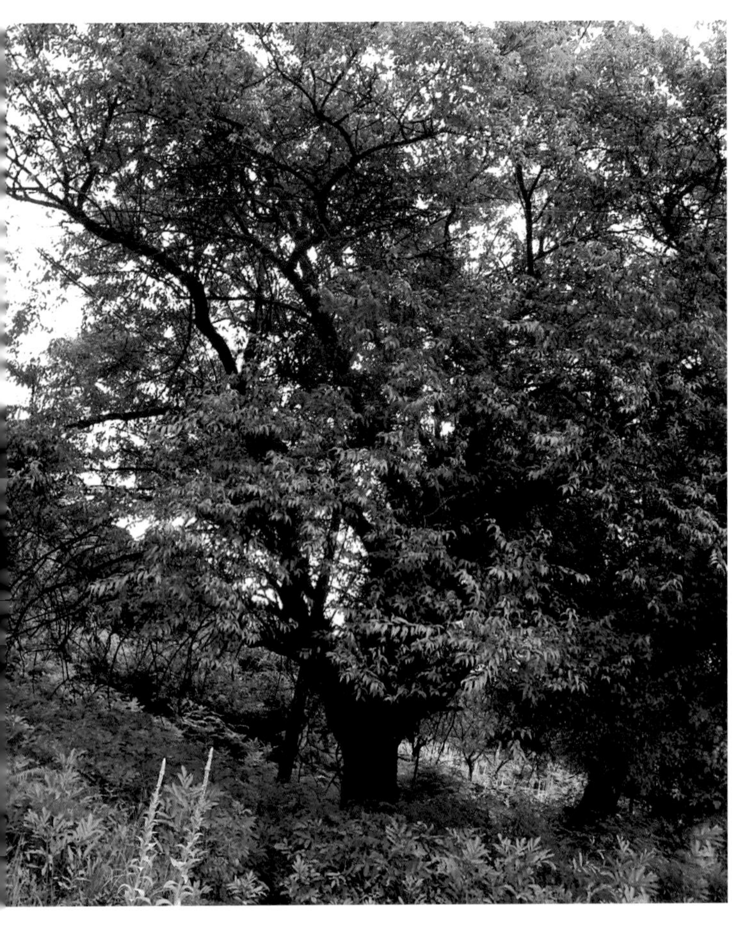

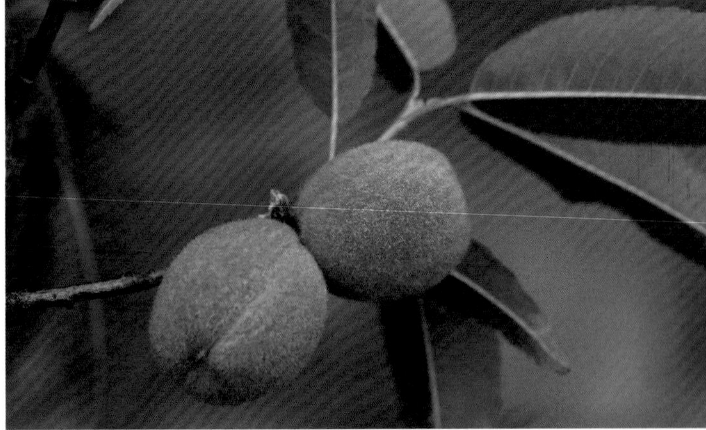

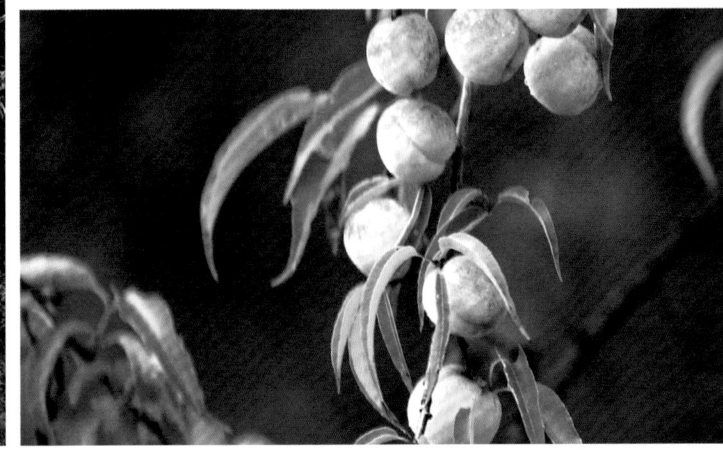

蔷薇科（Rosaceae） 桃属（*Amygdalus* L.）

光核桃 *Amygdalus mira* (Koehne) Yü et Lu（*Prunus mira* Koehne）

药 材 名 光核桃仁；ཁམ་ཁམ（蓍康）。

标 准 《四川藏标》（2020 年版）。

植物形态 参见《中国植物志》第三十八卷第 23 ～ 24 页。

分布与生境 分布于我国四川、云南、西藏（加查、米林、波密等）。生长于海拔 2 000 ～ 3 400 m 的山坡杂木林中、山谷沟边。

药用部位 成熟种仁。

采收与加工 采收成熟果实，除去果肉、核壳，取出种仁，晒干。

性　　味　味苦，性平。

功能与主治　生发，通便，干黄水。用于脱发，便秘，创伤，黄水病。

用量与用法　4.5 ~ 9 g。内服捣碎；或入丸、散。外用适量，研末撒或调敷。

附　注

《度母本草》等记载有治疮伤之药物“ཁམ་བུ།”（康布），并言其种仁油外涂治黄水疮、生麻风病人之眉毛。《蓝琉璃》在“药物补述”中记载有“མངར་ཁམ།”（昂康木），言其为治疮之药物，并记载“桃仁油”生发、眉、须并治秃发，“桃仁炭”敛黄水；《四部医典系列挂图全集》第三十二图的13号图下图注“ཁམ་བུའི་ཚི་གུའི་མར་དང་བསྲེག་ཐལ།”（汉文图注为“桃仁油和桃仁炭”）。《晶珠本草》分别记载有生发生眉、干涸黄水之药物“ཁམ་བུ།”（康布）和降邪魔、试毒、开喉闭之药物“རག་ཤ།”（肉夏、热下），言“康布”分为山生的“རི་ཁམ།”（热康）和川生（河谷生）的“ལུང་ཁམ།”（隆康）2类，其中“隆康”又分为汉地产（或印度产）的“རྒྱ་ཁམ།”（加康）（果大，核多皱纹）和我国西藏产的“བོད་ཁམ།”（榜康、蕃康）（果核光滑）2种；“རག་ཤ།”（肉夏）分为乳桃、刺桃、康木桃、莲桃4种。现代文献记载的“昂康木”“康布”和“肉夏”的基原主要为桃类和杏类植物，但不同文献对来源于桃、杏类药材的藏文名及基原有争议。有观点将“康布”和“肉夏”归为一类，其基原包括杏类和桃类的多种植物；也有观点认为，“昂康木”为杏类（即《晶珠本草》记载的川生者中的我国西藏产的“榜康”），“康布”为桃类（即《晶珠本草》记载的“肉夏”），二者的功能与主治也有所不同；还有观点认为，《蓝琉璃》和《晶珠本草》记载的“康布”应为桃类，其中，种植的桃*A. persica* L.和野生的山桃*A. davidiana* (Carr.) C. de Vos ex Henry即《晶珠本草》记载的“加康”（汉地或印度产者），光核桃*A. mira* (Koehne) Yü et Lu即“榜康”（我国西藏产者），“昂康木”应为杏类；而“肉夏”则并非桃、杏类植物，其基原可能包括杜英科植物圆果杜英*Elaeocarpus sphaericus* (Gaertn.) K. Schum.（*E. ganitrus* Roxb.）及壳斗科植物高山栎*Quercus semecarpifolia* Smith、川滇高山栎*Q. aquifolioides* Rehd. et Wils. 等。据文献记载，光核桃*A. mira* (Koehne) Yü et Lu为“康布”“榜康”或“热康”的基原之一，《四川藏标》以“光核桃仁 /བོད་ཁམ།/ 蕃康”之名收载了光核桃*A. mira* (Koehne) Yü et Lu。《藏标》以“桃仁 /ཁམ་བུ་རག་ཤ།/ 堪布肉夏”之名收载了桃*P. persica* (L.) Batsch.（*A. persica* L.）、山桃*P. davidiana* (Carr.) Franch.[*A. davidiana* (Carr.) C. de Vos ex Henry]，规定以其成熟种仁入药，其功能和主治与中药材桃仁相似（破血祛瘀，润燥滑肠；用于血瘀经闭，癥瘕蓄血，跌打损伤，肠燥便秘）。（参见“桃”条）

藏医药文献中记载的上述桃、杏类植物多记载为李属（*Prunus*）植物，现《中国植物志》将桃类植物归入桃属中，将杏类植物归入杏属（*Armeniaca*）中。

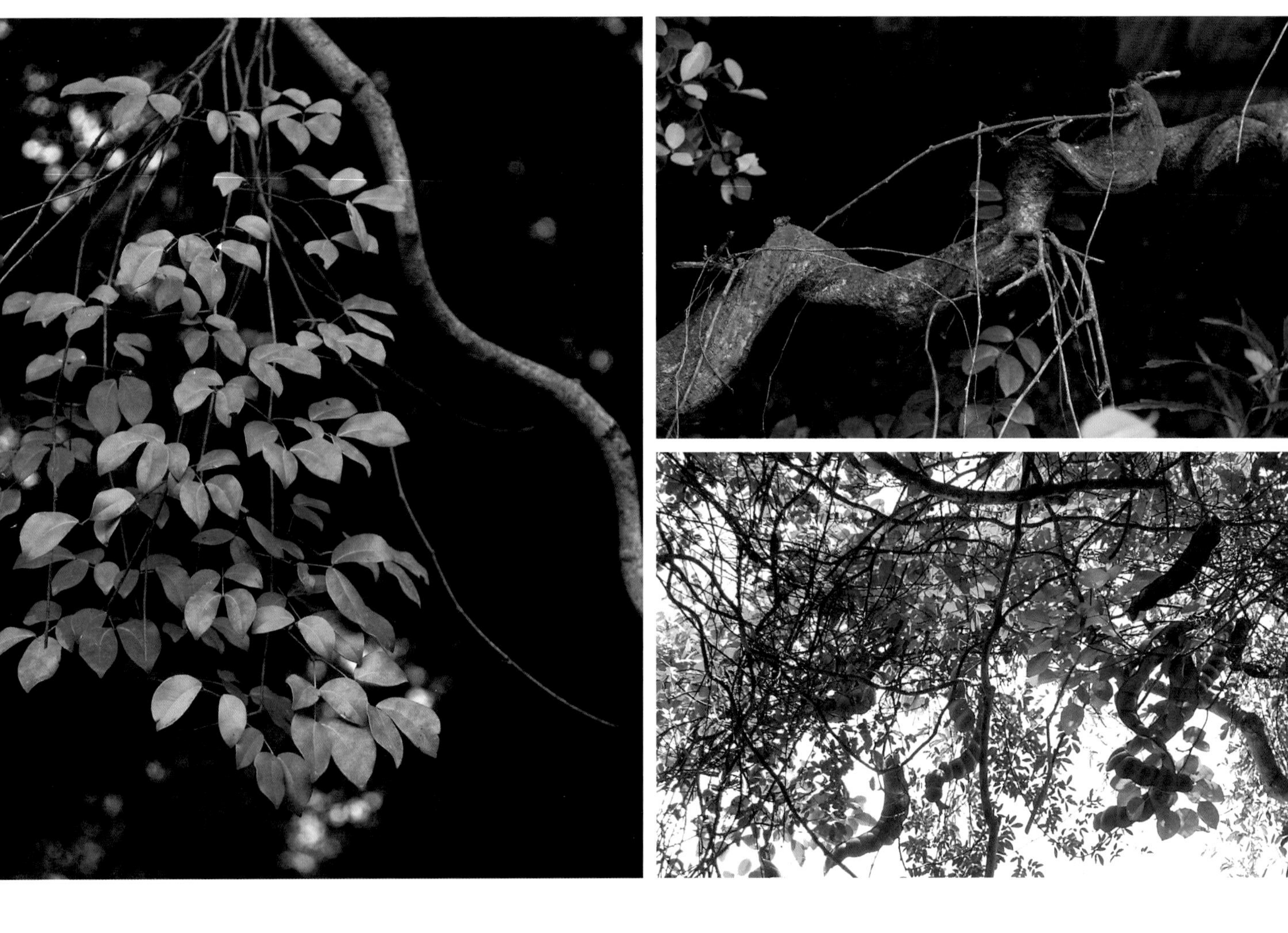

豆科（Leguminosae） 榼藤属（*Entada* Adans.）

榼藤 *Entada phaseoloides* (Linn.) Merr.

药 材 名 榼藤子；མཆིན་པ་ཤོ་ཤ།（青巴肖夏、庆巴肖夏）。

标　　准 《部标藏药》、《青海藏标》（1992 年版）。

植物形态 参见《中国植物志》第三十九卷第 13 页。

分布与生境 分布于我国台湾、福建、广东、广西、云南、西藏（墨脱）等。生长于山涧或山坡混交林中，攀缘于大乔木上。东半球其他热带地区也有分布。

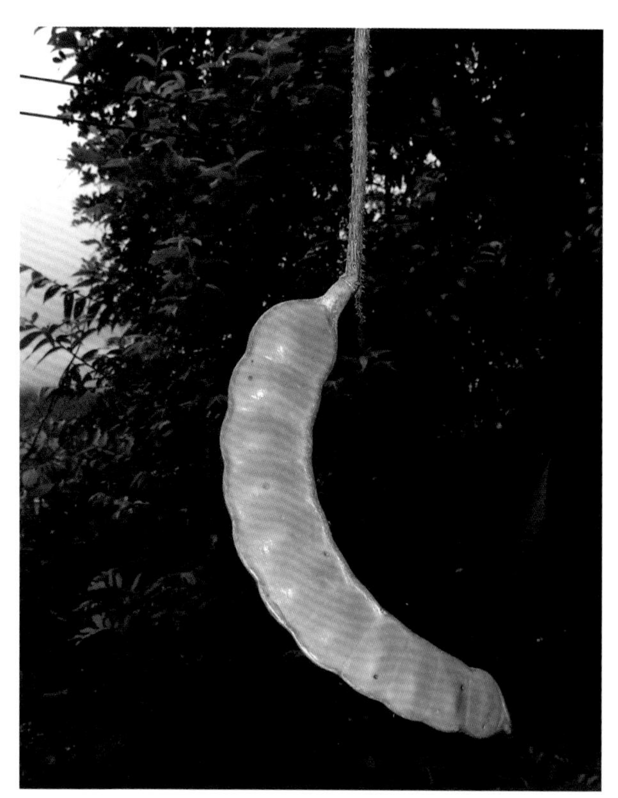

药用部位 成熟种子。

采收与加工 冬季采集，去皮，煮熟或炒熟，晒干。

性　　味 味甘，化后味甘，性凉。有小毒。

功能与主治 清热，解毒，催吐。用于肝炎，“杂嘎”病，小儿麻痹后遗症，心脏病，肾病。

用量与用法 2 ~ 6 g。内服煎汤；或入丸、散。

附　注

“མཆིན་པ་ཤོ་ཤ།”（青巴肖夏、庆巴肖夏）在《宇妥本草》《晶珠本草》等中均有记载，系藏医药用的 4 种“ཤོ་ཤ།”（肖夏）之一，为治肝毒症、疗脉劳损之药物。据现代文献记载和调查，现各地藏医所用“庆巴肖夏”的基原均为豆科植物榼藤 *E. phaseoloides* (Linn.) Merr.，《部标藏药》和《青海藏标》在“榼藤子 /མཆིན་པ་ཤོ་ཤ།/ 青巴肖夏”条下也收载了该种。另 3 种“肖夏”为“སྙིང་ཤོ་ཤ།”（娘肖夏）[漆树科植物南酸枣 *Choerospondias axillaris* (Roxb.) Burtt et Hill 的成熟果实，药材又称“广枣”“广酸枣”]、“མཁལ་མ་ཤོ་ཤ།”（卡玛肖夏）[豆科植物刀豆 *Canavalia gladiata* (Jacq.) DC. 的成熟种子]、“གླ་གོར་ཤོ་ཤ།”（拉果肖夏）（豆科植物白花油麻藤 *Mucuna birdwoodiana* Tutch. 的种子），4 种“肖夏”的功能与主治各不相同，分别为不同的药物。（参见“白花油麻藤”“刀豆”“南酸枣”条）

《中国药典》作为“民族习用药材”以“榼藤子”之名收载了榼藤 *E. phaseoloides* (Linn.) Merr.，其他多个民族也以之药用。

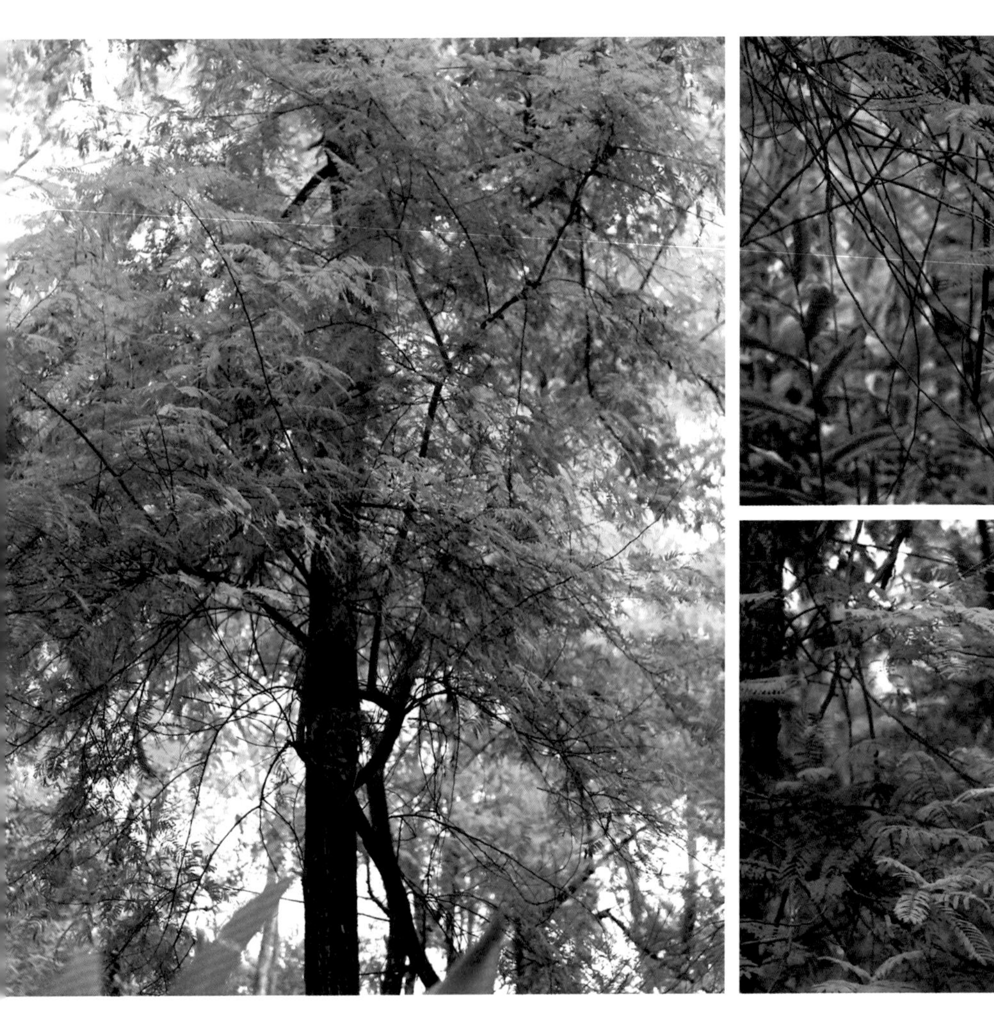

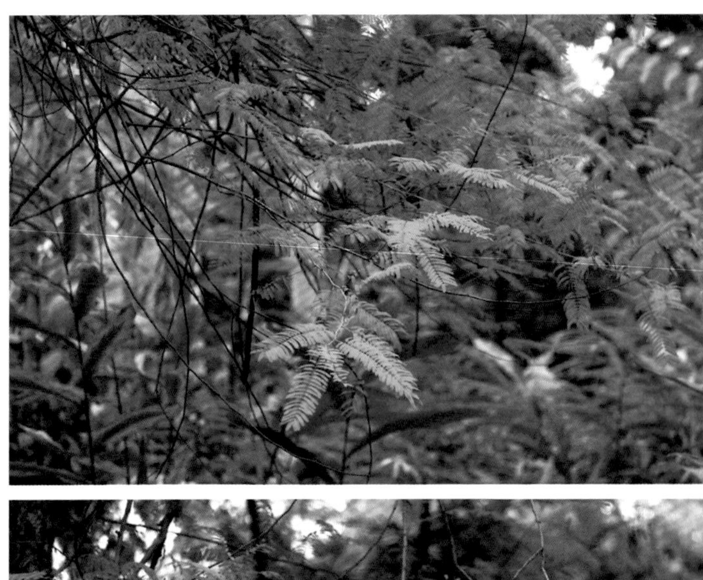

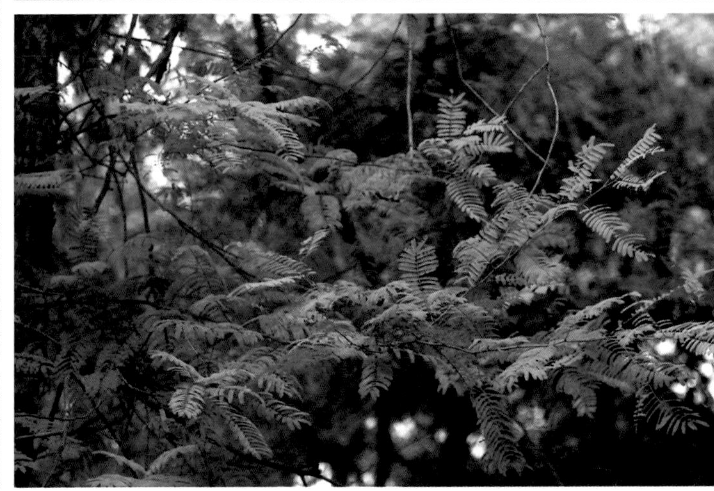

豆科（Leguminosae） 金合欢属（*Acacia* Mill.）

儿茶 *Acacia catechu* (Linn. f.) Willd.

药 材 名 儿茶；སྟོང་བ།（多甲、堆甲、哆甲）。

标 准 《藏标》、《部标藏药·附录》、《青海藏标·附录》（1992 年版）。

植物形态 参见《中国植物志》第三十九卷第 28 页。

分布与生境 原产于印度。分布于我国云南（西双版纳、临沧）。我国云南、广西、广东、浙江南部、台湾等地有引种。生长于山谷杂木林中。非洲东部及印度、缅甸也有分布。

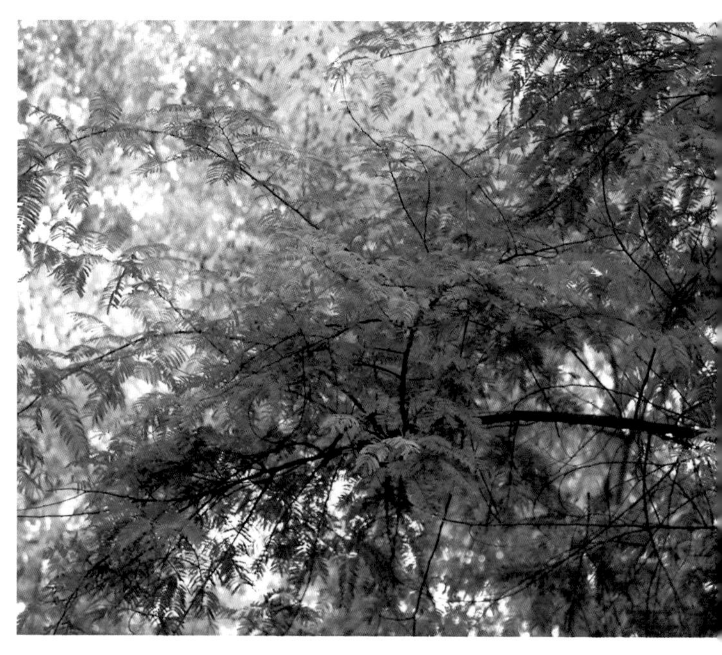

药用部位 去皮枝干。

采收与加工 冬季采收枝干，取心材，加水煎煮，浓缩，干燥。

性　　味 味苦、涩，性寒。

功能与主治 清热，生津，化痰，止血敛疮，生肌定痛。用于痰热，咳嗽，口渴；外用于湿疮，牙疳，口疮，下疳，痔肿。

用量与用法 （0.9 ~ ）2 ~ 3 g。内服研末；或入丸、散。外用适量，研末调敷。

附　注

“སྡོད་ཁ།”（多甲）之名见于现代的《生药标本·如意宝瓶》，未见藏医药古籍记载。《甘露本草明镜》记载有“སེང་ལྡེང་ཁནྡ།”（生等勘扎），言“多甲为生等勘扎木材水煎成膏，称为儿茶”。现藏医所用均为豆科植物儿茶 *A. catechu* (Linn. f.) Willd. 的去皮木材的煎膏，药材主要依靠进口，《藏标》等以“儿茶 /སྡོད་ཁ།/ 多甲”之名收载了该种。进口的儿茶商品药材中还有来源于茜草科植物儿茶钩藤 *Uncaria gambier* Roxb. 的带叶嫩枝熬制的膏，习称“方儿茶”，主产于马来西亚、印度尼西亚苏门答腊岛。

《晶珠本草》在“树木类药物”的“树干类药物”中记载有“སེང་ལྡེང་།”（生等、桑等、桑当），言其为干血、干涸黄水之药物，载其分为红、黄、白 3 种，但并未描述各种的形态。现代文献记载的不同地区藏医习用的“生等”的基原不同，主要有无患子科植物文冠果 *Xanthoceras sorbifolia* Bunge（青海、甘肃、内蒙古藏医习用）、三尖杉科植物粗榧 *Cephalotaxus sinensis* (Rehd. et Wils.) Li（四川德格藏医习用）及鼠李科鼠李属（*Rhamnus*）植物（西藏、云南藏医习用）。《中国藏药》记载，部分地区也以儿茶 *A. catechu* (Linn. f.) Willd. 作“白生等”[“སེང་ལྡེང་དཀར་པོ།”（生等嘎保）] 的基原，以其膏入药，称“སེང་ལྡེང་རྒྱ་པོ།”（桑当加保），《甘露本草明镜》又称之为“སེང་ལྡེང་ཁནྡ།”（生等勘扎），“勘扎”即为“膏”之意。（参见“文冠果”“西藏猫乳”条）

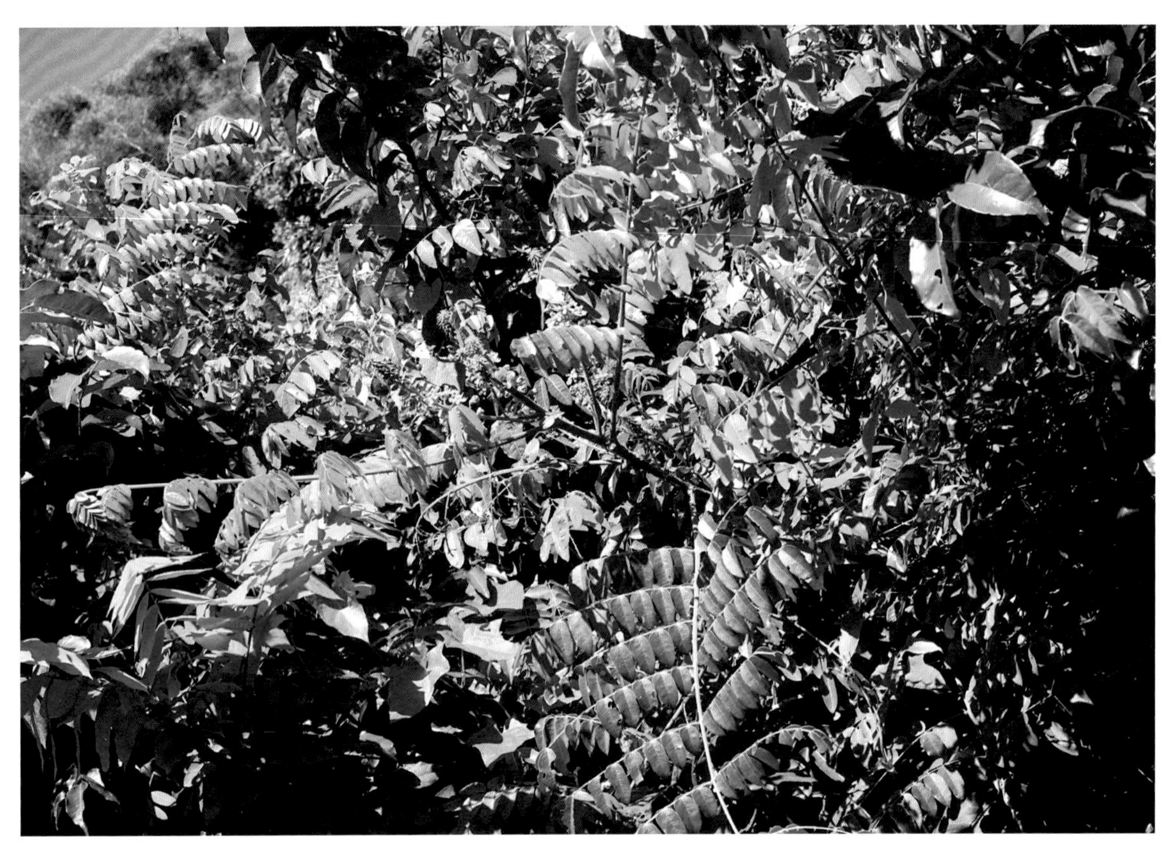

豆科（Leguminosae） 云实属（*Caesalpinia* Linn.）

刺果苏木 *Caesalpinia bonduc* (Linn.) Roxb.（大托叶云实）

药　材　名　大托叶云实；འཇམ་འབྲས།（甲木哲、江木斋、甲木摘、江哲）。

标　　　准　《部标藏药》、《藏标》、《青海藏标》（1992 年版）。

植 物 形 态　参见《中国植物志》第三十九卷第 98 页。

分布与生境　分布于我国广东、广西、台湾。生长于山谷、林中、草地。世界其他热带地区也有分布。

药 用 部 位　成熟种子。

采收与加工　果实成熟时采集果实，收集种子，晒干。

性　　　味　味辛、涩，化后味苦，性温。

功能与主治 温肾，逐寒，暖胃。用于“楷隆”病，胃寒，肾寒，肾虚，月经不调等。

用量与用法 1 ~ 3 g。内服研末；或入丸、散。

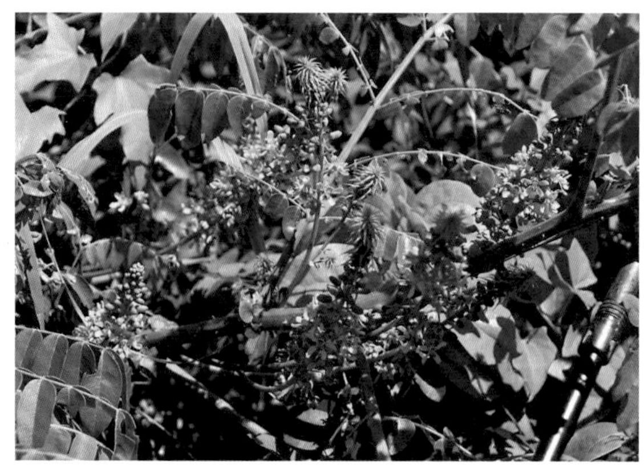

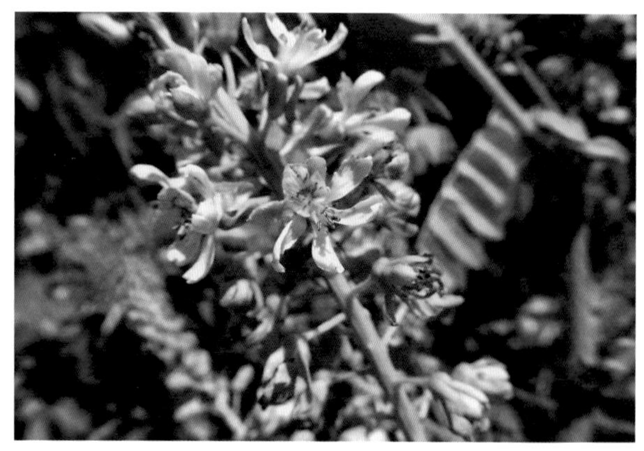

附 注

《度母本草》记载有“ཨ་འབྲས།”（阿哲），《四部医典》记载有“འཇམ་འབྲས།”（甲木哲）和“སྲ་འབྲས།”（萨债）。《晶珠本草》记载“阿哲”“甲木哲”“萨债”三实均治肾脏病。据文献记载和市场调查，现各地藏医所用“甲木哲”均为刺果苏木 *C. bonduc* (Linn.) Roxb. 的种子，《部标藏药》等作为“འཇམ་འབྲས།”（甲木哲）的基原均收载了该种。“阿哲”的基原为漆树科植物杧果 *Mangifera indica* L.，《部标藏药》以“芒果核 /ཨ་འབྲས།/ 阿哲”之名收载了该种。关于“萨债”的基原，不同文献记载不同，且各地习用的种类不同，包括桃金娘科蒲桃属（*Syzygium*）、豆科云实属、睡莲科莲属（*Nelumbo*）、蔷薇科蔷薇属（*Rosa*）、鼠李科勾儿茶属（*Berchemia*）以及防己科球果藤属（*Aspidocarya*）等的多种植物，多以蒲桃属植物为正品，《部标藏药》《青海藏标》以“蒲桃 /སྲ་འབྲས།/ 萨哲（萨摘）”之名收载了海南蒲桃 *S. cumini* (Linn.) Skeels（乌墨）。（参见“杧果”“乌墨”条）

在各标准和文献中，“འཇམ་འབྲས།”（甲木哲）的基原均记载为“大托叶云实 *Caesalpinia crista* L.”。在《中国植物志》中，*C. crista* L. 的中文名为“华南云实”（《中国高等植物图鉴》称其为“大托叶云实”），《中国主要植物图说》（第五册）记载的“*Caesalpinia crista* auctt. non Linn.”为刺果苏木 *C. bonduc* (Linn.) Roxb.。

刺果苏木 *C. bonduc* (Linn.) Roxb. 的种子 2 ~ 3，近球形；华南云实 *C. crista* L. 的种子 1，扁平。市场调查收集的藏医使用的“大托叶云实”的药材样品呈近球形、椭圆形，均从印度等进口，从药材（种子）的形态和产地来判断，其原植物应为刺果苏木 *C. bonduc* (Linn.) Roxb.，该种的种子在印度传统医学上也作补药使用，与藏医临床所用一致。

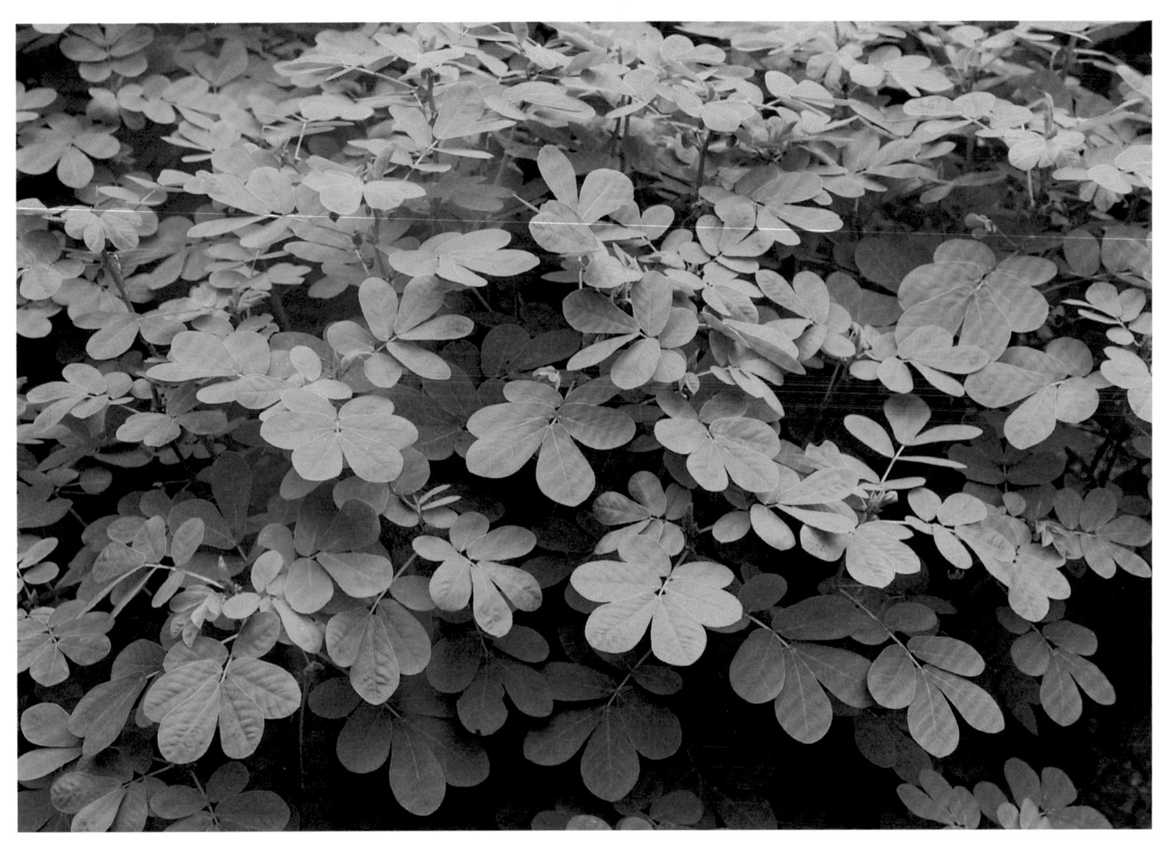

豆科（Leguminosae） 决明属（*Cassia* Linn.）

决明 *Cassia tora* Linn.

药 材 名 决明子、决明；ཐལ་ཀ་རྡོ་རྗེ།（塔嘎多杰、帖嘎多吉）。

标 准 《部标藏药·附录》、《藏标》、《青海藏标·附录》（1992 年版）。

植物形态 参见《中国植物志》第三十九卷第 126 页。

分布与生境 原产于美洲热带地区。分布于我国长江以南各省区。生长于山坡、旷野及河滩沙地上。世界其他热带、亚热带地区也有分布。

药用部位 成熟种子。

采收与加工 秋季采收成熟果实，晒干，取出种子，除去杂质。

性 味 味苦、咸，性微寒。

功能与主治 清肝明目，通便。用于肝热头痛，眩晕，目赤肿痛，便秘。

用量与用法 9 ~ 15 g。内服煎汤；或入丸、散。

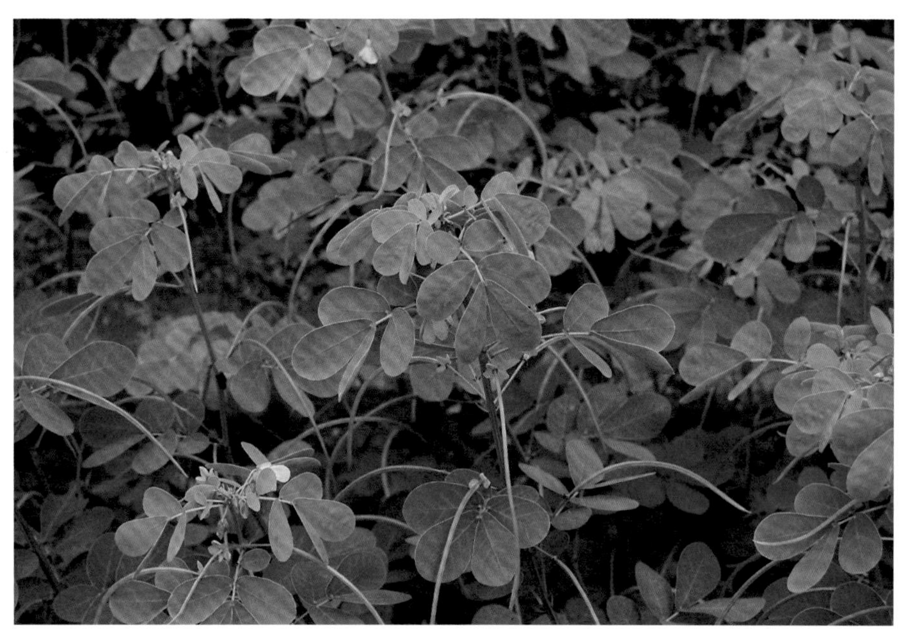

附　注

《度母本草》记载“ཐལ་ཀ་རྡོ་རྗེ”（塔嘎多杰）自身功效为干黄水；《药名之海》言“塔嘎多杰”治癫痫（也有文献译为“脑中风”或“癔病”）及托引黄水。《晶珠本草》记载“塔嘎多杰”分为雌、雄 2 种，雄者果实细，雌者果实较粗大。《部标藏药》等标准及有关文献均记载“塔嘎多杰”的基原为决明 *C. obtusifolia* L.、小决明 *C. tora* Linn.。

《中国植物志》记载 *C. tora* Linn. 的中文名为“决明”；*Flora of China* 记载决明的拉丁学名为 *Senna tora* (Linnaeus) Roxburgh，将 *C. tora* Linn. 作为其异名。《中国植物志》中未记载有 *C. obtusifolia* L.；据中国自然标本馆资料，*C. obtusifolia* L. 的学名为钝叶决明 *S. obtusifolia* (L.) H. S. Irwin & Barneby；而植物科学数据中心记载钝叶决明的拉丁学名为 *S. tora* (Linnaeus) Roxburgh var. *obtusifolia* (L.) X. Y. Zhu，将 *C. obtusifolia* L. 作为其异名，并记载其在我国湖北（武汉及黄梅）和重庆（南川）有分布，但在我国主要的植物分类文献中均未见有记载“钝叶决明”。

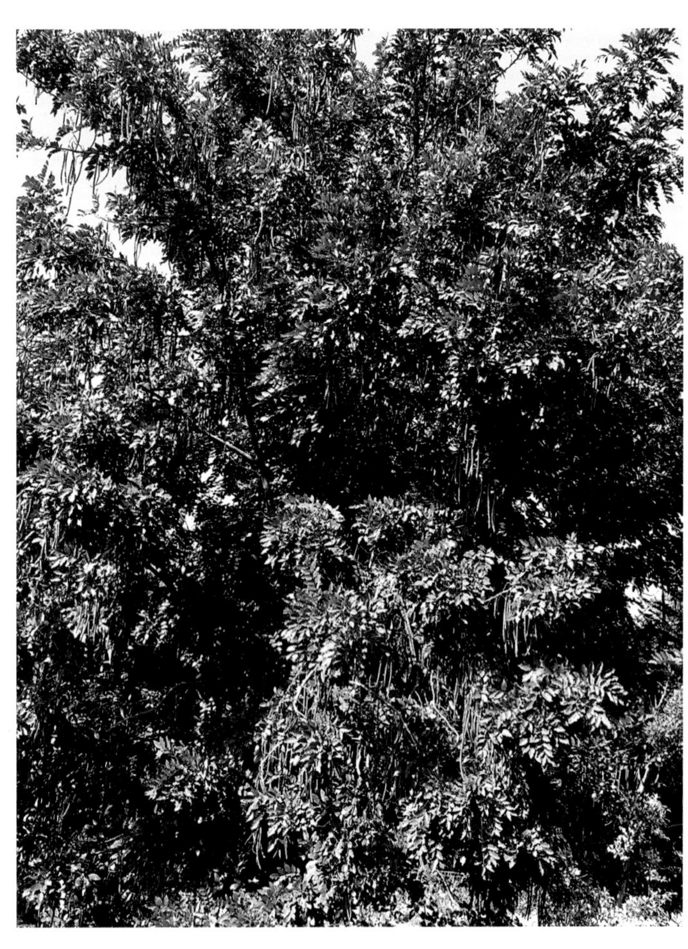

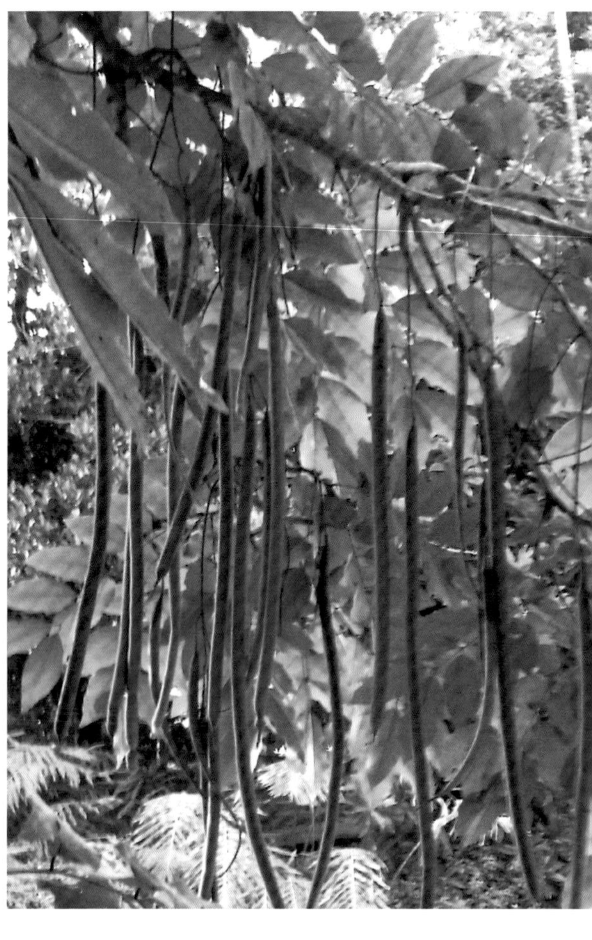

豆科（Leguminosae） 决明属（*Cassia* Linn.）

腊肠树 *Cassia fistula* Linn.

药材名 腊肠果；དོང་ཀ（东卡、东嘎）。

标准 《部标藏药》、《藏标》、《青海藏标》（1992 年版）。

植物形态 参见《中国植物志》第三十九卷第 130 页。

分布与生境 原产于印度、缅甸、斯里兰卡。我国南部、西南部的广东、广西、海南、云南等有栽培。生长于海拔 1 500 m 以下的林缘、稀疏林地、山坡。巴基斯坦、马来西亚、泰国等有分布。

药用部位 成熟果实。

采收与加工　冬季果实成熟时采集，晒干。

性　　味　味甘、微辛，化后味甘，性凉。

功能与主治　清肝热，解毒，消肿，泻下，灭“森”。用于肝炎，“培根木布”病，便秘，“森”病，四肢肿胀等。

用量与用法　5 ~ 9 g。内服研末；或入丸、散。

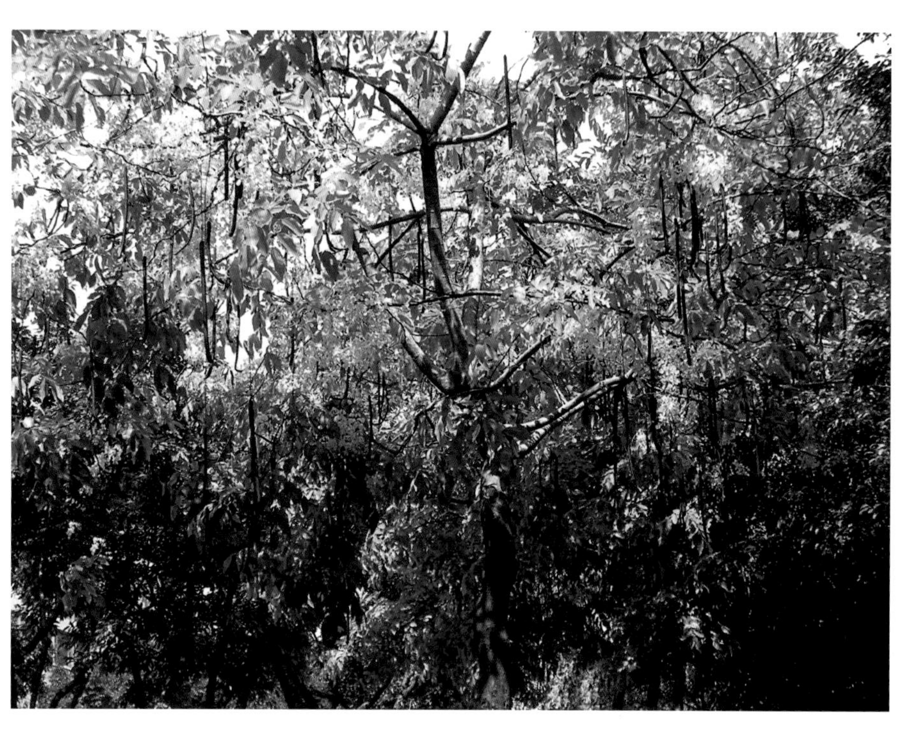

附　注

《度母本草》《蓝琉璃》等古籍均记载“དོང་ག”（东嘎）的原植物为藤本；《四部医典系列挂图全集》中的“东嘎”附图（第二十七图的 80 号图）也显示为木质藤本植物（3 ~ 7 小叶，无果），汉译本译注名为“腊肠树”。《晶珠本草》言“东嘎”的种子白色、有光泽，为治肝病、缓泻诸病之药物。据现代文献记载和市场调查，现各地藏医所用“东嘎”的基原均为豆科植物腊肠树 *C. fistula* Linn.，《部标藏药》等收载的“དོང་ཀ”（东卡）的基原也为该种，但该种为小乔木而并非藤本，与古籍文献记载的形态不符，但其花、果实及种子的形态与文献记载基本一致。

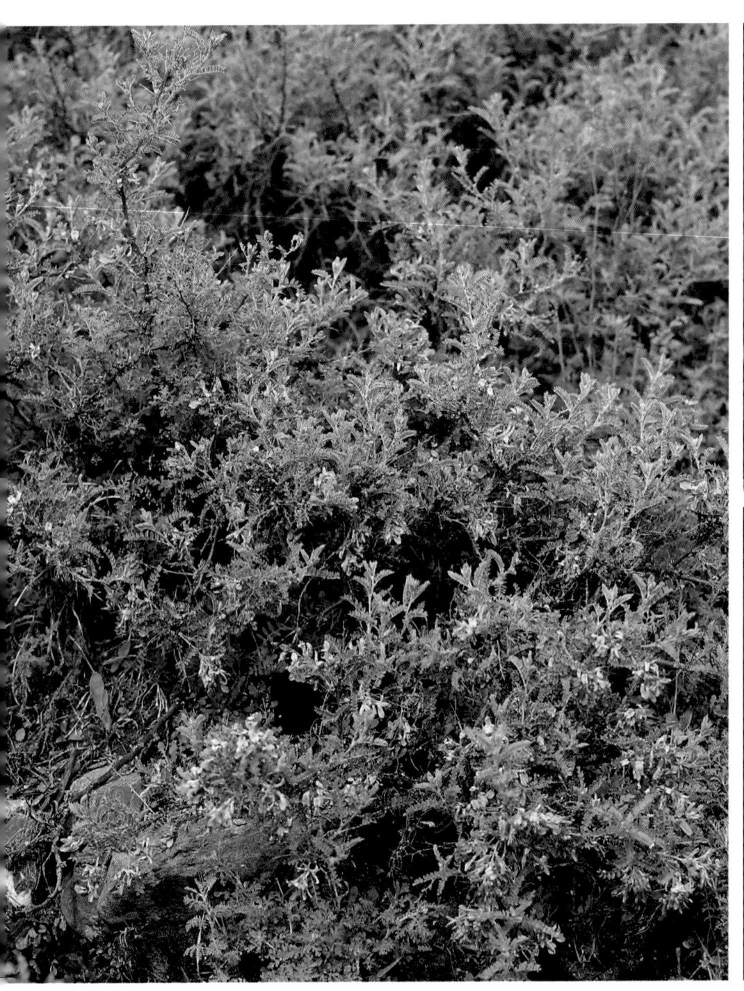

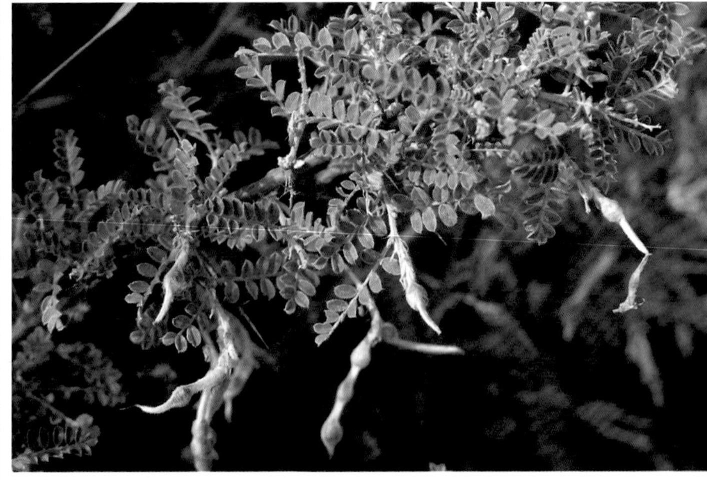

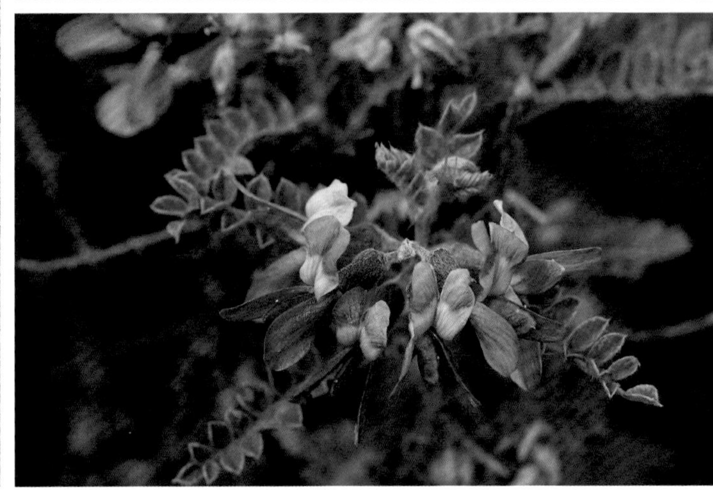

豆科（Leguminosae） 槐属（*Sophora* Linn.）

砂生槐 *Sophora moorcroftiana* (Benth.) Baker

药 材 名 砂生槐子；ཀྱི་བའི་འབྲས་བུ།（觉伟哲吾、觉唯摘吾）。

标　　准 《部标藏药》、《青海藏标》（1992 年版）。

植物形态 参见《中国植物志》第四十卷第 77 页。

分布与生境 分布于我国西藏雅鲁藏布江流域。生长于海拔 3 000 ~ 4 500 m 的山谷和溪边林下、石砾灌丛中。印度、不丹、尼泊尔也有分布。

药用部位 成熟种子。

采收与加工　7 ~ 10 月采集成熟果实，取出种子，晒干。

性　　味　味苦，化后味苦，性凉。

功能与主治　引吐，利胆，解毒，灭“森”。用于“赤巴”病，胆囊炎，肝炎，扁桃体炎，中毒，白喉，“森”病等。

用量与用法　1.5 ~ 2 g。内服入丸剂。

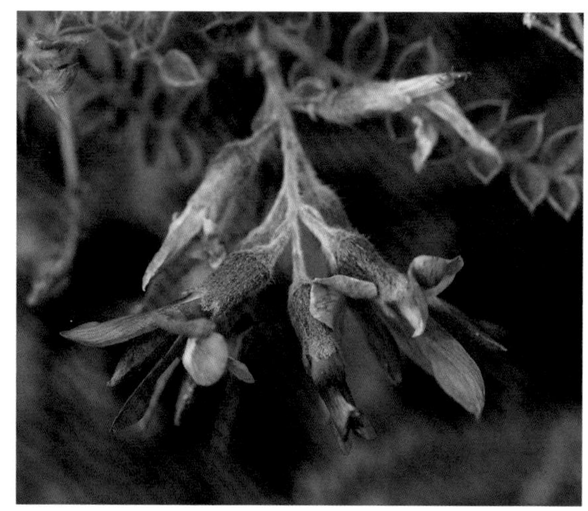

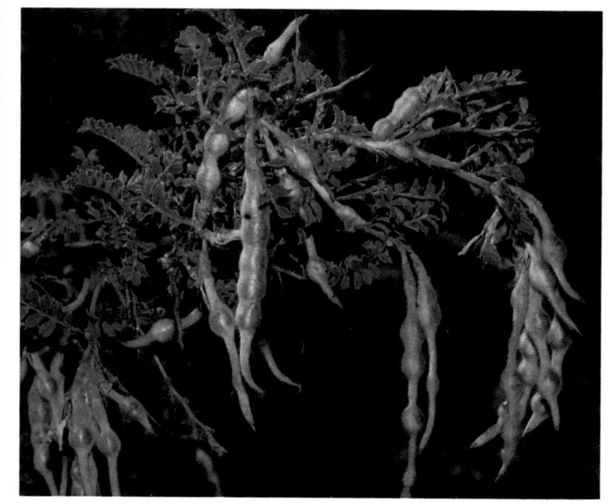

附　注

《度母本草》《四部医典》《晶珠本草》等均记载有引吐溢出的胆汁、治虫病及喉蛾病之药物“སྐྱི་བའི་འབྲས་བུ།”（觉伟哲吾、吉哇哲布）。现代文献记载的“觉伟哲吾”的基原包括豆科槐属的数种植物，各地习用的基原不同，多以砂生槐 *S. moorcroftiana* (Benth.) Baker 为正品，其形态与古籍文献的记载和《四部医典系列挂图全集》附图所示植物也较为一致；《部标藏药》和《青海藏标》以“砂生槐子 /སྐྱི་བའི་འབྲས་བུ།/ 觉伟哲吾（觉唯摘吾）”之名收载了该种。据文献记载，青海、甘肃、云南迪庆、四川甘孜藏医习以同属植物白刺花 *S. davidii* (Franch.) Skeels [*S. moorcroftiana* (Benth.) Baker var. *davidii* Franch.、*S. moorcroftiana* (Benth.) Baker subsp. *viciifolia* (Hance) Yakovl.] 作“觉伟哲吾”使用。在植物分类学上，白刺花 *S. davidii* (Franch.) Skeels 曾被作为砂生槐 *S. moorcroftiana* (Benth.) Baker 的变种，据分子生物学鉴别，该 2 种的 ITS2 序列也完全相同。

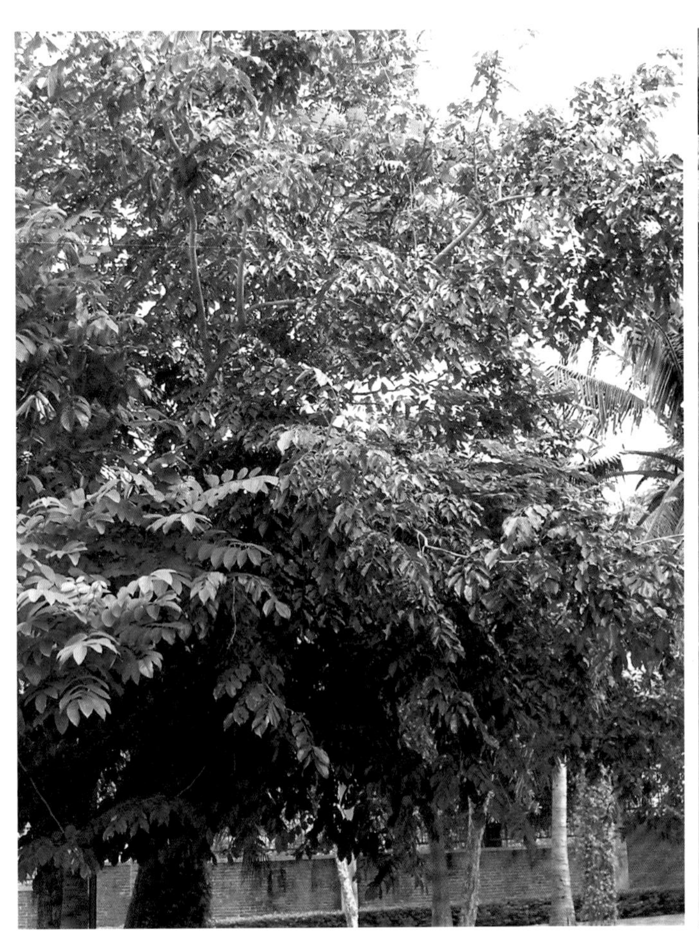

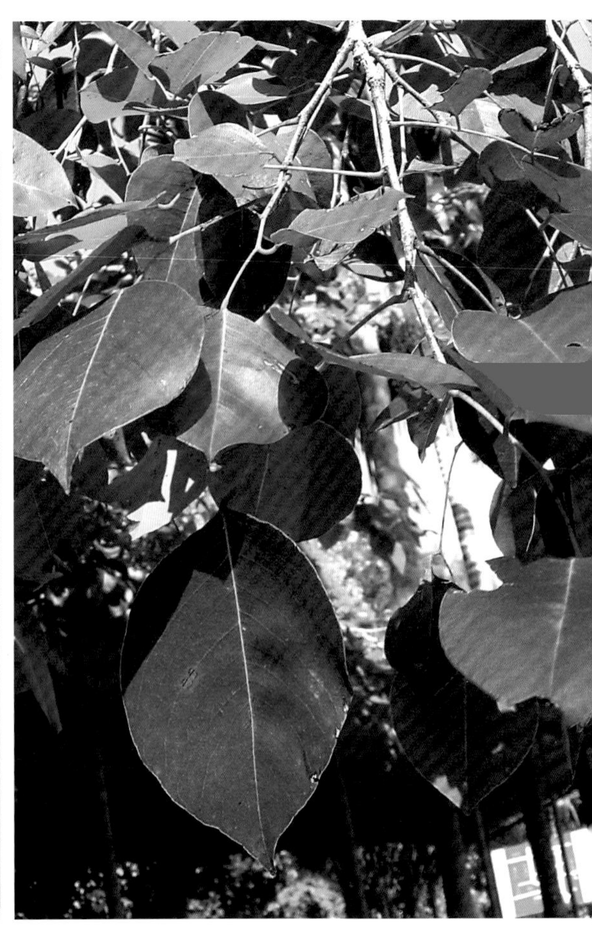

豆科（Leguminosae） 紫檀属（*Pterocarpus* Jacq.）

紫檀 *Pterocarpus indicus* Willd.（青龙木）

药 材 名 紫檀香；ཙན་དན་དམར་པོ།（赞旦玛布、赞旦玛保、旃檀玛保）。

标 准 《部标藏药》、《青海藏标》（1992 年版）。

植物形态 参见《中国植物志》第四十卷第 122 页。

分布与生境 分布于我国台湾、广东、云南南部等。生长于海拔 1 000 m 以下的热带雨林、坡地疏林中，或栽培于庭院。印度、菲律宾、印度尼西亚、缅甸等也有分布。

药用部位 树干心材。

采收与加工 春、秋季采伐树干，除去外皮和边材，切成小段，用水浸泡后，晾干。

性　　味 味涩、苦，化后味苦，性凉。

功能与主治 清血热，调和气血，活血化瘀，降血压。用于“查彩”病，“宁彩”病，“查隆”病，高血压，多血症，恶血瘀阻，肺炎，肺脓肿，陈旧热等；外用于肢节肿胀。

用量与用法 0.5 ~ 1 g。内服煎汤。外用适量，研末撒或调敷。

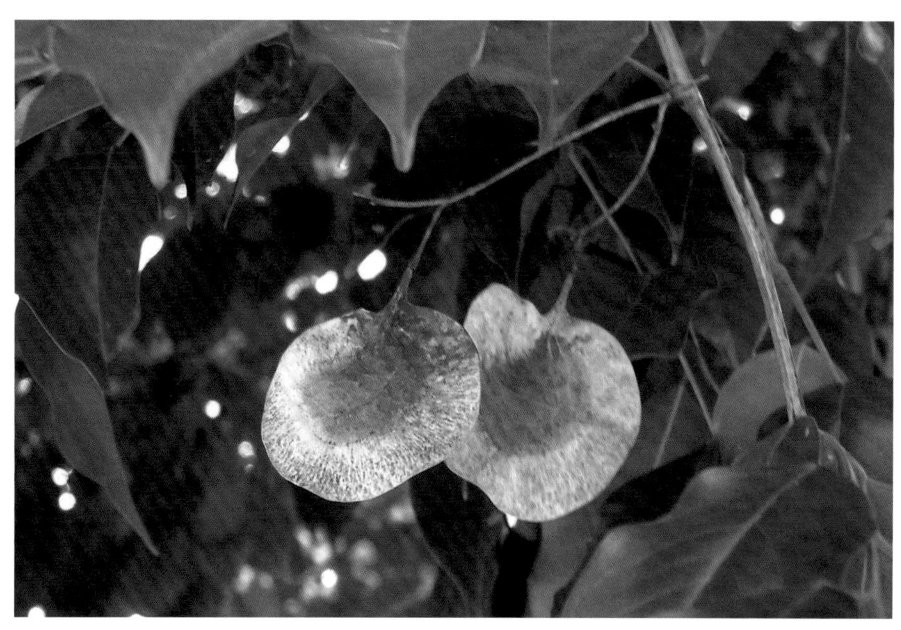

附　注

《四部医典》记载有治血热症之药物“ཙན་དན་དམར་པོ།”（赞旦玛保）。《药名之海》记载有白[“ཙན་དན་དཀར་པོ།”（赞旦嘎保）]、红[“ཙན་དན་དམར་པོ།”（赞旦玛保）]、紫[“ཙན་དན་སྨུག་པོ།”（赞旦莫保）]3种“ཙན་དན།”（赞旦、赞等、占登）。《晶珠本草》记载“ཙན་དན།”（赞旦）分为“白色坚硬者”“微黄者”“红色木纹清楚者”3种。现市售“赞旦”一般分为白、红2种，白者[“ཙན་དན་དཀར་པོ།”（赞旦嘎保），同音字“ཙནྡ་དཀར་པོ།”]的基原为檀香科植物檀香 *Santalum album* L.，红者[“ཙན་དན་དམར་པོ།”（赞旦玛保）]的基原为豆科植物紫檀 *P. indicus* Willd.（青龙木）、旃檀紫檀 *P. santalinus* L. f.（该种产于印度）。《部标藏药》《青海藏标》以“紫檀香/ཙན་དན་དམར་པོ།/赞旦玛布（赞旦玛保）”之名收载了青龙木 *P. indicus* Willd.（紫檀）；《部标藏药·附录》《藏标》《青海藏标·附录》（1992年版）以“檀香/ཙན་དན།（ཙན་དན་དཀར་པོ།）/占登（赞旦嘎保）”之名收载了檀香 *S. album* L.（白檀）。（参见“檀香”条）

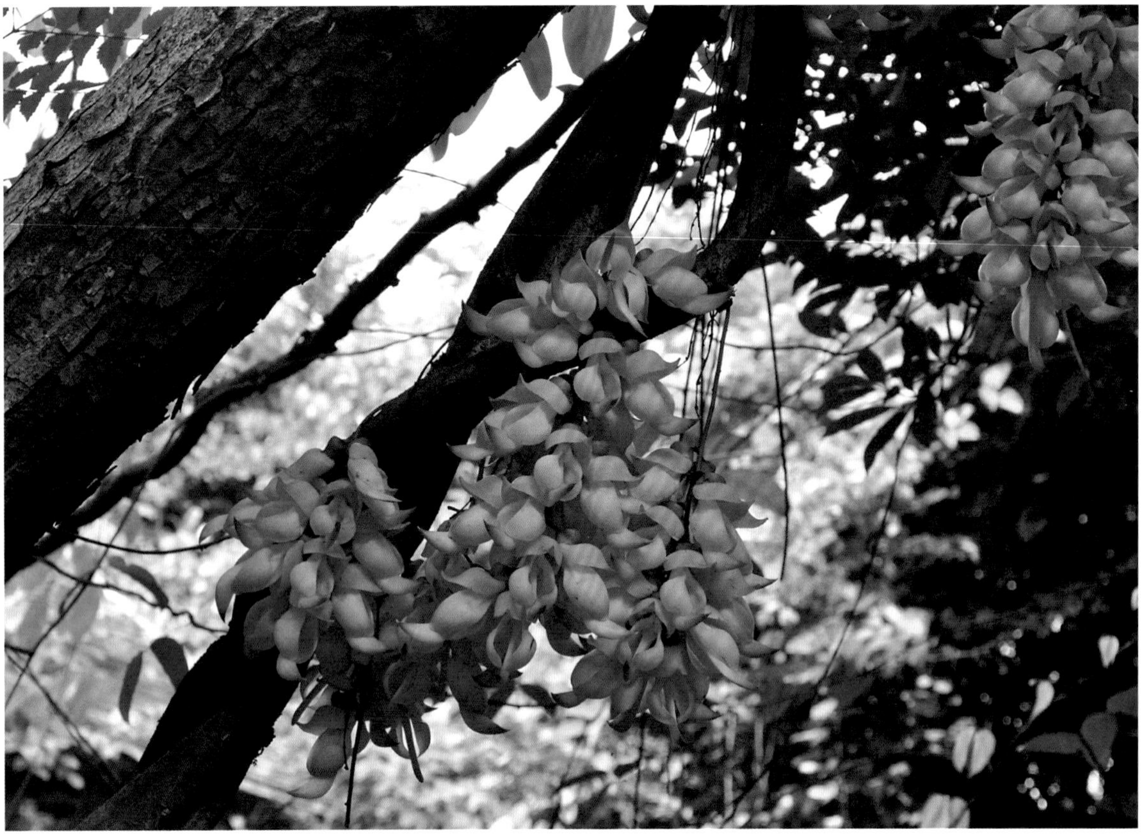

豆科（Leguminosae）　黧豆属（*Mucuna* Adanson）

白花油麻藤 *Mucuna birdwoodiana* Tutch.

药材名　白花油麻藤；ཟ་གོར་ཞོ་ཤ།（拉果肖夏、达果肖夏、达郭肖夏、拉郭尔学夏）。

标准　《部标藏药》、《青海藏标》（1992 年版）。

植物形态　参见《中国植物志》第四十一卷第 179 ～ 180 页。

分布与生境　分布于我国江西、福建、广东、广西、贵州、四川等。生长于海拔 800 ～ 2 500 m 的山地阳处、路旁、溪边，常攀缘于乔木、灌木上。

药用部位　种子。

采收与加工　秋季采集果实，取出种子，晒干。

性　　味　味甘，化后味甘，性凉、润。有小毒。

功能与主治　清脾热，补肾壮阳，通络散肿。用于“其尔彩”病，脾病，肺病，“培根”病，中毒症等。

用量与用法　3 ~ 5 g。内服煎汤；或入丸、散。外用适量，研末撒或调敷。

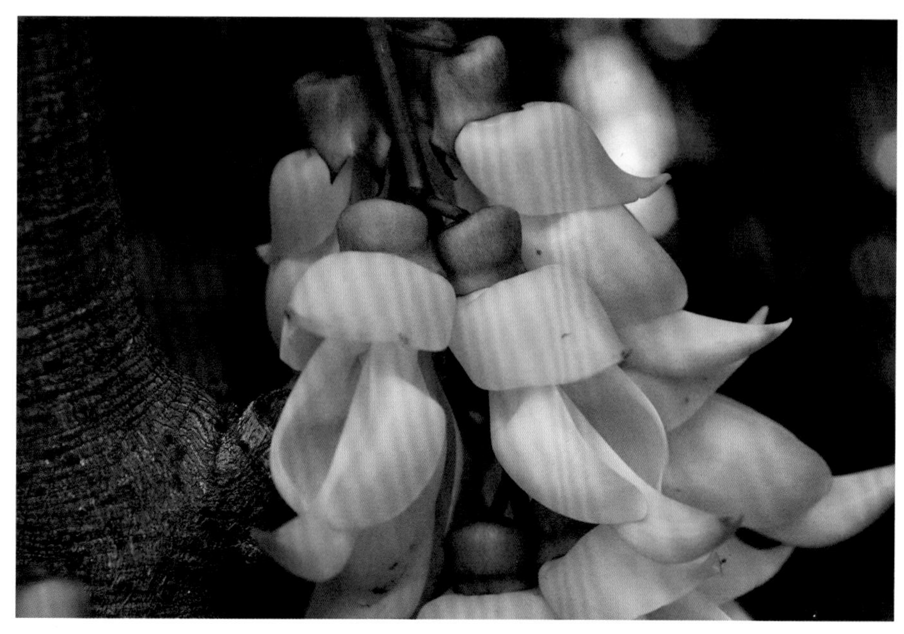

附　注

《度母本草》《四部医典》《蓝琉璃》《晶珠本草》等中共记载有4种“ཤོ་ཤ”（肖夏）类药物，4种“肖夏”的功效各有特点，“ཀླ་གོར་ཤོ་ཤ（ཀླུ་གོར་ཤོ་ཤ）”（拉果肖夏）为其中之一，系清脾热之药物。现代文献记载的“拉果肖夏”的基原包括豆科黧豆属3种植物，即白花油麻藤 *M. birdwoodiana* Tutch.、常春油麻藤 *M. sempervirens* Hemsl.（藜豆）和大果油麻藤 *M. macrocarpa* Wall.（长荚油麻藤、老鸦花藤 *M. wangii* Hu）。《部标藏药》和《青海藏标》收载的“ཀླ་གོར་ཤོ་ཤ”（拉果肖夏）的基原为白花油麻藤 *M. birdwoodiana* Tutch.；《藏标》以“藜豆 /ཀླ་གོར་ཤོ་ཤ/ 拉郭尔学夏”之名收载了藜豆 *M. sempervirens* Hemsl.（常春油麻藤），但其功能为“治肾病”。（参见“常春油麻藤”“刀豆”“榼藤”“南酸枣”条）

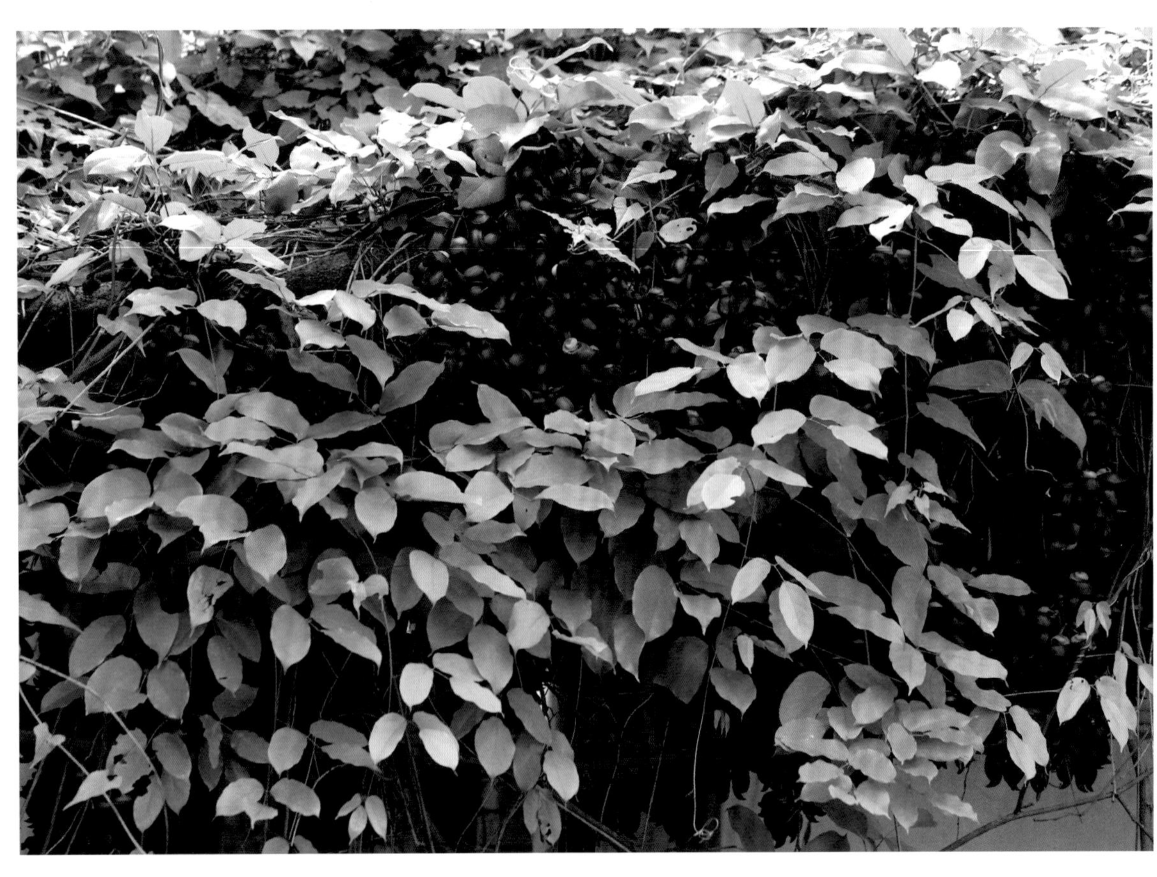

豆科（Leguminosae） 黧豆属（*Mucuna* Adanson）

常春油麻藤 *Mucuna sempervirens* Hemsl.

药 材 名 藜豆；ཟླ་གོར་ཞོ་ཤ།（拉郭尔学夏、拉果肖夏、达郭肖夏、达果尔肖夏）。

标 准 《藏标》。

植物形态 参见《中国植物志》第四十一卷第 181 ～ 182 页。

分布与生境 分布于我国四川、贵州、云南、陕西南部、湖北、浙江、江西、福建、广东、广西。生长于海拔 300 ～ 3 000 m 的亚热带森林、灌丛、溪谷、河边。日本也有分布。

药用部位 种子。

采收与加工 秋、冬季采摘成熟果实，干燥后打下种子。

性　　味　味酸、甘，性平。有小毒。

功能与主治　用于肾病。（《藏标》）

补肾，清热，生精。用于肾寒气虚，脾热症，肺热症，“培根”病，不孕症，精液衰竭症。（《中华本草·藏药卷》）

用量与用法　3 ~ 5 g。内服煎汤；或入丸、散。

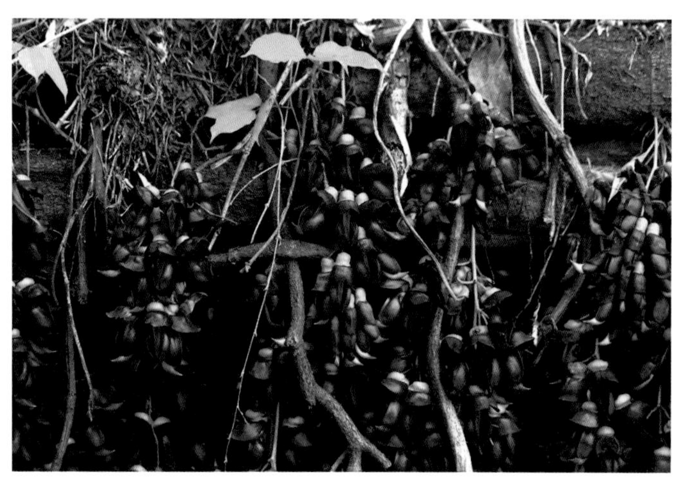

附　注

《四部医典》《蓝琉璃》中记载有“ཀླ་གོར་ཤོ་ཤ།”（拉果肖夏）等3种“ཤོ་ཤ།”（肖夏），其中“拉果肖夏”为清脾热之药物。《蓝琉璃》言“ཀླ་གོར་ཤོ་ཤ།”（拉果肖夏）和“མཆིན་པ་ཤོ་ཤ།”（庆巴肖夏）并非同一物，二者容易混淆。《晶珠本草》将“庆巴肖夏”并入“肖夏”中，共记载有4种“肖夏”，言不同“肖夏”的功效各有特点。现代文献记载的“拉果肖夏”的基原包括3种豆科黧豆属植物，但各种的形态均部分与《度母本草》和《晶珠本草》的记载相似。《部标藏药》和《青海藏标》以“白花油麻藤 /ཀླ་གོར་ཤོ་ཤ།/ 拉果肖夏（达郭肖夏）”之名收载了白花油麻藤 *M. birdwoodiana* Tutch.；《藏标》以“藜豆 /ཀླ་གོར་ཤོ་ཤ།/ 拉郭尔学夏”之名收载了藜豆 *M. sempervirens* Hemsl.（常春油麻藤）。文献记载的另一种“拉果肖夏”的基原为大果油麻藤 *M. macrocarpa* Wall.（长荚油麻藤、老鸦花藤 *M. wangii* Hu）。其他3种“肖夏”分别为“སྙིང་ཤོ་ཤ།”[娘肖夏：南酸枣 *Choerospondias axillaris* (Roxb.) Burtt et Hill]、“མཁལ་མ་ཤོ་ཤ།”[卡玛肖夏：刀豆 *Canavalia gladiata* (Jacq.) DC.] 和“མཆིན་པ་ཤོ་ཤ།”[庆巴肖夏：榼藤 *Entada phaseoloides* (Linn.) Merr.]。（参见“白花油麻藤”“刀豆”“榼藤”“南酸枣”条）

《中国植物志》记载 *M. sempervirens* Hemsl. 的中文名为“常春油麻藤”。

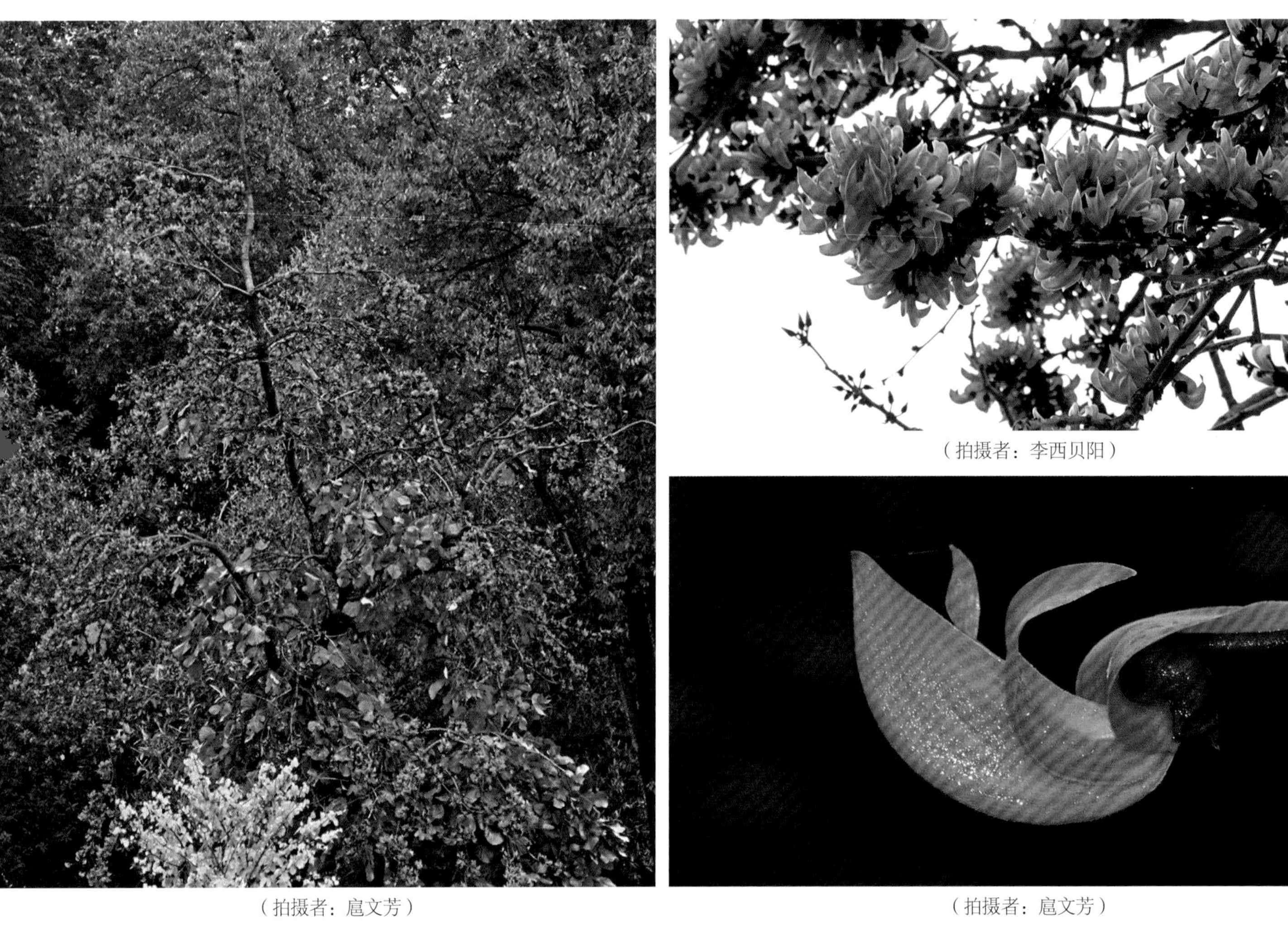

（拍摄者：李西贝阳）

（拍摄者：扈文芳）

（拍摄者：扈文芳）

豆科（Leguminosae）　紫矿属（*Butea* K. Koen. ex Roxb.）

紫矿 *Butea monosperma* (Lam.) Kuntze（紫铆）

药 材 名　紫铆子、紫铆；མ་རུ་རྩེ།（麻茹泽、麻路子、麻如子、麻如则、玛茹孜）。

标　　准　《部标藏药》、《藏标》、《青海藏标》（1992 年版）。

植物形态　参见《中国植物志》第四十一卷第 187 ~ 189 页。

分布与生境　我国云南（西双版纳，耿马）、广西南部（宁明）有栽培。生长于热带、亚热带地区海拔 1 500 m 以下的森林、开阔的草原、荒地、路旁湿润处。印度、斯里兰卡、越南至缅甸也有分布。

药用部位 成熟种子。

采收与加工 夏季采收成熟果实，打下种子，除净杂质，晒干。

性　　味 味苦、甘，性温。

功能与主治 驱虫，收敛黄水，止痒。用于“生乃”病（虫病），黄水病，皮肤瘙痒。

用量与用法 0.5 ~ 1.5 g。内服研末吞；或配方用。

附　注

《四部医典》中记载有“མ་རུ་རྩེ།”（麻茹泽）；《晶珠本草》将“麻茹泽”归于“树木类药物”的“果实类药物”中，言其为治虫病之药物，分为红、白 2 种。据现代文献记载和市场调查，藏医所用“麻茹泽”的基原为豆科植物紫矿 *B. monosperma* (Lam.) Kuntze（紫铆），《部标藏药》等以“紫铆子 /མ་རུ་རྩེ།/ 麻如子”之名收载了该种，规定以其种子入药。

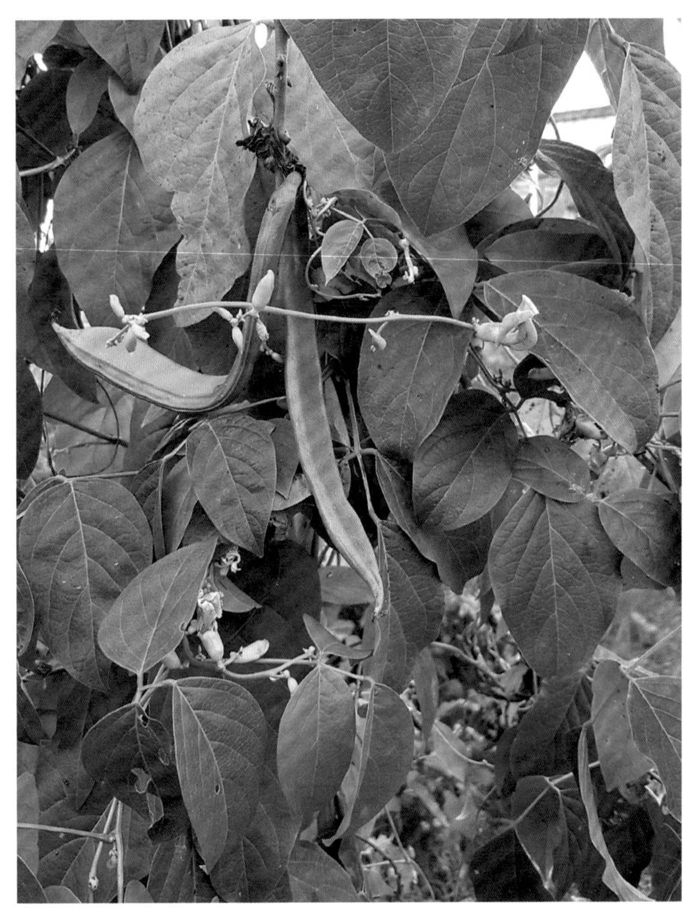

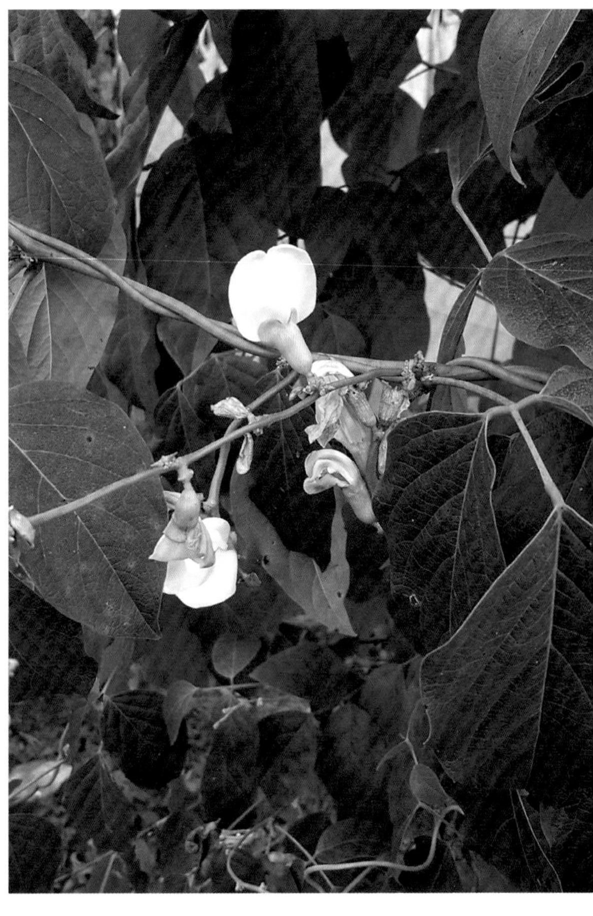

豆科（Leguminosae） 刀豆属（*Canavalia* DC.）

刀豆 *Canavalia gladiata* (Jacq.) DC.

药 材 名 刀豆；མཁལ་ཤོ།（卡肖）、མཁལ་མ་ཤོ་ཤ།（卡玛肖夏）。

标 准 《部标藏药·附录》、《藏标》、《青海藏标·附录》（1992 年版）。

植物形态 参见《中国植物志》第四十一卷第 208 ~ 210 页。

分布与生境 分布于我国华中、华南、华东、西南地区。生长于开阔山坡、草地、稀疏灌丛、林缘、路旁。我国长江以南各省区作为蔬菜栽培。世界其他热带、亚热带地区及非洲其他地区广布。

药用部位 成熟种子。

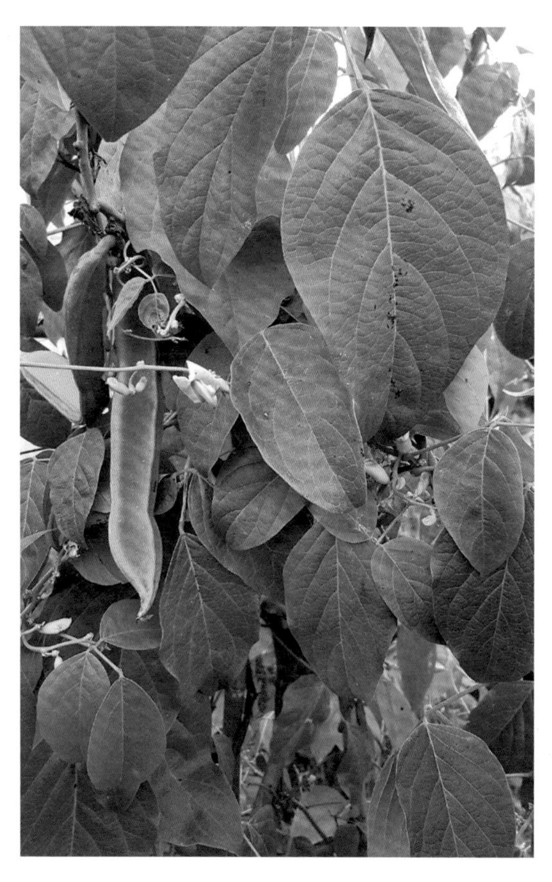

采收与加工　秋季种子成熟时采摘豆荚，剥取种子，晒干。

性　　味　味甘，性温。

功能与主治　补肾，散寒，下气，利肠胃，止呕吐。用于肾脏疾病，肾气虚损，肠胃不和，呕逆，腹痛吐泻。

用量与用法　4.5 ~ 9 g。

附　注

《四部医典》始记载有“མཁལ་མ་ཤོ་ག”（卡玛肖夏）；《度母本草》《蓝琉璃》《药名之海》《晶珠本草》等中共记载有 4 种“ཤོ་ག”（肖夏），各种的功效有所不同，“卡玛肖夏”为其中之一，系清除肾热之药物。《度母本草》言“卡玛肖夏”的种子为黑色；《晶珠本草》记载其种子有白、红、黑 3 种，依次前者质佳。现代文献记载的现藏医所用“卡玛肖夏”[略称“མཁལ་ཤོ”（卡肖）]的基原为直生刀豆 *C. ensiformis* (Linn.) DC.、刀豆 *C. gladiata* (Jacq.) DC.。《部标藏药·附录》《藏标》《青海藏标·附录》以“刀豆 /མཁལ་ཤོ（མཁལ་མ་ཤོ་ག）/ 卡肖（卡玛肖夏）”之名收载了刀豆 *C. gladiata* (Jacq.) DC.，该种的种子呈红色或褐色，应为红色的种类，又称“蔓生刀豆”；直生刀豆 *C. ensiformis* (Linn.) DC. 原产于中美洲及西印度群岛，我国有引种，其种子为白色或黑色，又称“洋刀豆”或“矮生刀豆”。据市场调查，现市售刀豆药材多为红色，但部分处方注明用“白刀豆”。对收集自甘肃兰州黄河药材市场的“雪豆”（销售者言其为“白刀豆”）的 ITS2 进行鉴别，发现其 ITS2 序列与直生刀豆 *C. ensiformis* (Linn.) DC. 的相似度较低，且与收集于广西玉林药材市场的“刀豆”[呈褐红色，经 ITS2 鉴别其基原为刀豆 *C. gladiata* (Jacq.) DC.] 的 ITS2 序列也略有差异，难以确定其基原。（参见“白花油麻藤”“榼藤”“南酸枣”条）

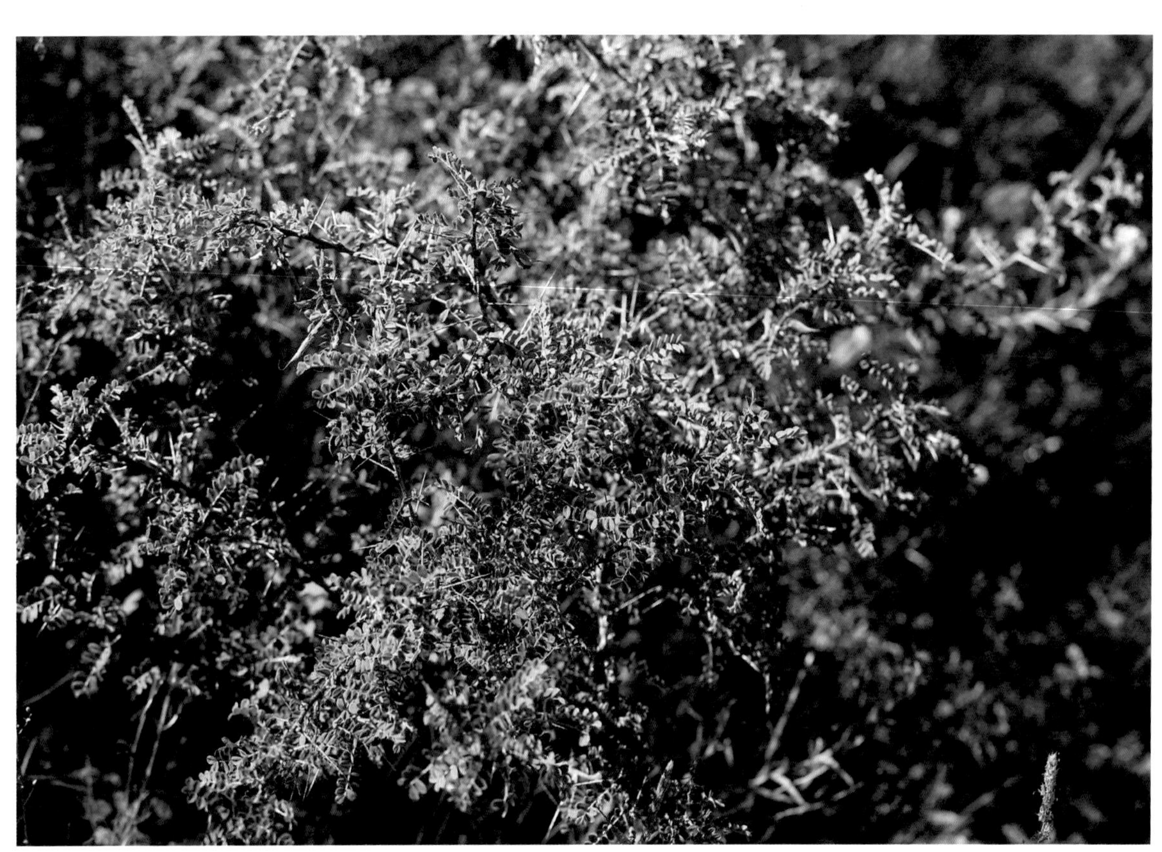

豆科（Leguminosae）　锦鸡儿属（*Caragana* Fabr.）

云南锦鸡儿 *Caragana franchetiana* Kom.

药 材 名　渣玛；ཟྭ་མ།（渣玛、扎玛）。

标　　准　《西藏藏标》。

植物形态　参见《中国植物志》第四十二卷第一分册第 25 页。

分布与生境　分布于我国四川西部、云南东部和西部、青海（兴海等）、西藏东部。生长于海拔 3 300 ～ 4 000 m 的山坡灌丛、林下、林缘。

药用部位　茎枝内皮（中皮）。

采收与加工　春季采集茎枝，除去外皮，晾干。

性　　味　味苦，化后味苦，性凉。

功能与主治 清热解毒。用于脉热，中毒症，恶瘤。

用量与用法 2 ~ 3 g。内服煎汤；或入丸、散。

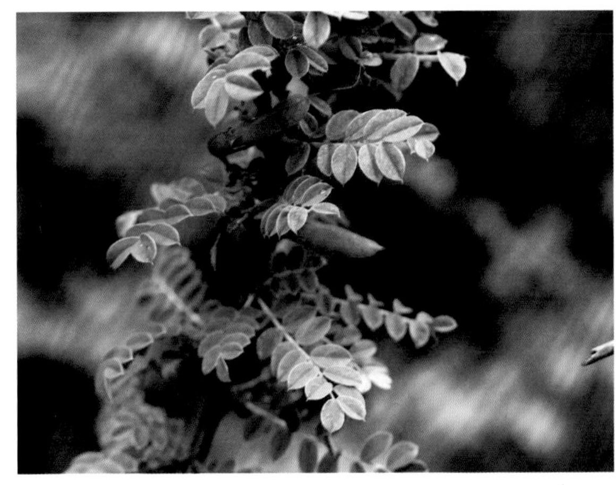

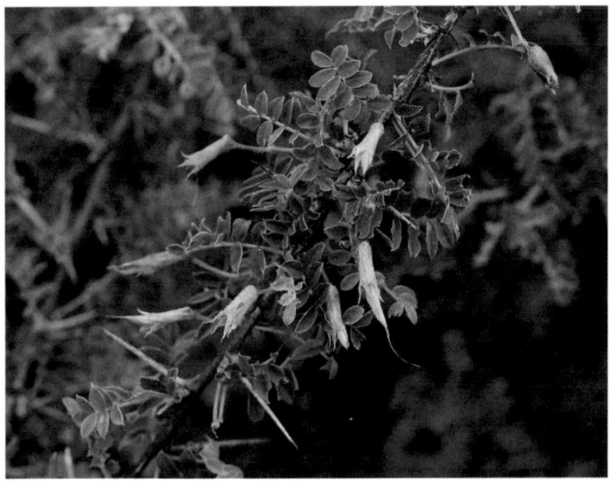

附 注

《四部医典》中记载有解经络热毒之药物“སྲ་མ།”[渣玛、扎玛，“གཡའ་གྱི་མ།”（扎米孜哇）]和化瘀血、清血热之药物“མཛོ་མོ།”（佐摸）。《晶珠本草》在“树木类药物”的“树干类药物”和“树枝类药物”中分别记载有“མཛོ་མོ་ཤིང་།”（佐木兴、佐摸兴）和“渣玛”，二者的功能与主治不同。现代文献记载的“渣玛”或“佐木兴”的基原涉及豆科锦鸡儿属的10余种植物，但不同文献对该2种药材的基原有不同观点，且二者的基原种类也有交叉。《西藏藏标》以“སྲ་མ།/渣玛/渣玛”之名收载了云南锦鸡儿 *C. franchetiana* Kom.，规定以其茎枝内皮（中皮）入药；《四川藏标》以“二色锦鸡儿/སྲ་མ།/渣玛”之名收载了二色锦鸡儿 *C. bicolor* Kom.，规定以其根入药；二者规定的功能与主治也有所不同。也有文献记载云南锦鸡儿 *C. franchetiana* Kom. 为“佐木兴”的基原之一。《部标藏药》《藏标》《青海藏标》以“藏锦鸡儿（鬼箭锦鸡儿）/མཛོ་མོ་ཤིང་།/佐木兴（佐木香、佐毛相）”之名收载的基原为鬼箭锦鸡儿 *C. jubata* (Pall.) Poir.、昌都锦鸡儿 *C. changduensis* Liou f.、川青锦鸡儿 *C. tibetica* Kom.（毛刺锦鸡儿），规定以其红色木部心材或树干入药，记载的功能和主治与“佐摸”的也不同。（参见“二色锦鸡儿”“鬼箭锦鸡儿”条）

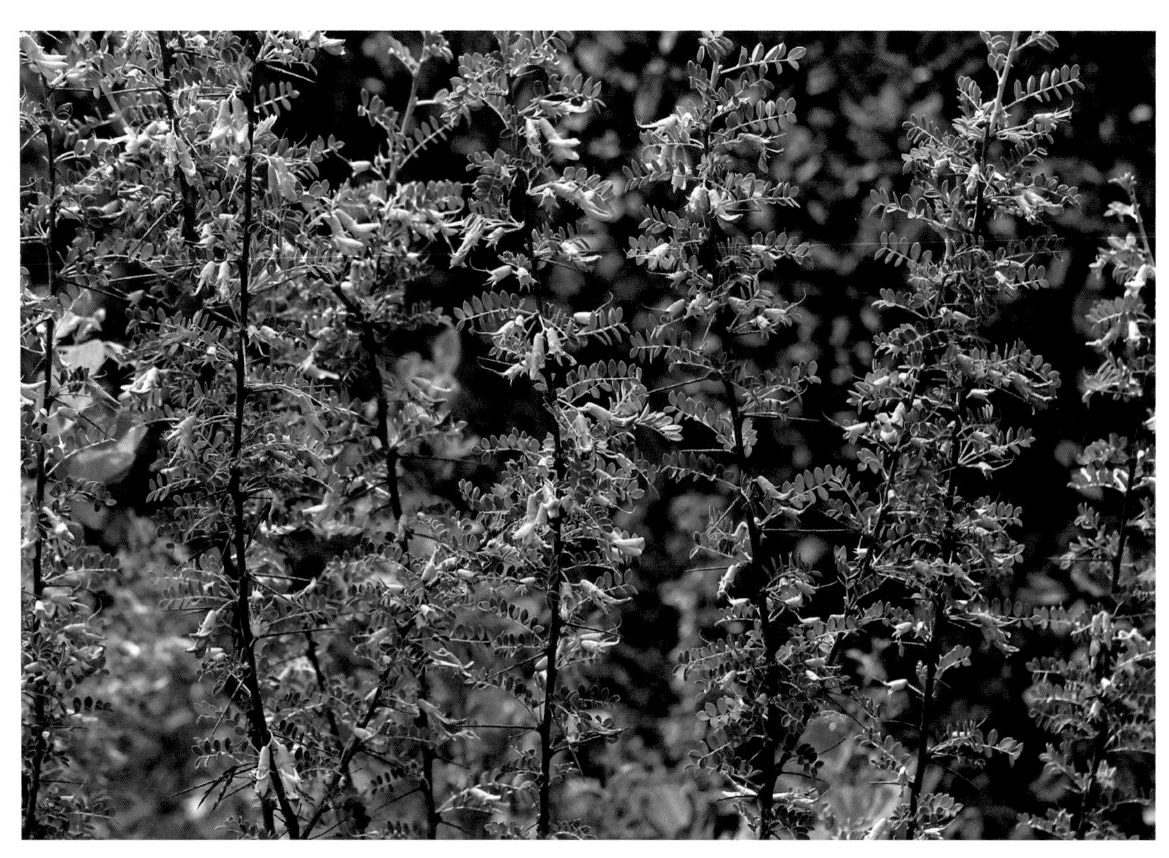

豆科（Leguminosae） 锦鸡儿属（*Caragana* Fabr.）

二色锦鸡儿 *Caragana bicolor* Kom.

药 材 名 二色锦鸡儿；ཟ་མ།（ཟྭ་མ།）（渣玛）。

标　　准 《四川藏标》（2014 年版）。

植物形态 参见《中国植物志》第四十二卷第一分册第 26 页。

分布与生境 分布于我国四川西部、云南、西藏（昌都）。生长于海拔 2 400 ~ 3 500 m 的山坡、灌丛、杂木林内。

药用部位 根。

采收与加工 秋季采挖，除去须根和泥土，干燥。

性　　味 味甘，性凉。

功能与主治 用于肌肉热，脉热，成熟瘟疫热，“隆”热症。

用量与用法 3 ~ 9 g。

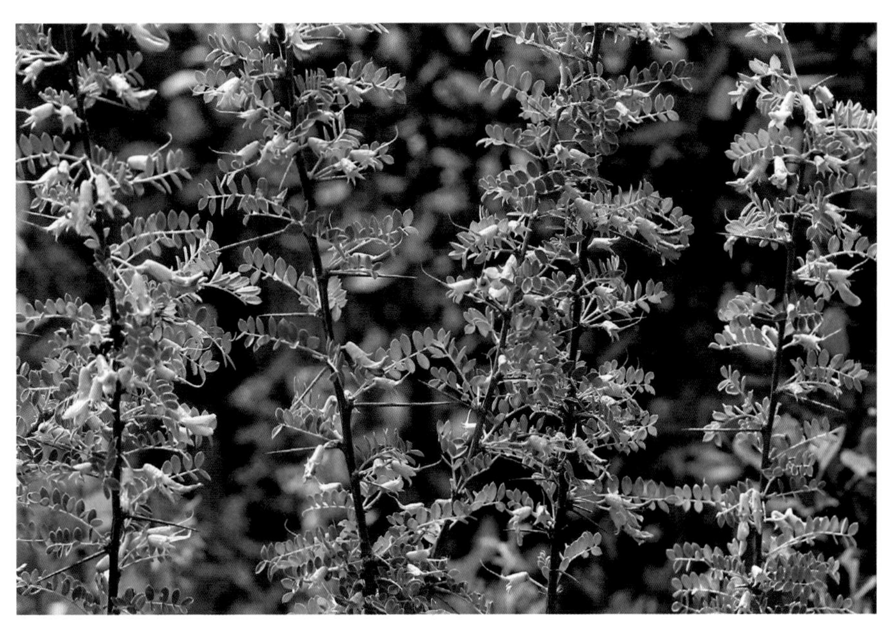

附 注

《度母本草》分别记载有治肿核疮之药物“ཟྭ་མ།”（渣玛、扎玛，同音字“གྲ་མ།”）和解毒之药物“ཟྭ་མ་དཀར་པོ།”（渣玛嘎保）；《妙音本草》分别记载有除肿核扩散热之药物“ཟྭ་མ།”（渣玛）和除新旧毒症之药物“ཟྭ་མོ།”（渣摸）；《四部医典》记载“གྲ་མ།”（渣玛）为清肌热及脉热之药物，“མཛེ་མོ།”（佐摸）为化瘀血、清血热之药物。《晶珠本草》在“树木类药物”的“树干类药物”和“树枝类药物”中分别记载有“མཛེ་མོ་ཤིང་།”（佐木兴）和“ཟྭ་མ།”（渣玛），言前者为破血活血、治血热症之药物，后者为清解肌热和脉热、收敛病扩散、催吐积聚之药物。现代文献记载的上述 2 种药物的基原均为豆科锦鸡儿属植物，二者的基原均有多种，且有交叉，通常以鬼箭锦鸡儿 *C. jubata* (Pall.) Poir. 为“佐木兴”的正品，以云南锦鸡儿 *C. franchetiana* Kom. 为“渣玛”的正品。据文献记载，二色锦鸡儿 *C. bicolor* Kom. 为“佐木兴”或“渣玛”的基原之一，四川甘孜藏医则将其作“渣玛”的代用品，称之为“གྲ་མ་དམན་པ།”（渣玛曼巴）。《四川藏标》以“二色锦鸡儿 /ཟྭ་མ།/ 渣玛”之名收载了二色锦鸡儿 *C. bicolor* Kom.，规定以其根入药；《西藏藏标》以“གྲ་མ།/ 渣玛 / 渣玛”之名收载了云南锦鸡儿 *C. franchetiana* Kom.，规定以其茎枝内皮（中皮）入药；二者规定的功能与主治不尽一致，且均与“佐木兴”不同。（参见“鬼箭锦鸡儿”“云南锦鸡儿”条）

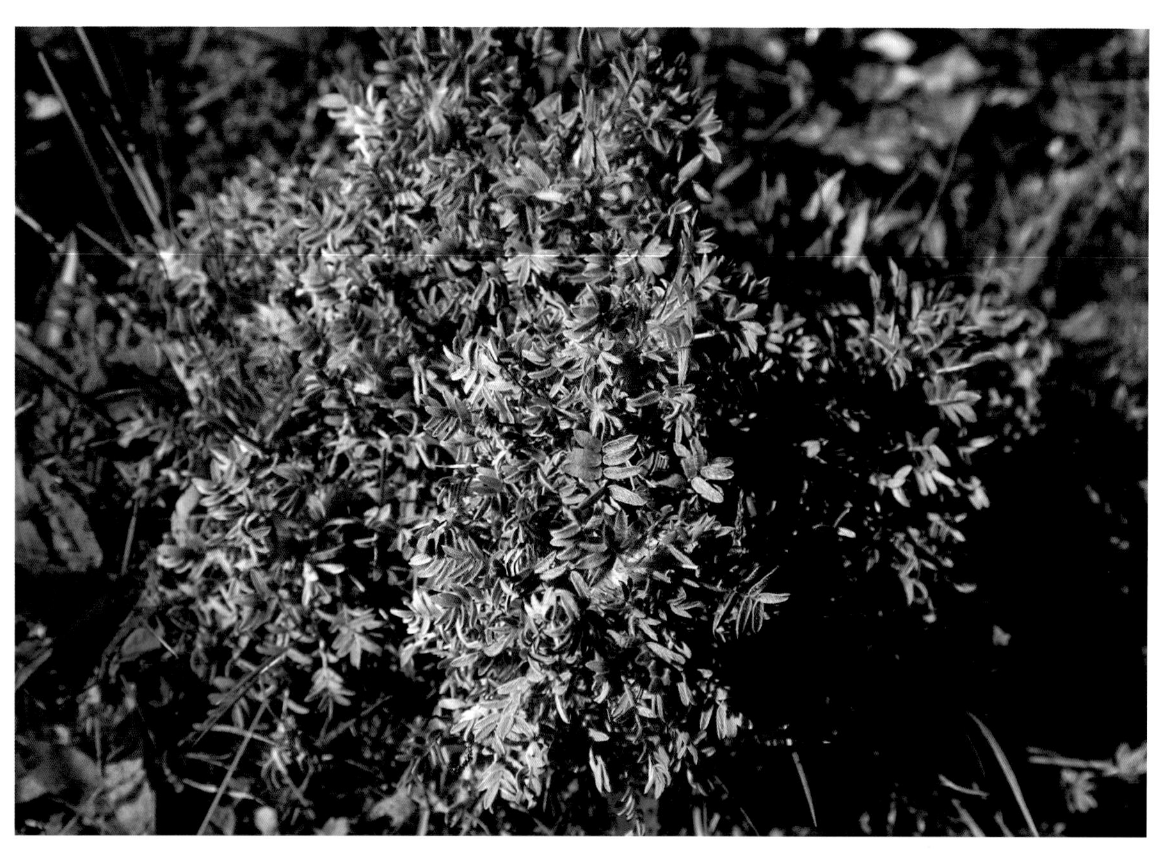

豆科（Leguminosae） 锦鸡儿属（*Caragana* Fabr.）

鬼箭锦鸡儿 *Caragana jubata* (Pall.) Poir.

药 材 名 藏锦鸡儿、鬼箭锦鸡儿；ཟ་མ་ཤིང་།（佐木兴、佐木香、佐毛相）。

标 准 《部标藏药》、《藏标》、《青海藏标》（1992 年版）。

植物形态 参见《中国植物志》第四十二卷第一分册第 28 页。

分布与生境 分布于我国内蒙古、河北、山西、西藏（巴青等）、青海（久治）、新疆。生长于海拔 2 400 ~ 3 000 m 的山坡、林缘。蒙古等也有分布。

药用部位 根及茎的木部心材。

采收与加工 5 ~ 10 月采集根、茎，去除外皮，取褐红色木部，切段，阴干。

性 味 味涩，化后味苦，性寒。

功能与主治 活血，散瘀，降血压。用于“查彩”病，多血症，高血压，瘀血凝滞，高脂血症，月经不调，“查凑”病等。

用量与用法 3 ～ 7（～ 9）g。内服煎汤；或入丸、散。

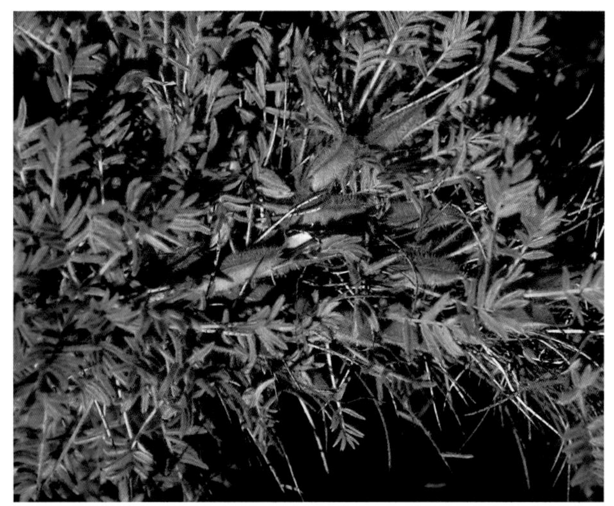

附注

《四部医典》记载有活血、清血热之药物“མཛེ་མོ།”（佐摸）；《晶珠本草》在“树木类药物”的“树干类药物”中记载有“མཛེ་མོ་ཤིང་།”（佐木兴），言其“木心红似红檀香”，载其为破血活血、治血热症之药物。现代文献记载的藏医所用“佐木兴”的基原包括豆科锦鸡儿属的多种植物，多以鬼箭锦鸡儿 *C. jubata* (Pall.) Poir. 为正品。《部标藏药》《藏标》《青海藏标》在“藏锦鸡儿（鬼箭锦鸡儿）/མཛེ་མོ་ཤིང་།/ 佐木兴（佐木香、佐毛相）”条下收载的基原有鬼箭锦鸡儿 *C. jubata* (Pall.) Poir.、昌都锦鸡儿 *C. changduensis* Liou f.、川青锦鸡儿 *C. tibetica* Kom.（毛刺锦鸡儿），规定以其红色木部心材或树干入药。此外，文献记载各地习用的“佐木兴”的基原还有云南锦鸡儿 *C. franchetiana* Kom.、二色锦鸡儿 *C. bicolor* Kom.、青甘锦鸡儿 *C. tangutica* Maxim. ex Kom.、川西锦鸡儿 *C. erinacea* Kom. 等多种。（参见“昌都锦鸡儿”“毛刺锦鸡儿”条）

《度母本草》分别记载有治肿核疮之药物“བྲ་མ།”（渣玛、扎玛，同音字“གྲ་མ།”）和解毒之药物“བྲ་མ་དཀར་པོ།”（渣玛嘎保）；《妙音本草》分别记载有除肿核扩散热之药物“བྲ་མ།”（渣玛）和除新旧毒症之药物“བྲ་མོ།”（渣摸）；《四部医典》记载为“གྲ་མ།”（渣玛），言其为清肌热及脉热之药物。《晶珠本草》将“渣玛”归入“树木类药物”的“树枝类药物”中，言其为清解肌热和脉热、收敛病扩散、催吐积聚之药物。现代部分文献记载的“佐木兴”和“渣玛”的基原有交叉。《西藏藏标》以“གྲ་མ།/ 渣玛 / 渣玛”之名收载了云南锦鸡儿 *C. franchetiana* Kom.，规定以其茎枝内皮（中皮）入药；《四川藏标》（2014 年版）以“二色锦鸡儿 /བྲ་མ།/ 渣玛”之名收载了二色锦鸡儿 *C. bicolor* Kom.，规定以其根入药。“渣玛”以根及茎枝内皮入药，功能为清热解毒，用于脉热、中毒、恶瘤，与“藏锦鸡儿”不同。（参见“二色锦鸡儿”“云南锦鸡儿”“昌都锦鸡儿”“毛刺锦鸡儿”条）

在《中国植物志》中，*C. tibetica* Kom. 的中文名为“毛刺锦鸡儿”。

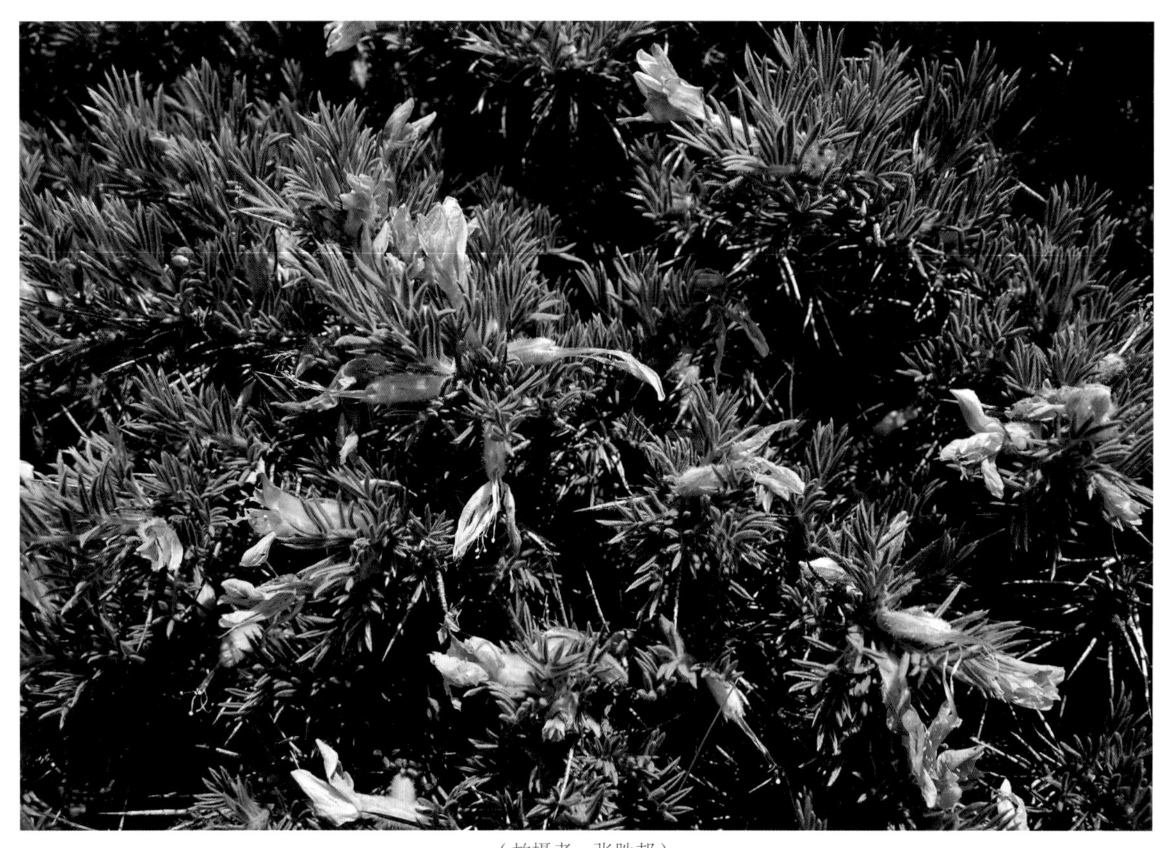
（拍摄者：张胜邦）

豆科（Leguminosae） 锦鸡儿属（*Caragana* Fabr.）

毛刺锦鸡儿 *Caragana tibetica* Kom.（川青锦鸡儿）

药 材 名 藏锦鸡儿；མཛོ་མོ་ཤིང་།（佐木香）。

标 准 《藏标》。

植物形态 参见《中国植物志》第四十二卷第一分册第 32 页。

分布与生境 分布于我国内蒙古、陕西北部、宁夏、甘肃、青海、四川西部、云南（香格里拉）、西藏（萨迦）。生长于干旱山坡、沙地。

药用部位 根及茎的木部心材。

采收与加工 5 ~ 10 月采集根、茎，去除外皮，取褐红色木部，切段，阴干。

性 味 味涩，化后味苦，性寒。

功能与主治　破血，化瘀，降血压。用于高山多血症，高血压，月经不调。

用量与用法　3 ~ 7 g。内服煎汤；或入丸、散。

附　注

《四部医典》中记载有“མཛོ་མོ།”（佐摸），言其为活血、清血热之药物；《晶珠本草》称其为“མཛོ་མོ་ཤིང་།”（佐木兴），将其归入“树木类药物”的“树干类药物”中。现代文献记载的“佐摸”（佐木兴）的基原主要为豆科锦鸡儿属植物，多以鬼箭锦鸡儿 *C. jubata* (Pall.) Poir. 为正品，又称“མཛོ་མོ་ཤིང་དམར་པོ།”（佐摸兴玛保）（“玛保”为“红色”之意，应指其心材红色），其形态与《晶珠本草》记载的“花白色，具红色光泽，状如豆花，木心红似红檀香”基本一致，其他木材非红色的同属植物则为代用品。《部标藏药》《藏标》等以“藏锦鸡儿 /མཛོ་མོ་ཤིང་།/ 佐木香”之名收载有鬼箭锦鸡儿 *C. jubata* (Pall.) Poir.、昌都锦鸡儿 *C. changduensis* Liou f.、川青锦鸡儿 *C. tibetica* Kom.（毛刺锦鸡儿、藏锦鸡儿）。在《中国植物志》中，*C. tibetica* Kom. 的中文名为“毛刺锦鸡儿”，该种的花为黄色，与《晶珠本草》记载的“花白色，具红色光泽”不符。（参见“昌都锦鸡儿”“鬼箭锦鸡儿”条）

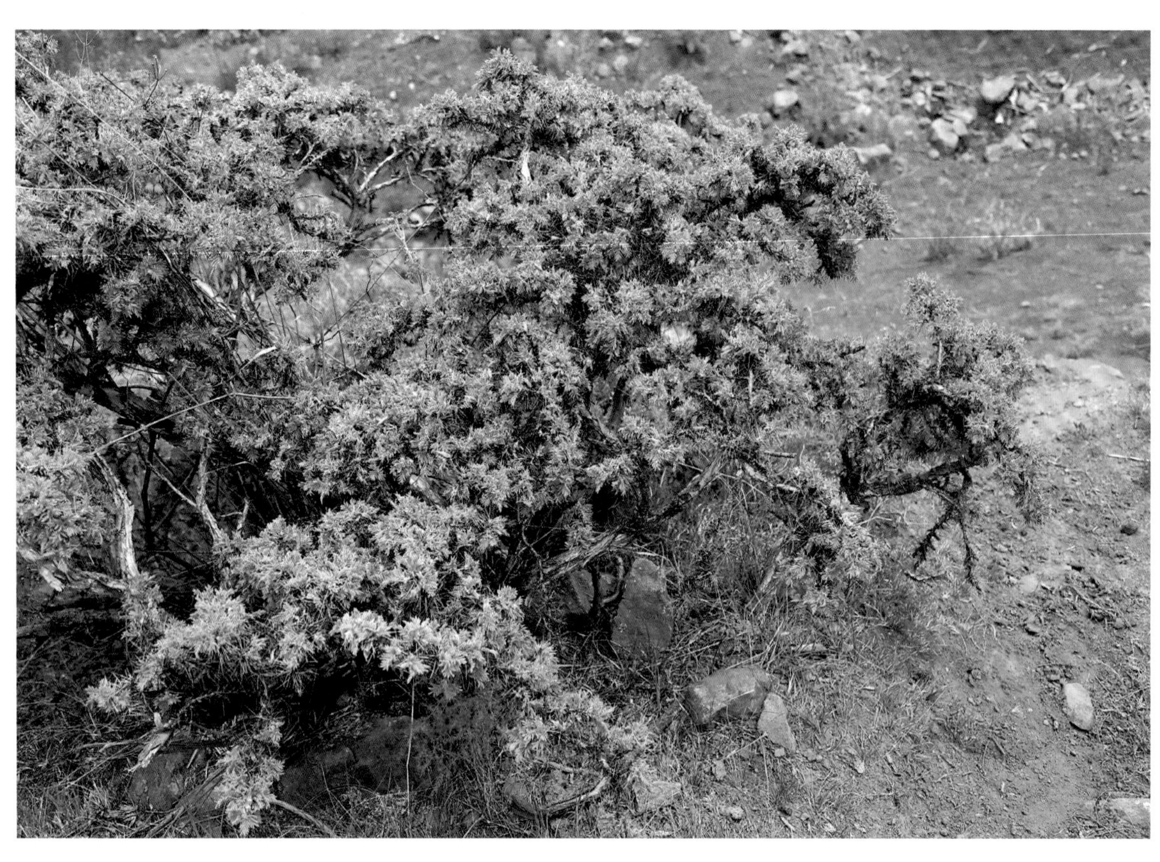

豆科（Leguminosae）　锦鸡儿属（*Caragana* Fabr.）

昌都锦鸡儿 *Caragana changduensis* Liou f.

药材名　藏锦鸡儿；མཛོ་མོ་ཤིང་།（佐木兴）。

标准　《部标藏药》。

植物形态　参见《中国植物志》第四十二卷第一分册第 36 页。

分布与生境　分布于我国西藏（察雅、八宿）、青海（玉树）。生长于海拔 3 150 ～ 4 300 m 的山坡灌丛、河岸。

药用部位　根及茎的木部心材。

采收与加工　5 ～ 10 月采集根、茎，去除外皮，取褐红色木部，切段，阴干。

性味　味涩，化后味苦，性寒。

功能与主治 活血，散瘀，降血压。用于“查彩”病，多血症，高血压，瘀血凝滞，高脂血症，月经不调，“查凑”病等。

用量与用法 3 ~ 7 g。内服煎汤；或入丸、散。

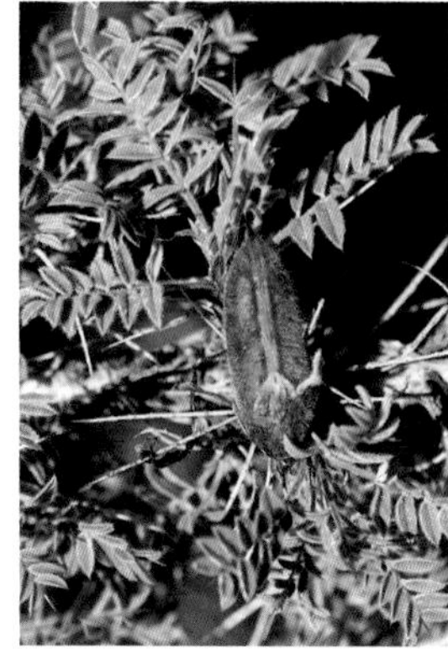
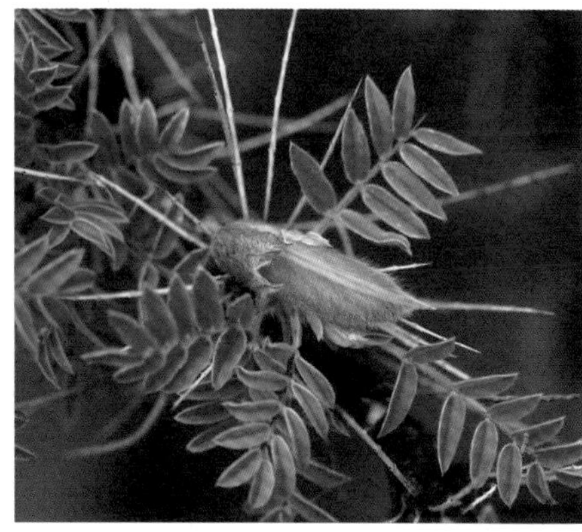
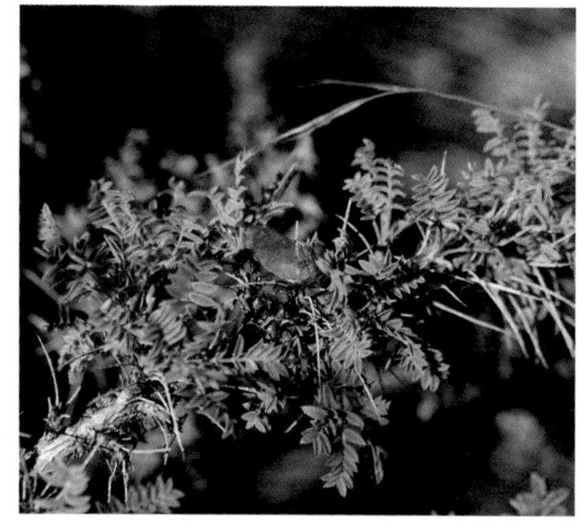

附 注

“མཛོ་མོ།”（佐摸）为《四部医典》记载的活血、清血热之药物；《晶珠本草》称其为“མཛོ་མོ་ཤིང་།”（佐木兴），将其归入“树木类药物”的“树干类药物”中，言其“木心红似红檀香”。现代文献记载的“佐木兴”的基原包括豆科锦鸡儿属多种植物，多以木部心材呈红色的鬼箭锦鸡儿 *C. jubata* (Pall.) Poir. 为正品，也称“མཛོ་མོ་ཤིང་དམར་པོ།”（佐摸兴玛保，“玛保”为“红色”之意），其他木部非红色的种类则作为代用品。《部标藏药》等以“藏锦鸡儿 /མཛོ་མོ་ཤིང་།/ 佐木兴”之名收载了鬼箭锦鸡儿 *C. jubata* (Pall.) Poir.、昌都锦鸡儿 *C. changduensis* Liou f.、川青锦鸡儿 *C. tibetica* Kom.（毛刺锦鸡儿）。昌都锦鸡儿 *C. changduensis* Liou f. 的木部心材并非红色，故也有文献称之为“མཛོ་མོ་ཤིང་དཀར་པོ།”（佐木兴嘎博，“嘎博”为“白色”之意），以示区别。（参见“鬼箭锦鸡儿”“毛刺锦鸡儿”条）

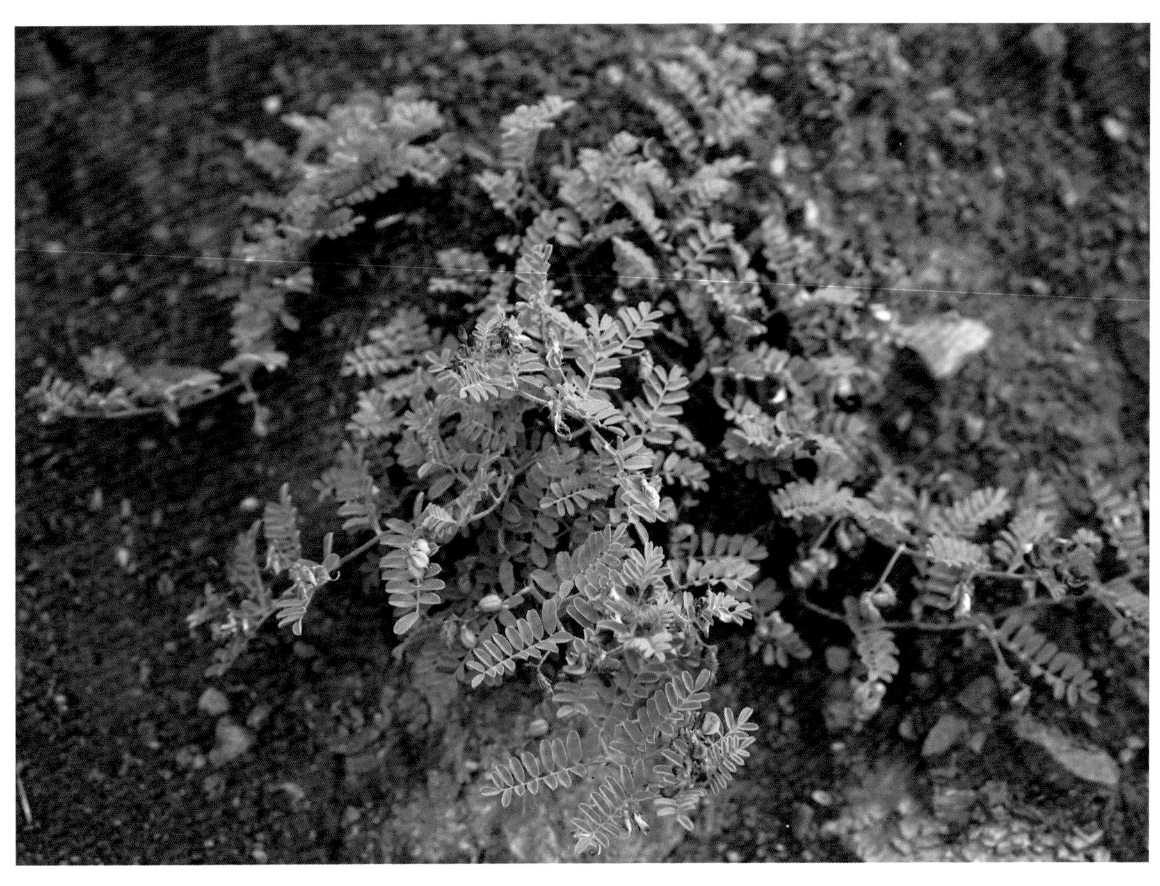

豆科（Leguminosae） 黄耆属（*Astragalus* Linn.）

甘青黄耆

Astragalus tanguticus Batalin [蒺藜叶蔓黄耆 *Phyllolobium tribulifolium* (Benth. ex Bunge) M. L. Zhang et Podlech]

药 材 名 唐古特黄芪、青海黄芪；སད་ཙིན།（萨完、塞完、塞恩）。

标 准 《四川藏标》（2014 年版）、《青藏标》（2019 年版）。

植物形态 参见《中国植物志》第四十二卷第一分册第 105 页。

分布与生境 分布于我国甘肃西南部（夏河、岷县、玛曲、肃南）、青海东部和南部、四川西北部（若尔盖、马尔康、道孚、炉霍、甘孜、德格）、西藏东部 [昌都（江达、丁青），巴青]。生长于海拔 2 500 ～ 4 300 m 的山谷、山坡、干草地、草滩。

药用部位 根。

采收与加工 6 ~ 8 月采挖，洗净，晒干。

性　　味 味苦、涩，性寒。[《四川藏标》（2014 年版）]

味甘，性微温。[《青海藏标》（2019 年版）]

功能与主治 利尿消肿，镇痛，愈创止血。用于脉热，创伤热，水肿。[《四川藏标》（2014 年版）]

补气，固表，托毒，生肌，利尿退肿。用于表虚，自汗，气虚血脱，脾虚泄泻，中气下陷，浮肿，痈疽不溃或溃久不敛。[《青海藏标》（2019 年版）]

用量与用法 2.5 ~ 6 g。内服煎汤；或入丸、散。外用适量，粉碎捣绒敷；或熬膏敷。

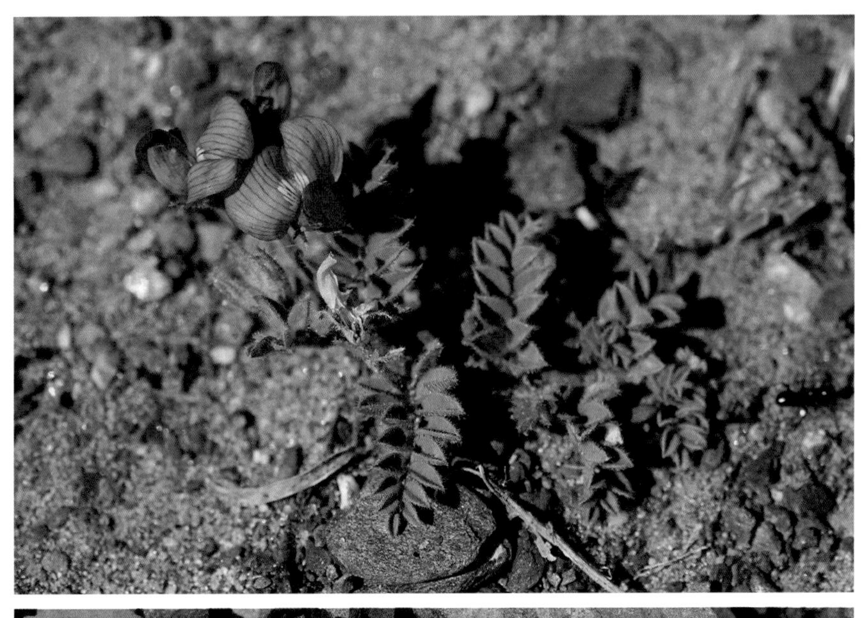

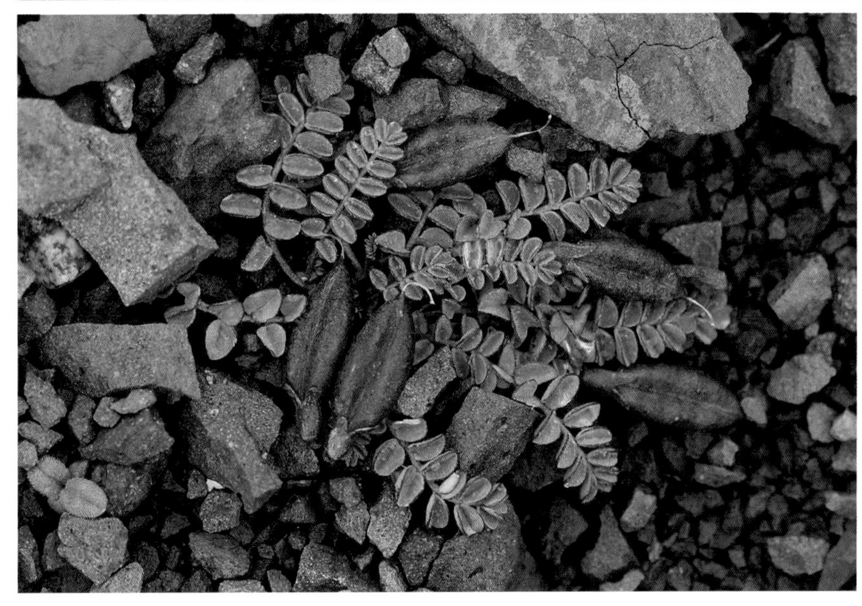

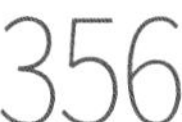

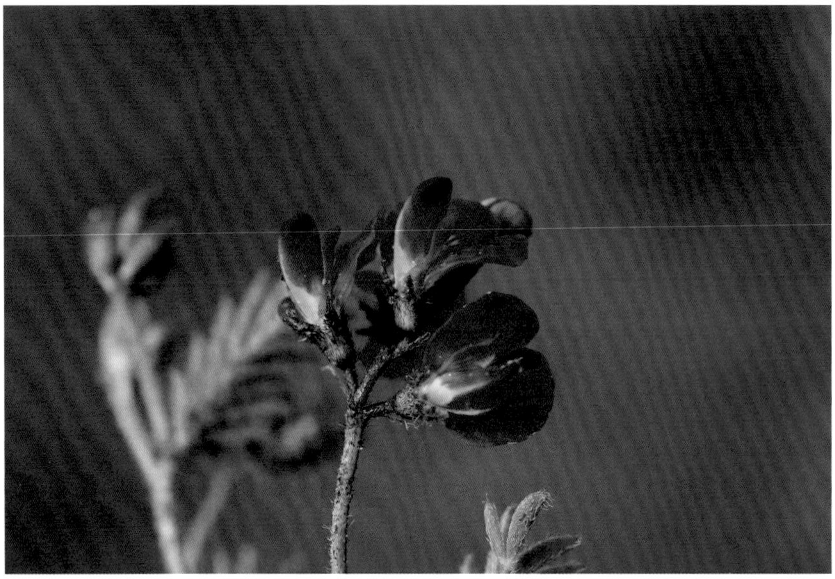

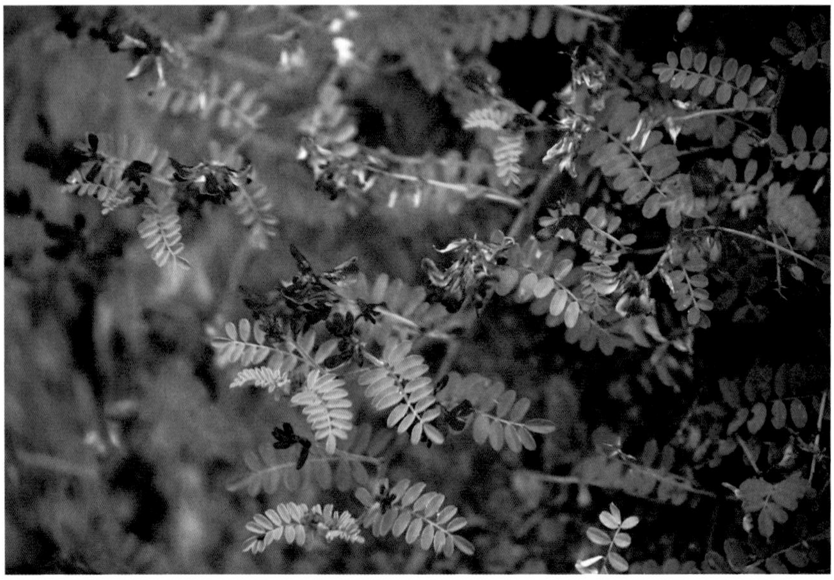

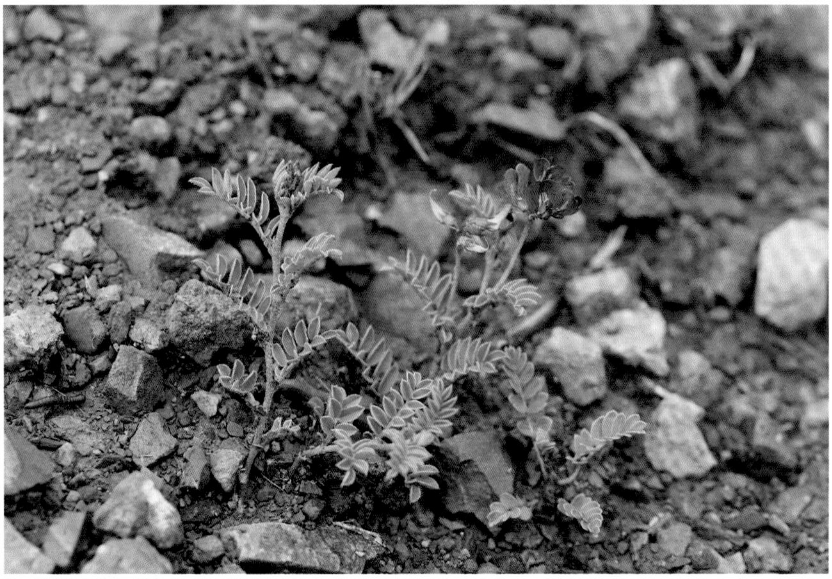

附 注

《度母本草》记载“སྣད་མ།”（萨玛、塞玛）按花色不同分为白[“སྣད་མ་དཀར་པོ།”（萨玛嘎保），略称“སྣད་དཀར།”（萨嘎尔）]、红[“སྣད་མ་དམར་པོ།”（萨玛玛保），略称“སྣད་དམར།”（萨玛尔）]和蓝[“སྣད་མ་སྔོན་པོ།”（萨玛恩保、萨玛完保），略称“སྣད་སྔོན།”（萨恩、萨完、塞恩、塞完）]3种，言白者治“灰白‘培根’病”，红者治“‘培根’瘀紫症”，蓝者治“一切伤疮”；并另条记载有“བྱིའུ་སྣད་མ།”（齐乌萨玛），言其治伤疮及疯狗咬伤。《宇妥本草》记载有“སྣད་དཀར།”（萨嘎尔），言其治肺热症。《晶珠本草》将“སྣད་མ།”（萨玛）归于“旱生草类药物”的“根叶花果全草类药物”中，言其为治心性水肿及水肿引腹水之药物，又言其按花色等特性可划分为紫花、白花、蓝花、黑花、红花、黄花、麝、雀（齐乌萨玛）、毒9种，“萨玛”为总名称。现代文献记载的各种“萨玛”的基原涉及豆科黄耆属、岩黄耆属（*Hedysarum*）、棘豆属（*Oxytropis*）、高山豆属（*Tibetia*）、野决明属（*Thermopsis*）、苦马豆属（*Sphaerophysa*）及远志科等的多种植物，不同文献记载的各种“萨玛”的基原不尽一致，各种“萨玛”的基原种类也有交叉；青海黄耆 *A. tanguticus* Batalin（甘青黄耆）为“蓝萨玛”[“སྣད་སྔོན།”（萨完）]的基原之一，《四川藏标》以“唐古特黄芪/སྣད་སྔོན།/塞恩”之名收载了该种；《青海藏标》（2019年版）以“青海黄芪/སྣད་སྔོན།/塞完”之名收载了多花黄耆 *A. floridus* Benth. ex Bunge、东俄洛黄耆 *A. tongolensis* Ulbr.、甘青黄耆 *A. tanguticus* Batalin、直立黄耆 *A. adsurgens* Pall.（斜茎黄耆）、金翼黄耆 *A. chrysopterus* Bunge 和马衔山黄耆 *A. mahoschanicus* Hand.-Mazz.（马河山黄耆），规定均以其根入药。由于中药材黄芪[基原为黄耆 *A. membranaceus* (Fisch.) Bunge（蒙古黄耆 *A. mongholicus* Bunge）]的大规模种植生产，藏医也渐较多使用。（参见“东俄洛黄耆”“多花黄耆”“斜茎黄耆”“甘肃棘豆”“黄花棘豆”条）

在《中国植物志》中，*A. tanguticus* Batalin 的中文名为“甘青黄耆”，“青海黄耆”为其中文别名，青海黄耆的拉丁学名为 *A. kukunoricus* N. Ulziykhutag。《青海藏标》以“青海黄芪”为药材名，应注意与植物名“青海黄耆”相区别。也有分类学文献将甘青黄耆 *A. tanguticus* Batalin 修订为蒺藜叶蔓黄耆 *Phyllolobium tribulifolium* (Benth. ex Bunge) M. L. Zhang et Podlech。

从《晶珠本草》的分类来看，“萨玛”的药用部位应为全草，各文献也多记载以其全草入药，其功效为“退烧镇痛，催吐，利尿。用于胃痉挛，溃疡病，水肿；外用于创伤”，与根的功效不尽相同。

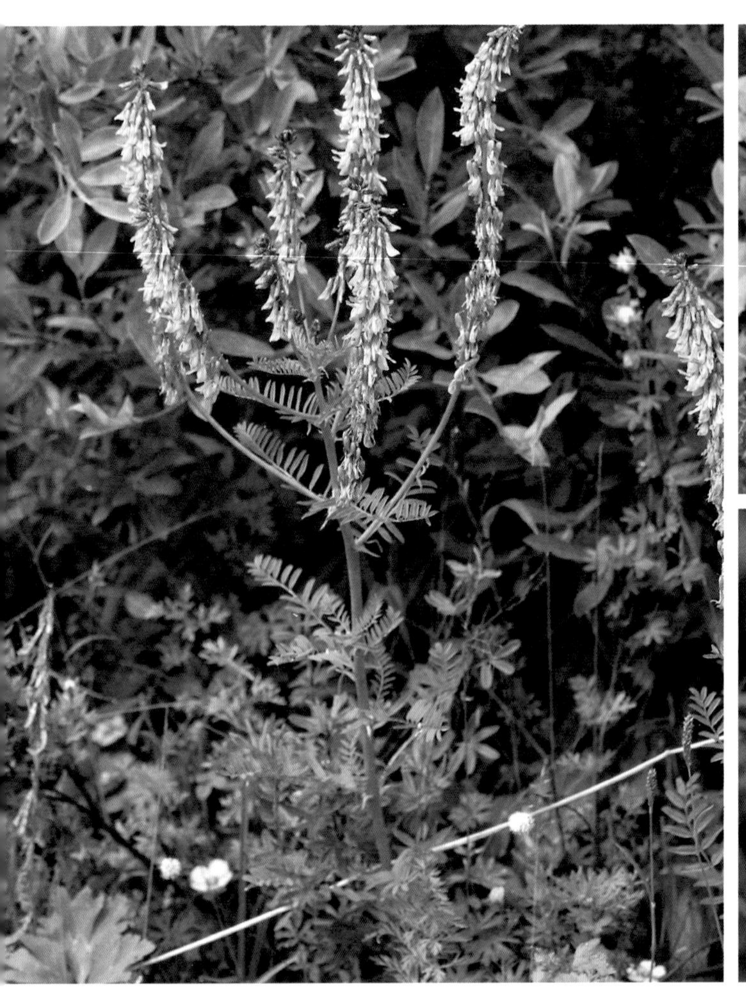
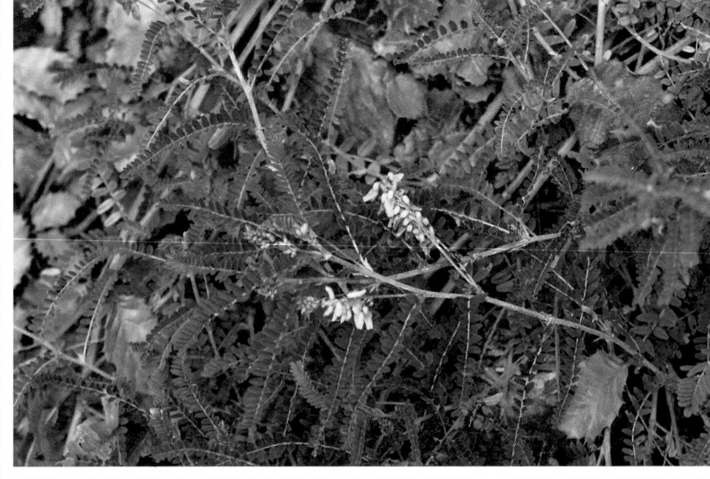
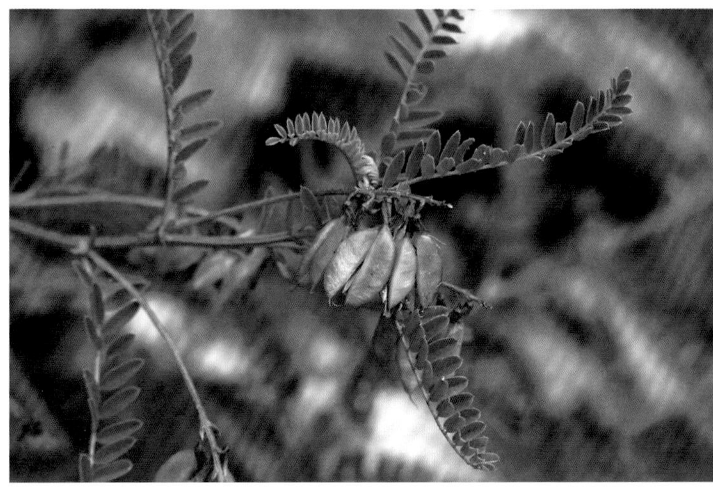

豆科（Leguminosae）　黄耆属（*Astragalus* Linn.）

多花黄耆 *Astragalus floridus* Benth. ex Bunge

药 材 名　黄芪；སྲད་སེར།（萨赛、萨赛尔）。青海黄芪；སྲད་སྔོན།（塞完、塞恩）。

标　　准　《部标藏药・附录》、《青海藏标》（2019 年版）。

植物形态　参见《中国植物志》第四十二卷第一分册第 135 页。

分布与生境　分布于我国甘肃、青海、四川、西藏（芒康）。生长于海拔 2 600 ~ 4 300 m 的高山草坡、灌丛。印度也有分布。

药用部位　根。

采收与加工 春、秋季采挖，除去须根和根头，晒干。

性　　味 味甘，性微温。

功能与主治 补气，固表，托毒，生肌，利尿退肿。用于表虚，自汗，气虚血脱，脾虚泄泻，中气下陷，浮肿，痈疽不溃或溃久不敛。

用量与用法 3 ~ 6 g。配方用。

附　注

《度母本草》记载“སྲད་མ།”（萨玛）按花色不同分为白［“སྲད་མ་དཀར་པོ།”（萨玛嘎保）］、红［“སྲད་མ་དམར་པོ།”（萨玛玛保）］和蓝［“སྲད་མ་སྔོན་པོ།”（萨玛恩保）］3 种，3 种的功效有所不同；并另条记载有“བྱིའུ་སྲད་མ།”（齐乌萨玛），言其可治伤疮及疯狗咬伤。《晶珠本草》以“སྲད་མ།”（萨玛）为总名称，将其归于“旱生草类药物”的“根叶花果全草类药物”中，言其为治心性水肿及水肿引腹水之药物，载其按花色等特性可划分为紫花、白花、蓝花、黑花、红花、黄花、麝、雀（齐乌萨玛）、毒 9 种，各种的功效有所不同。现代文献记载的各种“萨玛”的基原涉及豆科黄耆属、岩黄耆属（*Hedysarum*）、棘豆属（*Oxytropis*）、高山豆属（*Tibetia*）、野决明属（*Thermopsis*）、苦马豆属（*Sphaerophysa*）及远志科等的多种植物，不同文献记载的各种“萨玛”的基原不尽一致，各种“萨玛”的基原种类也有交叉。其中，“黄萨玛”［“སྲད་སེར།”（萨赛尔、萨赛）］的基原有多花黄耆 *A. floridus* Benth. ex Bunge、康定黄耆 *A. yunnanensis* Franch. var. *tatsienensis* (Bur. et Franch.) Cheng f.（*A. tatsienensis* Bur. et Franch.）、马河山黄耆 *A. mahoschanicus* Hand.-Mazz.（马衔山黄耆）、金翼黄耆 *A. chrysopterus* Bunge、梭果黄耆 *A. ernestii* Comb.；“蓝萨玛”［“སྲད་སྔོན།”（萨完、塞盎、塞完、塞恩）］的基原有马豆黄耆 *A. pastorius* Tsai et Yü（牧场黄耆）、青海黄耆 *A. tanguticus* Batalin（甘青黄耆）、膜荚黄耆 *A. membranaceus* (Fisch.) Bunge、黑萼棘豆 *O. melanocalyx* Bunge、块茎岩黄耆 *H. tuberosum* B. Fedtsch.（*H. algidum* L. Z. Shue）。《部标藏药·附录》收载的“黄芪 /སྲད་སེར།/ 萨赛”的基原为多花黄耆 *A. floridus* Benth. ex Bunge 及其同属数种植物的干燥全草；《四川藏标》以“唐古特黄芪 /སྲད་སྔོན།/ 塞恩”之名收载了甘青黄耆 *A. tanguticus* Batalin；《青海藏标》（2019 年版）以“青海黄芪 /སྲད་སྔོན།/ 塞完”之名收载了多花黄耆 *A. floridus* Benth. ex Bunge、东俄洛黄耆 *A. tongolensis* Ulbr.、甘青黄耆 *A. tanguticus* Batalin、金翼黄耆 *A. chrysopterus* Bunge（别称“塞赛尔”）和马衔山黄耆 *A. mahoschanicus* Hand.-Mazz.（马河山黄耆），规定均以其根入药。（参见“东俄洛黄耆”“甘青黄耆”“松潘黄耆”“锡金岩黄耆”条）

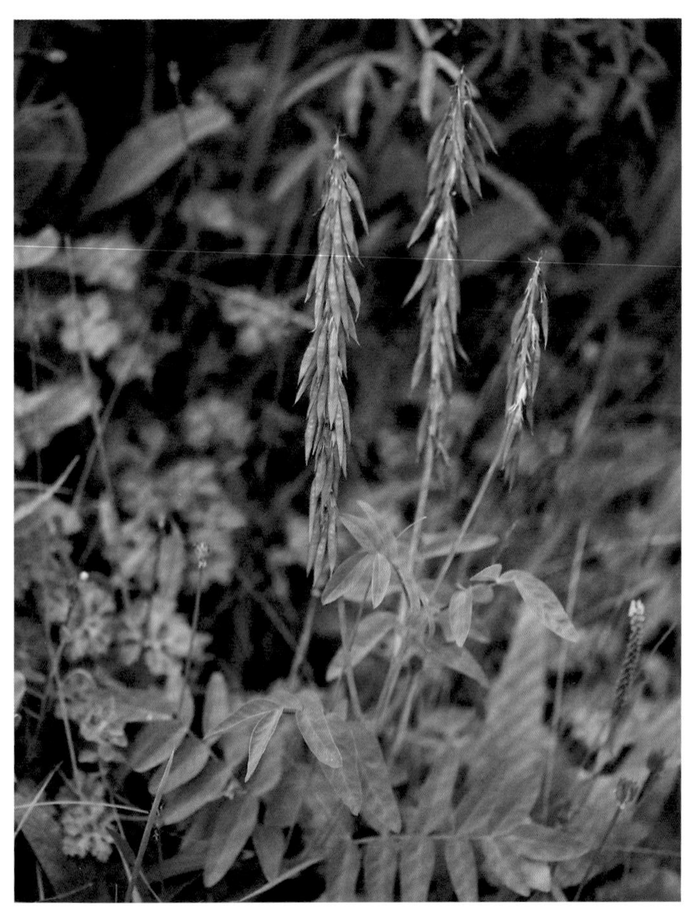

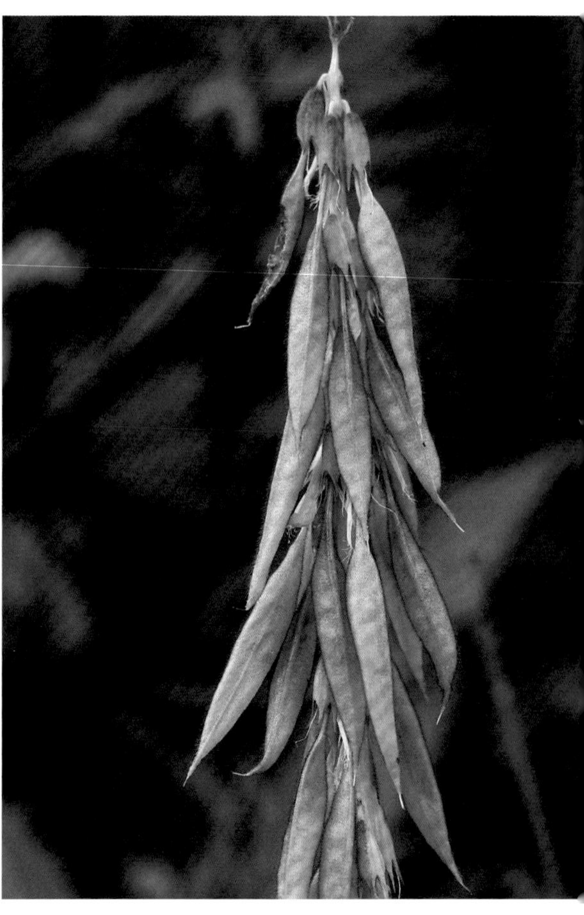

豆科（Leguminosae） 黄耆属（*Astragalus* Linn.）

东俄洛黄耆 *Astragalus tongolensis* Ulbr.

药 材 名 青海黄芪；སྲད་ཇོམ།（塞完、塞恩）。

标 准 《青海藏标》（2019 年版）。

植物形态 参见《中国植物志》第四十二卷第一分册第 139 页。

分布与生境 分布于我国四川（黑水、康定、红原等）。生长于海拔 3 000 m 以上的山坡草地、灌丛。

药用部位 根。

采收与加工 春、秋季采挖，除去须根和根头，晒干。

性　　味　味甘，性微温。

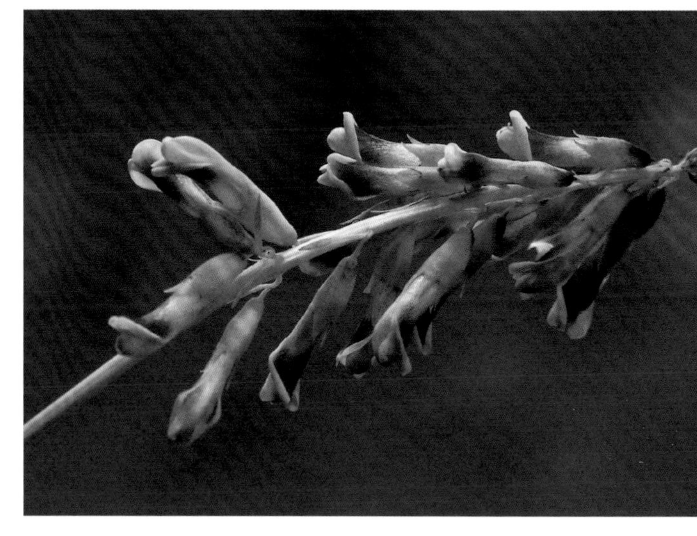

功能与主治　补气，固表，托毒，生肌，利尿退肿。用于表虚，自汗，气虚血脱，脾虚泄泻，中气下陷，浮肿，痈疽不溃或溃久不敛。

用量与用法　3 ~ 6 g。配方用。

附　注

《度母本草》《宇妥本草》《蓝琉璃》等均记载有"དར་ཡ་ཀན།"（达尔亚干）。《度母本草》记载"达尔亚干"可能有河川生、山生、水生等5种，各种的功效不同；《妙音本草》言"达尔亚干"的花有白、红、黄、蓝4种；《蓝琉璃》记载"达尔亚干"有多类。"达尔亚干"系象雄语，意为"甘露或良药"。《晶珠本草》言"达尔亚干"作为药材名有2种含义，一是当特指一种药物时作为该药的药名，二是泛指时指25种"甘露或良药"；特指的"达尔亚干"为干胸腔黄水、接补头骨、固骨脂之药物，而25种"甘露或良药"具有多种功效，须对症使用；并列出了2种特指的"达尔亚干"。现代文献多记载，东俄洛黄耆 *A. tongolensis* Ulbr. 为特指的"达尔亚干"之一，称"ཀླུ་འདུལ་ནག་པོ་དར་ཡ་ཀན།"（鲁都那保达尔亚干）。"ནག་པོ་དར་ཡ་ཀན།"（那保达尔亚干）之名见于《妙音本草》（汉译本配图为"东俄洛黄耆"）。《晶珠本草》在"旱生草类药物"的"根叶花果全草类药物"中记载有"སྲད་མ།"（萨玛），言其为治心性水肿及水肿引腹水之药物，载其按花色等特性可划分为紫花、白花、蓝花、黑花、红花、黄花、麝、雀（齐乌萨玛）、毒9种，各种的功效有所不同，"萨玛"为其总名称。现代文献记载的"萨玛"类的基原涉及豆科黄耆属、岩黄耆属（*Hedysarum*）等的多种植物。《青海藏标》（2019年版）将东俄洛黄耆 *A. tongolensis* Ulbr. 作为"萨玛"的蓝花种类［"སྲད་སྔོན།"（塞完）］的基原之一，以"青海黄芪 / སྲད་སྔོན། / 塞完"之名收载之，言其别称"དར་ཡ་ཀན།"（大牙甘），规定以其根入药。（参见"多花黄耆""甘青黄耆""松潘黄耆""锡金岩黄耆"条）

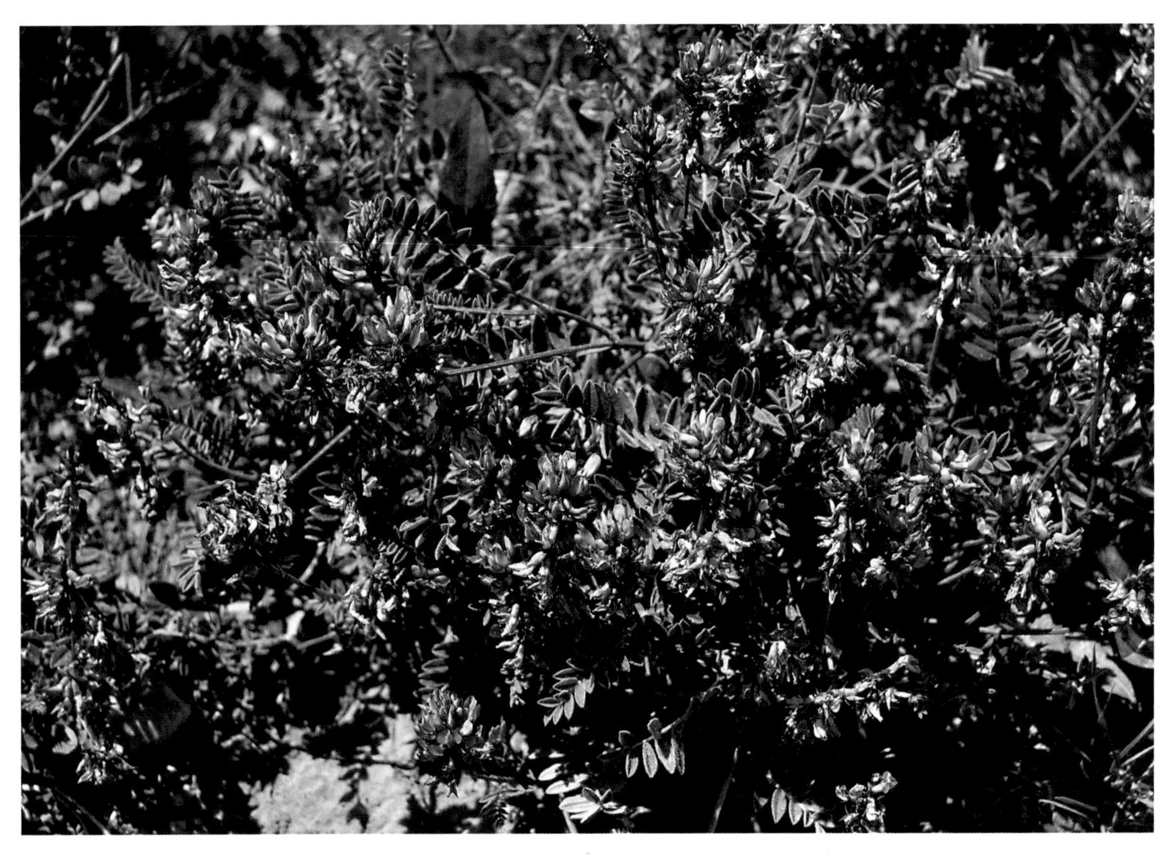

豆科（Leguminosae） 黄耆属（*Astragalus* Linn.）

松潘黄耆 *Astragalus sungpanensis* Pet.-Stib.

药 材 名 塞木；སད་སྨུག（萨木、塞木、塞莫）。

标 准 《西藏藏标》。

植物形态 参见《中国植物志》第四十二卷第一分册第 187 页。

分布与生境 分布于我国四川北部（松潘）、甘肃东南部、青海东南部（玉树）。生长于海拔 2 500 ～ 3 500 m 的山坡草地、河边砾石滩。

药用部位 全草。

采收与加工 夏、秋季采集，除去残枝、泥土，晾干。

性 味 味甘、微涩，化后味甘，性温。

功能与主治　清诸热，利尿。用于胸腔创伤，各类水肿。

用量与用法　2 ~ 3 g。内服煎汤；或入丸、散。

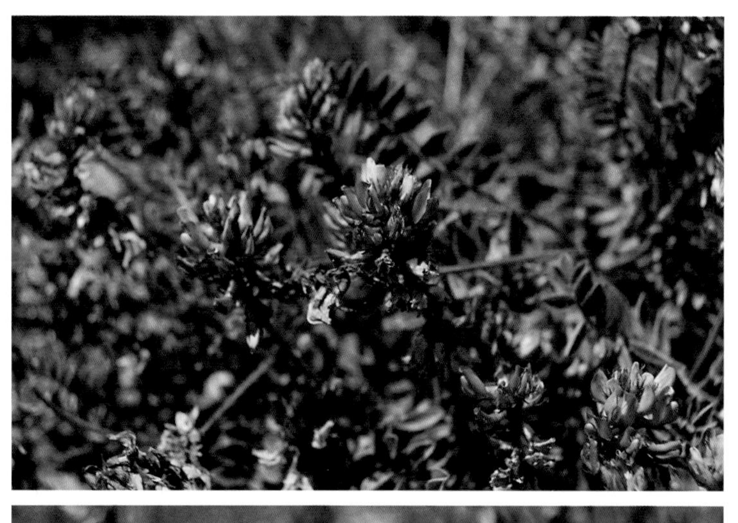

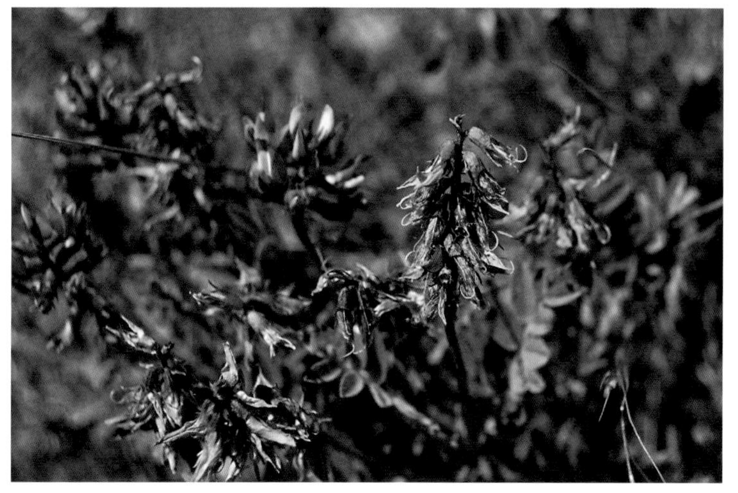

附　注

《晶珠本草》记载“སྲད་མ།”（萨玛、塞玛）为治心性水肿、引腹水之药物，言其按花色等特性可划分为白花、黄花、紫花等9类，“萨玛”为总称。现代文献记载的各类“萨玛”的基原涉及豆科黄耆属、岩黄耆属（*Hedysarum*）、棘豆属（*Oxytropis*）、高山豆属（*Tibetia*）、野决明属（*Thermopsis*）、苦马豆属（*Sphaerophysa*）及远志科植物，但不同文献记载的各类“萨玛”的基原不尽一致。据文献记载，松潘黄耆 *A. sungpanensis* Pet.-Stib. 为云南迪庆藏医习用的“紫萨玛”[“སྲད་སྨུག”（萨木、塞木）] 的基原之一；《西藏藏标》以“སྲད་སྨུག/ 塞木 / 塞木”之名收载了该种，规定以其全草入药。（参见“东俄洛黄耆”“多花黄耆”“甘青黄耆”“锡金岩黄耆”条）

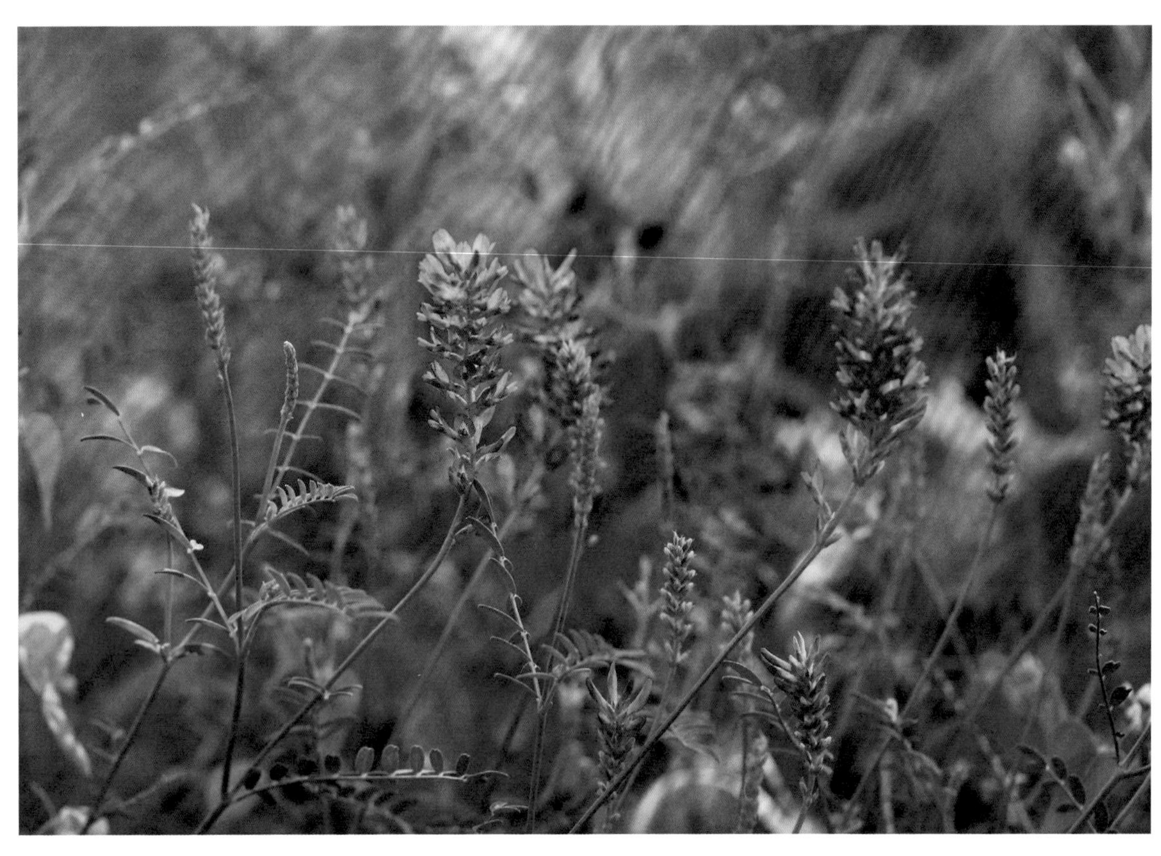

豆科（Leguminosae） 黄耆属（*Astragalus* Linn.）

斜茎黄耆 *Astragalus adsurgens* Pall.（直立黄耆）

药 材 名 青海黄芪；སྲད་རྩིས།（萨完、塞完、塞恩）。

标　　准 《青海藏标》（2019 年版）。

植物形态 参见《中国植物志》第四十二卷第一分册第 273 页。

分布与生境 分布于我国东北、华北、西北、西南地区。生长于向阳山坡灌丛及林缘地带。蒙古、日本、朝鲜及北美洲温带地区也有分布。

药用部位 根。

采收与加工 春、秋季采挖，除去须根和根头，晒干。

性　　味 味甘，性微温。

功能与主治　补气，固表，托毒，生肌，利尿退肿。用于表虚，自汗，气虚血脱，脾虚泄泻，中气下陷，浮肿，痈疽不溃或溃久不敛。

用量与用法　3 ~ 6 g。配方用。

附　注

《度母本草》记载“སྲད་མ།”（萨玛）按花色不同分为白[“སྲད་མ་དཀར་པོ།”（萨玛嘎保），略称“སྲད་དཀར།”（萨嘎尔）]、红[“སྲད་མ་དམར་པོ།”（萨玛玛保）]和蓝[“སྲད་མ་སྔོན་པོ།”（萨玛完保），略称“སྲད་སྔོན།”（塞完）]3种，言白者治“灰白‘培根’病”，红者治“‘培根’瘀紫症”，蓝者治“一切伤疮”；并另条记载有“བྱིའུ་སྲད་མ།”（齐乌萨玛），言其治伤疮及疯狗咬伤。《宇妥本草》记载有“སྲད་དཀར།”（萨嘎尔），言其治肺热症。《晶珠本草》将“སྲད་མ།”（萨玛）归于“旱生草类药物”的“根叶花果全草类药物”中，言其为治心性水肿及水肿引腹水之药物，又言其按花色等特性可划分为紫花、白花、蓝花、黑花、红花、黄花、麝、雀（齐乌萨玛）、毒9种，“萨玛”为总名称。现代文献记载的各种“萨玛”的基原涉及豆科黄耆属、岩黄耆属（*Hedysarum*）及远志科等的多种植物，不同文献记载的各种“萨玛”的基原不尽一致，各种“萨玛”的基原种类也有交叉。文献记载的“塞完”的基原有青海黄耆 *A. tanguticus* Batalin（甘青黄耆）、甘肃黄耆 *A. licentianus* Hand.-Mazz.、戚黄耆 *A. skythropos* Bunge（肾形子黄耆）、块茎岩黄耆 *H. tuberosum* B. Fedtsch.（*H. algidum* L. Z. Shue）、黑萼棘豆 *Oxytropis melanocalyx* Bunge 等。《四川藏标》（2014年版）以“唐古特黄芪 /སྲད་སྔོན།/ 塞恩”之名收载了甘青黄耆 *A. tanguticus* Batalin;《青海藏标》（2019年版）以“青海黄芪 /སྲད་སྔོན།/ 塞完”之名收载了多花黄耆 *A. floridus* Benth. ex Bunge、东俄洛黄耆 *A. tongolensis* Ulbr.、甘青黄耆 *A. tanguticus* Batalin、直立黄耆 *A. adsurgens* Pall.（斜茎黄耆）、金翼黄耆 *A. chrysopterus* Bunge 和马衔山黄耆 *A. mahoschanicus* Hand.-Mazz.（马河山黄耆），规定均以其根入药。（参见“东俄洛黄耆”“多花黄耆”“甘肃棘豆”“黄花棘豆”条）

《中国植物志》记载 *A. tanguticus* Batalin 的中文名为“甘青黄耆”，“青海黄耆”为其中文别名；青海黄耆的拉丁学名为 *A. kukunoricus* N. Ulziykhutag。《青海藏标》以“青海黄芪”为药材名，应注意与植物名“青海黄耆”相区别。也有分类学文献将甘青黄耆 *A. tanguticus* Batalin 修订为蒺藜叶蔓黄耆 *Phyllolobium tribulifolium* (Benth. ex Bunge) M. L. Zhang et Podlech。

从《晶珠本草》的分类来看，“萨玛”的药用部位应为全草，各文献也多记载以其全草入药，其功效为“退烧镇痛，催吐，利尿。用于胃痉挛，溃疡病，水肿；外用于创伤”，与根的功效不尽相同。

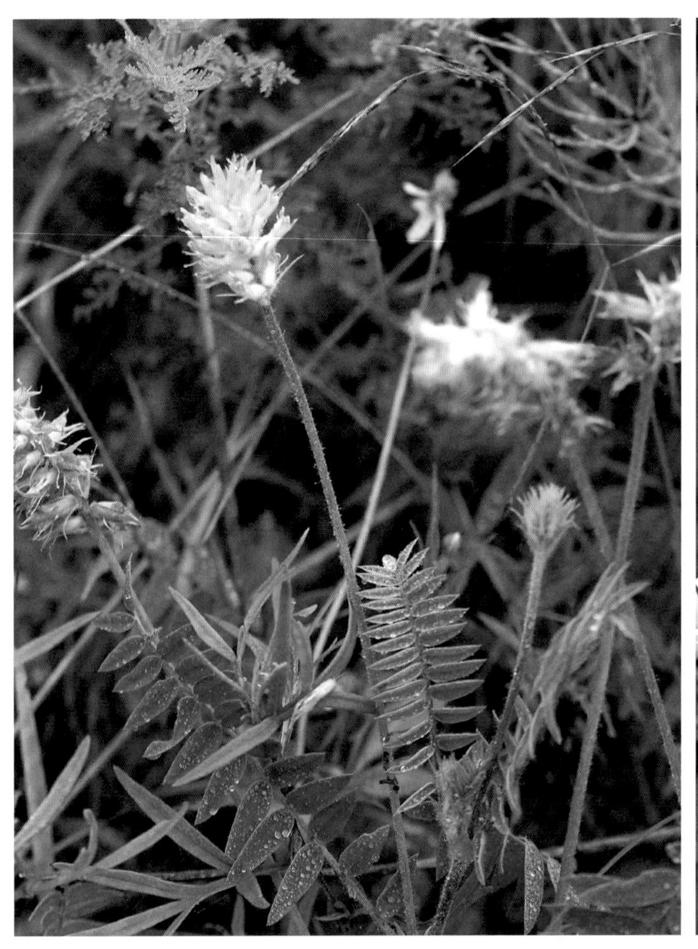

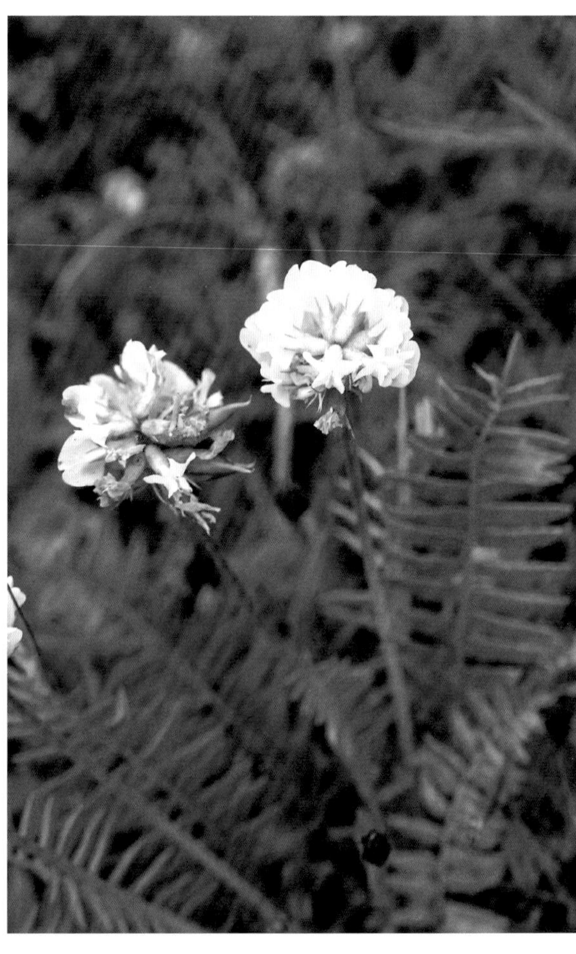

豆科（Leguminosae） 棘豆属（*Oxytropis* DC.）

甘肃棘豆 *Oxytropis kansuensis* Bunge

药 材 名 甘肃棘豆；སྲད་དཀར།（塞嘎、塞嘎尔、赛嘎尔、萨嘎尔）、གཡུ་ཐོག་སྲད་དཀར།（宇妥塞嘎）。甘肃棘豆膏；སྲད་དཀར་ཁནྡྲ།（塞嘎砍扎）。

标 准 《西藏藏标》、《青海藏标·附录》（1992 年版）、《四川藏标》（2020 年版）。

植物形态 参见《中国植物志》第四十二卷第二分册第 19 页。

分布与生境 分布于我国宁夏、甘肃、青海东部和南部及柴达木盆地、四川西部和西北部、云南西北部、西藏西部和南部。生长于海拔 1 900 ~

5 300 m的路旁、高山草甸、林下、草原、灌丛、山坡林间砾石地等。

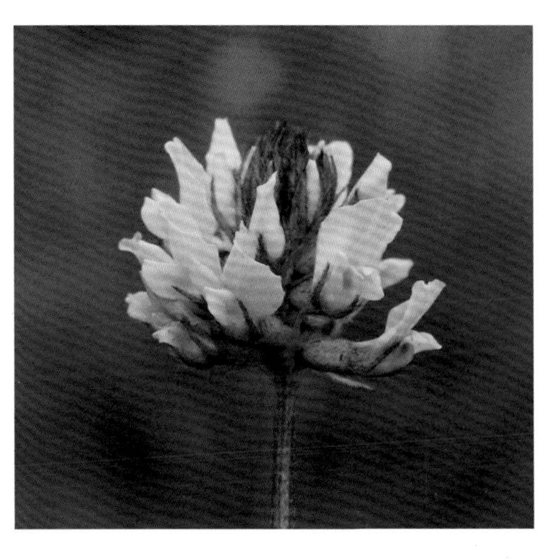

药用部位 全草或地上部分。

采收与加工 6 ~ 7 月采收，除去枯叶，洗净，晒干或晾干。

性　　味 味甘、微涩，化后味苦，性温。

功能与主治 全草、水煎膏，利水退肿。用于肾性水肿，营养性水肿，浮肿，脾病，肺热症，肠痧，疫疠，妇科病。地上部分，利水消肿，清肺热、脾热。用于“培根”引起的水肿，脾病，肺热症等。

用量与用法 全草、水煎膏，1 ~ 2 g。内服煎汤；或入丸、散；或熬膏。地上部分，6 ~ 15 g。

附　注

《度母本草》记载“སྲད་མ།”（萨玛、塞玛）按花色不同可划分为白 [“སྲད་མ་དཀར་པོ།”（萨玛嘎保），略称“སྲད་དཀར།”（塞嘎、萨嘎尔）]、红 [“སྲད་མ་དམར་པོ།”（萨玛玛保），略称“སྲད་དམར།”（萨玛尔）]、蓝 [“སྲད་མ་སྔོན་པོ།”（萨玛恩保），略称“སྲད་སྔོན།”（萨恩、萨完）] 及“བྱིའུ་སྲད་མ།”（齐乌萨玛）4 种。《晶珠本草》记载“སྲད་མ།”（萨玛、塞玛）按花色分为紫花、白花、黄花、黑花、蓝花、红花、麝、雀（齐乌萨玛）、毒 9 种，各种的功效有所不同。《晶珠本草》汉译本在“附录”中指出“萨玛”类的基原涉及豆科黄耆属（*Astragalus*）、岩黄耆属（*Hedysarum*）、棘豆属的多种植物，即“塞玛”为来源于这些植物的一大类药物的总称。关于“白萨玛”（萨嘎尔）的基原，各文献的观点分歧较大，同时也指出因古籍文献记载的形态较为简略，难以判断其具体基原种类，不同地区习用的部位也有所不同。《西藏藏标》以“སྲད་དཀར།/ 塞嘎 / 甘肃棘豆”之名收载了甘肃棘豆 *O. kansuensis* Bunge、黄花棘豆 *O. ochrocephala* Bunge，规定以其全草入药，临床也熬膏用，称“སྲད་དཀར་ཁཎྜ།”（塞嘎砍扎）；《青海藏标 · 附录》以“甘肃棘豆 /སྲད་དཀར།/ 赛嘎尔”之名仅收载了甘肃棘豆 *O. kansuensis* Bunge，但规定以其花入药；而《四川藏标》（2020 年版）以“甘肃棘豆 /གཡུ་ཐོག་སྲད་དཀར།/ 宇妥塞嘎”之名收载了甘肃棘豆 *O. kansuensis* Bunge 的地上部分。（参见“甘青黄耆”“黄花棘豆”条）

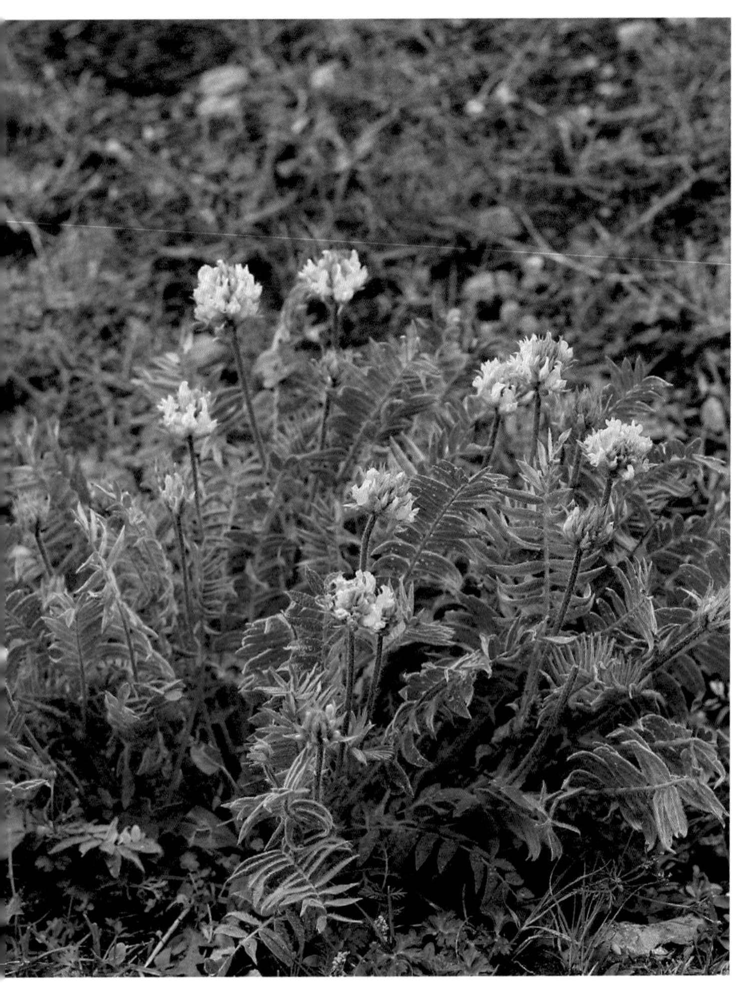

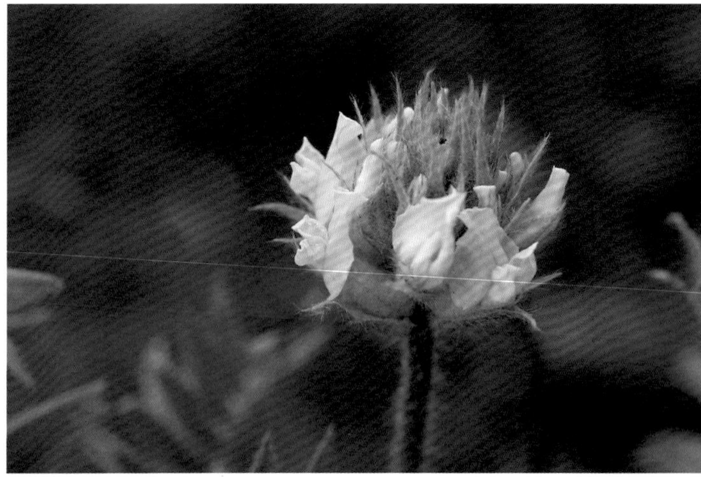

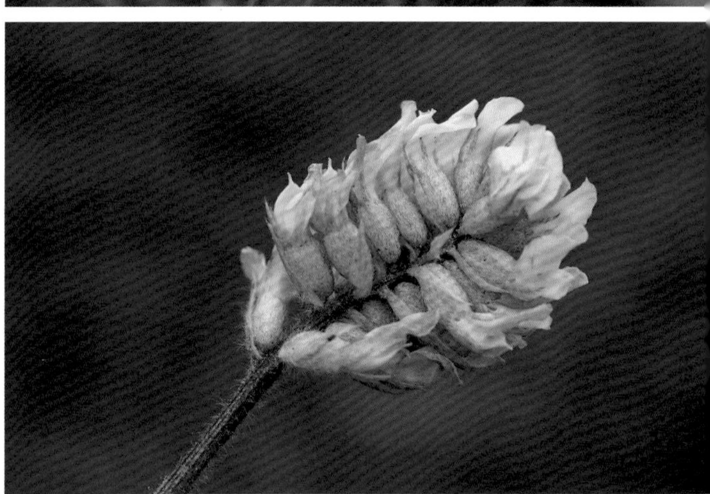

豆科（Leguminosae） 棘豆属（*Oxytropis* DC.）

黄花棘豆 *Oxytropis ochrocephala* Bunge

药 材 名 甘肃棘豆；སད་དཀར།（塞嘎、塞嘎尔、赛嘎尔、萨嘎尔）。甘肃棘豆膏；སད་དཀར་ཁནྡ།（塞嘎砍扎）。

标 准 《西藏藏标》。

植物形态 参见《中国植物志》第四十二卷第二分册第 21 页。

分布与生境 分布于我国甘肃南部和西部、青海东部和南部、四川西部、西藏东南部、宁夏南部。生长于海拔 1 900 ~ 5 200 m 的田埂、荒山、平原草地、林下、林间空地、山坡草地、阴坡草甸、高山草甸、沼泽地、河漫滩、干河谷阶地、山坡砾石草地、高山圆柏林下。

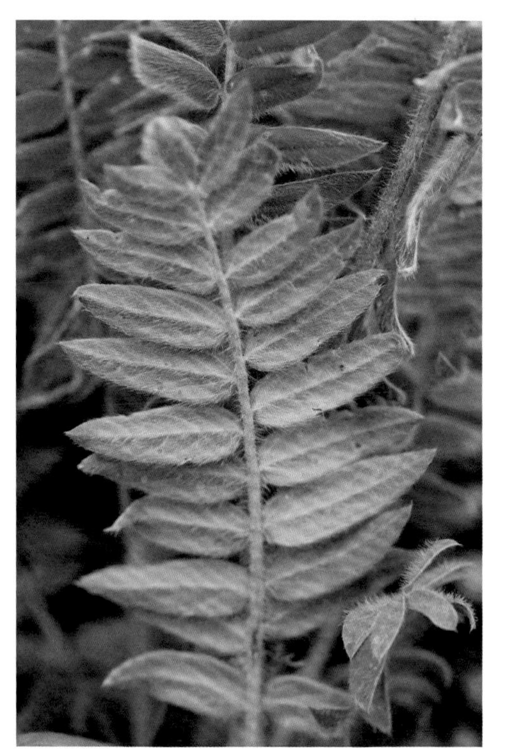

药用部位 全草。

采收与加工 6 ~ 7 月采集，洗净，晾干。

性　　味 味甘、微涩，化后味苦，性温。

功能与主治 利水退肿。用于肾性水肿，营养性水肿，浮肿，脾病，肺热症，肠痧，疫疠，妇科病。

用量与用法 1 ~ 2 g。内服煎汤；或入丸、散；或熬膏。

附　注

《度母本草》记载有白、红、蓝、雀（齐乌萨玛）4 种“སྲད་མ”（萨玛），言此为按花色划分。《晶珠本草》记载“སྲད་མ”（萨玛、塞玛）按花色分为紫花、白花、黑花、蓝花、红花（萨玛尔、塞玛、塞玛尔）、黄花、麝、雀、毒 9 种，各种的功效有所不同。现代文献记载的“萨玛”类的基原涉及豆科黄耆属（*Astragalus*）、岩黄耆属（*Hedysarum*）、棘豆属、高山豆属（*Tibetia*）、野决明属（*Thermopsis*）、苦马豆属（*Sphaerophysa*）及远志科等的多种植物，但不同文献记载的“塞玛”各品种的基原不尽一致。关于“白萨玛”[“སྲད་མ་དཀར་པོ”（萨玛嘎保），略称“སྲད་དཀར”（塞嘎、萨嘎尔）]的基原，各文献记载的分歧较大，同时也指出古籍文献记载的形态较为简略，难以判断其具体种类，不同地区习用的基原种类及药用部位也有所不同。据文献记载，黄花棘豆 *O. ochrocephala* Bunge 为“白萨玛”（萨嘎尔）或“毒萨玛”[“དུག་སྲད”（图塞）]的基原之一。《西藏藏标》以“སྲད་དཀར/ 塞嘎 / 甘肃棘豆”之名收载了甘肃棘豆 *O. kansuensis* Bunge、黄花棘豆 *O. ochrocephala* Bunge，规定以其全草入药，同时也收载了其水煎膏，称“སྲད་དཀར་ཁཎྜ”（塞嘎砍扎），水煎膏的功能和主治与药材相同。（参见“甘青黄耆”“甘肃棘豆”条）

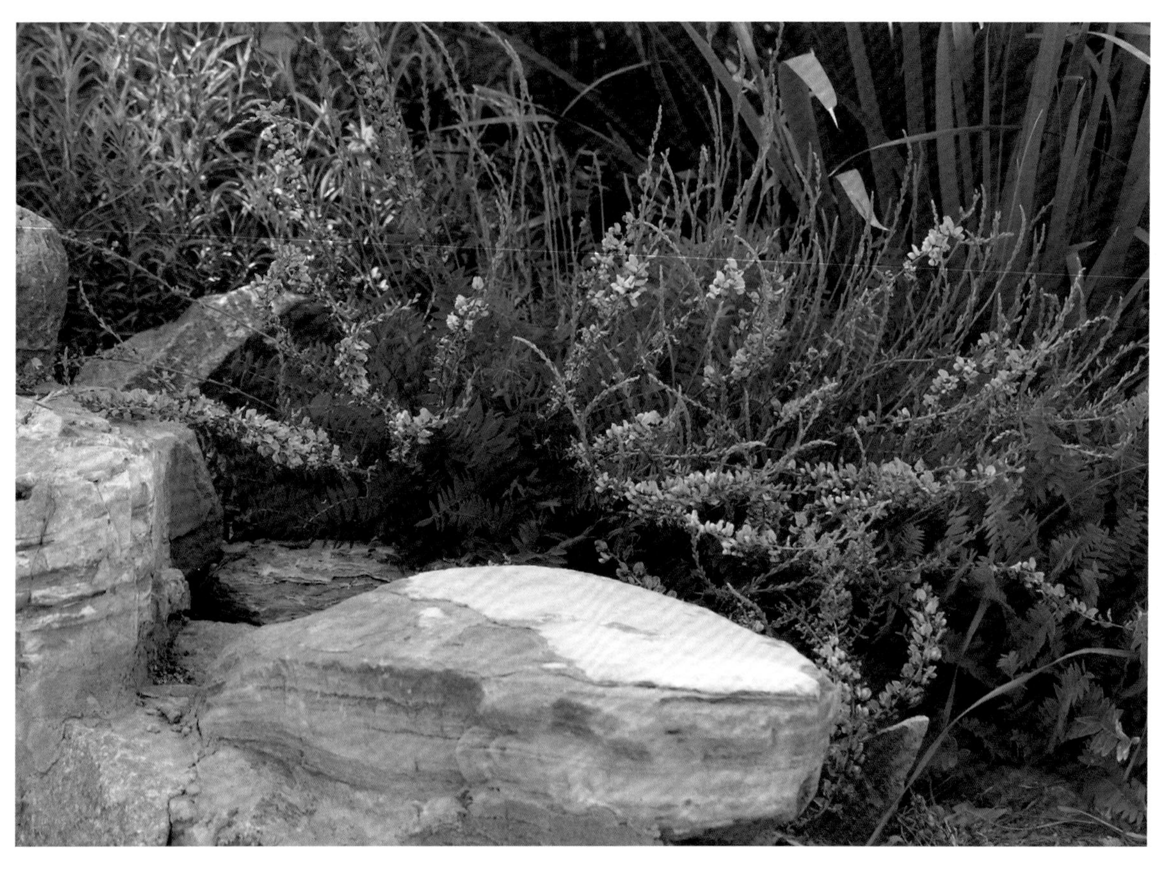

豆科（Leguminosae） 棘豆属（*Oxytropis* DC.）

蓝花棘豆 *Oxytropis coerulea* (Pall.) DC.

药 材 名 蓝花棘豆；སད་ནག（塞那、色拉、萨那合、萨拉合）。

标 准 《西藏藏标》。

植物形态 参见《中国植物志》第四十二卷第二分册第 63 页。

分布与生境 分布于我国西藏、青海、甘肃、云南、山西、河北、内蒙古、黑龙江等。生长于海拔 1 200 ~ 3 700 m 的山坡草地、谷地。俄罗斯、蒙古也有分布。

药用部位 全草。

采收与加工 6 ~ 7 月采集，洗净泥土，除去杂质，晒干。

性　　味　味甘、涩，化后味甘，性温、锐。

功能与主治　利尿，解毒，愈伤。用于各种水肿病，中毒症，创伤。

用量与用法　3 ~ 7 g。内服研末；或入丸、散。

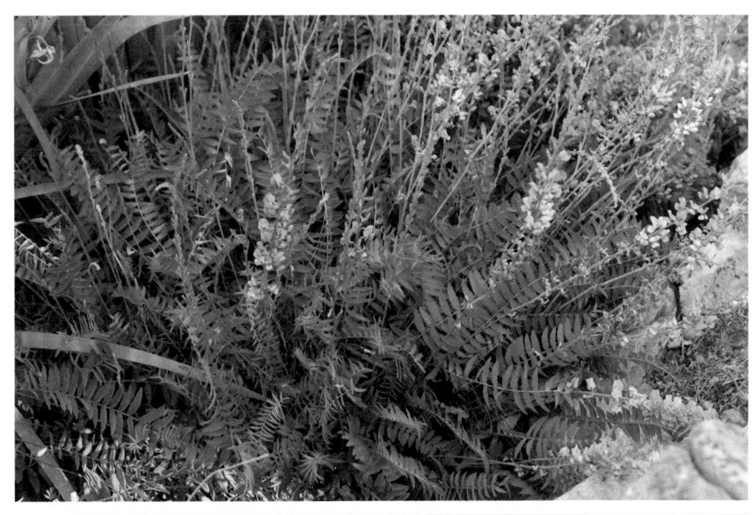

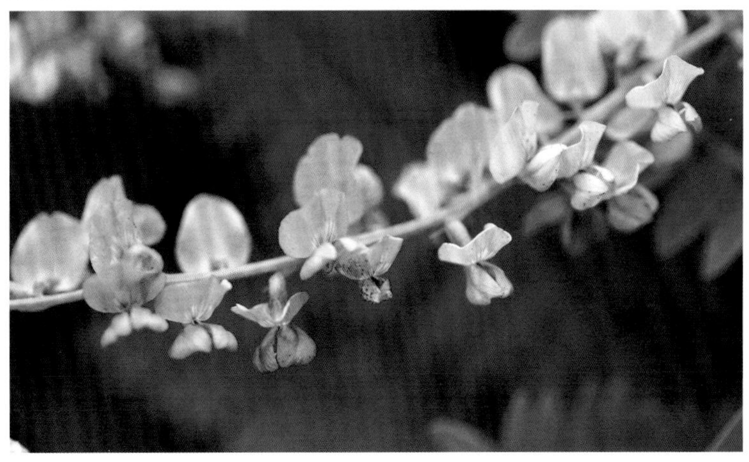

附　注

《晶珠本草》中记载有“སྲད་མ”（萨玛），载其为多种植物的总称，言其有 9 类。现代文献记载的各类“萨玛”的基原涉及豆科黄耆属（*Astragalus*）、岩黄耆属（*Hedysarum*）、棘豆属、高山豆属（*Tibetia*）、野决明属（*Thermopsis*）、苦马豆属（*Sphaerophysa*）及远志科植物，但不同文献记载的各类“萨玛”的基原不尽一致。据文献记载，蓝花棘豆 *O. coerulea* (Pall.) DC. 为“萨玛”花黑色（深色）类 [“སྲད་ནག”（塞那）] 的基原之一，《西藏藏标》以“སྲད་ནག/ 塞那 / 蓝花棘豆”之名收载了该种。（参见“黄花棘豆”等条）

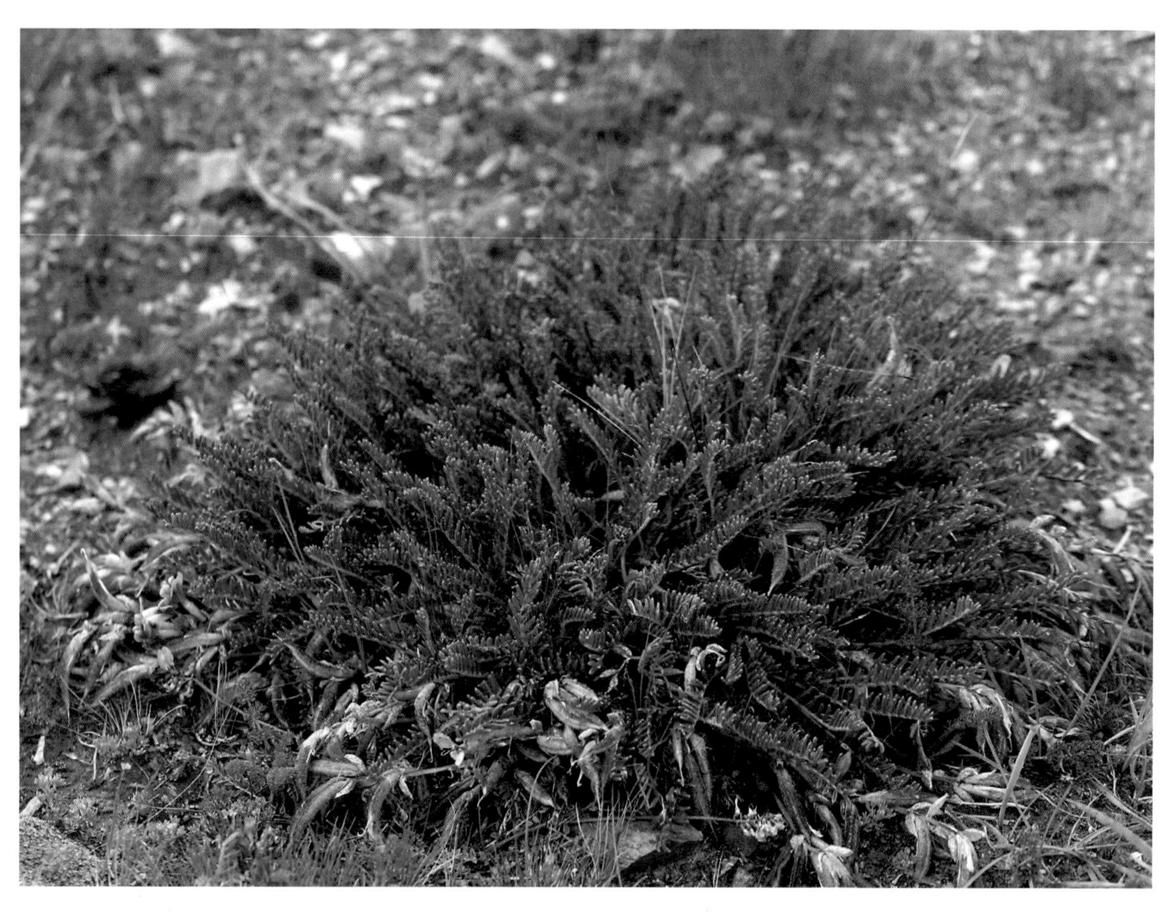

豆科（Leguminosae） 棘豆属（*Oxytropis* DC.）

镰荚棘豆 *Oxytropis falcata* Bunge（镰形棘豆）

药 材 名 棘豆、镰形棘豆、莪大夏；སྟ་རྒ་ཀ།（莪达夏、莪大夏）。

标 准 《部标藏药》、《藏标》、《青海藏标》（1992 年版）。

植物形态 参见《中国植物志》第四十二卷第二分册第 141 页。

分布与生境 分布于我国甘肃（夏河、卓尼、玛曲及河西走廊）、青海（玛多）、西藏（当雄、嘉黎、班戈、仲巴、日土、双湖）、四川（若尔盖、红原）、新疆（且末、于田）等。生长于海拔 2 700 ~ 5 200 m 的高山灌丛、草地、山坡沙砾地、沙丘、河岸阶地、河漫滩草甸、高山草甸、冰川阶地。蒙古也有分布。

药用部位 全草。

采收与加工 夏末秋初采挖，洗净泥土，除去杂质，晒干。

性　　味 味苦，化后味苦，性寒。有毒。

功能与主治 清热解毒，消肿愈疮，涩脉止血，通便。用于瘟热，疫疠，炭疽，麻风病，黄水病，咽喉炎，便秘，出血，中毒，跌打损伤等；外用于疮疖肿痛。

用量与用法 0.3 ～ 0.5 g。配方或外用。

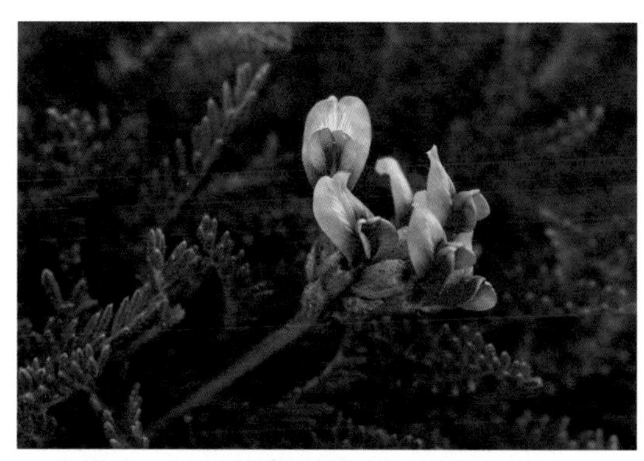

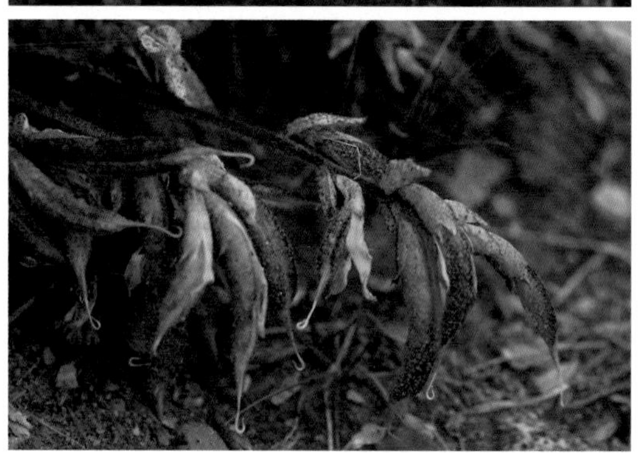

附　注

《度母本草》分别记载有“གཉན་ཐུབ།”（连土）和“བདུད་རྩི་ཕན་འདོགས།”（堆孜盘多），言“连土”又称“སྟག་ཤ།”（达夏），载其为消散肿胀之药物；言“堆孜”又名“སྟག་ཤ་ནག་པོ།”（达夏那保），其正确的名称应为“ཆུ་རྟ་མོ།”（曲达毛），具有止引、下泻多种功效。《妙音本草》记载有“སྟག་ཤ།”（达夏）和“གཉན་ཐུབ།”（连土），言前者为治疔疮之药物，后者为消散顽湿肿胀之药物。《四部医典》记载“ཟོ་སྟག་ཤ།”（莪达夏）为愈疮、消炎、解毒之药物。《药名之海》记载有“སྟག་ཤ་ནག་པོ།”（达夏那保）和“སྟག་ཤ་དཀར་པོ།”（达夏嘎保）。《晶珠本草》以“达夏”为条目名，言其又称“莪达夏”、“གཉན་ཐུབ་པ།”（念毒卜巴）、“曲达毛”，载其为愈疮伤、杀瘟、治毒症之药物，分为黑[“སྟག་ཤ་ནག་པོ།”（达夏那保）]、白[“སྟག་ཤ་དཀར་པོ།”（达夏嘎保）]2种。现代文献记载的各地藏医使用的“莪大夏”的基原均为豆科棘豆属植物，镰荚棘豆 *O. falcata* Bunge（镰形棘豆）、臭棘豆 *O. chiliophylla* Royle ex Benth.（轮叶棘豆）植株较大，为白者[“སྟག་ཤ་དཀར་པོ།”（达夏嘎保）]的基原；小叶棘豆 *O. microphylla* (Pall.) DC. 植株较小，为黑者[“སྟག་ཤ་ནག་པོ།”（达夏那保）]的基原。《部标藏药》《藏标》《青海藏标》中收载的“ཟོ་སྟག་ཤ།”（莪达夏、莪大夏）的基原有镰形棘豆 *O. falcata* Bunge、轮叶棘豆 *O. chiliophylla* Royle ex Benth.（臭棘豆）。（参见“臭棘豆”条）

在《中国植物志》中，*O. falcata* Bunge 的中文名为“镰荚棘豆”；*O. chiliophylla* Royle ex Benth. 的中文名为“臭棘豆”。

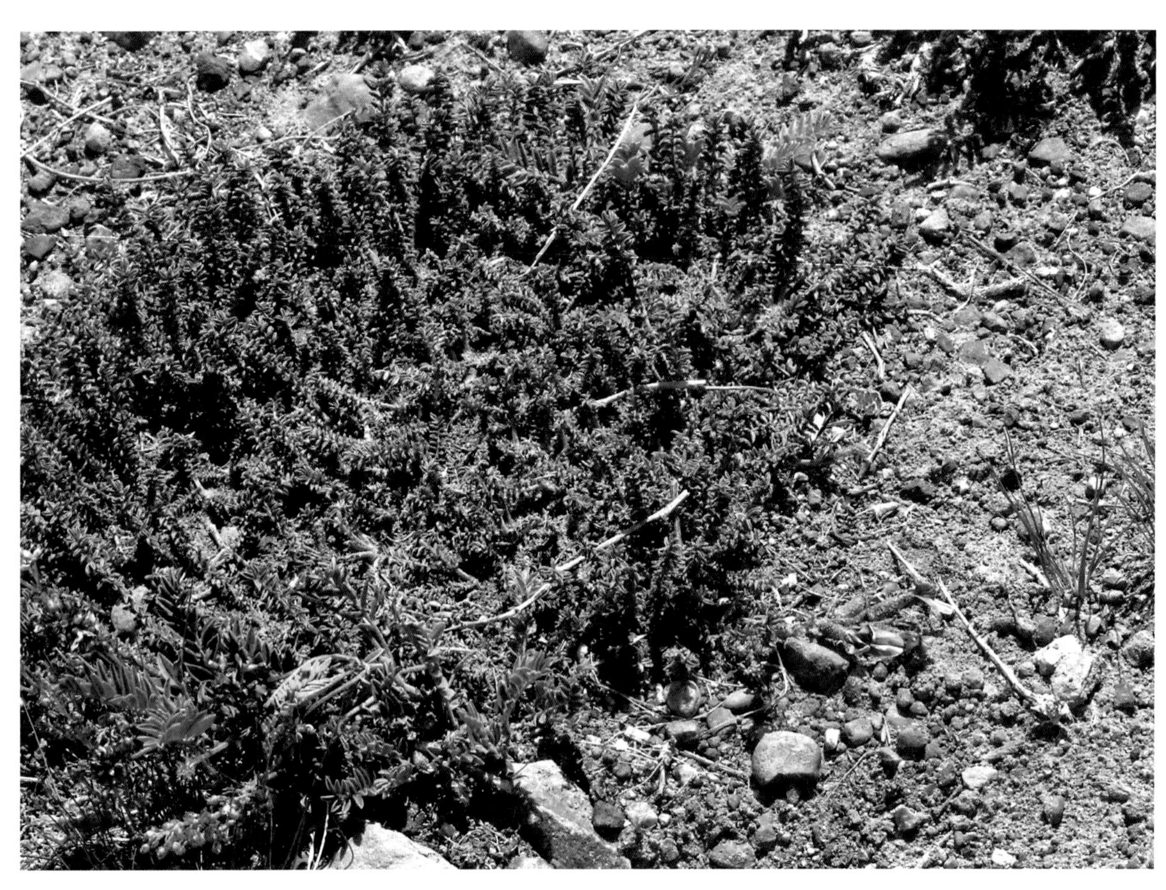

豆科（Leguminosae）　棘豆属（*Oxytropis* DC.）

臭棘豆 *Oxytropis chiliophylla* Royle ex Benth.（轮叶棘豆）

药 材 名　棘豆、莪大夏；སྲོ་སྨུག་ག（莪达夏、莪大夏）。

标　　准　《部标藏药》《藏标》。

植物形态　参见《中国植物志》第四十二卷第二分册第 146 页。

分布与生境　分布于我国西藏南部、新疆（和田、策勒、阿克陶、塔什库尔干）。生长于海拔 2 800 ～ 5 200 m 的峡谷山坡、高山石质山坡、冰川阶地、河漫滩草甸、山坡草地、湖盆及阳坡较干燥的桧柏林下。巴基斯坦、印度、阿富汗、吉尔吉斯斯坦、塔吉克斯坦也有分布。

药用部位　全草。

采收与加工 夏末秋初采挖，洗净泥土，除去杂质，晒干。

性　　味 味苦，化后味苦，性寒。有毒。

功能与主治 清热解毒，消肿愈疮，涩脉止血，通便。用于瘟热，疫疠，炭疽，麻风病，黄水病，咽喉炎，便秘，出血，中毒，跌打损伤等；外用于疮疖肿痛。

用量与用法 0.3 ~ 0.5 g。配方或外用。

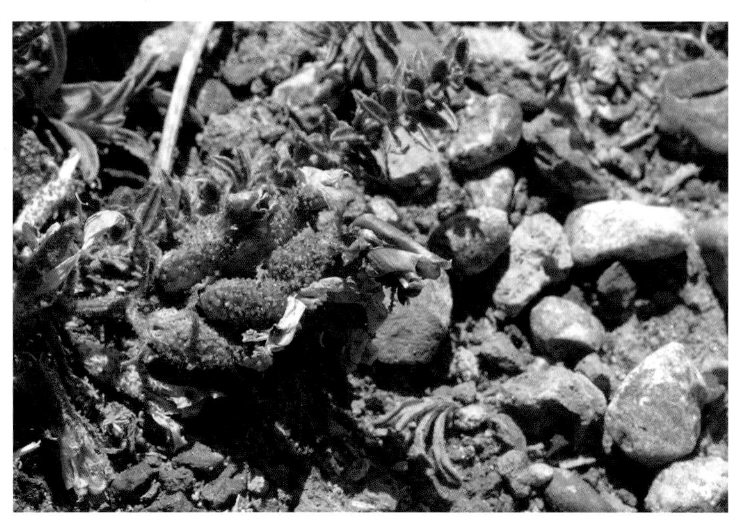

附　注

《四部医典》中记载有愈疮、消炎、解毒之药物“སྡག་ག”（达夏）。《蓝琉璃》《晶珠本草》记载“达夏”分为黑（小者）、白（大者）2种。现代文献记载的“莪大夏”的基原包括豆科棘豆属多种植物，多以植株较大的臭棘豆 *O. chiliophylla* Royle ex Benth.（轮叶棘豆）、镰荚棘豆 *O. falcata* Bunge（镰形棘豆）为白（大）者“达夏嘎保”的基原，以植株较小的小叶棘豆 *O. microphylla* (Pall.) DC. 为黑（小）者“达夏那保”的基原，多统称为“莪达夏”。《部标藏药》（棘豆 /ངོ་སྡག་ག/ 莪达夏）、《藏标》（莪大夏 /ངོ་སྡག་ག/ 莪大夏）分别收载了镰形棘豆 *O. falcata* Bunge（镰荚棘豆）、轮叶棘豆 *O. chiliophylla* Royle ex Benth.（臭棘豆）。对收集自西藏的“莪大夏”药材的基原进行鉴定，结果显示小叶棘豆 *O. microphylla* (Pall.) DC. 也系“莪大夏”的主流品种之一。此外，文献记载的“莪大夏”的基原还有肾瓣棘豆 *O. reniformis* P. C. Li、云南棘豆 *O. yunnanensis* Franch.、胶黄耆状棘豆 *O. tragacanthoides* Fisch.。（参见“镰荚棘豆”条）

在《中国植物志》中，*O. falcata* Bunge 的中文名为“镰荚棘豆”；*O. chiliophylla* Royle ex Benth. 的中文名为“臭棘豆”。

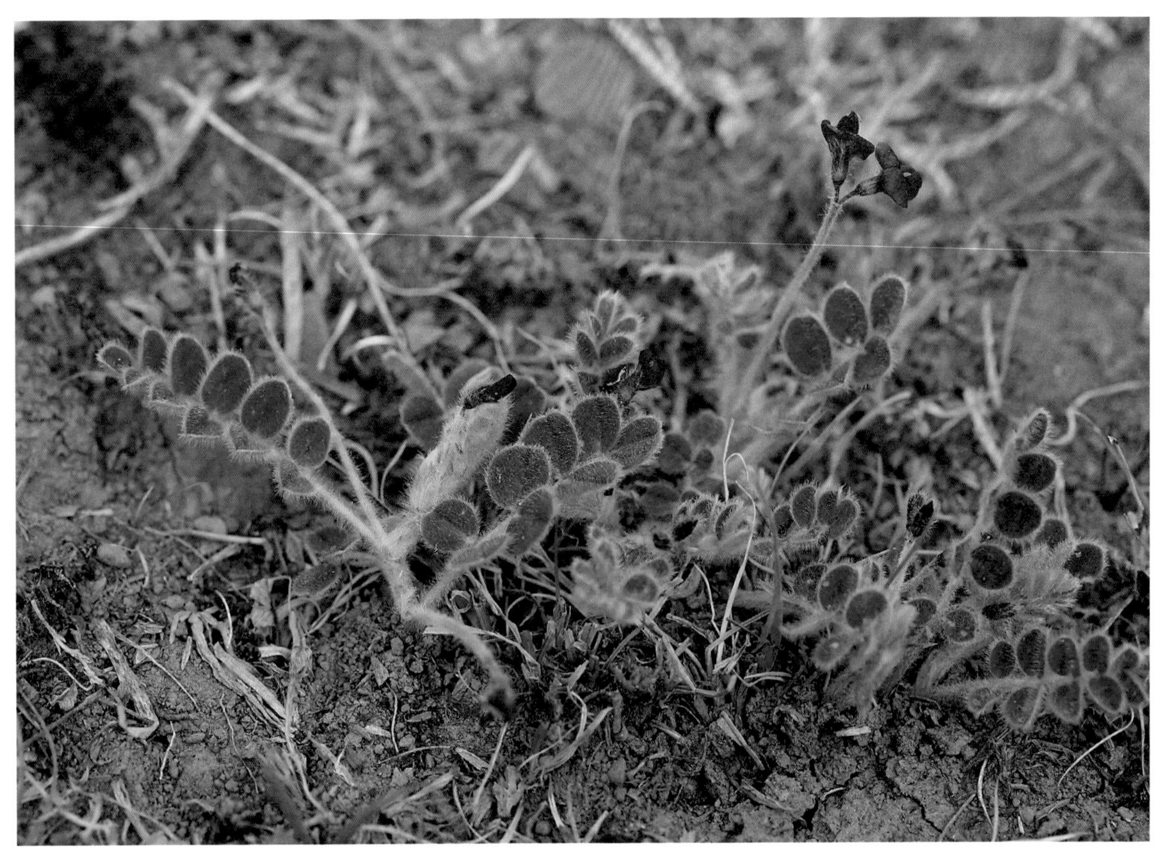

豆科（Leguminosae） 高山豆属 [*Tibetia* (Ali) H. P. Tsui]

高山豆

Tibetia himalaica (Baker) H. P. Tsui（异叶米口袋 *Gueldenstaedtia himalaica* Baker）

药 材 名 杰巴曲土；རྒྱལ་པ་ཆུ་ཐུག།（杰巴曲土）。

标 准 《西藏藏标》。

植物形态 参见《中国植物志》第四十二卷第二分册第 160 页。

分布与生境 分布于我国甘肃、青海东部、四川西部和南部、西藏东部和中部。生长于海拔 3 000 ~ 5 000 m 的山地草坡。印度、不丹、尼泊尔、巴基斯坦等也有分布。

药用部位 全草。

采收与加工 夏、秋季采集，晾干。

性　　味　味苦，化后味苦，性寒。

功能与主治　利尿，消肿。用于各类浮肿和水肿。

用量与用法　2 ~ 3 g。内服煎汤；或入丸、散。

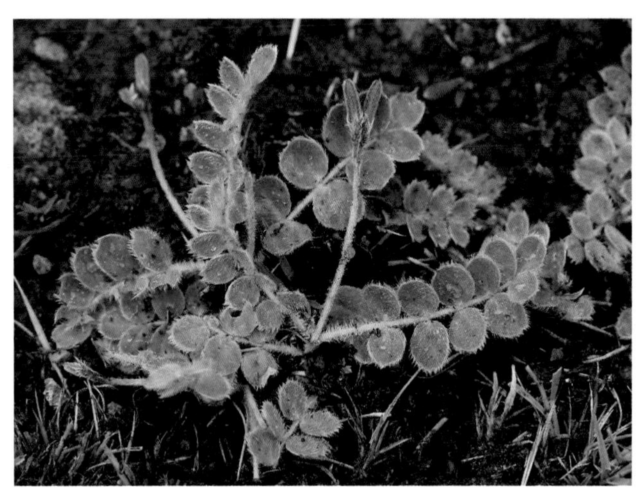

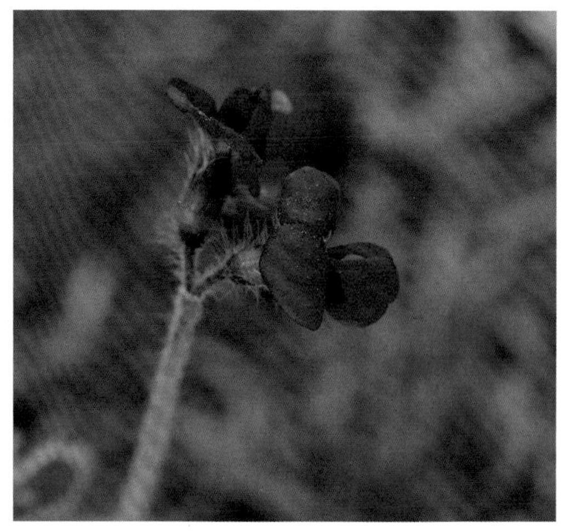

附　注

《宇妥本草》记载“ཁྱི་སྣན་ཆུང་བ།”（齐三琼哇）又名“སྔོན་མོ་ཆུ་འཛིན།”[翁毛曲珍，或“སྔོན་པོ་ཆུ་འཛིན།”（温布曲真）]，言其为消水肿之药物。《晶珠本草》记载“སད་མ།”（萨玛、塞玛）按花色分为紫花、白花、黑花、蓝花、红花（萨玛尔、塞玛、塞玛尔）、黄花、麝、雀、毒9种，各种的功效有所不同；关于紫者[“སད་སྨུག”（萨木、塞木）]，言其又名“སྔོན་མོ་ཆུ་འཛིན།”（翁毛曲珍）。现代文献记载的“萨玛”类的基原涉及豆科的多属多种植物。据文献记载，高山豆 *T. himalaica* (Baker) H. P. Tsui[异叶米口袋 *G. himalaica* Baker（喜马拉雅米口袋）]为“紫萨玛”[“སད་སྨུག”（萨木、塞木）]或“黄萨玛”[“སད་སེར།”（萨赛尔）]的基原之一；《中华本草·藏药卷》记载也有文献记载该种为《宇妥本草》记载的“རྒྱལ་པ་ཆུ་ཐུབ།”（杰巴曲土、结巴曲托）的基原。《西藏藏标》以“རྒྱལ་པ་ཆུ་ཐུབ།/ 杰巴曲土 / 杰巴曲土”之名收载了喜马拉雅米口袋 *G. himalaica* Baker [高山豆 *T. himalaica* (Baker) H. P. Tsui]，并在“附录”中说明“杰巴曲土”的基原还有同属植物蓝花米口袋 *G. coelestis* (Diels) Simpson [蓝花高山豆 *T. coelestis* (Diels) Tsui]、云南米口袋 *G. yunnanensis* Franch.[云南高山豆 *T. yunnanensis* (Franch.) Tsui]、亚东米口袋 *G. yadongensis* Tsui（亚东高山豆 *T. yadongensis* Tsui）。《中国植物志》将上述各种均归入高山豆属，记载 *T. himalaica* (Baker) H. P. Tsui 的中文名为“高山豆”，*G. himalaica* Baker 为高山豆 *T. himalaica* (Baker) H. P. Tsui 的异名。

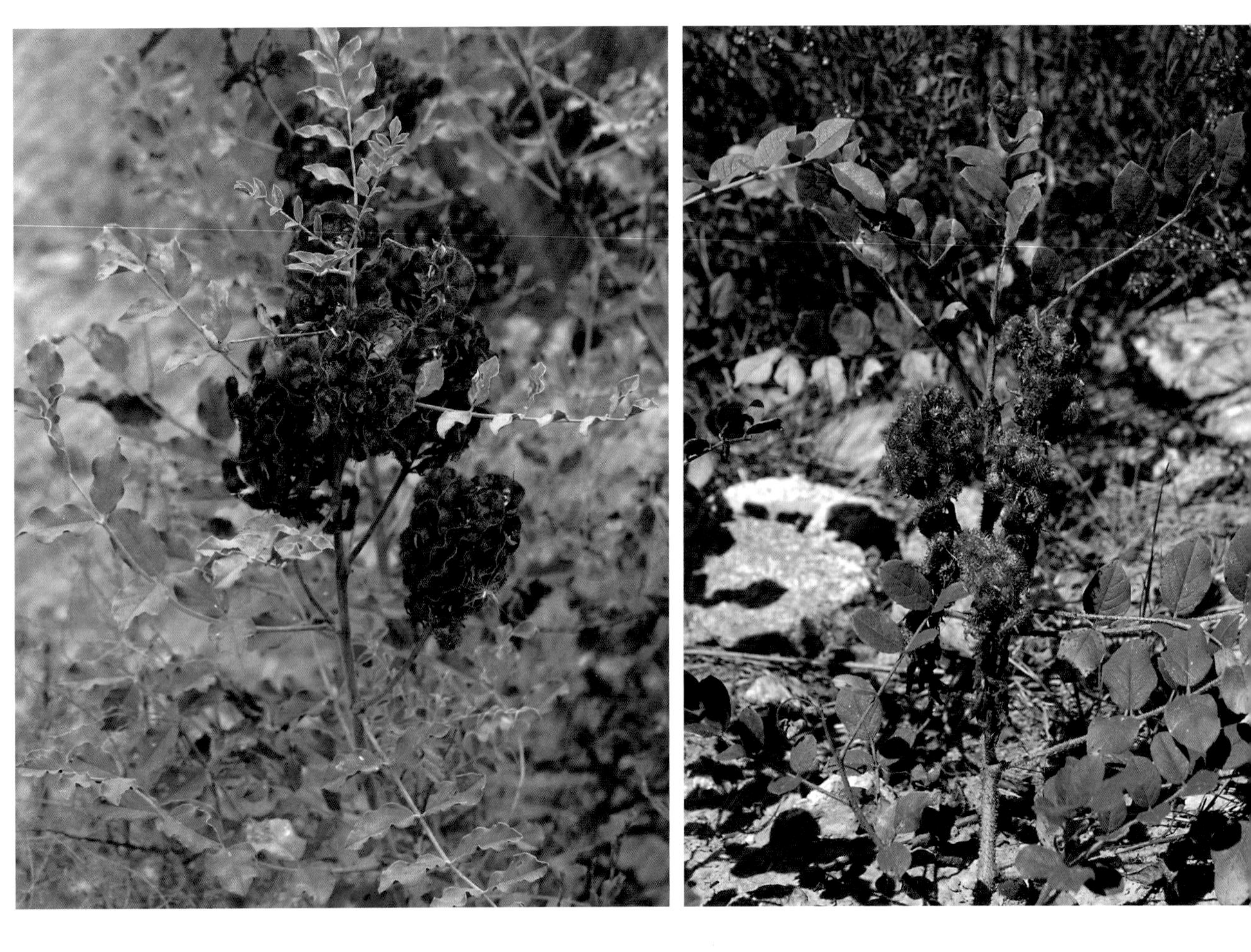

豆科（Leguminosae） 甘草属（*Glycyrrhiza* Linn.）

甘草 *Glycyrrhiza uralensis* Fisch.

药材名 甘草；ཤིང་མངར།（信俄尔、向安尔、象额尔、相安、兴额、兴额尔、兴阿尔）。

标准 《部标藏药·附录》《藏标》。

植物形态 参见《中国植物志》第四十二卷第二分册第169页。

分布与生境 分布于我国西北、华北、东北地区。生长于山地石质山坡、灌丛、林缘。

药用部位 根及根茎。

采收与加工　春、秋季采挖，除去茎残基、须根，晒干。

性　　味　味甘，性平。

功能与主治　补脾和胃，缓急止痛，祛痰止咳，解毒，调和诸药。用于脾胃虚弱，脘腹挛痛，咳嗽，心悸，咽喉肿痛，疮疡，中毒。

用量与用法　1.5 ~ 9 g。内服研末；或入丸、散。脾胃有湿、中满呕恶者慎用。

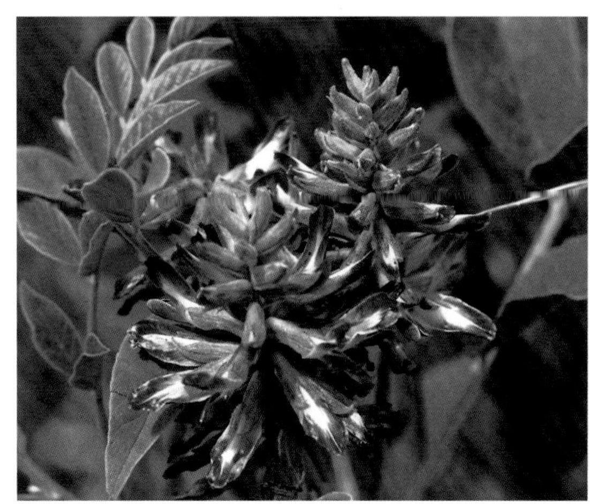

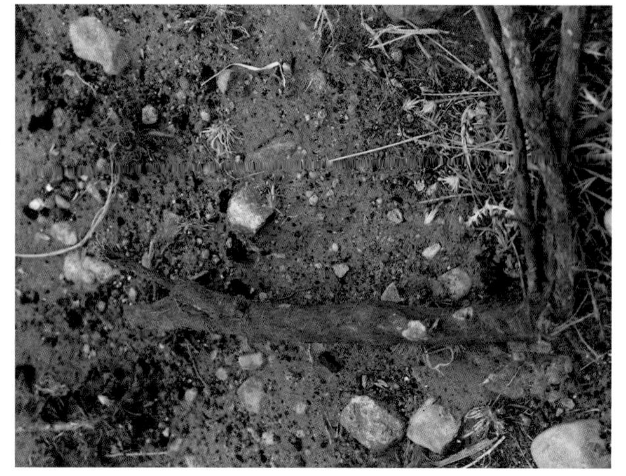

附　注

“ཤིང་མངར།”（信俄尔）为治肺病、脉病之药物，在《度母本草》《妙音本草》《四部医典》《蓝琉璃》等中均有记载。《晶珠本草》言“信俄尔”按生境分为雄（园生）、雌（生水边、荒滩）、中（生林间沟畔）3 种，3 种依次质次。现代文献和标准中记载的藏医所用“信俄尔”的基原为甘草 *G. uralensis* Fisch.、胀果甘草 *G. inflata* Batal. 和光果甘草 *G. glabra* Linn.（洋甘草）。甘草 *G. uralensis* Fisch. 在藏族聚居区仅在青海黄河流域有少量分布，《晶珠本草》按生境不同将甘草 *G. uralensis* Fisch. 分为 3 种，但对其形态的记载较粗略，提示藏医传统使用的“信俄尔”的基原可能还有其他植物。现藏医所用甘草药材主要从药材市场购买。（参见“洋甘草”“胀果甘草”条）

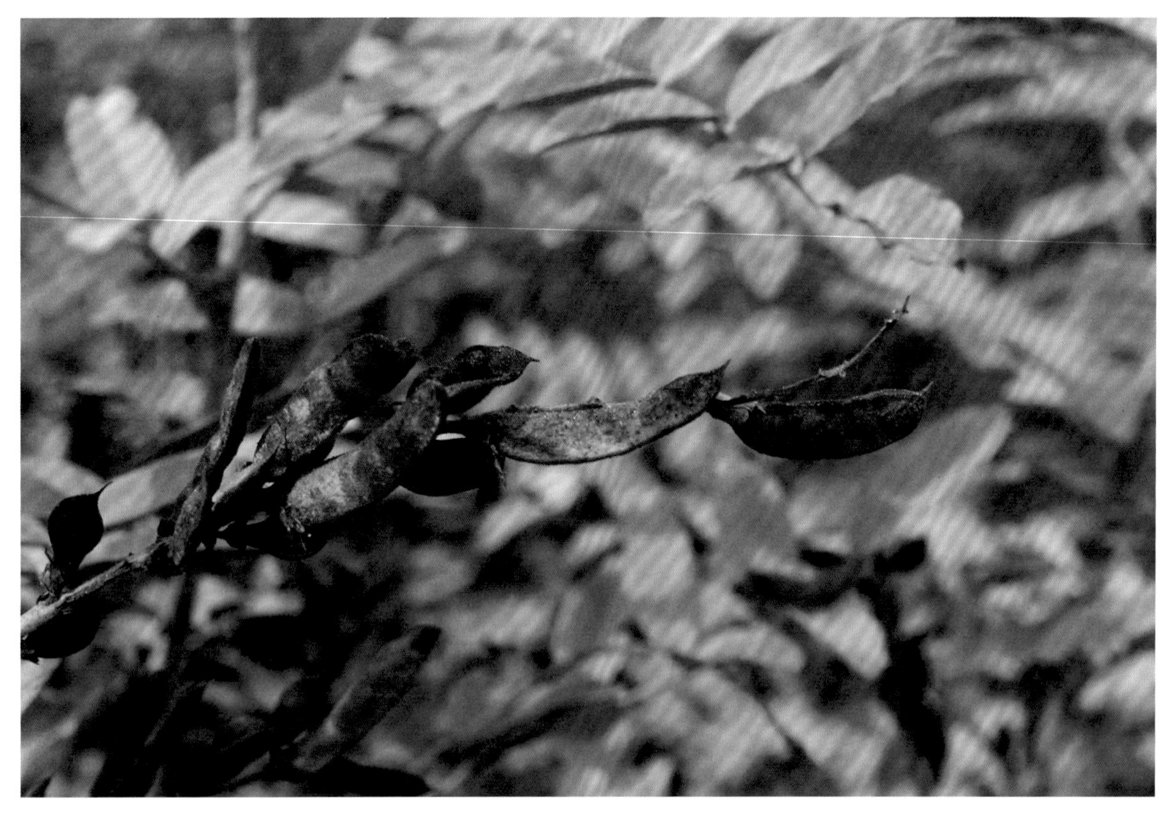

豆科（Leguminosae） 甘草属（*Glycyrrhiza* Linn.）

洋甘草 *Glycyrrhiza glabra* Linn.（光果甘草）

药 材 名　甘草；ཤིང་མངར།（相安、向安尔、信俄尔、象额尔、兴额、兴额尔、兴阿尔）。

标　　准　《部标藏药·附录》《藏标》。

植物形态　参见《中国植物志》第四十二卷第二分册第 171 ～ 172 页。

分布与生境　分布于我国东北、华北、西北地区。生长于河岸阶地、沟边、田边、路旁较为干旱的盐渍化土壤上。地中海区域与其他欧洲地区及哈萨克斯坦、乌兹别克斯坦、土库曼斯坦、吉尔吉斯斯坦、塔吉克斯坦、蒙古也有分布。

药用部位　根及根茎。

采收与加工 春、秋季采挖，除去茎残基、须根，晒干。

性　　味 味甘，性平。

功能与主治 补脾和胃，缓急止痛，祛痰止咳，解毒，调和诸药。用于脾胃虚弱，脘腹挛痛，咳嗽，心悸，咽喉肿痛，疮疡，中毒。

用量与用法 1.5 ~ 9 g。内服研末；或入丸、散。脾胃有湿、中满呕恶者慎用。

附　注

“ཤིང་མངར།”（信俄尔）在《度母本草》《妙音本草》《四部医典》等中均有记载，为治肺病、脉病之药物。《晶珠本草》言“信俄尔”按生境分为雄（园生）、雌（生水边、荒滩）、中（生林间沟畔）3种，3种依次质次。现代文献记载藏医所用“信俄尔”的基原均为豆科甘草属植物，《部标藏药 · 附录》和《藏标》以“甘草 /ཤིང་མངར།/ 相安（向安儿）”之名收载了甘草 *G. uralensis* Fisch.、胀果甘草 *G. inflata* Batal.、光果甘草 *G. glabra* Linn.（洋甘草）。《晶珠本草》言“信俄尔”有生境不同的3种，据调查，甘草 *G. uralensis* Fisch. 在藏族聚居区仅在青海黄河流域有少量分布，这可能系《晶珠本草》记载的雌者，藏医传统使用的“信俄尔”的基原可能还有其他植物。（参见“甘草”“胀果甘草”条）

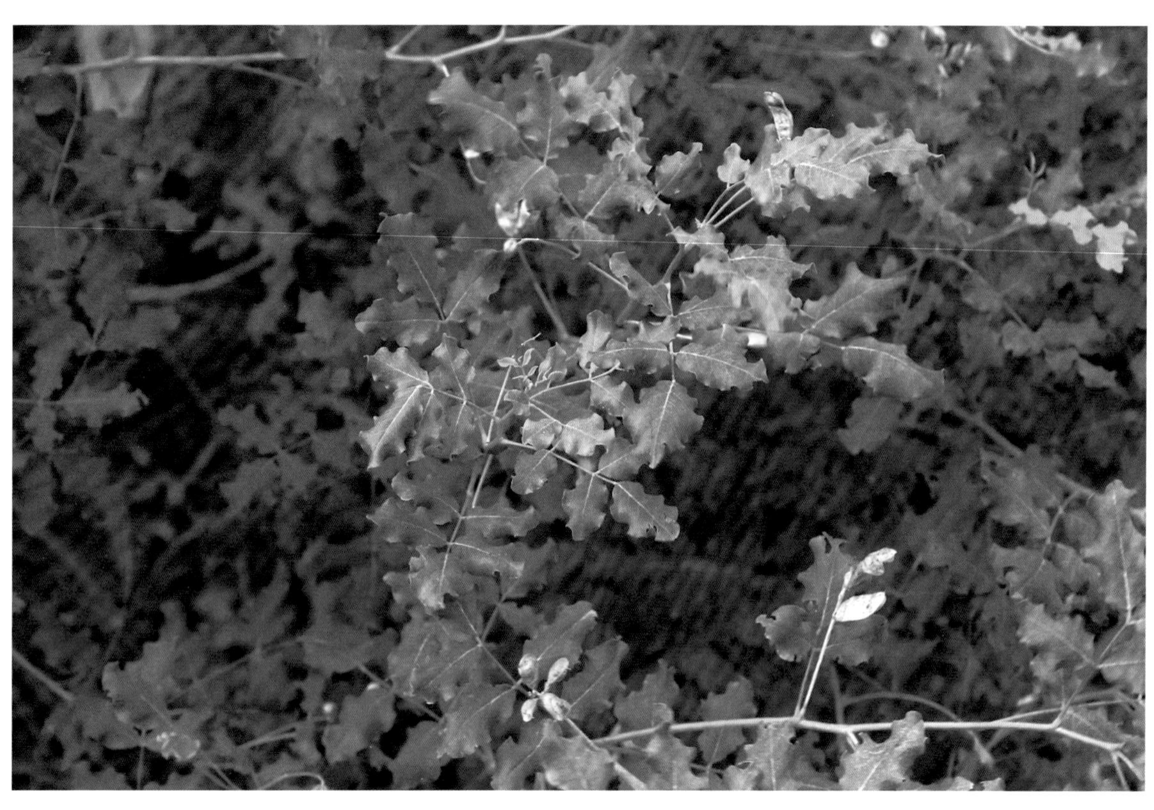

豆科（Leguminosae） 甘草属（*Glycyrrhiza* Linn.）

胀果甘草 *Glycyrrhiza inflata* Batal.

药 材 名 甘草；ཤིང་མངར།（相安、向安尔、信俄尔、象额尔、兴额、兴额尔、兴阿尔）。

标　　准 《部标藏药·附录》《藏标》。

植物形态 参见《中国植物志》第四十二卷第二分册第 172 页。

分布与生境 分布于内蒙古、甘肃（敦煌等）、新疆。生长于河岸阶地、水边、农田边、荒地。哈萨克斯坦、乌兹别克斯坦、土库曼斯坦、吉尔吉斯斯坦、塔吉克斯坦也有分布。

药用部位 根及根茎。

采收与加工 春、秋季采挖，除去茎残基、须根，晒干。

性　　味　味甘，性平。

功能与主治　补脾和胃，缓急止痛，祛痰止咳，解毒，调和诸药。用于脾胃虚弱，脘腹挛痛，咳嗽，心悸，咽喉肿痛，疮疡，中毒。

用量与用法　1.5 ~ 9 g。内服研末；或入丸、散。脾胃有湿、中满呕恶者慎用。

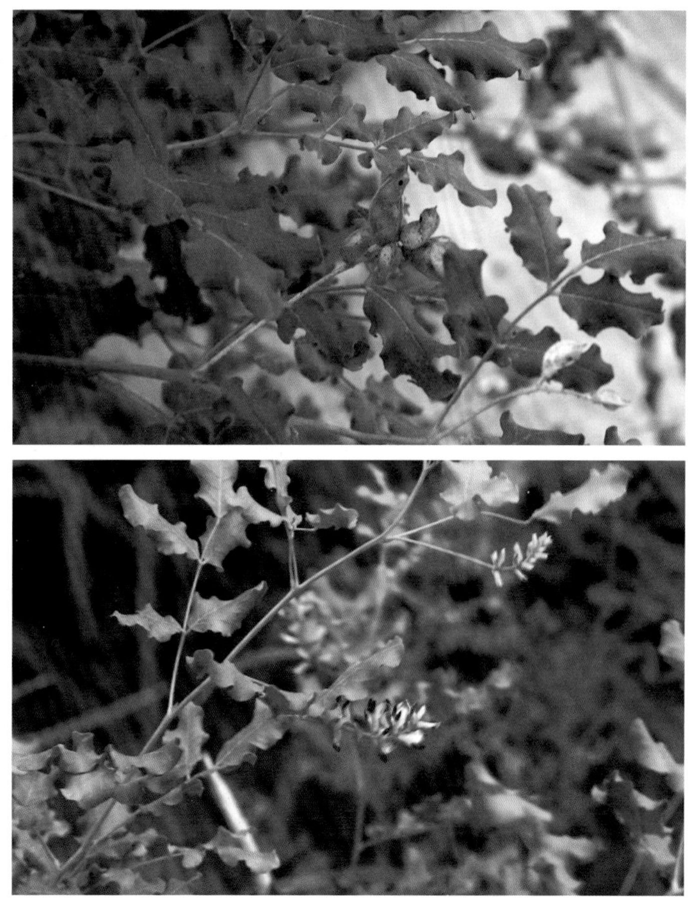

附　注

“ཤིང་མངར།”（相安、信俄尔）在《度母本草》《妙音本草》《四部医典》等中均有记载，为治肺病、脉病之药物。《晶珠本草》言“信俄尔”按生境分为雄（园生）、雌（生水边、荒滩）、中（生林间沟畔）3 种，3 种依次质次。现代文献记载藏医所用“信俄尔”的基原均为豆科甘草属植物，《部标藏药·附录》和《藏标》以“甘草 /ཤིང་མངར།/ 相安（向安儿）”之名收载了甘草 *G. uralensis* Fisch.、胀果甘草 *G. inflata* Batal.、光果甘草 *G. glabra* Linn.（洋甘草）。（参见“甘草”“洋甘草”条）

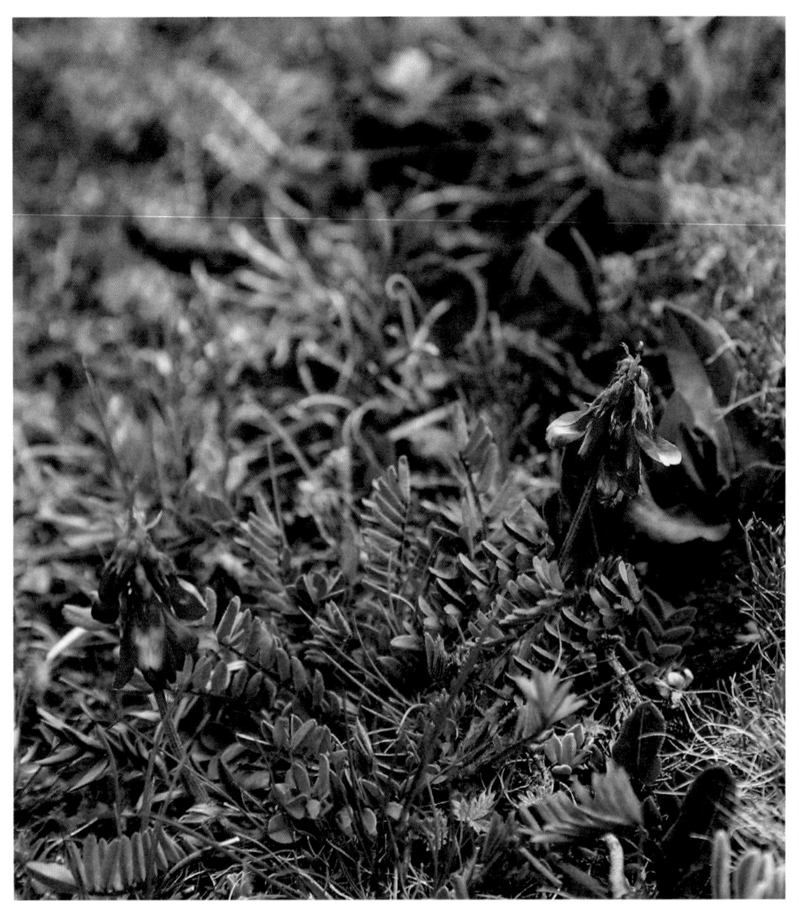
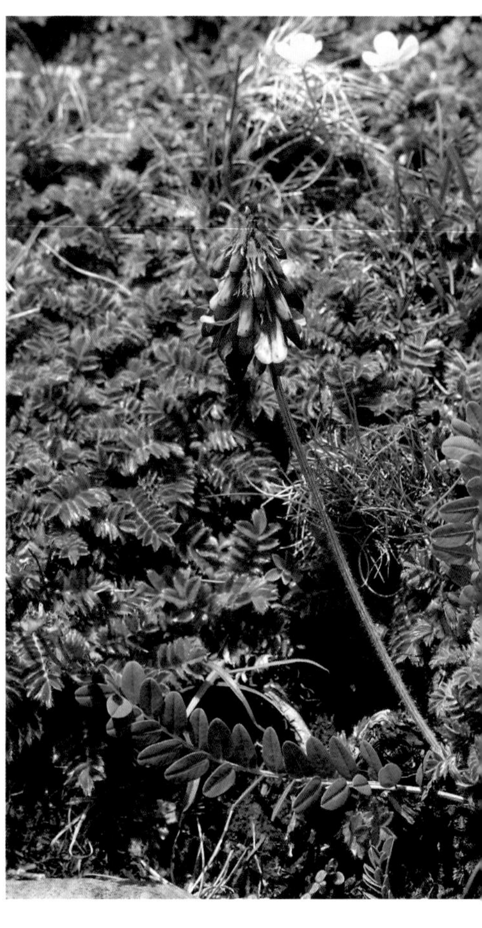

豆科（Leguminosae） 岩黄耆属（*Hedysarum* Linn.）

锡金岩黄耆 *Hedysarum sikkimense* Benth. ex Baker

药 材 名 锡金岩黄芪；སྲད་དམར།（萨玛尔、塞玛、塞玛尔）。

标　　准 《四川藏标》（2014 年版）。

植物形态 参见《中国植物志》第四十二卷第二分册第 201 页。

分布与生境 分布于我国横断山脉的四川西部、甘肃南部、西藏东部及喜马拉雅山脉地区。生长于干燥阳坡的高山草甸、高寒草原、疏灌丛、沙砾质干燥山坡。

药用部位 根。

采收与加工　7 ~ 8 月采挖，洗净，晒干。

性　　味　味甘、苦，性平。

功能与主治　止痛，止血，健胃。用于“培根木布”病引起的刺痛、便血、血刺痛，胃病，水肿。

用量与用法　9 ~ 15 g。多入复方使用。

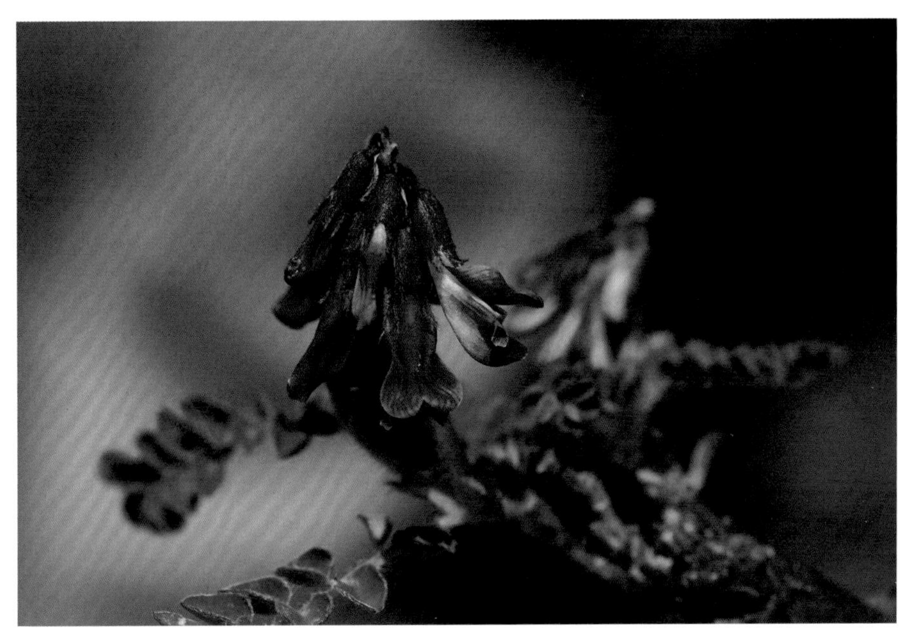

附　注

《晶珠本草》中记载有“སྲད་མ།”（萨玛），言其按花色等特性分为紫花、白花、黑花、蓝花、红花、黄花、麝、雀、毒 9 种，各种的功效有所不同，其中红者 [“སྲད་དམར།”（萨玛尔、塞玛、塞玛尔）] 为止血痢、血痛及续脉之药物。现代文献记载现各地藏医只药用“萨玛”上述品种的前 8 种，其基原涉及豆科黄耆属（*Astragalus*）、岩黄耆属等多属植物及远志科植物，但不同文献记载的“萨玛”各品种的基原不尽一致，药用部位包括根、全草、花。有文献记载锡金岩黄耆 *H. sikkimense* Benth. ex Baker 为“红萨玛”（萨玛尔）的基原之一，《四川藏标》以“锡金岩黄芪 / སྲད་དམར། / 塞玛尔”之名收载了该种，规定以其根入药。（参见“东俄洛黄耆”“多花黄耆”“甘青黄耆”“松潘黄耆”条）

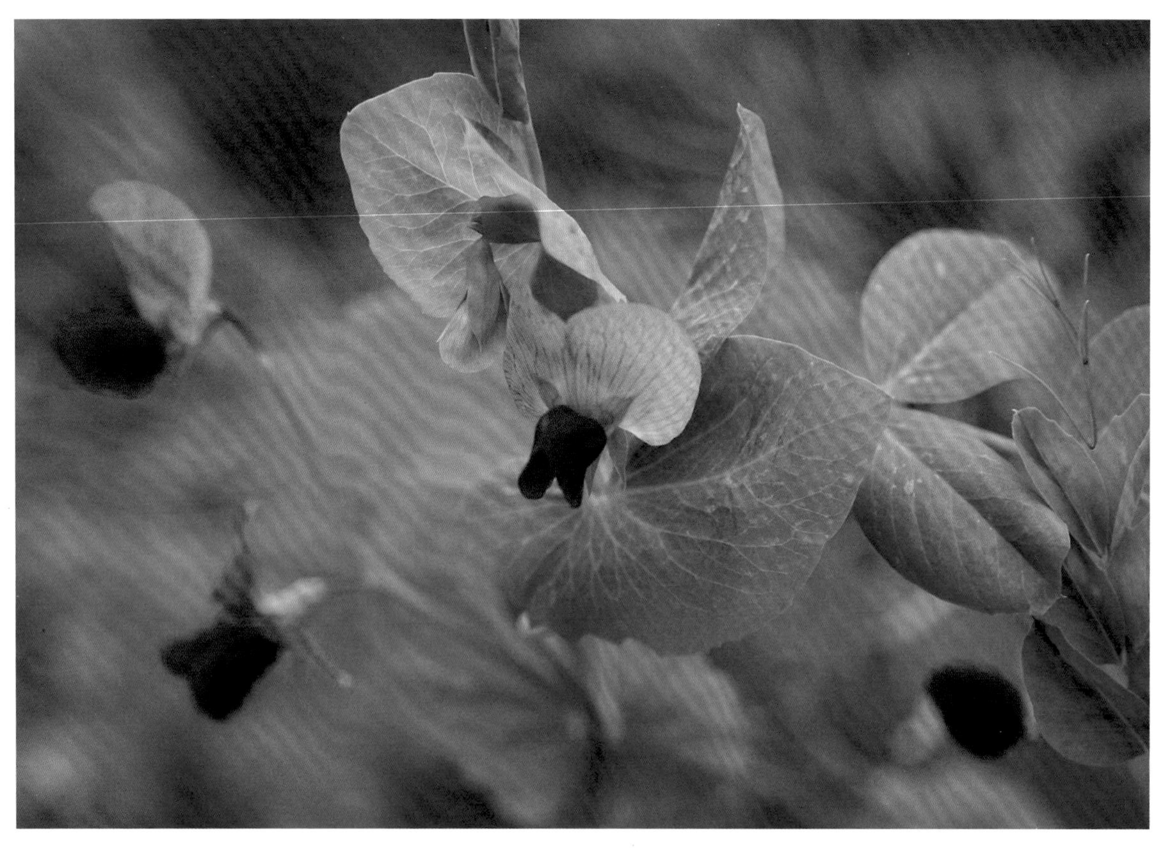

豆科（Leguminosae） 豌豆属（*Pisum* Linn.）

豌豆 *Pisum sativum* Linn.

药 材 名 豌豆花；སྲན་མའི་མེ་ཏོག（三米美多）。

标 准 《部标藏药 · 附录》。

植物形态 参见《中国植物志》第四十二卷第二分册第 287 ~ 288 页。

分布与生境 我国各地作为农作物广泛栽培。低海拔地区至海拔 4 000 m 的农地、林间空地、坡地均可生长。

药用部位 花。

采收与加工 6 ~ 7 月采收，晾干。

性 味 味甘，化后味甘，性凉、轻。

功能与主治 益肾，活血调经，止血。用于肾病，月经过多，诸出血症。

用量与用法 3 ~ 5 g。内服煎汤；或入丸、散。（《中华本草·藏药卷》）

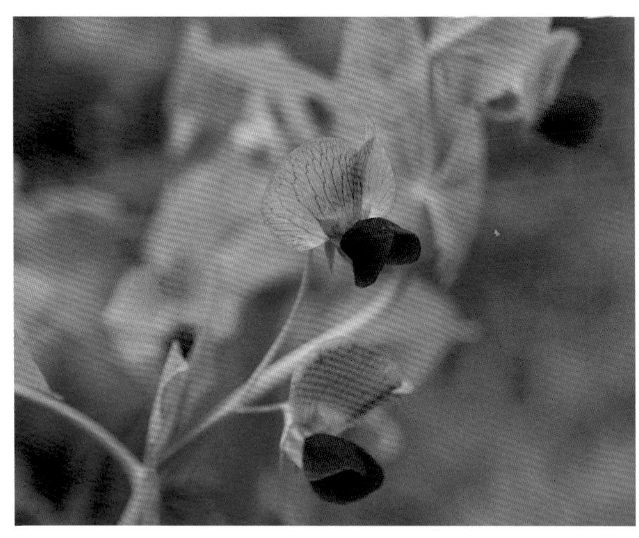

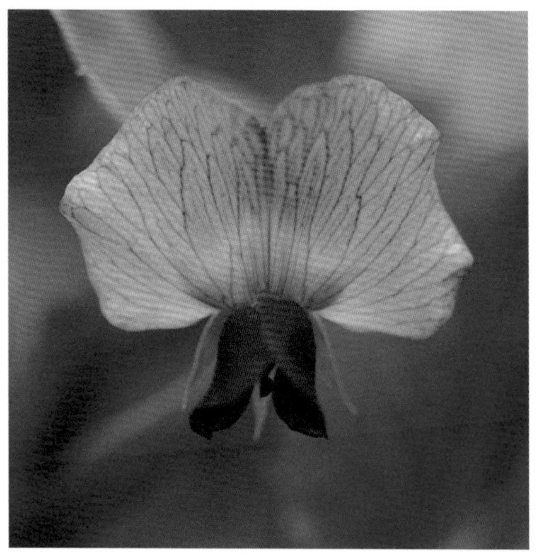

附 注

《四部医典》中记载有“སྲན་མ།”（山䓍）。《晶珠本草》在“作物类药物”的“荚类作物类药物”中记载有“སྲན་མ་རིལ་མོ།”（措玛克得）和“སྲན་མའི་མེ་ཏོག”（善扪麦朵、三米美多），言前者以种子入药，功效为化胆中瘀血及治毒病扩散入腑、疮疖、黑色痘疹；后者以花入药，功效为止血、治肾病。现代文献记载的“措玛克得”和“善扪麦朵”的基原为豆科植物豌豆 *P. sativum* Linn.，《部标藏药·附录》以“豌豆花 /སྲན་མའི་མེ་ཏོག/ 三米美多”之名收载了该种的花。《鲜明注释》《蓝琉璃》中记载有“བྱ་པོ་རྩི་རྩི།（བྱ་པོ་ཙི་ཙི།）”（掐破孜孜、掐泡子子）。《晶珠本草》在“隰生草类药物”中记载有“བྱ་པོ་ཙི།”（恰泡子），言其为调经、治淋病之药物。现代文献对“བྱ་པོ་རྩི་རྩི།”（掐破孜孜）的基原有多种观点，记载的基原涉及白花丹科蓝雪花属（*Ceratostigma*）及石竹科、罂粟科、豆科等的多种植物，各地常用的为白花丹科植物小蓝雪花 *C. minus* Stapf ex Prain。也有文献记载豌豆 *P. sativum* Linn. 为“掐破孜孜”的基原之一，但《晶珠本草》等记载的“掐破孜孜”的基原为灌木，豌豆 *P. sativum* Linn. 应系代用品，故也称“བྱ་པོ་རྩི་རྩི་དམན་པ།”（恰布子子曼巴）。（参见“小蓝雪花”条）

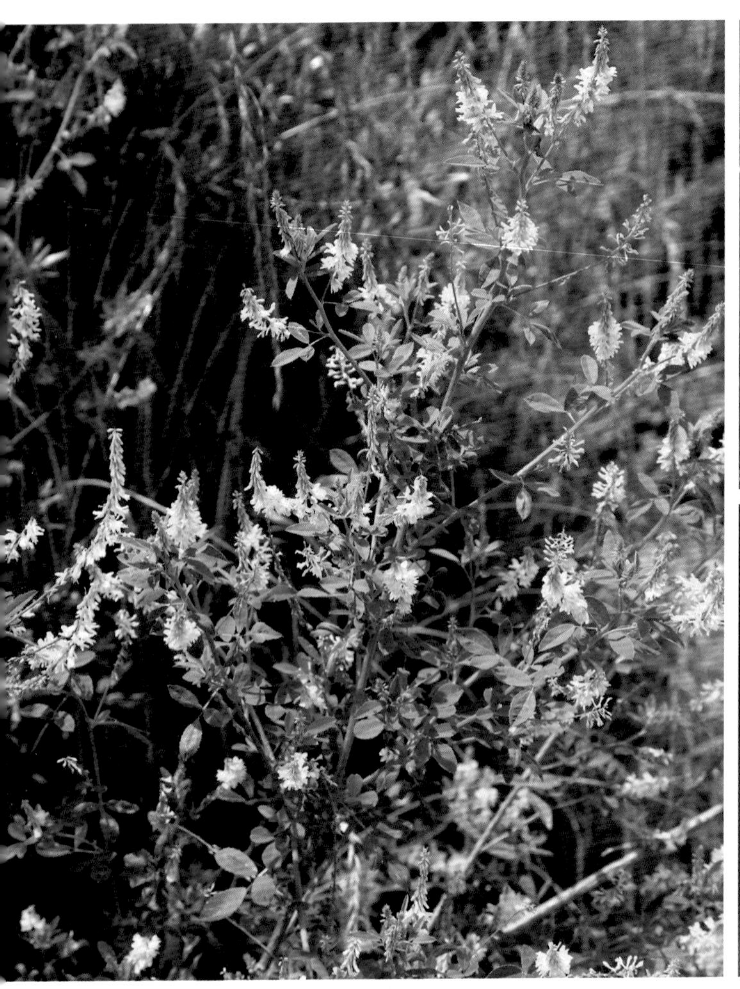

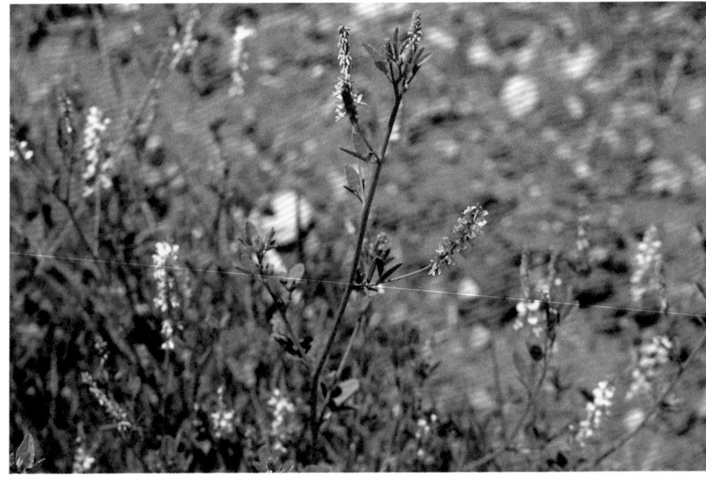

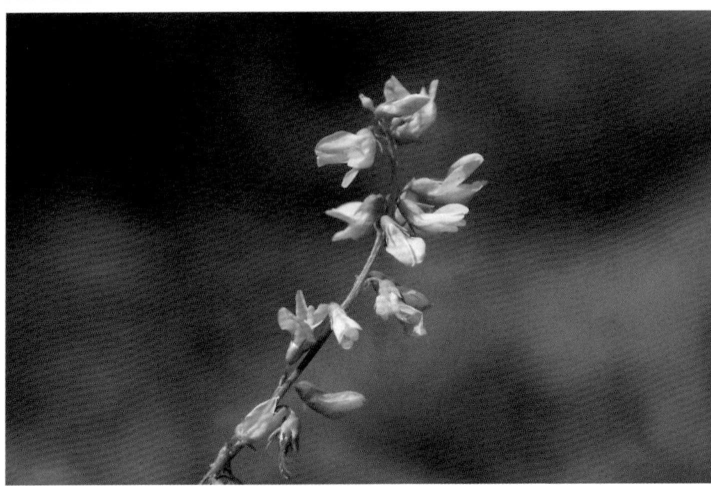

豆科（Leguminosae） 草木樨属（*Melilotus* Miller）

草木樨 *Melilotus officinalis* (Linn.) Pall.（*M. suaveolens* Ledeb.）

药 材 名 草木樨；ཟ་ཐོག（甲贝）。

标　　准 《部标藏药》。

植物形态 参见《中国植物志》第四十二卷第二分册第 300 页。

分布与生境 分布于我国东北、华北、西南地区。我国其他地区也常见栽培。生长于山坡、河岸、湖边、路旁、砂质草地、林缘。中东、中亚、其他东亚地区也有分布。

药用部位 全草。

采收与加工 夏季采集，洗净，晾干。

性　　味 味苦，化后味苦，性凉。

功能与主治 清热解毒，排脓愈疮。用于陈旧热，咽喉炎，痢疾，白喉，炭疽，痨病，“森”病，胃肠绞痛，脾病，关节积黄水，肢体脓疮等引起的发热等。

用量与用法 5 ~ 15 g。内服煎汤；或入丸、散。

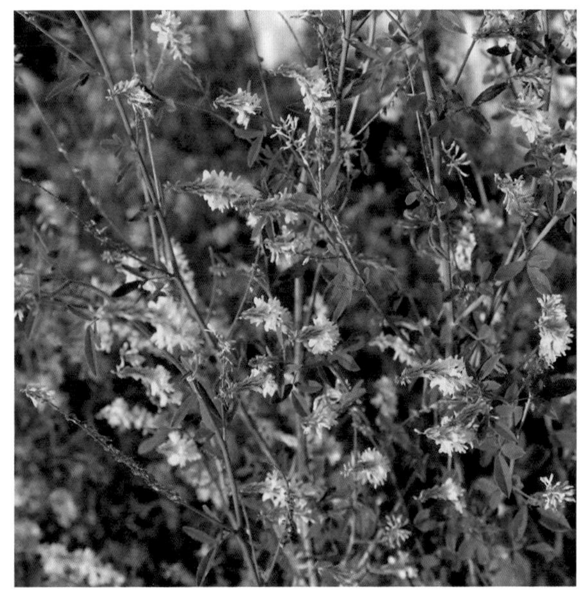

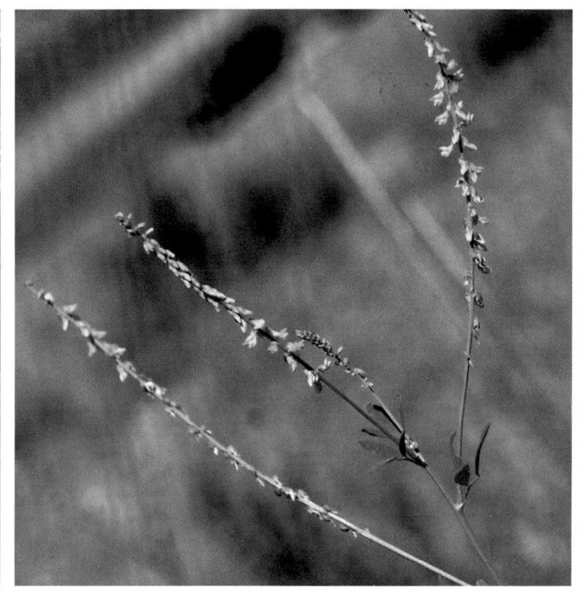

附　注

《四部医典》中记载有“ཟྭ་སྦྲིས།”（甲贝），言其为清宿热及毒热、治邪魔病之药物；《宇妥本草》《蓝琉璃》《鲜明注释》《晶珠本草》等古籍中均有记载。现代文献记载的各地藏医习用的“甲贝”的基原不同，包括豆科植物草木樨 *M. officinalis* (Linn.) Pall.（西藏习用）、十字花科植物红紫桂竹香 *Cheiranthus roseus* Maxim.、牻牛儿苗科植物甘青老鹳草 *Geranium pylzowianum* Maxim.（青海习用）、败酱科植物缬草 *Valeriana officinalis* Linn.、唇形科植物牛至 *Origanum vulgare* L.（云南习用）等，多以草木樨 *M. officinalis* (Linn.) Pall. 为正品，《部标藏药》收载的“草木樨 /ཟྭ་སྦྲིས།/ 甲贝”的基原也为该种。

从《甘露本草明镜》记载的“花黄色或白色”来看，“甲贝”的基原可能也包括白花草木樨 *M. alba* Medic ex Desr.。

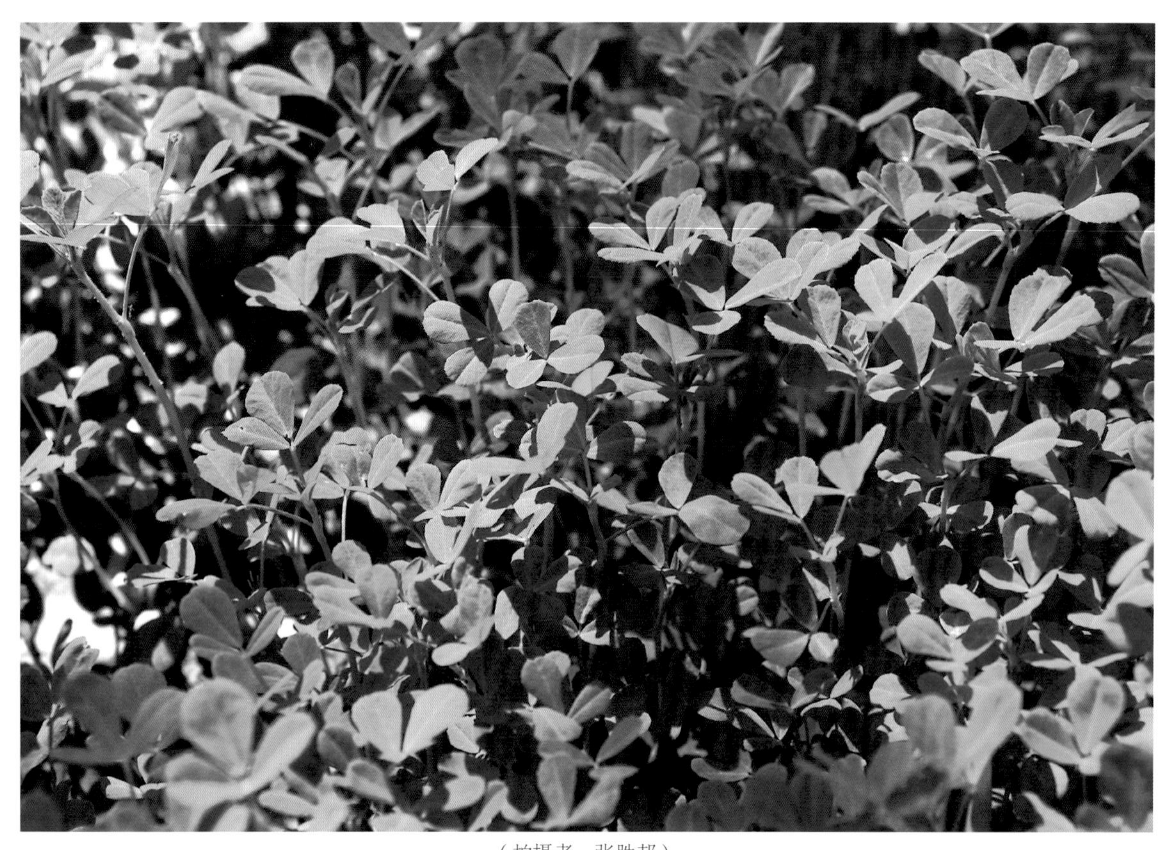
（拍摄者：张胜邦）

豆科（Leguminosae） 胡卢巴属（*Trigonella* Linn.）

胡卢巴 *Trigonella foenum-graecum* Linn.

药 材 名 胡卢巴；ཤུ་མོ་ཟ།（西毛刹、西毛洒、许毛萨、徐木萨）。

标 准 《部标藏药·附录》、《藏标》、《青海藏标·附录》（1992 年版）。

植物形态 参见《中国植物志》第四十二卷第二分册第 312 页。

分布与生境 我国南北各地均有栽培，在西南、西北地区呈半野生状态。生长于田间、路旁。中东、伊朗高原以及喜马拉雅山脉地区均有分布。

药用部位 成熟种子。

采收与加工 种子成熟时采收，除去杂质，晒干。

性 味 味苦，性温。

功能与主治 补肾阳，祛寒湿。用于冷气疝瘕，腹胁胀满，寒湿脚气。

用量与用法 4.5 ~ 9 g。内服研末，多入复方。

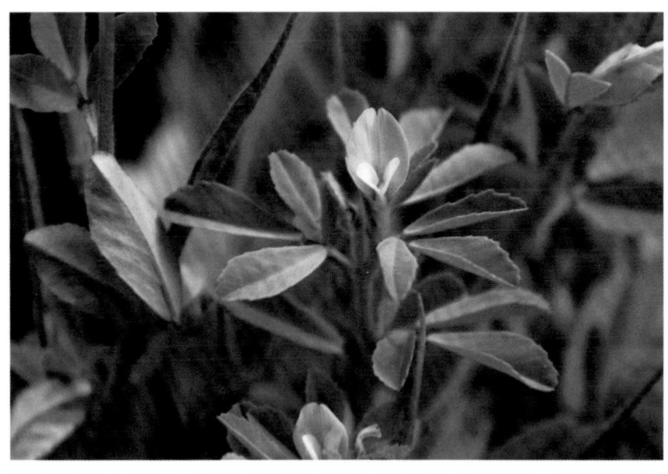

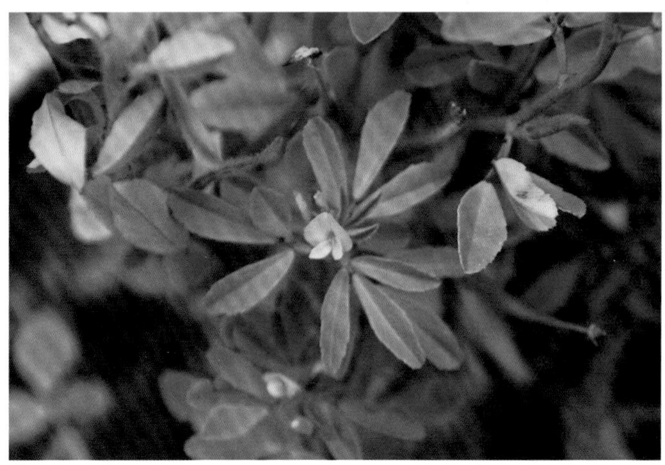

（拍摄者：张胜邦）

附 注

《四部医典》《鲜明注释》等中记载有“ཤུ་མོ་ཟ”（西毛刹），《宇妥本草》言“西毛刹”的功效为治肺脓、止腹泻。《晶珠本草》将“西毛刹”归于“旱生草类药物”的“果实类药物”中，言其为疗肺脓、止腹泻之药物。现代文献均记载藏医所用“西毛刹”的基原为胡卢巴 *T. foenum-graecum* Linn.，其形态与古籍的记载也相符；《藏标》等中收载的“ཤུ་མོ་ཟ”的基原均为该种，药材也称“胡芦巴”。《迪庆藏药》记载，香格里拉部分藏医以豆科植物野蓝枝子 *Indigofera bungeana* Walp.（河北木蓝）的种子代“西毛刹”药用。

有文献记载胡卢巴的拉丁学名为 *T. tibetana* (Alef.) Vass.，《中国植物志》将其作为胡卢巴 *T. foenum-graecum* Linn. 的异名。

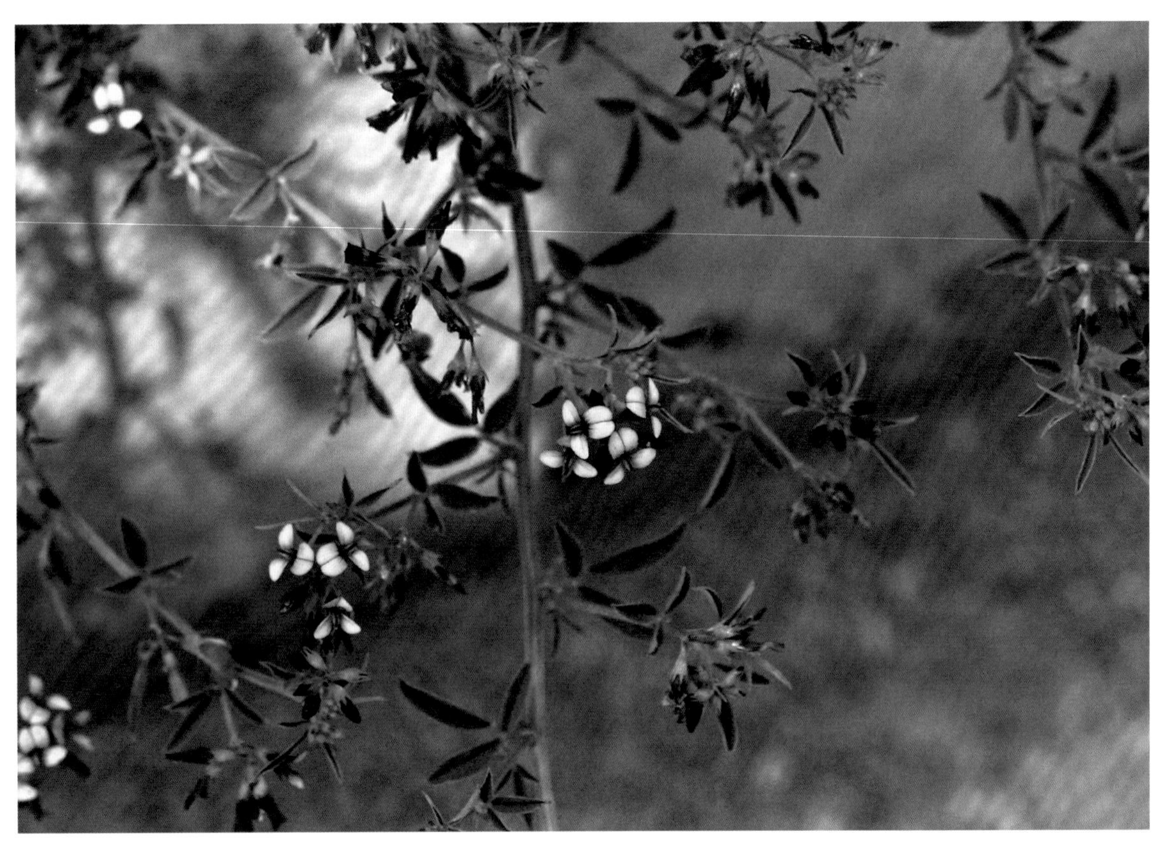

豆科（Leguminosae）　苜蓿属（*Medicago* Linn.）

花苜蓿 *Medicago ruthenica* (Linn.) Trautv.（*Trigonella ruthenica* Linn.）

药材名　花苜蓿；འབུ་སུ་ཧང་།（布苏杭、布苏夯）。

标　准　《部标藏药》、《藏标》、《青海藏标》（1992 年版）。

植物形态　参见《中国植物志》第四十二卷第二分册第 320 页。

分布与生境　分布于我国东北、华北地区及甘肃、山东、四川。生长于草原、沙地、河岸、沙砾质土壤的山坡旷野。蒙古、俄罗斯（西伯利亚、远东地区）也有分布。

药用部位　全草。

采收与加工　夏、秋季花期采收，除去泥沙、枯叶，晒干或晾干。

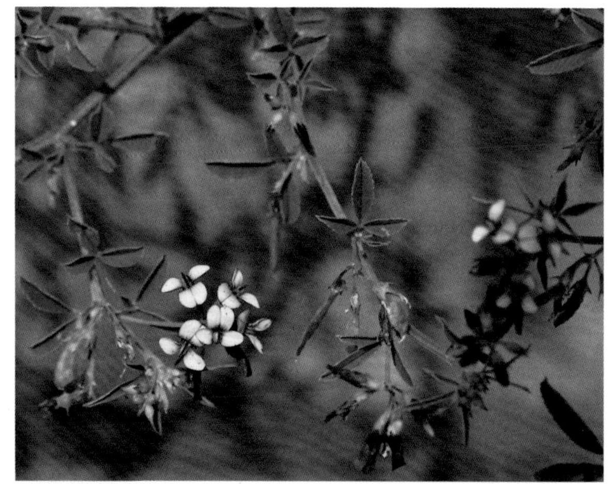

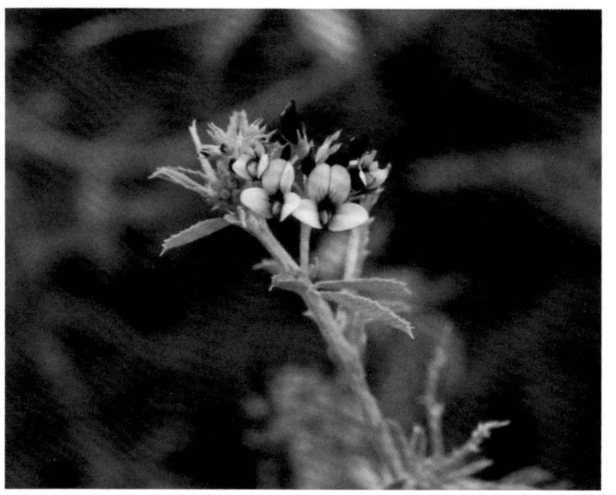

性　　味　味苦、甘，化后味甘，性凉。

功能与主治　清热解毒，愈疮止血，润肺，接骨，益肾。用于创伤，骨折，疮疡，“洛彩”病，肺炎，“宁彩”病，“楷彩”病，痘疹。（《藏药医学内容审查》）

消炎，止血。用于肺热咳嗽，赤痢。（《藏标》）

清热解毒，益肾愈疮。用于疮疹，肺热咳嗽。[《部标藏药》《青海藏标》（1992 年版）]

用量与用法　3 ~ 10 g。内服煎汤；或入丸、散。外用适量。

附　注

《四部医典》《宇妥本草》《蓝琉璃》《药名之海》《晶珠本草》等均记载有“འབུ་སུ་ཧང་།”（布苏夯、布苏杭）。关于“布苏杭”的功效，《蓝琉璃》言其愈疮、治肺病；《宇妥本草》言其治肾热、肺宿热；《晶珠本草》言其愈疮、清肺热。《蓝琉璃》《晶珠本草》均记载“布苏杭”花黄色，言其分为雌、雄 2 种，雌者有荚果，雄者无果。现代文献记载的“布苏夯”的基原包括花苜蓿 *T. ruthenica* Linn.（花黄色）、天蓝苜蓿 *M. lupulina* Linn.（花黄色）、紫苜蓿 *M. sativa* Linn.（花紫色）、毛荚苜蓿 *M. edgeworthii* Širj. ex Hand.-Mazz.（毛果胡卢巴 *T. pubescens* Edgew. ex Baker）等多种苜蓿属植物。《部标藏药》等以“花苜蓿 /འབུ་སུ་ཧང་།/ 布苏杭”之名收载了花苜蓿 *T. ruthenica* Linn.。

《中国植物志》记载花苜蓿的拉丁学名为 *M. ruthenica* (Linn.) Trautv.，将 *T. ruthenica* Linn. 作为其异名。

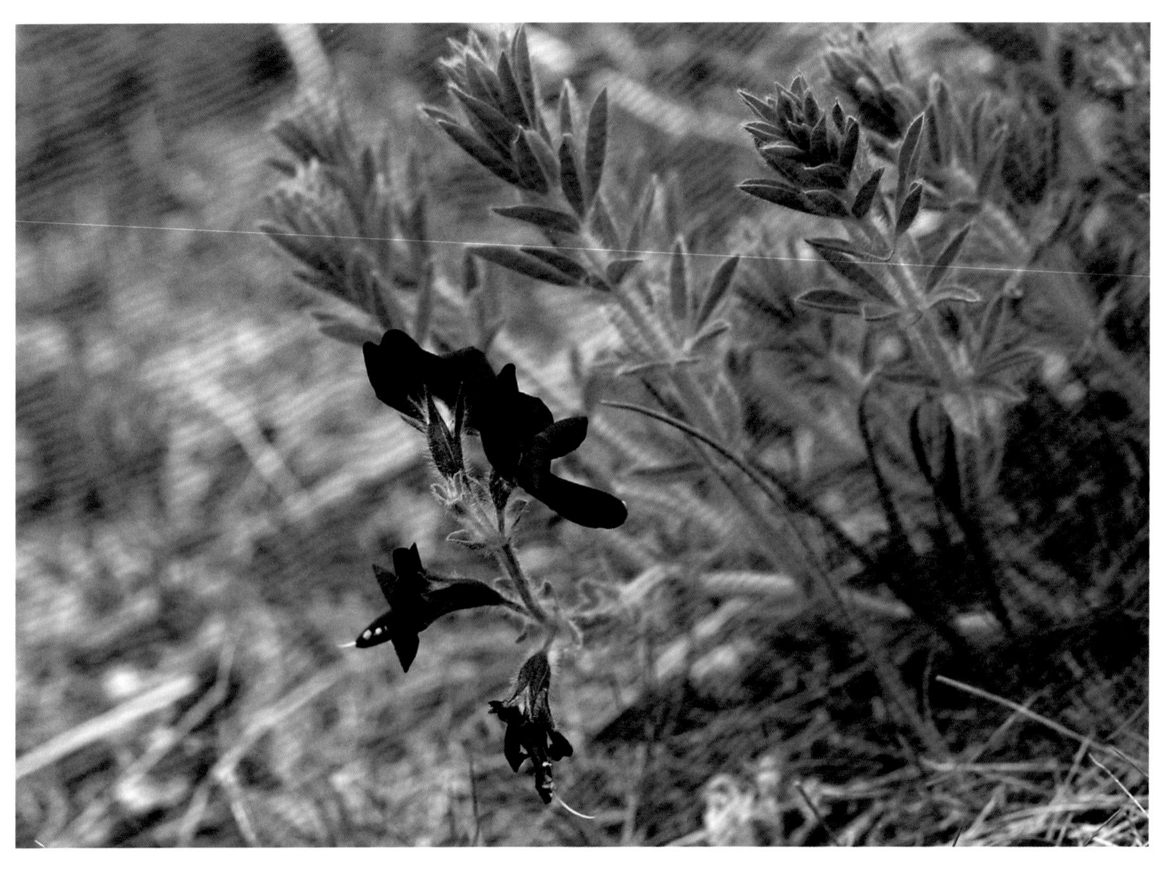

豆科（Leguminosae） 野决明属（*Thermopsis* R. Br.）

紫花野决明 *Thermopsis barbata* Benth.（紫花黄华）

药 材 名 紫花黄华；ལ་བ་སྲད་མ།（拉瓦色玛、拉哇萨玛、拉哇塞玛、纳哇色玛）。

标 准 《部标藏药》《藏标》。

植物形态 参见《中国植物志》第四十二卷第二分册第 409 页。

分布与生境 分布于我国青海、新疆、四川西部、云南西北部、西藏。生长于海拔 2 700 ～ 4 500 m 的河谷、山坡。印度、巴基斯坦、尼泊尔等也有分布。

药用部位 根及根茎。

采收与加工 秋季采挖，切段，阴干。

性　　味　味苦、辛，化后味苦，性寒。有小毒。

功能与主治　消炎止痛，降压镇静，消肿，灭“森”。用于“森”病（虫病），高血压，中风，癫痫，肺炎，炭疽等。

用量与用法　3 ~ 9 g。内服煎汤；或入丸、散。

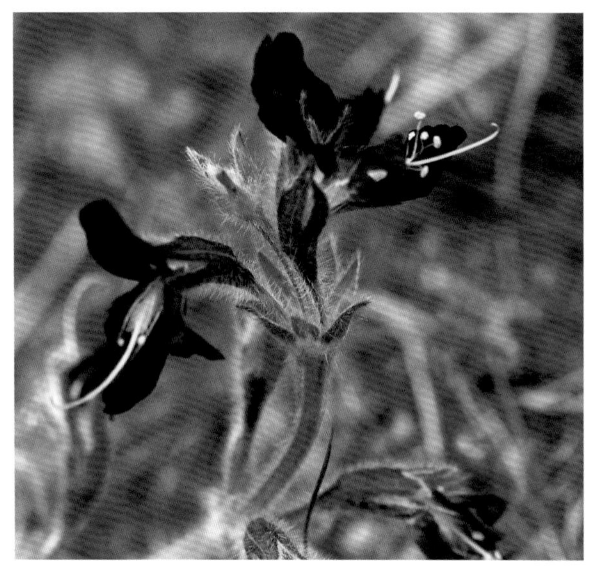

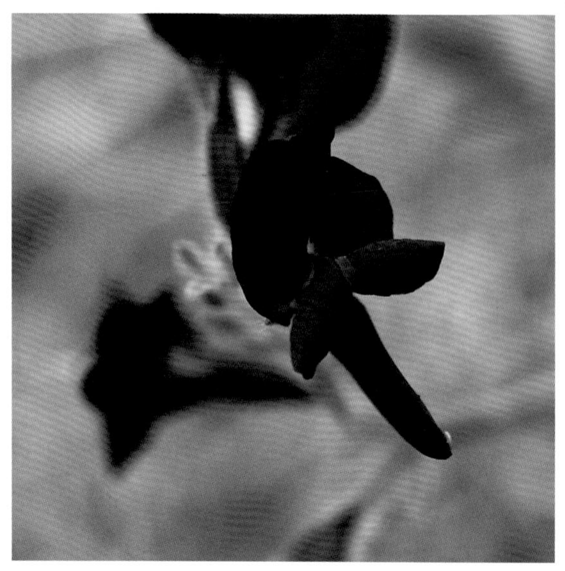

附　注

《晶珠本草》中记载有治虚性水肿、下引腹腔积水之药物“སྲད་མ།”（萨玛、色玛），言其为一大类药材的总称，共有紫花、白花、红花、麝等9类。现代文献记载的各种“萨玛”类的基原均为豆科植物，包括黄耆属（*Astragalus*）、野决明属、棘豆属（*Oxytropis*）、岩黄耆属（*Hedysarum*）、高山豆属（*Tibetia*）、苦马豆属（*Sphaerophysa*）等的多种植物。据文献记载，紫花黄华 *Thermopsis barbata* Benth. 为“麝萨玛”[“ གླ་བ་སྲད་མ།”（拉哇萨玛、纳哇色玛）] 的基原之一，《部标藏药》《藏标》以“紫花黄华 /གླ་བ་སྲད་མ།/ 拉瓦色玛”之名收载了该种。《中国植物志》记载 *Thermopsis barbata* Benth. 的中文名为“紫花野决明”，“紫花黄华”为其异名之一。（参见“东俄洛黄耆”“多花黄耆”“锡金岩黄耆”条）

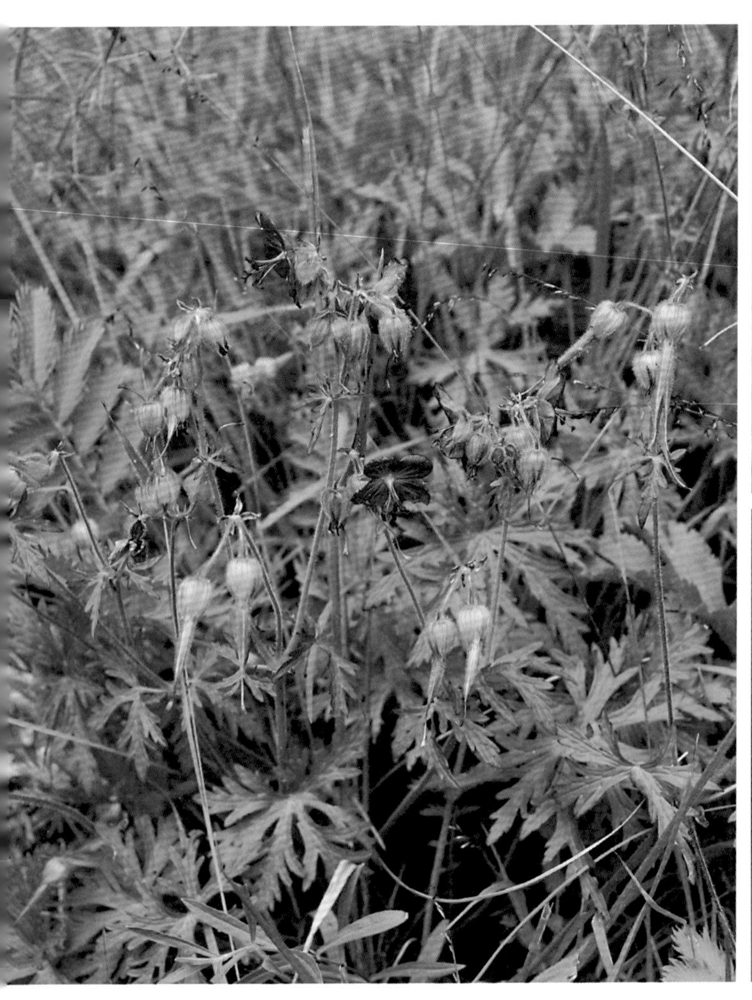

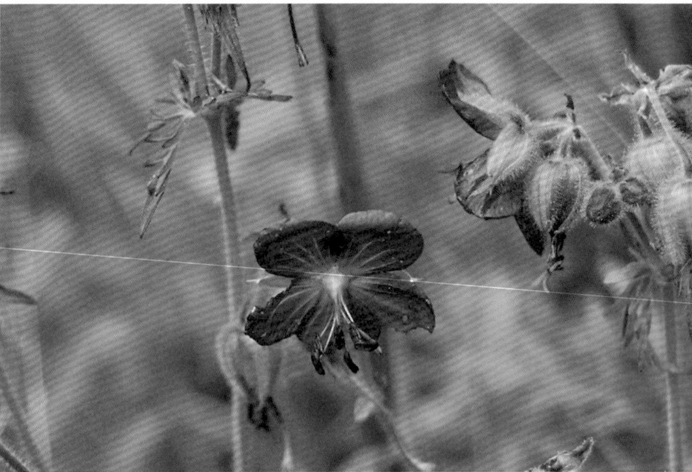

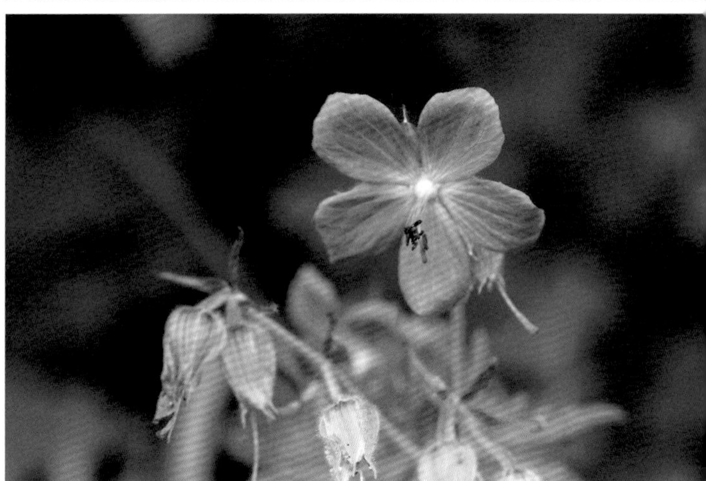

牻牛儿苗科（Geraniaceae） 老鹳草属（*Geranium* Linn.）

草地老鹳草 *Geranium pratense* Linn.

药 材 名 草原老鹳草；སྤོར་ཆུང་།（波尔琼）。

标 准 《四川藏标》（2014年版）。

植物形态 参见《中国植物志》第四十三卷第一分册第58～59页。

分布与生境 分布于我国西北地区及西藏东部、四川西部、山西、内蒙古。生长于海拔3 000 m以下的山坡草地、灌丛。欧洲、中亚山地、西伯利亚地区至蒙古也有分布。

药用部位 全草。

采收与加工 6 ~ 8 月采集，除去杂质，晒干。

性　　味 味苦、甘，性寒。

功能与主治 清热止痛，利肺杀虫。用于温病时疫，寄生虫病，肺病。

用量与用法 3 ~ 5 g。内服煎汤；或入丸、散。

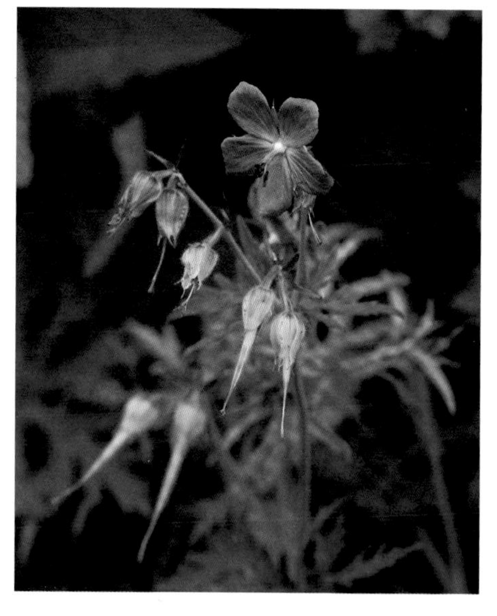

附　注

《晶珠本草》在“旱生草类药物”的“根叶花果全草类药物”中记载有“སྦོར།”（波尔、抱尔），言其为治疫疠、止痛、治虫病之药物，记载其分大［“སྦོར་ཆེན།”（波尔庆）］、小［“སྦོར་ཆུང་།”（波尔琼）］2 种。现代文献记载的“波尔”的基原涉及牻牛儿苗科、毛茛科、藜科、蔷薇科、旋花科的多属多种植物，不同文献记载的基原不尽一致。《晶珠本草》汉译重译本认为，“波尔”的大者（波尔庆）的基原为牻牛儿苗科植物川西老鹳草 *G. orientali-tibeticum* R. Knuth（巴塘老鹳草、藏东老鹳草），小者（波尔琼）的基原为草地老鹳草 *G. pratense* Linn.（草原老鹳草）；《四川藏标》以“草原老鹳草 /སྦོར་ཆུང་།/ 波尔琼”之名收载了草地老鹳草 *G. pratense* Linn.，规定以其全草入药。

《晶珠本草》在“旱生草类药物”的“根类药物”中分别记载有“ལ་སྒང་།”（拉岗）和“ག་དུར།”（嘎都尔、喀图尔、尕都尔），两类药材又各分 2 种，两类药材的功效也有差异，“拉岗”为治喑哑症及肺病、益小肠、催熟、止热泻之药物，“嘎都尔”为治疫疠、肺热症、脉病之药物。现代文献对“拉岗”和“嘎都尔”的各品种及其基原有争议，且“拉岗”和“嘎都尔”的基原也有交叉，涉及景天科红景天属（*Rhodiola*）、莎草科莎草属（*Cyperus*）、牻牛儿苗科老鹳草属、虎耳草科岩白菜属（*Bergenia*）及蓼科蓼属（*Polygonum*）的多种植物，其中，草地老鹳草 *G. pratense* Linn. 及其同属植物多被作为“拉岗”的第二类［“ལ་སྒང་གཡུང་བ།”（拉岗拥哇）］或“嘎都尔”的下品［“ག་དུར་དམན་པ།”（嘎都尔曼巴）］的基原，但各地所用基原的种类也有差异。此外，上述基原植物被有关标准收载的有莎草科植物香附子 *C. rotundus* Linn.［“拉岗”的第一类“ལ་སྒང་སྔོ་བ།”（拉岗果巴），以其块状根茎入药］、景天科红景天属植物（“嘎都尔”或“嘎都尔曼巴”，以其根及根茎入药）和虎耳草科植物岩白菜 *B. purpurascens* (Hook. f. et Thoms.) Engl.［“嘎都尔”的上品“ལི་ག་དུར།”（力嘎都）或“ལི་ག་དུར་མཆོག”（力嘎都窍），以其根及根茎入药］。（参见“狭叶红景天”“香附子”“岩白菜”条）

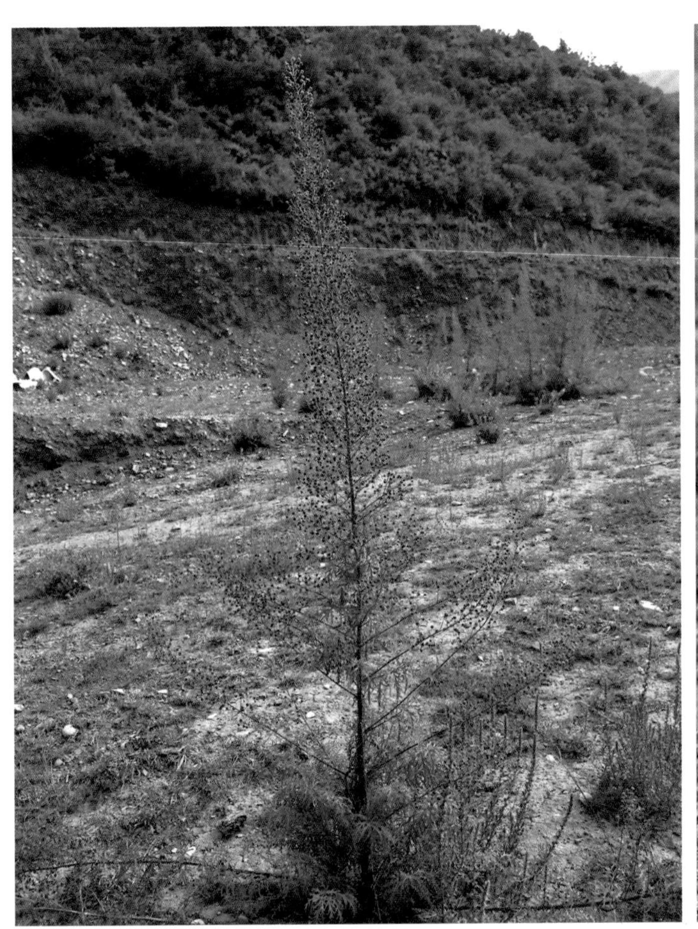

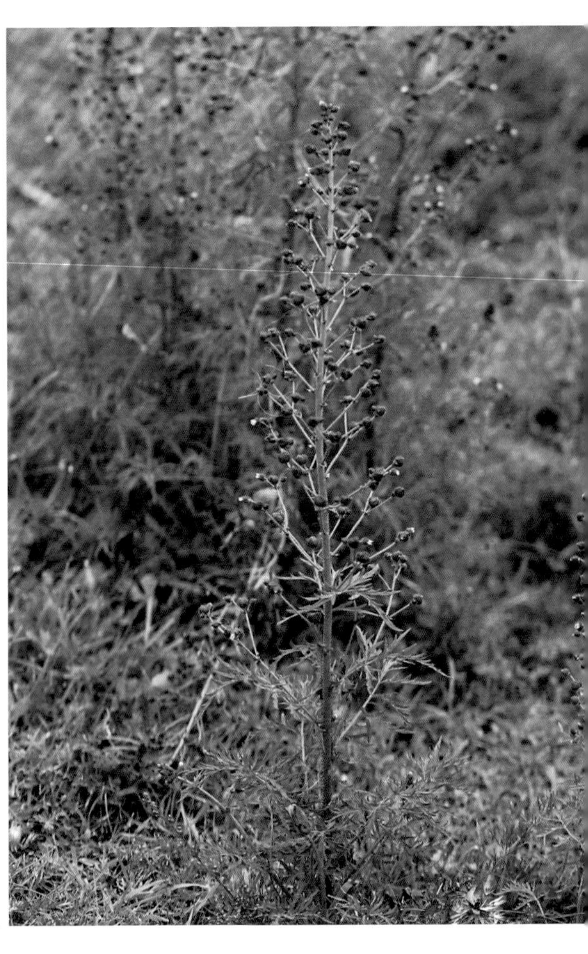

牻牛儿苗科（Geraniaceae） 熏倒牛属（*Biebersteinia* Steph. ex Fisch.）

熏倒牛 *Biebersteinia heterostemon* Maxim.

药 材 名 熏倒牛；མིང་ཅན་ནག་པོ།（明间那保、芒间那保、明间那博）。

标　　准 《部标藏药·附录》、《青海藏标》（1992 年版）。

植物形态 参见《中国植物志》第四十三卷第一分册第 87 页。

分布与生境 分布于我国西藏（昌都等）、青海东部和南部（循化、大通、门源等）、甘肃、四川西北部（若尔盖等）、宁夏（中卫及六盘山）。生长于海拔 1 000 ~ 3 200 m 的山坡、河滩、杂草坡地。

药用部位 地上部分。

采收与加工　夏、秋季采收，洗净，切段，阴干。

性　　味　味苦，性寒。

功能与主治　清热解毒，制疠除温。用于温病，热病，痈疽，疔疮。

用量与用法　2 ~ 6 g。

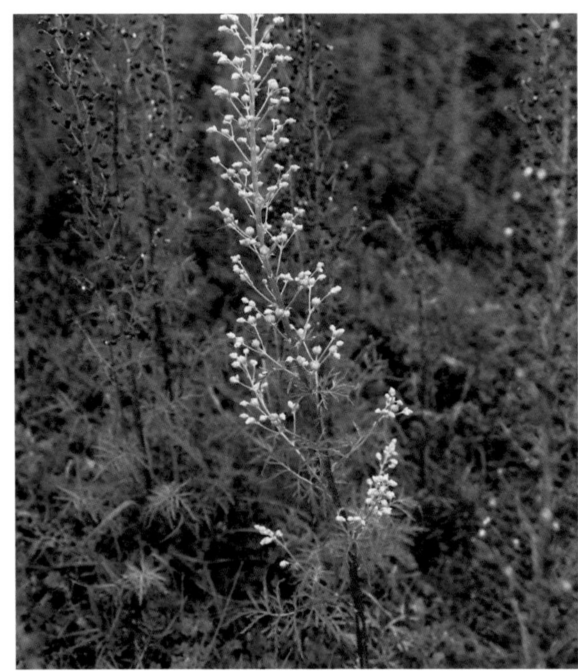

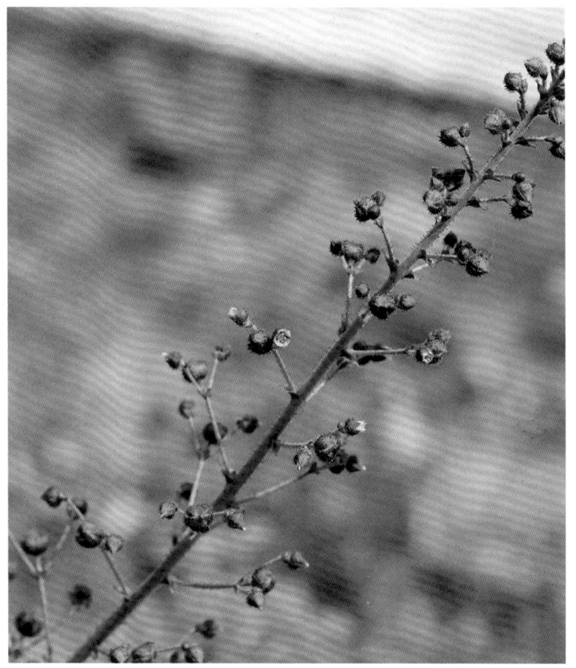

附　注

"མིང་ཅན།"（芒间、明见、明间、明涧）系《蓝琉璃》在"药物补述"中记载的消炎止痛药物。《蓝琉璃》言其有黑［"མིང་ཅན་ནག་པོ།"（明间那保、芒间那保）］、黄［"མིང་ཅན་སེར་པོ།"（明间赛保、芒间色保）］2 种及 1 种副品［或作蓝类"མིང་ཅན་སྔོན་པོ།"（明间温保）］。《晶珠本草》则言"芒间"分为黑（明间那保）、黄（明间赛保）2 类。现代文献记载的"芒间"类的基原涉及菊科的多属多种植物及牻牛儿苗科植物熏倒牛 *B. heterostemon* Maxim.，各地藏医习用的黑、黄"芒间"的基原种类不同。熏倒牛 *B. heterostemon* Maxim. 为青海藏医习用的黑者（芒间那保）的基原，《部标藏药・附录》和《青海藏标》以"熏倒牛 /མིང་ཅན་ནག་པོ།/ 芒间那保"之名收载了该种，言其为"镇痛之特效药"。西藏藏医习以菊科植物臭蚤草 *Pulicaria insignis* Drumm. ex Dunn 作黄者（明间赛保）使用，以菊科垂头菊属（*Cremanthodium*）植物作黑者（明间那保）使用。（参见"矮垂头菊""臭蚤草""条叶垂头菊"条）

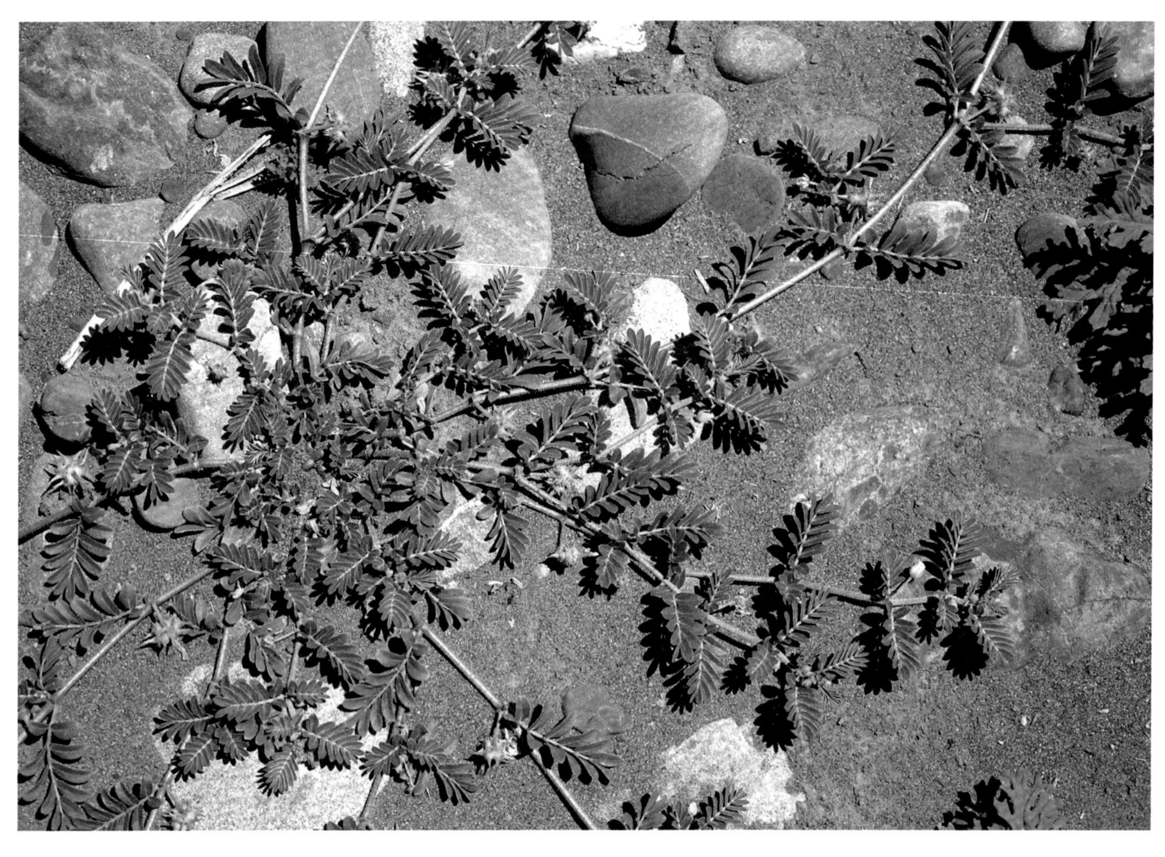

蒺藜科（Zygophyllaceae） 蒺藜属（*Tribulus* L.）

蒺藜 *Tribulus terrestris* L.

药　材　名　蒺藜、刺蒺藜；གཟེ་མ།（色玛、色麻、赛玛、塞玛）。

标　　　准　《部标藏药·附录》《藏标》。

植物形态　参见《中国植物志》第四十三卷第一分册第 144 页。

分布与生境　我国各地均有分布。生长于沙地、荒坡、山坡、民居附近。世界其他温带地区也有分布。

药用部位　成熟果实。

采收与加工　秋季果实成熟时采收，除去杂质，晒干。

性　　　味　味苦、辛，性温。

功能与主治 平肝，明目，散风，行血。用于头痛，身痒，胸满，气逆，目赤肿翳，癥瘕，乳闭。

用量与用法 6 ~ 9 g。内服煎汤；或入丸、散。孕妇慎用。

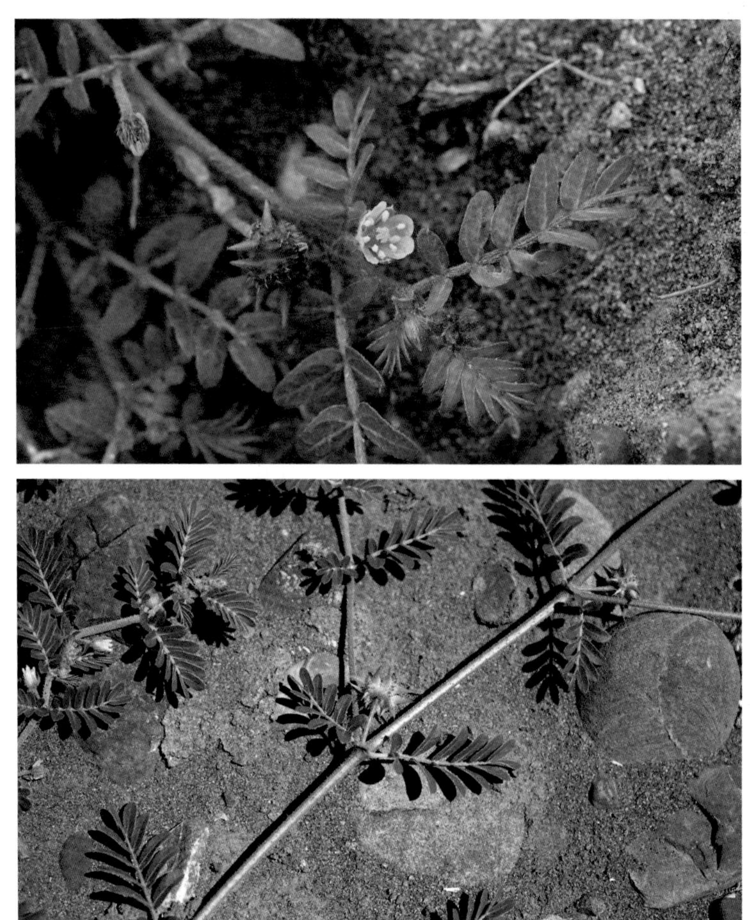

附 注

“གཟེ་མ།”（色玛）为《月王药诊》《四部医典》《度母本草》等记载的治疗尿涩症及肾病、风湿病之药物。《晶珠本草》记载“色玛”有2种，一种“果实有山羊头状的刺”，称“ར་གཟེ།”（拉赛），另一种“果实无刺”，称“ལུག་གཟེ།”（鲁合赛）。据现代文献记载，现各地藏医所用“色玛”的果实有刺者（拉赛）的基原为蒺藜科植物蒺藜 *T. terrestris* L.，其形态与《晶珠本草》之记载相符，《藏标》等以“蒺藜（刺蒺藜）/གཟེ་མ།/ 色麻”之名收载了该种；“色玛”的果实无刺者（鲁合赛）的基原可能为豆科植物背扁黄耆 *Astragalus complanatus* Bunge（蔓黄耆 *Phyllolobium chinense* Fisch.，该种的种子为中药材沙苑子），但未见藏医使用该种。

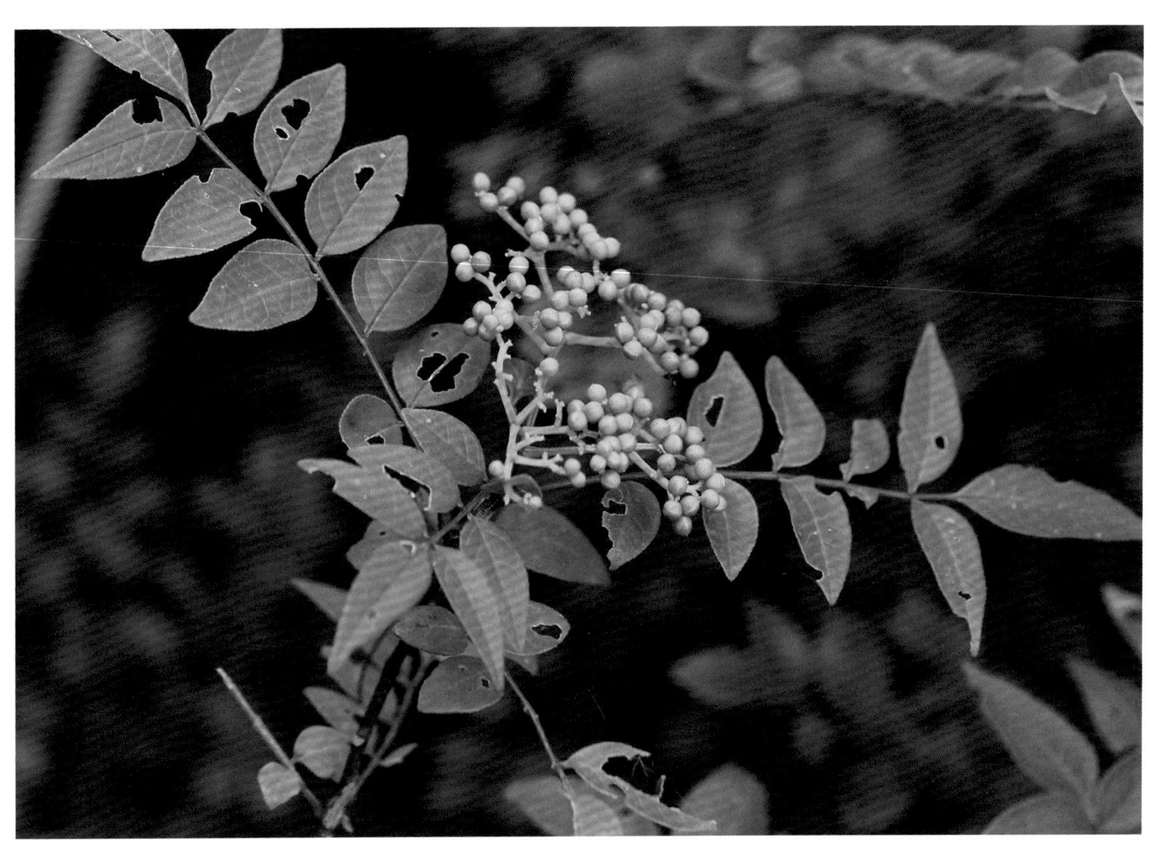

芸香科（Rutaceae） 花椒属（*Zanthoxylum* L.）

青花椒 *Zanthoxylum schinifolium* Sieb. et Zucc.

药材名 花椒；གཡེར་མ།（叶玛、叶儿马、叶儿玛、叶尔玛、也尔玛）。

标准 《部标藏药·附录》、《藏标》、《青海藏标·附录》（1992 年版）。

植物形态 参见《中国植物志》第四十三卷第二分册第 39 页。

分布与生境 分布于我国五岭以北、辽宁以南的大多数省区（云南无分布）。我国各地有大量栽培。生长于平原至海拔 800 m 的山地疏林、灌丛中、岩石旁等。朝鲜、日本也有分布。

药用部位 果皮。

采收与加工 秋季采收成熟果实，晒干，除去种子及杂质。

性　　味　味辛，性温。

功能与主治　温中散寒，驱虫止痒，通经络。用于胃腹冷痛，吐泻，口腔炎，蛔虫病；外用于皮肤瘙痒。

用量与用法　3 ~ 6 g。内服研末；或入丸、散。外用煎汤洗。

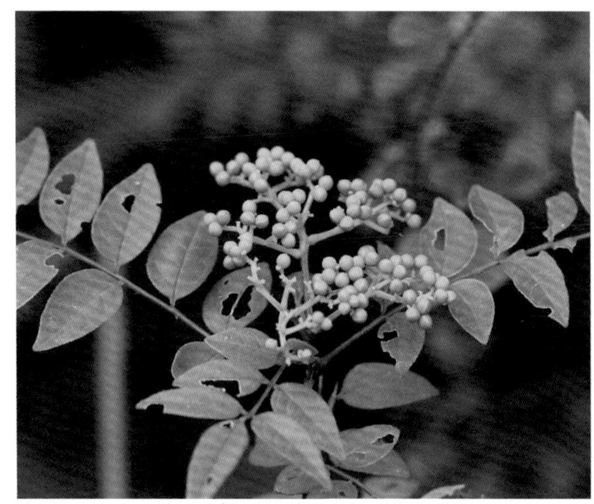

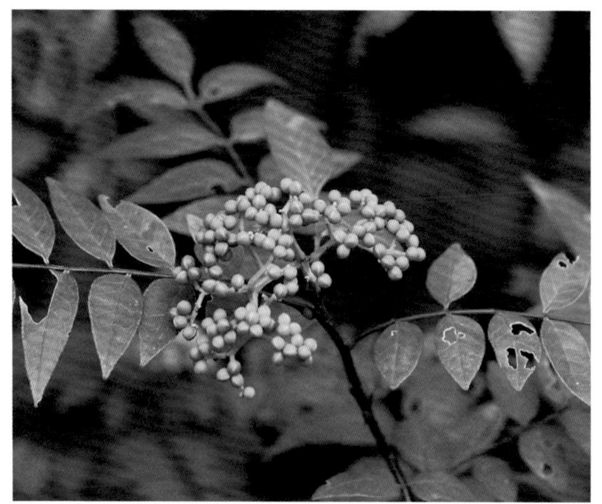

附　注

《四部医典》等中记载有“གཡེར་མ།”（叶尔马、叶尔玛）；《晶珠本草》将其归于“树木类药物”的“果实类药物”中，言其为通脉络、杀虫、治口腔疾病、止痒、醒酒之药物。据文献记载和实地调查，现藏医所用“叶尔玛”的基原均为芸香科花椒属植物，以果实或果皮入药，其中花椒 *Z. bungeanum* Maxim. 最为常用，为正品，形态也与古籍文献的记载相符。《部标藏药·附录》《藏标》等以“花椒 /གཡེར་མ།/ 叶玛（叶儿马）”之名收载了青花椒 *Z. schinifolium* Sieb. et Zucc.、花椒 *Z. bungeanum* Maxim.。文献记载的“叶儿玛”的基原还有竹叶花椒 *Z. armatum* DC. 等多种同属植物。花椒 *Z. bungeanum* Maxim. 作为调味料被大量栽培，现药材多从市场购买。（参见“花椒”条）

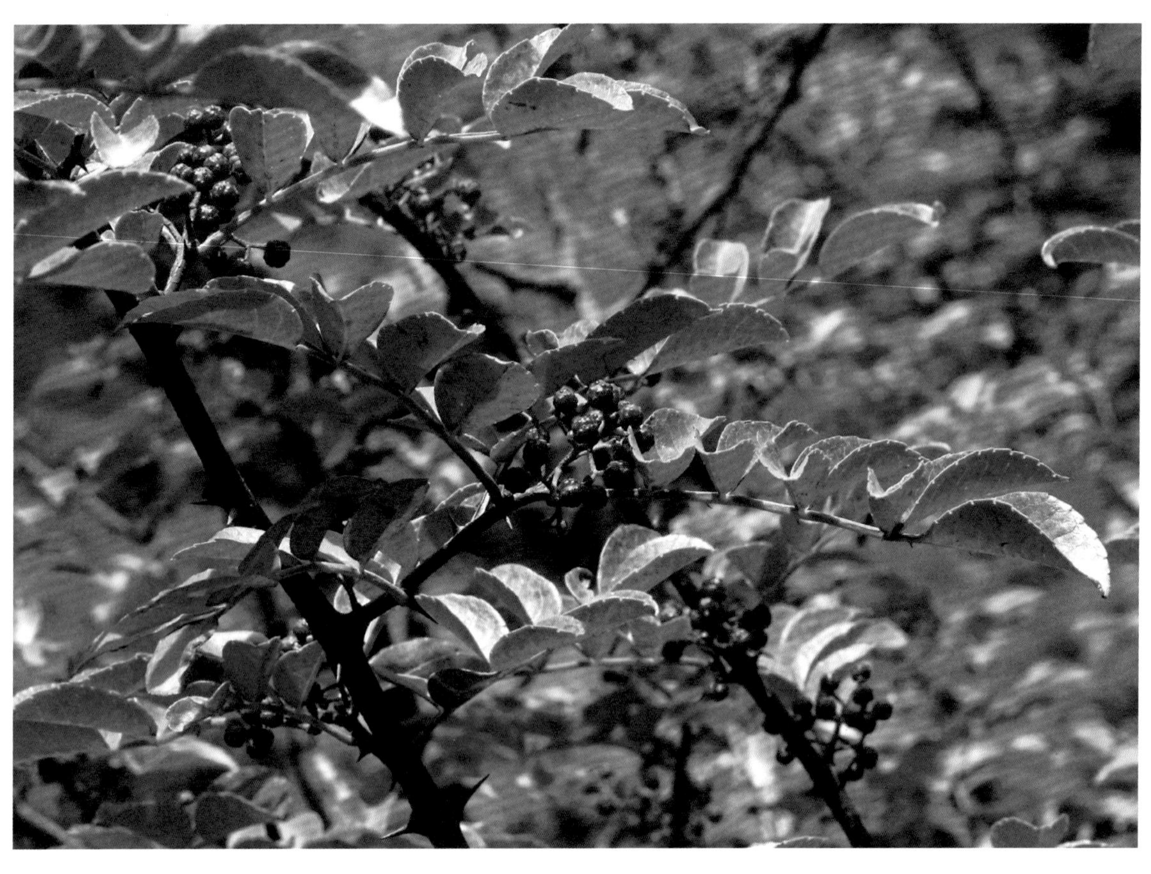

芸香科（Rutaceae）　花椒属（*Zanthoxylum* L.）

花椒 *Zanthoxylum bungeanum* Maxim.

药材名　花椒；གཡེར་མ།（叶玛、叶儿马、叶儿玛、叶尔玛、也尔玛）。

标准　《部标藏药·附录》、《藏标》、《青海藏标·附录》（1992 年版）。

植物形态　参见《中国植物志》第四十三卷第二分册第 45 页。

分布与生境　我国北起东北地区南部、南至五岭北坡、东南至江浙沿海地带、西南至西藏东南部均有分布。我国各地多有栽培。生长于平原至海拔 2 500 m（青海）的坡地。

药用部位　果皮。

采收与加工　秋季采收成熟果实，晒干，除去种子及杂质。

性　　味　味辛，性温。

功能与主治　温中散寒，驱虫止痒，通经络。用于胃腹冷痛，吐泻，口腔炎，蛔虫病；外用于皮肤瘙痒。

用量与用法　3 ~ 6 g。内服研末；或入丸、散。外用煎汤洗。

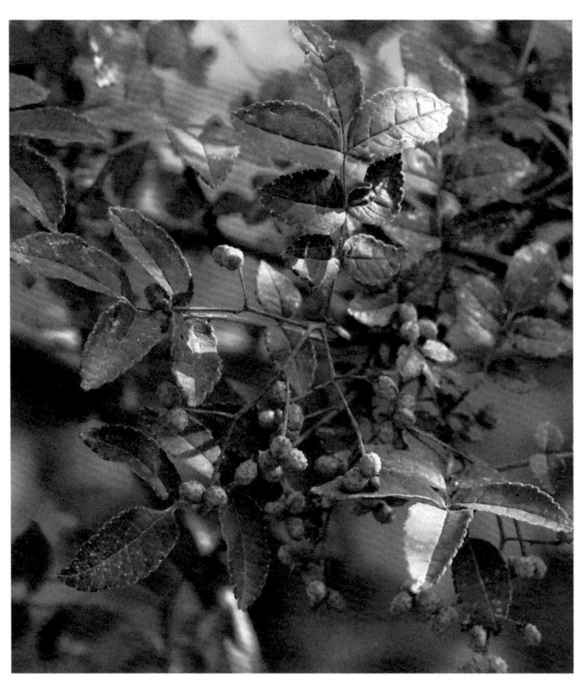

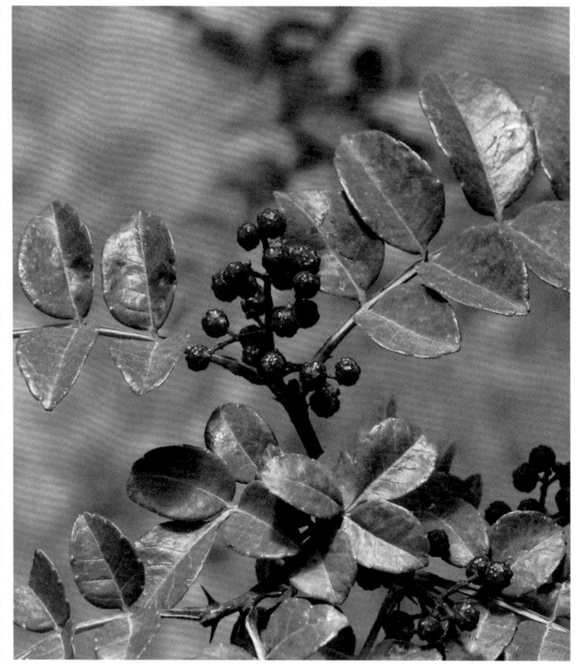

附　注

《四部医典》《度母本草》《妙音本草》等中记载有“གཡེར་མ།”（叶儿马、叶尔玛）；《度母本草》言“叶尔玛”自身功效为利发声、开启脉口；《晶珠本草》将“叶尔玛”归于“树木类药物”的“果实类药物”中，言其为通脉络、杀虫、治口腔疾病、止痒、醒酒之药物。据文献记载和实地调查，现藏医所用“叶尔玛”的基原包括花椒属的多种植物，其中花椒 *Z. bungeanum* Maxim. 最为常用，为正品，其形态也与古籍文献的记载相符。《部标藏药·附录》《藏标》等以“花椒 /གཡེར་མ།/ 叶玛（叶儿马）”之名收载了青花椒 *Z. schinifolium* Sieb. et Zucc.、花椒 *Z. bungeanum* Maxim.。花椒 *Z. bungeanum* Maxim. 作为调味料被大量栽培，现药材多从市场购买。（参见“青花椒”条）

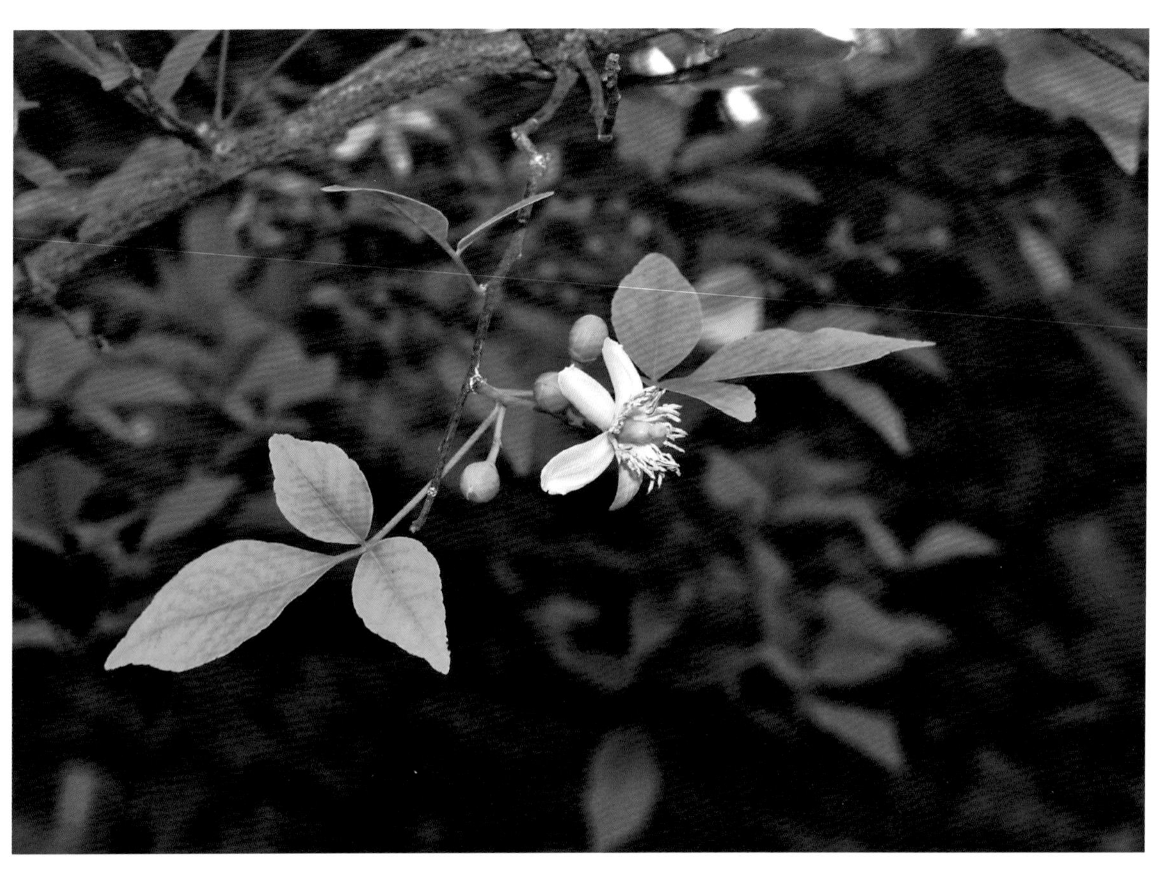

芸香科（Rutaceae） 木橘属（*Aegle* Corrĕa）

木橘 *Aegle marmelos* (L.) Corrĕa

药 材 名 木橘；བིལ་བ།（毕哇、比哇、吾哇）。

标　　准 《部标藏药》、《藏标》、《青海藏标》（1992 年版）。

植物形态 参见《中国植物志》第四十三卷第二分册第 210 ~ 212 页。

分布与生境 分布于我国云南（西双版纳），当地也有栽培。生长于海拔 600 ~ 1 000 m 的略干燥的坡地林中。印度、缅甸、老挝、越南、柬埔寨、泰国、马来西亚、印度尼西亚也有分布。

药用部位 未成熟果实。

采收与加工 11 ~ 12 月采集，整个或横剖，晒干。

性　　味　味酸、涩，化后味酸，性温。

功能与主治　止泻，引吐，消肿，愈疮。用于腹泻，肺病，“洛隆”病，疮痈。籽可催吐。

用量与用法　15 ~ 30 g[《部标藏药》《青海藏标》（1992 年版）]；3 ~ 9 g（《藏标》）。

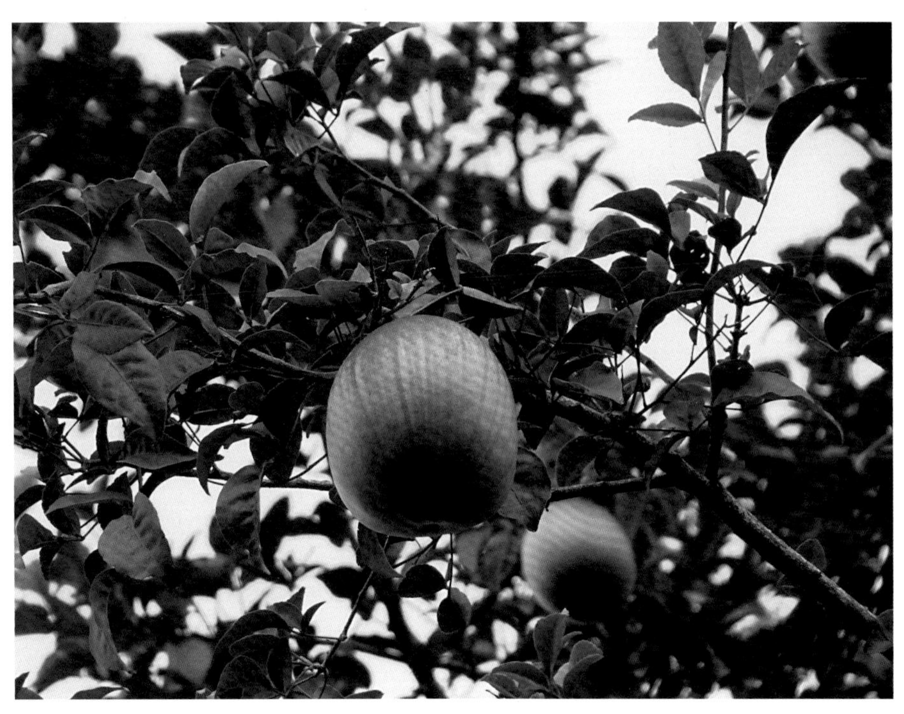

附注

《四部医典》等记载有“ཀ་བེད།”（嘎贝）；《晶珠本草》记载有“ཀ་བེད་འབྲས་ཐུ།”（嘎贝哲布、嘎贝折吾），言其为止热泻之药物，记载其分为大（雄）、小（雌）2 种，大者称“嘎贝”，小者称“བིལ་བ།”（毕哇、比哇、贝巴、贝瓦）。据现代文献记载，现藏医使用的“嘎贝哲布”的大者（嘎贝）的基原包括葫芦科葫芦 *Lagenaria siceraria* (Molina) Standl. 等数种葫芦属（*Lagenaria*）植物，《部标藏药》《青海藏标》以“葫芦 /ཀ་བེད་འབྲས་ཐུ/ 嘎贝哲布”之名收载了葫芦 *L. siceraria* (Molina) Standl. 的种子，《藏标》以“葫芦 /ཀ་བེད/ 嘎贝”之名收载了瓢葫芦 *L. siceraria* (Molina) Standl. var. *depressa* (Ser.) Hara（瓠瓜）除去瓠子的果皮，其功能和主治与种子不同；小者（毕哇）的基原为芸香科植物木橘 *A. marmelos* (L.) Corrěa，《部标藏药》《青海藏标》《藏标》以“木橘 /བིལ་བ/ 毕哇（比哇、吾哇）”之名收载了该种的果实，但不同标准记载的“引吐”或“止吐”的功效存在差异，《藏药医学内容审查》校订为“引吐”。木橘 *A. marmelos* (L.) Corrěa 在印度被称为“bilva”，“bilva”的发音与藏文名“比哇”的发音相近。（参见“葫芦”条）

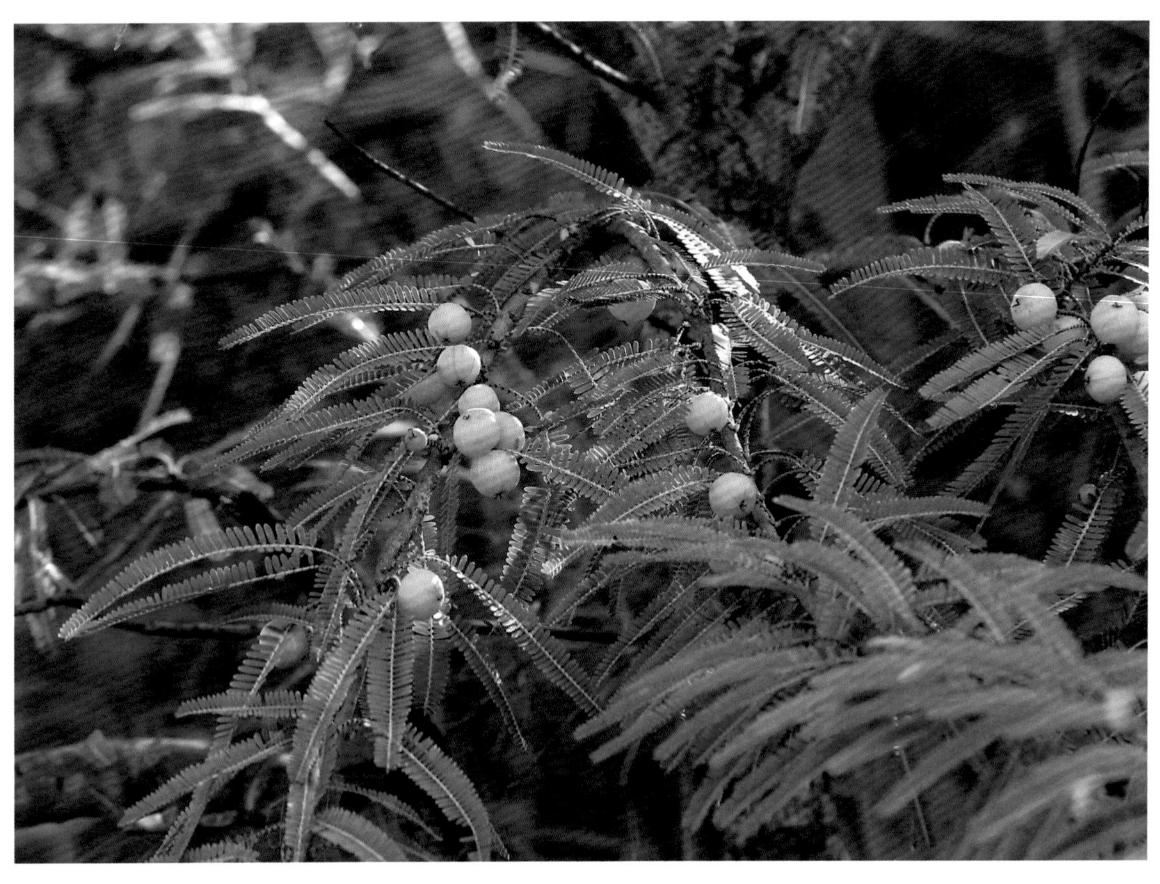

大戟科（Euphorbiaceae） 叶下珠属（*Phyllanthus* Linn.）

余甘子 *Phyllanthus emblica* Linn.

药材名 余甘子；སྐྱུ་རུ་ར།（居如拉、居如热、局如日）。

标准 《部标藏药·附录》、《藏标》、《青海藏标·附录》（1992 年版）。

植物形态 参见《中国植物志》第四十四卷第一分册第 87 ~ 89 页。

分布与生境 分布于我国江西、福建、台湾、广东、海南、广西、四川、贵州、云南等。生长于海拔 200 ~ 2 300 m 的山地疏林、灌丛、荒地或山沟向阳处。印度、斯里兰卡、越南、泰国、柬埔寨、缅甸、老挝、印度尼西亚、菲律宾等也有分布。

药用部位 成熟果实。

采收与加工 冬季至翌年春季采收，除去杂质，干燥。

性　　味 味甘、酸、涩，性凉。

功能与主治 清血平逆，消积健脾，生津止咳。用于血热症，肝胆病，喉痛，口干，消化不良，腹痛，咳嗽，坏血病等。

用量与用法 3 ~ 9 g。内服研末；或入丸、散。

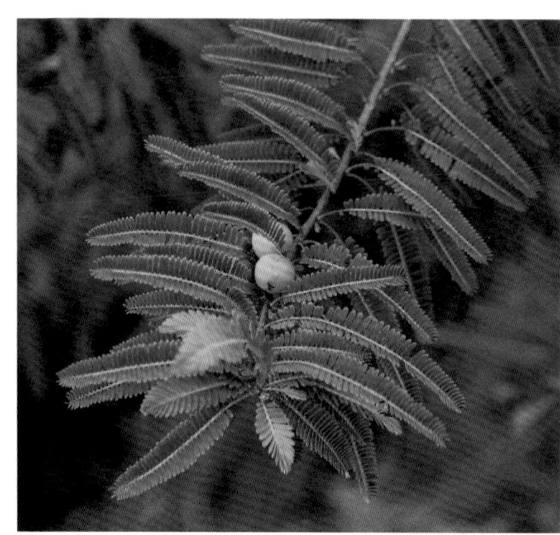

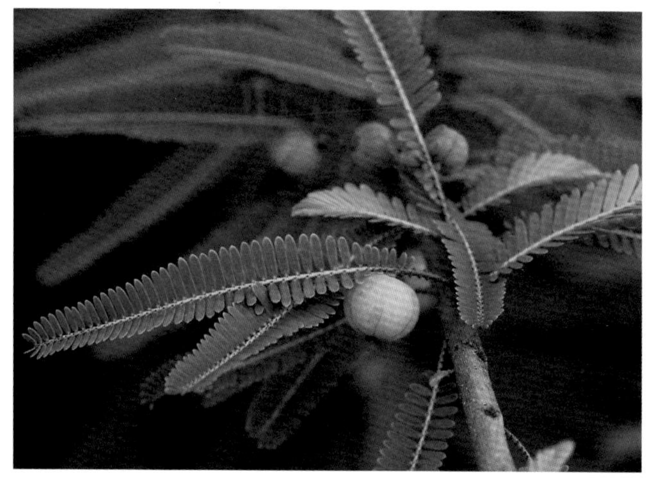

附　注

余甘子 *P. emblica* Linn. 药材为藏医常用的治“培赤”病、疗血分病之药物。《四部医典》《度母本草》等中均记载有“སྐྱུ་རུ་ར།”（居如拉、居如热、局如日）。《晶珠本草》言“居如拉”分白、红 2 种，白者质佳，红者质次。据现代文献记载和实际使用状况调查，各地藏医均以大戟科植物余甘子 *P. emblica* Linn. 作“居如拉”的正品，其形态也与《图鉴》《晶珠本草》等的记载相符；《中国药典》作为“藏族习用药材”、《藏标》以“余甘子 /སྐྱུ་རུ་ར།/ 居如拉”之名均收载了该种，《印度药典》（10）也收载有“余甘子”和“余甘子粉”。据文献记载，也有藏医使用蔷薇科山里红 *Crataegus pinnatifida* Bge. var. *major* N. E. Br. 等山楂属（*Crataegus*）植物的果实作“居如拉”，此可能系指《晶珠本草》记载的红者，但这些植物的形态均与《晶珠本草》等的记载不符，这些植物应为地方习用的代用品，也有观点认为山楂属植物果实的功能和主治与余甘子 *P. emblica* Linn. 完全不同，不宜作“居如拉”使用。

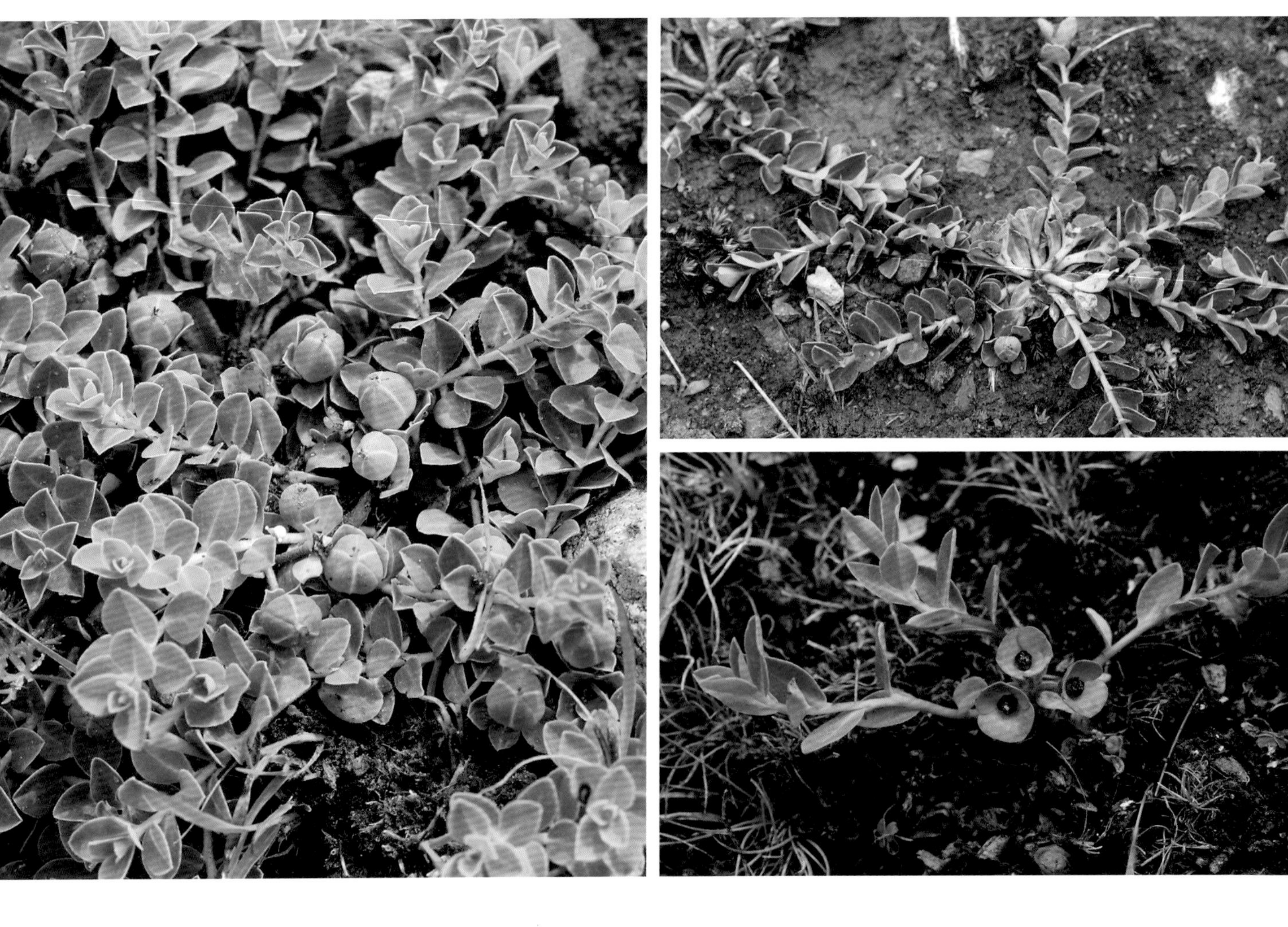

大戟科（Euphorbiaceae） 大戟属（*Euphorbia* Linn.）

高山大戟 *Euphorbia stracheyi* Boiss.

药 材 名 春布；ཚན་ཕྲུ།（春布、冲布、川布、川吾）。

标　　准 《西藏藏标》。

植物形态 参见《中国植物志》第四十四卷第三分册第 83 页。

分布与生境 分布于我国四川、云南、西藏、青海南部、甘肃南部。生长于海拔 1 000 ～ 4 900 m 的高山草甸、灌丛、杂木林下、林缘。喜马拉雅山脉周边其他国家和地区也有分布。

药用部位 块根。

采收与加工 秋季采挖，洗净，晾干。

性　　味 味甘，化后味甘，性平。

功能与主治 催泻。用于胃肠道疾病，各种“赤巴”病。

用量与用法 1 ~ 2 g。内服煎汤；或入丸、散。有毒，入药前须以山羊肉、牛尿共煎煮炮制去毒。

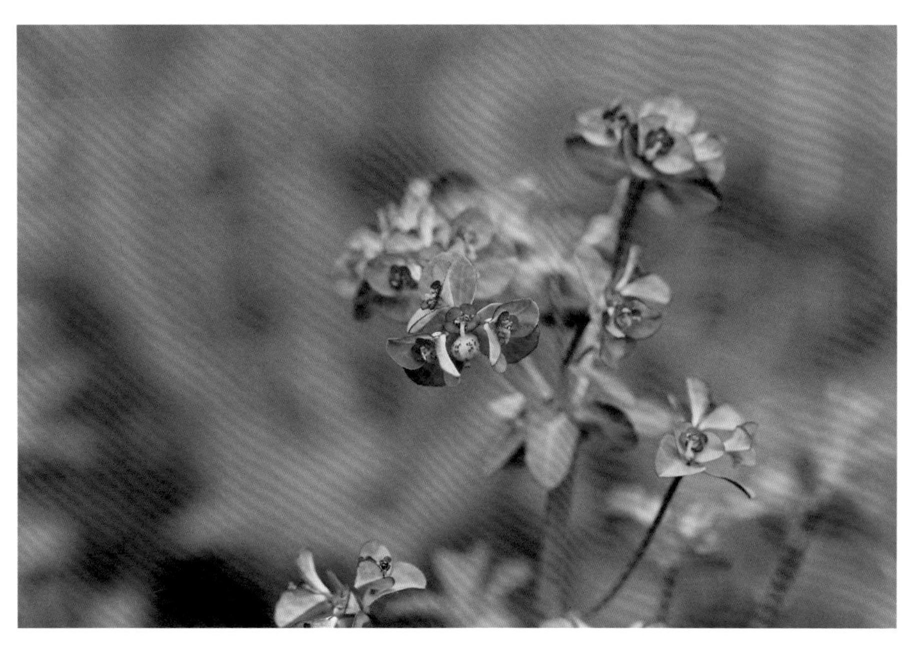

附　注

《四部医典》中记载有“ཐར་ནུ།”（塔奴）。《晶珠本草》中分别记载有“ཐར་ནུ།”（塔奴）和“ཚན་བུ།”（春布），言此为按植株性状分类，“塔奴”为大者，“春布”为小者。现代文献记载的大、小 2 种“塔奴”的基原涉及大戟属的多种植物，各地习用的种类不同。《西藏藏标》以“ཚན་བུ།/ 春布 / 春布”之名收载了高山大戟 *E. stracheyi* Boiss.；以“ཐར་ནུ།/ 塔奴 / 大戟”之名收载了疣果大戟 *E. micractina* Boiss.（甘青大戟），二者的功能与主治也不同。（参见“甘青大戟”条）

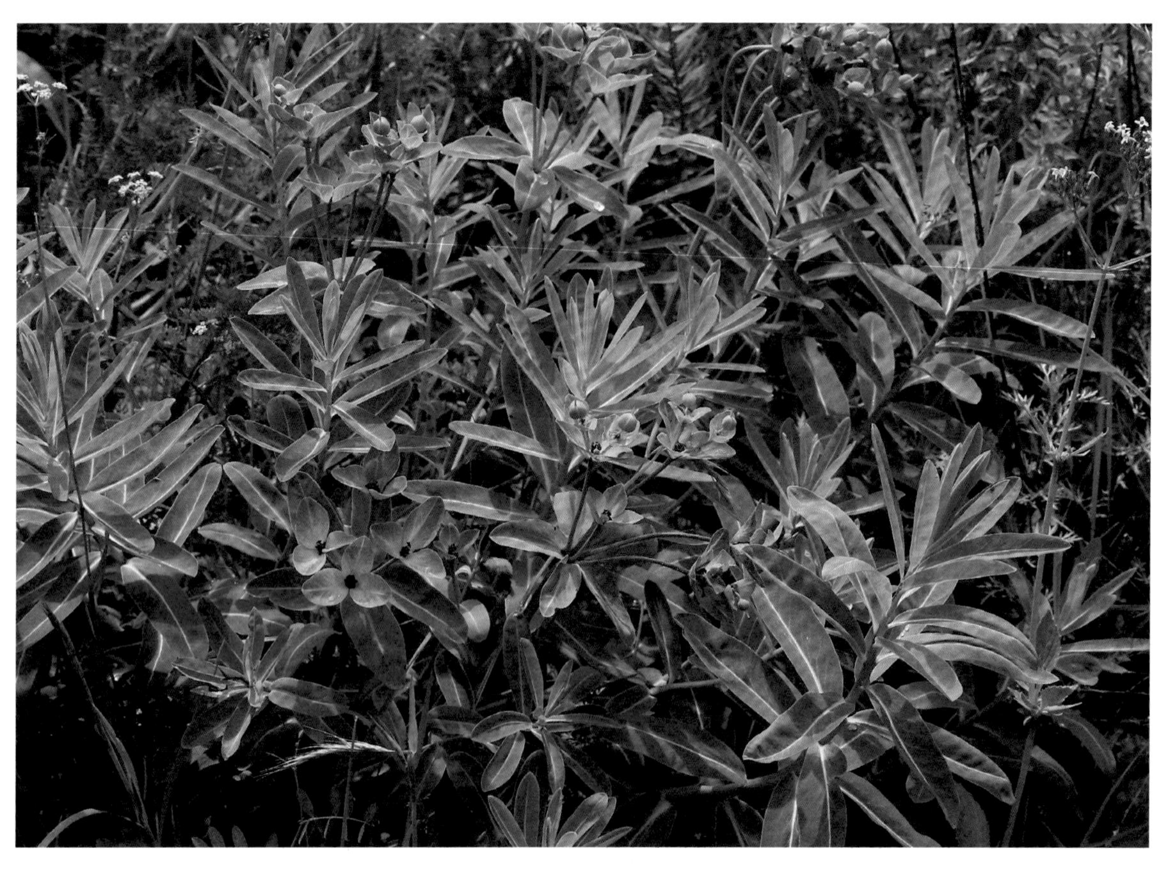

大戟科（Euphorbiaceae） 大戟属（*Euphorbia* Linn.）

大果大戟 *Euphorbia wallichii* Hook. f. （喜马拉雅大戟 *E. himalayensis* Boiss.）

药材名 喜马拉雅大戟；དུར་བྱིད།（独其、图其、图尔其）。

标准 《西藏藏标》。

植物形态 参见《中国植物志》第四十四卷第三分册第 88 页。

分布与生境 分布于我国四川、云南、西藏、青海南部。生长于海拔 1 800 ~ 4 700 m 的高山草甸、山坡、林缘。喜马拉雅山脉的其他地区也有分布。

药用部位 根。

采收与加工 春、秋季采挖，除去泥沙及须根，洗净，晾干。

性　　味　味甘，化后味甘，性温。

功能与主治　催吐，下泻，止痛，生肌。用于消化不良引起的胃痛，便秘，伤口腐烂等。

用量与用法　0.5 ~ 1 g。内服入丸、散。有毒，内服宜慎。

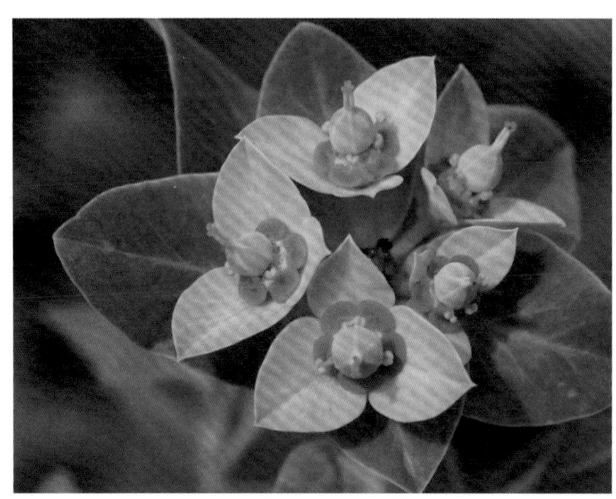

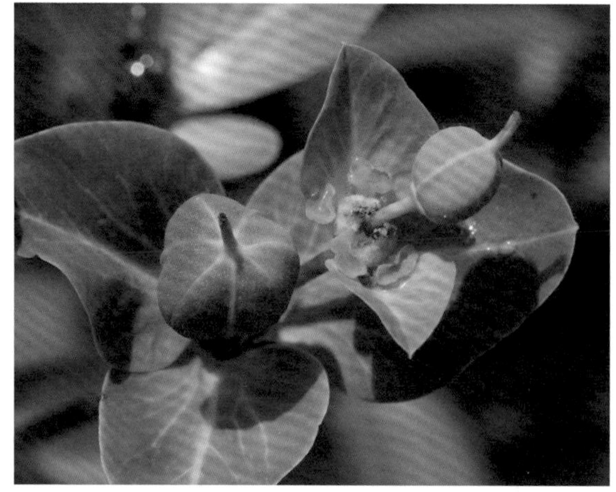

附　注

《度母本草》《四部医典》《晶珠本草》等中分别记载有“ཐར་ནུ།”（塔奴）和“དུར་བྱིད།”（独其）；《宇妥本草》记载有“ཚོན་བུ།”（春布）和“ཐར་ནུ་ག།”（塔奴哇）。《晶珠本草》言“塔奴”分为大［“ཐར་ནུ།”（塔奴）］、小［“ཚོན་བུ།”（春布、川布）］2种，载其为治皮肤炭疽之药物；言“独其”分为上、中、下3品，载其为泻诸病、引吐“培根”病之药物。现代文献记载的“塔奴”和“独其”的基原包括多种大戟属植物，各地习用的基原种类有差异，其中，大果大戟 *E. wallichii* Hook. f. 为“塔奴”的基原之一，喜马拉雅大戟 *E. himalayensis* Boiss. 为“独其”的基原之一（《中国植物志》将 *E. himalayensis* Boiss. 作为大果大戟 *E. wallichii* Hook. f. 的异名）。《西藏藏标》以“ཚོན་བུ།/ 春布 / 春布”之名收载了高山大戟 *E. stracheyi* Boiss.（小“塔奴”）；以“ཐར་ནུ།/ 塔奴 / 大戟”之名收载了疣果大戟 *E. micractina* Boiss.（甘青大戟，大“塔奴”）；以“དུར་བྱིད།/ 独其 / 喜马拉雅大戟”之名收载了喜马拉雅大戟 *E. himalayensis* Boiss.。（参见“甘青大戟”“高山大戟”条）

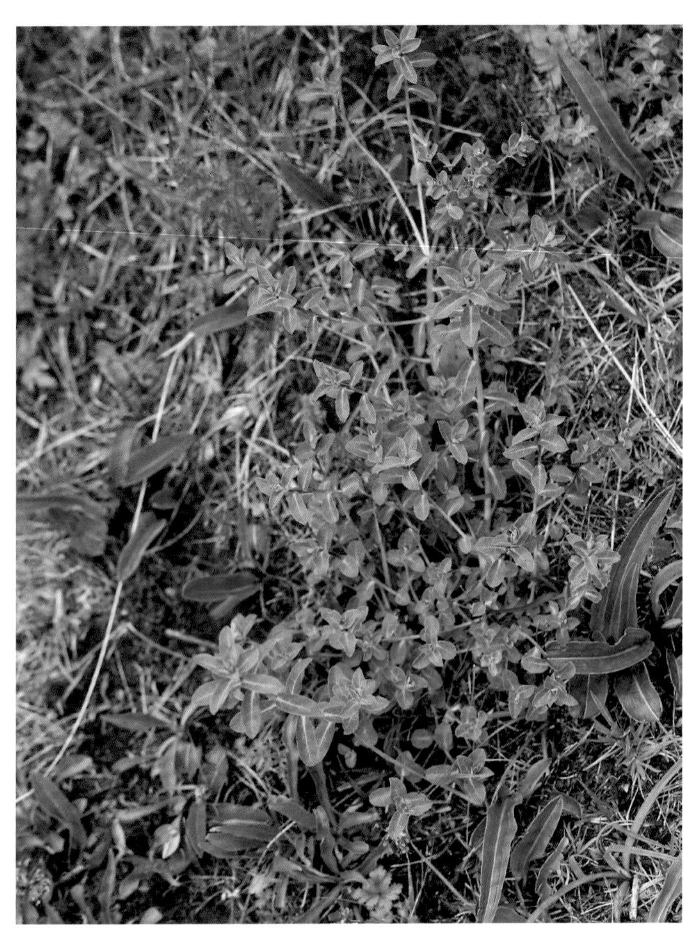
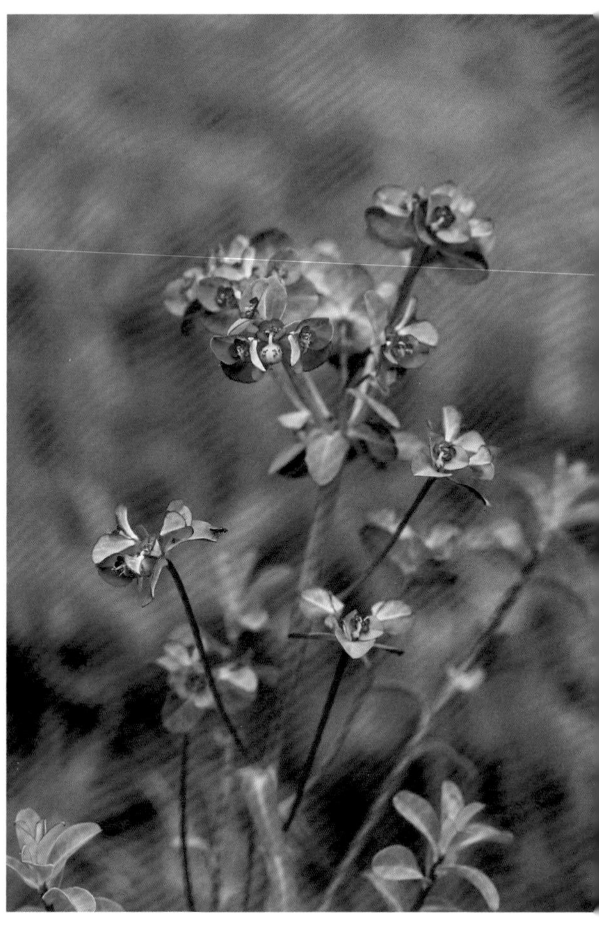

大戟科（Euphorbiaceae）　大戟属（*Euphorbia* Linn.）

甘青大戟 *Euphorbia micractina* Boiss.（疣果大戟）

药 材 名　大戟；ཐར་ནུ།（塔奴）。大戟膏；ཐར་ནུའི་ཁནྡ།（塔奴砍扎）。

标　　准　《西藏藏标》。

植物形态　参见《中国植物志》第四十四卷第三分册第 103 页。

分布与生境　分布于我国西藏、四川、青海、甘肃、宁夏、新疆东部、陕西、山西、河南等。生长于海拔 1 500 ~ 2 700 m 的山坡、草甸、林缘、砂石砾地。巴基斯坦及喜马拉雅山脉的其他地区等也有分布。

药用部位　大戟：块根。

大戟膏：根皮。

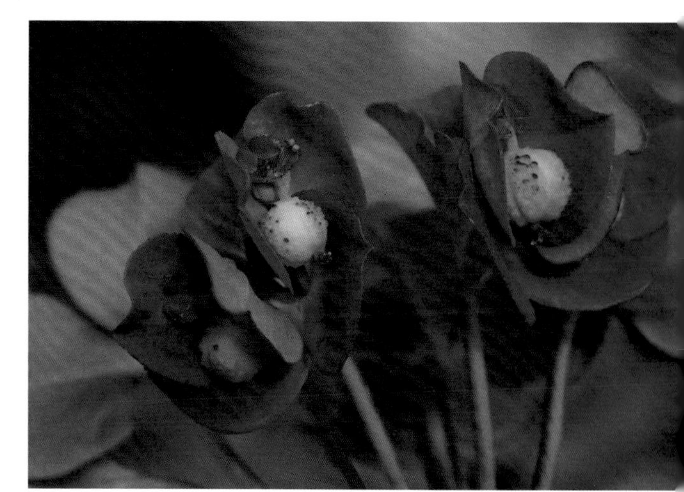

采收与加工 大戟：秋季采挖，洗净，晒干。

大戟膏：秋后采挖块根，洗净，剥取外皮，煎成浸膏。

性　　味 大戟：味辛、苦，化后味苦，性温。

大戟膏：味苦，化后味苦，性寒。

功能与主治 大戟：消炎，利尿，泻下，驱虫。用于疮，皮癣，皮肤炭疽，畜癞病，下泻寒、热两性引起的胃肠道疾病，肠道寄生虫病。

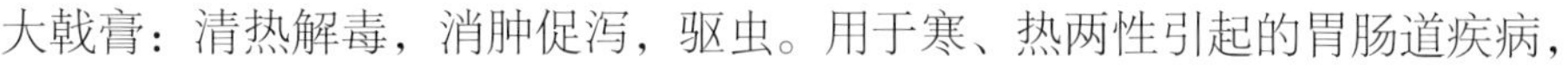

大戟膏：清热解毒，消肿促泻，驱虫。用于寒、热两性引起的胃肠道疾病，胃腹胀痛，肠道寄生虫病，皮癣，皮肤炭疽，痈肿疮毒。

用量与用法 大戟：0.2 ~ 0.5 g。内服入丸、散。有毒，内服宜慎。

大戟膏：0.3 ~ 0.6 g。内服入丸、散。有毒，内服宜慎。

附　注

《度母本草》记载“ཐར་ནུ།”（塔奴）功效为治皮癣疱疹、泻诸病、引吐“培根”病；《妙音本草》记载有“塔奴”和“ཚོན་བུ།”（春布），言前者功效为引吐，后者配伍用于治疗四源紊乱症；《宇妥本草》记载有“ཐར་ནུ་བ།”（塔奴哇）和“春布”，言二者均为泻药。《蓝琉璃》《晶珠本草》等记载“塔奴”按植株性状分为大［“ཐར་ནུ།”（塔奴、塔乐）］、小［“ཚོན་བུ།”（春布、川布）］2种。现代文献记载的大、小“塔奴”的基原包括大戟科大戟属的多种植物，但各地所用种类不尽相同。据文献记载，大者以甘青大戟 *E. micractina* Boiss.（疣果大戟）、大狼毒 *E. jolkinii* Boiss.（*E. nematocypha* Hand.-Mazz.，云南迪庆藏医习用）为正品，小者以高山大戟 *E. stracheyi* Boiss. 为正品。《西藏藏标》分别以“ཐར་ནུ།/ 塔奴 / 大戟”和“ཐར་ནུའི་ཁནྡ།/ 塔奴砍扎 / 大戟膏”之名收载了疣果大戟 *E. micractina* Boiss.（甘青大戟），规定的功能与主治略有差异；并另条以“ཚོན་བུ།/ 春布 / 春布”之名收载了高山大戟 *E. stracheyi* Boiss.，其功能和主治与“塔奴”不同。（参见“高山大戟”条）

在《中国植物志》中，*E. micractina* Boiss. 的中文名为“甘青大戟”。

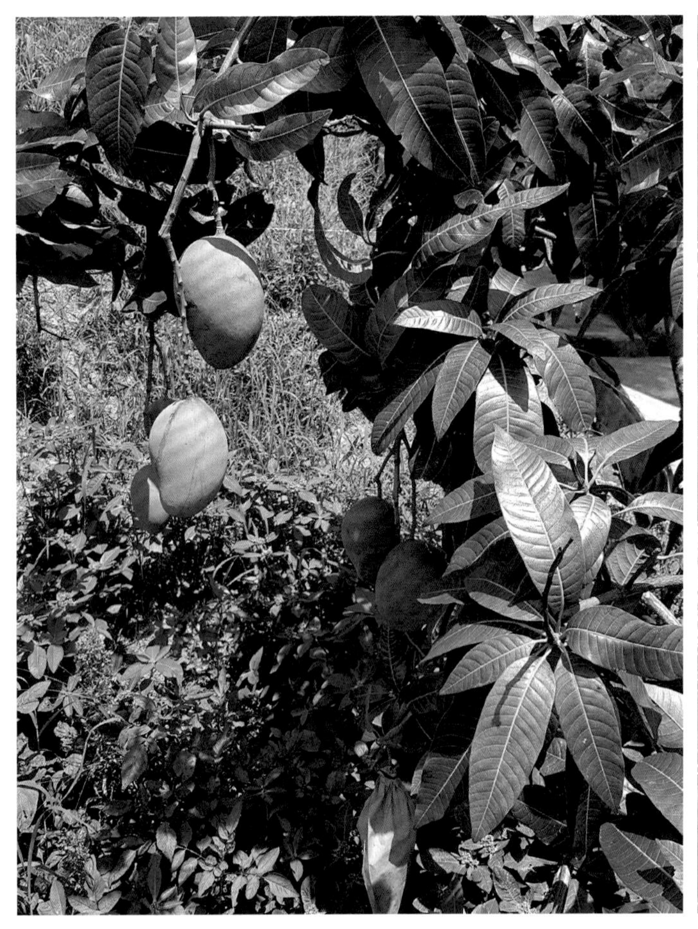

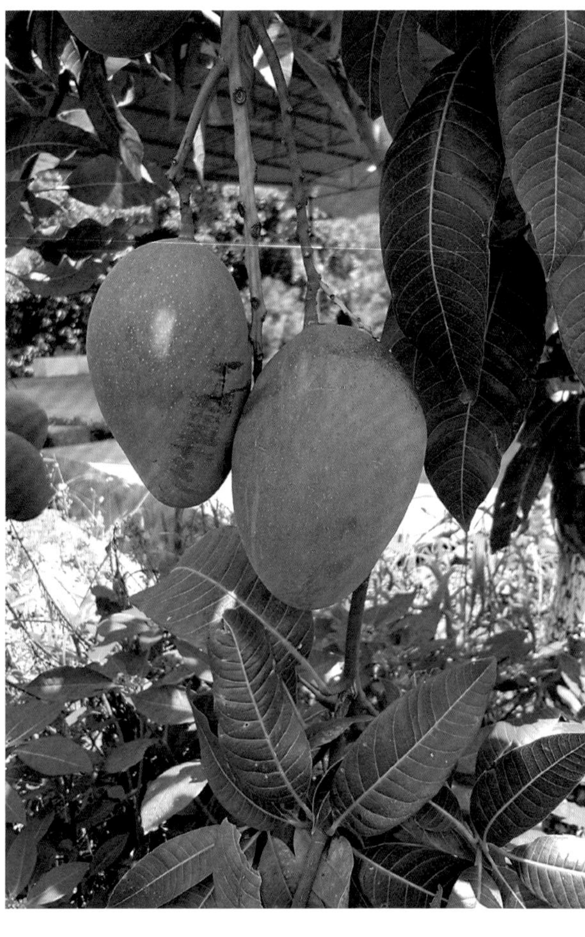

漆树科（Anacardiaceae）　杧果属（*Mangifera* L.）

杧果 *Mangifera indica* L.

药 材 名　芒果核；ཨ་འབྲས།（阿哲、阿摘、阿折、阿斋）。

标　　准　《部标藏药》、《藏标》、《青海藏标·附录》（1992 年版）。

植物形态　参见《中国植物志》第四十五卷第一分册第 74 ~ 75 页。

分布与生境　分布于我国云南、四川[攀枝花（米易）]、广西、广东、福建、台湾。生长于海拔 200 ~ 1 350 m 的山坡、河谷、旷野。印度、孟加拉国、越南、老挝、柬埔寨、缅甸、泰国、马来西亚也有分布。世界各地广泛栽培。

药用部位 成熟种子。

采收与加工 夏、秋季采摘成熟果实，收集果核，干燥。

性　　味 味甘、酸、苦，化后味甘，性温。

功能与主治 滋阴，补肾，止痛，消积。用于肾虚，“楷常”病引起的腰腿酸痛，四肢发冷，尿频，尿急等。

用量与用法 3 ~ 6 g。内服研末；或入丸、散。用时除去种子外壳（内果皮）。

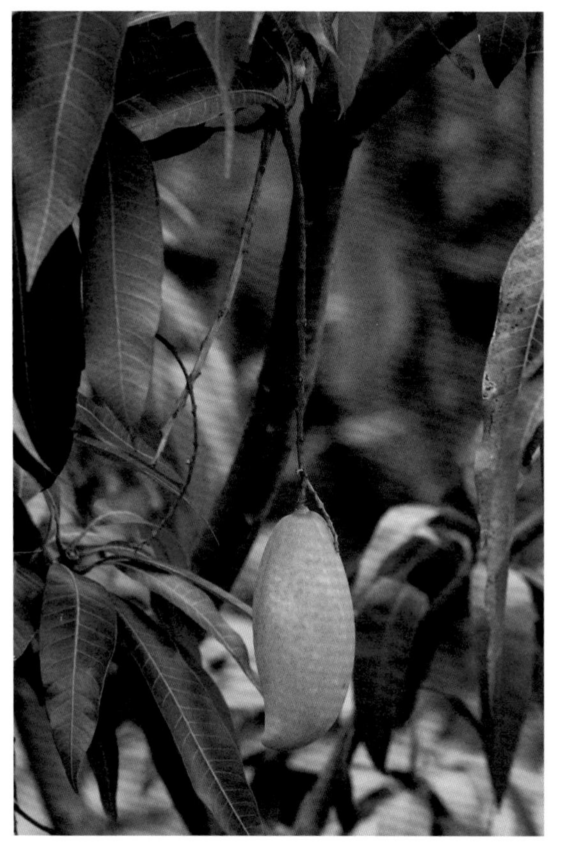

附　注

《度母本草》记载“ཨ་འབྲས།”（阿哲、阿扎）为治肾病之药物。从《晶珠本草》记载的“阿哲”药材（果核）的形态来看，“阿哲”应有 2 种。《藏汉大辞典》将“ཨ་འབྲས།”（阿哲）译作“冲天子”。现代文献记载的藏医使用的“阿哲”的基原也有 2 种，即漆树科植物杧果 *Mangifera indica* L. 和豆科植物厚果崖豆藤 *Millettia pachycarpa* Benth.（厚果鸡血藤，广东、云南别称“冲天子”），多以杧果 *Mangifera indica* L. 为正品。《甘露本草明镜》以“ཨ་འབྲས་དམན་པ།”（阿扎曼巴）之名记载了厚果崖豆藤 *Millettia pachycarpa* Benth.；《藏药晶镜本草》记载该种为“阿哲”的类似品。因厚果崖豆藤 *Millettia pachycarpa* Benth. 易引起身体浮肿，现已少用。《部标藏药》等收载的“芒果核 /ཨ་འབྲས།/ 阿哲”的基原也仅为杧果 *Mangifera indica* L.。

部分文献记载 *Mangifera indica* L. 的中文名为“芒果”，《中国植物志》记载其中文名为“杧果”。

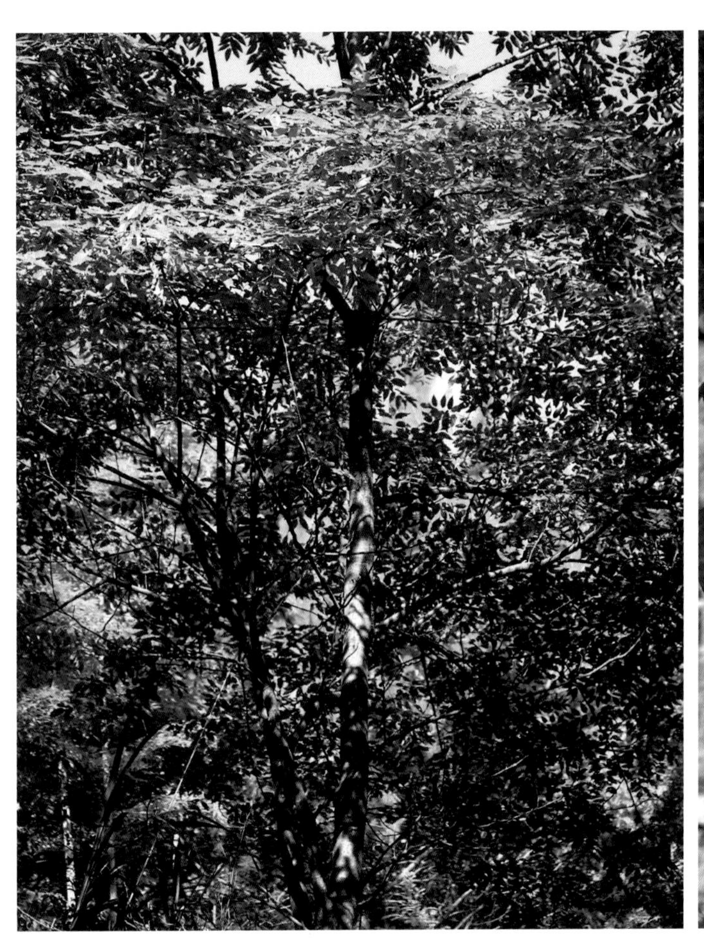

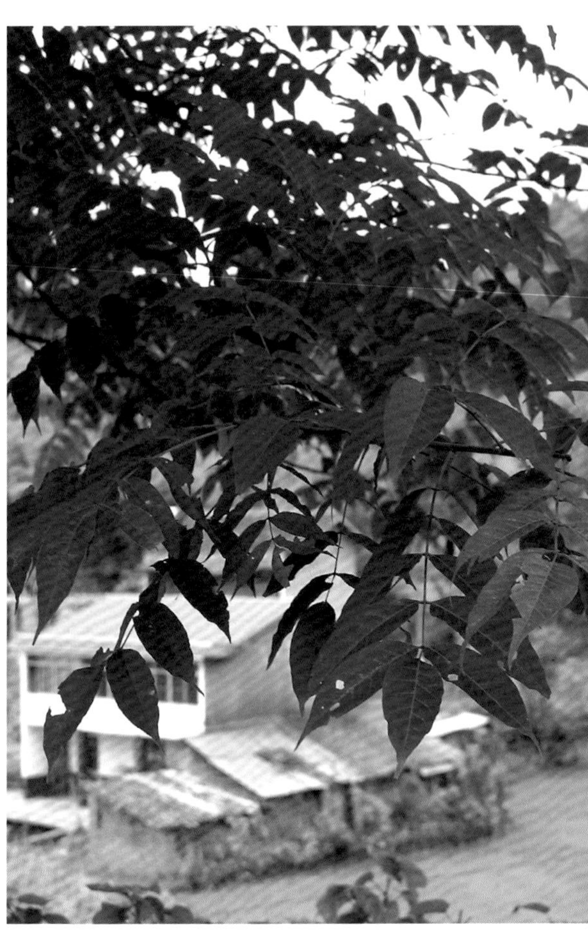

漆树科（Anacardiaceae）　南酸枣属（*Choerospondias* Kudo）

南酸枣 *Choerospondias axillaris* (Roxb.) Burtt et Hill

药 材 名　广枣；སྙིང་ཞོ་ཤ།（娘肖夏、柠肖夏）。

标　　准　《部标藏药・附录》、《藏标》、《青海藏标・附录》（1992 年版）。

植物形态　参见《中国植物志》第四十五卷第一分册第 86 ～ 87 页。

分布与生境　分布于我国西藏、云南、广西、广东、福建、贵州、湖北、湖南、江西（武宁）、安徽、浙江等。生长于海拔 300 ～ 2 000 m 的山坡、丘陵或沟谷林中。印度、越南、老挝、缅甸、泰国、柬埔寨、马来西亚西部、日本也有分布。

药用部位　成熟果实。

采收与加工　秋季采收，除去杂质，干燥。

性　　味　味甘、酸，化后味甘，性平。

功能与主治　清热，养心，安神。用于气滞瘀血，心区作痛，心悸气短，心神不安。

用量与用法　1.5 ~ 2.4 g。内服煎汤；或入丸、散。

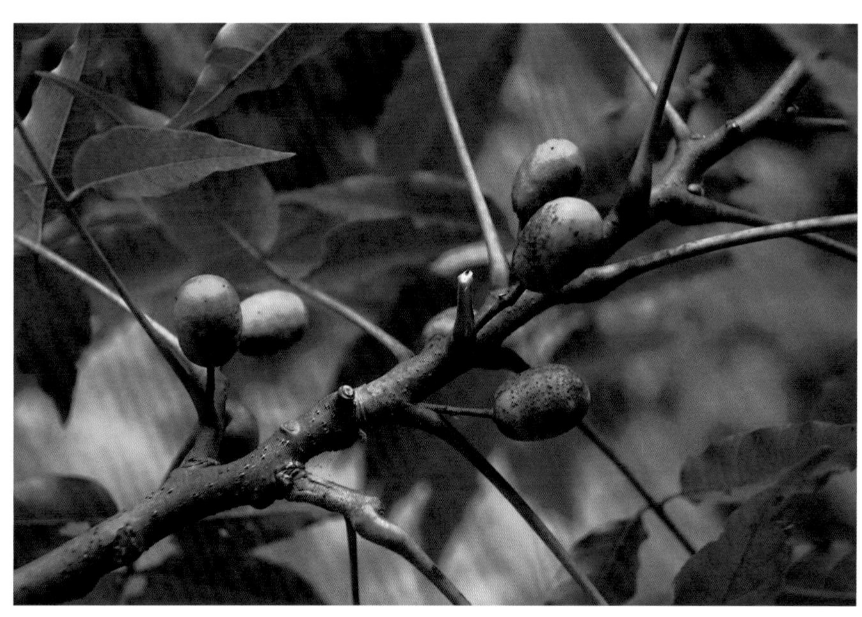

附 注

"སྙིང་ཞོ་ཤ།"（娘肖夏、柠肖夏）为《月王药诊》《四部医典》等记载的清心热、安神之药物。《度母本草》《蓝琉璃》《晶珠本草》等共记载有 4 种"ཞོ་ཤ།"（肖夏），"སྙིང་ཞོ་ཤ།"（娘肖夏）为其中之一，各种"肖夏"的功效有所不同。《度母本草》记载"娘肖夏"呈心形。现各地藏医所用"娘肖夏"的基原主要为漆树科植物南酸枣 *C. axillaris* (Roxb.) Burtt et Hill，但该种的果实为椭圆形，并非古籍记载的"心形"；也有部分地区藏医使用使君子科植物使君子 *Quisqualis indica* L.，云南迪庆及西藏东南部部分地区藏医还以胡颓子科植物长柄胡颓子 *Elaeagnus delavayi* Lecomte 作"娘肖夏"使用，但有关文献记载的使君子 *Q. indica* L. 和长柄胡颓子 *E. delavayi* Lecomte 药材的功效与南酸枣 *C. axillaris* (Roxb.) Burtt et Hill 药材不同。《部标藏药·附录》《藏标》等以"广枣སྙིང་ཞོ་ཤ།/娘肖夏"之名收载的均为南酸枣 *C. axillaris* (Roxb.) Burtt et Hill。（参见"白花油麻藤""常春油麻藤""刀豆""榼藤"条）

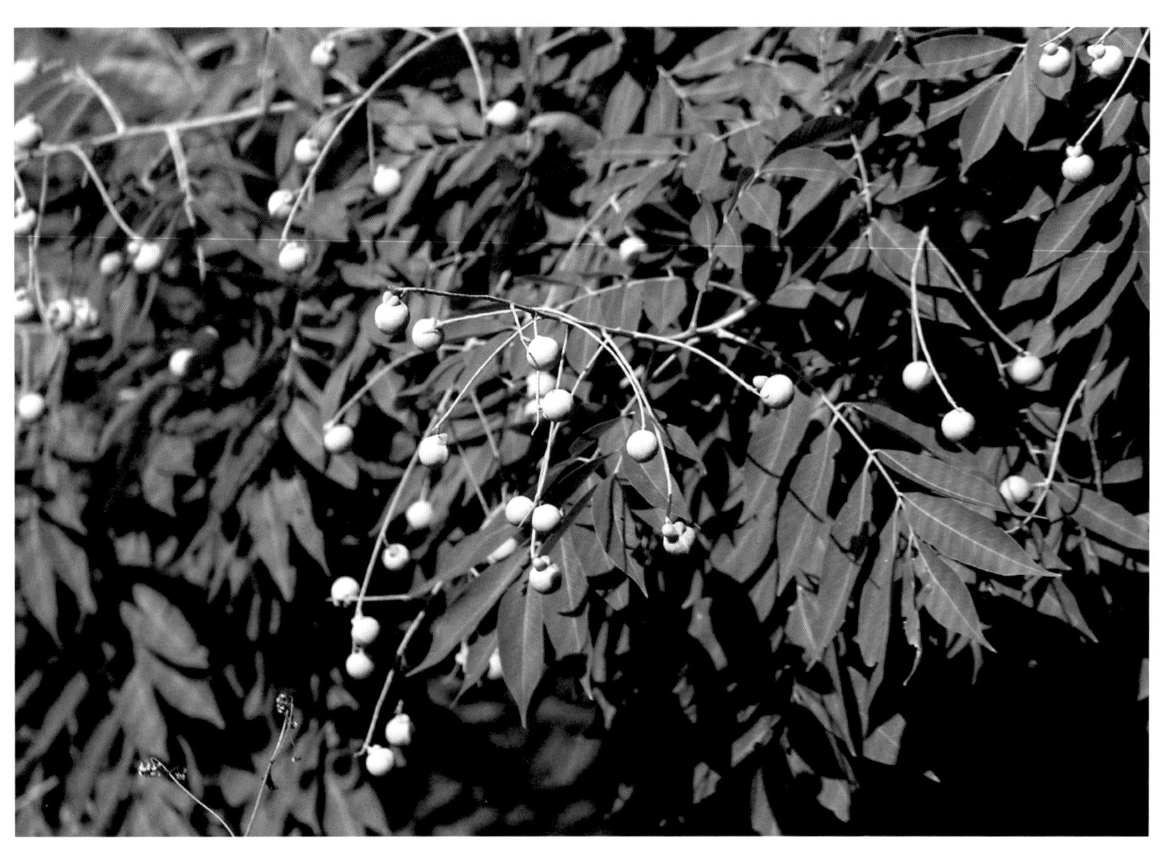

无患子科（Sapindaceae） 无患子属（*Sapindus* Linn.）

无患子 *Sapindus mukorossi* Gaertn.

药 材 名 无患子；ལུང་ཐང་།（隆东、龙东）。

标 准 《部标藏药》、《青海藏标》（1992 年版）。

植物形态 参见《中国植物志》第四十七卷第一分册第 15 页。

分布与生境 分布于我国东部、南部至西南部。我国各地寺庙、庭院、村旁多有栽培。日本、朝鲜、印度及中南半岛其他地区等也有分布，多栽培。

药用部位 种子。

采收与加工 9 ~ 10 月采集成熟果实，除去果肉，取出种子，晒干。

性 味 味涩，化后味苦，性平。有小毒。

功能与主治　催吐，消炎，益精。用于白喉，精囊炎，睾丸炎，弱精，淋浊尿频等。

用量与用法　1 ~ 3 g。内服研末；或入丸、散。

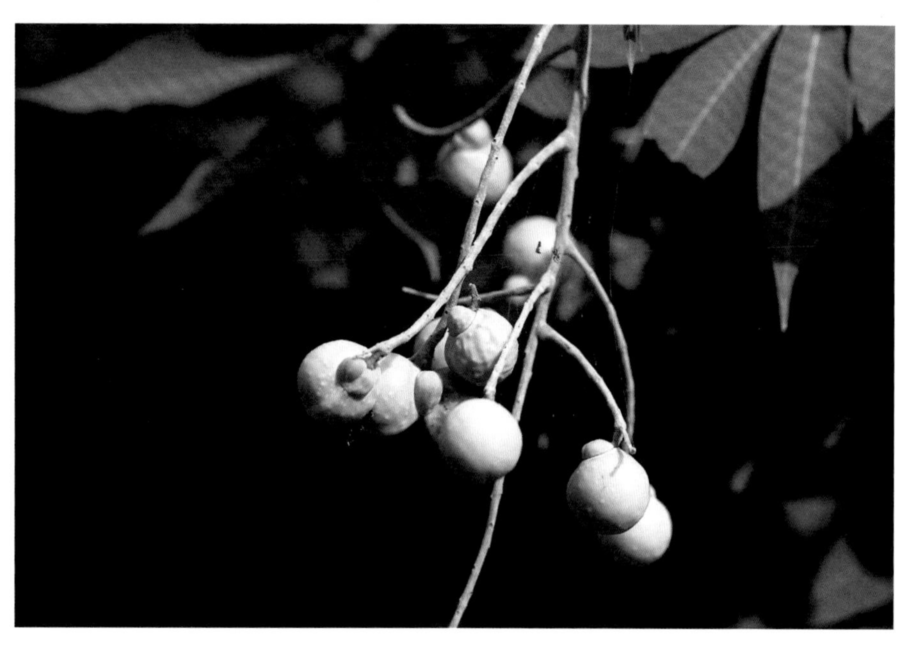

附　注

《四部医典》中记载有“པོ་སོ་ཆ།”（布苏恰）；《度母本草》记载“布苏恰”的功效为引吐“培根”病，并引吐一切病。《晶珠本草》记载有“ལུང་ཏང་།”（隆东、龙东），言其为消炎、治白喉、益精、治精囊病之药物；《医学奇妙目饰》记载为“ལུང་ཐང་ནག”（隆唐纳）[《蒙药正典》记载为“ལུང་ཐང་།”（隆唐）]。现代文献多记载“隆冬”的基原为无患子科植物无患子 *S. mukorossi* Gaertn.，也称“ལུང་ཏང་རྡ།”（隆东达）；“布苏恰”的基原为七叶树科植物娑罗子 *Aesculus wilsonii* Rehd.（天师栗）、七叶树 *A. chinensis* Bunge 及茜草科植物山石榴 *Catunaregam spinosa* (Thunb.) Tirveng.。也有观点认为“布苏恰”和“隆冬”为同一药物，其基原为无患子 *S. mukorossi* Gaertn.，但同时也指出，该种树皮呈灰褐色或黑褐色、果实的发育分果爿呈近球形、种子无孔等形态特征与《度母本草》《晶珠本草》等的记载不尽相符，尚存疑。据市场调查，现藏医多称无患子 *S. mukorossi* Gaertn. 的种子为“隆东”，《部标藏药》以“无患子 /ལུང་ཏང་།/ 隆东”之名收载了该种及其同属数种植物。

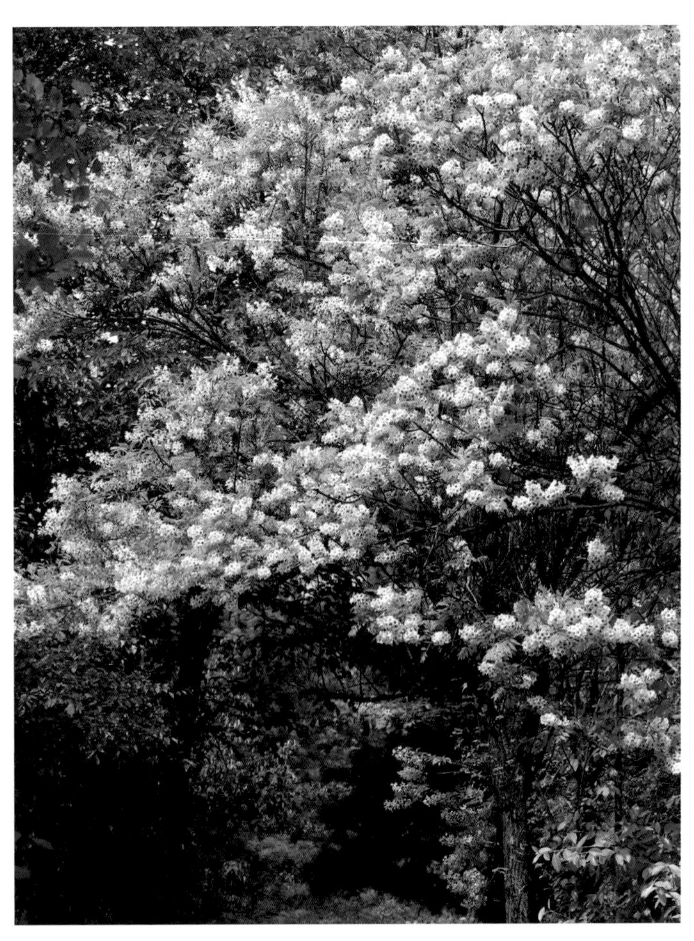

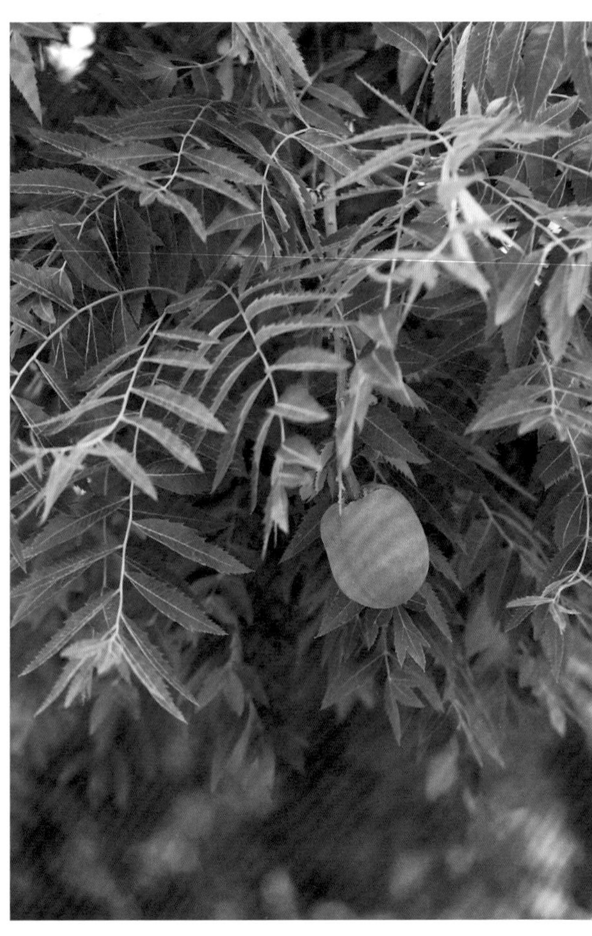

无患子科（Sapindaceae）　文冠果属（*Xanthoceras* Bunge）

文冠果 *Xanthoceras sorbifolia* Bunge（文冠木）

药　材　名　文冠木；ཙན་དན་སེང་ལྡེང་།（赞旦生等）、སེང་ལྡེང་།（生等、塞尔等）。小叶鼠李；སེང་ལྡེང་།（桑当）。

标　　　准　《部标藏药》、《藏标》、《青海藏标》（1992 年版）。

植物形态　参见《中国植物志》第四十七卷第一分册第 72 页。

分布与生境　分布于我国北部，西至宁夏、甘肃，北至内蒙古，南至河南，东北至辽宁。我国各地均有栽培。生长于丘陵、山坡。

药用部位　茎干及枝条的木部。

采收与加工 春、夏季砍取茎干、枝条，剥取木部，晒干。

性　　味 味涩、微苦，化后味苦，性凉。

功能与主治 清血燥湿，消肿止痛，干黄水。用于“陈普”病，风湿性关节炎，类风湿性关节炎，痛风，黄水病，“查彩”病，多血症，麻风病等。煎膏外用于水肿，疮毒。

用量与用法 9 ~ 15 g。外用煎汤洗。

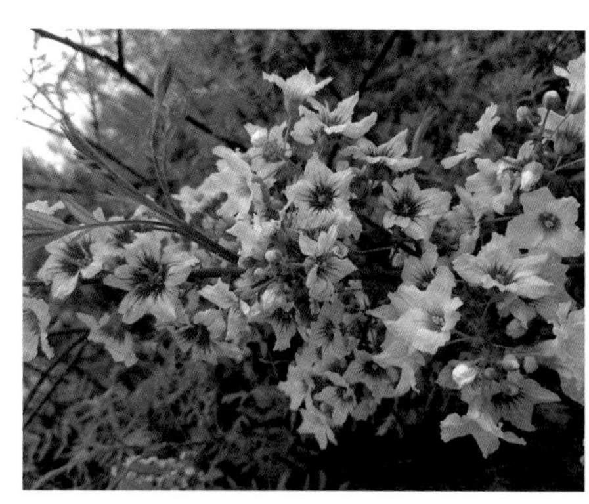

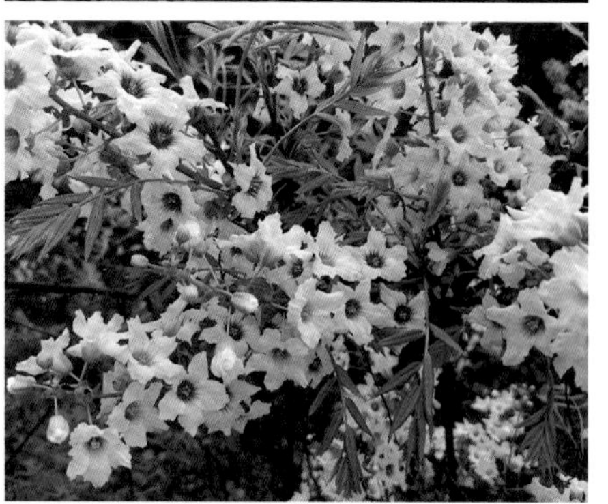

附　注

《月王药诊》《度母本草》《四部医典》等均记载有“སེང་ལྡེང་།”（生等、桑当、塞尔等）。《度母本草》言“生等”为干体腔脓液之药物。《蓝琉璃》《晶珠本草》记载“སེང་ལྡེང་།”（生等）按（木材）颜色不同分为红［“ཙན་དན་སེང་ལྡེང་།”（赞旦生等）、“དམར་པོ་ཙན་དན་སེང་ལྡེང་།”（玛保赞旦生等）］、黄［“སྐྱེར་པ་སེང་ལྡེང་།”（杰巴生等）、“སེར་པོ་སྐྱེར་པ་སེང་ལྡེང་།”（赛保杰巴生等）］、白［“སོམ་སེང་ལྡེང་།”（松生等）、“རྒྱ་བོ་སོམ་སེང་ལྡེང་།”（甲沃索木生等）］3 种。现代文献对“生等”类的品种划分及基原的记载不尽一致，其基原大致有 3 类，“红生等”（赞旦生等）的基原为无患子科植物文冠果 *X. sorbifolia* Bunge（文冠木），青海、甘肃、内蒙古、四川藏医多习用；“黄生等”（杰巴生等）的基原为鼠李科鼠李属（*Rhamnus*）植物，西藏、云南、四川藏医习用；“白生等”（松生等）的基原为三尖杉科植物粗榧 *Cephalotaxus sinensis* (Rehd. et Wils.) Li，四川德格藏医习用。《部标藏药》（文冠木 /ཙན་དན་སེང་ལྡེང་།/ 赞旦生等）、《藏标》（文冠木 /སེང་ལྡེང་།/ 生等）收载了文冠果 *X. sorbifolia* Bunge；《青海藏标》以“小叶鼠李 /སེང་ལྡེང་།/ 桑当”之名收载了鼠李科植物小叶鼠李 *Rhamnus parvifolia* Bunge、文冠果 *X. sorbifolia* Bunge；《部标藏药》（松生等 /སོམ་སེང་ལྡེང་།/ 松生等）、《藏标》（生等 /སེང་ལྡེང་།/ 塞尔等）、《西藏藏标》（སེང་ལྡེང་ཁན྄/ 生等砍扎 / 生等膏）等收载了鼠李科植物西藏猫乳 *Rhamnella gilgitica* Mansf. et Melch.、小叶鼠李 *Rhamnus parvifolia* Bunge，熬膏者称“生等膏”。以上标准中收载的各种“生等”均以茎干及枝条的木部入药，其功能和主治也相似。（参见“西藏猫乳”条）

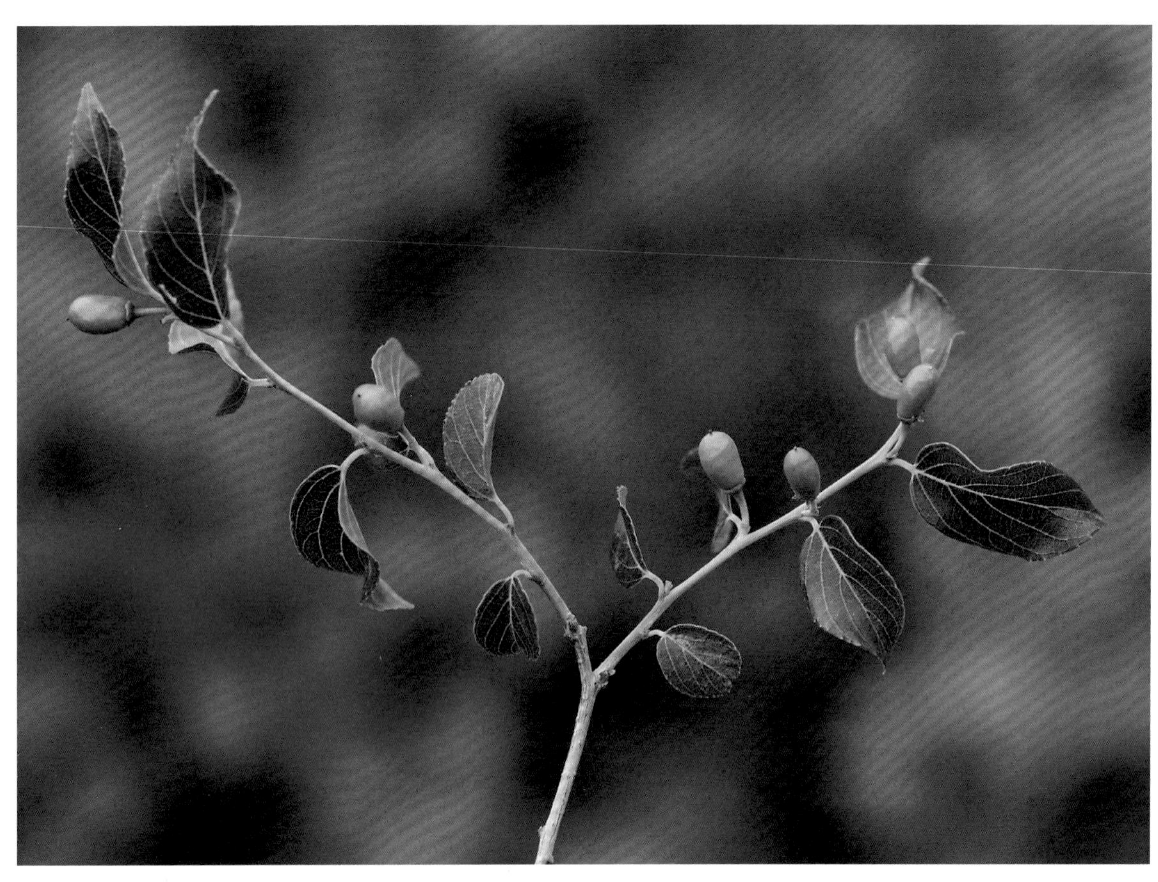

鼠李科（Rhamnaceae） 猫乳属（*Rhamnella* Miq.）

西藏猫乳 *Rhamnella gilgitica* Mansf. et Melch.

药 材 名 松生等；སོམ་སེང་ལྡིང་།（松生等）。生等；སེང་ལྡིང་།（塞尔等）。生等膏；སེང་ལྡིང་ཁནྡ།（生等砍扎）。

标 准 《部标藏药》《藏标》《西藏藏标》。

植物形态 参见《中国植物志》第四十八卷第一分册第 100 页。

分布与生境 分布于我国西藏东部至南部（芒康、察雅）、云南西北部（德钦）、四川西部（乡城、丹巴等）。生长于海拔 2 600 ~ 2 900 m 的亚高山灌丛、林中。克什米尔地区也有分布。

药用部位 茎干木材。

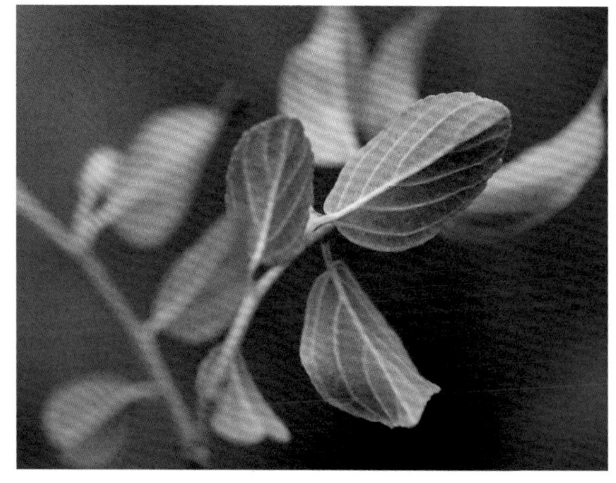

采收与加工 全年均可采收茎干，除去树皮，锯成段，劈开后晒干。

性　味 味微苦，化后味苦，性凉。

功能与主治 松生等：凉血，消肿，止痛，干黄水。用于黄水病，关节炎，痛风，多血症，麻风病；外用于疮毒。（《藏药医学内容审查》）

生等：凉血，消肿。用于类风湿性关节炎，黄水病，高山多血症。（《藏标》）

生等膏：凉血，消肿，干黄水。用于风湿性关节炎，类风湿性关节炎，黄水病，麻风病，高山多血症等。（《西藏藏标》）

用量与用法 松生等、生等：9 ~ 15 g。外用膏剂涂敷。

生等膏：1 ~ 2 g。

附注

《晶珠本草》记载“སེང་ལྡེང་།”（生等）按（木材）颜色不同分为红［“དམར་པོ་ཙན་དན་སེང་ལྡེང་།”（玛保赞旦生等）］、黄［“སེར་པོ་སྐྱེར་པ་སེང་ལྡེང་།”（赛保杰巴生等）］、白［“སྐྱ་བོ་སོམ་སེང་ལྡེང་།”（甲沃索木生等）或“སོམ་སེང་ལྡེང་།”（松生等）］3 种，“生等”为总名称。现代文献记载的不同地区藏医习用的“生等”的基原有差异，涉及无患子科植物文冠果 *Xanthoceras sorbifolia* Bunge（文冠木，青海、甘肃、四川、内蒙古藏医习用）、三尖杉科植物粗榧 *Cephalotaxus sinensis* (Rehd. et Wils.) Li（四川德格藏医习用）及鼠李科猫乳属或鼠李属（*Rhamnus*）植物（西藏、云南、四川藏医习用）等，各标准收载的 3 种“生等”的名称和基原也不尽一致。有文献记载西藏猫乳 *Rhamnella gilgitica* Mansf. et Melch. 为西藏、云南藏医习用的“黄生等”（杰巴生等）或“白生等”（松生等）的基原之一。《部标藏药》（松生等 /སོམ་སེང་ལྡེང་།/ 松生等）、《藏标》（生等 /སེང་ལྡེང་།/ 塞尔等）、《西藏藏标》（སེང་ལྡེང་བཀྲ།/ 生等砍扎 / 生等膏）等收载了西藏猫乳 *Rhamnella gilgitica* Mansf. et Melch.、小叶鼠李 *Rhamnus parvifolia* Bunge。（参见“文冠果”条）

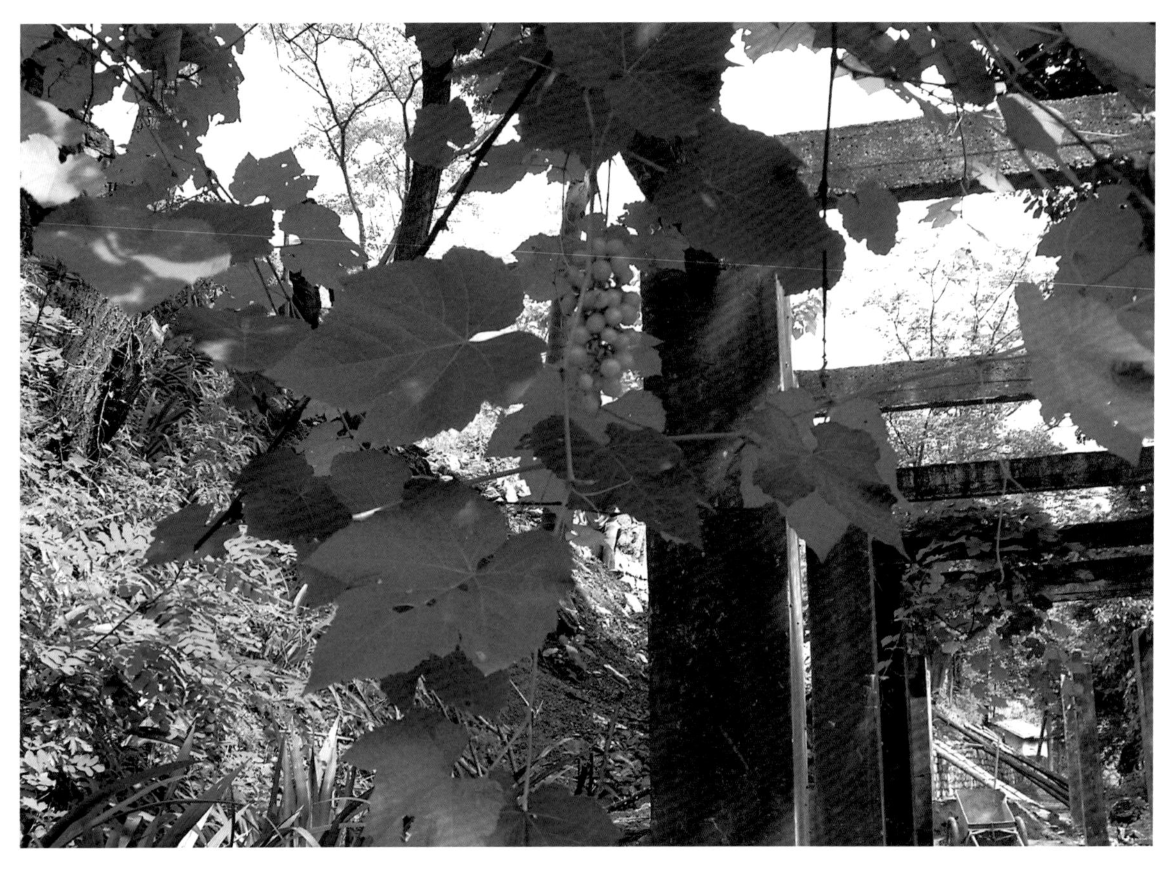

葡萄科（Vitaceae）　葡萄属（*Vitis* L.）

葡萄 *Vitis vinifera* L.

药 材 名　葡萄；རྒུན་འབྲུམ།（更珍、更真木、滚珠木）。

标　　准　《部标藏药·附录》、《青海藏标》（1992 年版）。

植物形态　参见《中国植物志》第四十八卷第二分册第 168 页。

分布与生境　原产于亚洲西部。我国各地均有分布。我国有广泛栽培，新疆、山东、安徽等地栽培规模较大。生长于气候温和、日照充足的环境中。世界其他国家也有广泛栽培。

药用部位　成熟果实。

采收与加工　秋季果实成熟时采摘，除去杂质，阴干。

性　　味　味甘、酸，性凉、轻、润。

功能与主治　解热，明目，利二便。用于小儿肺病，气喘，失音。

用量与用法　6 ~ 9 g。内服煎汤；或入丸、散。

附　注

《四部医典》《度母本草》《晶珠本草》等中均记载有治肺病、清热之药物"རྒུན་འབྲུམ།"（更珍、更针木、更真木、滚珠木）；《鲜明注释》言其"依产地、果实及颜色不同分为上品和下品 2 种；上品又分为黑、白 2 种"。《晶珠本草》则言"更珍"分为 6 种。现藏医所用"更珍"均为葡萄科植物葡萄 *V. vinifera* L. 的果实。葡萄为著名水果，栽培历史悠久，有较多的农艺品种，古籍所说的各种系不同产地或栽培的品种。

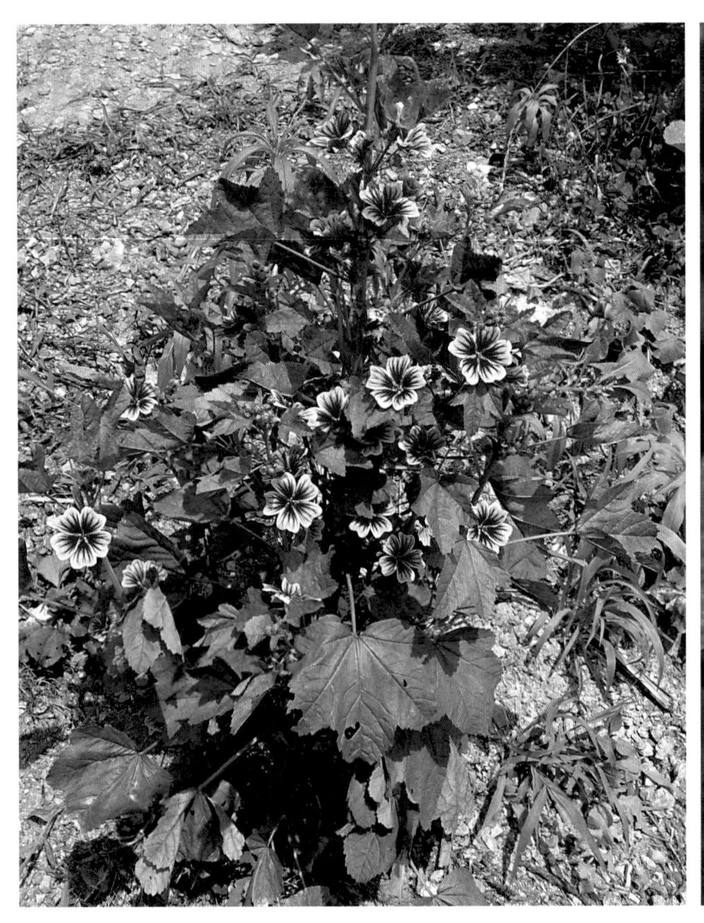
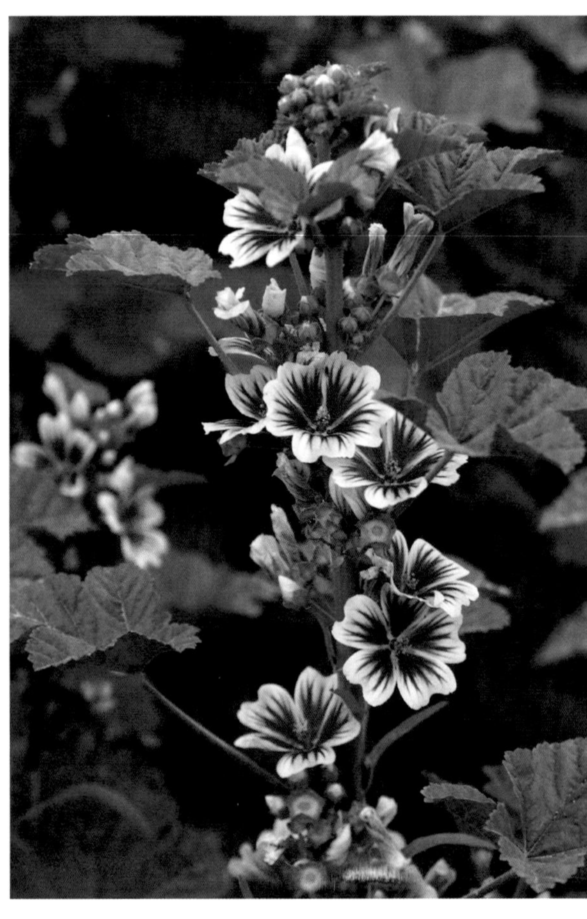

锦葵科（Malvaceae） 锦葵属（*Malva* Linn.）

锦葵

Malva sinensis Cavan.（*M. sylvestris* Linn.、*M. cathayensis* M. G. Gilbert, Y. Tang & Dorr）

药 材 名 冬葵、江巴；ལྗམ་པ།（尖巴、江巴、加木巴）。

标　　准 《部标藏药》、《青海藏标》（1992 年版）。

植物形态 参见《中国植物志》第四十九卷第二分册第 4 页。

分布与生境 我国南自广东、广西，北至内蒙古、辽宁，东起台湾，西至新疆均有分布。我国各地常作为园艺观赏植物栽培，偶有逸为野生。生长于草丛、路旁、田边地头、村舍前后。印度也有分布。

药用部位 花、果实。

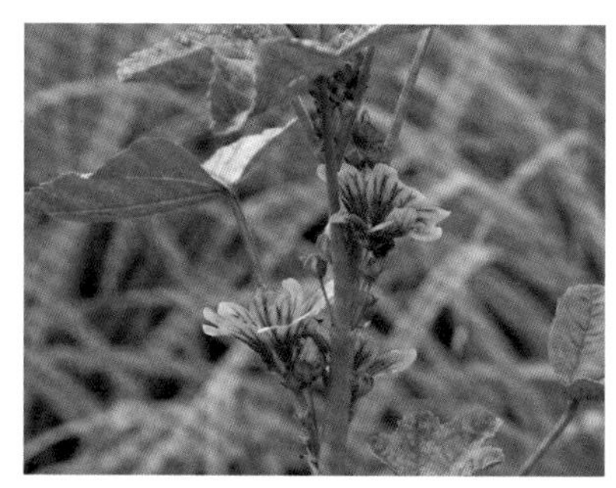

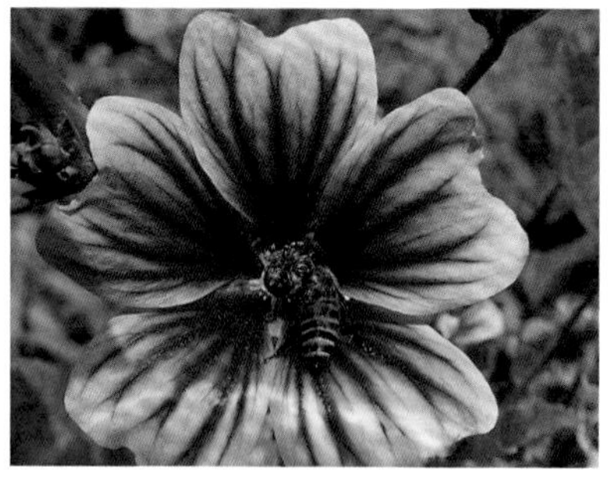

采收与加工　夏季采收花，秋季果实成熟时采集果实，晒干。

性　　味　味甘、涩，化后味甘，性凉、锐。

功能与主治　利尿通淋，强肾固精，止渴止泻，开胃。用于“楷彩”病，肾炎，膀胱炎，浮肿，腹水，遗精，腹泻，烦渴，食欲不振，脓疮等。（《藏药医学内容审查》）

利尿通淋，清热消肿，强肾，止渴。花用于遗精。果实用于尿闭，淋病，水肿，口渴，肾热，膀胱热。[《部标藏药》《青海藏标》（1992 年版）]

用量与用法　6 ~ 15 g。内服煎汤；或入丸、散。

附　注

“ལྕམ་པ།”（尖巴、江巴、加木巴）为《月王药诊》《四部医典》中记载的强肾利尿、生津止咳、止泻之药物。《蓝琉璃》《晶珠本草》均记载“尖巴”分雄 [“ཕོ་ལྕམ།”（破尖木）]、雌 [“མོ་ལྕམ།”（莫尖木）]、中或藏 [“བོད་ལྕམ།”（窝尖木）或“མ་ནིང་ལྕམ་པ།”（玛能尖木巴）]3 种，雄、雌者以花入药，中性者以果实（种子）入药。现代文献记载的“尖巴”类的基原包括锦葵科锦葵属和蜀葵属（*Althaea*）的多种植物，但各标准及文献对“尖巴”的品种划分及基原、药用部位、不同药用部位的功能与主治的记载不尽一致。《部标藏药》以“江巴 /ལྕམ་པ།/ 江巴”之名、《青海藏标》以“冬葵 /ལྕམ་པ།/ 加木巴”之名、《藏标》以“冬葵果 /ལྕམ་པ།/ 江巴”之名收载的基原有蜀葵 *A. rosea* (Linn.) Cavan.、野葵 *M. verticillata* Linn.（冬葵）、锦葵 *M. sinensis* Cavan.（*M. sylvestris* Linn.、*M. cathayensis* M. G. Gilbert, Y. Tang & Dorr），其药用部位包括“成熟果实”“花及果实”或“带宿存花萼的果实”。《西藏藏标》以“མདོག་ལྡན།/ 多丹 / 蜀葵花”之名收载了蜀葵 *A. rosea* (Linn.) Cavan. 的花，以“ལྕམ་འབྲུ།/ 江朱 / 江朱”之名收载了中华野葵 *M. verticillata* Linn. var. *chinensis* (Miller) S. Y. Hu 和圆叶锦葵 *M. rotundifolia* Linn. 及其同属多种植物的干燥成熟果实。（参见“蜀葵”“野葵”“圆叶锦葵”“中华野葵”条）

部分专著和植物分类学文献将锦葵的拉丁学名记载为 *M. sylvestris* Linn.。据《中国植物志》记载，锦葵的拉丁学名为 *M. sinensis* Cavan.，*M. sylvestris* Linn. 为其异名；并指出欧锦葵 *M. sylvestris* Linn. 为锦葵属的模式种，我国无分布，早期植物分类学文献中记录的 *M. sylvestris* auct. non Linn.（裸名）系我国分布的锦葵 *M. sinensis* Cavan.。

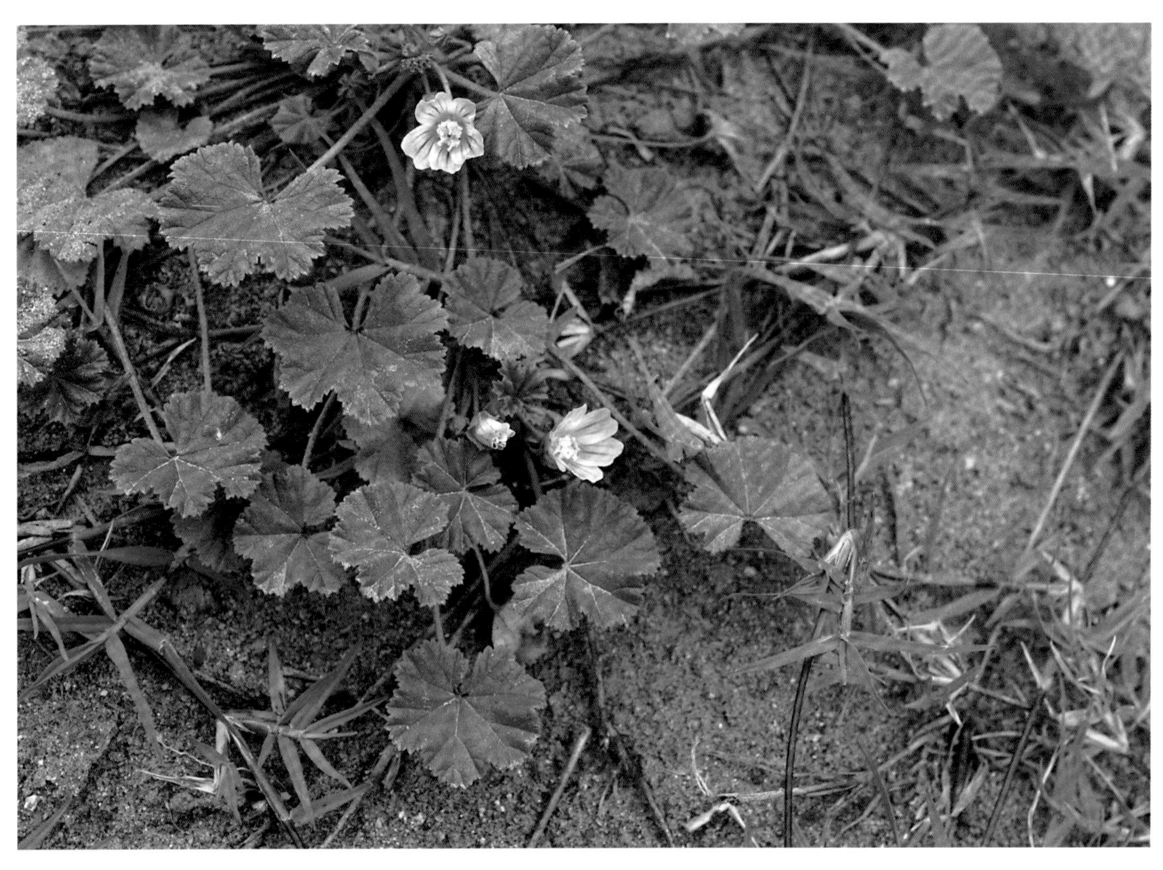

锦葵科（Malvaceae） 锦葵属（*Malva* Linn.）

圆叶锦葵 *Malva rotundifolia* Linn.

药材名 江朱；ལྗམ་འབྲུ།（江朱）。

标准 《西藏藏标》。

植物形态 参见《中国植物志》第四十九卷第二分册第 5 页。

分布与生境 分布于我国甘肃、西藏、四川、贵州、云南、新疆、河北、山东、河南、山西、陕西、江苏、安徽等。生长于荒野、草坡。欧洲及亚洲其他地区也有分布。

药用部位 成熟果实。

采收与加工 夏、秋季采收，除去杂质，晾干。

性　　味　味甘、涩，化后味甘，性凉。

功能与主治　利尿，消渴，止泻。用于各种原因引起的水肿，腹泻，口渴，各类肾病，膀胱炎等。

用量与用法　3 ~ 5 g。

附　注

《月王药诊》等记载"ལྕམ་པ།"（尖巴、江巴、加木巴）为强肾利尿、生津止咳、止泻之药物。《蓝琉璃》《晶珠本草》言"尖巴"分为雄［"ཕོ་ལྕམ།"（破尖木）］、雌［"མོ་ལྕམ།"（莫尖木）］、中或藏［"བོད་ལྕམ།"（窝尖木）或"མ་ནིང་ལྕམ་པ།"（玛能尖木巴）］3 种，雄、雌者以花入药，中性者以果实（种子）入药。现代文献记载的"尖巴"类的基原均为锦葵科植物，但各标准及专著对"尖巴"类的品种划分及基原、药用部位、不同药用部位的功能与主治的记载不尽一致。《西藏藏标》以"ལྕམ་འབྲུ།/ 江朱 / 江朱"之名收载了中华野葵 *M. verticillata* Linn. var. *chinensis* (Miller) S. Y. Hu、圆叶锦葵 *M. rotundifolia* Linn. 及其同属多种植物，规定以其成熟果实入药。文献记载的及《部标藏药》等标准收载的"ལྕམ་པ།"（江巴、加木巴）的基原还有蜀葵 *Althaea rosea* (Linn.) Cavan.、野葵 *M. verticillata* Linn.（冬葵）、锦葵 *M. sylvestris* Linn.（*M. sinensis* Cavan.），规定以其花和果实（或带宿存花萼的果实）入药。（参见"锦葵""蜀葵""野葵""中华野葵"条）

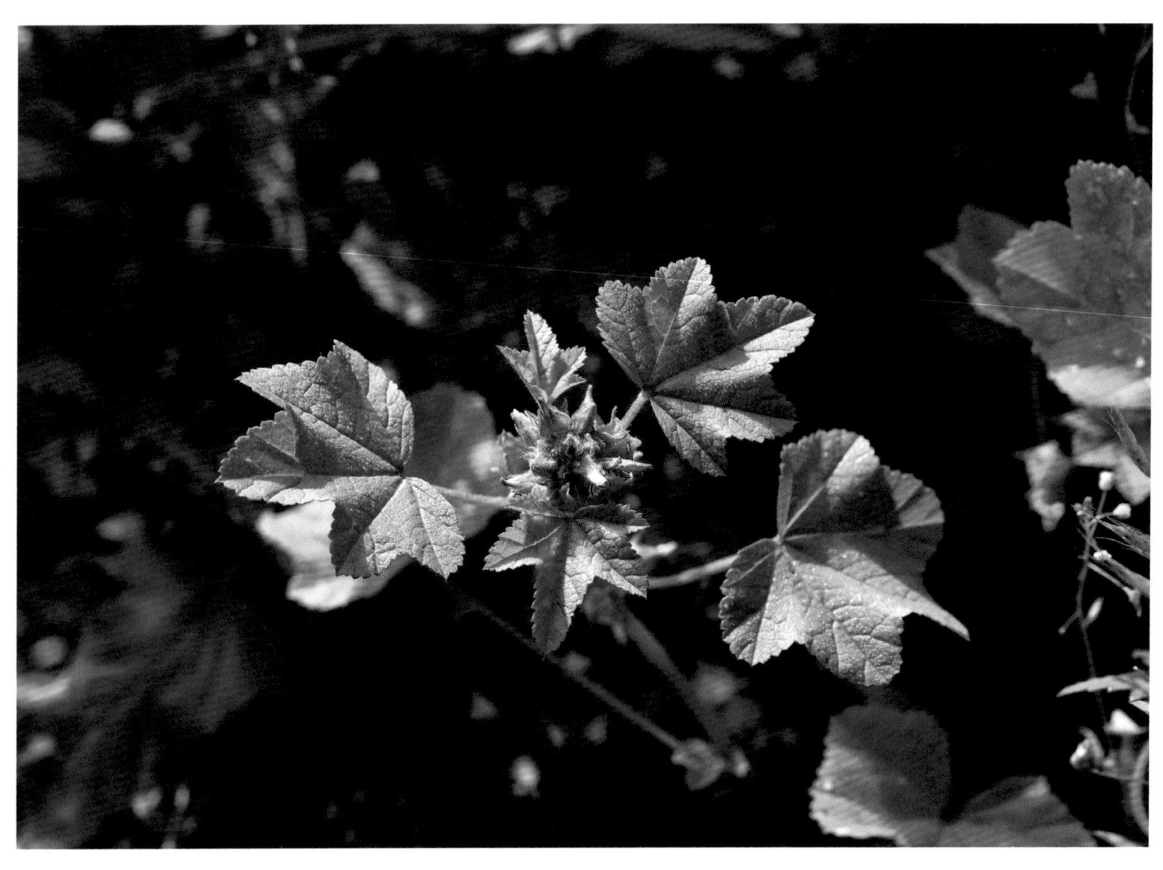

锦葵科（Malvaceae） 锦葵属（*Malva* Linn.）

野葵 *Malva verticillata* Linn.（冬葵）

药 材 名 江巴、冬葵果、冬葵；ལྗམ་པ།（江巴、加木巴）。

标 准 《部标藏药》、《藏标》、《青海藏标》（1992 年版）。

植物形态 参见《中国植物志》第四十九卷第二分册第 7 页。

分布与生境 我国各地均有分布。生长于山野、平原。欧洲及印度、缅甸、朝鲜、埃及、埃塞俄比亚也有分布。

药用部位 花及果实 [《部标藏药》《青海藏标》（1992 年版）] 或带宿存花萼的果实（《藏标》）。

采收与加工 夏季采收花，阴干。秋季采收成熟果实，除去杂质，晒干。

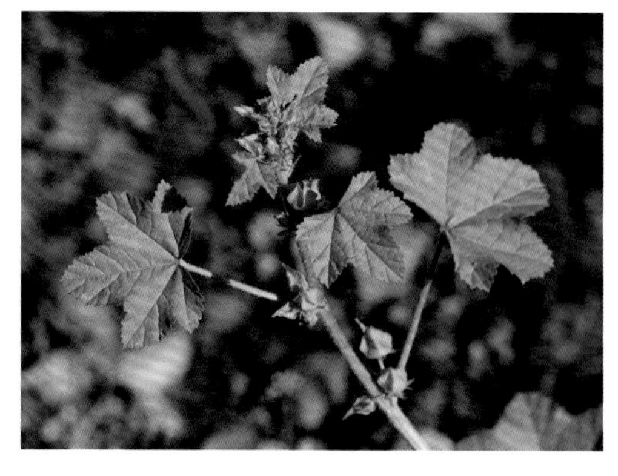

性　　味　味甘、涩，化后味甘，性凉、锐。

功能与主治　花及果实，利尿通淋，强肾固精，止渴止泻，开胃。用于“楷彩”病，肾炎，膀胱炎，浮肿，腹水，遗精，腹泻，烦渴，食欲不振，脓疮等。（《藏药医学内容审查》）利尿通淋，清热消肿，强肾，止渴。花用于遗精。果实用于尿闭，淋病，水肿，口渴，肾热，膀胱热。[《部标藏药》《青海藏标》（1992 年版）] 带宿存花萼的果实，利尿通淋，清热消肿，止渴。用于尿闭，淋病，水肿，口渴，肾热，膀胱热。（《藏标》）

用量与用法　6 ~ 15 g[《部标藏药》《青海藏标》（1992 年版）]；3 ~ 9 g（《藏标》）。

附　注

“ལྗམ་པ།”（尖巴、江巴、加木巴）为《月王药诊》《四部医典》记载的强肾利尿、生津止咳、止泻之药物。《度母本草》记载“ཨ་རྫ་ཀ།”（阿杂嘎）的功效为通尿闭、愈疮、干脓、解渴。《蓝琉璃》和《晶珠本草》均记载“尖巴”分为雄 [“ཕོ་ལྗམ།”（破尖木）]、雌 [“མོ་ལྗམ།”（莫尖木）]、中或藏 [“བོད་ལྗམ།”（窝尖木）或“མ་ནིང་ལྗམ་པ།”（玛能尖木巴）] 3 种，雄、雌者以花入药，中性者以果实（种子）入药。《晶珠本草》论述“བོད་ལྗམ།”（窝尖木）时引《图鉴》之记载言“种子称‘ཨ་རྫ་ཀ།’（阿杂嘎）”。现代文献记载的与“尖巴”相关的基原包括锦葵科植物蜀葵 *Althaea rosea* (Linn.) Cavan.、野葵 *M. verticillata* Linn.（冬葵）、锦葵 *M. sylvestris* Linn. 等多种，但各标准及专著对“尖巴”的品种划分及基原、药用部位、不同药用部位的功能与主治的记载不尽一致。《藏标》以“冬葵果 /ལྗམ་པ།/ 江巴”之名收载了冬葵 *M. verticillata* Linn.（野葵）的“带宿存花萼的果实”；《部标藏药》以“江巴 /ལྗམ་པ།/ 江巴”之名、《青海藏标》以“冬葵 /ལྗམ་པ།/ 加木巴”之名收载了蜀葵 *A. rosea* (Linn.) Cavan.、冬葵 *M. verticillata* Linn.（野葵）、锦葵 *M. sylvestris* Linn.（*M. sinensis* Cavan.），规定以其花、果实入药；《西藏藏标》以“ལྗམ་འབྲུ།/ 江朱 / 江朱”之名收载了中华野葵 *M. verticillata* Linn. var. *chinensis* (Miller) S. Y. Hu、圆叶锦葵 *M. rotundifolia* Linn. 及其同属多种植物，规定以其成熟果实入药；以“མདོག་ལྡན།/ 多丹 / 蜀葵花”之名收载了蜀葵 *A. rosea* (Linn.) Cavan. 的花。（参见“锦葵”“蜀葵”“圆叶锦葵”条）

《中国植物志》记载 *M. verticillata* Linn. 的中文名为“野葵”，冬葵的拉丁学名为 *M. crispa* Linn.，后者未见有藏医药用的记载。

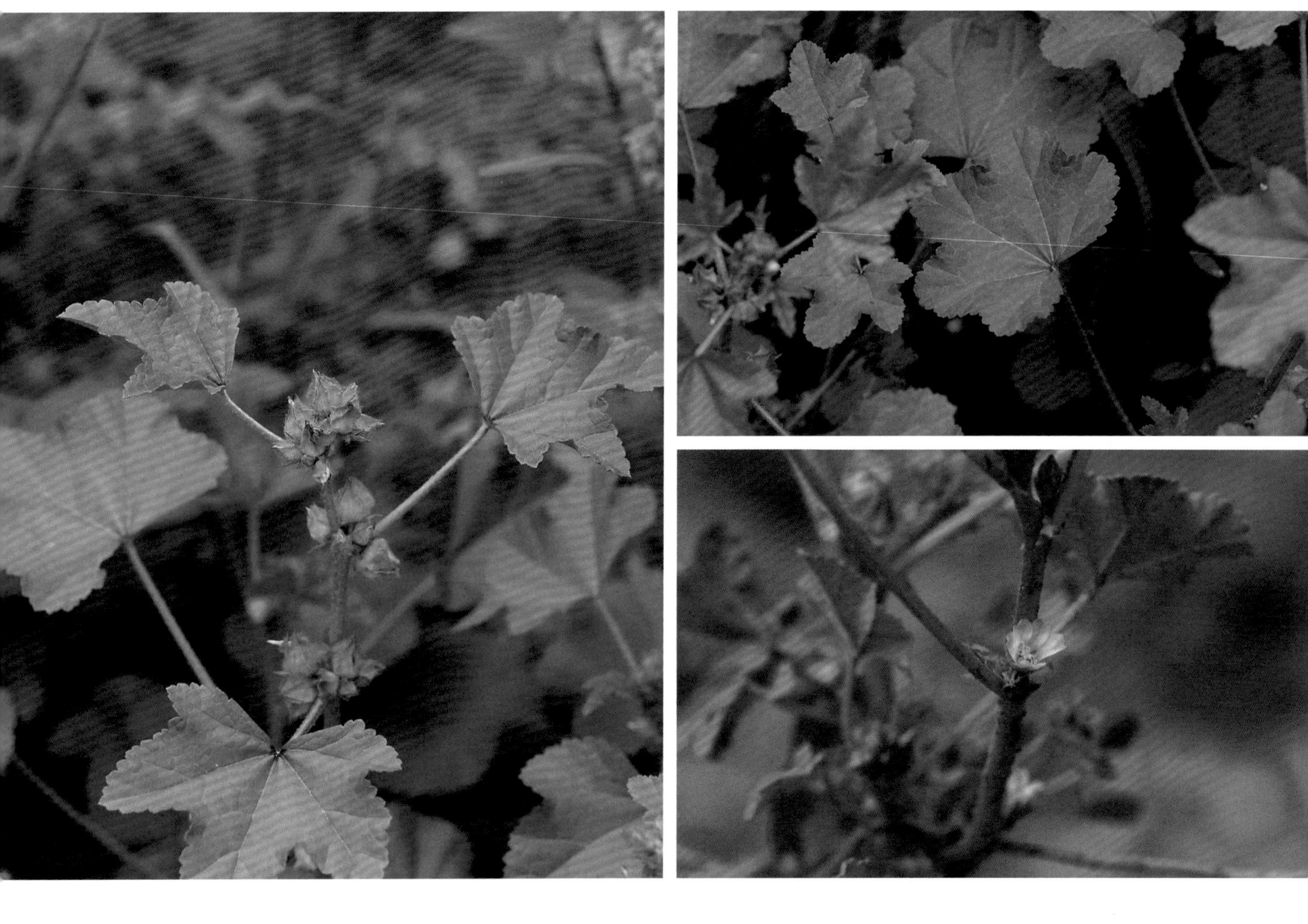

锦葵科（Malvaceae）　锦葵属（*Malva* Linn.）

中华野葵 *Malva verticillata* Linn. var. *chinensis* (Miller) S. Y. Hu

药 材 名　江朱；ལྗམ་འབྲུ།（江朱）。

标　　准　《西藏藏标》。

植物形态　参见《中国植物志》第四十九卷第二分册第 8 页。

分布与生境　我国北至吉林、内蒙古，南达四川、云南，东起沿海，西至青海、新疆均有分布。生长于平原、山野草地、灌丛、地边、路旁。欧洲及印度、缅甸、朝鲜、埃及、埃塞俄比亚等均有分布。

药用部位 成熟果实。

采收与加工 夏、秋季采收，除去杂质，晾干。

性　　味 味甘、涩，化后味甘，性凉。

功能与主治 利尿，消渴，止泻。用于各种原因引起的水肿，腹泻，口渴，各类肾病，膀胱炎。

用量与用法 3 ~ 5 g。

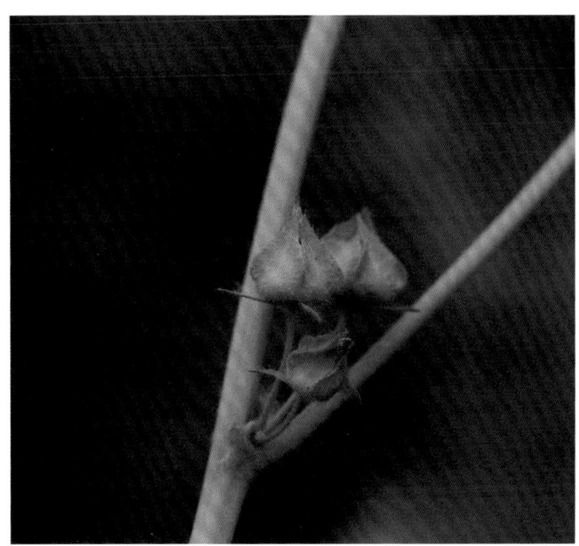

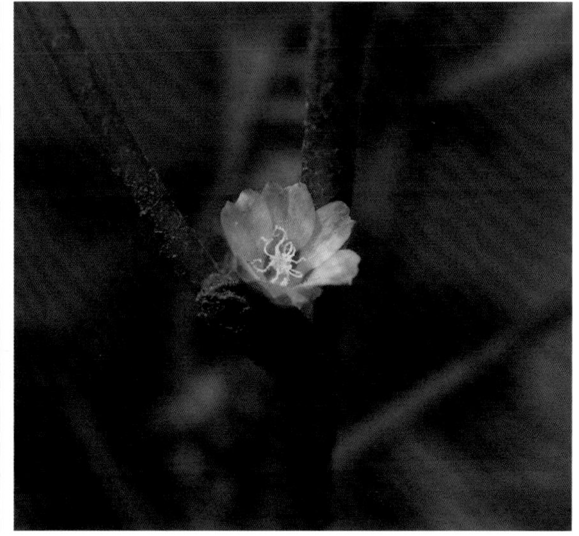

附　注

"ལྗམ་པ།"（尖巴、江巴、加木巴）为《月王药诊》《四部医典》等记载的强肾利尿、生津止咳、止泻之药物。《晶珠本草》记载"尖巴"分为雄（破尖木）、雌（莫尖木）、中（窝尖木或玛能尖木巴）3种。现代文献记载的与"尖巴"类相关的基原包括锦葵科蜀葵属（*Althaea*）和锦葵属的4种1变种，但各标准及专著对"尖巴"类品种的划分及基原、药用部位、不同药用部位的功能与主治的记载不尽一致。《部标藏药》等中收载的"ལྗམ་པ།"（江巴）的基原包括蜀葵 *A. rosea* (Linn.) Cavan.、野葵 *M. verticillata* Linn.（冬葵）、锦葵 *M. sinensis* Cavan.（*M. sylvestris* Linn.），规定以其花和果实入药；《西藏藏标》则以"ལྗམ་འབྲུ། / 江朱 / 江朱"之名收载了中华野葵 *M. verticillata* Linn. var. *chinensis* (Miller) S. Y. Hu、圆叶锦葵 *M. rotundifolia* Linn. 及其同属多种植物，规定以其成熟果实入药。也有文献认为中华野葵 *M. verticillata* Linn. var. *chinensis* (Miller) S. Y. Hu 为中性"尖巴"［"བོད་ལྗམ།"（窝尖木）或"མ་ནིང་ལྗམ་པ།"（玛能尖木巴）］的基原之一。（参见"锦葵""蜀葵""野葵"条）

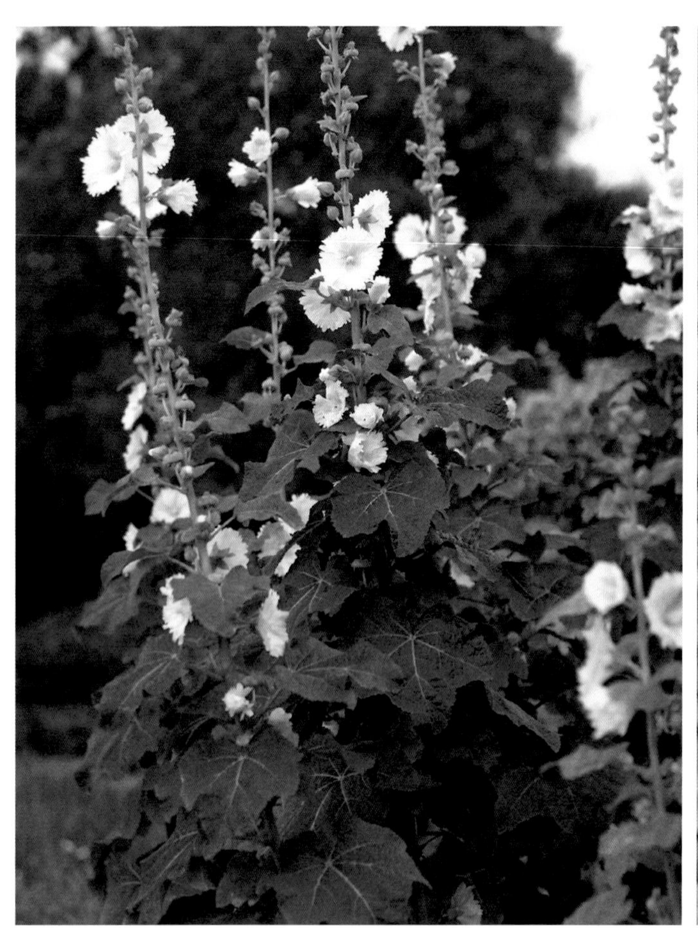
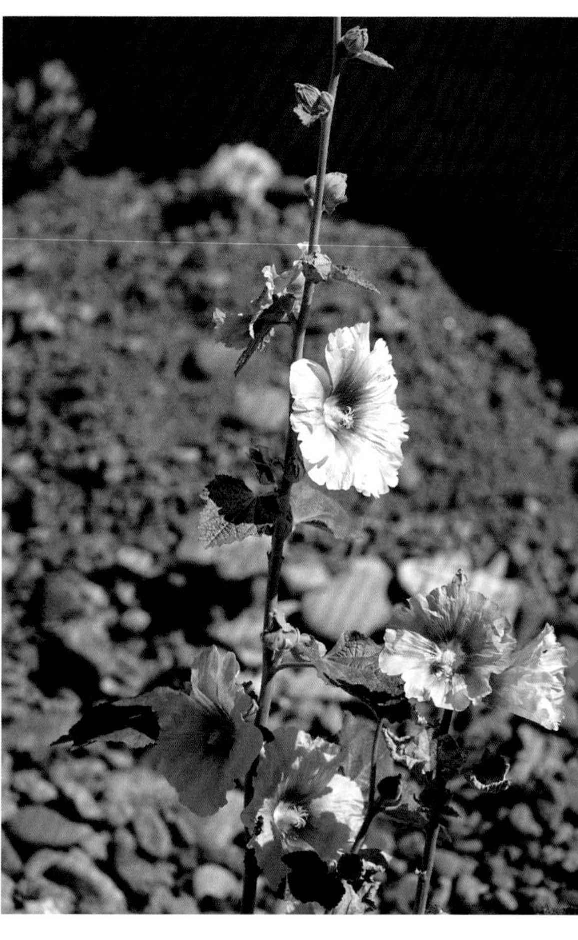

锦葵科（Malvaceae） 蜀葵属（*Althaea* Linn.）

蜀葵 *Althaea rosea* (Linn.) Cavan.

药 材 名 冬葵、江巴；ལྗམ་པ།（尖巴、江巴、加木巴）。蜀葵花；མདོག་ལྡན།（多丹、多合丹）。

标 准 《部标藏药》、《西藏藏标》、《青海藏标》（1992年版）。

植物形态 参见《中国植物志》第四十九卷第二分册第11～13页。

分布与生境 原产于我国西南地区。生长于路旁、田边、村野。作为园艺观赏植物，我国各地及世界其他国家均有广泛栽培。

药用部位 冬葵、江巴：花、果实。[《部标藏药》《青海藏标》（1992年版）]

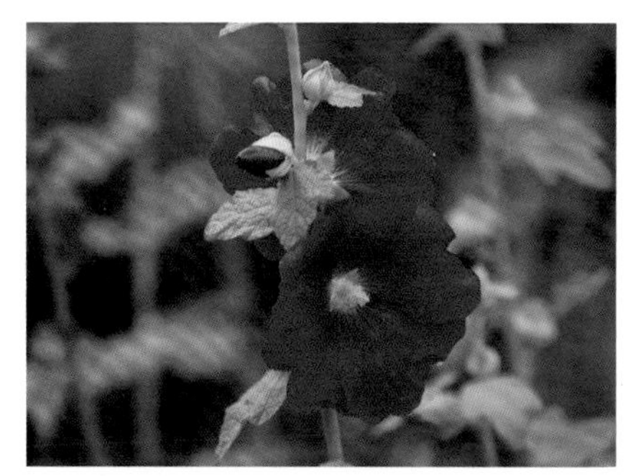

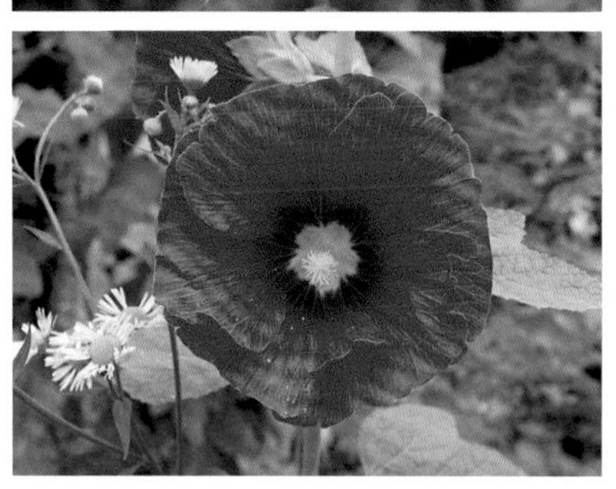

蜀葵花：花。（《西藏藏标》）

采收与加工 花期采集花，晾干。秋季采集成熟果实，晒干，用时取种子。

性　　味 冬葵、江巴：味甘、涩，化后味甘，性凉、锐。

蜀葵花：味甘，化后味甘，性温。

功能与主治 冬葵、江巴：利尿通淋，强肾固精，止渴止泻，开胃。用于“楷彩”病，肾炎，膀胱炎，浮肿，腹水，遗精，腹泻，烦渴，食欲不振，脓疮等。（《藏药医学内容审查》）

利尿通淋，清热消肿，强肾，止渴。花用于遗精。果实用于尿闭，淋病，水肿，口渴，肾热，膀胱热。[《部标藏药》《青海藏标》（1992 年版）]

蜀葵花：利尿，干脓，养肾。用于浮肿，遗精，寒性带下等。（《西藏藏标》）

用量与用法 冬葵、江巴：6 ~ 15 g。内服煎汤；或入丸、散。

蜀葵花：2 ~ 3 g。内服研末；或入丸、散。

附　注

《月王药诊》《四部医典》中记载有强肾利尿、生津止咳、止泻之药物“ལྕམ་པ།”（尖巴、江巴、加木巴）。《晶珠本草》言“尖巴”分为雄［“ཕོ་ལྕམ།”（破尖木）］、雌［“མོ་ལྕམ།”（莫尖木）］、中或藏［“བོད་ལྕམ།”（窝尖木），也称“མ་ཉེང་ལྕམ་པ།”（玛能尖木巴）］3 种，雄、雌者以花入药，中性者以果实（种子）入药。现代文献记载的“尖巴”类的基原涉及锦葵科蜀葵属及锦葵属（*Malva*）的 4 种 1 变种，但各标准及专著对“江巴”的品种划分及基原、药用部位、不同药用部位的功能与主治的记载不尽一致。《部标藏药》以“江巴 /ལྕམ་པ།/ 江巴”之名、《青海藏标》以“冬葵 /ལྕམ་པ།/ 加木巴”之名收载了蜀葵 *A. rosea* (Linn.) Cavan.、野葵 *M. verticillata* Linn.、锦葵 *M. sylvestris* Linn.（*M. sinensis* Cavan.），规定以其花和果实入药；《西藏藏标》以“མདོག་ལྡན།/ 多丹 / 蜀葵花”之名收载了蜀葵 *A. rosea* (Linn.) Cavan. 的花。（参见“锦葵”“野葵”条）

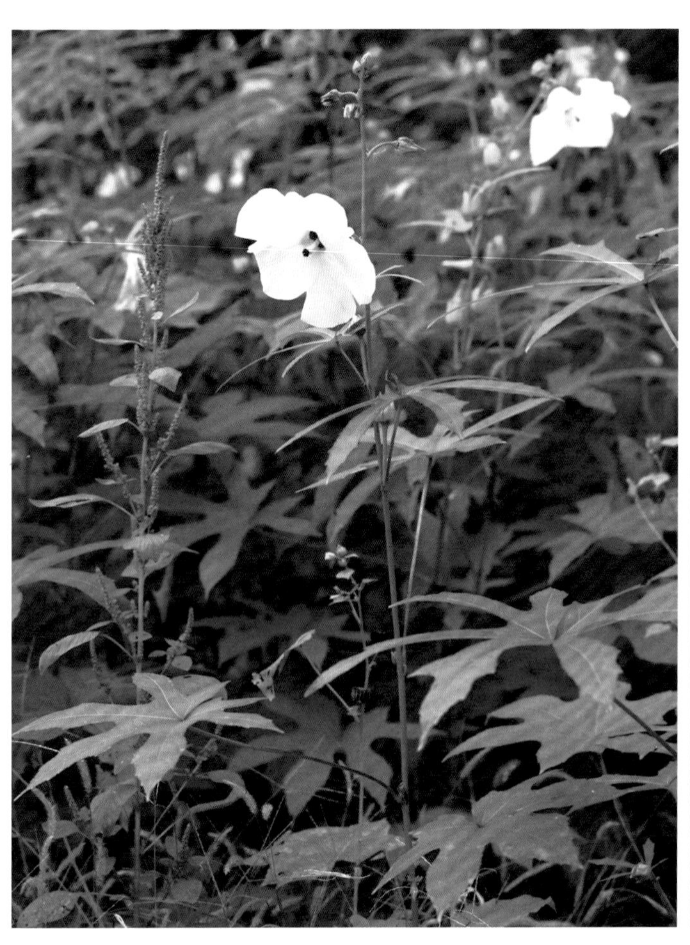

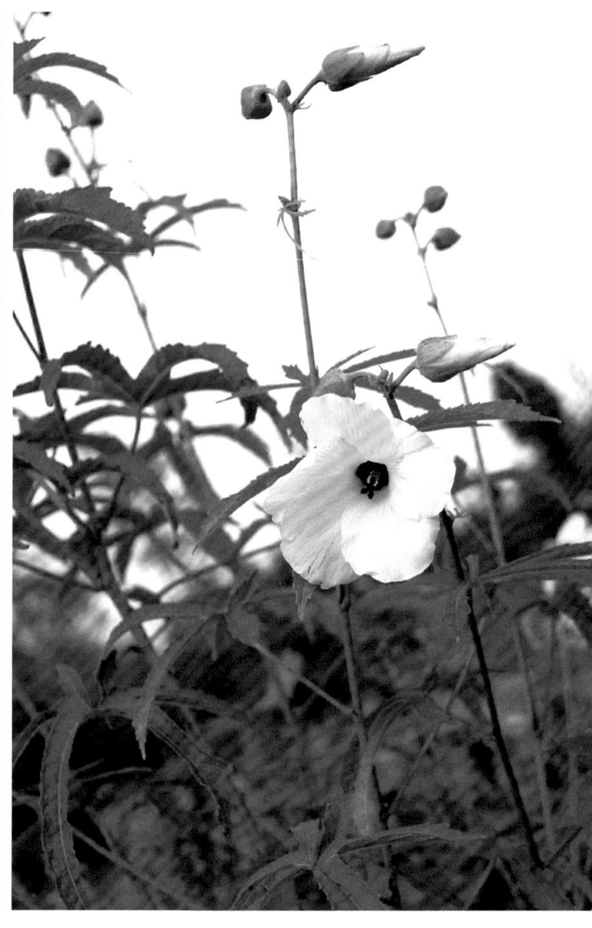

锦葵科（Malvaceae） 秋葵属（*Abelmoschus* Medicus）

黄蜀葵 *Abelmoschus manihot* (Linn.) Medicus

药 材 名 黄葵子；སོ་མ་ར་ཙ།（索玛拉杂、索玛热杂）。

标 准 《西藏藏标》、《部标藏药·附录》、《青海藏标·附录》（1992 年版）。

植物形态 参见《中国植物志》第四十九卷第二分册第 53 页。

分布与生境 分布于我国四川、贵州、云南、广西、广东、福建、湖北、陕西、河南、河北、山东等。生长于山谷草丛、田边、沟旁、灌丛。印度也有分布。

药用部位 种子。

采收与加工 秋季采收成熟果实，打下种子，晒干。

性　　味 味苦，化后味苦，性凉。

功能与主治 干黄水，驱虫。用于皮肤病，黄水病，麻风病。

用量与用法 2 ~ 3 g。内服煎汤；或入丸、散。外用适量，研末撒或调敷。

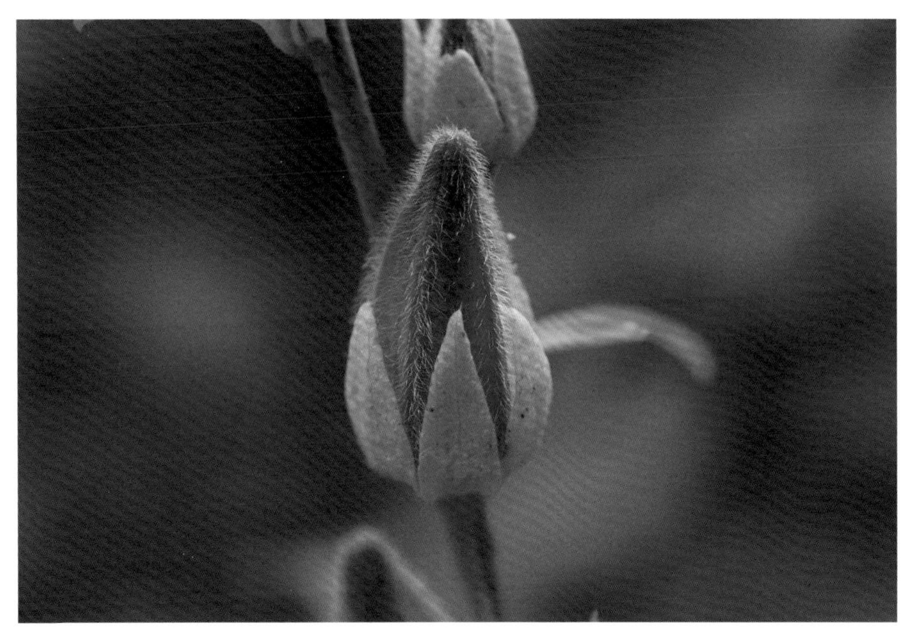

附　注

《月王药诊》《四部医典》中均记载有“སོ་མ་ར་ཛ།”（索玛拉杂）；《晶珠本草》言其“果实三角形，内有种子，状如萝卜子或莨菪子，黑色，肾形，有花纹”。现代文献记载的“索玛拉杂”的基原包括锦葵科植物黄蜀葵 *Abelmoschus manihot* (Linn.) Medicus、黄葵 *Abelmoschus moschatus* Medicus（麝香秋葵）、苘麻 *Abutilon theophrasti* Medicus 及桑科、荨麻科、茄科等的多种植物。《西藏藏标》以“སོ་མ་ར་ཛ།/ 索玛热杂 / 黄葵子”之名收载了黄蜀葵 *Abelmoschus manihot* (Linn.) Medicus；《部标藏药·附录》和《青海藏标·附录》以“黄葵子 /སོ་མ་ར་ཛ།/ 索玛拉杂”之名收载了黄蜀葵 *Abelmoschus manihot* (Linn.) Medicus、麝香秋葵 *Abelmoschus moschatus* Medicus（黄葵），该 2 种的种子呈肾形、具明显条纹，确与《晶珠本草》记载的特征较为相符，上述其他植物的种子均无条纹，应系误用或仅作地方习用品。

《中国植物志》记载 *Abelmoschus moschatus* Medicus 的中文名为“黄葵”。

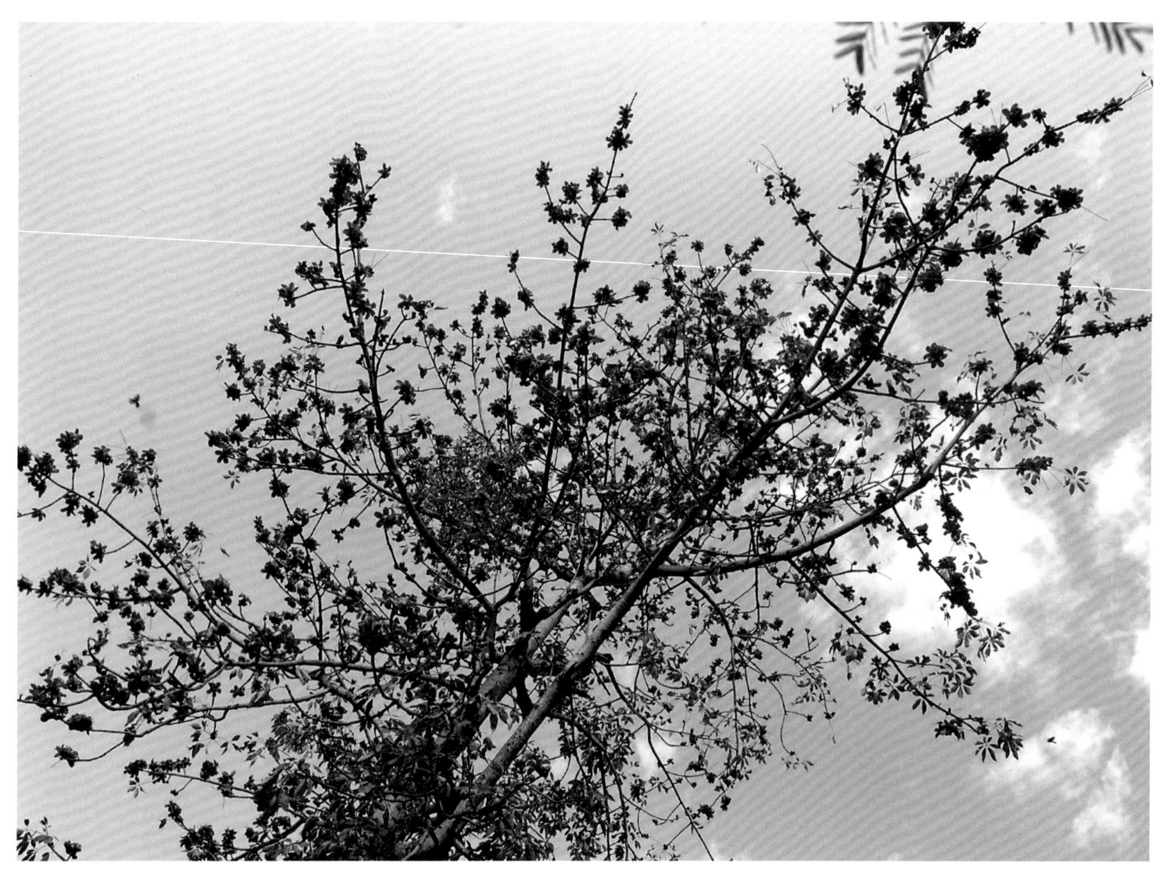

木棉科（Bombacaceae） 木棉属（*Bombax* Linn.）

木棉 *Bombax malabaricum* DC.（*B. ceiba* Linnaeus）

药 材 名 木棉花、木棉花蕾；ན་ག་གེ་སར།（纳嘎格萨、那嘎格萨）。

标　　准 《部标藏药》、《藏标》、《青海藏标》（1992 年版）。

植物形态 参见《中国植物志》第四十九卷第二分册第 108 页。

分布与生境 分布于我国海南、广东、广西、云南、贵州、江西、福建、台湾、四川（米易）、西藏（门巴）。生长于海拔 1 700 m 以下的干热河谷、稀树草原、沟谷季雨林等。印度、斯里兰卡、缅甸、越南、老挝、柬埔寨、泰国、马来西亚、菲律宾、澳大利亚等也有分布。

药用部位 花或花蕾。

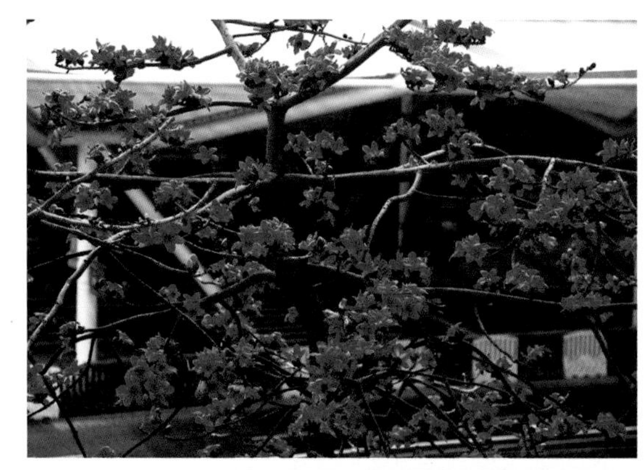

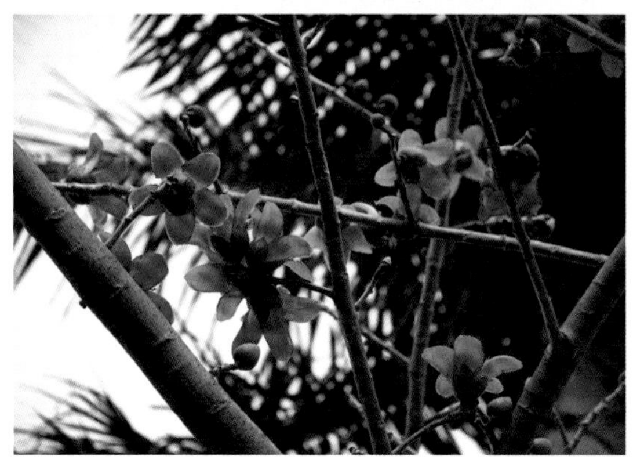

采收与加工 春季花期采收，除去杂质，晒干。

性　　味 花，味苦、涩，化后味苦，性凉、糙。（《藏药医学内容审查》）花蕾，味涩，性凉、糙。（《藏标》）

功能与主治 花，清热解毒，镇痛。用于“查彩”病，“宁彩”病，心绞痛，肺炎，胆囊炎，肝炎等。（《藏药医学内容审查》）清肺热、肝热、心热，助消化。用于心热、肺热、胆热、肝热及消化不良。花瓣清心热；花萼清肺热，并治胆病；雄蕊清肝热。[《部标藏药》《青海藏标》（1992 年版）] 花蕾，清肺热、肝热、心热。用于心脏病、肝病、肺病的热症。（《藏标》）

用量与用法 花，3 ~ 6 g。内服研末；或入丸、散。花蕾，2 ~ 3 g。内服研末；或入丸、散。

附　注

《四部医典》中记载有“པདྨ་གེ་སར།”（班玛格萨、班玛格萨尔）；《药名之海》记载其为“ན་ག་གེ་སར།”（纳嘎格萨）。《蓝琉璃》云：“花蕾同向一侧，未开裂者干如铜壳称纳格布西；花开后，花心花丝如马尾，称纳嘎格萨；中层即红色花瓣，称为白玛格萨。”《晶珠本草》也记载“纳嘎格萨”的药用部位有花萼、花丝、花瓣，“花萼清肺热，花丝清肝热，花瓣清心热”。藏医所用“纳嘎格萨”的基原为木棉 *B. malabaricum* DC.，《部标藏药》等均收载了该种。据《蓝琉璃》的记载，“纳嘎格萨”应为花丝，《部标藏药》《藏标》等规定“纳嘎格萨”的药用部位为花或花蕾。据市场调查，现在药材市场流通的木棉花药材主要为开放花的全体。

Flora of China 记载木棉的拉丁学名为 *B. ceiba* Linnaeus，将 *B. malabaricum* DC. 作为异名。

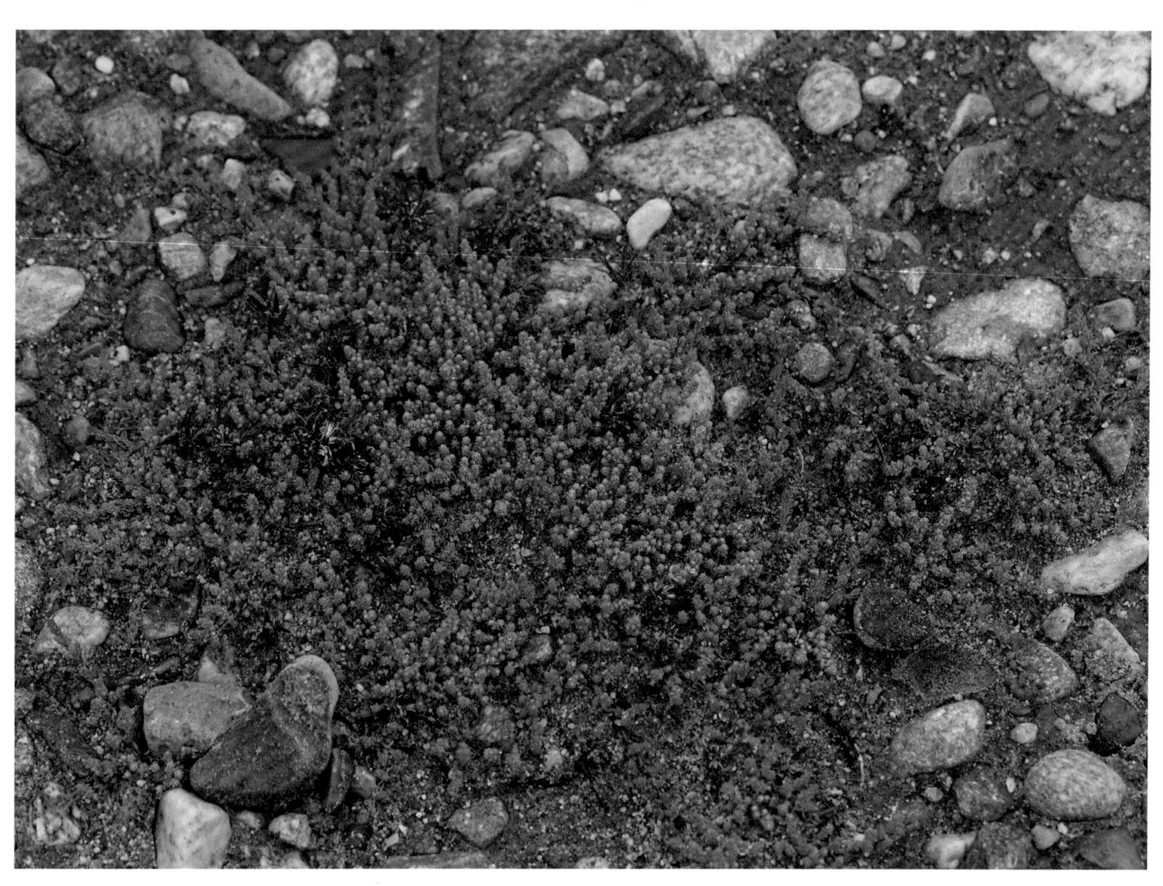

柽柳科（Tamaricaceae） 水柏枝属（*Myricaria* Desv.）

匍匐水柏枝 *Myricaria prostrata* Hook. f. et Thoms. ex Benth. et Hook. f.

药 材 名 水柏枝；འོམ་བུ།（翁布、温布、奥木吾）。

标 准 《藏标》。

植物形态 参见《中国植物志》第五十卷第二分册第 168 页。

分布与生境 分布于我国西藏（当雄等）、青海、甘肃（祁连山西部）、新疆西南部。生长于海拔 4 000 ～ 5 200 m 的高山河谷沙砾地、湖边沙地、砾石质山坡、冰川雪线下雪水融化形成的水沟边。印度、巴基斯坦等也有分布。

药用部位 嫩枝、茎的中皮。

采收与加工　春、夏季采收，晒干。

性　　味　味甘、微苦，性平。

功能与主治　发散透疹，解毒。用于麻疹不透，咽喉肿痛，血热症，黄水病。

用量与用法　3 ~ 10 g。内服煎汤；或入丸、散。外用适量。

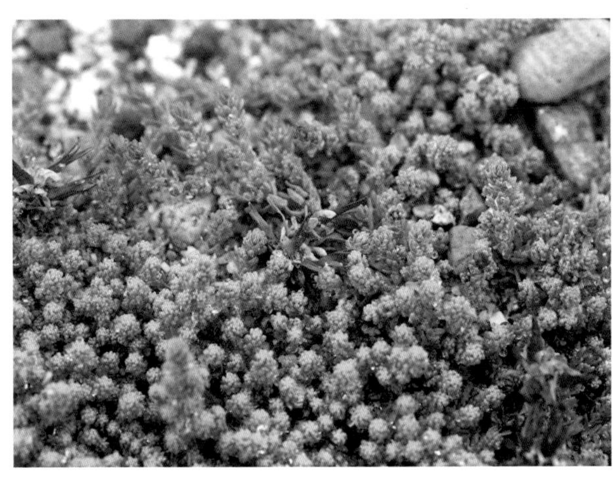

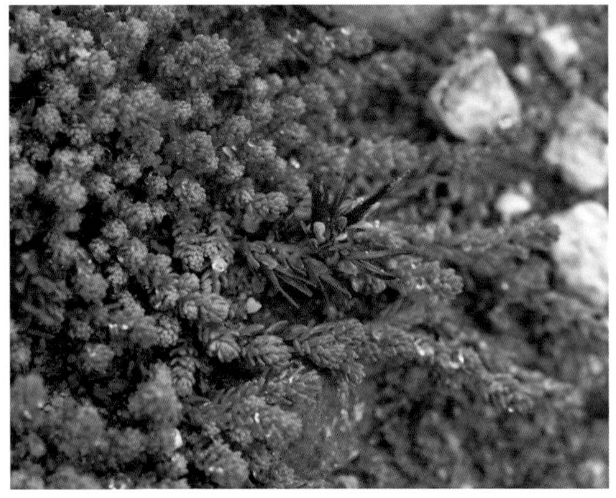

附　注

《四部医典》记载“འོམ་བུ།”（翁布）的功效为解毒；《度母本草》记载“ཆུ་ཤིང་འོམ་བུ།”（曲相翁布）的功效为治肉食中毒；《晶珠本草》记载“翁布”的功效为治旧毒热、收敛诛灭扩散热。现代文献记载的“翁布”的基原涉及柽柳科水柏枝属的多种植物。《部标藏药》（水柏枝 /འོམ་བུ།/ 翁布）和《青海藏标》（1992 年版）（水柏枝 /འོམ་བུ།/ 奥木吾）收载了水柏枝 *M. germanica* (L.) Desv.（三春水柏枝 *M. paniculata* P. Y. Zhang et Y. J. Zhang）及其同属数种植物；《藏标》收载的“翁布”的基原为匍匐水柏枝 *M. prostrata* Benth. et Hook. f.（*M. prostrata* Hook. f. et Thoms. ex Benth. et Hook. f.）及其同属多种植物。（参见“三春水柏枝”条）

《中国植物志》记载匍匐水柏枝的拉丁学名为 *M. prostrata* Hook. f. et Thoms. ex Benth. et Hook. f.；并言水柏枝 *M. germanica* (L.) Desv. 产于欧洲，我国并无分布，以往文献记载的应是在我国分布的该种的地理替代种三春水柏枝 *M. paniculata* P. Y. Zhang et Y. J. Zhang。

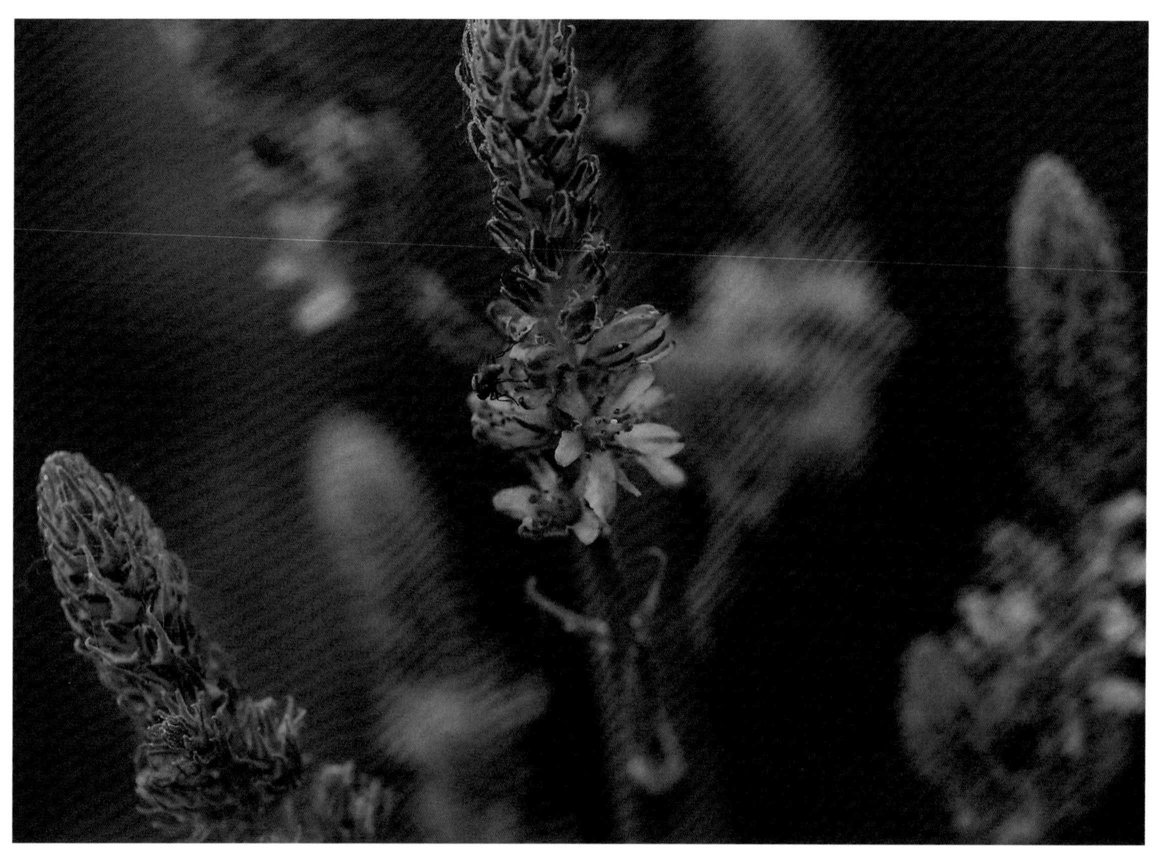

柽柳科（Tamaricaceae） 水柏枝属（*Myricaria* Desv.）

三春水柏枝 *Myricaria paniculata* P. Y. Zhang et Y. J. Zhang（水柏枝）

药 材 名 水柏枝；འོམ་བུ།（翁布、温布、奥木吾）。

标　　准 《部标藏药》、《青海藏标》（1992 年版）。

植物形态 参见《中国植物志》第五十卷第二分册第 173 ~ 174 页。

分布与生境 分布于我国河南西部、山西、陕西、宁夏东南部、甘肃中部和东南部、四川、云南西北部、西藏东部。生长于海拔 1 000 ~ 2 900 m 的山地河谷砾石质河滩、河床沙地、河漫滩、河谷山坡。

药用部位 嫩枝、茎的中皮。

采收与加工 春、夏季采收，晒干。

性　　味　味涩、甘、苦，化后味苦，性凉、钝、重、稳。

功能与主治　清热解毒，祛风除湿，发散透疹，助消化，干黄水，柔和肢节。用于中毒症，瘟疫，黄水病，风湿痹痛，“赤彩”病，感冒，肺病，咽喉炎，麻疹不透等；外用于“苏亚”疮。

用量与用法　3 ~ 10 g。外用适量，煎汤洗浴。

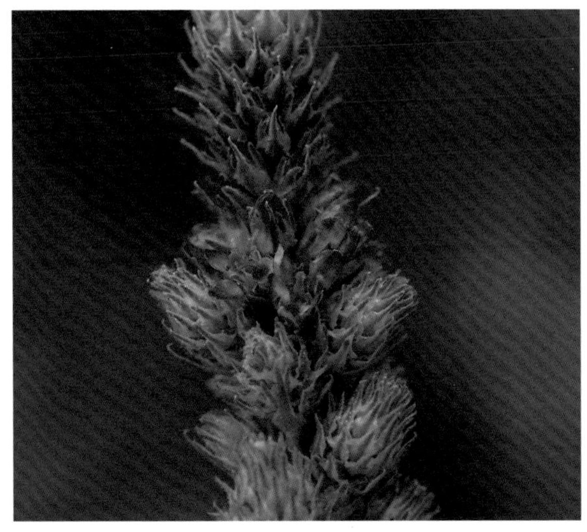

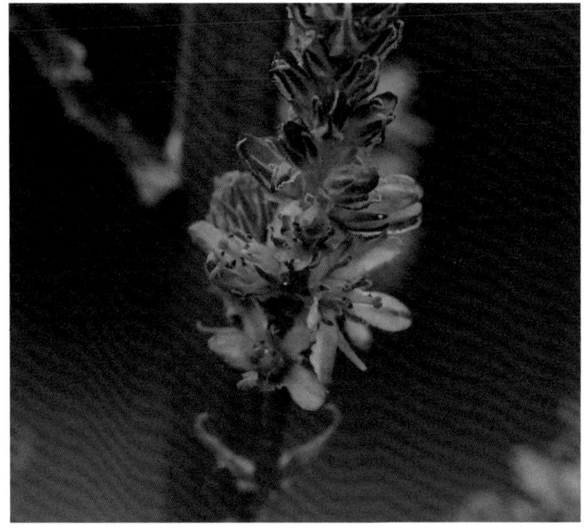

附　注

“འོམ་བུ།”（翁布、额布、奥木吾）在《四部医典》《宇妥本草》中被作为解毒药收载，《度母本草》记载其名为“ཆུ་ཤིང་འོམ་བུ།”（曲相翁布），言其功效为解肉食毒；《晶珠本草》记载“翁布”的功效为治旧毒热、收敛诛灭扩散热。现代文献记载的“翁布”的基原均为柽柳科水柏枝属植物，涉及近 10 种。《部标藏药》（水柏枝 /འོམ་བུ/ 翁布）和《青海藏标》（水柏枝 /འོམ་བུ/ 奥木吾）收载了水柏枝 *M. germanica* (L.) Desv.（三春水柏枝 *M. paniculata* P. Y. Zhang et Y. J. Zhang）及其同属数种植物；《藏标》收载的“翁布”的基原为匍匐水柏枝 *M. prostrata* Benth. et Hook. f.（*M. prostrata* Hook. f. et Thoms. ex Benth. et Hook. f.）及其同属多种植物。此外，文献记载的“翁布”的基原还有秀丽水柏枝 *M. elegans* Royle、小花水柏枝 *M. wardii* Marquand、宽苞水柏枝 *M. bracteata* Royle（河柏 *M. alopecuroides* Schrenk）、具鳞水柏枝 *M. squamosa* Desv.。（参见“匍匐水柏枝”条）

据《中国植物志》记载，水柏枝 *M. germanica* (L.) Desv. 产于欧洲，我国并无分布，以往文献记载的应是在我国有分布的该种的地理替代种三春水柏枝 *M. paniculata* P. Y. Zhang et Y. J. Zhang。

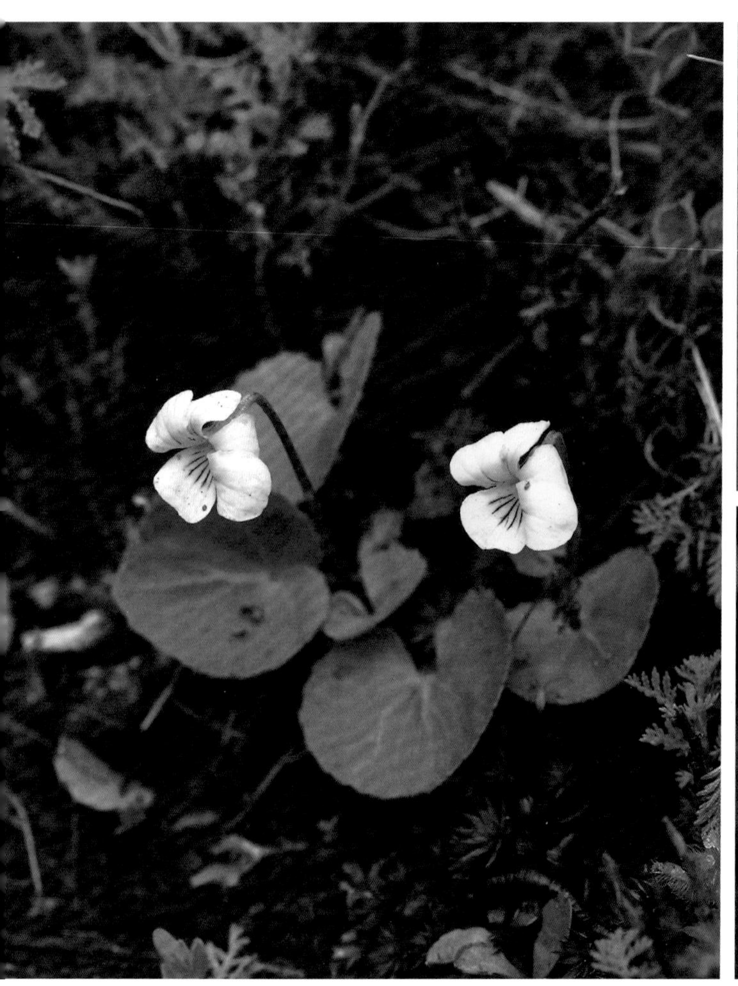
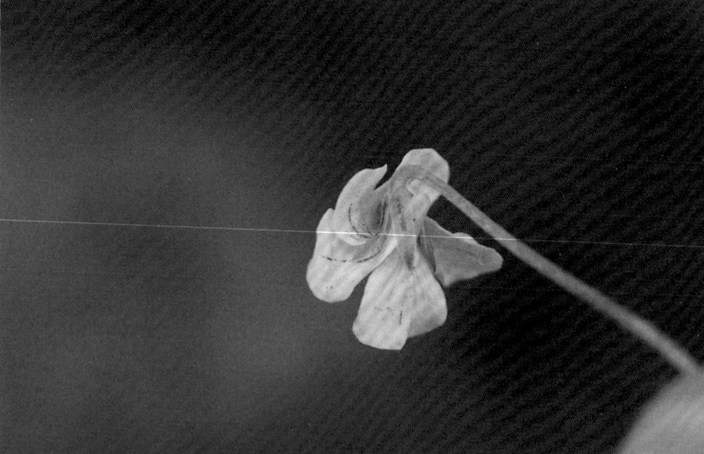
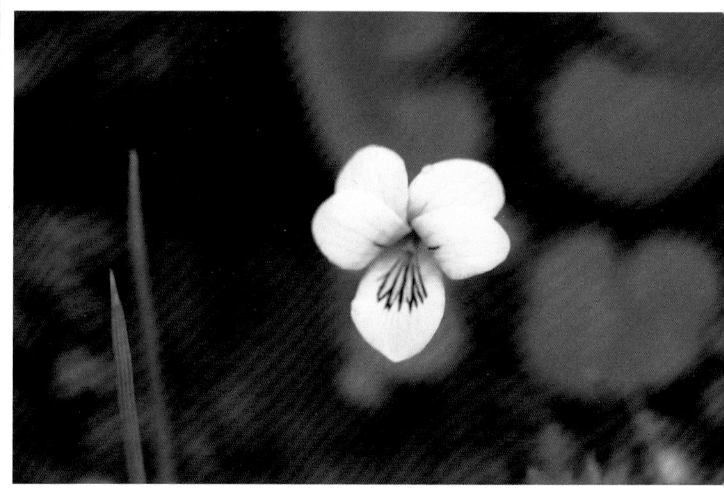

堇菜科（Violaceae） 堇菜属（*Viola* L.）

双花堇菜 *Viola biflora* L.

药 材 名 双花堇菜；ནྭ་རྡོག（达木合、达木、达莫）。

标 准 《青海藏标》（1992 年版）。

植物形态 参见《中国植物志》第五十一卷第 118 页。

分布与生境 分布于我国西藏（林周等）、云南、青海、甘肃、四川、新疆、陕西、山西、河北、河南、内蒙古、黑龙江、辽宁、吉林、山东、台湾。生长于海拔 2 500 ～ 4 000 m 的高山、亚高山地带的草甸、灌丛、林缘、岩石缝隙。喜马拉雅山脉其他地区、欧洲、北美洲西北部及朝鲜、日本、印度东北部、马来西亚也有分布。

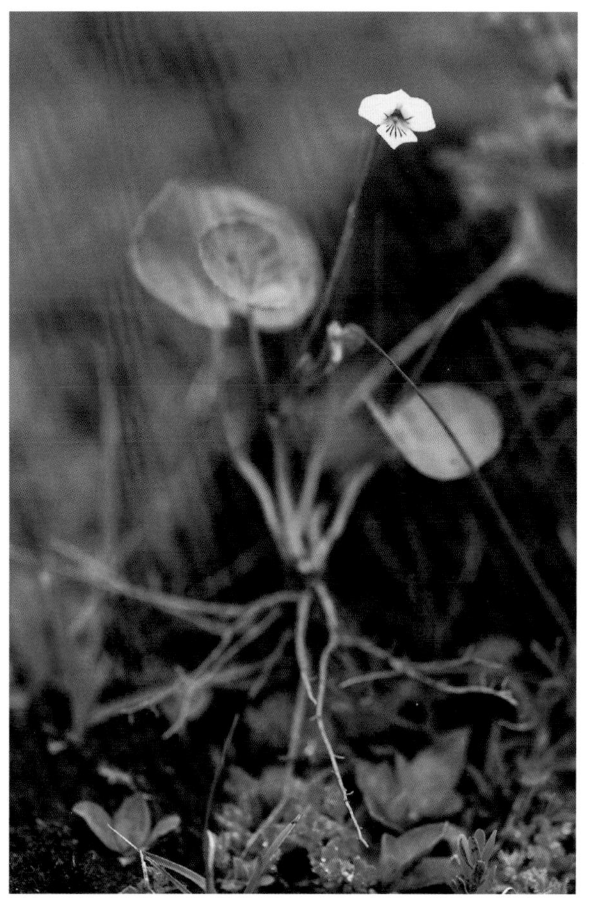

药用部位 全草。

采收与加工 花期采集，洗净，晾干。

性　　味 味苦，性凉。

功能与主治 愈疮，接骨。用于创伤，疮疖。

用量与用法 9 ~ 15 g。外用适量，鲜品捣敷。

附　注

《四部医典》《蓝琉璃》《晶珠本草》等中记载有“ཏ་སྨིག”（达米、达木合、达莫），言其为愈疮、接骨、封脉口之药物。《度母本草》言“达米”按生境不同分为生于山上的白者（上品）和生于平地的黑者（下品）2种。现代文献记载的“达米”的基原涉及堇菜科堇菜属、毛茛科驴蹄草属（*Caltha*）、菊科垂头菊属（*Cremanthodium*）、马兜铃科细辛属（*Asarum*）、小檗科淫羊藿属（*Epimedium*）等的多种植物，不同文献对其基原有不同观点，各地习用的种类也不尽一致。有文献记载双花堇菜 *V. biflora* L.、圆叶小堇菜 *V. rockiana* W. Beck.、鳞茎堇菜 *V. bulbosa* Maxim. 为“达米”的基原之一。《青藏高原药物图鉴》（第二册）称双花堇菜 *V. biflora* L. 为“ཏ་སྨུག་གཡུང་ཐུམ།”（大莫永登）的基原，该名称未见古籍记载；文献记载的各地作“大莫永登”使用的还有灰叶堇菜 *V. delavayi* Franch.（四川康定）、白花地丁 *V. patrinii* DC. ex Ging.[“ཏ་སྨུག་གཡུང་།”（大莫永），四川德格、若尔盖]、深山堇菜 *V. selkirkii* Pursh et Gold（四川康定）、紫花地丁 *V. philippica* Cav.（四川德格）。《青海藏标》以“双花堇菜/ཏ་སྨིག/达木合”之名收载了双花堇菜 *V. biflora* L.；《西藏藏标》以“ཏ་སྨིག/达米/达米”之名收载了毛茛科植物花葶驴蹄草 *Caltha scaposa* Hook. f. et Thoms.。（参见“花葶驴蹄草”条）

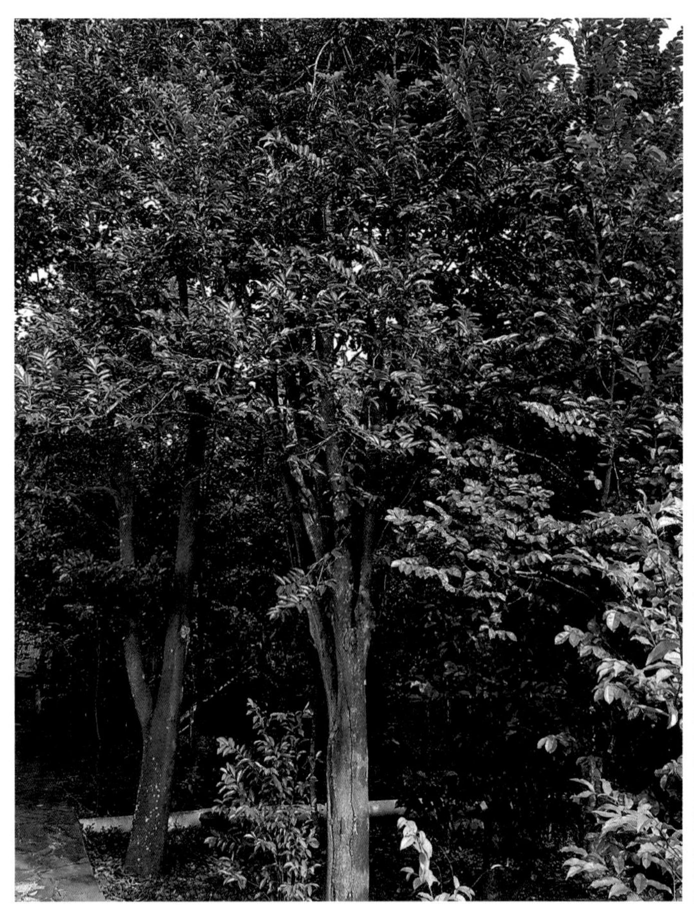

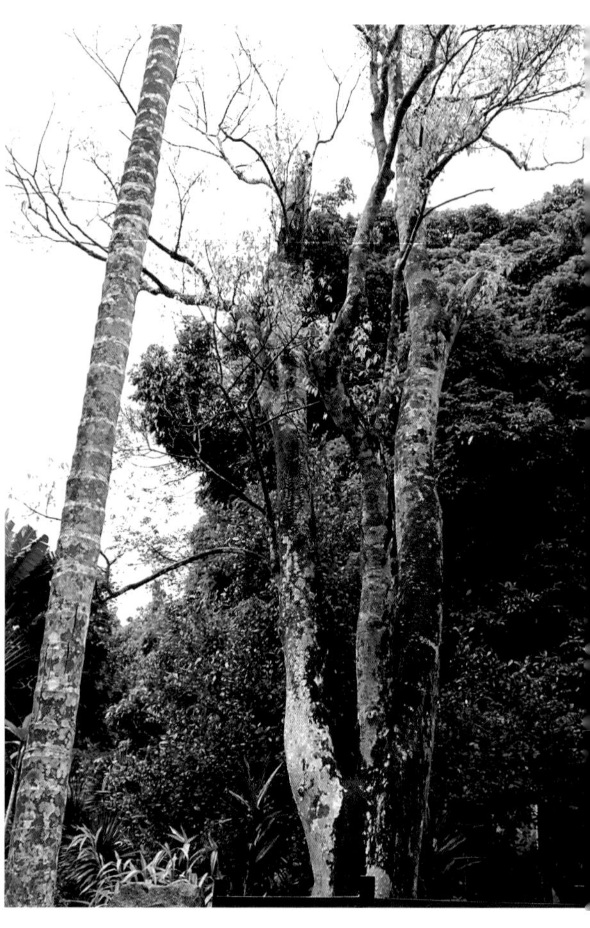

瑞香科（Thymelaeaceae） 沉香属（*Aquilaria* Lam.）

土沉香 *Aquilaria sinensis* (Lour.) Spreng. [*A. sinensis* (Lour.) Gilg]

药材名 沉香；ཨ་ག་ཅ།（阿嘎）、ཨ་གར་ནག་པོ།（阿嘎纳保）。

标准 《部标藏药·附录》《藏标》。

植物形态 参见《中国植物志》第五十二卷第一分册第 290 页。

分布与生境 分布于我国广东、海南、广西、福建。现在我国海南、广东有栽培。生长于低海拔地区的山地、丘陵、路边阳处疏林中。

药用部位 含树脂的木材。

采收与加工 全年均可采收，阴干。

性　　味　味辛，性微温。

功能与主治　降气，温中，暖胃。用于心脏病，脉热症，气逆喘急，吐泻，呃逆，心腹疼痛，腰膝虚冷，虚秘。

用量与用法　3 ~ 4.5 g。内服煎汤；或入丸、散。

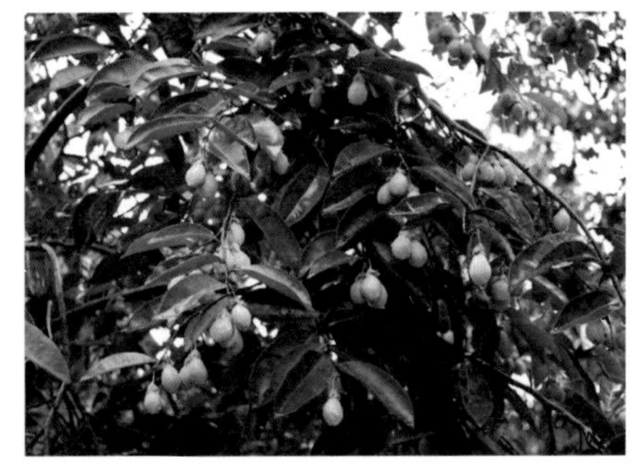

附　注

《度母本草》记载“ཨ་ག་རུ།”（阿卡如、阿嘎如、阿嘎）的功效为治喉蛾、疔疮及杀虫；《四部医典》记载“阿卡如”为清心热、命脉热之药物。《蓝琉璃》记载“阿卡如”有黑、黄 2 种，其中黄者又有 2 种。《药名之海》记载“阿卡如”有黑 [“ཨ་གར་ནག་པོ།”（阿嘎纳保）]、红 [“གར་དམར་པོ།”（阿嘎玛保）]2 种。《晶珠本草》言“阿卡如”分为白 [“ཨར་སྐྱ།”（阿尔加），也称“ཨ་ཀ་རུ།”（阿嘎如）、“ཨར་སྐྱ་དཀར་པོ།”（阿加嘎布）]、黑 [“ཨར་ནག”（阿尔纳），“ཨ་གར་ནག་པོ།”（阿嘎纳保）的略称]、红 [“ཨར་དམར།”（阿玛尔），“གར་དམར་པོ།”（阿嘎玛保）的略称]3 种，其中白者（阿尔加）又分为 3 种。“阿卡如”为沉香类，沉香的梵语和孟加拉语读音为“agaru”，其藏语音译名为“ཨ་ག་རུ།”（阿卡如，同音字“ཨ་ཀ་རུ།”，“无重”之意）。现代文献记载的藏医所用“阿卡如”类的基原包括瑞香科沉香属和瑞香属（*Daphne*）、木樨科丁香属（*Syringa*）、樟科樟属（*Cinnamomum*）及马鞭草科莸属（*Caryopteris*）的多种植物，主要使用的为我国产的土沉香 *A. sinensis* (Lour.) Spreng.（白木香）和进口的沉香 *A. agallocha* Roxb.，二者的药材因含树脂而呈黑色或深褐色，为黑者（阿尔纳）；橙花瑞香 *D. aurantica* Diels 根部的黑色心材为黑者（阿尔纳）的代用品；木樨科植物白花欧丁香 *S. vulgaris* L. f. *alba* (Weston) Voss（白花洋丁香）的根及茎枝木部呈黄白色，为白者（阿尔加）；樟科植物云南樟 *Cinnamomum glanduliferum* (Wall.) Nees 的心材呈深红色，为红者（阿玛尔），也有文献认为红者应为樟 *Cinnamomum camphora* (Linn.) Presl 的心材。《部标藏药》（沉香 /ཨ་ག་རུ།/ 阿嘎）和《藏标》（沉香 /ཨ་གར་ནག་པོ།/ 阿嘎纳保）收载了白木香 *A. sinensis* (Lour.) Gilg [土沉香 *A. sinensis* (Lour.) Spreng.]；《甘肃省中藏药材标准》未成册标准（甘 YCBZ2017-001）以“阿卡如 /ཨ་ག་རུ།/ 阿卡如”之名收载了木樨科植物紫丁香 *S. oblata* Lindl.（华北紫丁香）的主干、枝干或根。云南迪庆、四川若尔盖、西藏芒康盐井等地也以马鞭草科莸属植物代替“阿卡如”使用，其药效与沉香相差甚远，应系误代用。（参见“云南樟”“樟”条）

藏医使用的沉香药材以进口为主，产自印度、越南、马来西亚等，其原植物因产地而异，主要有沉香 *A. agallocha* Roxb.、马来沉香 *A. malaccensis* Lamk.、印度沉香 *A. secundaria* DC.。

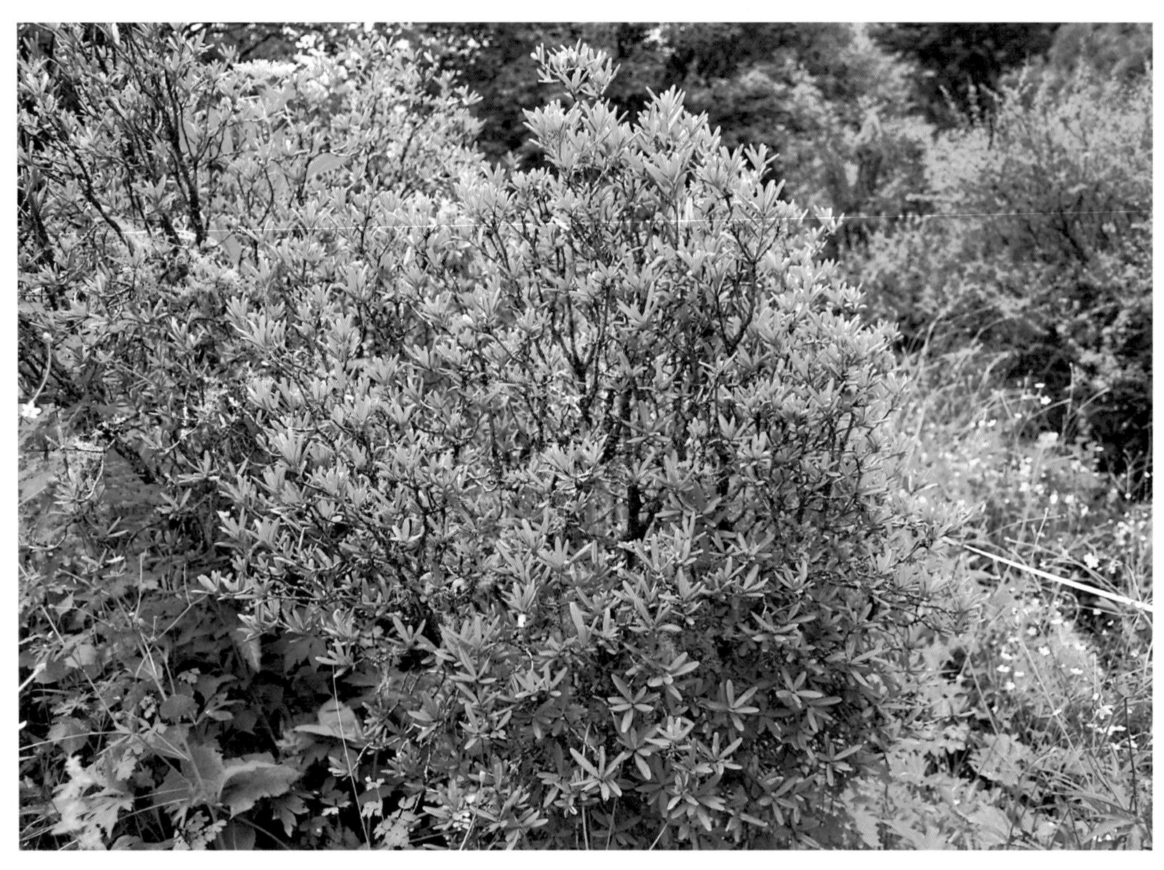

瑞香科（Thymelaeaceae） 瑞香属（*Daphne* Linn.）

凹叶瑞香 *Daphne retusa* Hemsl.

药 材 名 瑞香；སིན་ཤིང་སྣ་མ།（森相那玛、森星那玛）。

标 准 《青海藏标》（1992 年版）。

植物形态 参见《中国植物志》第五十二卷第一分册第 371 页。

分布与生境 分布于我国四川（康定等）、西藏、云南、甘肃、青海、陕西、湖北。生长于海拔 3 000 ~ 3 900 m 的高山草坡、灌木林下。

药用部位 叶（枝叶）、茎皮、花、果实。

采收与加工 春、秋季剥取茎皮，干燥。花、果期分别采收叶（枝叶）和花、果实，除去杂质，晒干。

性　　味　味甘、涩，化后味甘，性温、糙、轻。有小毒。

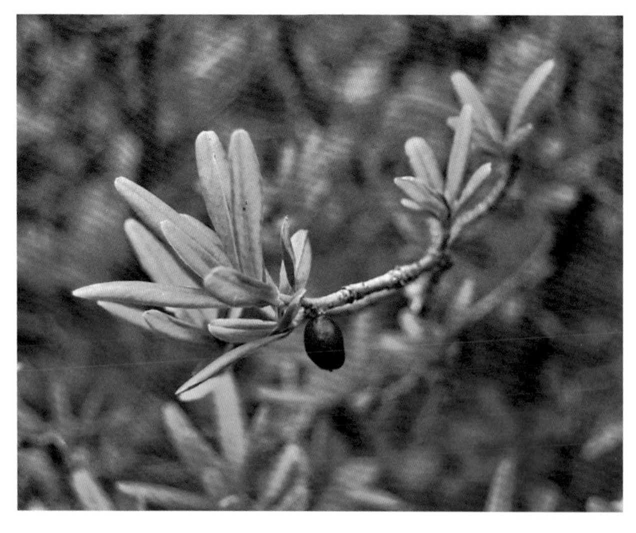

功能与主治　温胃，灭“森”，干黄水。用于“森”病，风湿性关节炎，类风湿性关节炎，胃寒，消化不良，龋齿等。果实用于消化不良，虫病。叶、枝熬膏用于虫病。（《藏药医学内容审查》）

祛湿，杀虫。果实用于消化不良，虫病。叶、枝熬膏用于虫病。茎皮熬膏用于湿痹，关节积黄水。[《青海藏标》（1992年版）]

用量与用法　6 ~ 9 g。

附　注

《度母本草》《四部医典》《蓝琉璃》《晶珠本草》等记载有“སྲིན་ཤིང་སྣ་མ།”（森相那玛、森星那玛、森兴那玛）。现代文献对“森星那玛”的基原有不同的观点，文献记载的“森星那玛”的基原包括瑞香科瑞香属及木樨科素馨属（*Jasminum*）植物，多认为瑞香属植物的形态与《晶珠本草》的记载相符，为正品；素馨属植物素方花 *J. officinale* Linn. 的形态与《四部医典系列挂图全集》附图中的植物形态相似，但其是否可作“森星那玛”的基原尚有待研究。也有观点认为，该2属植物系“森星那玛”的地方习用差异品，素方花 *J. officinale* Linn. 及其同属植物为《四部医典》《蓝琉璃》记载的正品，卫藏地区（西藏拉萨一带）习用该种；唐古特瑞香 *D. tangutica* Maxim. 为安多地区及康巴地区（西藏昌都、四川甘孜、青海果洛和玉树、甘肃甘南一带）习用品。《部标藏药》和《青海藏标》以“甘青瑞香（瑞香）/སྲིན་ཤིང་སྣ་མ།/ 森星那玛（森相那玛）”之名收载了甘青瑞香 *D. tangutica* Maxim.（唐古特瑞香、陕甘瑞香）；《青海藏标》在该条附注中指出凹叶瑞香 *D. retusa* Hemsl. 亦可作“森相那玛”使用。（参见“唐古特瑞香”条）

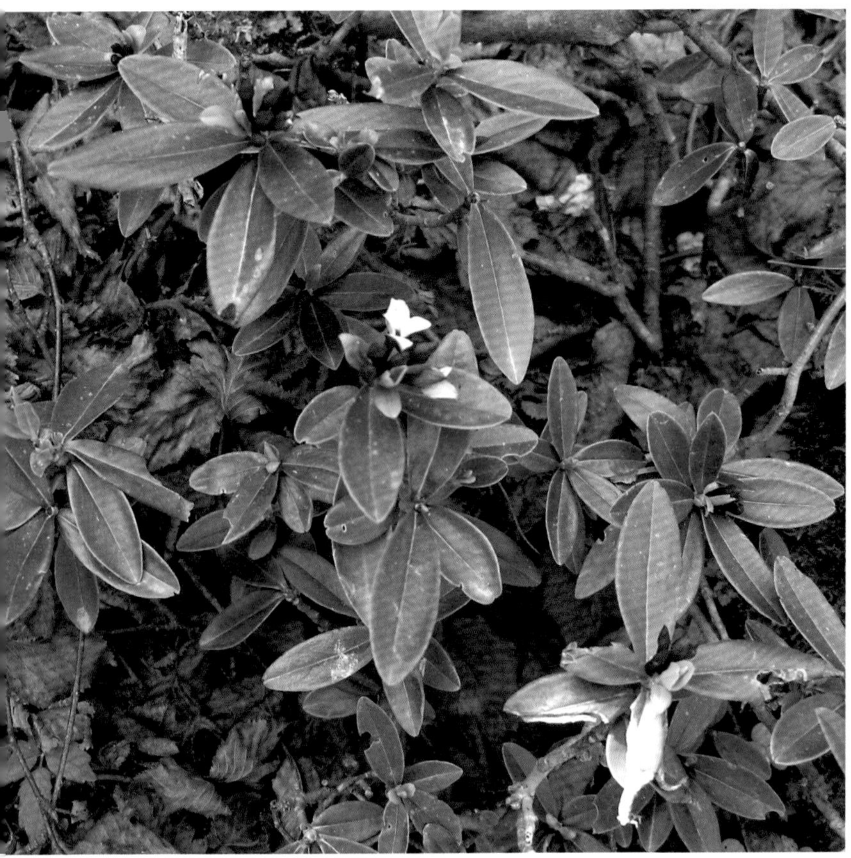

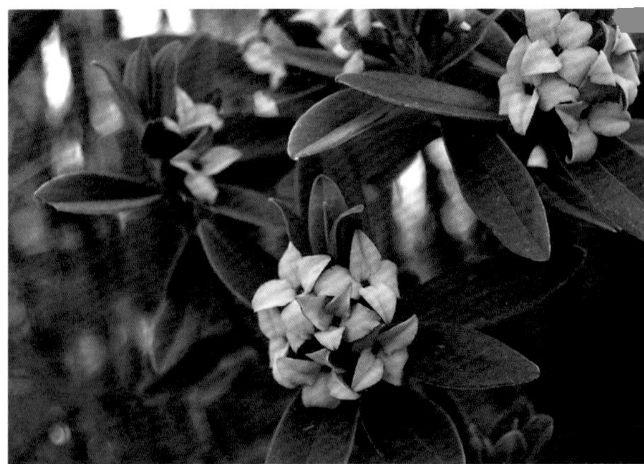

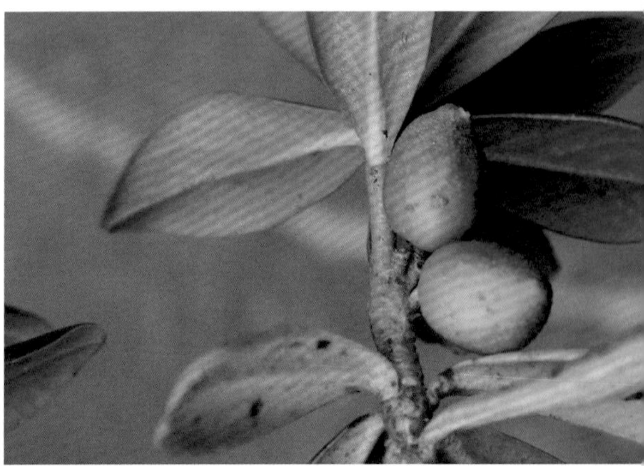

瑞香科（Thymelaeaceae） 瑞香属（*Daphne* Linn.）

唐古特瑞香 *Daphne tangutica* Maxim.

药 材 名 甘青瑞香、瑞香、唐古特瑞香；སེན་ཤིང་སྣ་མ།（森星那玛、森相那玛、森香纳玛、森兴那玛）。

标 准 《部标藏药》、《青海藏标》（1992 年版）、《青海藏标》（2019 年版）。

植物形态 参见《中国植物志》第五十二卷第一分册第 372 页。

分布与生境 分布于我国四川、西藏、云南、甘肃、青海、贵州、陕西（太白山一带）、山西。生长于海拔 1 000 ～ 3 800 m 的湿润林中。

药用部位 叶（枝叶）、茎皮、花、果实。[《部标藏药》《青海藏标》（1992 年版）]茎皮、根皮。[《青海藏标》（2019 年版）]

采收与加工 花、果期分别采收叶（枝叶）和花和果实，除去杂质，晒干。春、秋季采剥茎皮，干燥。

性　　味 味甘、涩，化后味甘，性温、糙、轻。有小毒。（《藏药医学内容审查》）

味涩，性平。[《部标藏药》《青海藏标》（1992 年版）]

味辛、苦，性温。有小毒。[《青海藏标》（2019 年版）]

功能与主治 温胃，灭“森”，干黄水。用于“森”病，风湿性关节炎，类风湿性关节炎，胃寒，消化不良，龋齿等。果实用于消化不良，虫病。叶、枝熬膏用于虫病。（《藏药医学内容审查》）

祛湿，杀虫。果实用于消化不良，虫病。叶、枝熬膏用于虫病。茎皮熬膏用于湿痹，关节积黄水。[《部标藏药》《青海藏标》（1992 年版）]

祛风除湿，止痛散瘀。用于风湿痹痛，关节炎，类风湿性关节炎。[《青海藏标》（2019 年版）]

用量与用法 6 ~ 9 g。[《部标藏药》《青海藏标》（1992 年版）]

3 ~ 6 g。配方用。[《青海藏标》（2019 年版）]

附　注

《四部医典》《度母本草》《蓝琉璃》等记载有“སྲིན་ཤིང་སྣ་མ།”（森星那玛、森兴那玛）；《宇妥本草》记载“སྟག་ཚང་།”（达合琼）的果实治“培根”瘀紫症，“སྟག་ཚང་བ།”（达合琼哇）的叶为滋补良药。《四部医典系列挂图全集》中的“森星那玛”的正品和副品附图所示均系藤本植物，具羽状复叶、管状花。《晶珠本草》在“树木类药物”的“果实类药物”中记载“སྲིན་ཤིང་སྣ་མའི་འབྲས་བུ།”（森星那玛哲布，“哲布”为“果实”之意）又名“达合琼哇”，言其茎叶熬膏也可药用。现代文献记载的“森星那玛”的基原包括瑞香科瑞香属及木樨科素馨属（*Jasminum*）植物，文献多认为瑞香属植物的形态与《晶珠本草》的记载相符，以之为正品；素方花 *J. officinale* Linn. 的形态与《四部医典系列挂图全集》附图中的植物形态相似，但其是否可作“森兴那玛”的基原尚有待研究。也有观点认为，《晶珠本草》记载的“森兴那玛”有 2 类，一类为素方花 *J. officinale* Linn. 及其同属植物，应为《四部医典》《蓝琉璃》记载的正品，卫藏地区习用；另一类为唐古特瑞香 *D. tangutica* Maxim.，安多地区及康巴地区习用。《部标藏药》、《青海藏标》（1992 年版）、《青海藏标》（2019 年版）以“甘青瑞香（瑞香、唐古特瑞香）སྲིན་ཤིང་སྣ་མ།/ 森星那玛（森相那玛、森香纳玛）”之名收载了甘青瑞香 *D. tangutica* Maxim.（唐古特瑞香、陕甘瑞香）；《青海藏标》（1992 年版）在“瑞香”条下附注中指出凹叶瑞香 *D. retusa* Hemsl. 亦可作本品使用。（参见“凹叶瑞香”条）

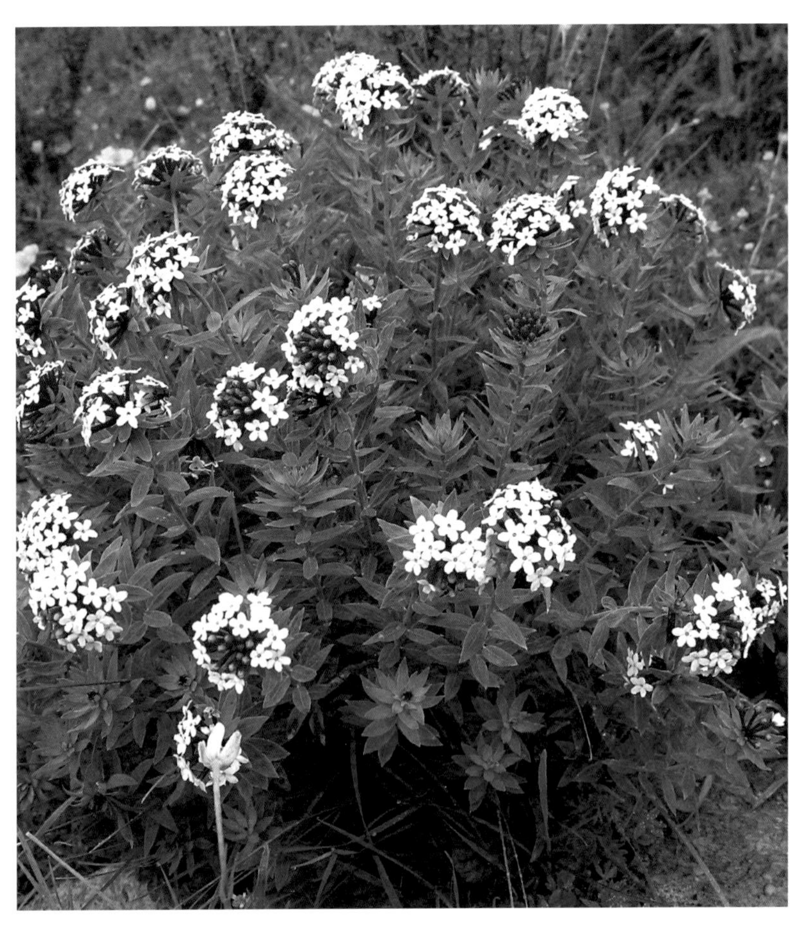
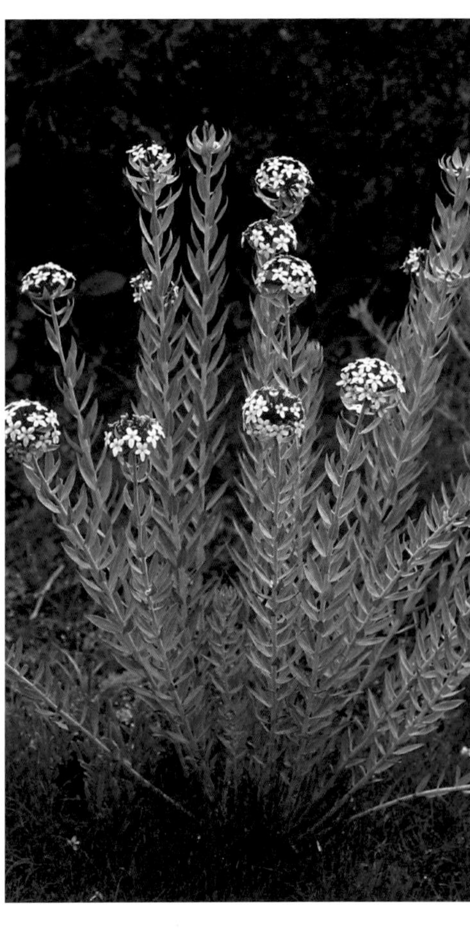

瑞香科（Thymelaeaceae） 狼毒属（*Stellera* Linn.）

狼毒 *Stellera chamaejasme* Linn.

药材名 瑞香狼毒、狼毒；རེ་ལྕག་པ།（热甲巴、热加巴、热吉合巴）。

标准 《部标藏药》、《青海藏标》（1992 年版）。

植物形态 参见《中国植物志》第四十四卷第三分册第 91 页。

分布与生境 分布于我国西南地区及北方各省区。生长于海拔 2 600 ~ 4 200 m 的干燥向阳的高山草坡、草坪、河滩台地。西伯利亚地区也有分布。

药用部位 根。

采收与加工 秋季采挖，除去杂质，晒干。

性　　味　味辛，化后味苦，性温。

功能与主治　清热解毒，化痞消肿，祛腐生肌，灭“森”。用于痞瘤，肿瘤，瘟疫等。熬膏用于疖痈，瘰疬；外用于顽癣，溃疡，跌打肿痛，阴道毛滴虫病等。

用量与用法　0.5 ~ 1 g。外用适量，研末调敷；或熬膏。有毒，通常外用，内服宜慎。孕妇禁用。

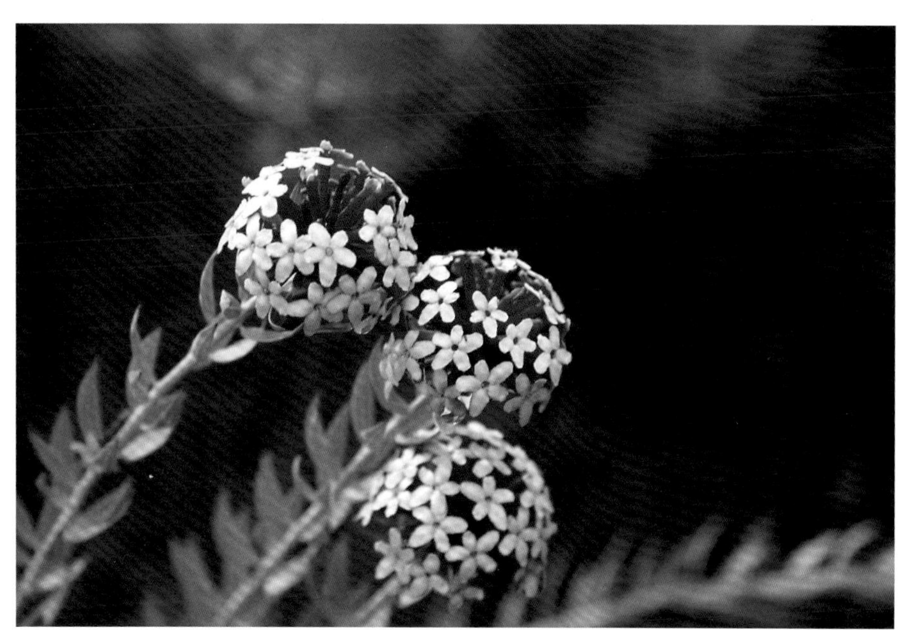

附　注

《四部医典》《鲜明注释》等记载有“རེ་ལྕག་པ”（热甲巴）；《度母本草》记载其为“རེ་ལྕག”（热甲），言其花白红、有光泽，其根可缓泻、清除胃寒“隆”“培根”滞聚及治虫病。《鲜明注释》记载“热甲巴”按花色不同分为白色、红色 2 种；《晶珠本草》言“热甲巴”仅有花为白、红、黄三色的区别。现各地藏医使用的“热甲巴”的基原均为狼毒 *S. chamaejasme* Linn.，《部标藏药》以“瑞香狼毒 /རེ་ལྕག་པ/ 热甲巴”之名、《青海藏标》以“狼毒 /རེ་ལྕག་པ/ 热吉合巴”之名均收载了该种。狼毒 *S. chamaejasme* Linn. 的花萼外面紫红色、淡红色或深紫色，初开时花萼内面略呈浅黄色，开后内面呈白色，上述古籍记载的花色之别应是指花的不同部位或花开放的不同时期的色泽差别，而并非指不同的种类。狼毒药材有毒，通常外用，内服须加入牛奶中煎煮去毒后使用。

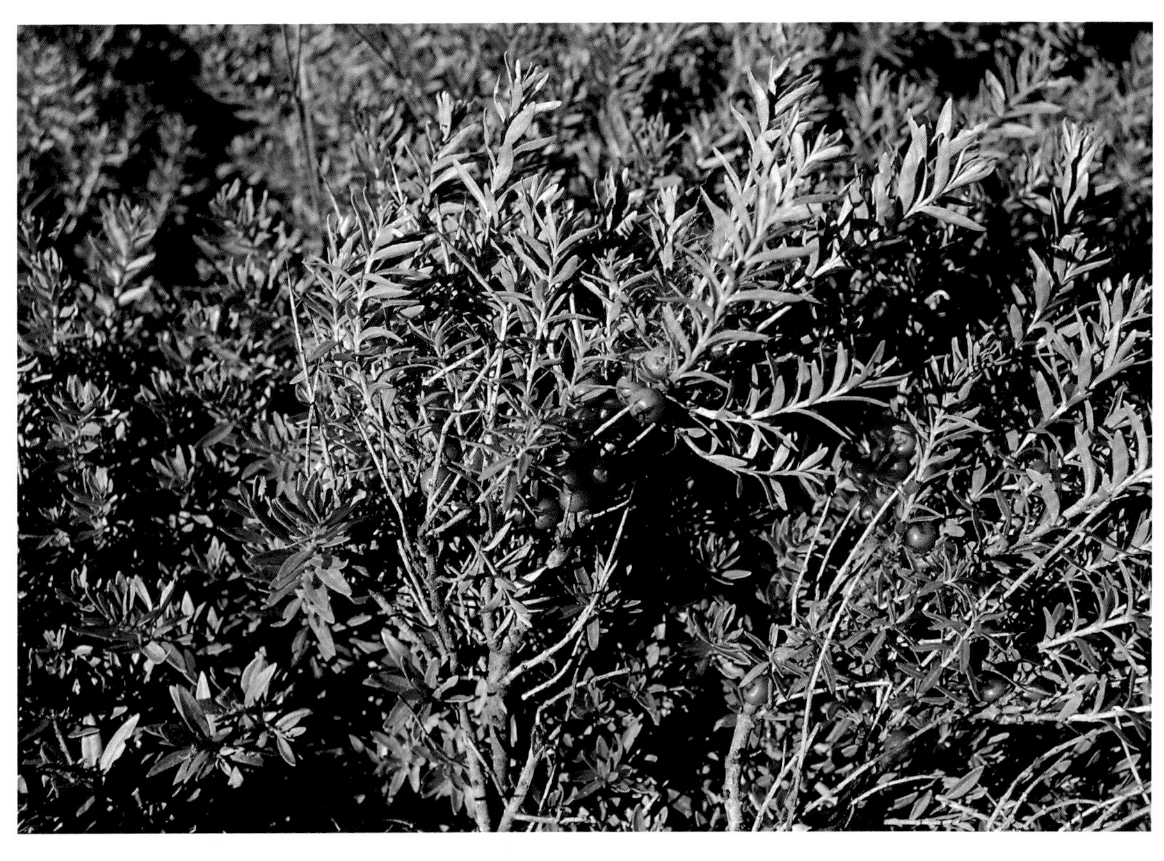

胡颓子科（Elaeagnaceae） 沙棘属（*Hippophae* Linn.）

西藏沙棘 *Hippophae thibetana* Schlechtend.

药 材 名 小沙棘；ས་སྟར།（萨达尔）。沙棘膏；སྟར་བུའི་ཁནྡ།（达布坎扎、达尔吾砍扎）。

标 准 《四川藏标》（2014 年版、2020 年版）、《青海藏标》（2019 年版）。

植物形态 参见《中国植物志》第五十二卷第二分册第 63 页。

分布与生境 分布于我国甘肃、青海（海晏）、四川、西藏。生长于海拔 3 300 ~ 5 200 m 的高原草地河漫滩及岸边。

药用部位 成熟果实。

采收与加工 秋、冬季果实成熟或冻硬时采收，除去杂质，干燥或蒸后干燥；或熬膏。

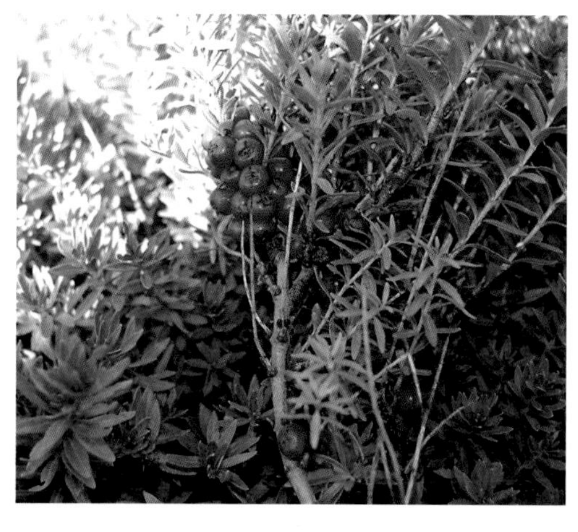

性　　味　味酸，性凉。[《四川藏标》（2014 年版、2020 年版）]

味酸、涩，性温。[《青海藏标》（2019 年版）]

功能与主治　小沙棘：止咳祛痰，消食化滞，活血散瘀。用于咳嗽痰多，呼吸困难，消化不良，食积腹痛，瘀血经闭，跌扑瘀肿。

沙棘膏：清肺止咳，活血化瘀，调经除痞，消食化滞，愈疮，健脾。用于“培根”病，气管炎，支气管炎，肺炎，肝炎，脾虚，胸痹，妇科痞瘤，月经不调，消化性溃疡，食积不化，胃肠绞痛，跌扑瘀肿等。

用量与用法　小沙棘：3 ～ 10 g。

沙棘膏：2 ～ 3 g。

附　注

《四部医典》中记载有治咳嗽痰多、瘀血闭经之药物“སྟར་བུ།”（达布、达尔布）。《度母本草》言“达尔布”分为黑、白 2 种；《晶珠本草》言“达尔布”按植株大小和生境不同分为大 [“གནམ་སྟར།”（纳木达尔）]、中 [“བར་སྟར།”（巴尔达尔）]、小 [“ས་སྟར།”（萨达尔）]3 种。现代文献记载的“达尔布”类的基原包括胡颓子科沙棘属和胡颓子属（*Elaeagnus*）的多种植物，但不同文献记载的大（纳木达尔）、中（巴尔达尔）、小（萨达尔）品种的基原不尽一致。西藏沙棘 *H. thibetana* Schlechtend. 植株矮小，属小者（萨达尔）的基原之一，《四川藏标》（2014 年版）、《青海藏标》（2019 年版）以“小沙棘 /ས་སྟར།/ 萨达尔”之名收载了该种；《四川藏标》（2014 年版）另条以“大沙棘 /སྟར་འབྲས། / 达哲”之名收载了卧龙沙棘 *H. rhamnoides* Linn. subsp. *wolongensis* Lian, K. Sun et X. L. Chen、江孜沙棘 *H. gyantsensis* (Rousi) Lian（*H. rhamnoides* Linn. subsp. *gyantsensis* Rousi），言“སྟར་བུ།”（达布）为“སྟར་འབྲས།”（达哲）的异名。沙棘以果实入药，常熬膏备用，称“སྟར་བུའི་ཁནྡ།”（达布坎扎），《部标藏药》《青海藏标》（1992 年版）及《四川藏标》（2020 年版）以“沙棘膏 /སྟར་བུའི་ཁནྡ། / 达布坎扎（达尔吾砍扎）”之名收载了沙棘 *H. rhamnoides* Linn.（中国沙棘 *H. rhamnoides* Linn. subsp. *chinensis* Rousi）和西藏沙棘 *H. thibetana* Schlechtend. 果实的水煎膏。（参见“中国沙棘”条）

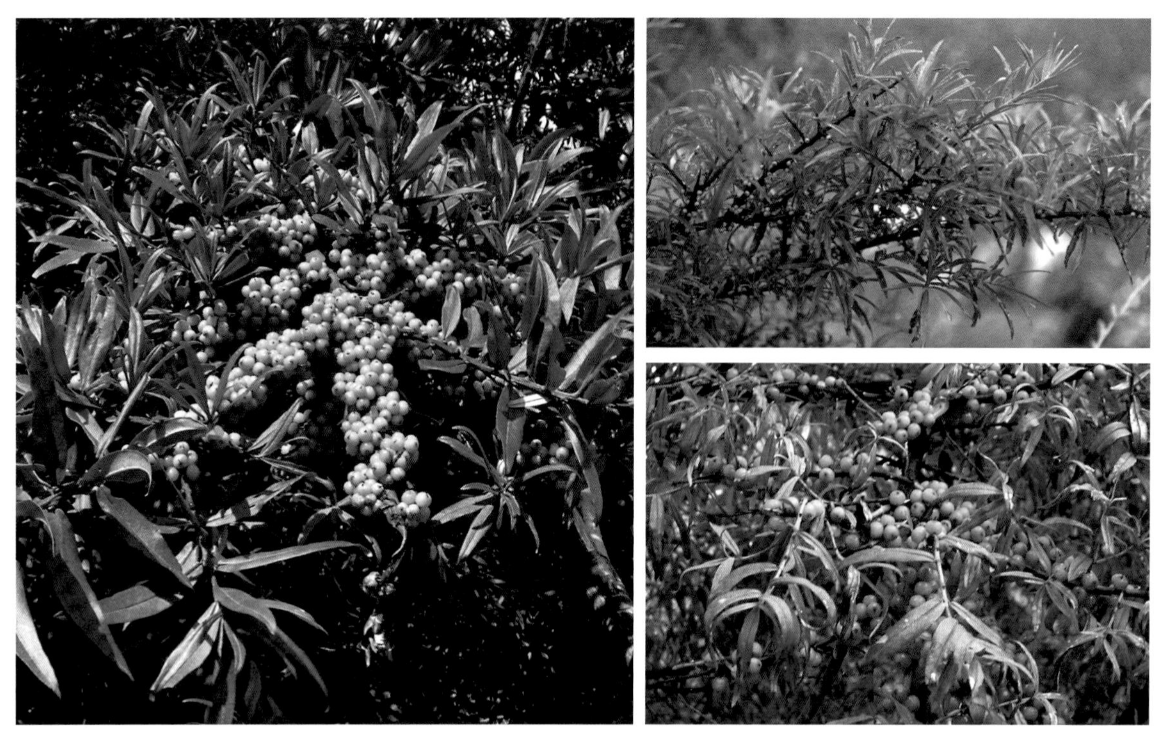

胡颓子科（Elaeagnaceae）　沙棘属（*Hippophae* Linn.）

中国沙棘 *Hippophae rhamnoides* Linn. subsp. *chinensis* Rousi

药 材 名　沙棘；སྟར་བུ།（达布）。沙棘膏；སྟར་བུའི་ཁནྡ།（达布坎扎、达尔吾砍扎、达布堪扎）。

标　　准　《藏标》、《部标藏药》、《青海藏标》（1992 年版）、《四川藏标》（2020 年版）。

植物形态　参见《中国植物志》第五十二卷第二分册第 64 ~ 65 页。

分布与生境　分布于我国甘肃、青海、四川西部、内蒙古、山西、陕西等。生长于海拔 800 ~ 3 600 m 的向阳山脊、谷地、干涸河床地、山坡等的砾石或砂质土壤、黄土上。

药用部位　成熟果实。

采收与加工　冬季果实冻时采收，除去杂质，干燥；或熬膏。

性　　味　沙棘：味酸、涩，性温。

沙棘膏：味酸、涩，化后味酸，性温。

功能与主治　沙棘：祛痰止咳，活血散瘀，消食化滞。用于咳嗽痰多，胸满不畅，消化不良，胃痛，闭经。（《藏标》）

沙棘膏：清肺止咳，活血化瘀，调经除痞，消食化滞，愈疮，健脾。用于“培根”病，气管炎，支气管炎，肺炎，肝炎，脾虚，胸痹，妇科痞瘤，月经不调，消化性溃疡，食积不化，胃肠绞痛，跌扑瘀肿等。（《藏药医学内容审查》）

用量与用法　沙棘：3 ~ 6 g。

沙棘膏：2 ~ 3 g。

附　注

“སྟར་བུ།”（达布）为《四部医典》记载的治咳嗽痰多、瘀血闭经之药物。《度母本草》记载“达布”分为白、黑 2 种。《晶珠本草》言“达尔布”按植株大小和生境不同分为大 [“གནམ་སྟར།”（纳木达尔）]、中 [“བར་སྟར།”（巴尔达尔）]、小 [“ས་སྟར།”（萨达尔）]3 种。现代文献记载的“达尔布”类的基原包括胡颓子科沙棘属和胡颓子属（*Elaeagnus*）的多种植物，通常以沙棘属植物为正品，以胡颓子属植物为地方习用品，但不同文献对“达布”大、中、小品种的划分及基原的记载不尽一致，或统称“སྟར་བུ།”（达布）。《晶珠本草》记载 3 种“达尔布”的功能与主治各有不同，而现代文献多未明确区分。中国沙棘 *H. rhamnoides* Linn. subsp. *chinensis* Rousi 植株高大，通常被作为大者（纳木达尔）的基原之一，以果实入药，亦常熬膏入药，称“སྟར་བུའི་ཁནྡ།”（达布坎扎）。《藏标》以“沙棘 /སྟར་བུ།/ 达布”和“沙棘膏 /སྟར་བུའི་ཁནྡ།/ 达布堪扎”之名、《部标藏药》和《青海藏标》以“沙棘膏 /སྟར་བུའི་ཁནྡ། / 达布坎扎（达尔吾砍扎）”之名收载了沙棘 *H. rhamnoides* Linn.（中国沙棘 *H. rhamnoides* Linn. subsp. *chinensis* Rousi）的果实或其水煎膏。《四川藏标》（2014 年版）以“大沙棘 /སྟར་འབྲས།/ 达哲”之名收载了卧龙沙棘 *H. rhamnoides* Linn. subsp. *wolongensis* Lian, K. Sun et X. L. Chen、江孜沙棘 *H. gyantsensis* (Rousi) Lian（*H. rhamnoides* Linn. subsp. *gyantsensis* Rousi）；以“小沙棘 /ས་སྟར།/ 萨达尔”之名收载了西藏沙棘 *H. thibetana* Schlechtend.。《四川藏标》（2020 年版）则以“沙棘膏 /སྟར་བུའི་ཁནྡ།/ 达布坎扎”之名收载了沙棘 *H. rhamnoides* Linn.（中国沙棘 *H. rhamnoides* Linn. subsp. *chinensis* Rousi）和西藏沙棘 *H. thibetana* Schlechtend. 果实的水煎膏。（参见“江孜沙棘”“西藏沙棘”条）

据《中国植物志》记载，我国植物学专著记载的沙棘 *H. rhamnoides* Linn. 仅分布于欧洲北部，在我国并无分布，我国分布的应为中国沙棘 *H. rhamnoides* Linn. subsp. *chinensis* Rousi。

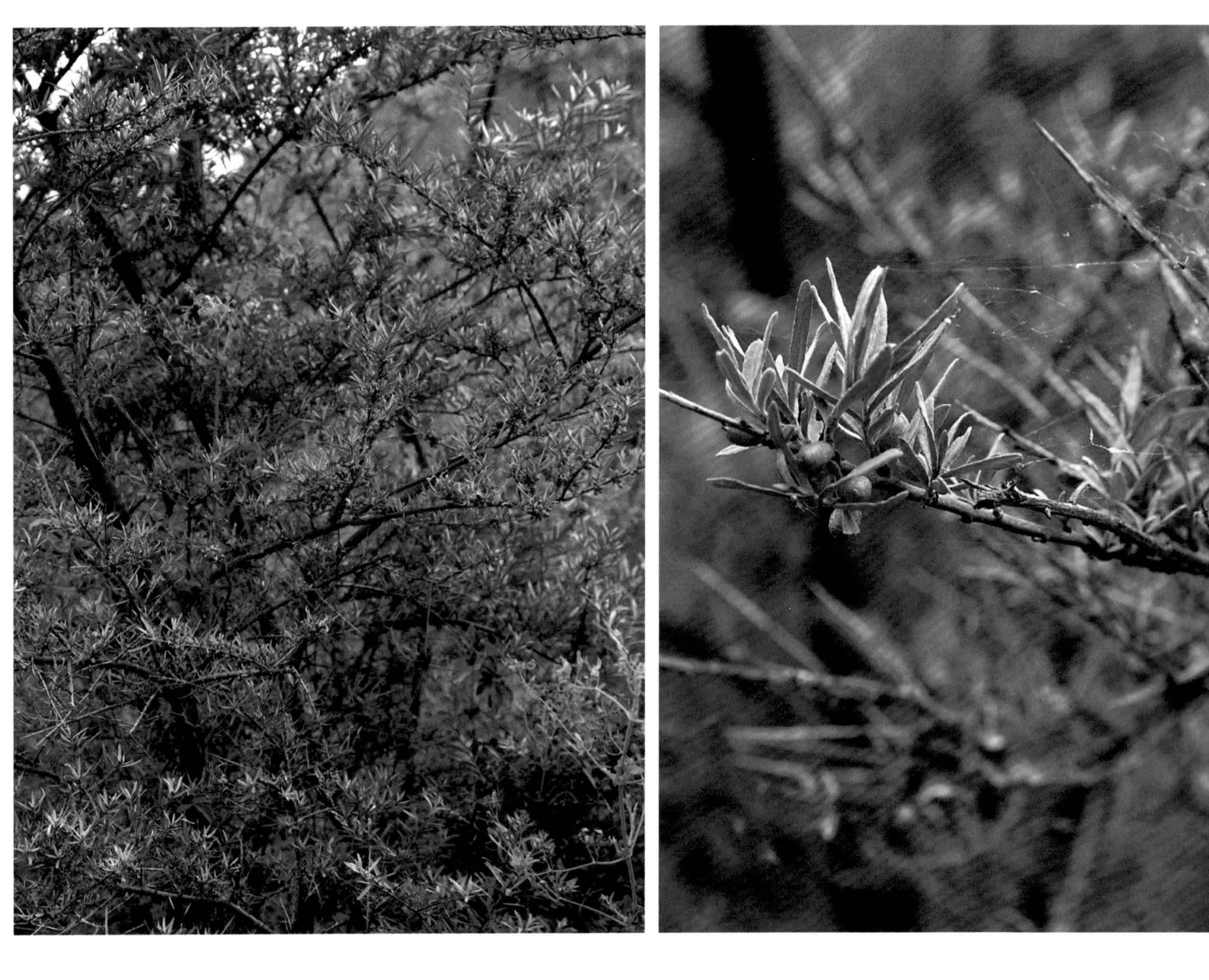

胡颓子科（Elaeagnaceae） 沙棘属（*Hippophae* Linn.）

江孜沙棘 *Hippophae rhamnoides* Linn. subsp. *gyantsensis* Rousi

药 材 名 大沙棘；སྟར་འབྲས།（达哲）。

标　　准 《四川藏标》（2014 年版）。

植物形态 参见《中国植物志》第五十二卷第二分册第 66 页。

分布与生境 分布于我国西藏拉萨至江孜、亚东一带。我国拉萨有栽培。生长于海拔 3 500 ~ 3 800 m 的河床石砾地、河漫滩。印度东南部也有分布。

药用部位 成熟果实。

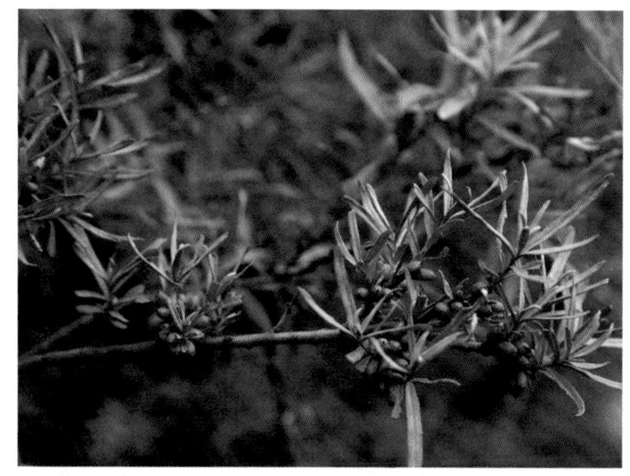

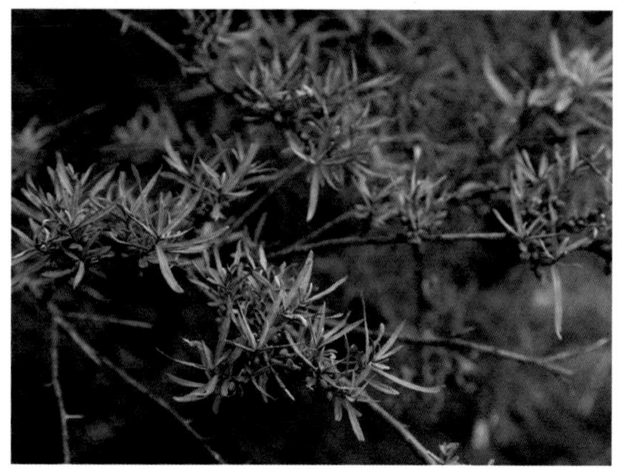

采收与加工 秋、冬季果实成熟或冻硬时采摘，除去杂质，干燥或蒸后干燥。

性　　味 味酸，性凉。

功能与主治 止咳祛痰，消食化滞，活血散瘀。用于咳嗽痰多，消化不良，食积腹痛，瘀血经闭，跌扑瘀肿。

用量与用法 3 ~ 10 g。

附注

“སྟར་བུ”（达布、达尔布）为《四部医典》记载的治咳嗽痰多、瘀血闭经之药物。《晶珠本草》记载“达尔布”按植株大小和生境不同可分为大［“གནམ་སྟར”（纳木达尔）］、中［“བར་སྟར”（巴尔达尔）］、小［“ས་སྟར”（萨达尔）］3 种，3 种的功效各有不同。现代文献记载的各地藏医使用的“达尔布”类的基原包括胡颓子科沙棘属和胡颓子属（*Elaeagnus*）的多种植物，但不同文献对大、中、小品种的基原观点不尽一致，或统称“达尔布”。沙棘的果实不易保存，常熬膏（水煎膏）备用，名“སྟར་བུའི་ཁན྄ྡ”（达布坎扎）。《部标藏药》（沙棘膏 /སྟར་བུའི་ཁན྄ྡ/ 达布坎扎）、《青海藏标》（沙棘膏 /སྟར་བུའི་ཁན྄ྡ/ 达尔吾砍扎）、《藏标》（沙棘 /སྟར་བུ/ 达布、沙棘膏 /སྟར་བུའི་ཁན྄ྡ/ 达布堪扎）等收载了沙棘 *H. rhamnoides* Linn.（中国沙棘 *H. rhamnoides* Linn. subsp. *chinensis* Rousi）的果实或其水煎膏。《四川藏标》（2014 年版）以“大沙棘 /སྟར་འབྲས/ 达哲”之名收载了卧龙沙棘 *H. rhamnoides* Linn. subsp. *wolongensis* Lian, K. Sun et X. L. Chen、江孜沙棘 *H. gyantsensis* (Rousi) Lian［《中国植物志》记载的江孜沙棘的拉丁学名为 *H. rhamnoides* Linn. subsp. *gyantsensis* Rousi，*Flora of China* 记载为江孜沙棘 *H. gyantsensis* (Rousi) Y. S. Lian］的果实，言“达布”为“达哲”的异名；以“小沙棘 /ས་སྟར/ 萨达尔”之名收载了西藏沙棘 *H. thibetana* Schlechtend. 的果实。（参见“西藏沙棘”“中国沙棘”条）

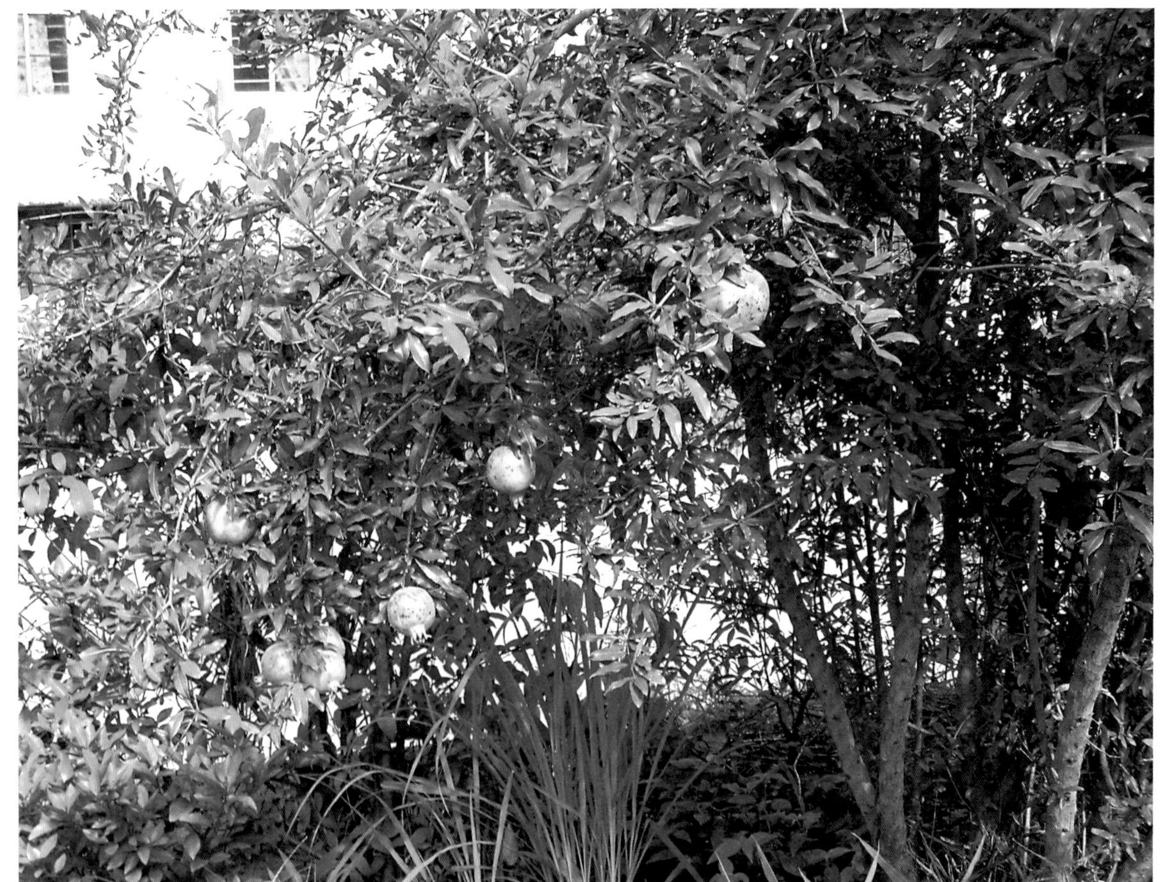

石榴科（Punicaceae） 石榴属（*Punica* Linn.）

石榴 *Punica granatum* Linn.

药 材 名 石榴子、石榴；སེ་འབྲུ།（赛朱、塞珠、森珠、赛志）。

标 准 《部标藏药》、《藏标》、《青海藏标》（1992 年版）。

植物形态 参见《中国植物志》第五十二卷第二分册第 121 页。

分布与生境 原产于巴尔干半岛至伊朗及其邻近地区。我国南部各地均有栽培。世界其他温带和热带地区也有栽培。

药用部位 种子。

采收与加工 秋季采收成熟果实，置通风干燥处，待果皮风干后剥取种子，晒干。

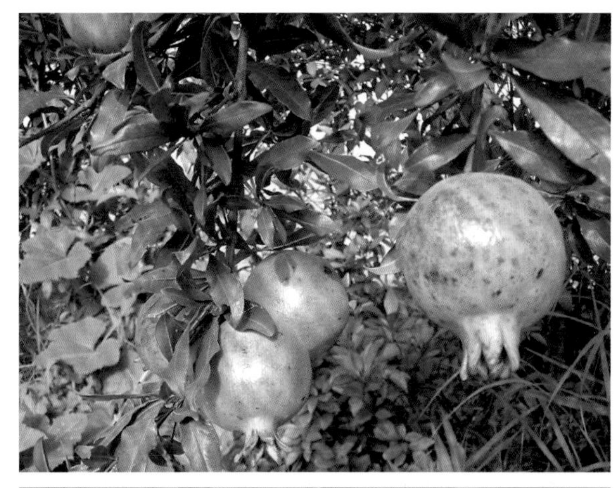

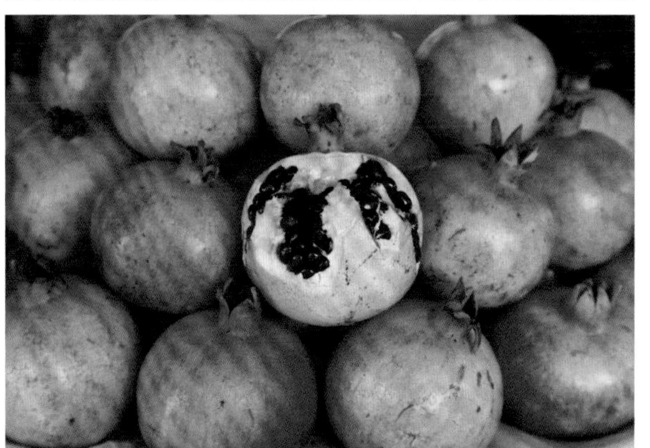

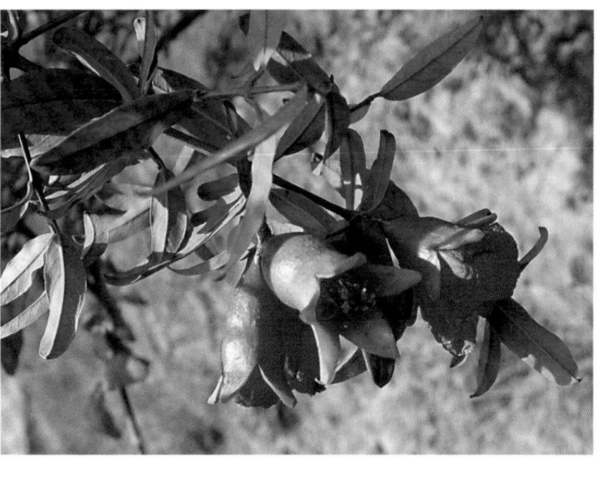

性　　味　味酸、甘，化后味酸，性温、润。

功能与主治　温胃祛寒，解毒收敛，调和诸药，开胃助消，健脾利肝，益气养血。用于“培根”病，“堆巴木布”病，消化性溃疡，胃寒，消化不良，肾寒，“洛隆”病，肝病，黄水病等。

用量与用法　5 ~ 12 g[《部标藏药》《青海藏标》（1992 年版）]；6 ~ 9 g（《藏标》）。内服研末；或入丸、散。

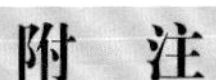

附注

“སེ་འབྲུ”（赛朱）在《四部医典》《宇妥本草》《晶珠本草》等中均有记载，为暖胃及治寒症、“培根”病、“培赤”合病之药物。现各地藏医所用“赛朱”及有关标准中收载的“赛朱”的基原均为石榴科植物石榴 *P. granatum* Linn.，该种的形态也与《四部医典系列挂图全集》的附图所示植物相似。

我国栽培石榴的历史可追溯至汉代，古籍记载石榴系张骞出使西域时带回。石榴为著名水果，我国已培育出大量栽培品种（系）。这些栽培品种根据花色及重瓣或单瓣等特征又分为若干个栽培变种，其中花白色的有白石榴 *P. granatum* Linn. cv. *albescens* DC.、重瓣白花石榴 *P. granatum* Linn. cv. *multiplex* Sweet。《宇妥本草》记载“赛朱”花白色，提示在当时已有花白色的种类。

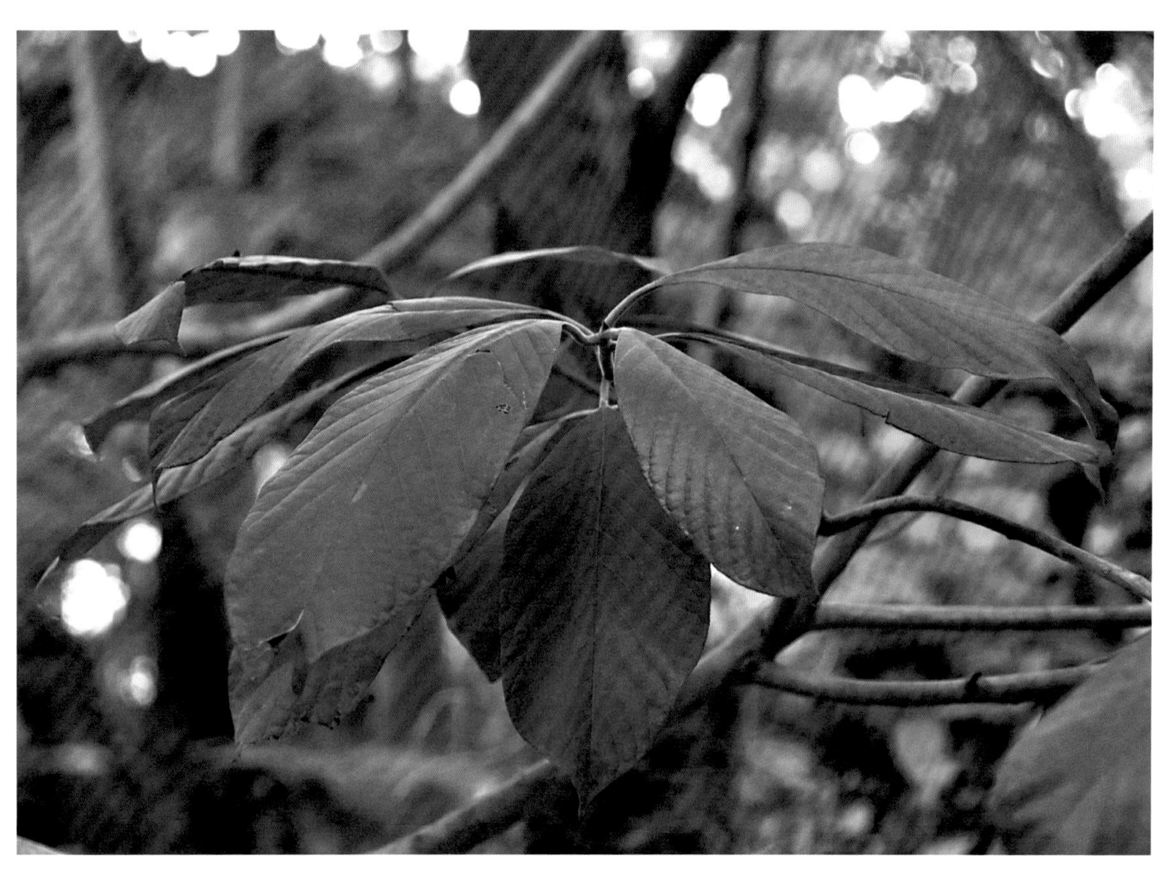

使君子科（Combretaceae） 诃子属（*Terminalia* Linn.）

毗黎勒 *Terminalia billerica* (Gaertn.) Roxb.

药材名 毛诃子；བ་རུ་ར།（帕如拉、巴如拉、哇如拉、帕肉拉、帕如热）。

标准 《部标藏药·附录》、《藏标》、《青海藏标·附录》（1992 年版）。

植物形态 参见《中国植物志》第五十三卷第一分册第 11 页。

分布与生境 分布于我国云南南部（西双版纳、红河等）。生长于海拔 540 ~ 1 350 m 的沟谷、低丘季节性雨林中。越南、老挝、柬埔寨、泰国、缅甸、印度、马来西亚等也有分布。

药用部位 成熟果实。

采收与加工 冬季果实成熟时采收，除去杂质，晒干。

性　　味　味涩、甘，性平。

功能与主治　益气养血，清热解毒，收敛，调和诸药。用于虚弱，各种热症，泻痢，黄水病，肝胆病。

用量与用法　3 ~ 9 g。多配方用。

附　注

《四部医典》《度母本草》等中均记载有“བ་རུ་ར།”（巴如拉）；《晶珠本草》将其归于“果实类药物”中，言其为治“培赤”病及黄水病之药物。“巴如拉”为藏医极常用的品种之一。各地藏医所用“巴如拉”的基原均为使君子科植物毗黎勒 *T. billerica* (Gaertn.) Roxb.，药材名为“毛诃子”；《中国药典》（作为“藏族习用药材”）、《藏标》等均以“毛诃子”之名收载了该种，药材也称“毗黎勒”。

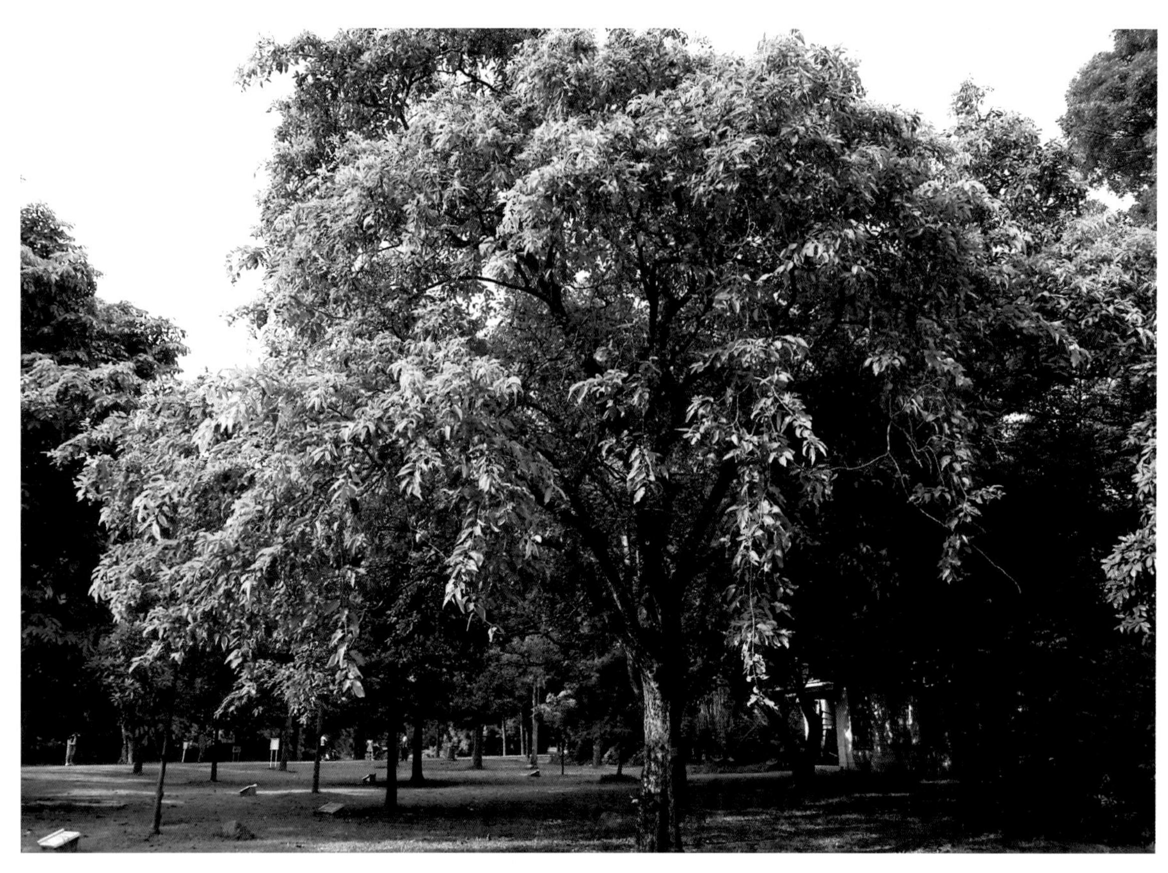

使君子科（Combretaceae）　诃子属（*Terminalia* Linn.）

诃子 *Terminalia chebula* Retz.

药 材 名　诃子；ཨ་རུ་ར།（阿如拉、阿肉拉、阿如热）。

标　　准　《部标藏药·附录》、《藏标》、《青海藏标·附录》（1992 年版）。

植物形态　参见《中国植物志》第五十三卷第一分册第 13 页。

分布与生境　分布于我国云南西部和西南部。我国广东、广西有少量栽培。生长于海拔 800 ～ 1 840 m 的疏林，常成片分布。越南、老挝、柬埔寨、泰国、马来西亚、尼泊尔、印度等也有分布。

药用部位　成熟果实或果肉。

采收与加工　秋、冬季采收，除去杂质，晒干。

性　　味　味苦、涩，性温。

功能与主治　涩肠，敛肺，降气。用于久泻，久痢，脱肛，久咳失音，肠风便血，崩漏带下，遗精盗汗。

用量与用法　2.4 ~ 4.5 g。内服研末；或入丸、散。

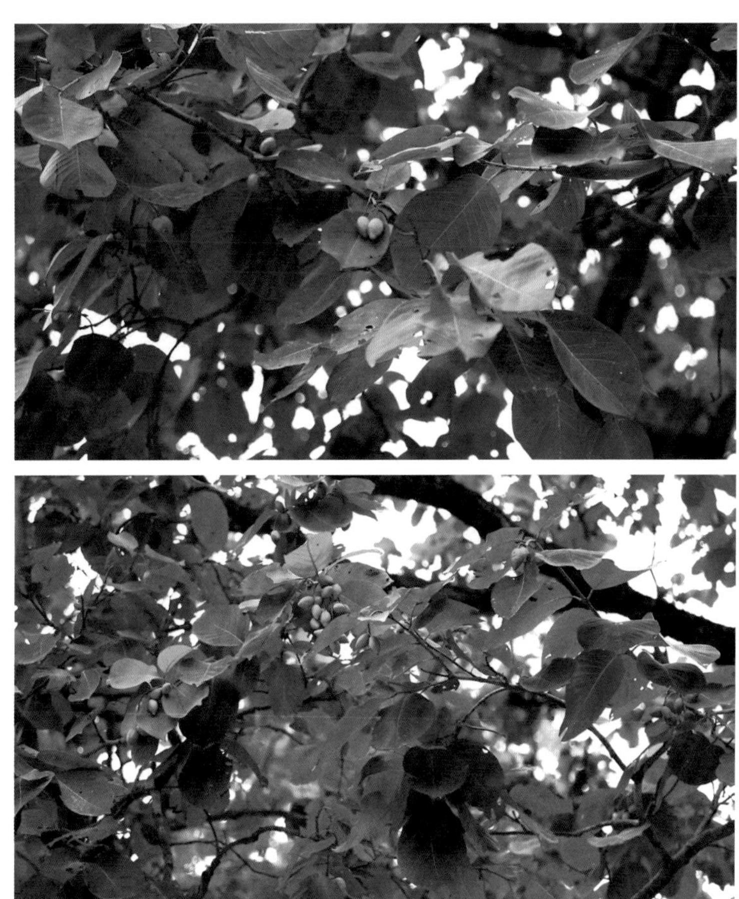

附　注

“ཨ་རུ་ར།”（阿如拉）为藏医极常用的药材品种，《晶珠本草》言其为“治疗诸病之上品”。《蓝琉璃》《晶珠本草》等古籍文献对“ཨ་རུ་ར།”（阿如拉）的品种有多种划分方法，包括根据其颜色、形状或在树上着生的方位等进行划分。现藏医使用的“阿如拉”分为“诃子”“诃子肉”“金色诃子”，但其基原主要为使君子科植物诃子 *T. chebula* Retz. 或绒毛诃子 *T. chebula* Retz. var. *tomentella* (Kurz) C. B. Clarke（微毛诃子），《部标藏药·附录》《藏标》等有关标准也收载了该 2 种。诃子 *T. chebula* Retz. 虽然在我国有分布，但其药材主要为进口。（参见“微毛诃子”条）

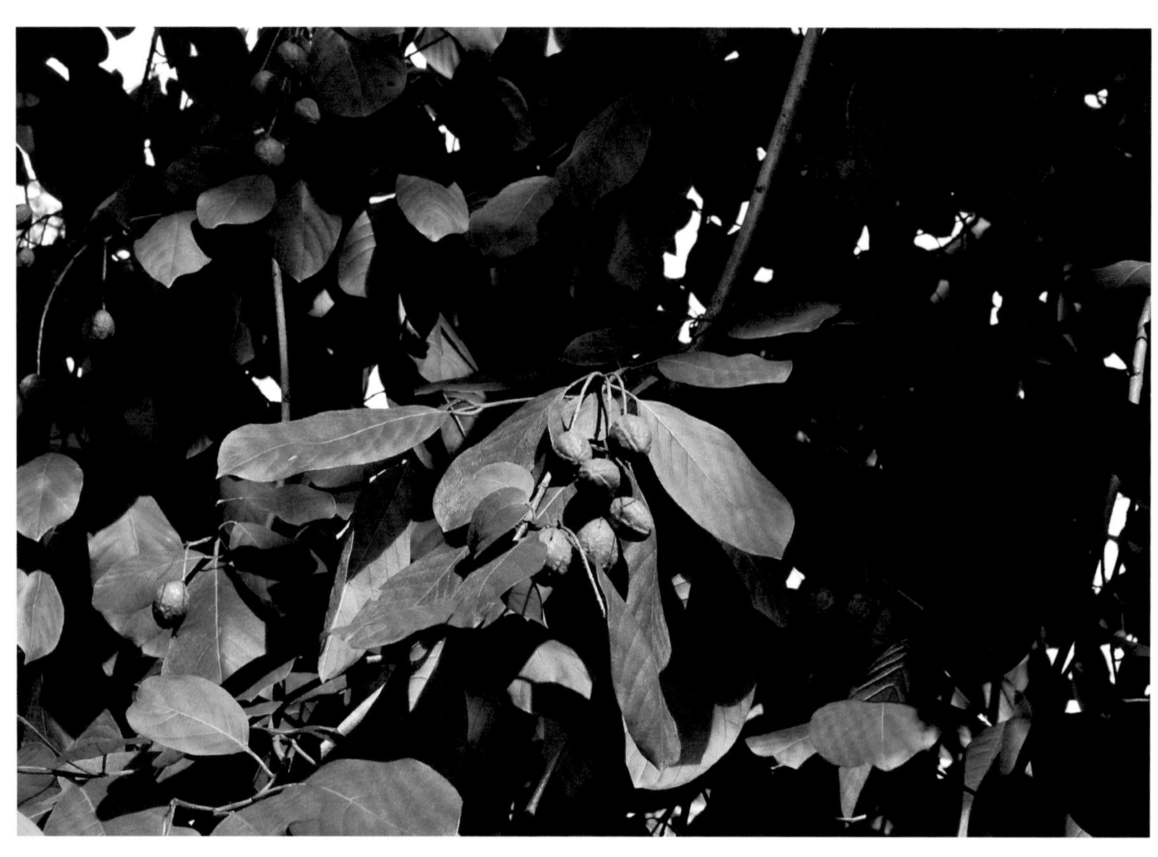

使君子科（Combretaceae） 诃子属（*Terminalia* Linn.）

微毛诃子 *Terminalia chebula* Retz. var. *tomentella* (Kurz) C. B. Clarke

药 材 名 诃子；ཨ་རུ་ར།（阿如拉、阿肉拉、阿如热）。

标 准 《部标藏药·附录》《藏标》。

植物形态 参见《中国植物志》第五十三卷第一分册第 13 页。

分布与生境 分布于我国云南西部。生长于山地疏林中。缅甸（庇古、毛淡棉、典那沙冷）也有分布。

药用部位 成熟果实或果肉。

采收与加工 秋、冬季采摘，除去杂质，晒干。

性 味 味苦、涩，性温。

功能与主治 涩肠，敛肺，降气。用于久泻，久痢，脱肛，久咳失音，肠风便血，崩漏带下，遗精盗汗。

用量与用法 2.4 ～ 4.5 g。内服研末；或入丸、散。

附 注

“ཨ་རུ་ར།”（阿如拉）为藏医极常用的品种之一，为“治疗诸病之上品”。《蓝琉璃》等古籍文献对“ཨ་རུ་ར།”（阿如拉）的品种有多种划分方法，包括根据其颜色、形状或在树上着生的方位等进行划分。现代文献记载的现藏医使用的“阿如拉”的基原包括使君子科诃子属的 3 种植物，以诃子 *T. chebula* Retz. 最为常用，药材主要为进口，分为“诃子”“诃子肉”“金色诃子”。《部标藏药 · 附录》《藏标》中收载了诃子 *T. chebula* Retz.、绒毛诃子 *T. chebula* Retz. var. *tomentella* (Kurz) C. B. Clarke（微毛诃子）。（参见“诃子”条）

在《中国植物志》中，*T. chebula* Retz. var. *tomentella* (Kurz) C. B. Clarke 的中文名为“微毛诃子”。

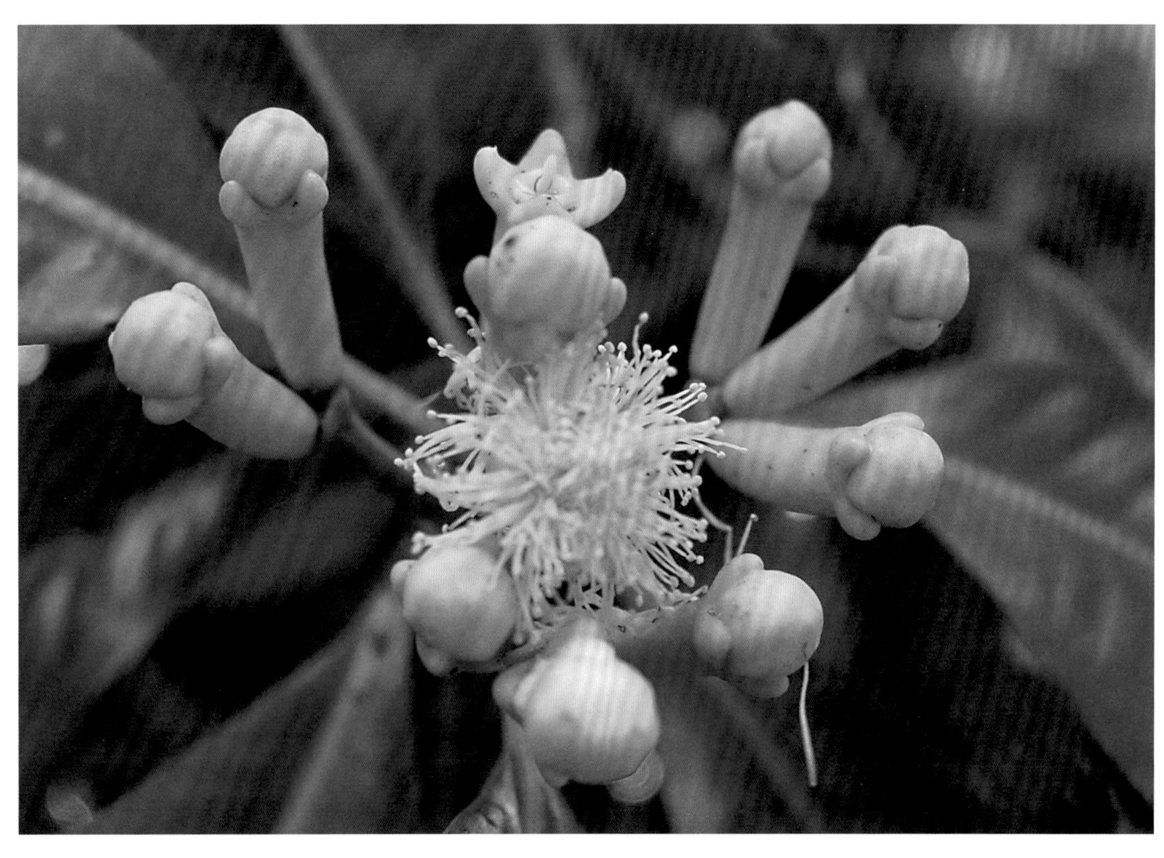

桃金娘科（Zingiberaceae） 番樱桃属（*Eugenia* Linn.）

丁香 *Eugenia caryophyllata* Thunb. [*Syzygium aromaticum* (L.) Merr. et Perry]

药 材 名 丁香；ལི་ཤི།（里西、烈洗、列西）。

标 准 《部标藏药·附录》《藏标》。

植物形态 常绿小乔木，高达 10 m。叶对生，具柄；叶片草质，卵状长圆形、狭菱状椭圆形，长 5 ~ 10 cm，宽 2.5 ~ 5 cm，先端渐尖或急尖，基部渐狭，常延伸至柄，全缘，侧脉多数，平行，网脉不明显。三歧聚伞花序顶生；花白色略带紫红色，铆钉状，直径约 6 mm，味芳香浓烈；花萼管状，肉质，长 1.5 ~ 2 cm，先端 4 裂，裂片卵状三角形，长 2 ~ 3 mm，肥厚，初时绿色，后变红色至紫色；花冠短管状，具 4 裂片；雄蕊多数，花药平行排列；子房下位，与花萼合生，花柱

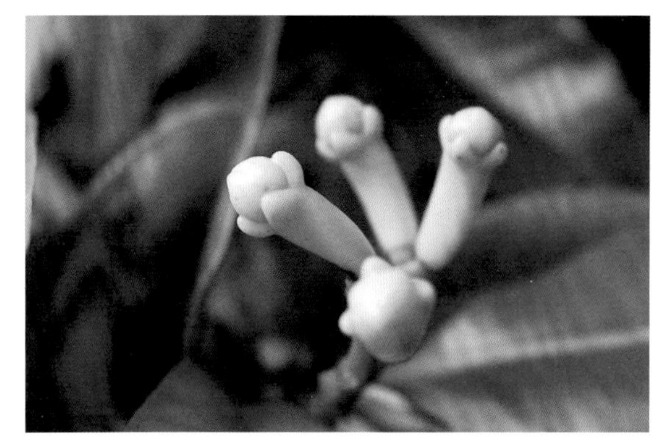

粗厚，柱头不明显。浆果短圆形，红棕色，稍有光泽，种皮与果皮分离。春季开花。

分布与生境 我国无野生分布，云南、广东、海南等地作为香料栽培。主产于亚洲热带地区及坦桑尼亚（桑给巴尔）、马达加斯加、斯里兰卡、印度尼西亚等。

药用部位 花蕾。

采收与加工 花蕾期（花蕾由绿转红时）采集，晾干。

性　　味 味辛，性温。

功能与主治 祛风寒，温胃，消食，镇痛。用于寒性“隆”病，寒症，脉病，胃病，食欲不振，脾病，心痛，呼吸困难。

用量与用法 1 ~ 3 g。内服煎汤；或入丸、散。

附　注

“ལི་ཤི།”（里西）为藏医常用药材，在《月王药诊》《四部医典》《晶珠本草》等中均有记载，为治命脉病、寒“隆”症之药物；《药名之海》言“里西”止痛、治肝胆疾病。《释难》云“里西”有公、母 2 种；《医学奇妙目饰》附图注“母丁香”名为“ལི་ཏོག”（里果），“丁香”（公丁香）名为“ལི་ཤི།”（里西）。现代文献记载的各地藏医所用的“里西”有 2 类，一类即桃金娘科植物丁香 *E. caryophyllata* Thunb. 的花蕾，为正品，西藏拉萨、四川德格、青海等地藏医多用；另一类为木樨科丁香属多种植物的花蕾，多在藏族民间使用，或作丁香的代用品，但其形态与古籍记载不符。《部标藏药·附录》《藏标》以“丁香 /ལི་ཤི།/ 里西（列西）”之名收载了丁香 *E. caryophyllata* Thunb.。

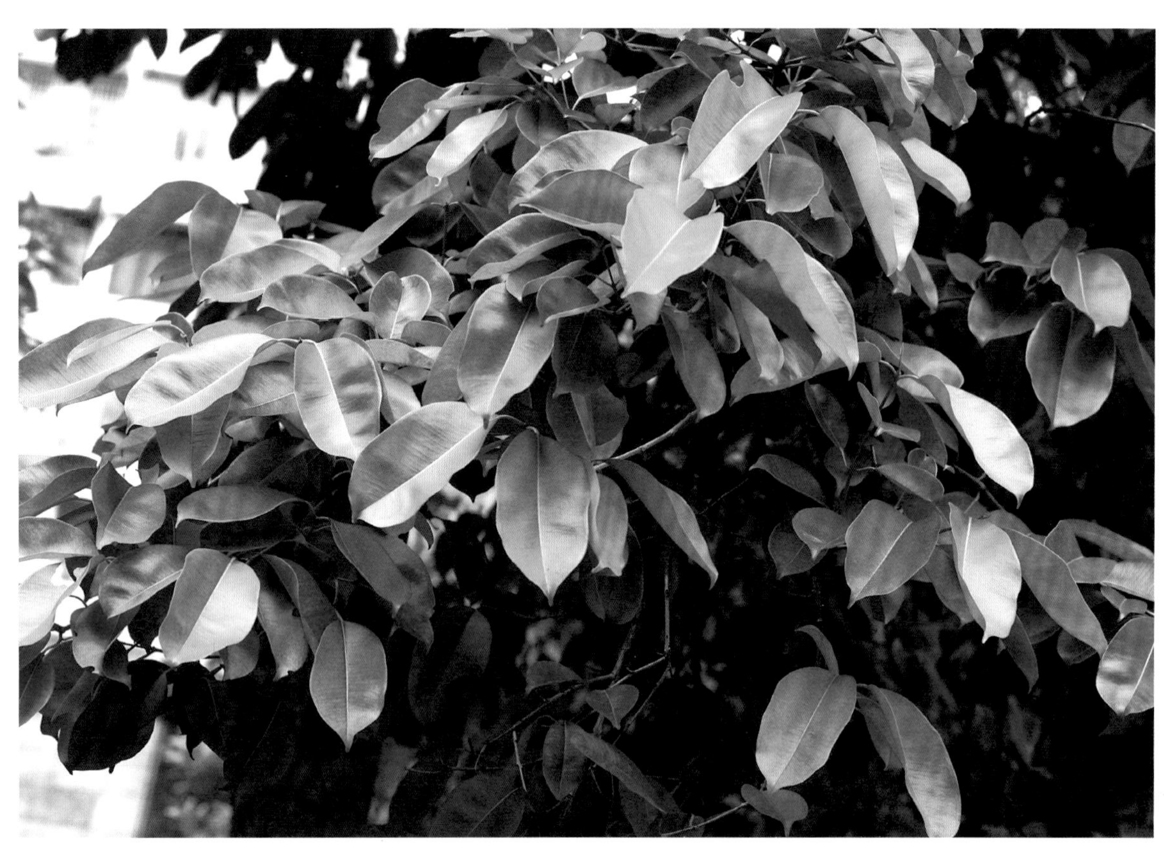

桃金娘科（Zingiberaceae） 蒲桃属（*Syzygium* Gaertn.）

乌墨 *Syzygium cumini* (Linn.) Skeels（海南蒲桃）

药 材 名 蒲桃；ས་འཛིན།（萨哲、萨摘、萨债）。

标　　准 《部标藏药》、《青海藏标》（1992 年版）。

植物形态 参见《中国植物志》第五十三卷第一分册第 101 ～ 103 页。

分布与生境 分布于我国台湾、福建、广东、广西、云南等。生长于平地次生林及荒地。印度、马来西亚、印度尼西亚、澳大利亚及中南半岛其他地区等也有分布。

药用部位 成熟果实。

采收与加工 秋季采集，洗净，晾干。

性　　味　味涩、苦、辛，化后味苦，性温。

功能与主治　温肾，祛寒。用于“楷常”病，肾寒引起的腰腿酸痛，淋浊等。

用量与用法　3 ~ 9 g。内服研末；或入丸、散。

附　注

《鲜明注释》《晶珠本草》等记载“སྲ་འབྲས།”（萨哲）有大、小 2 种，言其为治肾病之药物。现代文献认为仅据古籍记载的形态难以判定“萨哲”的正品，不同地区藏医习用的“萨哲”的基原涉及桃金娘科、豆科、蔷薇科、睡莲科、鼠李科、防己科等的多种植物；对藏医使用的“萨哲”药材样品进行鉴定，发现其基原为海南蒲桃 *S. cumini* (Linn.) Skeels（乌墨），多数藏医以此为正品，也称“སྲ་འབྲས་ཆུང་བ།”（萨摘琼哇）。不同文献记载的“萨哲”的基原还包括蒲桃属植物香胶蒲桃 *S. balsameum* Wall.、蒲桃 *S. jambos* (Linn.) Alston[印度蒲桃 *S. jambolanum* (Lam.) DC.]、西藏蒲桃 *S. xizangense* Chang et Miau 等。《部标藏药》《青海藏标》收载的“蒲桃 /སྲ་འབྲས/ 萨哲（萨摘）”的基原也为海南蒲桃 *S. cumini* (Linn.) Skeels（乌墨）。《青海藏标》在“蒲桃”条下附注中指出防己科植物球果藤 *Aspidocarya uvifera* Hook. f. et Thoms. 的果实也可作本品入药。

《中国植物志》记载有乌墨 *S. cumini* (Linn.) Skeels（别名“海南蒲桃”）和海南蒲桃 *S. hainanense* Chang et Miau，后种仅分布于我国海南，而蒲桃药材历史上多为进口，据此推断，藏医药用“萨哲”的基原应为乌墨 *S. cumini* (Linn.) Skeels，其形态与《晶珠本草》记载的小者“表面有长纹，状如瓶，坚硬”的特征基本相符。

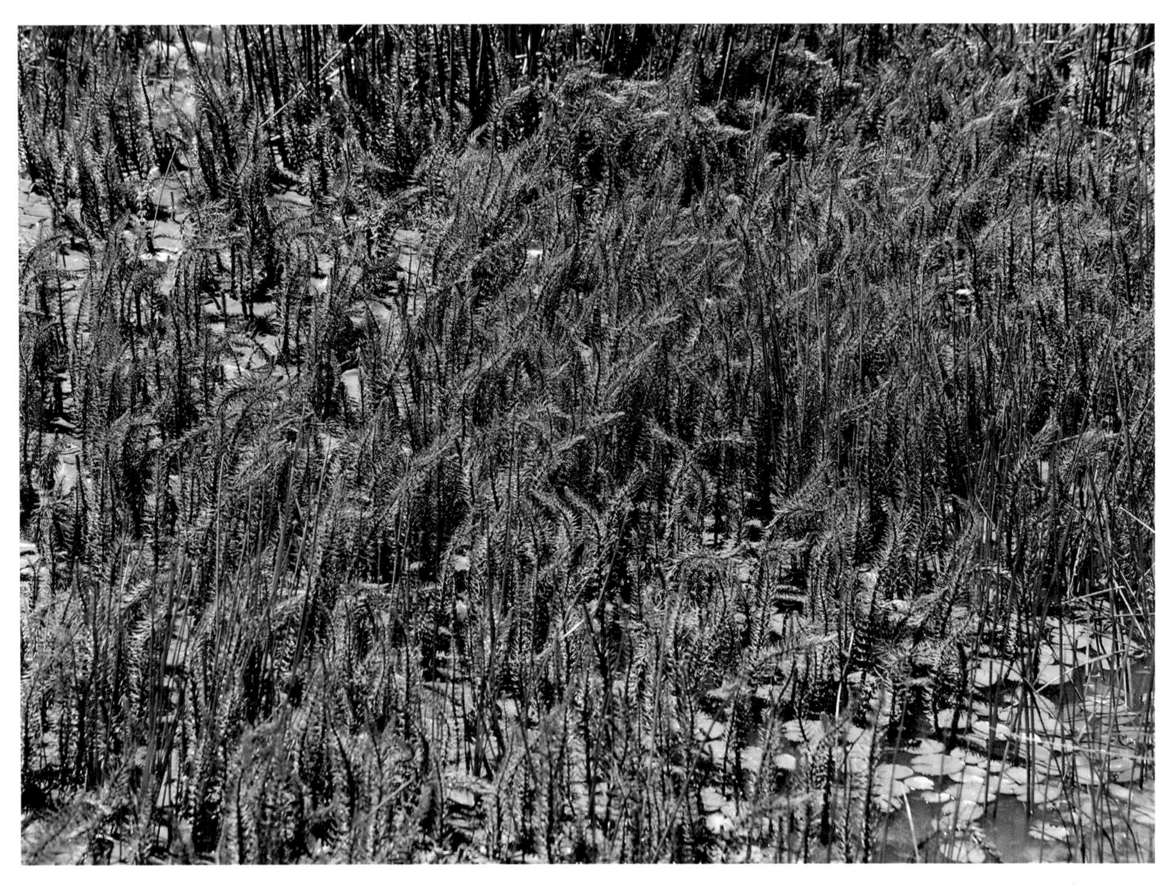

杉叶藻科（Hippuridaceae） 杉叶藻属（*Hippuris* L.）

杉叶藻 *Hippuris vulgaris* L.

药 材 名 杉叶藻；འདམ་ཐ་ཀ་ར།（旦布嘎热、旦布嘎拉、东布嘎拉、冬布嘎拉、丹布嘎拉、当布嘎热）。

标　　准 《西藏藏标》。

植物形态 参见《中国植物志》第五十三卷第二分册第 145 ~ 147 页。

分布与生境 分布于我国东北、华北北部、西南、西北地区及台湾等。生长于海拔 40 ~ 5 000 m 的池沼、湖泊、溪流、江河岸边浅水处及稻田中等。世界其他地区也有分布。

药用部位 藻体。

采收与加工 夏、秋季采集，洗净，晾干。

性　　味 味甘，化后味甘，性凉。

功能与主治 清热，疏肝利肺。用于肺热症，脉热症。

用量与用法 2 ~ 3 g。内服煎汤；或入散剂。

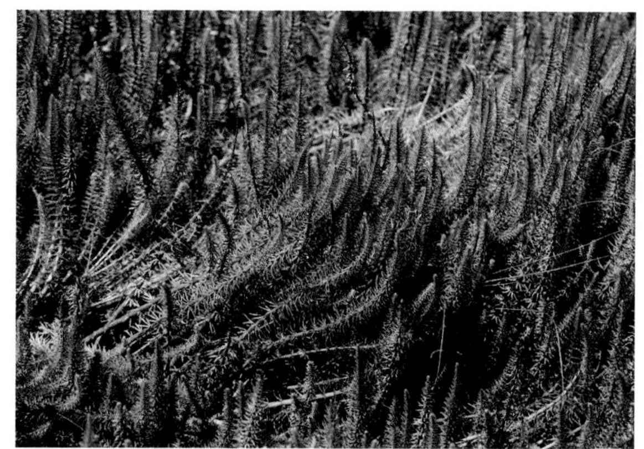

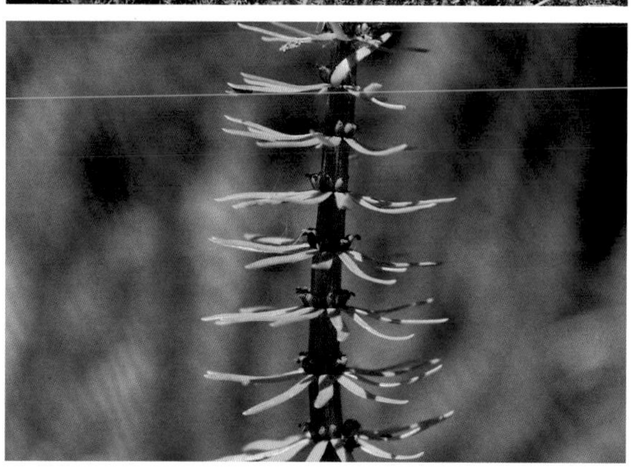

附　注

《四部医典》中记载有清肺热、肝热、脉热之药物“འདམ་བུ་ཀ་ར།”（旦布嘎拉）。《度母本草》记载“旦布嘎拉”自身功效为清骨热、治肺心病。《蓝琉璃》和《晶珠本草》均记载“旦布嘎啦”分为上［“འདམ་བུ་ཀ་ར་ཆེམ་ག།”（旦布嘎啦窍）］、下［“འདམ་བུ་ཀ་ར་དམན་པ།”（旦布嘎啦曼巴）］2 品。现代文献记载的“旦布嘎拉”的基原涉及杉叶藻科、禾本科、毛茛科的多种植物，不同文献对其上、下品的基原有争议，各地藏医习用的种类也有差异。有观点认为《蓝琉璃》和《晶珠本草》记载的“旦布嘎啦”的形态有差异，南北两派藏医所用似有不同，北派藏医以禾本科植物沿沟草 *Catabrosa aquatica* (L.) Beauv. 为上品（旦布嘎啦窍），以杉叶藻科植物杉叶藻 *H. vulgaris* L. 为下品（旦布嘎啦曼巴），而南派藏医所用则相反。据文献记载，现西藏拉萨、青海部分地区、四川德格和理塘、甘肃天祝等地藏医多使用杉叶藻 *H. vulgaris* L.，西藏昌都、青海、云南香格里拉藏医多用沿沟草 *Catabrosa aquatica* (L.) Beauv.；而四川若尔盖藏医则以毛茛科植物驴蹄草 *Caltha palustris* L. 和花葶驴蹄草 *Caltha scaposa* Hook. f. et Thoms. 作“旦布嘎拉”使用，将杉叶藻 *H. vulgaris* L. 作“ཆུ་མཚེ།”（秦扯、曲才）使用［注：“ཆུ་མཚེ།”（秦扯、曲才）为“水生麻黄”之意，藏医多用木贼科植物问荆 *Equisetum arvense* L. 等］。从《晶珠本草》引《图鉴》记载的“生长在水中，叶像青稞苗，叶柄镰状，茎中空，穗如蓼穗”的形态来看，沿沟草 *Catabrosa aquatica* (L.) Beauv. 的形态与之更为相符。《西藏藏标》以“འདམ་བུ་ཀ་ར།/ 旦布嘎热 / 杉叶藻”之名收载了杉叶藻 *H. vulgaris* L.。（参见“花葶驴蹄草”“问荆”条）

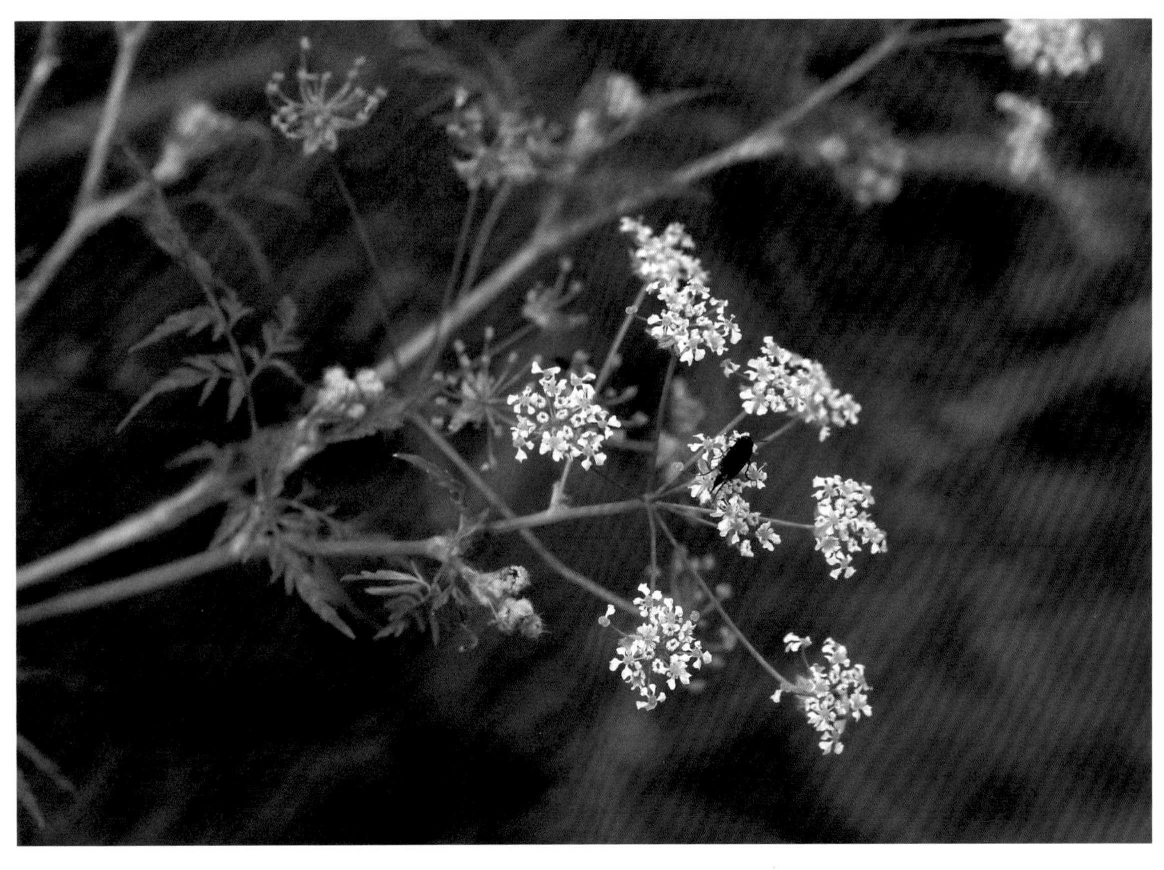

伞形科（Umbelliferae） 迷果芹属（*Sphallerocarpus* Bess. ex DC.）

迷果芹 *Sphallerocarpus gracillis* (Bess.) K.-Pol.

药 材 名 迷果芹；ལྷ་བ།（甲哇、加哇）。

标 准 《部标藏药·附录》、《青海藏标·附录》（1992 年版）、《青海藏标》（2019 年版）。

植物形态 参见《中国植物志》第五十五卷第一分册第 72 ～ 74 页。

分布与生境 分布于我国甘肃、青海、新疆、山西、河北、内蒙古、辽宁、吉林、黑龙江等。生长于海拔 580 ～ 2 800 m 的山坡路旁、村庄附近、菜园、荒草地。蒙古等也有分布。

药用部位 根、果实。

采收与加工 秋季采收，根洗净，晒干或晾干；果实晾干。

性　　味 味甘、辛、苦，性温、轻。

功能与主治 祛肾寒，敛黄水。用于黄水病，肾寒“隆”病。

用量与用法 6 ~ 9 g。配方用。

附　注

《度母本草》《妙音本草》《宇妥本草》均记载有“ལྕ་བ།”（加哇、甲瓦、甲哇）。《度母本草》《晶珠本草》均记载“ལྕ་བ།”（加哇）有“བ་གླང་ལྕ་བ།（བ་ལང་ལྕ་བ།）”（哇浪加哇）、“ལྕ་གཡུང་།”（加永）和“ལྕ་རྒོད།”（加果）3 种。《晶珠本草》言“加哇”为治黄水病、腰肾寒症之药物。现代文献记载的各地藏医所用“加哇”的基原极为复杂，涉及伞形科的多属多种植物，不同文献记载的“加哇”各品种的基原不尽一致。据文献记载，迷果芹 *S. gracillis* (Bess.) K.-Pol. 为“加哇”的上品之一，又称“加果”（即山生类）。《部标藏药·附录》《西藏藏标》以“西藏棱子芹 /ལྕ་བ།/ 甲哇（加瓦）”之名收载了西藏棱子芹 *Pleurospermum tibetanicum* Wolff（*P. hookeri* C. B. Clarke var. *thomsonii* C. B. Clarke）和迷果芹 *S. gracillis* (Bess.) K.-Pol.；《青海藏标·附录》（1992 年版）及《青海藏标》（2019 年版）以“迷果芹 /ལྕ་བ།/ 甲哇”之名收载了迷果芹 *S. gracillis* (Bess.) K.-Pol.。《度母本草》另条记载有“མ་གེ་ཏ།”（玛克达），藏语称“རྩད།”（杂），其功效为解毒、治热病。《蓝琉璃》《晶珠本草》均言“杂”分为产自我国南方或尼泊尔的上品和产自藏地的下品（副品）2 种。现代文献记载的“杂”和“加哇”的基原常有交叉。有观点认为“杂”的上品为美丽棱子芹 *P. amabile* Craib ex W. W. Smith，但部分藏医也以迷果芹 *S. gracillis* (Bess.) K.-Pol.、松潘棱子芹 *P. franchetianum* Hemsl. 等多种植物作“杂”使用。《西藏藏标》以“རྩད་རྒོད།/ 仔归 / 仔归”之名收载了美丽棱子芹 *P. amabile* Craib ex W. W. Smith。（参见“美丽棱子芹”“西藏棱子芹”条）

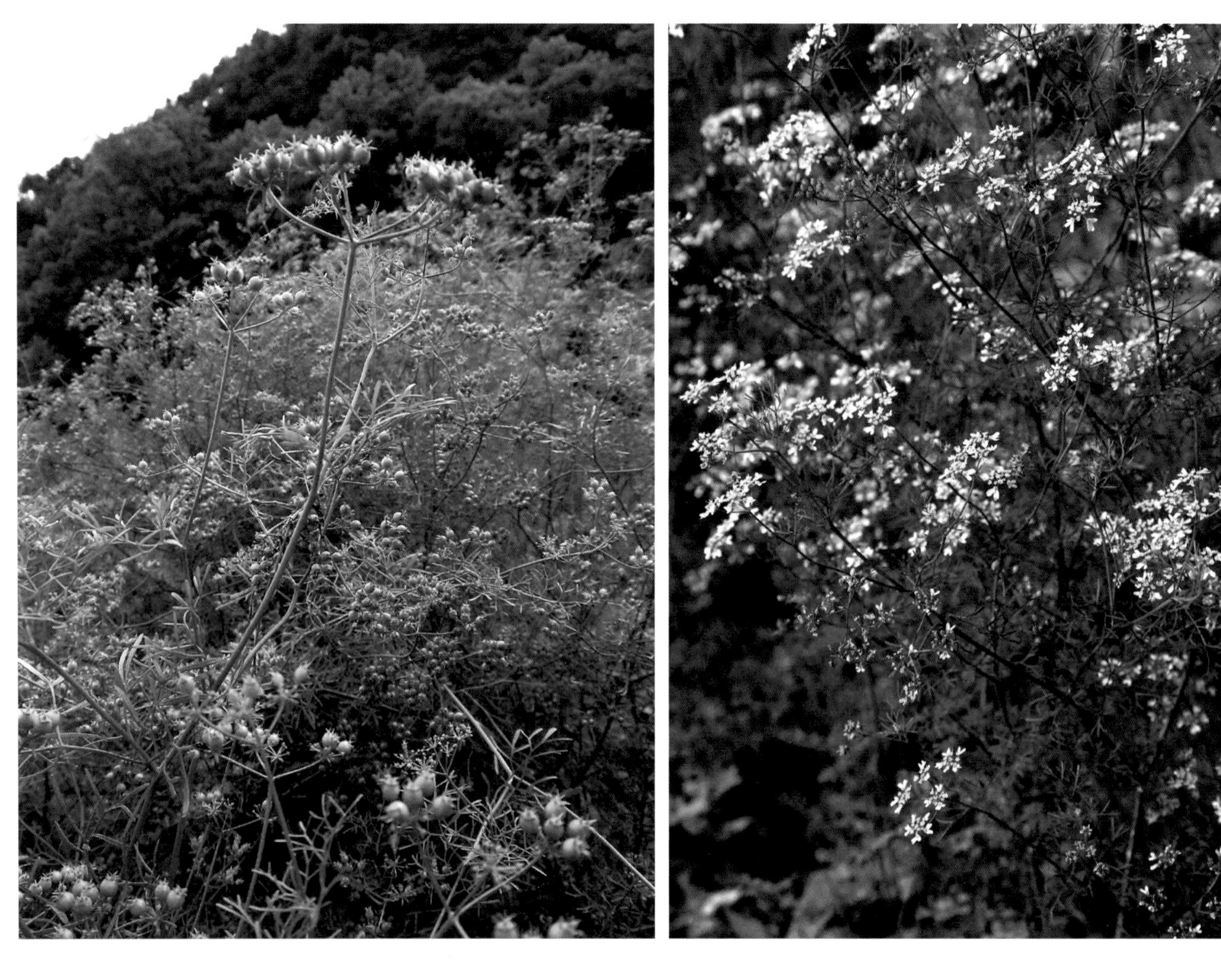

伞形科（Umbelliferae） 芫荽属（*Coriandrum* L.）

芫荽 *Coriandrum sativum* L.

药 材 名 芫荽果、芫荽；ཨུ་སུ།（吾苏、乌苏、莪斯）。芫荽；ཨུ་སུས།（吾苏）。

标　　准 《部标藏药》、《藏标》、《青海藏标》（1992 年版）。

植物形态 参见《中国植物志》第五十五卷第一分册第 89 页。

分布与生境 原产于欧洲地中海地区。我国各地作为蔬菜、调味料广泛栽培。

药用部位 芫荽果、芫荽：果实。

芫荽：全草。

采收与加工 芫荽果、芫荽：7 ~ 8 月果实成熟时采收，晒干。

芫荽：夏末秋初采集，晾干。

性　　味 芫荽果、芫荽：味辛、甘、咸，化后味苦，性平。

芫荽：味辛，性温。

功能与主治 芫荽果、芫荽：清热解表，健胃消食。用于“培彩”病，“培根木布”病，胃炎，消化道溃疡引起的消化不良，食欲不振，脘腹胀满，胃肠绞痛，烦渴，麻疹等。（《藏药医学内容审查》）

芫荽：解表，透疹，健胃。用于风寒感冒，麻疹不透，胃腹胀痛。（《藏标》）

用量与用法 芫荽果、芫荽：3 ~ 6 g。内服煎汤；或入丸、散。

芫荽：3 ~ 10 g。

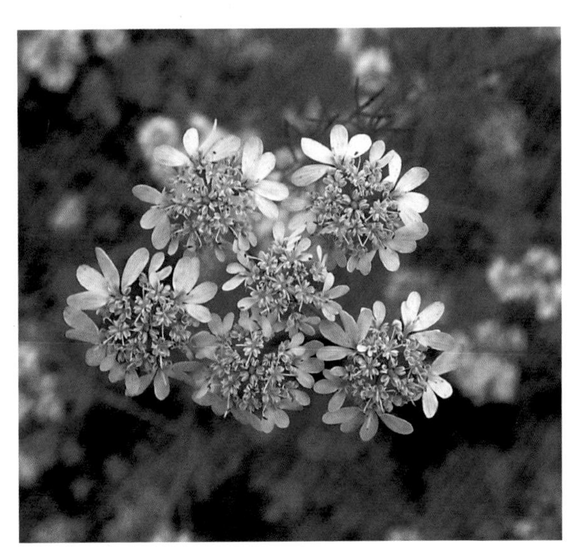

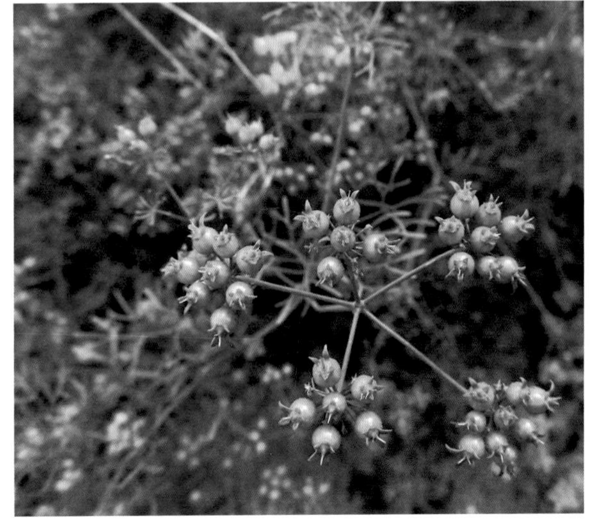

附　注

“ཨུ་སུ།”（吾苏）为《月王药诊》《四部医典》等记载的治胃病之药物。《晶珠本草》言“吾苏”分为白 [“ཨུ་སུ།”（吾苏）]、黑 [“ཤེ་དོ།”（西斗、许德）]2 种。现藏医所用“吾苏”白者的基原为芫荽 *C. sativum* L.，《部标藏药》《青海藏标》以“芫荽果（芫荽）/ཨུ་སུ།/ 吾苏（莪斯）”之名收载了该种，规定以其果实入药；《藏标》以“芫荽 /ཨུ་སུས།/ 吾苏”之名收载了该种的全草。“吾苏”黑者的基原为旱芹 *Apium graveolens* L.（芹菜），《青海藏标》以“芹菜子 /ཤེ་དོ།/ 许德”之名收载了该种，规定以其果实入药，但一般较少使用。（参见“旱芹”条）

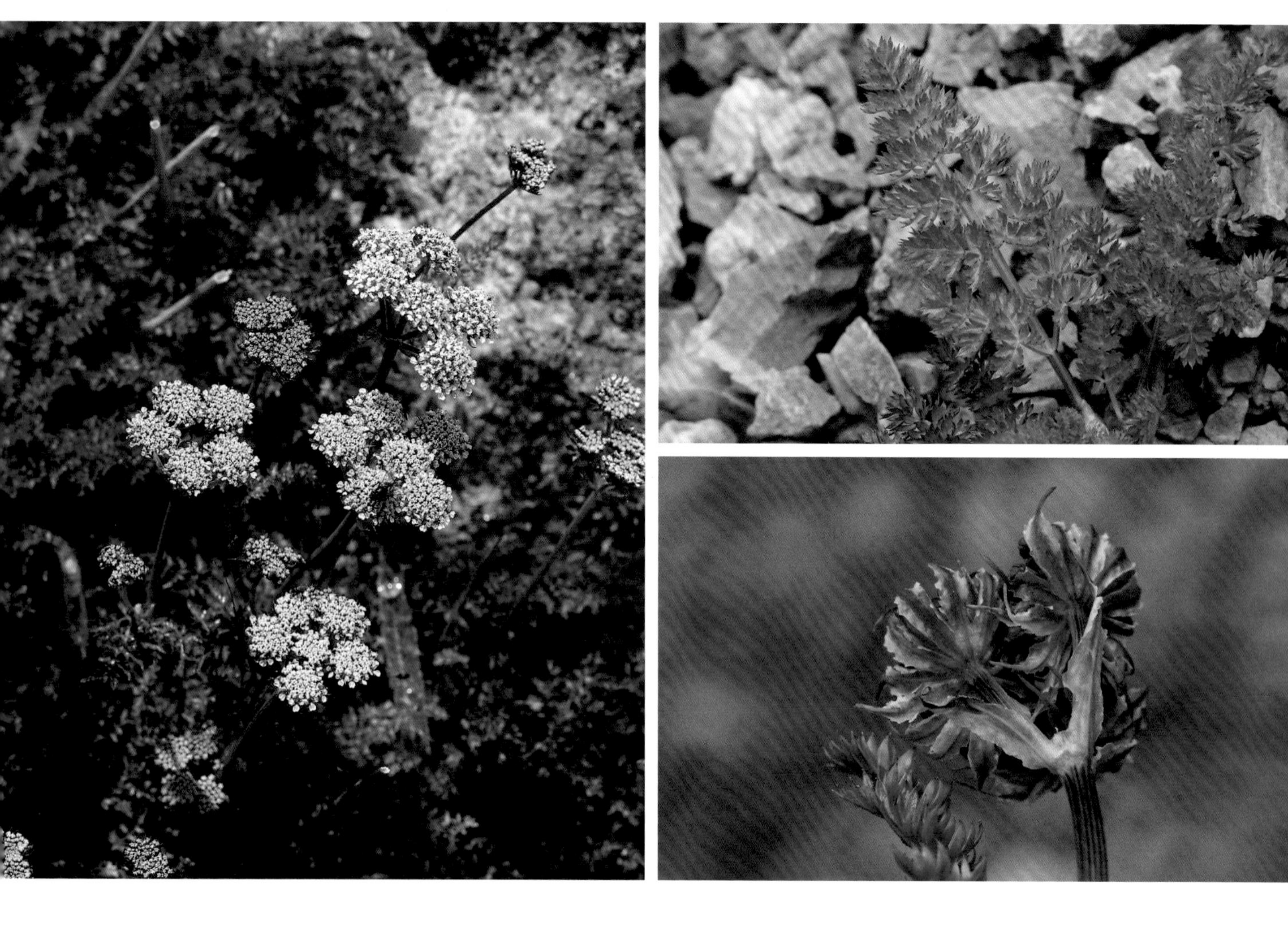

伞形科（Umbelliferae） 棱子芹属（*Pleurospermum* Hoffm.）

西藏棱子芹 *Pleurospermum hookeri* C. B. Clarke var. *thomsonii* C. B. Clarke

药 材 名 西藏棱子芹；ལྒ་བ།（加哇、甲哇、加瓦）。

标 准 《西藏藏标》《部标藏药·附录》。

植物形态 参见《中国植物志》第五十五卷第一分册第 140 页。

分布与生境 分布于我国西藏、云南西北部、四川西北部（黑水等）、青海南部、甘肃等。生长于海拔 3 500 ～ 4 500 m 的山梁草坡上。

药用部位 根。

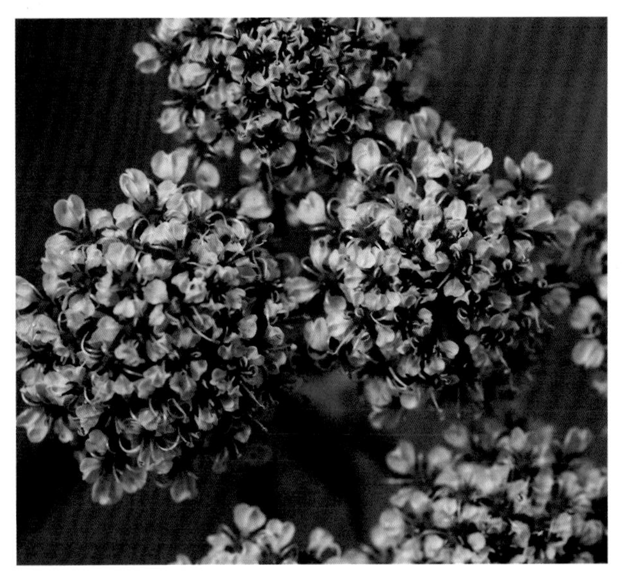

采收与加工 秋季采挖，洗净，晾干。

性　　味 味甘、辛、苦，化后味甘，性热。

功能与主治 滋补，温肾，祛寒，干黄水。用于腰肾虚寒，肾病，黄水漫延关节，体虚，“隆”病等各种寒性病症。

用量与用法 3 ~ 5 g。内服研末；或入丸、散。

附　注

《度母本草》《妙音本草》《宇妥本草》均记载有“ལྒ་བ།”（加哇、甲瓦、甲哇、加瓦）；《度母本草》记载“加哇”有“བ་རླང་ལྒ་བ།”（哇浪加哇）、“ལྒ་གཡུང་།”（加永）和“ལྒ་རྒོད།”（加果）3 种。《晶珠本草》记载“加哇”为治黄水病、腰肾寒症之药物，并从《度母本草》之说，言“加哇”按生境、花色、植株形态分为山生的“加果”、川生的“加永”、林生的“བ་ལང་ལྒ་བ།”（哇浪加哇）3 种。《度母本草》另条记载有“མ་གེ་ད།”（玛克达），藏语称“རྫ།”（杂），其功效为解毒、治热病。《蓝琉璃》《晶珠本草》均言“杂”以产自我国南方或尼泊尔者为上品，以藏地所产为下品（副品）。现代文献记载的“加哇”和“杂”的基原均较为复杂，涉及伞形科的多属多种植物，不同文献记载该 2 种药物的基原有交叉，针对“加哇”各品种的基原也有不同观点。不同文献记载西藏棱子芹 *P. hookeri* C. B. Clarke var. *thomsonii* C. B. Clarke 为“加哇”或“杂”的基原之一，《西藏藏标》以“ལྒ་བ།/ 加瓦 / 西藏棱子芹”之名收载了该种，以“རྫ་རྒོད།/ 仔归 / 仔归”之名收载了美丽棱子芹 *P. amabile* Craib ex W. W. Smith。《部标藏药 · 附录》以“西藏棱子芹 /ལྒ་བ།/ 甲哇”之名收载了西藏棱子芹 *P. tibetanicum* Wolff（*P. hookeri* C. B. Clarke var. *thomsonii* C. B. Clarke）和迷果芹 *Sphallerocarpus gracillis* (Bess.) K.-Pol.；《青海藏标 · 附录》（1992 年版）以“迷果芹 /ལྒ་བ།/ 甲哇”之名收载了迷果芹 *S. gracillis* (Bess.) K.-Pol.，《青海藏标》（2019 年版）则将其收载于正文中。（参见“美丽棱子芹”“迷果芹”条）

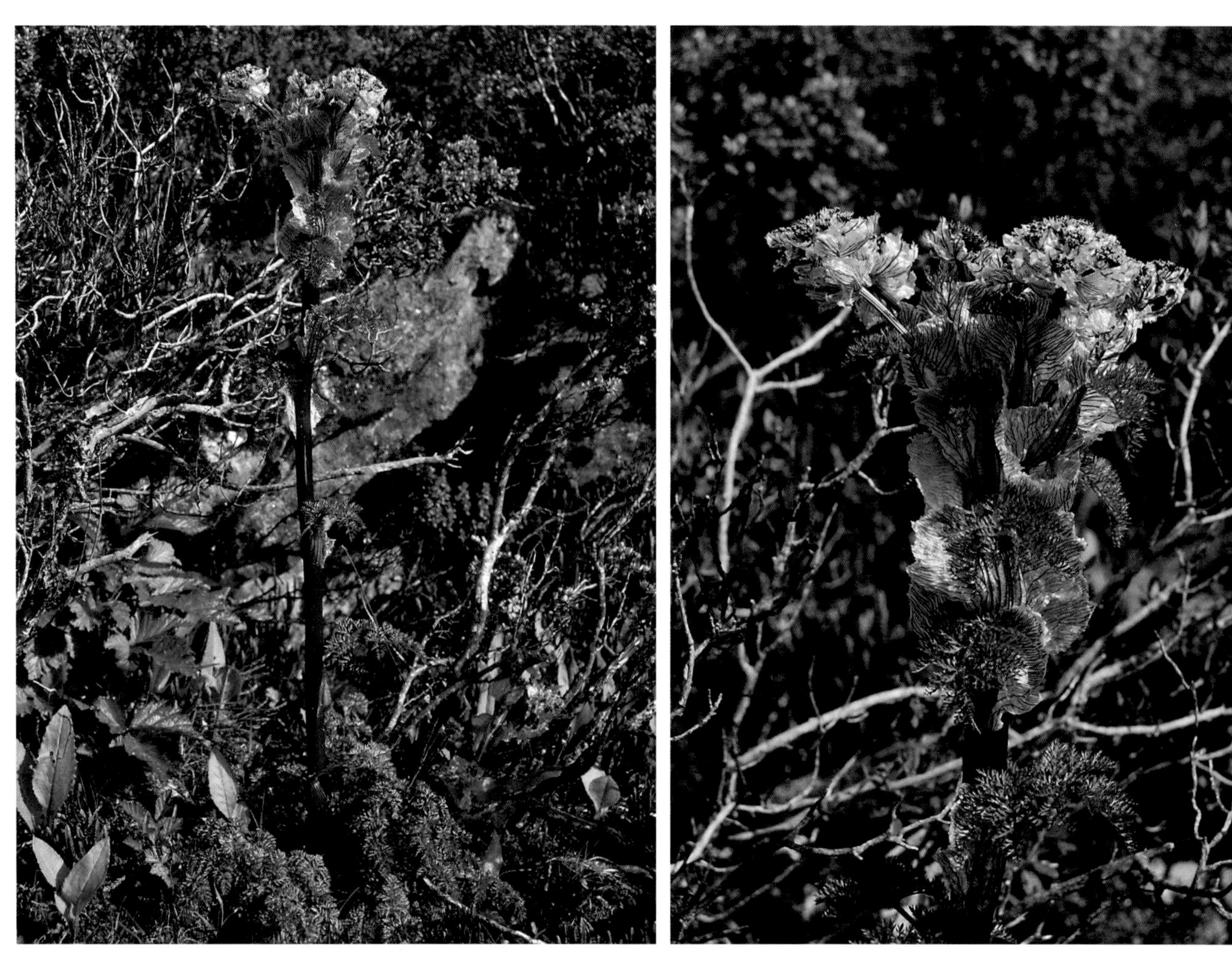

伞形科（Umbelliferae） 棱子芹属（*Pleurospermum* Hoffm.）

美丽棱子芹 *Pleurospermum amabile* Craib ex W. W. Smith

药 材 名 仔归；རྩད་སྐོད།（仔归、哉果）。

标 准 《西藏藏标》。

植物形态 参见《中国植物志》第五十五卷第一分册第 143 页。

分布与生境 分布于我国西藏东部、云南西北部。生长于海拔 3 600 ～ 5 100 m 的山坡草地、灌丛中。

药用部位 全草。

采收与加工　秋季采集，除去杂质，晾干。

性　　味　味苦，化后味苦，性凉。

功能与主治　清热解毒。用于各种中毒症，各种热性病症。

用量与用法　2 ~ 3 g。

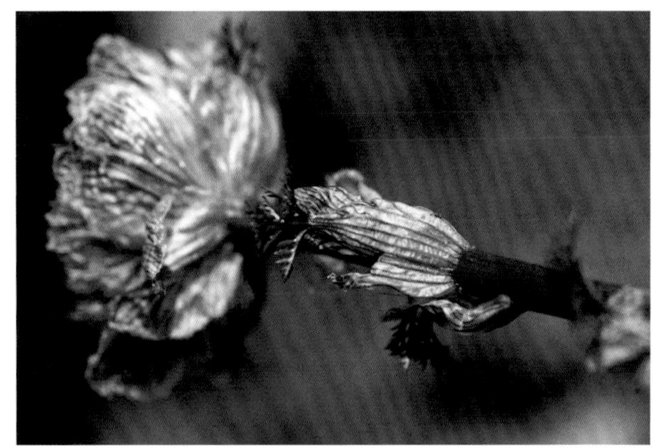

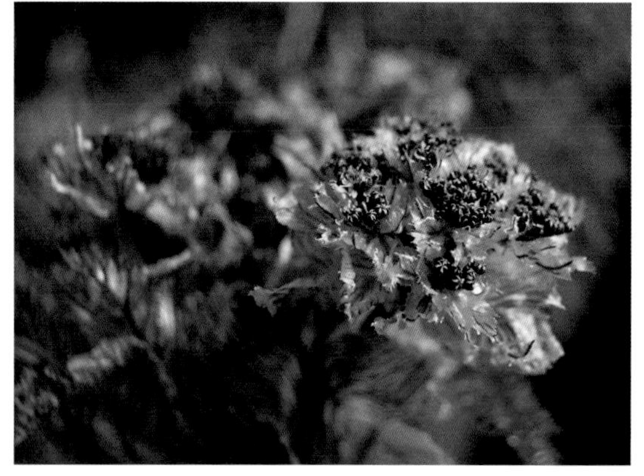

附　注

《度母本草》记载有“མ་ཀི་ཏ།”（玛克达），藏语称“རྩད།”（杂），其功效为解毒、治热病；《四部医典》记载“རྩད།”（杂）为解热之药物。《蓝琉璃》《晶珠本草》均言“杂”以产自我国南方或尼泊尔者为上品，以藏地所产为下品（副品）。《晶珠本草》另条记载有“ལྗ་བ།”（加哇），言其为治黄水病、腰肾寒症之药物，载其按生境、花色、植株形态分为山生的“ལྗ་རྒོད།”（加果）、田生的“ལྗ་གཡུང་།”（加永）、林生的“བ་ལང་ལྗ་བ།”（哇浪加哇）3 种。现代文献记载的“杂”和“加哇”的基原极为复杂，且 2 种药物的基原有交叉，涉及伞形科棱子芹属、迷果芹属（*Sphallerocarpus*）、峨参属（*Anthriscus*）、当归属（*Angelica*）、藁本属（*Ligustica*）等的多种植物。有观点认为美丽棱子芹 *P. amabile* Craib ex W. W. Smith 为“杂”的上品，也有文献记载该种为“加哇”的基原之一。

《西藏常用中草药》和《新修晶珠本草》记载“རྩད་རྒོད།”（哉果）的基原为紫茎棱子芹 *P. hookeri* C. B. Clarke（虎克棱子芹）（该种未见《中国植物志》记载，*Flora of China* 记载该拉丁学名的中文名为“喜马拉雅棱子芹”）；而《迪庆藏药》认为《西藏常用中草药》的描述和附图所示系美丽棱子芹 *P. amabile* Craib ex W. W. Smith，其应为《晶珠本草》记载的“རྩད།”（杂）的上品。《西藏藏标》以“རྩད་རྒོད། / 仔归 / 仔归”之名收载了美丽棱子芹 *P. amabile* Craib ex W. W. Smith。（参见“西藏棱子芹”条）

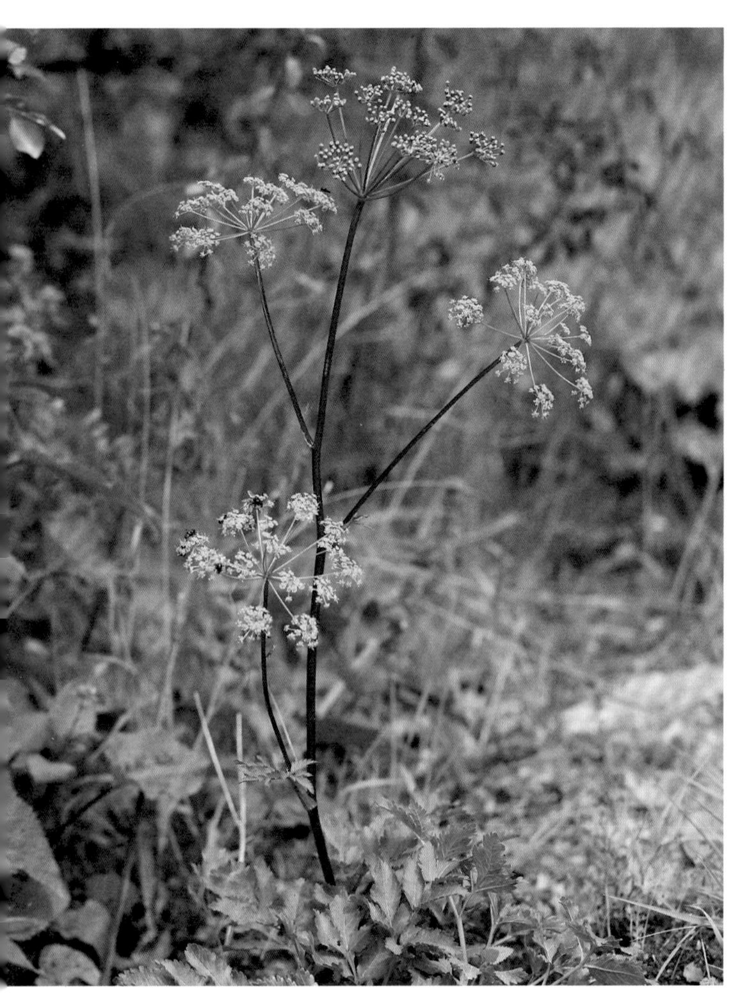

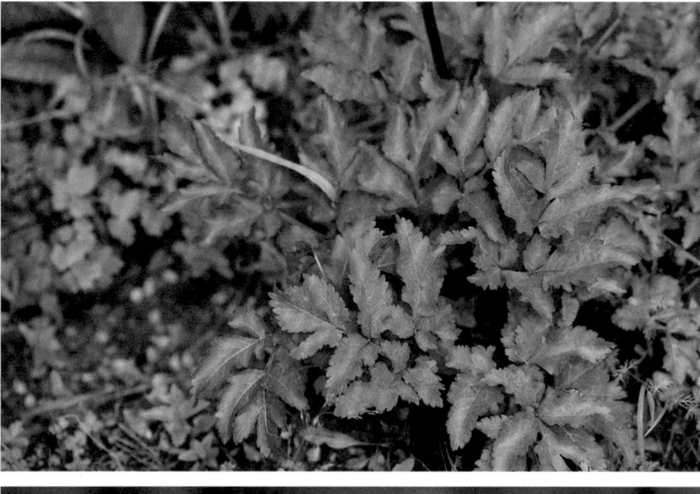

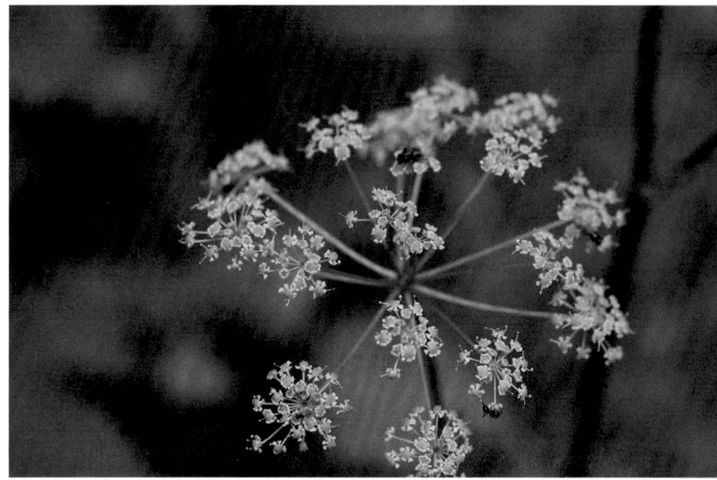

伞形科（Umbelliferae） 羌活属（*Notopterygium* de Boiss.）

宽叶羌活 *Notopterygium forbesii* de Boiss.（*N. franchetii* de Boiss.）

药 材 名 羌活；སྒྲ་ནག（智纳、珠纳、志那、志那合）。

标　　准 《部标藏药·附录》、《藏标》、《青海藏标·附录》（1992 年版）。

植物形态 参见《中国植物志》第五十五卷第一分册第 188 ~ 190 页。

分布与生境 分布于我国四川、青海、甘肃、湖北、陕西、山西、内蒙古等。生长于海拔 1 700 ~ 4 500 m 的林缘、灌丛。

药用部位 根及根茎。

采收与加工　春、秋季采挖，除去茎叶、须根及泥土，晒干。

性　　味　味辛、苦，性温。

功能与主治　发表散寒，祛湿止痛。用于感冒风寒，头身疼痛，风湿痹痛。

用量与用法　3 ~ 9 g。内服煎汤；或入丸、散。

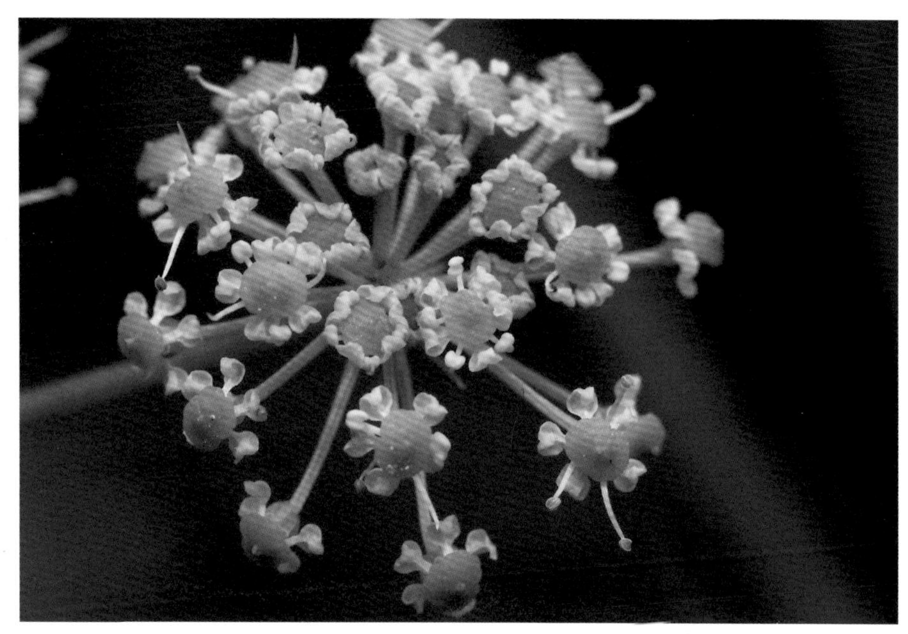

附　注

《度母本草》记载有“བྲུ་བ།”（珠哇），言其分为白［“བྲུ་བ་དཀར་པོ།”（珠哇嘎保），略称“བྲུ་དཀར།”（珠嘎）］、黑［“བྲུ་བ་ནག་པོ།”（珠哇那保），略称“བྲུ་ནག”（珠那、智纳、志那、志那合）］、蓝［“བྲུ་བ་སྔོན་པོ།”（珠哇恩保）］3 种；《晶珠本草》记载其名为“བྲུ་མ།”（珠玛），言其为治瘟热症、虫症、麻风病、肿核疮并止血之药物，又言其分为白（珠嘎）、黑（珠那）、黄［“བྲུ་སེར།”（珠色），“བྲུ་མ་སེར་པོ།”（珠玛色保）的略称］3 种。现代文献记载的“珠玛”类的基原涉及伞形科、五加科、败酱科的多种植物，各文献均认为白者（珠嘎）的基原为伞形科植物白亮独活 *Heracleum candicans* Wall. ex DC.，《四川藏标》以“白亮独活 /བྲུ་དཀར།/ 珠嘎尔”之名收载了该种；但各文献对黑者（珠那）、黄者（珠色）的基原有不同观点。有文献记载羌活 *N. incisum* Ting ex H. T. Chang、宽叶羌活 *N. forbesii* de Boiss.（川羌活 *N. franchetii* de Boiss.）为“珠玛”（统称）、“珠那”或“珠色”的基原之一，《藏标》等在“羌活 /བྲུ་ནག/ 智纳”条下也收载了该 2 种。（参见“白亮独活”“羌活”条）

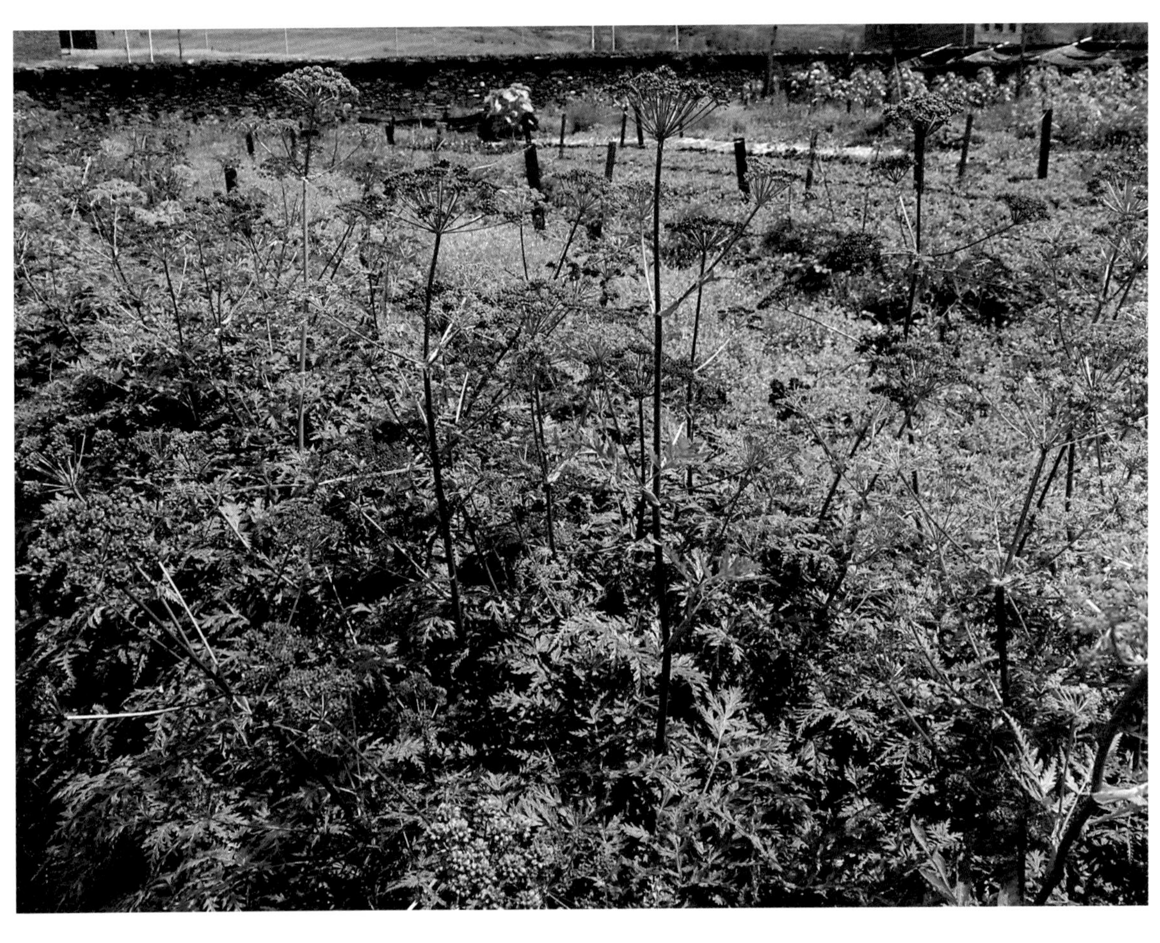

伞形科（Umbelliferae） 羌活属（*Notopterygium* de Boiss.）

羌活 *Notopterygium incisum* Ting ex H. T. Chang

药材名 羌活；ཟྡུ་ནག（珠那、珠纳、朱那、志那、志那合、智纳）。

标准 《部标藏药·附录》、《藏标》、《青海藏标·附录》（1992 年版）。

植物形态 参见《中国植物志》第五十五卷第一分册第 190 页。

分布与生境 我国特有种，分布于西藏、四川、青海（曲麻莱）、甘肃、陕西。生长于海拔 2 000 ～ 4 000 m 的林缘、灌丛、草地。

药用部位 根及根茎。

采收与加工 春、秋季采挖，除去茎叶、须根及泥土，晒干。

性　　味　味辛、苦，性温。

功能与主治　发表散寒，祛湿止痛。用于感冒风寒，头身疼痛，风湿痹痛。

用量与用法　3 ~ 9 g。内服煎汤；或入丸、散。

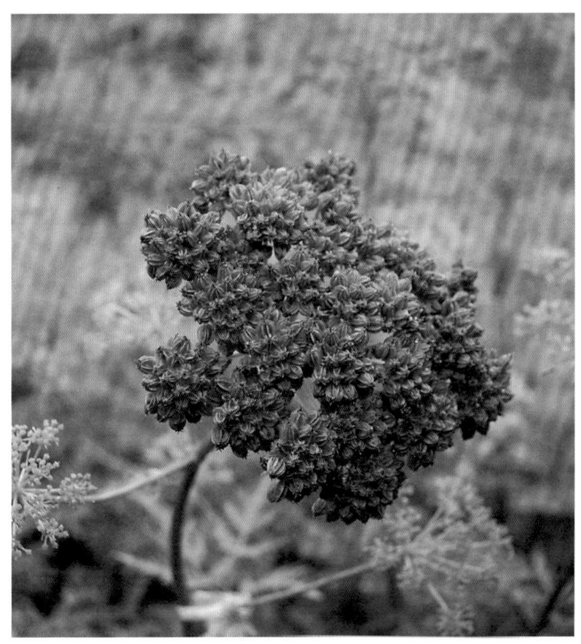

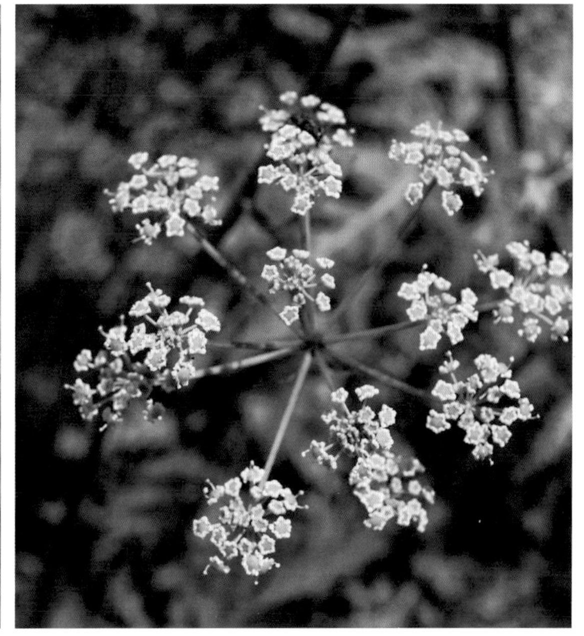

附　注

《度母本草》中记载有“སྤྲ་བ།”（珠哇），言其分为白 [“སྤྲ་བ་དཀར་པོ།”（珠哇嘎保），略称“སྤྲ་དཀར།”（珠嘎）]、黑 [“སྤྲ་བ་ནག་པོ།”（珠哇那保），略称“སྤྲ་ནག”（珠那）]、蓝 [“སྤྲ་བ་སྔོན་པོ།”（珠哇恩保）] 3 种。《晶珠本草》记载其名为“སྤྲ་མ།”（珠玛），言其为治瘟热症、虫症、麻风病、肿核疮并止血之药物，又言其分为白 [“སྤྲ་དཀར།”（珠嘎）]、黑 [“སྤྲ་ནག”（珠那）]、黄 [“སྤྲ་སེར།”（珠色），“སྤྲ་མ་སེར་པོ།”（珠玛色保）的略称]3 种。现代文献记载的“珠玛”类的基原涉及伞形科、五加科、败酱科的多种植物，文献通常认为白者（珠嘎）的基原为伞形科植物白亮独活 *Heracleum candicans* Wall. ex DC.，但对黑者、黄者的基原有不同观点。文献记载羌活 *N. incisum* Ting ex H. T. Chang 为“珠玛”（统称）、“珠那”或“珠色”的基原之一。《藏标》等在“羌活 /སྤྲ་ནག/ 智纳”条下收载了羌活 *N. incisum* Ting ex H. T. Chang 和宽叶羌活 *N. forbesii* de Boiss.（川羌活 *N. franchetii* de Boiss.）。（参见“白亮独活”“宽叶羌活”条）

在《中国植物志》中，*N. incisum* Ting ex H. T. Chang 的中文名为“羌活”，*N. franchetii* de Boiss. 为宽叶羌活 *N. forbesii* de Boiss. 的异名。

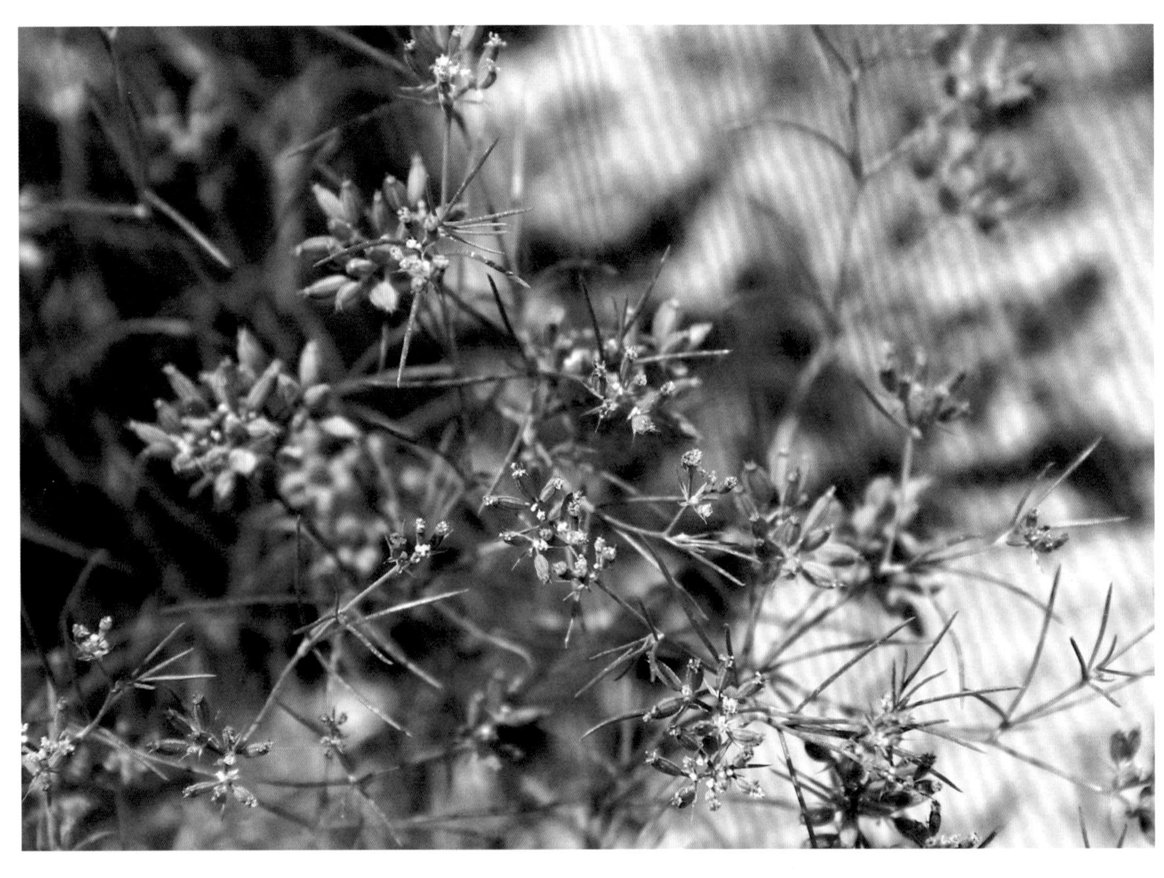

伞形科（Umbelliferae） 孜然芹属（*Cuminum* L.）

孜然 *Cuminum cyminum* L.（香旱芹）

药 材 名 香旱芹；ཟི་ར་དཀར་པོ།（斯拉嘎保、斯热嘎布、司拉嘎保、司惹嘎博、司日嘎保、斯日嘎保）。

标 准 《部标藏药》、《藏标》、《青海藏标》（1992 年版）。

植物形态 参见《中国植物志》第五十五卷第二分册第 4 ～ 6 页。

分布与生境 原产于埃及、埃塞俄比亚。我国新疆有栽培。北美洲、地中海地区及伊朗、印度等也有栽培。

药用部位 成熟果实。

采收与加工 夏末秋初采收，晾干或晒干。

性　　味　味辛、微甘，化后味苦，性温。

功能与主治　清肺热，健胃消食。用于肺炎引起的咳嗽、咳痰，“培根”病引起的消化不良、腹痛、腹胀等，“索隆”病。

用量与用法　3 ~ 6 g。内服煎汤；或入丸、散。

附　注

《四部医典》《度母本草》等记载有“ཟི་ར་དཀར་པོ།”（斯拉嘎保）；《晶珠本草》记载“ཟི་ར།”（司拉、孜拉）分为白 [“ཟི་ར་དཀར་པོ།”（斯拉嘎保）]、黑 [“ཟི་ར་ནག་པོ།”（斯拉那保）]2 种，前者为清肺热之药物，后者为祛肝寒之药物。现代文献记载的各地藏医所用“斯拉嘎保”的基原主要为伞形科多属多种植物，多以孜然 *C. cyminum* L.（孜然芹）为正品，其形态也与古籍的记载基本相符；《部标藏药》《藏标》等在“香旱芹 /ཟི་ར་དཀར་པོ།/ 斯拉嘎保”条下均收载了该种，“斯拉嘎保”最常见的代用品为茴香 *Foeniculum vulgare* Mill.。关于黑者“斯拉那保”的基原，现代文献记载有毛茛科黑种草属（*Nigella*）、唐松草属（*Thalictrum*）等的多种植物，有关标准收载了腺毛黑种草 *N. glandulifera* Freyn et Sint.。（参见“腺毛黑种草”条）

孜然 *C. cyminum* L. 为我国引种栽培的植物，“孜然”之名源于梵语“jira”或波斯语“zira”。

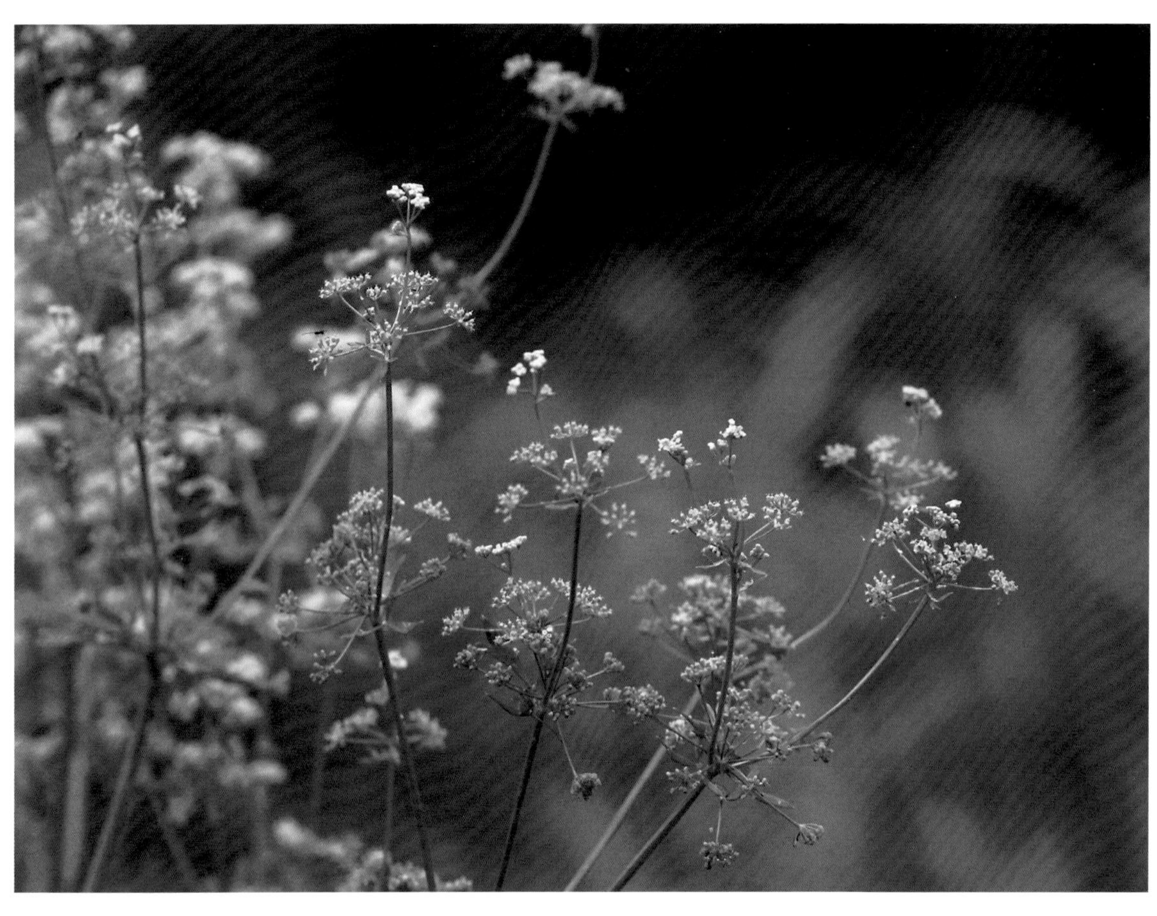

伞形科（Umbelliferae） 芹属（*Apium* L.）

旱芹 *Apium graveolens* L.

药 材 名 芹菜子；ཧུ་དེ།（许德）。

标 准 《青海藏标》（1992 年版）。

植物形态 参见《中国植物志》第五十五卷第二分册第 7 页。

分布与生境 分布于欧洲、亚洲、美洲及非洲。原产于地中海沿岸地带，早期作为蔬菜经西域传入我国，现我国南北各地广泛栽培。

药用部位 果实。

采收与加工 果实成熟时采收，晒干。

性　　味　味辛、甘、咸，性平。

功能与主治　清热和胃，化痰，涤虫，生津止渴。用于“培根”病，胃中热痰症、紫痰症，口干欲饮。

用量与用法　6 ~ 9 g。内服煎汤；或入丸、散。

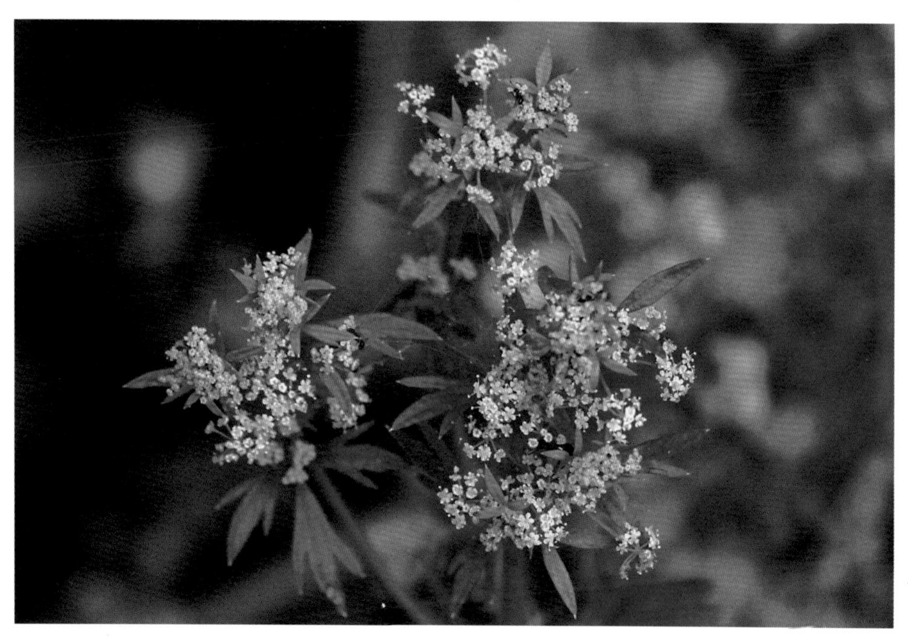

附　注

“ཨུ་སུ།”（吾苏）为《月王药诊》《四部医典》等记载的治胃病之药物。《晶珠本草》言“吾苏”分为白 [“ཨུ་སུ།”（吾苏）]、黑 [“ཤུ་ཏོ།”（西斗、许德）]2 种。现藏医多使用白者（吾苏），较少使用黑者（许德）。“吾苏”白者的基原为伞形科植物芫荽 *Coriandrum sativum* L.，《部标藏药》《青海藏标》以“芫荽果（芫荽）/ཨུ་སུ།/ 吾苏（莪斯）”之名收载了该种，规定以其果实入药；《藏标》以“芫荽 /ཨུ་སུས།/ 吾苏”之名收载了该种的全草。“吾苏”黑者的基原为旱芹 *A. graveolens* L.（芹菜），《青海藏标》以“芹菜子 /ཤུ་ཏོ།/ 许德”之名收载了该种，规定以其果实入药。（参见“芫荽”条）

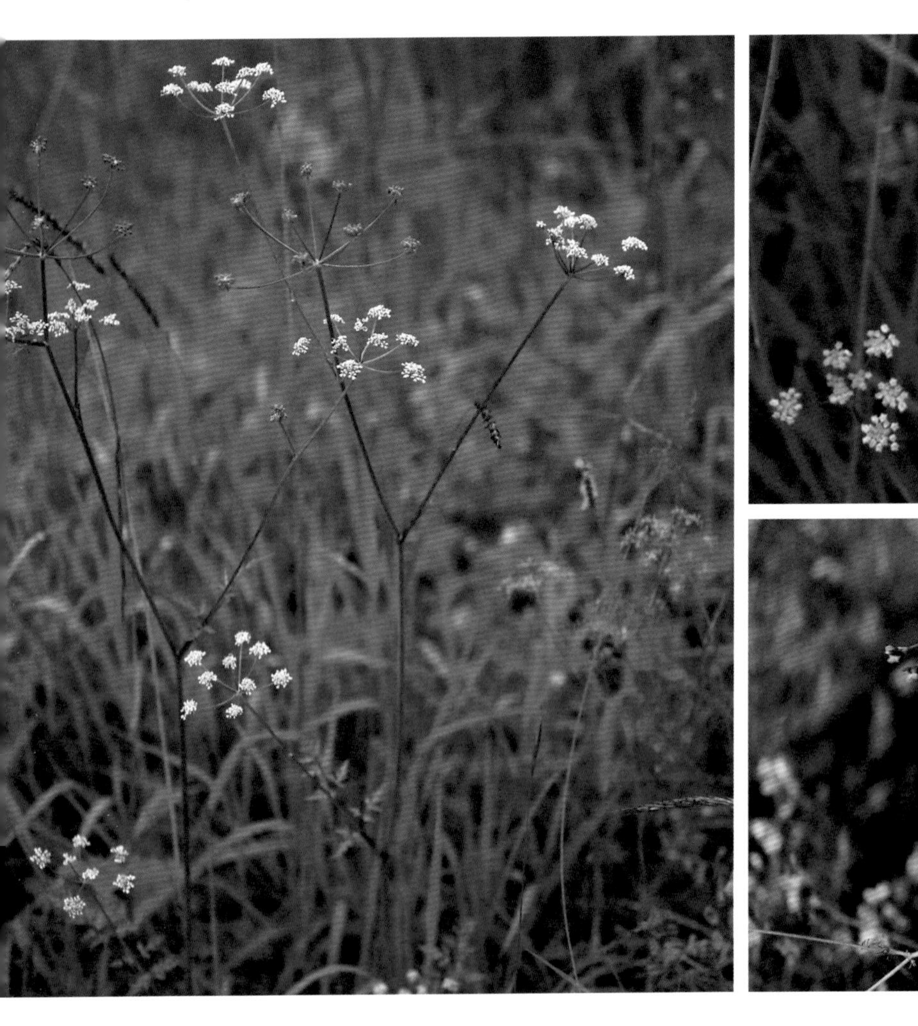

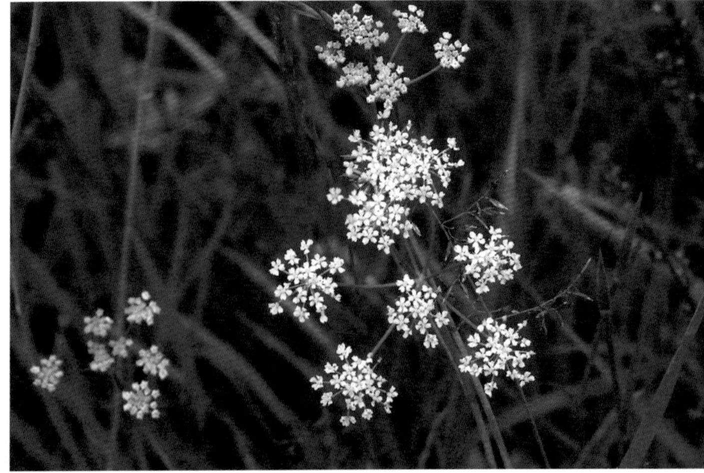

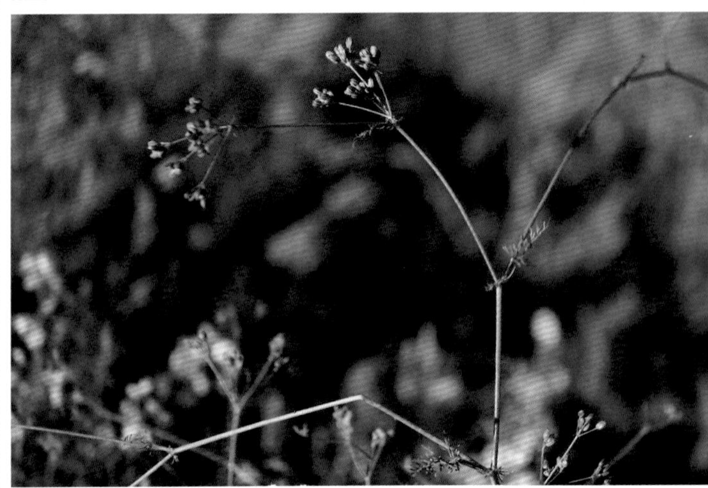

伞形科（Umbelliferae） 葛缕子属（*Carum* L.）

葛缕子 *Carum carvi* L.（藏茴香）

药材名 藏茴香、葛缕子；ཀོ་སྙོད།（郭扭、郭女、果乌）。

标准 《部标藏药》、《藏标》、《青海藏标》（1992 年版）。

植物形态 参见《中国植物志》第五十五卷第二分册第 26 页。

分布与生境 分布于我国东北、华北、西北地区及西藏、四川西部。生长于海拔 4 000 m 以下的河滩草地、高山草甸、林下、灌丛。欧洲、北美洲、北非及亚洲其他地区也有分布。

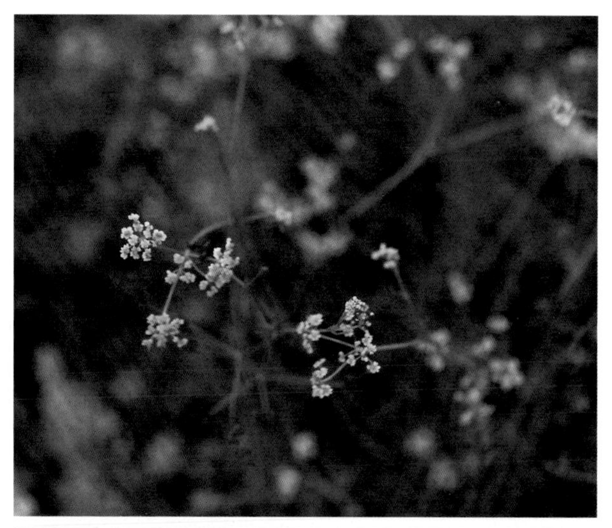

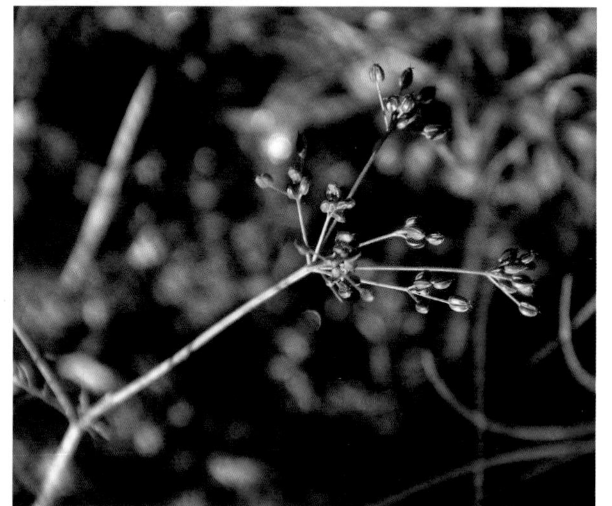

药用部位 成熟果实。

采收与加工 秋季果实成熟时割取全株，阴干，打下果实，除去杂质。

性　　味 味苦、辛，化后味苦，性平。

功能与主治 理气，解毒，明目，健胃，止痛。用于“隆彩”病，“宁彩”病，“培根”病，神经症，胃寒，消化不良，视力减退，夜盲，疝气，食物中毒等。

用量与用法 3 ~ 6（~ 9）g。内服研末；或入复方。

附　注

《月王药诊》中记载有“ཀོ་སྙོད།”（郭扭、果扭、果鸟）；《度母本草》记载“郭扭叶扁平深裂，花白色，种子状如蛇床子”，言“郭扭”的功效为消肿胀、治眼病、开胃、治“培根”病。“郭扭”在《四部医典》《晶珠本草》等中均有记载。现代文献记载的各地藏医所用“果扭”的基原多为伞形科植物葛缕子 *Carum carvi* L.，药材又习称“藏茴香”，《部标藏药》等收载的“果扭”的基原也为该种；部分地区也使用同属植物田葛缕子 *Carum buriaticum* Turcz.，《青海藏标》（2019 年版）以“田葛缕子 /ཀོ་སྙོད།/ 郭扭”之名收载了该种。据文献记载，西藏、青海等地也有以伞形科植物孜然 *Cuminum cyminum* L.（香旱芹）和茴香 *Foeniculum vulgare* Mill. 的果实混作“郭扭”的情况。孜然 *Cuminum cyminum* L. 的果实应系另一种藏药“ཟི་ར་དཀར་པོ།”（斯拉嘎保）的基原。（参见“田葛缕子”“孜然”条）

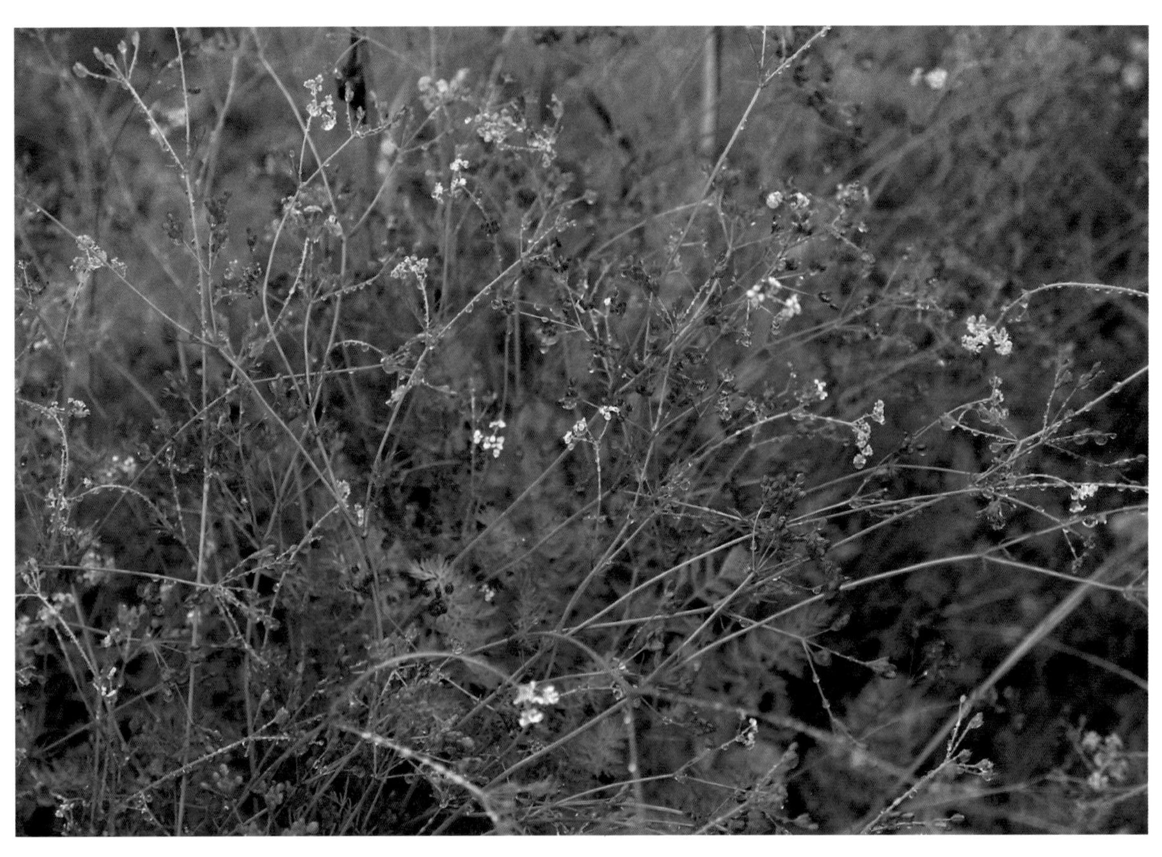

伞形科（Umbelliferae）　葛缕子属（*Carum* L.）

田葛缕子 *Carum buriaticum* Turcz.

药 材 名　田葛缕子；ཀོ་སྙོད།（郭扭、郭女、果乌）。

标　　准　《青海藏标》（2019 年版）。

植物形态　参见《中国植物志》第五十五卷第二分册第 28 页。

分布与生境　分布于我国东北、华北、西北地区及西藏、四川西北部。生长于海拔 4 000 m 的田边、路旁、河岸、林下、山地草丛。蒙古也有分布。

药用部位　成熟果实。

采收与加工　秋季采收，除去杂质，晒干。

性　　味　味甘、辛，性温、轻。

功能与主治　清热解毒，消肿利湿，健脾开胃。用于“隆”热病，中毒症，眼病。

用量与用法　3 ~ 6 g。内服研末；或入复方。

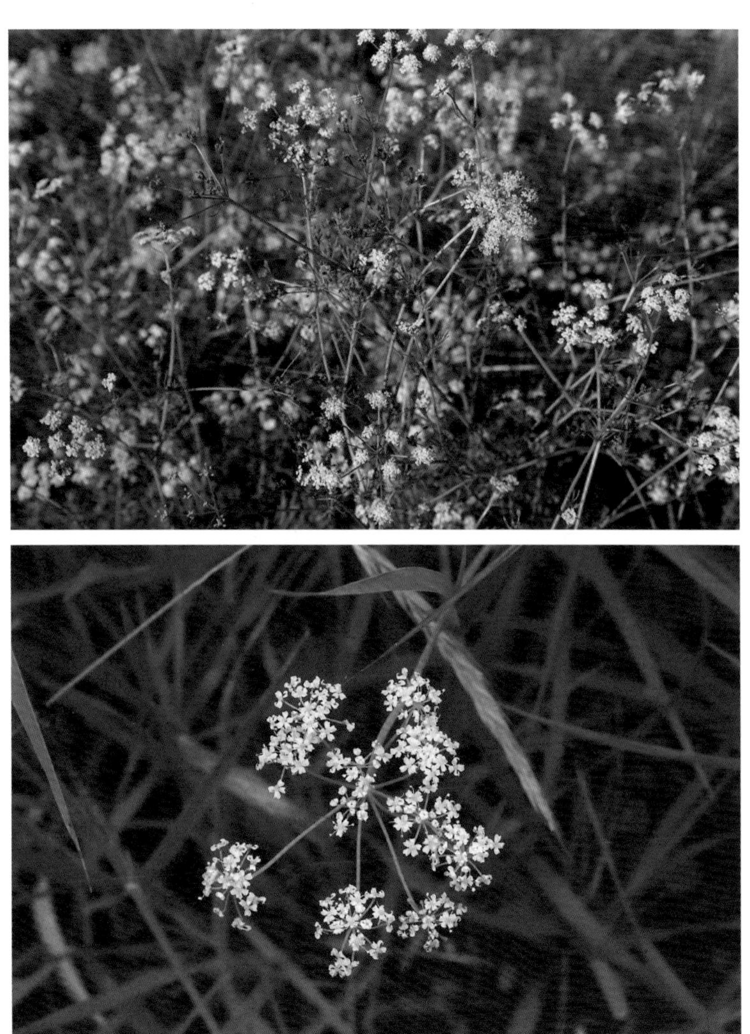

附　注

《月王药诊》《四部医典》《度母本草》《晶珠本草》等古籍中均记载有“ཀོ་སྙོད”（郭扭、果扭）；《度母本草》言“郭扭”的功效为消肿胀、治眼病、开胃、治“培根”病。现代文献记载的各地藏医所用“郭扭”的基原多为伞形科植物葛缕子 *C. carvi* L.，药材也习称“藏茴香”。田葛缕子 *C. buriaticum* Turcz. 的果实在部分地区也作“郭扭”使用。《部标藏药》《青海藏标》（1992 年版）等收载的“藏茴香 /ཀོ་སྙོད/ 郭扭”的基原为葛缕子 *C. carvi* L.；《青海藏标》（2019 年版）以“田葛缕子 /ཀོ་སྙོད/ 郭扭”之名收载了田葛缕子 *C. buriaticum* Turcz.。（参见“葛缕子”条）

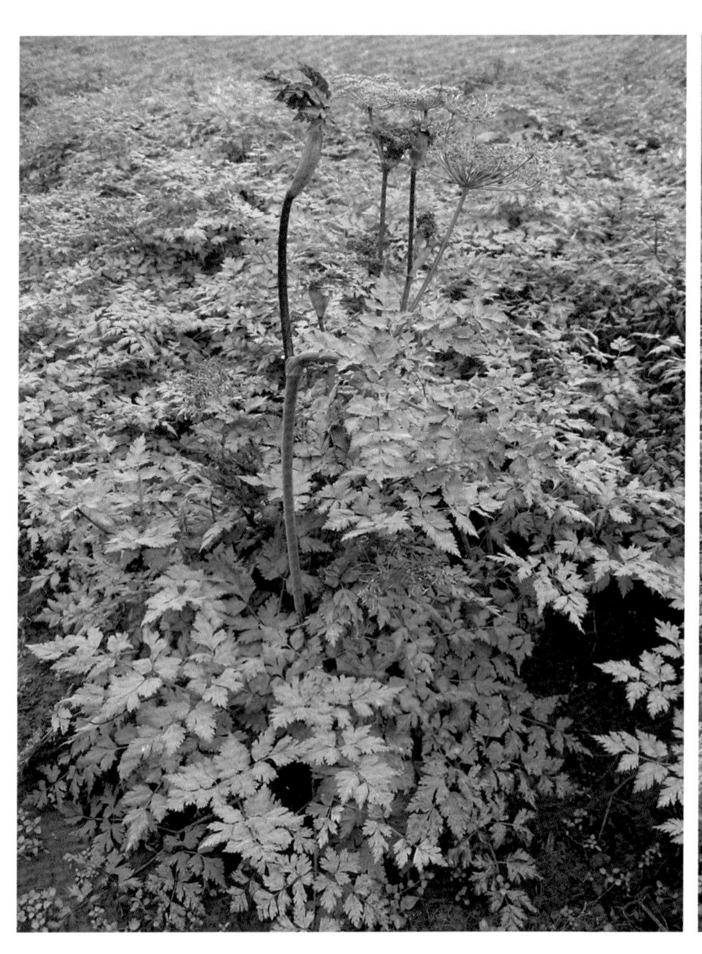
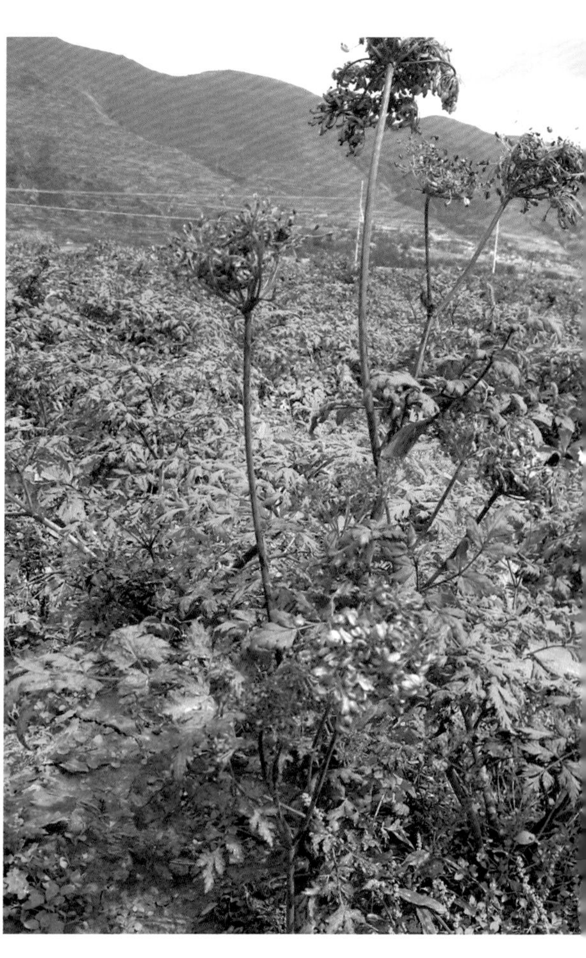

伞形科（Umbelliferae） 当归属（*Angelica* Hoffm.）

当归 *Angelica sinensis* (Oliv.) Diels

药　材　名　当归；དང་ཀུན།（当庚、当更）。

标　　　准　《部标藏药·附录》《藏标》。

植物形态　参见《中国植物志》第五十五卷第三分册第 41 ~ 43 页。

分布与生境　分布于我国甘肃东南部（岷县、宕昌等）、云南、四川、重庆（巫山）、陕西、湖北、河南等。生长于山坡、草地、沟边、灌丛、林下。我国有大量栽培。

药用部位　根。

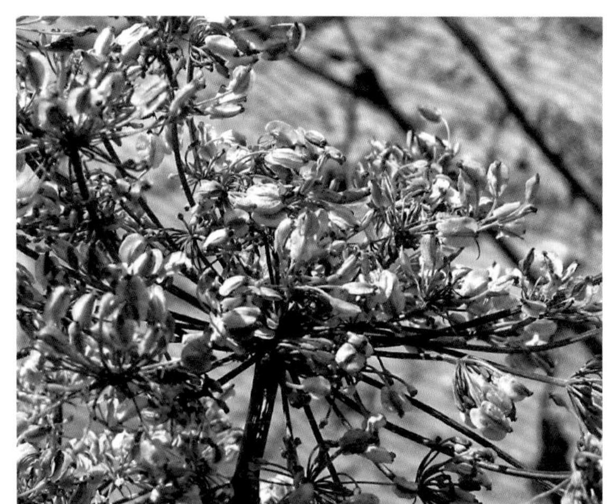

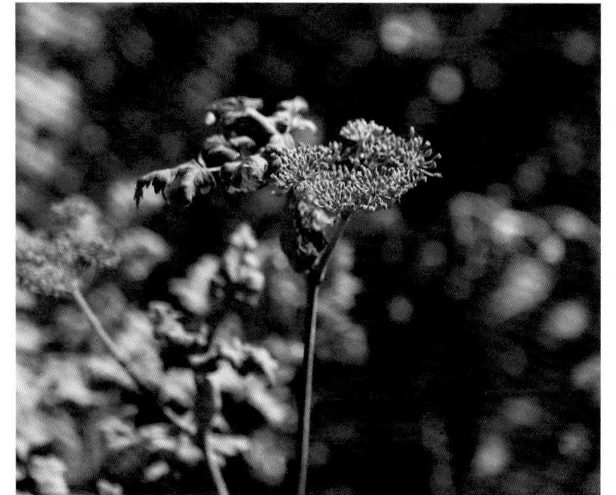

采收与加工 秋末采挖，除去茎叶、须根及泥沙，将水分稍蒸发后，捆成小把，上棚，用烟火慢慢熏干。

性　　味 味甘、辛，性温。

功能与主治 补血活血，调经止痛，润燥滑肠。用于月经不调，经痛，心腹诸痛，大便燥结，痈疽疮疡，跌打损伤。

用量与用法 4.5 ~ 9 g。内服煎汤；或入丸、散。

附　注

《度母本草》中记载有“དང་ཀུན་ནག་པོ།”（当庚那保）。《晶珠本草》记载“དང་ཀུན།”（当庚）分为雌、雄或白[“དང་ཀུན་དཀར་པོ།”（当庚嘎保）]、黑[“དང་ཀུན་ནག་པོ།”（当庚那保）]2种。现代文献对“当庚”及其雌、雄品种的基原有争议，基原涉及伞形科当归属、棱子芹属（*Pleurospermum*）、前胡属（*Peucedanum*）、环根芹属（*Cyclorhiza*）、舟瓣芹属（*Sinolimprichtia*）等的多种植物，且各地习用种类不一。《藏标》以“当归 /དང་ཀུན།/ 当更”之名收载了当归 *A. sinensis* (Oliv.) Diels；但青海、甘肃、四川若尔盖藏医习以当归 *A. sinensis* (Oliv.) Diels 及其同属数种植物作“དང་ཀུན་ནག་པོ།”（当庚那保）的基原。《四部医典》《晶珠本草》等另条记载有“ལྗ་བ།”（甲哇），言其分为山生、川生、林生 3 种。现代文献记载的各地藏医所用“加哇”的基原极为复杂，《部标藏药·附录》《西藏藏标》等以“ལྗ་བ།/ 甲哇（加瓦）”之名收载了伞形科植物西藏棱子芹 *Pleurospermum hookeri* C. B. Clarke var. *thomsonii* C. B. Clarke、迷果芹 *Sphallerocarpus gracillis* (Bess.) K.-Pol.。《迪庆藏药》记载当归 *A. sinensis* (Oliv.) Diels 为“甲哇”的基原之一。（参见“迷果芹”“西藏棱子芹”条）

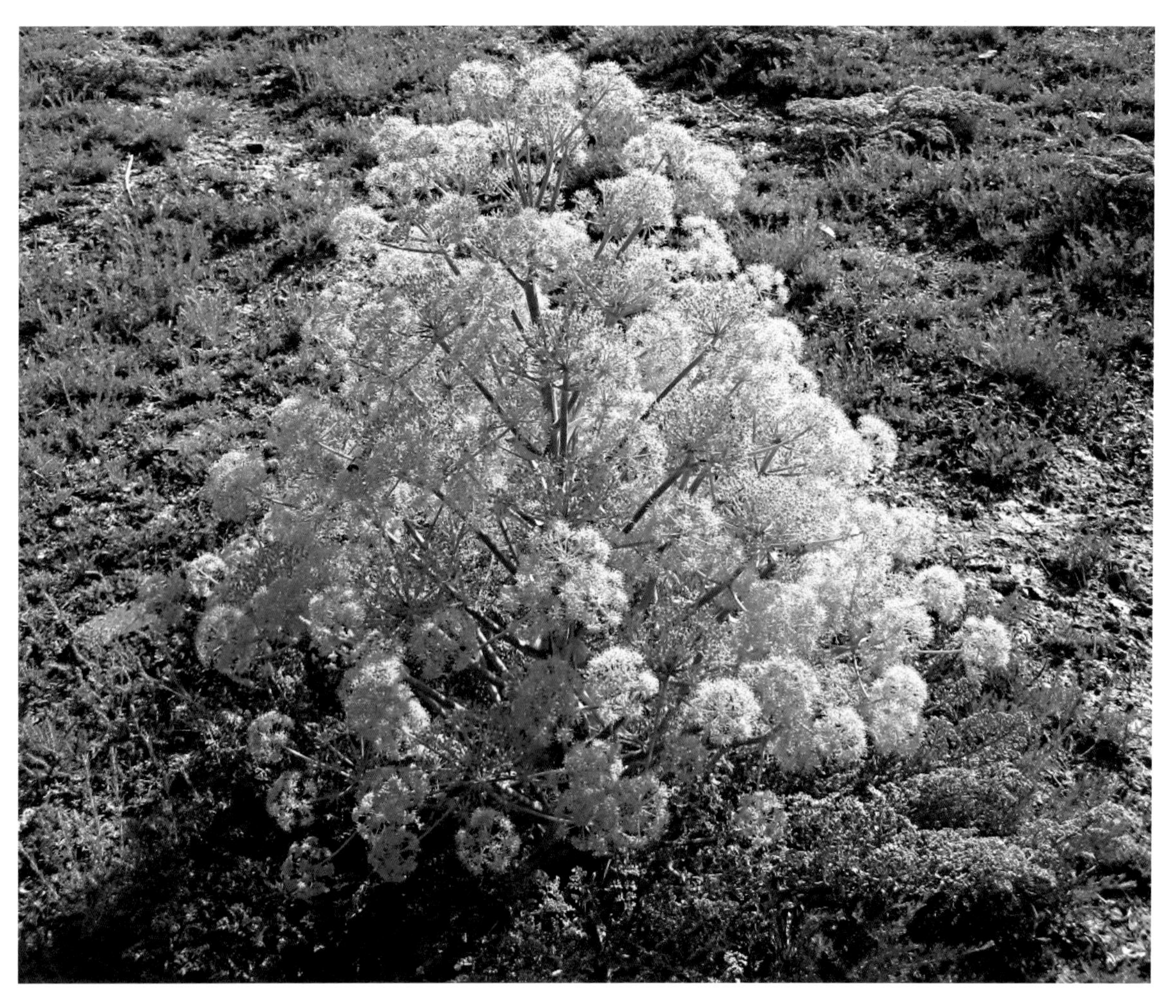

伞形科（Umbelliferae） 阿魏属（*Ferula* L.）

新疆阿魏 *Ferula sinkiangensis* K. M. Shen

药材名 阿魏；ཤིང་ཀུན།（香更、兴更、兴衮、兴棍、相更）。

标准 《部标藏药·附录》、《青海藏标·附录》（1992 年版）。

植物形态 参见《中国植物志》第五十五卷第三分册第 92 页。

分布与生境 分布于我国新疆（伊宁）。生长于海拔约 850 m 的荒漠、河套阶地、带砾石的黏质土坡。

药用部位 树脂。

采收与加工 春末夏初盛花期至初果期，分次由茎上部向下部斜割，收集渗出的汁液，阴干。

性　　味 味苦，性平。

功能与主治 消积，杀虫，散寒。用于肉积，虫积，痞块，疟疾，痢疾，心腹冷痛。（《藏标》）

祛风燥湿，杀虫，化食，生“赤巴”，止痛。用于寒症，虫病，消化不良，胃腹胀痛，“培根”及“宁隆”病，麻疹。（《中华本草·藏药卷》）

用量与用法 1 ~ 1.5 g。内服研末；或入丸、散。孕妇忌服。

附　注

“ཤིང་ཀུན།”（香更、兴更）在《月王药诊》《四部医典》《蓝琉璃》《晶珠本草》等中均有记载，为杀虫、开胃、止痛及治寒症、心风、重急风之药物。现藏医所用“香更”的基原均为伞形科阿魏属植物，主要包括我国产的新疆阿魏 *F. sinkiangensis* K. M. Shen、阜康阿魏 *F. fukanensis* K. M. Shen 和伊朗、阿富汗等产的阿魏 *F. assafoetida* L. 等，《部标藏药·附录》和《青海藏标·附录》作为“阿魏”的基原收载了前 2 种。《藏标》以“阿魏 /ཤིང་ཀུན།/ 相更”之名收载了臭阿魏 *F. teterrima* Kar. et Kir. 及其具有蒜样特臭的同属植物。据《苏联植物志》记载，臭阿魏 *F. teterrima* Kar. et Kir. 在我国新疆（伊犁）有分布，其模式标本采自准噶尔盆地，但《中国植物志》言并未见其标本，我国是否有分布尚待查。《晶珠本草》将“香更”归于“树木类药物”的“树脂类药物”中，并引《时论大释》之记载言“原品为‘པོ་ཀ་ཀ།’（保嘎嘎）树的树脂”。也有观点认为，阿魏属植物为多年生草本，与“保嘎嘎”树的形态不符，只能作代用品。阿魏药材应为树脂类药物，但因阿魏属植物生长于荒漠地带，资源极为紧缺，也有直接以其根入药的情况，且所用“香更”的基原可能还包括圆锥茎阿魏 *F. conocaula* Korov.、托里阿魏 *F. krylovii* Korov. 等同属多种植物。现新疆阿魏 *F. sinkiangensis* K. M. Shen 在新疆伊宁有试验种植。据调查，现市场上常见进口的阿魏药材，其基原可能还包括其他国外分布的阿魏属植物。《蓝琉璃》和《晶珠本草》均记载“香更”还有以“蒜、鹿脑或羊脑（发酵）制成的伪品”。（参见“阜康阿魏”条）

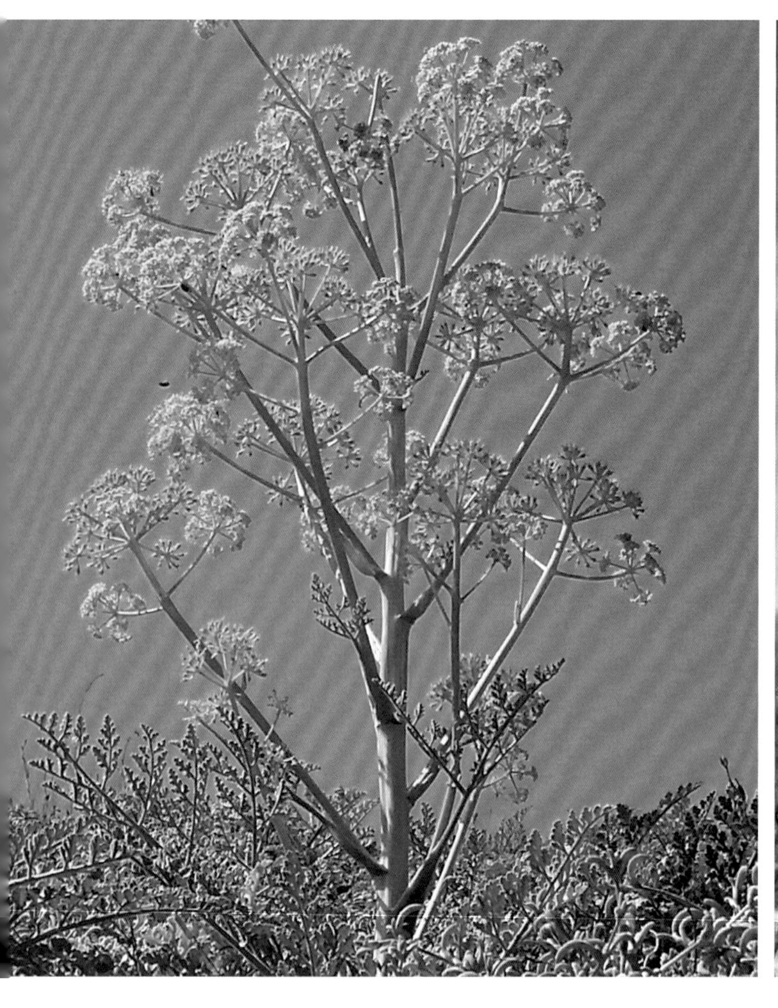
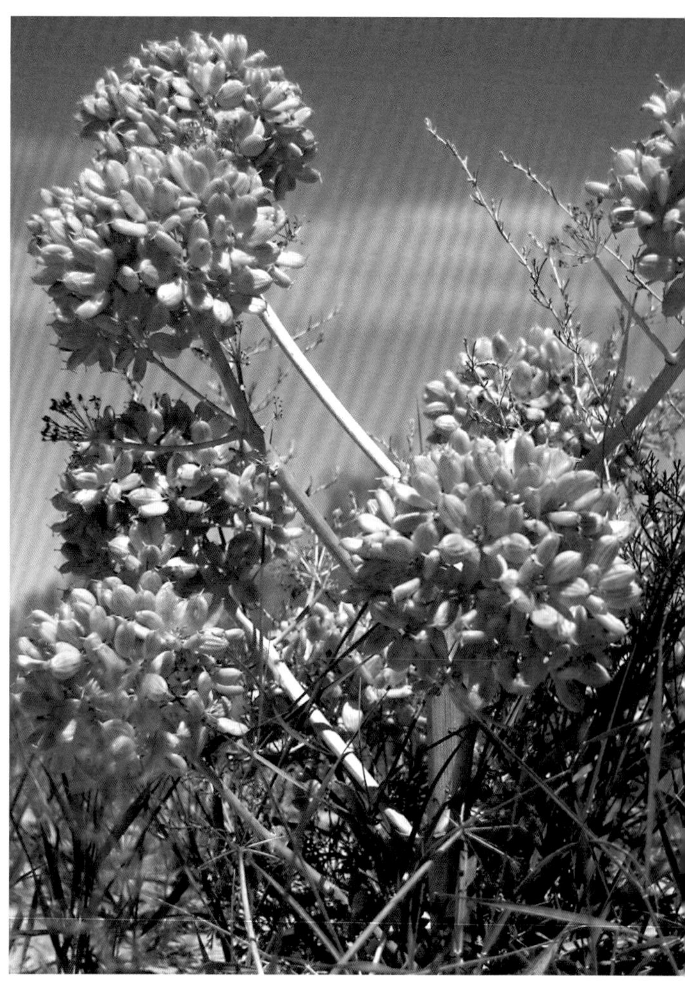

伞形科（Umbelliferae） 阿魏属（*Ferula* L.）

阜康阿魏 *Ferula fukanensis* K. M. Shen

药材名 阿魏；ཤིང་ཀུན།（香更、兴更、兴衮、兴棍、相更）。

标准 《部标藏药·附录》、《青海藏标·附录》（1992年版）。

植物形态 参见《中国植物志》第五十五卷第三分册第94页。

分布与生境 分布于我国新疆（阜康）。生长于海拔约700 m的沙漠边缘地区黏质土壤的冲沟边。

药用部位 树脂。

采收与加工 春末夏初盛花期至初果期，分次由茎上部向下部斜割，收集渗出的汁液，阴干。

性　　味 味苦，性平。

功能与主治 消积，杀虫，散寒。用于肉积，虫积，痞块，疟疾，痢疾，心腹冷痛。（《藏标》）

祛风燥湿，杀虫，化食，生“赤巴”，止痛。用于寒症，虫病，消化不良，胃腹胀痛，“培根”及“宁隆”病，麻疹。（《中华本草·藏药卷》）

用量与用法 1 ~ 1.5 g。内服研末；或入丸、散。

附　注

《月王药诊》《四部医典》《蓝琉璃》等中均记载有“ཤིང་ཀུན”（香更）。《晶珠本草》将“香更”归入“树木类药物”的“树脂类药物”中，言其分为原品和制品2种，其气味浓烈，为杀虫、治寒病及心隆症之药物。《时论大释》言：“原品为‘བོ་ག་ག’（保嘎嘎）树的树脂。”现代文献记载的藏医所用“香更”的基原包括伞形科阿魏属的阿魏 *F. assafoetida* L.（我国不产）、新疆阿魏 *F. sinkiangensis* K. M. Shen、阜康阿魏 *F. fukanensis* K. M. Shen、臭阿魏 *F. teterrima* Kar. et Kir.、圆锥茎阿魏 *F. conocaula* Korov.、托里阿魏 *F. krylovii* Korov.，以其树脂入药，药材多从市场购得。也有观点认为，阿魏属植物为多年生草本，与“保嘎嘎”树的形态不符，只能作代用品。《部标藏药·附录》以“阿魏/ཤིང་ཀུན/香更”之名收载了新疆阿魏 *F. sinkiangensis* K. M. Shen 和阜康阿魏 *F. fukanensis* K. M. Shen；《藏标》则收载了臭阿魏 *F. teterrima* Kar. et Kir. 及其具有蒜样特臭的同属植物的树脂。我国最早使用的阿魏药材主要依赖进口，其基原主要为阿魏 *F. assafoetida* L.；新疆阿魏 *F. sinkiangensis* K. M. Shen 和阜康阿魏 *F. fukanensis* K. M. Shen 系后来找到的国产替代品。《中国药典》（1963年版）收载的阿魏的基原为阿魏 *F. assafoetida* L.，1977年版始修订为新疆阿魏 *F. sinkiangensis* K. M. Shen 和阜康阿魏 *F. fukanensis* K. M. Shen。（参见“新疆阿魏”条）

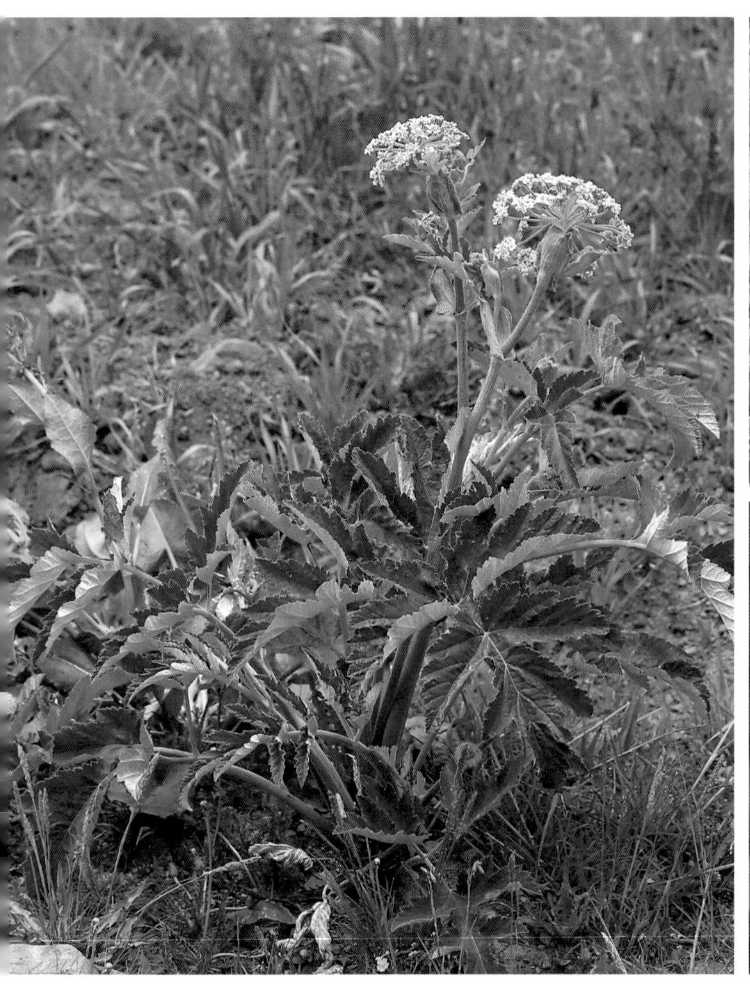
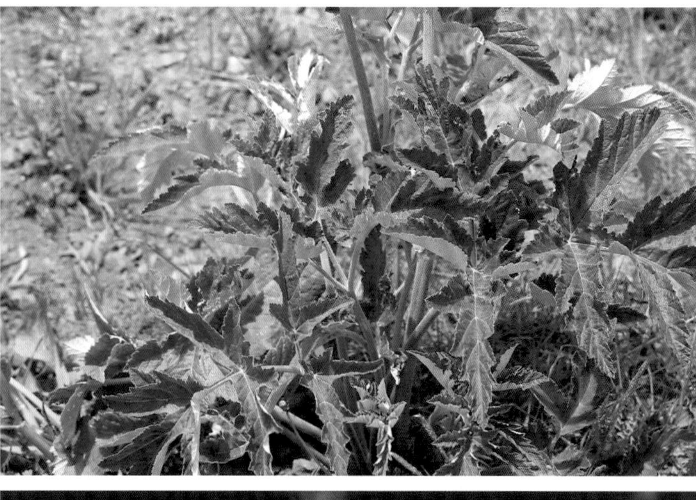
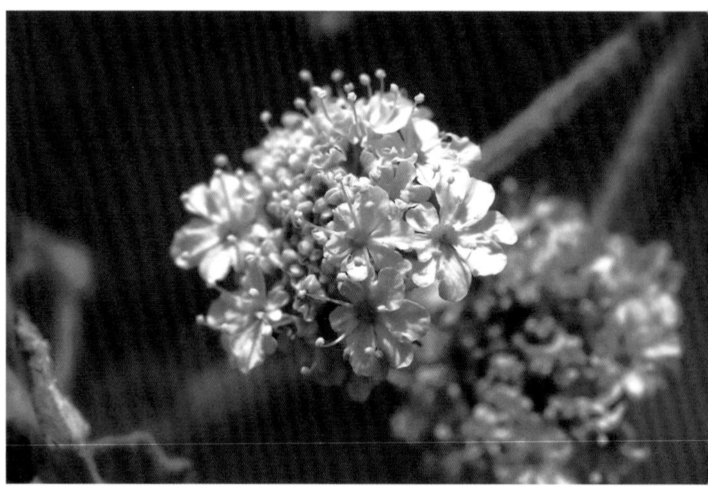

伞形科（Umbelliferae） 独活属（*Heracleum* L.）

白亮独活 *Heracleum candicans* Wall. ex DC.

药 材 名 白亮独活；སྒྲ་དཀར།（珠嘎、珠嘎尔）。

标 准 《四川藏标》（2014 年版）。

植物形态 参见《中国植物志》第五十五卷第三分册第 207 页。

分布与生境 分布于我国西藏、四川、青海、云南等。生长于海拔 2 000 ～ 4 200 m 的山坡、林下、灌丛、草地、路旁。尼泊尔、巴基斯坦等也有分布。

药用部位 根。

采收与加工　秋、冬季采挖，除去杂质，洗净，切片，阴干或晒干。

性　　味　味辛、苦，性平。

功能与主治　祛寒，消肿，镇痛，止血，杀虫。用于“黏”症，肿瘤等。

用量与用法　3 ~ 6 g。内服煎汤；或入丸、散。

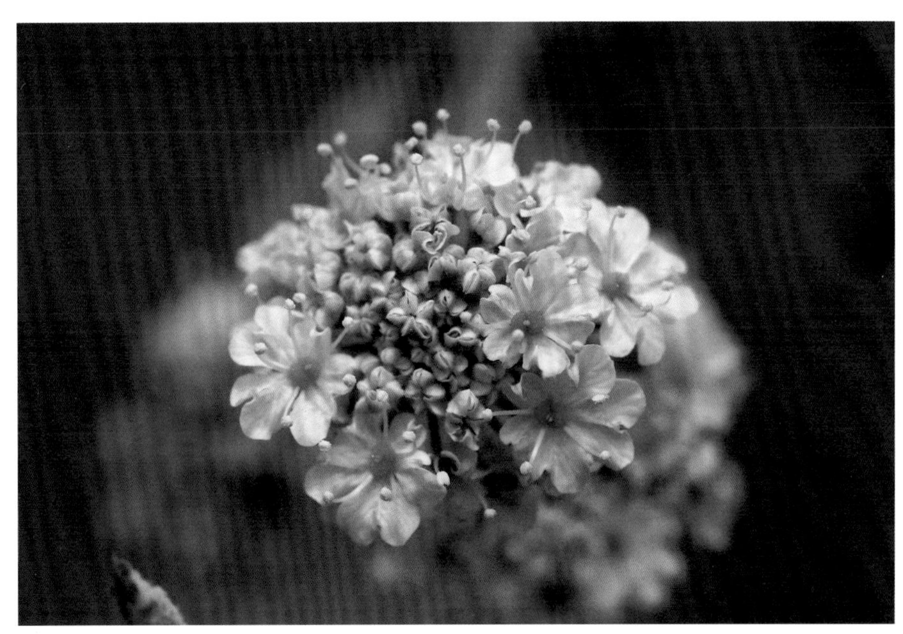

附　注

《度母本草》记载有“སྲུ་བ།”（珠哇），言其分为白［“སྲུ་བ་དཀར་པོ།”（珠哇嘎保），略称“སྲུ་དཀར།”（珠嘎）］、黑［“སྲུ་བ་ནག་པོ།”（珠哇那保），略称“སྲུ་ནག”（珠那）］、蓝［“སྲུ་བ་སྔོན་པོ།”（珠哇恩保）］3 种；《宇妥本草》中分别记载有“སྲུ་མ་ནག་པོ།”（珠玛那保）和“སྲུ་མ་དཀར་པོ།”（珠玛嘎保），《蓝琉璃》将二者合称为“སྲུ་མ།”（珠玛）。《晶珠本草》言“珠玛”分为白（珠嘎）、黑（珠纳、珠那）、黄［“སྲུ་སེར།”（珠色）］3 种。现代文献记载的“珠玛”类的基原包括伞形科、五加科、败酱科的多种植物，不同文献针对白、黑、黄 3 种“珠玛”的基原有不同观点，各地习用的种类也有所不同。白亮独活 *H. candicans* Wall. ex DC. 为西藏、青海、四川藏医习用的白者（珠嘎）的基原之一，《四川藏标》以“白亮独活 /སྲུ་དཀར/ 珠嘎尔”之名收载了该种。《藏标》等以“羌活 /སྲུ་ནག/ 智纳”之名收载了伞形科植物羌活 *Notopterygium incisum* Ting ex H. T. Chang、宽叶羌活 *N. forbesii* de Boiss.。（参见“宽叶羌活”“羌活”条）

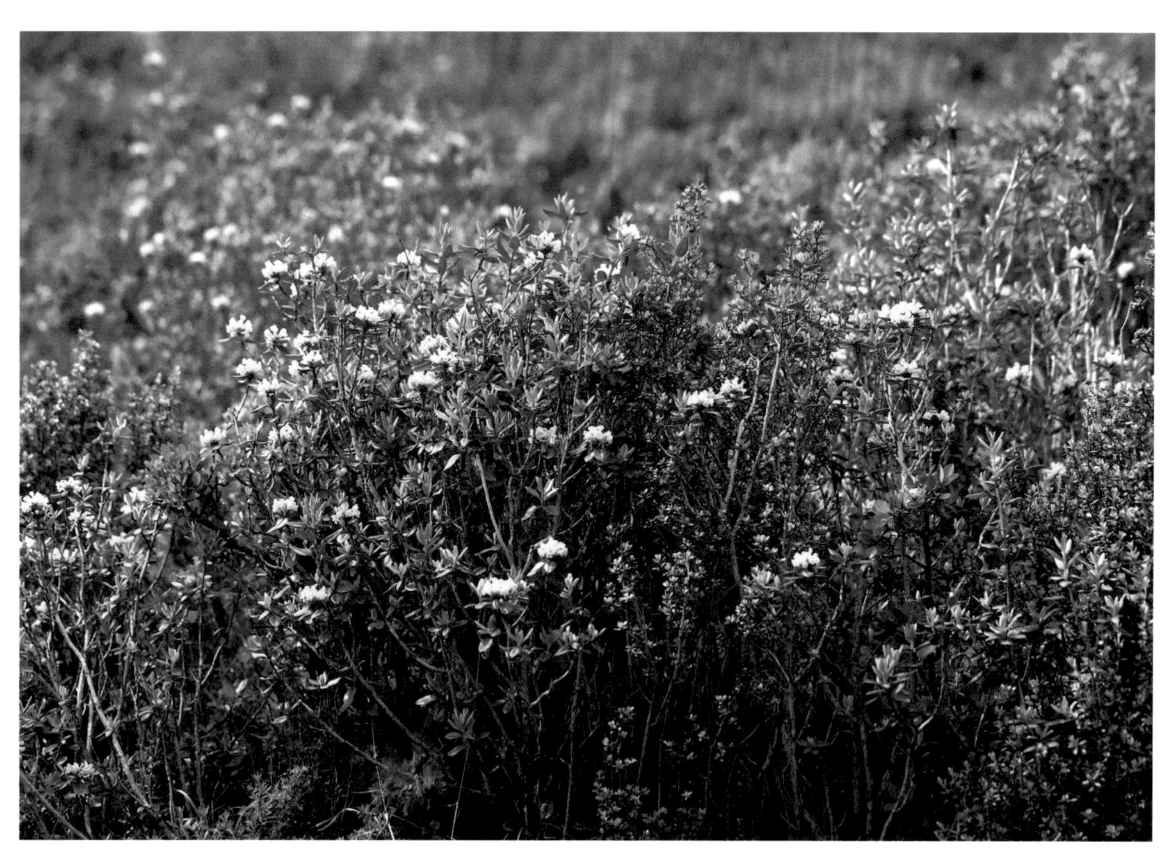

杜鹃花科（Ericaceae） 杜鹃属（*Rhododendron* L.）

烈香杜鹃 *Rhododendron anthopogonoides* Maxim.

药 材 名 烈香杜鹃、达里；ད་ལིས།（ད་ལིས།）（达里、达丽、塔勒）、ད་ལི་མེ་ཏོག（达里美都、达里美朵）。

标　　准 《部标藏药》、《藏标》、《青海藏标》（1992 年版）。

植物形态 参见《中国植物志》第五十七卷第一分册第 180 页。

分布与生境 分布于我国西藏（加查）、甘肃、青海（互助）、四川西部等。生长于海拔 2 900 ~ 3 700 m 的高山灌丛、河谷灌丛等。

药用部位 花、茎叶。

采收与加工 夏季采收，阴干。

性　　味　味甘、涩，化后味甘，性温。

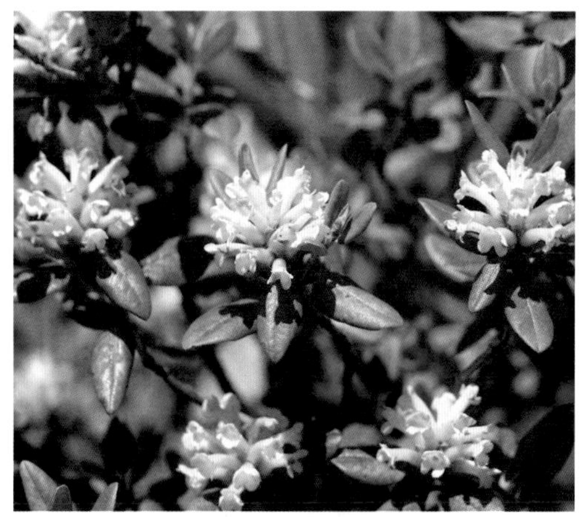

功能与主治　止咳，化痰，健胃消食，补脾益气，利尿消肿，补肾。花用于“杂嘎”病，气管炎，支气管炎，肺气肿，水土不适，气虚体弱，肝脾肿大，浮肿等。茎叶用于“培根”病，“杂嘎”病，胃病，消化不良，脾胃虚寒等；外用于疮疡。

用量与用法　2 ~ 3 g(《部标藏药》《藏标》)；1 ~ 5 g[《青海藏标》(1992年版)]。

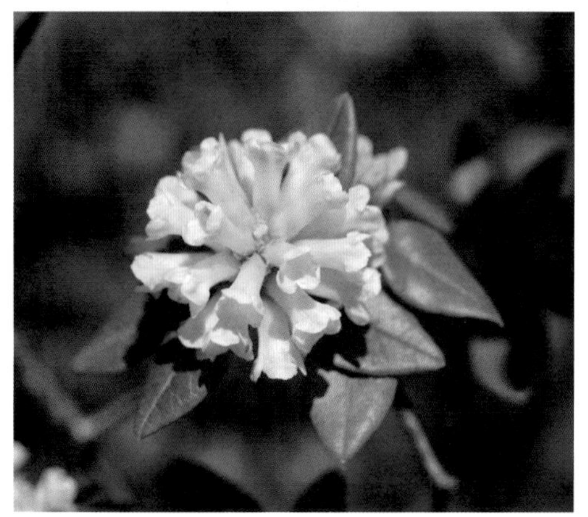

附　注

藏医药用杜鹃属植物大致分为大叶型[“སྟག་མ”(达玛)]和小叶型[“ད་ལིས”(塔勒、达里)]2类。《度母本草》记载有“བདུད་རྩི་ད་ལིས”(杜孜塔勒)；《宇妥本草》记载有“བ་ལུ་ནག་པོ”(巴鲁那保)；《四部医典》记载有“བ་ལུ”(巴鲁)；《蓝琉璃》言“བ་ལུ”(巴鲁)的花称“ད་ལི”(塔勒，同音字“ད་ལིས”)，并引《度母本草》的记载，言“杜孜塔勒(巴鲁那保)”又称“ད་ལིས་དཀར་པོ”(塔勒嘎保)或“བ་ལུ་དཀར་པོ”(巴鲁嘎保)。《晶珠本草》分别记载有“树花类药物”“ད་ལིས”[塔勒，又称“ད་ལི་མེ་ཏོག”(达里美都)]和“树叶类药物”“བ་ལུ”(巴鲁)，言“塔勒”又名“杜孜塔勒”“巴鲁”等，“塔勒”依花色、叶色而分为黑[“ད་ལིས་ནག་པོ”(塔勒那保)]、白[“ད་ལིས་དཀར་པོ”(塔勒嘎保)、“བ་ལུ་དཀར་པོ”(巴鲁嘎保)]2类，并指出“巴鲁”为“巴鲁嘎保”的叶。现代文献记载的“塔勒”的基原均为杜鹃属植物，主要为常绿、小叶型、具鳞片的种类，其中，白者(塔勒嘎保)的基原为花冠白色、淡黄色等浅色的种类；黑者(塔勒那保)的基原为花深紫色至蓝紫色的种类。《部标藏药》及《青海藏标》以“烈香杜鹃/ད་ལིས/达里(达丽)”之名、《藏标》以“达里/ད་ལི་མེ་ཏོག/达里美都”之名收载的基原有烈香杜鹃 *R. anthopogonoides* Maxim.、毛喉杜鹃 *R. cephalanthum* Franch.、报春杜鹃 *R. primuliflorum* Bur. et Franch.(樱草杜鹃)。(参见“樱草杜鹃”“毛喉杜鹃”条)

在《中国植物志》中，*R. primuliflorum* Bur. et Franch. 的中文名为“樱草杜鹃”。

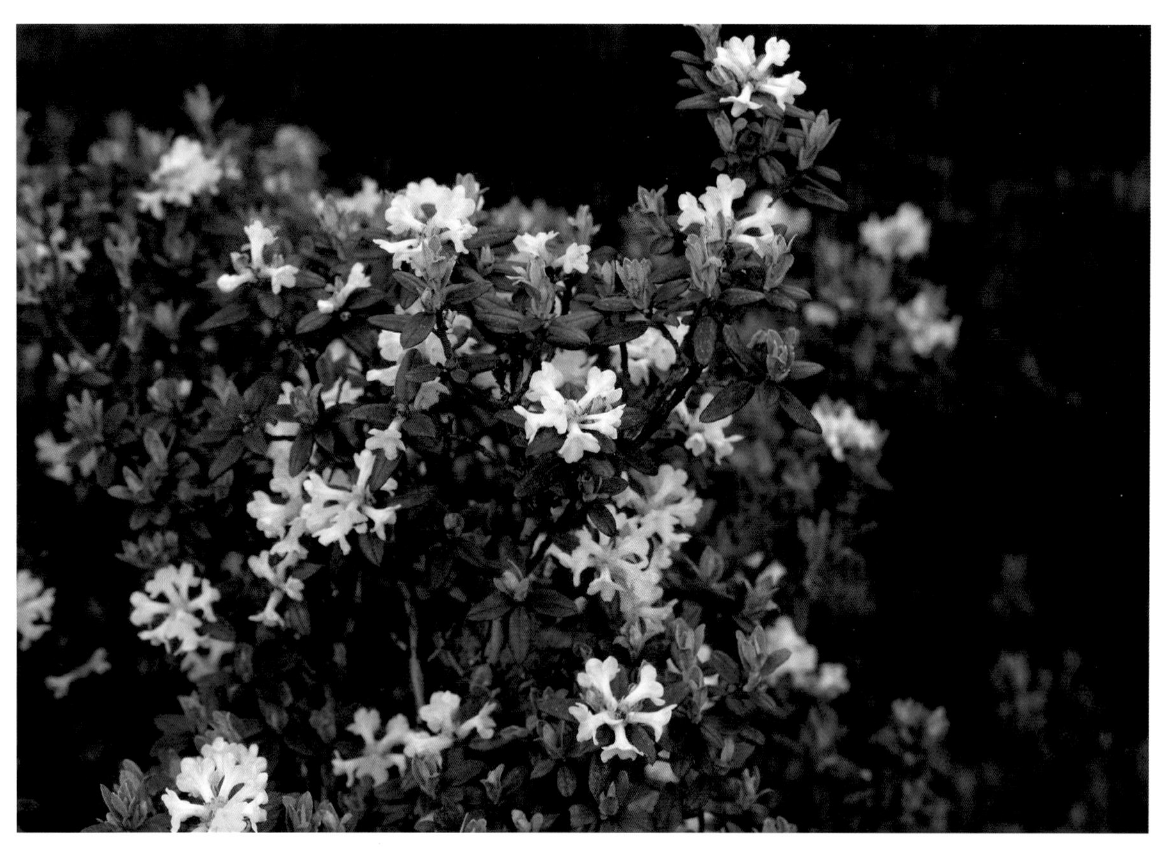

杜鹃花科（Ericaceae） 杜鹃属（*Rhododendron* L.）

樱草杜鹃 *Rhododendron primuliflorum* Bur. et Franch.

药 材 名 烈香杜鹃、达里；དა་ལིས།（达里、塔勒）、དა་ལི་མེ་ཏོག（达里美都、达里美朵）。

标 准 《部标藏药》《藏标》。

植物形态 参见《中国植物志》第五十七卷第一分册第 181 ~ 182 页。

分布与生境 分布于我国云南西北部、西藏南部和东南部、四川西部、甘肃南部。生长于海拔 2 900 ~ 5 100 m 的山坡灌丛、高山草甸、岩坡、沼泽草甸。

药用部位 花、茎叶。

采收与加工　夏季采收，阴干。

性　　味　味甘、涩，化后味甘，性温。

功能与主治　止咳，化痰，健胃消食，补脾益气，利尿消肿，补肾。花用于“杂嘎”病，气管炎，支气管炎，肺气肿，水土不适，气虚体弱，肝脾肿大，浮肿等。茎叶用于“培根”病，“杂嘎”病，胃病，消化不良，脾胃虚寒等；外用于疮疡。

用量与用法　2 ~ 3 g。内服煎汤；或入丸、散。

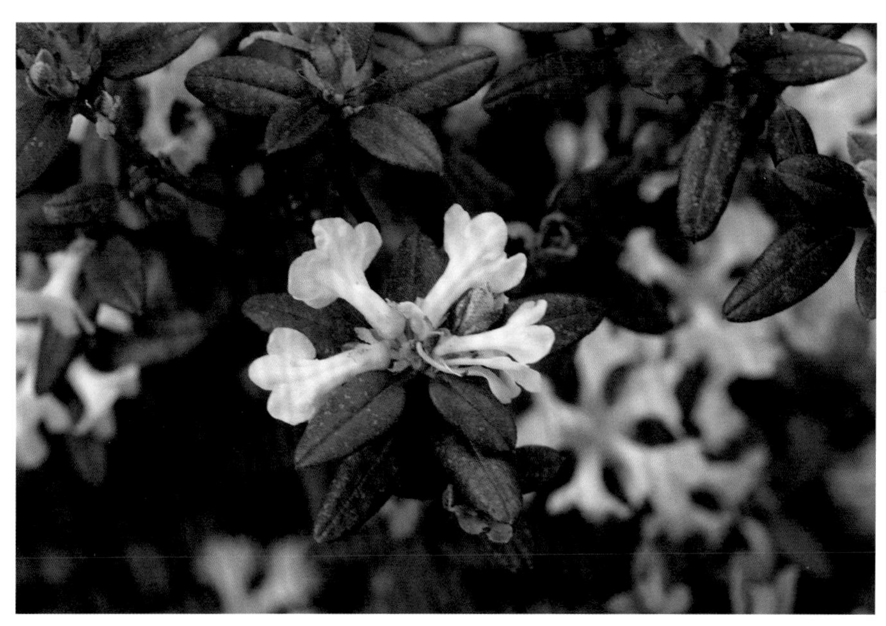

附　注

藏医药用的杜鹃花科杜鹃属植物大致可分为大叶型 [“སྟག་མ།”（达玛）] 和小叶型 [“ད་ལིས།”（塔勒、达里）]2 类。《晶珠本草》分别记载有“树花类药物”“ད་ལིས།”[塔勒，又称“ད་ལི་མེ་ཏོག”（达里美都）] 和“树叶类药物”“བ་ལུ།”（巴鲁），并言“塔勒”依花色、叶色而分为黑 [“ད་ལིས་ནག་པོ།”（塔勒那保）]、白 [“ད་ལིས་དཀར་པོ།”（塔勒嘎保）、“བ་ལུ་དཀར་པོ།”（巴鲁嘎保）]2 类。现代文献记载的“塔勒”的基原均为杜鹃属植物中常绿、小叶型、具鳞片的种类，有近 20 种。其中，白者（塔勒嘎保）的基原为花冠白色、淡黄色等浅色的种类，如烈香杜鹃 *R. anthopogonoides* Maxim. 等；黑者（塔勒那保）的基原为花深紫色至蓝紫色的种类，如头花杜鹃 *R. capitatum* Maxim. 等。樱草杜鹃 *R. primuliflorum* Bur. et Franch.（报春杜鹃）为《部标藏药》（烈香杜鹃 /ད་ལིས།/ 达里）和《藏标》（达里 /ད་ལི་མེ་ཏོག/ 达里美都）收载的基原之一。（参见“烈香杜鹃”“陇蜀杜鹃”“毛喉杜鹃”条）

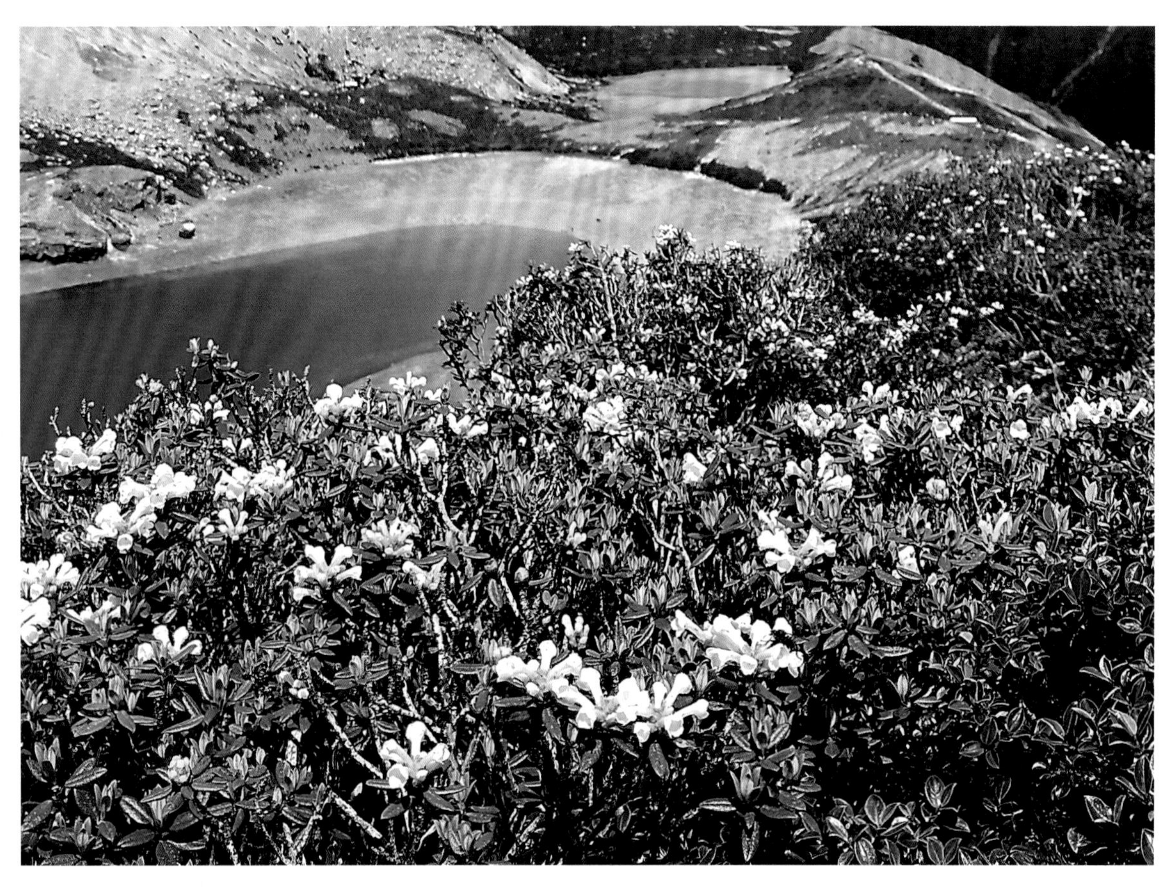

杜鹃花科（Ericaceae） 杜鹃属（*Rhododendron* L.）

毛喉杜鹃 *Rhododendron cephalanthum* Franch.

药 材 名 烈香杜鹃、达里；ད་ལིས།（དྭ་ལིས།）（达里、达丽）、ད་ལི་མེ་ཏོག（达里美都）。

标 准 《部标藏药》《藏标》。

植物形态 参见《中国植物志》第五十七卷第一分册第 185 页。

分布与生境 分布于我国青海（玉树），四川西北部，云南北部、西北部和中部，西藏东南部和南部。生长于海拔（3 000 ~）3 800 ~ 4 400（~ 4 600）m 的多石山坡、灌丛草甸，常为高山杜鹃灌丛的优势建群种。缅甸东北部也有分布。

药用部位 花、茎叶。

采收与加工　夏季采收，阴干。

性　　味　味甘、涩，化后味甘，性温。

功能与主治　止咳，化痰，健胃消食，补脾益气，利尿消肿，补肾。花用于“杂嘎”病，气管炎，支气管炎，肺气肿，水土不适，气虚体弱，肝脾肿大，浮肿等。茎叶用于“培根”病，“杂嘎”病，胃病，消化不良，脾胃虚寒等；外用于疮疡。

用量与用法　2 ~ 3 g。（《部标藏药》《藏标》）

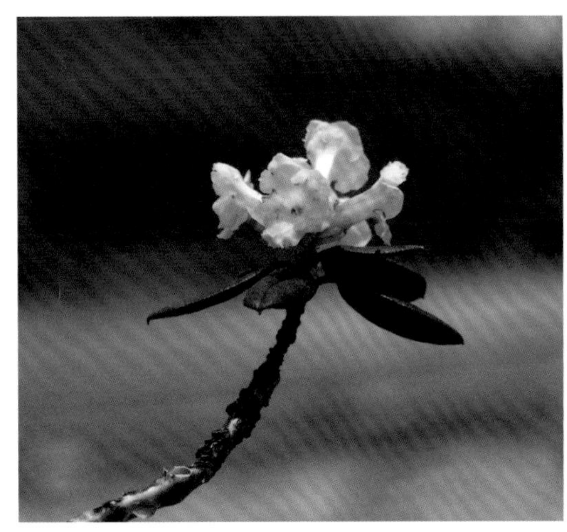

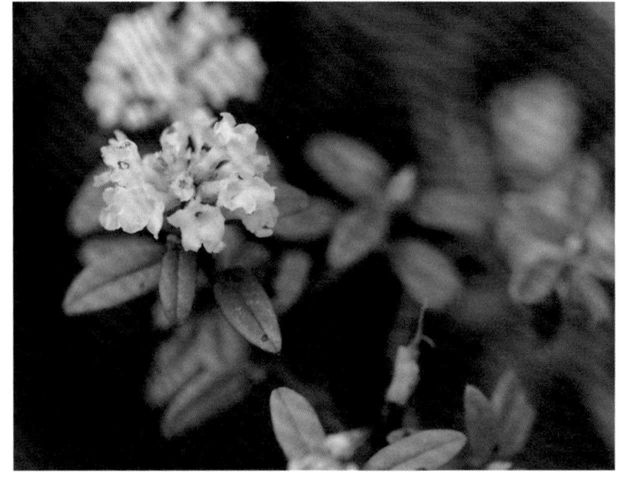

附　注

藏医药用杜鹃属植物大致分为大叶型 [“སྟག་མ།”（达玛）] 和小叶型 [“ད་ལིས།”（塔勒）]2 类。《晶珠本草》分别记载有“树花类药物”“ད་ལིས།”（塔勒）和“树叶类药物”“བ་ལུ།”（巴鲁），言前者为治“培根”寒性病、滋补延年之药物，后者为治“培根”寒热症之药物，并指出“巴鲁”为“塔勒”的叶，“塔勒”依花色、叶色而分为黑 [“ད་ལིས་ནག་པོ།（ད་ལི་ནག་པོ།）”（塔勒那保）]、白 [“ད་ལིས་དཀར་པོ།”（塔勒嘎保）]2 类。现代文献记载的“塔勒”的基原主要为杜鹃属植物中常绿、小叶型、具鳞片的种类，有近 20 种，其中，白者（塔勒嘎保）的基原为花冠白色、淡黄色等浅色的种类；黑者（塔勒那保）的基原为花深紫色至蓝紫色的种类。《部标藏药》以“烈香杜鹃 /ད་ལིས།/ 达里”之名、《藏标》以“达里 /ད་ལི་མེ་ཏོག/ 达里美都”之名收载了烈香杜鹃 *R. anthopogonoides* Maxim.、毛喉杜鹃 *R. cephalanthum* Franch.、报春杜鹃 *R. primuliflorum* Bur. et Franch.（樱草杜鹃），规定以其花或叶入药。（参见“烈香杜鹃”“陇蜀杜鹃”“樱草杜鹃”条）

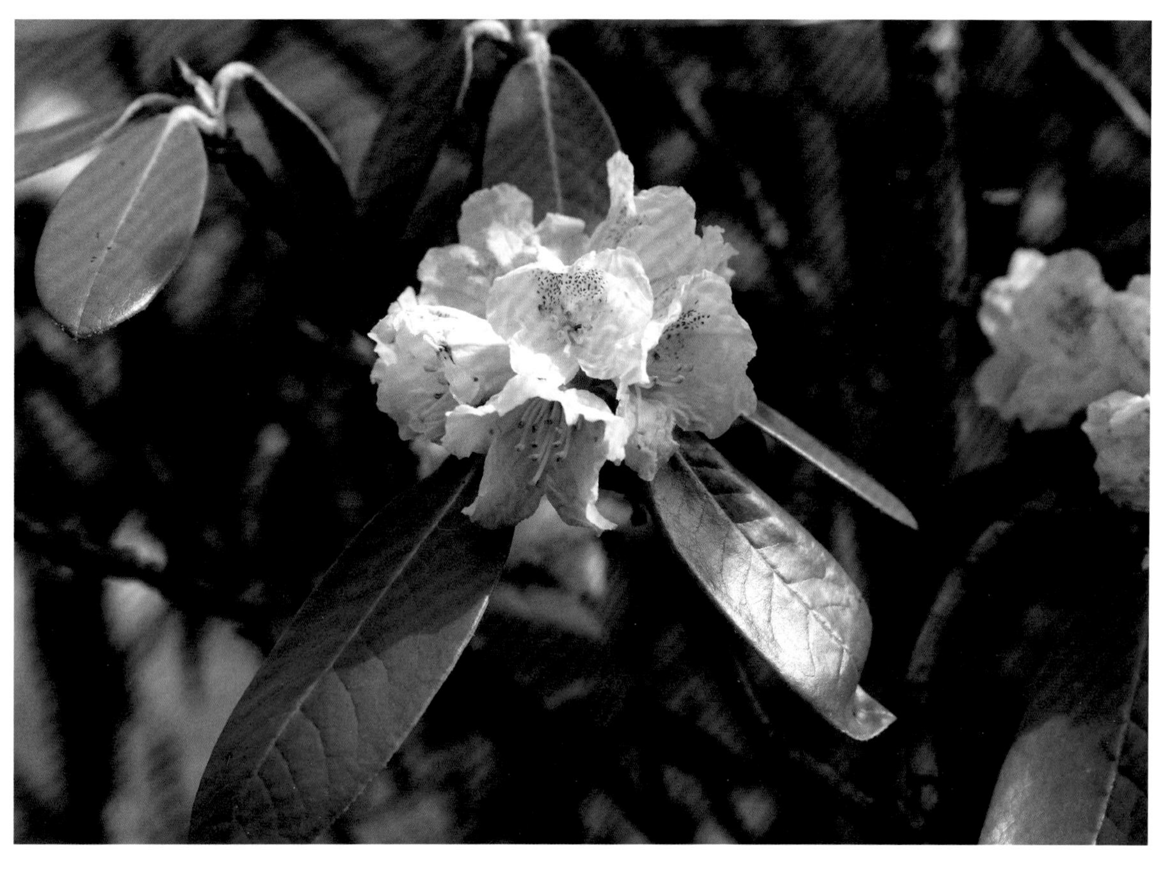

杜鹃花科（Ericaceae） 杜鹃属（*Rhododendron* L.）

陇蜀杜鹃

Rhododendron przewalskii Maxim.（达坂山杜鹃 *R. dabanshanense* Fang et S. X. Wang）

药 材 名 杜鹃花、达玛、达坂山杜鹃；སྟག་མ།（达玛、达合玛）。

标 准 《部标藏药》、《藏标》、《青海藏标》（1992 年版）。

植物形态 参见《中国植物志》第五十七卷第二分册第 214 页。

分布与生境 分布于我国陕西西部，甘肃西南部，青海东部、东南部和西南部，四川西部和西北部，西藏东部。生长于海拔 2 900 ~ 4 300 m 的高山林地，常成林。

药用部位 花。

采收与加工 夏末秋初花期采集，晒干或阴干。

性　　味　味苦，化后味苦，性平。有毒。

功能与主治　清热解毒，祛痰平喘，利肺干脓。用于咽喉炎，气管炎，支气管炎，肺炎，肺脓肿，胸腹脓疡，梅毒等；外用于皮肤瘙痒。

用量与用法　3 ~ 6 g。内服煎汤；或入丸、散。

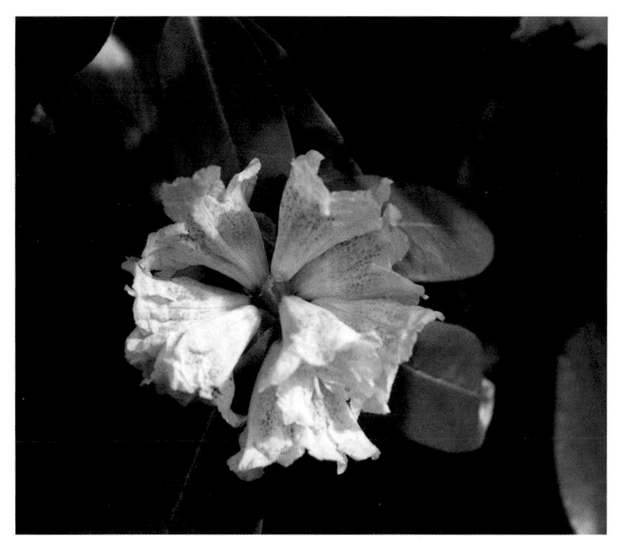

附　注

藏医药用杜鹃花科杜鹃属植物大致可分为大叶型［“སྟག་མ།”（达玛）］和小叶型［“ད་ལིས།”“ད་ལི།”（塔勒）］2 类。《晶珠本草》分别记载有“树花类药物”“ད་ལིས།”（塔勒）和“树叶类药物”“བ་ལུ།”（巴鲁、达里、达勒），言前者为治“培根”寒性病、滋补延年之药物，后者为治“培根”寒热症之药物，并指出“达里”为“塔勒”的叶；言“塔勒”依花色、叶色而分为白、黑 2 类。现代文献记载的“塔勒”的基原包括约 20 种杜鹃属植物，不同文献记载的名称与药用部位也不尽一致。据文献记载，陇蜀杜鹃 *R. przewalskii* Maxim.（达坂山杜鹃 *R. dabanshanense* Fang et S. X. Wang）为“达玛”“达里”或“སྟག་མ་མེ་ཏོག”［“སྟག་མའི་མེ་ཏོག”（德玛美多、达玛美朵），注：“མེ་ཏོག”为“花”之意，系指以花入药］的基原之一，药用部位包括花、叶、种子。《部标藏药》《藏标》和《青海藏标》以“杜鹃花（达玛、达坂山杜鹃）/སྟག་མ།/ 达玛（达合玛）”之名收载了凝毛杜鹃 *R. agglutinatum* Balf. f. et Forrest [*R. phaeochrysum* Balf. f. et W. W. Smith var. *agglutinatum* (Balf. f. et Forrest) Chamb. ex Cullen et Chamb.]、陇蜀杜鹃 *R. przewalskii* Maxim.，规定以其花入药。（参见“烈香杜鹃”“樱草杜鹃”条）

《中国植物志》将 *R. dabanshanense* Fang et S. X. Wang 作为陇蜀杜鹃 *R. przewalskii* Maxim. 的异名。

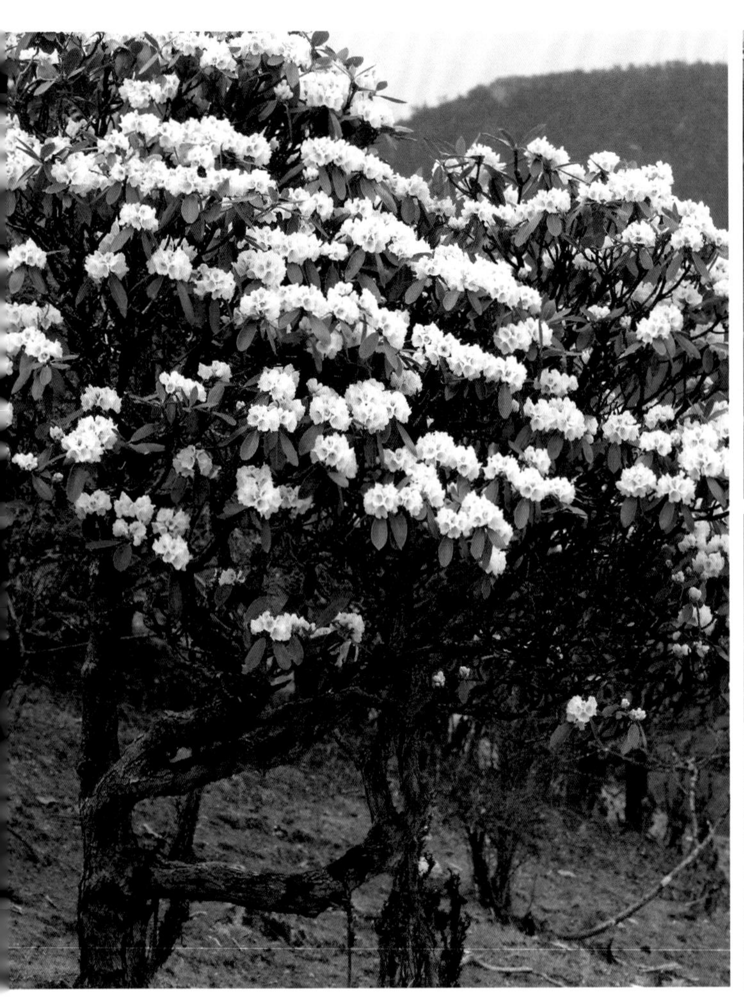
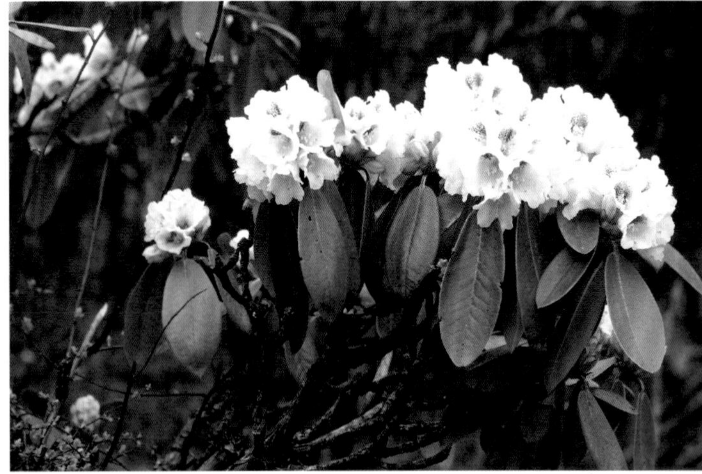
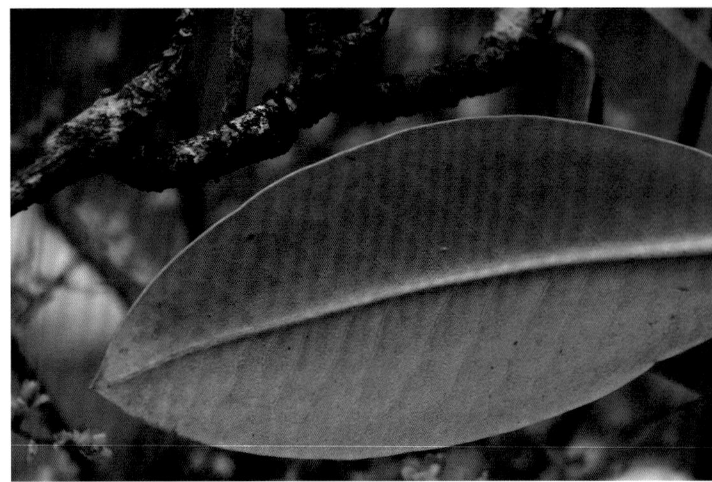

杜鹃花科（Ericaceae） 杜鹃属（*Rhododendron* L.）

凝毛杜鹃

Rhododendron phaeochrysum Balf. f. et W. W. Smith var. *agglutinatum* (Balf. f. et Forrest) Chamb. ex Cullen et Chamb.

药 材 名 达玛；སྟག་མ། （达玛、达合玛）。

标 准 《藏标》。

植物形态 参见《中国植物志》第五十七卷第二分册第 218 页。

分布与生境 分布于我国四川西南部、西部和西北部，云南西北部，西藏东南部和南部。生长于海拔 3 000 ~ 4 800 m 的高山杜鹃灌丛中、冷杉林下。

药用部位 花。

采收与加工 夏末秋初采摘，阴干。

性　　味 味苦，性寒。

功能与主治 清热凉血，镇咳，止痛。用于溃疡脓肿，肺脓肿，梅毒，咳嗽痰喘。

用量与用法 3 ~ 5 g。内服研末。

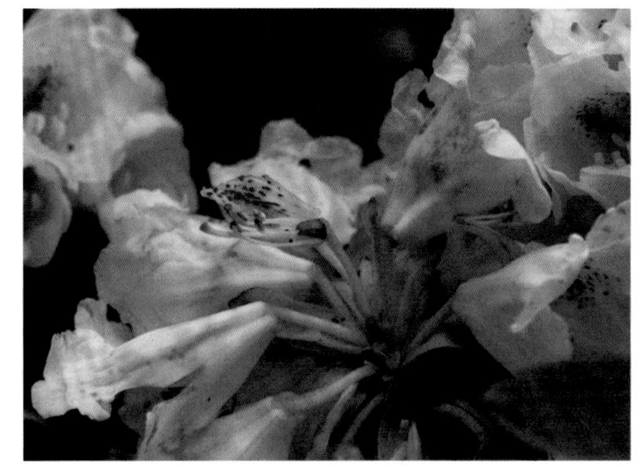

附　注

藏医药用杜鹃属植物大致可分为大叶型 [“སྟག་མ།”（达玛）] 和小叶型 [“ད་ལིས།”（塔勒）]2 类。《四部医典》记载有“བ་ལུ།”（巴鲁、达里）；《蓝琉璃》言“བ་ལུ།”（巴鲁）的花称“ད་ལི།”（塔勒，同音字“ད་ལིས།”）。《晶珠本草》分别记载有“树花类药物”“ད་ལིས།”（塔勒）和“树叶类药物”“བ་ལུ།”（巴鲁），言前者为治“培根”寒性病、滋补延年之药物，后者为治“培根”寒热症之药物，并指出“巴鲁”为“塔勒”的叶，“塔勒”依花色、叶色而分为黑 [“ད་ལིས་ནག་པོ།”“ད་ལི་ནག་པོ།”（塔勒那保）]、白 [“ད་ལིས་དཀར་པོ།”（塔勒嘎保）]2 类。现代文献记载的“塔勒”的基原主要为杜鹃属植物中常绿、小叶型、具鳞片的种类，有近 20 种，其中，白者（塔勒嘎保）的基原为花冠白色、淡黄色等浅色的种类；黑者（塔勒那保）的基原为花深紫色至蓝紫色的种类。据文献记载，凝毛杜鹃 *R. agglutinatum* Balf. f. et Forrest[*R. phaeochrysum* Balf. f. et W. W. Smith var. *agglutinatum* (Balf. f. et Forrest) Chamb. ex Cullen et Chamb.]、陇蜀杜鹃 *R. przewalskii* Maxim.（达坂山杜鹃 *R. dabanshanense* Fang et S. X. Wang）、青海杜鹃 *R. qinghaiense* Ching ex W. Y. Wang 等为“达玛”“达里”的基原，《藏标》以“达玛 /སྟག་མ།/ 达玛”之名收载了前 2 种，《部标藏药》以“杜鹃花 /སྟག་མ།/ 达玛”之名收载了陇蜀杜鹃 *R. przewalskii* Maxim.（达坂山杜鹃 *R. dabanshanense* Fang et S. X. Wang），均规定以其花入药。《部标藏药》以“烈香杜鹃 /ད་ལིས།/ 达里”之名、《藏标》以“达里 /ད་ལི་མེ་ཏོག/ 达里美都”之名收载了烈香杜鹃 *R. anthopogonoides* Maxim.、毛喉杜鹃 *R. cephalanthum* Franch.、报春杜鹃 *R. primuliflorum* Bur. et Franch.（樱草杜鹃），规定以其花或叶入药。（参见“烈香杜鹃”“陇蜀杜鹃”“毛喉杜鹃”条）

在《中国植物志》中，*R. dabanshanense* Fang et S. X. Wang 为陇蜀杜鹃 *R. przewalskii* Maxim. 的异名，*R. agglutinatum* Balf. f. et Forrest 为凝毛杜鹃 *R. phaeochrysum* Balf. f. et W. W. Smith var. *agglutinatum* (Balf. f. et Forrest) Chamb. ex Cullen et Chamb. 的异名。

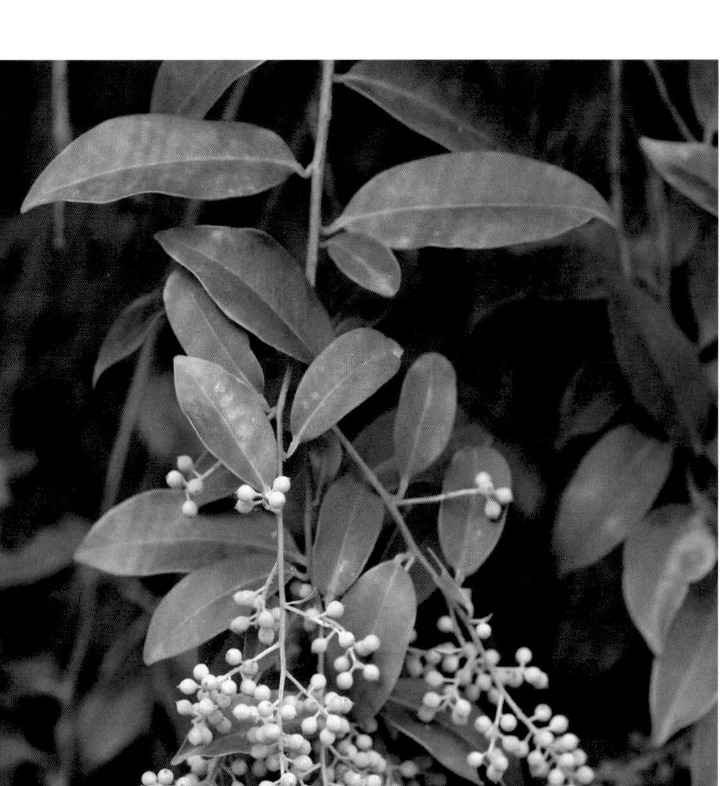
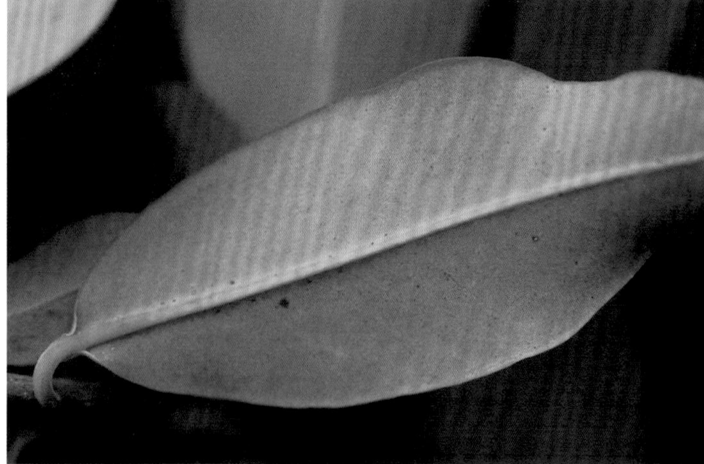
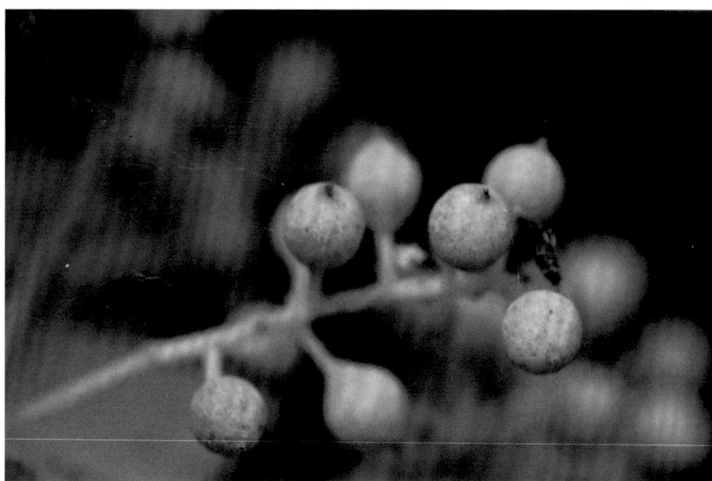

紫金牛科（Myrsinaceae）　酸藤子属（*Embelia* Burm. f.）

白花酸藤果 *Embelia ribes* Burm. f.

药　材　名　酸藤果、齐当嘎；ཟི་དང་ག（齐当嘎、西当嘎、齐灯嘎）。

标　　　准　《藏标》、《青海藏标》（1992 年版）。

植物形态　参见《中国植物志》第五十八卷第 104 ~ 105 页。

分布与生境　分布于我国贵州、云南、广西、广东、福建、江西。生长于海拔 50 ~ 2 000 m 的林内、林缘、路边、坡边的灌丛中。印度以东至印度尼西亚也有分布。

药用部位 果实。

采收与加工 秋季果实成熟时采集，除去杂质，晒干。

性　　味 味甘、酸，性平。（《藏标》）

味辛，性温、锐。[《青海藏标》（1992 年版）]

功能与主治 杀虫。用于绦虫病。（《藏标》）

杀虫，提升胃阳。用于绦虫病，“培根”病。[《青海藏标》（1992 年版）]

用量与用法 3 ~ 5 g。内服研末；或入丸、散。

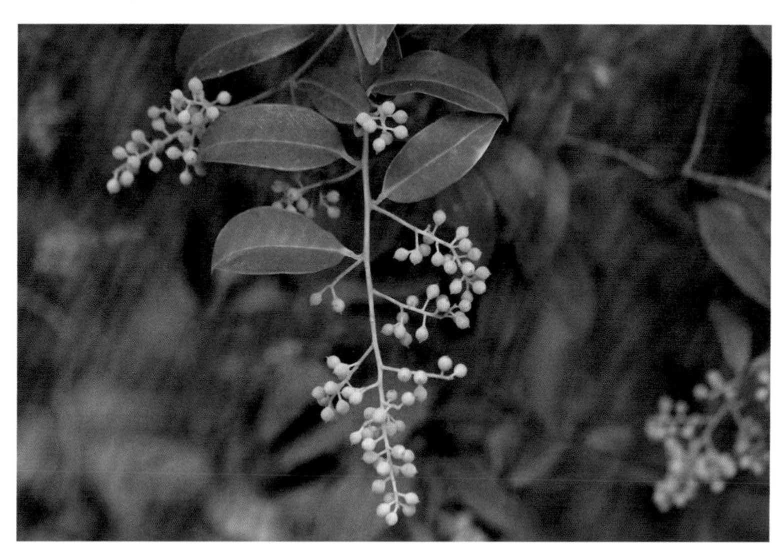

附　注

“ཐྱི་དང་ག”（齐当嘎、西当嘎、齐灯嘎）为《月王药诊》《四部医典》《度母本草》等记载的驱虫、温胃之药物。《晶珠本草》将“齐当嘎”归于“树木类药物”的“果实类药物”中，并引《图鉴》之记载言：“茎细长；叶灰色，小而粗糙；花蓝红色，小；果实如豆粒大小。”现代文献记载的藏医药用“齐当嘎”的基原包括紫金牛科酸藤子属和铁仔属（*Myrsine*）的多种植物。《部标藏药》《藏标》等以“酸藤果 /ཐྱི་དང་ག/ 齐当嘎”之名收载了矩叶酸藤果 *E. oblongifolia* Hemsl.、白花酸藤果 *E. ribes* Burm. f.、齿叶铁仔 *M. semiserrata* Wall.（针齿铁仔）。此外，文献记载作“齐当嘎”基原的还有酸藤子 *E. laeta* (Linn.) Mez.、长叶酸藤子 *E. longifolia* (Benth.) Hemsl.、密齿酸藤子 *E. vestita* Roxb. 等。印度也药用白花酸藤果 *E. ribes* Burm. f.，称之为“vidanga”，与藏药名“齐当嘎”相近。“齐当嘎”和“vidanga”的发音均源自梵语。（参见“针齿铁仔”条）

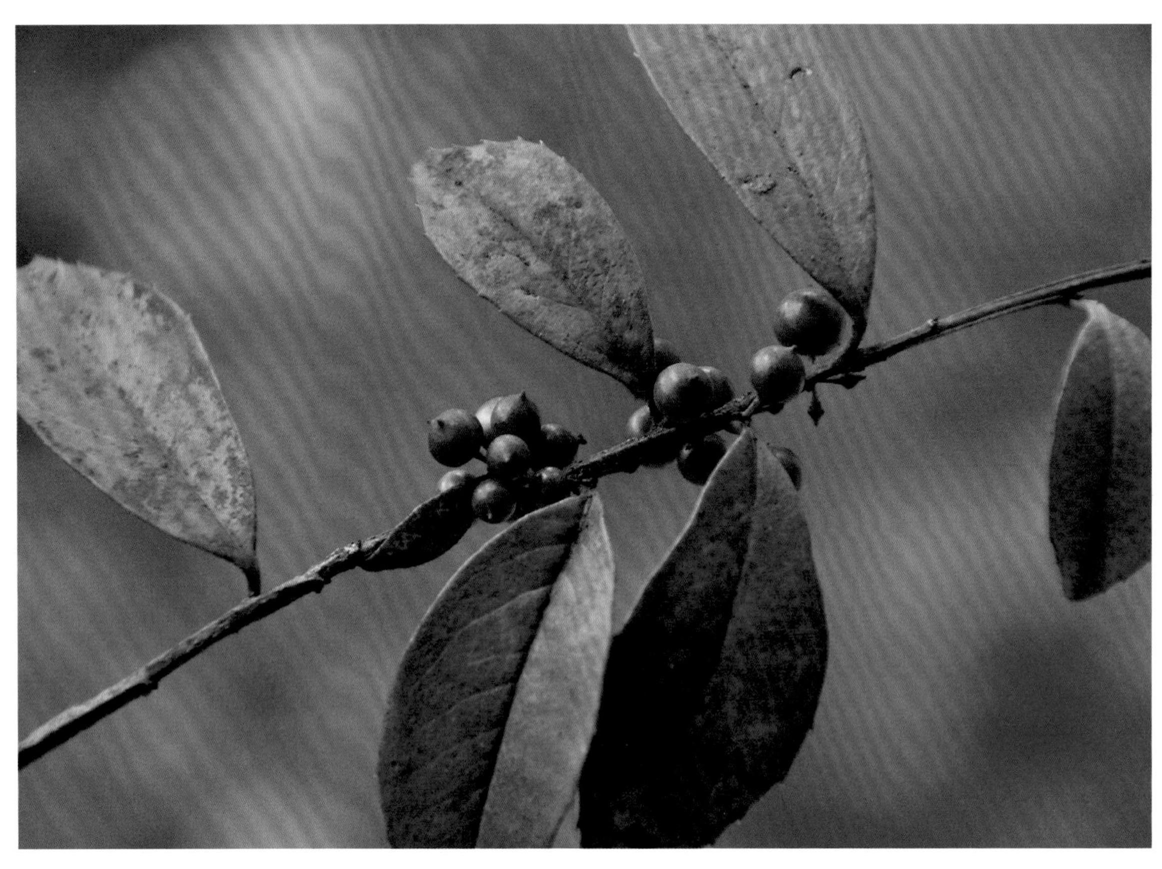

紫金牛科（Myrsinaceae） 铁仔属（*Myrsine* Linn.）

针齿铁仔 *Myrsine semiserrata* Wall.

药 材 名 酸藤果、齐当嘎；ཐྱི་ཏང་ག（齐当嘎、西当嘎、齐灯嘎）。

标 准 《藏标》、《青海藏标》（1992 年版）。

植物形态 参见《中国植物志》第五十八卷第 126 页。

分布与生境 分布于湖北、湖南、广西、广东、四川、贵州、云南、西藏。生长于海拔 500 ~ 2 700 m 的山坡林内、路边、沟边、石灰岩山坡等向阳处。印度、缅甸也有分布。

药用部位 果实。

采收与加工 秋季果实成熟时采集，除去杂质，晒干。

性　　味　味甘、酸，性平。（《藏标》）

味辛，性温、锐。[《青海藏标》（1992 年版）]

功能与主治　杀虫。用于绦虫病。（《藏标》）

杀虫，提升胃阳。用于绦虫病，“培根”病。[《青海藏标》（1992 年版）]

用量与用法　3 ~ 5 g。内服研末；或入丸、散。

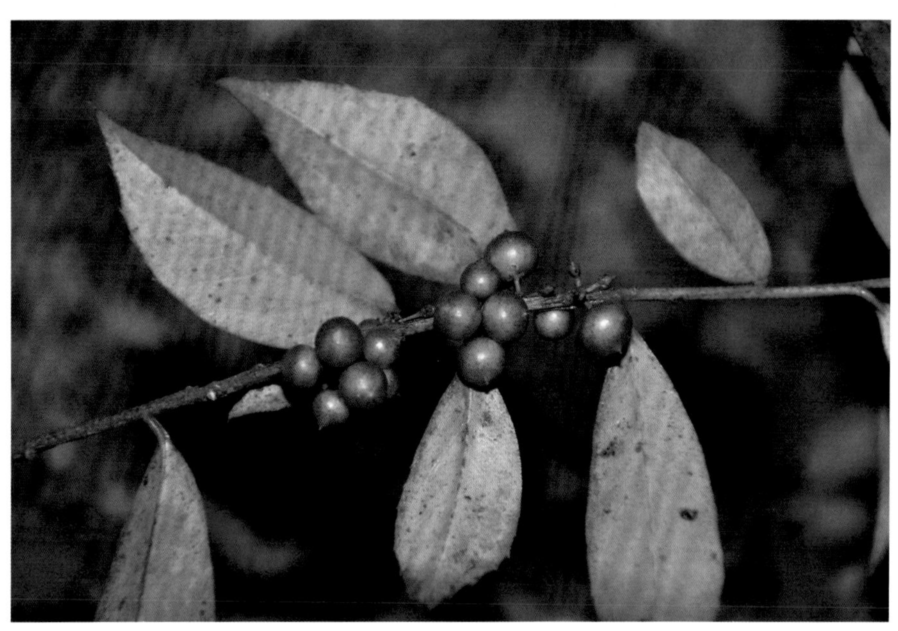

附　注

“ཕྱི་དང་ག”（齐当嘎）为《月王药诊》《四部医典》《度母本草》等记载的驱虫、温胃之药物。《晶珠本草》将“齐当嘎”归于“树木类药物”的“果实类药物”中。现代文献记载的藏医药用“齐当嘎”的基原包括紫金牛科酸藤子属（*Embelia*）和铁仔属的多种植物。《部标藏药》和《青海藏标》（1992 年版）以“酸藤果 ཕྱི་དང་ག/ 齐当嘎（西当嘎）”之名收载了矩叶酸藤果 *E. oblongifolia* Hemsl.；《青海藏标》（1992 年版）在该条下附注中指出白花酸藤果 *E. ribes* Burm. f.、齿叶铁仔 *M. semiserrata* Wall.（针齿铁仔）等也作本品入药；《藏标》以“齐当嘎 ཕྱི་དང་ག/ 齐当嘎”之名收载了矩叶酸藤果 *E. oblongifolia* Hemsl.、白花酸藤果 *E. ribes* Burm. f.、齿叶铁仔 *M. semiserrata* Wall.（针齿铁仔）。（参见“白花酸藤果”条）

《中国植物志》记载 *M. semiserrata* Wall. 的中文名为“针齿铁仔”。

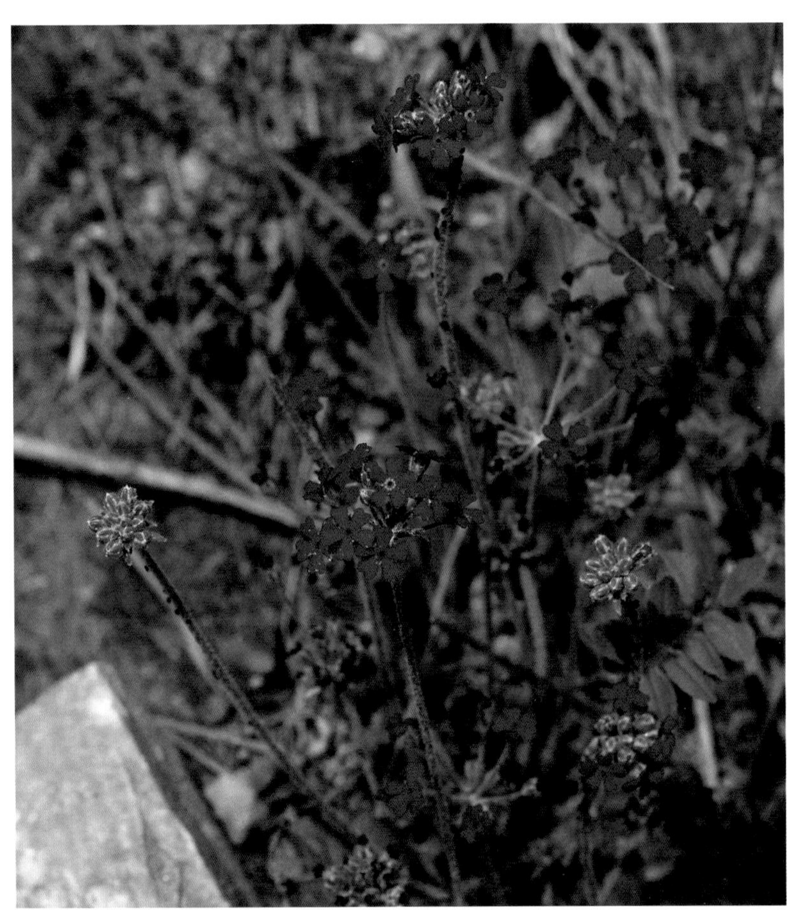

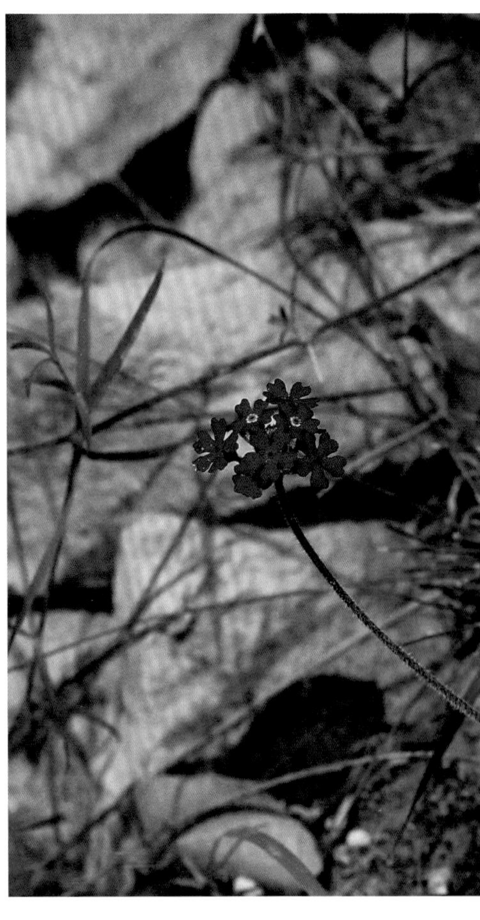

报春花科（Primulaceae） 点地梅属（*Androsace* L.）

石莲叶点地梅 *Androsace integra* (Maxim.) Hand.-Mazz.

药 材 名 点地梅；ས་ཏིག་ནག་པོ།（嘎蒂木布、嘎蒂那保、嘎蒂纳布、嘎斗那保）。

标　　准 《部标藏药》、《青海藏标》（1992 年版）。

植物形态 参见《中国植物志》第五十九卷第一分册第 201 页。

分布与生境 分布于我国四川西部（巴塘等）、云南西北部、西藏东部、青海东南部。生长于海拔 2 500 ~ 3 500 m 的向阳干燥山坡、疏林下、林缘沙石地。

药用部位 花。

采收与加工 4 ~ 6 月采集，晒干。

性　　味　味苦，化后味苦，性凉。

功能与主治　清热，利尿，引黄水。用于心源性水肿，肝性水肿，肾性水肿，“培根木布”病，黄水病，炭疽等。

用量与用法　6 ~ 9 g。常配方用。

附　注

《度母本草》《晶珠本草》等中记载有治水臌、引黄水之药物“སྣ་ཏིག་ནག་པོ།”（嘎蒂那保），言其花为红色。现代文献记载的“嘎蒂那保”的基原涉及报春花科点地梅属的多种植物，各地习用的种类有差异，因不同种类的花色有多种，常据此分为白色花的“སྣ་ཏིག་དཀར་པོ།”（嘎蒂嘎保）、黑色（深色）花的“སྣ་ཏིག་ནག་པོ།”（嘎蒂那保）、黄色花的“སྣ་ཏིག་སེར་པོ།”（嘎蒂色保）、紫色花的“སྣ་ཏིག་སྨུག་པོ།”（嘎蒂木布）等品种，总称为“སྣ་ཏིག”（嘎蒂）。《部标藏药》和《青海藏标》以“点地梅/སྣ་ཏིག་ནག་པོ།/嘎蒂木布（嘎斗那保）”之名收载了石莲叶点地梅 *A. integra* (Maxim.) Hand.-Mazz. 及其同属数种植物，规定以其花入药。《部标藏药》使用的藏文名“སྣ་ཏིག་ནག་པོ།”和音译名“嘎蒂木布”对应有误，石莲叶点地梅 *A. integra* (Maxim.) Hand.-Mazz. 的花为紫红色，应以“སྣ་ཏིག་སྨུག་པོ།”（嘎蒂木布）之名为宜。也有观点认为应以狭叶点地梅 *A. stenophylla* (Petitm.) Hand.-Mazz. 为“སྣ་ཏིག”（嘎蒂）的正品。

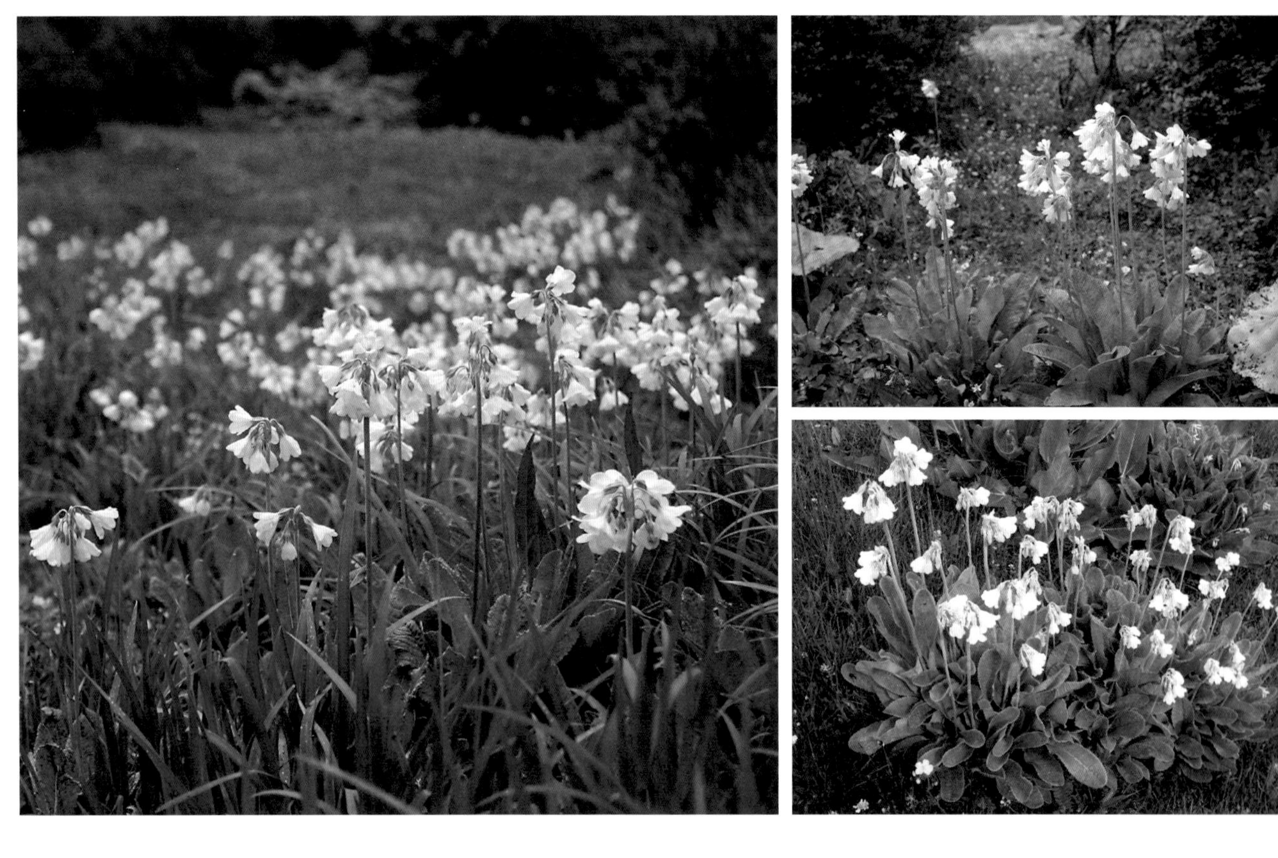

报春花科（Primulaceae） 报春花属（*Primula* L.）

钟花报春 *Primula sikkimensis* Hook.（锡金报春）

药 材 名 锡金报春、报春花；ཤང་དྲིལ་སེར་པོ།（象志色保）、ཤང་ཤང་དྲིལ་བུ།（相相志吾、相相哲吾）。

标 准 《部标藏药》、《青海藏标》（1992 年版）。

植物形态 参见《中国植物志》第五十九卷第二分册第 137 ~ 138 页。

分布与生境 分布于我国四川西部（壤塘、德格、甘孜、理县、道孚、康定、九龙、乡城、稻城、木里）、云南西北部（丽江，德钦、贡山、香格里拉、维西）、西藏（自吉隆向东沿雅鲁藏布江流域至昌都、芒康等）。生长于海拔 3 200 ~ 4 400 m 的林缘湿地、沼泽草甸、湿润草原、河滩、水沟边。尼泊尔、不丹等也有分布。

药用部位 花。

采收与加工 盛花期采集，除净杂质，阴干。

性　　味 味苦、甘，化后味苦，性寒。

功能与主治 清热，消肿，活血，止泻。用于发热，腹泻，浮肿，脉管炎，局部红肿，食物中毒等。

用量与用法 2 ~ 5 g（《部标藏药》）；6 ~ 9 g[《青海藏标》（1992 年版）]。内服煎汤；或入丸、散。

附注

《度母本草》中记载有“ཤང་དྲིལ།”（象志、象日勒），言其分为红、白、紫 3 种，各种的功效有所不同；《妙音本草》和《宇妥本草》记载有“ཤང་ཤང་དྲིལ་བུ།”[相相哲吾，略称“ཤང་དྲིལ།”（象志）]，言前者以花色分为红、黄 2 种，后者以花色分为 5 种。《晶珠本草》记载“相相哲吾”为治血脉病之药物，言其按花色分为白 [“ཤང་དྲིལ་དཀར་པོ།”（象治嘎保）]、红 [“ཤང་དྲིལ་དམར་པོ།”（象治玛保）]、紫或蓝 [“ཤང་དྲིལ་སྨུག་པོ།”（象治莫保）]、黄 [“ཤང་དྲིལ་སེར་པོ།”（象治色保）]4 种，红、黄 2 种生于水边湿地，白、紫或蓝 2 种生于山坡旱地。《医学奇妙目饰》也言“象志”按花色分为白、黄、红、紫或蓝 4 种。现代文献记载的各地藏医所用“相相哲吾”类的基原主要为报春花科报春花属植物，但不同文献记载的不同花色品种的基原有差异，文献通常未按花色区分各品种而统称“相相哲吾”。据文献记载，钟花报春 *P. sikkimensis* Hook.（锡金报春）为黄者（象治色保）或红者（象治玛保）的基原之一。《部标藏药》以“锡金报春 /ཤང་དྲིལ་སེར་པོ།/ 象志色保”之名收载了锡金报春 *P. sikkimensis* Hook.；《青海藏标》在“报春花 /ཤང་ཤང་དྲིལ་བུ།/ 相相志吾”条下收载了该种及其同属数种植物，并在附注中言小钟报春 *P. sikkimensis* Hook. var. *pudibunda* (W. W. Sm.) W. W. Sm.、甘青报春 *P. tangutica* Pax. et Hoffm.（*P. tangutica* Duthie）等也作本品使用。（参见“甘青报春”条）

《蓝琉璃》《晶珠本草》等中记载有消肿、益疮之药物“གཡར་མོ་ཐང་།”（雅毛唐、亚毛唐、亚玛唐）；《晶珠本草》言“雅毛唐”的别名有“象治玛保”“象治塞保”。现代文献记载的“雅毛唐”的基原包括多种报春花属植物，《部标藏药·附录》以“束花报春 /གཡར་མོ་ཐང་།/ 雅毛唐”之名收载了束花粉报春 *P. fasciculata* Balf. f. et Ward（束花报春）、天山报春 *P. sibirica* Jacq.（*P. nutans* Georgi）。（参见“束花粉报春”条）

在《中国植物志》中，*P. sikkimensis* Hook. 的中文名为“钟花报春”；小钟报春 *P. sikkimensis* Hook. var. *pudibunda* (W. W. Sm.) W. W. Sm. 被合并于原变种钟花报春 *P. sikkimensis* Hook. 中。

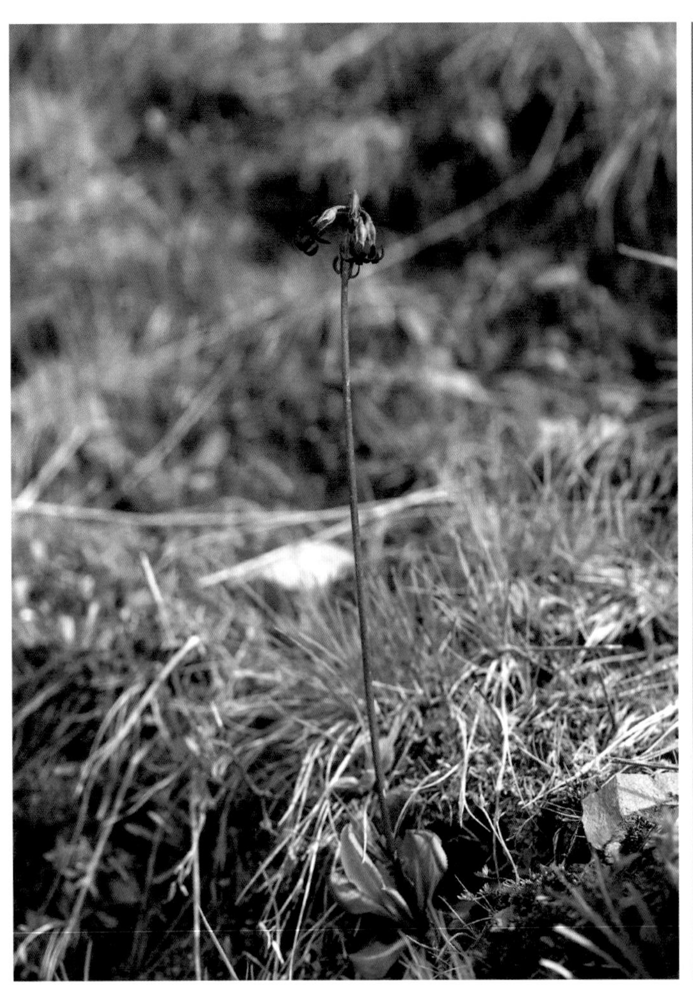

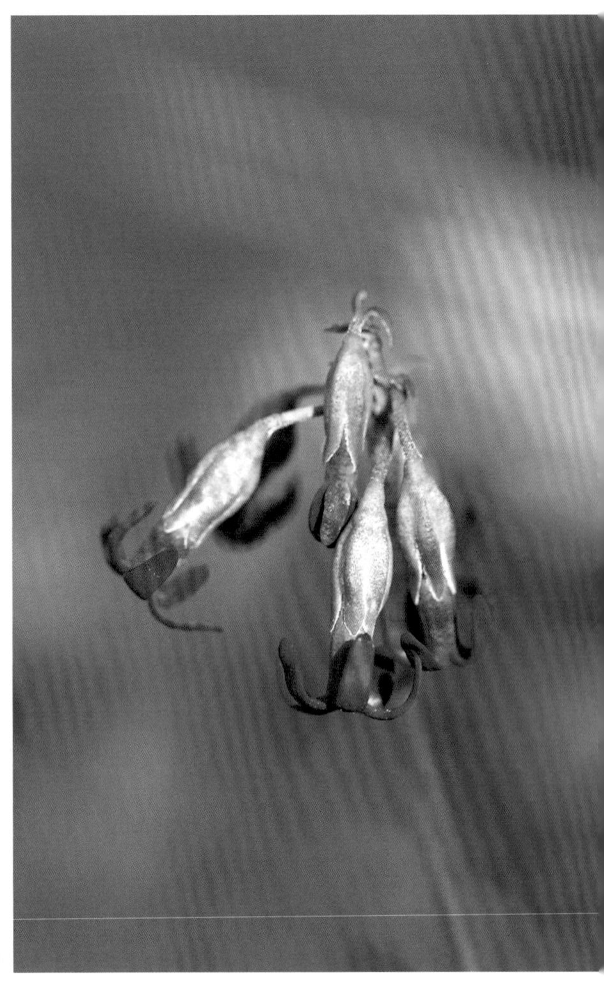

报春花科（Primulaceae） 报春花属（*Primula* L.）

甘青报春 *Primula tangutica* Duthie

药 材 名 报春花；ཤང་ཤང་དྲིལ་བུ།（相相志吾）。

标 准 《青海藏标》（1992 年版）。

植物形态 参见《中国植物志》第五十九卷第二分册第 172 页。

分布与生境 分布于我国甘肃南部、四川西北部、青海东部。生长于海拔 3 300 ~ 4 700 m 的阳坡草地、灌丛下。

药用部位 花。

采收与加工 盛花期采集花序，除去枝叶，晾干。

性　　味 味苦、甘，性凉。

功能与主治 清热，消肿，止泻。用于脉病，血热症，赤痢，疮疖，小儿热泻病。

用量与用法 6 ~ 9 g。内服煎汤；或入丸、散。

附注

《晶珠本草》记载"ཤང་ཤང་དྲིལ་བུ།"[相相哲吾，略称"ཤང་དྲིལ།"(象志)]按花色分为白(象治嘎保)、红(象治玛保)、紫或蓝(象治莫保)、黄(象治色保、相哲色保)4种，言其总体功效为治血脉病，但各种的功效有差异。现代文献记载的各地藏医所用"相相哲吾"类的基原主要为报春花科报春花属植物，但不同文献记载的不同花色品种的基原有差异且有交叉，或文献未明确按花色区分各品种而统称"相相哲吾"。据文献记载，甘青报春 *P. tangutica* Duthie 为"相相哲吾"或"ཤང་དྲིལ་སྨུག་པོ།"(象治莫保)的基原之一。《青海藏标》以"报春花 /ཤང་ཤང་དྲིལ་བུ།/ 相相志吾"之名收载了锡金报春 *P. sikkimensis* Hook.(钟花报春)及其同属数种植物，并在该条附注中说明小钟报春 *P. sikkimensis* Hook. var. *pudibunda* (W. W. Sm.) W. W. Sm.(《中国植物志》将该变种并入了原变种钟花报春 *P. sikkimensis* Hook. 中)、甘青报春 *P. tangutica* Pax. et Hoffm.(*P. tangutica* Duthie)等也作本品使用。(参见"钟花报春"条)

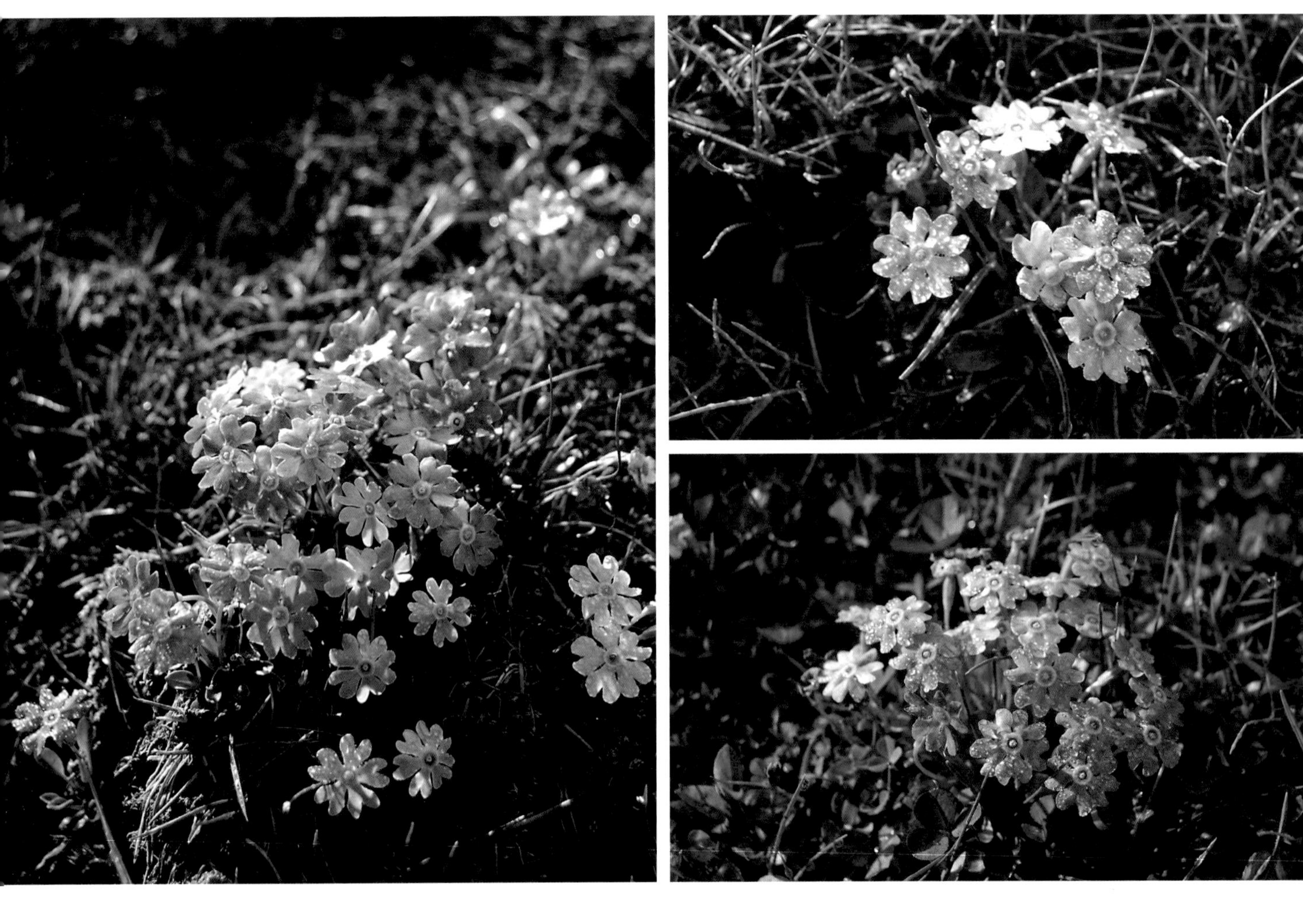

报春花科（Primulaceae） 报春花属（*Primula* L.）

束花粉报春 *Primula fasciculata* Balf. f. et Ward

药 材 名 束花报春；གཡར་མོ་ཐང་།（雅毛唐）。

标 准 《部标藏药·附录》。

植物形态 参见《中国植物志》第五十九卷第二分册第 218 页。

分布与生境 分布于我国甘肃、青海、四川（康定）、云南西北部、西藏东部。生长于海拔 2 900 ~ 4 800 m 的沼泽草甸、水边和池边草地。

药用部位 花。

采收与加工　5 ~ 6 月采集，除去花托，洗净，晾干。

性　　味　味甘，化后味甘，性凉。

功能与主治　消肿，愈伤，干黄水。用于跌打损伤，头部外伤，浮肿。

用量与用法　2 ~ 3 g。内服研末；或入丸、散。

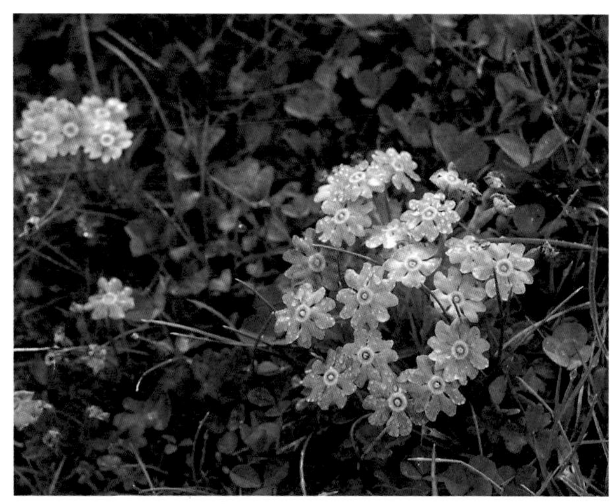

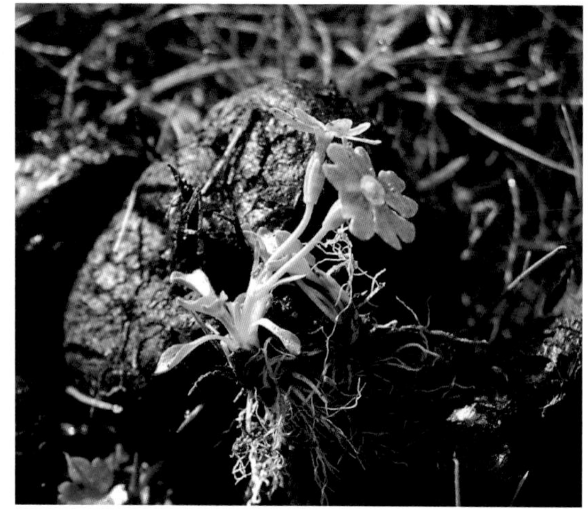

附　注

《蓝琉璃》《晶珠本草》等中记载有消肿、益疮之药物"གཡར་མོ་ཐང་།"（雅毛唐、亚毛唐、亚玛唐），也称"གཡར་མོ་ཐང་བ།"（雅毛唐哇）。现代文献记载的"雅毛唐"的基原包括束花粉报春 *P. fasciculata* Balf. f. et Ward（束花报春）、天山报春 *P. sibirica* Jacq（*P. nutans* Georgi）、高亭雪山报春 *P. optata* Franch.、柔小粉报春 *P. pumilio* Maxim.、西藏报春 *P. tibetica* Watt 等多种报春花科报春花属植物，《部标藏药・附录》以"束花报春 /གཡར་མོ་ཐང་།/ 雅毛唐"之名收载了前 2 种。《晶珠本草》另条记载有治血脉病之药物"ཤང་ཤང་དྲིལ་བུ།"（相相哲吾、兴兴哲吾），言其按花色分为白 [" ཤང་དྲིལ་དཀར་པོ།"（象治嘎保）]、黄 [" ཤང་དྲིལ་སེར་པོ།"（象治色保、象志色保、相哲色保、象治塞保）]、红 [" ཤང་དྲིལ་དམར་པོ།"（象治玛保）]、紫或蓝 [" ཤང་དྲིལ་སྨུག་པོ།"（象治莫保）]4 种。《晶珠本草》在"雅毛唐"条下记载其别名有"象治玛保""象治塞保"，据此看，束花粉报春 *P. fasciculata* Balf. f. et Ward 也为"相相哲吾"的红色品种（象治玛保）或黄色品种（象治塞保）的基原之一。《部标藏药》以"锡金报春 /ཤང་དྲིལ་སེར་པོ།/ 象志色保"之名收载了锡金报春 *P. sikkimensis* Hook.（钟花报春）。（参见"甘青报春""钟花报春"条）

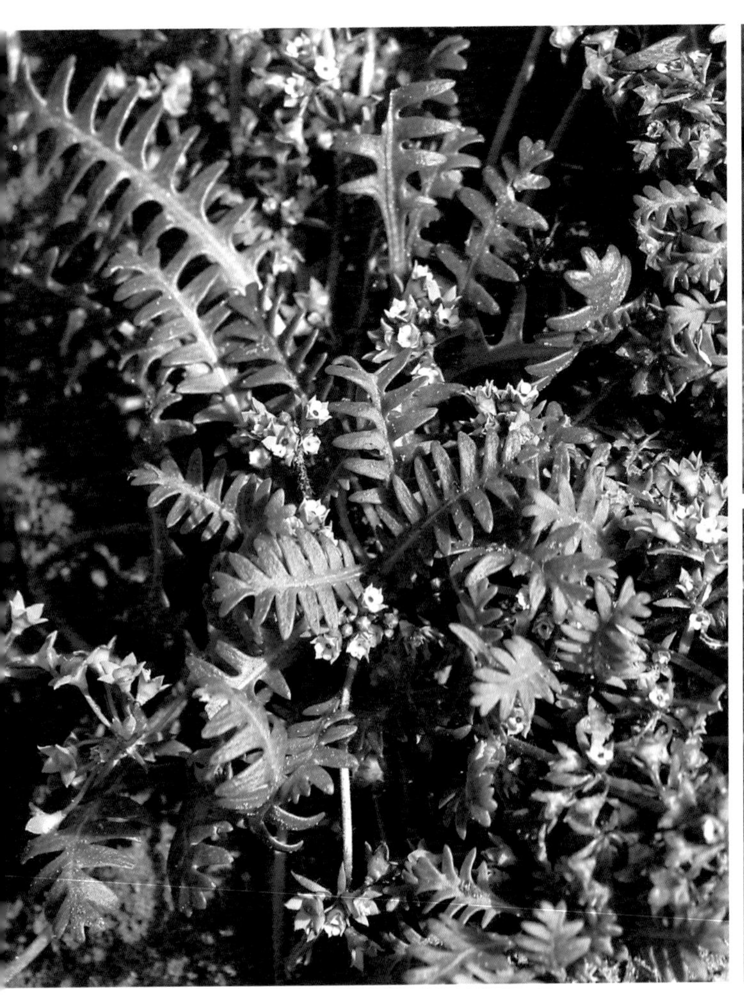
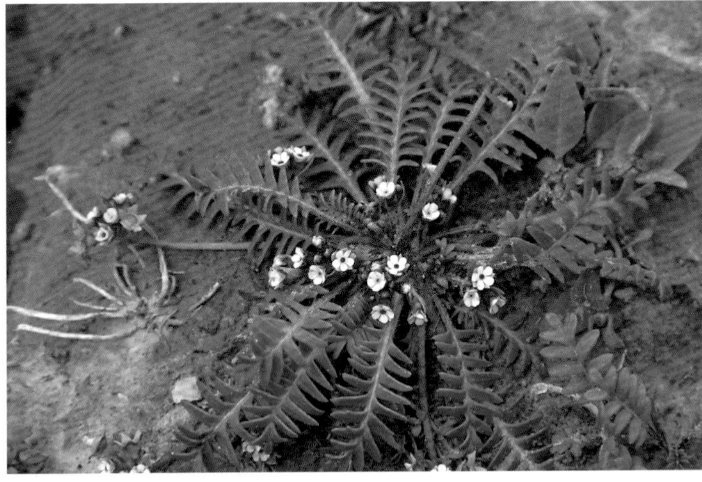
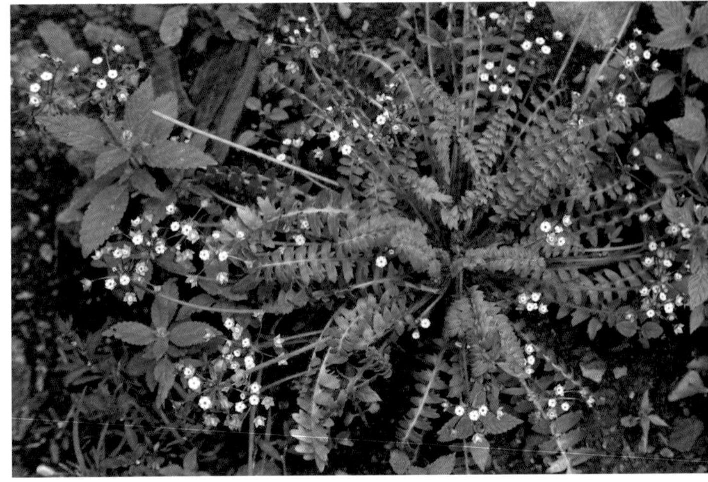

报春花科（Primulaceae） 羽叶点地梅属（*Pomatosace* Maxim.）

羽叶点地梅 *Pomatosace filicula* Maxim.

药 材 名 羽叶点地梅；རེ་སྐོན་པ།（热衮巴、热功巴）。

标　　准 《青海藏标》（1992 年版）。

植物形态 参见《中国植物志》第五十九卷第二分册第 286 页。

分布与生境 分布于我国青海（达日、玛多、兴海、泽库、贵德、湟源等）、四川（壤塘、石渠、德格、松潘等）、甘肃（玛曲、碌曲）、西藏（比如）。生长于海拔 3 000 ～ 4 500 m 的高山草甸、河滩沙地。

药用部位 全草。

采收与加工 盛花期采集，洗净，晾干。

性　　味 味苦，性寒。

功能与主治 清热，祛瘀血。用于“培根木布”病，脉热症，大小肠热病，血病。

用量与用法 6 ~ 9 g。

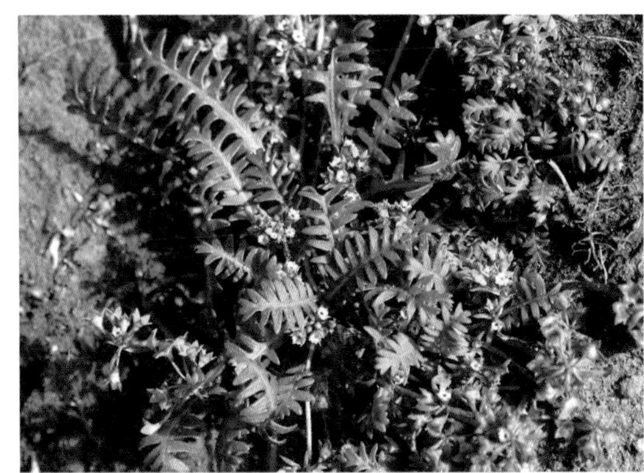
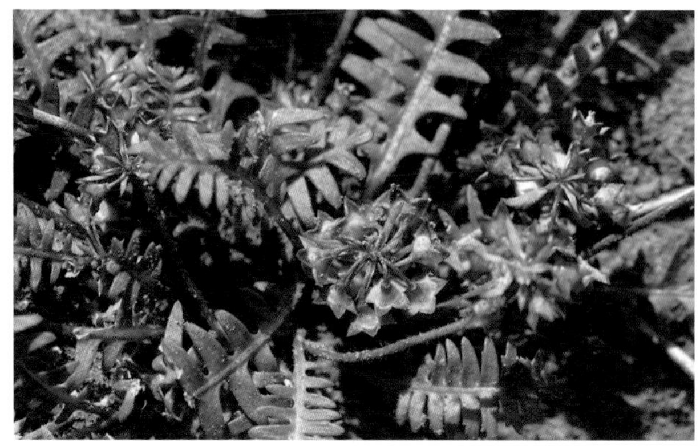

附 注

“རེ་སྐོན།”（热衮）为《月王药诊》《四部医典》等记载的调血、止脉热之药物。《蓝琉璃》中记载有“热衮”的优质品，言其又名“རྫི་དམར།”（孜玛）。《晶珠本草》记载有“རེ་སྐོན་པ།”（热衮巴），言其分为上[“རེ་སྐོན་རྫི་དམར།”（日衮孜玛、日官孜玛）]、下[“རེ་སྐོན་དམན་པ།”（热功曼巴）]2品。现代文献记载的“热衮巴”类的基原较为复杂，涉及罂粟科紫堇属（*Corydalis*）、报春花科羽叶点地梅属及蔷薇科无尾果属（*Coluria*）、羽叶花属（*Acomastylis*）、委陵菜属（*Potentilla*）等的多种植物，文献多认为上品（日衮孜玛）的基原为罂粟科植物矮紫堇 *Corydalis hendersonii* Hemsl.（尼泊尔黄堇）、扁柄黄堇 *Corydalis mucronifera* Maxim.（尖突黄堇）、金球黄堇 *Corydalis boweri* Hemsl.，《部标藏药》以“矮紫堇 /རེ་སྐོན་རྫི་དམར།/ 日官孜玛”之名收载了前2种；下品（热功曼巴）的基原为报春花科植物羽叶点地梅 *Pomatosace filicula* Maxim.，《青海藏标》以“羽叶点地梅 /རེ་སྐོན་པ།/ 热衮巴”之名收载了羽叶点地梅 *Pomatosace filicula* Maxim. 和扁柄黄堇 *Corydalis mucronifera* Maxim.。“热衮巴”又被习称为“矮紫堇”，据市场调查，现上品（日衮孜玛）的基原多为紫堇属植物，也常见将无尾果 *Coluria longifolia* Maxim. 作次品或下品（热功曼巴）基原销售的情况。（参见“尖突黄堇”“尼泊尔黄堇”条）

在《中国植物志》中，*Corydalis mucronifera* Maxim. 的中文名为“尖突黄堇”；*Corydalis hendersonii* Hemsl. 的中文名为“尼泊尔黄堇”。

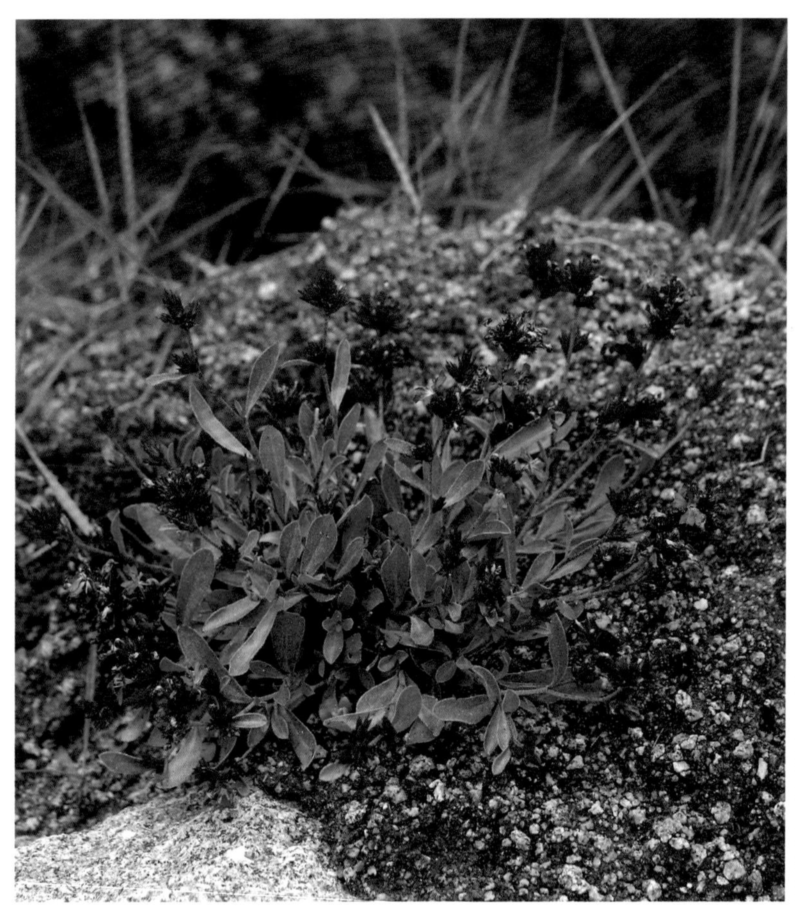

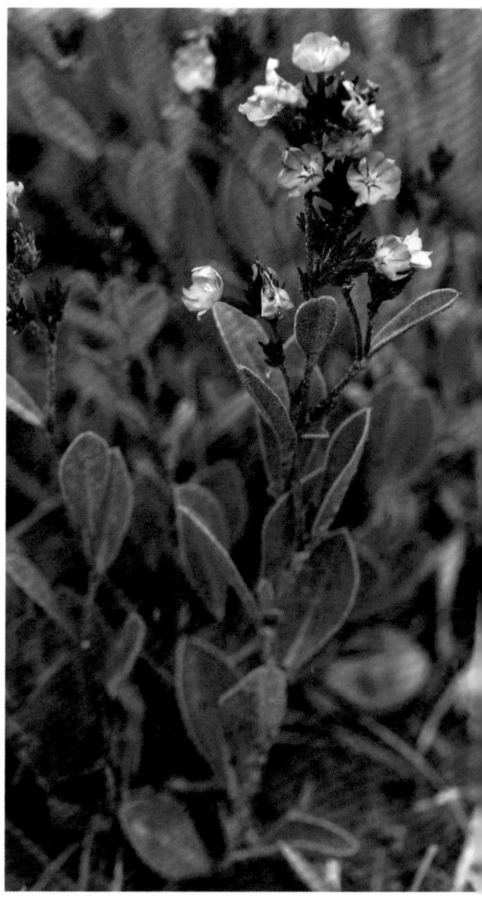

白花丹科（Plumbaginaceae） 蓝雪花属（*Ceratostigma* Bunge）

小蓝雪花 *Ceratostigma minus* Stapf ex Prain（小角柱花）

药材名 小角柱花；ཤིང་སྒྲུ་ཙ་མ།（兴居如玛、居如玛、兴觉路玛）、བྱ་པོ་ཙི།（恰泡子）。

标准 《西藏藏标》、《四川藏标》（2020年版）。

植物形态 参见《中国植物志》第六十卷第一分册第12页。

分布与生境 我国特有种，分布于东至四川西部、西至西藏东部、南至云南中部、北达甘肃（文县）的地区。生长于海拔1 000 ~ 4 100 m的干热河谷的岩壁、砾石或砂质基地上的山麓、路边与河边向阳处。

药用部位 全草或地上部分。

采收与加工 秋季（7 ~ 8 月）采集，晾干或晒干。

性　　味 味涩、苦，化后味苦，性凉。（《西藏藏标》）

味甘、涩，性平。[《四川藏标》（2020 年版）]

功能与主治 止血，调经。用于月经不调，鼻衄等各种出血性病症。（《西藏藏标》）

止血，调经，清肺脓。用于月经过多，肺病引起的咯血，鼻衄等。[《四川藏标》（2020 年版）]

用量与用法 2 ~ 3 g（《西藏藏标》）；4 ~ 6 g[《四川藏标》（2020 年版）]。内服入丸、散。

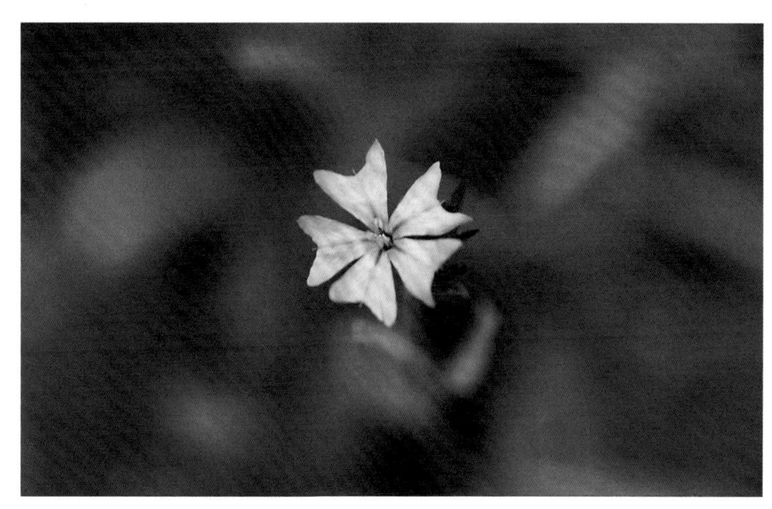

附　注

《蓝琉璃》记载“ཐུ་བོ་ཙི་ཙི།”（掐泡子子）又名“ཤིང་སྨྲ་ཙ་མ།”（兴居如玛），言其为调经、治淋病之药物；《晶珠本草》记载其名为“ཐུ་བོ་རྩེ།（ཐུ་བོ་ཙི།）”（恰泡子）。从《晶珠本草》记载的形态来看，“恰泡子”的基原有 2 类植物，一类为“似贝母”的草本植物，另一类为“如金露梅”的小灌木。现代文献记载的各地藏医所用“恰泡子子”的基原多为白花丹科蓝雪花属植物，与《晶珠本草》记载的“如金露梅”的小灌木类相符；也有部分藏医使用石竹科蝇子草属（*Silene*）、罂粟科紫堇属（*Corydalis*）植物及豆科植物豌豆 *Pisum sativum* L. 等，其中蝇子草属和紫堇属植物与《晶珠本草》记载的“似贝母”的草本植物类相似。现藏医最常用的为小蓝雪花 *Ceratostigma minus* Stapf ex Prain，为正品，《西藏藏标》以“ཤིང་སྨྲ་ཙ་མ།/ 兴居如玛 / 小角柱花”之名、《四川藏标》以“小角柱花 /ཐུ་བོ་ཙི།/ 恰泡子”之名均收载了该种，其他种类为代用品。

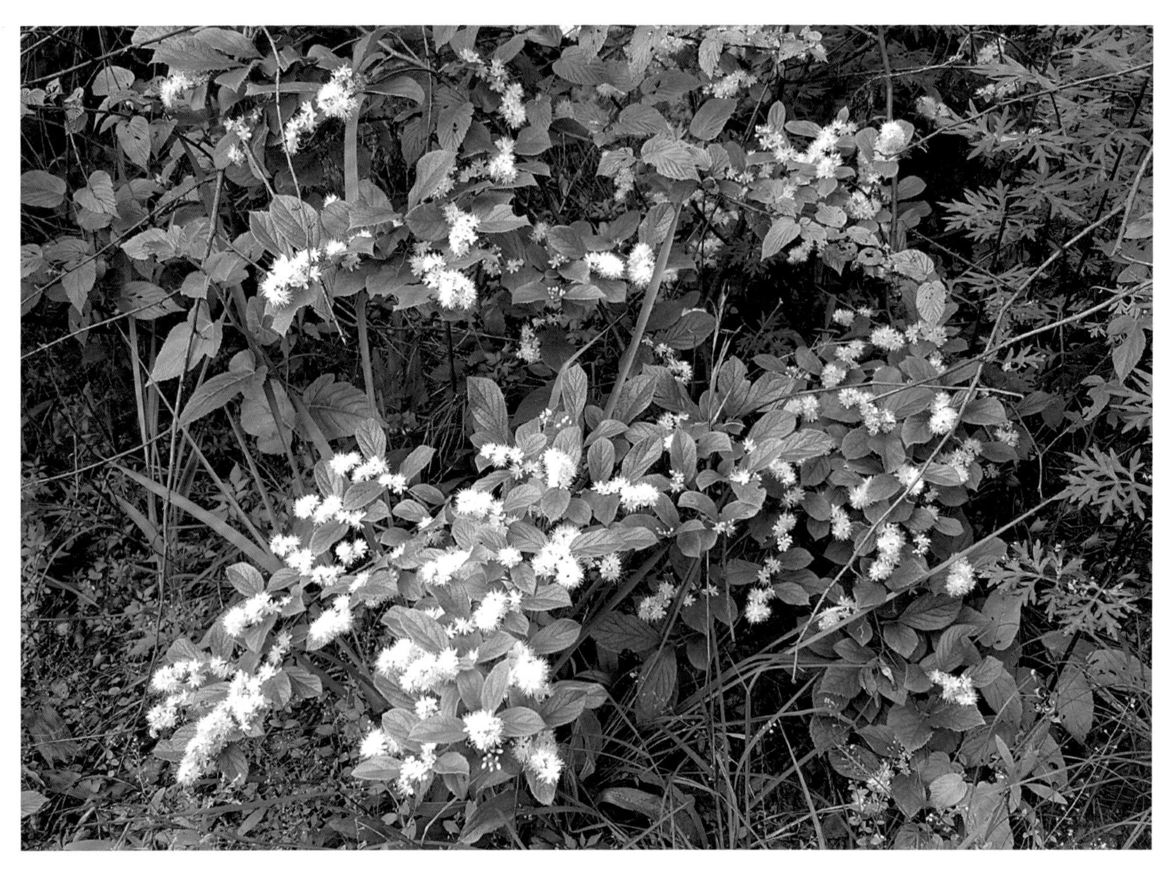

山矾科（Symplocaceae） 山矾属（*Symplocos* Jacq.）

白檀 *Symplocos paniculata* (Thunb.) Miq.

药 材 名 山矾叶；ཞུ་མཁན།（西坎、徐坎）、ཞུ་མཁན་ལོ་མ།（西侃洛玛、西坎洛玛）。

标　　准 《部标藏药》、《青海藏标》（1992 年版）。

植物形态 参见《中国植物志》第六十卷第二分册第 74 页。

分布与生境 分布于我国东北、华北、华中、华南、西南（如西藏波密、察隅等）地区。生长于海拔 760 ~ 2 500 m 的山坡、路边、疏林或密林中。朝鲜、日本、印度也有分布。

药用部位 叶。

采收与加工 夏季采集，晾干。

性　　味　味苦，化后味苦，性平。

功能与主治　清热，消炎。用于“洛彩”病，肺炎，肾炎，扩散热，温病，腰肌劳损，口腔炎等。

用量与用法　9 ~ 15 g。内服研末。外用适量，研末调敷。

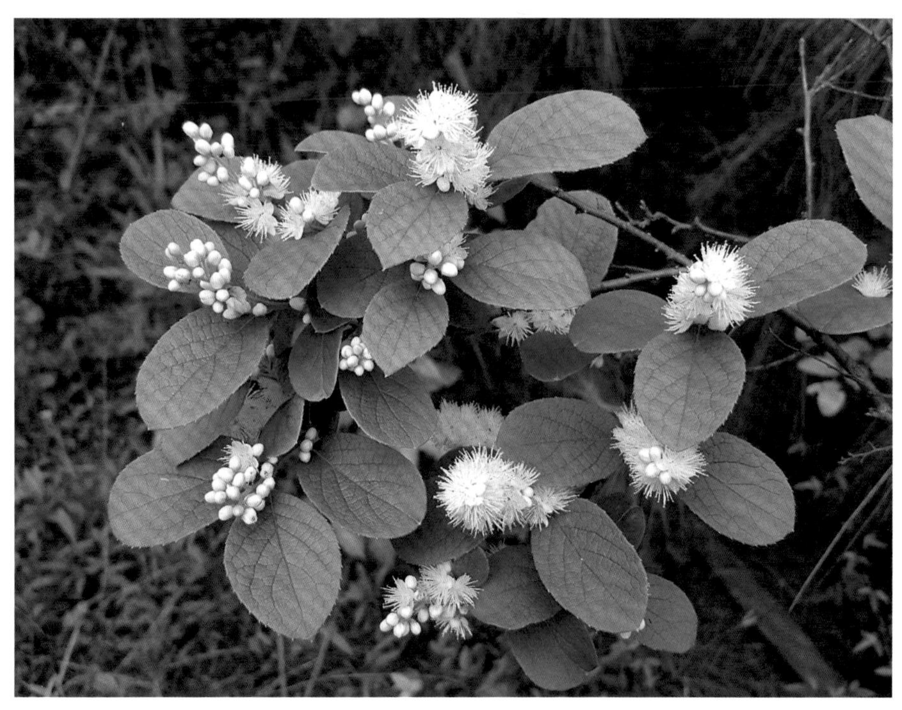

附　注

《四部医典》记载有“ཞུ་མཁན།”（西坎、徐侃、徐看）。《鲜明注释》言“西坎”分上、下2品；《晶珠本草》记载“ཞུ་མཁན་ལོ་མ།”（西坎洛玛）又名“ཞུ་མཁན།”（西坎），记载其为治肺肾扩散热之药物，言其分“སྤང་ཞུ།”（邦西）和“ནགས་ཞུ།”（那西）2种。现代文献记载的“西坎”类的基原有山矾科植物白檀 *Symplocos paniculata* (Thunb.) Miq.、华山矾 *Symplocos chinensis* (Lour.) Druce（西坎、那西）及芸香科植物多脉茵芋 *Skimmia multinervia* Huang（西坎洛玛）。《部标藏药》（山矾叶 /ཞུ་མཁན།/ 西坎）和《青海藏标》（山矾叶 /ཞུ་མཁན་ལོ་མ།/ 西侃洛玛）收载了白檀 *Symplocos paniculata* (Thunb.) Miq.。

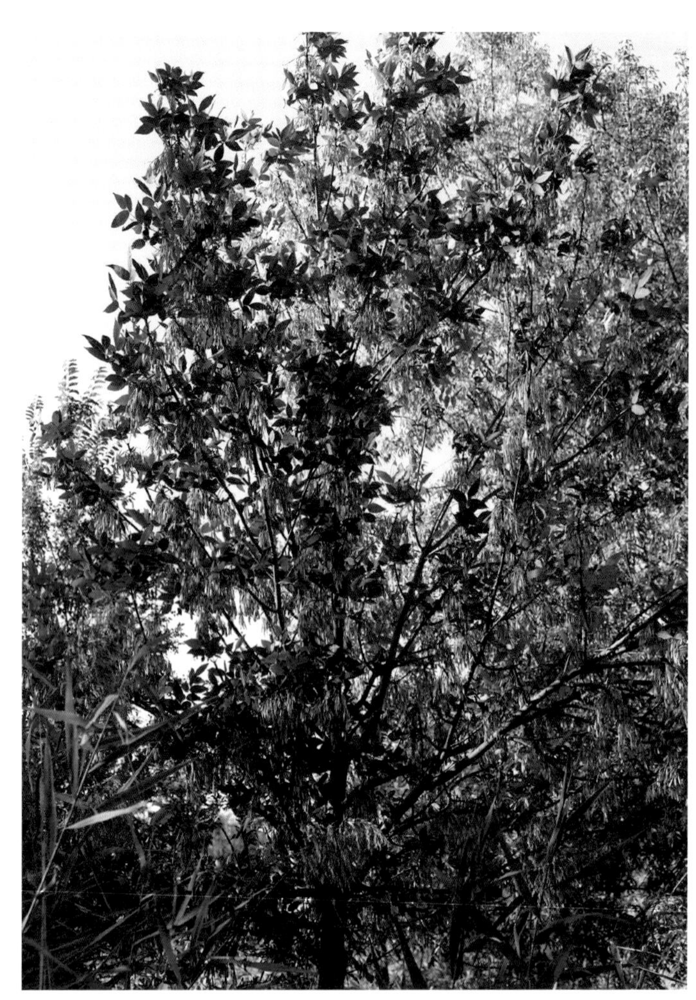

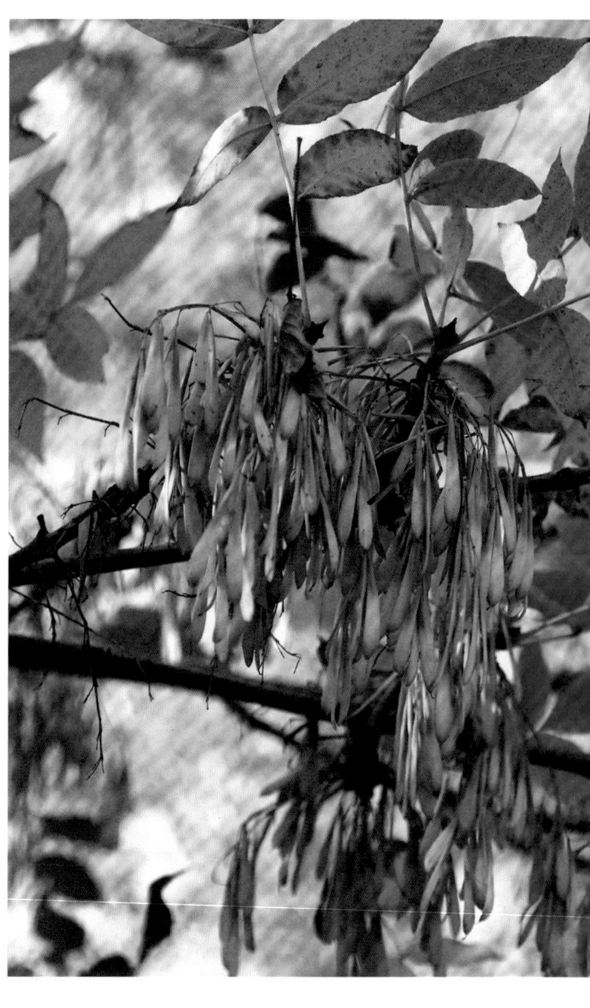

木樨科（Oleaceae） 梣属（*Fraxinus* Linn.）

花曲柳 *Fraxinus rhynchophylla* Hance（苦枥白蜡树）

药 材 名 秦皮；སྟབ་སེང་།（达布桑、达桑）。

标　　准 《部标藏药·附录》、《藏标》、《青海藏标·附录》（1992 年版）。

植物形态 参见《中国植物志》第六十一卷第 29 ～ 30 页。

分布与生境 分布于我国东北地区、黄河流域各省区及西藏（波密、朗县等）、贵州、云南、新疆。生长于海拔 1 500 m 以下的山坡、河岸、路旁。朝鲜等也有分布。

药用部位 树皮（枝皮、干皮）。

采收与加工 春、秋季剥取，晒干。

性 味 味苦、涩，性寒。

功能与主治 清热燥湿，收敛，明目。用于热痢，带下，目赤肿痛，角膜云翳。（《藏标》）愈合骨折，消炎止痛。用于骨折引起的灼痛，骨质增生，骨髓炎，骨结核等。（《中华本草·藏药卷》）

用量与用法 4.5 ~ 9 g。内服煎汤；或入丸、散。外用适量，研末撒或调敷。

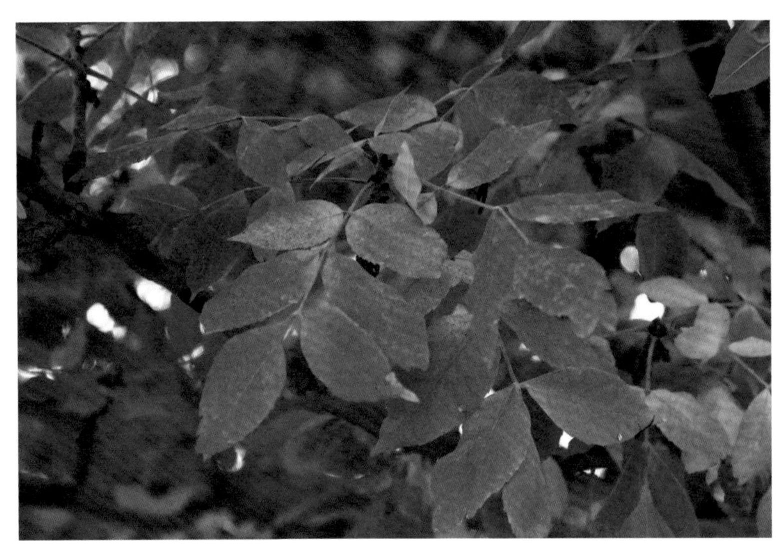

附 注

“སྟབ་སེང་།”（达布桑）在《四部医典》《晶珠本草》等中均有记载，为接骨、清骨热之药物；《度母本草》记载其名为“སྐྱི་ཤུར་ཤིང་།”（吉秀兴）。现代文献记载的“达布桑”的基原多为木樨科梣属植物，部分地区也使用杜仲科植物杜仲 *Eucommia ulmoides* Oliv.，从《晶珠本草》记载的“皮外表灰色，内为青色，浸泡水中，汁液为青色”来看，“达布桑”的基原应为梣属植物。《藏标》以“秦皮 /སྟབ་སེང་།/ 达布桑”之名收载了苦枥白蜡树 *F. rhynchophylla* Hance（花曲柳）、白蜡树 *F. chinensis* Roxb. 和宿柱白蜡树 *F. stylosa* Lingelsh.（宿柱梣）。文献记载的作“达布桑”基原的还有香白蜡树 *F. suaveolens* W. W. Smith[锡金梣 *F. sikkimensis* (Lingelsh.) Hand.-Mazz.]。（参见“白蜡树”条）

在《中国植物志》中，*F. rhynchophylla* Hance 的中文名为“花曲柳”。

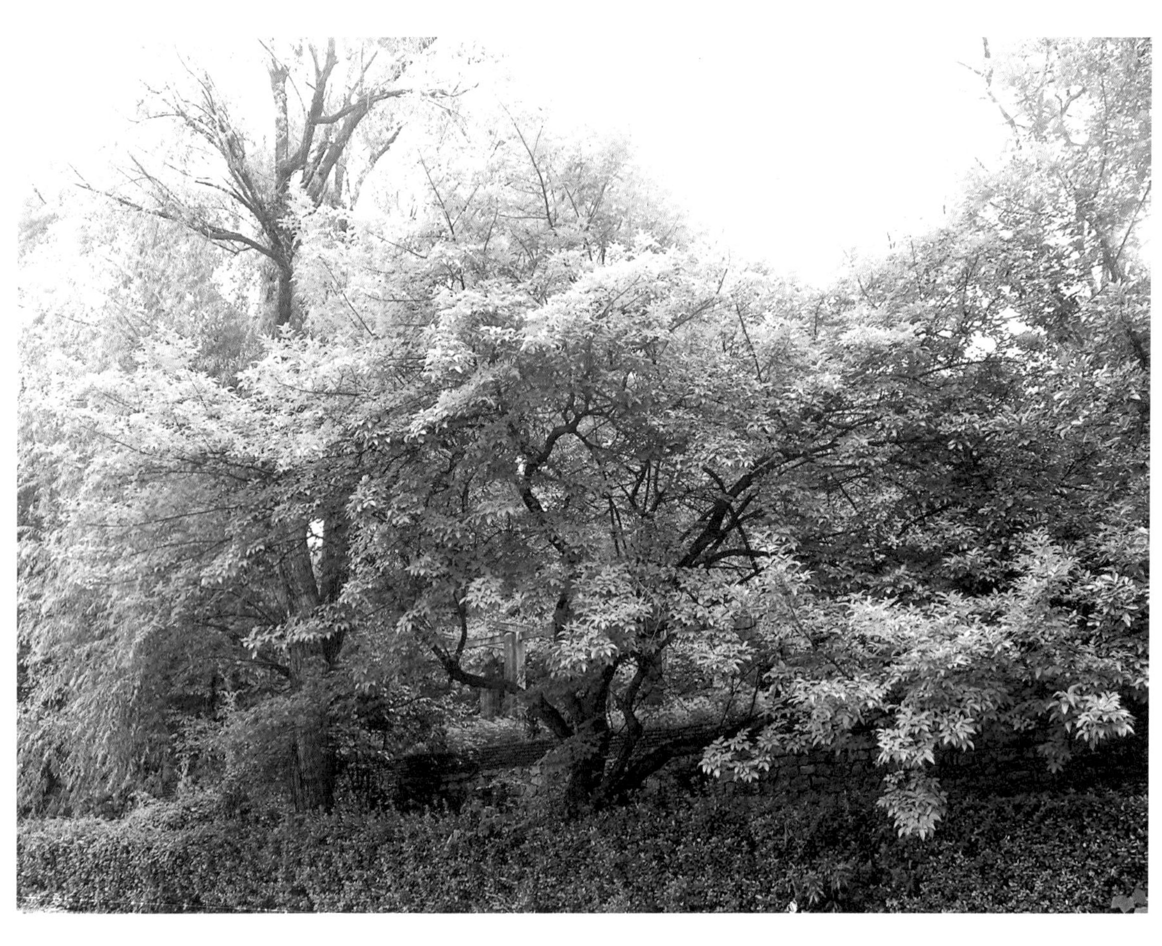

木樨科（Oleaceae） 梣属（*Fraxinus* Linn.）

白蜡树 *Fraxinus chinensis* Roxb.

药材名 秦皮；སྟབ་སེང་།（达布桑、达桑）。

标准 《部标藏药·附录》、《藏标》、《青海藏标·附录》（1992年版）。

植物形态 参见《中国植物志》第六十一卷第30～32页。

分布与生境 我国各地均有分布，多为栽培。生长于海拔800～1 600 m的山地杂木林中。越南、朝鲜也有分布。

药用部位 树皮（枝皮、干皮）。

采收与加工 春、秋季剥取，晒干。

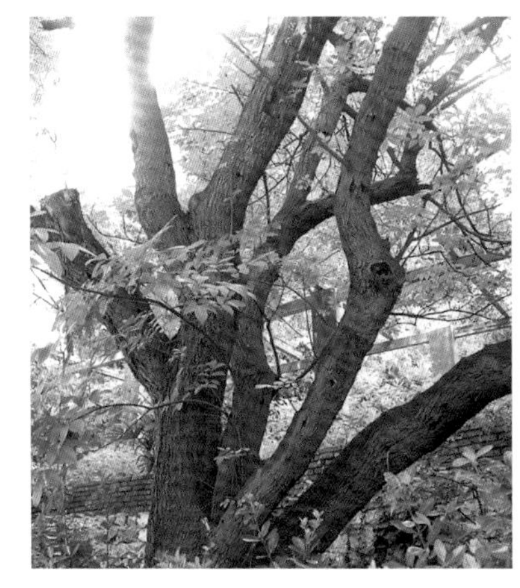
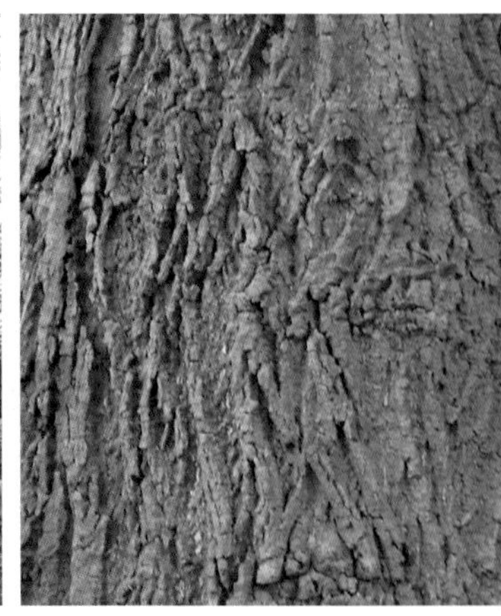

性　　味　味苦、涩，性寒。

功能与主治　清热燥湿，收敛，明目。用于热痢，带下，目赤肿痛，角膜云翳。（《藏标》）愈合骨折，消炎止痛。用于骨折引起的灼痛，骨质增生，骨髓炎，骨结核等。（《中华本草·藏药卷》）

用量与用法　4.5 ~ 9 g。内服煎汤；或入丸、散。外用适量，研末撒或调敷。

附　注

《度母本草》中记载有治骨病之药物"སྐྱི་ཤུར་ཤིང་།"（吉秀兴）；《妙音本草》《药名之海》记载其名为"སྐྱི་ཤུར།"（吉秀）。《蓝琉璃》言"སྟབ་སེང་།"（达布桑）即"སྐྱི་ཤུར་ཤིང་དཀར་པོ།"（吉秀兴嘎保）。《晶珠本草》将"达布桑"归于"树木类药物"的"树皮类药物"中，言其又名"སྐྱི་བཤུར།"（吉秀尔）等。现代文献记载的各地藏医所用"达布桑"的基原多为木樨科梣属植物，部分地区也用杜仲科植物杜仲 *Eucommia ulmoides* Oliv.，从《晶珠本草》记载的"（药材）浸泡水中，汁液为青色"的特点来看，"达布桑"的基原应为梣属植物。《藏标》以"秦皮 /སྟབ་སེང་།/ 达布桑"之名收载了苦枥白蜡树 *F. rhynchophylla* Hance（花曲柳）、白蜡树 *F. chinensis* Roxb. 和宿柱白蜡树 *F. stylosa* Lingelsh.（宿柱梣）。现各地藏医或就地采集树皮浸入水中可显蓝色荧光的梣属植物药用，或直接从药材市场购买中药材秦皮药用。（参见"花曲柳"条）

苦枥白蜡树 *F. rhynchophylla* Hance（花曲柳）、白蜡树 *F. chinensis* Roxb. 和宿柱白蜡树 *F. stylosa* Lingelsh.（宿柱梣）均为中药材秦皮的基原。《中国药典》规定的秦皮的功能和主治为"清热燥湿，收涩止痢，止带，明目。用于湿热泻痢，赤白带下，目赤肿痛，目生翳膜"。《藏标》规定的"达布桑（秦皮）"的功能和主治与中药材秦皮的相同，而与《四部医典》《度母本草》《晶珠本草》等记载的"达布桑"治骨病明显不同。《中华本草·藏药卷》记载的藏药材"达布桑"的功能和主治则与藏医药古籍记载的相符。

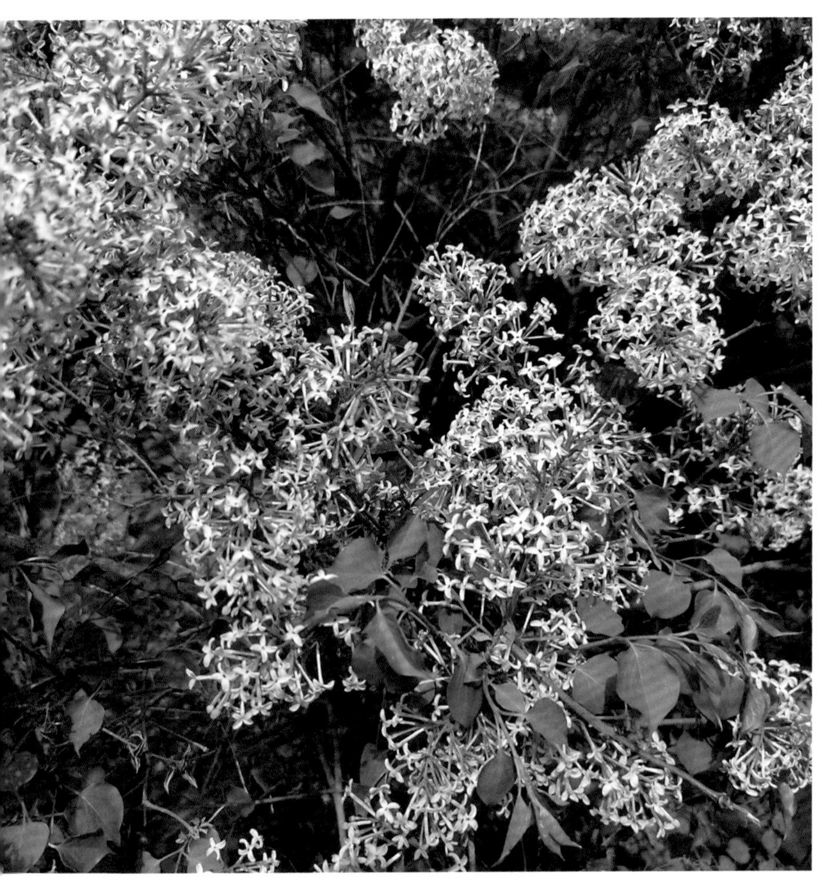

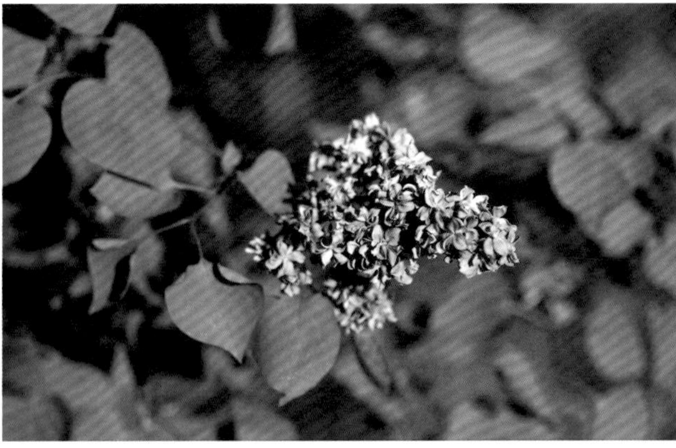

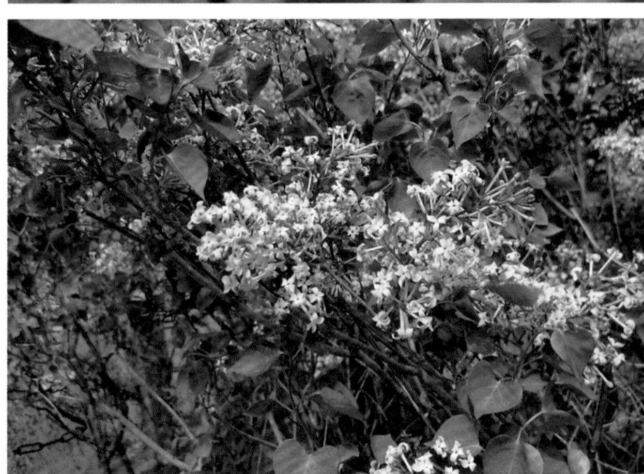

木樨科（Oleaceae） 丁香属（*Syringa* Linn.）

紫丁香 *Syringa oblata* Lindl.

药 材 名 阿卡如、山沉香；ཨ་ག་རུ།（阿卡如）、ཨ་ག་རུ་དམན་པ།（阿卡如漫巴）。

标 准 《甘肃省中藏药材标准》未成册标准（甘 YCBZ2017-001）、《青海省藏药材标准》未成册标准（DYB63-QHZYC016-2021）。

植物形态 参见《中国植物志》第六十一卷第 72 页。

分布与生境 分布于我国东北、华北、西北（除新疆）地区至西南地区的四川西北部（松潘、九寨沟）。生长于海拔 200 ～ 2 400 m 的山坡丛林、山沟溪边、山谷路旁、滩地水边。我国长江以北地区作为绿化观赏植物普遍栽培。

药用部位 主干、枝干、根。

采收与加工 全年均可采收，除去外皮，阴干。

性　　味 味苦、辛，化后味苦，性重、凉。（青海）

功能与主治 清心热、命脉热。用于头痛，健忘，失眠，烦躁，妇科病。

用量与用法 1 ~ 20 g。多入丸、散。（甘肃）

3 ~ 6 g。配方用。（青海）

附　注

《度母本草》记载“ཨ་ག་རུ།”（阿卡如、阿嘎如、阿嘎）的功效为治喉蛾、疔疮及杀虫；《四部医典》记载“阿卡如”为清心热、命脉热之药物。《蓝琉璃》记载“阿卡如”有黑、黄 2 种，其中黄者又有 2 种。《晶珠本草》言“阿卡如”分为白 [“ཨར་སྐྱ།”（阿尔加），也称“ཨ་ག་རུ།”（阿嘎如）]、黑 [“ཨར་ནག”（阿尔纳），“ཨ་གར་ནག་པོ།”（阿嘎纳保）的略称]、红 [“ཨར་དམར།”（阿玛尔）]3 种，其中白者（阿尔加）又分为 3 种。现代文献记载的藏医所用“阿卡如”类的基原包括瑞香科沉香属（*Aquilaria*）和瑞香属（*Daphne*）、木樨科丁香属、樟科樟属（*Cinnamomum*）及马鞭草科莸属（*Caryopteris*）的多种植物，主要使用的为我国产的土沉香 *A. sinensis* (Lour.) Spreng.（白木香）和进口的沉香 *A. agallocha* Roxb.，二者的药材因含树脂而呈黑色或深褐色，为黑者（阿尔纳）；橙花瑞香 *D. aurantica* Diels 根部的黑色心材为黑者（阿尔纳）的代用品；木樨科植物白花欧丁香 *S. vulgaris* L. f. *alba* (Weston) Voss（白花洋丁香）的根及茎枝木部呈黄白色，为白者（阿尔加）；樟科植物云南樟 *Cinnamomum glanduliferum* (Wall.) Nees 的心材呈深红色，为红者（阿玛尔），也有文献认为红者应为樟 *Cinnamomum camphora* (Linn.) Presl 的心材。《部标藏药 · 附录》（沉香 /ཨ་ག་རུ།/ 阿嘎）和《藏标》（沉香 /ཨ་གར་ནག་པོ།/ 阿嘎纳保）收载了白木香 *A. sinensis* (Lour.) Gilg [土沉香 *A. sinensis* (Lour.) Spreng.]；《甘肃省中藏药材标准》以“阿卡如 /ཨ་ག་རུ།/ 阿卡如”之名收载了木樨科植物紫丁香 *S. oblata* Lindl.（华北紫丁香），规定以其主干、枝干、根入药；《青海省藏药材标准》未成册标准（DYB63-QHZYC016-2021）以“山沉香 /ཨ་ག་རུ་དམན་པ།/ 阿卡如漫巴”之名收载了白花洋丁香 *S. vulgaris* L. f. *alba* (Weston) Voss 和紫丁香 *S. oblata* Lindl.。（参见“土沉香”“云南樟”“樟”条）

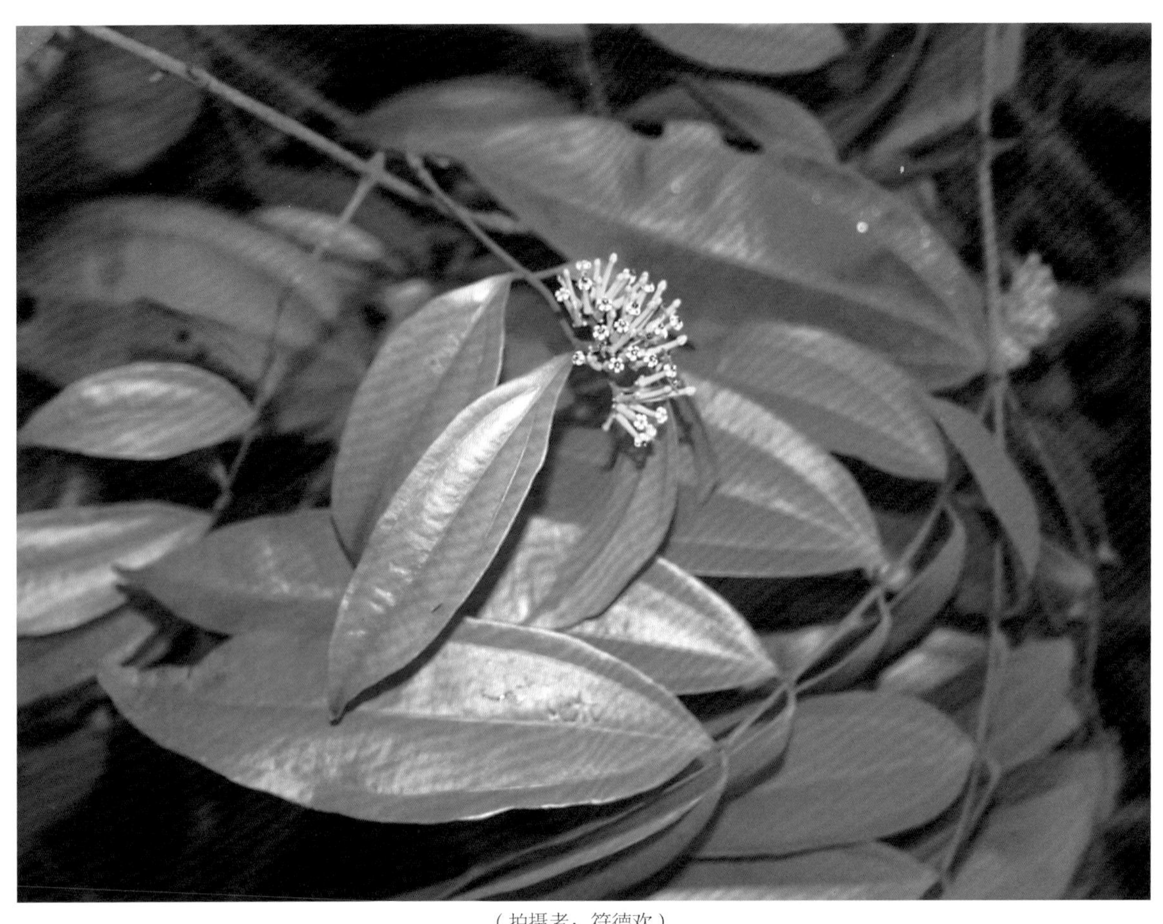

（拍摄者：符德欢）

马钱科（Loganiaceae） 马钱属（*Strychnos* Linn.）

长籽马钱 *Strychnos wallichiana* Steud. ex DC.（云南马钱）

药 材 名 马钱子（番木鳖）；ཀོ་ཤི་ལ།（郭基拉、果西拉、果齐拉、高西拉）、ཏིལ་སྟག（敦达、敦达合、敦母达合）。

标 准 《部标藏药·附录》、《藏标》、《青海藏标·附录》（1992 年版）。

植物形态 参见《中国植物志》第六十一卷第 240 页。

分布与生境 分布于我国云南东南部。生长于海拔 600 m 以下的热带山地、山谷阴湿处、热带石灰岩地区沟谷阔叶林中。印度、孟加拉国、斯里兰卡、越南等也有分布。

药用部位 成熟种子。

采收与加工 冬季采收成熟果实，取出种子，晒干。

性　　味 味苦，性寒。有大毒。

功能与主治 散血热，消肿，止痛。用于咽喉疼痛，痞块，痈疽，肿毒。

用量与用法 0.3 ~ 0.6（~ 1）g。炮制后入丸、散。

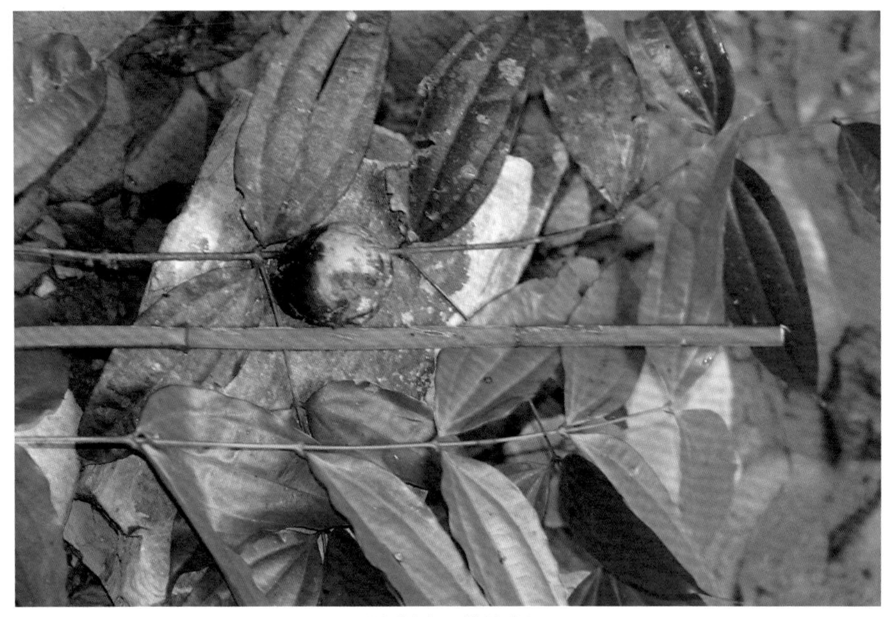

（拍摄者：符德欢）

附　注

《四部医典》等中记载有“ཀོ་ཞི་ལ།”（郭基拉、果西拉）；《晶珠本草》在“隰生草类药物”（又称“平坝药”）中记载有“དུམ་སྟག”（敦母达合），言其又称“郭基拉”，载其为治中毒症之药物。现代文献记载的藏医所用“郭基拉”的基原包括马钱科马钱属多种植物。《部标藏药·附录》《藏标》等标准以“马钱子（番木鳖）/ཀོ་ཞི་ལ།/ 果西拉”或“马钱子 /དུམ་སྟག/ 敦达合”之名收载了云南马钱 *S. wallichiana* Steud. ex DC.（长籽马钱 *S. pierriana* A. W. Hill）、马钱子 *S. nux-vomica* Linn.。

马钱子有毒，常炮制后使用，藏医传统炮制方法为去除种子表面绒毛后加牛奶煮 1 小时（《藏标》中记载的炮制方法为中药材马钱子的砂炒炮制方法）。

《中国植物志》记载 *S. wallichiana* Steud. ex DC. 的中文名为“长籽马钱”，*S. pierriana* A. W. Hill 为长籽马钱 *S. wallichiana* Steud. ex DC. 的异名。

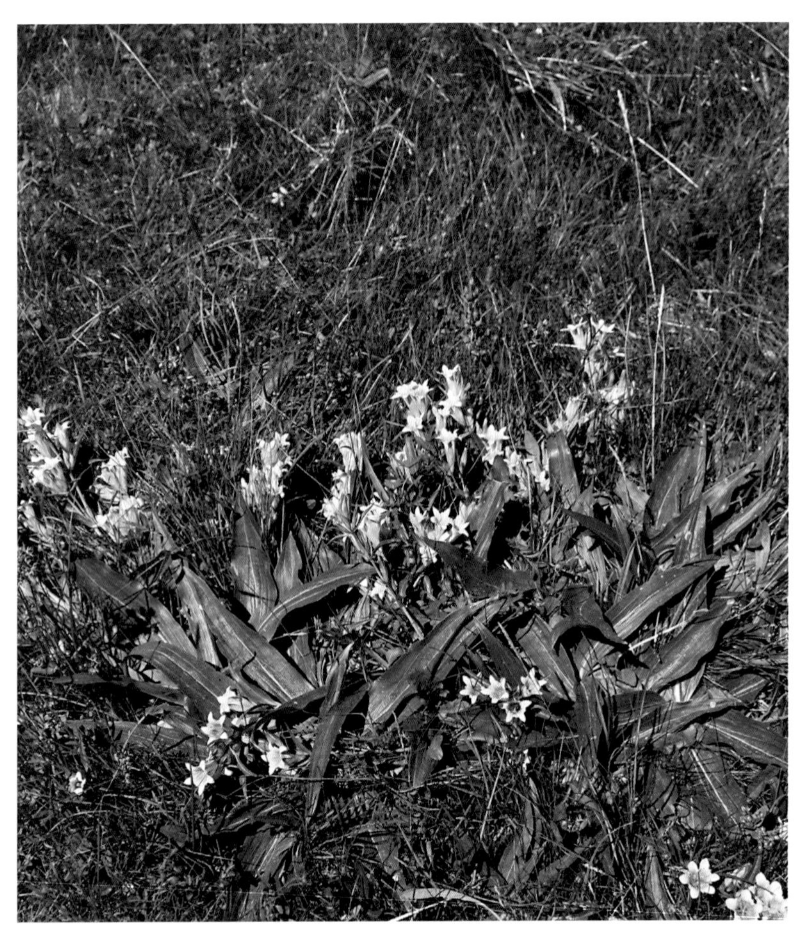

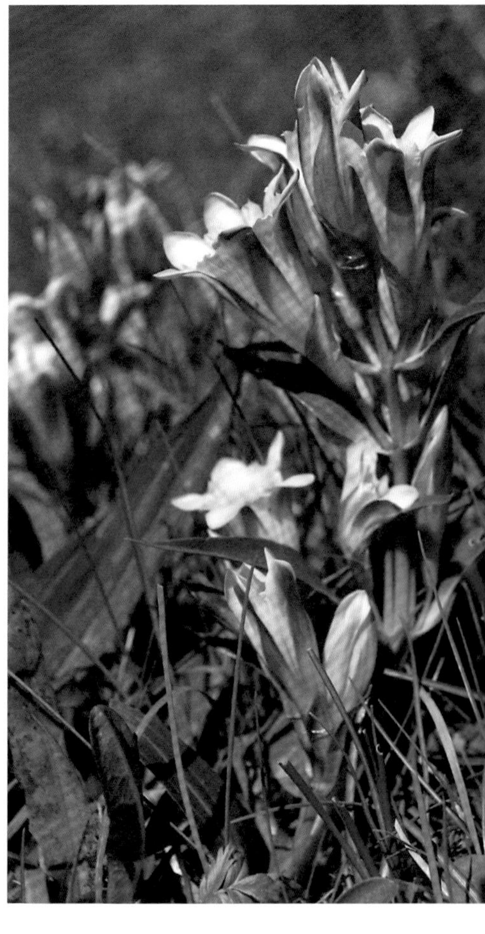

龙胆科（Gentianaceae） 龙胆属 [*Gentiana* (Tourn.) L.]

麻花艽 *Gentiana straminea* Maxim.

药 材 名 秦艽花、麻花艽；ཀྱི་ལྡེ་དཀར་པོ།（结吉嘎保、给吉嘎保、吉解嘎保）。

标 准 《部标藏药》、《藏标》、《青海藏标》（1992 年版）。

植物形态 参见《中国植物志》第六十二卷第 62 ～ 63 页。

分布与生境 分布于我国西藏、四川、青海、甘肃、宁夏、湖北西部。生长于海拔 2 000 ～ 4 950 m 的高山草甸、灌丛、林下、林间空地、山沟、多石干山坡及河滩等。尼泊尔也有分布。

药用部位 花。

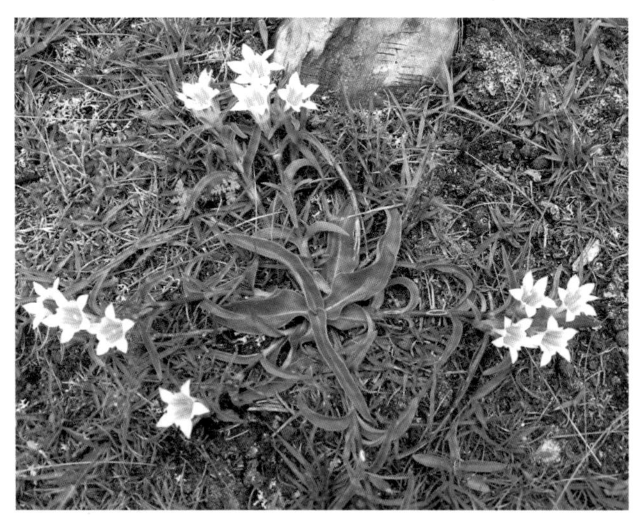

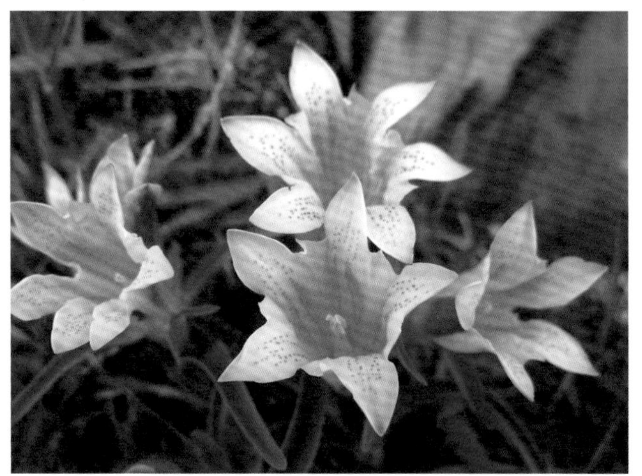

采收与加工 夏、秋季花期采集，阴干。

性　　味 味苦，化后味苦，性寒。

功能与主治 清热解毒，消炎利胆，止血消肿，舒筋止痛。用于“赤巴”病，胆囊炎，胃炎，肠炎，肝炎，腹泻，疮痈，麻风病，关节炎，外伤出血。

用量与用法 5 ~ 9 g（《部标藏药》）；2 ~ 3 g（《藏标》）。内服煎汤；或入丸、散。

附　注

“ཀྱི་ལྕེ།”（吉解）系藏医药用的“秦艽花”类药材的总称，《度母本草》《妙音本草》等记载的名称有“ཤེལ་དང་དཀར་པོ།”（兴当嘎保）、“སོང་ནེ།”（邦纳）、“སོང་རྡེ་བ།”（邦纳哇）等，《四部医典》记载其名为“ཀྱི་ལྕེ།”（吉解）。《晶珠本草》记载“吉解”分为白［“ཀྱི་ལྕེ་དཀར་པོ།”（吉解嘎保）］、黑［“ཀྱི་ལྕེ་ནག་པོ།”（吉解那保）］2 类。现代文献记载的“吉解”类的基原为龙胆属 10 余种植物，以秦艽组（Sect. Cruciata Gaudin）的种类为主，通常按花色划分品种，将花白色、黄绿色、淡黄色的归为白者，花蓝色、蓝紫色、带深色斑点或条纹等深色的归为黑者，但不同标准和文献收载的白者（吉解嘎保）和黑者（吉解那保）的基原有所不同，通常记载以花入药，全草和根也可药用。《部标藏药》等标准作为“秦艽花 ཀྱི་ལྕེ་དཀར་པོ།/ 吉解嘎保”的基原收载了麻花艽 *G. straminea* Maxim.、粗茎秦艽 *G. crassicaulis* Duthie ex Burk.；《青海藏标》则收载了麻花艽 *G. straminea* Maxim. 及其同属多种植物，规定以其花入药。（参见“粗茎秦艽”条）

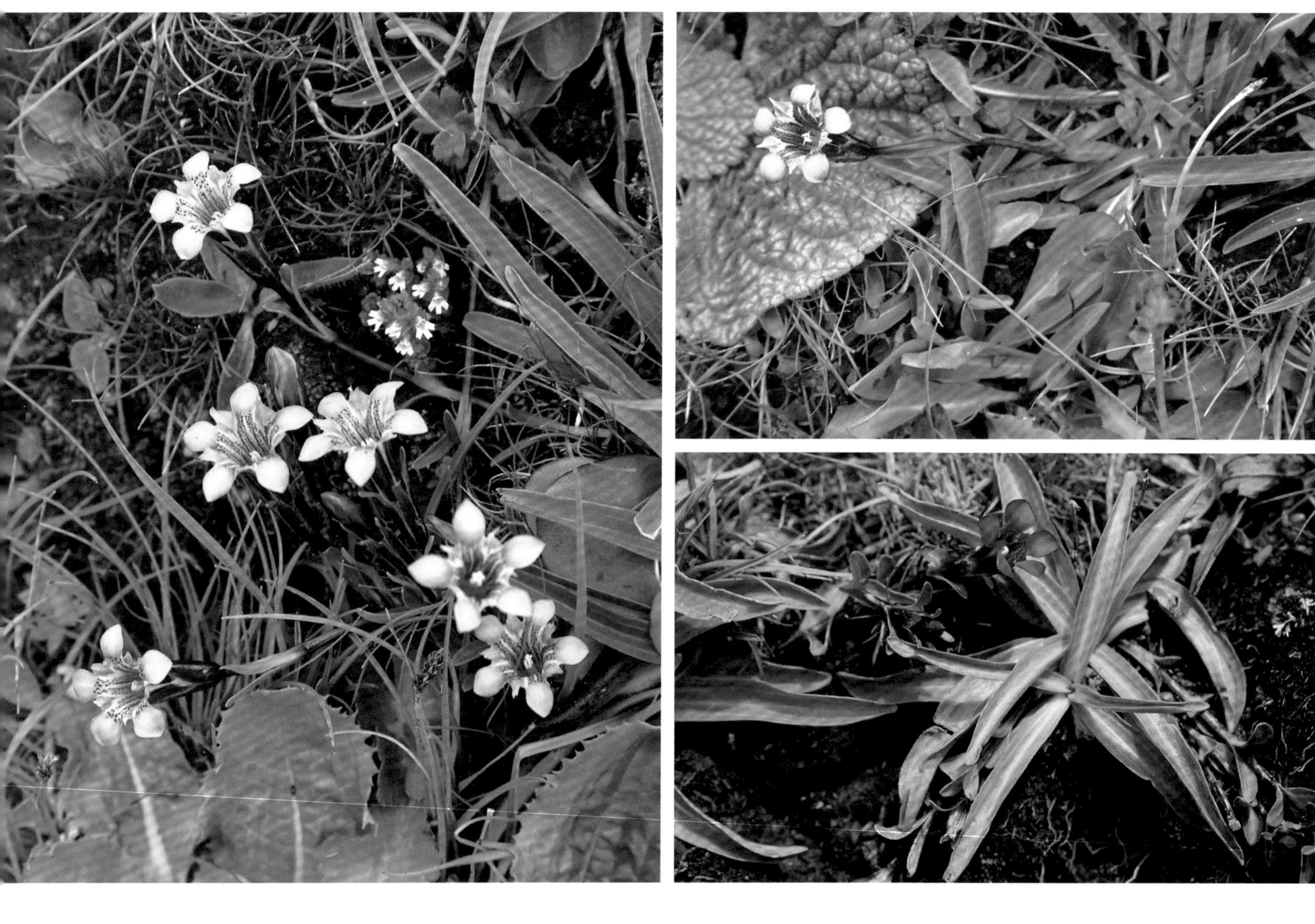

龙胆科（Gentianaceae） 龙胆属 [*Gentiana* (Tourn.) L.]

全萼秦艽 *Gentiana lhassica* Burk.

药 材 名 莪德哇；ཟོ་དེ་བ།（莪德哇、莪代哇、莪德瓦）。

标 准 《西藏藏标》。

植物形态 参见《中国植物志》第六十二卷第 63 ~ 64 页。

分布与生境 分布于我国西藏东部和南部（工布江达、墨竹工卡等）、青海（玉树）。生长于海拔 3 800 ~ 4 900 m 的高山草甸、灌丛草地。

药用部位 全草。

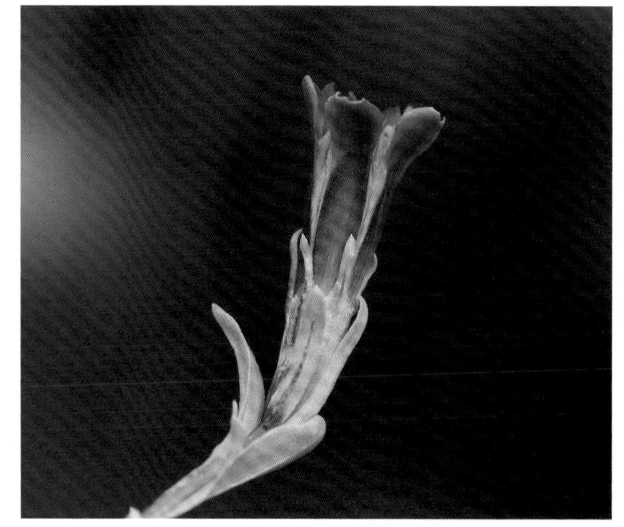

采收与加工 夏季采集，晾干。

性　　味 味苦、甘，化后味苦，性凉。

功能与主治 清热，解瘟疫。用于瘟疫发热，炎症，胆热症，时疫感冒等。

用量与用法 2 ~ 3 g。内服研末；或入丸、散。

附　注

《四部医典》《蓝琉璃》《晶珠本草》等中记载有“དེ་ག(དེ་ཡ)”（代哇）。《晶珠本草》记载“代哇”为治疫疠、脉病和胆病之药物，有草［“རྩ་དེ་ཡ”（莪代哇）］、水［“ཆུ་དེ་ཡ”（奇代哇）］和树木［“ཤིང་དེ་ཡ”（相代哇）］3 类。现代文献记载的各地藏医所用“代哇”类的基原包括龙胆科龙胆属、獐牙菜属（*Swertia*）及罂粟科紫堇属（*Corydalis*）的多种植物，全萼秦艽 *G. lhassica* Burk. 为较常用的“རྩ་དེ་ཡ”（莪代哇）的基原之一，《西藏藏标》以“རྩ་དེ་ག/ 莪德哇 / 莪德哇”之名收载了该种，规定以其全草入药；《部标藏药 · 附录》在“莪代哇”条下收载的基原为罂粟科植物少花延胡索 *Corydalis alpestris* C. A. Mey（唐古特延胡索 *Corydalis tangutica* Peshkova）及其同属多种植物的全草；《四川藏标》（2020 年版）以“暗绿紫堇 /དེ་ཡ/ 德哇”之名收载的基原为暗绿紫堇 *Corydalis melanochlora* Maxim.。有观点认为，《晶珠本草》记载的“རྩ་དེ་ཡ”（莪代哇）与《蓝琉璃》记载的“རྩ་དེ་ག”（莪代哇）不同，后者的基原应为龙胆科植物镰萼喉毛花 *Comastoma falcatum* (Turcz. ex Kar. et Kir.) Toyokuni。（参见“暗绿紫堇”条）

《四部医典》《晶珠本草》等中记载有“ཀྱི་ལྡྀ”（吉解），“吉解”为“秦艽花”类药材的总称。《晶珠本草》记载“吉解”分为白［“ཀྱི་ལྡྀ་དཀར་པོ”（吉解嘎保）］、黑［“ཀྱི་ལྡྀ་ནག་པོ”（吉解那保）］2 类。现代文献记载的“吉解”类的基原均为龙胆属植物，主要为该属秦艽组（Sect. Cruciata Gaudin）的种类，大致可划分为白（吉解嘎保）、黑（吉解那保）、黄（吉解赛保）、红（吉解玛保）、蓝（吉解恩保）5 类。也有文献记载全萼秦艽 *G. lhassica* Burk. 为“吉解那保”或“吉解恩保”的基原之一。（参见“岷县龙胆”条）

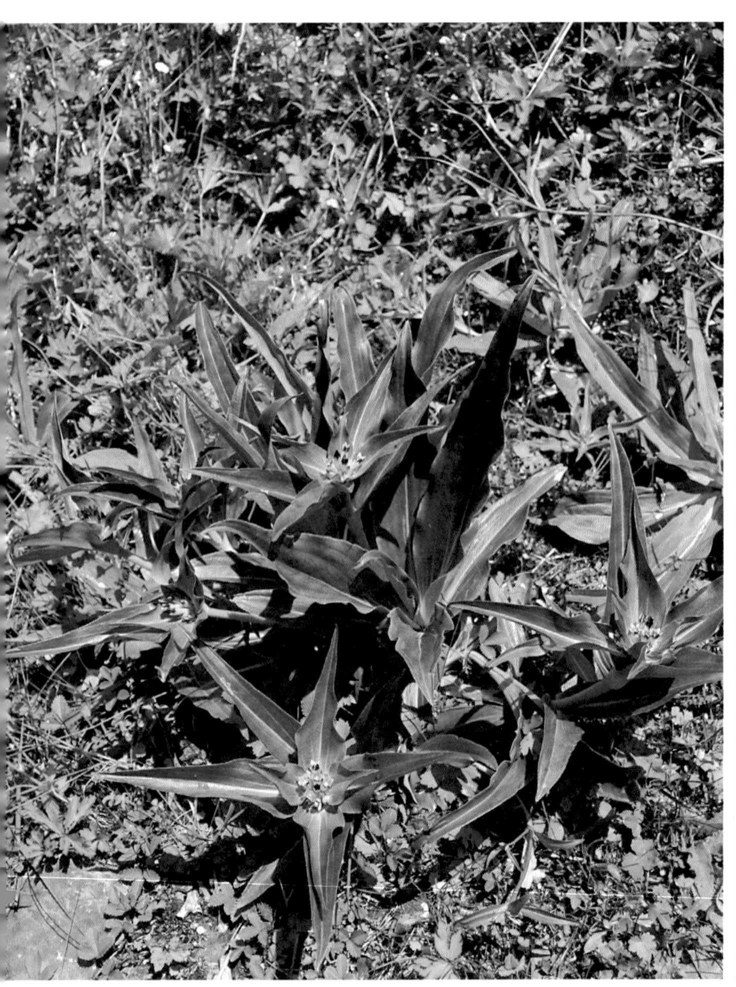

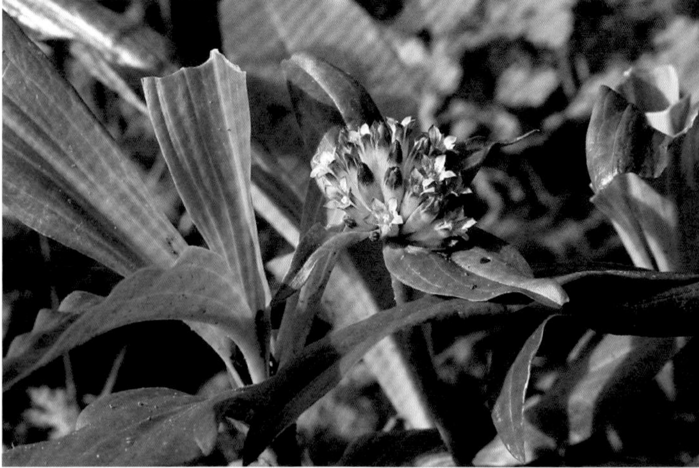

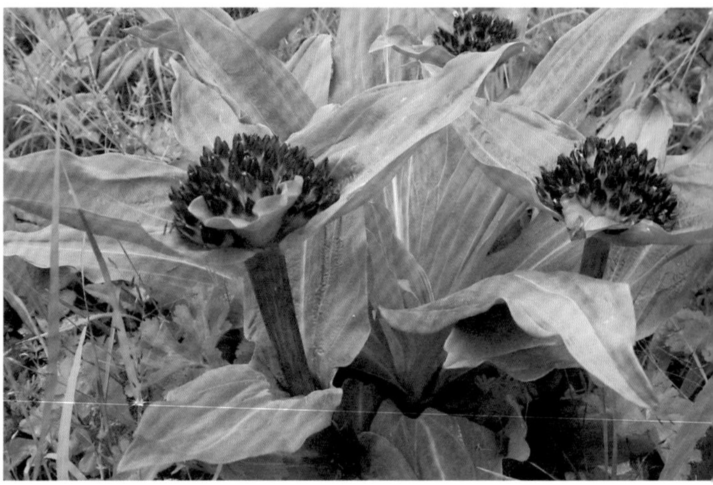

龙胆科（Gentianaceae） 龙胆属 [*Gentiana* (Tourn.) L.]

粗茎秦艽 *Gentiana crassicaulis* Duthie ex Burk.

药 材 名 秦艽花；ཀྱི་ལྕེ་དཀར་པོ།（给吉嘎保、结吉嘎保、吉解嘎保）。

标 准 《藏标》、《青海藏标》（1992 年版）。

植物形态 参见《中国植物志》第六十二卷第 67 ～ 68 页。

分布与生境 分布于我国西藏东南部（芒康等）、云南（丽江等）、四川、贵州西北部、青海东南部、甘肃南部。我国云南丽江有栽培。生长于海拔 2 100 ～ 4 500 m 的山坡草地、山坡路旁、高山草甸、撂荒地、灌丛中、林下及林缘。

药用部位 花。

采收与加工 夏、秋季花期采集，阴干。

性　　味 味苦，化后味苦，性寒。

功能与主治 清热解毒，消炎利胆，止血消肿，舒筋止痛。用于“赤巴”病，胆囊炎，胃炎，肠炎，肝炎，腹泻，疮痈，麻风病，关节炎，外伤出血。

用量与用法 2 ~ 3 g。内服煎汤；或入丸、散。

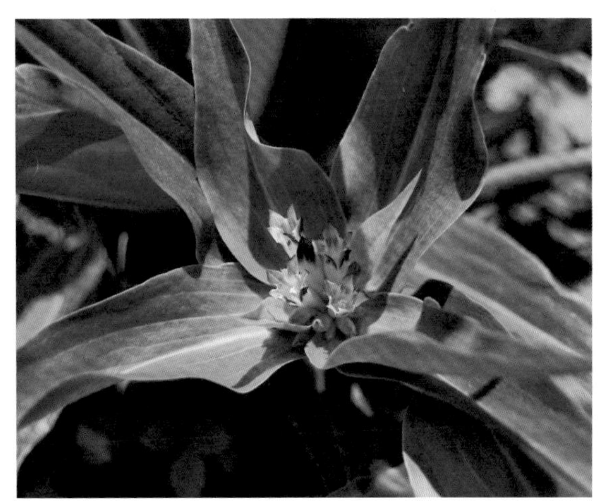

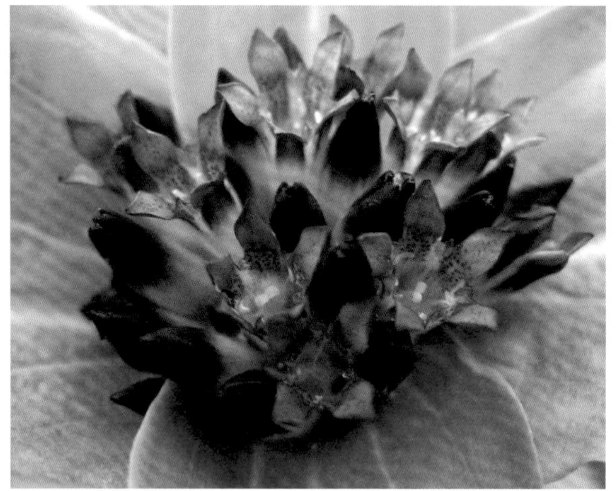

附　注

《度母本草》记载有“ཤེལ་དང་དཀར་པོ།”（兴当嘎保，白者），言其止腹泻、治热疫疠，尤长于治肝热症；《妙音本草》记载有“བོང་ནག”（邦纳，黑者）；《宇妥本草》（汉译本）记载有 2 种“བོང་ནག་བ།”（邦纳哇），言二者分别为治热症和治疮伤痛之药物；《药名之海》记载有“ཁྱི་ལྕེ་ནག་པོ།”（其解那保）和“ཁྱི་ལྕེ་དཀར་པོ།”（其解嘎保）。《晶珠本草》记载有“ཀྱི་ལྕེ།”（吉解），言其又称“邦纳哇”“兴当嘎保”等，载其分为白 [“ཀྱི་ལྕེ་དཀར་པོ།”（吉解嘎保）]、黑 [“ཀྱི་ལྕེ་ནག་པོ།”（吉解那保）]2 种。“ཀྱི་ལྕེ།”（吉解）是“秦艽花”类药材的总称。现代文献记载的藏医所用“吉解”的基原均为龙胆属植物，但不同标准和文献中收载的白者（吉解嘎保）和黑者（吉解那保）的基原不同，多为秦艽组（Sect. Cruciata Gaudin）的种类。《藏标》等以“秦艽花 / ཀྱི་ལྕེ་དཀར་པོ།/ 给吉嘎保”之名收载了麻花艽 *G. straminea* Maxim.、粗茎秦艽 *G. crassicaulis* Duthie ex Burk.。（参见“大花龙胆”“麻花艽”条）

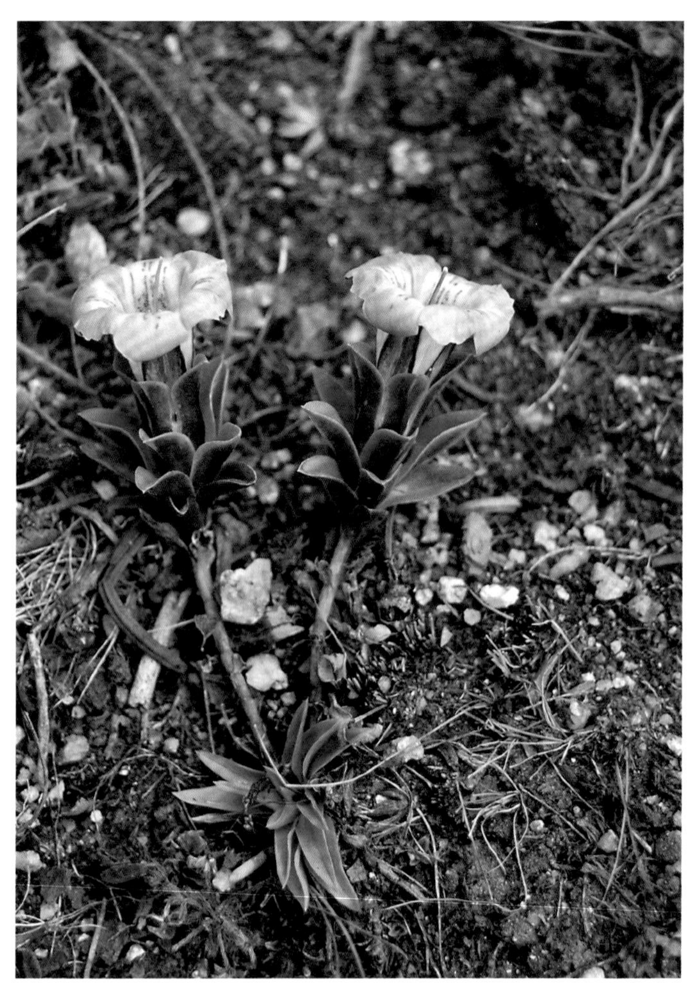
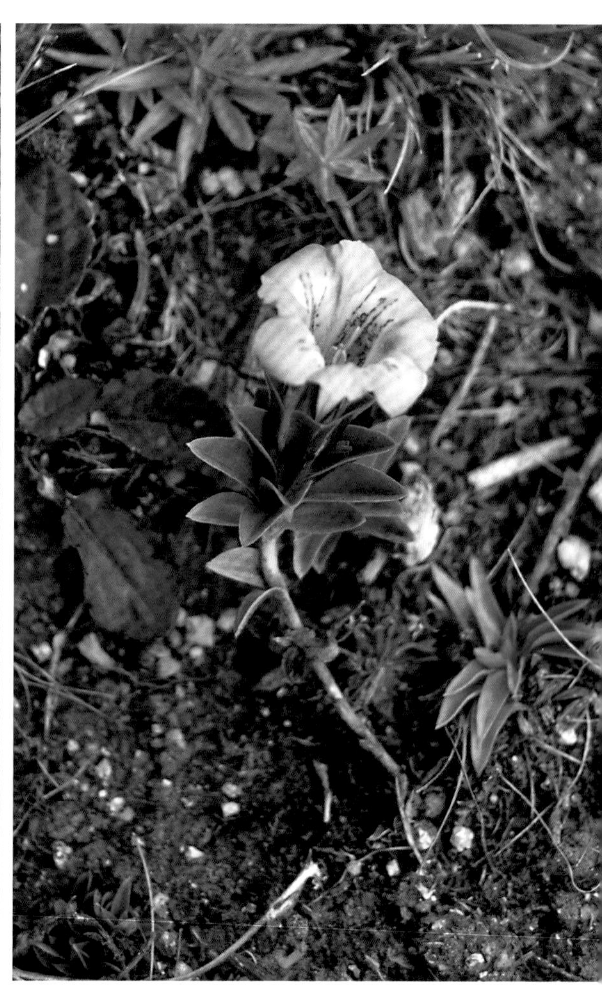

龙胆科（Gentianaceae） 龙胆属 [*Gentiana* (Tourn.) L.]

短柄龙胆 *Gentiana stipitata* Edgew.

药 材 名 白花龙胆；སྤང་རྒྱན་དཀར་པོ།（榜间嘎保）。

标 准 《四川藏标》（2020 年版）。

植物形态 参见《中国植物志》第六十二卷第 76 页。

分布与生境 分布于我国西藏东南部、四川（德格等）、青海。生长于海拔 3 200 ～ 4 600 m 的河滩、沼泽草甸、高山草甸、阳坡石隙内。印度、尼泊尔也有分布。

药用部位 除去基生叶的带花地上部分。

采收与加工 秋季花期采收，除去泥沙，晒干。

性　　味 味苦，性凉。

功能与主治 解毒，利喉。用于热疫，肺病，咽喉病。

用量与用法 4.5 ~ 6 g。内服煎汤；或入丸、散。

附注

藏医药用的龙胆科龙胆属植物的花类药材主要分为“龙胆花”和“秦艽花”2类，前者统称“སྤང་རྒྱན།”（榜间、邦见），主要为多枝组（Sect. Monopodiae）、高山龙胆组（Sect. Frigida Kusnez.）的种类，后者统称“ཀྱི་ལྕེ།”（吉解、结吉），多为秦艽组（Sect. Cruciata Gaudin）的种类，二者的基原均有多种，常按花色细分为不同的品种。《蓝琉璃》《晶珠本草》等古籍将“榜间”按花色分为白色 [“སྤང་རྒྱན་དཀར་པོ།”（榜间嘎保）]、蓝色 [“སྤང་རྒྱན་སྔོན་པོ།”（榜间温保）]、黑色 [“སྤང་རྒྱན་ནག་པོ།”（榜间那保）] 或杂色 [“སྤང་རྒྱན་ཁྲ་བོ།”（榜间察屋）] 几类。据文献记载，短柄龙胆 *G. stipitata* Edgew. 为“榜间”类的白色（榜间嘎保）、蓝色（榜间温保）或杂色（榜间察屋）品种的基原之一；《藏药晶镜本草》则记载该种为蓝色类的“སྤང་རྒྱན་སྔོན་པོ་འབྲིང་བ།”（榜间温保孜哇）的基原。《四川藏标》（2020 年版）以“白花龙胆 /སྤང་རྒྱན་དཀར་པོ།/ 榜间嘎保”之名收载了大花龙胆 *G. szechenyii* Kanitz、高山龙胆 *G. algida* Pall.、短柄龙胆 *G. stipitata* Edgew.。短柄龙胆 *G. stipitata* Edgew. 为四川甘孜、阿坝等地部分藏医习用的品种。（参见“大花龙胆”“高山龙胆”“蓝玉簪龙胆”“麻花艽”“岷县龙胆”条）

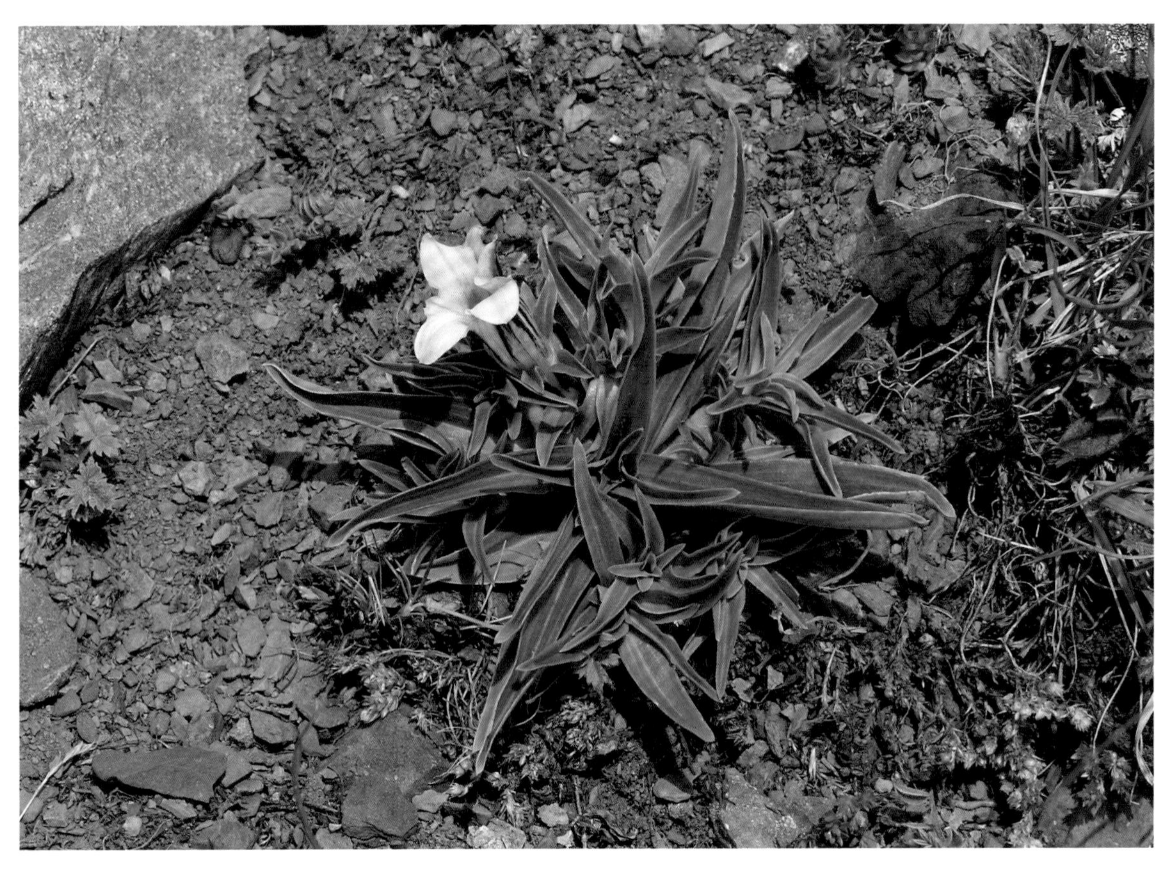

龙胆科（Gentianaceae） 龙胆属 [*Gentiana* (Tourn.) L.]

大花龙胆 *Gentiana szechenyii* Kanitz

药 材 名 龙胆花、白花龙胆；སྤང་རྒྱན་དཀར་པོ།（榜间嘎保）。

标 准 《藏标》、《四川藏标》（2020 年版）。

植物形态 参见《中国植物志》第六十二卷第 79 页。

分布与生境 分布于我国西藏东南部、四川西部（康定）、云南西北部、青海南部。生长于海拔 3 000 ～ 4 800 m 的山坡草地。

药用部位 花或除去基生叶的带花地上部分。

采收与加工 秋季花期采收，晒干。

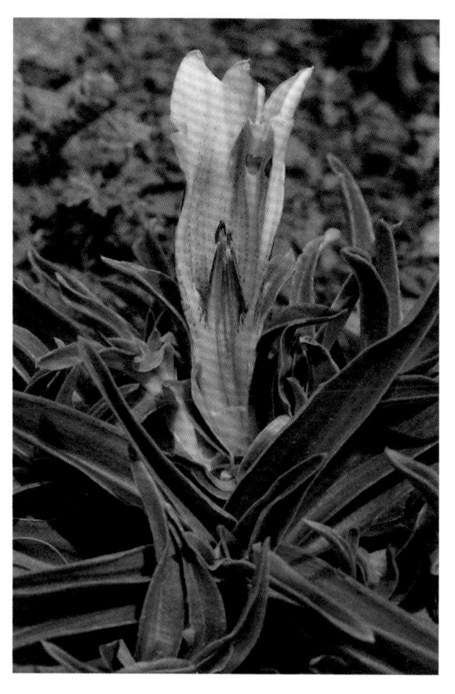

性　　味　花，味苦、涩，性寒。除去基生叶的带花地上部分，味苦，性凉。

功能与主治　花，清热解毒，泻肝胆实火。用于脑膜炎，肝炎，胃炎，喉部疾病，尿痛，阴痒，阴囊湿疹。（《藏标》）除去基生叶的带花地上部分，解毒，利喉。用于热疫，肺病，咽喉痛。[《四川藏标》(2020年版)]

用量与用法　3 ~ 5 g（花）；4.5 ~ 6 g（除去基生叶的带花地上部分）。内服煎汤；或入丸、散。

附　注

藏医药用的龙胆科龙胆属植物的花类药材主要分为“龙胆花”和“秦艽花”2类，前者统称“སྤང་རྒྱན།”（榜间），主要为多枝组（Sect. Monopodiae）和高山龙胆组（Sect. Frigida Kusnez.）的种类，后者统称“ཀྱི་ལྕེ།”（吉解），多为秦艽组（Sect. Cruciata Gaudin）的种类，二者的基原均较复杂，常按花色细分为不同的品种。《蓝琉璃》《晶珠本草》等将“榜间”按花色分为白色 [“སྤང་རྒྱན་དཀར་པོ།”（榜间嘎保）]、蓝色 [“སྔོན་རྒྱན་སྔོན་པོ།”（榜间温保）]、黑色 [“སྤང་རྒྱན་ནག་པོ།”（榜间那保）] 或杂色 [“སྤང་རྒྱན་ཁྲ་བོ།”（榜间察屋）] 等不同品种。现代文献及有关标准中收载的“榜间”类的品种、基原及药用部位也不尽一致。据文献记载，大花龙胆 *G. szechenyii* Kanitz 为白色花类（榜间嘎保）或蓝色花类（榜间温保）的基原之一，《藏标》《四川藏标》以“龙胆花（白花龙胆）/ སྤང་རྒྱན་དཀར་པོ།/ 榜间嘎保”之名收载了该种，规定以其花或地上部分入药；《部标藏药·附录》《西藏藏标》收载的“སྤང་རྒྱན་དཀར་པོ།”（榜间嘎保）的基原还有高山龙胆 *G. algida* Pall.、黄花龙胆 *G. algida* Pall. var. *przewalskii* Maxim.、青藏龙胆 *G. przewalskii* Maxim.（云雾龙胆）、岷县龙胆 *G. purdomii* Marq.、短柄龙胆 *G. stipitata* Edgew.。（参见“粗茎秦艽”“短柄龙胆”“高山龙胆”“蓝玉簪龙胆”“岷县龙胆”条）

《中国植物志》将 *G. przewalskii* Maxim.、*G. algida* Pall. var. *przewalskii* Maxim. 均作为云雾龙胆 *G. nubigena* Edgew. 的异名；记载青藏龙胆的拉丁学名为 *G. futtereri* Diels et Gilg。（参见“云雾龙胆”条）

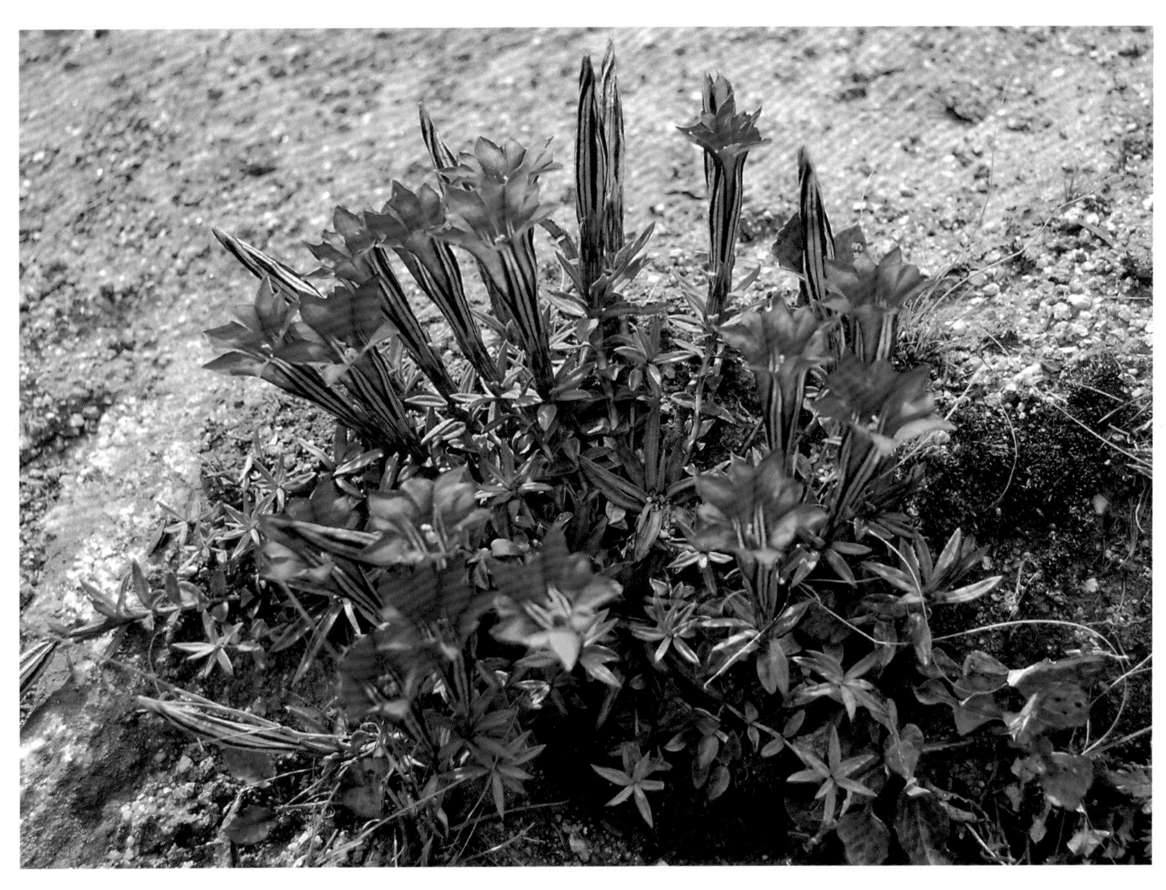

龙胆科（Gentianaceae）　龙胆属 [*Gentiana* (Tourn.) L.]

蓝玉簪龙胆 *Gentiana veitchiorum* Hemsl.

药 材 名　双花龙胆；སྤང་རྒྱན་ཁ་བོ།（榜间察屋、邦见察屋、邦杰差沃）。青藏龙胆；སྤང་རྒྱན་སྔོན་པོ།（榜间完保）。

标　　准　《西藏藏标》、《青海藏标》（1992 年版）。

植物形态　参见《中国植物志》第六十二卷第 90 ~ 91 页。

分布与生境　分布于我国西藏（那曲，林周等）、云南西北部、四川、青海（玉树等）、甘肃。生长于海拔 2 500 ~ 4 800 m 的山坡草地、河滩、高山草甸、灌丛及林下。尼泊尔也有分布。

药用部位　花。

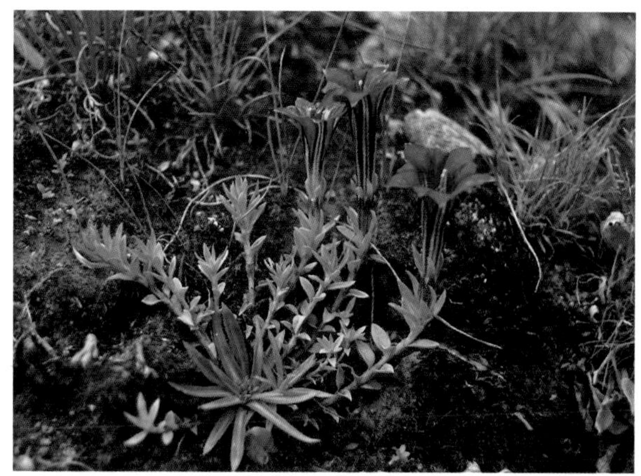

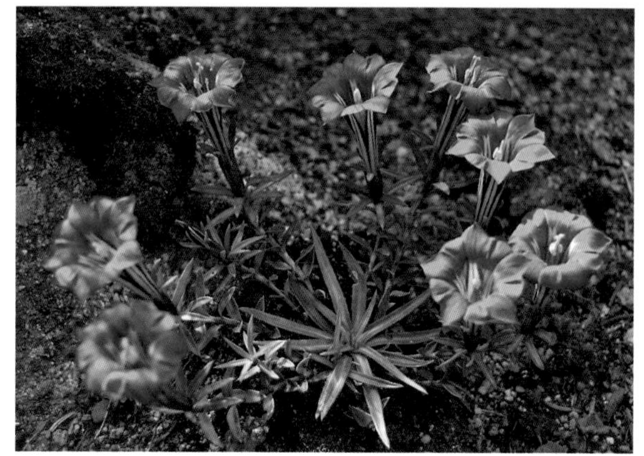

采收与加工 花期采摘，阴干。

性　　味 味苦，化后味苦，性凉。

功能与主治 清湿热，泻肝胆实火，镇咳，利喉，健胃。用于感冒发热，目赤咽痛，肺热咳嗽，胃热，尿道炎，阴痒及阴部湿疹，天花。

用量与用法 3 ~ 5 g。内服煎汤；或入丸、散。

附　注

藏医药用的龙胆科龙胆属植物的花类药材主要分为“龙胆花”和“秦艽花”2 类，前者统称“སྤང་རྒྱན།”（榜间、邦见），主要包括多枝组（Sect. Monopodiae）、高山龙胆组（Sect. Frigida Kusnez.）的多种，后者统称“ཀྱི་ལྡྀ།”（吉解），多为秦艽组（Sect. Cruciata Gaudin）的多种。古籍和现代文献多按花色将该 2 类药材进一步细分为白、蓝、黑（紫）、红、杂等不同的品种，但不同标准和文献对其品种的划分及基原的记载不尽一致，也存在不同品种的基原种类有交叉的情况。《西藏藏标》以“སྤང་རྒྱན་ཁ་བོ/ 邦杰差沃 / 双花龙胆”之名收载了蓝玉簪龙胆 *G. veitchiorum* Hemsl. 和云雾龙胆 *G. nubigena* Edgew.，规定以其花入药，《中华本草 · 藏药卷》记载以其根及根茎入药，其功能和主治与《西藏藏标》记载的相同。也有文献认为蓝玉簪龙胆 *G. veitchiorum* Hemsl. 为“秦艽花”类的紫者［“ཀྱི་ལྡྀ་སྨུག་པོ།”（吉解莫保、吉解木保）］或“龙胆花”类的蓝者［“སྤང་རྒྱན་སྔོན་པོ།”（榜间温保、榜间完保）］的基原。《青海藏标》以“青藏龙胆 /སྤང་རྒྱན་ནག་པོ/ 榜间那保”之名收载了青藏龙胆 *G. przewalskii* Maxim.（云雾龙胆 *G. nubigena* Edgew.）及其同属数种植物，并在该条附注中说明花蓝者（榜间完保）的基原为蓝玉簪龙胆 *G. veitchiorum* Hemsl.，上述均作为“榜间”药用。（参见“大花龙胆”“高山龙胆”“岷县龙胆”“云雾龙胆”条）

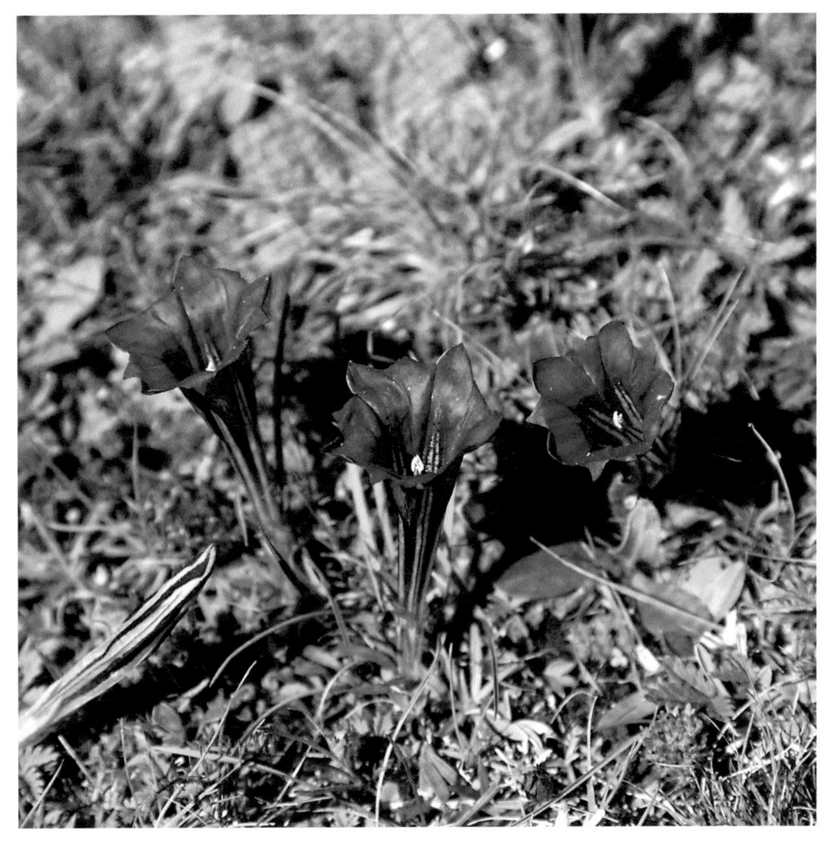
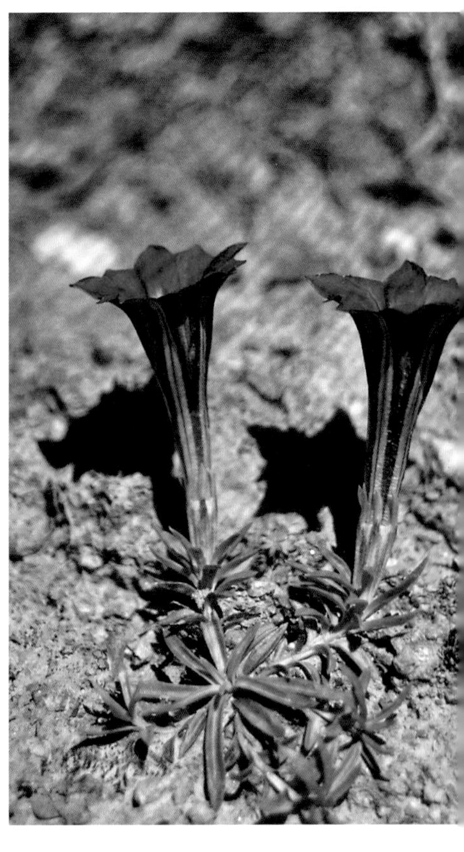

龙胆科（Gentianaceae） 龙胆属 [*Gentiana* (Tourn.) L.]

青藏龙胆 *Gentiana futtereri* Diels et Gilg

药 材 名 青藏龙胆；སྤང་རྒྱན་ནག་པོ།（榜间那保）。

标 准 《部标藏药》、《青海藏标》（1992 年版）。

植物形态 参见《中国植物志》第六十二卷第 96 页。

分布与生境 分布于我国西藏东南部、云南西北部、四川西部、青海。生长于海拔 2 800 ～ 4 400 m 的山坡草地、河滩草地、高山草甸、灌丛、林下。缅甸东北部也有分布。

药用部位 花。

采收与加工 花盛期采集，除去杂质，晒干。

性　　味　味苦，化后味苦，性寒。

功能与主治　清热，解毒，利喉。用于天花，瘟疫，咽喉炎，皮炎等。(《藏药医学内容审查》)
解毒，利喉。用于中毒热症，喉病，黑疤痘疮，皮炎。[《部标藏药》《青海藏标》（1992 年版）]

用量与用法　12 ~ 15 g。内服煎汤；或入丸、散。

附　注

藏医使用的来源于龙胆科龙胆属植物的花类药材主要分为“龙胆花”和“秦艽花”2 类，前者统称“སྤང་རྒྱན།”（榜间），主要为多枝组（Sect. Monopodiae）、高山龙胆组（Sect. Frigida Kusnez.）的种类，后者统称“ཀྱི་ཤེ།”（吉解），多为秦艽组（Sect. Cruciata Gaudin）的种类，二者的基原种类均较为复杂。古籍和现代文献多按花色将该 2 类药材进一步细分为白、蓝、黑（紫）、红、杂等不同品种，但不同标准和文献对其品种的划分及各品种基原的记载不尽一致，也存在不同品种基原种类有交叉的情况。文献记载青藏龙胆 *G. futtereri* Diels et Gilg 为“龙胆花”类的蓝者［“སྤང་རྒྱན་སྔོན་པོ།”（榜间温保、棕间完保）］、杂者［“སྤང་རྒྱན་ཁྲ་བོ།”（榜间察屋）］或“秦艽花”类的蓝者［“ཀྱི་ལྕེ་སྨུག་པོ།”（吉解莫保）］的基原之一。《部标藏药》和《青海藏标》以“青藏龙胆 /སྤང་རྒྱན་ནག་པོ།/ 榜间那保”之名收载了青藏龙胆 *G. przewalskii* Maxim.（云雾龙胆 *G. nubigena* Edgew.）及其同属数种植物的干燥花；《西藏藏标》（第一册）作为杂色“榜间”的基原，以“སྤང་རྒྱན་ཁྲ་བོ།/ 邦杰差沃 / 双花龙胆”之名收载了蓝玉簪龙胆 *G. veitchiorum* Hemsl. 和云雾龙胆 *G. nubigena* Edgew.，规定其功能和主治为“清湿热，泻肝胆实火，镇咳，利喉。用于感冒发烧，目赤眼痛，肺热咳嗽，尿道炎，阴痒及阴部湿疹等”，与“榜间那保”的功能和主治有一定差异。此外，文献记载的与青藏龙胆 *G. futtereri* Diels et Gilg 同样使用的还有蓝玉簪龙胆 *G. veitchiorum* Hemsl.、倒锥花龙胆 *G. obcenica* T. N. Ho、云雾龙胆 *G. nubigena* Edgew.、大花龙胆 *G. szechenyii* Kanitz、钻叶龙胆 *G. haynaldii* Kanitz 等。（参见“蓝玉簪龙胆”“岷县龙胆”“云雾龙胆”条）

在《中国植物志》中，青藏龙胆的拉丁学名为 *G. futtereri* Diels et Gilg，而 *G. przewalskii* Maxim. 为云雾龙胆 *G. nubigena* Edgew. 的异名，但未见有专著和标准记载青藏龙胆 *G. futtereri* Diels et Gilg。据市场调查和商品药材基原鉴定，“龙胆花”类药材的基原有 10 余种，其中，青藏龙胆 *G. futtereri* Diels et Gilg 为黑色“榜间”（榜间那保）的主要基原植物之一。《部标藏药》收载的青藏龙胆 *G. przewalskii* Maxim. 是否为云雾龙胆 *G. nubigena* Edgew. 尚有待研究。本书暂将青藏龙胆 *G. futtereri* Diels et Gilg 作为《部标藏药》《青海藏标》收载的“榜间那保”的基原收录，以供参考。

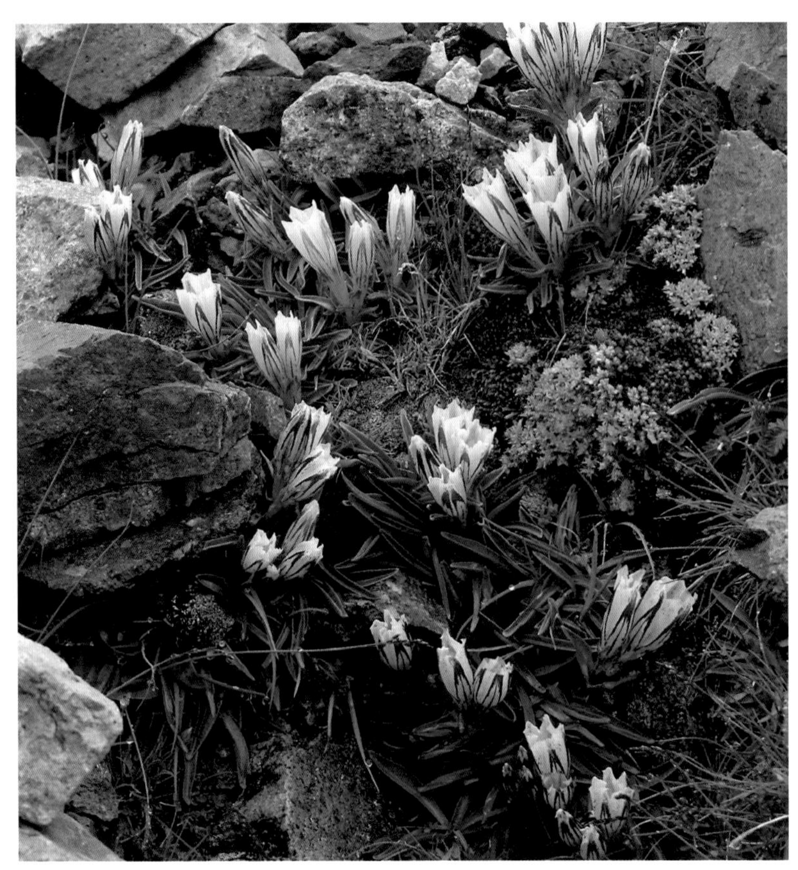

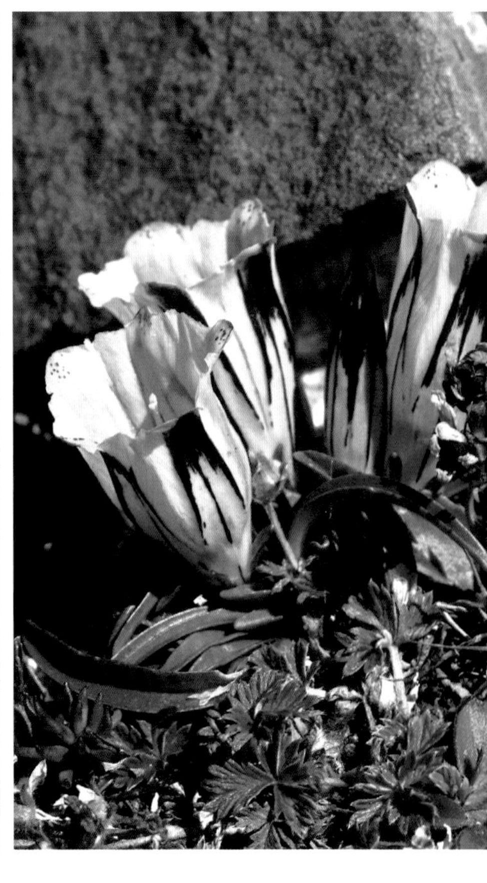

龙胆科（Gentianaceae） 龙胆属 [*Gentiana* (Tourn.) L.]

高山龙胆 *Gentiana algida* Pall.

药 材 名 白花龙胆；སྤང་རྒྱན་དཀར་པོ།（榜间嘎保）。

标 准 《部标藏药·附录》、《青海藏标·附录》（1992 年版）、《四川藏标》（2020 年版）。

植物形态 参见《中国植物志》第六十二卷第 109 ～ 110 页。

分布与生境 分布于我国青海南部、西藏、四川西部、新疆、吉林。生长于海拔 1 200 ～ 5 300 m 的山坡草地、河滩草地、灌丛中、林下、高山冻原。日本也有分布。

药用部位 花或除去基生叶的带花地上部分。

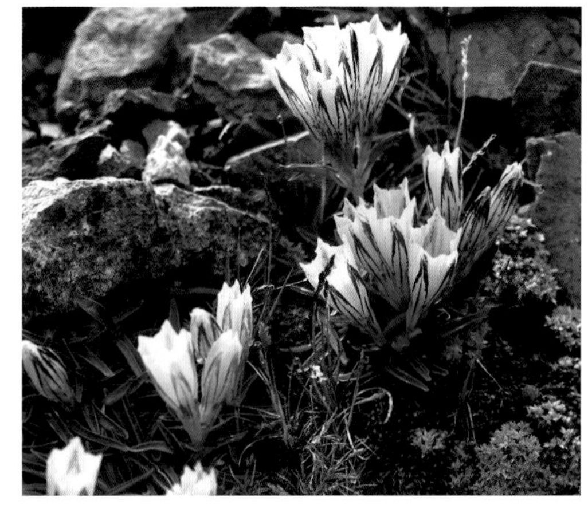

采收与加工　秋季花期采收，除去泥沙，晒干。

性　　味　花，味苦，性凉。除去基生叶的带花地上部分，味苦，性凉。

功能与主治　花，清热解毒，泻肝胆实火。用于脑膜炎，肝炎，胃炎，喉部疾病，尿痛，阴痒，阴囊湿疹。（《藏标》）除去基生叶的带花地上部分，解毒，利喉。用于热疫，肺病，咽喉病。[《四川藏标》（2020 年版）]

用量与用法　4.5 ~ 6 g。内服煎汤；或入丸、散。

附　注

藏医药用的龙胆科龙胆属植物的花类药材主要分为“龙胆花”和“秦艽花”2 类，前者统称为“སྤང་རྒྱན།”（榜间），主要为多枝组（Sect. Monopodiae）、高山龙胆组（Sect. Frigida Kusnez.）等的种类，后者统称为“ཀྱི་ལྕེ།”（吉解），多为秦艽组（Sect. Cruciata Gaudin）的种类。《蓝琉璃》《晶珠本草》等古籍将“榜间”按花色分为白色[“སྤང་རྒྱན་དཀར་པོ།”（榜间嘎保）]、蓝色[“སྤང་རྒྱན་སྔོན་པོ།”（榜间温保、邦见温保）]、黑色[“སྤང་རྒྱན་ནག་པོ།”（榜间那保）]或杂色[“སྤང་རྒྱན་ཁྲ་བོ།”（榜间察屋）]几类。现代文献记载的“榜间”类的基原较为复杂，各文献及有关标准中收载的品种、基原及药用部位也不尽一致，且“榜间”和“吉解”的基原种类也有交叉。高山龙胆 *G. algida* Pall. 为“སྤང་རྒྱན་དཀར་པོ།”（榜间嘎保）的基原之一，《部标藏药・附录》和《青海藏标・附录》以“白花龙胆/སྤང་རྒྱན་དཀར་པོ།/ 榜间嘎保”之名收载了该种的花；《四川藏标》（2020 年版）则收载了该种的除去基生叶的带花地上部分。（参见“大花龙胆”“短柄龙胆”“蓝玉簪龙胆”“麻花艽”“岷县龙胆”“云雾龙胆”条）

关于高山龙胆 *G. algida* Pall. 的分类，不同的分类学者或将原记录分布于青藏高原的高山龙胆 *G. algida* Pall. 归于岷县龙胆 *G. purdomii* Marq. 类群，或持相反意见。《中国植物志》记载高山龙胆 *G. algida* Pall. 仅分布于新疆、吉林，而《中国藏药植物资源考订》《藏药志》《西藏常用中草药》等有关文献记载该种分布于青藏高原，笔者等也在西藏（类乌齐）、青海（巴颜喀拉山）、四川（巴塘）等采集到了该种的标本。从《中国植物志》记载的高山龙胆 *G. algida* Pall. 分布海拔可达 5 300 m 来看，该种在青藏高原可能也有分布，故将其暂录于此。

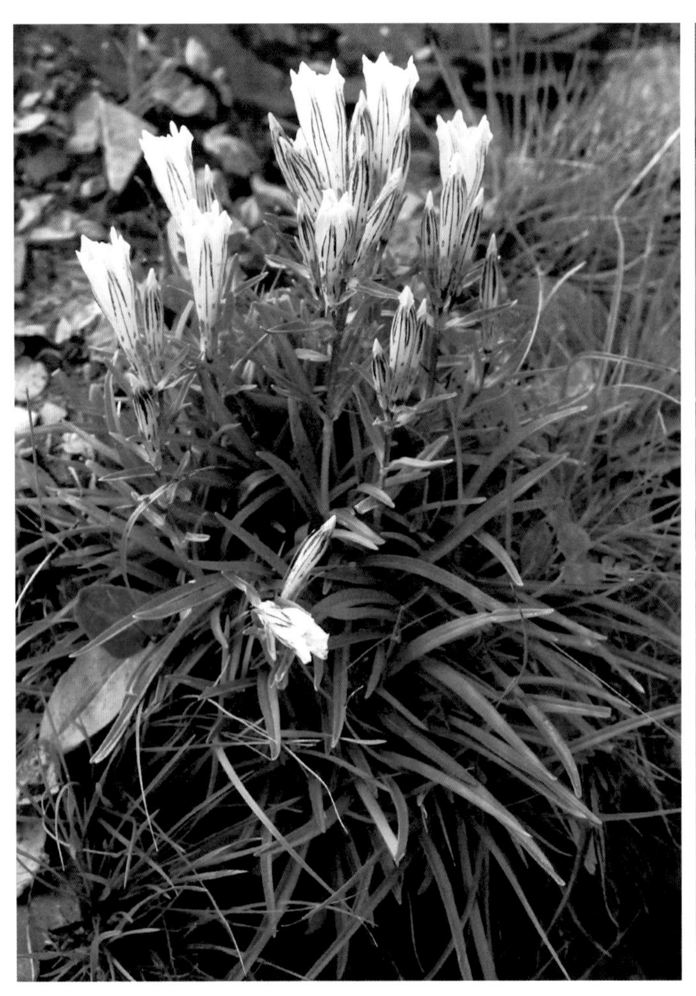

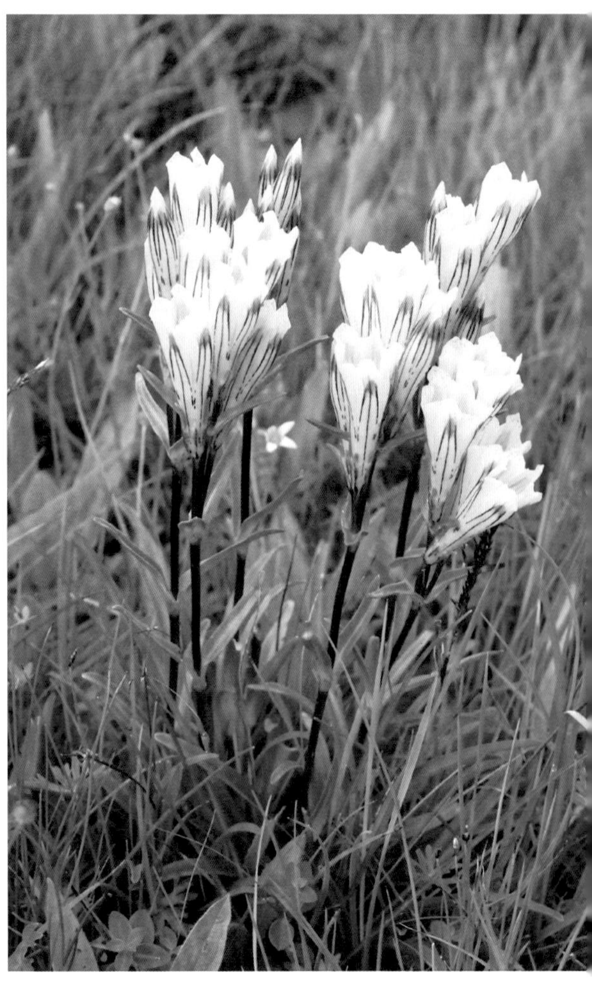

龙胆科（Gentianaceae） 龙胆属 [*Gentiana* (Tourn.) L.]

岷县龙胆 *Gentiana purdomii* Marq.

药 材 名 白花龙胆；སྤང་རྒྱན་དཀར་པོ།（邦见嘎布、榜间嘎保、邦见嘎保）。

标 准 《西藏藏标》。

植物形态 参见《中国植物志》第六十二卷第 110 ~ 112 页。

分布与生境 分布于我国四川西部、青海南部、甘肃、西藏等。生长于海拔 2 700 ~ 5 300 m 的高山灌丛、草甸、流石滩。

药用部位 花。

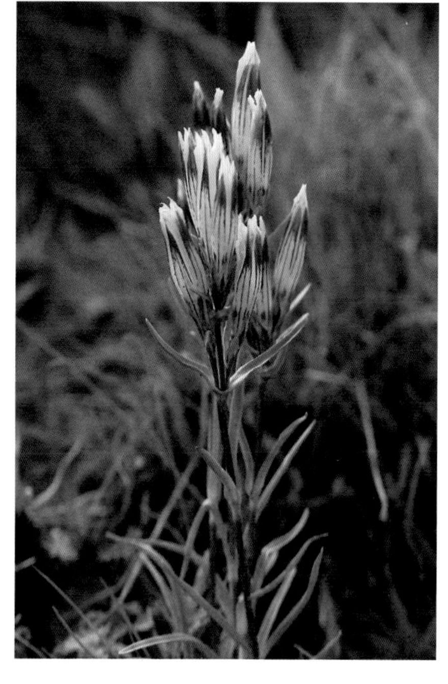

采收与加工　8 ~ 9 月花期采集，除去杂质，阴干。

性　　味　味苦，化后味苦，性寒。

功能与主治　清湿热，泻肝胆实火，镇咳，利咽，健胃。用于感冒发热，目赤咽痛，肺热咳嗽，胃热，脑痧，尿道炎，阴痒，阴部湿疹，天花等。

用量与用法　3 ~ 5 g。内服煎汤；或入丸、散。

附　注

藏医使用的来源于龙胆科龙胆属植物的花类药材主要分为“龙胆花”和“秦艽花”2 类，前者统称“སྤང་རྒྱན།”（榜间），主要为该属的多枝组（Sect. Monopodiae）、高山龙胆组（Sect. Frigida Kusnez.）的种类，后者统称“ཀྱི་ལྕེ།”（吉解），多为秦艽组（Sect. Cruciata Gaudin）的种类，2 类药材的基原均有多种，常按花色分为不同的品种。《蓝琉璃》《晶珠本草》等古籍将“榜间”按花色分为白色［“སྤང་རྒྱན་དཀར་པོ།”（榜间嘎保）］、蓝色［“སྤང་རྒྱན་སྔོན་པོ།”（榜间文保、邦见温保、榜间完保）］、黑色［“སྤང་རྒྱན་ནག་པོ།”（榜间那保）］或杂色［“སྤང་རྒྱན་ཁྲ་བོ།”（榜间察屋）］几类。现代文献记载的“榜间”的基原较为复杂，由于龙胆属植物的花在颜色、条纹、斑点等方面变化较大，较难按古籍记载的“花色”明确界定和区分“榜间”的品种，各文献及有关标准中收载的“榜间”的品种、基原也不尽一致。岷县龙胆 *G. purdomii* Marq. 为白者（榜间嘎保）的基原之一。《部标藏药》《藏标》《西藏藏标》《四川藏标》等标准中收载的“སྤང་རྒྱན་དཀར་པོ།”（榜间嘎保）的基原有高山龙胆 *G. algida* Pall.、黄花龙胆 *G. algida* Pall. var. *przewalskii* Maxim.、青藏龙胆 *G. przewalskii* Maxim.（云雾龙胆）、岷县龙胆 *G. purdomii* Marq.、大花龙胆 *G. szechenyii* Kanitz、短柄龙胆 *G. stipitata* Edgew.。据市场调查和商品药材基原鉴定可知，“龙胆花”药材的白者“榜间嘎保”的基原主要为大花龙胆 *G. szechenyii* Kanitz 和高山龙胆 *G. algida* Pall.。（参见“大花龙胆”“短柄龙胆”“高山龙胆”“蓝玉簪龙胆”条）

《中国植物志》记载黄花龙胆的拉丁学名为 *G. flavor-maculata* Hayata，并认为《中国高等植物图鉴》记载的 *G. algida* Pall. var. *przewalskii* Maxim. 系误订，应系岷县龙胆 *G. purdomii* Marq.；*G. przewalskii* Maxim. 系云雾龙胆 *G. nubigena* Edgew. 的异名。（参见“云雾龙胆”条）

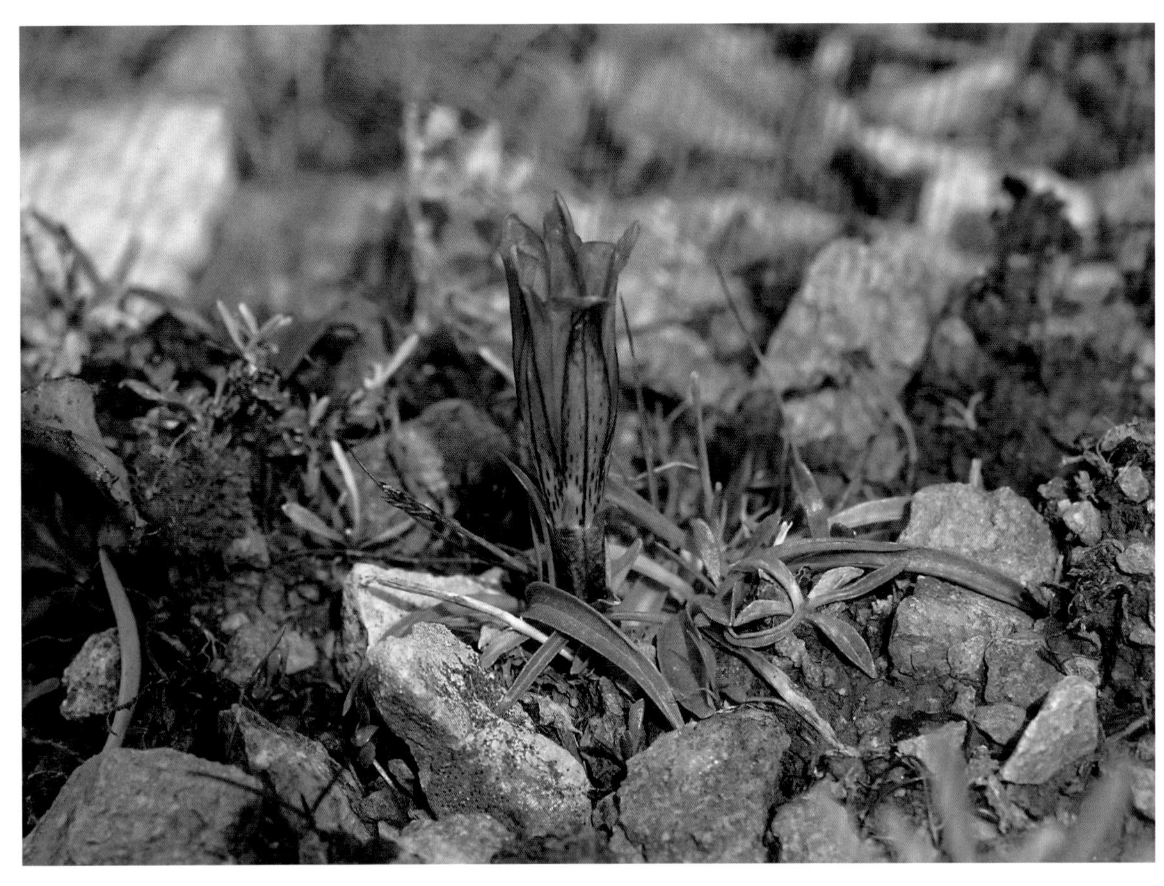

龙胆科（Gentianaceae） 龙胆属 [*Gentiana* (Tourn.) L.]

云雾龙胆 *Gentiana nubigena* Edgew.（*G. przewalskii* Maxim.）

药材名 青藏龙胆；སྤང་རྒྱན་ནག་པོ།（榜间那保）。龙胆花；སྤང་རྒྱན་དཀར་པོ།（榜间嘎保）。双花龙胆；སྤང་རྒྱན་ཁྲ་བོ།（邦杰差沃）。

标准 《部标藏药》、《藏标》、《西藏藏标》、《青海藏标》（1992 年版）。

植物形态 参见《中国植物志》第六十二卷第 113 页。

分布与生境 分布于我国西藏、青海（玉树、兴海等）、甘肃、四川西部。生长于海拔 3 000 ～ 5 300 m 的沼泽草甸、高山灌丛草原、高山草甸、高山流石滩。

药用部位 花。

采收与加工 盛花期采集，除去杂质，洗净，晒干或阴干。

性　　味 青藏龙胆：味苦，化后味苦，性寒。

龙胆花：味苦、涩，性寒。

双花龙胆：味苦，化后味苦，性凉。

功能与主治 青藏龙胆：清热，解毒，利喉。用于天花，瘟疫，咽喉炎，皮炎等。

龙胆花：清热解毒，泻肝胆实火。用于脑膜炎，肝炎，胃炎，喉部疾病，尿痛，阴痒，阴囊湿疹。

双花龙胆：清湿热，泻肝胆实火，镇咳，利喉。用于感冒发热，目赤咽痛，肺热咳嗽，尿道炎，阴痒，阴部湿疹。

用量与用法 青藏龙胆：12 ~ 15 g。

龙胆花、双花龙胆：3 ~ 5 g。内服煎汤。

附　注

藏医药用的龙胆科龙胆属植物的花类药材主要分为“龙胆花”和“秦艽花”2 类，前者统称“སྤང་རྒྱན།”（榜间），主要为多枝组（Sect. Monopodiae）、高山龙胆组（Sect. Frigida Kusnez.）的种类，后者统称“ཀྱི་ལྡྀ།”（吉解），多为秦艽组（Sect. Cruciata Gaudin）的种类。《蓝琉璃》《晶珠本草》等古籍将“榜间”按花色分为白色［“སྤང་རྒྱན་དཀར་པོ།”（榜间嘎保）］、蓝色［“སྤང་རྒྱན་སྔོན་པོ།”（榜间恩保）］、黑色［“སྤང་རྒྱན་ནག་པོ།”（榜间那保）］或杂色［“སྤང་རྒྱན་ཁྲ་བོ།”（榜间察屋、邦杰差沃）］几类。由于龙胆属植物种类较多，同种或不同种间在花的颜色或条纹、斑点等方面变化较大，较难按古籍记载的“花色”明确界定和区分“榜间”的品种，故现代专著文献及有关标准中记载的“榜间”各种类的基原不尽一致，且功能与主治也有差异。《部标藏药》《青海藏标》以“青藏龙胆/སྤང་རྒྱན་ནག་པོ།/榜间那保”之名收载的基原为青藏龙胆 *G. przewalskii* Maxim.（云雾龙胆），或还包括其同属数种植物；《藏标》以“龙胆花/སྤང་རྒྱན་དཀར་པོ།/榜间嘎保”之名收载了黄花龙胆 *G. algida* Pall. var. *przewalskii* Maxim.（云雾龙胆）和大花龙胆 *G. szechenyii* Kanitz；《西藏藏标》以“སྤང་རྒྱན་ཁྲ་བོ།/邦杰差沃/双花龙胆”之名收载了蓝玉簪龙胆 *G. veitchiorum* Hemsl. 和云雾龙胆 *G. nubigena* Edgew.。（参见“大花龙胆”“短柄龙胆”“高山龙胆”“蓝玉簪龙胆”“岷县龙胆”条）

在《中国植物志》中，*G. przewalskii* Maxim. 为云雾龙胆 *G. nubigena* Edgew. 的异名；青藏龙胆的拉丁学名为 *G. futtereri* Diels et Gilg。

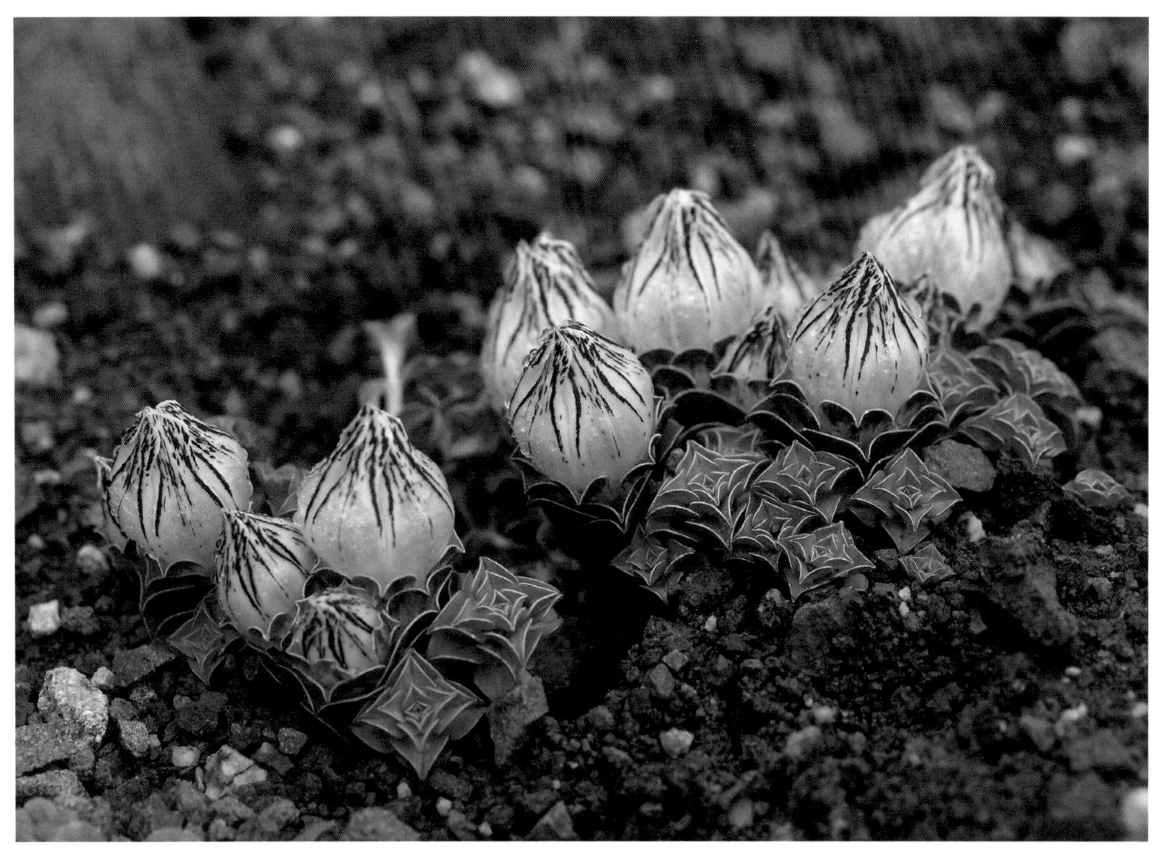

龙胆科（Gentianaceae） 龙胆属 [*Gentiana* (Tourn.) L.]

乌奴龙胆 *Gentiana urnula* H. Smith

药 材 名 乌奴龙胆；གང་གཱ་ཆུང་།（岗嘎琼、岗嘎穹、冈噶琼）。

标 准 《部标藏药》、《藏标》、《青海藏标》（1992 年版）。

植物形态 参见《中国植物志》第六十二卷第 128 ~ 130 页。

分布与生境 分布于我国西藏（墨竹工卡、察雅等）、青海西南部、甘肃等。生长于海拔 3 900 ~ 5 700 m 的高山砾石地带、高山草甸、沙石山坡。尼泊尔、不丹等也有分布。

药用部位 全草。

采收与加工 秋季花期采集，阴干。

性　　味　味苦，化后味苦，性寒。

功能与主治　清热解毒，利胆止泻，愈疮。用于“查彩”病，“赤彩”病，“培根木布”病，消化性溃疡，黄疸，腹泻，血管闭塞，流行性感冒，咽喉炎，肺炎，中毒等。（《藏药医学内容审查》）

用量与用法　3 ~ 5 g。内服研末；或入丸、散。

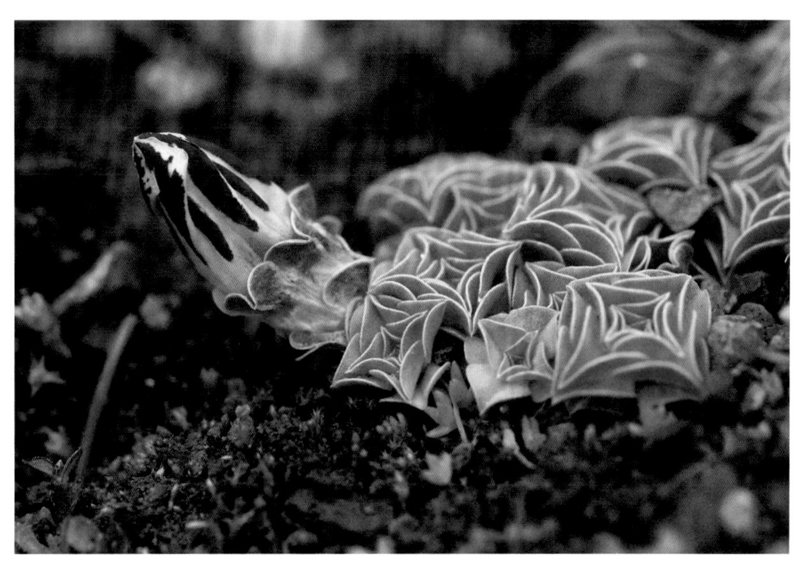

附　注

《四部医典》《度母本草》等均记载有解毒、止热痢之药物“གང་གྰ་ཆུང་།”（岗嘎琼）。现代文献均以龙胆科植物乌奴龙胆 *G. urnula* H. Smith 为“岗嘎琼”的正品，《部标藏药》《藏标》等以“乌奴龙胆 / གང་གྰ་ཆུང་། / 岗嘎琼”之名收载了该种。据文献记载，部分地区也以一些生长海拔较高、植株低矮的龙胆属植物（如矮龙胆 *G. wardii* W. W. Sm. 等）及唇形科植物白苞筋骨草 *Ajuga lupulina* Maxim.、绵参 *Eriophyton wallichii* Benth. 作“岗嘎琼”的基原，白苞筋骨草 *A. lupulina* Maxim. 在《部标藏药》等中以“白苞筋骨草 /ཟིན་ཏིག/ 森蒂（森地、森斗）”之名被收载，功能为清热解毒，可用于炭疽、疔疮、癫痫、虫病；绵参 *E. wallichii* Benth. 在《部标藏药》等中以“绵参 /སྦང་ཚན་སྤུ་རུ།/ 榜餐布如（榜参布柔、榜餐布日）”之名被收载，功能为清热解毒、止咳，可用于流行性感冒、温病、肝炎、肺炎、肺脓肿、肺结核、肺热咳嗽、传染性热症。上述 2 种均与乌奴龙胆 *G. urnula* H. Smith 不同，实为不同的藏药。（参见“白苞筋骨草”“绵参”条）

各标准中收载的“森蒂”的功能与主治不尽相同，《部标藏药》等记载的主治为用于血和“赤巴”合并症、“木布”病、血管闭塞病、中毒性发热、热性腹泻、流行性感冒、咽喉肿痛、黄疸。

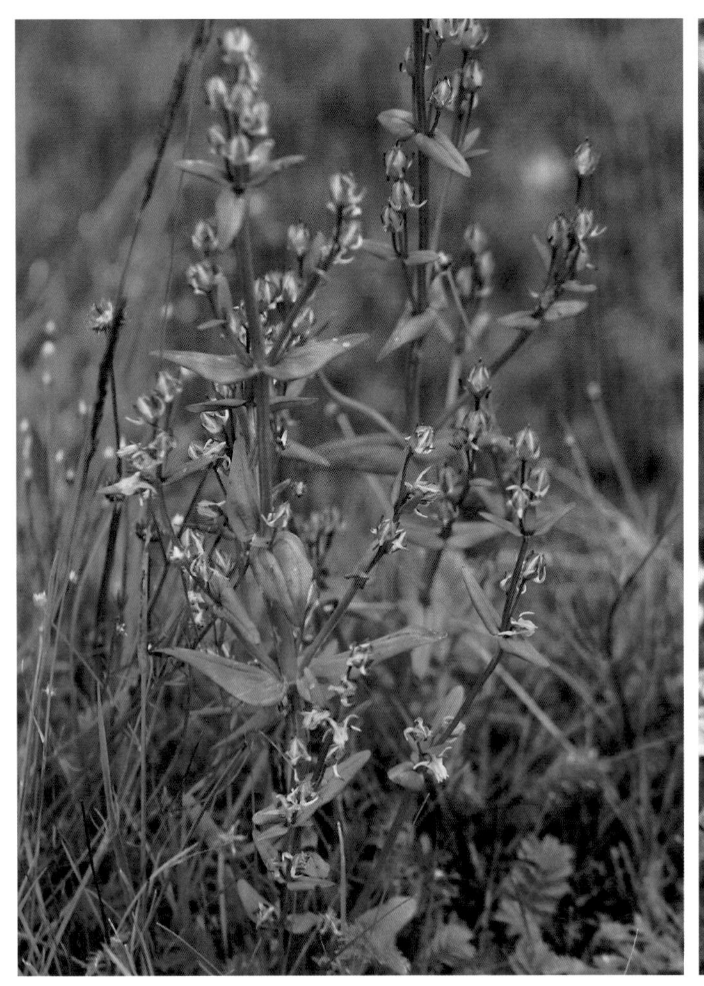

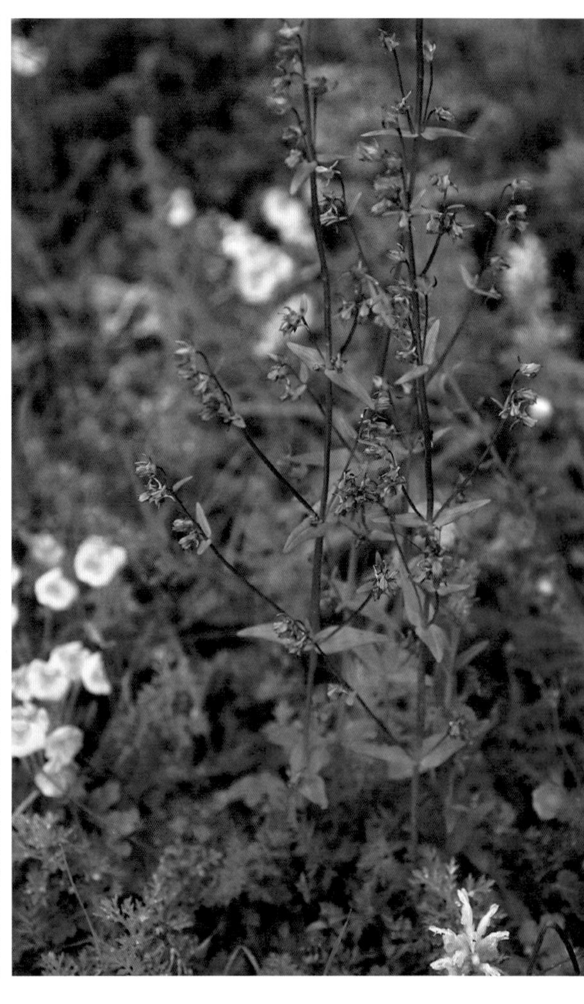

龙胆科（Gentianaceae） 花锚属（*Halenia* Borkh.）

椭圆叶花锚 *Halenia elliptica* D. Don（卵萼花锚）

药 材 名 花锚、椭叶花锚；ལྕགས་ཏིག་ར་མགོ（甲地然果）、ལྕགས་ཏིག་ར་མགོ་མ།（甲地然果玛、吉合斗拉果玛）。

标 准 《部标藏药》、《藏标》、《青海藏标》（1992 年版）。

植物形态 参见《中国植物志》第六十二卷第 291 ~ 293 页。

分布与生境 分布于我国西藏、云南、四川、重庆、贵州、青海、新疆、陕西、甘肃、山西、内蒙古、辽宁、湖南、湖北。生长于海拔 700 ~ 4 100 m

的高山林下、林缘、山坡草地、灌丛中、山谷水沟边。尼泊尔、不丹、印度等也有分布。

药用部位 地上部分。

采收与加工 秋季花期采收，洗净，晾干水分，揉搓出香气，阴干。

性　　味 味苦，化后味苦，性寒。（《藏药医学内容审查》）

味苦、甘，性平、润、凉。[《青海藏标》（1992 年版）]

功能与主治 清热除湿，疏肝利胆。用于“赤彩”病，胆囊炎，肝炎，温病，头痛，牙痛，跌打损伤，疮疡等。

用量与用法 9 ~ 15 g。多入复方用。

附　注

《四部医典》《宇妥本草》《药名之海》中记载有治胆热症之药物“ལྕགས་ཏིག”（机合滴）；《四部医典系列挂图全集》第二十七图中有“ལྕགས་ཏིག”（机合滴，97 号图）及其类似品“ལྕགས་ཏིག་རིགས།”（机合滴惹）的附图。《晶珠本草》记载“ཏིག་ཏ།”（蒂达、滴达、地格达）有印度产、尼泊尔产、我国西藏产 3 类，其中我国西藏产又分为多种，“ལྕགས་ཏིག”（机合滴）为其中之一，又称“铁虎耳草”。据实地调查，现各地藏医均以龙胆科植物椭圆叶花锚 *H. elliptica* D. Don 为“机合滴”的正品，《部标藏药》《藏标》以“花锚（椭叶花锚）/ལྕགས་ཏིག་ར་སྒོ/ 甲地然果”之名收载了该种；《青海藏标》以“椭叶花锚 /ལྕགས་ཏིག་ར་སྒོ་མ/ 吉合斗拉果玛”之名收载了该种，并言花锚 *H. corniculata* (L.) Cornaz. 也可作本品入药。花锚 *H. corniculata* (L.) Cornaz. 的花为黄色，这与《晶珠本草》的记载不符；该种分布于陕西、山西、河北、内蒙古、辽宁、吉林、黑龙江，藏族聚居区不产，藏医使用的可能性较小，为蒙医使用的“地格达”的基原。文献记载的“机合滴”的基原还有同科的扁蕾属（*Gentianopsis*）、獐牙菜属（*Swertia*）及肋柱花属（*Lomatogonium*）等的多种植物。《部标藏药》以“湿生扁蕾 /ལྕགས་ཏིག་ནག་པོ/ 加蒂那布”之名、《青海藏标》以“湿生扁蕾 /ལྕགས་ཏིག/ 吉合斗”之名收载了湿生扁蕾 *G. paludosa* (Mum.) Ma，其功能和主治与“甲地然果”不同。（参见“湿生扁蕾”条）

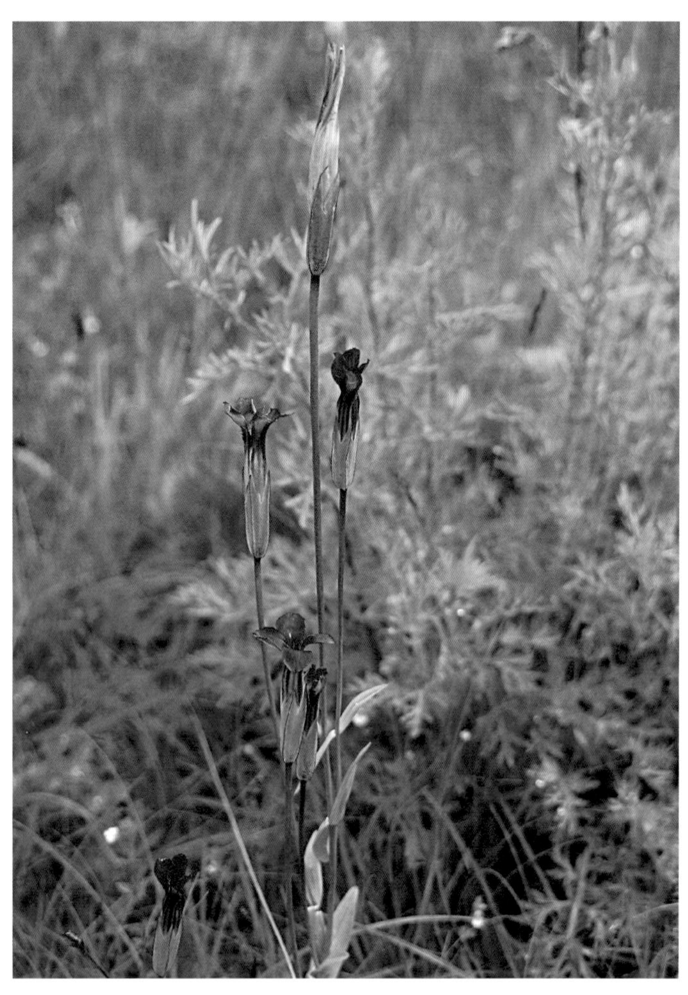
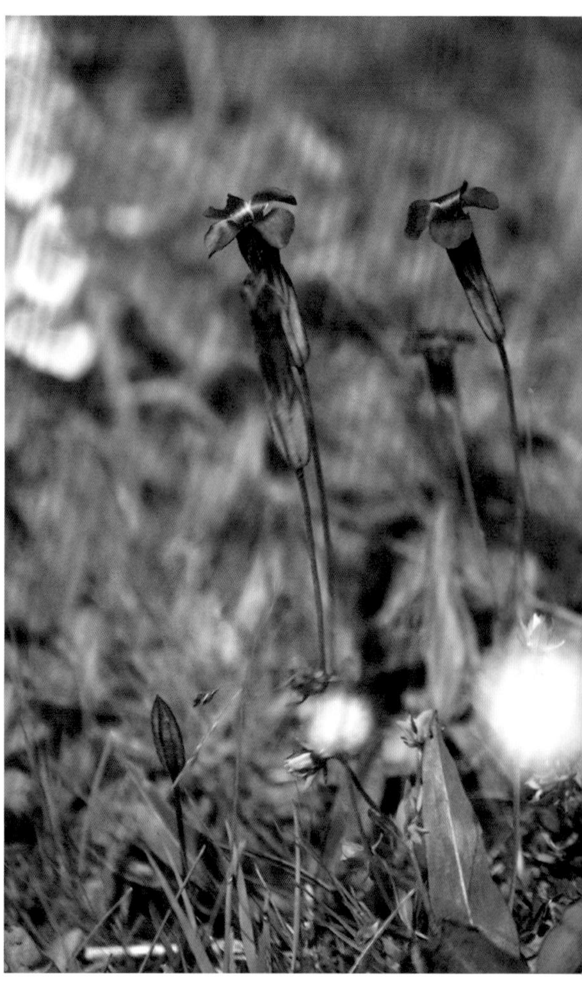

龙胆科（Gentianaceae） 扁蕾属（*Gentianopsis* Ma）

湿生扁蕾 *Gentianopsis paludosa* (Mum.) Ma

药 材 名 湿生扁蕾；ལྕགས་ཏིག་ནག་པོ།（加蒂那布）、ལྕགས་ཏིག（吉合斗、机合滴）。

标　　准 《部标藏药》、《青海藏标》（1992 年版）。

植物形态 参见《中国植物志》第六十二卷第 296 页。

分布与生境 分布于我国西藏、云南、四川、青海、甘肃、陕西、宁夏、山西、内蒙古、河北。生长于海拔 1 190 ~ 4 900 m 的河滩、山坡草地、林下。尼泊尔、印度、不丹等也有分布。

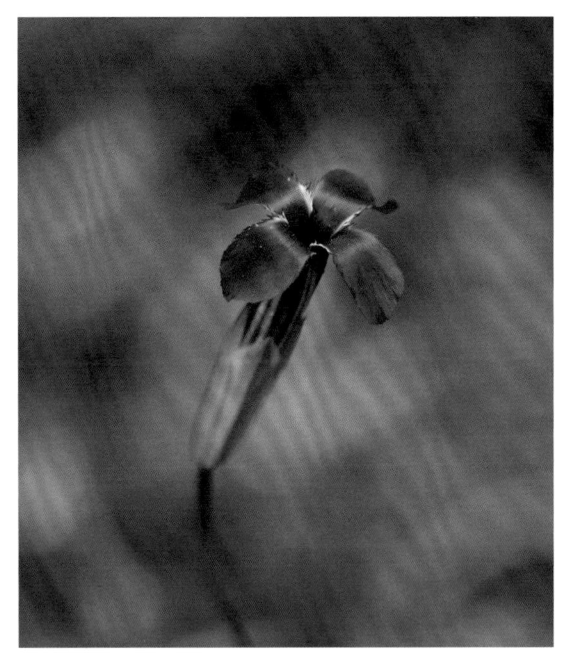

药用部位 全草。

采收与加工 盛花期采集，除去杂质，晾干。

性　　味 味苦，化后味苦，性寒。

功能与主治 清热解毒，疏肝利胆，祛湿，益骨。用于“赤彩”病，胆囊炎，肝炎，疮毒，创伤，温病时疫，小儿腹泻等。

用量与用法 30 g（鲜品）；9 ~ 15 g（干品）。内服煎汤；或入丸、散。

附　注

“ཏིག་ཏ།”（蒂达）为多种治疗肝胆疾病的藏药的统称。《晶珠本草》记载“蒂达”按产地分为印度产、尼泊尔产和我国西藏产 3 类，其中我国西藏产者又有多种，“ལྕགས་ཏིག”（机合滴，又习称“铁虎耳草”）为其中之一。现代文献记载的“蒂达”的基原涉及龙胆科、虎耳草科等多科多属多种植物，湿生扁蕾 *G. paludosa* (Mum.) Ma 为“机合滴”的基原之一。据实地调查，现藏医多以龙胆科植物椭圆叶花锚 *Halenia elliptica* D. Don 作“机合滴”的正品，各地作“机合滴”基原的还有龙胆科扁蕾属、獐牙菜属（*Swertia*）、肋柱花属（*Lomatogonium*）的多种植物。《部标藏药》等以“椭圆叶花锚（椭叶花锚）/ལྕགས་ཏིག་རྟ་མགོ / 甲地然果”之名收载了椭圆叶花锚 *H. elliptica* D. Don；《部标藏药》以“湿生扁蕾 /ལྕགས་ཏིག་ནག་པོ/ 加蒂那布”之名、《青海藏标》以“湿生扁蕾 /ལྕགས་ཏིག/ 吉合斗”之名收载了湿生扁蕾 *G. paludosa* (Mum.) Ma，其功能和主治与“甲地然果”也有差异。《中华本草·藏药卷》等文献认为《四部医典》记载的“ལྕགས་ཏིག་དཀར་པོ།”（加滴嘎布）的基原为扁蕾 *G. barbata* (Fröel) Ma。据《中国植物志》的记载和实地调查，湿生扁蕾 *G. paludosa* (Mum.) Ma 在藏族聚居区分布广泛，而扁蕾 *G. barbata* (Fröel) Ma 主要分布于华北、东北地区，从资源分布的角度来看，藏医主要使用的应是湿生扁蕾 *G. paludosa* (Mum.) Ma，而扁蕾 *G. barbata* (Fröel) Ma 则为蒙医习用的品种。（参见“椭圆叶花锚”条）

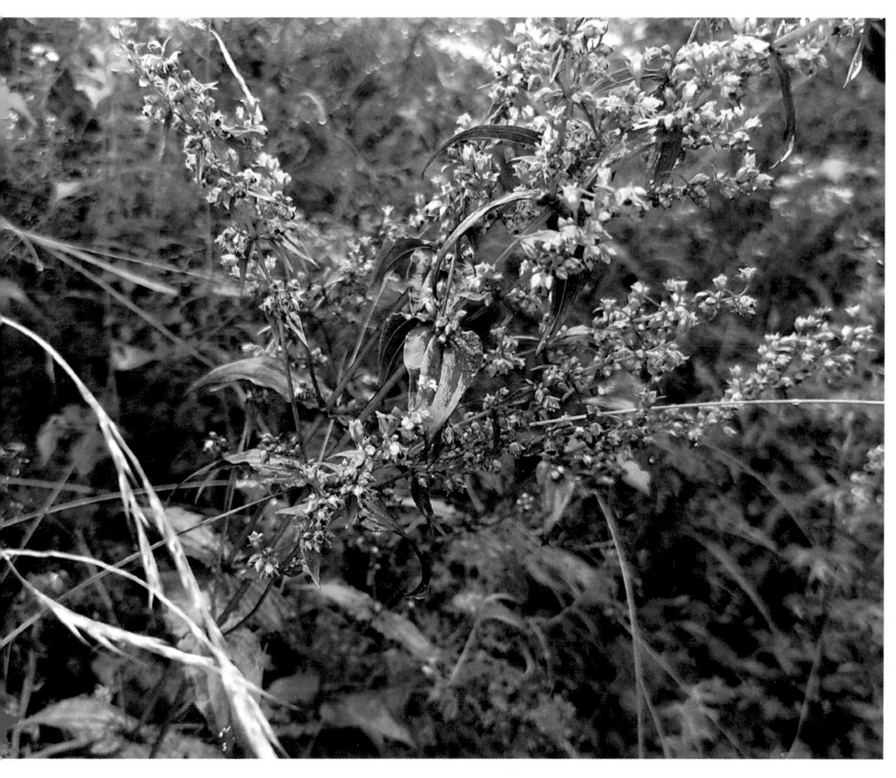

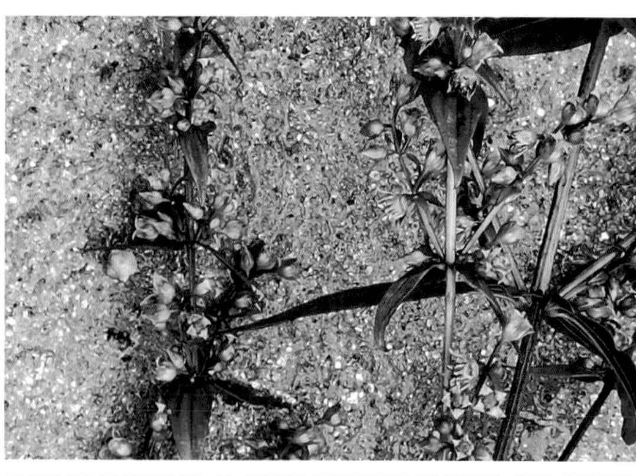

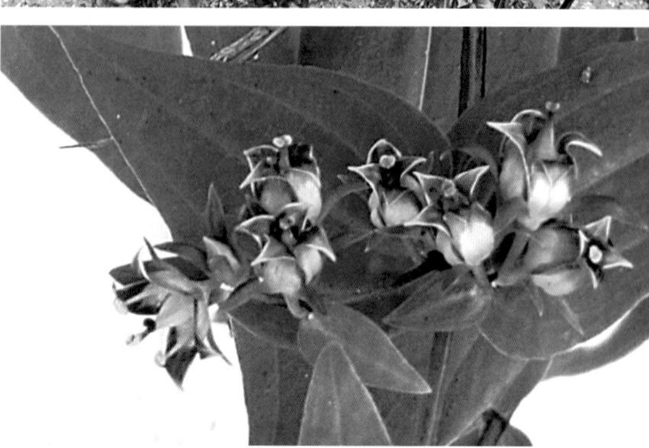

龙胆科（Gentianaceae） 獐牙菜属（*Swertia* L.）

印度獐牙菜 *Swertia chirayita* (Roxb. ex Flemi) Karsten

药 材 名 印度獐牙菜；རྒྱ་ཏིག（甲蒂、甲斗）。

标　　准 《部标藏药》、《青海藏标》（1992 年版）。

植物形态 草本，高 30 ~ 80 cm，分枝多。根粗壮，黄褐色，圆柱形，有分叉，具须根痕；根茎膨大，残留密集的基生叶痕。茎圆形，绿褐色或黄绿色，中空，上部茎具棱。基生叶椭圆形，长 5 ~ 10 cm，宽 2 ~ 4 cm，全缘，叶柄呈鞘状下延；茎生叶无柄，比基生叶小，先端急尖，具 5 脉。大型圆锥花序，花黄绿色，4 基数，花冠略带紫脉。蒴果卵形，长约 6 mm；种子细小，棕黄色，卵圆形，表面具网状纹。

分布与生境 分布于我国喜马拉雅山脉温暖地带及西藏（定日、吉隆）。现在我国青海部分地区有栽培。生长于海拔 1 000 ~ 2 500 m 的山地。印度、尼泊尔、不丹等也有分布。

药用部位 全草。

采收与加工 夏季采收，晾干。

性　　味 味苦，化后味苦，性凉、糙。

功能与主治 清肝利胆，退诸热。用于“赤彩”病，胆囊炎，肝炎，胆管炎，“查彩”病，“培赤果乃”病等。

用量与用法 6 ~ 9 g。内服煎汤；或入丸、散。

附　注

“ཏིག་ཏ།”（蒂达）为一类主要治疗肝胆疾病的藏药的总称，商品药材又习称为“藏茵陈”。《晶珠本草》记载“蒂达”有“印度蒂达”[“རྒྱ་ཏིག”（甲蒂、迦蒂）]、“尼泊尔蒂达”[“བལ་ཏིག”（哇蒂）]、“西藏蒂达”[“བོད་ཏིག”（窝蒂）] 3 类，其中“西藏蒂达”又分为“松蒂”“色蒂”“欧蒂”“桑蒂”“贯蒂（机合滴）”“茹蒂”6 种。现代文献记载的“蒂达”类各品种的基原涉及龙胆科、虎耳草科、石竹科、唇形科的 70 余种植物，且不同文献记载的“蒂达”上述各品种的基原不尽一致，各品种的功能与主治也有所不同。据文献考证、资源调查、市场调查，“印度蒂达”（甲蒂）和“尼泊尔蒂达”（哇蒂）的基原为龙胆科植物印度獐牙菜 *S. chirayita* (Roxb. ex Flemi) Karsten 或普兰獐牙菜 *S. purpurascens* Wall.；而“西藏蒂达”（窝蒂）的基原极为复杂。各地藏医均以印度獐牙菜 *S. chirayita* (Roxb. ex Flemi) Karsten 为“蒂达”的上品，《部标藏药》《青海藏标》以“印度獐牙菜 /རྒྱ་ཏིག/ 甲蒂（甲斗）”之名收载了该种；《藏标》以“蒂达 /ཏིག་ཏ/ 蒂达”之名收载了普兰獐牙菜 *S. purpurascens* Wall.。印度獐牙菜 *S. chirayita* (Roxb. ex Flemi) Karsten 的药材一直为进口，“西藏蒂达”（窝蒂）中的“ཟངས་ཏིག”（桑蒂）的基原则主要为我国分布的川西獐牙菜 *S. mussotii* Franch. 等獐牙菜属植物。（参见“抱茎獐牙菜”“篦齿虎耳草”“川西獐牙菜”“湿生扁蕾”“椭圆叶花锚”等条）

印度獐牙菜 *S. chirayita* (Roxb. ex Flemi) Karsten 在印度、尼泊尔等国也药用，用于胃病、肝病，并有退热、缓泻、滋补作用。该种的模式标本（P00525915、P00525916）存放于法国国家自然历史博物馆，采集记录显示系 1895 年 8 月采集自我国；也有国外文献记载印度獐牙菜的拉丁学名为 *S. speciosa* D. Don，我国西藏有分布。但我国的植物分类学文献均未记载该种，但据笔者等的调查，该种在我国西藏定日、吉隆等有分布。藏医所用印度獐牙菜 *S. chirayita* (Roxb. ex Flemi) Karsten 药材为从印度、尼泊尔等国进口。

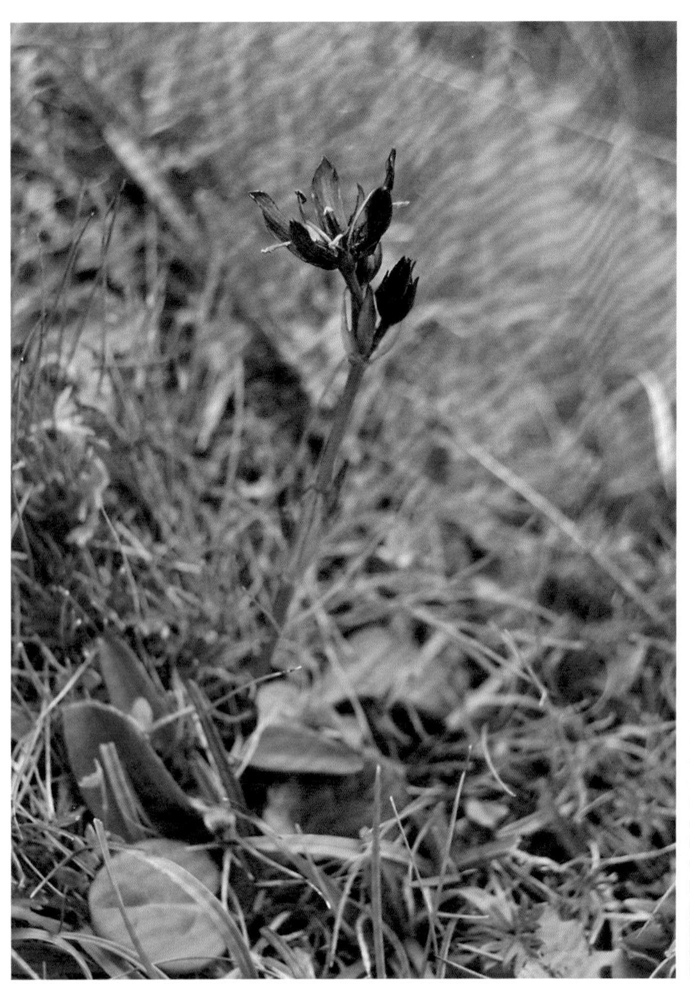

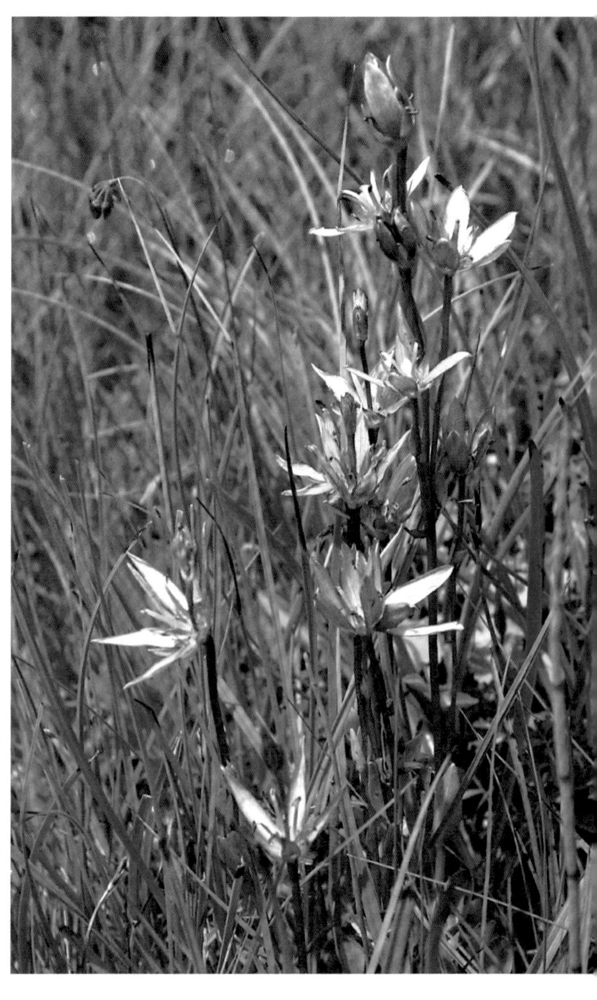

龙胆科（Gentianaceae） 獐牙菜属（*Swertia* L.）

二叶獐牙菜 *Swertia bifolia* Batal.

药 材 名 桑蒂；ཟངས་ཏིག（桑蒂）。

标 准 《西藏藏标·附录》。

植物形态 参见《中国植物志》第六十二卷第 362 页。

分布与生境 分布于我国西藏东南部、四川西北部（马尔康、阿坝、甘孜）、青海、甘肃南部、陕西（太白山一带）。生长于海拔 2 850 ~ 4 300 m 的高山草甸、灌丛草甸、沼泽草甸、湿地、林下。

药用部位 全草。

采收与加工 花期采集，除去泥土，晾干。

性　　味 味苦，化后味苦，性寒。

功能与主治 清热解毒，疏肝利胆。用于胆热症，“隆”热症，“赤巴”热症，“隆”“赤”合并热症等。

用量与用法 2 ~ 3 g。内服煎汤；或入丸、散。

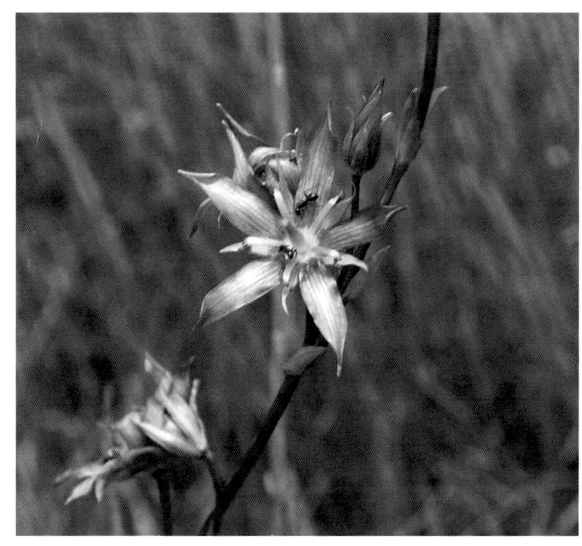

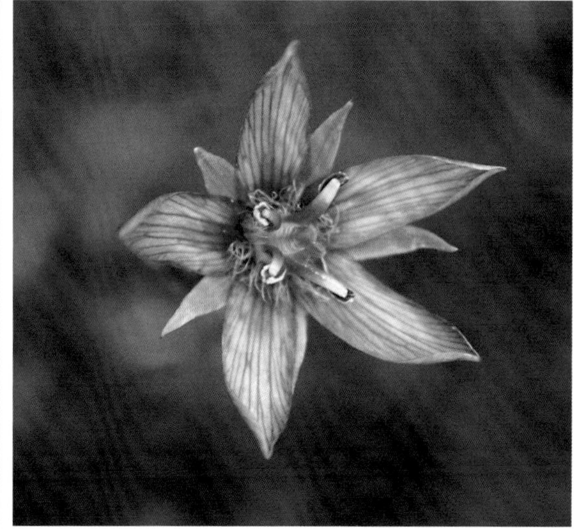

附　注

“ཏིག་ཏ།”（蒂达）为一类主要用于肝胆疾病的藏药的总称，商品药材习称“藏茵陈”。《晶珠本草》记载“蒂达”分为“印度蒂达”[“རྒྱ་ཏིག”（甲蒂）]、“尼泊尔蒂达”[“བལ་ཏིག”（哇蒂）]、“西藏蒂达”[“བོད་ཏིག”（窝蒂、窝滴）]三大类，其中“窝蒂”又分为6种，“ཟངས་ཏིག”（桑蒂）为其中之一。现代文献记载的“蒂达”类的基原极为复杂，涉及龙胆科、虎耳草科、唇形科等多科多属多种植物，其中“桑蒂”的基原主要为多种国产的獐牙菜属植物。《西藏藏标》以“ཟངས་ཏིག/桑蒂/桑蒂”之名收载了毛萼獐牙菜 *S. hispidicalyx* Burk.、二叶獐牙菜 *S. bifolia* Batal.、川西獐牙菜 *S. mussotii* Franch.；此外，《部标藏药》《青海藏标》收载的“桑蒂”的基原还有普兰獐牙菜 *S. purpurascens* Wall.、抱茎獐牙菜 *S. franchetiana* H. Sm.、美丽獐牙菜 *S. angustifolia* Buch.-Ham. ex D. Don var. *pulchella* (D. Don) Burk.、北方獐牙菜 *S. diluta* (Turcz.) Benth. et Hook. f.（当药）。（参见“抱茎獐牙菜”“川西獐牙菜”“毛萼獐牙菜”“美丽獐牙菜”“普兰獐牙菜”条）

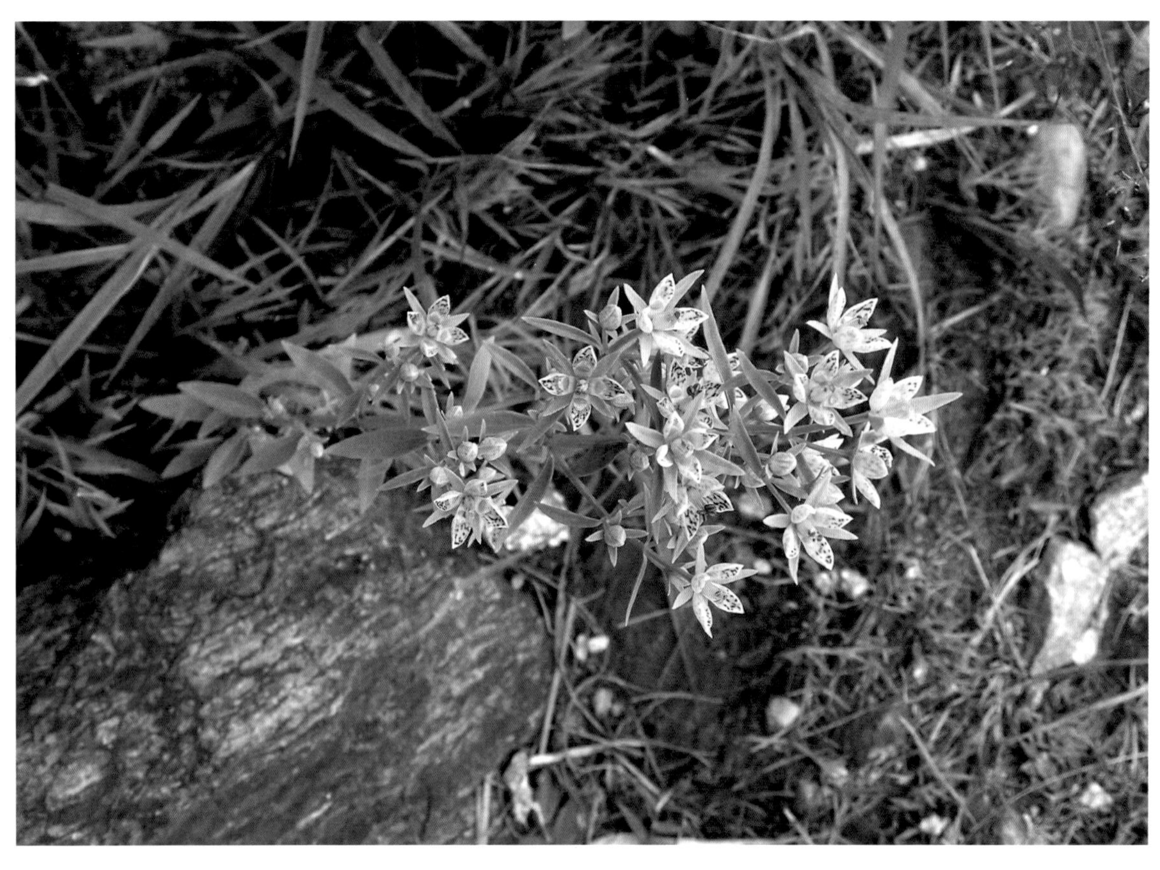

龙胆科（Gentianaceae） 獐牙菜属（*Swertia* L.）

美丽獐牙菜 *Swertia angustifolia* Buch.-Ham. ex D. Don var. *pulchella* (D. Don) Burk.

药材名 川西獐牙菜；ཟངས་ཏིག（桑蒂、桑斗）。

标准 《青海藏标》（1992 年版）。

植物形态 参见《中国植物志》第六十二卷第 390 页。

分布与生境 分布于我国云南（大理）、广西、广东、福建、贵州、湖南、湖北、江西。生长于海拔 150 ~ 3 000 m 的田边、草坡、荒地。印度、尼泊尔、不丹等也有分布。

药用部位 全草。

采收与加工 秋季花期采收，晾干。

性　　味　味甘、苦，化后味甘，性凉、糙。

功能与主治　清肝利胆，退诸热。用于黄疸性肝炎，病毒性肝炎，血病。

用量与用法　3 ~ 5 g。内服煎汤；或入丸、散。

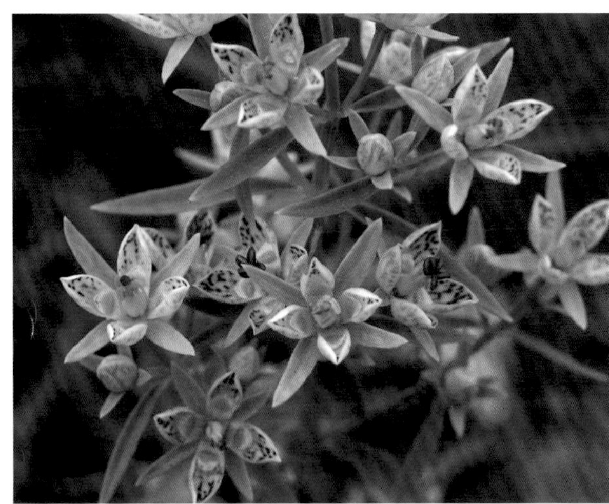

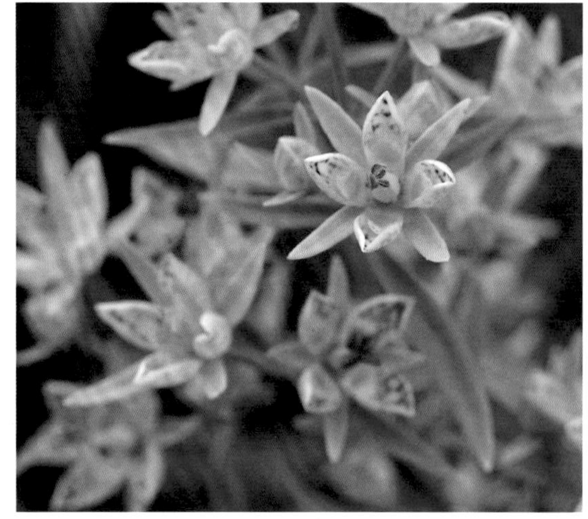

附　注

“ཏིག་ཏ།”（蒂达）为一类主要治疗肝胆疾病的藏药材的总称，商品药材习称为“藏茵陈”。《晶珠本草》等古籍记载“蒂达”分印度产、尼泊尔产、我国西藏产三大类，其中我国西藏产者又分为“松蒂”“桑蒂”“俄蒂”等 6 种。现代文献记载的“蒂达”类的基原极为复杂，涉及龙胆科、虎耳草科、石竹科等的多属多种植物，其中“ཟངས་ཏིག”（桑蒂、桑斗）的基原主要包括多种獐牙菜属植物，各地习用的种类与当地分布的资源种类有关。美丽獐牙菜 *S. angustifolia* Buch.-Ham. ex D. Don var. *pulchella* (D. Don) Burk. 为青海藏医习用的“桑蒂”的基原之一，《青海藏标》以“川西獐牙菜 /ཟངས་ཏིག/ 桑斗”之名收载了川西獐牙菜 *S. mussotii* Franch.，并在该条附注中说明美丽獐牙菜 *S. angustifolia* Buch.-Ham. ex D. Don var. *pulchella* (D. Don) Burk. 也作“桑斗”使用。（参见“抱茎獐牙菜”“川西獐牙菜”“普兰獐牙菜”“湿生扁蕾”“椭圆叶花锚”等条）

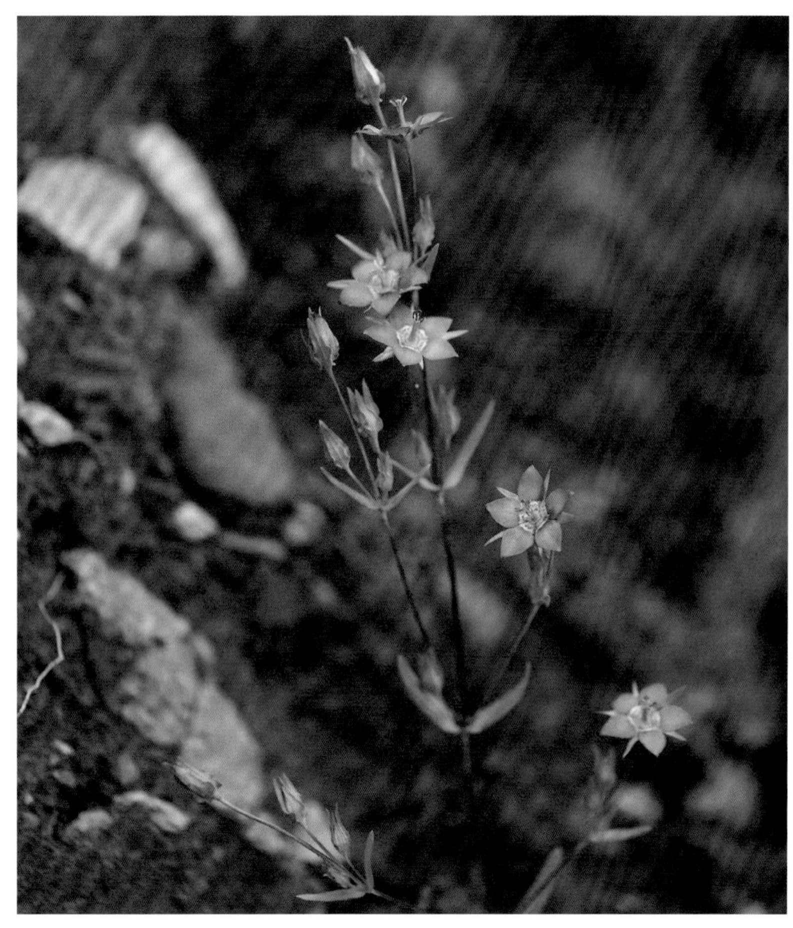

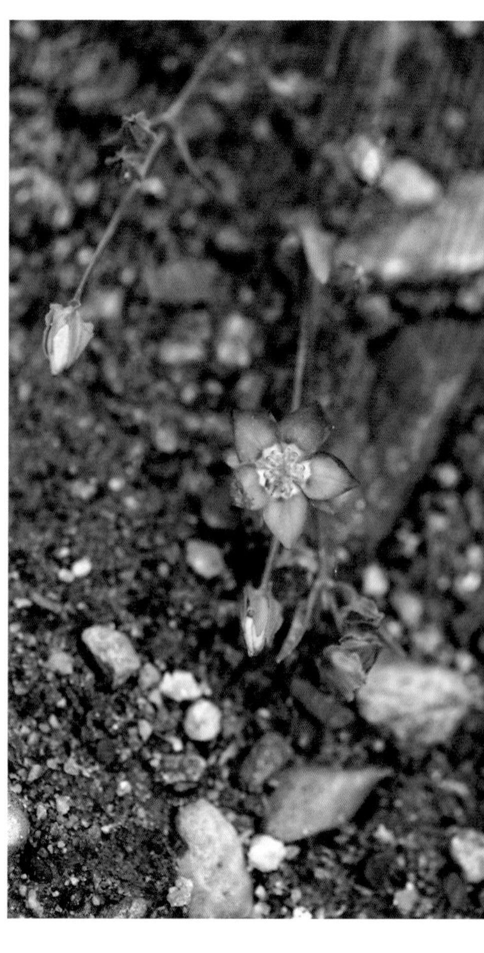

龙胆科（Gentianaceae） 獐牙菜属（*Swertia* L.）

毛萼獐牙菜 *Swertia hispidicalyx* Burk.

药材名 桑蒂；ཟངས་ཏིག（桑蒂）。

标准 《西藏藏标》。

植物形态 参见《中国植物志》第六十二卷第 392 页。

分布与生境 分布于我国西藏（日喀则至拉萨一带及南木林、工布江达等）。生长于海拔 3 400 ~ 5 200 m 的山坡、河边、草原潮湿处、高山草地。尼泊尔也有分布。

药用部位 全草。

采收与加工 花期采收，除去泥土，晾干。

性　　味 味苦，化后味苦，性寒。

功能与主治 清热解毒，疏肝利胆。用于胆热症，“隆”热症，“赤巴”热症，“隆赤”合并热症等。

用量与用法 2 ~ 3 g。

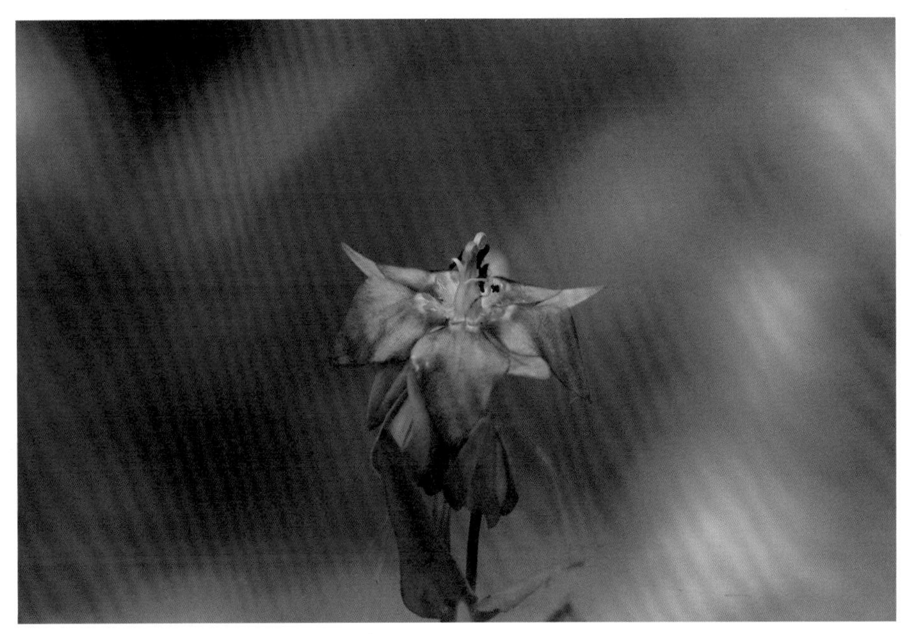

附　注

“ཏིག་ཏ།”（蒂达）为一类主要治疗肝胆疾病的藏药的总称，商品药材习称“藏茵陈”。《晶珠本草》等古籍记载“蒂达”分为印度产、尼泊尔产、我国西藏产三大类，其中我国西藏产者又分为“松蒂”“桑蒂”等 6 种。现代文献记载的“蒂达”类的基原极为复杂，涉及龙胆科、虎耳草科、石竹科等的多属多种植物，其中“ཟངས་ཏིག”（桑蒂）的基原主要包括多种獐牙菜属植物，各地习用的种类与当地分布的资源种类有关。毛萼獐牙菜 *S. hispidicalyx* Burk. 为西藏藏医习用的“桑蒂”的主要基原之一，《西藏藏标》以“ཟངས་ཏིག/ 桑蒂 / 桑蒂”之名收载了毛萼獐牙菜 *S. hispidicalyx* Burk.、二叶獐牙菜 *S. bifolia* Batal.、川西獐牙菜 *S. mussotii* Franch.。（参见“抱茎獐牙菜”“川西獐牙菜”“二叶獐牙菜”“普兰獐牙菜”“湿生扁蕾”“椭圆叶花锚”等条）

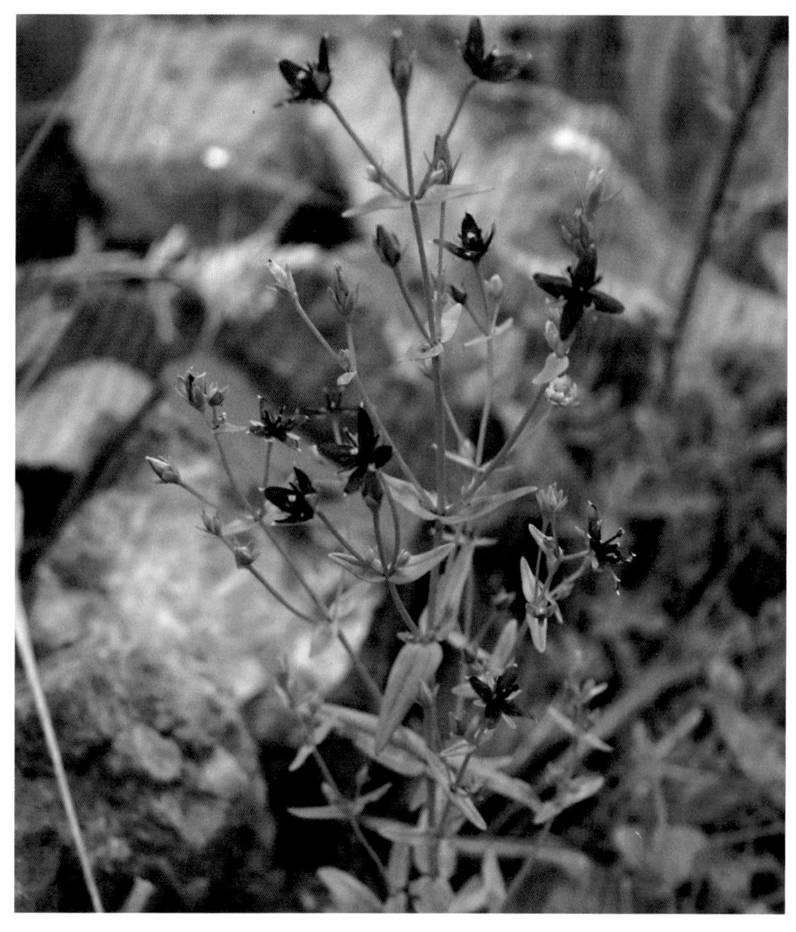
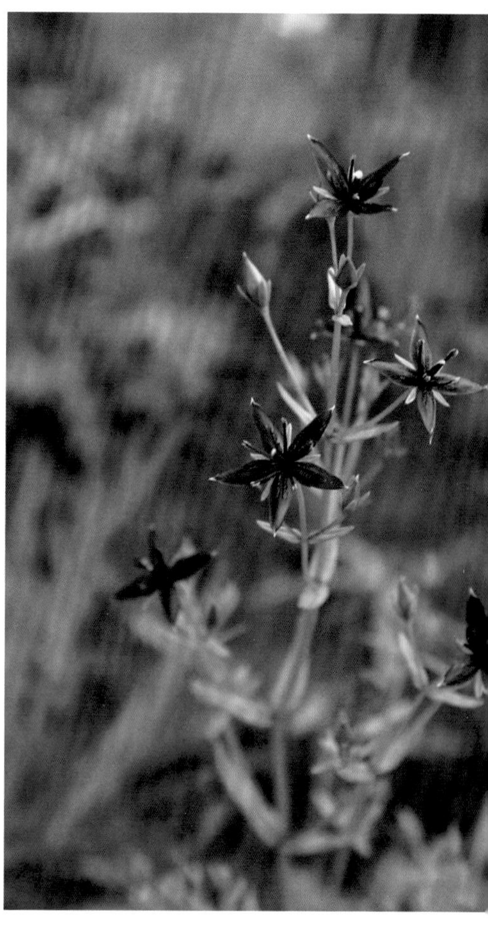

龙胆科（Gentianaceae） 獐牙菜属（*Swertia* L.）

川西獐牙菜 *Swertia mussotii* Franch.

药 材 名 川西獐牙菜、桑蒂；ཟངས་ཏིག（桑蒂、桑斗）。

标 准 《部标藏药》、《西藏藏标·附录》、《青海藏标》（1992 年版）。

植物形态 参见《中国植物志》第六十二卷第 400 ~ 401 页。

分布与生境 分布于我国西藏[林芝（波密），芒康等]、云南（德钦）、四川（道孚、马尔康、金川等）、青海（玉树等）。生长于海拔 1 900 ~ 3 800 m 的山坡、河谷、河滩、林下、灌丛、水边等。

药用部位 全草。

采收与加工 秋季花期采收，晾干。

性　　味 味甘、苦，化后味甘，性凉、糙。

功能与主治 清热解毒，疏肝利胆，退诸热。用于“查彩”病，“隆赤”病，肝炎，胆囊炎等。

用量与用法 3 ~ 5 g。内服煎汤；或入丸、散。

附　注

“ཏིག་ཏ།”（蒂达）为一类主要治疗肝胆疾病的藏药的总称，商品药材又称“藏茵陈”。关于“蒂达”的品种，《度母本草》记载“蒂达”按花色分为花黄色的金［“གསེར་ཏིག”（色蒂）］和花白色的银［“དངུལ་ཏིག”（欧蒂、俄蒂）］2 种；《药名之海》记载有“རྒྱ་ཏིག”（甲蒂）、“སུམ་ཏིག”（松蒂，包括大、小 2 种）、“ལྕགས་ཏིག”（机合蒂）、“ཟངས་ཏིག”（桑蒂）和“དངུལ་ཏིག”（欧蒂）；《晶珠本草》记载“蒂达”按产地分为印度产的“རྒྱ་ཏིག”（甲蒂）、尼泊尔产的“བལ་ཏིག”（哇蒂）和我国西藏产的“བོད་ཏིག”（窝蒂）3 类，其中我国西藏产“蒂达”又分为“松蒂”“色蒂”“欧蒂”“桑蒂”“机合蒂（贯蒂）”“苟尔蒂（གུར་ཏིག）”6 种。现代文献记载的“蒂达”类各品种的基原涉及龙胆科、虎耳草科、石竹科、唇形科等的 70 余种植物，且不同文献记载的“蒂达”各品种的基原不尽一致，各品种的功能与主治也有所不同。据文献考证、资源调查、市场调查，各地藏医均以产自印度和尼泊尔的印度獐牙菜 *Swertia chirayita* (Roxb. ex Flemi) Karsten 为“蒂达”的上品，称其为“甲蒂”；而我国西藏产的“窝蒂”的基原较为复杂，各地习用的种类有差异，这与当地分布的资源种类有关，“窝蒂”的基原主要有龙胆科獐牙菜属、花锚属（*Halenia*）、扁蕾属（*Gentianopsis*）、肋柱花属（*Lomatogonium*）及虎耳草科虎耳草属（*Saxifraga*）的多种植物，其中，“ཟངས་ཏིག”［桑蒂，《宇妥本草》记载其名为“ཟངས་ཏིག་པ།”（桑蒂哇）］的基原主要为国产的獐牙菜属植物。《藏标》以“蒂达 /ཏིག་ཏ།/ 蒂达”之名收载了龙胆科植物普兰獐牙菜 *Swertia purpurascens* Wall. 及其同属多种植物；《部标藏药》《青海藏标》以“川西獐牙菜 /ཟངས་ཏིག/ 桑蒂（桑斗）”之名收载了川西獐牙菜 *Swertia mussotii* Franch.，《青海藏标》在该条附注中记载“本品系龙胆科獐牙菜属的多种植物”，青海常用的有普兰獐牙菜 *Swertia purpurascens* Wall.、抱茎獐牙菜 *Swertia franchetiana* H. Sm.、美丽獐牙菜 *Swertia angustifolia* Buch.-Ham. ex D. Don var. *pulchella* (D. Don) Burk.、北方獐牙菜 *Swertia diluta* (Turcz.) Benth. et Hook. f.（当药）；《西藏藏标》以“ཟངས་ཏིག/ 桑蒂 / 桑蒂”之名收载了毛萼獐牙菜 *Swertia hispidicalyx* Burk.、二叶獐牙菜 *Swertia bifolia* Batal.、川西獐牙菜 *Swertia mussotii* Franch.。（参见“抱茎獐牙菜”“二叶獐牙菜”“毛萼獐牙菜”“美丽獐牙菜”“普兰獐牙菜”“椭圆叶花锚”条）

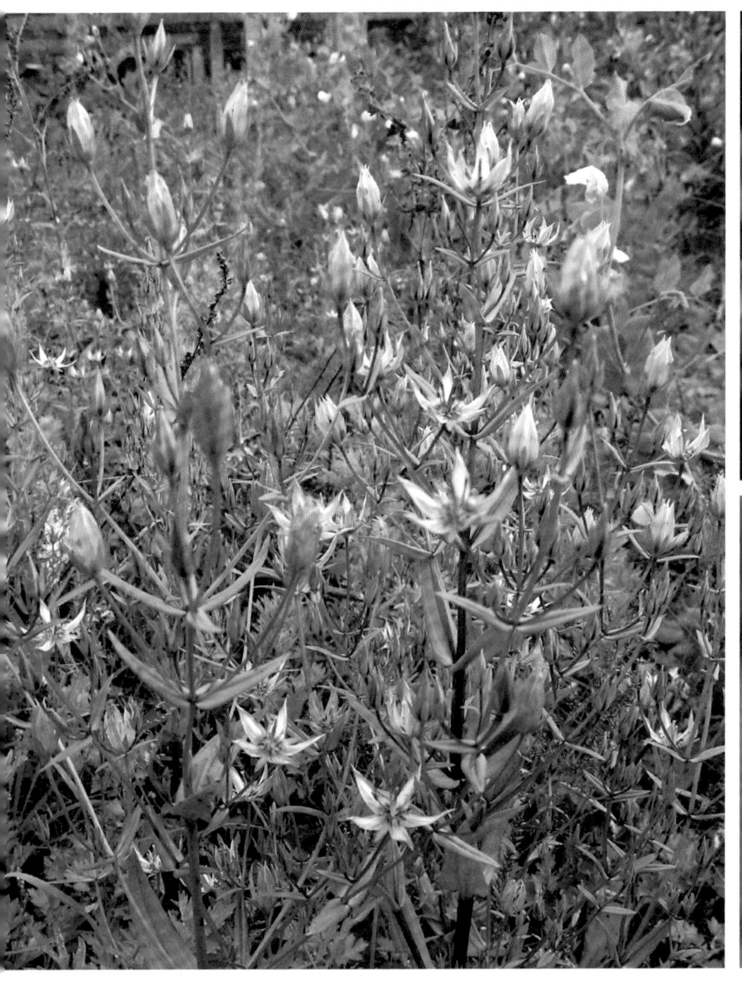

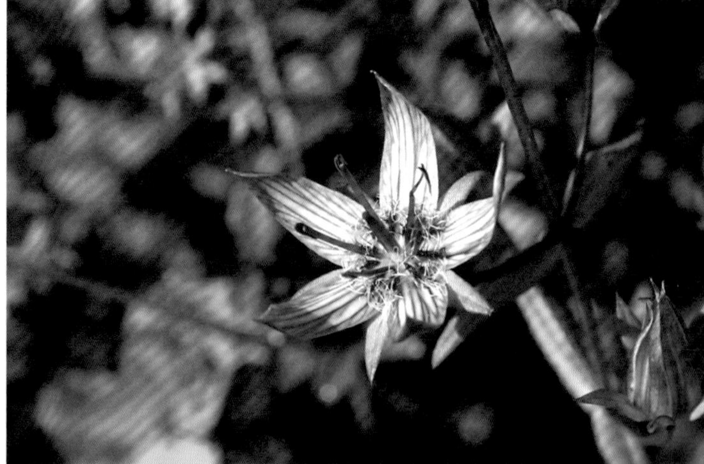

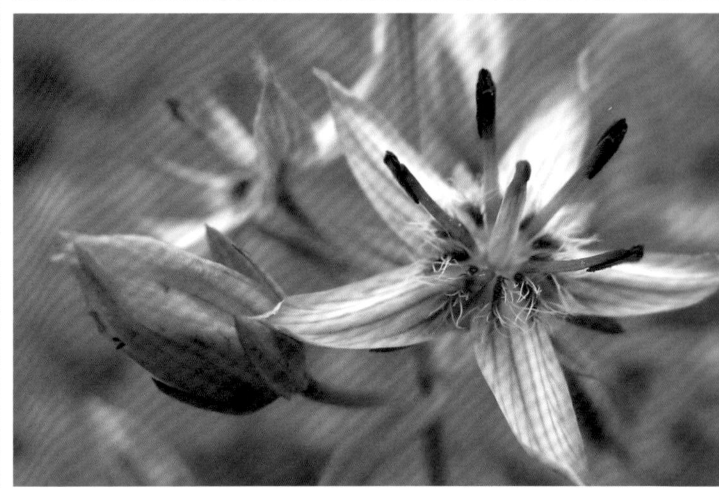

龙胆科（Gentianaceae） 獐牙菜属（*Swertia* L.）

抱茎獐牙菜 *Swertia franchetiana* H. Sm.

药 材 名 川西獐牙菜、抱茎獐牙菜；ཟངས་ཏིག（桑蒂、桑斗）、དངུལ་ཏིག（俄蒂）。

标 准 《青海藏标》（1992 年版）、《四川藏标》（2020 年版）。

植物形态 参见《中国植物志》第六十二卷第 403 页。

分布与生境 分布于我国西藏（波密、芒康等）、四川、青海（玉树、同德等）、甘肃南部。生长于海拔 2 200 ~ 3 600 m 的沟边、山坡、林缘、灌丛。

药用部位 全草。

采收与加工　秋季花期采收，洗净泥土，晾干。

性　　味　味甘、苦，性凉、糙。

功能与主治　清肝利胆，退诸热。用于黄疸性肝炎，病毒性肝炎，血病。[《青海藏标》（1992年版）]

清热解毒，消肿止痛，疏肝利胆。用于肝胆热症。[《四川藏标》（2020年版）]

用量与用法　3～5 g [《青海藏标》（1992年版）]；6～9 g[《四川藏标》（2020年版）]。内服煎汤；或入丸、散。

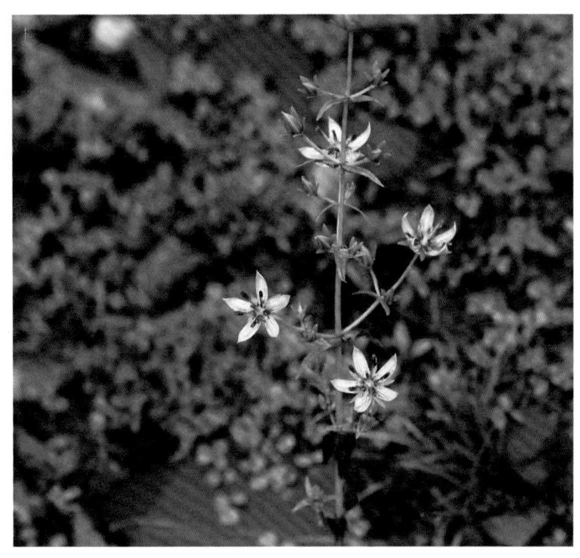

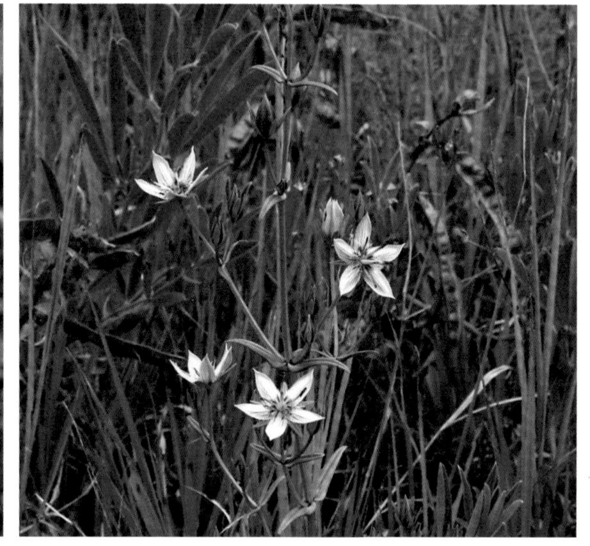

附　注

“ཏིག་ཏ།”（蒂达）为一类主要治疗肝胆疾病的藏药的总称，商品药材习称“藏茵陈”。《晶珠本草》记载“蒂达”按产地分为“印度蒂达”“尼泊尔蒂达”和“西藏蒂达”3类，其中“西藏蒂达”又包括“松蒂”“色蒂”“欧蒂（俄蒂）”“桑蒂”等6种。现代文献记载的“蒂达”类各品种的基原也极为复杂，涉及龙胆科、虎耳草科、石竹科、唇形科的70余种植物。据文献考证、资源调查、市场调查，抱茎獐牙菜 *S. franchetiana* H. Sm. 为青海、四川藏医习用的“ཟངས་ཏིག”（桑蒂）或“དངུལ་ཏིག”（俄蒂）的基原之一，药材主要产自青海、四川。《青海藏标》在“川西獐牙菜 /ཟངས་ཏིག/ 桑斗”条附注中记载“桑斗”包括龙胆科獐牙菜属的多种植物，抱茎獐牙菜 *S. franchetiana* H. Sm. 系青海藏医常用的基原之一；《四川藏标》（2020年版）则以“抱茎獐牙菜 /དངུལ་ཏིག/ 俄蒂”之名收载了该种。（参见“篦齿虎耳草”“川西獐牙菜”“椭圆叶花锚”条）

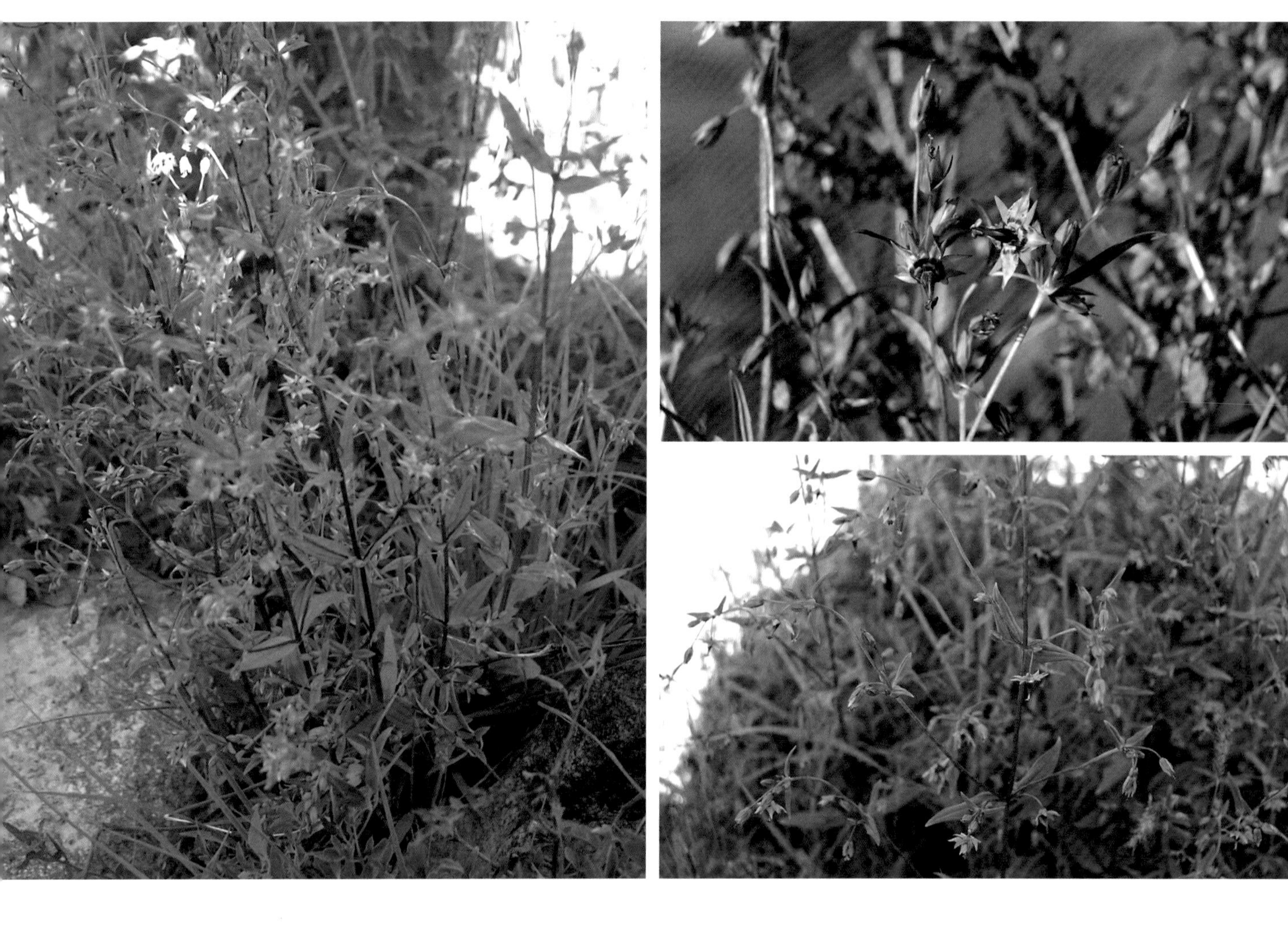

龙胆科（Gentianaceae） 獐牙菜属（*Swertia* L.）

普兰獐牙菜 *Swertia ciliate* (D. Don ex G. Don) B. L. Burtt（*S. purpurascens* Wall.）

药 材 名 蒂达、川西獐牙菜；ཏིག་ཏ།（蒂达）、ཟངས་ཏིག（桑蒂、桑斗）。

标　　准 《藏标》、《青海藏标》（1992 年版）。

植物形态 参见《中国植物志》第六十二卷第 408 页。

分布与生境 分布于我国西藏西南部（普兰等）。生长于海拔 3 600 ～ 3 700 m 的山坡、田间、河边。尼泊尔、印度等也有分布。

药用部位 全草。

采收与加工　秋季花期采收，晾干。

性　　味　味苦，性寒。

功能与主治　清肝利胆，退黄疸。用于黄疸性肝炎，病毒性肝炎，血病。

用量与用法　3 ~ 5 g。

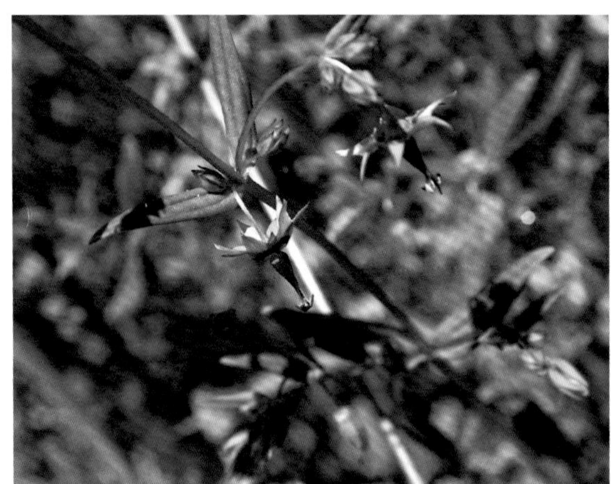

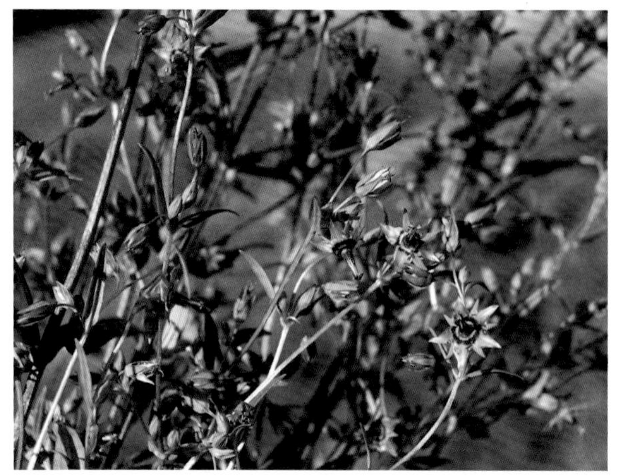

附　注

“ཏིག་ཏ།”（蒂达）为一类主要治疗肝胆疾病的藏药的总称，商品药材又习称“藏茵陈”。《晶珠本草》记载“蒂达”分为印度产、尼泊尔产、我国西藏产 3 类，其中我国西藏产者又有“松蒂”“桑蒂”“俄蒂”等多种。现代文献记载的“蒂达”类各品种的基原极为复杂，涉及龙胆科、虎耳草科、石竹科、唇形科的 70 余种植物。据文献考证、资源调查、市场调查，普兰獐牙菜 *S. purpurascens* Wall.[*S. ciliate* (D. Don ex G. Don) B. L. Burtt] 为西藏产“蒂达”中“ཟངས་ཏིག”（桑蒂）的基原之一。《藏标》以“蒂达 / ཏིག་ཏ།/ 蒂达”之名收载了普兰獐牙菜 *S. purpurascens* Wall. 及其同属多种植物；《部标藏药》《青海藏标》（1992 年版）在“川西獐牙菜 /ཟངས་ཏིག/ 桑蒂（桑斗）”条下收载了川西獐牙菜 *S. mussotii* Franch.；《青海藏标》在该条附注中说明青海常用的基原还有普兰獐牙菜 *S. purpurascens* Wall.、抱茎獐牙菜 *S. franchetiana* H. Sm.、美丽獐牙菜 *S. angustifolia* Buch.-Ham. ex D. Don var. *pulchella* (D. Don) Burk.、当药 *S. diluta* (Turcz.) Benth. et Hook. f.（北方獐牙菜）。（参见“篦齿虎耳草”“川西獐牙菜”条）

《中国植物志》记载普兰獐牙菜的拉丁学名为 *S. ciliate* (D. Don ex G. Don) B. L. Burtt，*S. purpurascens* Wall. 为其异名。

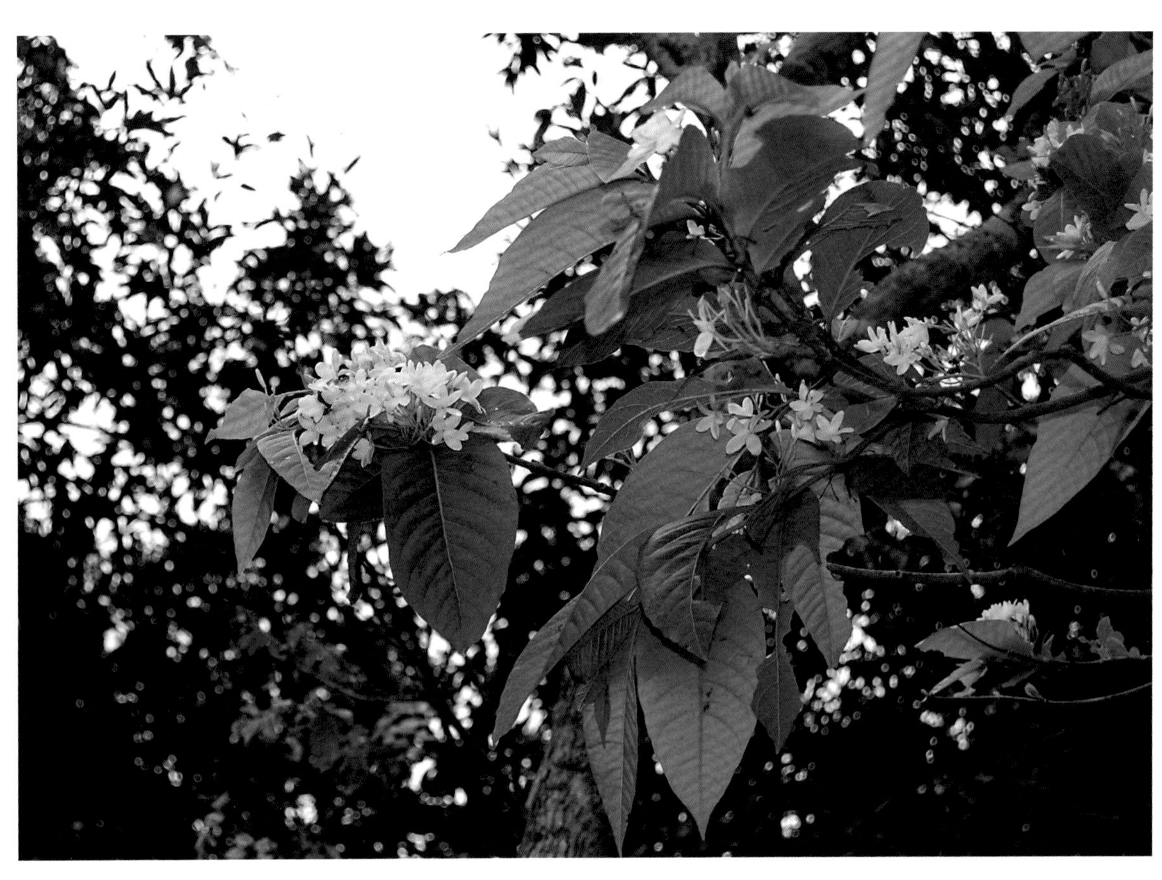

夹竹桃科（Apocynaceae） 止泻木属（*Holarrhena* R. Br.）

止泻木 *Holarrhena antidysenterica* Wall. ex A. DC.

药材名 止泻木子；དུག་མོ་ཉུང་།（度模牛、斗毛娘、土膜钮、毒毛妞）。

标准 《部标藏药》、《青海藏标》（1992 年版）。

植物形态 参见《中国植物志》第六十三卷第 117 ~ 119 页。

分布与生境 分布于我国云南南部。我国广东、海南、台湾有栽培。生长于海拔 500 ~ 1 000 m 的山地疏林、山坡路旁、密林山谷水沟边。印度、缅甸、泰国、老挝、越南、柬埔寨、马来西亚也有分布。

药用部位 种子。

采收与加工 果期采集果实，打下种子，晒干。

性　　味　味苦、涩，化后味苦，性寒。

功能与主治　清热解毒，利胆，止泻。用于“赤巴”病，“查彩”病，胆囊炎，肝炎，食物中毒，腹泻等。

用量与用法　6 ~ 9 g。内服煎汤；或入丸、散。

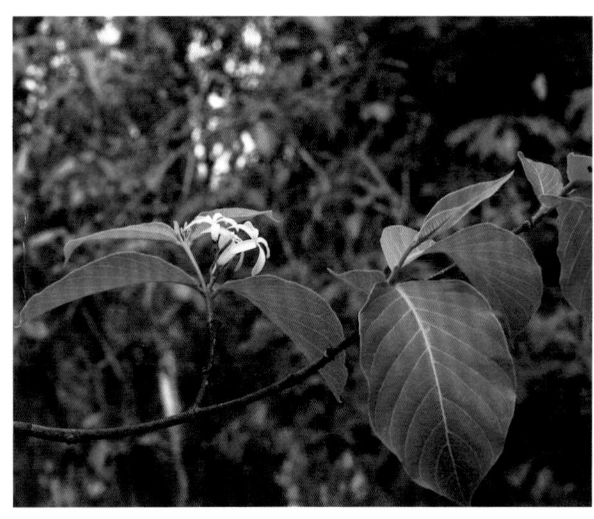

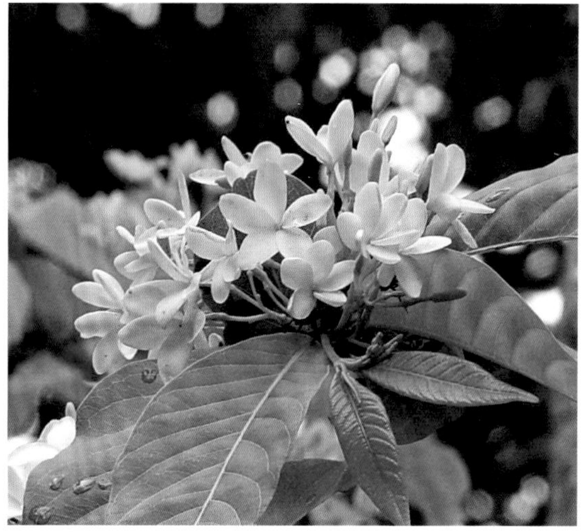

附　注

“དུག་མོ་ཉུང་།”（度模牛）在《月王药诊》中即有记载。《蓝琉璃》记载“度模牛”按种子形态分为大、小2种。从《四部医典系列挂图全集》附图所示植物和《晶珠本草》记载的植物形态来看，“度模牛”的原植物有藤本和非藤本的丛生草本（或灌木）2类。据现代文献记载和实地调查，各地藏医均以夹竹桃科植物止泻木 *H. antidysenterica* Wall. ex A. DC. 为“度模牛”的正品，其药材从印度进口；但不同地区还使用萝藦科鹅绒藤属（*Cynanchum*）植物老瓜头 *C. komarovii* Al. Iljinski、大理白前 *C. forrestii* Schltr.、变色白前 *C. versicolor* Bunge 等作为“度模牛”的代用品。《部标藏药》和《青海藏标》以“止泻木子 /དུག་མོ་ཉུང་།/ 度模牛（斗毛娘）”之名收载了止泻木 *H. antidysenterica* Wall. ex A. DC.，但该种为乔木，与古籍记载不符。据调查，现市售的“止泻木子”药材有2种，一种即止泻木 *H. antidysenterica* Wall. ex A. DC. 的种子，另一种似为木樨科梣属（*Fraxinus*）植物的种子。《四川藏标》（2020年版）以“大理白前 /ཛ་དུག་མོ་ཉུང་སེར་པོ།/ 莪杜模牛色保”之名收载了大理白前 *C. forrestii* Schltr.，规定以其全草入药。止泻木 *H. antidysenterica* Wall. ex A. DC. 在《印度阿育吠陀药典》中也有收载，名“kutaja”，以树皮和种子入药。（参见“大理白前”条）

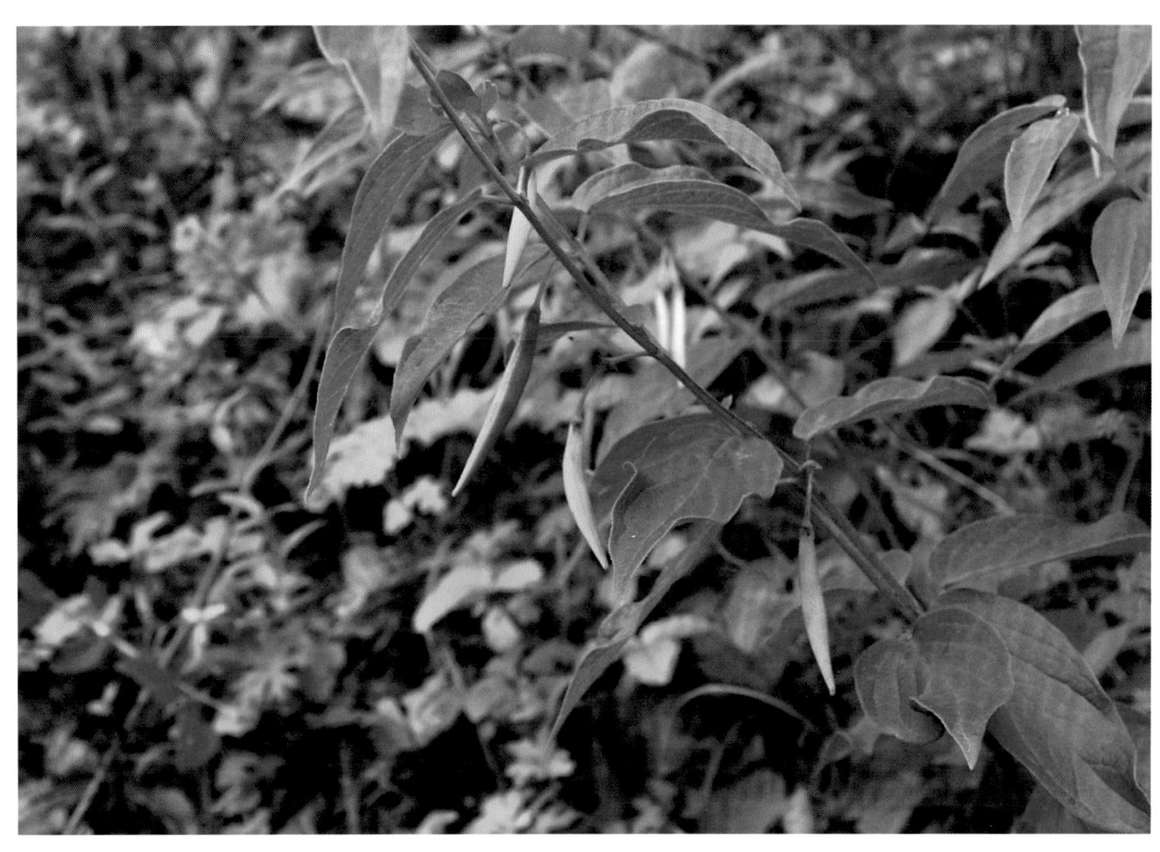

萝藦科（Asclepiadaceae） 鹅绒藤属（*Cynanchum* Linn.）

大理白前 *Cynanchum forrestii* Schltr.

药 材 名 大理白前；ཙ་དུག་མོ་ཉུང་སེར་པོ།（莪杜模牛色保）。

标　　准 《四川藏标》（2020 年版）。

植物形态 参见《中国植物志》第六十三卷第 335 页。

分布与生境 分布于我国西藏、甘肃、四川、云南、贵州等。生长于海拔 1 000 ～ 3 500 m 的高原、山地、灌木林缘、干旱草地、路边草地、沟谷林下等。

药用部位 全草。

采收与加工 7 ～ 8 月采挖，洗净，晒干。

性　　味 味苦，性凉。

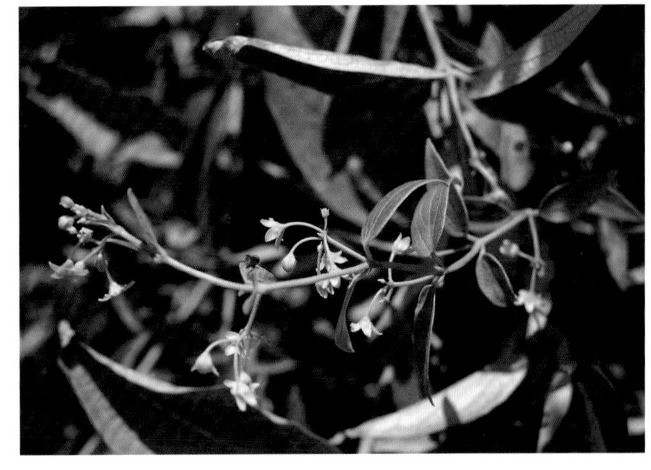

功能与主治 清热止泻。用于"赤巴"引起的各种热症，胆囊炎，肠炎，肠道寄生虫病。

用量与用法 6 ~ 9 g。

附 注

《月王药诊》《晶珠本草》等记载有治胆病、止热泻之药物"དུག་མོ་ཉུང་།"（度模牛）；《蓝琉璃》记载"未亲见"，言其种子有大、小 2 种，大者为雄 ["དུག་མོ་ཉུང་མཆོག" （度模牛窍）]，为正品，小者为雌，产于西藏，为副品；《药名之海》记载其名为"དུག་ཉུང་།"（杜牛），将其归于"树药草药平坝类药物"中，言其果实治肝胆病。《晶珠本草》将"度模牛"归于"旱生草类药物"的"果实类药物"中，亦言种子有大、小 2 种，产于印度、尼泊尔及我国西藏南部门隅等地的质佳。从《四部医典系列挂图全集》的附图（第二十六图的 64、65 号图）所示植物和《晶珠本草》记载的植物形态来看，"度模牛"的原植物有藤本和非藤本的丛生草本（或灌木）2 种，具有"花小，黄色；果荚圆而嘴长，种子状如鹦鹉舌，外有兀鹫羽毛状物包裹"的形态特征。现代文献均以夹竹桃科植物止泻木 *Holarrhena antidysenterica* Wall. ex A. DC. 为"度模牛"的正品，《部标藏药》和《青海藏标》收载的"止泻木子 /དུག་མོ་ཉུང་།/ 度模牛（斗毛娘）"的基原也为该种，规定以其种子入药。据调查，现市售的止泻木子药材主要为止泻木 *H. antidysenterica* Wall. ex A. DC. 的种子，均为从印度进口而来。止泻木 *H. antidysenterica* Wall. ex A. DC. 为乔木，与古籍记载的形态不符，可能与《蓝琉璃》《晶珠本草》著者未见过进口药材的原植物有关。据文献记载，各地藏医还以萝藦科、夹竹桃科、柳叶菜科、木樨科等的多种植物作"度模牛"使用，药用部位也包括全草或种子、根等。青海、四川和西藏藏医多使用萝藦科大理白前 *C. forrestii* Schltr.、老瓜头 *C. komarovii* Al. Iljinski、华北白前 *C. hancockianum* (Maxim.) Al. Iljinski [*C. mongolicum* (Maxim.) Komarov]、竹林消 *C. inamoenum* (Maxim.) Loes.、牛皮消 *C. auriculatum* Royle ex Wight、变色白前 *C. versicolor* Bunge 等鹅绒藤属植物，也称之为"རྩ་དུག་མོ་ཉུང་།"（莪杜模牛），这些植物的形态与《四部医典系列挂图全集》附图中的植物形态及《晶珠本草》的记载较相符，它们最初可能系作"止泻木子"的替代品使用，尔后被长期应用于临床。《四川藏标》（2020 年版）以"大理白前 /རྩ་དུག་མོ་ཉུང་སེར་པོ/ 莪杜模牛色保"之名收载了大理白前 *C. forrestii* Schltr.，规定以其全草入药，"莪"即"全草"之意。（参见"止泻木"条）

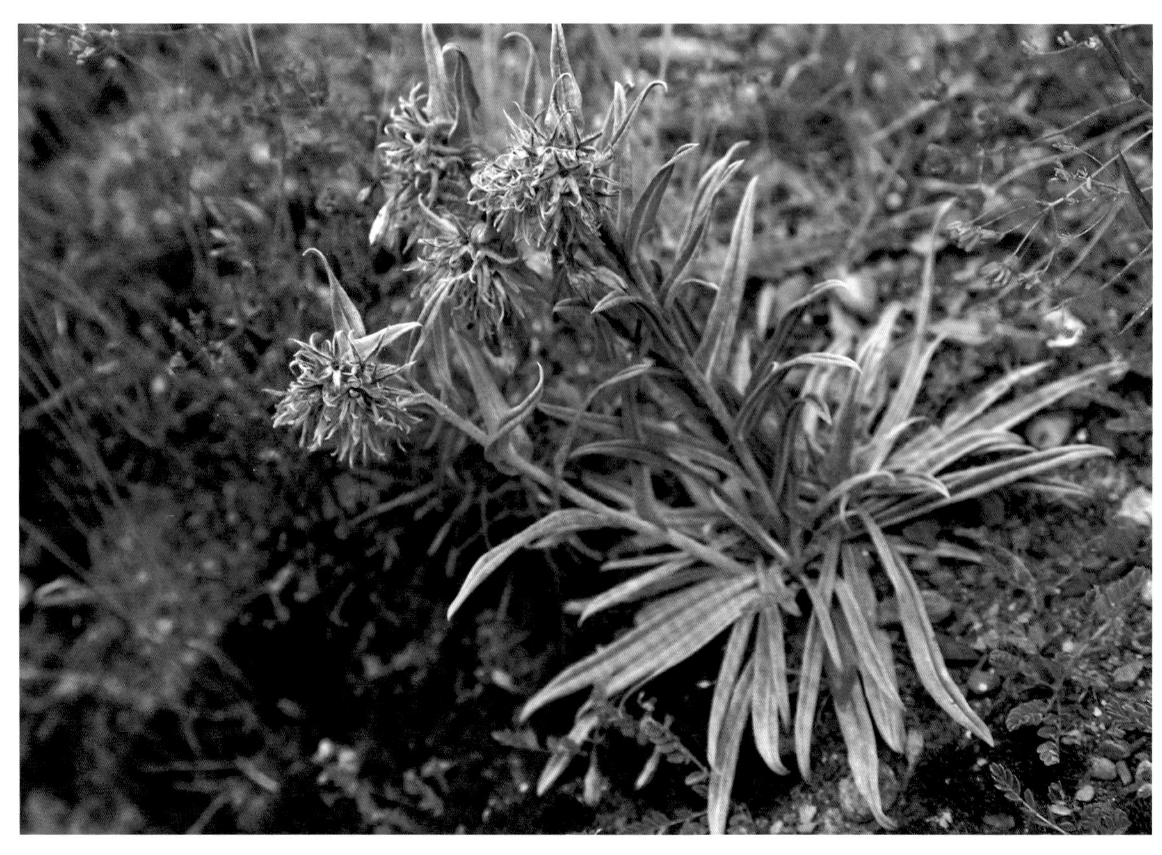

紫草科（Boraginaceae） 滇紫草属（*Onosma* L.）

细花滇紫草 *Onosma hookeri* Clarke

药 材 名 藏紫草；འབྲི་མོག（哲莫、志毛合）。

标　　准 《部标藏药》。

植物形态 参见《中国植物志》第六十四卷第二分册第 51 页。

分布与生境 分布于我国西藏［林芝（米林、波密），亚东、当雄等］。生长于海拔 3 100 ～ 4 100 m 的山坡草丛、山谷草地。不丹等也有分布。

药用部位 根皮。

采收与加工 秋季采挖根，除去木质心，阴干。

性　　味 味甘、微苦，化后味甘，性凉。

功能与主治 清热，解毒，活血，养肺，止咳，止血。用于“洛彩”病，肺炎，肺结核，肺病咯血，多血症，鼻衄；外用于烫火伤，疮疡，湿疹，麻疹等。

用量与用法 3 ~ 5（~ 9）g。内服研末；或入丸、散。

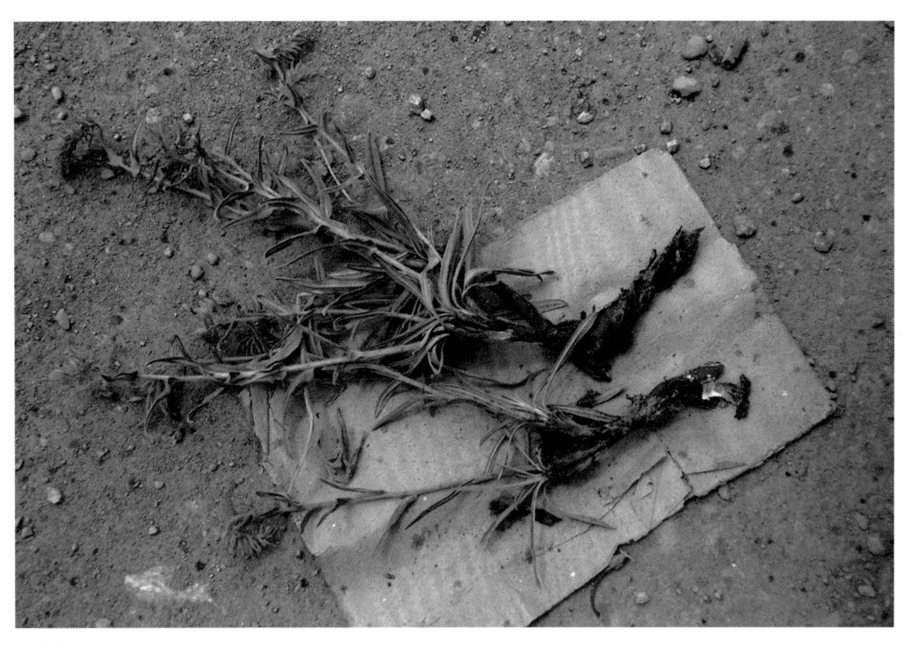

附 注

《蓝琉璃》在“药物补述”中记载有治肺病及血病之药物“འདྲི་མོག”（哲莫）；《宇妥本草》言“哲莫”有黑（叶淡青色、粗糙）、白（叶具毛）2 种，言其为治肺病、“隆”血交亢、扩散热、血热症等的药物；《晶珠本草》将“哲莫”归于“旱生草类药物”的“根类药物”中，言其有株势强的“འདྲི་མོག”（哲莫）和株势弱的“འབྲིས་མོག”（齐莫）2 种（也有文献记载为滩生、田生的 2 种）。现代文献记载“哲莫”的基原包括多种紫草科滇紫草属植物，通常未区分黑、白品种，各地所用基原种类有所不同，这与当地分布的资源种类有关，药材也习称为“藏紫草”。《部标藏药》等以“藏紫草 /འདྲི་མོག/ 哲莫（志毛合）”之名收载的基原为长花滇紫草 *O. hookeri* Clarke var. *longiflorum* Duthie（藏紫草）、细花滇紫草 *O. hookeri* Clarke 及其同属多种植物。（参见“长花滇紫草”条）

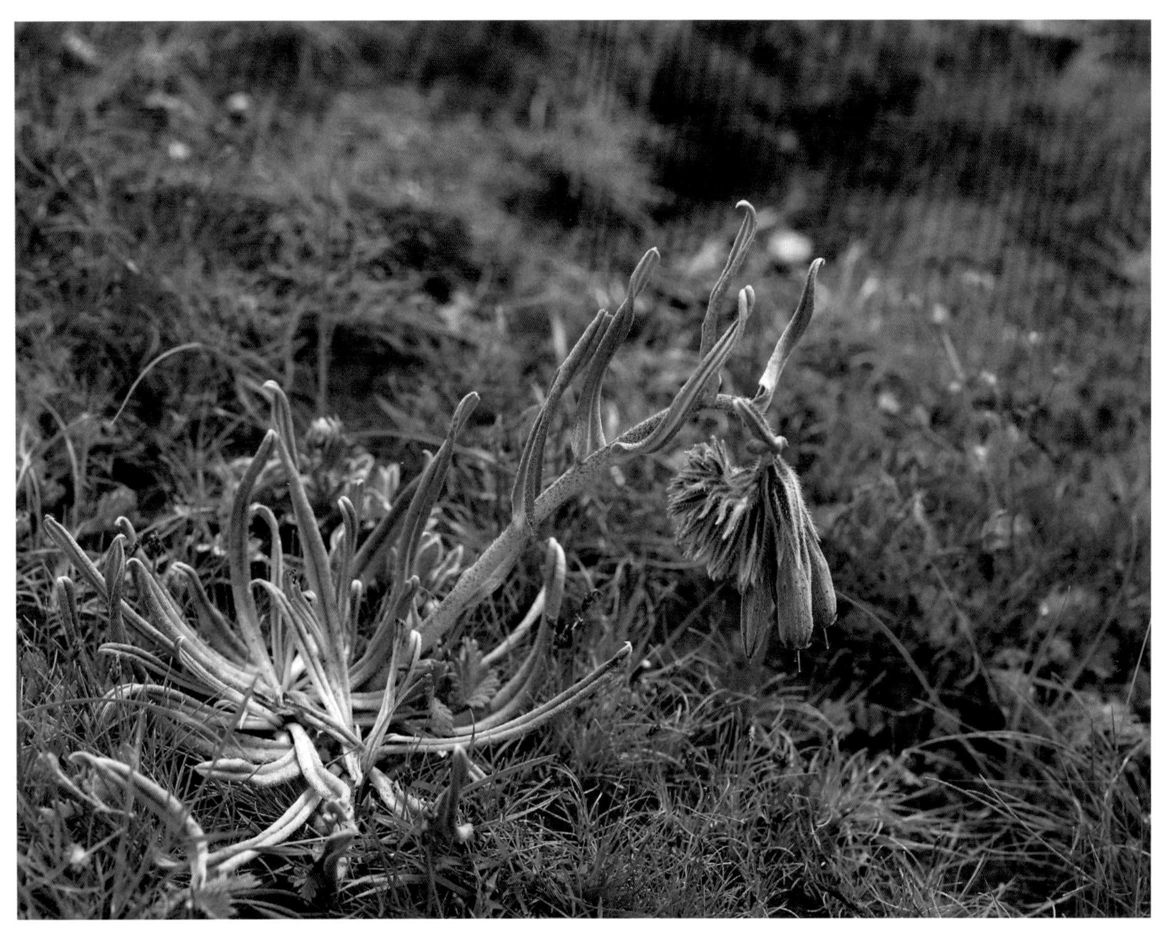

紫草科（Boraginaceae） 滇紫草属（*Onosma* L.）

长花滇紫草 *Onosma hookeri* Clarke var. *longiflorum* Duthie

药材名 藏紫草；འབྲི་མོག（哲莫、志毛合）。

标准 《部标藏药》、《藏标》、《青海藏标》（1992 年版）。

植物形态 参见《中国植物志》第六十四卷第二分册第 51 页。

分布与生境 分布于我国西藏 [拉萨（林周），仲巴、吉隆、江孜、波密等]。生长于海拔 3 020 ～ 4 700 m 的山坡砾石地、山坡沙地草丛、阳坡灌丛草地。

药用部位 根或根皮。

采收与加工　秋季采挖根，洗净泥土，晒干；或除去木质心，阴干。

性　　味　味甘、微苦，化后味甘，性凉。

功能与主治　清热，解毒，活血，养肺，止咳，止血。用于“洛彩”病，肺炎，肺结核，肺病咯血，多血症，鼻衄；外用于烫火伤，疮疡，湿疹，麻疹等。

用量与用法　3 ~ 5（~ 9）g。内服研末；或入丸、散。

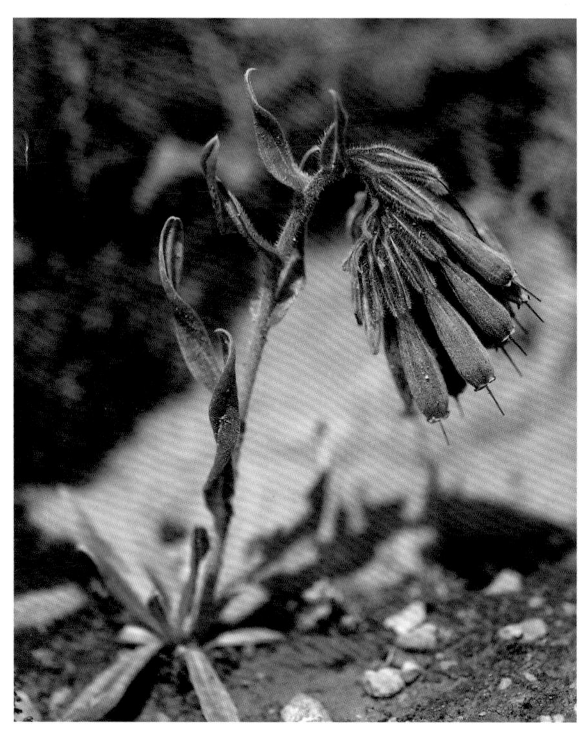

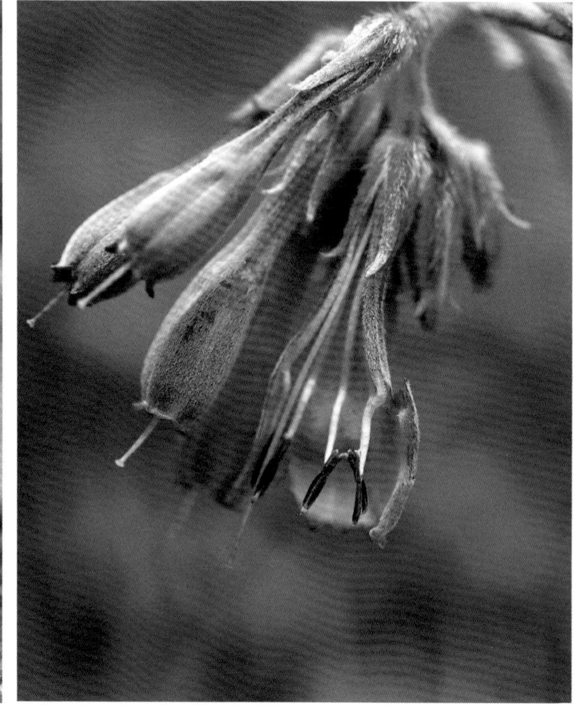

附　注

“འབྲི་མོག”（哲莫）为《蓝琉璃》在“药物补述”中记载的治肺病、血热症之药物；《宇妥本草》言其可治肺病、“隆”血交亢、扩散热、血热症等，根据形态将其分为黑（叶淡青色、粗糙）、白（叶具毛）2种；《晶珠本草》记载其分为株势强的“འབྲི་མོག”（哲莫）和株势弱的“བྲིས་མོག”（齐莫）2种。现代文献记载的“哲莫”的基原包括紫草科滇紫草属的多种植物，各地习用的种类有所不同，这与当地分布的资源种类有关。《部标藏药》等以“藏紫草/འབྲི་མོག/哲莫（志毛合）”之名收载了长花滇紫草 *O. hookeri* Clarke var. *longiflorum* Duthie 及细花滇紫草 *O. hookeri* Clarke 及其同属多种植物。文献记载作“哲莫”或“齐莫”基原的还有多枝滇紫草 *O. multiramosum* Hand.-Mazz.、丛茎滇紫草 *O. waddellii* Duthie、西藏滇紫草 *O. waltonii* Duthie。（参见“细花滇紫草”条）

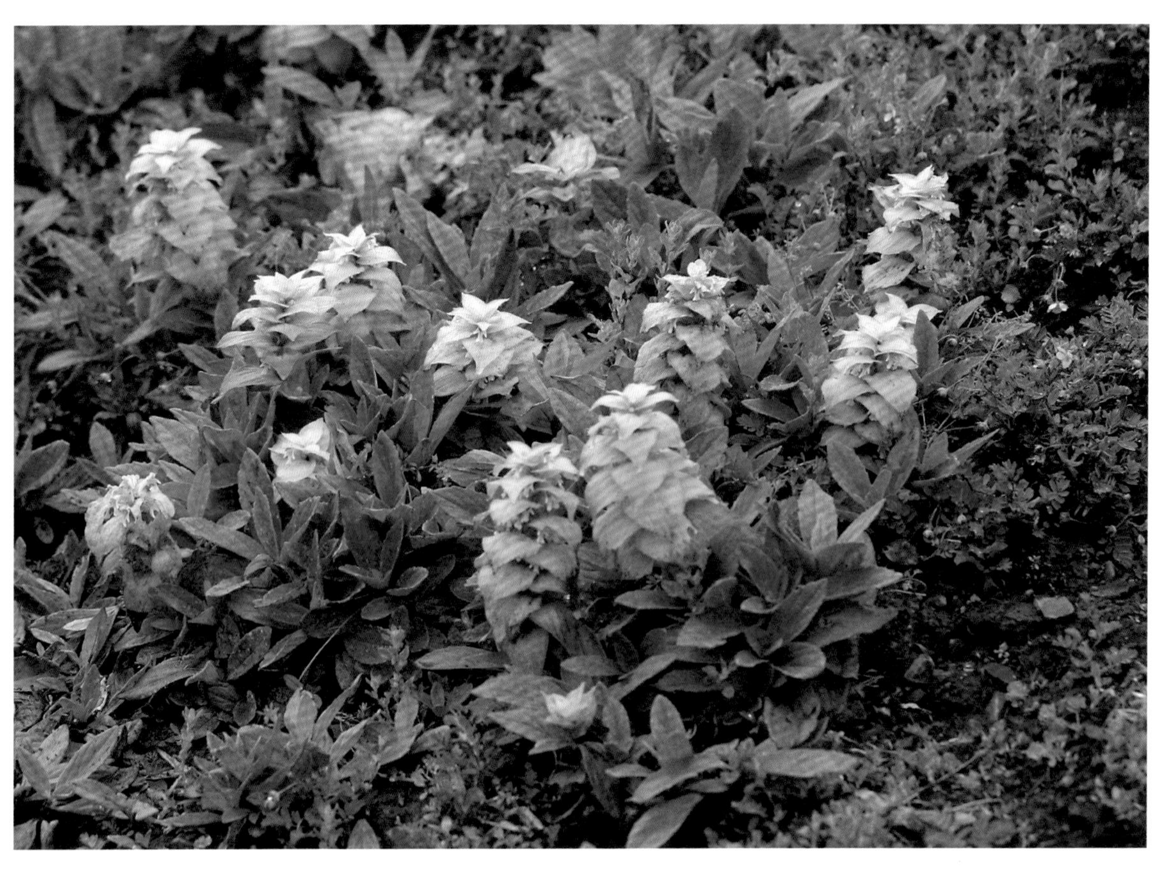

唇形科（Labiatae） 筋骨草属（*Ajuga* Linn.）

白苞筋骨草 *Ajuga lupulina* Maxim.

药 材 名 白苞筋骨草；སེན་ཏིག（森蒂、森地、森斗、参斗）。

标 准 《部标藏药》、《藏标》、《青海藏标》（1992 年版）。

植物形态 参见《中国植物志》第六十五卷第二分册第 62 ~ 63 页。

分布与生境 分布于我国河北、山西、甘肃、青海、西藏东部、四川西部和西北部。生长于海拔 1 900 ~ 3 200 m（海拔 1 300 m 以下或 3 500 m 以上少有）的河滩沙地、高山草地、陡坡石缝中。

药用部位 全草。

采收与加工 夏季花期采收，洗净，晾干。

性　　味　味苦、涩、辛，化后味苦，性寒。

功能与主治　清热解毒，灭“森”。用于“森”病，脑炎，流行性感冒，炭疽，痢疾，癫痫，中风，疔疮等；外用于跌打损伤，烧伤。（《藏药医学内容审查》）

清热解毒。用于脑膜炎，咽喉炎。（《藏标》）

用量与用法　12 ~ 15 g [《部标藏药》《青海藏标》（1992 年版）]；2 ~ 6 g（《藏标》）。内服煎汤；或入丸、散。外用适量，研末调敷。

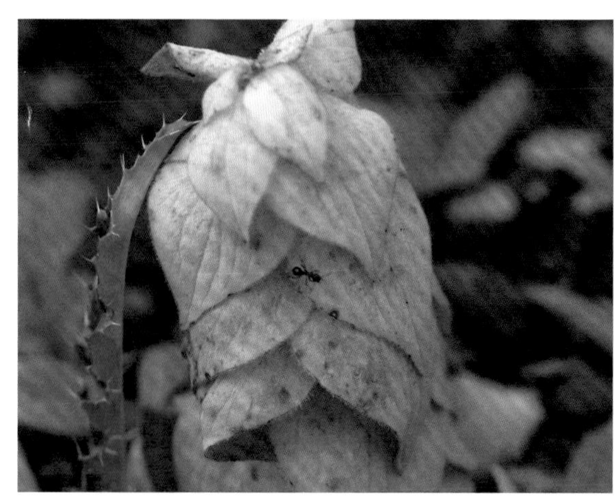

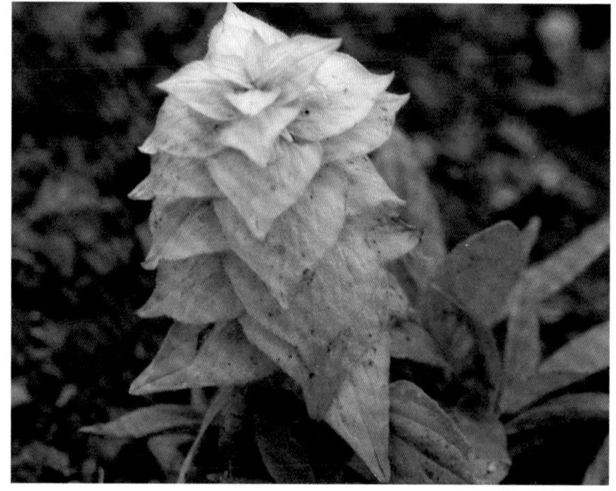

附　注

《晶珠本草》中记载有“ཟིན་ཏིག”（森蒂），言其为治痈疔、炭疽、癫痫、虫病之药物；《医学奇妙目饰》记载其名为“ཟིན་ཏིག་དཀར་པོ”（森蒂嘎保）。有观点认为“森蒂”始载于《晶珠本草》，但《宇妥本草》（汉译本）也记载有“ཟིན་ཏིག”（森蒂），言其为“催吐之主药”。古籍记载的“ཟིན་ཏིག”（森蒂）的功效差异甚大，是否为同一种药物还有待考证。现代文献记载的“森蒂”的基原有筋骨草 *A. ciliate* Bunge、白苞筋骨草 *A. lupulina* Maxim.、齿苞筋骨草 *A. lupulina* Maxim. var. *major* Diels 等多种筋骨草属植物。《部标藏药》（白苞筋骨草 /ཟིན་ཏིག/ 森蒂）、《青海藏标》（白苞筋骨草 /ཟིན་ཏིག/ 森斗）等收载了白苞筋骨草 *A. lupulina* Maxim.。文献记载青海、甘肃部分藏医也称白苞筋骨草 *A. lupulina* Maxim. 为“གང་གྱི་ཆུང་།”（岗嘎琼），此记载有误，“岗嘎琼”应为龙胆科植物乌奴龙胆 *Gentiana urnula* H. Smith。《部标藏药》等以“乌奴龙胆 /གང་གྱི་ཆུང་།/ 岗嘎琼”之名收载了乌奴龙胆 *G. urnula* H. Smith，其功能为清热解毒、止泻，用于血和“赤巴”合并症、“木布”病、血管闭塞病、中毒性发热、热性腹泻、流行性感冒、咽喉肿痛、黄疸，这与“森蒂”不同。（参见“乌奴龙胆”条）

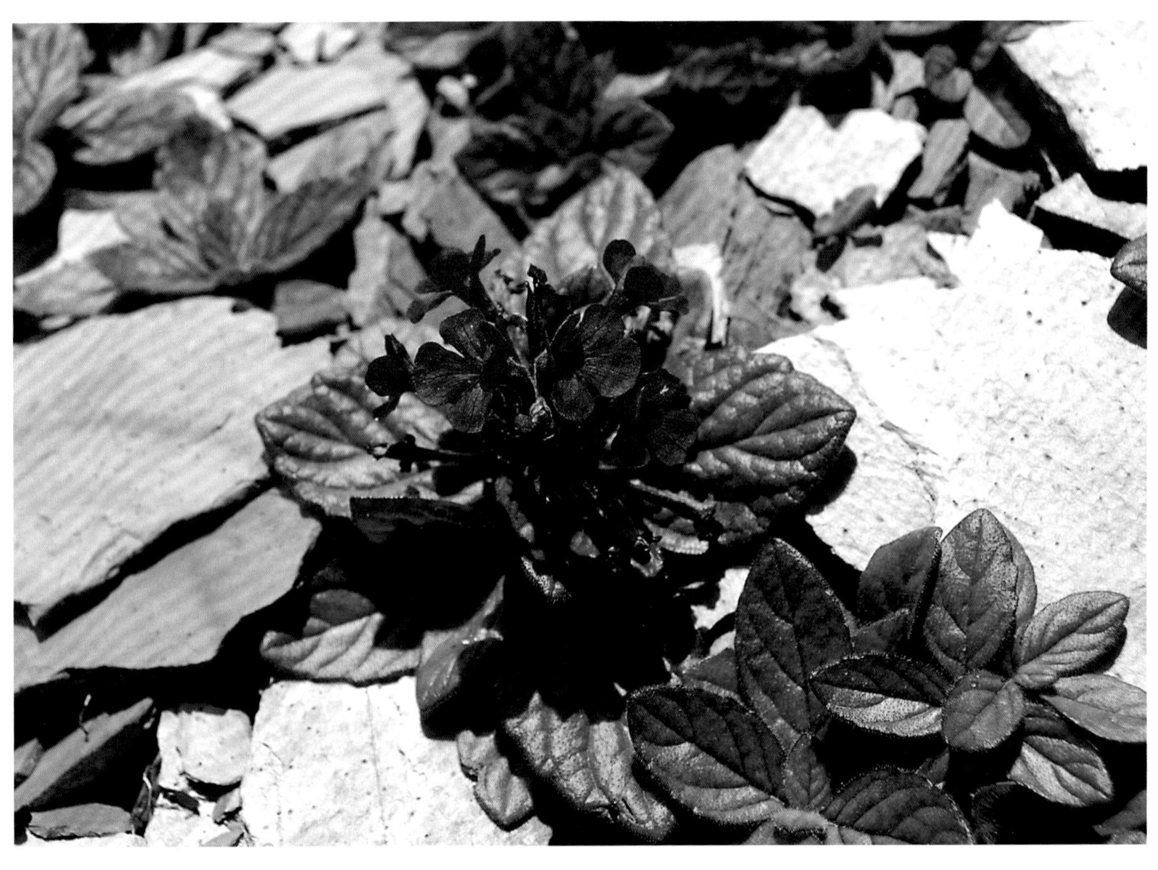

唇形科（Labiatae） 筋骨草属（*Ajuga* Linn.）

美花圆叶筋骨草

Ajuga ovalifolia Bur. et Franch. var. *calantha* (Diels) C. Y. Wu et C. Chen（美花筋骨草）

药 材 名 美花筋骨草；ལྕང་སྐྱེས་ཏ་ཕྲུགས།（龙杰达巴）。

标　　准 《四川藏标》（2014 年版）。

植物形态 参见《中国植物志》第六十五卷第二分册第 65 页。

分布与生境 分布于我国四川西部和西北部（康定、道孚）、甘肃西南部、西藏（江达、八宿）。生长于海拔 3 000 ~ 4 300 m 的高山草甸、砂质草坡、瘠薄的山坡。

药用部位 全草。

采收与加工 6 ~ 9 月采挖，洗净，阴干或晒干。

性　　味　味甘、苦，性温。

功能与主治　补髓接骨，干黄水，止血。用于跌打损伤，筋骨疼痛，风湿性关节炎等。

用量与用法　2.5 ~ 5 g。内服研末；或入丸、散。外用适量，鲜品捣绒或干品粉碎捣绒调敷。

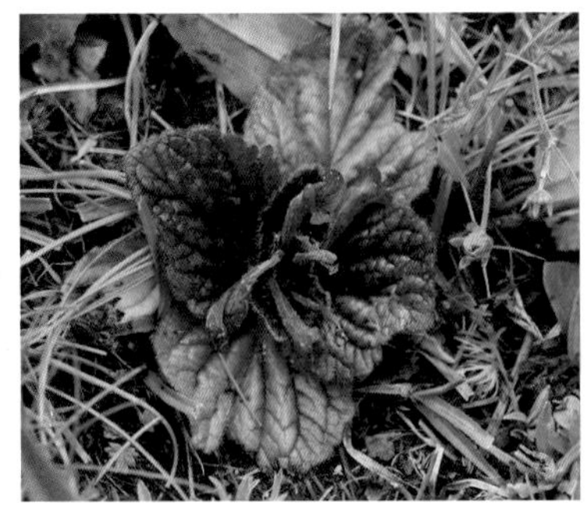
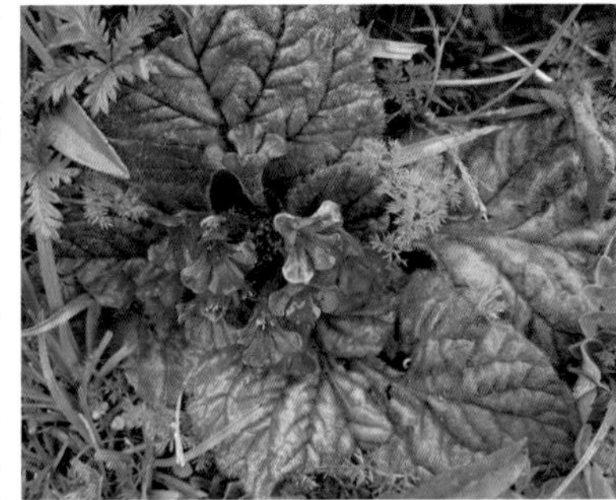
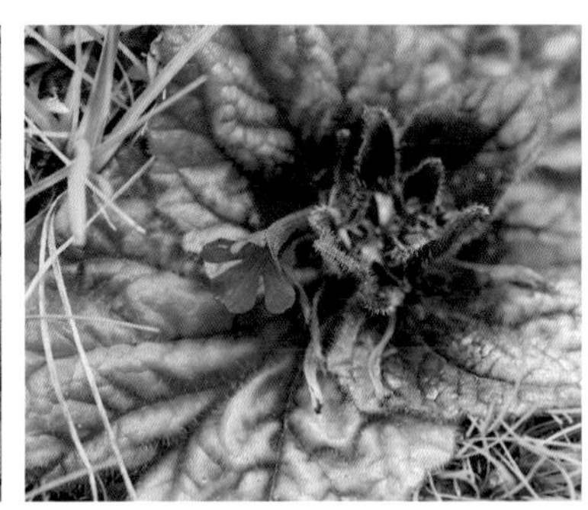

附　注

《四部医典》记载有“ཏྲ་ལྦགས།”（达巴）；《度母本草》记载其名为“ཏྲ་ལྦགས་པ།”（达巴巴），言其分为山生和川生 2 种，花有青、红、白 3 色。《晶珠本草》记载“达巴”为固持软骨、引黄水之药物，引《度母本草》的记载言其按花色分为紫、黄、白 3 种；并言山生者“རི་སྐྱེས་ཏྲ་ལྦགས།”（热杰达巴）为白[“ཏྲ་ལྦགས་དཀར་པོ།”（达巴嘎保）]，川生者“ཀླུང་སྐྱེས་ཏྲ་ལྦགས།”（龙杰达巴）为黑[“ཏྲ་ལྦགས་ནག་པོ།”（达巴那保）]。据现代文献记载和实地调查，现各地藏医均以唇形科植物独一味 *Lamiophlomis rotata* (Benth.) Kudo 为“达巴”的正品，又称其为“白独一味”（达巴嘎保），《部标藏药》等标准以“独一味 /ཏྲ་ལྦགས།/ 达巴（大巴、达布合）”之名收载了该种的全草，但该种的花为红紫色或蓝色，似为古籍记载的“青色”或“紫色”的“达巴”。据文献记载，四川、西藏昌都部分藏医也以美花圆叶筋骨草 *A. ovalifolia* Bur. et Franch. var. *calantha* (Diels) C. Y. Wu et C. Chen（美花筋骨草）作“达巴”的代用品，又称其为“黑独一味”（达巴那保），《四川藏标》以“美花筋骨草 /ཀླུང་སྐྱེས་ཏྲ་ལྦགས།/ 龙杰达巴”之名收载了该种的全草，其功效与独一味 *L. rotata* (Benth.) Kudo 全草的不尽相同。（参见“独一味”条）

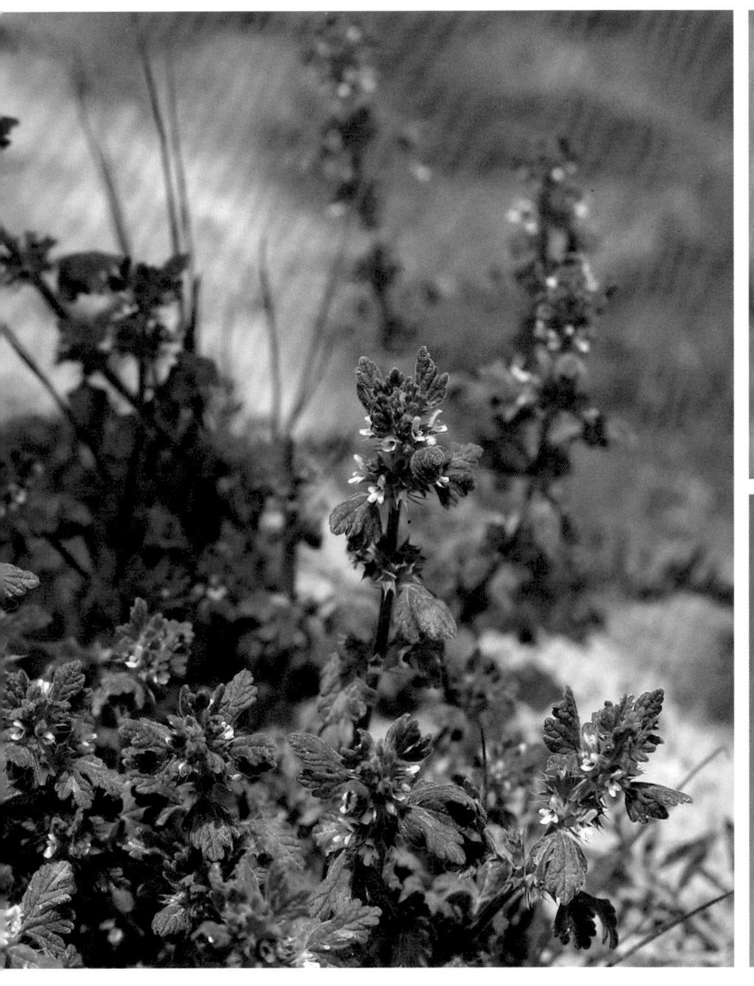
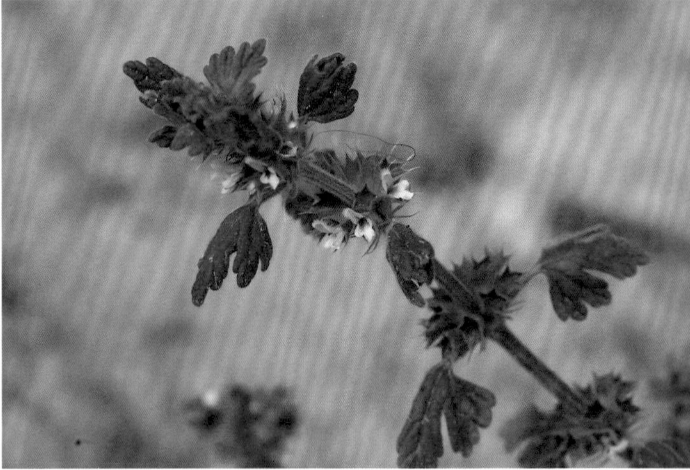
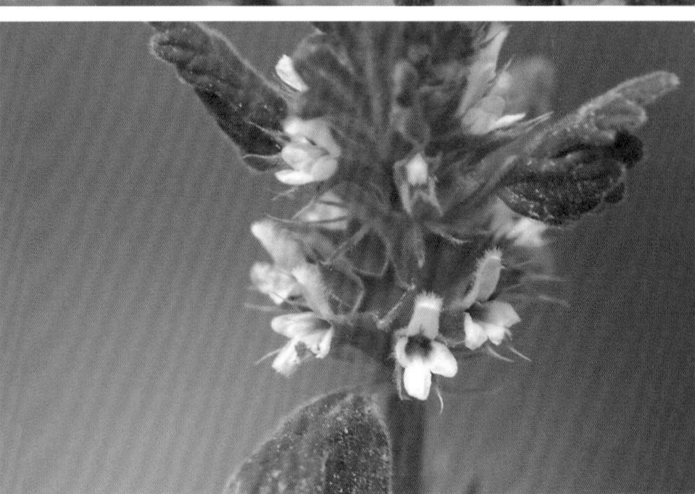

唇形科（Labiatae） 夏至草属（*Lagopsis* Bunge ex Benth.）

夏至草 *Lagopsis supina* (Steph.) Ik.-Gal. ex Knorr.

药 材 名 夏至草；ཞིམ་ཐོག་ལེ།（兴托里、兴替里、辛头勒）。

标 准 《部标藏药》。

植物形态 参见《中国植物志》第六十五卷第二分册第 256 ~ 258 页。

分布与生境 分布于我国华东、华中地区及四川、贵州、云南、青海、甘肃、西藏（昌都等）、新疆、陕西、内蒙古、黑龙江、吉林、辽宁。生长于海拔 3 000 m 以上的路旁、旷地。

药用部位 地上部分或叶。

采收与加工 植株茂盛时采集，晒干或鲜用。

性　　味 味微苦，化后味苦，性寒、锐。

功能与主治 消炎，除翳。用于翳障、沙眼、结膜炎、角膜炎等眼病。叶用于“森”病，胃肠绞痛。

用量与用法 6 ~ 12 g。内服煎汤；或熬膏。

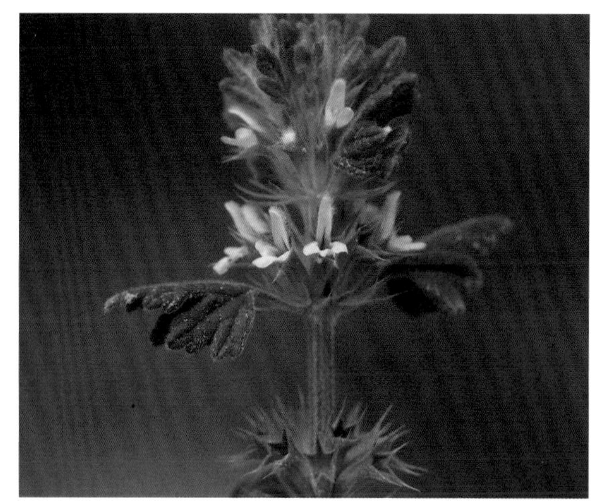

附　注

“ཞིམ་ཐིག་ལེ།”（兴托里）为《四部医典》记载的治眼病之药物；《蓝琉璃》言“兴托里”分为白、黑两大类；《晶珠本草》言“兴托里”分为大、中、小 3 类，每类又有 2 种，共计 6 种。现代文献对“兴托里”的品种分类及各品种的基原有不同观点，大致将其分为白 [“ཞིམ་ཐིག་ལེ་དཀར་པོ།”（兴托里嘎保）] 和黑 [“ཞིམ་ཐིག་ལེ་ནག་པོ།”（兴托里那保）、“ཞིམ་ཐིག་ནག་པོ།”（兴替那保）]2 类，或统称“ཞིམ་ཐིག་ལེ།”（兴托里）；各地所用的基原种类较为复杂，涉及唇形科、玄参科、牻牛儿苗科等的多种植物。《部标藏药》在“夏至草 /ཞིམ་ཐིག་ལེ།/ 兴托里”条下收载的基原为唇形科植物夏至草 *Lagopsis supina* (Steph.) Ik.-Gal. ex Knorr.；《西藏藏标》以“ཞིམ་ཐིག་ནག་པོ།/ 兴替那布 / 香茶菜”之名收载了唇形科植物川藏香茶菜 *Rabdosia pseudo-irrorata* C. Y. Wu；二者均以地上部分入药，且功能与主治略有不同。《藏标》则以“茺蔚子 /ཞིམ་ཐིག་ལེ།/ 辛头勒”之名收载了唇形科植物益母草 *Leonurus heterophyllus* Sweet（《中国植物志》将该拉丁学名作为錾菜 *Leonurus pseudomacranthus* Kitagawa 的异名），规定以其成熟果实入药，功能和主治与夏至草 *Lagopsis supina* (Steph.) Ik.-Gal. ex Knorr. 的不同。（参见“川藏香茶菜”“益母草”条）

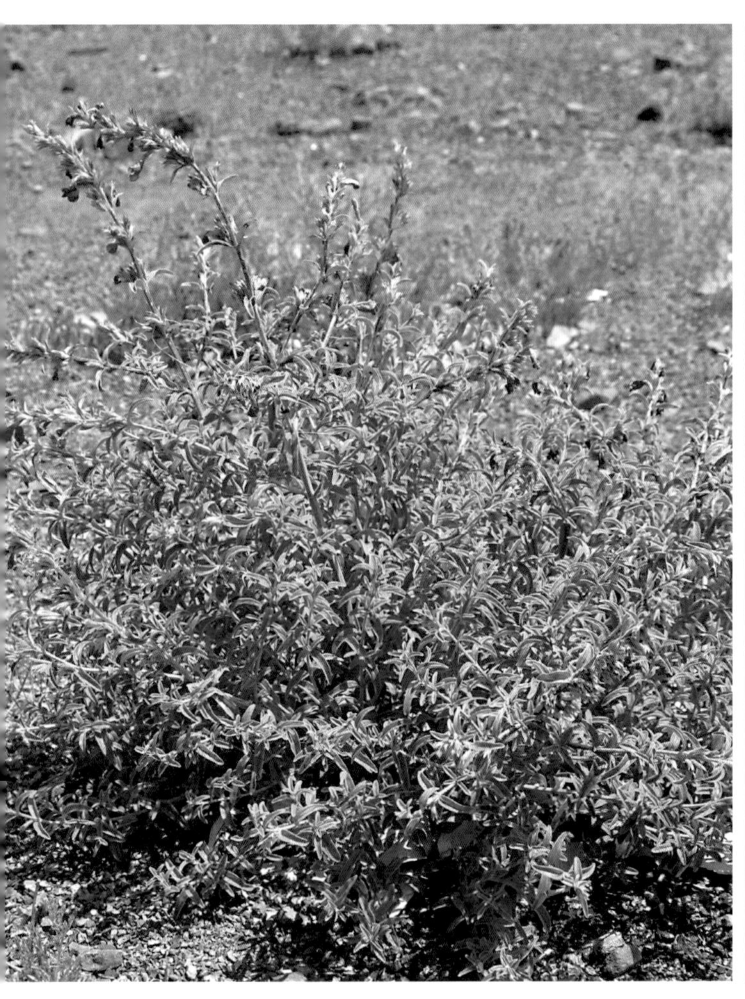

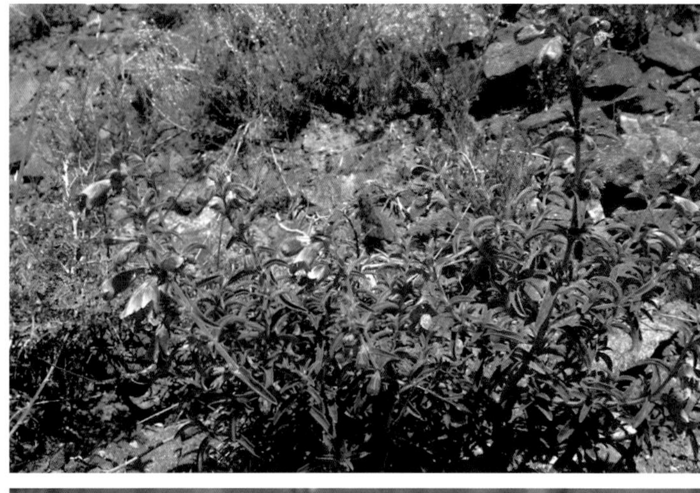

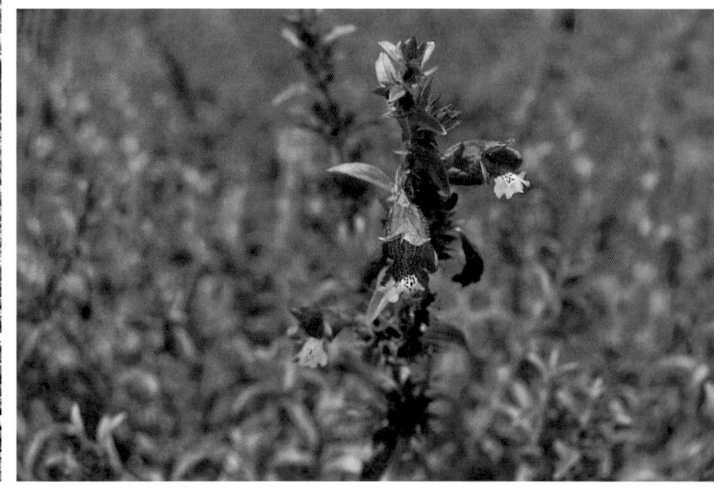

唇形科（Labiatae） 荆芥属（*Nepeta* Linn.）

藏荆芥 *Nepeta angustifolia* C. Y. Wu

药 材 名 藏荆芥；གཟའ་བདུད་ནག་པོ།（萨都那保、煞杜那波、萨堆那布）。

标 准 《西藏藏标》。

植物形态 参见《中国植物志》第六十五卷第二分册第 296 页。

分布与生境 分布于我国西藏（拉萨，江孜、工布江达）。生长于海拔 4 200 ~ 4 500 m 的山坡草地。

药用部位 全草。

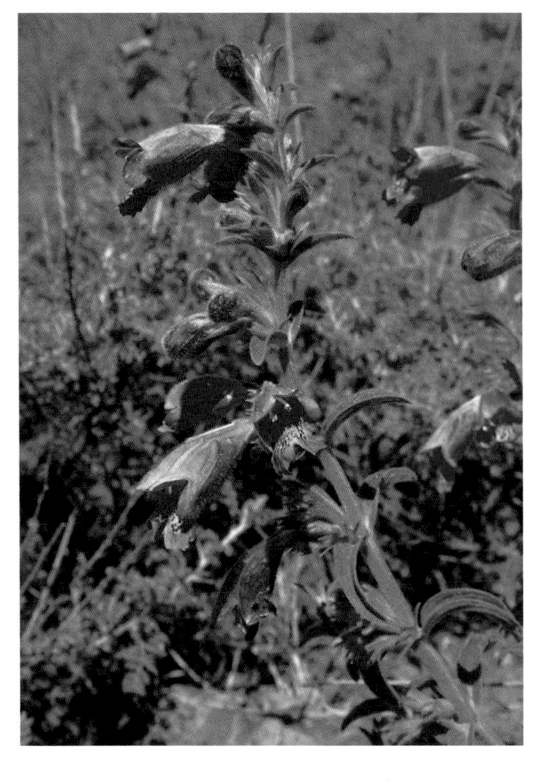

采收与加工 6 ~ 8 月采集，洗净，晾干。

性　　味 味苦，化后味苦，性凉。

功能与主治 开窍醒神。用于神昏痉厥，中风，癫痫，脑出血，疮伤及疼痛等。

用量与用法 3 ~ 5 g。内服煎汤；或入丸、散。

附　注

《晶珠本草》中记载有“གཟའ་དུག”（萨都、煞杜），言其为治“凶曜”病（意为“怪病、鬼病、恶煞病”，现藏医临床常指中风、癫痫、麻风病、疯狂病等）之药物，记载其共分为 9 种，其中之一的“父种”名“གཟའ་དུག་ནག་པོ”（萨都那保）。《晶珠本草》另条记载有治眼病之药物“ཞིམ་ཐིག་ལེ”（兴托里、兴替里），言其有白、黄、红、蓝等多种。现代文献对藏荆芥 *N. angustifolia* C. Y. Wu 的药用记载有争议，各地习用情况也不同。《藏药志》《中华本草·藏药卷》记载西藏藏医使用的“གཟའ་བདུད་ནག་པོ”（萨都那保）的基原为藏荆芥 *N. angustifolia* C. Y. Wu 或异色荆芥 *N. discolor* Benth.；《新修晶珠本草》则将藏荆芥 *N. angustifolia* C. Y. Wu、异色荆芥 *N. discolor* Benth.、穗花荆芥 *N. laevigata* (D. Don) Hand.-Mazz.（《滇省志》记载为“煞杜那波”）作为“ཞིམ་ཐིག་ལེ”（兴托里）的基原；而《中国藏药》记载“ཞིམ་ཐིག་ལེ”（辛木头勒）的基原为唇形科植物益母草 *Leonurus japonicus* Houttuyn（大花益母草 *Leonurus macranthus* Maxim.）、细叶益母草 *Leonurus sibiricus* Linn.，但在附注中说明古籍均记载“辛木头勒”有上、中、下 3 品，花有白、黄、蓝之别，各种的生境也多样，其基原尚有蓝花荆芥 *N. coerulescens* Maxim.、荆芥 *N. cataria* L.、夏至草 *Lagopsis supina* (Steph.) Ik.-Gal. ex Knorr. 等。《西藏藏标》以“གཟའ་བདུད་ནག་པོ/ 萨堆那布 / 藏荆芥”之名收载了藏荆芥 *N. angustifolia* C. Y. Wu。《晶珠本草》汉译重译本认为“གཟའ་བདུད་ནག་པོ”（萨都那保）的基原为菊科植物苞叶雪莲 *Saussurea obvallata* (DC.) Edgew.，《部标藏药》以“苞叶雪莲 /གཟའ་དུག་མགོ་དགུ/ 煞杜果古”之名收载了该种；“གཟའ་དུག་མགོ་དགུ”（煞杜果古）为云南迪庆地方习称。（参见“苞叶雪莲”“夏至草”条）

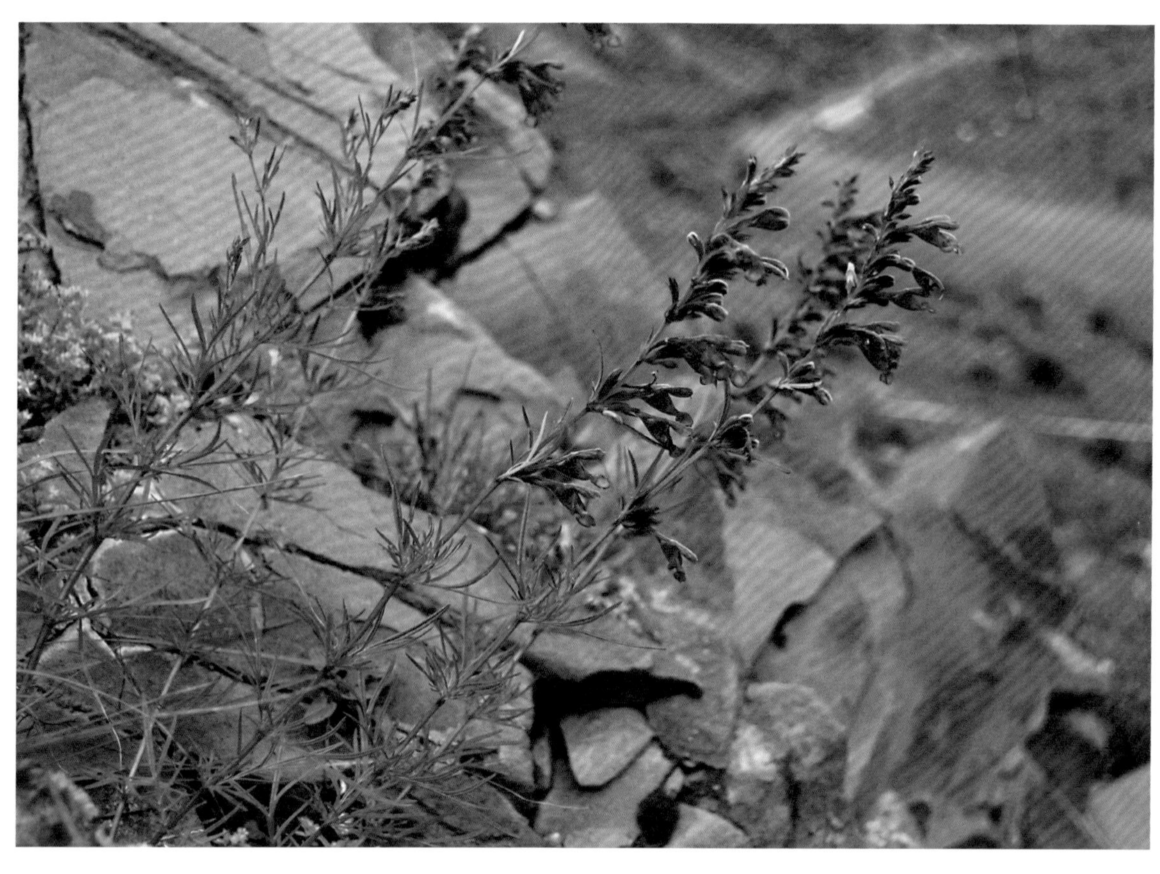

唇形科（Labiatae） 青兰属（*Dracocephalum* Linn.）

甘青青兰 *Dracocephalum tanguticum* Maxim.

药 材 名 甘青青兰、甘青青蓝；ཟི་ཡང་ཀུ།（知杨故、知羊故、志杨故）。

标 准 《部标藏药》、《藏标》、《青海藏标》（1992年版）、《四川藏标》（2020年版）。

植物形态 参见《中国植物志》第六十五卷第二分册第353页。

分布与生境 分布于我国甘肃西南部、青海东部、四川西部、西藏。生长于海拔1 900 ~ 4 300 m的干燥河岸、田野、草滩、草坡。

药用部位 幼苗、地上部分。

采收与加工 幼苗期、花初开时分别采集，除去杂质，阴干。

性　　味　味甘、苦、微辛，化后味甘，性寒。（《藏药医学内容审查》）

味甘、苦，性凉。[《四川藏标》（2020 年版）]

功能与主治　清热，止血，疏肝，愈疮，干黄水。用于"堆巴木布"病，消化性溃疡，胃炎，肝炎，胆囊炎，黄水病，疮口不愈，出血。幼苗用于腹水，浮肿。（《藏药医学内容审查》）

清热解毒，疏肝利胆，止血愈疮。用于"木布"病，消化性溃疡，胃炎，肝炎，胆囊炎等。[《四川藏标》（2020 年版）]

用量与用法　9 ~ 15 g。内服煎汤；或入丸、散。

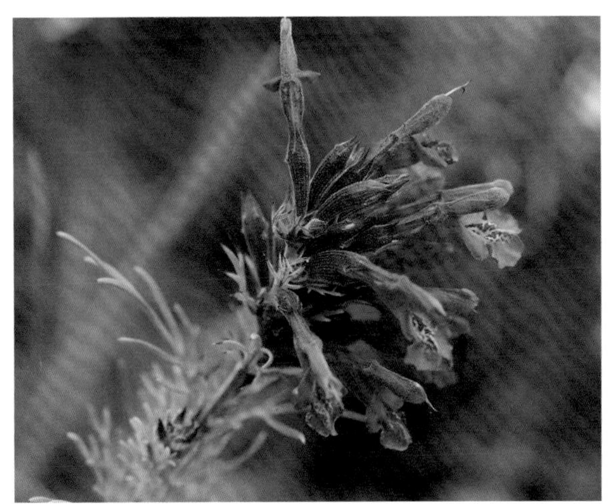

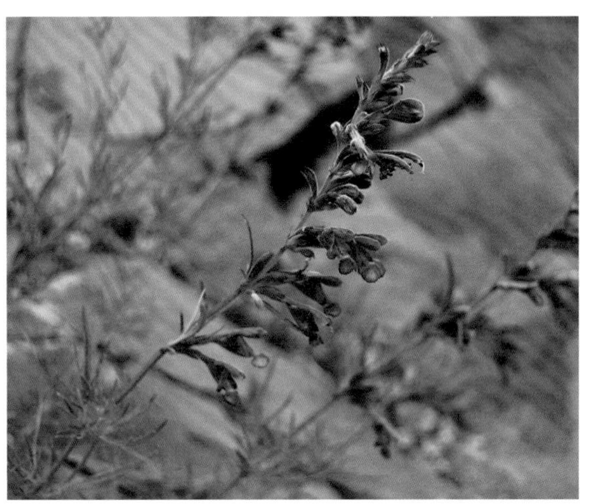

附　注

"ཟྀ་ཡང་ཀུ"（知杨故）在《月王药诊》《度母本草》《妙音本草》《四部医典》《晶珠本草》等中均有记载，为藏医临床常用的治胃热和肝热之药物。据文献记载和调查，各地藏医使用的"知杨故"的基原有多种青兰属植物，多以甘青青兰 *D. tanguticum* Maxim.（唐古特青兰）为正品，《部标藏药》等作为"知杨故"的基原也仅收载了该种。文献记载的作"知杨故"基原的还有灰毛甘青青兰 *D. tanguticum* Maxim. var. *cinereum* Hand.-Mazz.、美叶青兰 *D. calophyllum* Hand.-Mazz.、白萼青兰 *D. isabellae* Forrest. ex W. W. Smith、松叶青兰 *D. forrestii* W. W. Smith。

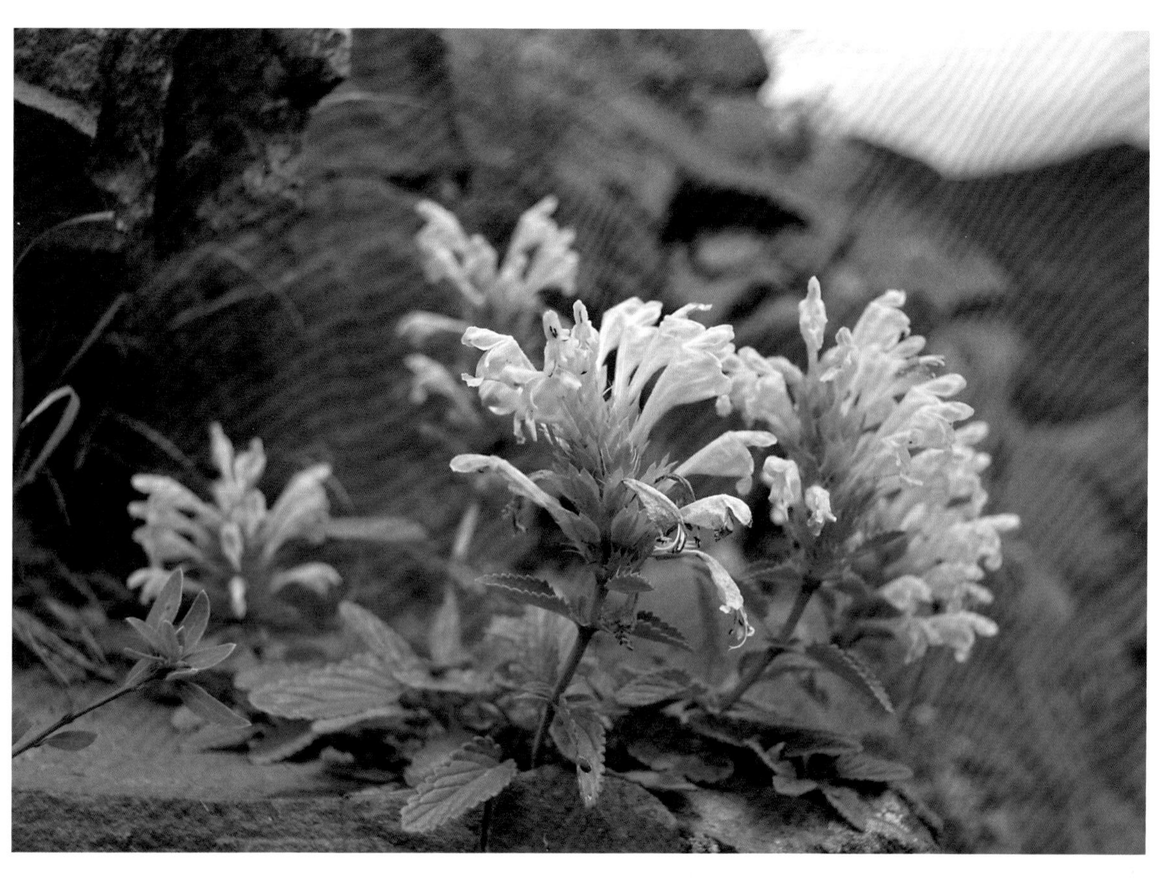

唇形科（Labiatae） 青兰属（*Dracocephalum* Linn.）

白花枝子花 *Dracocephalum heterophyllum* Benth.（异叶青兰）

药 材 名 异叶青兰；འཇིབ་རྩི་ཆེན་པོ།（吉孜青保、居孜青保、吉子青保）。

标　　准 《部标藏药》、《青海藏标》（1992 年版）。

植物形态 参见《中国植物志》第六十五卷第二分册第 358 ~ 360 页。

分布与生境 分布于我国西藏、青海、四川西北部、甘肃西南部及兰州以西、宁夏、内蒙古、山西、新疆等。生长于海拔 1 100 ~ 5 000 m 的山地草原、半荒漠的多石干燥地区。

药用部位 地上部分。

采收与加工 6 ~ 7 月花开时采集，除去杂质，晾干。

性　　味　味甘、涩，化后味甘，性寒、钝、轻。

功能与主治　清热疏肝，止血止痛，固齿。用于胃炎，肝炎，牙龈肿痛，出血，牙齿松动，口腔溃疡，口渴等。

用量与用法　3 ~ 10 g。内服研末；或入丸、散。

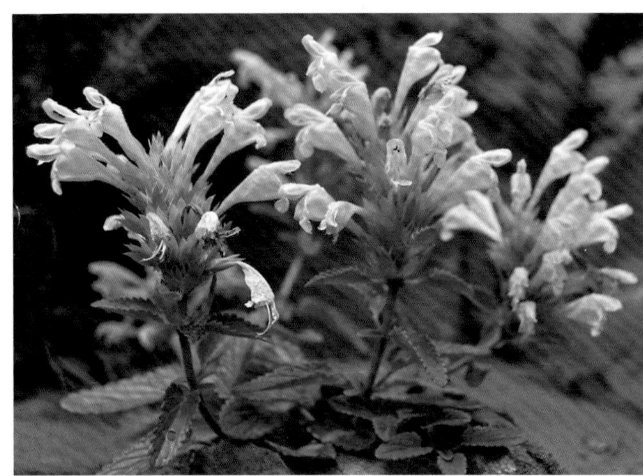

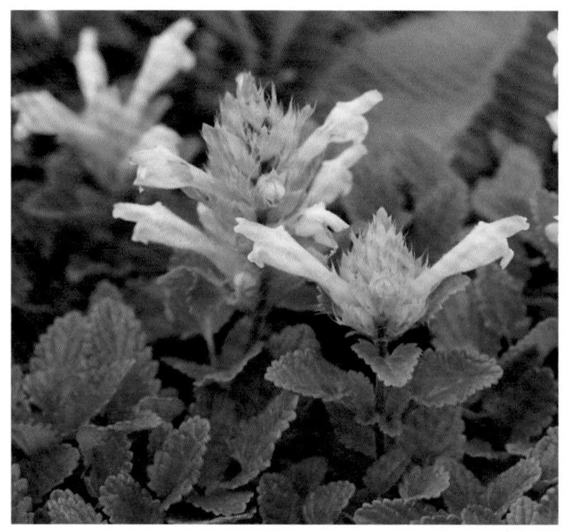

附　注

《宇妥本草》记载有治胃肝病及疫疠热之药物“འཇིབ་རྩི།”（吉孜）；《蓝琉璃》在“药物补述”中记载“吉孜”为清胃热、肝热之药物。《晶珠本草》记载有“འཇིབ་རྩི་ཆེན་པོ།”（吉孜青保），言其为“ཀྲི་ཡང་ཀུ།”（知杨故，即唇形科植物甘青青兰 *D. tanguticum* Maxim.）类药物，按花色将其分为白 [“འཇིབ་རྩི་དཀར་པོ།”（吉孜嘎保）]、蓝 [“འཇིབ་རྩི་ཆེན་པོ།”（吉孜青保）]2 种。现代文献记载的“吉孜青保”的基原涉及唇形科鼠尾草属（*Salvia*）和青兰属的多种植物，但不同文献对白者、蓝者的基原有不同观点。文献记载的“吉孜”类的基原有异叶青兰 *D. heterophyllum* Benth.（吉孜嘎保）、黄花鼠尾草 *S. roborowskii* Maxim.（粘毛鼠尾草，吉孜青保、吉孜嘎保）、康定鼠尾草 *S. prattii* Hemsl.（吉孜青保）、甘西鼠尾草 *S. przewalskii* Maxim. [花蓝色，称“འཇིབ་རྩི་སྨུག་པོ།”（吉孜莫保）]。《部标藏药》和《青海藏标》以“异叶青兰 /འཇིབ་རྩི་ཆེན་པོ།/ 吉孜青保（居孜青保）”之名收载了异叶青兰 *D. heterophyllum* Benth.（白花枝子花）。（参见“甘西鼠尾草”条）

在《中国植物志》中，*D. heterophyllum* Benth. 的中文名为“白花枝子花”。

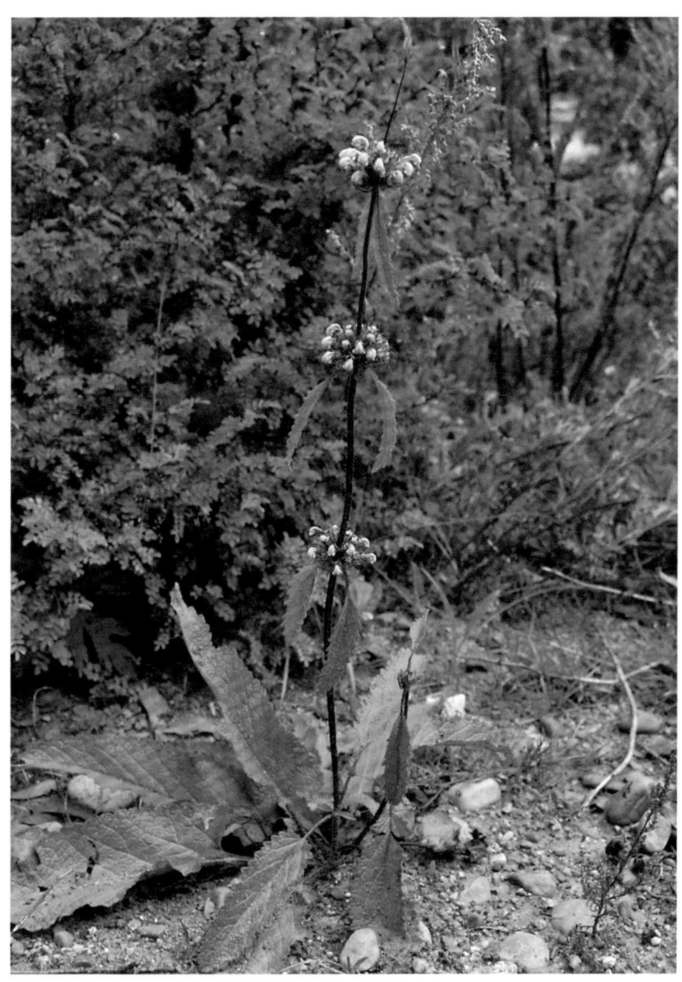

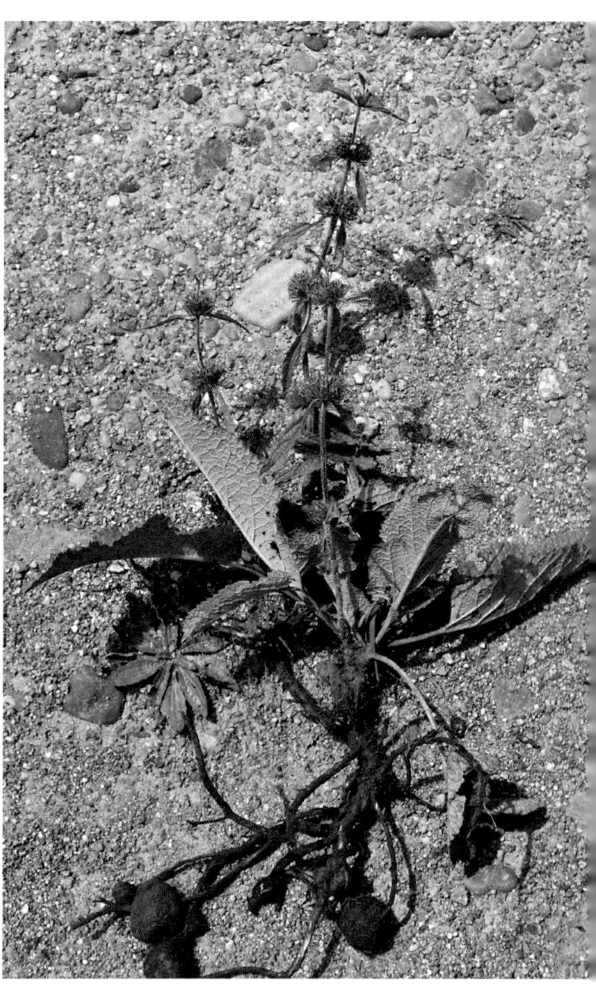

唇形科（Labiatae） 糙苏属（*Phlomis* Linn.）

螃蟹甲 *Phlomis younghusbandii* Mukerj.（*P. kawaguchii* Murata）

药 材 名 螃蟹甲；ལུག་མུར།（露木尔、娄木尔）。

标　　准 《部标藏药》、《藏标》、《青海藏标》（1992 年版）。

植物形态 参见《中国植物志》第六十五卷第二分册第 438 ~ 439 页。

分布与生境 分布于我国西藏、四川。生长于海拔 3 700 ~ 4 600 m 的干燥山坡、灌丛、田野、河边、草甸等。

药用部位 块根。

采收与加工　秋季采挖，洗净，晒干或切薄片晒干。

性　　味　味甘、微苦，化后味甘，性平。

功能与主治　清热解毒，止咳润喉。用于感冒、咽喉炎、支气管炎、肺炎、肺结核等引起的咳嗽、咳黏稠痰、咽喉干痛、胸痛等，“培隆”病，口疮，痞瘤，食物中毒。

用量与用法　3 ~ 9 g。内服研末；或入丸、散。

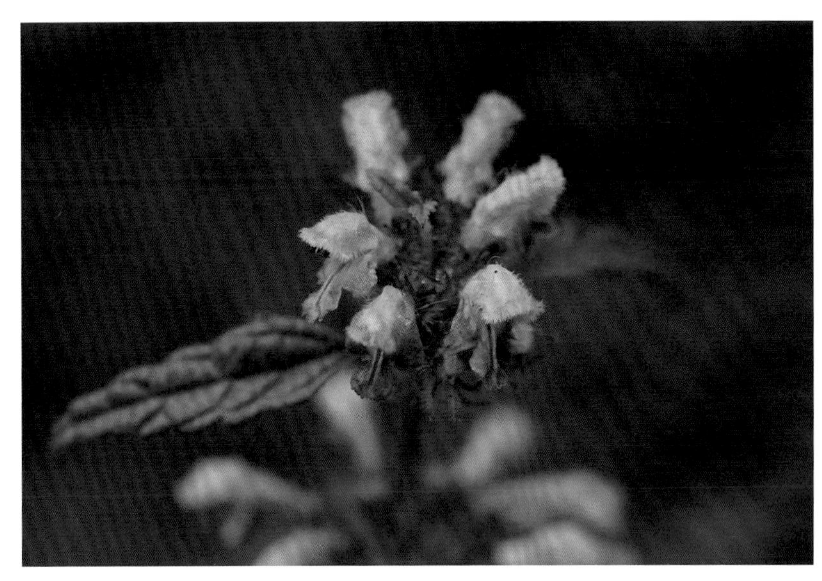

附　注

《度母本草》《宇妥本草》记载有“ལུག་མུར།”（露木尔）；《妙音本草》记载其名为“ལུག་མུར་པ།”（露木尔巴）；《蓝琉璃》言“露木尔”为治咽干、肺病、疮疖之药物。《医学千万舍利》《晶珠本草》记载“露木尔”分为雄、雌、中 3 种。现代文献记载的各地藏医所用“露木尔”的基原包括唇形科糙苏属中数种具块根的植物，但通常并未细分其雄、雌等品种，各地使用的种类有所不同，包括螃蟹甲 *P. younghusbandii* Mukerj.（西藏、青海藏医习用）、假秦艽 *P. betonicoides* Diels（白玄参，云南迪庆藏医习用）、萝卜秦艽 *P. medicinalis* Diels、白花假秦艽 *P. betonicoides* Diels f. *alba* C. Y. Wu、黑花糙苏 *P. melanantha* Diels、米林糙苏 *P. milingensis* C. Y. Wu et H. W. Li（西藏藏医习用）、尖齿糙苏 *P. dentosa* Franch.、大花糙苏 *P. megalantha* Diels（四川藏医习用）等。《部标藏药》等标准以“螃蟹甲 /ལུག་མུར/ 露木尔（娄木尔）”之名收载了螃蟹甲 *P. younghusbandii* Mukerj.；《青海藏标》在该条的附注中记载糙苏属植物串铃草 *P. mongolica* Turcz. 的块根也同样入药，该种分布于内蒙古、河北、山西、陕西至甘肃东部，蒙医也药用该种。（参见“串铃草”条）

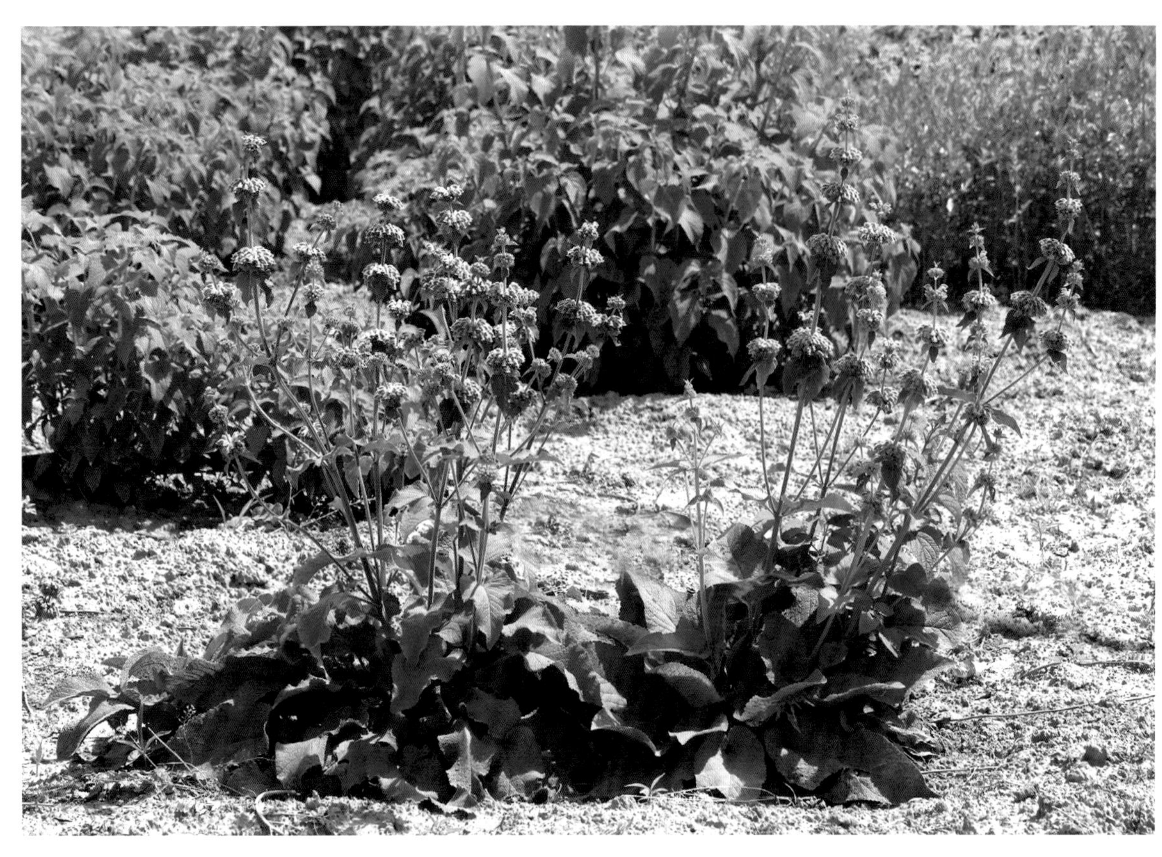

唇形科（Labiatae） 糙苏属（*Phlomis* Linn.）

串铃草 *Phlomis mongolica* Turcz.

药 材 名 螃蟹甲；ལུག་མུར།（娄木尔）。

标 准 《青海藏标》（1992 年版）。

植物形态 参见《中国植物志》第六十五卷第二分册第 444 页。

分布与生境 分布于我国甘肃东部、陕西北部、山西、河北、内蒙古西部和南部。生长于海拔 770 ～ 2 200 m 的山坡草地。

药用部位 块根。

采收与加工 秋季采挖，洗净，切片，晒干。

性 味 味苦，性凉。

功能与主治 散寒润喉，托疮生肌。用于“培根”寒症，咽喉疫疠，肺病，感冒咳嗽，支气管炎，久疮不愈。

用量与用法 3 ~ 9 g。内服研末；或入丸、散。

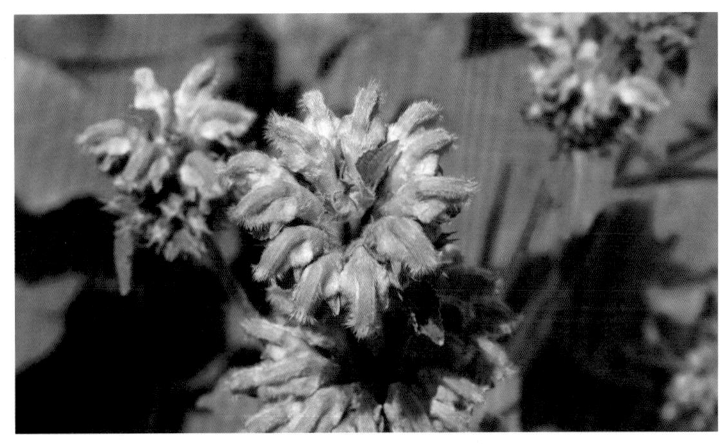

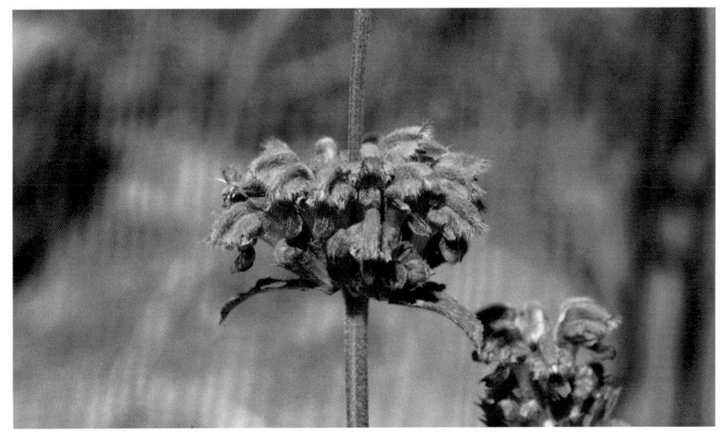

附 注

《图鉴》《蓝琉璃》均记载有“ལུག་མུར།”（露木尔）或“ལུག་མུར་པ།”（露木尔巴）。《晶珠本草》记载“ལུག་མུར།”（露木尔）为治肿核疮、肺病咽干、人和马紊乱症之药物，言其按花色可分为白色、淡白色、淡紫色 3 种，按块根性状、颜色可分为雄（红色、大小居中者）、中（淡红色、疏松而细者）、雌（大而状如钟者）。现代文献记载的“露木尔”的基原包括唇形科糙苏属中具块根的数种植物，各地藏医习用的种类不尽一致。《部标藏药》《青海藏标》等标准以“螃蟹甲 /ལུག་མུར/ 露木尔（娄木尔）”之名仅收载了螃蟹甲 *P. younghusbandii* Mukerj.（*P. kawaguchii* Murata）；《青海藏标》在该条附注中说明同属植物串铃草 *P. mongolica* Turcz. 的块根也作“露木尔”入药。（参见“螃蟹甲”条）

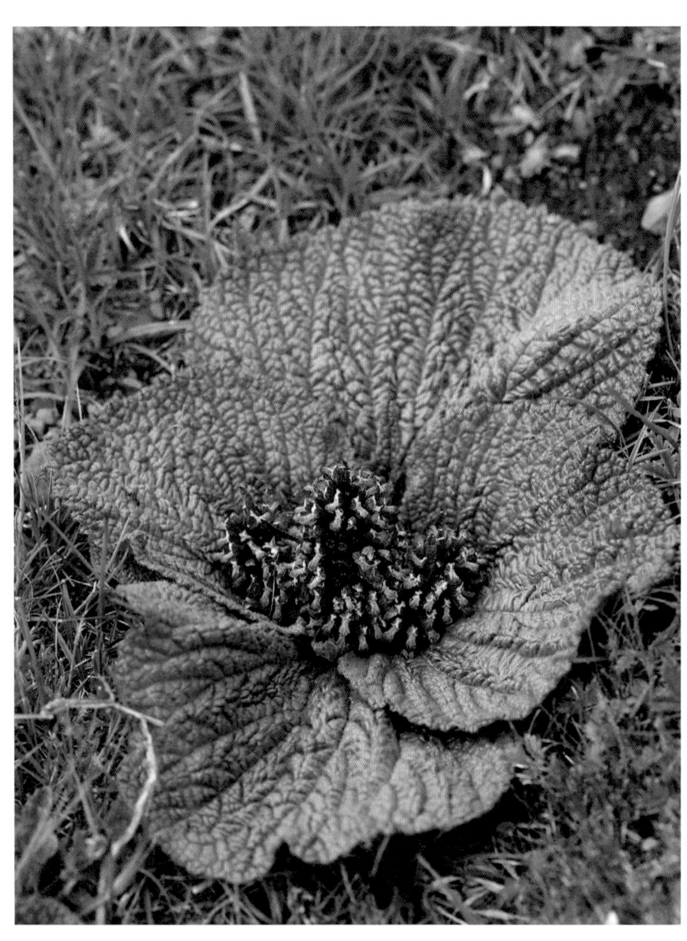
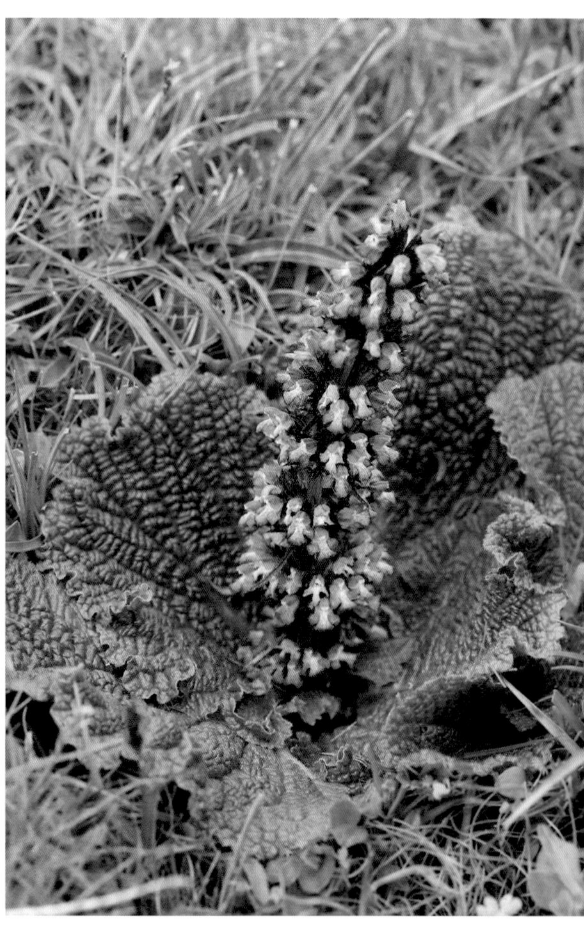

唇形科（Labiatae） 独一味属（*Lamiophlomis* Kudo）

独一味 *Lamiophlomis rotata* (Benth.) Kudo

药 材 名 独一味；ཏྲ་ལྤགས།（达巴、大巴、达布合）。

标　　准 《部标藏药》、《藏标》、《青海藏标》（1992 年版）。

植物形态 参见《中国植物志》第六十五卷第二分册第 480 ~ 481 页。

分布与生境 分布于我国西藏、青海、甘肃、四川西部、云南西北部。生长于海拔 2 700 ~ 4 500 m 的高山草甸、河滩地。尼泊尔、印度东北部、不丹也有分布。

药用部位 全草。

采收与加工　秋季果期采挖，晒干。

性　　味　味甘、苦（涩），化后味甘，性平。

功能与主治　补髓接骨，活血消肿，强筋骨，引黄水，灭“森”，止血，止痛。用于骨质疏松，骨折挫伤，筋骨疼痛，外伤出血，头部创伤，风湿痹痛，关节炎，黄水疮，关节积液等。

用量与用法　2 ~ 3 g。内服研末；或入丸、散。外用适量，制成软膏涂敷。

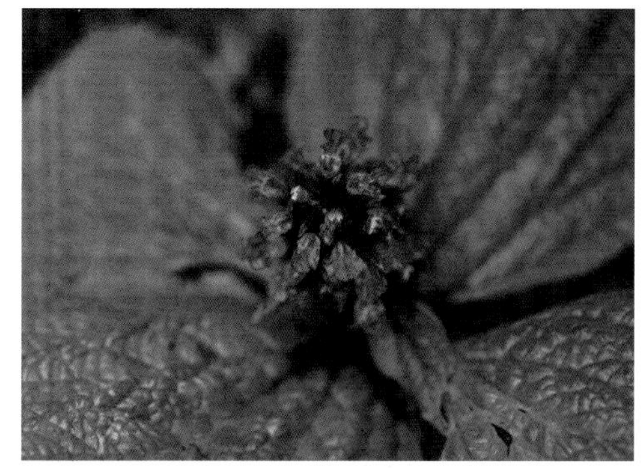

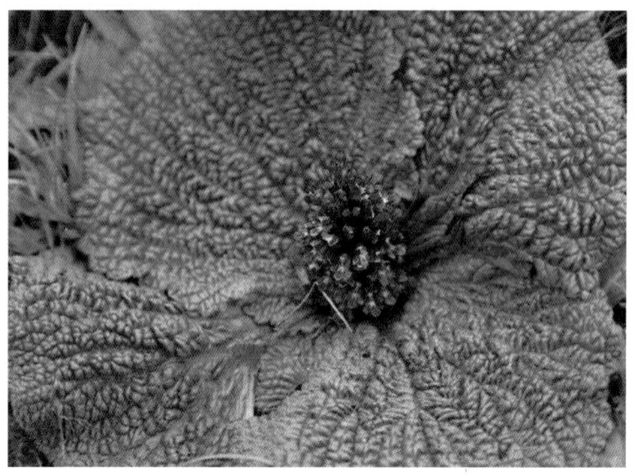

附　注

《月王药诊》《四部医典》《晶珠本草》等中记载有“རྟ་ལྤགས།”（达巴），言其为固持软骨、引黄水之药物；《度母本草》记载其名为“རྟ་ལྤགས་པ།”（达巴巴），言其分为山生和川生 2 种，又言其花有青、红、白 3 色（“མེ་ཏོག་སྔོ་དམར་དཀར་བ་ཡོད།”），山生者治虫病，川生者止腹泻、愈疮伤、止月经、通小便、治遗精及滋补；《妙音本草》记载有“ལུང་གི་རྟ་ལྤགས།”（隆格达巴，汉译本注其基原为“美花筋骨草”），言其可止腹泻；《宇妥本草》记载有“རྟ་ལྤགས་ནག་པོ།”（达巴那保，汉译本注其基原为“美花筋骨草”），言其可消散肿胀、干黄水、治疔毒。《晶珠本草》引《度母本草》的记载言“达巴”按花色分为紫、黄、白 3 种，并言山生者“རི་སྐྱེས་རྟ་ལྤགས།”（热杰达巴）为白［“རྟ་ལྤགས་དཀར་པོ།”（达巴嘎保）］，川生者“ཀླུང་སྐྱེས་རྟ་ལྤགས།”（龙杰达巴）为黑［“རྟ་ལྤགས་ནག་པོ།”（达巴那保）］。现代文献均以唇形科植物独一味 *L. rotata* (Benth.) Kudo 为“达巴”的正品，该种的花为紫色，应为紫色“达巴”的基原，是最常用的种类，《部标藏药》等标准中作为“独一味 /རྟ་ལྤགས།/ 达巴（大巴、达布合）”的基原也收载了该种。四川甘孜、西藏昌都等地藏医也习用唇形科植物美花筋骨草 *Ajuga ovalifolia* Bur. et Franch. var. *calantha* (Diels) C. Y. Wu et C. Chen（美花圆叶筋骨草，花红紫色至蓝色），西藏、青海南部部分藏医也以玄参科植物藏玄参 *Oreosolen wattii* Hook. f.（花黄色）作“达巴”使用。《四川藏标》（2014 年版）以“美花筋骨草 /ཀླུང་སྐྱེས་རྟ་ལྤགས།/ 龙杰达巴”之名收载了美花圆叶筋骨草 *A. ovalifolia* Bur. et Franch. var. *calantha* (Diels) C. Y. Wu et C. Chen 的全草，其功效与独一味 *L. rotata* (Benth.) Kudo 全草的不尽相同。（参见“美花圆叶筋骨草”条）

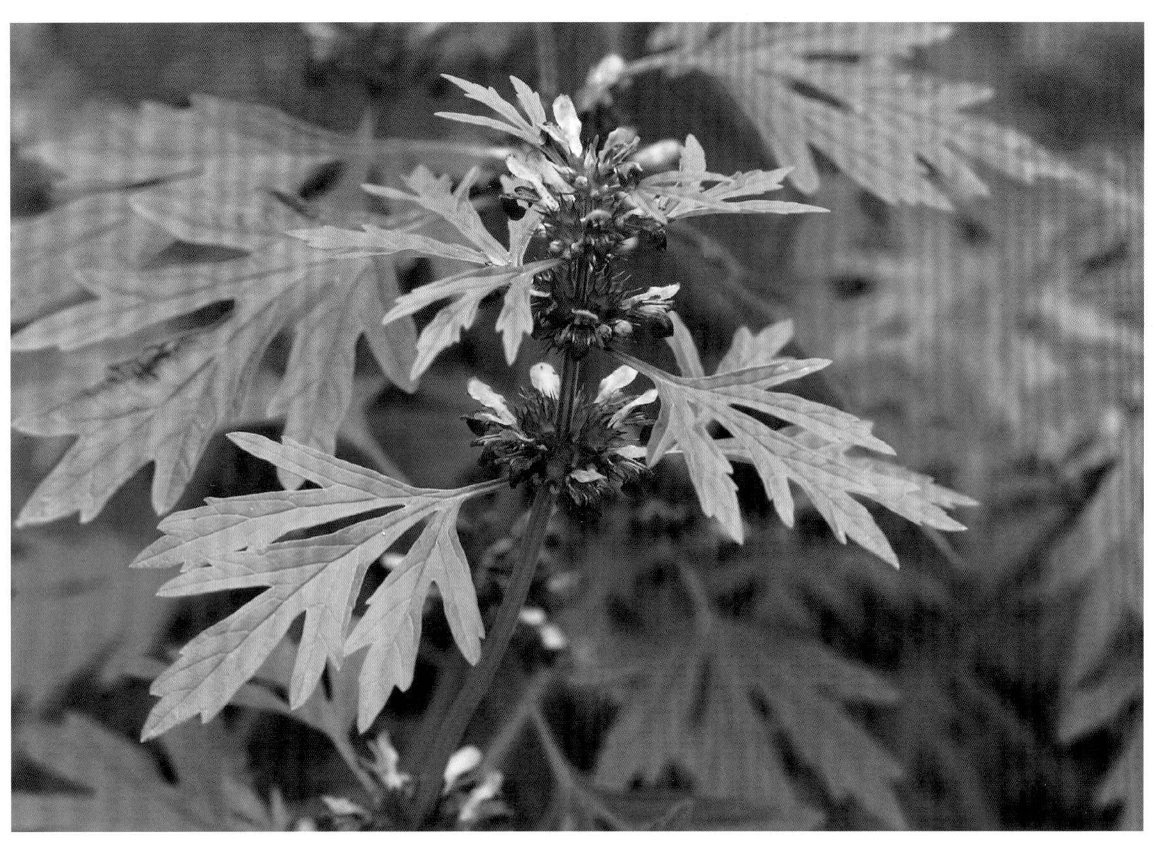

唇形科（Labiatae） 益母草属（*Leonurus* Linn.）

益母草 *Leonurus artemisia* (Lour.) S. Y. Hu（*L. heterophyllus* Sweet、*L. japonicus* Houttuyn）

药材名 茺蔚子；ཞིམ་ཐིག་ལེ།（辛头勒）。

标准 《藏标》。

植物形态 参见《中国植物志》第六十五卷第二分册第 510 ~ 511 页。

分布与生境 我国各地均有分布。生长于海拔 3 400 m 以下的各种生境中，尤以向阳处为多。非洲、美洲及朝鲜、日本也有分布。

药用部位 果实。

采收与加工 秋季果实成熟时割取地上部分，晒干，打下果实，除去杂质。

性味 味辛、苦，性微寒。

功能与主治 活血调经，清肝明目。用于月经不调，闭经，痛经，腹中包块，产后瘀滞作痛，目赤肿痛，翳障，高血压。

用量与用法 4.5 ~ 9 g。

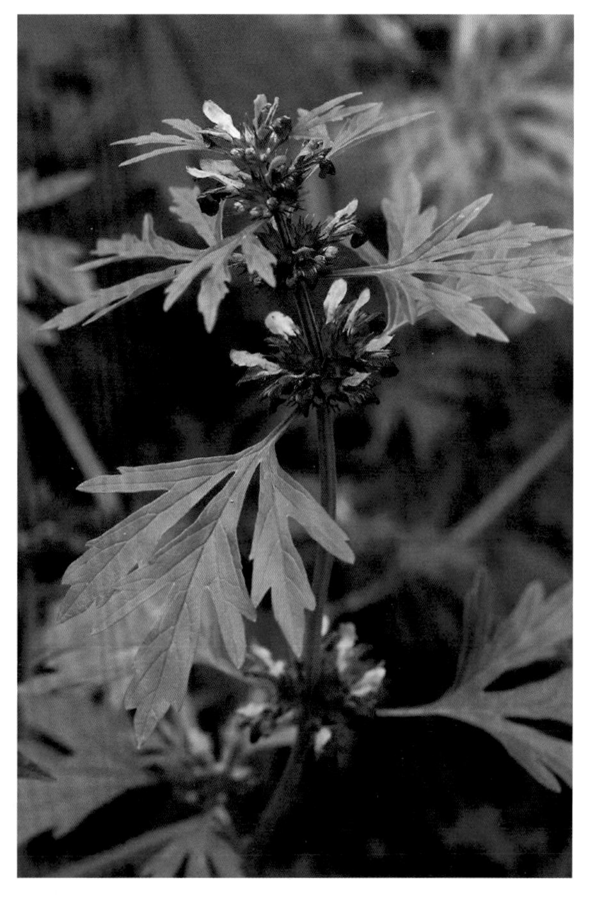

附 注

《四部医典》中记载有除眼翳障之药物“ཞིམ་ཐིག་ལེ།”（兴托里）。《晶珠本草》将“兴托里”归于“旱生草类药物”的“叶茎花果同采类药物”中，言其为多种药物的总称，载其分为大、中、小3类，每类又有2种，共计6种。现代文献记载的“兴托里”的基原极为复杂，涉及唇形科、玄参科、牻牛儿苗科等的多属多种植物，各地习用的基原不同，通常统称为“兴托里”，或分为白［“ཞིམ་ཐིག་ལེ་དཀར་པོ།”（兴托里嘎保）］、黑［“ཞིམ་ཐིག་ལེ་ནག་པོ།”（兴托里那保）］2类。《藏标》以“茺蔚子 /ཞིམ་ཐིག་ལེ།/ 辛头勒”之名收载了益母草 *L. heterophyllus* Sweet 的成熟果实。《青藏高原甘南藏药植物志》记载益母草 *L. heterophyllus* Sweet 的全草作“ཞིམ་ཐིག་རིགས།”（兴邦果那保）使用。“ཞིམ་ཐིག་རིགས།”的音译名应为“兴托惹”，意为“兴托里类似品”。原书汉译名“兴邦果那保”可能系指“兴托里”的黑者。（参见“川藏香茶菜”“夏至草”条）

在益母草属植物中，作为“兴托里”类的基原，《藏标》和《青藏高原甘南藏药植物志》记载有益母草 *L. heterophyllus* Sweet，其他藏医药文献还记载有益母草 *L. sibiricus* Linn.、益母草 *L. japonicus* Houttuyn 和益母草 *L. japonicus* Thunb.。据《中国植物志》记载，益母草的拉丁学名为 *L. artemisia* (Lour.) S. Y. Hu，*L. heterophyllus* Sweet 被作为其异名（*Flora of China* 则以 *L. japonicus* Houttuyn 为正名）；*L. sibiricus* Linn. 的中文名为“细叶益母草”（分布于内蒙古、河北北部、山西、陕西北部），*L. japonicus* Miq. 被作为大花益母草 *L. macranthus* Maxim.（分布于辽宁、吉林、河北）的异名；而 *L. japonicus* Thunb. 未见《中国植物志》记载。从分布来看，益母草 *L. artemisia* (Lour.) S. Y. Hu 的分布最为广泛（包括青藏高原），藏医使用的药材应主要为此种。

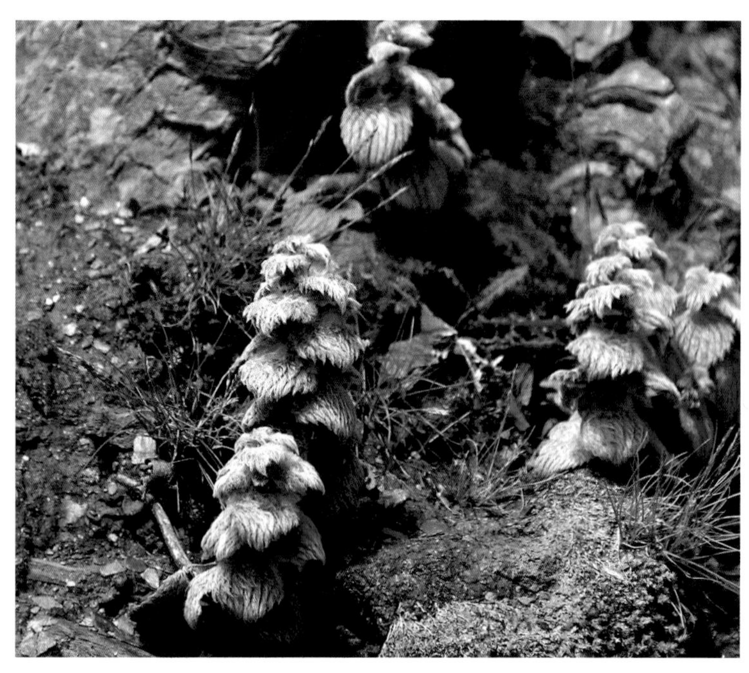
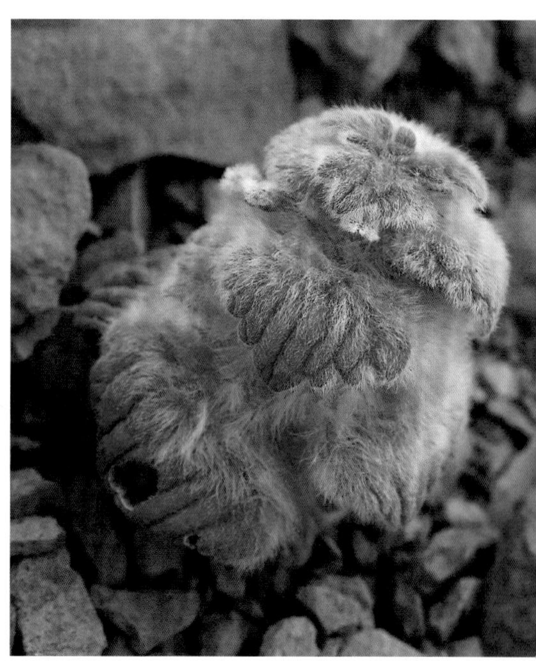

唇形科（Labiatae） 绵参属（*Eriophyton* Benth.）

绵参 *Eriophyton wallichii* Benth.

药 材 名 绵参、绵毛参、榜参布柔；སྤང་རྩན་སྤུ་རུ།（榜餐布如、榜餐布茹、榜参布柔、榜餐布日）。

标　　准 《部标藏药》、《藏标》、《青海藏标》（1992 年版）。

植物形态 参见《中国植物志》第六十五卷第二分册第 539 页。

分布与生境 分布于我国云南西北部、四川西部、青海（杂多等）、西藏（林周、洛隆、浪卡子等）。生长于海拔（2 700 ～）3 400 ～ 4 700 m 的高山强度风化坍积形成的乱石堆、流石滩中。尼泊尔等也有分布。

药用部位 全草。

采收与加工 盛花期采集，去净泥土，晒干。

性　　味 味苦，化后味苦，性凉。（《藏药医学内容审查》）
味苦，性寒。（《藏标》）

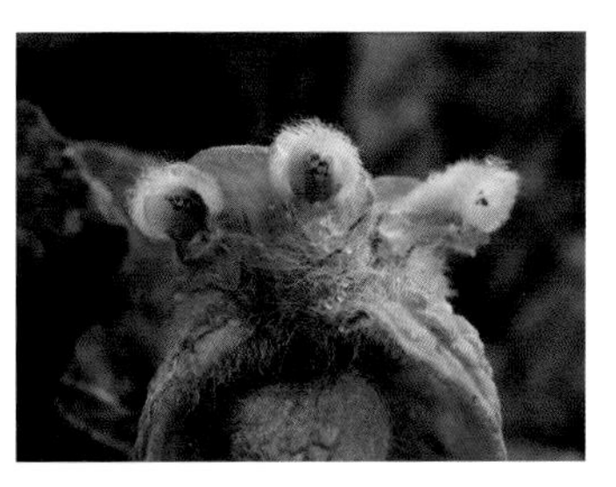

功能与主治　清热利肺。用于“洛彩”病，流行性感冒，温病，肺炎、肺结核、肺脓肿等引起的咳嗽、咳痰、胸痛、气喘、咯血等，肝炎，外伤，伤口化脓。（《藏药医学内容审查》）

清热解毒，止咳。用于流行性感冒，肝炎，肺炎，中毒性肝脏损伤，肝胃并发症，咽喉炎，食物中毒。（《藏标》）

用量与用法　3 ~ 5 g。内服研末；或入丸、散。

附　注

《蓝琉璃》在“药物补述”中记载有愈合脏器创伤、接筋络、治肺脓肿之药物“སྤང་ཚན་སྤྲུ་ཙ།”（榜参布茹、榜参布如），言其又名“བདུད་རྩི་གངས་ཤམ།”（都孜冈夏木）。据现代文献记载，青海等藏医使用的“榜参布茹”的基原为唇形科植物绵参 *E. wallichii* Benth.，其形态与《蓝琉璃》的记载相符；西藏藏医以同科植物扭连钱 *Phyllophyton complanatum* (Dunn) Kudo、褪色扭连钱 *P. decolorans* (Hemsl.) Kudo、西藏扭连钱 *P. tibeticum* (Jaczuem.) C. Y. Wu 作“榜参布茹”的代用品，又称之为“སྤང་ཚན་སྤྲུ་ཙ་དམན་པ།”（榜参布茹曼巴）。《部标藏药》和《青海藏标》以“绵参 /སྤང་ཚན་སྤྲུ་ཙ།/ 榜餐布如（榜餐布日）”之名收载了绵参 *E. wallichii* Benth.；《藏标》以“榜参布柔 /སྤང་ཚན་སྤྲུ་ཙ།/ 榜参布柔”之名收载了绵毛参 *E. wallichii* Benth.（绵参）和西藏扭连钱 *P. tibeticum* (Jaczuem.) C. Y. Wu。

《晶珠本草》中未记载“སྤང་ཚན་སྤྲུ་ཙ།”（榜参布茹），但在“旱生草类药物”的“叶类药物”中首次记载了清热、消炎并治白喉、乳蛾、虫病之药物“གཉན་འདུལ་བ།”（年都巴），在“根叶花果全草类药物”中记载有养肺、治热症之药物“ཤང་ལེན་སྨུག་པོ།”（相连木保），言“相连木保”真名为“བདུད་རྩི་གངས་ཤམ།”（都孜冈夏木）。“都孜冈夏木”即《蓝琉璃》记载的“སྤང་ཚན་སྤྲུ་ཙ།”（榜参布茹）的异名，但《晶珠本草》和《蓝琉璃》各自记载的形态却相差甚远。现代文献对“相连木保”的基原存在较大争议，有文献记载绵参 *E. wallichii* Benth. 为“相连木保”的基原，但该种的形态与《晶珠本草》的记载完全不符；有文献记载扭连钱 *P. complanatum* (Dunn) Kudo 等扭连钱属（*Phyllophyton*）植物为“年都巴”的基原，该种的形态与《晶珠本草》记载的“年都巴”的形态一致。也有观点认为“相连木保”的基原为报春花科植物雅江点地梅 *Androsace yargongensis* Petitm.。

据文献记载，青海玉树、果洛和西藏昌都藏医以绵参 *E. wallichii* Benth. 作“གང་གྰ་ཆུང་།”（岗嘎琼）使用；而“岗嘎琼”的基原应为龙胆科植物乌奴龙胆 *Gentiana urnula* H. Smith，《部标藏药》等以“乌奴龙胆 /གང་གྰ་ཆུང་།/ 岗嘎琼”之名收载了该种，其功能为清热解毒、止泻，用于血和“赤巴”合并症、“木布”病、血管闭塞病、中毒性发热、热性腹泻、流行性感冒、咽喉肿痛、黄疸，这与“榜参布柔”的不同。（参见“乌奴龙胆”条）

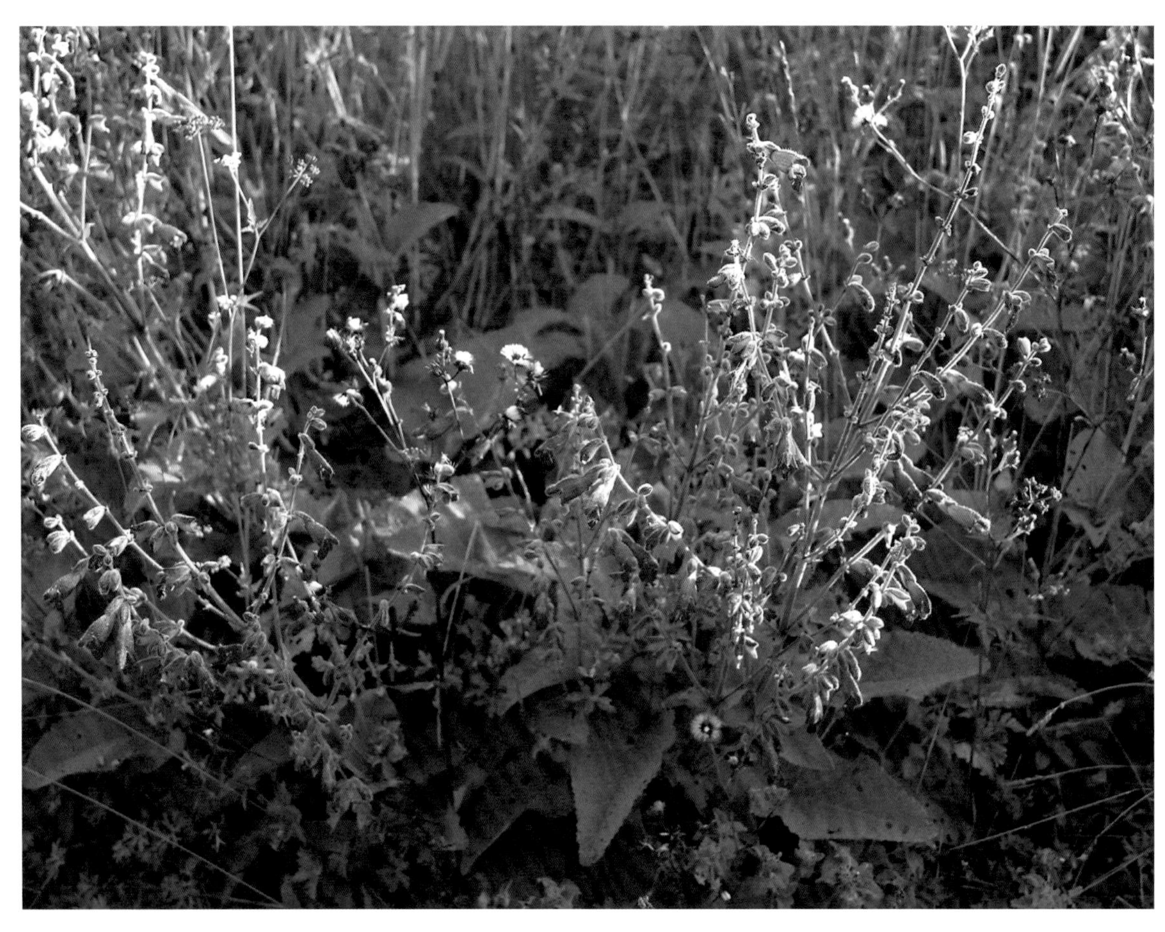

唇形科（Labiatae） 鼠尾草属（*Salvia* Linn.）

甘西鼠尾草 *Salvia przewalskii* Maxim.

药 材 名 高原丹参；འཇིབ་རྩི་ཆེན་པོ།（吉孜乾保、吉孜青保）。

标 准 《青海藏标》（2019 年版）。

植物形态 参见《中国植物志》第六十六卷第 86 ~ 88 页。

分布与生境 分布于我国甘肃西部、四川西部、西藏、云南西北部。生长于海拔 2 100 ~ 4 300 m 的林缘、路旁、沟边、灌丛、荒滩。

药用部位 根。

采收与加工 春、秋季采挖，除去泥沙，干燥。

性　　味　味苦，性微寒。

功能与主治　祛瘀止痛，活血通经，清心除烦。用于月经不调，经闭痛经，癥瘕积聚，胸腹刺痛，热痹疼痛，疮疡肿痛，心烦不眠，肝脾肿大，心绞痛。

用量与用法　3 ~ 6 g。配方用。

附注

《宇妥本草》《蓝琉璃》记载“འཇིབ་རྒྱི།”（吉孜）为治胃肝病及疫疠热之药物。《晶珠本草》记载“འཇིབ་རྒྱི་ཆེན་པོ།”（吉孜青保）为治口病、牙病、肝热病之药物，言其花有白、青（蓝）2 种，花白者为“འཇིབ་རྒྱི་དཀར་པོ།”（吉孜嘎保），花蓝者为“འཇིབ་རྒྱི་ཆེན་པོ།”（吉孜青保、吉孜乾保）。现代文献记载的“吉孜青保”的基原涉及唇形科鼠尾草属和青兰属（*Dracocephalum*）的多种植物，不同文献记载的及不同地区使用的基原种类不尽一致，且白、蓝二者的基原有交叉。《部标藏药》《青海藏标》（1992 年版）以“异叶青兰 /འཇིབ་རྒྱི་ཆེན་པོ།/ 吉孜青保（居孜青保）”之名收载了异叶青兰 *D. heterophyllum* Benth.（白花枝子花）。有文献认为《晶珠本草》记载的“吉孜青保”为甘西鼠尾草 *S. przewalskii* Maxim. 或丹参 *S. miltiorrhiza* Bunge，又称“འཇིབ་རྒྱི་སྨུག་པོ།”（吉子木保、吉子莫博）。甘西鼠尾草 *S. przewalskii* Maxim. 在《青海省药品标准》（1992 年版）中被作为“丹参”的基原收载，在《青海藏标》（2019 年版）中则被作为“高原丹参 /འཇིབ་རྒྱི་ཆེན་པོ།/ 吉孜乾保”的基原收载，其功能和主治与中药材丹参的相似，而与《青海藏标》（1992 年版）收载的“异叶青兰 /འཇིབ་རྒྱི་ཆེན་པོ།/ 居孜青保”的不同。（参见“白花枝子花”条）

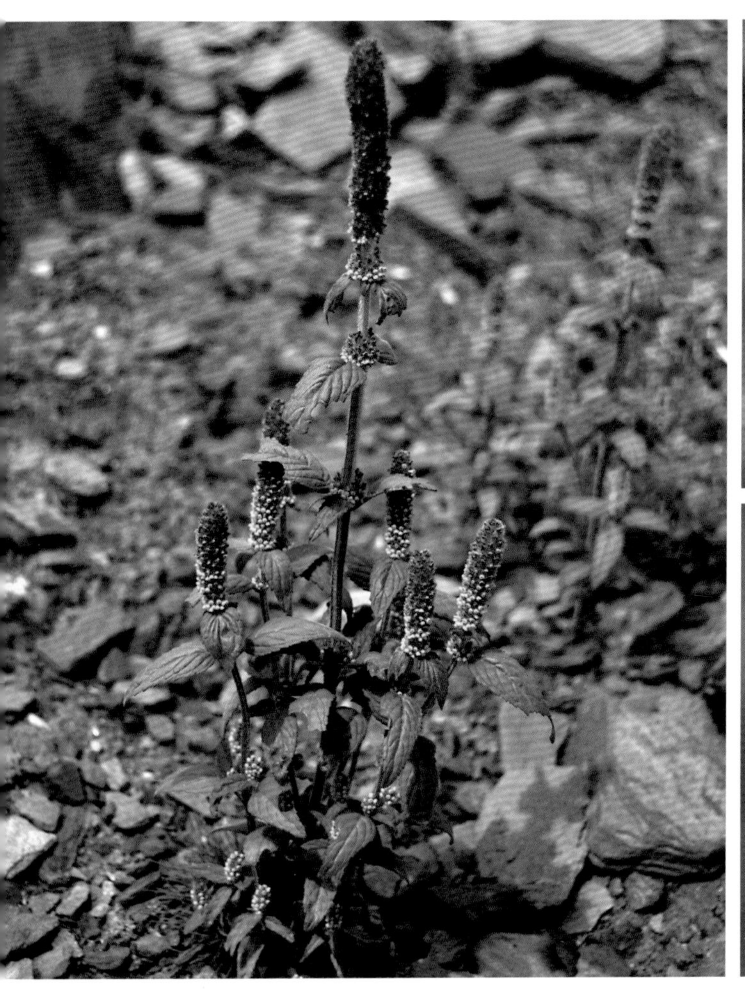

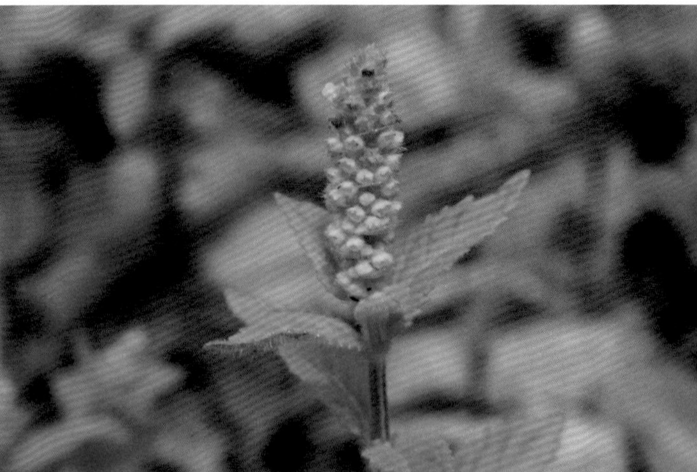

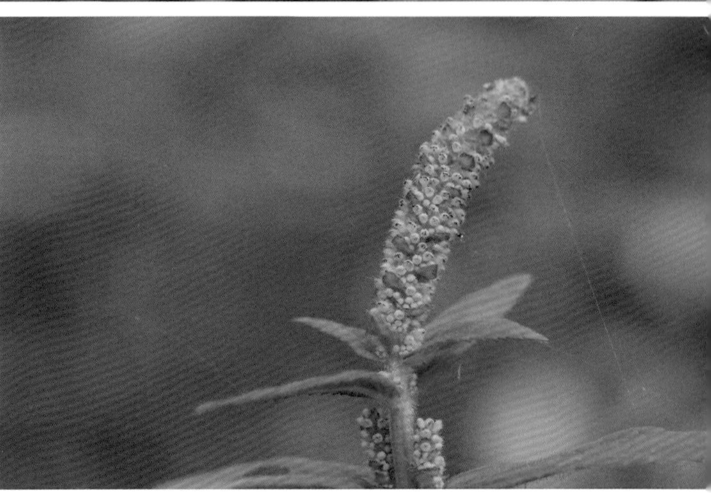

唇形科（Labiatae） 香薷属（*Elsholtzia* Willd.）

毛穗香薷 *Elsholtzia eriostachya* (Benth.) Benth.（黄花香薷）

药 材 名 黄花香薷；བྱི་ཙག་སེར་པོ།（齐柔色布、齐如色布）。

标 准 《西藏藏标》。

植物形态 参见《中国植物志》第六十六卷第 332 页。

分布与生境 分布于我国甘肃、四川、西藏 [八宿（邦达）、琼结等]、云南等。生长于海拔 3 500 ~ 4 100 m 的山坡草地、灌丛、河边沙地、高山流石坡。尼泊尔、印度北部等也有分布。

药用部位 地上部分。

采收与加工 花期采集，晾干。

性　　味 味辛、涩、苦，化后味苦，性平。

功能与主治 消炎，杀虫。用于虫病引起的肛门、子宫、皮肤等部位发炎、疼痛、瘙痒等。

用量与用法 3 ~ 5 g。内服研末。外用适量，煎汤涂洗。

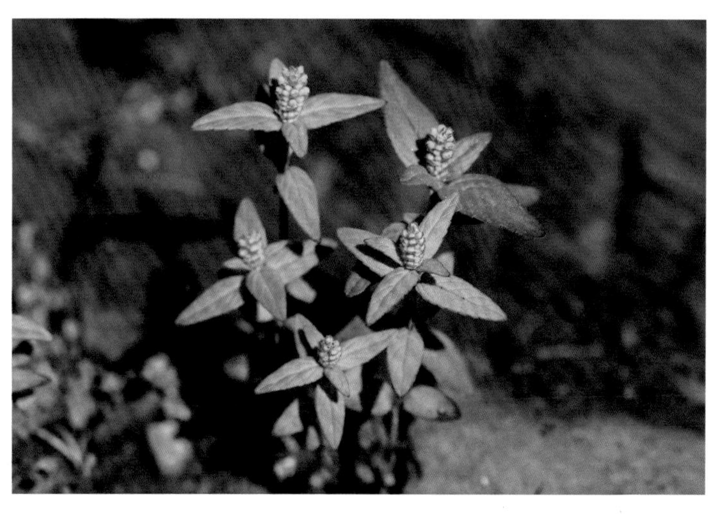

附　注

《八支》《晶珠本草》等记载“ཛི་ཙག”（齐柔）按花色分为黄[“ཛི་ཙག་སེར་པོ”（齐柔色布）]、黑[“ཛི་ཙག་ནག་པོ”（齐柔那保）]2种，其中黑者又分为蓝[“ཛི་ཙག་སྔོ་པོ”（息柔俄保）]、紫[“ཛི་ཙག་སྨུག་པོ”（齐柔木布）]2类，“齐柔”为总名称。现代文献记载的“齐柔”类的基原包括唇形科香薷属的多种植物，但2种“齐柔”的基原有交叉，通常以黄花香薷 *E. eriostachya* (Benth.) Benth.（毛穗香薷）作黄者（齐柔色布）的基原，以密花香薷 *E. densa* Benth. 作黑者（齐桑那保）或紫者（齐柔木布）的基原，此2种植物分别为2种“齐柔”的正品。《西藏藏标》以“ཛི་ཙག་སེར་པོ/ 齐如色布 / 黄花香薷”之名收载了黄花香薷 *E. flava* (Benth.) Benth.（野苏子）和毛穗香薷 *E. eriostachya* (Benth.) Benth.；《四川藏标》（2020年版）以“密花香薷 /ཛི་ཙག་སྨུག་པོ/ 齐柔木布”之名收载了密花香薷 *E. densa* Benth.。（参见“密花香薷”条）

在《中国植物志》中，*E. flava* (Benth.) Benth. 的中文名为“野苏子”；*E. eriostachya* (Benth.) Benth. 的中文名为“毛穗香薷”，毛穗香薷 *E. eriostachya* (Benth.) Benth. 和野苏子 *E. flava* (Benth.) Benth. 均别称“黄花香薷”。

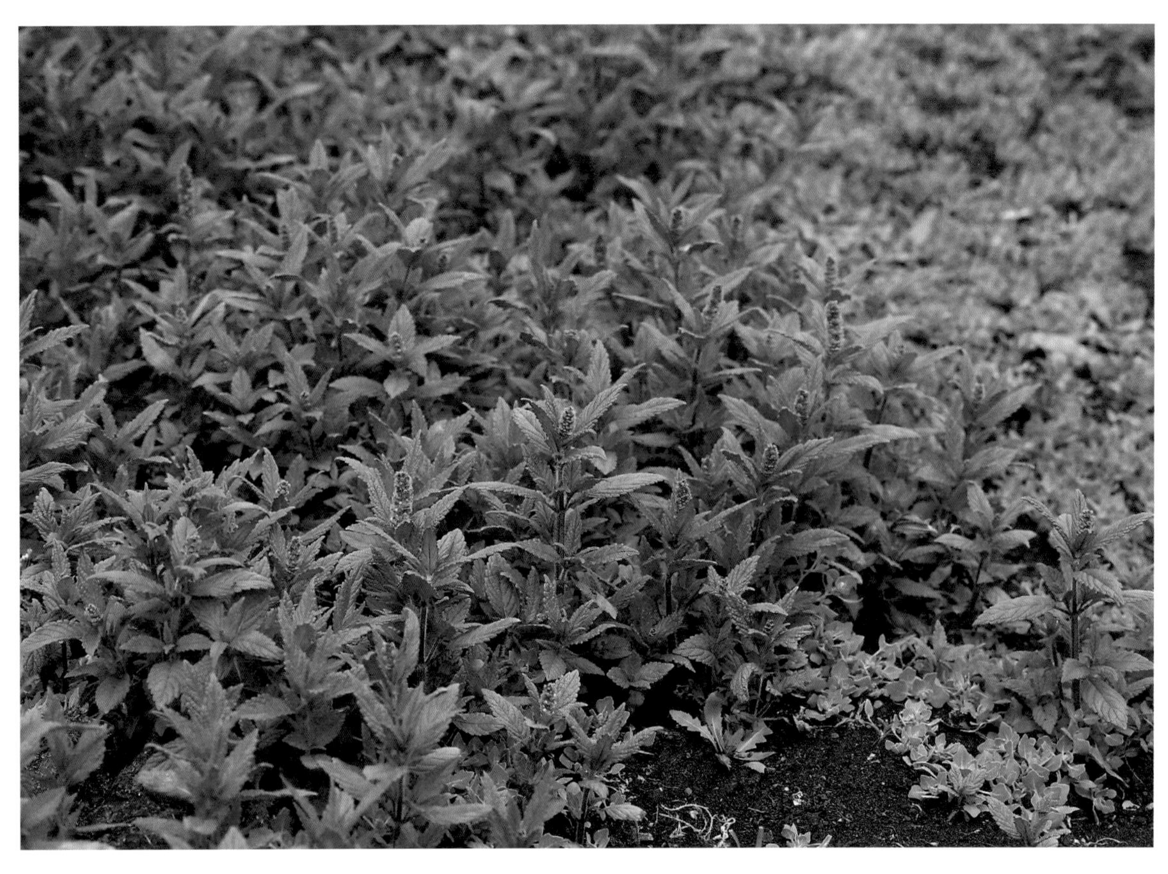

唇形科（Labiatae） 香薷属（*Elsholtzia* Willd.）

密花香薷 *Elsholtzia densa* Benth.

药 材 名 密花香薷；ཨྀ་ཙག་སྨུག་པོ།（齐柔木布）。

标　　准 《四川藏标》（2020 年版）。

植物形态 参见《中国植物志》第六十六卷第 333 页。

分布与生境 分布于我国西藏、青海、甘肃、四川、新疆、陕西、山西、河北等。生长于海拔 1 800 ~ 4 100 m 的林缘、林下、高山草甸、河边、山坡荒地。阿富汗、巴基斯坦、尼泊尔、印度也有分布。

药用部位 地上部分。

采收与加工 6 ~ 7 月割取，洗净，晾干。

性　　味　味辛、涩，性凉。

功能与主治　除湿，驱虫。用于“培根”病，咽喉炎，疮疖，皮肤瘙痒症。

用量与用法　2 ~ 5 g。内服煎汤；或入丸、散。外用适量。

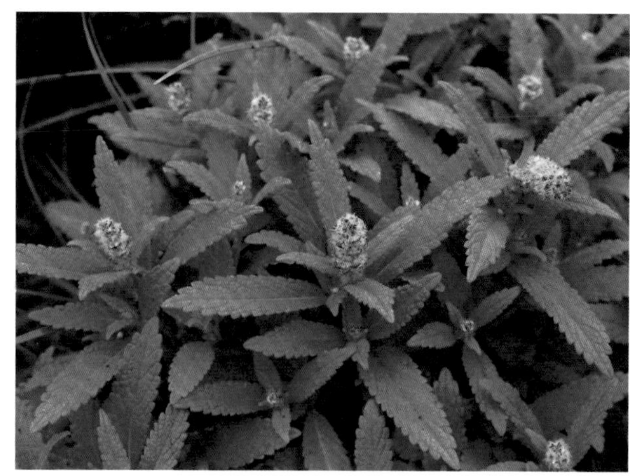

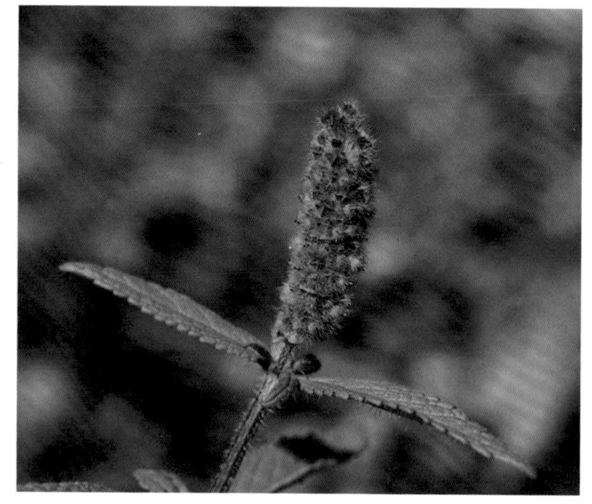

附　注

《度母本草》记载“ཞི་ཙག”（齐柔）可治疗“培根”病；《妙音本草》言“齐柔”食用可治“培根”病，外敷伤疮能止血，贴敷治虫牙。《四部医典》《蓝琉璃》等记载“ཞི་ཙག”（齐柔）为防伤口腐烂、痈疮之药物。《八支》《晶珠本草》记载“齐柔”按花色分为黄［“ཞི་ཙག་སེར་པོ”（齐柔色布）］、黑［“ཞི་ཙག་ནག་པོ”（齐柔那保）］2 类，其中黑者又分为蓝［“ཞི་ཙག་སྔོ་པོ”（息柔俄保）］、紫［“ཞི་ཙག་སྨུག་པོ”（齐柔木布）］2 种。现代文献记载的“齐柔”类的基原包括唇形科香薷属等的多种植物，通常仅分为黄、黑（包括黑、蓝、紫类）2 种，但各文献记载的黄、黑 2 种的基原不尽一致，也有交叉。文献多以黄花香薷 *E. eriostachya* (Benth.) Benth.（毛穗香薷）为黄者（齐柔色布）的基原，以密花香薷 *E. densa* Benth. 为黑者（齐柔那保）的正品，而香薷 *E. ciliata* (Thunb.) Hyland.、高原香薷 *E. feddei* Lévl. 为黑者（齐柔那保）的代用品。《西藏藏标》以“ཞི་ཙག་སེར་པོ/ 齐如色布 / 黄花香薷”之名收载了黄花香薷 *E. flava* (Benth.) Benth.（野苏子）和毛穗香薷 *E. eriostachya* (Benth.) Benth.。也有文献记载密花香薷 *E. densa* Benth. 为“齐柔色布”或“齐柔木布”的基原之一，《四川藏标》（2020 年版）以“密花香薷 /ཞི་ཙག་སྨུག་པོ/ 齐柔木布”之名收载了该种。（参见“毛穗香薷”条）

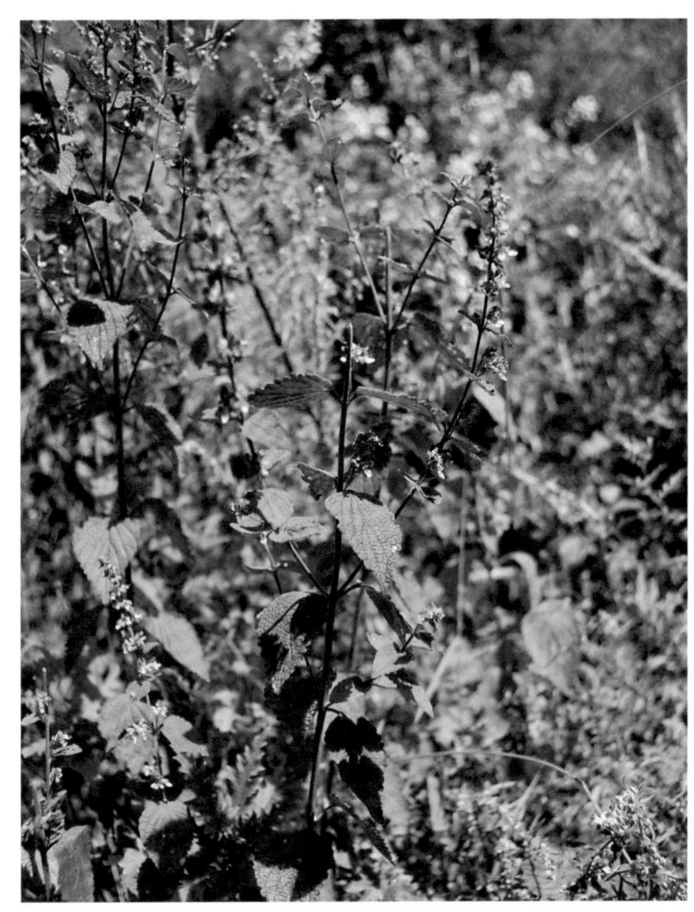

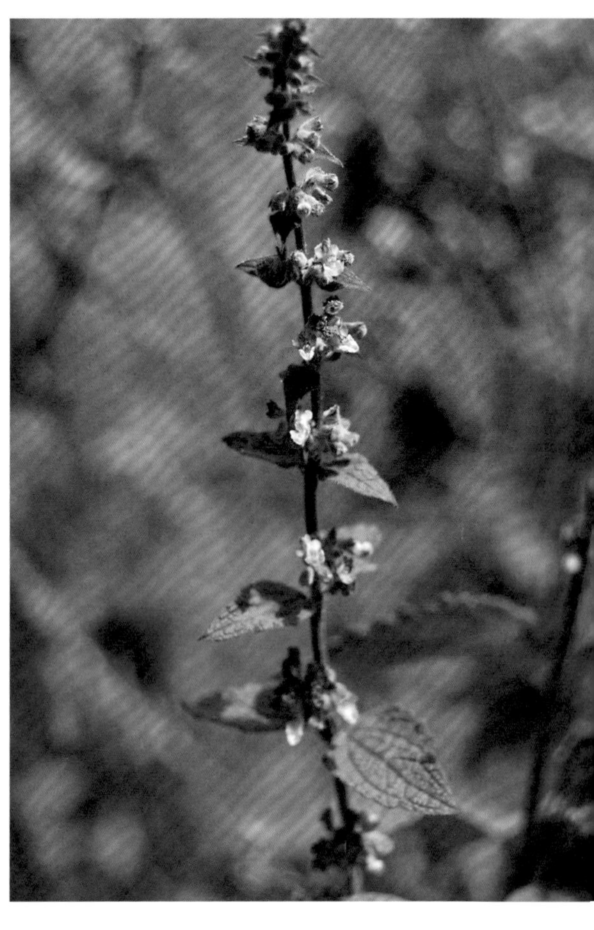

唇形科（Labiatae） 香茶菜属 [*Rabdosia* (Bl.) Hassk.]

川藏香茶菜 *Rabdosia pseudo-irrorata* C. Y. Wu

药 材 名 香茶菜；ཞིམ་ཐིག་ནག་པོ།（兴替那保、兴替那布）。

标　　准 《西藏藏标》。

植物形态 参见《中国植物志》第六十六卷第 463 页。

分布与生境 分布于我国四川西南部（稻城）、西藏南部。生长于海拔 3 300 ~ 4 300 m 的山地林缘、碎石间、石岩上、灌丛中。

药用部位 地上部分。

采收与加工 秋季采集带叶、花、果实的嫩枝，晾干或熬膏。

性　　味　味苦、涩，化后味苦，性凉。

功能与主治　清热，消炎，杀虫。花和果实用于翳障、沙眼、结膜炎等眼病；膏用于虫病引起的胃肠绞痛等。

用量与用法　2 ~ 3 g。配方用。外用适量，制膏敷眼。

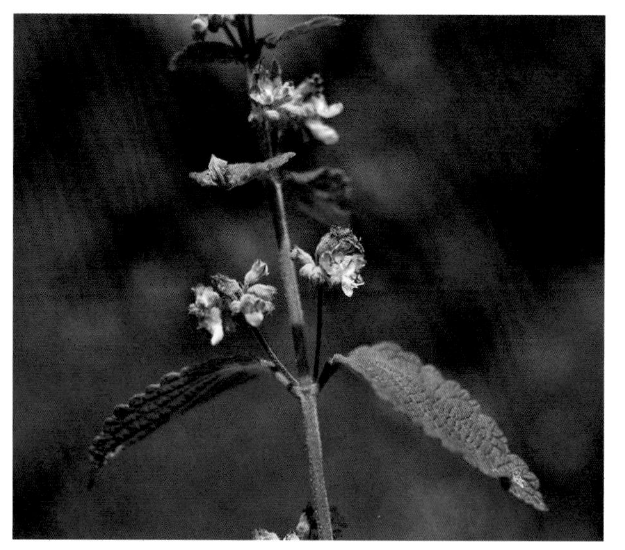

附　注

《度母本草》记载有“ཨ་ཛ་ན།”（阿札纳），《妙音本草》记载有“ཕུག་བྱུད་མིག་སྨན།”[布徐莫和曼，又称“ཞིམ་ཐིག་ལེ་དཀར་པོ།”（兴托里嘎保）]，《宇妥本草》记载有“མིག་སྨན་ཚ་རྒྱས།”（莫合曼奇杰）和“སེར་མགོ།”（色果），《四部医典》记载有“ཞིམ་ཐིག་ལེ།”（兴托里、兴替里），上述多种药材均为治眼疾之药物。《晶珠本草》以“ཞིམ་ཐིག་ལེ།”（兴托里、辛头勒）为总名称，言其有大、中、小3类，大者又分为白、黄2种，中者又分为红、蓝2种，小者又分为白、蓝2种，共计6种，《晶珠本草》记载的“兴托里”类包括了上述古籍中记载的多种药物。现代文献记载的“兴托里”类的基原较为复杂，涉及唇形科、玄参科、牻牛儿苗科等的多属多种植物；不同文献对“兴托里”类的品种划分也有不同观点，通常大致将其分为白[“ཞིམ་ཐིག་ལེ་དཀར་པོ།”（兴托里嘎保）]、黑[“ཞིམ་ཐིག་ལེ་ནག་པོ།”（兴托里那保）]两大类，或统称为“兴托里”，各地所用的基原种类也有较大差异。川藏香茶菜 *R. pseudo-irrorata* C. Y. Wu 为西藏藏医习用的黑者（兴托里那保）的基原之一，《西藏藏标》以“ཞིམ་ཐིག་ནག་པོ།/ 兴替那布 / 香茶菜”之名收载了该种。《部标藏药》以“夏至草 /ཞིམ་ཐིག་ལེ།/ 兴托里”之名收载了唇形科植物夏至草 *Lagopsis supina* (Steph.) Ik.-Gal. ex Knorr.，规定以其地上部分入药，其功能与主治为“消炎、利尿，用于翳障、沙眼、结膜炎、遗尿症”；《藏标》以“茺蔚子 /ཞིམ་ཐིག་ལེ།/ 辛头勒”之名收载了唇形科植物益母草 *Leonurus heterophyllus* Sweet [*Leonurus japonicus* Houttuyn、*Leonurus artemisia* (Lour.) S. Y. Hu]，规定以其成熟果实入药，其药用部位、功能和主治均与川藏香茶菜 *R. pseudo-irrorata* C. Y. Wu 的不同。（参见“夏至草”“益母草”条）

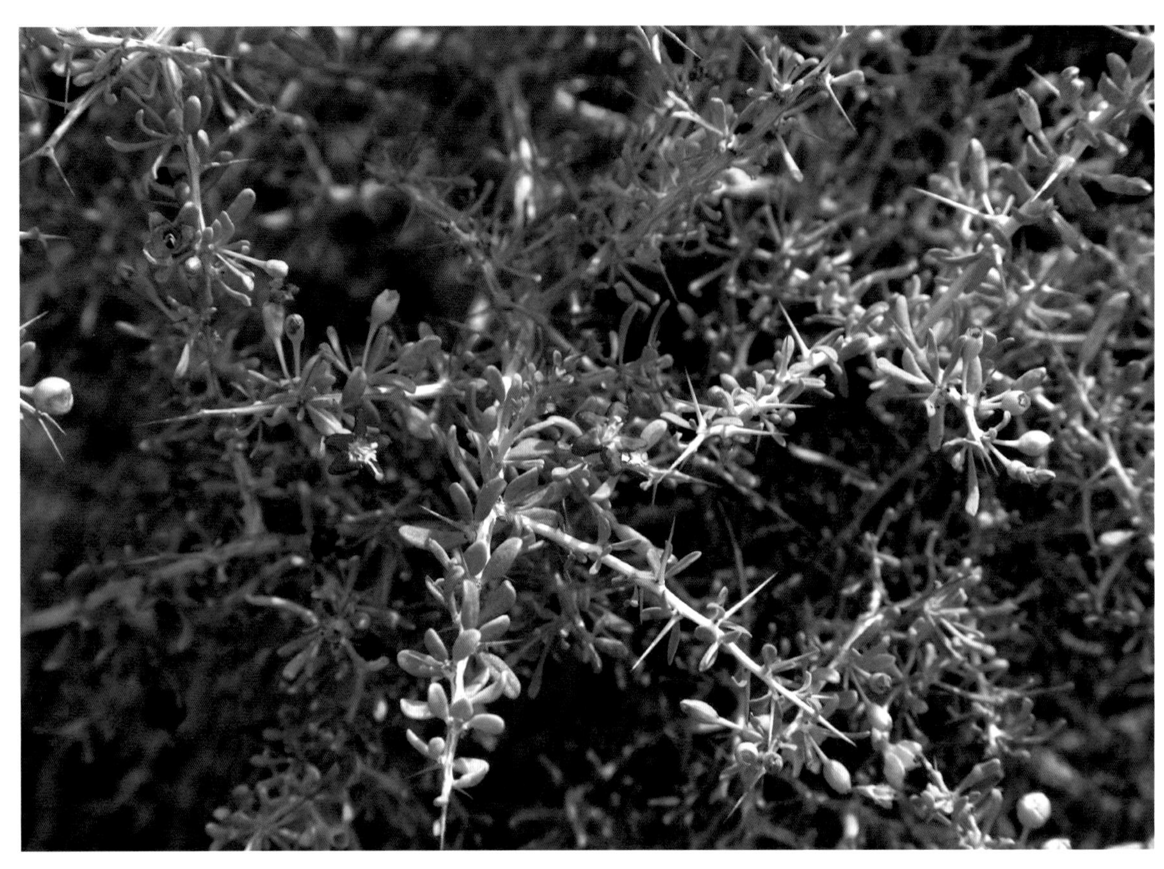

茄科（Solanaceae） 枸杞属（*Lycium* L.）

黑果枸杞 *Lycium ruthenicum* Murr.

药 材 名 黑果枸杞；འཕང་ནག་འབྲས་བུ།（旁那摘吾、旁那哲布）。

标　　准 《青海藏标》（2019 年版）。

植物形态 参见《中国植物志》第六十七卷第一分册第 10 页。

分布与生境 分布于我国西藏、新疆（哈密）、甘肃、青海（都兰、格尔木）、宁夏、陕西西北部。生长于盐碱土荒地、沙地、路旁。中亚、高加索地区及欧洲其他地区也有分布。

药用部位 成熟果实。

采收与加工 6 ~ 9 月果实成熟时采收，除去杂质，烘干或晒干。

性　　味　味甘，性平。

功能与主治　清心热、旧热。用于新热病，妇科病。

用量与用法　6 ~ 15 g。配方用。

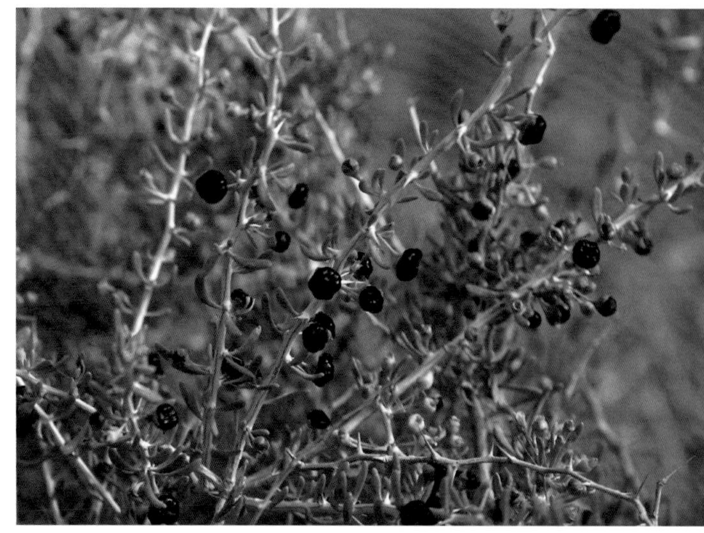

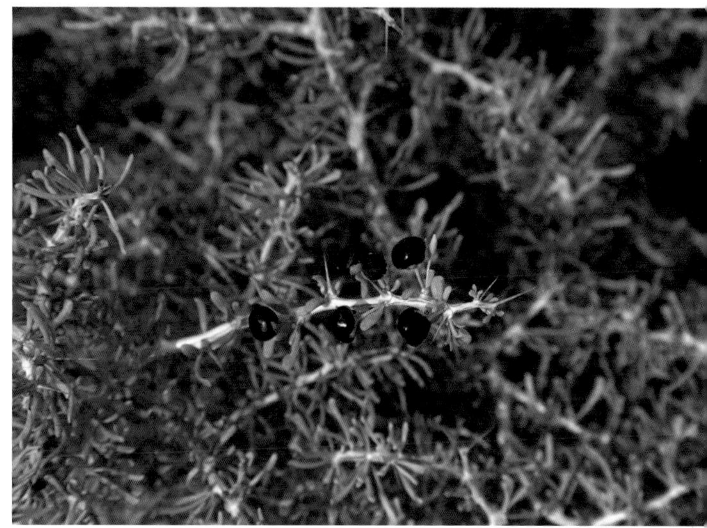

附　注

《四部医典》《宇妥本草》中记载有治心热及妇女病之药物“འཕང་མ།”（旁玛）；《晶珠本草》以“འཕང་མའི་འབྲས་བུ།”（旁玛哲布、旁玛摘吾）为正名，将其归于“树木类药物”的“果实类药物”中，言其分为黑、白 2 种。现代文献记载的藏医所用“旁玛”类多为越橘叶忍冬 *Lonicera myrtillus* Hook. f. et Thoms. 等忍冬属（*Lonicera*）植物的果实。也有文献认为黑果枸杞 *Lycium ruthenicum* Murr. 为“旁玛”黑色类的基原，称其为“འཕང་ནག་འབྲས་བུ།”（旁那哲布），《青海藏标》（2019 年版）以“黑果枸杞 /འཕང་ནག་འབྲས་བུ/ 旁那摘吾”之名收载了该种。也有现代文献记载枸杞 *Lycium chinense* Mill.、北方枸杞 *Lycium chinense* Mill. var. *potaninii* (Pojark.) A. M. Lu、宁夏枸杞 *Lycium barbarum* L. 的藏药材名为“འདྲེ་ཚེར་མ།”（扎才玛、摘次玛），该名称未见有藏医药古籍记载，黑果枸杞 *Lycium ruthenicum* Murr. 的藏药材名为“འདྲེ་ཚེར་ནག་པོ།”（扎才尔那保），意为“黑色（果实）的扎才玛”，将黑果枸杞 *Lycium ruthenicum* Murr. 作“འཕང་མ།”（旁玛）系误用。

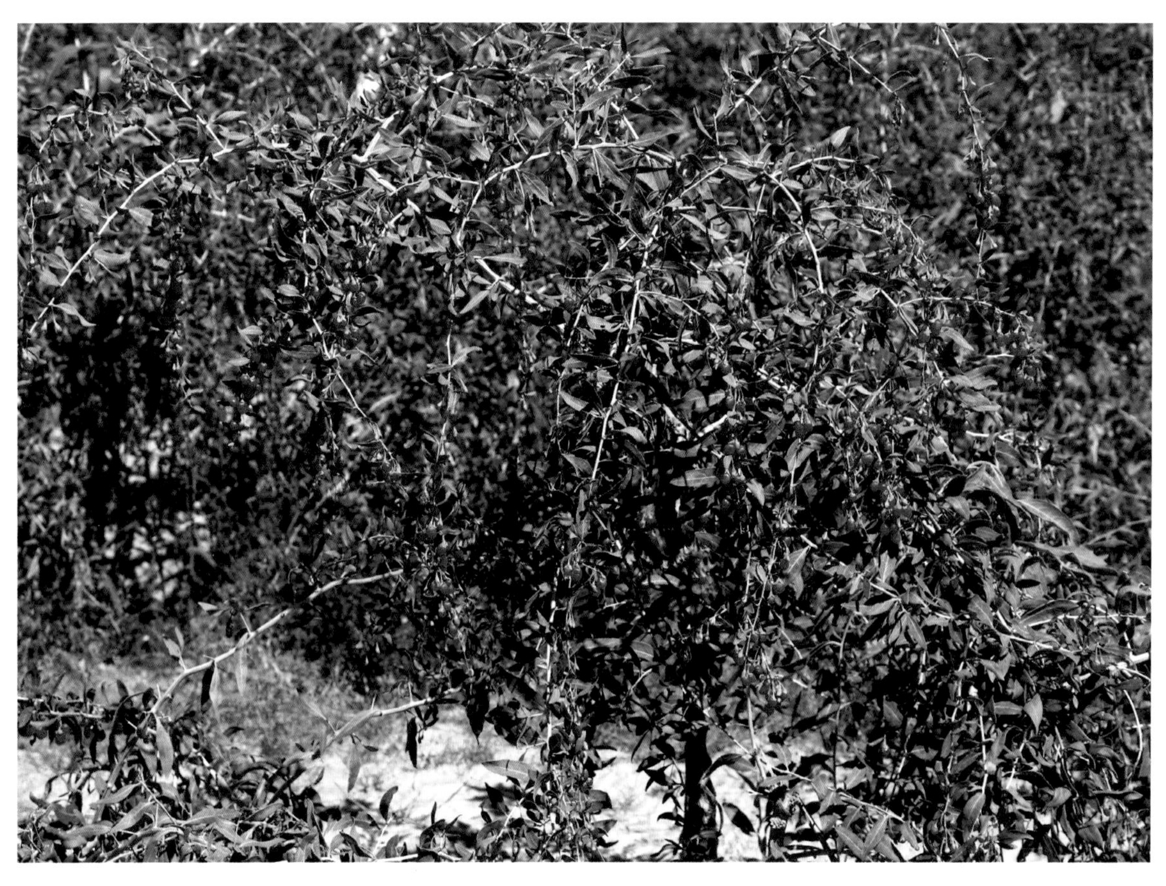

茄科（Solanaceae） 枸杞属（*Lycium* L.）

宁夏枸杞 *Lycium barbarum* L.

药 材 名 枸杞；འདྲེ་ཚེར་མ།（摘次玛、扎才玛、折才尔玛）。

标 准 《部标藏药・附录》。

植物形态 参见《中国植物志》第六十七卷第一分册第 13 ～ 14 页。

分布与生境 原产于我国河北、内蒙古、山西北部、陕西北部、甘肃、宁夏、青海、新疆。我国宁夏、新疆、青海、甘肃、天津等地有广泛栽培。生长于土层深厚的沟岸、山坡、田埂。地中海沿岸国家也有栽培并有逸为野生者。

药用部位 成熟果实。

采收与加工　8 ~ 10 月采集，晾干或烘干。

性　　味　味甘，性温。

功能与主治　滋肾，补血。用于贫血，头晕眼花，肝肾阴虚。

用量与用法　3 ~ 5 g。内服煎汤；或入丸、散。

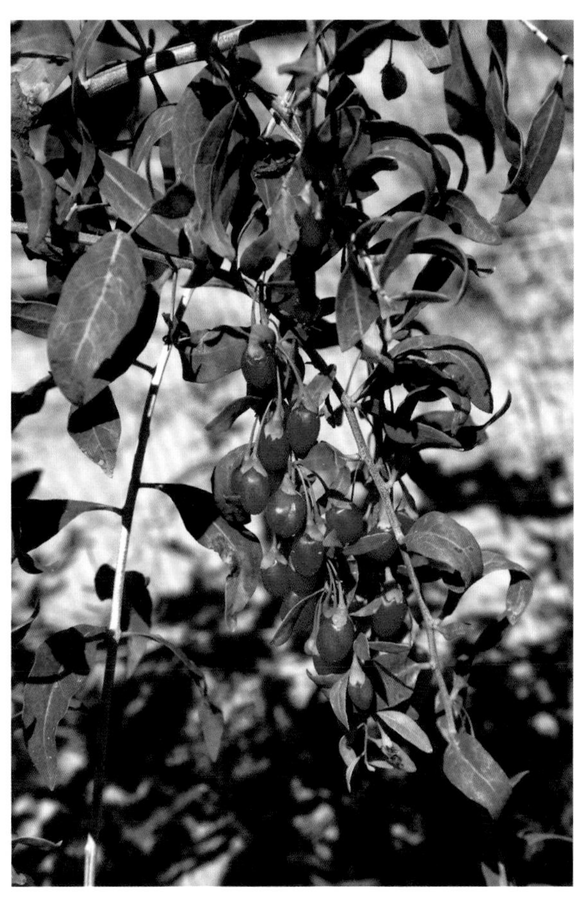

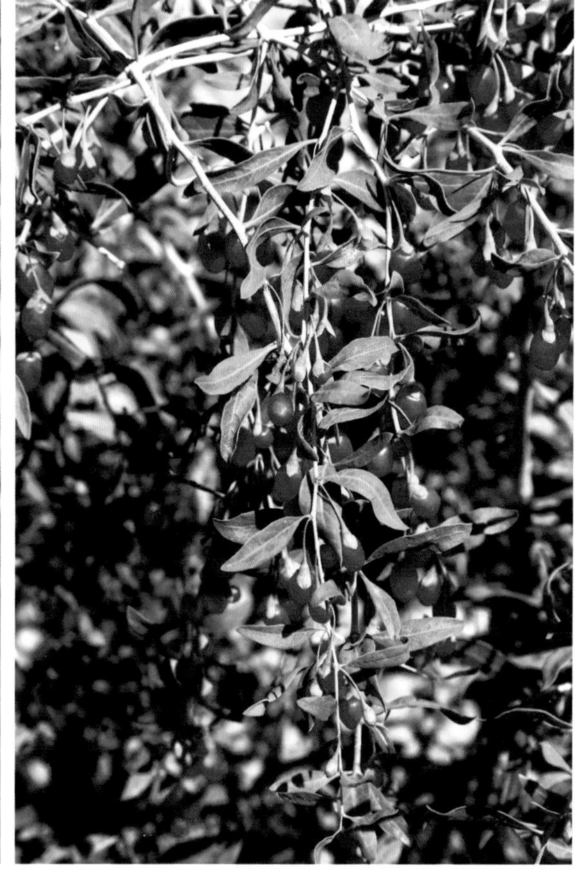

附　注

关于藏医药用“འདྲ་ཚེར་མ།”（扎才玛）的记载，有观点认为始见于20世纪的《神奇金穗》，也有观点认为始见于《晶珠本草》，文献记载“扎才玛”的基原为枸杞 *L. chinense* Mill.。因宁夏枸杞 *L. barbarum* L. 被大量栽培，现藏医使用的“扎才玛”多为从市场上购买的宁夏枸杞 *L. barbarum* L. 的果实。（参见“枸杞”条）

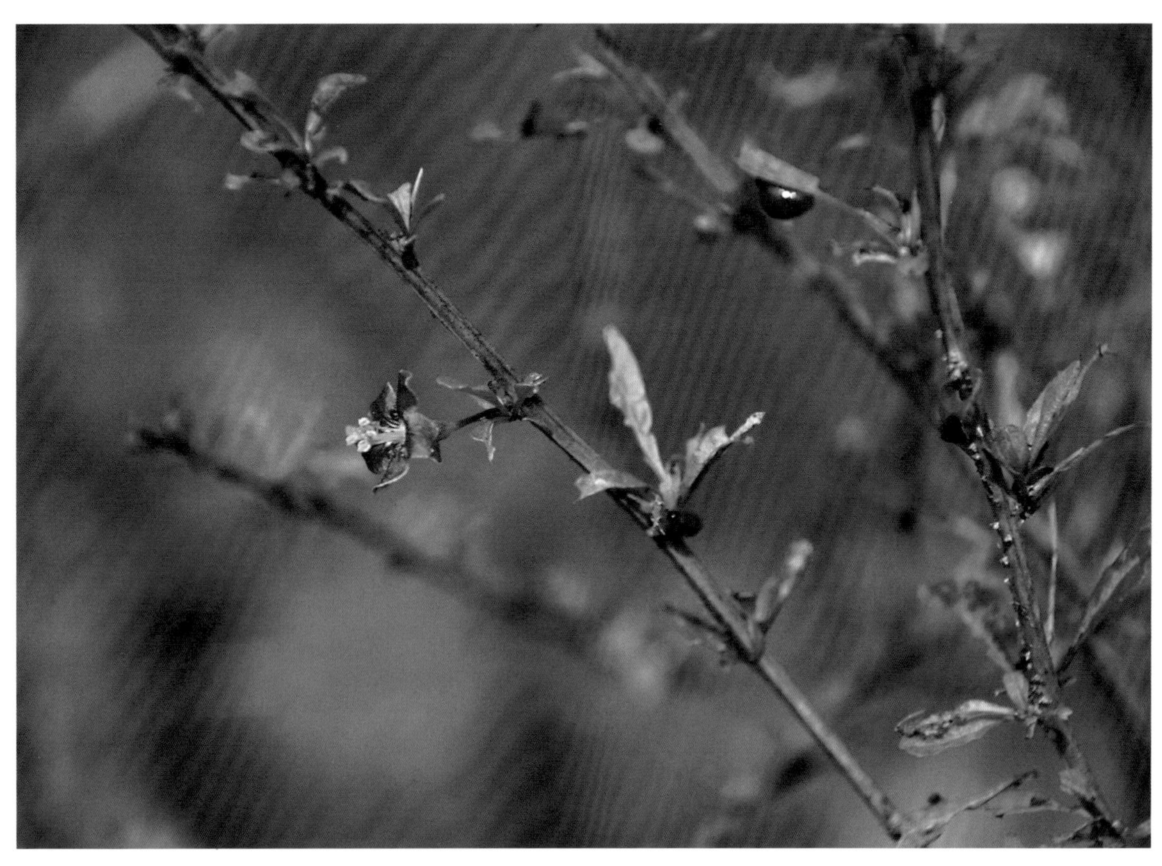

茄科（Solanaceae）　枸杞属（*Lycium* L.）

枸杞 *Lycium chinense* Mill.

药 材 名　枸杞；འདྲེ་ཚེར་མ།（摘次玛、扎才玛、折才尔玛）。

标　　准　《部标藏药·附录》。

植物形态　参见《中国植物志》第六十七卷第一分册第 15 页。

分布与生境　分布于我国东北、西南、华中、华南、华东地区以及河北、山西、陕西、甘肃南部。我国各地均有栽培。生长于山坡、荒地、丘陵地、盐碱地、路旁、宅旁。

药用部位　成熟果实。

采收与加工　8 ~ 10 月果实成熟时采集，晾干或烘干。

性　　味　味甘，性温。

功能与主治　滋肾，补血。用于贫血，头晕眼花，肝肾阴虚。

用量与用法　3 ~ 5 g。内服煎汤；或入丸、散。

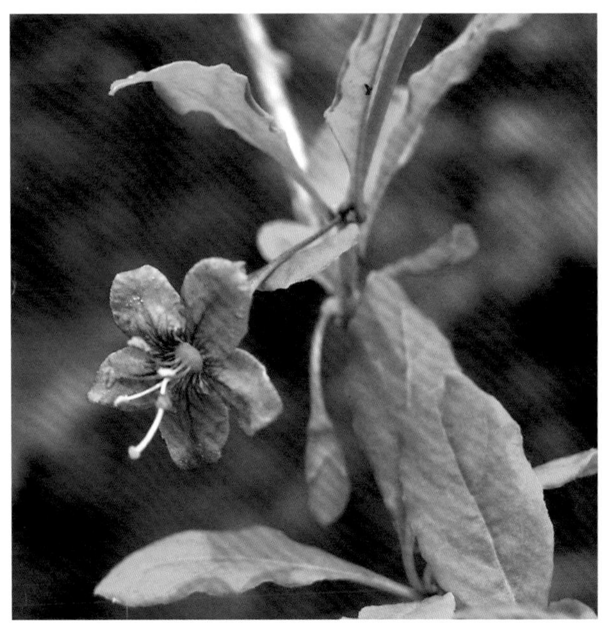

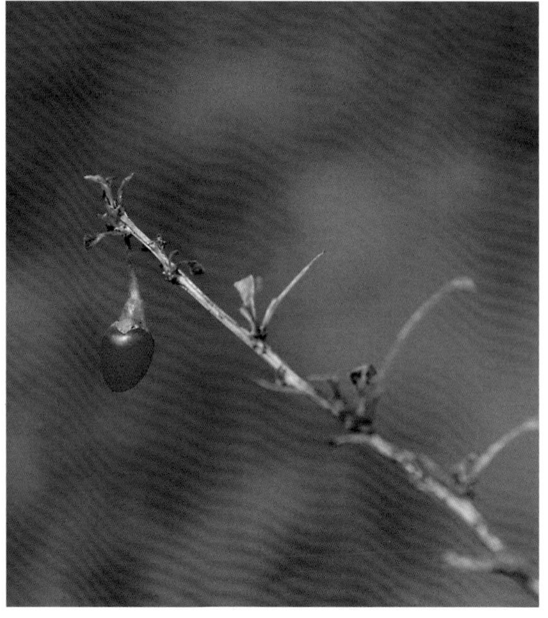

附　注

关于藏医药用“འདྲེ་ཚེར་མ།”（扎才玛）的记载，不同文献或认为始见于现代文献《神奇金穗》，或认为《晶珠本草》中即有记载，其基原为枸杞 *Lycium chinense* Mill.、北方枸杞 *Lycium chinense* Mill. var. *potaninii* (Pojark.) A. M. Lu。《晶珠本草》在“树木类药物”的“果实类药物”中记载有“འཕང་མའི་འབྲས་བུ།”（旁玛哲布、旁玛摘吾），言其分为黑、白 2 种。现代文献记载的藏医所用“旁玛”类多为忍冬科忍冬属（*Lonicera*）植物的果实，但也有文献认为“旁玛”黑色类的基原为茄科植物黑果枸杞 *Lycium ruthenicum* Murr.，称其为“འཕང་ནག་འབྲས་བུ།”（旁那哲布），这可能是有观点认为“扎才玛”系《晶珠本草》记载的药物的原因之一。因宁夏枸杞 *Lycium barbarum* L. 的大量栽培，现藏医使用的“扎才玛”多为从药材市场上购买的宁夏枸杞 *Lycium barbarum* L. 的果实。（参见“宁夏枸杞”条）

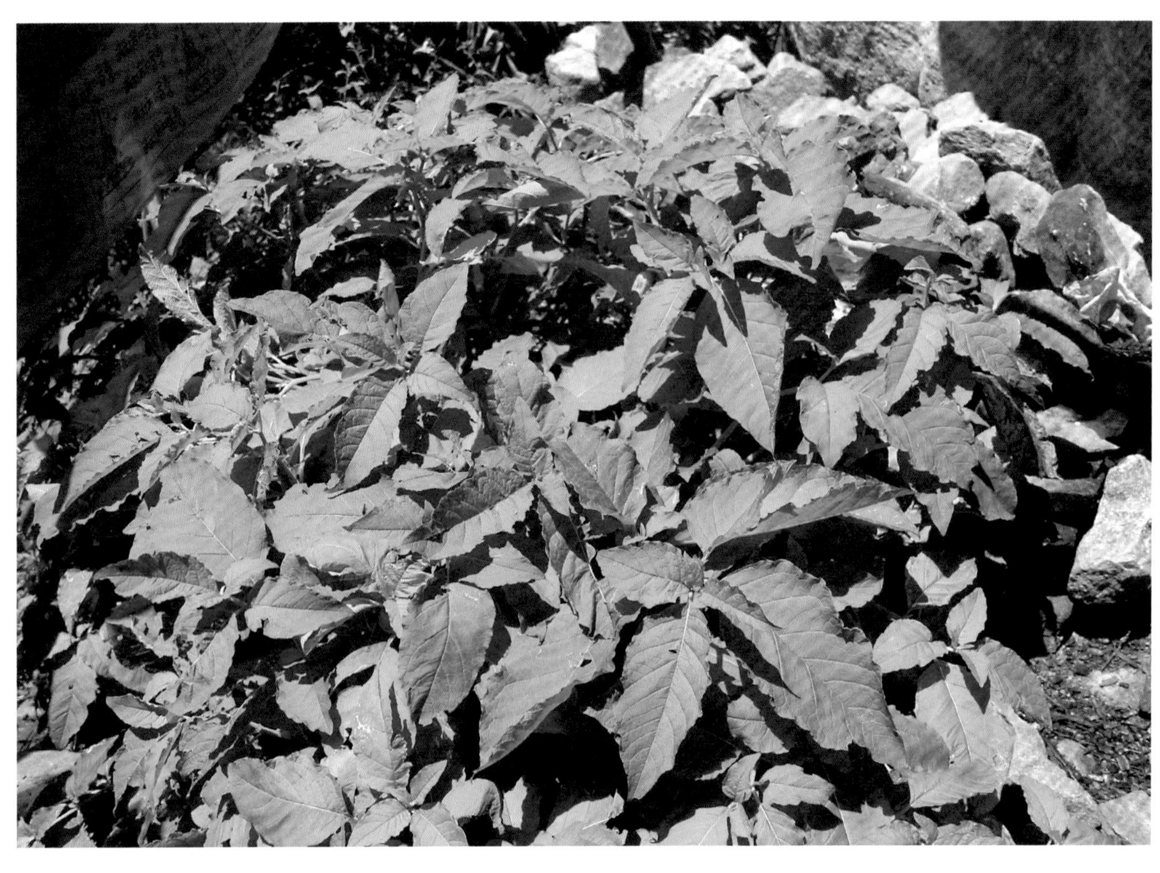

茄科（Solanaceae）　山莨菪属（*Anisodus* Link et Otto）

铃铛子 *Anisodus luridus* Link et Otto

药 材 名　山莨菪；ཐང་ཕྲོམ་ནག་པོ།（唐冲那保、唐冲那博、唐冲那布、唐冲纳波）。

标　　准　《藏标》、《四川藏标》（2014 年版）。

植物形态　参见《中国植物志》第六十七卷第一分册第 24 页。

分布与生境　分布于我国云南西北部、西藏东南部（林芝等）。生长于海拔 3 200 ~ 4 200 m 的草坡、山地溪边、灌丛。印度、尼泊尔、不丹等也有分布。

药用部位　根及根茎。

采收与加工　秋季采挖，洗净，切片，晒干或低温干燥。

性　　味　味甘、辛，性温。有毒。（《藏标》）

味苦、甘，性凉。有毒。[《四川藏标》（2014 年版）]

功能与主治　镇痛，镇惊，解痉。用于胃肠炎，急性腹痛，炭疽，胆道蛔虫病，胆石症。（《藏标》）

杀虫，镇惊，解毒。用于虫病，疔疮，皮肤炭疽，癫狂等。[《四川藏标》（2014 年版）]

用量与用法　1.5 ~ 3 g（《藏标》）；0.5 ~ 1 g [《四川藏标》（2014 年版）]。心脏病、心动过速、青光眼病人及孕妇禁用。

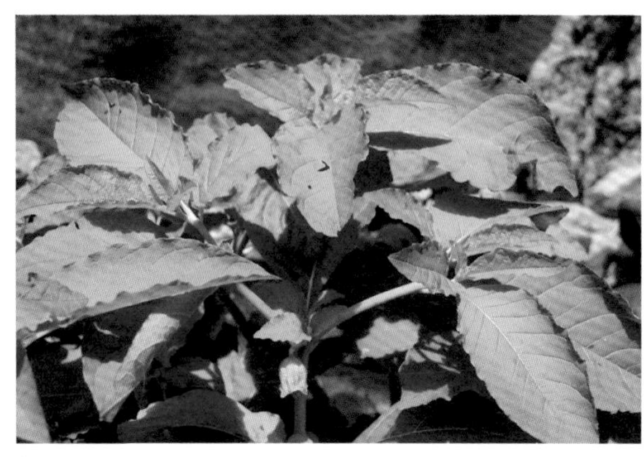

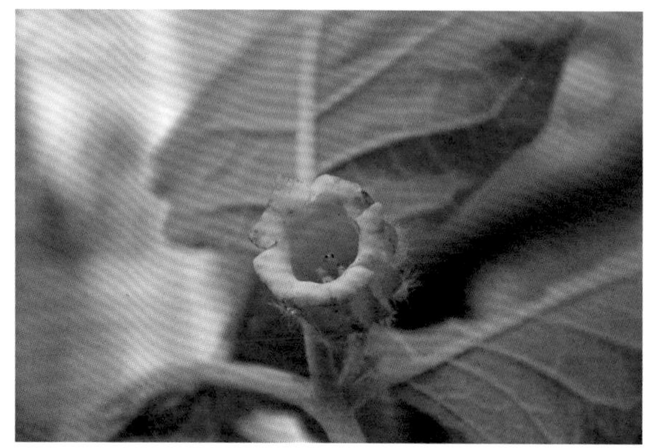

附　注

《度母本草》记载有消散疔疮和肿痛之药物“ཏྲ་དུ་ར།”[达度拉，藏语称“ཐང་ཕྲོམ།”（唐冲）]、治虫病之药物“ལང་ཐང་རྩེ།”（莨菪泽）。《四部医典》记载“ཐང་ཕྲོམ།”（唐冲）为治虫病之药物。《晶珠本草》记载“ཐང་ཕྲོམ།”（唐冲）为总名称，言其分为白 [“ཐང་ཕྲོམ་དཀར་པོ།”（唐冲嘎保）]、花 [“ཐང་ཕྲོམ་ཁྲ་བོ།”（唐冲察沃），又称“ལང་ཐང་རྩེ།（ལང་ཐང་ཙེ།）”（莨菪泽、莨菪孜）、“ཐང་ཕྲོམ་ལང་ཐང་རྩེ།”（唐冲莨菪泽）]、黑 [“ཐང་ཕྲོམ་ནག་པོ།”（唐冲那保）]3 种。现代文献记载的“唐冲”类的基原包括茄科马尿泡属（*Przewalskia*）、山莨菪属和天仙子属（*Hyoscyamus*）的多种植物，但不同文献对 3 种“唐冲”的基原有不同观点。铃铛子 *A. luridus* Link et Otto 为黑者(唐冲那保)的基原之一,《藏标》和《四川藏标》以“山莨菪 /ཐང་ཕྲོམ་ནག་པོ།/ 唐冲那保（唐冲纳波）”之名收载了山莨菪 *A. tanguticus* (Maxim.) Pascher 和铃铛子 *A. luridus* Link et Otto（赛莨菪）的根。白者（唐冲嘎保）的基原为马尿泡 *P. tangutica* Maxim.，以其根入药；花者(莨菪泽)的基原为天仙子 *H. niger* L.，以其种子入药。（参见“马尿泡”“山莨菪”“天仙子”条）

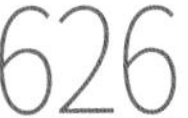

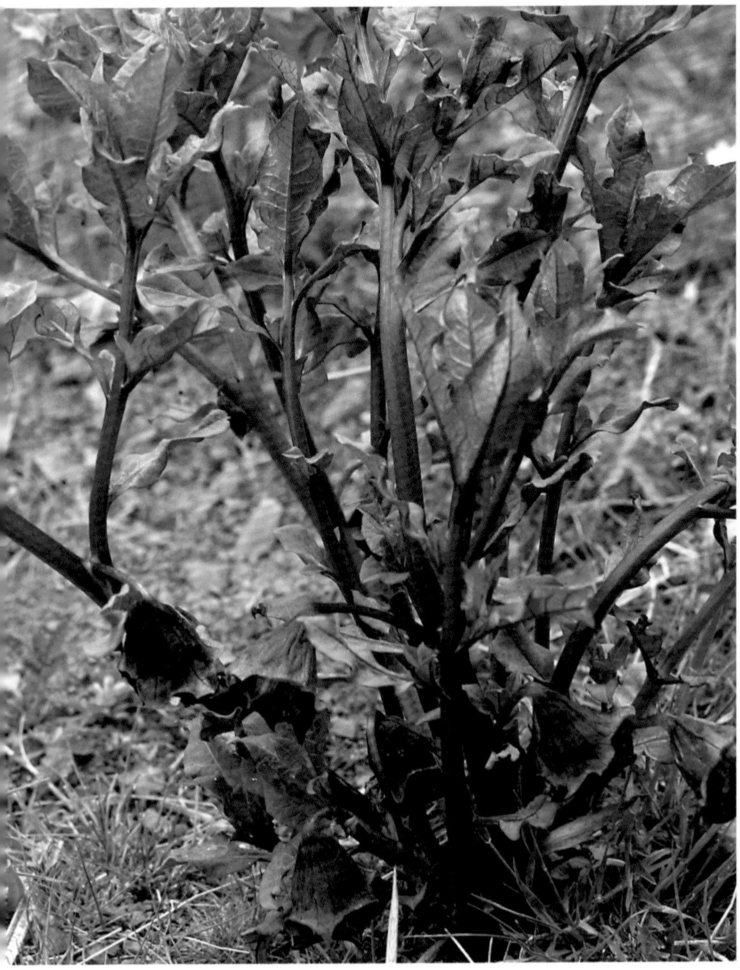

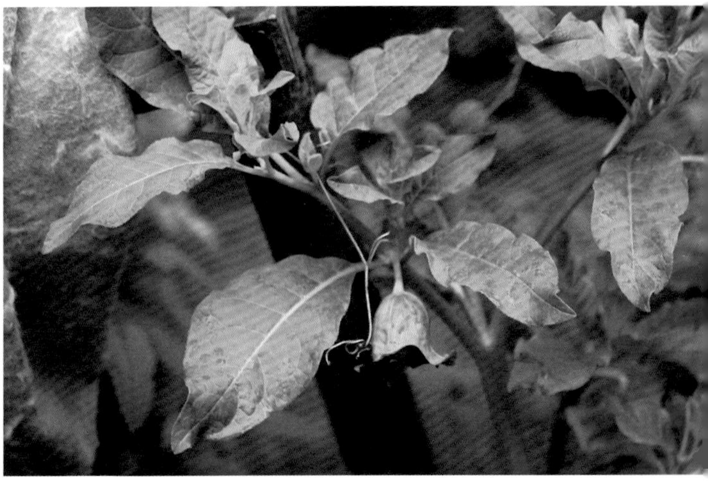

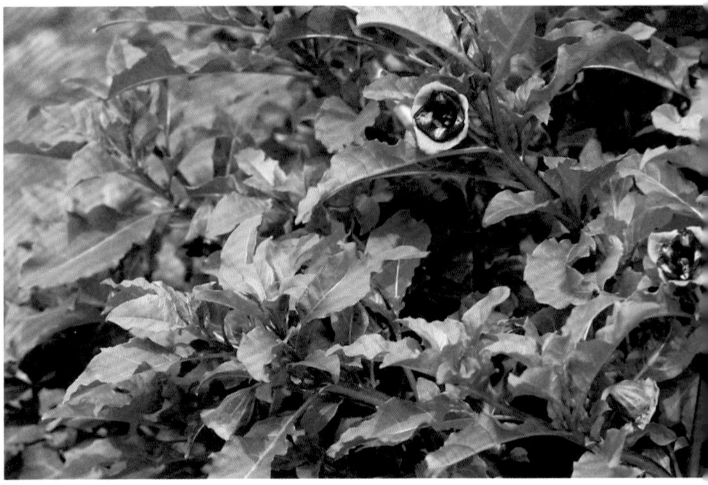

茄科（Solanaceae） 山莨菪属（*Anisodus* Link et Otto）

山莨菪 *Anisodus tanguticus* (Maxim.) Pascher（唐古特莨菪）

药 材 名 山莨菪、唐古特莨菪；ཐང་ཕྲོམ་ནག་པོ།（唐冲那保、唐冲那博、唐冲那布、唐冲纳波）。

标 准 《藏标》、《四川藏标》（2014年版）、《青海藏标》（2019年版）。

植物形态 参见《中国植物志》第六十七卷第一分册第26页。

分布与生境 分布于我国青海（玉树）、甘肃、四川（壤塘等）、西藏东部、云南西北部。生长于海拔2 800 ~ 4 200 m的山坡、草坡向阳处。

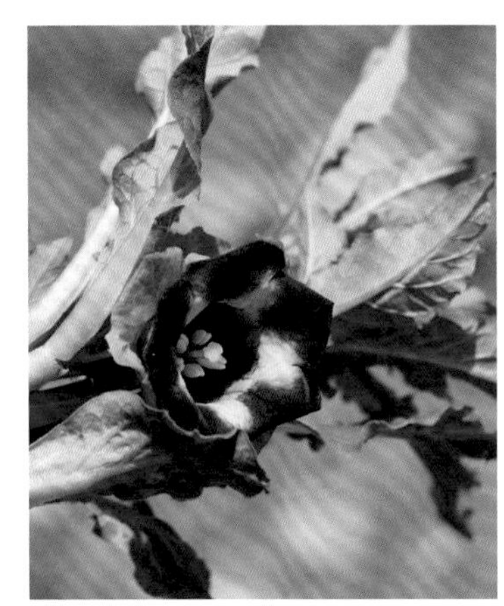
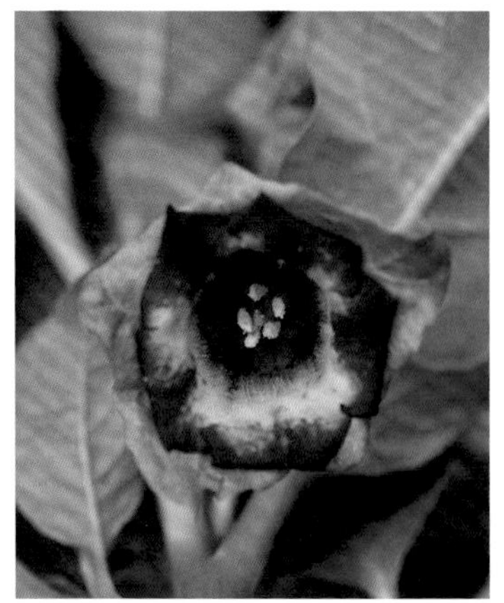

药用部位 根及根茎。

采收与加工 秋季采挖，洗净，切片，晒干或低温干燥。

性　　味 味甘、辛，性温。有毒。[《藏标》《青海藏标》（2019 年版）]

味苦、甘，性凉。有毒。[《四川藏标》（2014 年版）]

功能与主治 镇痛，镇惊，解痉。用于胃肠炎，急性腹痛，炭疽，胆道蛔虫病，胆石症。（《藏标》）

杀虫，镇惊，解毒。用于虫病，疔疮，皮肤炭疽，癫狂等。[《四川藏标》（2014 年版）]

镇痛解痉，麻醉。用于溃疡恶疮，炭疽，风湿痛。[《青海藏标》（2019 年版）]

用量与用法 1.5 ～ 3 g（《藏标》）；0.5 ～ 1 g[《四川藏标》（2014 年版）]；0.3 ～ 0.6 g [《青海藏标》（2019 年版）]。多入丸、散。心脏病、心动过速、青光眼病人及孕妇禁用；内服宜慎。

附　注

《四部医典》中记载有治虫病之药物“ཐང་ཕྲོམ།”（唐冲）。《晶珠本草》以“唐冲”为总名称，言其分为白 [“ཐང་ཕྲོམ་དཀར་པོ།”（唐冲嘎保）]、花 [“ཐང་ཕྲོམ་ཁྲ་བོ།”（唐冲察沃），又名“ལང་ཐང་རྩེ།（ལང་ཐང་ཙེ།）”（莨菪泽、莨菪孜）、“ཐང་ཕྲོམ་ལང་ཐང་རྩེ།（唐冲莨菪泽）]、黑 [“ཐང་ཕྲོམ་ནག་པོ།”（唐冲那保）]3 种。现代文献记载的“唐冲”类的基原涉及茄科的多属多种植物，但不同文献记载的 3 种“唐冲”的基原不尽一致，山莨菪 *A. tanguticus* (Maxim.) Pascher 为黑者（唐冲那保）的基原之一。《藏标》《四川藏标》《青海藏标》以“山莨菪（唐古特莨菪）/ཐང་ཕྲོམ་ནག་པོ།/ 唐冲那保（唐冲纳波）”之名收载的基原为山莨菪 *A. tanguticus* (Maxim.) Pascher 和铃铛子 *A. luridus* Link et Otto（赛莨菪）。（参见“铃铛子”“马尿泡”“天仙子”条）

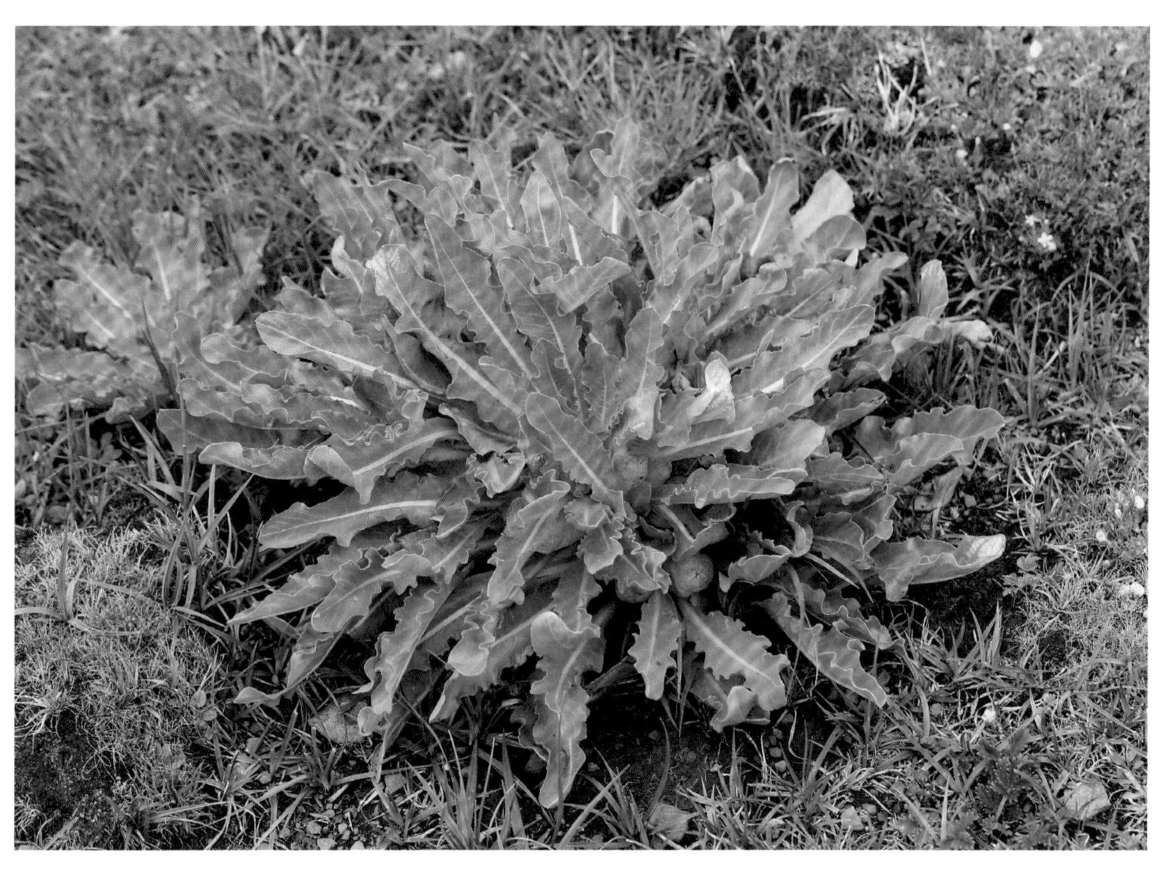

茄科（Solanaceae） 马尿泡属（*Przewalskia* Maxim.）

马尿泡 *Przewalskia tangutica* Maxim.[*P. shebbearei* (C. E. C. Fisch.) Grubov]

药 材 名 马尿泡；ཐང་ཕྲོམ་དཀར་པོ།（唐冲嘎保、唐冲嘎博、汤冲嘎保、唐春嘎保）。

标 准 《部标藏药》、《藏标》、《青海藏标》（1992 年版）。

植物形态 参见《中国植物志》第六十七卷第一分册第 30 页。

分布与生境 分布于我国青海（治多、曲麻莱、达日等）、甘肃、西藏（丁青、类乌齐等）、四川（石渠、道孚等）。生长于海拔 3 200 ~ 5 000 m 的高山沙砾地、干旱草原等。

药用部位 根。

采收与加工 秋末果实成熟后采挖，洗净，干燥。

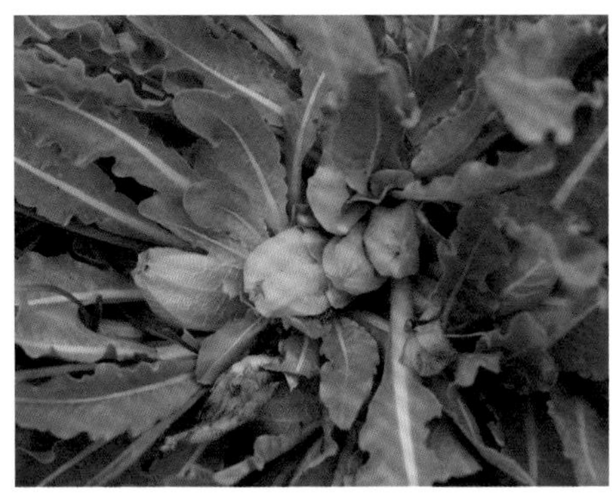

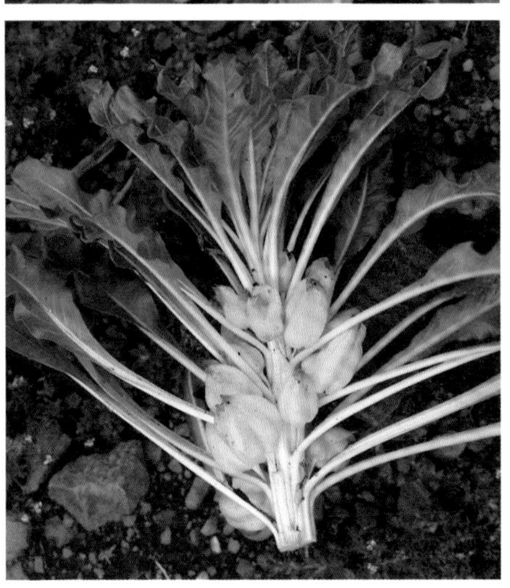

性　　味　味苦、辛，化后味苦，性凉。

功能与主治　镇静消炎，消肿止痛，解毒，灭“森”。用于“森”病，炭疽，白喉，鼻窦炎，牙痛，胃肠绞痛等；外用于痈肿疔毒，皮肤病。（《藏药医学内容审查》）

用量与用法　1 ~ 2 g。外用以冷开水调敷。有毒，在医师指导下使用。

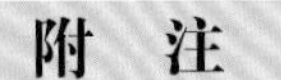

附　注

《四部医典》中记载有治虫病之药物“ཐང་ཕྲོམ།”（唐冲）。《晶珠本草》以“ཐང་ཕྲོམ།”（唐冲）为总名称，言其分为白［“ཐང་ཕྲོམ་དཀར་པོ།”（唐冲嘎保）］、花［“ཐང་ཕྲོམ་ཁྲ་བོ།”（唐冲察沃）］、黑［“ཐང་ཕྲོམ་ནག་པོ།”（唐冲那保）］3种，其中白者（唐冲嘎保）又分为“生于高山”的［“གངས་ཀྱི་ཐང་ཕྲོམ།”（岗吉唐冲）］和“生于草坡”的［“ཐང་ཕྲོམ་གཡུང་བ།”（唐冲永哇）］2种。现代文献记载“唐冲”类的基原均为茄科植物，但对3种“唐冲”类的基原记载不同，多数认为白者（唐冲嘎保）的基原为马尿泡 *P. tangutica* Maxim.（“生于高山”的“岗吉唐冲”），黑者（唐冲那保）的基原为山莨菪 *Anisodus tanguticus* (Maxim.) Pascher，花者（唐冲察沃）的基原为天仙子 *Hyoscyamus niger* L.（以种子入药）。《部标藏药》《藏标》和《青海藏标》以“马尿泡 /ཐང་ཕྲོམ་དཀར་པོ།/ 唐冲嘎保（唐春嘎保）”之名收载了马尿泡 *P. tangutica* Maxim.，规定以其根入药；《藏标》《四川藏标》（2014年版）及《青海藏标》（2019年版）以“山莨菪（唐古特莨菪）/ཐང་ཕྲོམ་ནག་པོ།/ 唐冲那保（唐冲纳波）”之名收载了山莨菪 *A. tanguticus* (Maxim.) Pascher（唐古特莨菪）和铃铛子 *A. luridus* Link et Otto，规定以其根入药。据文献记载，“唐冲嘎保”以“岗吉唐冲”为正品，以“唐冲永哇”为副品（青海茄参 *Mandragora chinghaiensis* Kuang et A. M. Lu）。《青海藏标》在“马尿泡”条下附注中说明茄参 *M. caulescens* C. B. Clarke 亦可作本品入药。（参见“铃铛子”“山莨菪”“天仙子”条）

《部标藏药》《藏标》和《青海藏标》均规定马尿泡 *P. tangutica* Maxim. 以根入药，《藏药医学内容审查》记载马尿泡 *P. tangutica* Maxim. 的种子也可药用，其功能为壮阳生精。

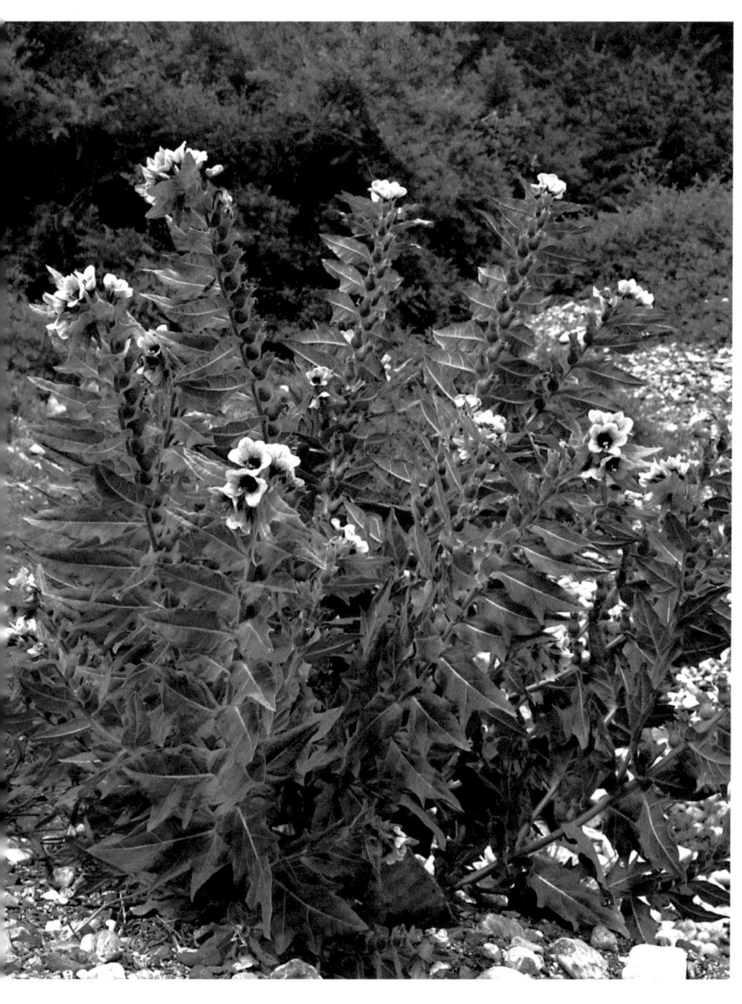

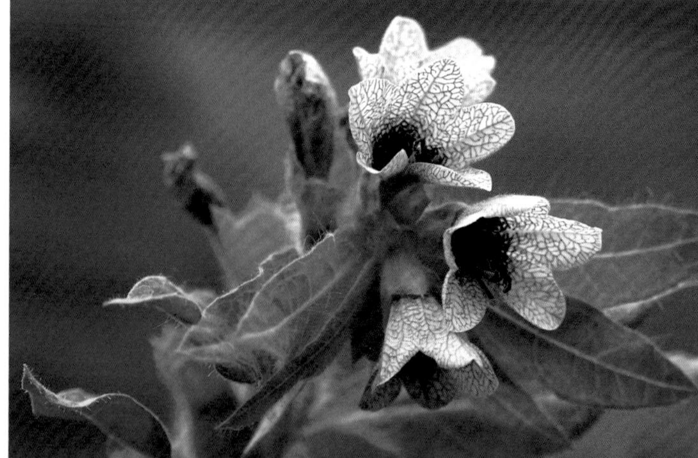

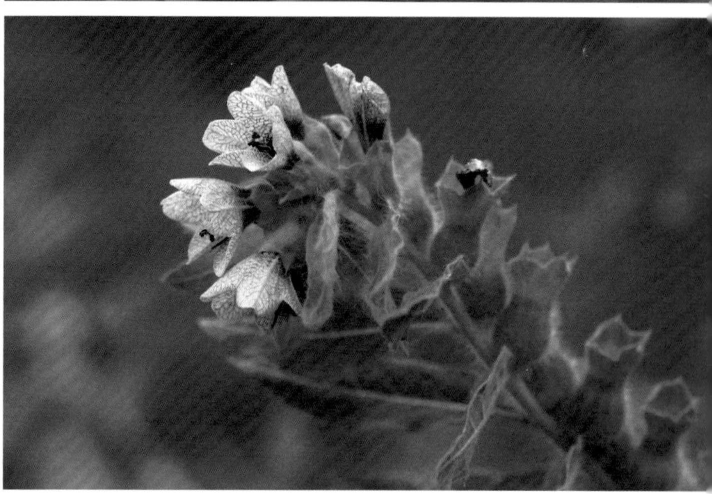

茄科（Solanaceae） 天仙子属（*Hyoscyamus* L.）

天仙子 *Hyoscyamus niger* L.

药 材 名 天仙子；ལང་ཐང་རྩེ།（莨菪子、莨菪泽、莨菪则）。

标 准 《藏标》。

植物形态 参见《中国植物志》第六十七卷第一分册第 31 ~ 32 页。

分布与生境 分布于我国华北、西北、西南地区。生长于山坡、路旁、宅旁、河岸沙地。欧洲及蒙古、印度等也有分布。

药用部位 种子。

采收与加工　夏末秋初果实成熟时割取果枝，晒干后打下种子，除去杂质。

性　　味　味苦，性温。有大毒。

功能与主治　定惊，止痛，解毒。用于癫狂，风痫，风痹厥痛，胃痛，喘咳不止，传染病。

用量与用法　0.6 ~ 1.2 g。内服研末；或入丸、散。内服宜慎。

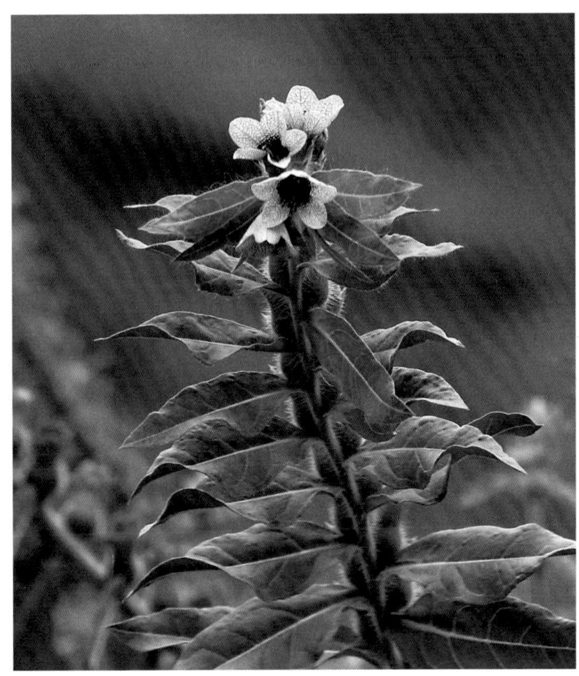

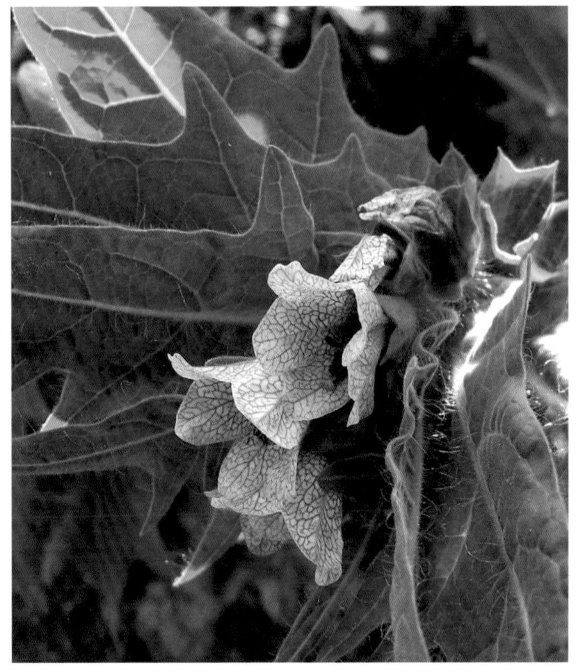

附注

《四部医典》中记载有治虫病之药物“ཐང་ཕྲོམ།”（唐冲）。《晶珠本草》以“ཐང་ཕྲོམ།”（唐冲）为总名称，言其分为白[“ཐང་ཕྲོམ་དཀར་པོ།”（唐冲嘎保）]、花[“ཐང་ཕྲོམ་ཁྲ་བོ།”（唐冲察沃），又名“ལང་ཐང་རྩི།（ལང་ཐང་ཙེ།）”（莨菪泽、莨菪子、莨菪孜）、“ཐང་ཕྲོམ་ལང་ཐང་རྩི།”（唐冲莨菪泽）]、黑[“ཐང་ཕྲོམ་ནག་པོ།”（唐冲那保）]3 种。现代文献记载的“唐冲”类的基原均为茄科植物，包括多种，但不同文献对“唐冲”3 个品种的基原有不同观点。《四部医典系列挂图全集》中的“黑莨菪子（天仙子）”附图（第二十八图的 67 号图）所示植物确为天仙子 *H. niger* L.，但现代一般以天仙子 *H. niger* L. 作花者（唐冲莨菪泽）的基原，以马尿泡 *Przewalskia tangutica* Maxim. 作白者（唐冲嘎保）的基原，以山莨菪 *Anisodus tanguticus* (Maxim.) Pascher 作黑者（唐冲那保）的基原，后二者以根入药。《藏标》以“天仙子 /ལང་ཐང་རྩི།/ 莨菪子”之名收载了天仙子 *H. niger* L.，规定以其种子入药。（参见“铃铛子”“马尿泡”“山莨菪”条）

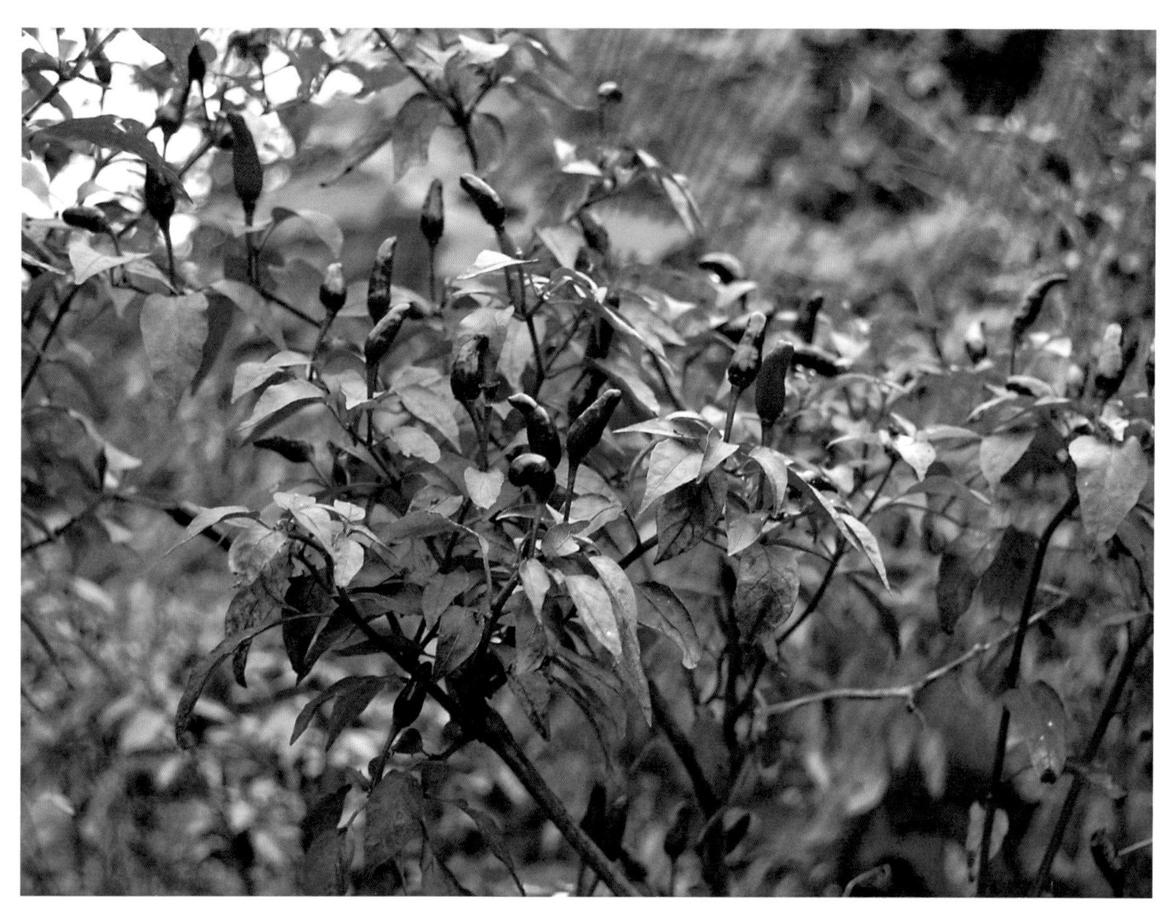

茄科（Solanaceae） 辣椒属（*Capsicum* L.）

小米辣 *Capsicum frutescens* L.

药 材 名 小米辣；ཙི་ཏྲ་ཀ།（子扎嘎、孜扎嘎）。

标 准 《部标藏药》、《藏标》、《青海藏标》（1992 年版）。

植物形态 参见《中国植物志》第六十七卷第一分册第 63 页。

分布与生境 分布于我国云南南部。我国作为调味料广泛栽培。生长于山腰路旁。

药用部位 成熟果实。

采收与加工 秋季采收，晒干。

性 味 味辛，化后味苦，性热。

功能与主治 温胃祛寒，灭“森”。用于胃寒，消化不良，水肿，痔疮，麻风病，寒性痞瘤，各类“森”病等。

用量与用法 3 ~ 6 g [《部标藏药》《青海藏标》（1992 年版）]；2 ~ 3 g（《藏标》）。内服研末；或入丸、散。外用适量，涂搽。

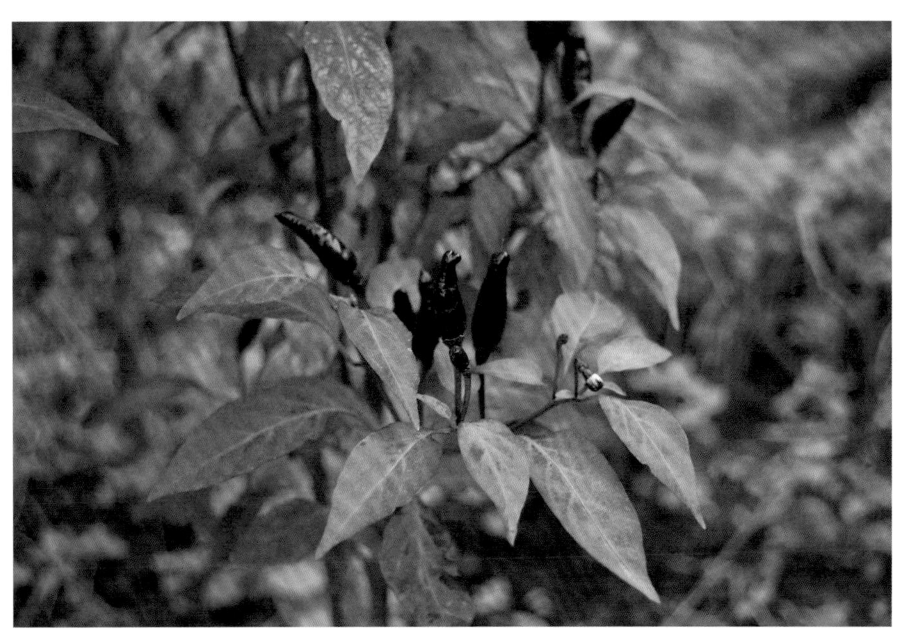

附 注

“ཙི་ཏྲ་ཀ”（子扎嘎）为《四部医典》记载的温胃、利尿、杀虫之药物；《晶珠本草》将“子扎嘎”归入“树木类药物”的“树枝类药物”中，言其按产地和生境分为 4 种。现代文献记载藏医现所用“子扎嘎”的基原主要为茄科植物小米辣 *C. frutescens* L.；《部标藏药》以“小米辣 / ཙི་ཏྲ་ཀ/ 子扎嘎”之名收载了该种的果实。也有文献认为《晶珠本草》中记载的“产于温暖川地，果实红黄色，内有扁而小的种子，嗅时气味辣”者可能为普通的辣椒 *C. annuum* L.。

辣椒属植物全世界约有 20 种，我国野生的仅有小米辣 *C. frutescens* L. 1 种，小米辣 *C. frutescens* L. 为灌木或亚灌木，辣椒 *C. annuum* L. 系引种栽培品。从《晶珠本草》将“子扎嘎”归于“树枝类药物”中来看，“子扎嘎”应为小米辣 *C. frutescens* L.，但现所用均为果实。辣椒 *C. annuum* L. 作为辛辣调味料有广泛栽培，栽培品种也较多，可能存在以其果实小而辣味强的品种药用的情况。

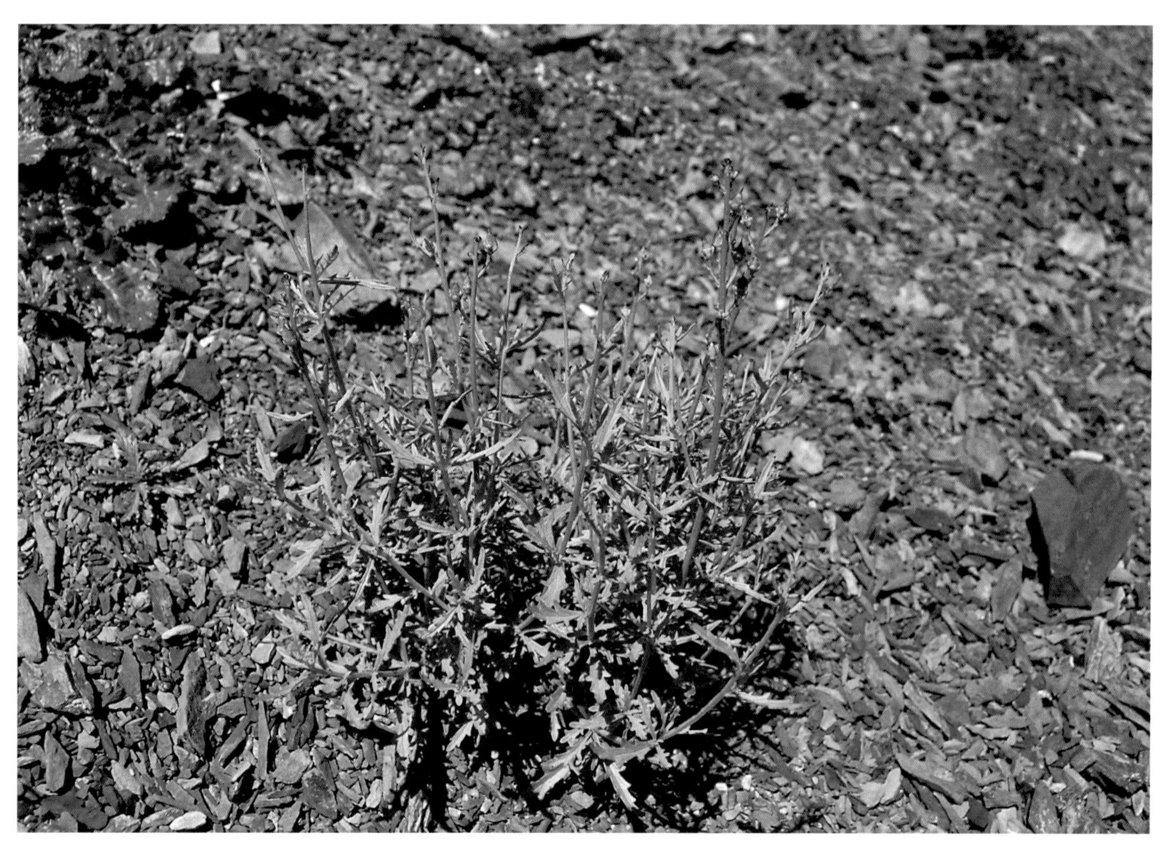

玄参科（Scrophulariaceae） 玄参属（*Scrophularia* L.）

齿叶玄参 *Scrophularia dentata* Royle ex Benth.

药材名 齿叶玄参；གཡེར་ཤིང་པ།（叶兴巴、耶兴巴）。

标准 《西藏藏标》。

植物形态 参见《中国植物志》第六十七卷第二分册第 51 页。

分布与生境 分布于我国西藏［日喀则（江孜）等］。生长于海拔 4 000 ~ 6 000 m 的河滩、山坡草地、地边、林下石上。印度西北部、巴基斯坦也有分布。

药用部位 地上部分。

采收与加工 夏、秋季采收，晾干。

性　　味　味辛、苦，化后味苦，性凉。

功能与主治　清热解毒。用于天花，麻疹，中毒症。

用量与用法　2 ~ 3 g。内服煎汤；或入丸、散。

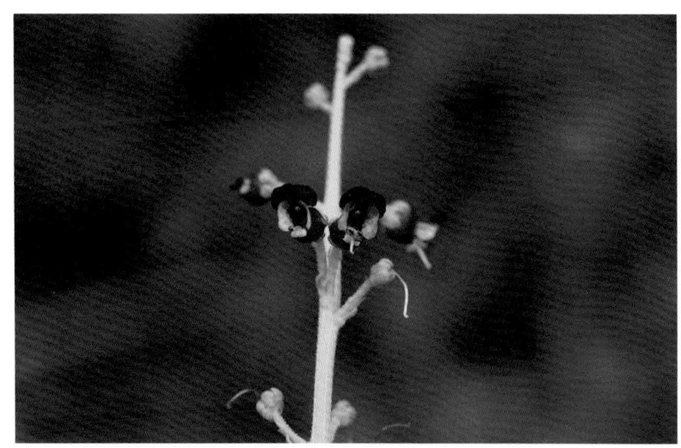

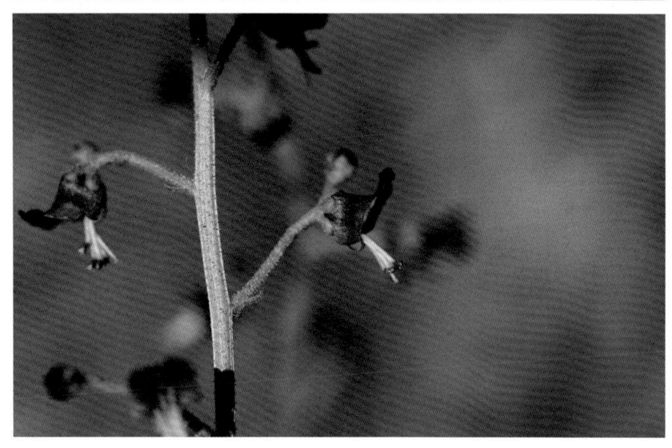

附　注

《四部医典》中记载有解症热之药物“གཡེར་ཤིང་།”（叶兴）。《蓝琉璃》记载“叶兴”分为上、下 2 品；《晶珠本草》记载“叶兴”有上、中、下 3 品。现代文献多记载为“གཡེར་ཤིང་པ།”（叶兴巴），其基原主要为玄参科玄参属植物，上品为齿叶玄参 *Scrophularia dentata* Royle ex Benth.，《西藏藏标》以“གཡེར་ཤིང་པ།/ 叶兴巴 / 齿叶玄参”之名收载了该种。文献记载的“叶兴巴”的基原还有荨麻叶玄参 *Scrophularia urticifolia* Wall. ex Benth.（西藏作上品）、穗花玄参 *Scrophularia spicata* Franch.、砾玄参 *Scrophularia incisa* Weinm.、玄参 *Scrophularia ningpoensis* Hemsl.（中品）及同科植物野甘草 *Scoparia dulcis* L.（下品）等。但也有观点认为古籍文献记载的“叶兴”的形态不详，尚有待考证。

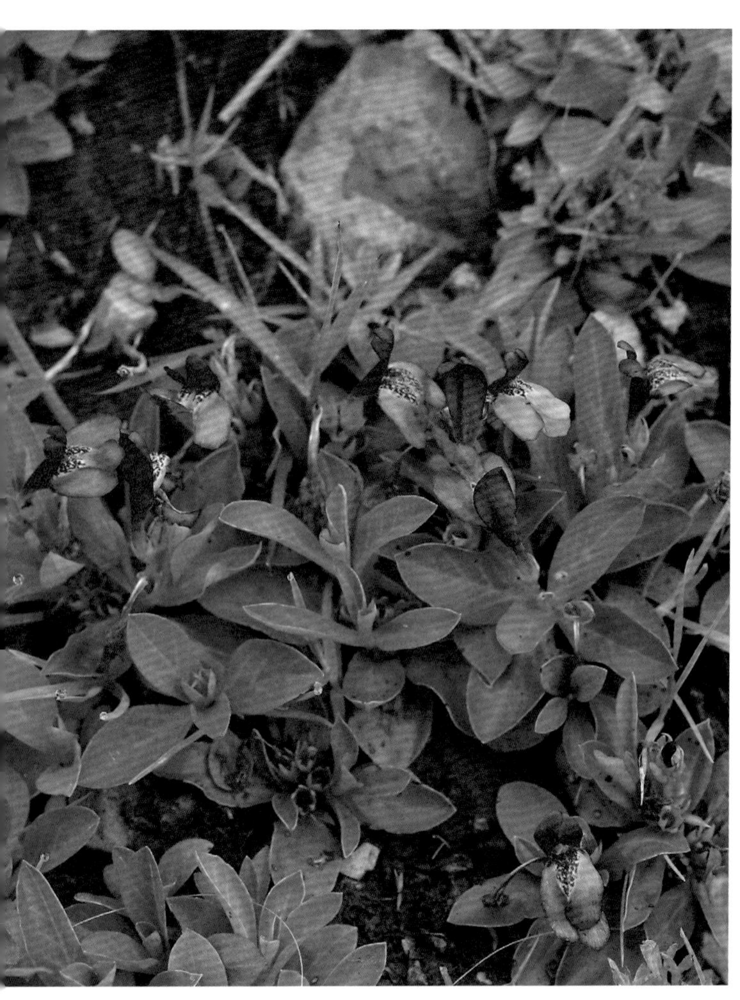

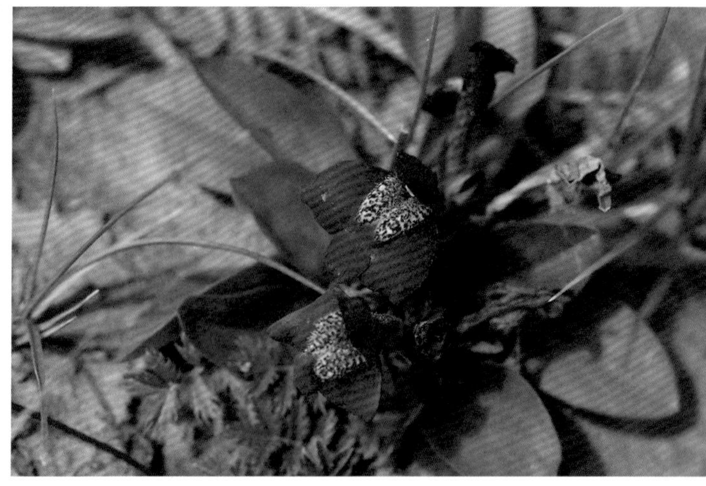

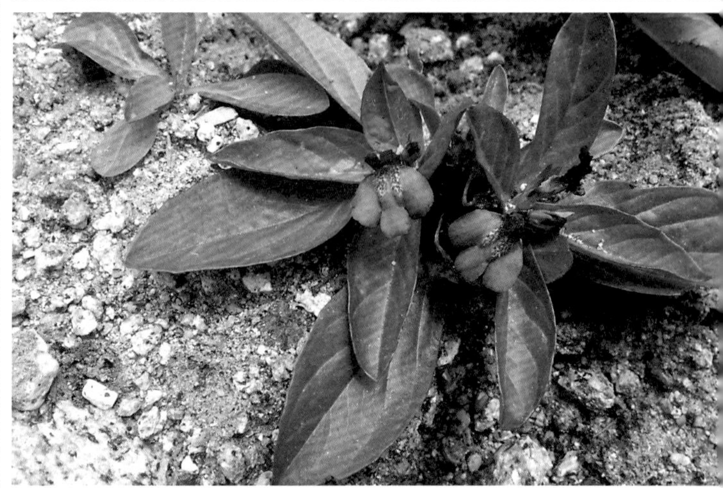

玄参科（Scrophulariaceae）　肉果草属（*Lancea* Hook. f. et Thoms.）

肉果草 *Lancea tibetica* Hook. f. et Hsuan

药 材 名　肉果草；སྤ་ཡག་པ།（པ་ཡག་པ།）（巴雅巴、巴亚巴）。

标　　准　《部标藏药》、《藏标》、《青海藏标》（1992 年版）。

植物形态　参见《中国植物志》第六十七卷第二分册第 114 页。

分布与生境　分布于我国西藏、青海、甘肃、四川、云南。生长于海拔 2 000 ~ 4 500 m 的草地、河滩、灌丛、疏林下。印度也有分布。

药用部位　全草或果实。

采收与加工　夏末秋初采收，除去杂质，阴干或晒干。

性　　味　味微甘、苦，化后味苦，性寒。

功能与主治　清热止咳，养肺排脓，涩脉止血，愈合脉管，生肌消肿，愈疮，生脂，化痞瘤。用于“洛彩”病，肺炎，肺脓肿，肺痼疾，肺心病，心脏病，哮喘，痈肿，疮疡，妇女痞瘤，闭经，外伤，肠绞痛。

用量与用法　3 ~ 5 g。内服研末；或入丸剂。

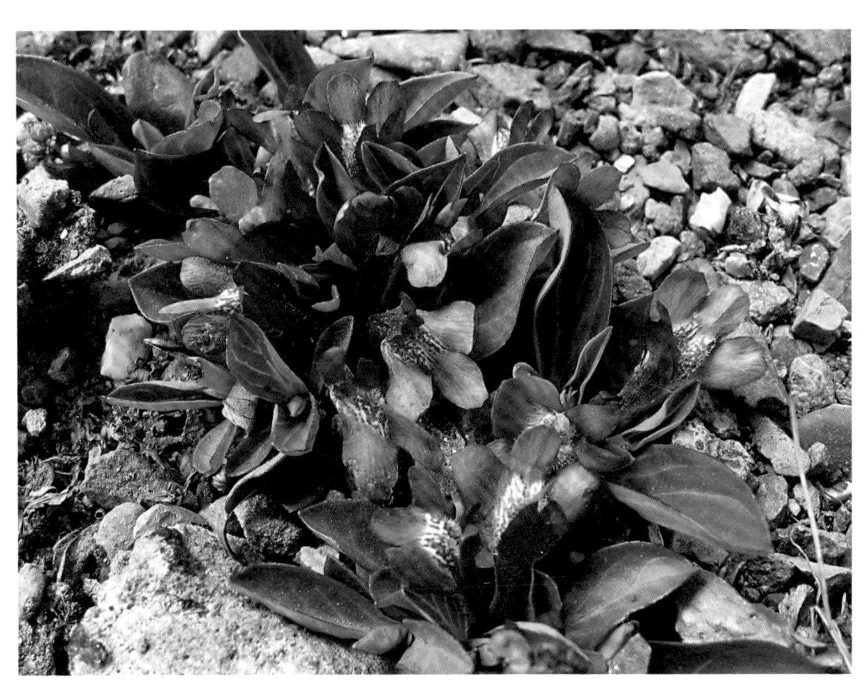

附　注

《四部医典》记载有补肺之药物“པ་ཡག་པ།”[巴雅巴，“པ་ཡག་རྩ་བ།”（巴雅杂哇）]。《度母本草》记载“པ་པ་རེ་སྐོན།”（巴巴热衮）又名“ཐ་རོག་ནོར་བུ།”（恰饶洛布）、“གཡག་སྙིང་པ།”（雅亮巴）、“ལུག་སྙིང་པ།”（鲁亮巴），言其为治疮伤之药物，“巴巴热衮”配伍茜草、藏紫草等可治肺脓肿。《晶珠本草》记载有“སྤ་ཡག་རྩ་བ།”（巴雅杂瓦），言其又名“恰饶洛布”、“巴巴热衮”、“གཡག་སྙིང་།”（雅合亮）、“ལུག་སྙིང་།”（鲁合亮）等。现代文献记载的藏医所用“巴雅巴”的基原包括玄参科肉果草属的肉果草 *L. tibetica* Hook. f. et Hsuan、粗毛肉果草 *L. hirsuta* Bonati（肉果草属仅有该 2 种植物），其形态与古籍记载和《四部医典系列挂图全集》的附图（第二十九图的 61 号图）所示植物相符。《部标藏药》等标准中仅收载了肉果草 *L. tibetica* Hook. f. et Hsuan。

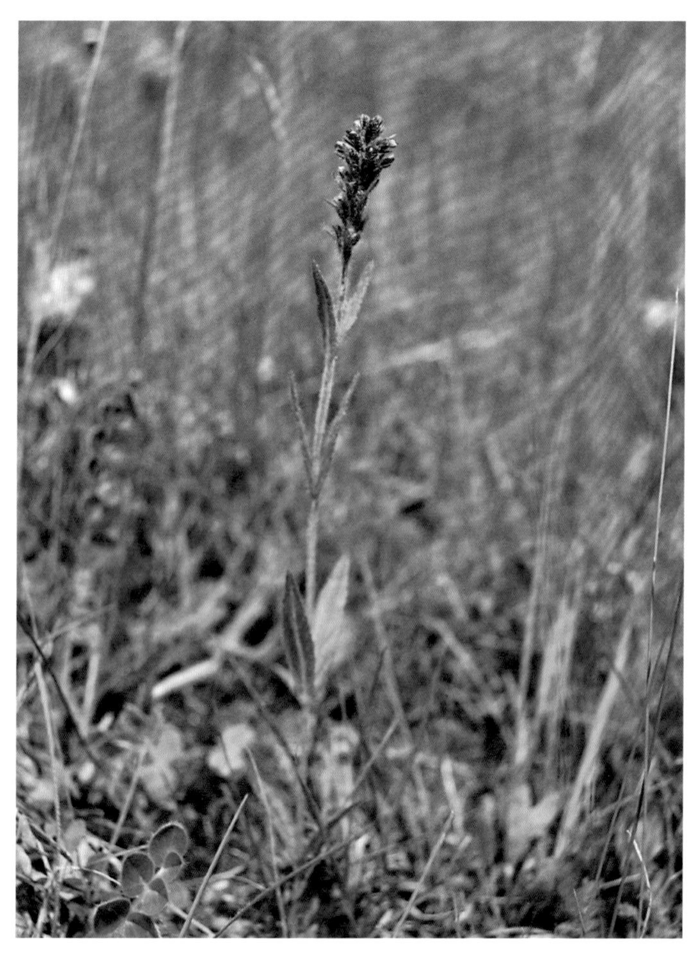
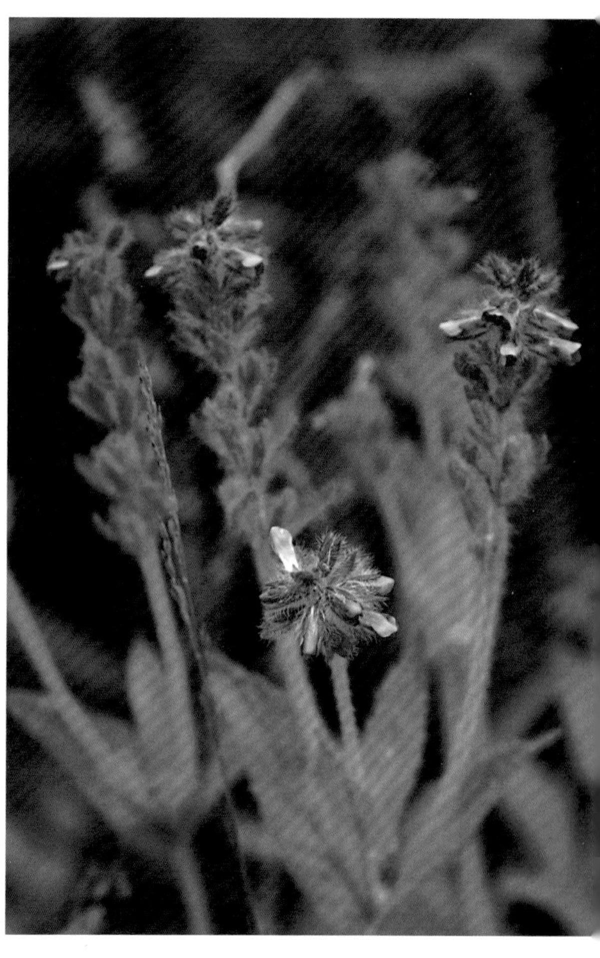

玄参科（Scrophulariaceae） 婆婆纳属（*Veronica* L.）

毛果婆婆纳 *Veronica eriogyne* H. Winkl.

药 材 名 婆婆纳、毛果婆婆纳、冬那端迟；ཟུམ་ནག་དོམ་མཐིས།（冬那端迟、当娜冬赤）。巴夏嘎；པ་ཤ་ཀ།（巴夏嘎）。

标 准 《青海藏标》（1992 年版）、《青海藏标》（2019 年版）、《四川藏标》（2014 年版）、西藏自治区未成册标准（XZ-BC-0001-2003）。

植物形态 参见《中国植物志》第六十七卷第二分册第 289 页。

分布与生境 分布于我国西藏东半部、四川（理塘、巴塘等）、青海、甘肃（天祝等）。生长于海拔 2 500 ~ 4 500 m 的高山草地。

药用部位 全草。

采收与加工 7 ~ 9 月采集，洗净，阴干或晒干。

性　　味 味苦、甘，性凉。

功能与主治 清热，愈疮，生肌，止血。用于疮疖，创伤，炎症。

用量与用法 2 ~ 6 g。

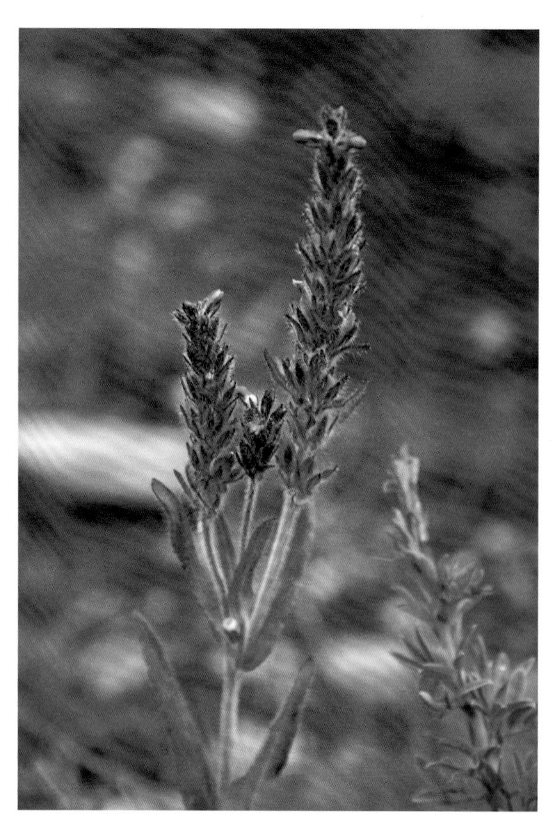

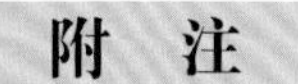

附注

《度母本草》记载“པ་ཤ་ཀ།”（帕下嘎、巴夏嘎）分为上、下 2 品；《四部医典》记载“པ་ཤ་ཀ་མཆོག”（帕下嘎窍）为治血热症之药物。《鲜明注释》《晶珠本草》记载“帕下嘎”自古即有替代品 [“པ་ཤ་ཀ་དམན་པ།”（帕下嘎门巴）]，言其替代品包括“ཐྲུམ་ནག་དོམ་མཁྲིས།”（冬那端赤）和“སྲ་བཟང་།”（扎桑）。据现代文献记载和实地调查，“帕下嘎”上品（帕下嘎窍）的基原为爵床科植物鸭嘴花 *Adhatoda vasica* Nees，以树干和树枝入药；其下品或替代品（帕下嘎门巴）的基原主要涉及玄参科婆婆纳属和罂粟科紫堇属（*Corydalis*）植物，现通常将婆婆纳属植物称之为“冬那端赤”，将紫堇属植物作“扎桑”或“帕下嘎门巴”（替代品）使用，各种的基原均包括数种，各地习用的种类不尽一致。《部标藏药》《西藏藏标》等收载的“ཐྲུམ་ནག་དོམ་མཁྲིས།”（冬那端赤、冬纳冬扯、冬那端迟、董那童赤）的基原有长果婆婆纳 *V. ciliata* Fisch.、拉萨长果婆婆纳 *V. ciliata* Fisch. subsp. *cephaloides* (Pennell) Hong（长果婆婆纳拉萨亚种）、毛果婆婆纳 *V. eriogyne* H. Winkl.、光果婆婆纳 *V. rockii* Li；西藏自治区未成册标准也曾以“巴夏嘎”之名收载了毛果婆婆纳 *V. eriogyne* H. Winkl.。（参见“长果婆婆纳”“光果婆婆纳”“假北紫堇”“拉萨长果婆婆纳”“鸭嘴花”条）

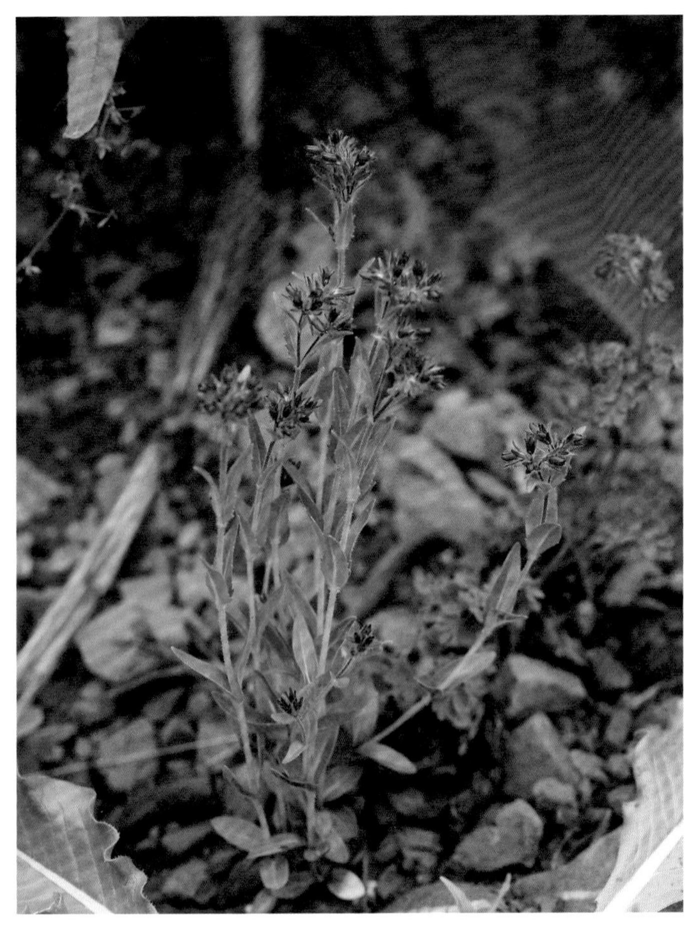

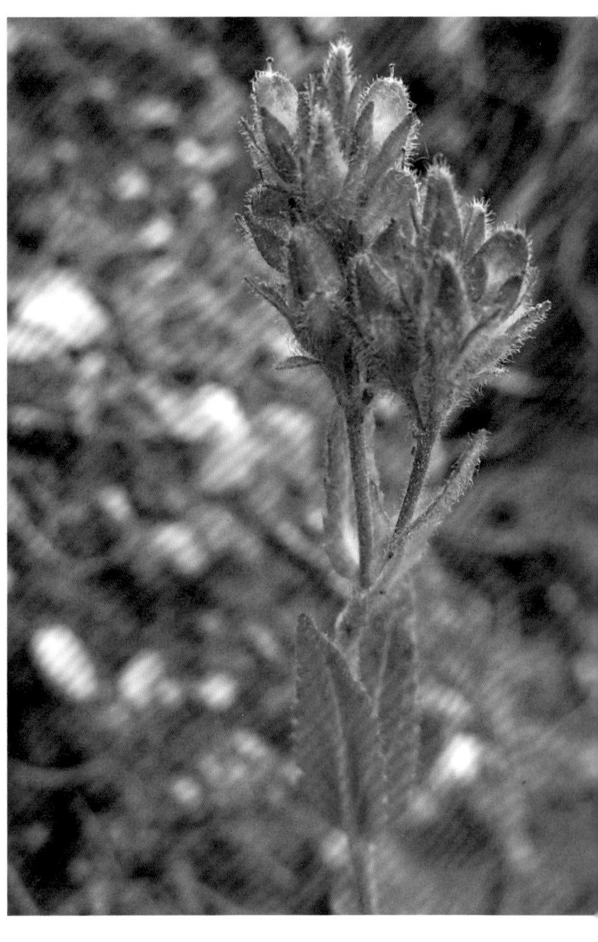

玄参科（Scrophulariaceae） 婆婆纳属（*Veronica* L.）

长果婆婆纳 *Veronica ciliata* Fisch.

药 材 名 婆婆纳、长果婆婆纳；ཐུམ་ནག་དོམ་མཁྲིས།（冬那端赤、冬纳冬扯、董那童赤、冬那端迟）。

标 准 《部标藏药》、《藏标》、《西藏藏标》、《青海藏标》（1992 年版）。

植物形态 参见《中国植物志》第六十七卷第二分册第 292 页。

分布与生境 分布于我国西北地区及四川西北部、西藏北部。生长于高山草地。蒙古等也有分布。

药用部位 全草。

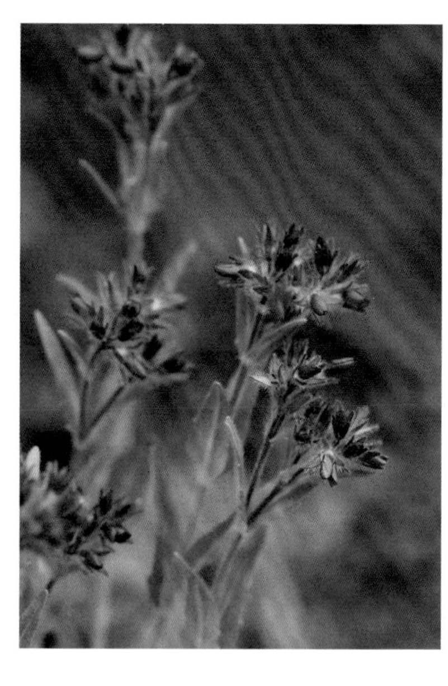

采收与加工 7 ~ 9 月采集，洗净，晒干。

性　　味 味苦，化后味苦，性寒。（《藏药医学内容审查》）

味苦，性凉。（《藏标》）

功能与主治 清热解毒，止痛止血，愈疮生肌。用于“查彩”病，多血症，肝炎，胆囊炎，创伤，疮疡等；外用于疖痈。（《藏药医学内容审查》）

清热，愈疮，生肌，止血。用于疮疖，创伤，炎症。（《部标藏药》）

清热解毒，止痛。用于血热症，肝胆火旺。[《藏标》《青海藏标》（1992 年版）]

清热，消炎，止痛。用于血热引起的背痛，“查隆”病，肝热症，胆热症等。（《西藏藏标》）

用量与用法 2 ~ 6 g。内服煎汤；或入丸、散。外用适量。

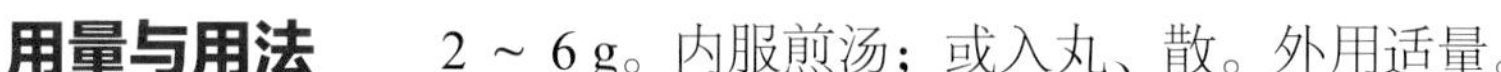

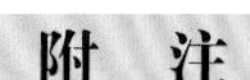

附　注

《度母本草》记载“བ་ཤ་ཀ།”（帕下嘎、巴夏嘎）分为上、下 2 品；《鲜明注释》言无上品“帕下嘎”时可以下品 [“བ་ཤ་ཀ་དམན་པ།”（帕下嘎门巴）] 代之。《晶珠本草》分别记载有“ལྡུམ་ནག་དོམ་མཁྲིས།”（冬那端赤、冬那端迟）和“བ་ཤ་ཀ།”（帕下嘎），并言不产“帕下嘎”的地方，可以“冬那端赤”或“སྲ་བཟང་།”（扎桑）代替。据现代文献记载和实地调查，各地藏医均以爵床科植物鸭嘴花 *Adhatoda vasica* Nees 为“帕下嘎”的正品，各地习用的替代品（帕下嘎门巴）则涉及玄参科婆婆纳属、罂粟科紫堇属（*Corydalis*）及唇形科植物，其中“冬那端赤”的基原主要为婆婆纳属植物，“扎桑”的基原主要为紫堇属植物。《部标藏药》《藏标》《青海藏标》《西藏藏标》等以“婆婆纳 /ལྡུམ་ནག་དོམ་མཁྲིས།/ 冬那端赤（冬纳冬扯、冬那端迟、董那童赤）”之名收载了长果婆婆纳 *V. ciliata* Fisch.、拉萨长果婆婆纳 *V. ciliata* Fisch. subsp. *cephaloides* (Pennell) Hong（长果婆婆纳拉萨亚种）；《四川藏标》以“毛果婆婆纳 /ལྡུམ་ནག་དོམ་མཁྲིས།/ 当娜冬赤”之名收载了毛果婆婆纳 *V. eriogyne* H. Winkl.；《青海藏标》在“冬那端迟”条下附注中说明光果婆婆纳 *V. rockii* Li、毛果婆婆纳 *V. eriogyne* H. Winkl. 可作本品使用。婆婆纳属植物应为“冬那端赤”的正品、“巴夏嘎”的代用品，故部分文献也将婆婆纳属植物称“བ་ཤ་ཀ་དམན་པ།”（帕下嘎门巴）。（参见“光果婆婆纳”“拉萨长果婆婆纳”“毛果婆婆纳”“鸭嘴花”条）

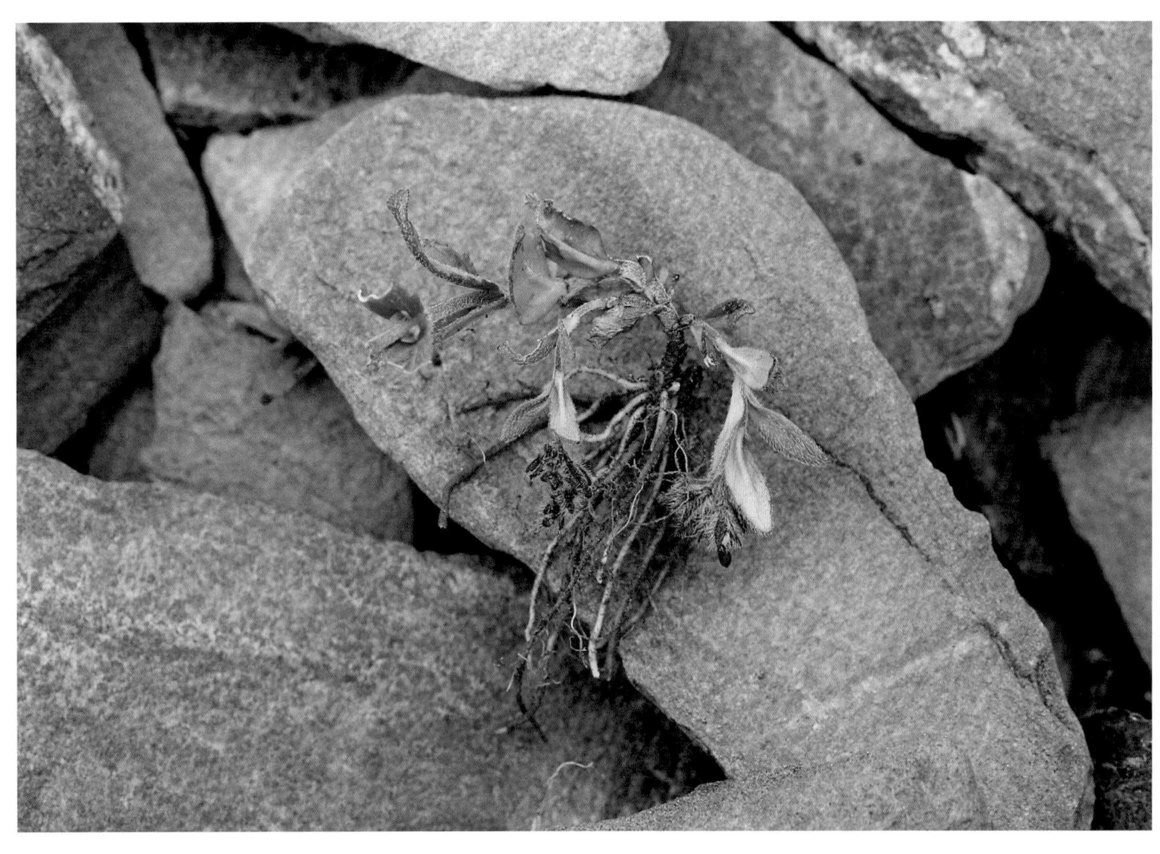

玄参科（Scrophulariaceae） 婆婆纳属（*Veronica* L.）

拉萨长果婆婆纳 *Veronica ciliata* Fisch. subsp. *cephaloides* (Pennell) Hong

药 材 名 董那童赤；ལྡུམ་ནག་དོམ་མཁྲིས།（董那童赤、冬那端赤、冬纳冬扯、冬那端迟）。

标 准 《西藏藏标》。

植物形态 参见《中国植物志》第六十七卷第二分册第 293 页。

分布与生境 分布于我国西藏林周、南木林以南，然乌以西的广大地区。生长于海拔 3 300 ~ 5 800 m 的高山草地。尼泊尔、印度西北部也有分布。

药用部位 全草。

采收与加工 秋季采集，晾干。

性 味 味苦，化后味苦，性寒。

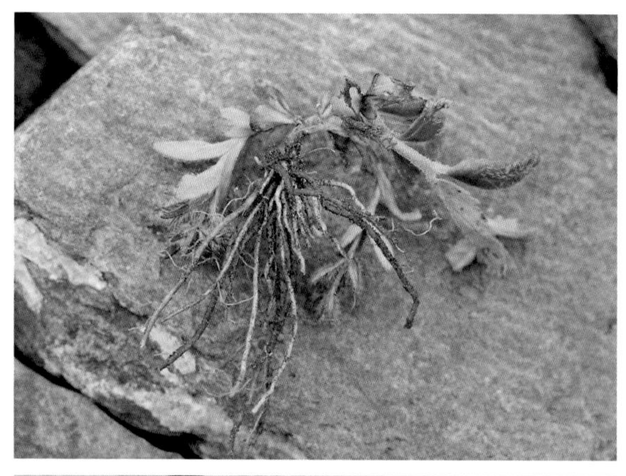

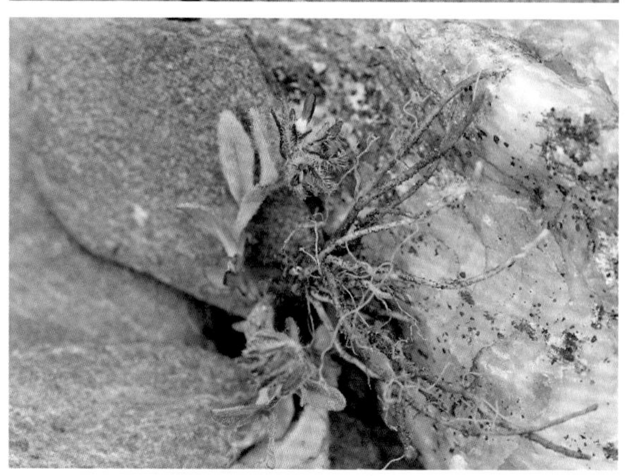

功能与主治 清热，消炎，止痛。用于血热引起的背痛，“查隆”病，肝热症，胆热症等。

用量与用法 2 ~ 3 g。内服煎汤；或入丸、散。外用适量。

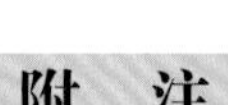

《度母本草》记载“བ་ཤ་ཀ”（巴夏嘎、帕下嘎）分为上、下 2 品；《鲜明注释》言无上品“帕下嘎”时可以下品 [“བ་ཤ་ཀ་དམན་པ”（帕下嘎门巴）] 代之。《晶珠本草》分别记载有“ལྡུམ་ནག་དོམ་མཁྲིས”（冬那端赤、董那童赤）和“བ་ཤ་ཀ”（巴夏嘎），并言不产“巴夏嘎”的地方，可以“冬那端赤”或“ཟྭ་བཟང་”（扎桑）代替，并言替代品（次品）有黄花和蓝花 2 种，为治疔疮、生肌、止血、清疮热之药物。据现代文献记载和实地调查，各地藏医多认为“巴夏嘎”的正品或上品 [“བ་ཤ་ཀ་མཆོག”（帕下嘎窍）] 应为爵床科植物鸭嘴花 *Adhatoda vasica* Nees，以其树干和树枝入药，但该种藏族聚居区不产，故西藏、四川、青海等地藏医又以长果婆婆纳 *V. ciliata* Fisch. 及其同属多种植物作“帕下嘎”的下品或替代品，称之为“ལྡུམ་ནག་དོམ་མཁྲིས”（冬那端赤）或“བ་ཤ་ཀ་དམན་པ”（帕下嘎门巴）。“冬那端赤”（或“帕下嘎门巴”）的基原多以长果婆婆纳 *V. ciliata* Fisch.、拉萨长果婆婆纳 *V. ciliata* Fisch. subsp. *cephaloides* (Pennell) Hong（长果婆婆纳拉萨亚种）为正品，《部标藏药》《藏标》《青海藏标》（1992 年版）及《西藏藏标》等收载的“ལྡུམ་ནག་དོམ་མཁྲིས”（冬那端赤、冬纳冬扯、冬那端迟、董那童赤）的基原也包括该 2 种；《四川藏标》（2014 年版）和《青海藏标》（2019 年版）收载的“ལྡུམ་ནག་དོམ་མཁྲིས”（冬那端赤）的基原还有毛果婆婆纳 *V. eriogyne* H. Winkl. 和光果婆婆纳 *V. rockii* Li。

有植物分类学学者研究认为，西藏无长果婆婆纳 *V. ciliata* Fisch. 分布，大部分地区分布的为长果婆婆纳拉萨亚种 *V. ciliata* Fisch. subsp. *cephaloides* (Pennell) Hong（本书按惯例称“拉萨长果婆婆纳”），故西藏使用的“长果婆婆纳”可能主要为“长果婆婆纳拉萨亚种”。（参见“长果婆婆纳”“光果婆婆纳”“假北紫堇”“毛果婆婆纳”“鸭嘴花”条）

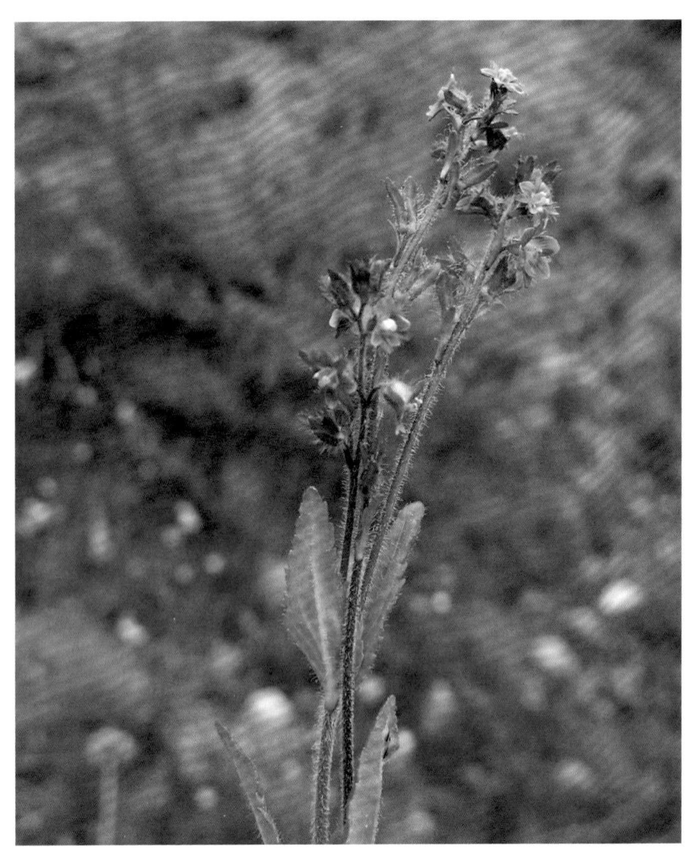
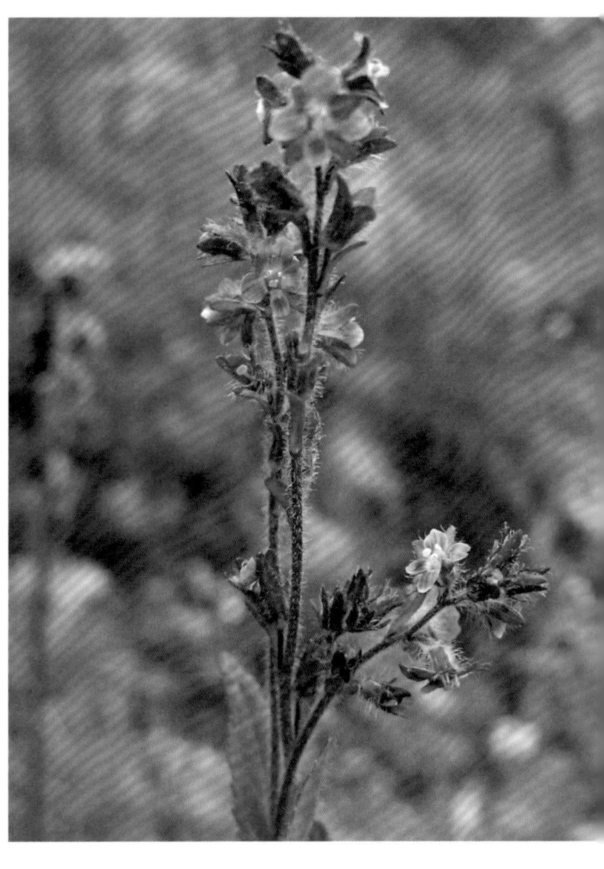

玄参科（Scrophulariaceae） 婆婆纳属（*Veronica* L.）

光果婆婆纳 *Veronica rockii* Li

药 材 名 婆婆纳、冬那端迟；ཕྱུམ་ནག་དོམ་མཁྲིས།（冬那端赤、董那童赤、冬纳冬扯、冬那端迟）。

标 准 《青海藏标》（1992 年版）、《青海藏标》（2019 年版）。

植物形态 参见《中国植物志》第六十七卷第二分册第 293 页。

分布与生境 分布于我国青海、甘肃、四川北部、陕西、山西、河北、河南、湖北。生长于海拔 2 000 ～ 3 600 m 的山坡。

药用部位 全草。

采收与加工 7 ～ 9 月采集，洗净，晒干。

性　　味　味苦、甘，性凉。

功能与主治　清热，愈疮，生肌，止血。用于疮疖，创伤，炎症。

用量与用法　2 ~ 6 g。内服煎汤；或入丸、散。外用适量。

附注

《度母本草》记载“བ་ཤ་ཀ།”（帕下嘎、巴夏嘎）分为上、下 2 品；《鲜明注释》言无上品“帕下嘎”时可以下品 [“བ་ཤ་ཀ་དམན་པ།”（帕下嘎门巴、帕下嘎曼巴）] 代之。《晶珠本草》分别记载有“ཐུམ་ནག་དོམ་མཁྲིས།”（冬那端赤、董那童赤）和“བ་ཤ་ཀ།”（帕下嘎），并言不产“帕下嘎”的地方，可以“冬那端赤”或“སྒྲ་བཟང་།”（扎桑）代替。据现代文献记载和实地调查，现藏医将“帕下嘎”分为木本（上品）、草本（下品）和替代品 3 种，各地藏医多认为“帕下嘎”以爵床科植物鸭嘴花 *Adhatoda vasica* Nees 为上品，以其树干和树枝入药；但各地使用较多的为草本的下品，称“ཐུམ་ནག་དོམ་མཁྲིས།”（冬那端赤），其基原包括多种婆婆纳属植物；部分地区也使用替代品 [“བ་ཤ་ཀ་དམན་པ།”（帕下嘎门巴）]，其基原有罂粟科植物赛北紫堇 *Corydalis impatiens* (Pall.) Fisch. 等紫堇属（*Corydalis*）植物及唇形科多种植物，以其全草入药。《藏标》则认为以长果婆婆纳 *V. ciliata* Fisch. 代替“帕下嘎”系误用。《部标藏药》和《藏标》以“婆婆纳（长果婆婆纳）/ཐུམ་ནག་དོམ་མཁྲིས།/ 冬那端赤（冬纳冬扯）”之名收载了长果婆婆纳 *V. ciliata* Fisch.；《青海藏标》（1992 年版）以“婆婆纳 /ཐུམ་ནག་དོམ་མཁྲིས།/ 冬那端迟”之名收载了长果婆婆纳 *V. ciliata* Fisch. 及其同属多种植物，并在附注中言光果婆婆纳 *V. rockii* Li 和毛果婆婆纳 *V. eriogyne* H. Winkl. 的全草也可作本品入药，《青海藏标》（2019 年版）将该 2 种列入了正文中；同时《青海藏标・附录》（1992 年版）以“赛北紫堇 /བ་ཤ་ཀ།/ 哇夏嘎”之名收载了赛北紫堇 *C. impatiens* (Pall.) Fisch.，并指出“正品有争议，待查；本品系青海代用品”；《西藏藏标》以“ཐུམ་ནག་དོམ་མཁྲིས།/ 董那童赤 / 董那童赤”之名收载了长果婆婆纳 *V. ciliata* Fisch.、拉萨长果婆婆纳 *V. ciliata* Fisch. subsp. *cephaloides* (Pennell) Hong（长果婆婆纳拉萨亚种）；《四川藏标》以“毛果婆婆纳 /ཐུམ་ནག་དོམ་མཁྲིས།/ 当娜冬赤”之名收载了毛果婆婆纳 *V. eriogyne* H. Winkl.。（参见“长果婆婆纳”“拉萨长果婆婆纳”“毛果婆婆纳”“鸭嘴花”条）

据《中国植物志》记载，赛北紫堇 *C. impatiens* (Pall.) Fisch. 仅分布于内蒙古、山西，青藏高原无分布，并指出横断山脉广泛分布的系与赛北紫堇 *C. impatiens* (Pall.) Fisch. 相近的假北紫堇 *C. pseudoimpatiens* Fedde 和北紫堇 *C. sibirica* (L. f.) Pers.。据鉴定，采集的标本及实际使用的药材商品确系假北紫堇 *C. pseudoimpatiens* Fedde，也包括拟锥花黄堇 *C. hookeri* Prain 和皱波黄堇 *C. crispa* Prain。（参见“假北紫堇”条）

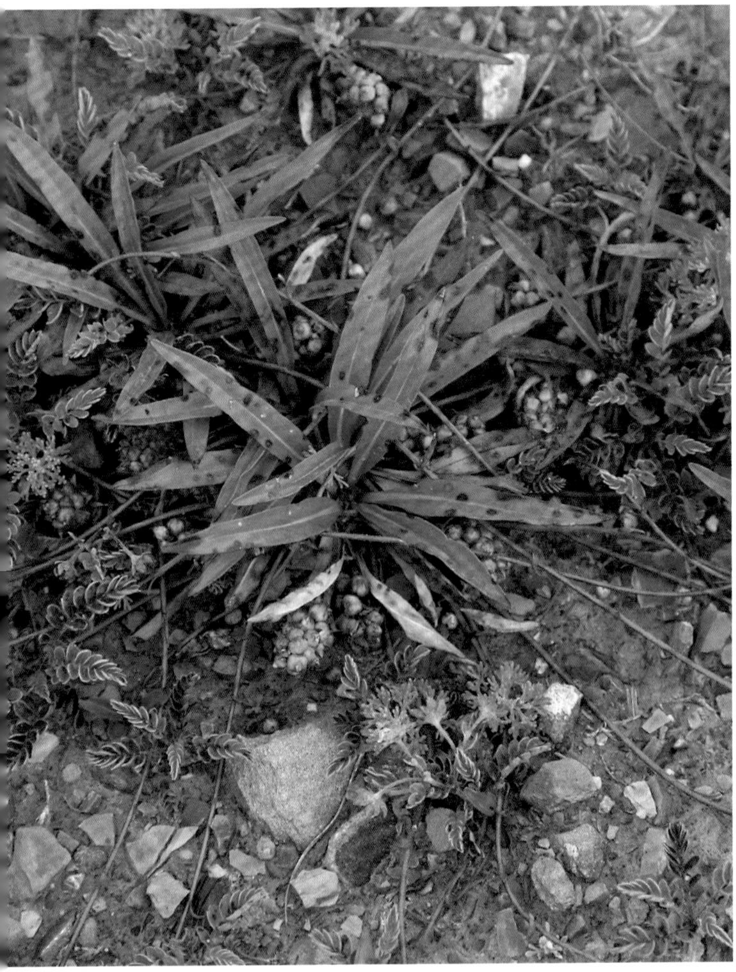

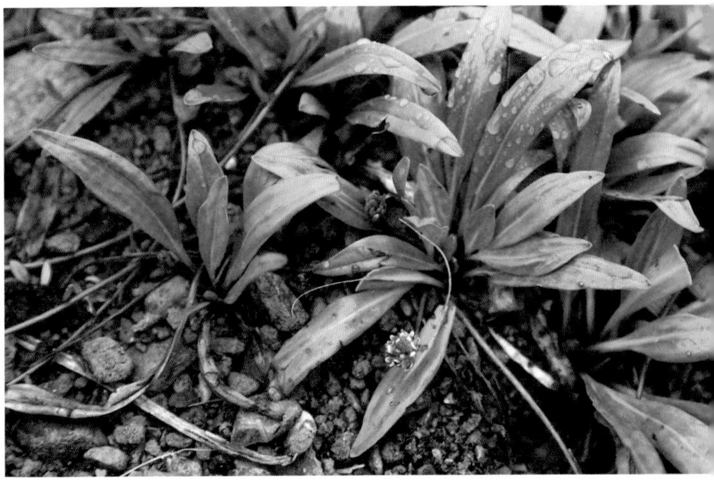

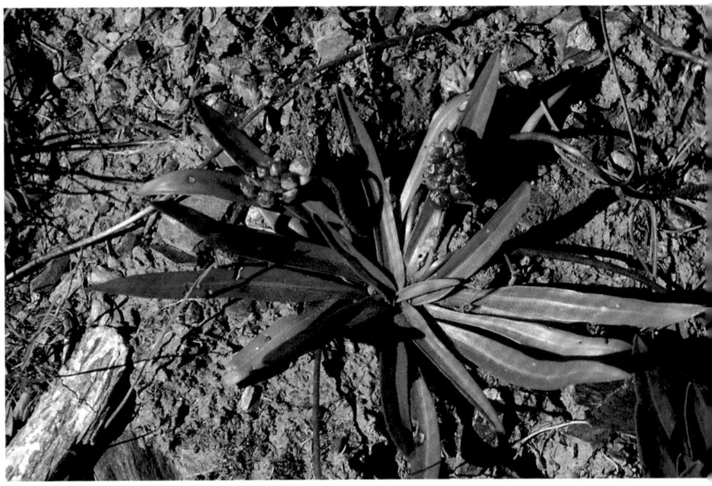

玄参科（Scrophulariaceae） 兔耳草属（*Lagotis* Gaertn.）

短穗兔耳草 *Lagotis brachystachya* Maxim.

药 材 名 短穗兔耳草；འབྲི་ཏ་ས་འཛིན།（志达萨曾、志达萨增、直打萨曾、直打洒曾）。

标 准 《藏标》、《青海藏标》（2019 年版）。

植物形态 参见《中国植物志》第六十七卷第二分册第 327 ~ 329 页。

分布与生境 分布于我国西藏、青海、甘肃、四川西北部。生长于海拔 3 200 ~ 4 500 m 的高山草地、河滩、湖边砂质草地。

药用部位 全草。

采收与加工　夏末秋初花期采收，除净泥土，晾干。

性　　味　味苦，性温。（《藏标》）

味甘，性温。[《青海藏标》（2019 年版）]

功能与主治　散瘀，排脓。用于血热性化脓症，肺胃瘀血，“赤巴”胸闷，黄水病，脓疡。

用量与用法　5 ~ 9 g。配方用。

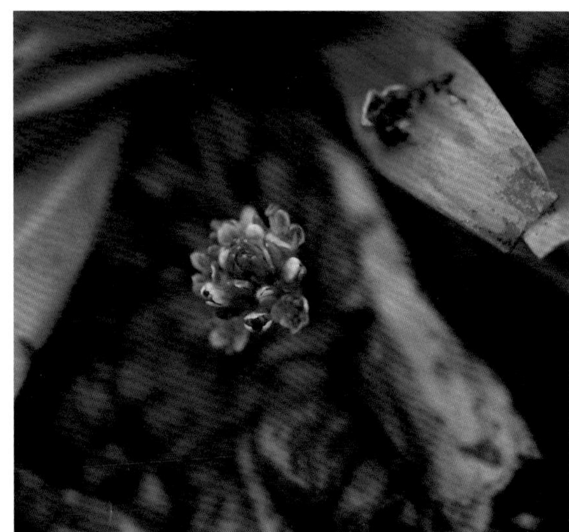

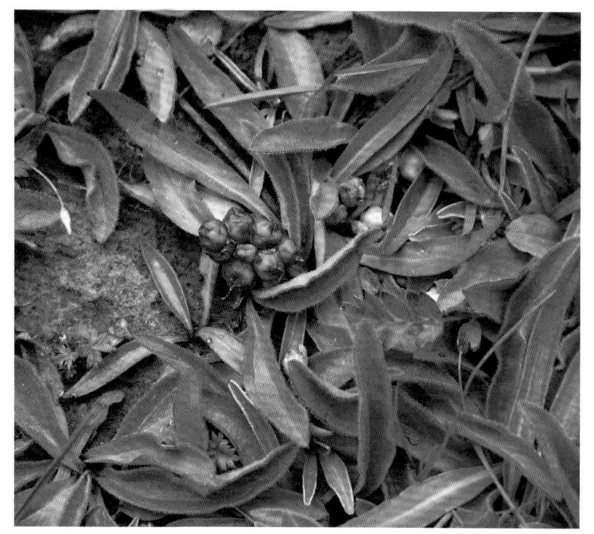

附　注

《度母本草》《妙音本草》《四部医典》均记载有“འབྲི་ད་ས་འཛིན།”（志达萨曾、直打洒曾），言其为催吐、排脓血、敛黄水之药物。《蓝琉璃》记载有“志达萨曾”和其副品 2 种，并另在“药物补述”中记载有“ཙི་ཙི་ས་འཛིན།”（孜孜洒曾），言其为止血排脓之药物。《晶珠本草》言“志达萨曾”又名“ས་འཛིན།”（萨曾）、“孜孜洒曾”。现代文献记载的“萨曾”类的基原主要包括多种蔷薇科草莓属（*Fragaria*）植物和玄参科植物短穗兔耳草 *L. brachystachya* Maxim.，不同文献和标准中使用的名称和基原也未统一。《藏标》《青海藏标》（2019 年版）以“短穗兔耳草 /འབྲི་ད་ས་འཛིན།/ 直打洒曾”之名收载了短穗兔耳草 *L. brachystachya* Maxim.；《藏标》以“草莓 /ཙི་ཙི་ས་འཛིན།/ 孜孜洒曾”之名收载了草莓 *F. nilgerrensis* Schlecht. ex Gay（黄毛草莓）及其同属多种植物。（参见“东方草莓”条）

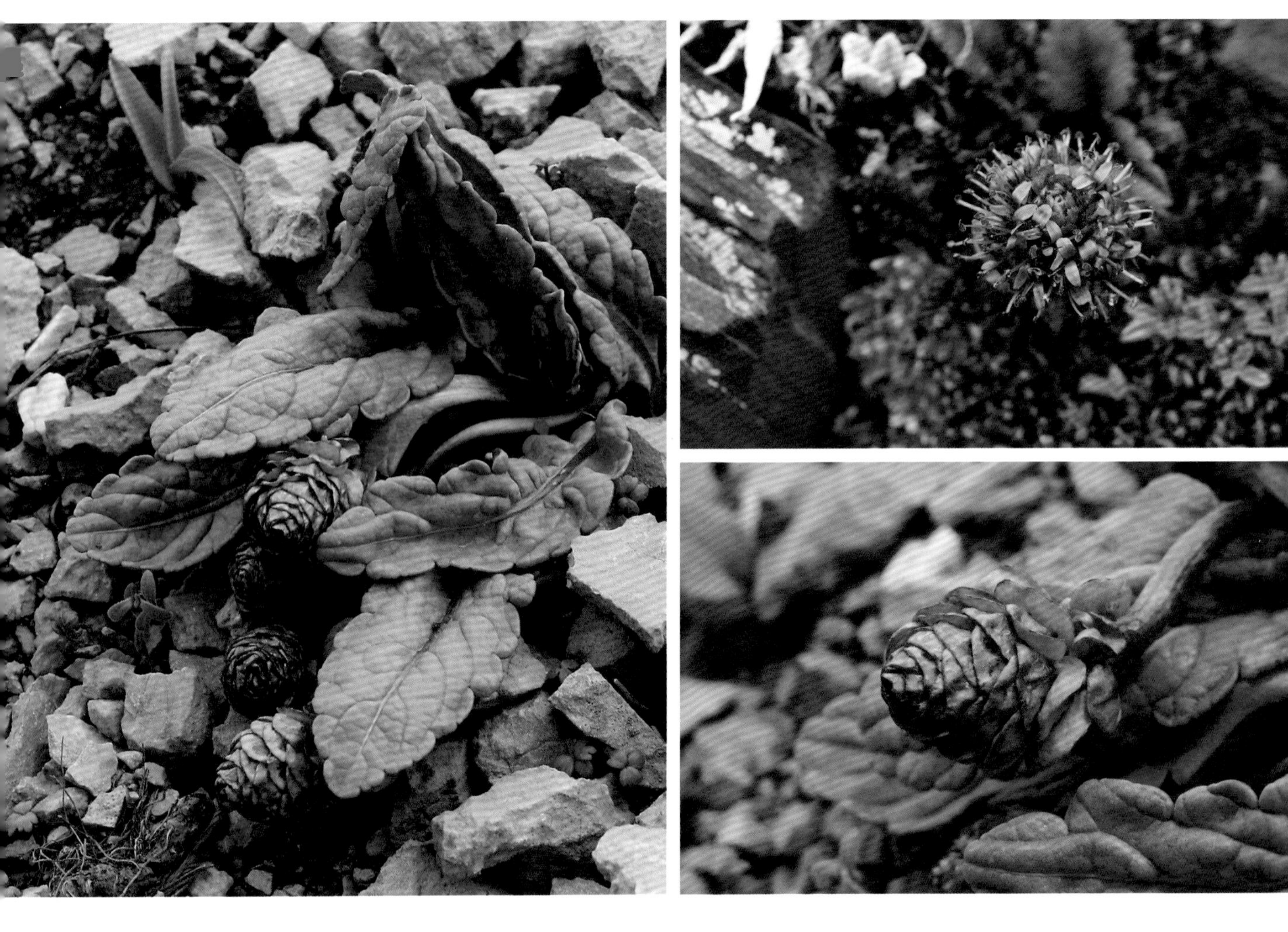

玄参科（Scrophulariaceae） 兔耳草属（*Lagotis* Gaertn.）

圆穗兔耳草 *Lagotis ramalana* Batalin

药 材 名 圆穗兔耳草；ཧོང་ལེན།（洪连、红连）。

标 准 《四川藏标》（2020 年版）。

植物形态 参见《中国植物志》第六十七卷第二分册第 330 页。

分布与生境 分布于我国甘肃、青海（兴海等）、四川西北部、西藏等。生长于海拔 4 000 ～ 5 300 m 的高山草地。不丹也有分布。

药用部位 全草。

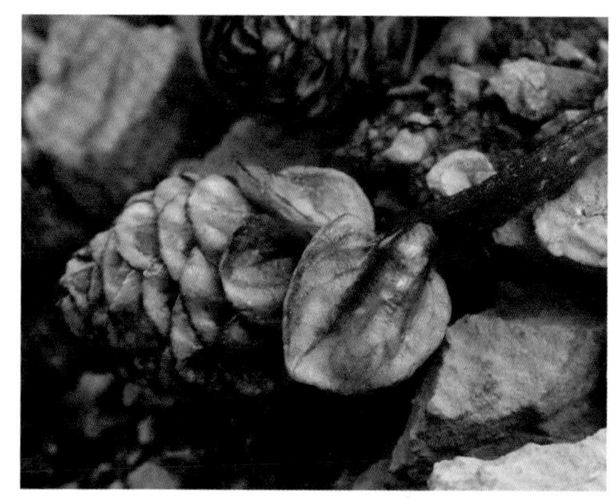

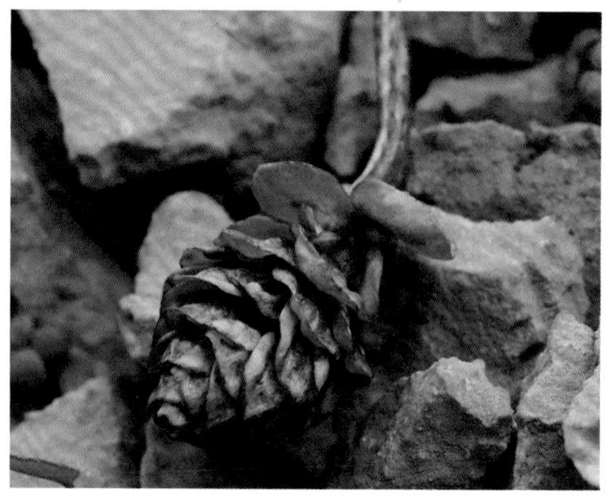

采收与加工　夏、秋季花开时采收，除去杂质，洗净，阴干。

性　　味　味苦，性凉。

功能与主治　清热解毒，行血调经，活血续筋。用于“查彩”病，多血症，“宁彩”病，高脂血症，高血压，动脉硬化，肺炎，肝炎，紊乱热，“赤巴”热，疮疡，中毒，炭疽，“隆”性腿僵症，月经不调等。

用量与用法　1 ~ 6 g。内服研末；或入丸、散。

附　注

《月王药诊》《度母本草》《妙音本草》《宇妥本草》等中均记载有“ཧོང་ལེན།”（洪连）。《蓝琉璃》言“洪连”有优质品 [“ཧོང་ལེན་མཆོག”（洪连窍）] 与副品 [“ཧོང་ལེན་དམན་པ”（洪连门巴）]2 种。《晶珠本草》记载“洪连”能干瘀血、治紊乱热及五脏热，质佳的 2 种产自上部高原（即印度、尼泊尔等地），质次的 2 种（即雌、雄 2 种）产自西藏和康木地区。现代文献记载的“洪连”的基原包括玄参科兔耳草属和胡黄连属（*Picrorhiza*）的多种植物，多认为 2 种质佳者为从印度、尼泊尔等地进口的兔耳草 *L. glauca* Gaertn.（洪连）等多种同属植物，质次者为产自西藏地区的胡黄连 *P. scrophulariiflora* Pennell（西藏胡黄连，即雄者）和多种兔耳草属植物，其中全缘兔耳草 *L. integra* W. W. Smith 为雌者。有文献记载圆穗兔耳草 *L. ramalana* Batalin 为雄者的基原之一。《部标藏药》（“兔耳草 /ཧོང་ལེན།/ 洪连”）、《藏标》（“洪连 /ཧོང་ལེན།/ 洪连”）等收载了短筒兔耳草 *L. brevituba* Maxim.、全缘兔耳草 *L. integra* W. W. Smith、兔耳草 *L. glauca* Gaertn.（洪连）、革叶兔耳草 *L. alutacea* W. W. Smith；《四川藏标》（2020 年版）以“圆穗兔耳草 /ཧོང་ལེན།/ 洪连”之名收载了圆穗兔耳草 *L. ramalana* Batalin，在“起草说明”中言该种为四川甘孜、阿坝等地使用的“洪连”的主流品种之一。《中国药典》将短筒兔耳草 *L. brevituba* Maxim.（短管兔耳草）作为“藏族习用药材”“洪连”的基原，而将胡黄连 *P. scrophulariiflora* Pennell（西藏胡黄连）作为中药材胡黄连的基原。（参见“短筒兔耳草”“全缘兔耳草”条）

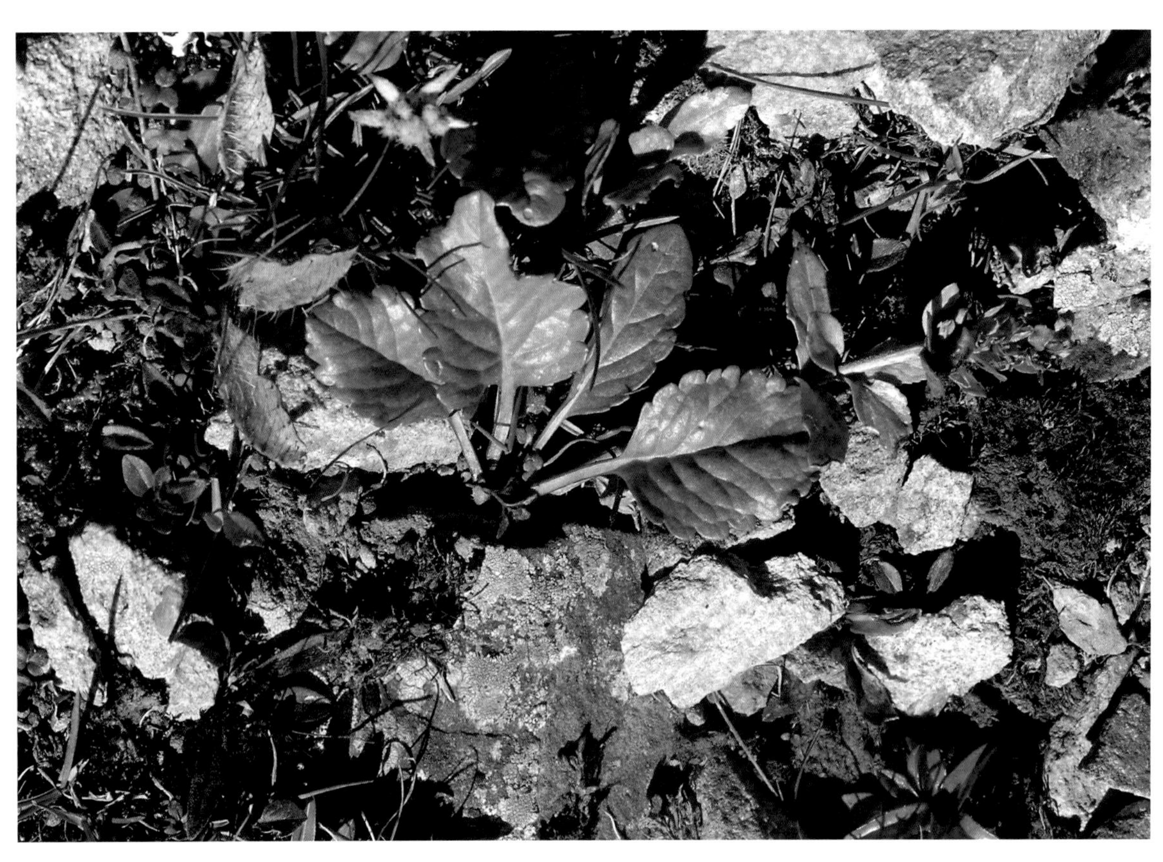

玄参科（Scrophulariaceae） 兔耳草属（*Lagotis* Gaertn.）

短筒兔耳草 *Lagotis brevituba* Maxim.

药 材 名 兔耳草、洪连；ཧོང་ལེན།（洪连）。

标 准 《部标藏药》、《青海藏标》（1992 年版）。

植物形态 参见《中国植物志》第六十七卷第二分册第 332 页。

分布与生境 分布于我国甘肃西南部、青海东部、西藏（嘉黎等）等。生长于海拔 3 000 ~ 4 420 m 的高山草地、多沙砾坡地。

药用部位 全草。

采收与加工 夏、秋季盛花期采集，除去杂质，洗净，阴干。

性 味 味苦，化后味苦，性寒。

功能与主治 清热解毒，行血调经，活血续筋。用于“查彩”病，多血症，“宁彩”病，高脂血症，高血压，动脉硬化，肺炎，肝炎，紊乱热，“赤巴”病，疮疡，中毒，炭疽，“隆”性腿僵症，月经不调。

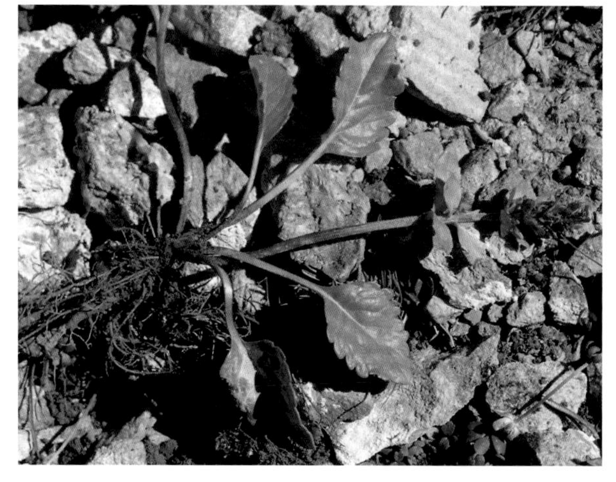

用量与用法 1 ~ 6 g（《部标藏药》）；1.5 ~ 3 g[《藏标》《青海藏标》（1992 年版）]。

附 注

《月王药诊》《度母本草》《妙音本草》《宇妥本草》等中均记载有“ཧོང་ལེན།”（洪连）；《蓝琉璃》言其有优质品 [“ཧོང་ལེན་མཆོག”（洪连窍）] 与副品 [“ཧོང་ལེན་དམན་པ།”（洪连门巴）]2 种。《晶珠本草》记载“洪连”能干瘀血、治紊乱热及五脏热，言其分为 4 种，质佳的 2 种产自上部高原（即印度、尼泊尔等地），质次的 2 种产自西藏和康木地区。现代文献记载的“洪连”的基原主要为玄参科兔耳草属植物，包括我国不产而从印度、尼泊尔等地进口的多种和我国产的多种。《部标藏药》以“兔耳草 /ཧོང་ལེན།/ 洪连”之名收载了短管兔耳草 *L. brevituba* Maxim.（短筒兔耳草）、全缘兔耳草 *L. integra* W. W. Smith；《藏标》以“洪连 /ཧོང་ལེན།/ 洪连”之名收载了洪连 *L. glauca* Gaertn.（兔耳草，我国不产）；《青海藏标》以“兔耳草 /ཧོང་ལེན།/ 洪连”之名收载了短管兔耳草 *L. brevituba* Maxim.（短筒兔耳草），并在该条的附注中言“兔耳草属的多种植物，各地藏医均作洪连使用。本品为青海、甘肃等省区的主要使用品种”；《四川藏标》（2020 年版）以“圆穗兔耳草 /ཧོང་ལེན།/ 洪连”之名收载了圆穗兔耳草 *L. ramalana* Batalin，在“起草说明”中言该种为四川甘孜、阿坝等地使用的“洪连”的主流品种之一，但各标准记载的功能、主治与用量不尽相同。《中国药典》作为“藏族习用药材”，以“洪连”之名收载了短筒兔耳草 *L. brevituba* Maxim.（短管兔耳草）。《医学奇妙目饰》“洪连”条附图注其汉文名为“胡连”；也有观点认为玄参科植物胡黄连 *Picrorhiza scrophulariiflora* Pennell（西藏胡黄连）为“洪连”的正品 [“ཧོང་ལེན་མཆོག”（洪连窍）]，兔耳草属植物为副品 [“ཧོང་ལེན་དམན་པ།”（洪连门巴）]。（参见“全缘兔耳草”“圆穗兔耳草”条）

在《中国植物志》中，*L. brevituba* Maxim. 的中文名为“短筒兔耳草”。

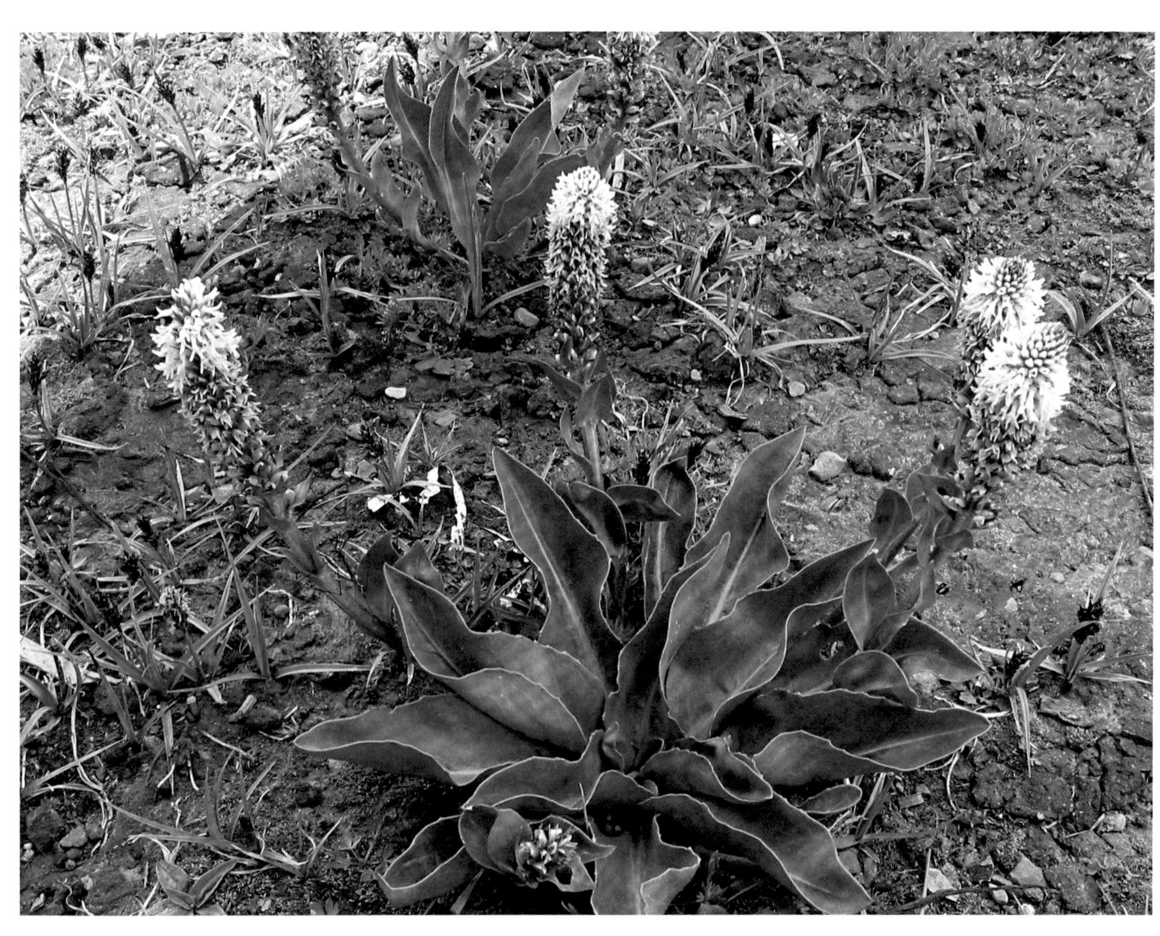

玄参科（Scrophulariaceae） 兔耳草属（*Lagotis* Gaertn.）

全缘兔耳草 *Lagotis integra* W. W. Smith

药 材 名 兔耳草；ཧོང་ལེན།（洪连、红连）。

标 准 《部标藏药》。

植物形态 参见《中国植物志》第六十七卷第二分册第 343 页。

分布与生境 分布于我国云南西北部、四川西部（康定、雅江等）、西藏东部、青海西南部。生长于海拔 3 200 ～ 4 800 m 的高山草地、针叶林下。

药用部位 全草。

采收与加工 夏、秋季盛花期采集，除去杂质，洗净，阴干。

性　　味　味苦，化后味苦，性寒。

功能与主治　清热解毒，行血调经，活血续筋。用于“查彩”病，多血症，“宁彩”病，高脂血症，高血压，动脉硬化，肺炎，肝炎，紊乱热，“赤巴”病，疮疡，中毒，炭疽，“隆”性腿僵症，月经不调。

用量与用法　1 ~ 6 g。内服研末；或入丸、散。

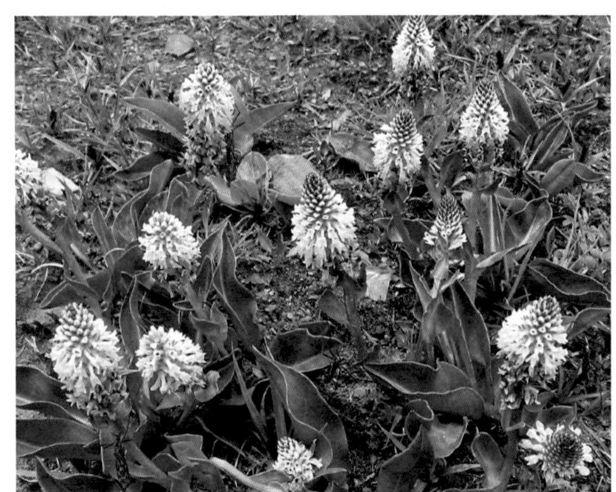

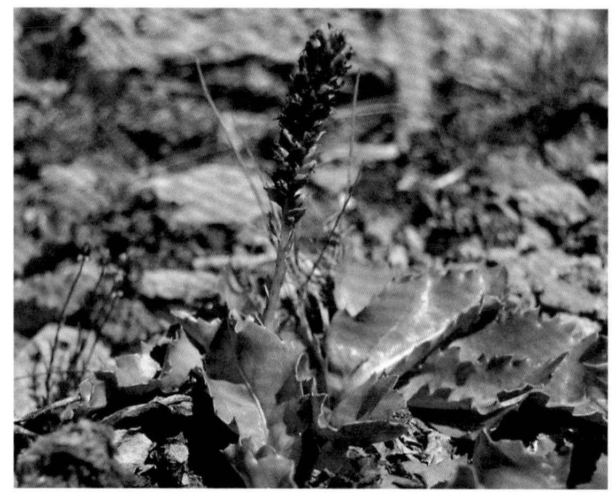

附　注

“ཧོང་ལེན།”（洪连）为《月王药诊》《四部医典》等记载的治血机混合、降血压、解五脏热症之药物。《晶珠本草》记载 2 种质佳的“洪连”产自上部高原（即印度、尼泊尔等地）；2 种质次的产自西藏和康木地区，又分为雌、雄 2 种。现代文献记载的“洪连”的基原涉及玄参科兔耳草属的多种植物，包括我国不产而从印度、尼泊尔等地进口的多种植物和我国产的多种植物，一般认为前者质佳。《部标藏药》和《青海藏标》以“兔耳草 /ཧོང་ལེན།/ 洪连”之名收载的基原有短筒兔耳草 *L. brevituba* Maxim.、全缘兔耳草 *L. integra* W. W. Smith；《藏标》则收载了兔耳草 *L. glauca* Gaertn.（洪连，我国不产）。《中国药典》作为“藏族习用药材”，以“洪连”之名收载了短筒兔耳草 *L. brevituba* Maxim.。（参见“短筒兔耳草”条）

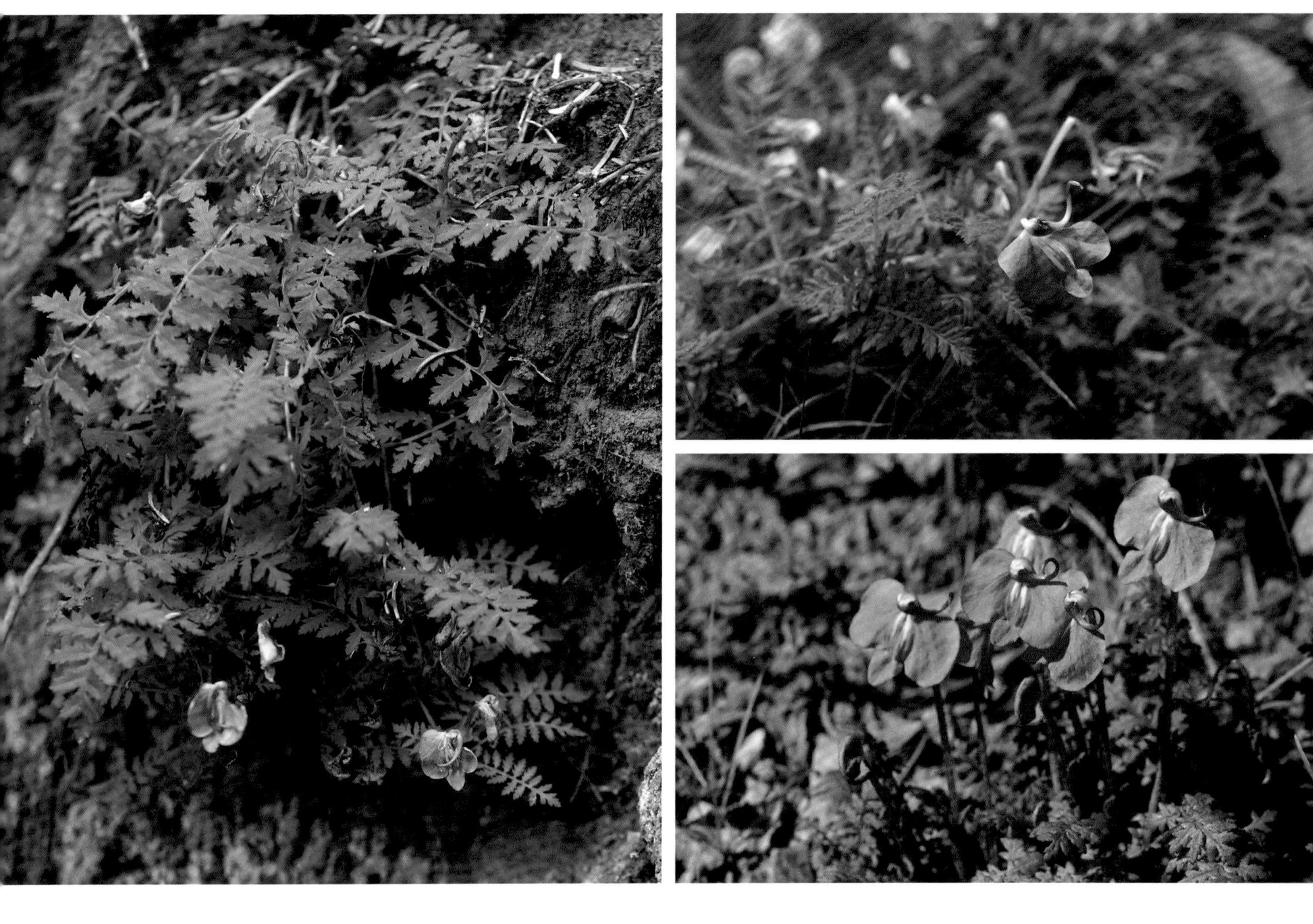

玄参科（Scrophulariaceae） 马先蒿属（*Pedicularis* L.）

藓生马先蒿 *Pedicularis muscicola* Maxim.

药 材 名 藓生马先蒿；ལུག་རུ་སྨུག་པོ།（露如木保、露茹莫保、娄日木保）。

标 准 《部标藏药》、《青海藏标》（1992 年版）。

植物形态 参见《中国植物志》第六十八卷第 104 页。

分布与生境 分布于我国青海、甘肃、西藏、陕西、山西、湖北等。生长于海拔 1 750 ～ 2 650 m 的杂木林、冷杉林的苔藓层中及山坡林缘湿润碎石缝等。

药用部位 花。

采收与加工 夏季采集，除去杂质，阴干。

性　　味 味苦，化后味苦，性凉。

功能与主治 敛毒，清热，愈疮，生发乌发。用于“培根木布”病，消化性溃疡，肉食中毒，胃肠炎，腹泻，疮疡，肺病，痞瘤。

用量与用法 6 ~ 9 g。内服研末；或入丸、散。

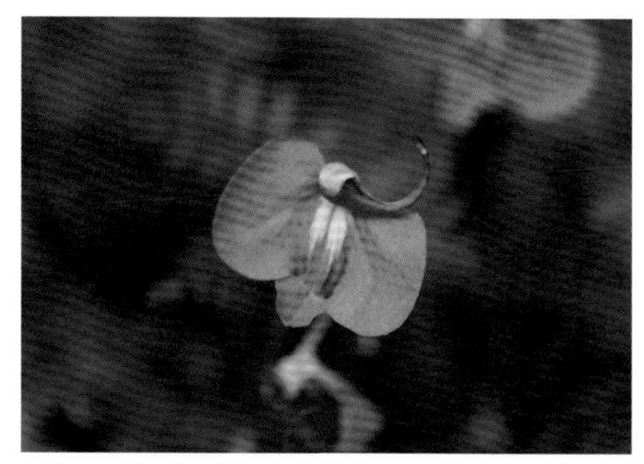

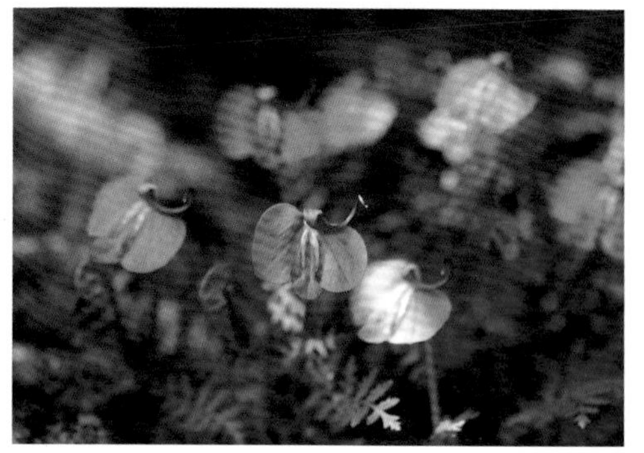

附　注

“ལུག་རུ།”（露如、露茹）为来源于马先蒿属多种植物的多个药物的总称。《度母本草》言“露如”分为白、红、黄 3 种；《晶珠本草》则记载其分为红 [“ལུག་རུ་དམར་པོ།”（露如玛保）]、黄 [“ལུག་རུ་སེར་པོ།”（露如赛保）]、紫 [“ལུག་རུ་སྨུག་པོ།”（露如木保、露如莫保）]3 种。现代文献记载的“露如”类的基原均为马先蒿属植物，但不同文献、标准对其品种的划分及基原的记载不尽一致。关于紫者（露如木保）的基原，《部标藏药》以“藓生马先蒿 /ལུག་རུ་སྨུག་པོ།/ 露如木保”之名收载了藓生马先蒿 *P. muscicola* Maxim.；《藏标》以“极丽马先蒿 /ལུག་རུ་སྨུག་པོ།/ 露茹莫保”之名收载了极丽马先蒿 *P. decorissima* Diels、欧氏马先蒿 *P. oliveriana* Prain（奥氏马先蒿）；《青海藏标》以“藓生马先蒿 /ལུག་རུ་སྨུག་པོ།/ 娄日木保”之名收载了藓生马先蒿 *P. muscicola* Maxim. 及其同属多种植物，并在该条附注中记载青海常用的还有拟鼻花马先蒿 *P. rhinanthoides* Schrenk ex Fisch. et Mey.、极丽马先蒿 *P. decorissima* Diels、茸背马先蒿 *P. oliveriana* Prain（奥氏马先蒿）等。此外，有文献记载作“露如木保”基原的还有大唇拟鼻花马先蒿 *P. rhinanthoides* Schrenk ex Fisch. et Mey. subsp. *labellata* (Jacq.) Tsoong（拟鼻花马先蒿大唇亚种）、毛盔马先蒿 *P. trichoglossa* Hook. f.、普氏马先蒿 *P. przewalskii* Maxim.、青南马先蒿 *P. przewalskii* Maxim. var. *australis* (L.) Tsoong（南方普氏马先蒿）、管花马先蒿 *P. siphonantha* Don 等。（参见“奥氏马先蒿”“极丽马先蒿”条）

在《中国植物志》中，*P. oliveriana* Prain 的中文名为“奥氏马先蒿”。

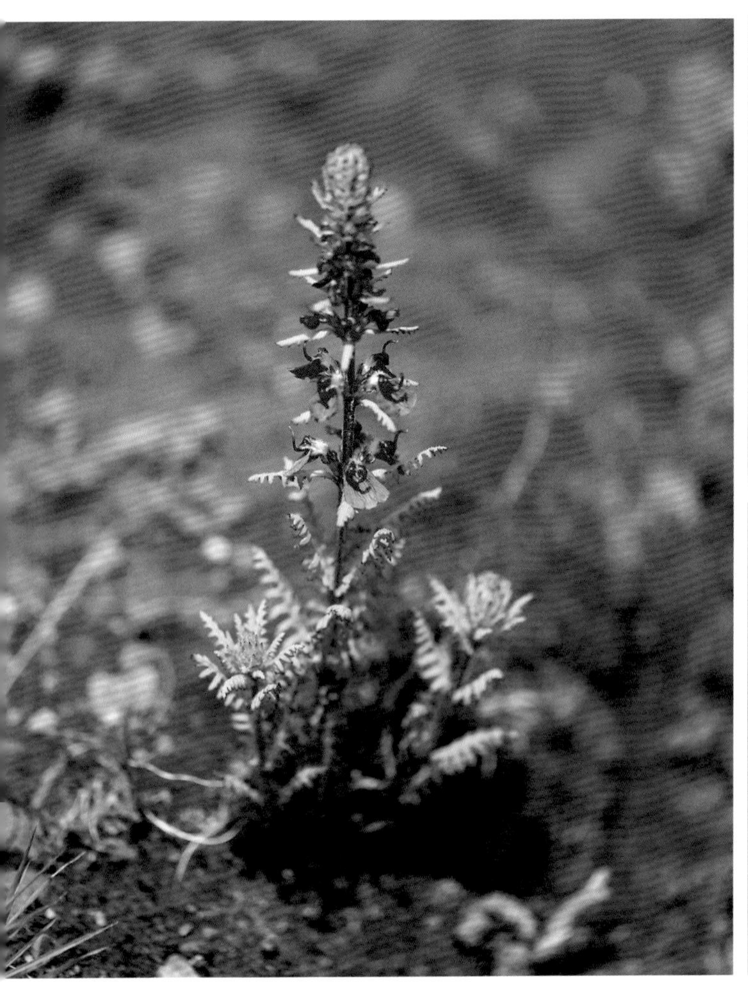

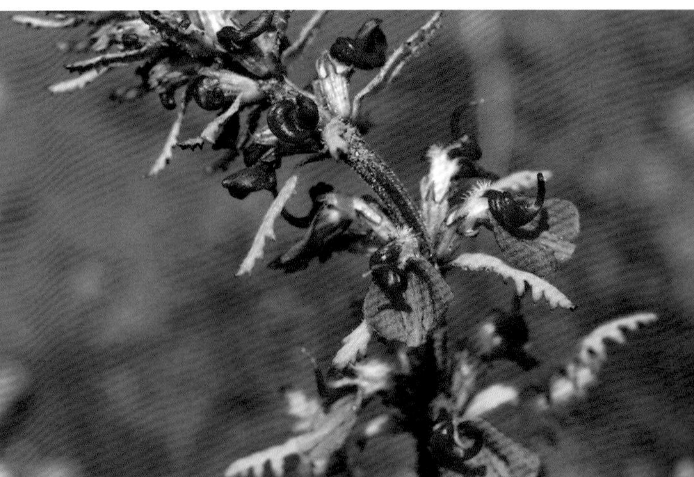

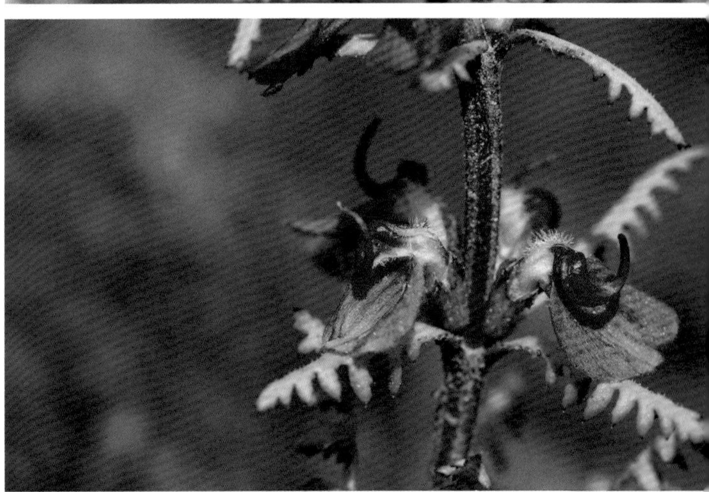

玄参科（Scrophulariaceae） 马先蒿属（*Pedicularis* L.）

奥氏马先蒿 *Pedicularis oliveriana* Prain

药 材 名 极丽马先蒿、藓生马先蒿；ལུག་རུ་སྨུག་པོ།（露如木保、露茹莫保、娄日木保、陆日木保、鲁如木博）。

标 准 《藏标》、《青海藏标》（1992 年版）。

植物形态 参见《中国植物志》第六十八卷第 223 ～ 224 页。

分布与生境 分布于我国喜马拉雅山脉地区及西藏昌都南部至西藏南部 [亚东（帕里）、江孜等]。生长于海拔 3 400 ～ 4 000 m 的林下湿润处、河岸柳林下，喜砂壤土。

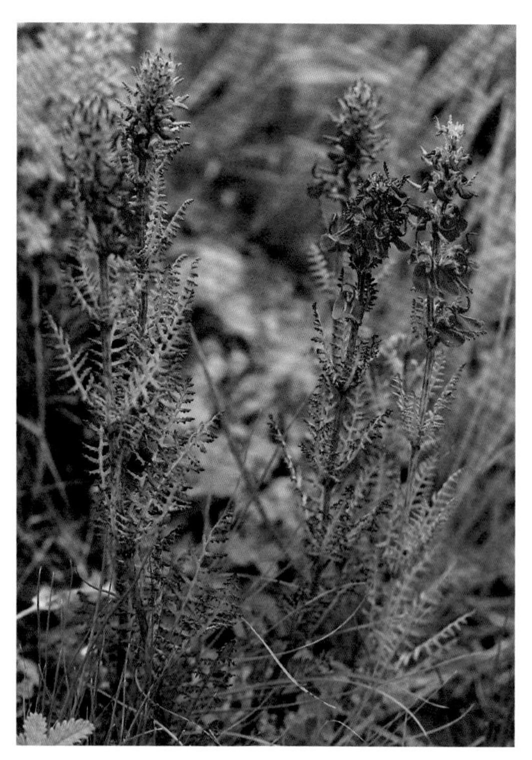

药用部位 花。

采收与加工 夏季采集，除去杂质，阴干。

性　　味 味苦，化后味苦，性凉。

功能与主治 敛毒，清热，愈疮，生发，乌发。用于“培根木布”病，消化性溃疡，肉食中毒，胃肠炎，腹泻，疮疡，肺病，痞瘤。

用量与用法 2 ~ 5 g（《藏标》）；6 ~ 9 g [《青海藏标》（1992 年版）]。内服研末；或入丸、散。

附　注

《度母本草》《晶珠本草》等记载有“ལུག་རུ།”（露如、露茹）。《度母本草》记载有白、红、黄 3 种“露如”；《蓝琉璃》记载“露如”分为紫 [“ལུག་རུ་སྨུག་པོ།”（露如木保、露如莫保）]、红 [“ལུག་རུ་དམར་པོ།”（露如玛保）]、黄 [“ལུག་རུ་སེར་པོ།”（露如赛保）]、白 [“ལུག་རུ་དཀར་པོ།”（露如嘎保）]4 种，紫、红者的功效为敛毒、解肉毒，黄、白者的功效为固精；《晶珠本草》则言“露如”分为紫、红、黄 3 种。“露如”为藏医药用的来源于玄参科马先蒿属植物的多种药物的总称，现代文献记载其基原包括马先蒿属多种植物，但不同文献、标准对其品种的划分及各品种基原的记载不尽一致。《部标藏药》《藏标》《青海藏标》等收载的“ལུག་རུ་སྨུག་པོ།”（露如木保、娄日木保）的基原为藓生马先蒿 *P. muscicola* Maxim.、极丽马先蒿 *P. decorissima* Diels、欧氏马先蒿 *P. oliveriana* Prain（奥氏马先蒿）或同属多种植物；《青海藏标》在“藓生马先蒿 /ལུག་རུ་སྨུག་པོ།/ 娄日木保”条下附注中记载，青海藏医常用的“娄日木保”的基原有拟鼻花马先蒿 *P. rhinanthoides* Schrenk ex Fisch. et Mey.、茸背马先蒿 *P. oliveriana* Prain（奥氏马先蒿）等多种。（参见“极丽马先蒿”“拟鼻花马先蒿”条）

在部分文献中，*P. oliveriana* Prain 的中文名为“欧氏马先蒿”“茸背马先蒿”“扭盔马先蒿”；在《中国植物志》中，*P. oliveriana* Prain 的中文名为“奥氏马先蒿”。

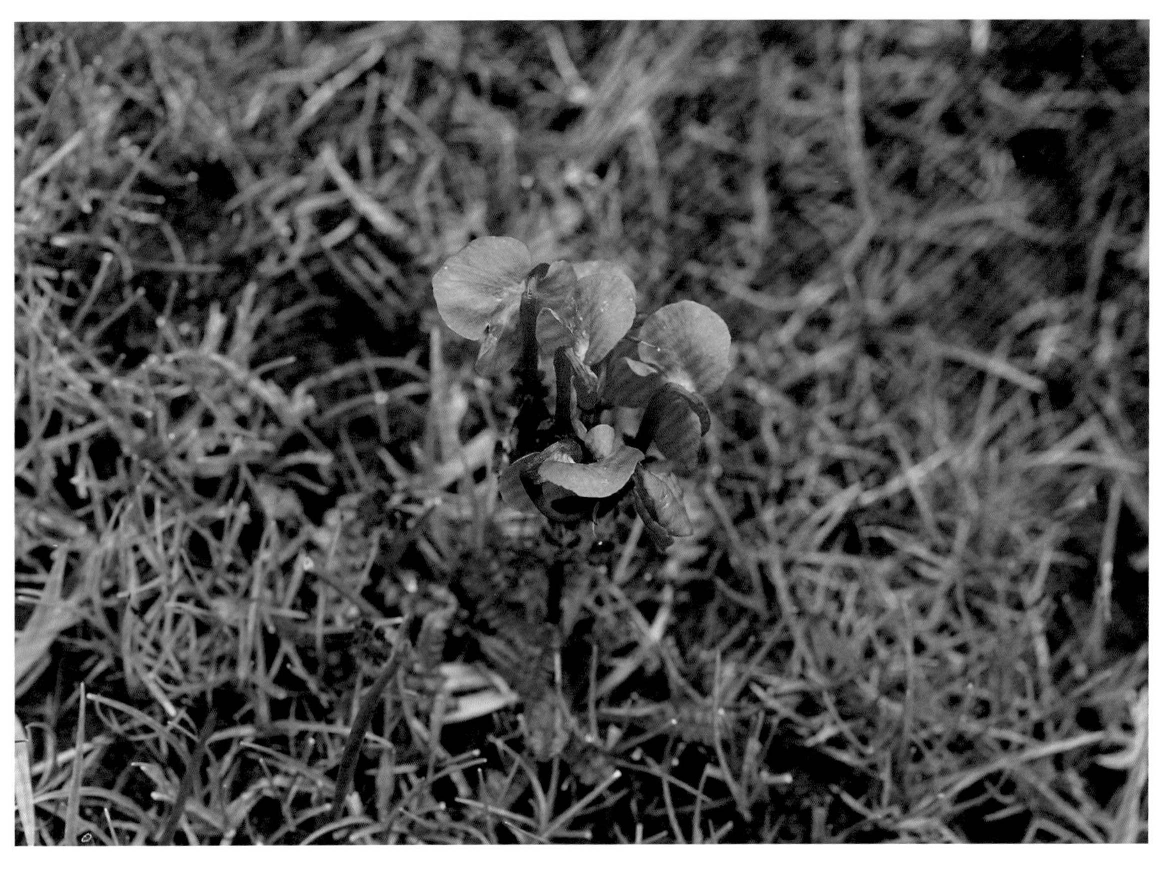

玄参科（Scrophulariaceae） 马先蒿属（*Pedicularis* L.）

拟鼻花马先蒿 *Pedicularis rhinanthoides* Schrenk ex Fisch. et Mey.

药 材 名 藓生马先蒿；ལུག་རུ་སྨུག་པོ།（娄日木保）。

标 准 《青海藏标》（1992 年版）。

植物形态 参见《中国植物志》第六十八卷第 262 ~ 263 页。

分布与生境 分布于我国西藏南部（萨迦）、新疆。生长于海拔 3 000 ~ 5 000 m 的多水、潮湿草甸中。土耳其至喜马拉雅山脉西部地区也有分布。

药用部位 花。

采收与加工 夏季采收，除去杂质，阴干。

性　　味　味苦，化后味苦，性凉。

功能与主治　敛毒，生肌，清胃热。用于肉食中毒，“培根木布”病。

用量与用法　6 ~ 9 g。内服煎汤；或研末。

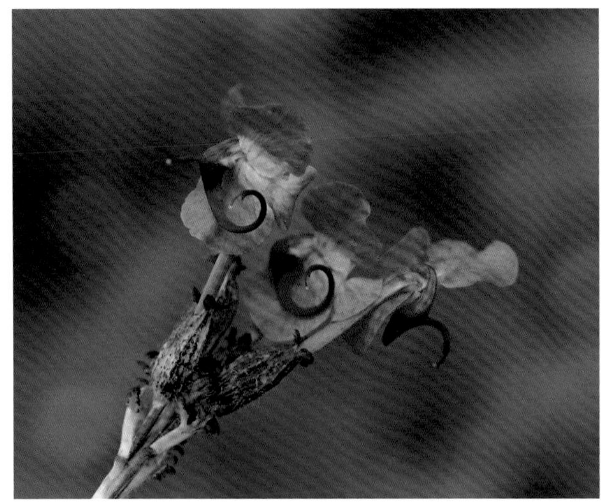

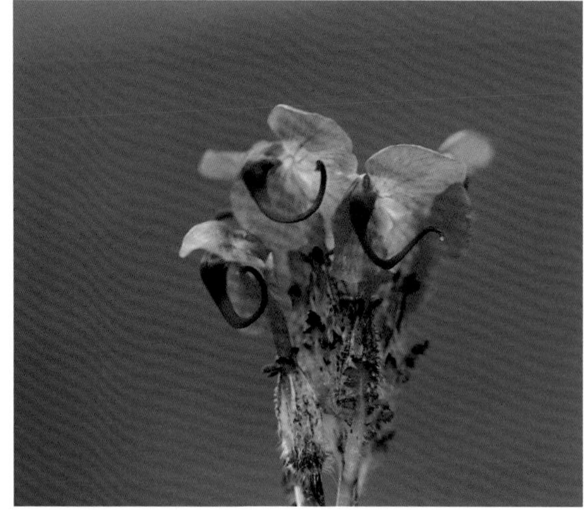

附　注

《月王药诊》《四部医典》《蓝琉璃》《晶珠本草》中记载有“ལུག་རུ།”（露如、露茹），言其分为紫 [“ལུག་རུ་སྨུག་པོ།”（露如木保）]、红 [“ལུག་རུ་དམར་པོ།”（露如玛保）]、黄 [“ལུག་རུ་སེར་པོ།”（露如赛保）]3 种，或紫、红、黄、白 [“ལུག་རུ་དཀར་པོ།”（露如嘎保）]4 种。现代文献记载的“露如”类的基原包括玄参科马先蒿属的多种植物，但不同文献记载的及标准中收载的“露如”各品种的基原不尽相同，“露如”为总称。文献记载的紫者（露如木保）的基原有藓生马先蒿 *P. muscicola* Maxim.、奥氏马先蒿 *P. oliveriana* Prain（欧氏马先蒿、革背马先蒿）、大唇拟鼻花马先蒿 *P. rhinanthoides* Schrenk ex Fisch. et Mey. subsp. *labellata* (Jacq.) Tsoong 等。《青海藏标》以“藓生马先蒿 /ལུག་རུ་སྨུག་པོ/ 娄日木保”之名收载了藓生马先蒿 *P. muscicola* Maxim. 及其同属多种植物，并在该条附注中指出拟鼻花马先蒿 *P. rhinanthoides* Schrenk ex Fisch. et Mey. 为青海常用的“娄日木保”的基原之一，称之为“ལུག་རུ་སྨུག་པོའི་རིགས་ཤིག”（娄日木保惹西）。（参见“奥氏马先蒿”“极丽马先蒿”“藓生马先蒿”条）

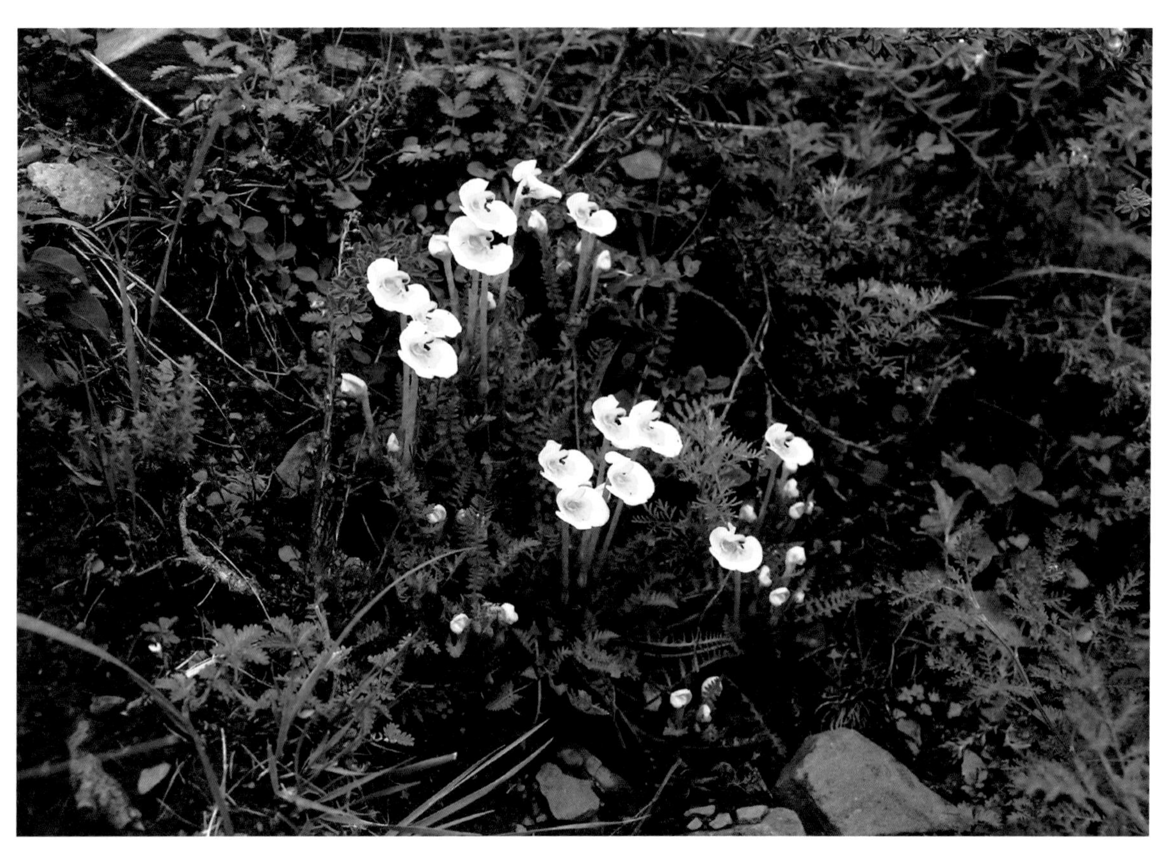

玄参科（Scrophulariaceae） 马先蒿属（*Pedicularis* L.）

长花马先蒿 *Pedicularis longiflora* Rudolph

药 材 名 长花马先蒿；ལུག་རུ་སེར་པོ།（露茹色尔保、露茹赛保）。

标　　准 《藏标》。

植物形态 参见《中国植物志》第六十八卷第 364 页。

分布与生境 分布于我国青海、甘肃、四川（白玉）、河北等。生长于海拔 3 350 ~ 3 500 m 的高山湿草地、溪流旁。蒙古等也有分布。

药用部位 花。

采收与加工 夏季采收，除去杂质，阴干。

性　　味 味涩、微苦，化后味苦，性寒。

功能与主治 清热，利尿，固精。用于高热，神昏谵语，肉食中毒，水肿，遗精。

用量与用法 每次 1 ~ 1.5 g，每日 2 ~ 3 次。内服研末；或入丸、散。

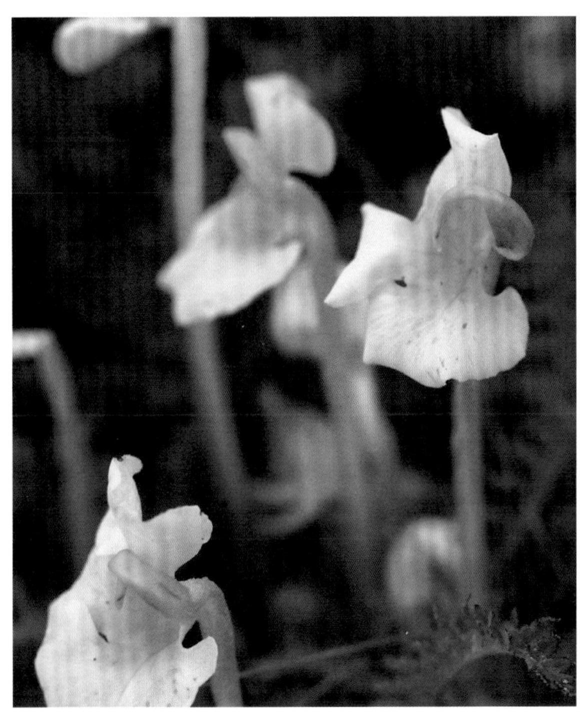

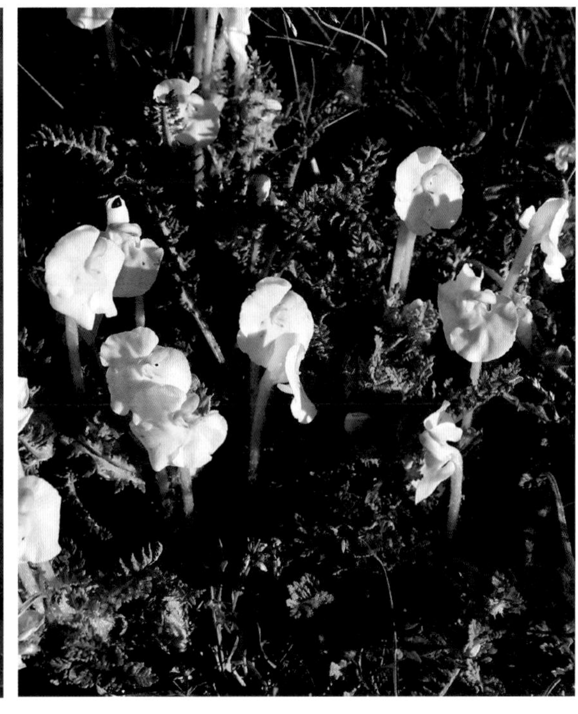

附 注

《四部医典》等记载有固精、利尿、退热、治热症扩散之药物“ལུག་རུ་སེར་པོ།”（露如赛保）。《度母本草》《晶珠本草》等记载“ལུག་རུ།”（露如、露茹）分为紫［“ལུག་རུ་སྨུག་པོ།”（露如木保）］、红［“ལུག་རུ་དམར་པོ།”（露如玛保）］、黄［“ལུག་རུ་སེར་པོ།”（露如赛保）］3 种，其中黄者又分为白［“ལུག་རུ་དཀར་པོ།”（露如嘎保）］、黄（露如赛保）2 种，各种的功效不尽相同。“ལུག་རུ།”（露如）为来源于马先蒿属植物的多种药物的总称，现代文献记载的“露如”类的基原包括约 20 种马先蒿属植物，不同文献记载的“露如”各品种的基原不尽一致，长花马先蒿 *P. longiflora* Rudolph（斑唇马先蒿）为黄者（露如赛保）的基原之一。《部标藏药》《藏标》《青海藏标》收载的“ལུག་རུ་སེར་པོ།”（露茹赛保）的基原为长花马先蒿 *P. longiflora* Rudolph、斑唇马先蒿 *P. longiflora* Rudolph var. *tubiformis* (Klotz.) Tsoong（管状长花马先蒿）或同属多种植物。据资源调查，长花马先蒿 *P. longiflora* Rudolph 及管状长花马先蒿 *P. longiflora* Rudolph var. *tubiformis* (Klotz.) Tsoong 在青藏高原分布广泛，资源极为丰富。（参见“管状长花马先蒿”条）

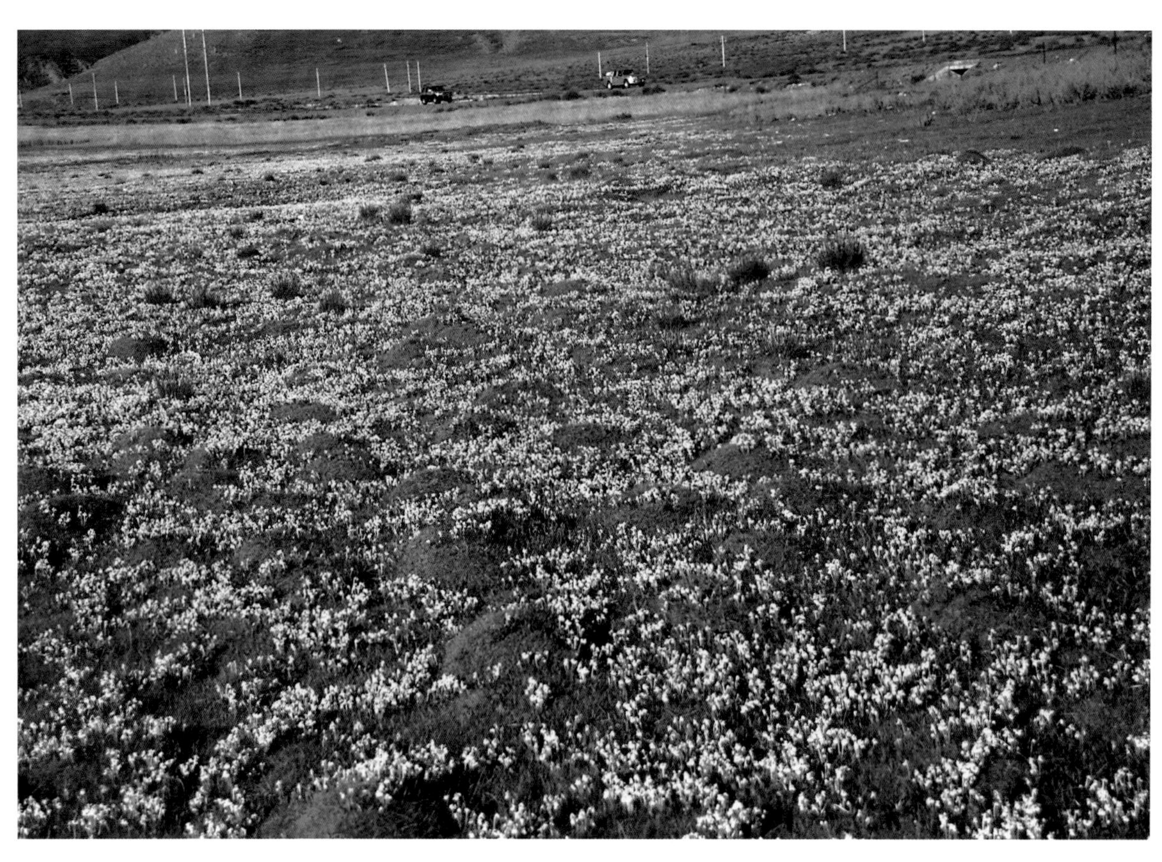

玄参科（Scrophulariaceae） 马先蒿属（*Pedicularis* L.）

管状长花马先蒿 *Pedicularis longiflora* Rudolph var. *tubiformis* (Klotz.) Tsoong

药 材 名 斑唇马先蒿、长花马先蒿；ལུག་རུ་སེར་པོ།（露如赛保、露茹色尔保、娄日赛保）。

标　　准 《部标藏药》、《藏标》、《青海藏标》（1992 年版）。

植物形态 参见《中国植物志》第六十八卷第 365 页。

分布与生境 分布于我国云南西北部、四川西部至喜马拉雅山脉西部、西藏昌都以西地区。生长于海拔 2 700 ～ 5 300 m 的山谷草甸、溪流旁。

药用部位 花。

采收与加工 盛花期采集，除去杂质，晒干或阴干。

性　　味　味涩、微苦，化后味苦，性寒。

功能与主治　清热，解毒，利尿，强筋，固精。用于"隆彩"病，"赤彩"病，肝炎，肉食中毒，浮肿，遗精，伤口感染等。

用量与用法　3 ~ 6 g（《部标藏药》）；1 ~ 1.5 g（《藏标》）。内服研末；或入丸、散。

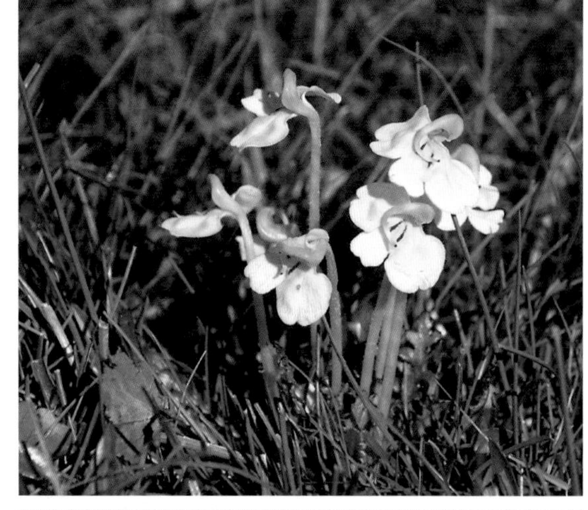

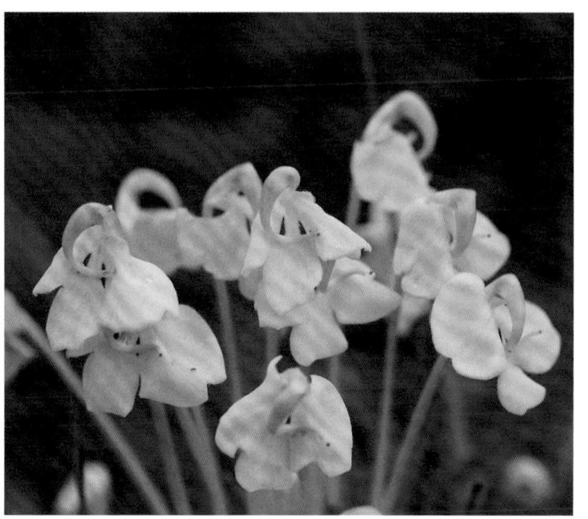

附　注

"ལུག་རུ།"（露如、露茹）为来源于马先蒿属植物的一类药物的总称，包括多个药材品种。《晶珠本草》记载"露如"按生境和花色分为紫［"ལུག་རུ་སྨུག་པོ།"（露如木保）］、红［"ལུག་རུ་དམར་པོ།"（露如玛保）］、黄［"ལུག་རུ་སེར་པོ།"（露如赛保）]3 种，各种的功效不尽相同。现代文献记载的"露如"类的基原包括约 20 种马先蒿属植物，但不同文献对"露如"不同品种的基原种类有不同观点。关于黄者（露如赛保）的基原，《部标藏药》（斑唇马先蒿 /ལུག་རུ་སེར་པོ/ 露如赛保）、《青海藏标》（长花马先蒿 /ལུག་རུ་སེར་པོ/ 娄日赛保）收载了斑唇马先蒿 *P. longiflora* Rudolph var. *tubiformis* (Klotz.) Tsoong（管状长花马先蒿）及其同属多种植物；《藏标》以"长花马先蒿 /ལུག་རུ་སེར་པོ/ 露茹色尔保"之名收载了长花马先蒿 *P. longiflora* Rudolph 和斑唇马先蒿 *P. longiflora* Rudolph var. *tubiformis* (Klotz.) Tsoong。此外，专著文献中记载的"露如赛保"的基原还有普氏马先蒿 *P. przewalskii* Maxim.、中国马先蒿 *P. chinensis* Maxim. 等同属多种植物。（参见"长花马先蒿"条）

在《中国植物志》中，长花马先蒿的拉丁学名为 *P. longiflora* Rudolph，*P. longiflora* Rudolph var. *tubiformis* (Klotz.) Tsoong 的中文名为"长花马先蒿管状变种"，本书按惯例使用"管状长花马先蒿"名称。

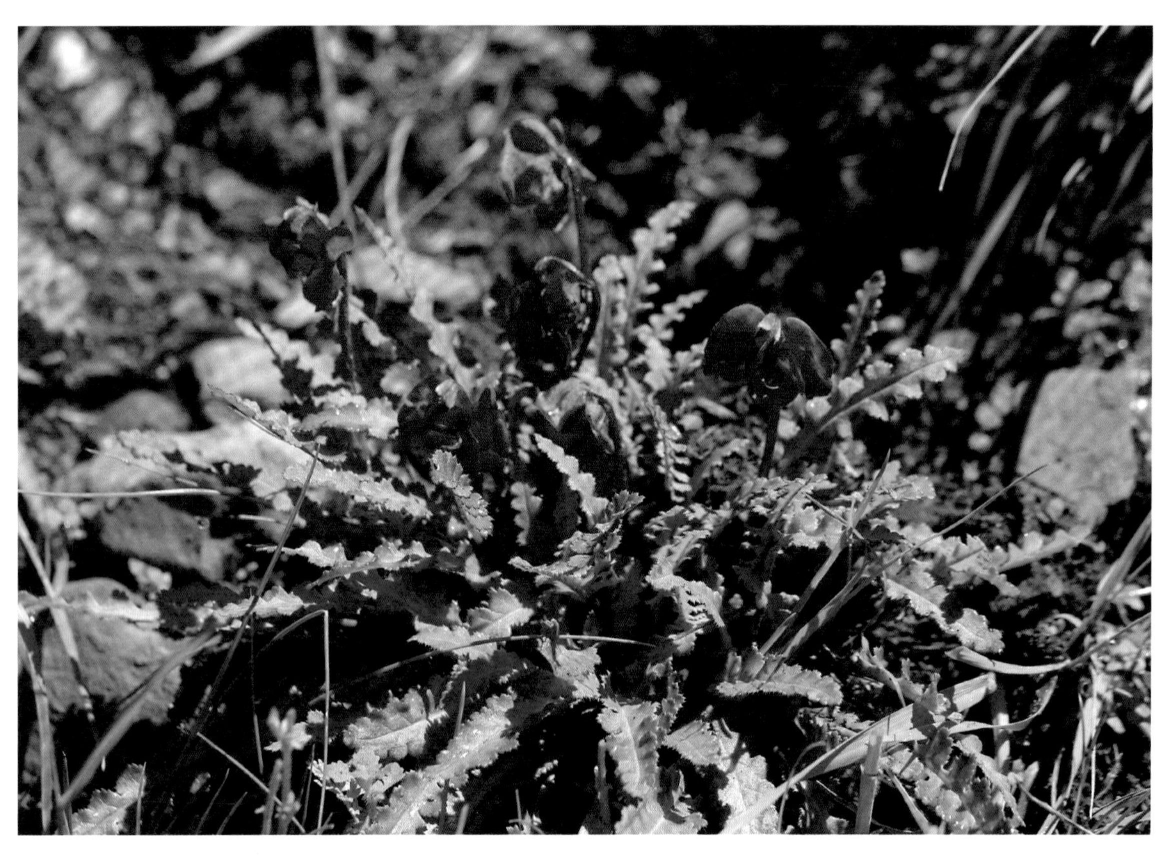

玄参科（Scrophulariaceae） 马先蒿属（*Pedicularis* L.）

极丽马先蒿 *Pedicularis decorissima* Diels

药 材 名 极丽马先蒿；ལུག་རུ་སྨུག་པོ།（露如木保、娄日木保、露茹莫保）。

标　　准 《藏标》、《青海藏标》（1992 年版）。

植物形态 参见《中国植物志》第六十八卷第 367 ～ 368 页。

分布与生境 我国特有种，分布于青海东部、甘肃西南部、四川西部。生长于海拔 900 ～ 3 500 m 的高山草地。

药用部位 花。

采收与加工 夏季采集，阴干。

性　　味 味苦，化后味苦，性寒。

功能与主治 清热解毒。用于急性胃肠炎，肉食中毒。（《藏标》）

敛毒，生肌，清胃热。用于肉食中毒，“培根木布”病。[《青海藏标》（1992 年版）]

用量与用法 2 ~ 5 g（《藏标》）；6 ~ 9 g [《青海藏标》（1992 年版）]。内服研末。

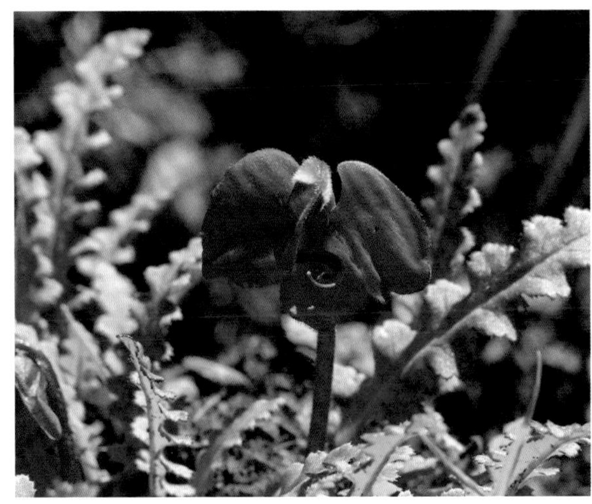

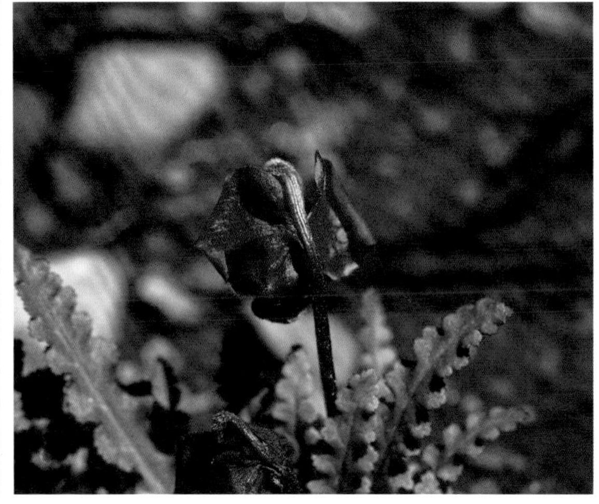

附 注

《度母本草》记载“ལུག་རུ།”（露如、露茹）按生境和花色分为白、红、黄 3 种；《晶珠本草》则言“露如”分为红 [“ལུག་རུ་དམར་པོ།”（露如玛保）]、黄 [“ལུག་རུ་སེར་པོ།”（露如赛保）]、紫 [“ལུག་རུ་སྨུག་པོ།”（露如木保）]3 种。“ལུག་རུ།”（露如）为来源于玄参科马先蒿属植物的多个药物的总称，现代文献记载的“露如”类的基原涉及该属的约 20 种植物，但不同文献记载的“露如”不同品种的基原种类不尽一致；不同标准中收载的“ལུག་རུ་སྨུག་པོ།”（露如木保）的基原也不尽相同，但各品种的功能与主治基本相同。《藏标》在“极丽马先蒿 /ལུག་རུ་སྨུག་པོ།/ 露茹莫保”条下收载了极丽马先蒿 *P. decorissima* Diels、奥氏马先蒿 *P. oliveriana* Prain（扭盔马先蒿、革背马先蒿）。（参见“奥氏马先蒿”“藓生马先蒿”条）

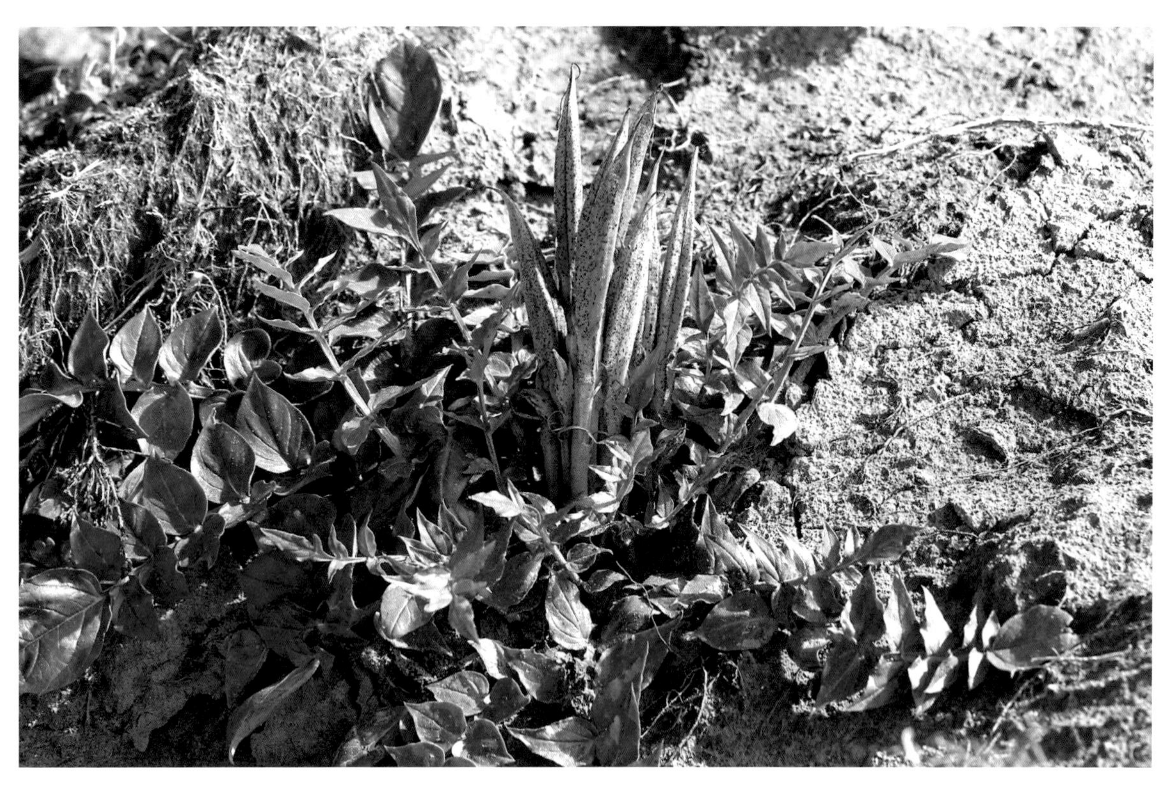

紫葳科（Bignoniaceae）　角蒿属（*Incarvillea* Juss.）

密生波罗花 *Incarvillea compacta* Maxim.（密花角蒿）

药 材 名　角蒿、密生波罗花；ཨུག་ཆོས་དམར་པོ།（乌曲玛保、欧曲玛保、唔曲玛布）、ཨུག་ཆོས།（欧曲、欧切）。

标　　准　《部标藏药》、《藏标》、《青海藏标》（1992 年版）、《四川藏标》（2020 年版）。

植物形态　参见《中国植物志》第六十九卷第 49 页。

分布与生境　分布于我国甘肃南部、青海（海南、海北、海西、玉树，互助）、四川西部（巴塘、理塘、木里等）、云南西北部（丽江，德钦、维西、香格里拉）、西藏［拉萨、昌都（江达、芒康、左贡），安多、巴青、加查、墨脱等］。生长于海拔 2 600 ～ 4 100 m 的空旷石砾山坡、草丛、灌丛中。

药用部位 全草或花。

采收与加工 秋季花期采挖全草，洗净泥土，切段，晾干。5 ~ 7 月花盛开时采集花，晾干。

性　　味 味苦、甘，化后味苦，性寒。（《藏药医学内容审查》）

味苦、甘，性温。（《部标藏药》）

功能与主治 消炎利耳，消气滞，排黄水，消食通便，降压利肺，益脉补虚，调经活血，利胆。种子用于中耳炎，耳脓，耳聋，耳痛。根用于胃肠炎，便秘，月经不调，胎盘滞留，胎死不下。叶用于肺炎，咳嗽，咳痰，胸痛。花用于胃肠绞痛，气滞腹胀，黄水病。（《藏药医学内容审查》）

调经活血，祛风湿，消炎利耳，益脉。种子用于中耳炎。根用于虚弱，头晕，胸闷，腹胀，咳嗽，月经不调。叶用于咳嗽。[《部标藏药》《青海藏标》（1992 年版）]

调经活血，祛风湿，消炎。用于月经不调，风湿疼痛，中耳炎，高血压。（《藏标》）

消胀镇痛。用于胃肠道胀痛，消化不良。[《四川藏标》（2020 年版）]

用量与用法 2 ~ 5 g。内服研末；或入丸、散。外用适量，温水浸液滴耳。

附　注

《宇妥本草》记载“ཨུག་ཆོས།”（乌曲、欧曲）为治耳病、消腹胀之药物。《度母本草》记载“乌曲”有白、红 2 种，白者功效为干黄水，红者功效为治“隆”滞。《晶珠本草》记载“乌曲”按花色不同分为红 [“ཨུག་ཆོས་དམར་པོ།”（乌曲玛保、欧曲玛保）]、白 [“ཨུག་ཆོས་དཀར་པོ།”（乌曲嘎保）]2 种或红、白、黄 [“ཨུག་ཆོས་སེར་པོ།”（乌曲赛保）]3 种。现代文献记载的“乌曲”的基原几乎包括了紫葳科角蒿属的所有种类，各地藏医使用的种类因地而异，虽不同种类有红色、黄色、淡粉红色等花色，但常统称为“ཨུག་ཆོས།”（乌曲），各种类的功能与主治也相似。《部标藏药》以“角蒿 /ཨུག་ཆོས་དམར་པོ།/ 乌曲玛保”之名、《藏标》和《青海藏标》以“角蒿 /ཨུག་ཆོས།/ 欧曲（欧切）”之名收载了密花角蒿 *I. compacta* Maxim.（全缘角蒿）及其同属多种植物，规定以其全草入药（但又分别记载有种子、叶的功能与主治）；《四川藏标》以“密生波罗花 /ཨུག་ཆོས་དམར་པོ།/ 欧曲玛保”之名收载了密生波罗花 *I. compacta* Maxim.，规定以其花入药。

《中国植物志》记载的 *I. compacta* Maxim. 的中文名为“密生波罗花”；《中国高等植物图鉴》记载其为“全缘角蒿”；《青藏高原药物图鉴》记载其为“密生角蒿”。

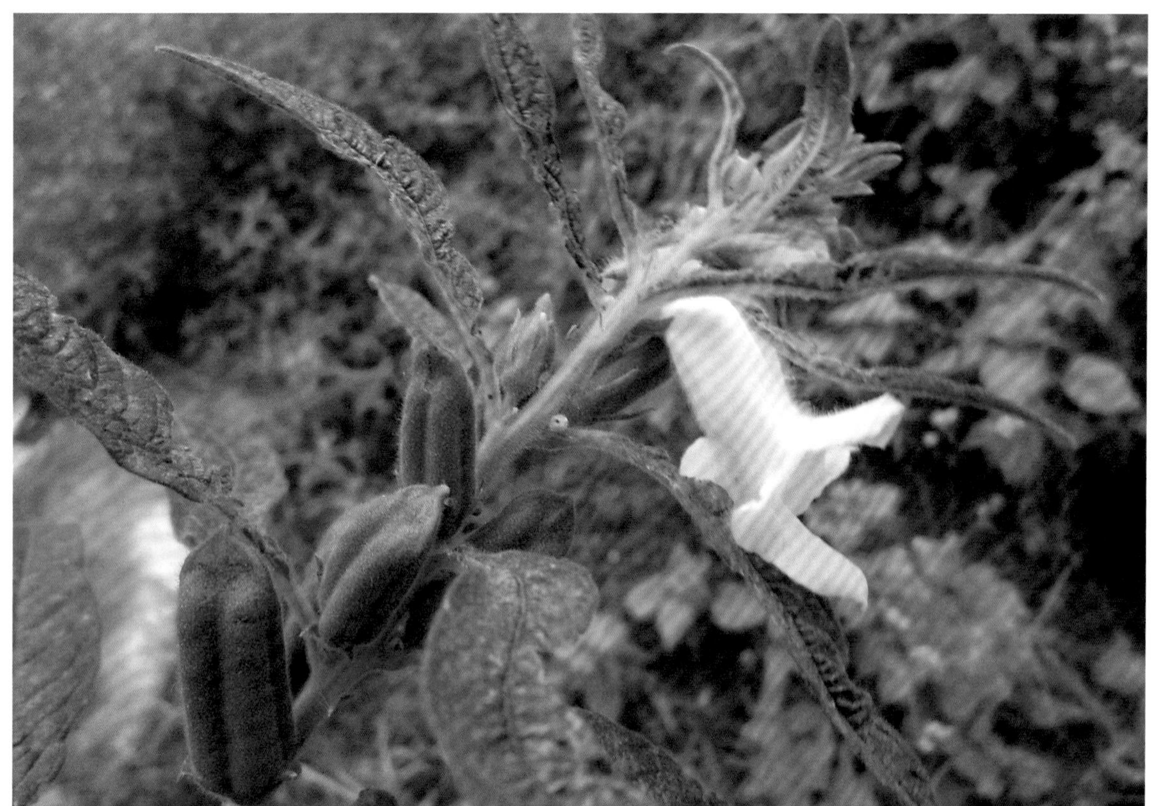

胡麻科（Pedaliaceae） 胡麻属（*Sesamum* L.）

芝麻 *Sesamum indicum* L.

药 材 名 黑芝麻；ཏིལ་ནག（得勒纳）。白芝麻；ཏིལ་དཀར།（滴嘎）。

标 准 《藏标》《西藏藏标》。

植物形态 参见《中国植物志》第六十九卷第 64 页。

分布与生境 原产于印度。我国汉代时引入，现各地作为油料作物广泛栽培。

药用部位 成熟种子。

采收与加工 8 ~ 9 月采集成熟果实，打下种子，除去杂质，晒干。

性 味 白芝麻：味甘，化后味甘，性温。

黑芝麻：味甘，性平。

功能与主治　白芝麻：温胃，壮阳，润肠。用于“隆”病，胃寒，少精，皮肤粗糙，脱发，须发早白等。

黑芝麻：补肝肾，润燥。用于肝肾阴虚，头风眩晕，早年发白，体虚便秘。

用量与用法　9 ~ 15 g。内服煎汤；或入丸、散。

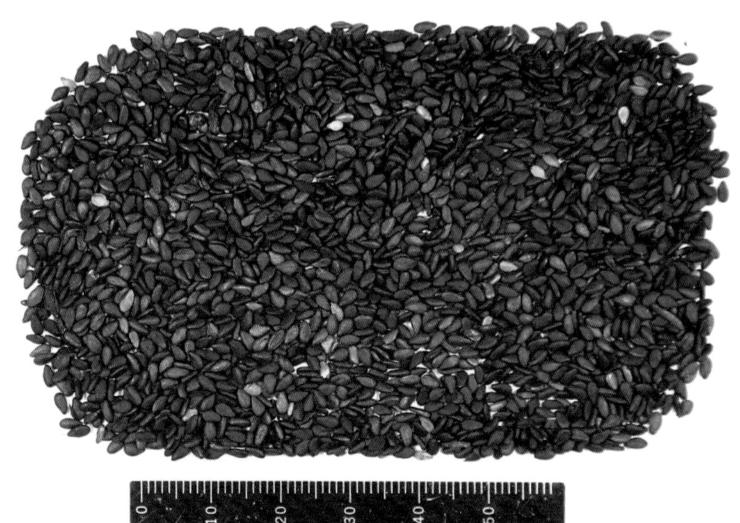

附　注

“ཏིལ་”（滴）在《四部医典》《蓝琉璃》《药名之海》等中均有记载，为镇风、增强体力之药物。《晶珠本草》将“ཏིལ་”（滴）归于“作物类药物”的“荚类作物类药物”中，言其因花有白、蓝 2 色而分为白、黑 2 种。现藏医所用“滴”的基原均为胡麻科植物芝麻 *S. indicum* L.，其种子有黑、白 2 种，2 种均可入药，黑者称“ཏིལ་ནག”（得勒纳），白者称“ཏིལ་དཀར།”（滴嘎），但二者的功能与主治有所不同。《藏标》《西藏藏标》分别以“黑芝麻”和“白芝麻”之名收载了芝麻 *S. indicum* L.。

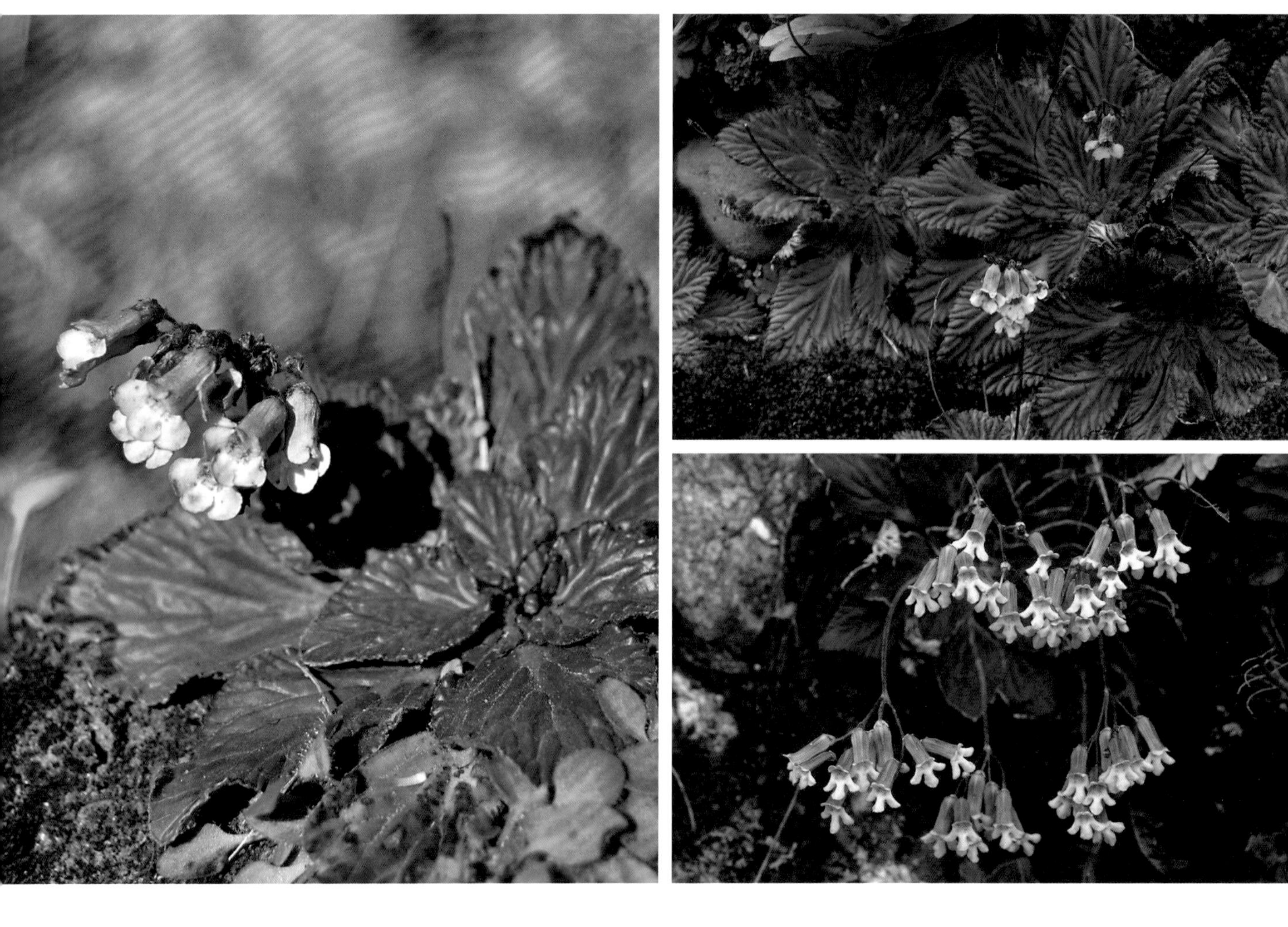

苦苣苔科（Gesneriaceae） 珊瑚苣苔属（*Corallodiscus* Batalin）

卷丝苣苔 *Corallodiscus kingianus* (Craib) Burtt

药 材 名 苦苣苔、扁叶珊瑚盘；ཟག་སྦྱ་ད་གོ།（查架哈吾、扎甲哈吾、志甲哈吾）。

标 准 《西藏藏标》、《青海藏标》（2019 年版）。

植物形态 参见《中国植物志》第六十九卷第 235 页。

分布与生境 分布于我国西藏 [拉萨（林周）、林芝等]、青海（囊谦等）、四川西南部、云南西北部。生长于海拔 2 800 ~ 4 600 m 的山坡、林下岩石上。不丹等也有分布。

药用部位 全草。

采收与加工 6 ~ 7 月花期采集，除去须根及残叶，洗净泥土，晾干或晒干。

性　　味 味苦、甘，化后味苦，性凉。

功能与主治 清热解毒，愈疮。用于热性腹泻，食物中毒，疮伤，肾病，“桑斯”病。（《西藏藏标》）

清热解毒，愈疮止泻，补肾固精。用于食物中毒，腹泻，疮疖痈毒，肾病，乌头中毒。[《青海藏标》（2019 年版）]

用量与用法 2 ~ 3 g（《西藏藏标》）；3 ~ 6 g [《青海藏标》（2019 年版）]。内服煎汤；或入丸、散。

附　注

《度母本草》记载有“བྲག་ཇ་ཏ་གོ།”（查甲哈吾），言其功效为治肾病；《妙音本草》言“བྲག་རྒྱ་ཏ་གོ།”（查架哈吾）治精腑之疾病；《宇妥本草》言“查架哈吾”止血，治小肠痛、毒病有良效；《四部医典》《晶珠本草》记载“查架哈吾”为疗毒症、止热泻之药物。现代文献记载的各地藏医所用“查架哈吾”的基原涉及苦苣苔科珊瑚苣苔属植物石花 *C. flabellatus* (Craib) Burtt、卷丝苣苔 *C. kingianus* (Craib) Burtt [大叶珊瑚苣苔 *C. grandis* (Craib) Burtt] 及其同属植物，中国蕨科植物银粉背蕨 *Aleuritopteris argentea* (Gmél.) Fée，以及苦苣苔科金盏苣苔属（*Isometrum*）、吊石苣苔属（*Lysionotus*）等的多种植物，多以前 2 种为正品，但也有文献记载以银粉背蕨 *A. argentea* (Gmél.) Fée 为正品，其他则作代用品。从《晶珠本草》记载的“生于岩石上，叶扁，青色而有光泽，背面被黄色毛，花蓝色，老后变白色”的特征来看，卷丝苣苔 *C. kingianus* (Craib) Burtt、石花 *C. flabellatus*(Craib) Burtt 的形态与之较为相符，而银粉背蕨 *A. argentea* (Gmél.) Fée 无花，显然不符。《西藏藏标》以“བྲག་རྒྱ་ཏ་གོ།/ 查架哈吾 / 苦苣苔”之名收载了卷丝苣苔 *C. kingianus* (Craib) Burtt；《部标藏药》以“石莲花 /བྲག་རྒྱ་ཏ་གོ།/ 扎甲哈吾”之名收载了扁叶珊瑚盘 *C. flabellatus* (Franch.) Burtt（石花）；《青海藏标》（1992 年版）以“扁叶珊瑚盘 /བྲག་རྒྱ་ཏ་གོ།/ 志甲哈吾”之名收载了石花 *C. flabellatus* (Franch.) Burtt [*C. flabellatus* (Craib) Burtt] 及其同属数种植物，并在附注中言珊瑚苣苔 *C. cordatulus* (Craib) Burtt 等同属植物也可作本品入药；《青海藏标》（2019 年版）又增加收载了卷丝苣苔 *C. kingianus* (Craib) Burtt。（参见“石花”条）

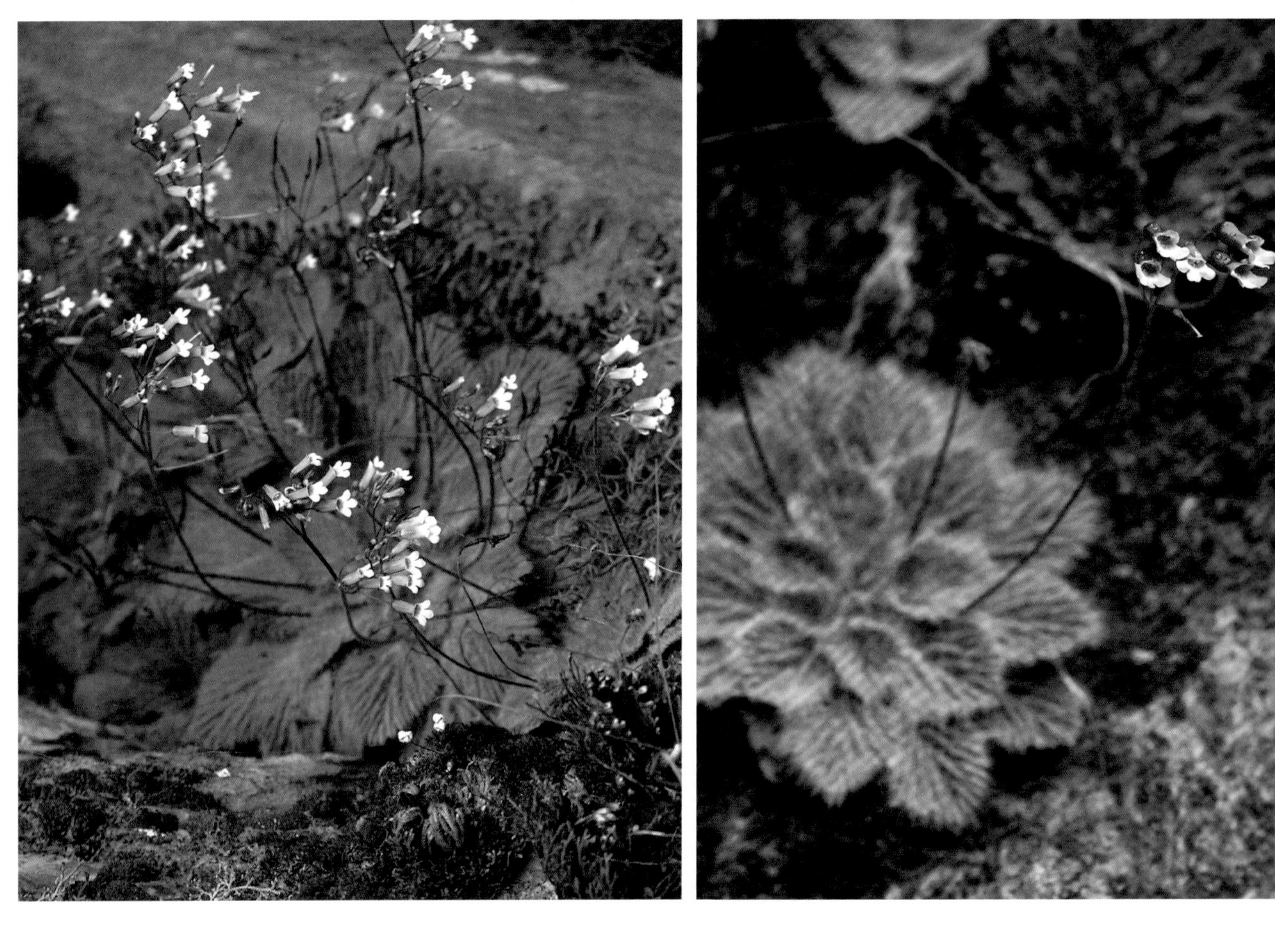

苦苣苔科（Gesneriaceae）　珊瑚苣苔属（*Corallodiscus* Batalin）

石花 *Corallodiscus flabellatus* (Craib) Burtt

药　材　名　石莲花、扁叶珊瑚盘；བྲག་སྒྲ་ཧ་བོ།（查架哈吾、扎甲哈吾、志甲哈吾、查加哈窝）。

标　　准　《部标藏药》、《青海藏标》（1992 年版）。

植物形态　参见《中国植物志》第六十九卷第 236 页。

分布与生境　分布于我国西藏东南部、云南（大理等）、四川。生长于海拔 1 400 ～ 3 600 m 的山坡、林缘岩石上及石缝中。

药用部位　全草。

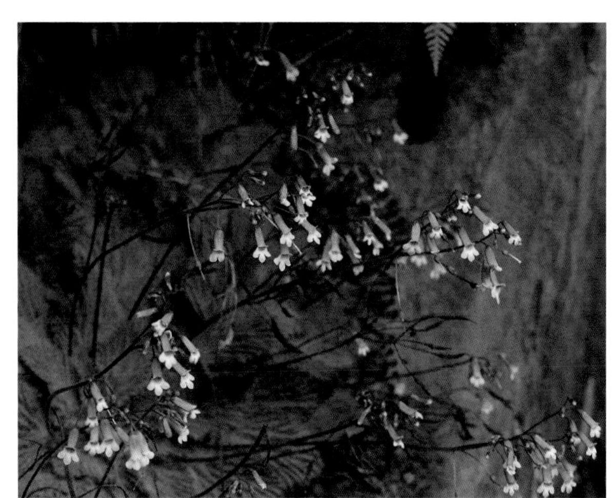

采收与加工　6 ~ 7月采集，洗净泥土，晒干。

性　　味　味苦、甘，化后味苦，性凉。

功能与主治　清热解毒，愈疮止泻，补肾固精。用于食物中毒，腹泻，疮疖痈毒，肾病，“桑母思吾”病，阳痿早泄，月经不调，白带过多，乌头中毒等。

用量与用法　3 ~ 6 g。内服煎汤；或入丸、散。

附　注

《四部医典》《度母本草》《妙音本草》《宇妥本草》《鲜明注释》《晶珠本草》等均记载有“བྲག་སྤྱི་ཧ་གོ（བྲག་ང་ཧ་གོ）”（查架哈吾）。《晶珠本草》言“查架哈吾”的功效为治毒症、止热泻。现代文献记载的各地藏医所用“查架哈吾”的基原包括苦苣苔科珊瑚苣苔属、金盏苣苔属（*Isometrum*）、吊石苣苔属（*Lysionotus*）植物及中国蕨科植物银粉背蕨 *Aleuritopteris argentea* (Gmél.) Fée，多以珊瑚苣苔属植物为正品。《部标藏药》以“石莲花 /བྲག་སྤྱི་ཧ་གོ/ 扎甲哈吾”之名收载了扁叶珊瑚盘 *C. flabellatus* (Franch.) Burtt（石花）；《青海藏标》（1992 年版）收载的“扁叶珊瑚盘 /བྲག་སྤྱི་ཧ་གོ/ 志甲哈吾”的基原为石花 *C. flabellatus* (Craib) Burtt 及其同属数种植物，并在附注中言同属植物有光萼石花 *C. flabellatus* (Craib) Burtt var. *leiocalyx* W. T. Wang、绢毛石花 *C. sericeus* (Craib) Burtt、珊瑚苣苔 *C. cordatulus* (Craib) Burtt；而《青海藏标》（2019 年版）的正文中又收载了卷丝苣苔 *C. kingianus* (Craib) Burtt。（参见“卷丝苣苔”“珊瑚苣苔”条）

《中国植物志》记载 *C. flabellatus* (Craib) Burtt 的中文名为“石花”；绢毛石花的拉丁学名为 *C. flabellatus* (Craib) Burtt var. *sericeus* (Craib) K. Y. Pan，*C. sericeus* (Craib) Burtt 为其异名。*Flora of China* 则将“光萼石花”“绢毛石花”“珊瑚苣苔”合并为西藏珊瑚苣苔 *C. lanuginosus* (Wallich ex R. Brown) B. L. Burtt。

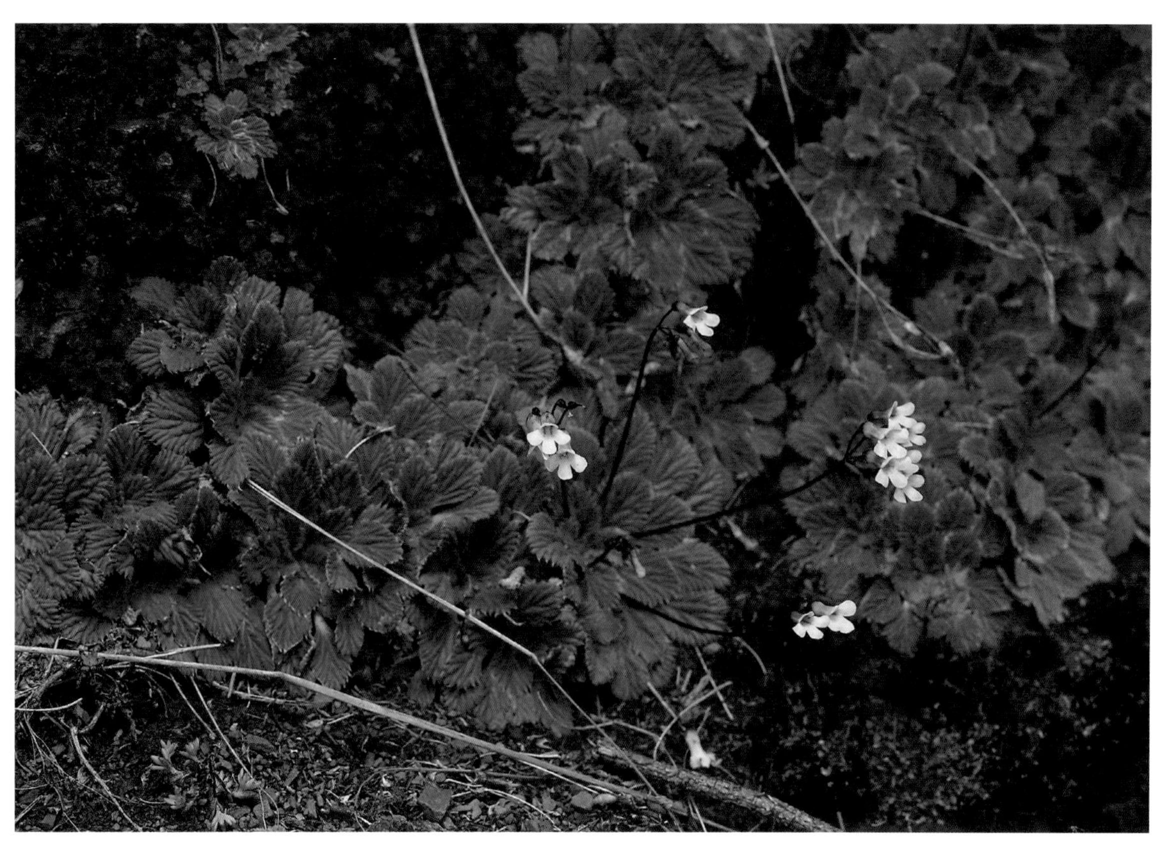

苦苣苔科（Gesneriaceae） 珊瑚苣苔属（*Corallodiscus* Batalin）

光萼石花 *Corallodiscus flabellatus* (Craib) Burtt var. *leiocalyx* W. T. Wang

药 材 名 扁叶珊瑚盘；བྲག་རྒྱ་ཏ་བོ།（志甲哈吾、查架哈吾、扎甲哈吾、查加哈窝）。

标　　准 《青海藏标》（1992 年版）。

植物形态 参见《中国植物志》第六十九卷第 237 页。

分布与生境 分布于我国西藏东南部、四川（雅江）。生长于海拔 2 200 ~ 3 700 m 的砾石山坡及山坡岩石上。

药用部位 全草。

采收与加工 6 ~ 7 月采集，洗净泥土，晒干。

性　　味 味苦、甘，性凉。

功能与主治 解毒，愈疮。用于食物中毒，热性泻痢，精囊病，肾病，乌头中毒。

用量与用法 3 ~ 6 g。内服煎汤；或入丸、散。

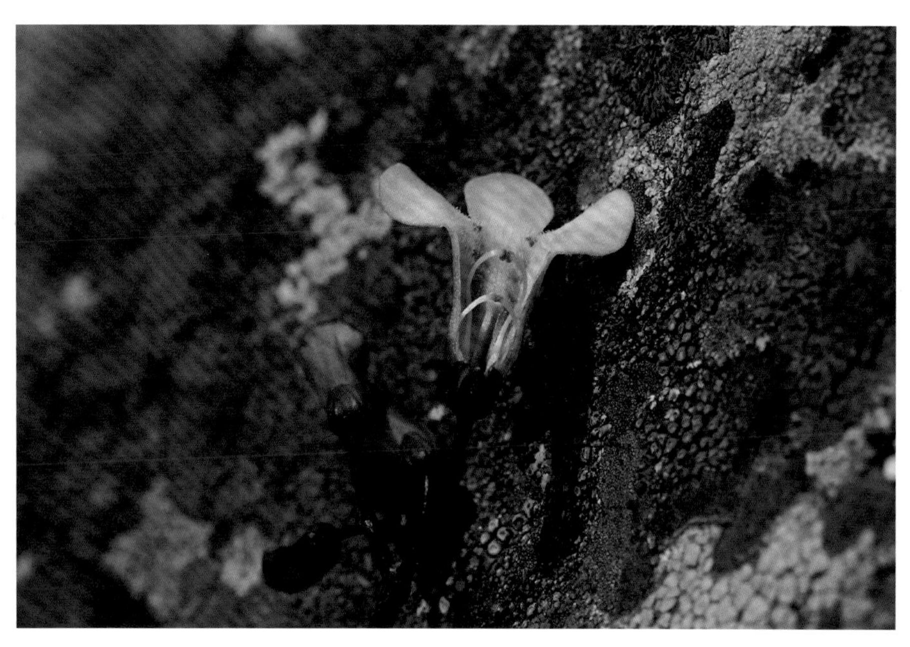

附注

《四部医典》《蓝琉璃》《鲜明注释》《晶珠本草》等中记载有“བྲག་སྐྱ་ད་གོ།”（志甲哈吾），言其为疗毒症、止热泻之药物。现代文献记载的各地藏医所用“查架哈吾”的基原包括苦苣苔科珊瑚苣苔属、金盏苣苔属（*Isometrum*）、吊石苣苔属（*Lysionotus*）的多种植物及中国蕨科植物银粉背蕨 *Aleuritopteris argentea* (Gmél.) Fée，多以珊瑚苣苔属植物为正品。《部标藏药》《青海藏标》（1992 年版）以“石莲花（扁叶珊瑚盘）/བྲག་སྐྱ་ད་གོ།/ 扎甲哈吾（志甲哈吾）”之名收载了扁叶珊瑚盘 *C. flabellatus* (Franch.) Burtt（石花）；《青海藏标》（1992 年版）在该条下附注中指出光萼石花 *C. flabellatus* (Craib) Burtt var. *leiocalyx* W. T. Wang 等也可作本品入药。（参见“卷丝苣苔”“珊瑚苣苔”“石花”条）

《中国植物志》分别记载有石花 *C. flabellatus* (Craib) Burtt、珊瑚苣苔 *C. cordatulus* (Craib) Burtt 和光萼石花 *C. flabellatus* (Craib) Burtt var. *leiocalyx* W. T. Wang。*Flora of China* 则将上述种类合并为西藏珊瑚苣苔 *C. lanuginosus* (Wallich ex R. Brown) B. L. Burtt。

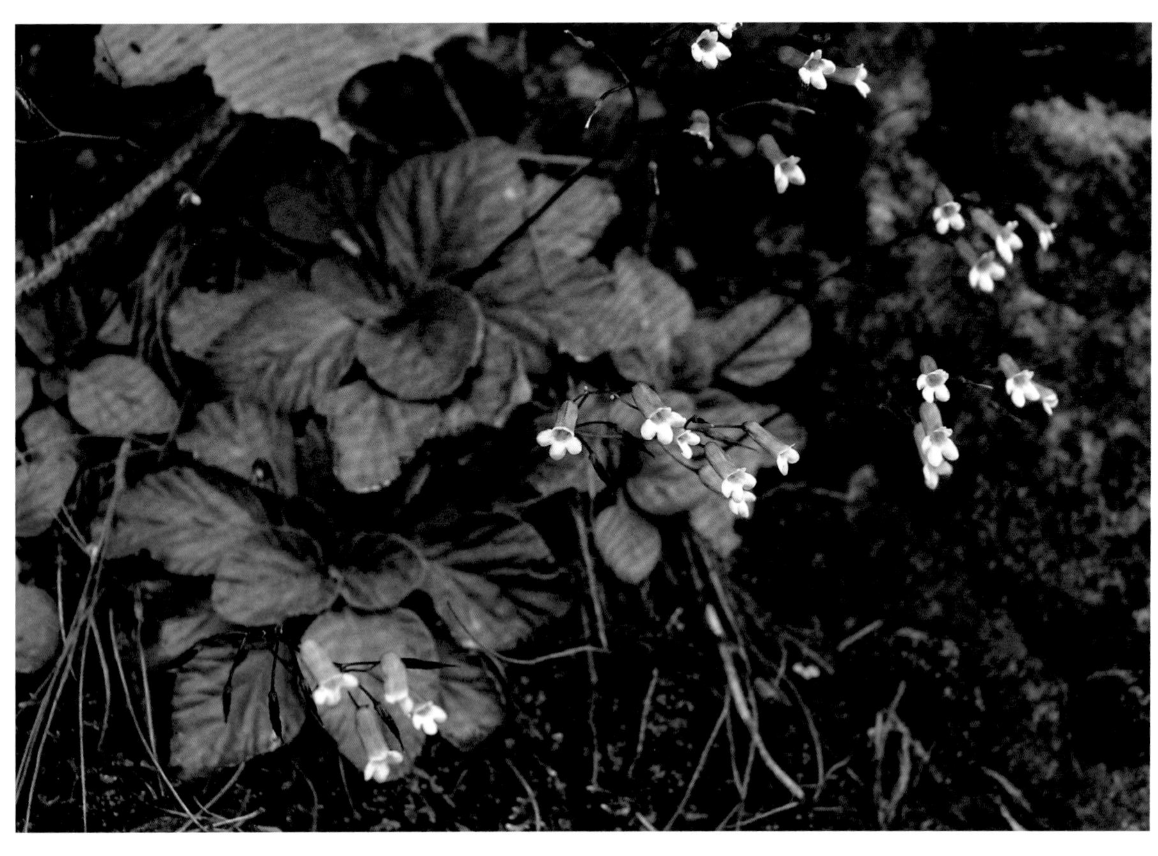

苦苣苔科（Gesneriaceae）　珊瑚苣苔属（*Corallodiscus* Batalin）

珊瑚苣苔 *Corallodiscus cordatulus* (Craib) Burtt

药　材　名　扁叶珊瑚盘；ཟྲག་རྒྱ་ཧ་བོ（志甲哈吾、查架哈吾、扎甲哈吾、查加哈窝）。

标　　　准　《青海藏标》（1992 年版）。

植物形态　参见《中国植物志》第六十九卷第 241 ～ 243 页。

分布与生境　分布于我国云南、四川、贵州、陕西、山西、河南、河北、湖北、湖南、广西、广东。生长于海拔 1 000 ～ 2 300 m 的山坡岩石上。

药用部位　全草。

采收与加工　6 ～ 7 月采集，洗净泥土，晒干。

性　　　味　味苦、甘，性凉。

功能与主治 解毒，愈疮。用于食物中毒，热性泻痢，精囊病，肾病，乌头中毒。

用量与用法 3 ~ 6 g。内服煎汤；或入丸、散。

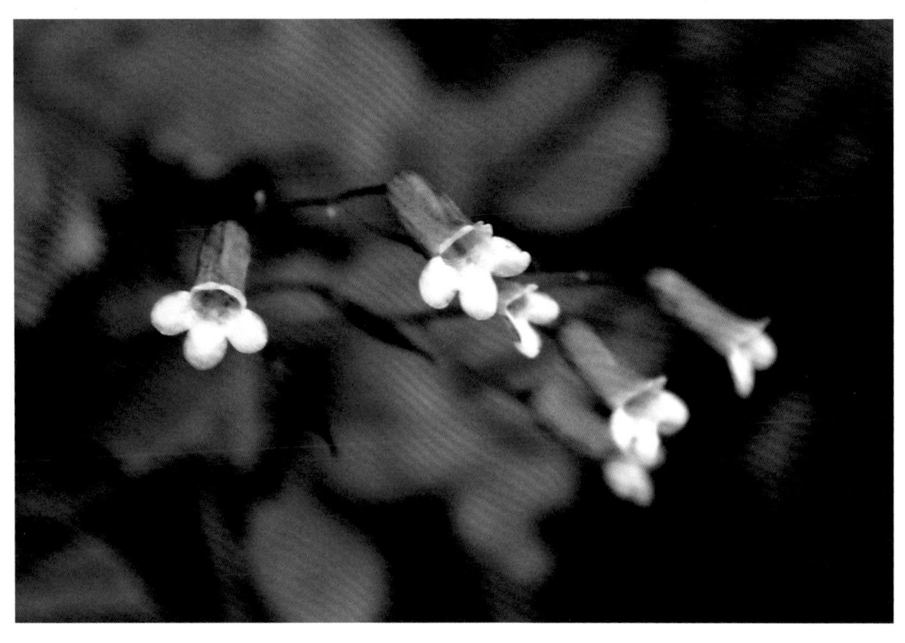

附 注

《四部医典》《蓝琉璃》《鲜明注释》《晶珠本草》等中记载有“བྲག་སྒྲ་ད་གོ”（志甲哈吾、查架哈吾、查加哈窝、只甲哈吾），言其为疗毒症、止热泻之药物。现代文献记载的各地藏医所用“查架哈吾”的基原包括苦苣苔科珊瑚苣苔属、金盏苣苔属（*Isometrum*）、吊石苣苔属（*Lysionotus*）的多种植物及中国蕨科植物银粉背蕨 *Aleuritopteris argentea* (Gmél.) Fée，多以珊瑚苣苔属植物为正品。有文献记载珊瑚苣苔 *C. cordatulus* (Craib) Burtt 为“志甲哈吾”的基原之一，同样作“志甲哈吾”使用的还有其他同属多种植物。《部标藏药》《青海藏标》（1992 年版）以“石莲花（扁叶珊瑚盘）/བྲག་སྒྲ་ད་གོ/ 扎甲哈吾（志甲哈吾）”之名收载了扁叶珊瑚盘 *C. flabellatus* (Franch.) Burtt（石花），《青海藏标》（1992 年版）在该条附注中说明珊瑚苣苔 *C. cordatulus* (Craib) Burtt 等也可作本品入药。（参见“卷丝苣苔”“石花”“光萼石花”条）

《中国植物志》分别记载有石花 *C. flabellatus* (Craib) Burtt、珊瑚苣苔 *C. cordatulus* (Craib) Burtt 和光萼石花 *C. flabellatus* (Craib) Burtt var. *leiocalyx* W. T. Wang。*Flora of China* 则将上述种类合并为西藏珊瑚苣苔 *C. lanuginosus* (Wallich ex R. Brown) B. L. Burtt。

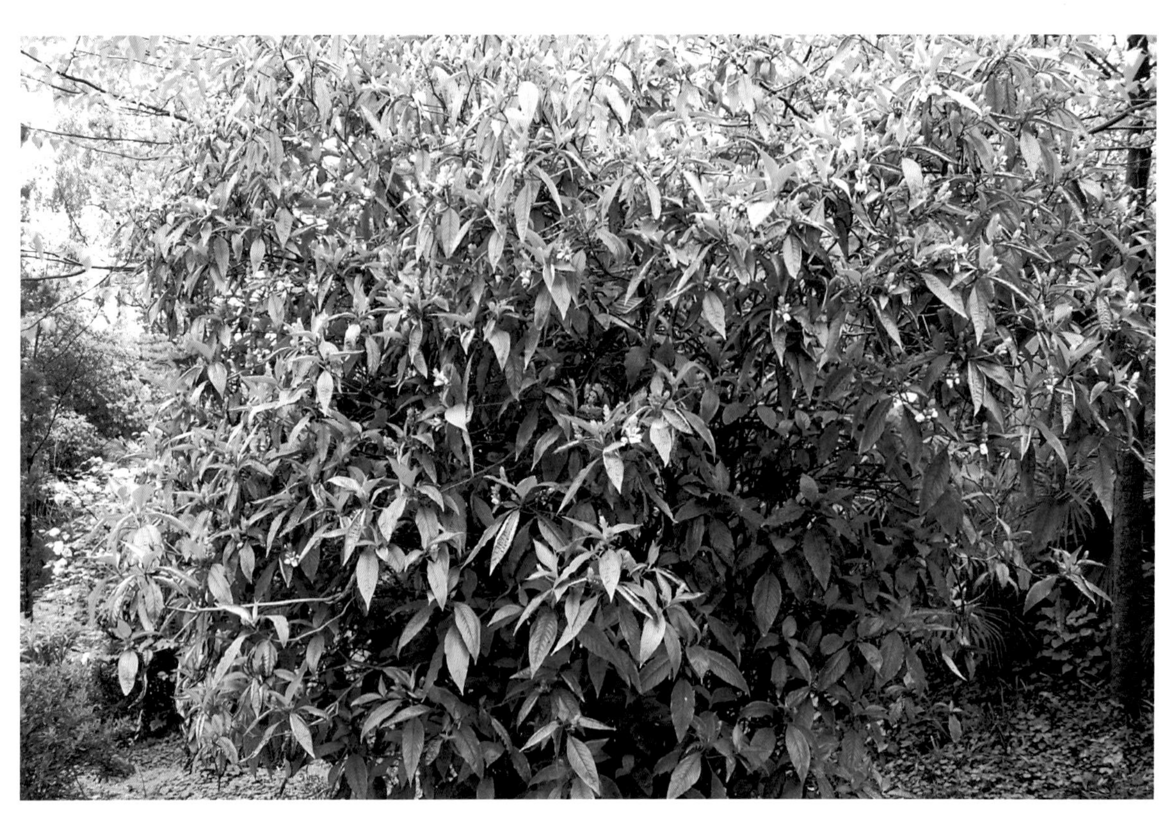

爵床科（Acanthaceae） 鸭嘴花属（*Adhatoda* Mill.）

鸭嘴花 *Adhatoda vasica* Nees

药 材 名 鸭嘴花；བ་ཤ་ཀ།（巴夏嘎）。

标　　准 《四川藏标》（2020 年版）。

植物形态 参见《中国植物志》第七十卷第 277 页。

分布与生境 《中国植物志》记载，鸭嘴花 *A. vasica* Nees 的产地不详，该种最早在印度被发现，在我国广东、广西、海南、香港、云南等地有栽培或逸为野生，我国南方部分省区作为观赏植物栽培。《中华本草·藏药卷》记载，西藏墨脱、波密、朗县有分布，尚待调查。

药用部位 地上部分或叶（带叶嫩枝）。

采收与加工 春季盛花期砍取树枝，切成小段，晾干或煎膏。

性　　味　味苦、涩，化后味苦，性凉。

功能与主治　清血热。用于诸热性血病，肝炎，胆囊炎等。

用量与用法　15 ~ 20 g。内服煎汤；或入丸、散。外用适量，研末敷。

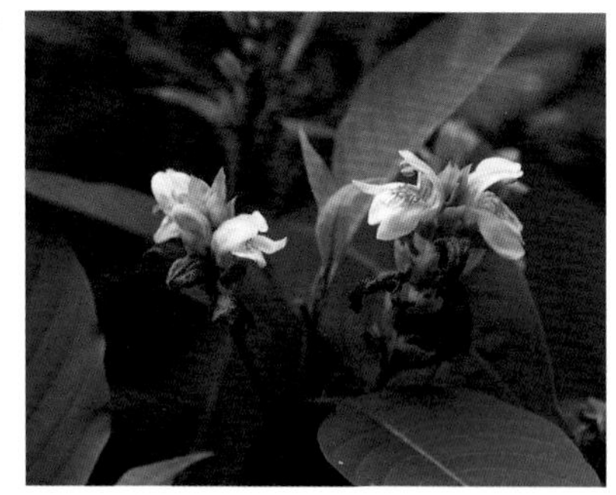

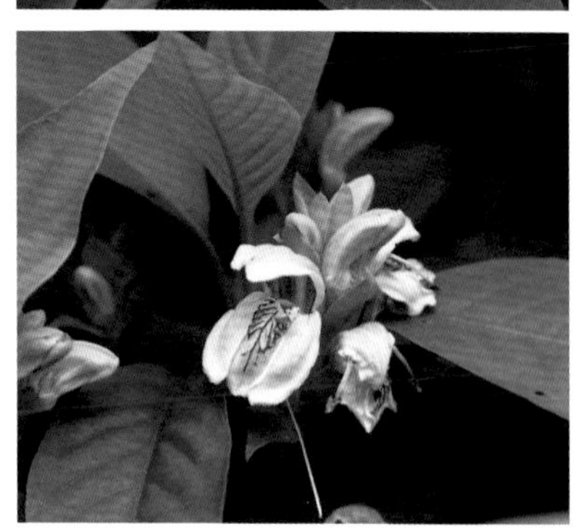

附　注

《度母本草》记载“བ་ཤ་ཀ།”（帕下嘎、巴夏嘎、哇下嘎）为治血热、胆热、瘟疫之药物，言其分为上、下 2 品。《四部医典》记载有“བ་ཤ་ཀ་མཆོག”（帕下嘎窍，“上品”之意）。“帕下嘎”自古即有替代品，《鲜明注释》言无上品“帕下嘎”时可以下品 [“བ་ཤ་ཀ་དམན་པ།”（帕下嘎门巴）] 代之；《晶珠本草》将“帕下嘎”归于“隰生草类药物”中，言不产“帕下嘎”的地方，可以“ཞིམ་ནག་དོམ་མཁྲིས།”（冬那端赤）或“སྲ་བཟང་།”（扎桑）代替。据现代文献记载和实地调查，各地藏医多认为“巴夏嘎”的正品为爵床科植物鸭嘴花 *A. vasica* Nees，但该种藏族聚居区不产，故各地自古即习用多种代用品（帕下嘎门巴）；这些代用品大致有 2 类，一类是西藏、四川、青海（部分地区）等地藏医习用的玄参科植物长果婆婆纳 *Veronica ciliata* Fisch. 及其同属多种植物；另一类是青海、西藏察隅、云南迪庆藏医习用的罂粟科植物赛北紫堇 *Corydalis impatiens* (Pall.) Fisch.、察隅紫堇 *C. tsayulensis* C. Y. Wu et H. Chuang、全冠黄堇 *C. tongolensis* Franch.（新都桥黄堇）等同属数种植物。现通常将鸭嘴花 *A. vasica* Nees 作“帕下嘎”或“帕下嘎窍”使用，《四川藏标》以“鸭嘴花 /བ་ཤ་ཀ/ 巴夏嘎”之名收载了该种的叶（带叶嫩枝），《青海藏标·附录》（1992 年版）则以“哇夏嘎”之名收载了赛北紫堇 *C. impatiens* (Pall.) Fisch.，并指出“正品有争议，待查；本品系青海代用品”；《青海藏标》（2019 年版）以“赛北紫堇 /བ་ཤ་ཀ/ 巴夏嘎”之名收载了赛北紫堇 *C. impatiens* (Pall.) Fisch.；将婆婆纳属（*Veronica*）植物作“冬那端赤”使用，《部标藏药》《西藏藏标》等标准收载的“ཞིམ་ནག་དོམ་མཁྲིས།”（冬那端赤）的基原为多种婆婆纳属植物；将上述紫堇属（*Corydalis*）植物作“扎桑”[异名“གཡུ་སྔོང་གསེར་མགོ”（优东塞尔果）] 使用。（参见“长果婆婆纳”“假北紫堇”条）

据《中国植物志》记载和实地调查，赛北紫堇 *C. impatiens* (Pall.) Fisch. 在青藏高原并无分布，多数文献记载的赛北紫堇 *C. impatiens* (Pall.) Fisch. 应是与该种接近的假北紫堇 *C. pseudoimpatiens* Fedde。

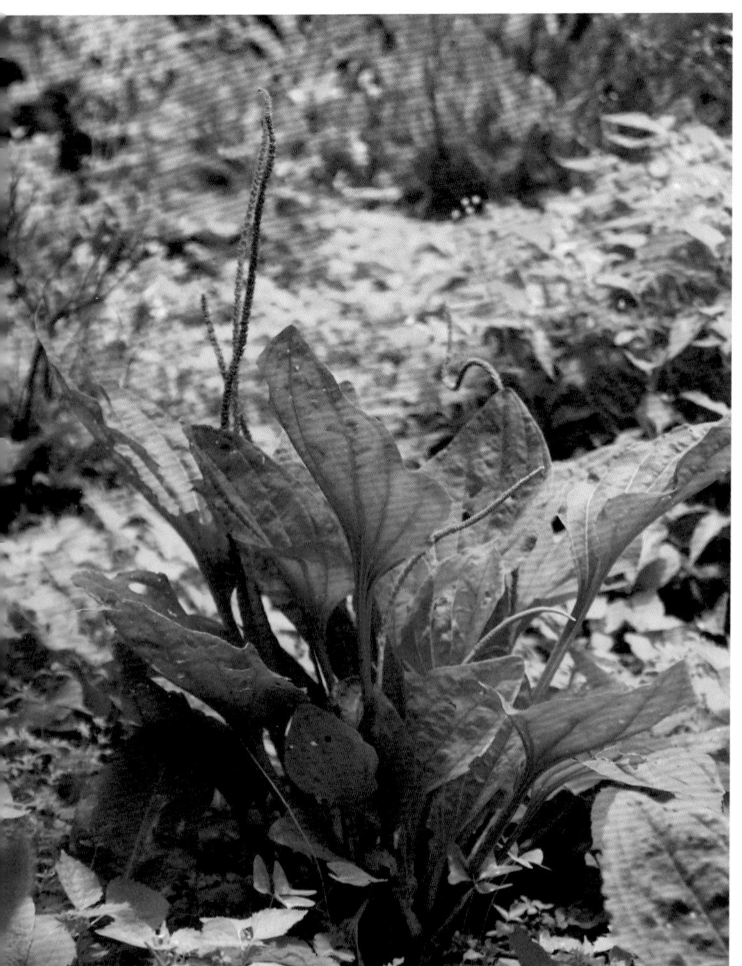
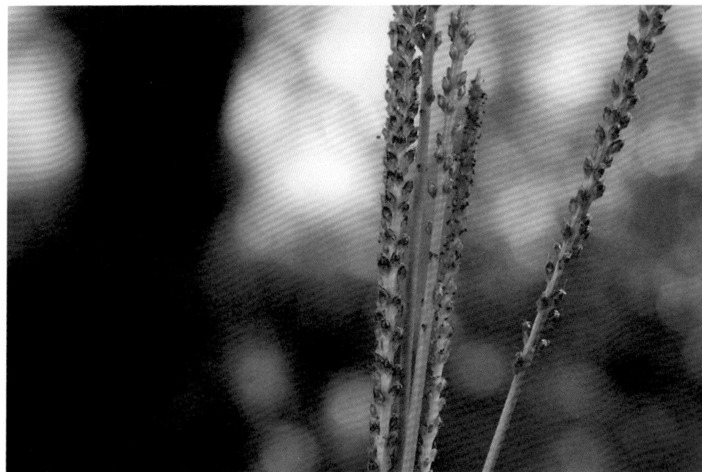
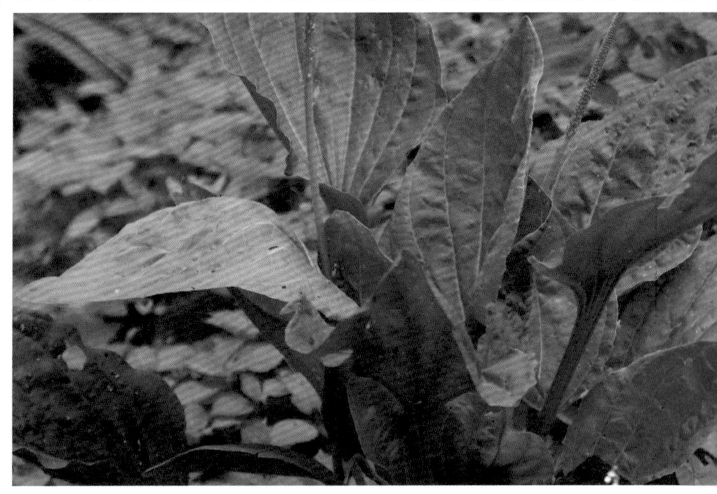

车前科（Plantaginaceae）　车前属（*Plantago* L.）

大车前 *Plantago major* L.

药 材 名　大车前草；ན་ཐ་རམས།（ན་རམས།）（娜让姆、纳然姆）。

标　　准　《四川藏标》（2014 年版）。

植物形态　参见《中国植物志》第七十卷第 325 页。

分布与生境　我国各地均有分布。生长于海拔 2 800 m 以下的草地、草甸、河滩、沟边、沼泽地、山坡路旁、田边、荒地。亚欧大陆其他温带及寒温带地区也有分布。

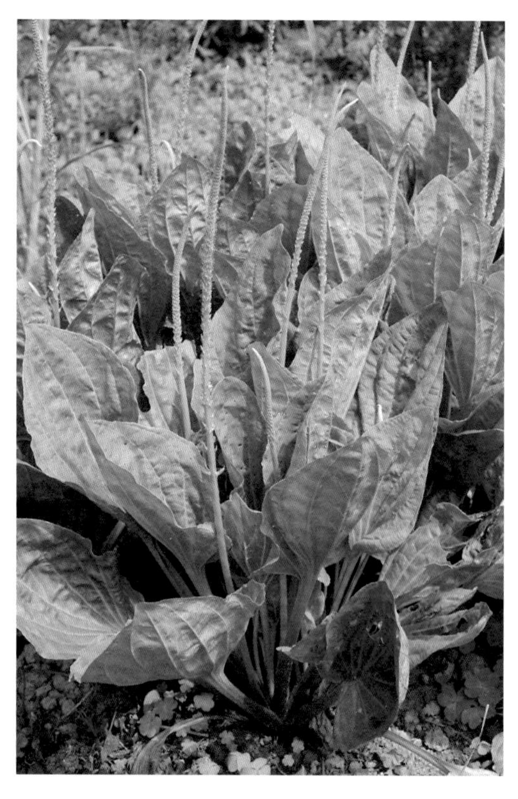

药用部位　全草。

采收与加工　夏季采挖，除去泥沙，洗净，阴干或晒干。

性　　味　味甘、涩，性凉。

功能与主治　止泻，愈伤。用于腹泻。

用量与用法　3 ~ 6 g。内服研末；或入丸、散。

附　注

《度母本草》中分别记载有“ཐ་རམ།”（塔然姆）、“རམ་བུ།”（然布）和“རྟ་བོན་པ།”（达温巴）；《宇妥本草》记载有坡生的和川生的2种“རམ་བུ།”（然布）以及“ཐ་རམ་པ།”（塔然姆巴）。《四部医典》记载“ན་རམ།”（纳然姆、娜让姆）为止泻之药物。《晶珠本草》中记载有4种“རམ་པ།”（然巴），即“ཐ་རམ།”（塔然姆）、“ན་རམ།”（纳然姆）、“རམ་བུ།”（然布）和“སྤང་རམ།”（邦然姆），其中“然布”又分为山生的“然布”和川生的“རྟ་མོན་པ།”（达门巴）2种，上述多种药材的总功效为止腹泻。现代文献记载“纳然姆”和“塔然姆”的基原包括车前科车前属、眼子菜科水麦冬属（*Triglochin*）的多种植物，“然布”和“邦然姆”的基原包括多种蓼科蓼属（*Polygonum*）植物，但各自的药用部位和使用剂量并不一致。据文献记载，大车前 *Plantago major* L. 为“纳然姆”的基原之一，《四川藏标》以“大车前草 /ན་ཐ་རམས།/ 娜让姆”之名收载了大车前 *Plantago major* L.，规定以其全草入药；《藏标》以“车前子 /ཐ་རམ།/ 塔任木”之名收载了车前 *Plantago asiatica* L. 和平车前 *Plantago depressa* Willd.，规定以二者的种子入药。四川甘孜藏医也称大车前 *Plantago major* L. 和平车前 *Plantago depressa* Willd. 为“ཐར་རམ།”（塔让）。《四川藏标》使用的药材名为“ན་ཐ་རམས།”（娜让姆），但起草说明中言其称“ན་རམས།”（娜让姆）。“ན་ཐ་རམས།”的音译名应为“娜塔让姆”。（参见“车前”“平车前”条）

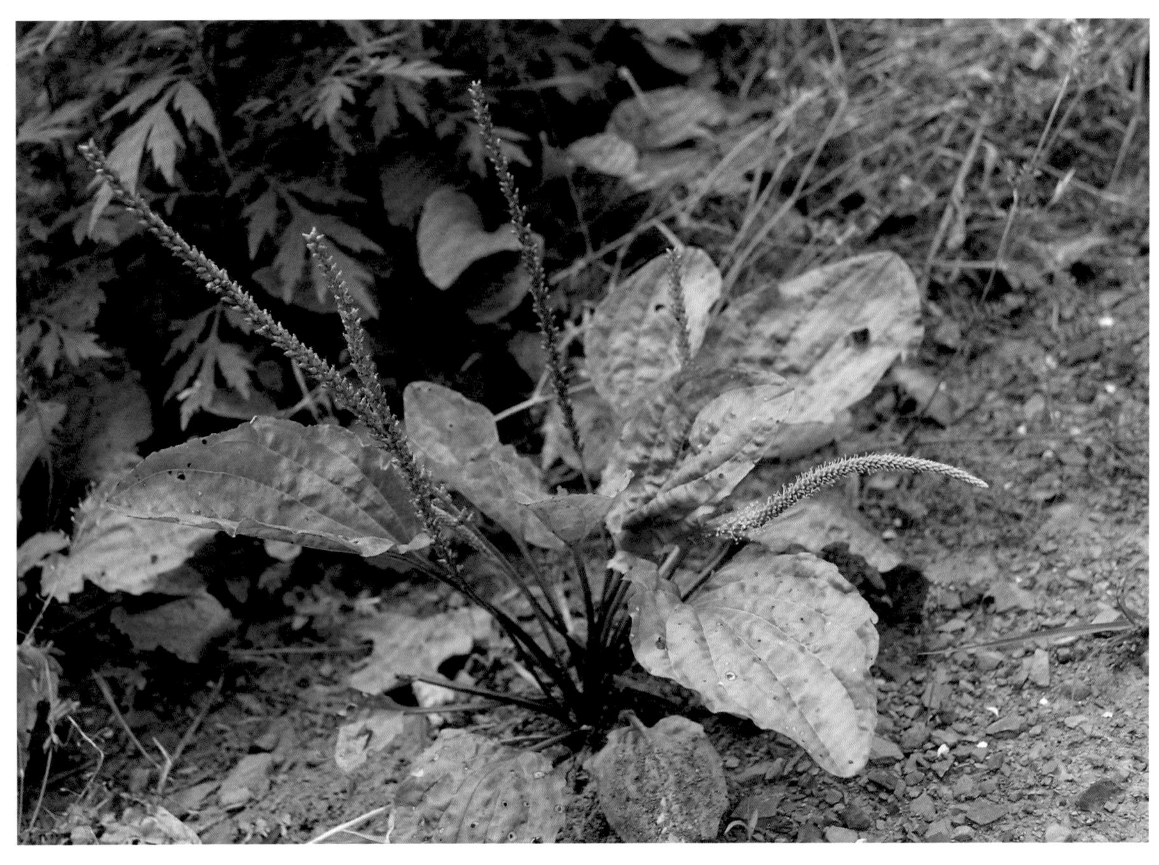

车前科（Plantaginaceae） 车前属（*Plantago* L.）

车前 *Plantago asiatica* L.

药　材　名　车前子；ཐ་རམ།（塔任木、塔然姆、塔冉）。

标　　　准　《藏标》。

植物形态　参见《中国植物志》第七十卷第 327 页。

分布与生境　我国各地均有分布。生长于海拔 3 200 m 以下的草地、沟边、河岸湿地、田边、路旁。朝鲜、俄罗斯、日本、尼泊尔、马来西亚、印度尼西亚也有分布。

药用部位　成熟种子。

采收与加工　夏、秋季种子成熟时割取果穗，晒干，搓出种子，除去杂质。

性　　味　味甘，性寒。

功能与主治　利尿通淋，清热明目。用于湿热阻滞，小便短少，淋沥，寒性痢疾。

用量与用法　9 ~ 15 g。内服研末。

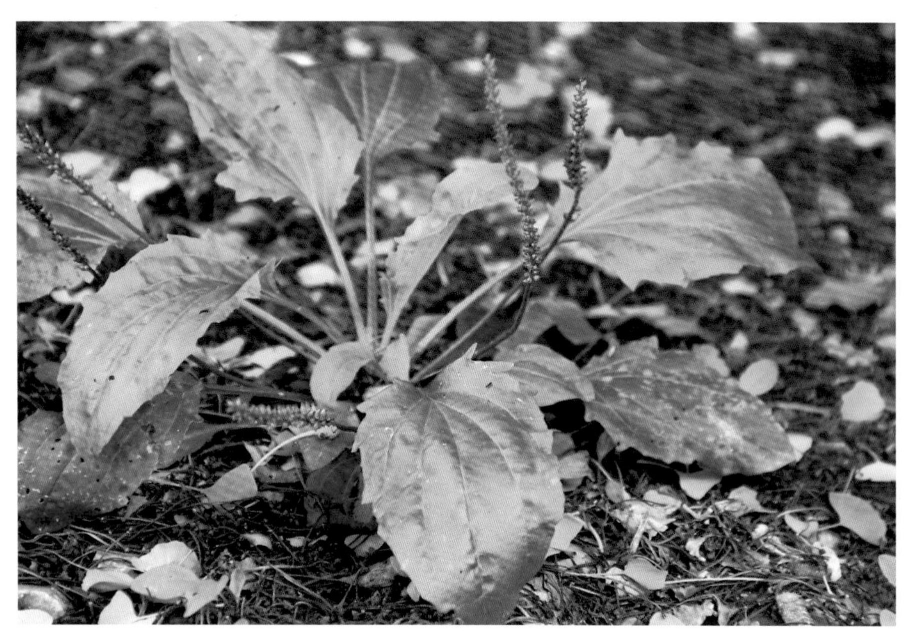

附　注

《宇妥本草》《四部医典》等中均记载有止腹泻之药物“ན་རམ།”（纳然姆）。《晶珠本草》记载有4种“རམ་པ།”（然巴），即“ཐ་རམ།”（塔然姆）、“ན་རམ།”（纳然姆）、“རམ་བུ།”（然布）和“སྤང་རམ།”（邦然姆）。现代文献记载“塔然姆”和“纳然姆”的基原包括车前科车前属和眼子菜科水麦冬属（*Triglochin*）植物，“然布”和“邦然姆”的基原主要为蓼科蓼属（*Polygonum*）植物，但不同文献记载的药用部位和使用剂量不尽一致。有文献记载车前 *Plantago asiatica* L. 为“纳然姆”的基原之一，但《藏标》以“车前子 /ཐ་རམ།/ 塔任木”之名收载了车前 *Plantago asiatica* L. 和平车前 *Plantago depressa* Willd.，规定以其种子入药；《四川藏标》以“大车前草 /ན་ཐ་རམས།/ 娜让姆”之名收载了大车前 *Plantago major* L.，规定以其全草入药，全草的功能和主治与种子的不同。（参见“大车前”“平车前”条）

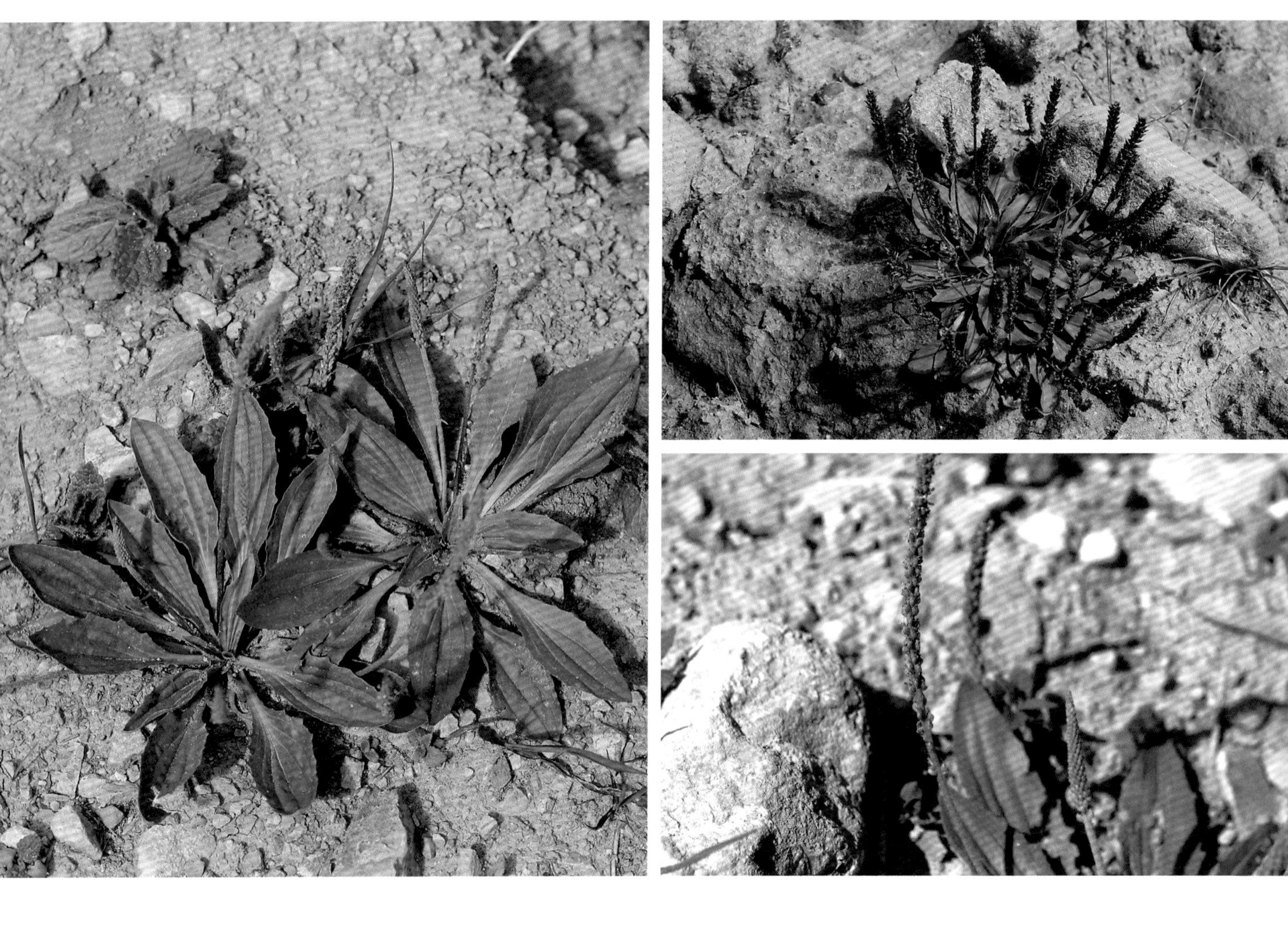

车前科（Plantaginaceae） 车前属（*Plantago* L.）

平车前 *Plantago depressa* Willd.

药 材 名 车前子；ཐ་རམ།（塔然姆、塔任木、塔冉）。

标　　准 《藏标》。

植物形态 参见《中国植物志》第七十卷第 333 页。

分布与生境 分布于我国华中、华东、华北、东北地区及西藏、四川、青海、甘肃、新疆、宁夏、云南、重庆、贵州等。生长于海拔 4 500 m 以下的草地、草甸、河滩、沟边、田间、路旁。朝鲜、俄罗斯、哈萨克斯坦、阿富汗、巴基斯坦、印度、蒙古等也有分布。

药用部位 种子。

采收与加工 夏、秋季种子成熟时割取果穗，晒干，搓出种子，除去杂质。

性　　味 味甘，性寒。

功能与主治 利尿通淋，清热明目。用于湿热阻滞，小便短少，淋沥，寒性痢疾。

用量与用法 9 ~ 15 g。内服研末。

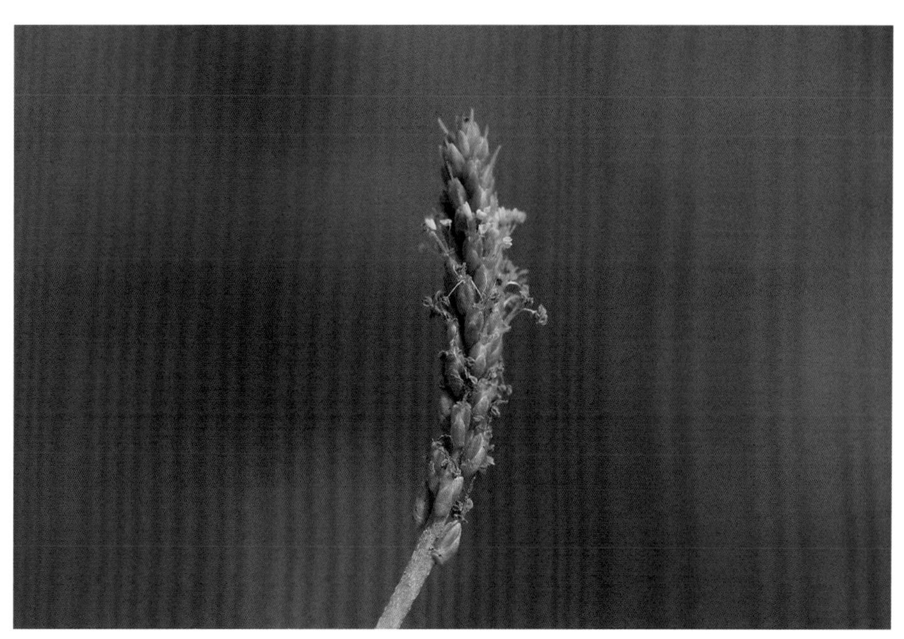

附　注

《宇妥本草》《四部医典》等中记载有止腹泻之药物“ན་རམ།”（纳然姆）。《晶珠本草》记载有 4 种“རམ་པ།”（然巴），即“ཐ་རམ།”（塔然姆）、“ན་རམ།”（纳然姆）、“རམ་བུ།”（然布）和“སྤང་རམ།”（邦然姆）。也有文献记载以“塔然姆”为总称。现代文献记载的 4 种“然巴”的基原涉及车前科车前属、眼子菜科水麦冬属（*Triglochin*）、蓼科蓼属（*Polygonum*）的多种植物，其中，平车前 *Plantago depressa* Willd. 为“塔然姆”或“纳然姆”的基原之一。《藏标》以“车前子/ཐ་རམ།/塔任木”之名收载了车前 *Plantago asiatica* L. 和平车前 *Plantago depressa* Willd.，规定以其种子入药；《四川藏标》以“大车前草/ན་ཐ་རམས།/娜让姆”之名收载了大车前 *Plantago major* L.，规定以其全草入药，2 种药材的功能与主治也不同。（参见“车前”“大车前”条）

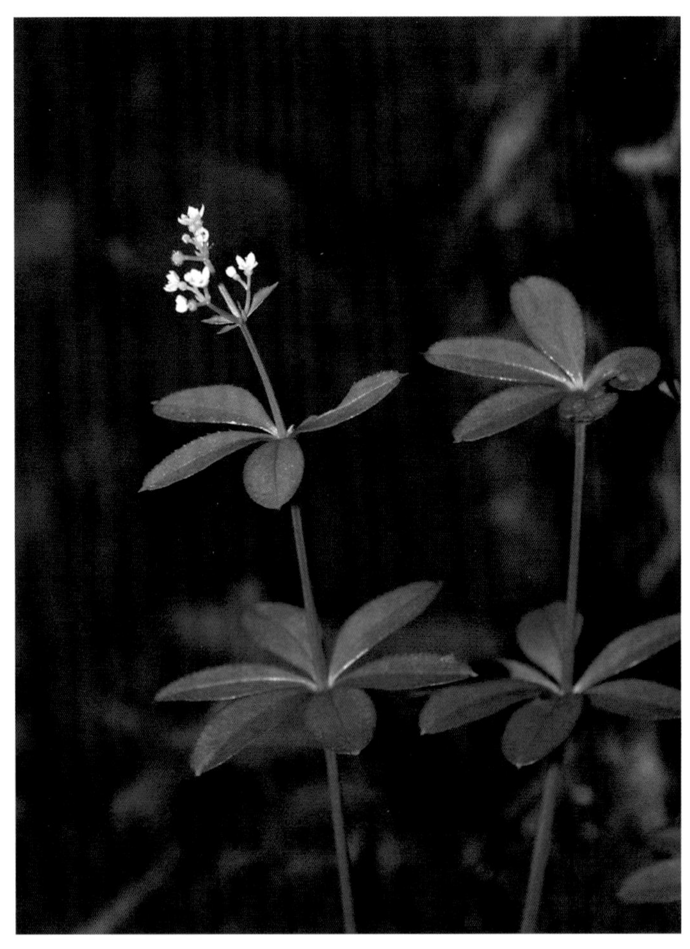

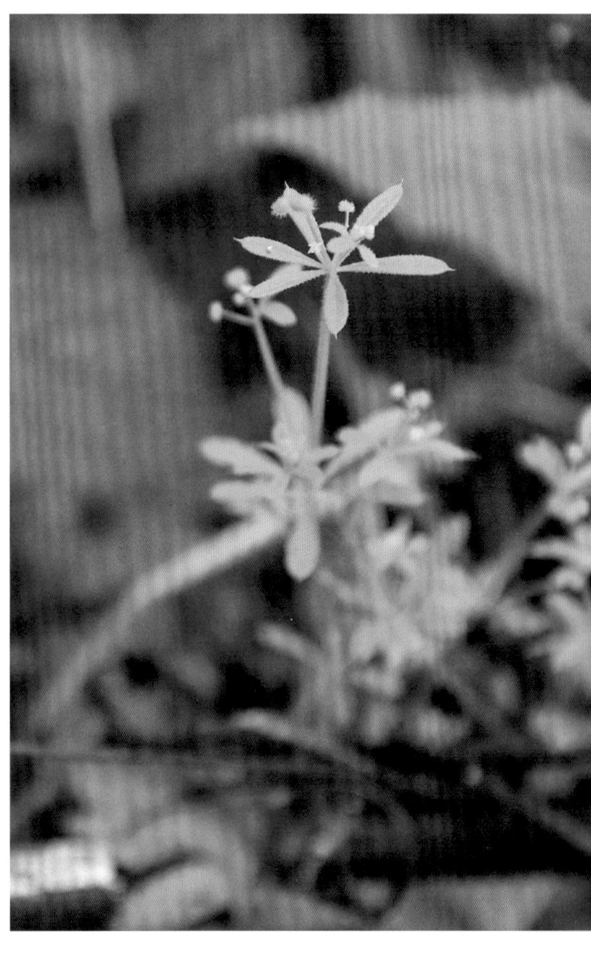

茜草科（Rubiaceae） 拉拉藤属（*Galium* Linn.）

六叶葎 *Galium asperuloides* Edgew. subsp. *hoffmeisteri* (Klotzsch) Hara

药 材 名 猪殃殃；བཙང་རྩི་དཀར་པོ།（桑孜嘎博、桑孜嘎波、桑孜嘎保、桑仔嘎保、桑子嘎布）。

标 准 《四川藏标》（2014 年版）。

植物形态 参见《中国植物志》第七十一卷第二分册第 232 页。

分布与生境 分布于我国西藏、四川、甘肃、云南、陕西、山西、贵州、湖南、湖北、江西、安徽、江苏、浙江、河北、黑龙江等。生长于海拔 920 ~ 3 800 m 的山坡、沟边、河滩、草地灌丛、林下。印度、巴基斯坦、尼泊尔、不丹、缅甸、日本、朝鲜、俄罗斯等也有分布。

药用部位 地上部分。

采收与加工 夏、秋季采集带花、果实的地上部分，除去须根及杂质，晒干。

性　　味 味辛，性微寒。

功能与主治 清热，消炎，利胆。用于胆病，胆病引起的目黄，伤口化脓，骨病，脉热，遗精等。

用量与用法 2 ~ 3 g。内服煎汤；或入丸、散。

附　注

《四部医典》中记载有治疗“赤巴”病、肝炎、目黄疸之药物“བཟངས་རྫི་བ།”（桑孜哇）；《晶珠本草》称其为“བཟངས་རྫི།”[桑孜，又称“བཟངས་རྫི་བ།”（桑孜哇）]，言其有黑[“བཟངས་རྫི་ནག་པོ།”（桑孜那保、桑子那布）]、白[“བཟངས་རྫི་དཀར་པོ།”（桑孜嘎保、桑孜嘎博、桑子嘎布）]2 种。现代文献记载的白者（桑孜嘎保）的基原包括猪殃殃 *G. aparine* L.（原拉拉藤）等多种拉拉藤属植物；黑者（桑孜那保）的基原包括拉拉藤属植物蓬子菜 *G. verum* Linn. 及菊科植物臭蒿 *Artemisia hedinii* Ostenf. 等。《藏标》《西藏藏标》《四川藏标》在“猪殃殃 /བཟངས་རྫི་དཀར་པོ།/ 桑仔嘎保（桑子嘎布、桑孜嘎波）”条下收载的基原为猪殃殃 *G. aparine* L. var. *tenerum* (Gren. et Godr.) Recichb.[*G. aparine* L. var. *tenerum* (Gren. et Godr.) Rchb.]、拉拉藤 *G. aparine* L. var. *echinospermum* (Wallr.) Cuf.、六叶葎 *G. asperuloides* Edgew. subsp. *hoffmeisteri* (Klotzsch) Hara；《部标藏药》等以“臭蒿 /བཟངས་རྫི་ནག་པོ།/ 桑子那布（桑孜纳保、桑孜那保）”之名收载了臭蒿 *A. hedinii* Ostenf.，二者的功能与主治也不同。也有文献记载六叶葎 *G. asperuloides* Edgew. subsp. *hoffmeisteri* (Klotzsch) Hara 为另一藏药“བཙོད།”（佐）的基原之一。“བཙོད།”（佐）的基原主要为茜草科茜草属（*Rubia*）植物。（参见“臭蒿”“拉拉藤”“茜草”“猪殃殃”条）

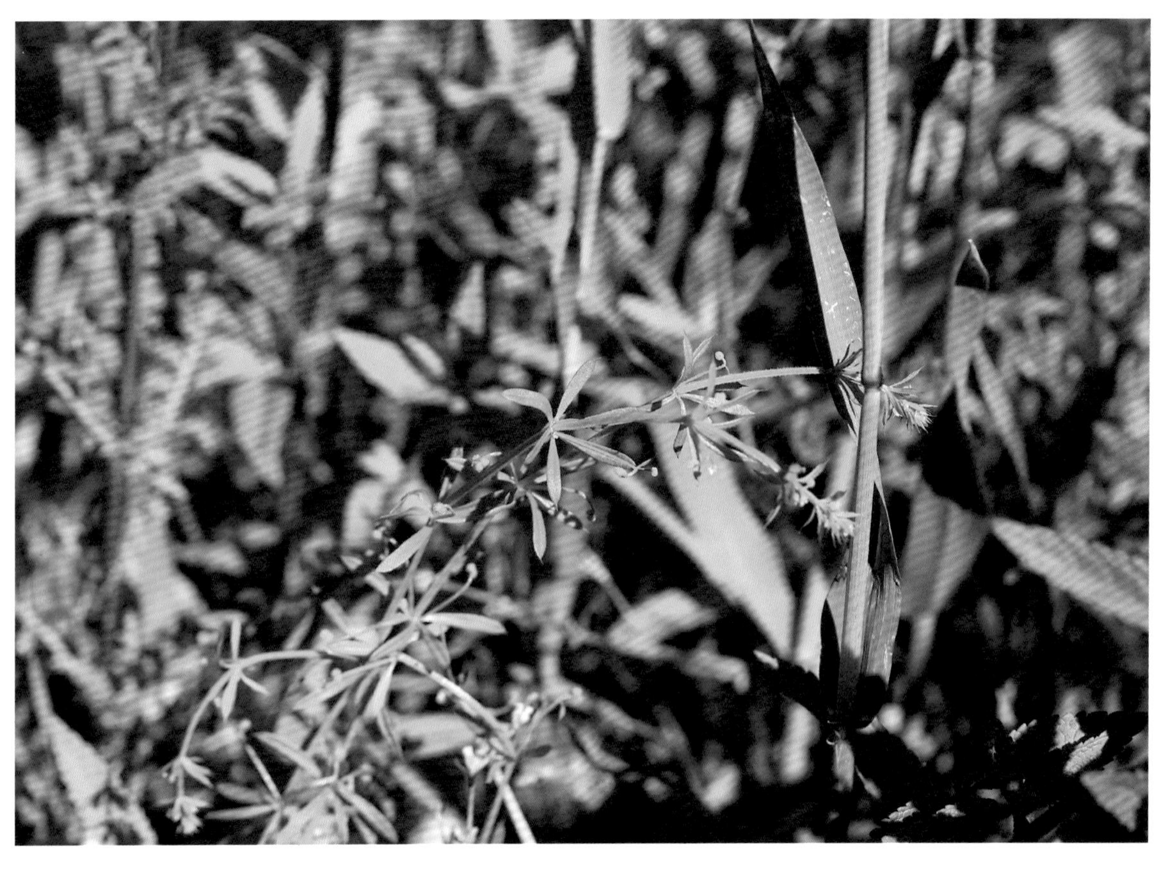

茜草科（Rubiaceae） 拉拉藤属（*Galium* Linn.）

拉拉藤 *Galium aparine* L. var. *echinospermum* (Wallr.) Cuf.

药材名 猪殃殃；བཙང་རྩི་དཀར་པོ།（桑孜嘎波、桑孜嘎博、桑孜嘎保、桑仔嘎保、桑子嘎布）。

标准 《四川藏标》（2014 年版）。

植物形态 参见《中国植物志》第七十一卷第二分册第 235 页。

分布与生境 分布于我国除海南及南海诸岛外的其他地区。生长于海拔 20 ~ 4 600 m 的山坡、旷野、沟边、河滩、田地、林缘、草地。欧洲、非洲、美洲北部及日本、朝鲜、印度、尼泊尔、巴基斯坦等也有分布。

药用部位 地上部分。

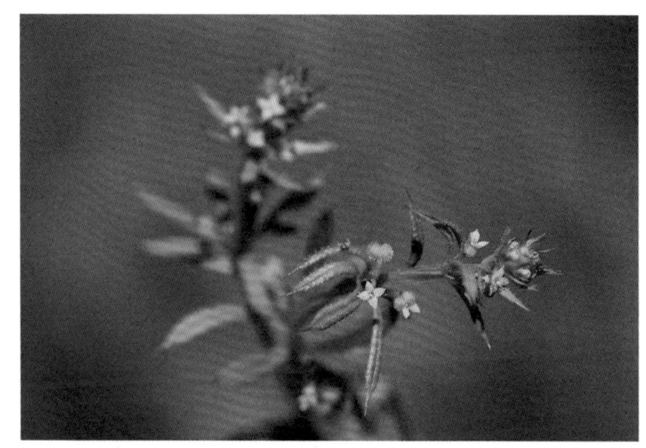

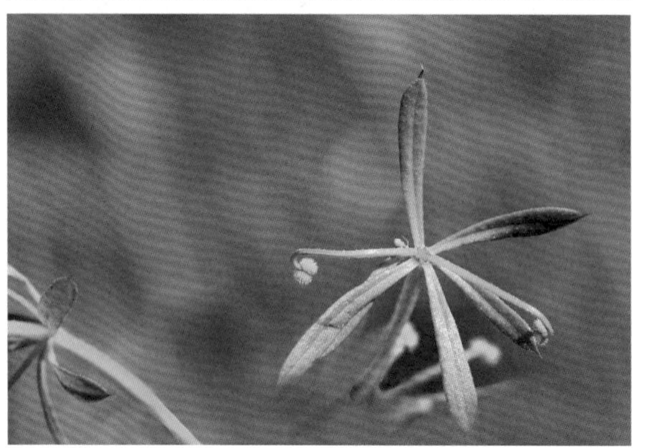

采收与加工 夏、秋季采集带花、果实的地上部分，除去须根及杂质，晒干。

性　　味 味辛，性微寒。

功能与主治 清热，消炎，利胆。用于胆病，胆病引起的目黄，伤口化脓，骨病，脉热，遗精等。

用量与用法 2 ~ 3 g。内服煎汤；或入丸、散。

附　注

《四部医典》中记载有“ཟངས་རྩི་དཀར་པོ།”（桑孜嘎保、桑子嘎布），言其为治“赤巴”病及目黄之药物。《蓝琉璃》《晶珠本草》称其为“ཟངས་རྩི་བ།”[桑子哇，或“ཟངས་རྩི།”（桑孜）]，言其分为黑 [“ཟངས་རྩི་ནག་པོ།”（桑孜那保、桑子那布）]、白 [“ཟངས་རྩི་དཀར་པོ།”（桑孜嘎保），花白色]2 种。现代文献记载的“桑孜哇”类的基原涉及菊科植物臭蒿 *Artemisia hedinii* Ostenf. 及茜草科拉拉藤属、茜草属（*Rubia*）植物，多以臭蒿 *A. hedinii* Ostenf. 作黑者（桑孜那保）的基原，以茜草科植物作白者（桑孜嘎保）的基原。《四川藏标》以“猪殃殃 /ཟངས་རྩི་དཀར་པོ།/ 桑孜嘎波”之名收载了拉拉藤 *G. aparine* L. var. *echinospermum* (Wallr.) Cuf.、六叶葎 *G. asperuloides* Edgew. subsp. *hoffmeisteri* (Klotzsch) Hara；《藏标》以“猪殃殃 /ཟངས་རྩི་དཀར་པོ།/ 桑仔嘎保”之名收载了猪殃殃 *G. aparine* L. var. *tenerum* (Gren. et Godr.) Recichb.；《部标藏药》《藏标》等以“臭蒿 /ཟངས་རྩི་ནག་པོ།/ 桑子那布（桑孜纳保、桑孜那保）”之名收载了臭蒿 *A. hedinii* Ostenf.，但其功能与主治为清热凉血、退黄、消炎，用于“赤巴”病、急性黄疸性肝炎、胆囊炎，与“桑孜嘎保”的有所不同。（参见“臭蒿”“六叶葎”“猪殃殃”条）

Flora of China 将拉拉藤 *G. aparine* L. var. *echinospermum* (Wallr.) Cuf. 修订为猪殃殃 *G. spurium* Linnaeus。《中国植物志》记载的猪殃殃的拉丁学名为 *G. aparine* L. var. *tenerum* (Gren. et Godr.) Rchb. 。

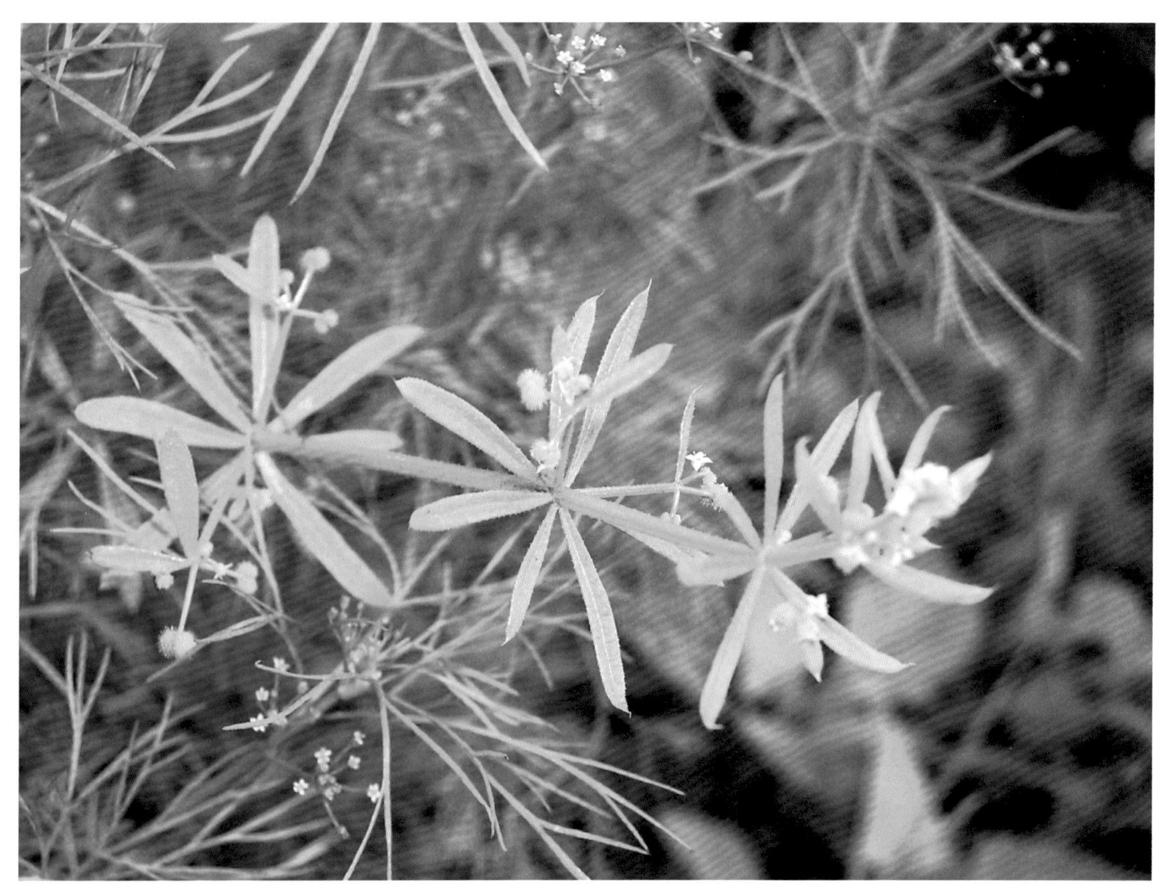

茜草科（Rubiaceae） 拉拉藤属（*Galium* Linn.）

猪殃殃 *Galium aparine* L. var. *tenerum* (Gren. et Godr.) Rchb.

药 材 名 猪秧秧、猪殃殃；བཟང་སྡེ་དཀར་པོ།（桑孜嘎博、桑孜嘎保、桑孜嘎波、桑子嘎布、桑仔嘎保）。

标 准 《藏标》《西藏藏标》。

植物形态 参见《中国植物志》第七十一卷第二分册第 237 页。

分布与生境 分布于我国辽宁、河北、山东、山西、陕西、甘肃、青海、四川、云南、西藏、湖北、湖南、江西、安徽、江苏、浙江、福建、广东、台湾、新疆等。生长于海拔 350 ~ 4 300 m 的山坡、旷野、沟边、湖边、林缘、草地、灌丛。朝鲜、日本、巴基斯坦等也有分布。

药用部位 地上部分。

采收与加工 夏季花果期采集，除去须根及杂质，扎把，晒干。

性　　味 味辛，化后味苦，性微寒。

功能与主治 清热解毒，利尿消肿，散痞块，干脓。用于水肿，热淋，痞块，痢疾，跌打损伤，痈肿疔疮，虫蛇咬伤，癌肿，白血病。（《藏标》）

清热，消炎，利胆。用于胆病及其引起的目黄，伤口化脓，骨病，脉热，遗精等。（《西藏藏标》）

用量与用法 15 ~ 30 g（《藏标》）；2 ~ 3 g（《西藏藏标》）。内服煎汤；或入丸、散。

附　注

《晶珠本草》等中记载有“ཟངས་ཙི་བ།”（桑子哇），言其分为黑 [“ཟངས་ཙི་ནག་པོ།”（桑孜那保、桑子那布）]、白 [“ཟངས་ཙི་དཀར་པོ།”（桑孜嘎保、桑子嘎布），花白色]2 种，载其为治胆病、目黄疸之药物。关于白者（桑孜嘎保）的基原，现代文献记载有多种拉拉藤属植物，以猪殃殃 *G. aparine* L.（原拉拉藤）、北方拉拉藤 *G. boreale* Linn. 为正品。《藏标》以“猪殃殃 /ཟངས་ཙི་དཀར་པོ།/ 桑仔嘎保”之名收载了猪殃殃 *G. aparine* L. var. *tenerum* (Gren. et Godr.) Rchb.；《西藏藏标》以“ཟངས་ཙི་དཀར་པོ།/ 桑子嘎布 / 猪殃殃”之名收载了猪殃殃 *G. aparine* L.；《四川藏标》则收载了拉拉藤 *G. aparine* L. var. *echinospermum* (Wallr.) Cuf.、六叶葎 *G. asperuloides* Edgew. subsp. *hoffmeisteri* (Klotzsch) Hara，但各自记载的功能与主治有较大差异。黑者（桑孜那保）的基原以菊科植物臭蒿 *Artemisia hedinii* Ostenf. 为正品。白、黑二者的功能与主治也不同。（参见“臭蒿”“拉拉藤”“六叶葎”条）

部分文献中，猪殃殃的拉丁学名为 *G. aparine* L. 。《中国植物志》记载猪殃殃的拉丁学名为 *G. aparine* L. var. *tenerum* (Gren. et Godr.) Rchb. ，并记载原拉拉藤 *G. aparine* L. 分布于欧洲、亚洲西部和北美洲，我国不产。*Flora of China* 则将拉拉藤 *G. aparine* L. var. *echinospermum* (Wallr.) Cuf. 修订为猪殃殃 *G. spurium* Linnaeus。

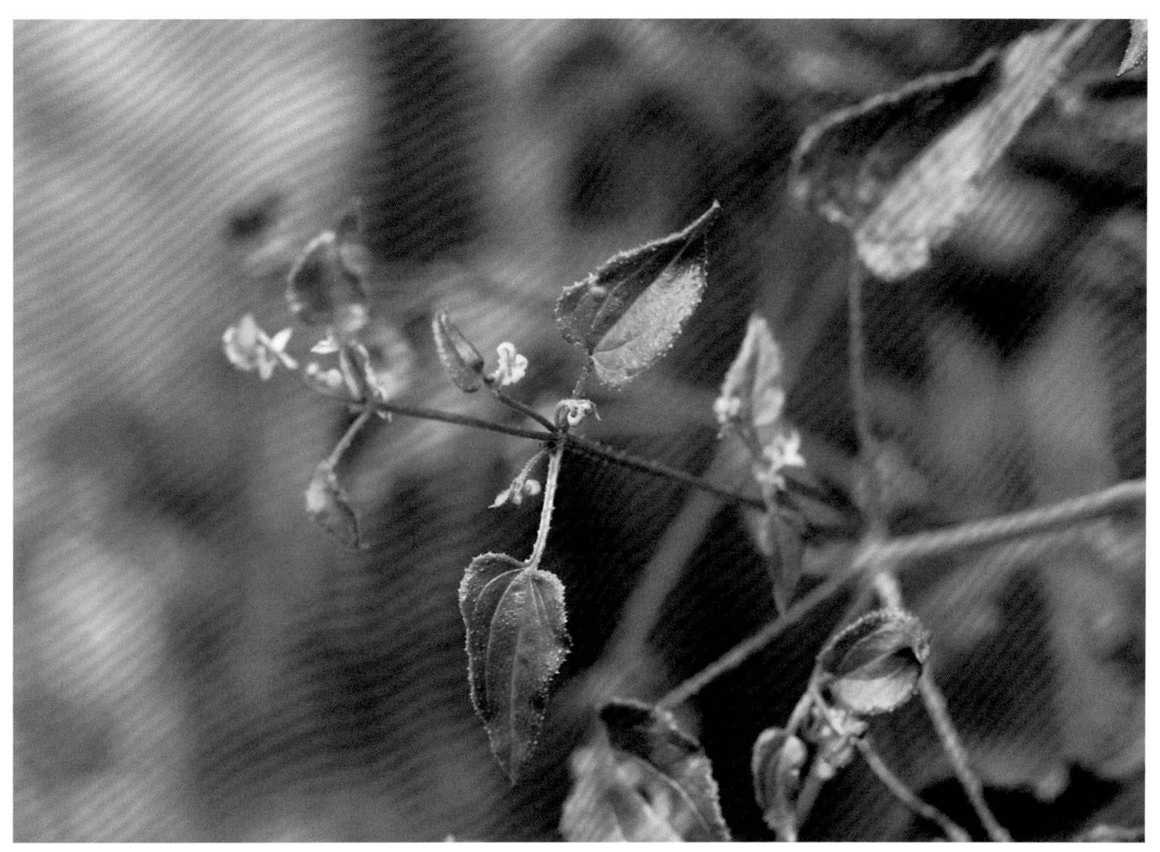

茜草科（Rubiaceae） 茜草属（*Rubia* Linn.）

茜草 *Rubia cordifolia* Linn.

药 材 名 茜草；བཙོད།（佐、宗、座）。

标　　准 《藏标》。

植物形态 参见《中国植物志》第七十一卷第二分册第 315 页。

分布与生境 分布于我国东北、华北、西北地区及四川北部、西藏［昌都、林芝、山南（错那）等］。生长于疏林、林缘、灌丛、草地。朝鲜、日本及俄罗斯远东地区也有分布。

药用部位 根及根茎。

采收与加工 春、秋季采挖，除去茎苗及泥沙，干燥。

性　　味　味苦，性寒。

功能与主治　凉血，止血，祛瘀，通经。用于吐血，衄血，下血，崩漏，经闭，跌打损伤。

用量与用法　6 ~ 9 g。内服煎汤；或入丸、散。

附　注

《四部医典》《药名之海》等中记载有“བཙོད།”（佐，同音字“གཙོད།”）。《四部医典》言其功效为治肺热与肾热扩散症、止泻。《晶珠本草》将“佐”归于“树木类药物”的“树枝类药物”中，言其为藏族聚居区染红氆氇的染料，系一种灌木，分为大、中、小 3 种，并言“中者断面红色，汁好者为佳品，入药用根结”。现代文献记载的藏医所用“佐”的基原主要包括茜草科茜草属和拉拉藤属（*Galium*）的多种植物，临床使用时一般不区分大、中、小品种，药材习称为“藏茜草”。各地所用“佐”的基原种类不同，茜草 *R. cordifolia* Linn. 为其中之一，该种也为中药材茜草的基原，《藏标》以“茜草 /བཙོད།/ 佐”之名收载了该种，规定的功能与主治也与中药材茜草相似；《部标藏药》和《青海藏标》以“藏茜草 /བཙོད།/ 佐”之名收载了光茎茜草 *R. wallichiana* Decne. 和西藏茜草 *R. tibetica* Hook. f. 及其同属数种植物，规定其功能与主治为“清热凉血。用于血病，扩散伤热，肺肾热邪，大小肠热”，这与古籍记载的功效一致，但与《藏标》的规定有所不同。据文献记载，藏医作“佐”药用的种类有近 10 种；《青藏高原维管植物及其生态地理分布》记载青藏高原分布有茜草属植物 8 种。从藏药材主要利用野生资源的情况来看，藏医所用“佐”的基原应以青藏高原有分布的种类为主，除上述 3 种外，尚有中国茜草 *R. chinensis* Regel et Maack、金线草 *R. membranaea* (Franch.) Diels（膜叶茜草）、梵茜草 *R. manjith* Roxb. ex Flem.（青藏茜草）等。也有文献记载，茜草科植物蓬子菜 *G. verum* Linn.、六叶葎 *G. asperuloides* Edgew. subsp. *hoffmeisteri* (Klotzsch) Hara 为“佐”的小的品种的基原。（参见“六叶葎”条）

在《中国植物志》中，*R. wallichiana* Decne. 的中文名为“多花茜草”。

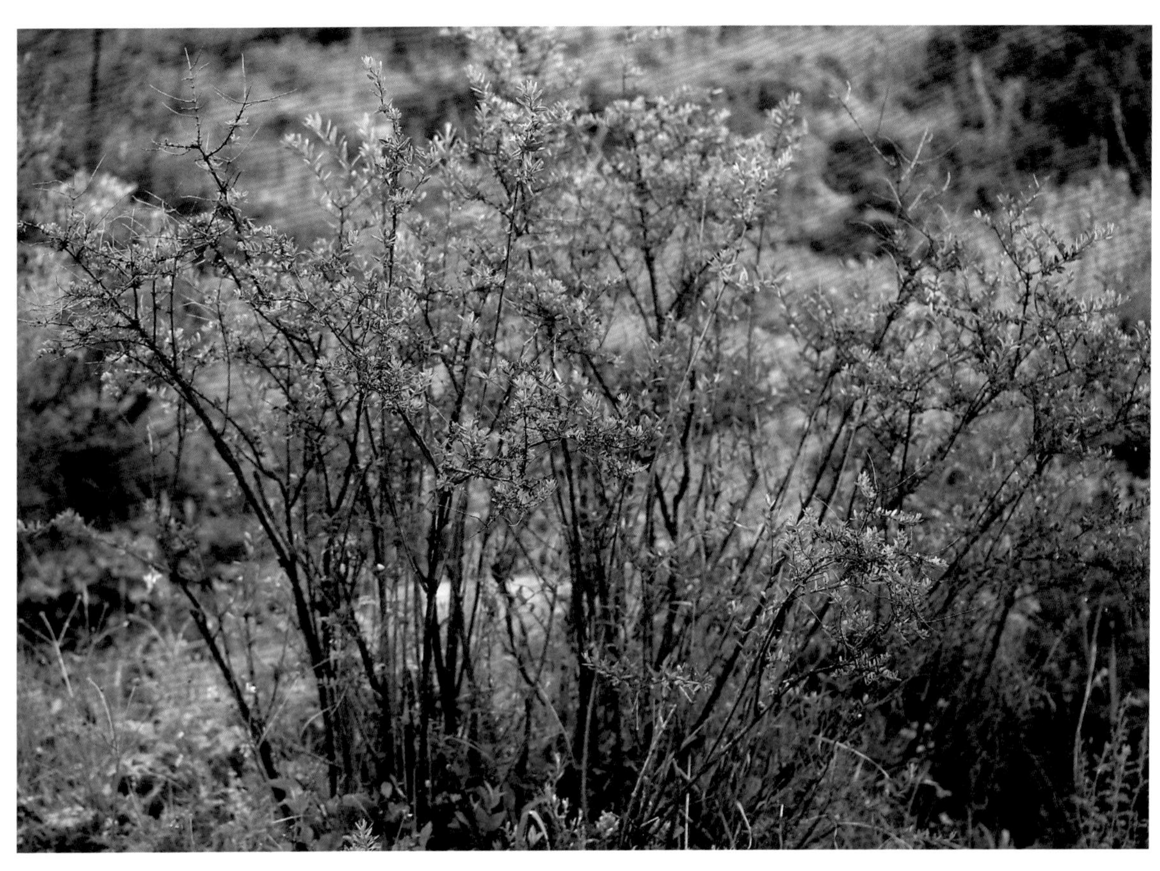

忍冬科（Caprifoliaceae） 忍冬属（*Lonicera* Linn.）

岩生忍冬 *Lonicera rupicola* Hook. f. et Thoms.（西藏忍冬）

药 材 名 岩生忍冬果；ཚི་ཤིང།（起象、奇兴、起相）。

标 准 《四川藏标》（2014 年版）。

植物形态 参见《中国植物志》第七十二卷第 158 ~ 159 页。

分布与生境 分布于我国西藏东部至西南部（芒康等）、四川西部、云南西北部、甘肃（临潭）、青海东南部、宁夏南部。生长于海拔 2 100 ~ 4 950 m 的高山灌丛草甸、流石滩边缘、林缘、河滩草地、山坡灌丛。

药用部位 果实。

采收与加工 秋季果实成熟变红色时采收，除去杂质，晒干。

性　　味　味甘，性平。

功能与主治　祛痰止咳，明目。用于“培根”病，肺病，眼病。

用量与用法　3 ~ 9 g。

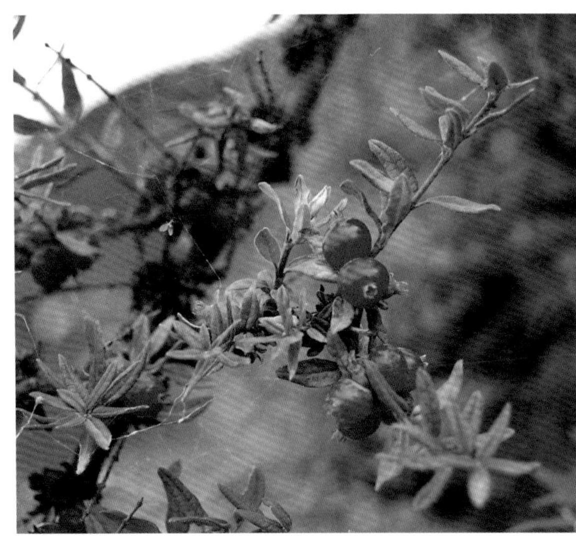
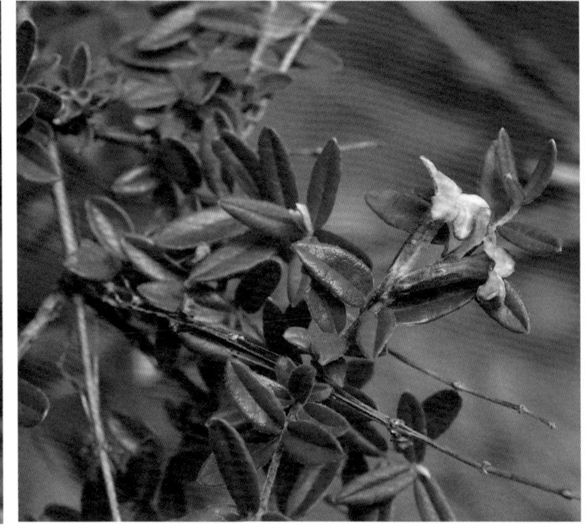

附　注

“ཁྲི་ཤིང་།”（起象）始见于《晶珠本草》“树木类药物”的“果实类药物”中，为治肺门病、引吐“培根”病之药物。现代文献记载的“起象”的基原涉及忍冬科、菊科、藜科的多种植物，多以忍冬属多种植物为正品。《四川藏标》以“岩生忍冬果 /ཁྲི་ཤིང་།/ 奇兴”之名收载了岩生忍冬 *L. rupicola* Hook. f. et Thoms.。另外，《四部医典》记载有“འཕང་མ།”（旁玛）；《宇妥本草》记载“旁玛”的功效为清心热、治妇女病。《晶珠本草》记载有“འཕང་མའི་འབྲས་བུ།”（旁玛折布，“折布”即“果实”之意），将其归于“树木类药物”的“果实类药物”中，言其与“起象”不同。现代文献记载的“旁玛”的基原包括忍冬属多种植物，有文献记载四川甘孜藏医也将岩生忍冬 *L. rupicola* Hook. f. et Thoms. 作为“旁玛”的基原。《西藏藏标》以“འཕང་མ།/ 旁玛 / 旁玛”之名收载了越橘叶忍冬 *L. myrtillus* Hook. f. et Thoms. 和小叶忍冬 *L. microphylla* Willd. ex Roem. et Schult.。（参见“小叶忍冬”条）

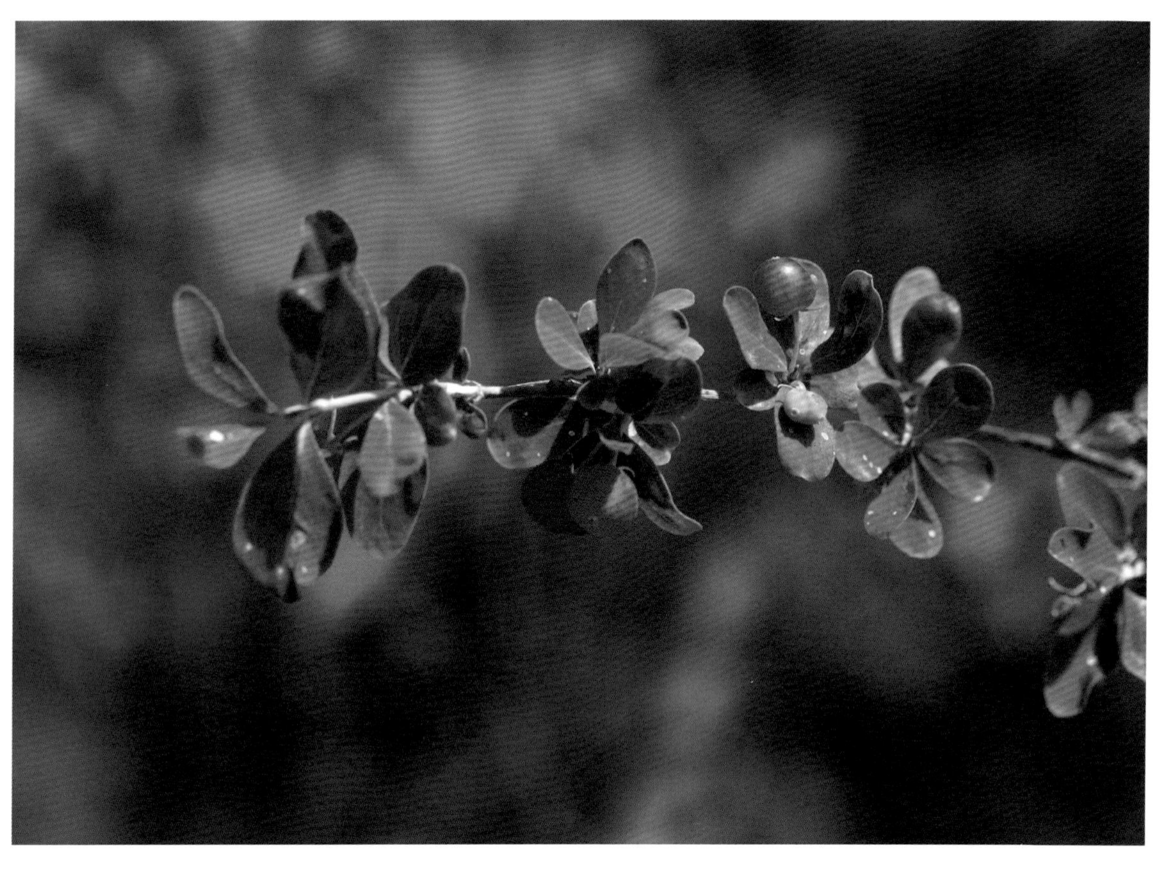

忍冬科（Caprifoliaceae） 忍冬属（*Lonicera* Linn.）

小叶忍冬 *Lonicera microphylla* Willd. ex Roem. et Schult.

药材名 旁玛；འཕང་མ།（旁玛）。

标　准 《西藏藏标》。

植物形态 参见《中国植物志》第七十二卷第 174 页。

分布与生境 分布于我国内蒙古南部和东北部、河北西部、山西、宁夏中部和南部、甘肃中部、青海北部和东北部、新疆北部和东北部、西藏东部。生长于海拔 1 100 ~ 3 600（~ 4 050）m 的干旱多石山坡、草地、灌丛中、河谷疏林下、林缘。阿富汗、印度西北部、蒙古等也有分布。

药用部位 成熟果实。

采收与加工 秋季果实成熟时采收，晾干。

性　　味 味甘，化后味甘，性温。

功能与主治 清热，消痞瘤。用于心热症，各种妇科病。

用量与用法 2 ~ 3 g。

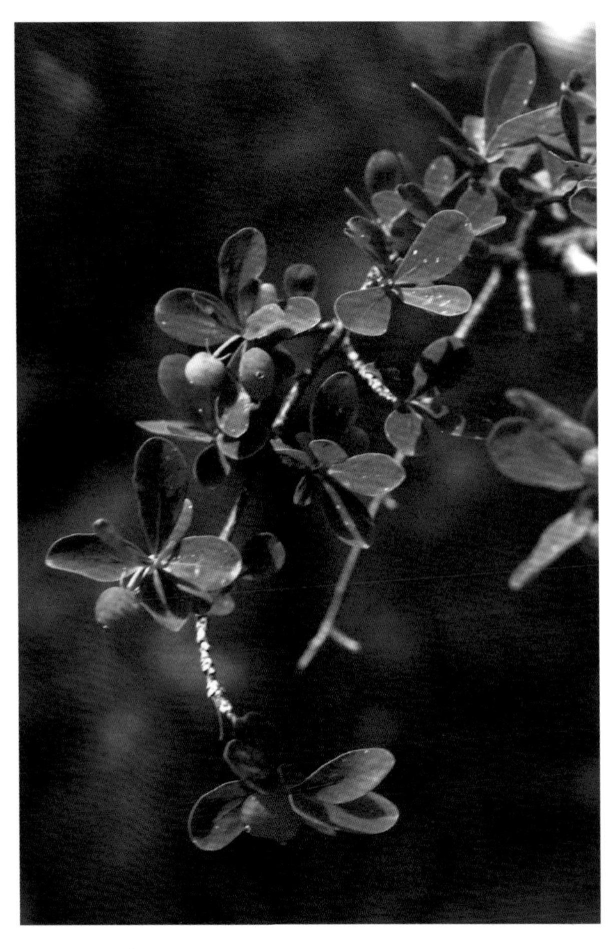

附　注

《四部医典》记载有“འཕང་མ།”（旁玛）；《宇妥本草》记载“旁玛”的功效为清心热、治妇女病。《蓝琉璃》记载“旁玛”分为白（果实红色）、黑（果实黑色）2类。《晶珠本草》在“树木类药物”的“果实类药物”中分别记载有“འཕང་མའི་འབྲས་བུ།”（旁玛折布）和“ཁྲི་ཤིང་།”（起象），言二者为不同的药物，前者的功效为清心热、治妇女病，后者的功效为治肺门病、引吐“培根”病。现代文献记载的“旁玛”的基原涉及忍冬科忍冬属多种植物，“起象”的基原则涉及忍冬科、菊科、藜科的多种植物，多以忍冬属植物为正品，但不同文献记载的二者的基原有交叉。有观点认为忍冬属中两萼筒（果皮）联合达2/3以上或近全部联合、仅上端宿存萼略分开的种类为“旁玛”的基原，其中果实红色者即《蓝琉璃》记载的“旁玛”的白者，果实蓝黑色者为“旁玛”的黑者；两萼筒（果皮）几乎完全分离（或仅略相连）的种类为“起象”的基原，以果实红色者为正品。《西藏藏标》以“འཕང་མ།/ 旁玛 / 旁玛”之名收载了越橘叶忍冬 *L. myrtillus* Hook. f. et Thoms. 和小叶忍冬 *L. microphylla* Willd. ex Roem. et Schult.。《四川藏标》以“岩生忍冬果 ཁྲི་ཤིང་།/ 奇兴”之名收载了岩生忍冬 *L. rupicola* Hook. f. et Thoms.。（参见“岩生忍冬”条）

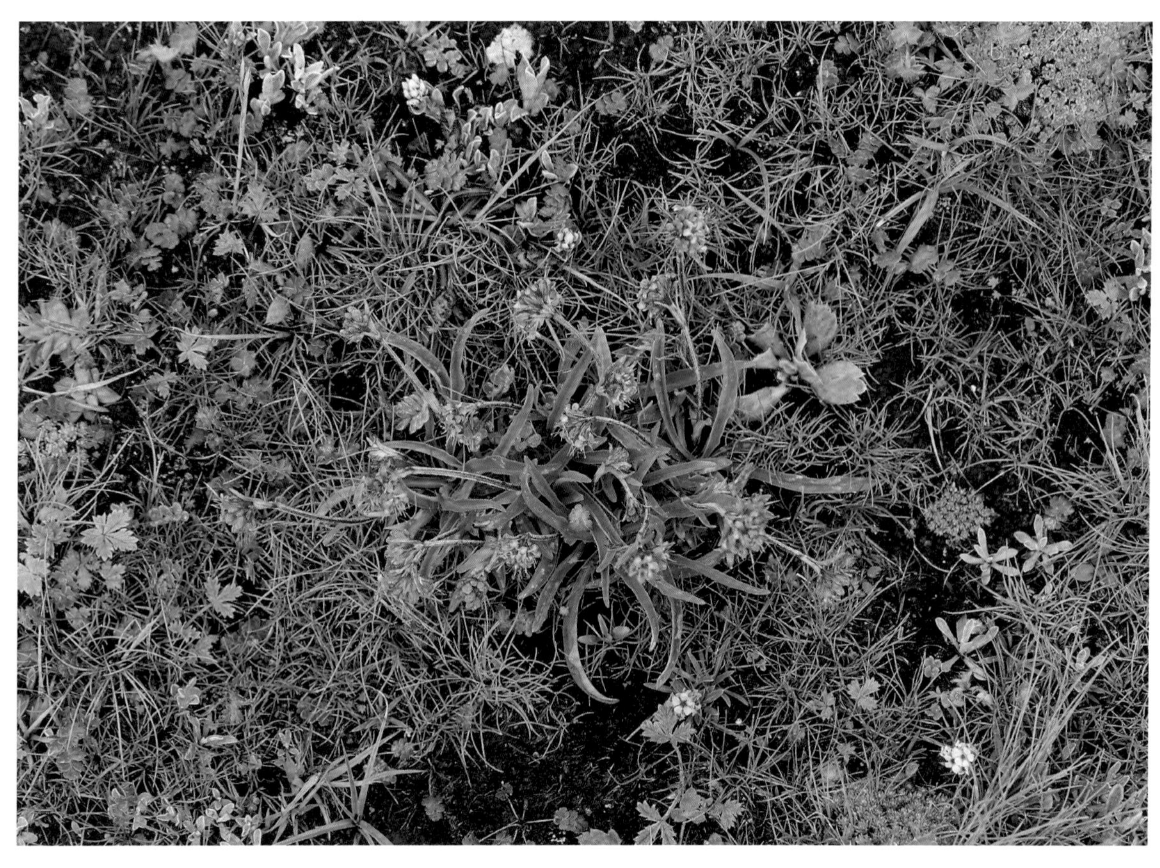

败酱科（Valerianaceae） 甘松属（*Nardostachys* DC.）

匙叶甘松 *Nardostachys jatamansi* (D. Don) DC.

药 材 名 甘松、甘松叶；སྤང་སྤོས།（榜贝、邦贝、帮贝）。

标　　准 《部标藏药·附录》、《藏标》、《青海藏标·附录》（1992 年版）、《四川藏标》（2020 年版）。

植物形态 参见《中国植物志》第七十三卷第一分册第 25 页。

分布与生境 分布于我国甘肃南部（合作）、四川（康定、阿坝、壤塘、雅江、甘孜等）、西藏（江达）、云南。生长于海拔 2 600 ~ 5 000 m 的沼泽草甸、河漫滩、灌丛草坡。印度、尼泊尔、不丹也有分布。

药用部位 甘松：根及根茎。

甘松叶：地上部分。

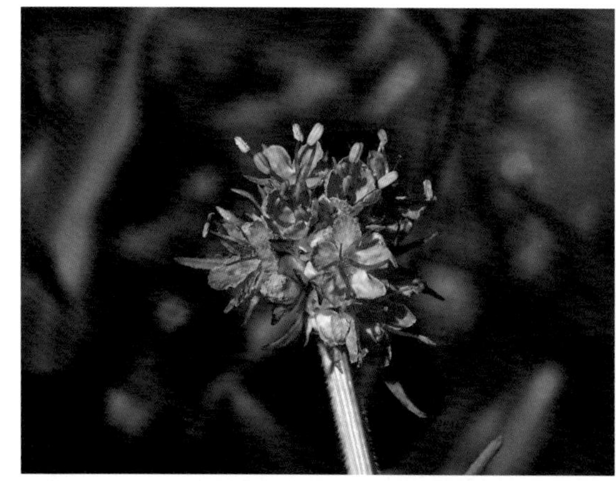

采收与加工 甘松：春、秋季采挖，除去泥沙，晒干。

甘松叶：6 ~ 8 月采割，切段，阴干。

性　　味 甘松：味甘，性温。

甘松叶：味苦，性凉。

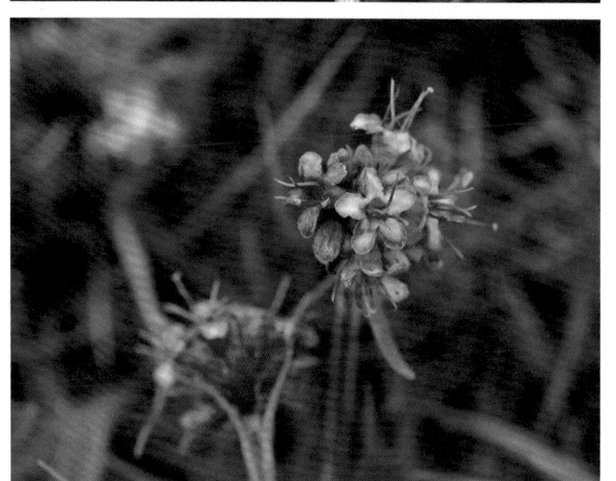

功能与主治 甘松：理气，醒脾，散寒，燥湿。用于寒湿内阻，心腹胀痛，瘟疫；外用于牙疳，龋齿，脚气浮肿。

甘松叶：清热解毒，驱虫消肿。用于陈旧热，毒热症，咽喉炎，虫病。

用量与用法 甘松：2.5 ~ 4.5 g。内服煎汤；或入丸、散。外用适量，研末撒或调敷。

甘松叶：3 ~ 5 g。外用适量。

附　注

《度母本草》《四部医典》《晶珠本草》等中均记载有治宿热毒热、消肿胀之药物“སྤང་སྤོས།”（榜贝）。现代文献记载的“榜贝”的基原包括败酱科甘松属和缬草属（*Valeriana*）植物，其中以甘松 *N. chinensis* Batal.、匙叶甘松 *N. jatamansi* (D. Don) DC. 为正品，《部标藏药·附录》及《藏标》等以“甘松 /སྤང་སྤོས།/ 榜贝”之名也收载了该 2 种的根及根茎；《四川藏标》则以“甘松叶 /སྤང་སྤོས།/ 邦贝”之名收载了匙叶甘松 *N. jatamansi* (D. Don) DC. 的地上部分，其功能和主治与根及根茎的不同。缬草属植物为青海、甘肃、西藏昌都地方习用的“榜贝”的基原，但通常被作为“རྒྱ་སྤོས།”（甲贝、甲布）的基原使用，《四川藏标》（2014 年版）以“缬草 /རྒྱ་སྤོས་དཀར་པོ།/ 甲布嘎尔波”之名收载了缬草 *V. officinalis* Linn.，其功效也与甘松的相似。（参见“缬草”条）

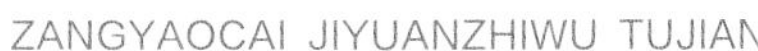

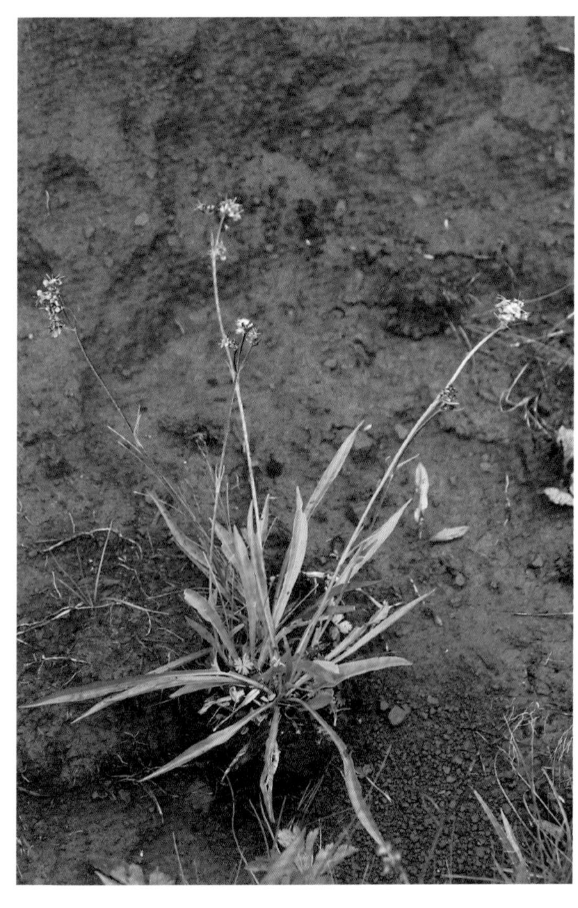

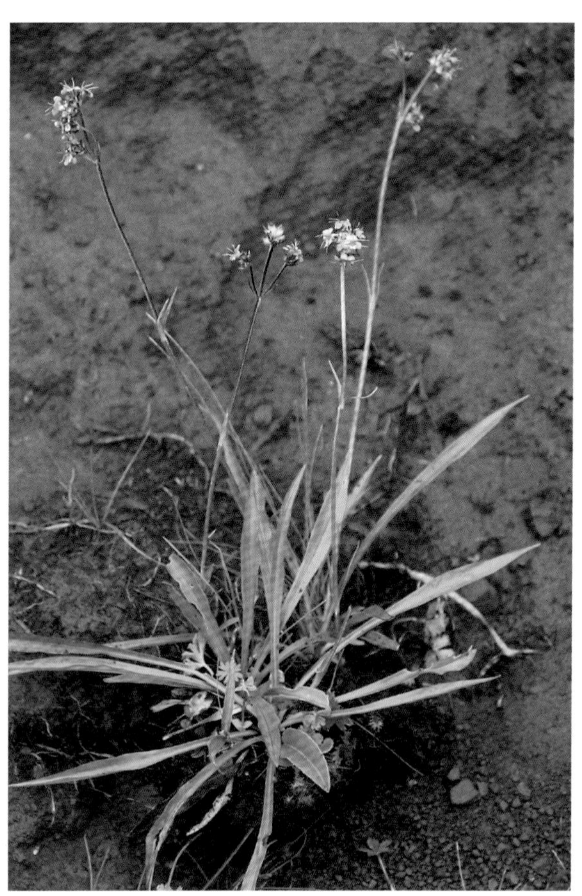

败酱科（Valerianaceae） 甘松属（*Nardostachys* DC.）

甘松 *Nardostachys chinensis* Batal.

药 材 名 甘松；སྤང་སྤོས།（榜贝、邦贝、帮贝）。

标　　准 《部标藏药·附录》、《藏标》、《青海藏标·附录》（1992 年版）。

植物形态 参见《中国植物志》第七十三卷第一分册第 25 ～ 27 页。

分布与生境 分布于我国青海南部、四川北部和西部。生长于海拔 3 200 ～ 4 050 m 的沼泽草甸、河漫滩、灌丛草坡。

药用部位 全草或根及根茎。

采收与加工 春、秋季采挖，除去泥沙，晒干。

性　　味　味甘，性温。

功能与主治　理气，醒脾，散寒，燥湿。用于寒湿内阻，心腹胀痛，瘟疫；外用于牙疳，龋齿，脚气浮肿。

用量与用法　2.5 ~ 4.5 g。内服煎汤；或入丸、散。外用适量，研末撒或调敷。

附　注

《度母本草》《四部医典》《晶珠本草》等中均记载有治宿热毒热、消肿胀之药物“སྤང་སྤོས།”（榜贝）。现代文献记载的“榜贝”的基原包括败酱科甘松属和缬草属（*Valeriana*）植物，以甘松 *N. chinensis* Batal.、匙叶甘松 *N. jatamansi* (D. Don) DC. 为正品，《部标藏药·附录》及《藏标》等以“甘松 /སྤང་སྤོས།/ 榜贝”之名也收载了该 2 种。缬草属植物为青海、甘肃、西藏昌都“榜贝”的地方习用品，但该属植物多被作为“རྒྱ་སྤོས།”（甲贝、甲布）的基原使用，《四川藏标》（2014 年版）以“缬草 /རྒྱ་སྤོས་དཀར་པོ།/ 甲布嘎尔波”之名收载了缬草 *V. officinalis* Linn.，其功效也与甘松的相似。（参见“缬草”条）

文献记载，我国分布有甘松 *N. chinensis* Batal.、匙叶甘松 *N. jatamansi* (D. Don) DC.、大花甘松 *N. grandiflora* DC. 3 种甘松属植物，关于其分类有争议。《中国植物志》记载了前 2 种，将 *N. grandiflora* DC. 作为匙叶甘松 *N. jatamansi* (D. Don) DC. 的异名；而 *Flora of China* 则将上述 3 种合并为甘松 *N. jatamansi* (D. Don) DC. 。有分子生物学鉴定研究支持将甘松 *N. chinensis* Batal. 和匙叶甘松 *N. jatamansi* (D. Don) DC. 作为独立的 2 种植物，本书暂将此 2 种单列收录。（参见“匙叶甘松”条）

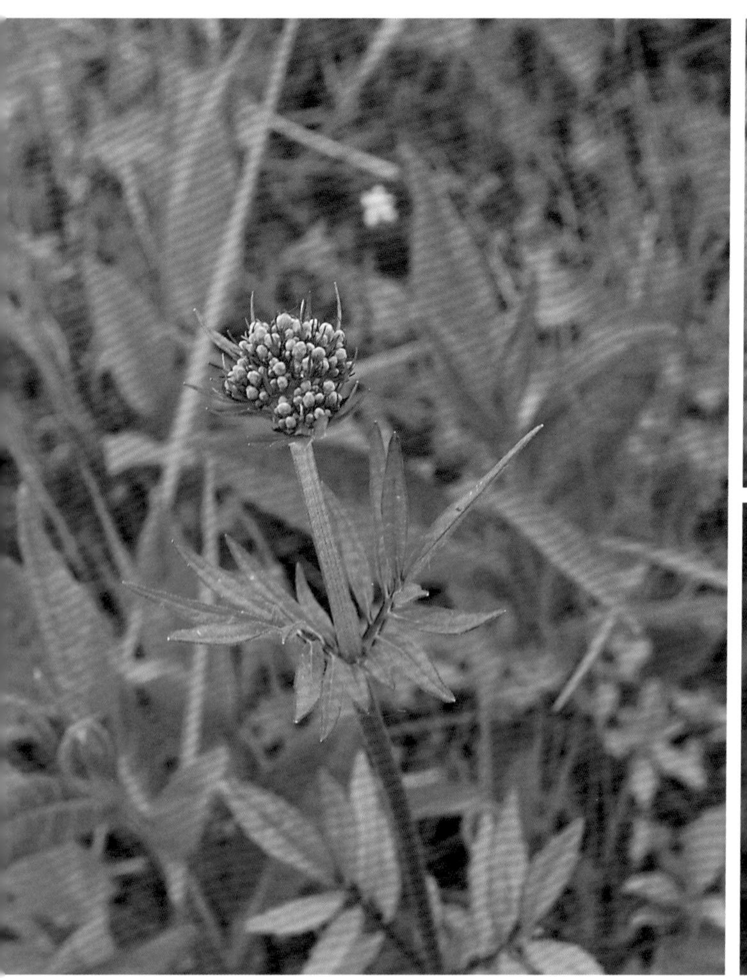

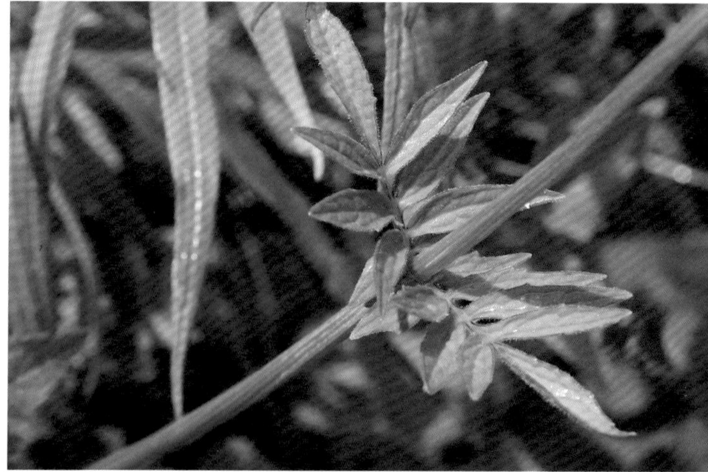

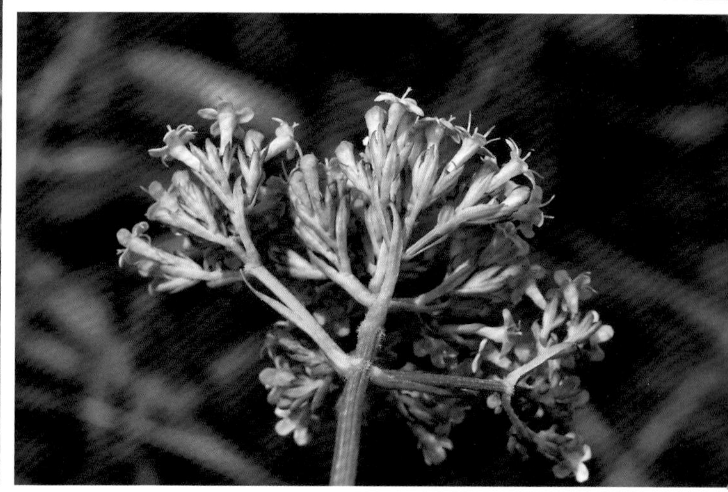

败酱科（Valerianaceae） 缬草属（*Valeriana* Linn.）

缬草 *Valeriana officinalis* Linn.

药 材 名 缬草；རྒྱ་སྤོས་དཀར་པོ།（甲布嘎尔波）。

标 准 《四川藏标》（2014 年版）。

植物形态 参见《中国植物志》第七十三卷第一分册第 32 页。

分布与生境 分布于我国东北至西南的大部分地区。生长于海拔 4 000 m 以下的山坡草地、林下。欧洲、亚洲西部也有分布。

药用部位 全草。

采收与加工 春、夏季茎叶茂盛时采收，除去杂质，切成节段，阴干。

性　　味 味苦，性凉。

功能与主治 清热解毒，消肿敛脓。用于陈旧热，毒热，四肢水肿，脾病，瘟疫，急性腹痛，白喉。

用量与用法 2 ~ 5 g。内服煎汤；或入丸、散。

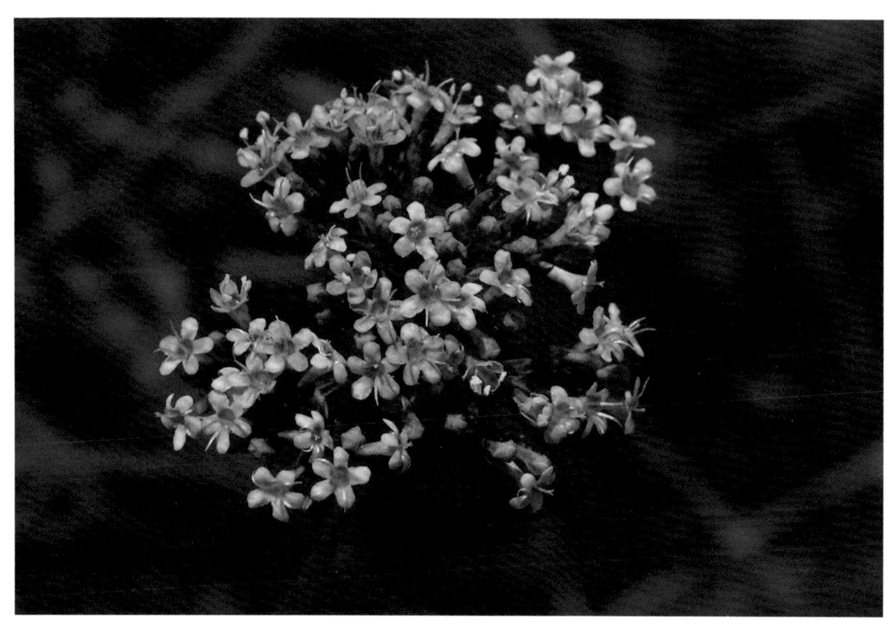

附　注

《四部医典》等中记载有“རྒྱ་སྤོས།”（甲贝、甲布）；《晶珠本草》言其功效与甘松的［“སྤང་སྤོས།”（榜贝）］相同，载其为治宿热毒热、消肿胀、干涸四肢脓水之药物。据现代文献记载和市场调查，“榜贝”的基原包括败酱科甘松属（*Nardostachys*）和缬草属植物，以甘松 *N. chinensis* Batal.、匙叶甘松 *N. jatamansi* (D. Don) DC. 为正品；而“甲贝”的基原则较为复杂，包括豆科草木樨属（*Melilotus*）、十字花科桂竹香属（*Cheiranthus*）、败酱科缬草属、唇形科牛至属（*Origanum*）及牻牛儿苗科老鹳草属（*Geranium*）的多种植物，各地习用的种类不同，多以草木樨 *M. officinalis* (Linn.) Pall. 为正品。缬草 *V. officinalis* Linn. 为四川、西藏昌都藏医习用的“榜贝”或“甲布”的基原，但其形态与古籍的记载不符。《部标藏药》以“草木樨 /རྒྱ་སྤོས།/ 甲贝”之名收载了草木樨 *M. officinalis* (Linn.) Pall.；《四川藏标》以“缬草 /རྒྱ་སྤོས་དཀར་པོ།/ 甲布嘎尔波”之名收载了缬草 *V. officinalis* Linn.，二者均以全草入药，功效也相似。（参见“草木樨”“匙叶甘松”条）

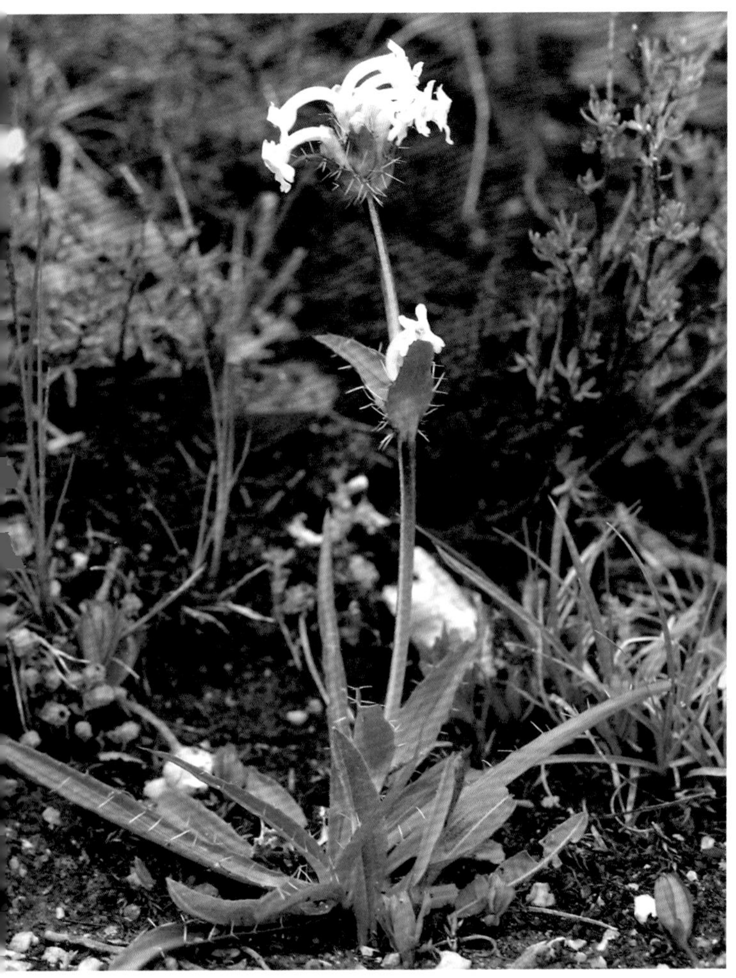
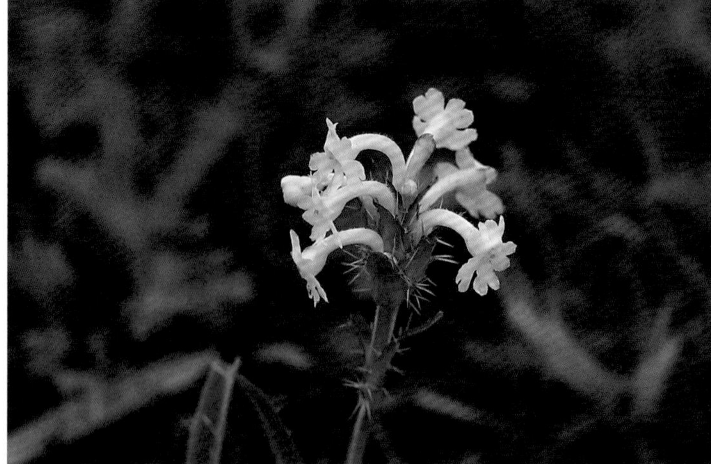
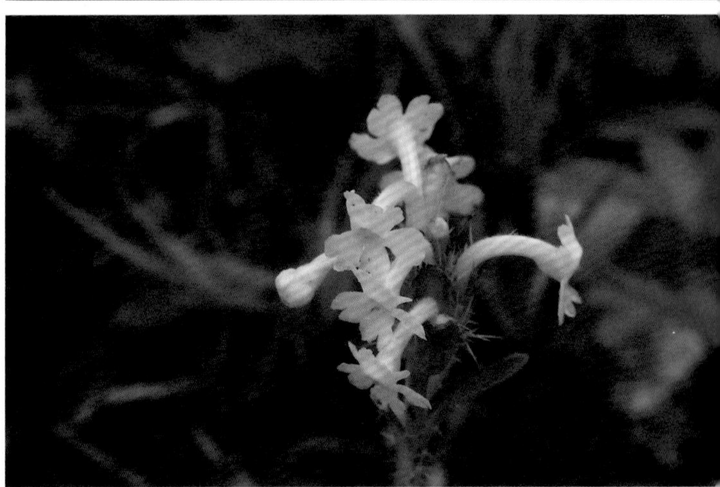

川续断科（Dipsacaceae） 刺续断属（*Morina* Linn.）

白花刺参 *Morina nepalensis* D. Don var. *alba* (Hand.-Mazz.) Y. C. Tang（*M. alba* Hand.-Mazz.）

药 材 名 刺参；ཀྱང་ཚེར་དཀར་པོ།（江才嘎保、江刺嘎布）。

标 准 《部标藏药》。

植物形态 参见《中国植物志》第七十三卷第一分册第 51 页。

分布与生境 分布于我国西藏东部和中部、云南西部和北部、四川西部和中部、青海南部、甘肃东南部。生长于海拔 3 000 ~ 4 000 m 的山坡、草甸、林下。

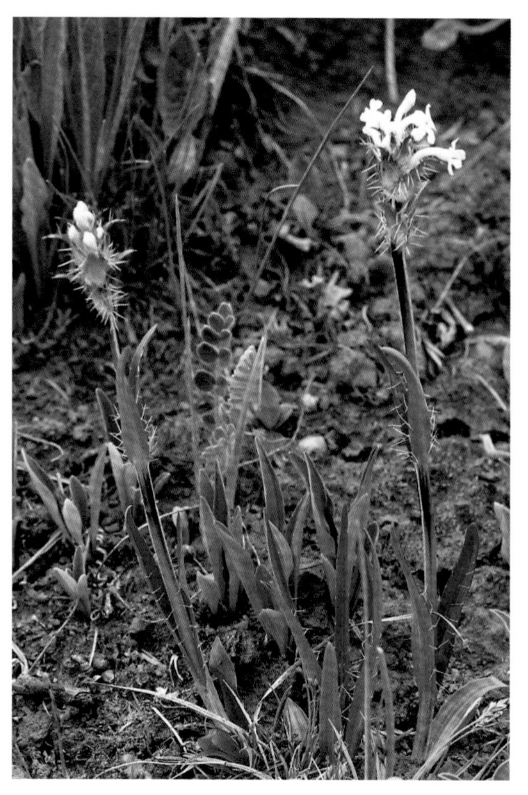

药用部位　地上部分。

采收与加工　盛花期采收，洗净，阴干。

性　　味　味甘、涩，化后味甘，性温。

功能与主治　催吐，健胃，消肿，愈疮，消痞瘤。用于“培根”病，消化不良，痞瘤，脓疮，关节炎，腰痛，眩晕，口眼歪斜；外用于疮疖。

用量与用法　2 ~ 5 g。内服煎汤；或入丸、散。外用适量。

附　注

《度母本草》《蓝琉璃》《晶珠本草》等记载的“སྒྲང་ཚེར།”（江才）有白［“སྒྲང་ཚེར་དཀར་པོ།”（江才嘎保），又名“བྱ་ཁ་པད།”（夏札班，见于《妙音本草》）］、黑［“སྒྲང་ཚེར་ནག་པོ།”（江才那保、将刺那布）］2种，白者为上品，黑者为下品。“江才”系多种来源于茎叶有刺毛植物的药材统称，现代文献记载的“江才”类的基原包括川续断科刺续断属及菊科飞廉属（*Carduus*）等的10余种植物。不同文献对“江才”白者、黑者的基原有不同观点，多认为刺续断属植物为白者（江才嘎保）的基原，其他属植物为黑者（江才那保）的基原。《部标藏药》以“刺参/སྒྲང་ཚེར་དཀར་པོ།/江才嘎保”之名收载了白花刺参 *M. alba* Hand.-Mazz.、圆萼刺参 *M. chinensis* (Bat.) Diels 和青海刺参 *M. kokonorica* Hao；以“飞廉/སྒྲང་ཚེར་ནག་པོ།/江才尔那保”之名收载了飞廉 *C. crispus* L.（丝毛飞廉）。（参见“青海刺参”“丝毛飞廉”“圆萼刺参”条）

《中国植物志》记载白花刺参的拉丁学名为 *M. nepalensis* D. Don var. *alba* (Hand.-Mazz.) Y. C. Tang，将 *M. alba* Hand.-Mazz. 作为其异名；*C. crispus* L. 的中文名为“丝毛飞廉”。

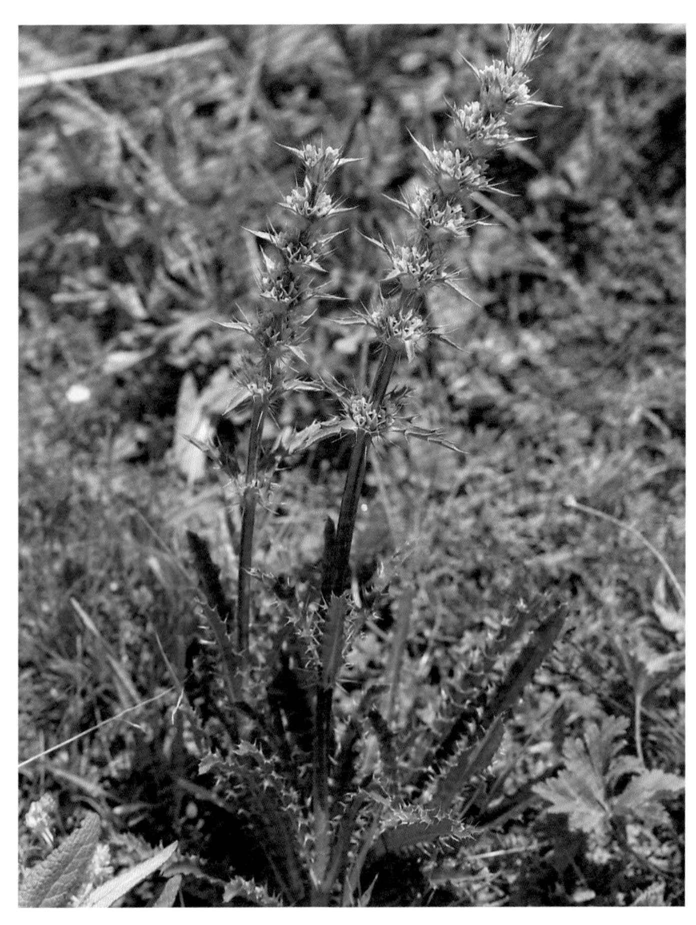
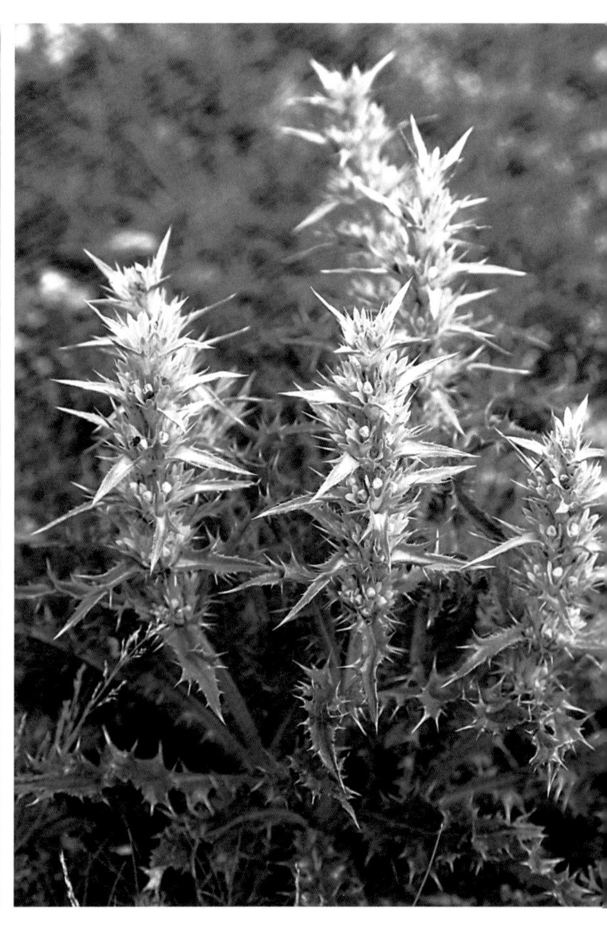

川续断科（Dipsacaceae） 刺续断属（*Morina* Linn.）

圆萼刺参 *Morina chinensis* (Bat.) Diels

药 材 名 刺参；སྤང་ཚེར་དཀར་པོ།（江才嘎保、江刺嘎布）。

标 准 《部标藏药》。

植物形态 参见《中国植物志》第七十三卷第一分册第 53 ～ 55 页。

分布与生境 分布于我国甘肃中部、青海南部、四川西部、内蒙古西部。生长于海拔 2 800 ～ 4 000 m 的高山草坡、灌丛。

药用部位 地上部分。

采收与加工 盛花期采集，洗净，阴干。

性　　味　味甘、涩，化后味甘，性温。

功能与主治　催吐，健胃，消肿，愈疮，消痞瘤。用于“培根”病，消化不良，痞瘤，脓疮，关节炎，腰痛，眩晕，口眼歪斜；外用于疮疖。

用量与用法　2 ~ 5 g。内服煎汤；或入丸、散。外用适量。

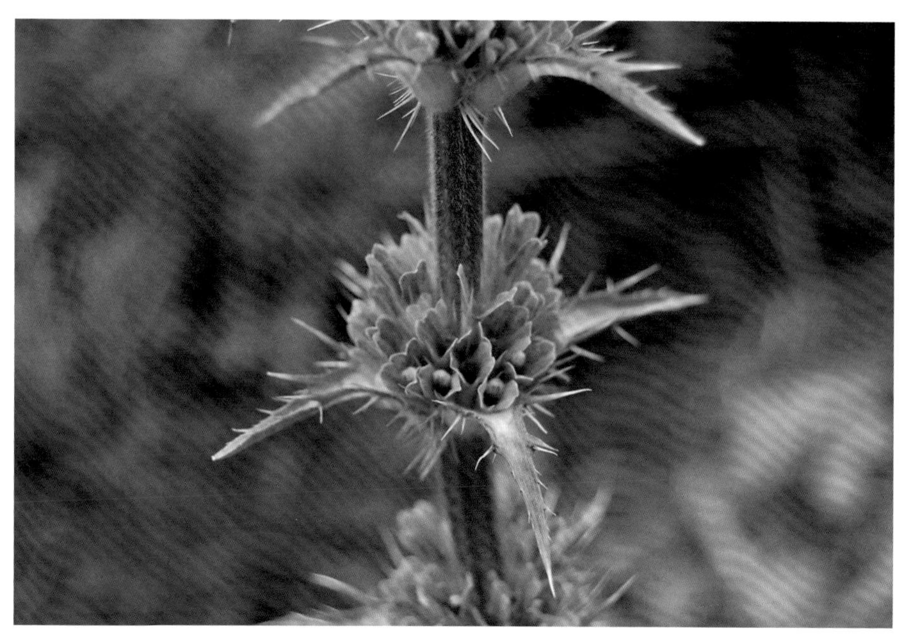

附　注

《四部医典》记载有引吐“培根”病之药物“སྤྲང་ཚེར།”（江才、江策）。《药名荟萃》《晶珠本草》记载“江才”分为黑［“སྤྲང་ཚེར་ནག་པོ།”（江才那保）］、白［“སྤྲང་ཚེར་དཀར་པོ།”（江才嘎保）］2 种。“江才”是多种来源于茎叶带有刺毛植物的药材总称，现代文献记载的“江才”类的基原极为复杂，包括川续断科刺续断属、菊科飞廉属（*Carduus*）等的多种植物；但不同文献对“江才”白者、黑者的基原有不同观点，多认为刺续断属植物为白者（江才嘎保）的基原，其他属植物为黑者（江才那保）的基原。《部标藏药》以“刺参 /སྤྲང་ཚེར་དཀར་པོ།/ 江才嘎保”之名收载了白花刺参 *M. alba* Hand.-Mazz.[*M. nepalensis* D. Don var. *alba* (Hand.-Mazz.) Y. C. Tang]、圆萼刺参 *M. chinensis* (Bat.) Diels、青海刺参 *M. kokonorica* Hao；以“飞廉 /སྤྲང་ཚེར་ནག་པོ།/ 江才尔那保”之名收载了飞廉 *C. crispus* L.（丝毛飞廉）。（参见“白花刺参”“青海刺参”“丝毛飞廉”条）

在《中国植物志》中，白花刺参的拉丁学名为 *M. nepalensis* D. Don var. *alba* (Hand.-Mazz.) Y. C. Tang，*M. alba* Hand.-Mazz. 为其异名；*C. crispus* L. 的中文名为“丝毛飞廉”。

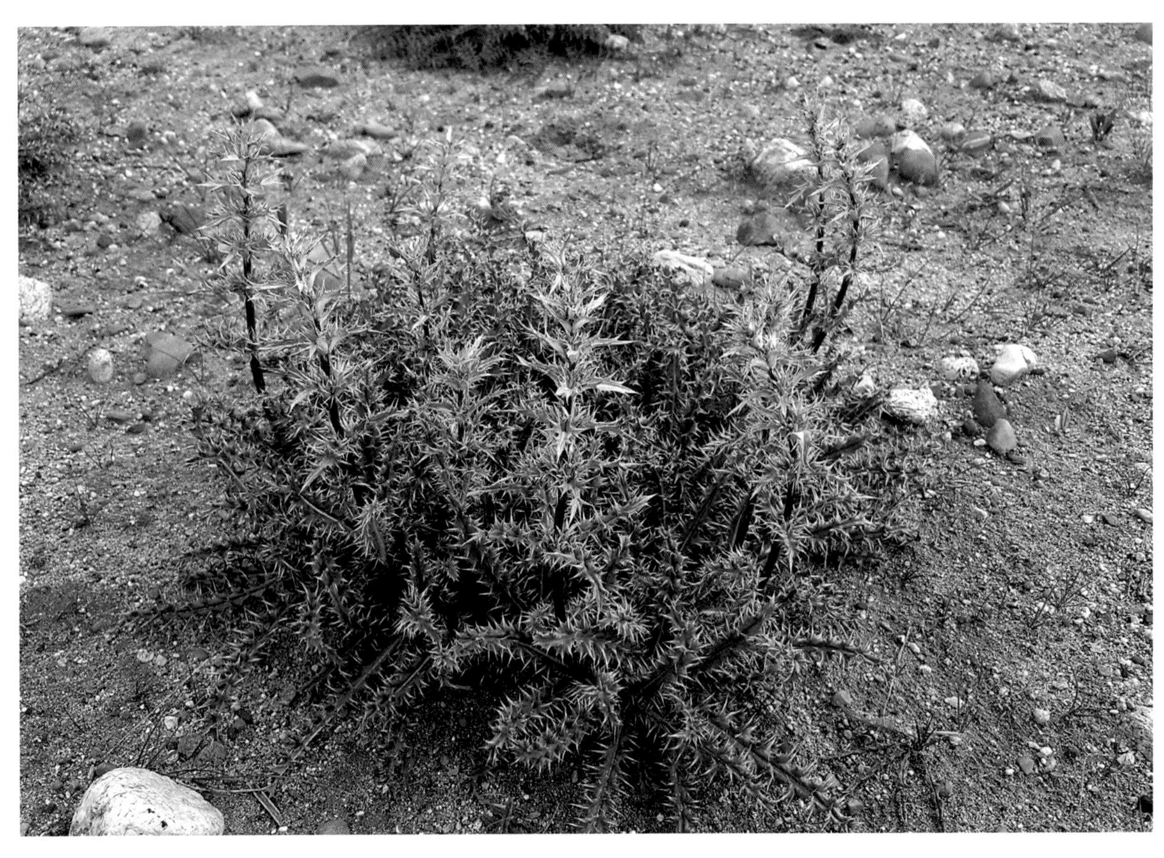

川续断科（Dipsacaceae） 刺续断属（*Morina* Linn.）

青海刺参 *Morina kokonorica* Hao

药 材 名 刺参；སྤྱང་ཚེར་དཀར་པོ།（江才嘎保、江刺嘎布）。

标 准 《部标藏药》。

植物形态 参见《中国植物志》第七十三卷第一分册第 55 页。

分布与生境 分布于我国甘肃南部、青海、四川西北部、西藏东部和中部。生长于海拔 3 000 ～ 4 500 m 的石质山坡、山谷草地、河滩。

药用部位 地上部分。

采收与加工 盛花期采集，洗净，阴干。

性 味 味甘、涩，化后味甘，性温。

功能与主治 催吐，健胃，消肿，愈疮，消痞瘤。用于“培根”病，消化不良，痞瘤，脓疮，关节炎，腰痛，眩晕，口眼歪斜；外用于疮疖。

用量与用法 2 ~ 5 g。内服煎汤；或入丸、散。外用适量。

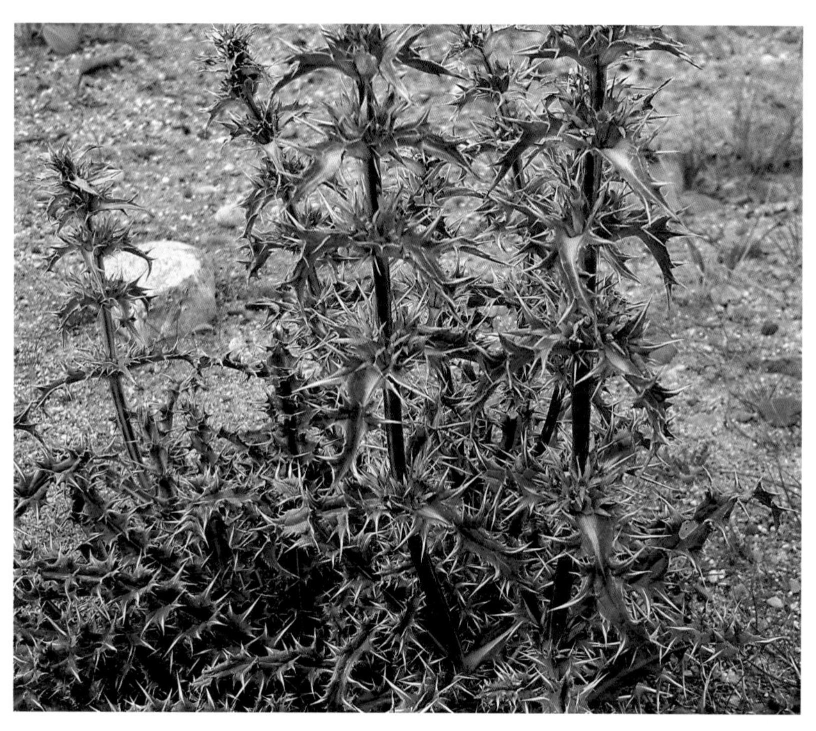

附 注

《四部医典》《蓝琉璃》中记载有引吐“培根”病、愈疮之药物“སྤྱང་ཚེར།”（江才）。《药名荟萃》《晶珠本草》记载“སྤྱང་ཚེར།”（江才）分为黑 [“སྤྱང་ཚེར་ནག་པོ།”（江才那保、江才尔那保）]、白 [“སྤྱང་ཚེར་དཀར་པོ།”（江才嘎保、江才尔嘎保）]2 种。“江才”是来源于多种茎叶有刺毛植物的药材总称。现代文献记载的“江才”的基原极为复杂，包括川续断科刺续断属、菊科飞廉属（*Carduus*）等的多种植物；但不同文献对白者、黑者的基原有不同观点。《部标藏药》以“刺参 /སྤྱང་ཚེར་དཀར་པོ།/ 江才嘎保”之名收载了白花刺参 *M. alba* Hand.-Mazz.、圆萼刺参 *M. chinensis* (Bat.) Diels、青海刺参 *M. kokonorica* Hao；以“飞廉 /སྤྱང་ཚེར་ནག་པོ།/ 江才尔那保”之名收载了飞廉 *C. crispus* L.（丝毛飞廉）。（参见“白花刺参”“丝毛飞廉”“圆萼刺参”条）

在《中国植物志》中，白花刺参的拉丁学名为 *M. nepalensis* D. Don var. *alba* (Hand.-Mazz.) Y. C. Tang，*M. alba* Hand.-Mazz. 为其异名；*C. crispus* L. 的中文名为“丝毛飞廉”。

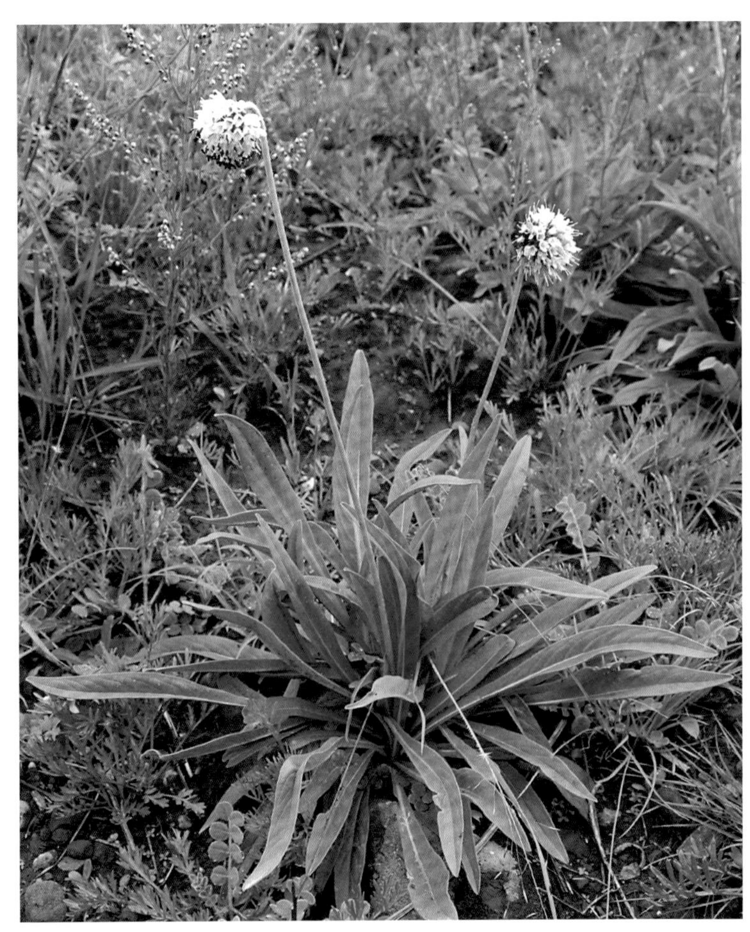

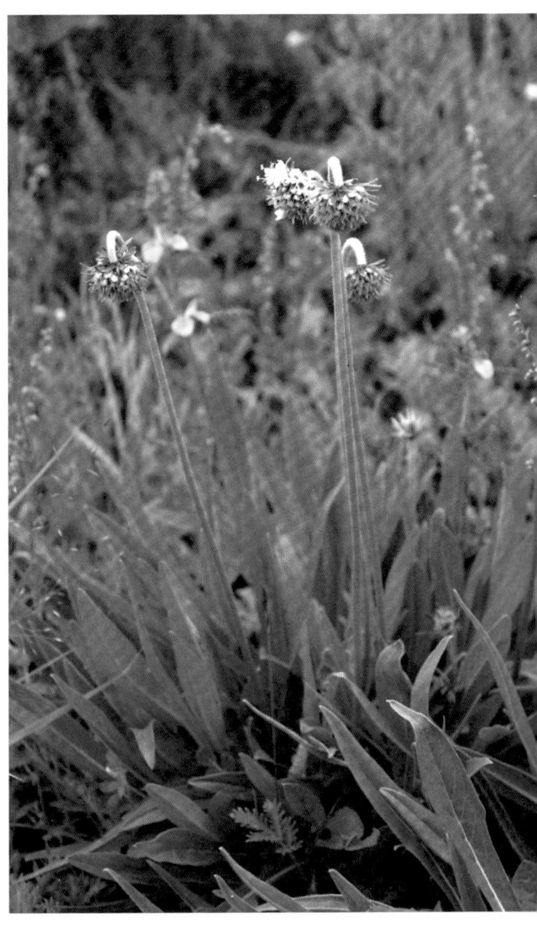

川续断科（Dipsacaceae） 翼首花属（*Pterocephalus* Vaill. ex Adans.）

匙叶翼首花 *Pterocephalus hookeri* (C. B. Clarke) Höeck

药 材 名 翼首草；སྤང་རྒྱན་དོག（榜孜毒乌、榜姿多乌、榜孜多沃、榜孜托乌）。

标 准 《部标藏药》、《藏标》、《青海藏标》（1992 年版）。

植物形态 参见《中国植物志》第七十三卷第一分册第 69 ~ 71 页。

分布与生境 分布于我国四川、云南、西藏东部、青海南部。生长于海拔 1 800 ~ 4 800 m 的山坡草地、高山草甸、耕地附近等。不丹、印度等也有分布。

药用部位 全草。

采收与加工 夏末秋初采挖，除去泥沙等杂质，阴干。

性　　味 味苦，化后味苦，性寒。有小毒。

功能与主治 清热解毒，除瘟止痢，祛风通痹。用于“仁彩”病，流行性感冒，痢疾，痛风，风湿性关节炎，类风湿性关节炎，膀胱炎。

用量与用法 1 ~ 3 g [《部标藏药》《青海藏标》（1992 年版）]；0.6 ~ 1.2 g（《藏标》）。内服研末；或入丸剂。

附　注

《蓝琉璃》记载“སྤང་རྩི་དོ་བོ།”（榜孜多沃）有3种（习称“翼首草三兄弟”），即“སྤང་རྩི་དོ་བོ།”（榜孜多沃）、“ལུག་རྩི་དོ་བོ།”（鲁孜多吾、漏孜多吾）和“ལུག་རྩི་འབྱར་བག”（鲁孜加尔巴合）；《晶珠本草》言“鲁孜加尔巴合”又称“སྤང་རྩི་འབྱར་བག་ཅན།”（邦孜加尔巴合见）。现代文献记载的“榜孜多沃”类的基原涉及川续断科翼首花属、川续断属（*Dipsacus*）及菊科风毛菊属（*Saussurea*）的多种植物，其中，多以匙叶翼首草 *P. hookeri* (C. B. Clarke) Höeck（匙叶翼首花）为正品，其形态与《蓝琉璃》《晶珠本草》的记载及《四部医典系列挂图全集》附图（第二十七图的88号图）所示植物相符；《部标藏药》等以“翼首草 /སྤང་རྩི་དོ་བོ།/ 榜孜毒乌（榜姿多乌、榜孜多沃）”之名收载了该种；而裂叶翼首花 *P. bretschneideri* (Batal.) Pretz. 及川续断属和风毛菊属植物的形态与古籍记载的“鲁孜多吾”和“鲁孜加尔巴合”均有较大的差异，此多种均非正品。我国翼首花属植物仅分布有上述 2 种，据调查，匙叶翼首草 *P. hookeri* (C. B. Clarke) Höeck 的分布更为广泛，资源更为丰富，“榜孜多沃”类药材也主要来源于该种。《藏药志》等现代文献也记载苞叶雪莲 *S. obvallata* (DC.) Edgew. 为“榜孜多沃”的基原之一。（参见“苞叶雪莲”条）

在《中国植物志》中，*P. hookeri* (C. B. Clarke) Höeck 的中文名为“匙叶翼首花”。

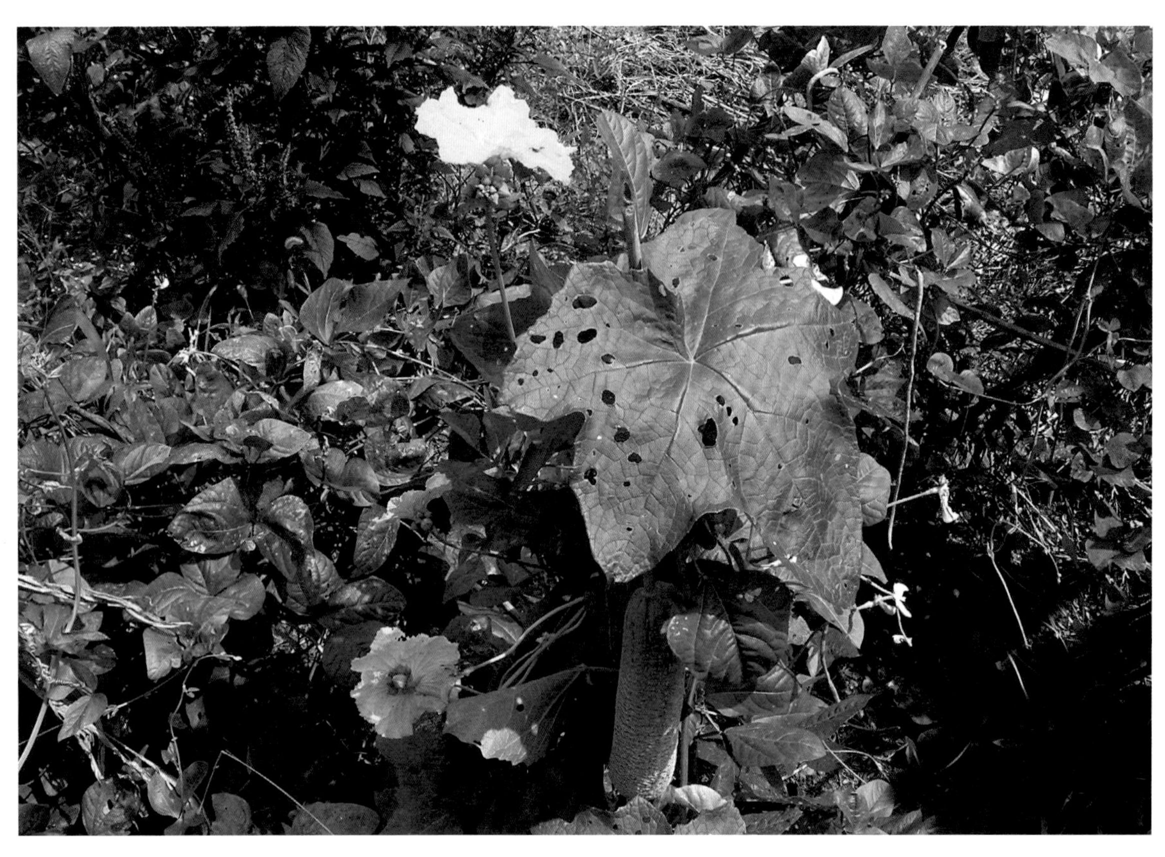

葫芦科（Cucurbitaceae） 丝瓜属（*Luffa* Mill.）

丝瓜 *Luffa cylindrica* (Linn.) Roem.

药 材 名 丝瓜籽、丝瓜子；གསེར་གྱི་ཕུད་བུ།（塞吉普布、塞吉普吾）。

标 准 《青海藏标》（1992 年版）、《四川藏标》（2020 年版）。

植物形态 参见《中国植物志》第七十三卷第一分册第 194 页。

分布与生境 分布于我国云南。我国各地作为蔬菜普遍栽培。世界其他温带、热带地区广泛栽培。

药用部位 种子。

采收与加工 果实老熟后采集，晒干。

性 味 味苦，性凉、糙。

功能与主治 清热，解毒，催吐。用于中毒症，引吐"赤巴"和"培根"病。

用量与用法 3 ~ 10 g，内服煎汤；1 ~ 1.5 g，或研末；或入丸、散。

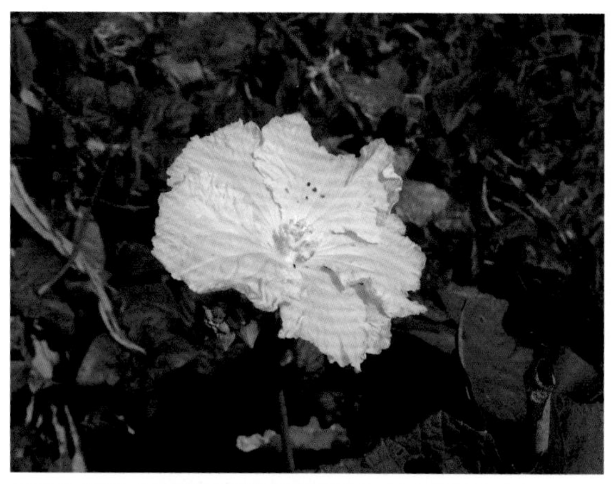

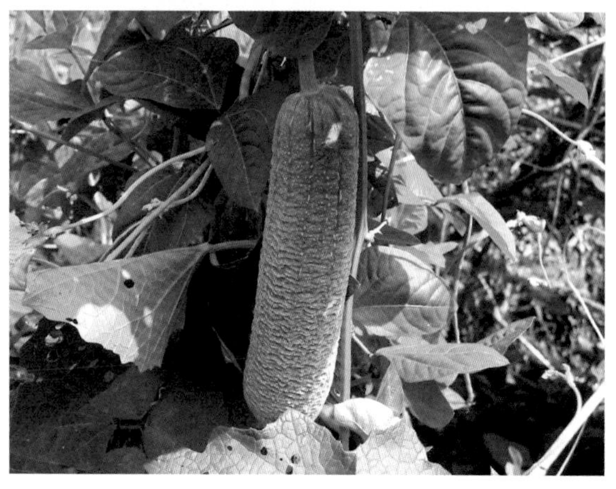

附 注

《度母本草》记载有"གསེར་གྱི་མེ་ཏོག"（色吉美多），言其功效为治热疫、毒症、胆病及"培根"病。"གསེར་གྱི་ཕུད་བུ།"（塞吉普布）见于《四部医典》之记载。《药名之海》言"塞吉普布"引吐诸病。《蓝琉璃》记载"色吉美多"和"塞吉普布"二者皆引吐胆病；并言"塞吉普布"有正品和副品之分，种子黑色者质优，黄色者质次。《四部医典系列挂图全集》第二十六图中有"གསེར་གྱི་མེ་ཏོག"（色吉美多，62 号图）和"གསེར་གྱི་ཕུད་བུ།"（塞吉普布，63 号图）2 幅附图，汉译本分别译注名为"波棱瓜"和"印度波棱瓜"，似将二者作为类似或相近的药物记载。《晶珠本草》记载"塞吉普布"又名"གསེར་རོག"（塞尔绕合），言其有 3 种，种子黑色的质佳，白色的质中，状如草丝交错包裹者质劣。《医学奇妙目饰》在"གསེར་གྱི་ཕུད་བུ།"（塞吉普布）[《医学奇妙目饰》藏文版记载名为"གསེར་གྱི་ཕུད་བུ།"，《蒙药正典》汉译本记载名为"གསེར་གྱི་ཕུད་བུ།"（色尔基普得步），系"གསེར་གྱི་ཕུད་བུ།"的同音字]条的附图中注汉译名为"丝瓜子"，言其功效为"催吐，治'赤巴'病"；并引《祖先口述》的记载言"有人将大的（色吉美多）当'塞吉普布'使用"。现代文献多记载"塞吉普布"的基原为丝瓜 *L. cylindrica* (Linn.) Roem. 和棱角丝瓜 *L. acutangula* (Linn.) Roxb.，《青海藏标》及《四川藏标》（2020 年版）以"丝瓜籽（丝瓜子）/གསེར་གྱི་ཕུད་བུ།/ 塞吉普吾（塞吉普布）"之名收载了该 2 种。但也有调查显示"塞吉普布"原由印度进口，后山南错那也产，而西藏拉萨、日喀则等地并不使用丝瓜子，"塞吉普布"的正品还有待调查考证。据文献记载，也有部分地区藏医以葫芦科植物木鳖子 *Momordica cochinchinensis* (Lour.) Spreng. 作"塞吉普布"使用，但该种的形态与《晶珠本草》的记载不甚相符，且种子有毒，不应混用。现各地藏医所用"色吉美多"多以葫芦科植物波棱瓜 *Herpetospermum pedunculosum* (Sex.) C. B. Clarke 为正品。（参见"波棱瓜"条）

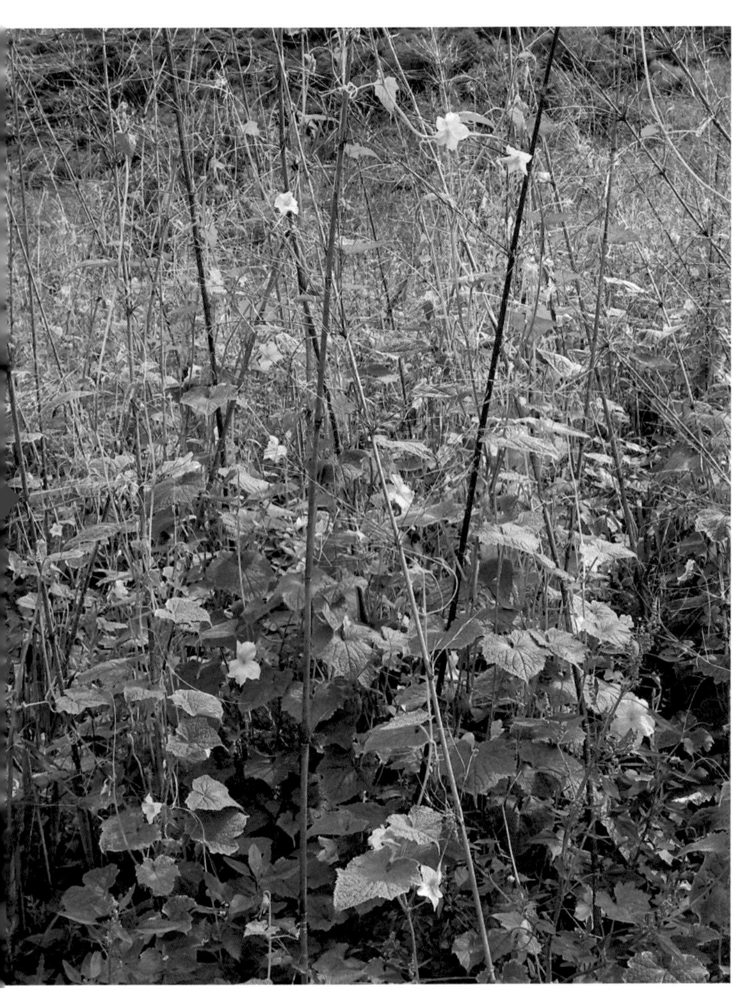

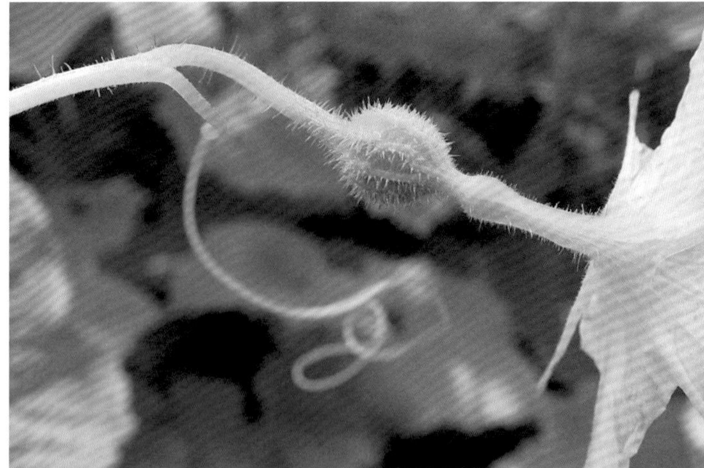

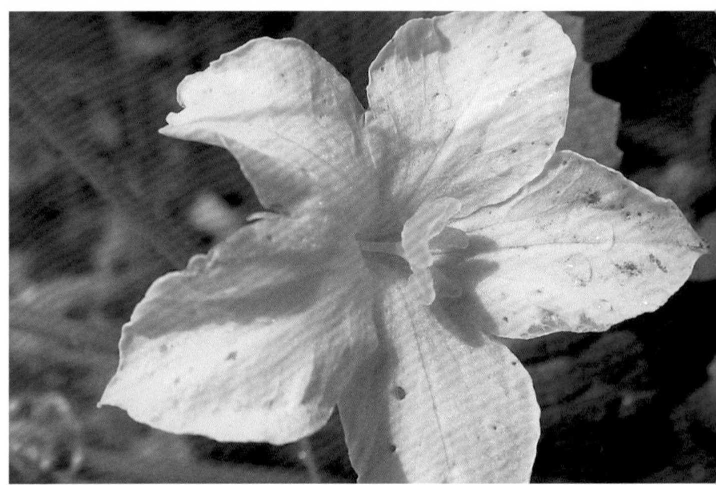

葫芦科（Cucurbitaceae）　波棱瓜属（*Herpetospermum* Wall. ex Hook. f.）

波棱瓜 *Herpetospermum pedunculosum* (Sex.) C. B. Clarke

药 材 名　波棱瓜子、波棱瓜花；གསེར་གྱི་མེ་ཏོག（色吉美多、色吉梅朵、塞季美多）。

标　　准　《部标藏药》、《藏标》、《青海藏标》（1992 年版）、《四川藏标》（2014 年版）。

植物形态　参见《中国植物志》第七十三卷第一分册第 212 页。

分布与生境　分布于我国云南、西藏、四川（康定等）。生长于海拔 2 300 ~ 3 500 m 的山坡、灌丛、林缘、路旁。印度、尼泊尔也有分布。

药用部位 波棱瓜子：成熟种子。

波棱瓜花：花。

采收与加工 波棱瓜子：秋季采集成熟果实，晒干，取出种子。

波棱瓜花：6 ~ 9 月花开时采摘花，晾干。

性　　味 味苦，化后味苦，性寒。

功能与主治 波棱瓜子：清热解毒，疏肝利胆，凉血。用于“赤彩”病，胆囊炎，胆汁反流性胃炎，胃肠炎，肝炎等。

波棱瓜花：清热解毒，利胆。用于胆汁反流性胃炎，胆囊炎，小肠等六腑之热。

用量与用法 波棱瓜子：1.5 ~ 6 g。

波棱瓜花：3 ~ 6 g。

附　注

《四部医典》《度母本草》《蓝琉璃》《晶珠本草》等中均记载有“གསེར་གྱི་མེ་ཏོག”（色吉美多），言其为清腑热、治胆热之药物。据现代文献记载和实地调查，多数地区以葫芦科植物波棱瓜 *H. pedunculosum* (Sex.) C. B. Clarke 为“色吉美多”的正品，部分地区以葫芦科植物南赤瓟 *Thladiantha harmsii* Lévl.（*Thladiantha nudiflora* Hemsl. ex Forbes et Hemsl.）、王瓜 *Thladiantha setispina* A. M. Lu et Z. Y. Zhang（刚毛赤瓟）、三尖栝楼 *Trichosanthes lepiniana* (Naud.) Cogn.（马干铃栝楼）等作代用品。波棱瓜属植物仅有波棱瓜 *H. pedunculosum* (Sex.) C. B. Clarke 1 种，《部标藏药》等中也仅收载了该种，规定以其种子入药。四川藏医还使用波棱瓜 *H. pedunculosum* (Sex.) C. B. Clarke 的花，《四川藏标》（2014 年版）以“波棱瓜花 /གསེར་གྱི་མེ་ཏོག/ 色吉梅朵”之名收载了该种，规定以其花入药。

《四部医典》另记载有催吐之药物“གསེར་གྱི་ཕུད་བུ”（塞吉普布）。《蓝琉璃》言“塞吉普布”为治中毒症、“培根”病和“赤巴”病之药物，其有正品和副品 2 种。《四部医典系列挂图全集》第二十六图中有“གསེར་གྱི་མེ་ཏོག”（色吉美多，62 号图）和“གསེར་གྱི་ཕུད་བུ”（塞吉普布，63 号图）2 幅附图，其汉译本分别译名为“波棱瓜”和“印度波棱瓜”，似将二者作为类似或相近的药物记载。现代文献多记载“塞吉普布”的基原为葫芦科植物丝瓜 *Luffa cylindrica* (Linn.) Roem. 和棱角丝瓜 *L. acutangula* (Linn.) Roxb.，《青海藏标》及《四川藏标》（2020 年版）以“丝瓜籽（丝瓜子）/ གསེར་གྱི་ཕུད་བུ/ 塞吉普吾（塞吉普布）”之名收载了该 2 种。（参见“丝瓜”条）

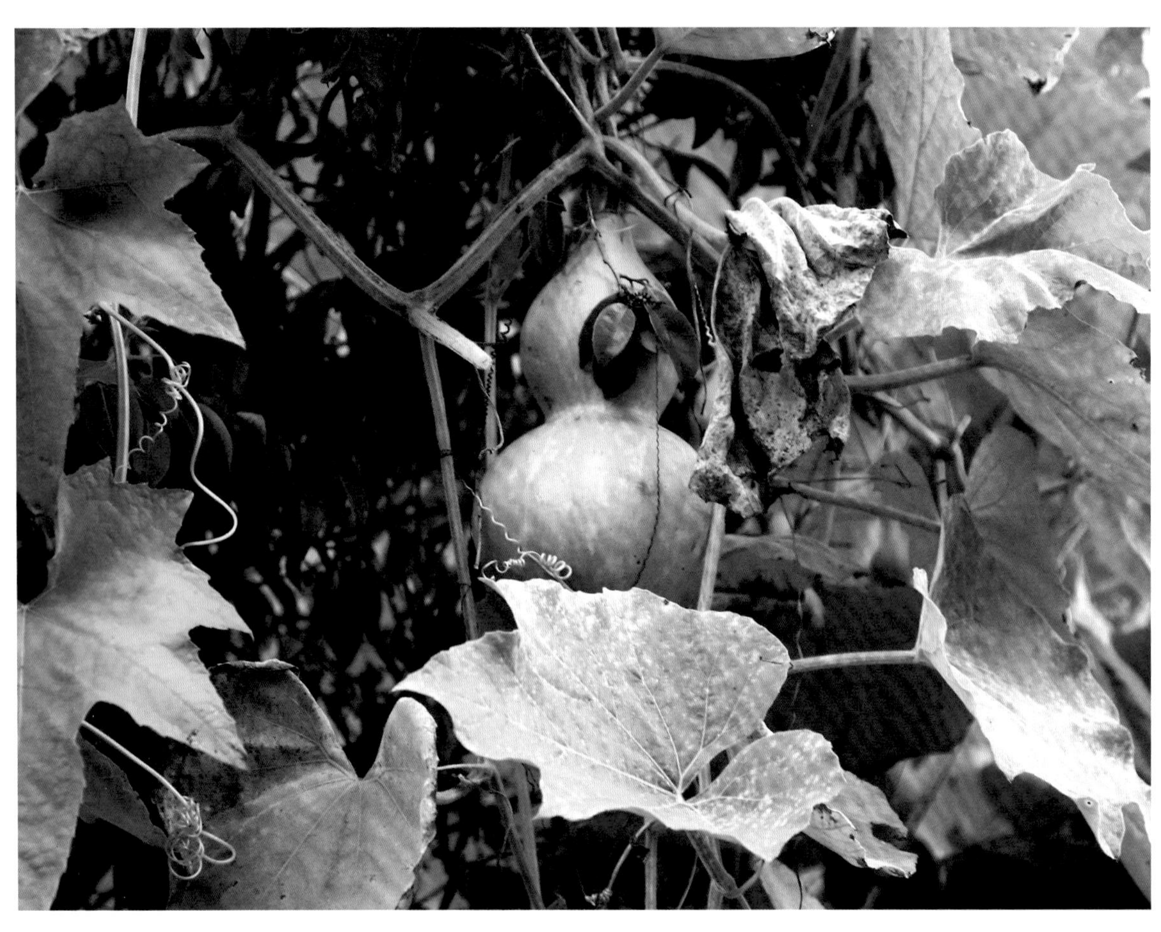

葫芦科（Cucurbitaceae）　葫芦属（*Lagenaria* Ser.）

葫芦 *Lagenaria siceraria* (Molina) Standl.

药 材 名　葫芦；ཀ་བེད་འབྲས་བུ།（嘎贝哲布、嘎贝折吾、嘎唯摘吾）。

标　　准　《部标藏药》、《青海藏标》（1992 年版）。

植物形态　参见《中国植物志》第七十三卷第一分册第 216 ~ 217 页。

分布与生境　我国各地作为蔬菜或观赏植物广泛栽培于农地、庭院。世界其他热带至温带地区也有栽培。

药用部位　种子。

采收与加工　立冬前后采摘果实，取出种子，晒干。

性　　味　味酸、涩，化后味酸，性平。

功能与主治　止泻，引吐，消肿，愈疮。用于“培根”病，胃肠炎，腹泻，肺病，疮疡。

用量与用法　6 ~ 9 g。内服研末。

附　注

《四部医典》等中记载有“ཀ་བེད།”（嘎贝）；《度母本草》言“嘎贝”自身功效为治伤疮、肺部疾病。《晶珠本草》以“ཀ་བེད་འབྲས་བུ།”（嘎贝哲布）为正名，言其有大（雄）、小（雌）2 种，大者称“嘎贝”，小者称“བིལ་བ།”（毕哇、比哇），为止热泻之药物。现代文献记载的现藏医使用的“嘎贝哲布”大者（嘎贝）的基原包括葫芦科葫芦属数种植物，其形态与《度母本草》《晶珠本草》等的记载相符；小者（毕哇）的基原为芸香科植物木橘 *Aegle marmelos* (L.) Corrěa。《部标藏药》和《青海藏标》以“葫芦 /ཀ་བེད་འབྲས་བུ།/ 嘎贝哲布”之名收载了葫芦 *L. siceraria* (Molina) Standl. 的种子；《藏标》以“葫芦 /ཀ་བེད།/ 嘎贝”之名收载了瓢葫芦 *L. siceraria* (Molina) Standl. var. *depressa* (Ser.) Hara（瓠瓜）除去瓠子的果皮，其功能和主治与种子也不同；《部标藏药》《藏标》和《青海藏标》以“木橘 /བིལ་བ།/ 毕哇（比哇、吾哇）”之名收载了木橘 *A. marmelos* (L.) Corrěa，规定以其未成熟的果实入药，功效与葫芦药材有一定差异。（参见“木橘”条）

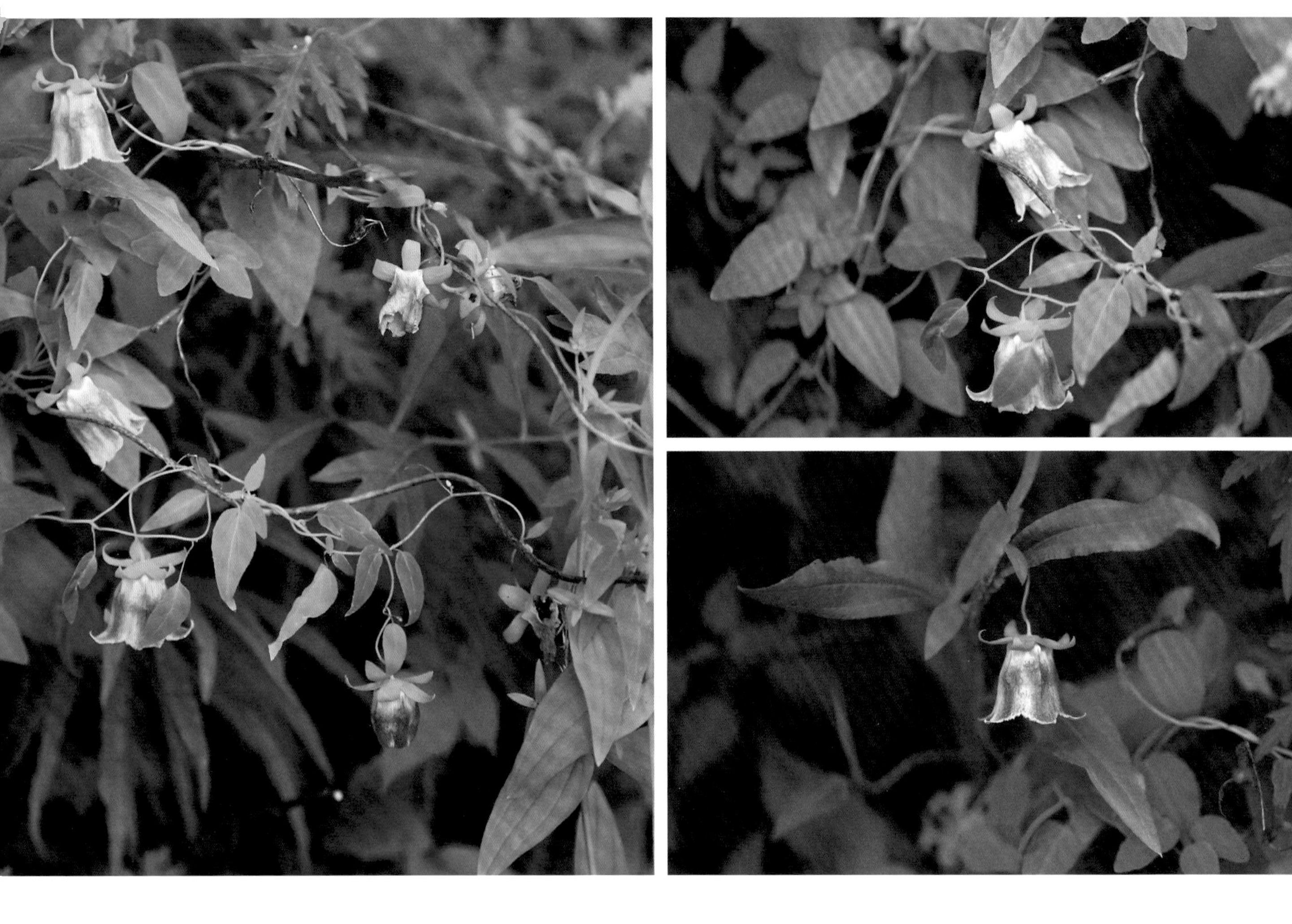

桔梗科（Campanulaceae）　党参属（*Codonopsis* Wall.）

党参 *Codonopsis pilosula* (Franch.) Nannf.

药　材　名　党参；ཀླུ་བདུད་རྡོ་རྗེ།（鲁都多杰、鲁堆多吉、陆堆多吉）。

标　　　准　《青海藏标·附录》（1992 年版）。

植物形态　参见《中国植物志》第七十三卷第二分册第 40 页。

分布与生境　分布于我国西藏东南部、四川西部、云南西北部、甘肃东部、陕西南部、宁夏、青海东部、河南、山西、河北、内蒙古、黑龙江、吉林、辽宁等。我国山西、四川、重庆等有栽培。生长于海拔 1 560 ~

3 100 m 的山地林缘、灌丛中。朝鲜、蒙古等也有分布。

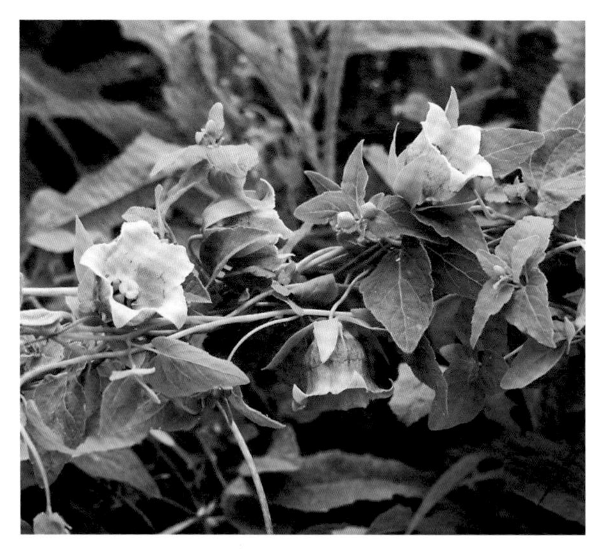

药用部位 根。

采收与加工 秋季采挖，洗净，晒干。

性　　味 味苦、辛、涩，化后味苦，性凉。

功能与主治 清热，消肿，干黄水。用于“冈斑”病，脉管炎，痛风，风湿性关节炎，类风湿性关节炎，关节积液，中风，疮疖痈肿，脚气，水肿，麻风病等。

用量与用法 3 ~ 5 g。

附　注

《晶珠本草》记载“ཟླ་བདུད་རྡོ་རྗེ།”（陆堆多吉、鲁都多杰）分为黑 [“ཟླ་བདུད་རྡོ་རྗེ།”（陆堆多吉）]、白 [“ཟླ་བདུད་རྡོ་རྗེ་དཀར་པོ།”（陆堆多吉嘎保）]2 种。现代文献记载的“陆堆多吉”类的基原主要为党参属多种植物，也有部分藏医使用桔梗科沙参属（*Adenophora*）植物，其药材又习称为“藏党参”，其中，黑者 [陆堆多吉，也称“ཟླ་བདུད་ནག་པོ།”（陆堆那保）] 的基原主要为脉花党参 *C. nervosa* (Chipp) Nannf.，白者（陆堆多吉嘎保）的基原主要为长花党参 *C. thalictrifolia* Wall. var. *mollis* (Chipp) L. T. Shen 等，但各文献多未区分黑、白而统称为“陆堆多吉”。《中华本草·藏药卷》中记载的黑、白 2 种党参的功能与主治也相同。《部标藏药》和《藏标》以“藏党参 / ཟླ་བདུད་རྡོ་རྗེ།/ 鲁堆多吉（陆堆多吉）”之名收载了长花党参 *C. mollis* Chipp[*C. thalictrifolia* Wall. var. *mollis* (Chipp) L. T. Shen]，规定以其全草入药；《青海藏标·附录》以“党参 /ཟླ་བདུད་རྡོ་རྗེ།/ 鲁都多杰”之名收载了党参 *C. pilosula* (Franch.) Nannf.，规定以其根入药。党参 *C. pilosula* (Franch.) Nannf. 为中药材党参的基原，系“陆堆多吉”的代用品，四川阿坝、甘肃甘南、云南迪庆、青海等地藏医习用。（参见“长花党参”“川藏沙参”条）

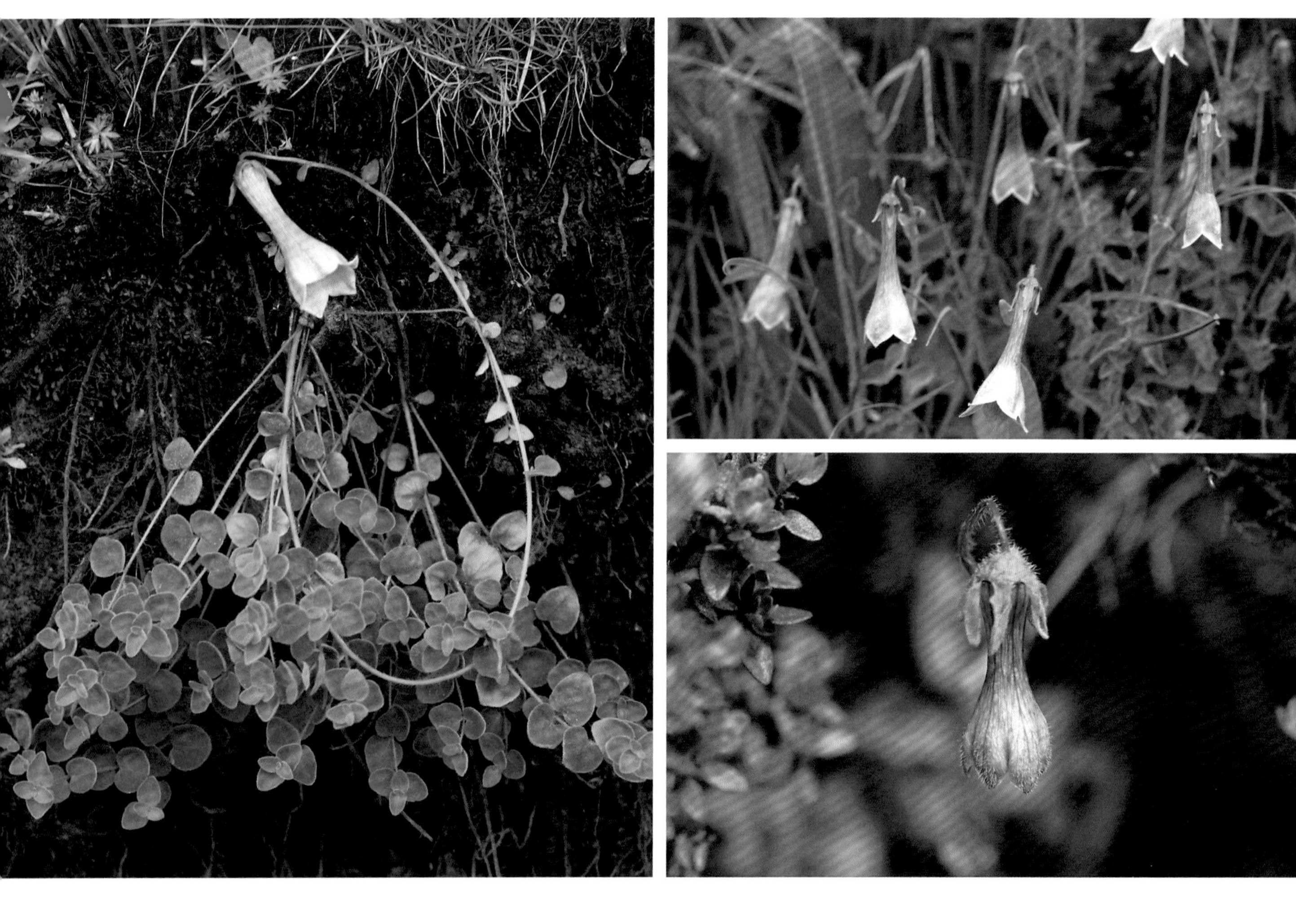

桔梗科（Campanulaceae） 党参属（*Codonopsis* Wall.）

长花党参 *Codonopsis thalictrifolia* Wall. var. *mollis* (Chipp) L. T. Shen（*C. mollis* Chipp）

药 材 名 藏党参；ཀླུ་བདུད་རྡོ་རྗེ།（鲁堆多吉、陆堆多吉、鲁都多杰）。

标 准 《部标藏药》《藏标》。

植物形态 参见《中国植物志》第七十三卷第二分册第 55 页。

分布与生境 分布于我国西藏南部和中部（林周、墨竹工卡、加查等）。生长于海拔 3 600 ～ 4 600 m 的山地草坡、灌丛中。

药用部位 全草。

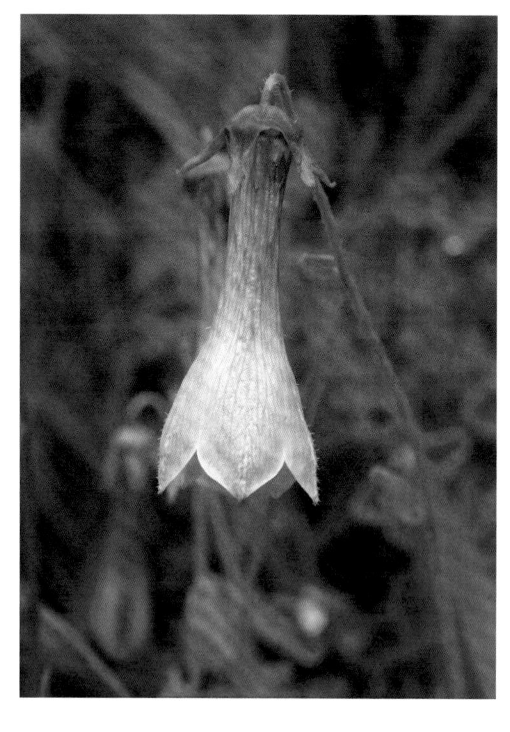

采收与加工　7 ~ 9 月采集，除去泥沙等杂质，切段，晒干。

性　　味　味苦、辛、涩，化后味苦，性凉。

功能与主治　清热，消肿，干黄水。用于“冈斑”病，脉管炎，痛风，风湿性关节炎，类风湿性关节炎，关节积液，中风，疮疖痈肿，脚气，水肿，麻风病等。

用量与用法　3 ~ 5 g。内服研末；或入丸、散。

附　注

《度母本草》记载“ཀླུ་བདུད་ནག་པོ།”（陆堆那保）的花有白、红、黄、青 4 色而不定，生于凉爽之地者花为白色或青色；另条记载有治瘿疣之药物“ཀ་ཉེ་བ།”（羔尼哇），《宇妥本草》则记载其名为“ཀ་སྙི་བ།”（羔尼哇）。《晶珠本草》记载“ཀླུ་བདུད་རྡོ་རྗེ།”（陆堆多吉）分为黑 [“ཀླུ་བདུད་རྡོ་རྗེ།”（陆堆多吉），又名“ཀླུ་བདུད་ནག་པོ།”（陆堆那保、鲁堆那保）]、白 [“ཀླུ་བདུད་རྡོ་རྗེ་དཀར་པོ།”（陆堆多吉嘎保），又名“ཀ་ཉེ།”（羔尼）] 2 种，并言“（黑者）因生地和颜色不同，还有红、黄 2 种”。现代文献记载的“陆堆多吉”类的基原多以桔梗科党参属多种植物为正品，又称“ཀླུ་བདུད་རྡོ་རྗེ་མཆོག”（陆堆多吉窍），其药材习称为“藏党参”，但通常未再区分黑、白品种；部分地区藏医也使用桔梗科沙参属（*Adenophora*）植物，称其为“ཀླུ་བདུད་རྡོ་རྗེ་ཞན་པ།”（陆堆多吉咸巴）或“ཀླུ་བདུད་རྡོ་རྗེ་དམན་པ།”（陆堆多吉门巴），将其作为副品。《部标藏药》和《藏标》以“藏党参 /ཀླུ་བདུད་རྡོ་རྗེ།/ 鲁堆多吉（陆堆多吉）”之名收载了长花党参 *C. mollis* Chipp[*C. thalictrifolia* Wall. var. *mollis* (Chipp) L. T. Shen]，规定以其全草入药；《青海藏标 · 附录》以“党参 /ཀླུ་བདུད་རྡོ་རྗེ།/ 鲁都多杰”之名收载了党参 *C. pilosula* (Franch.) Nannf.，规定以其根入药，该种也为中药材党参的基原；《西藏藏标》以“ཀླུ་བདུད་རྡོ་རྗེ་དམན་པ།/ 陆堆多吉门巴 / 陆堆多吉门巴”之名收载了川藏沙参 *A. liliifolioides* Pax et Hoffm.、甘孜沙参 *A. jasionifolia* Franch. 和云南沙参 *A. khasiana* (Hook. f. et Thoms.) Coll. et Hemsl.，规定以其全草入药，其功能和主治与党参属植物有一定差异。（参见“川藏沙参”“甘孜沙参”“灰毛党参”条）

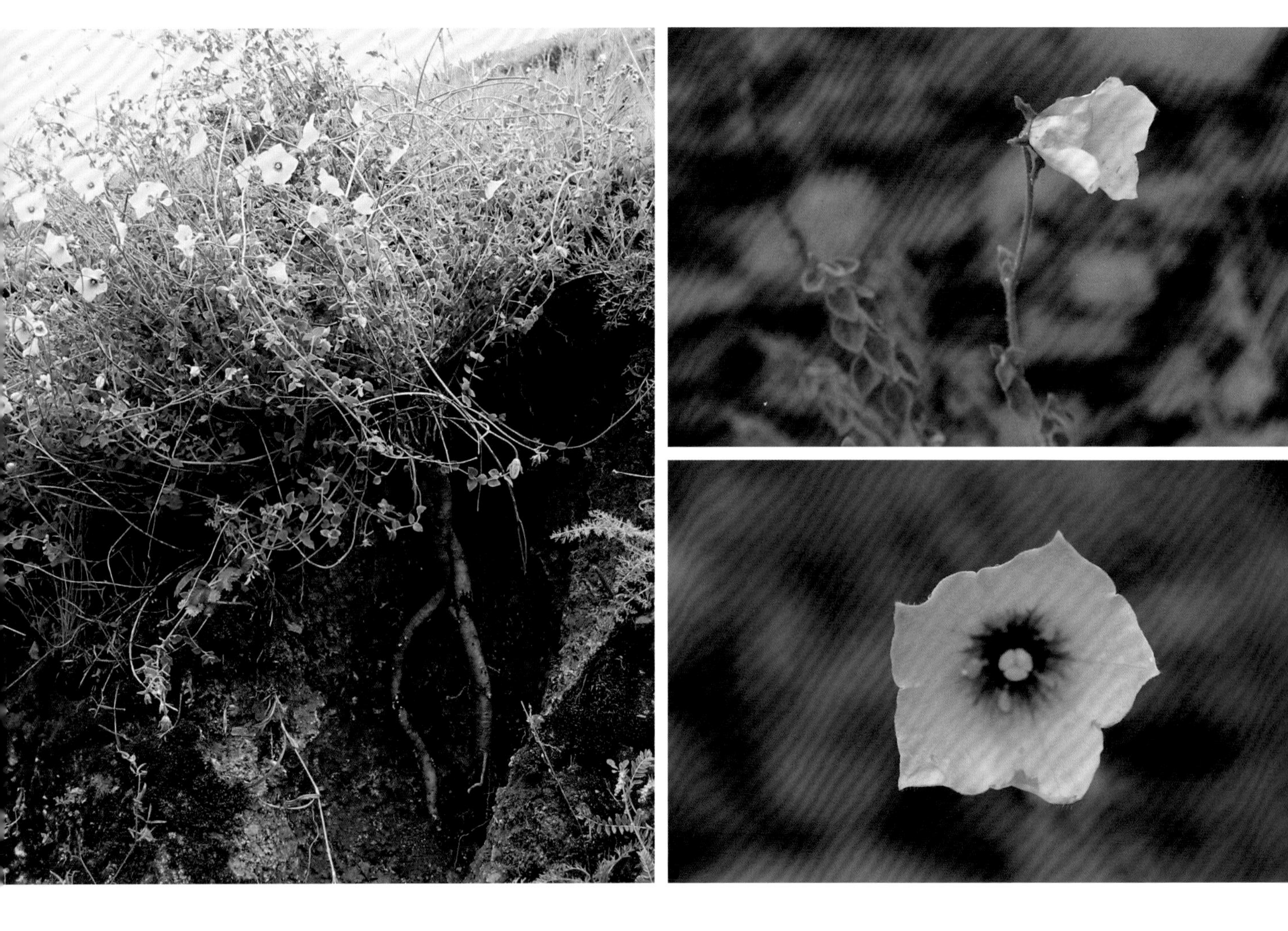

桔梗科（Campanulaceae） 党参属（*Codonopsis* Wall.）

灰毛党参 *Codonopsis canescens* Nannf.

药 材 名 灰毛党参；ཀླུ་བདུད་རྡོ་རྗེ་དཀར་པོ།（鲁堆多吉嘎保、陆堆多吉嘎保）。

标 准 《四川藏标》（2020 年版）。

植物形态 参见《中国植物志》第七十三卷第二分册第 58 页。

分布与生境 分布于我国西藏东部（江达、芒康、贡觉等）、四川西部（德格、道孚等）、青海南部（囊谦等）。生长于海拔 3 000 ～ 4 200 m 的山坡草地、河滩多石或向阳干旱处、林缘。

药用部位　地上部分。

采收与加工　夏、秋季茎叶茂盛时采收，除去杂质，阴干。

性　　味　味苦、涩，性凉。

功能与主治　除湿，调血，消肿。用于风湿性关节炎，黄水病，“岗巴”病，甲状腺肿等。

用量与用法　3 ~ 5 g。内服煎汤；或入丸、散。

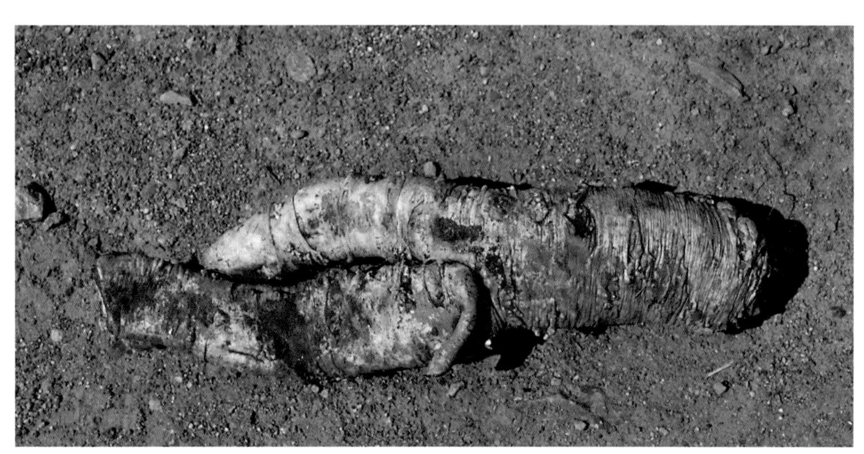

附　注

《度母本草》记载“ཀླུ་བདུད་ནག་པོ།”（陆堆那保、鲁堆那保）的花有白、黄、青、红 4 色而不定。《晶珠本草》记载“ཀླུ་བདུད་རྡོ་རྗེ།”（陆堆多吉）分为黑 [“ཀླུ་བདུད་རྡོ་རྗེ།”（陆堆多吉），也称“ཀླུ་བདུད་རྡོ་རྗེ་ནག་པོ།”（陆堆多吉那保）、“ཀླུ་བདུད་ནག་པོ།”（陆堆那保），又名“སྐྱེས་བུ་ཀླུ་བདུད་རྡོ་རྗེ།”（吉布陆都多吉）] 和白 [“ཀླུ་བདུད་རྡོ་རྗེ་དཀར་པོ།”（陆堆多吉嘎保）] 2 种。现代文献记载的“陆堆多吉”类的基原包括桔梗科党参属和沙参属（*Adenophora*）的多种植物，药材又习称为“藏党参”。据文献记载，灰毛党参 *C. canescens* Nannf. 为“鲁堆多吉”或“鲁堆多吉嘎保”的基原之一；据调查，该种系四川甘孜、阿坝藏医使用的白者（鲁堆多吉嘎保）的主要基原，《四川藏标》（2020 年版）以“灰毛党参 /ཀླུ་བདུད་རྡོ་རྗེ་དཀར་པོ།/ 鲁堆多吉嘎保”之名收载了该种。《部标藏药》和《藏标》以“藏党参 /ཀླུ་བདུད་རྡོ་རྗེ།/ 鲁堆多吉（陆堆多吉）”之名收载了长花党参 *C. mollis* Chipp[*C. thalictrifolia* Wall. var. *mollis* (Chipp) L. T. Shen]，规定以其全草入药。黑者（陆堆那保）的基原为脉花党参 *C. nervosa* (Chipp) Nannf.，而沙参属植物则为其替代品。（参见“长花党参”“川藏沙参”“甘孜沙参”条）

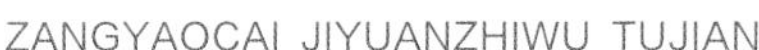

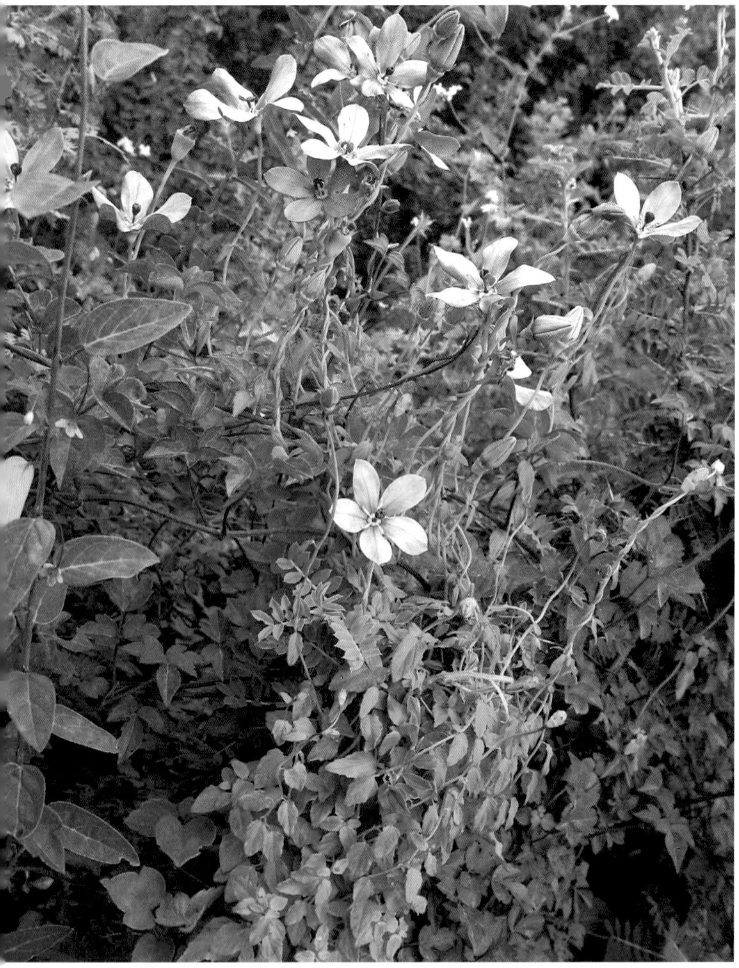

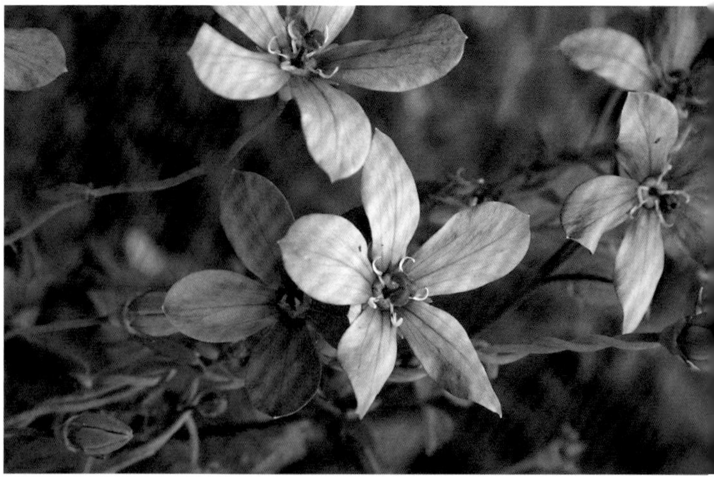

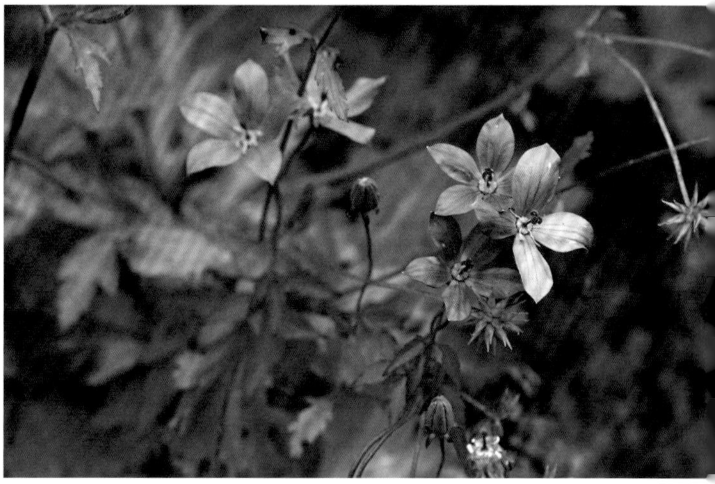

桔梗科（Campanulaceae） 党参属（*Codonopsis* Wall.）

薄叶鸡蛋参 *Codonopsis convolvulacea* Kurz var. *vinciflora* (Kom.) L. T. Shen

药 材 名 鸡蛋参、薄叶鸡蛋参；སྙི་བ།（尼哇）。

标 准 《四川藏标》（2020 年版）。

植物形态 参见《中国植物志》第七十三卷第二分册第 68 页。

分布与生境 分布于我国西藏[林芝（波密），加查、南木林等]、云南西北部、四川（木里、康定、金川）、贵州。生长于海拔 2 500 ~ 4 500 m 的阳坡草地、灌丛、林缘。

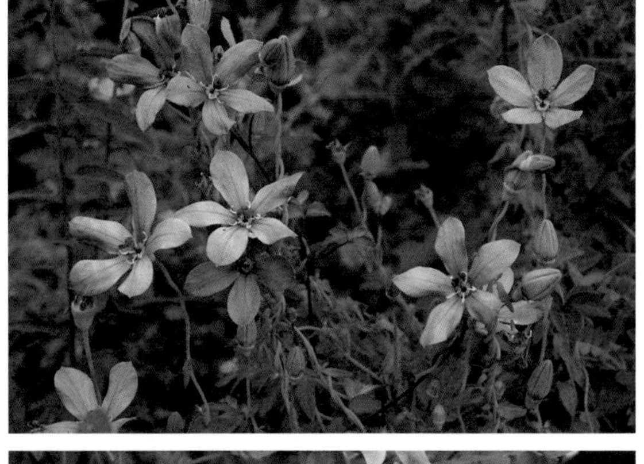

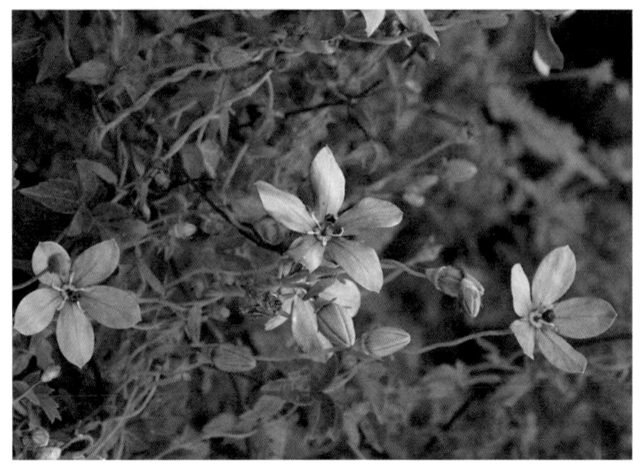

药用部位　块根、花。

采收与加工　秋季采挖块根，洗净泥土，晒干。花期采收花，晾干。

性　　味　味甘、苦，化后味甘，性凉（性平）。

功能与主治　清热解毒，润肺止咳，补气养血，健脾生津，止痛。用于感冒，咳嗽，胸痛，咽喉炎，扁桃体炎，消化不良，食欲不振，营养不良，"宁彩"病，脉管炎等。花用于肝病。（《藏药医学内容审查》）

清热止咳。用于感冒，咳嗽，咽喉炎，胸痛，食欲不振。[《四川藏标》（2020 年版）]

用量与用法　5 ~ 10 g。内服单用研末，开水送服；或煎汤。多用于复方。

附　注

《度母本草》《四部医典》《蓝琉璃》《晶珠本草》等中均记载有"ཉེ་བ"（尼哇）。现代文献记载的"尼哇"的基原以鸡蛋参 *C. convolvulacea* Kurz、薄叶鸡蛋参 *C. convolvulacea* Kurz var. *vinciflora* (Kom.) L. T. Shen（辐冠党参）为正品，各地尚习用多种党参属植物。《部标藏药》《四川藏标》以"鸡蛋参（薄叶鸡蛋参）/ཉེ་བ/ 尼哇"之名收载了鸡蛋参 *C. convolvulacea* Kurz。鸡蛋参 *C. convolvulacea* Kurz 为我国特有种，据《中国植物志》记载，不同地区分布的"鸡蛋参"形态变异较大，在植物分类学领域曾被分为多个种（类型），这些变异类型在形态上并无明确的界限，但在地理分布区域上有所不同。现《中国植物志》记载鸡蛋参 *C. convolvulacea* Kurz 有 6 个变种。据调查，西藏分布的主要为薄叶鸡蛋参 *C. convolvulacea* Kurz var. *vinciflora* (Kom.) L. T. Shen [*C. convolvulacea* Kurz subsp. *vinciflora* (Komarov) D. Y. Hong]，藏医药用的也应以该种为主，不同地区使用的"鸡蛋参"可能涉及不同的变种。

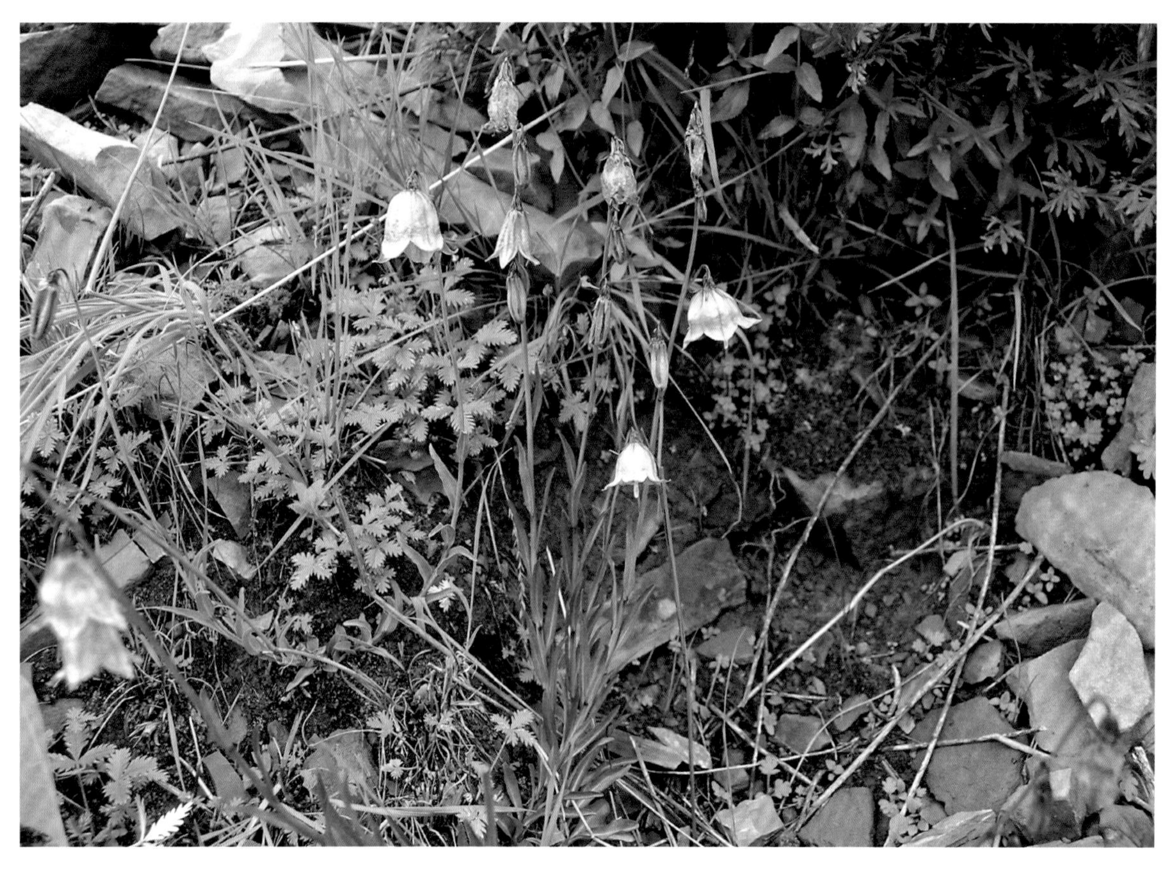

桔梗科（Campanulaceae） 沙参属（*Adenophora* Fisch.）

甘孜沙参 *Adenophora jasionifolia* Franch.

药 材 名 陆堆多吉门巴；ལུ་བདུད་རྡོ་རྗེ་དམན་པ།（陆堆多吉门巴）。

标　　准 《西藏藏标·附录》。

植物形态 参见《中国植物志》第七十三卷第二分册第 101 页。

分布与生境 分布于我国四川西南部（道孚、康定、稻城、乡城）、云南西北部（德钦、香格里拉）、西藏东部（贡觉、江达）。生长于海拔 3 000 ~ 4 700 m 的草地、林缘草丛。

药用部位 全草。

采收与加工 夏、秋季采集，晾干。

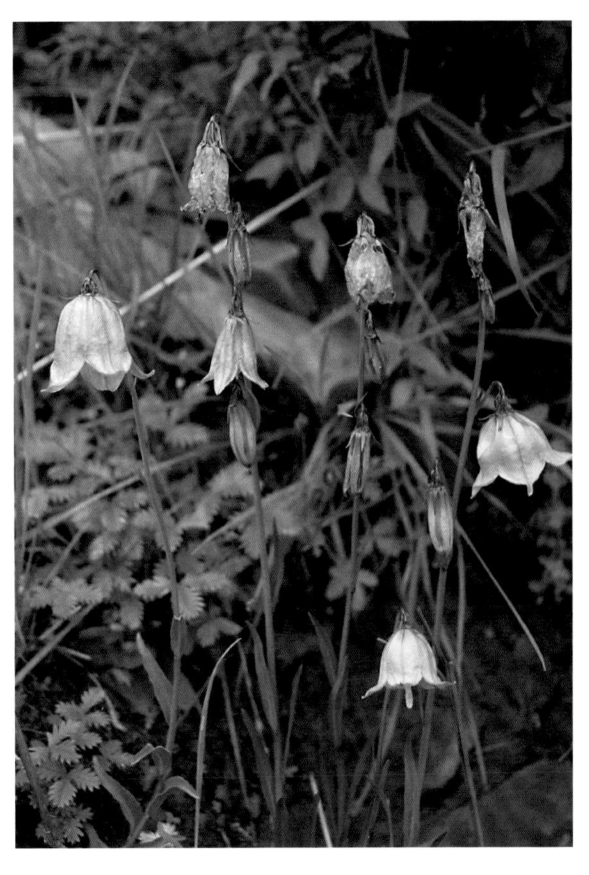

性　　味　味苦、辛、涩，化后味苦，性凉。

功能与主治　消炎，干黄水，滋补。用于痛风，风湿性关节炎，麻风病，“巴母”病，肺病，体虚。

用量与用法　2 ~ 3 g。内服研末；或入丸、散。

附注

《晶珠本草》记载“ཀླུ་བདུད་རྡོ་རྗེ།”（陆堆多吉）为治疗中风、“隆”病、臁疮、邪魔病之药物，言其分为黑[“ཀླུ་བདུད་རྡོ་རྗེ།”（陆堆多吉），也称“ཀླུ་བདུད་ནག་པོ།”（陆堆那保）]、白[“ཀླུ་བདུད་རྡོ་རྗེ་དཀར་པོ།”（陆堆多吉嘎保），又名“ཀ་ཤེ།”（羔尼）] 2种，并言“（黑者）因生地和颜色不同，还有红、黄2种”。现代文献记载的“陆堆多吉”类的基原包括桔梗科党参属（*Codonopsis*）和沙参属的多种植物，多以党参属植物为正品，又称“ཀླུ་བདུད་རྡོ་རྗེ་མཆོག”（陆堆多吉窍），药材又习称“藏党参”；西藏、四川甘孜等部分地区藏医也使用沙参属植物，称之为“ཀླུ་བདུད་རྡོ་རྗེ་ཞན་པ།”（陆堆多吉咸巴）或“ཀླུ་བདུད་རྡོ་རྗེ་དམན་པ།”（陆堆多吉门巴），以之为副品。《西藏藏标》以“ཀླུ་བདུད་རྡོ་རྗེ་དམན་པ། / 陆堆多吉门巴 / 陆堆多吉门巴”之名收载了川藏沙参 *A. liliifolioides* Pax et Hoffm.，并在“附录”中说明本品的基原还有甘孜沙参 *A. jasionifolia* Franch. 和云南沙参 *A. khasiana* (Hook. f. et Thoms.) Coll. et Hemsl.，规定以其全草入药，其功能和主治与党参属植物略有差异。（参见“长花党参”“川藏沙参”条）

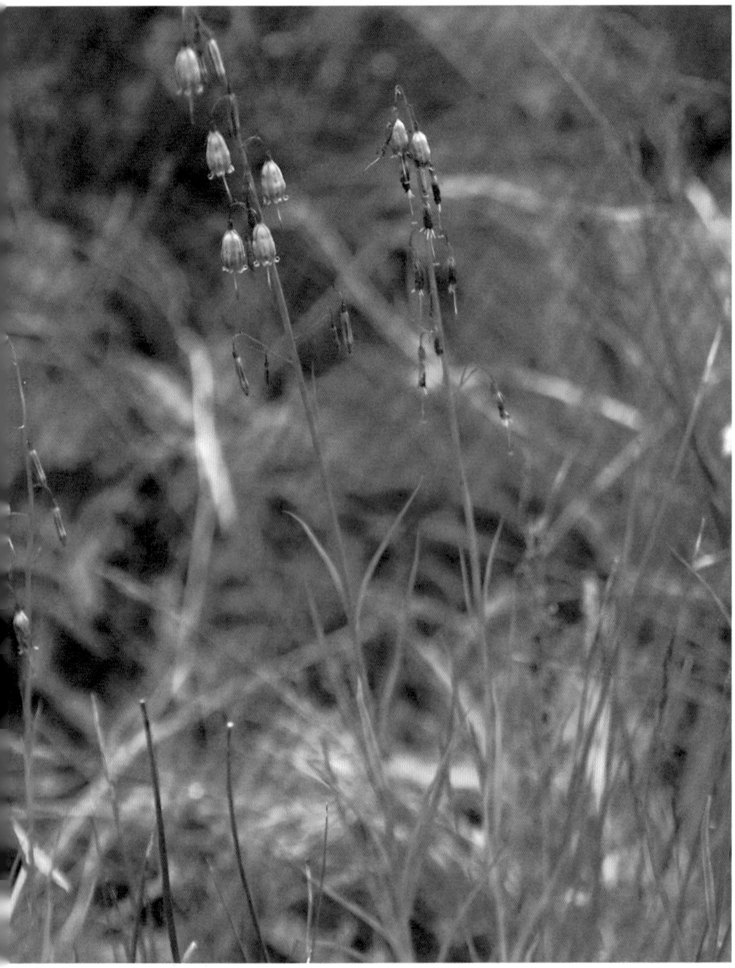

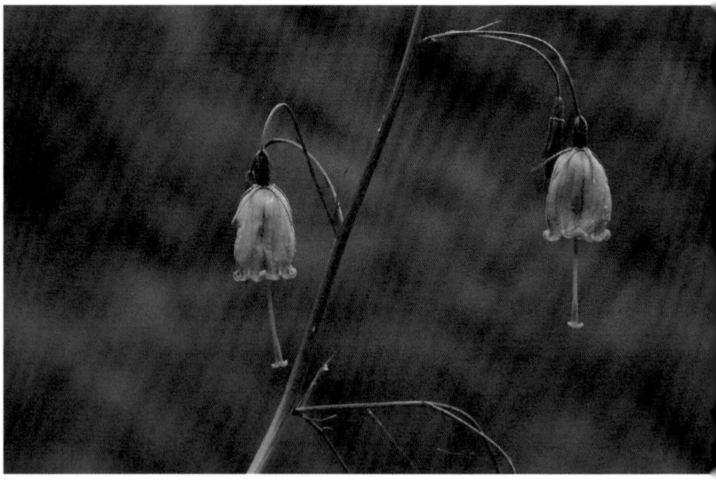

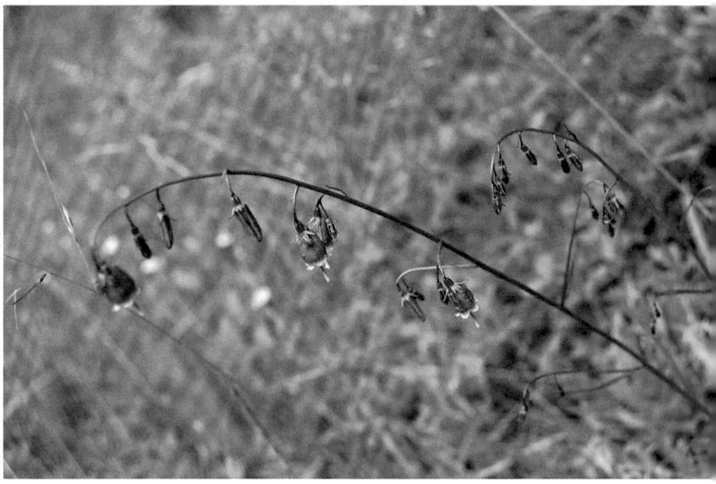

桔梗科（Campanulaceae） 沙参属（*Adenophora* Fisch.）

川藏沙参 *Adenophora liliifolioides* Pax et Hoffm.

药 材 名 陆堆多吉门巴；ཀླུ་བདུད་རྡོ་རྗེ་དམན་པ།（陆堆多吉门巴）。

标 准 《西藏藏标》。

植物形态 参见《中国植物志》第七十三卷第二分册第 135 页。

分布与生境 分布于我国西藏东北部[昌都（江达）、林芝（米林、波密），林周、加查、索县、比如等]、四川西北部和北部（德格、甘孜、康定、金川、小金、马尔康、黑水、松潘等）、甘肃东南部（夏河、临洮）、陕西。生长于海拔 2 400 ~ 4 600 m 的草地、灌丛、山坡乱石中。

药用部位 全草。

采收与加工 夏、秋季采集，洗净泥土，晾干。

性　　味 味苦、辛、涩，化后味苦，性凉。

功能与主治 消炎，干黄水，滋补。用于痛风，风湿性关节炎，麻风病，“巴母”病，肺病，体虚。

用量与用法 2 ~ 3 g。内服研末；或入丸、散。

附　注

《度母本草》记载有“ཀླུ་བདུད་ནག་པོ།”（陆堆那保），言其花之颜色有白、黄、青、红 4 色而多变；《度母本草》和《宇妥本草》还记载有“ཀ་ཉེ་ལ།”（羔尼哇）或“ཀ་སྙི་ལ།”（羔尼哇）（2 个藏文名为同音字），言其为治瘿疣之药物。《晶珠本草》记载“ཀླུ་བདུད་རྡོ་རྗེ།”（陆堆多吉）为治疗中风、“隆”病、臁疮、邪魔病之药物，言其有黑 [“ཀླུ་བདུད་རྡོ་རྗེ།”（陆堆多吉），也称“ཀླུ་བདུད་རྡོ་རྗེ་ནག་པོ།”（陆堆多吉那保），略称“ཀླུ་བདུད་ནག་པོ།”（陆堆那保）]、白 [“ཀླུ་བདུད་རྡོ་རྗེ་དཀར་པོ།”（陆堆多吉嘎保）]2 种，并言白者又称“ཀ་ཉེ།”（羔尼），“（黑者）因生地和颜色不同，还有红、黄 2 种”。现代文献记载的“陆堆多吉”类的基原包括桔梗科党参属（*Codonopsis*）和沙参属的多种植物，多以前者为正品，称“ཀླུ་བདུད་རྡོ་རྗེ་མཆོག”（陆堆多吉窍），药材也习称“藏党参”，以后者为副品或代用品，称“ཀླུ་བདུད་རྡོ་རྗེ་ཞན་པ།”（陆堆多吉咸巴）或“ཀླུ་བདུད་རྡོ་རྗེ་དམན་པ།”（陆堆多吉门巴）。《西藏藏标》以“ཀླུ་བདུད་རྡོ་རྗེ་དམན་པ།/ 陆堆多吉门巴 / 陆堆多吉门巴”之名收载了川藏沙参 *A. liliifolioides* Pax et Hoffm.，并在“附录”中说明本品基原还有甘孜沙参 *A. jasionifolia* Franch. 和云南沙参 *A. khasiana* (Hook. f. et Thoms.) Coll. et Hemsl.，规定以其全草入药，其功能和主治与党参属植物有一定差异。《部标藏药》《藏标》以“藏党参 /ཀླུ་བདུད་རྡོ་རྗེ།/ 鲁堆多吉（陆堆多吉）”之名收载了长花党参 *C. mollis* Chipp[*C. thalictrifolia* Wall. var. *mollis* (Chipp) L. T. Shen]。（参见“长花党参”“灰毛党参”“甘孜沙参”条）

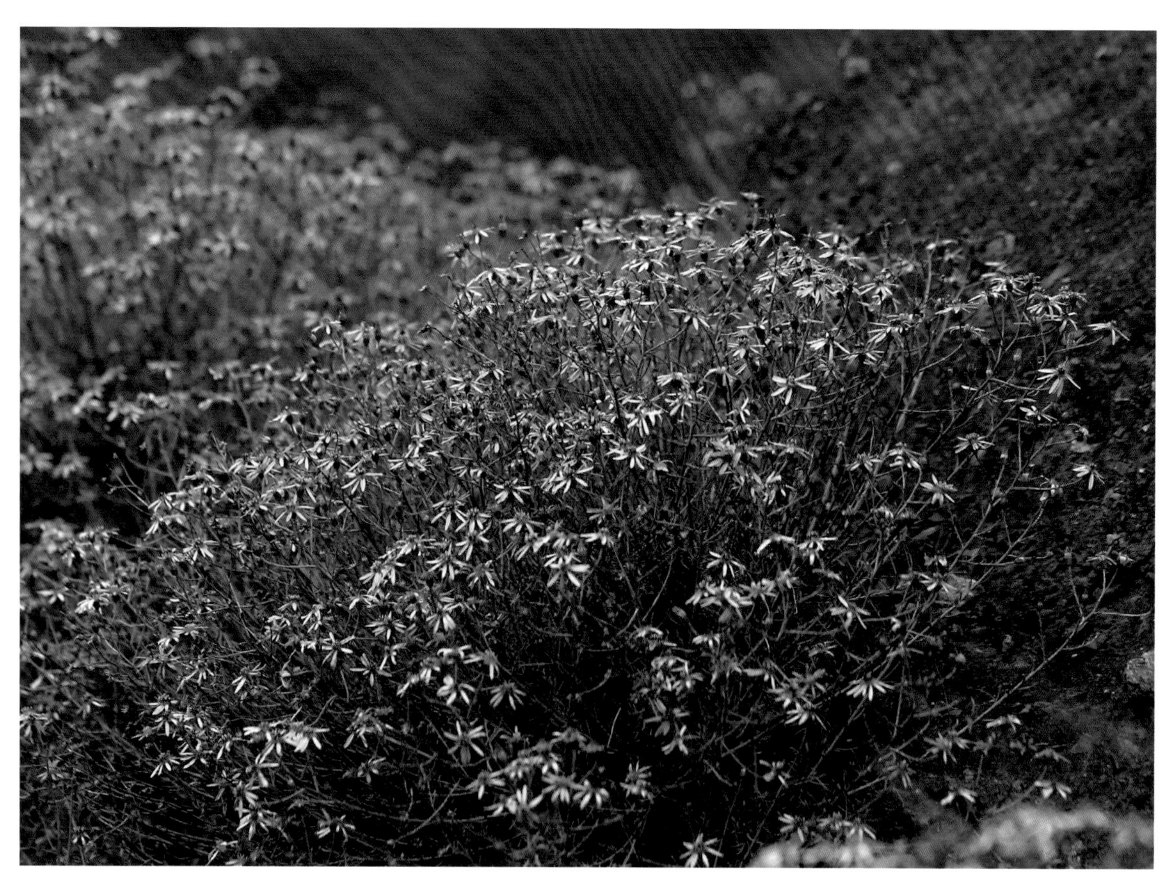

菊科（Compositae） 紫菀属（*Aster* L.）

灰枝紫菀 *Aster poliothamnus* Diels

药 材 名 灰枝紫菀；ལུག་ཆུང་།（露琼、娄琼、陆穹、鲁合琼、露穷、漏琼）。

标 准 《部标藏药》、《青海藏标》（1992 年版）。

植物形态 参见《中国植物志》第七十四卷第 151 页。

分布与生境 分布于我国甘肃（岷县、夏河、漳县等）、青海东部（湟源、贵德、循化等）、四川西部（松潘、甘孜等）、西藏东部（察雅等）。生长于海拔 1 800 ~ 3 500 m 的干旱山坡、河边滩地、沟谷、溪岸、岩石缝隙。

药用部位 花（花序）。

采收与加工　盛花期采收，晾干。

性　　味　味苦，化后味苦，性寒。

功能与主治　清热解毒，愈疮疡。用于时疫温病，流行性感冒，“培根木布”病，消化性溃疡，食物中毒，脉管炎，精神类疾病。

用量与用法　3 ~ 9 g。内服煎汤；或入丸、散。外用适量，鲜品捣敷。

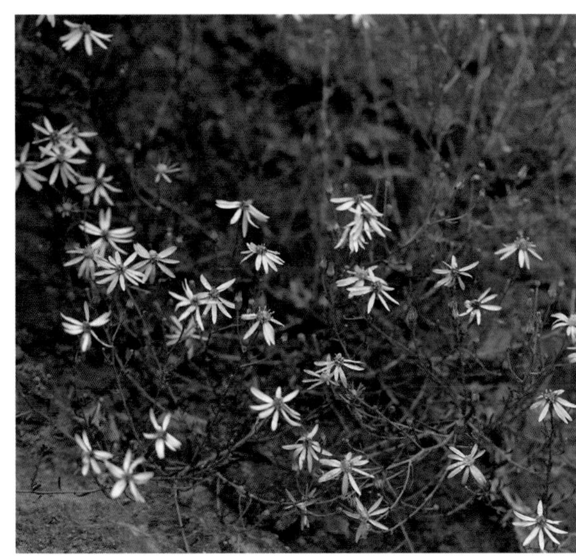

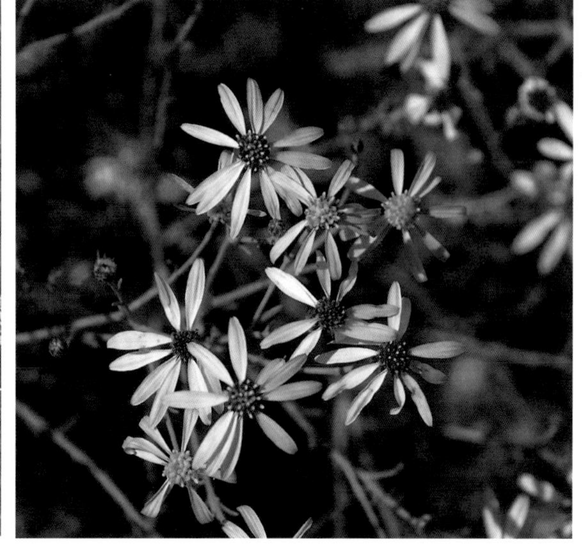

附　注

《四部医典》中记载有“ལུག་ཚང་།”（露琼）。《晶珠本草》记载有“མེ་ཏོག་ལུག་མིག”（美多漏梅），言其种类很多，分为黄、蓝、黑3种，即“རྒྱལ་བའི་སྤྱན།”（加贝坚）、“ལུག་ཚང་།”（露琼）、“ཨ་བྲག”（阿夏合）。现代文献记载的“美多漏梅”类的基原均为菊科植物，涉及紫菀属、飞蓬属（*Erigeron*）、狗娃花属（*Heteropappus*）、匹菊属（*Pyrethrum*）等多属多种植物，药材习称为“藏紫菀”；其中，“加贝坚”的基原为大花紫菀 *A. meglanthus* Ling，“露琼”的基原为灰枝紫菀 *A. poliothamnus* Diels、“阿夏合”的基原为川西小黄菊 *P. tatsienense* (Bur. et Franch.) Ling ex Shih 等。《部标藏药》《青海藏标》以“灰枝紫菀 /ལུག་ཚང་།/ 露琼（娄琼）”之名收载了灰枝紫菀 *A. poliothamnus* Diels。（参见“重冠紫菀”“川西小黄菊”条）

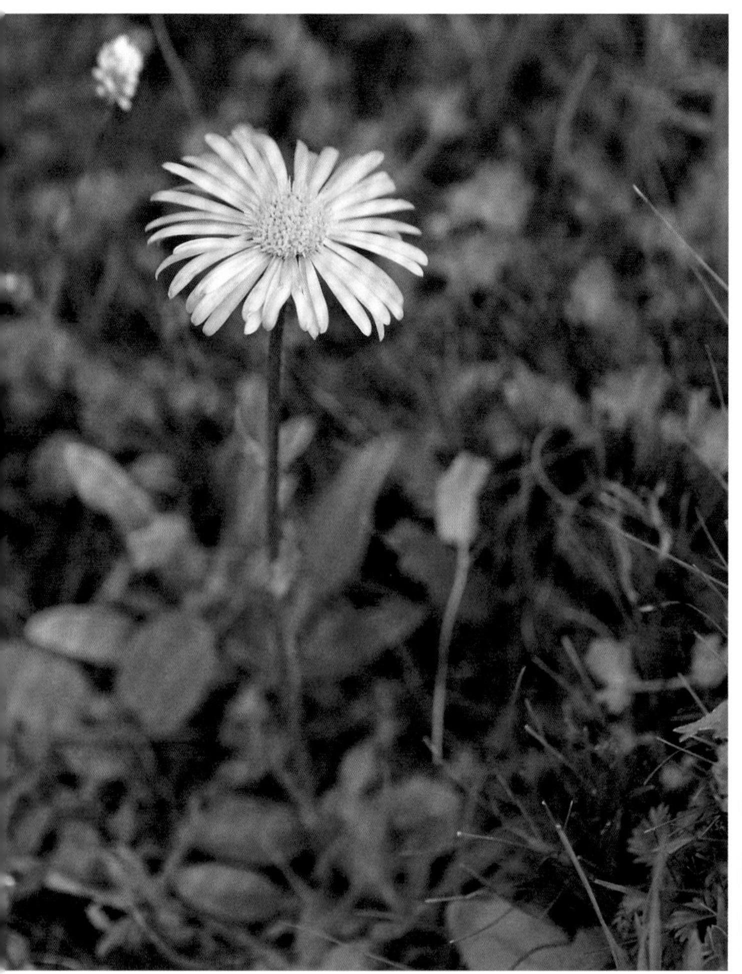
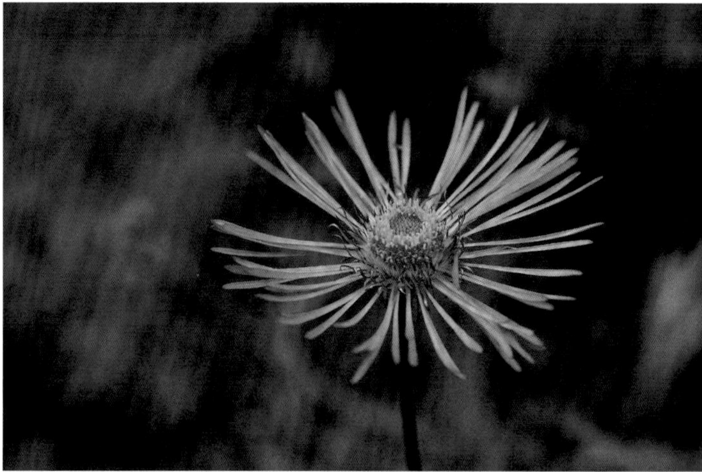
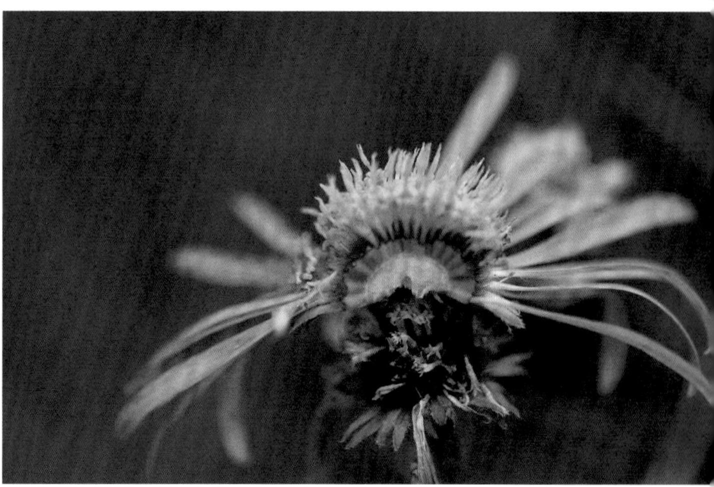

菊科（Compositae） 紫菀属（*Aster* L.）

缘毛紫菀 *Aster souliei* Franch.

药 材 名　藏紫菀；མེ་ཏོག་ལུག་མིག（美多路梅、美多漏梅）。

标　　准　《部标藏药》、《藏标》、《四川藏标》（2020 年版）。

植物形态　参见《中国植物志》第七十四卷第 216 页。

分布与生境　分布于我国四川西北部和西南部、甘肃南部、云南西北部、西藏东部和南部。生长于海拔 2 700 ~ 4 500 m 的高山针叶林外缘、灌丛、山坡草地。不丹、缅甸北部也有分布。

药用部位　花序。

采收与加工　秋季采集，阴干。

性　　味　味苦，化后味苦，性寒。

功能与主治　清热解毒，止咳祛痰，润肺，除痞。用于“仁彩”病，瘟疫，咽喉炎，气管炎，支气管炎，肺炎，“培根木布”病；外用于疱疹，肢体僵硬等。

用量与用法　3 ~ 9 g。内服多入丸、散。

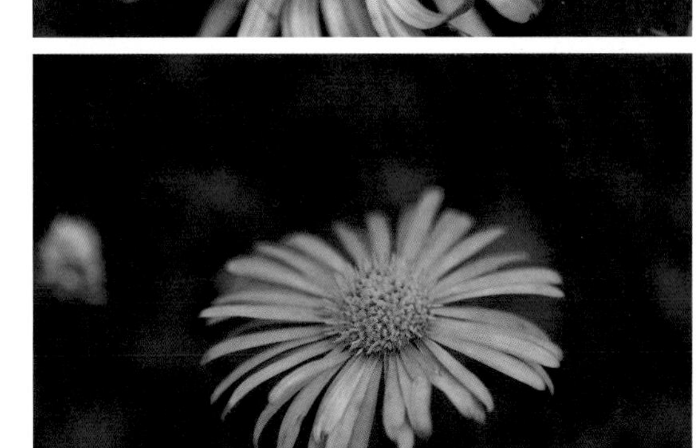

附　注

《四部医典》中记载有“མི་ཏོག་ལུག་མིག”（美多漏梅、美多路梅、美多露梅）。《晶珠本草》言“美多漏梅”种类很多。现代文献记载“美多漏梅”类的基原主要包括菊科紫菀属和飞蓬属（*Erigeron*）等的多种植物，《四部医典系列挂图全集》中也有多种“ལུག་མིག”（漏梅）类附图，图片所示与紫菀属、飞蓬属植物的形态均较为相似，这也反映出藏医所用“美多漏梅”的基原较为复杂，药材也习称“藏紫菀”。《部标藏药》以“藏紫菀 /མི་ཏོག་ལུག་མིག/ 美多路梅”之名收载了缘毛紫菀 *A. souliei* Franch.；《藏标》以“藏紫菀 /མི་ཏོག་ལུག་མིག/ 美多漏梅”之名收载了缘毛紫菀 *A. souliei* Franch.、块根紫菀 *A. asteroides* (DC.) O. Ktze.（星舌紫菀）、柔软紫菀 *A. flaccidus* Bunge（萎软紫菀）；《青海藏标》以“柔软紫菀 /མི་ཏོག་ལུག་མིག/ 美多娄木”之名收载了柔软紫菀 *A. flaccidus* Bunge 及其同属多种植物；《四川藏标》（2014 年版、2020 年版）还收载有重冠紫菀 *A. diplostephioides* (DC.) C. B. Clarke、狭苞紫菀 *A. farreri* W. W. Sm. et J. F. Jeffr.、须弥紫菀 *A. himalaicus* C. B. Clarke，各标准记载的功能与主治也不尽相同。（参见“重冠紫菀”“萎软紫菀”“狭苞紫菀”条）

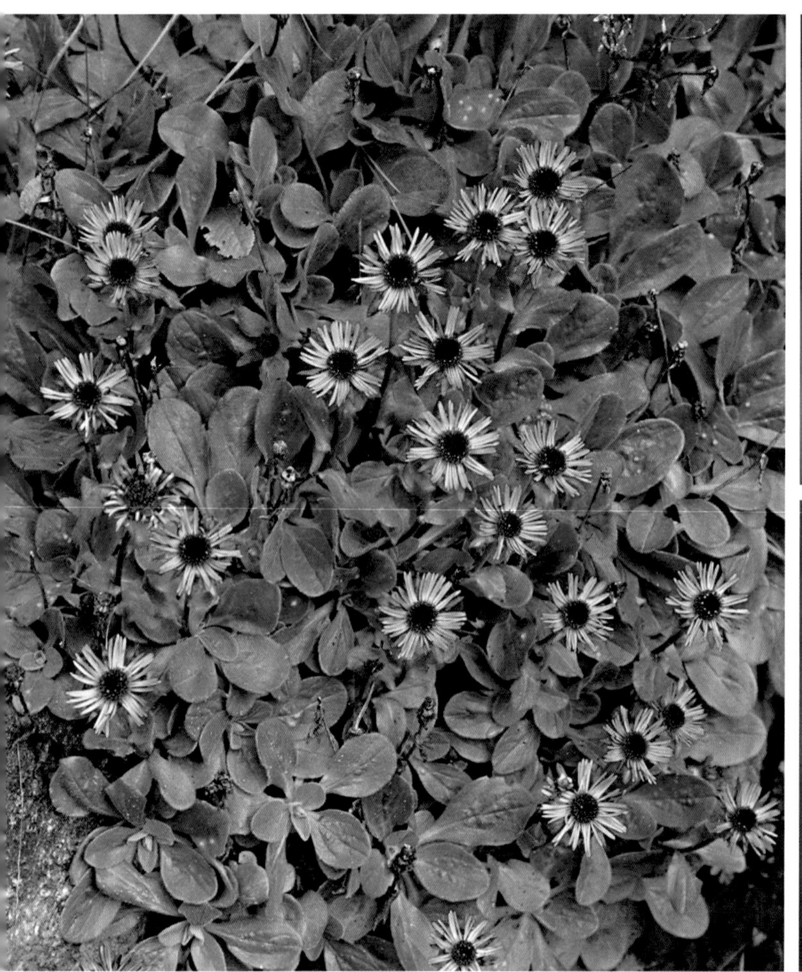
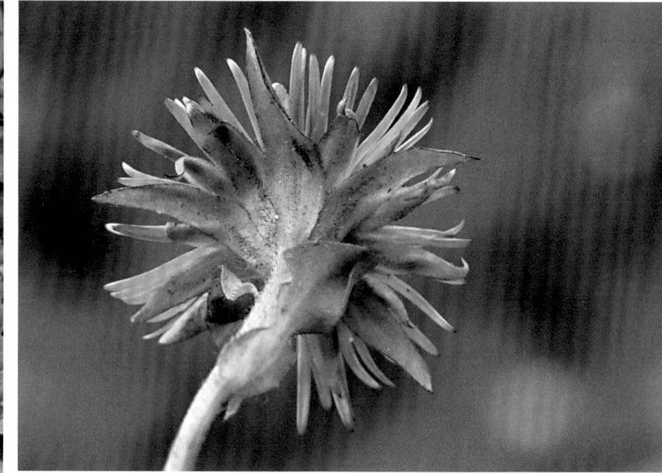
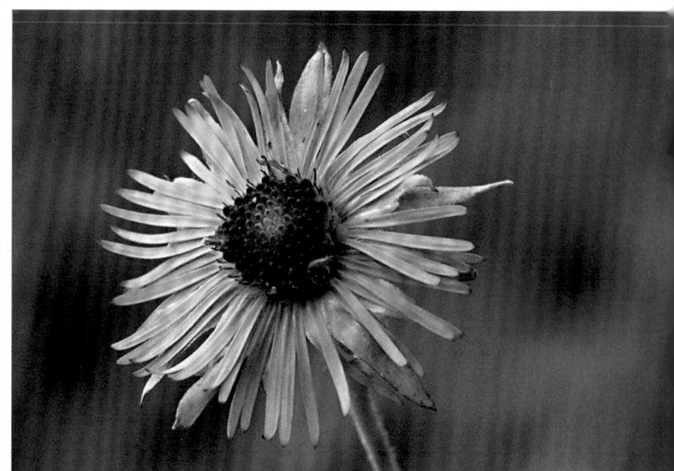

（拍摄者：陈又生）

菊科（Compositae） 紫菀属（*Aster* L.）

须弥紫菀 *Aster himalaicus* C. B. Clarke

药 材 名 藏紫菀；མེ་ཏོག་ལུག་མིག（美多路梅、美朵漏梅）。

标 准 《四川藏标》（2020 年版）。

植物形态 参见《中国植物志》第七十四卷第 222 页。

分布与生境 分布于我国西藏南部、东部和北部（波密、亚东、类乌齐，察瓦龙及藏北无人区），云南西北部（丽江，剑川及澜沧江—怒江分水岭一带）。生长于海拔 3 600 ～ 4 800 m 的高山草甸、针叶林下。尼泊尔、印度东部、不丹、缅甸北部也有分布。

药用部位　全草。

采收与加工　花期采集，除去杂质，晾干。

性　　味　味苦，性凉。

功能与主治　清热解毒，镇咳祛痰。用于瘟疫，中毒症，支气管炎，咳嗽气喘，咯吐脓血。

用量与用法　6 ~ 9 g。内服多入丸、散。

附　注

《四部医典》中记载有“མི་ཏོག་ལུག་མིག”（美多路梅、美朵路梅、美朵漏梅）。《晶珠本草》言“美多路梅”种类很多，大致可将其分为大［“ལུག་ཆེན།”（露庆）］、小［“ལུག་ཆུང་།”（露琼、鲁合琼）］2种。现代文献记载的藏医所用“美多路梅”类的基原包括菊科紫菀属和飞蓬属（*Erigeron*）等的10余种植物，现各地藏医药用时并未严格区分各品种，通常将头状花序较大者称“ལུག་མིག”（露米）或统称“露庆”，较小者称“露琼”。据文献记载，须弥紫菀 *A. himalaicus* C. B. Clarke 为“美多路梅”的基原之一，也是《四川藏标》（2020 年版）收载的“藏紫菀 /མི་ཏོག་ལུག་མིག/ 美多路梅”的基原之一。《藏标》等标准收载的“美多路梅”的基原还有缘毛紫菀 *A. souliei* Franch.、块根紫菀 *A. asteroides* (DC.) O. Ktze.（星舌紫菀）、柔软紫菀 *A. flaccidus* Bunge（萎软紫菀）、重冠紫菀 *A. diplostephioides* (DC.) C. B. Clarke。（参见“重冠紫菀”“萎软紫菀”“缘毛紫菀”条）

《月王药诊》《四部医典》等记载有治瘟疫（热性传染病）之药物“དེ་ག”（代哇）。《蓝琉璃》《晶珠本草》均言“代哇”分为草［“སྔོ་དེ་ཝ།”（莪代哇）］、水［“ཆུ་དེ་ཝ།”（奇代哇）］、树木［“ཤིང་དེ་ཝ།”（相代哇）］3 类，言以草类为上品。现代文献记载的“代哇”类的基原涉及龙胆科、菊科、罂粟科、杨柳科的多属多种植物，不同文献对草类（莪代哇）的基原有较大争议，但多认为水类（奇代哇）的基原为菊科紫菀属植物、树木类（相代哇）的基原为杨柳科杨属（*Populus*）植物。须弥紫菀 *A. himalaicus* C. B. Clarke 也为云南迪庆、西藏类乌齐藏医习用的“奇代哇”的基原。（参见“暗绿紫堇”“全萼秦艽”条）

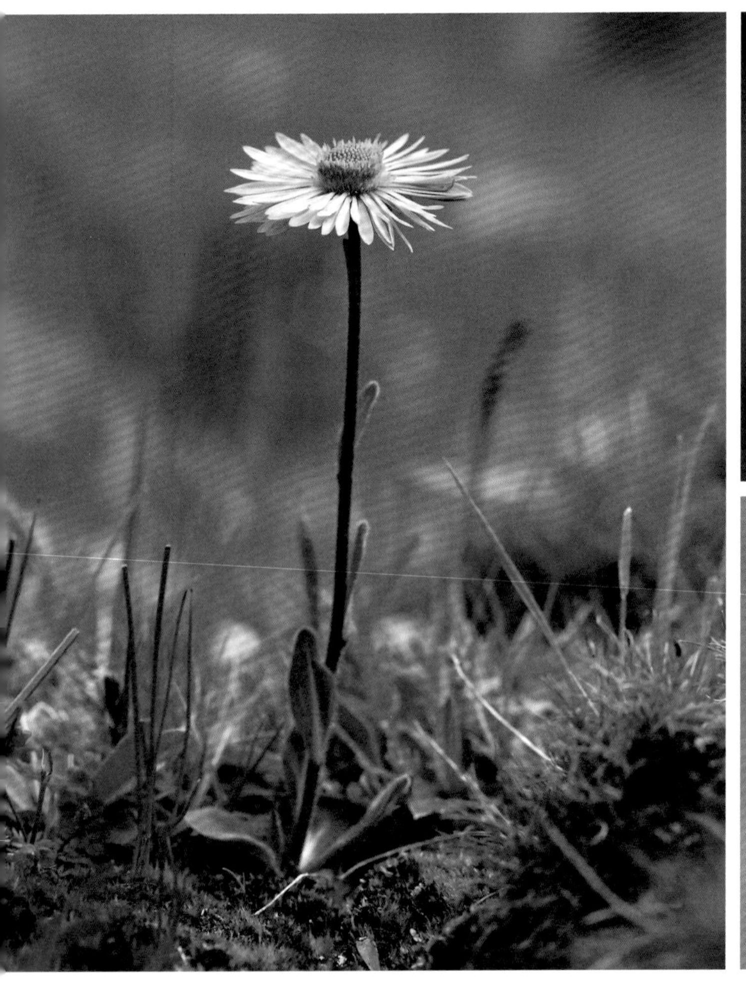

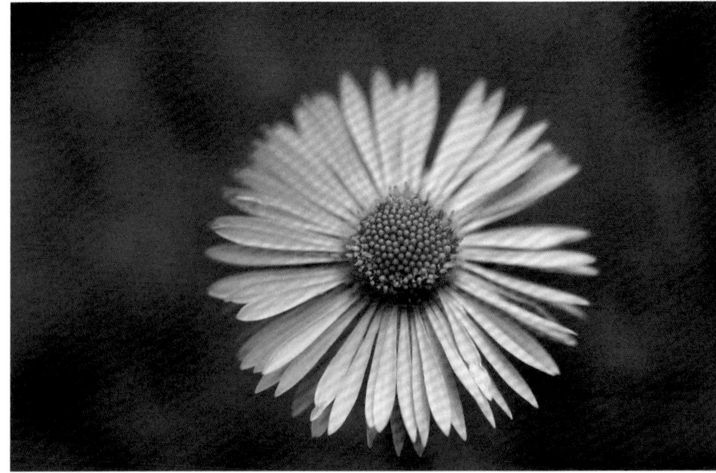

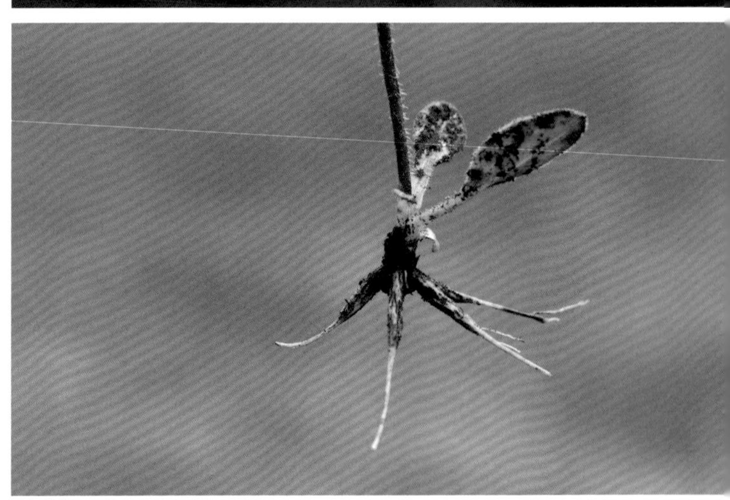

菊科（Compositae） 紫菀属（*Aster* L.）

星舌紫菀 *Aster asteroides* (DC.) O. Ktze.（块根紫菀）

药 材 名 藏紫菀；མེ་ཏོག་ལུག་མིག（美多漏梅、美朵路梅、美朵露梅）。

标 准 《藏标》。

植物形态 参见《中国植物志》第七十四卷第 235 页。

分布与生境 分布于我国西藏中部和南部（萨迦、林周、昂仁、波密、班戈及珠穆朗玛峰北坡）、四川西部（甘孜、马尔康、宝兴）、青海东部（祁连、海晏）、云南西北部（永宁）。生长于海拔 3 200 ～ 3 500 m 的

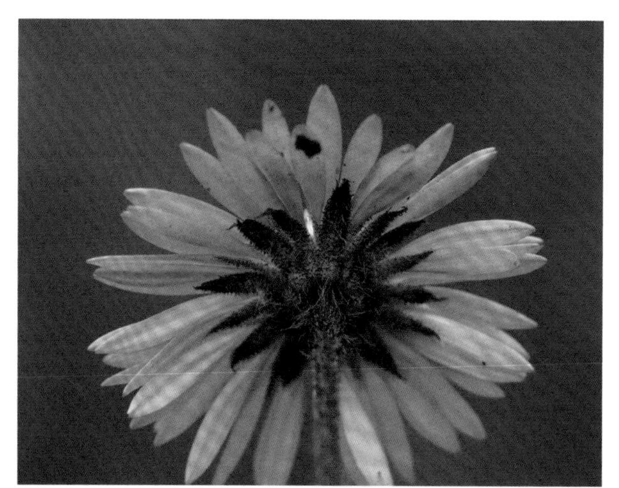

高山灌丛、湿润草地、冰碛地。不丹、尼泊尔等也有分布。

药用部位　花序。

采收与加工　秋季采收，阴干。

性　　味　味苦，性寒。

功能与主治　清热解毒，镇咳祛痰。用于支气管炎，咳嗽气喘，咯吐脓血，小便短赤等。

用量与用法　3 ~ 9 g。内服多入丸、散。

附　注

《四部医典》中记载有“མི་ཏོག་ལུག་མིག”（美多漏梅）。《晶珠本草》言“美多漏梅”为治毒症、疫热症之药物，载其种类很多。现代文献记载的“美多漏梅”类的基原包括菊科紫菀属、飞蓬属（*Erigeron*）和狗娃花属（*Heteropappus*）的10余种植物，也统称“ལུག་མིག”（露米）或“紫菀”类，《四部医典系列挂图全集》中除“མི་ཏོག་ལུག་མིག་མཆོག”（美多漏梅窍）外，尚附有其他多种“紫菀”图，这也反映出藏医所用“美多漏梅”的基原较为复杂。《四部医典系列挂图全集》第二十九图中有“美多漏梅窍”（“窍”为“正品”之意）的附图（14号图），图中所示确为紫菀属植物；有文献考订认为其可能包括髯毛紫菀 *A. barbellatus* Griers.、星舌紫菀 *A. asteroides* (DC.) O. Ktze.、萎软紫菀 *A. flaccidus* Bunge 等多种。据文献记载，星舌紫菀 *A. asteroides* (DC.) O. Ktze. 为藏医较常用的“美多漏梅”的基原之一，文献多记载其中文名为“块根紫菀”。《藏标》以“藏紫菀 /མི་ཏོག་ལུག་མིག/ 美多漏梅”之名收载了缘毛紫菀 *A. souliei* Franch.、块根紫菀 *A. asteroides* (DC.) O. Ktze.（星舌紫菀）、柔软紫菀 *A. flaccidus* Bunge（萎软紫菀）。（参见“重冠紫菀”“萎软紫菀”“缘毛紫菀”条）

《中国植物志》记载 *A. asteroides* (DC.) O. Ktze. 的中文名为“星舌紫菀”。

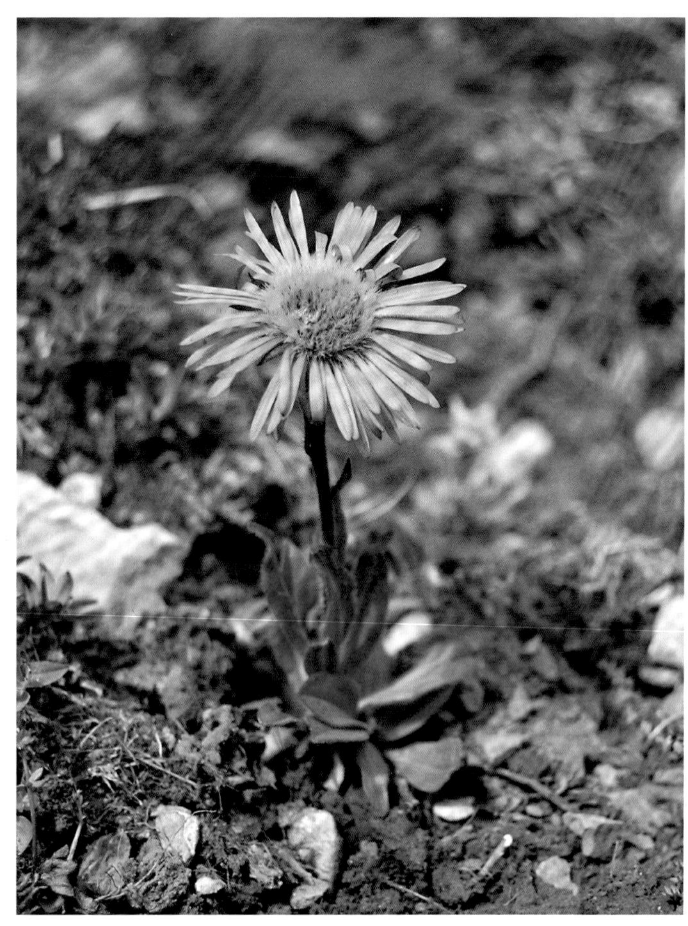
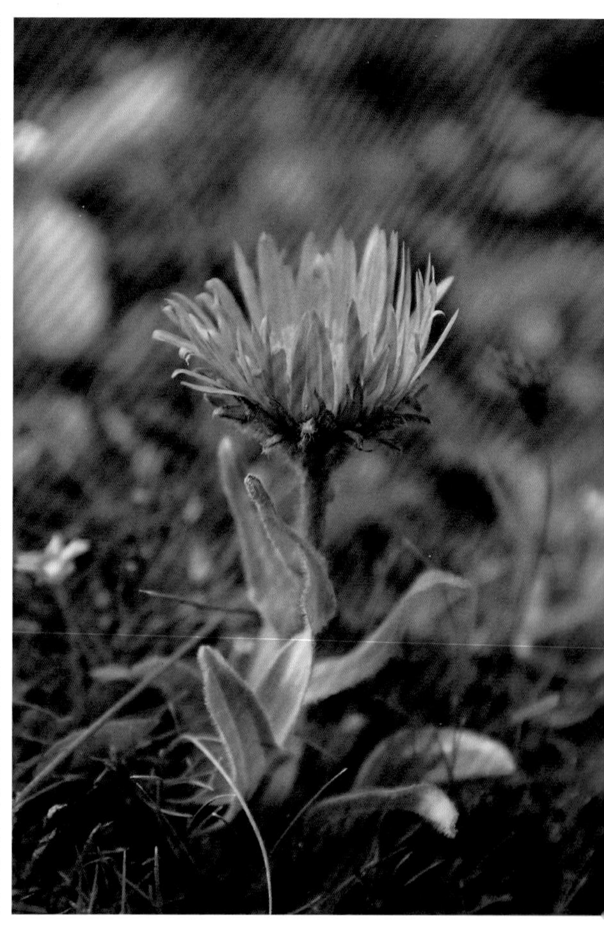

菊科（Compositae） 紫菀属（*Aster* L.）

萎软紫菀 *Aster flaccidus* Bunge（柔软紫菀）

药材名 藏紫菀、柔软紫菀；མེ་ཏོག་ལུག་མིག（美多漏梅、美朵路梅、美多路梅、美多娄木）。

标准 《藏标》、《青海藏标》（1992 年版）、《四川藏标》（2020 年版）。

植物形态 参见《中国植物志》第七十四卷第 238 页。

分布与生境 分布于我国北部、西北部、西南部、西部。生长于草地、沙砾地等。中亚及蒙古等也有分布。

药用部位 花序。

采收与加工 秋季采集，阴干。

性　　味 味苦，化后味苦，性寒。

功能与主治 清热解毒，止咳祛痰，润肺，除痞。用于“仁彩”病，瘟疫，咽喉炎，气管炎，支气管炎，肺炎， “培根木布”病；外用于疱疹，肢体僵硬等。（《藏药医学内容审查》）

清温病时疫热，解毒。用于瘟毒病，紫痰症，肺热症。[《青海藏标》(1992年版)]

清热解毒，镇咳祛痰。用于瘟疫，中毒症，支气管炎，咳嗽气喘，咯吐脓血。[《四川藏标》（2020年版）]

用量与用法 3 ~ 9 g。内服多入丸、散。

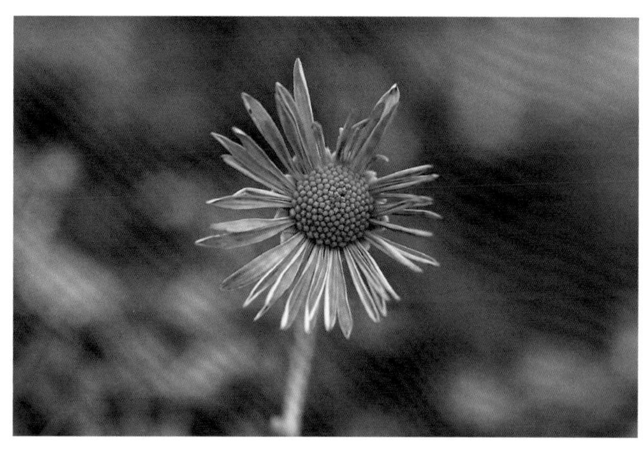

附　注

《四部医典》中记载有“མེ་ཏོག་ལུག་མིག”（美多路梅、美多漏梅）。《晶珠本草》言“美多漏梅”为治毒症、疫热症之药物，言其种类很多。现代文献记载的藏医所用“美多漏梅”类的基原包括菊科紫菀属和飞蓬属（*Erigeron*）等的10余种植物，这些植物的形态相似；《四部医典系列挂图全集》中附的多种“紫菀”图与紫菀属、飞蓬属植物的形态均较为相似，这也反映出藏医药用“美多漏梅”的基原较为复杂。萎软紫菀 *A. flaccidus* Bunge 为《藏标》《四川藏标》（2020年版）以“藏紫菀/མེ་ཏོག་ལུག་མིག/美多漏梅（美朵路梅）”之名、《青海藏标》以“柔软紫菀/མེ་ཏོག་ལུག་མིག/美多娄木”之名收载的基原之一。（参见“重冠紫菀”“狭苞紫菀”“缘毛紫菀”条）

在各标准中，*A. flaccidus* Bunge 的中文名为“柔软紫菀”，《中国植物志》记载其中文名为“萎软紫菀”。

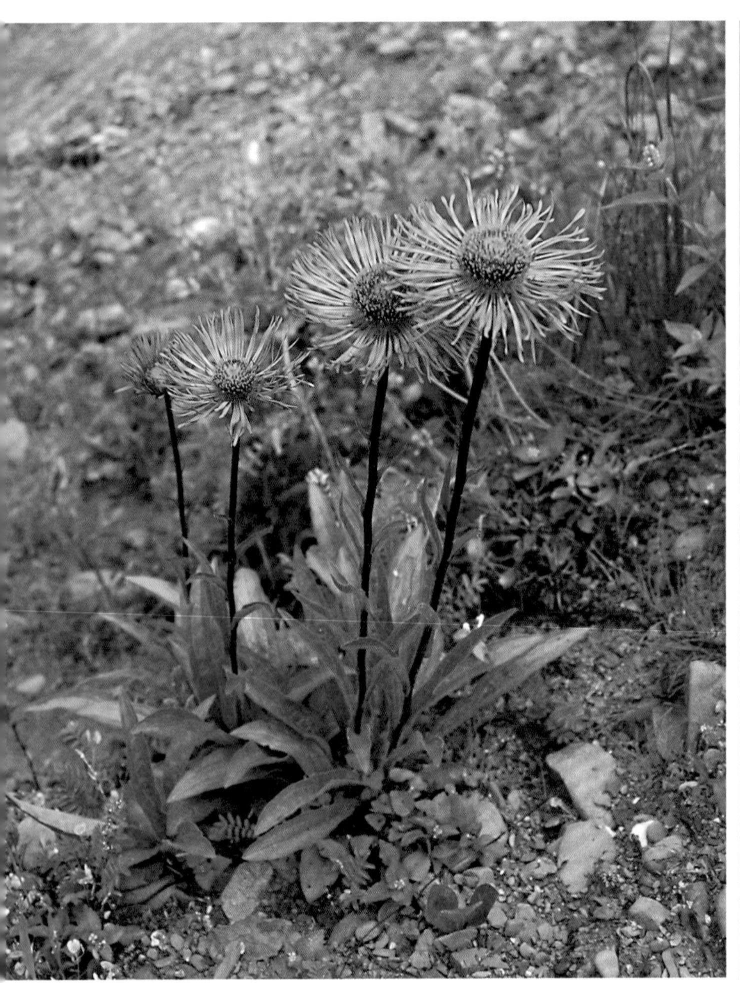

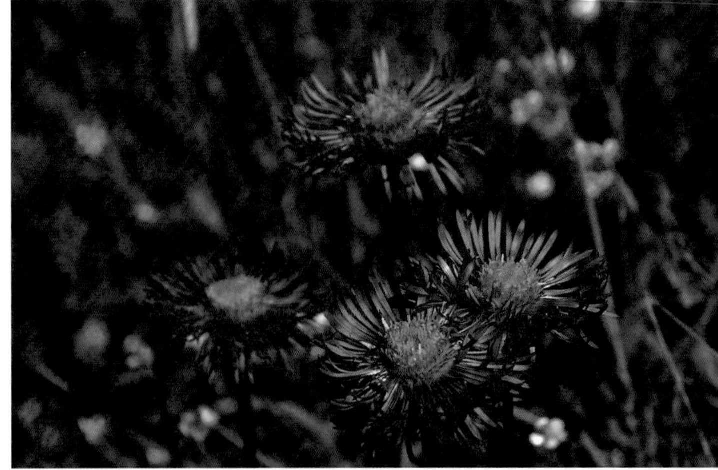

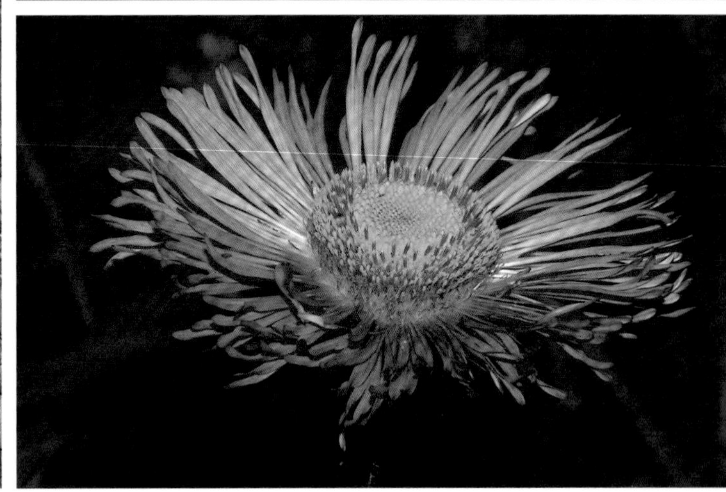

菊科（Compositae） 紫菀属（*Aster* L.）

重冠紫菀 *Aster diplostephioides* (DC.) C. B. Clarke

药材名 重冠紫菀；མེ་ཏོག་ལུག་མིག（美多漏梅、美多路梅、美朵路梅、美多罗米、美多露米、梅朵露米）。

标准 《四川藏标》（2014 年版）。

植物形态 参见《中国植物志》第七十四卷第 244 页。

分布与生境 分布于我国云南西北部（丽江，鹤庆、维西、德钦、香格里拉等）、四川西部和西南部（木里、九龙、康定、金川、道孚、理塘等）、甘肃（夏河、临洮、合作等）、青海东部（乐都、久治等）、西藏（拉萨、林芝，亚东、吉隆及雅鲁藏布江河谷、珠穆朗玛峰北坡）。生长于海拔 2 700 ~ 4 600 m 的高山及亚高山草地、灌丛中。

药用部位 头状花序。

采收与加工 夏、秋季采摘，晾干。

性　　味 味苦，化后味苦，性寒。

功能与主治 清热，解毒。用于“木布”病，“札察”病，瘟疫热，头痛，眼痛。

用量与用法 6 ~ 9 g。内服多入丸、散。

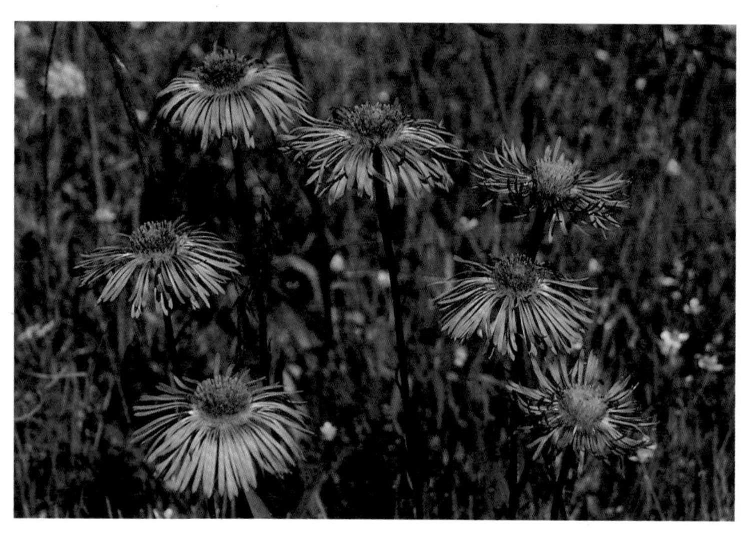

附　注

《四部医典》中记载有“མེ་ཏོག་ལུག་མིག”（美多漏梅）。《晶珠本草》言“美多漏梅”种类很多。现代文献记载的“美多漏梅”类的基原包括菊科紫菀属和飞蓬属（*Erigeron*）等的多种植物，这些植物的形态彼此相似。《四部医典系列挂图全集》中有多种“ལུག་མིག”（漏梅，习称“紫菀”类）附图，各图所示形态与紫菀属、飞蓬属植物的形态均较为相似，也反映了藏医所用“美多漏梅”的基原较为复杂。《四川藏标》以“重冠紫菀 /མེ་ཏོག་ལུག་མིག/ 梅朵露米”之名收载了重冠紫菀 *A. diplostephioides* (DC.) C. B. Clarke;《部标藏药》《藏标》《青海藏标》等中收载的“མེ་ཏོག་ལུག་མིག”（美多漏梅）的基原还有缘毛紫菀 *A. souliei* Franch.、块根紫菀 *A. asteroides* (DC.) O. Ktze.（星舌紫菀）、柔软紫菀 *A. flaccidus* Bunge（萎软紫菀）。（参见“萎软紫菀”“狭苞紫菀”“缘毛紫菀”条）

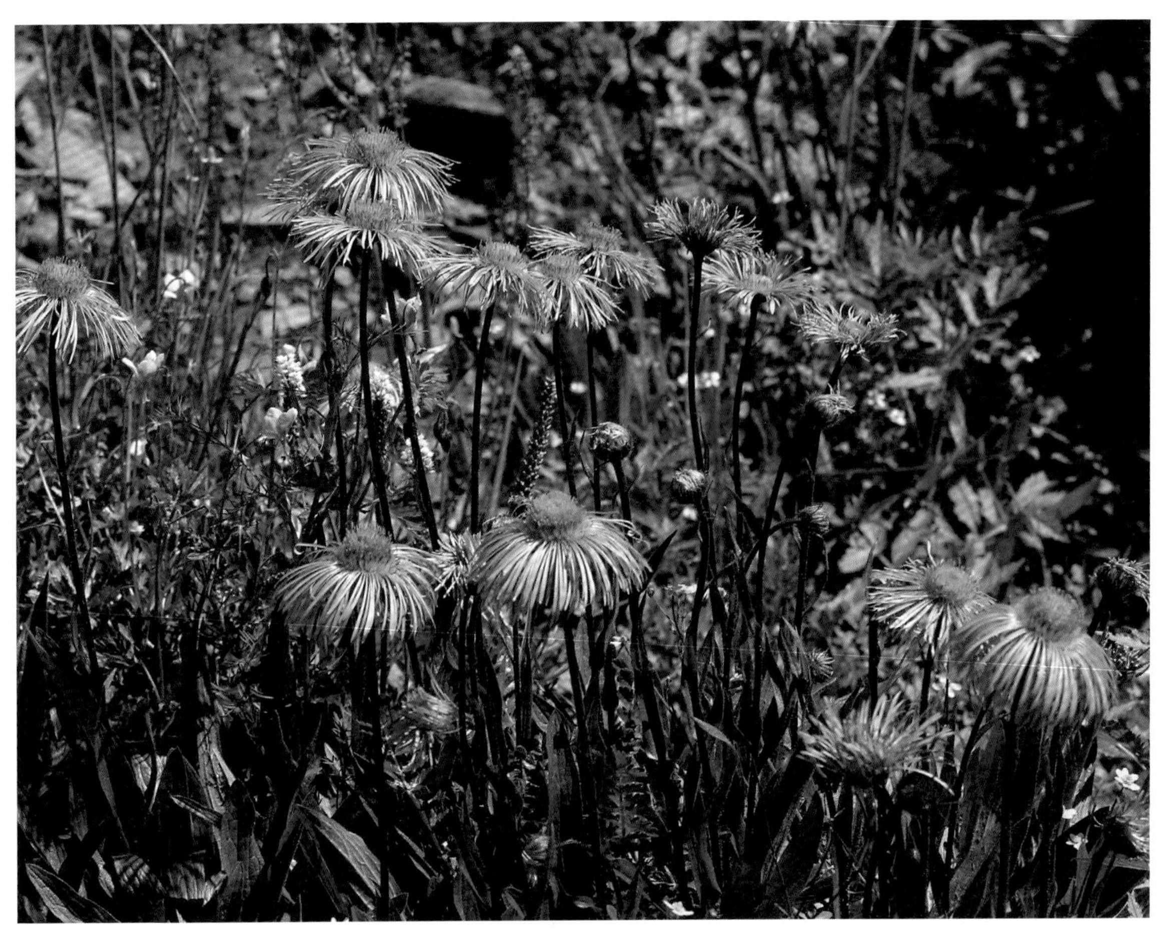

菊科（Compositae） 紫菀属（*Aster* L.）

狭苞紫菀 *Aster farreri* W. W. Sm. et J. F. Jeffr.

药 材 名 藏紫菀；མེ་ཏོག་ལུག་མིག（美朵路梅）。

标 准 《四川藏标》（2020 年版）。

植物形态 参见《中国植物志》第七十四卷第 248 页。

分布与生境 分布于我国青海东部（湟源、海晏）、甘肃南部和东部（夏河、碌曲、榆中、靖远、临潭、西固等）、四川西部、山西、河北。生长于海拔 2 700 ～ 4 600 m 的阴坡湿润草滩、山顶草甸、灌丛、林地。

药用部位 全草。

采收与加工　花期采集，除去杂质，晾干。

性　　味　味苦，性凉。

功能与主治　清热解毒，镇咳祛痰。用于瘟疫，中毒症，支气管炎，咳嗽气喘，咯吐脓血。

用量与用法　6 ~ 9 g。内服多入丸、散。

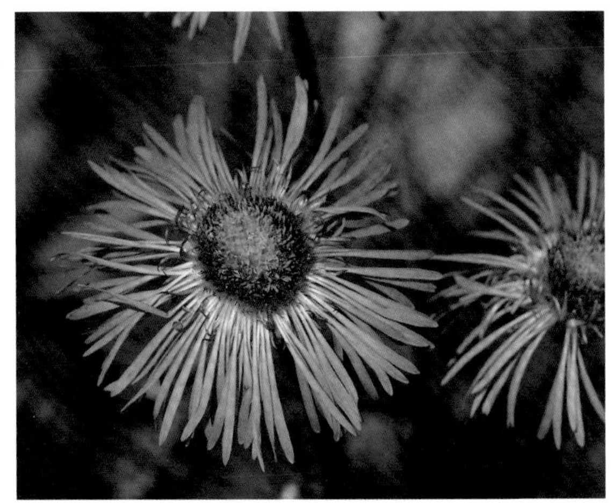

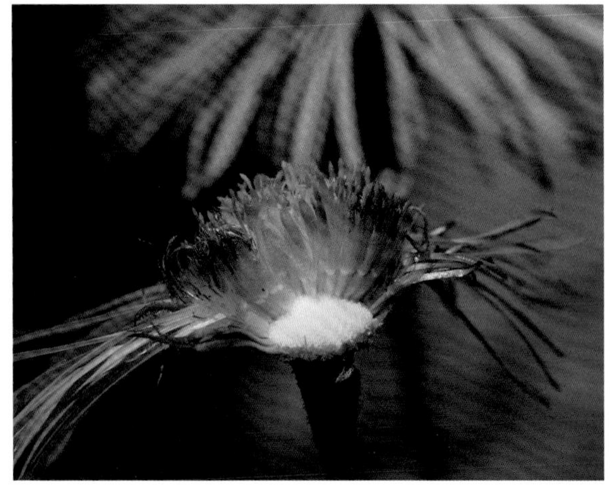

附注

《四部医典》中记载有"མེ་ཏོག་ལུག་མིག"（美多露梅、美朵路梅、美朵漏梅）。《晶珠本草》言"美多露梅"种类很多，大致可将其分为大、小 2 种，大者统称"ལུག་ཆེན།"（露庆），小者统称"ལུག་ཆུང་།"（露琼、鲁合琼）。现代文献记载的藏医所用"美多露梅"类的基原包括菊科紫菀属和飞蓬属（*Erigeron*）等的 10 余种植物，现各地藏医药用时并未严格区分各品种，通常将头状花序较大者称"ལུག་མིག"（露米）或"露庆"，较小者称"露琼"。据文献记载，狭苞紫菀 *A. farreri* W. W. Sm. et J. F. Jeffr. 为"露米""露琼"或"美多路梅"的基原之一。《部标藏药》《四川藏标》（2014 年版、2020 年版）等标准作为"མེ་ཏོག་ལུག་མིག"（美多路梅、美多娄木）的基原收载了缘毛紫菀 *A. souliei* Franch.、块根紫菀 *A. asteroides* (DC.) O. Ktze.（星舌紫菀）、柔软紫菀 *A. flaccidus* Bunge（萎软紫菀）、重冠紫菀 *A. diplostephioides* (DC.) C. B. Clarke、狭苞紫菀 *A. farreri* W. W. Sm. et J. F. Jeffr.、须弥紫菀 *A. himalaicus* C. B. Clarke。（参见"重冠紫菀""萎软紫菀""缘毛紫菀"条）

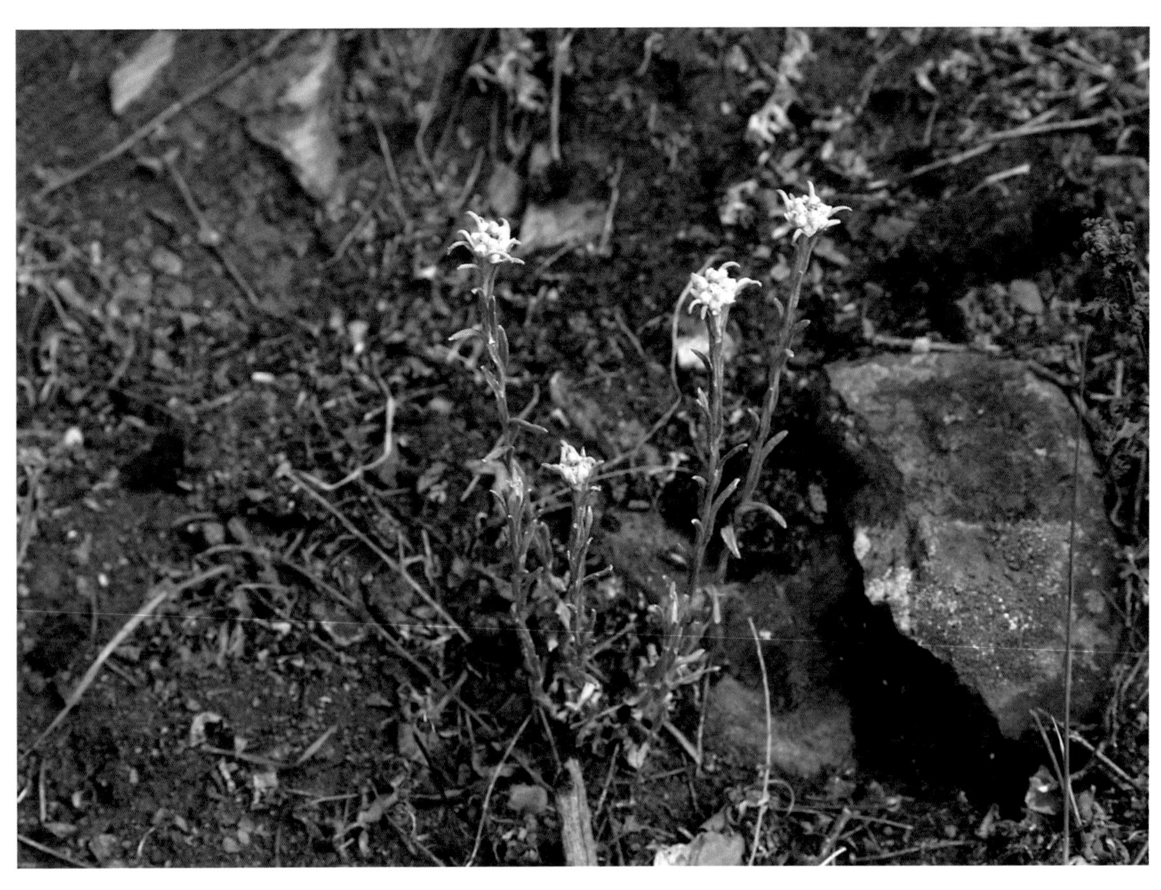

菊科（Compositae） 火绒草属（*Leontopodium* R. Br.）

坚杆火绒草 *Leontopodium franchetii* Beauv.

药 材 名 坚杆火绒草；བྲ་ཐོག་པ།（扎妥巴、扎托巴）。

标 准 《四川藏标》（2020 年版）。

植物形态 参见《中国植物志》第七十五卷第 98 ~ 100 页。

分布与生境 分布于我国四川西部（康定、道孚等）和西南部（稻城）、云南西北部（香格里拉、德钦等）、西藏东部（察雅等）。生长于海拔 3 000 ~ 5 000 m 的高山干燥草地、石砾坡地、河滩湿地，常为群落优势种。

药用部位 全草。

采收与加工　夏、秋季采收，除去泥沙，晒干。

性　　味　味苦，性凉。

功能与主治　防瘟解毒，消肿止血。用于流行性感冒，创伤出血。

用量与用法　3 ~ 10 g。内服煎汤；或入丸、散。外用适量，灸。

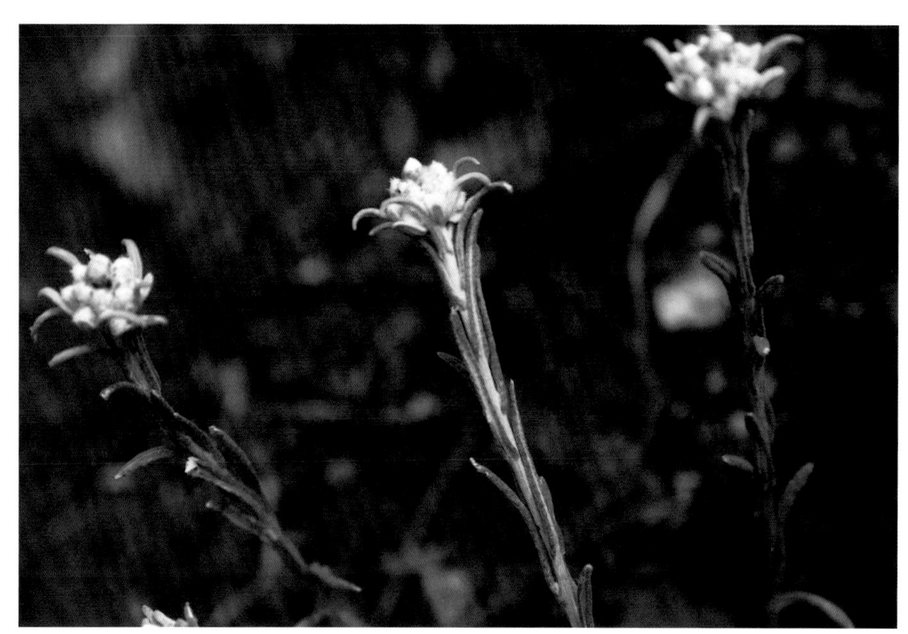

附　注

《蓝琉璃》记载有“ཟྭ་བ།”[扎哇，“ཟྭ་བའི་ཐོག་གུ།”（扎吉托苟）的略称]，言其为治疗石类药物中毒之药物；《晶珠本草》记载其名为“ཟྭ་ཐོག”[扎托，又称“ཟྭ་ཐོག་པ།”（扎托巴），均为“扎吉托苟”的略称]，言其分为山生的“ཟྭ་རྒོད།”（扎果）、甸生（坝区生）的“ཟྭ་གཡུང་།”（扎永）、小的“ཟྭ་ཆུང་།”（扎琼）3 种，但对各种的形态记载极为简略。现代文献记载的“扎托（扎托巴）”的基原主要为菊科火绒草属植物，但多未严格区分山生者、甸生者、小者，其中，坚杆火绒草 *L. franchetii* Beauv. 为常用的“扎托巴”的基原之一，《四川藏标》（2020 年版）以“坚杆火绒草 /ཟྭ་ཐོག་པ།/ 扎妥巴”之名收载了该种。也有观点认为《蓝琉璃》记载的“扎哇”的基原应主要为菊科香青属（*Anaphalis*）植物，包括西藏香青 *A. tibetica* Kitam. 等多种，而火绒草属植物则似为《晶珠本草》所载的山生者（扎果）。据调查，藏医院常将“扎托巴”用于临床火灸疗法中。（参见“乳白香青”“鼠麴草”条）

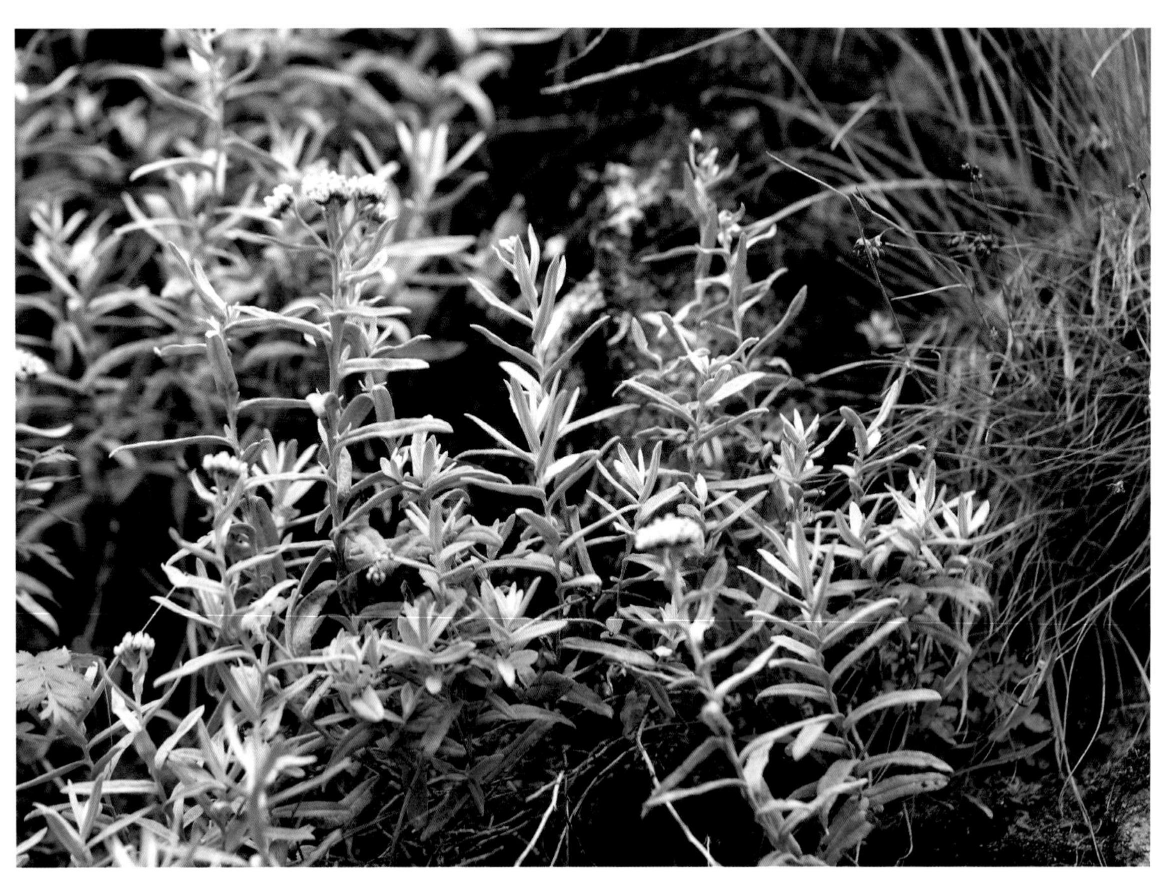

菊科（Compositae） 香青属（*Anaphalis* DC.）

二色香青 *Anaphalis bicolor* (Franch.) Diels

药材名 乳白香青；གནྡྷ་ཏ་བ།（甘达巴扎、甘旦巴扎、甘达八渣、干得巴渣）。

标准 《青海藏标》（1992 年版）。

植物形态 参见《中国植物志》第七十五卷第 164 ~ 166 页。

分布与生境 分布于我国四川西部和西南部（康定、雷波、乡城、木里等）、云南西部和北部（昆明，大理、宾川、香格里拉、武定等）、青海、甘肃西南部、西藏（吉隆、察隅）。生长于海拔 2 000 ~ 3 500 m 的草地、荒地、灌丛及针叶林下。

药用部位 花序。

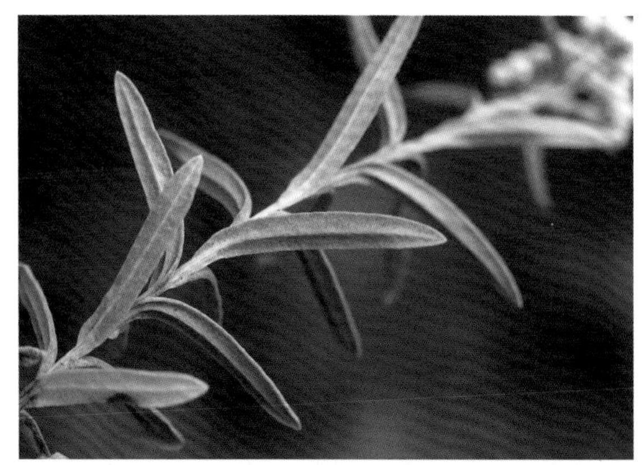

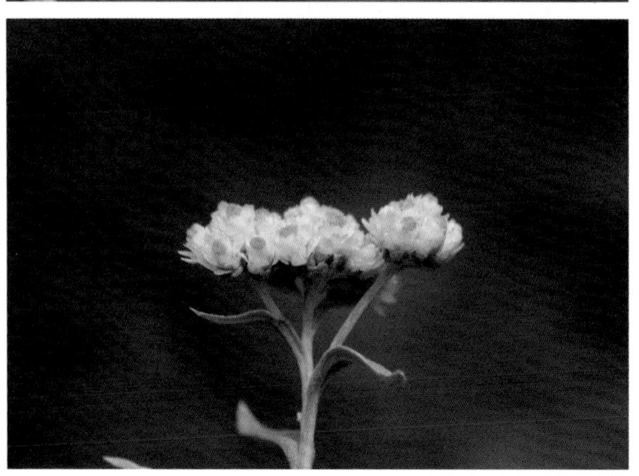

采收与加工 盛花期采收，晒干。

性　　味 味甘，性平。

功能与主治 祛风湿，消痞。用于“培根”病，痞瘤，痛风，风湿性关节炎，水肿。

用量与用法 6 ~ 15 g。内服研末；或入丸、散。

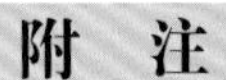

《蓝琉璃》在“药物补述”中分别记载有“གནྡྷ་བྷ་ད།”（甘达巴扎）和“བྲག་བ།”[扎哇，“བྲག་བའི་ཐོག་ཀྱུ།”（扎吉托苟）的略称]，言前者为治痞肿、浮肿、痛风、肾病、感冒、中毒病之药物，后者为解石类药物中毒之药物。《晶珠本草》分别记载有“བྲག་ཐོག”[扎托，又称“བྲག་ཐོག་པ།”（扎托巴），均系“བྲག་བའི་ཐོག་ཀྱུ།”（扎吉托苟）的略称]和“གནྡྷ་བྷ་ད།”（甘达巴扎），言“扎托”分为山生者（山野生）、甸生者（坝区生）和小者3种，“甘达巴扎”“以根来分，分为白、黄2种”。现代文献记载的“甘达巴扎”和“扎哇（扎托巴）”类的基原主要涉及菊科香青属、鼠麹草属（*Gnaphalium*）和火绒草属（*Leontopodium*）的多种植物，但不同文献对于2类药材的基原有不同观点，以香青属和火绒草属植物使用较多，各地藏医习用的基原种类不尽一致，且2类药材的基原种类也有交叉。不同文献记载二色香青 *A. bicolor* (Franch.) Diels 为“甘达巴扎”“གནྡྷ་བྷ་དཀར་པོ།”（甘达巴扎嘎保，即“甘达巴扎”的白者）或“扎哇”的基原之一。《部标藏药》《青海藏标》以“乳白香青 / གནྡྷ་བྷ་ད།/ 甘旦巴扎”之名收载了乳白香青 *A. lactea* Maxim. 的花序，《青海藏标》在该条附注中载二色香青 *A. bicolor* (Franch.) Diels 和鼠麹草 *G. affine* D. Don 的花也可作本品入药；《西藏藏标》以“གནྡྷ་བྷ་ད།/ 干得巴渣 / 鼠麹草”之名收载了鼠麹草 *G. affine* D. Don，规定以其地上部分入药。（参见“乳白香青”“鼠麹草”条）

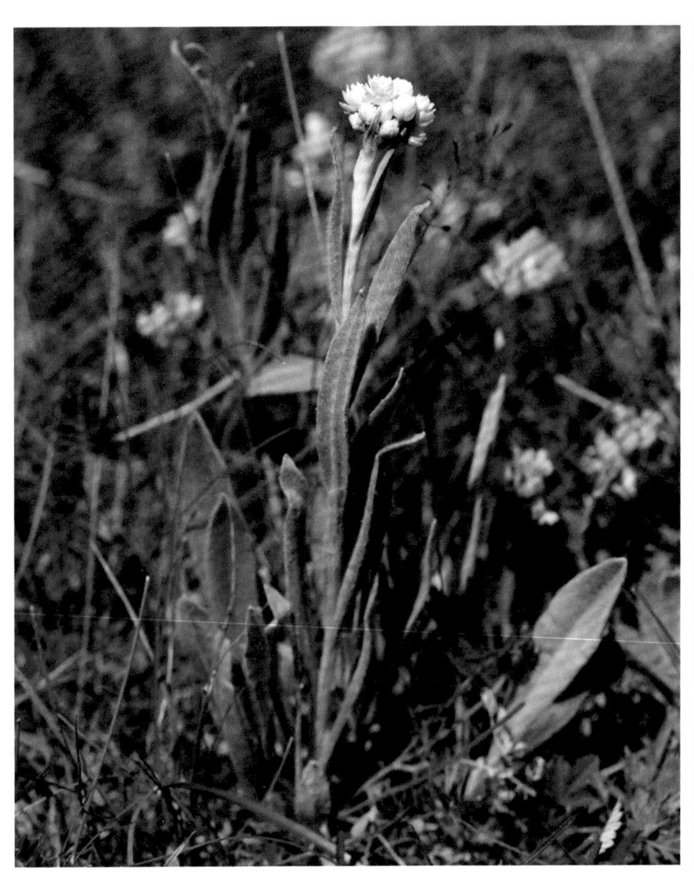

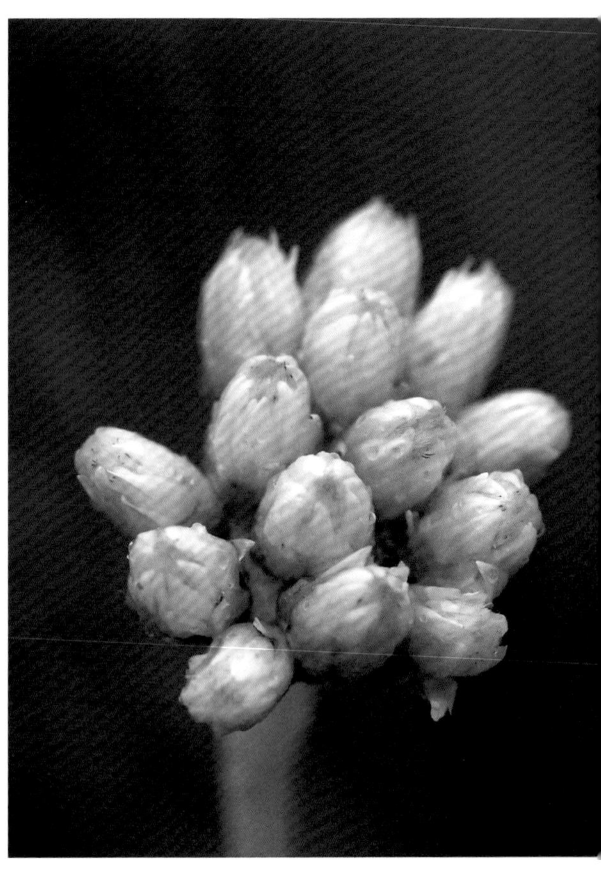

菊科（Compositae） 香青属（*Anaphalis* DC.）

乳白香青 *Anaphalis lactea* Maxim.

药 材 名 乳白香青；གཟེ་ཏྲ་བ།（甘旦巴扎、甘达巴扎、甘达八渣、干得巴渣、嘎纳八渣）。

标 准 《部标藏药》、《青海藏标》（1992 年版）。

植物形态 参见《中国植物志》第七十五卷第 197 页。

分布与生境 分布于我国甘肃南部和中部（夏河、榆中、肃南、天祝等）、青海东部（大通、祁连、门源、泽库等）、四川北部和西北部（松潘等）。生长于海拔 2 000 ～ 3 400 m 的亚高山及低山草地、针叶林下。

药用部位 花序。

采收与加工 盛花期采集，晒干。

性　　味 味甘，化后味甘，性温。

功能与主治 祛风湿，消痞瘤，解毒。用于“培根”病，痞瘤，流行性感冒，中毒，风湿性关节炎，类风湿性关节炎，痛风，水肿。

用量与用法 6 ~ 15 g。内服研末；或入丸、散。

附　注

《晶珠本草》中记载有“གཙྪ་ཏྲ་བ།”（甘达巴扎），言其为治痞瘤与“培根”病之药物。《蓝琉璃》言“甘达巴扎”因花色不同而分为黄色和淡白色 2 类；《晶珠本草》则言“以根来分，分为白、黄 2 种”。现代文献记载的“甘达巴扎”的基原包括菊科香青属和鼠麹草属（*Gnaphalium*）的多种植物，前者的花序总苞呈白色，为白者 [“གཙྪ་ཏྲ་དཀར་པོ།”（甘达巴扎嘎保）]，后者的总苞呈黄色，为黄者 [“གཙྪ་ཏྲ་སེར་པོ།”（甘达巴扎赛保）]；但现代文献通常不细分为白、黄 2 种。乳白香青 *A. lactea* Maxim. 为藏医最常用的“甘达巴扎”的基原之一，《部标藏药》《青海藏标》在“乳白香青 /གཙྪ་ཏྲ་བ།/ 甘旦巴扎”条下均收载了该种；《西藏藏标》以“གཙྪ་ཏྲ་བ།/ 干得巴渣 / 鼠麹草”之名收载了鼠麹草 *G. affine* D. Don，规定以其地上部分入药，二者的功能与主治基本相同。（参见“二色香青”“鼠麹草”条）

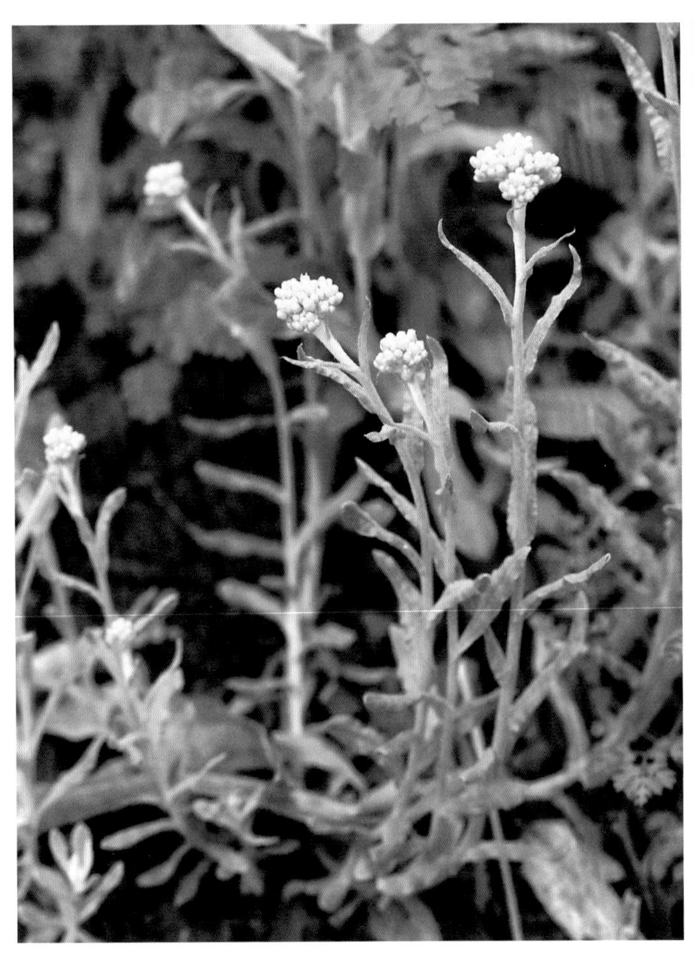
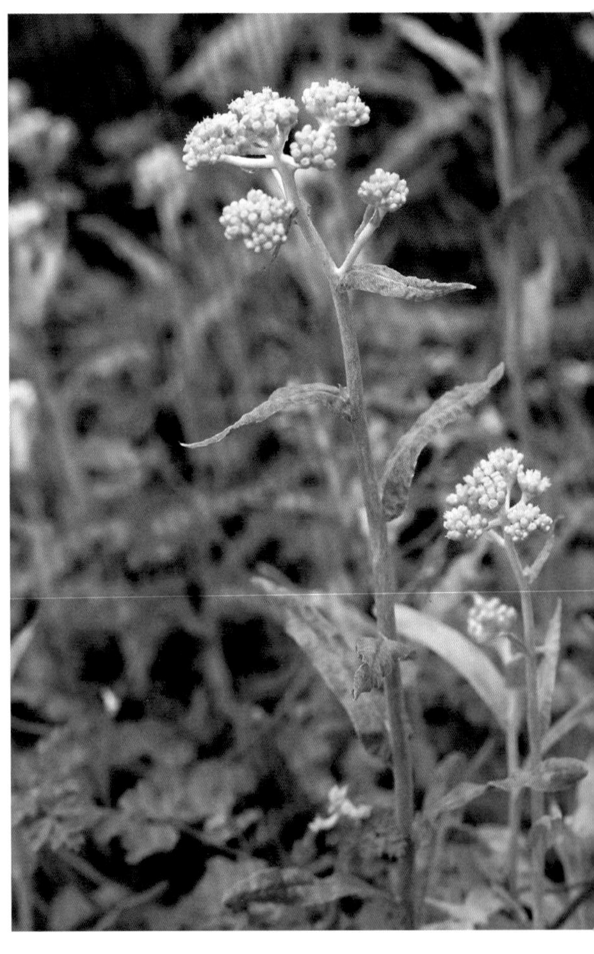

菊科（Compositae） 鼠麹草属（*Gnaphalium* L.）

鼠麹草 *Gnaphalium affine* D. Don

药 材 名 鼠麹草；གནྡྷ་བྷ་ཏྲ།（甘达巴扎、甘达八渣、干得巴渣、甘旦巴扎、嘎纳八渣）。

标 准 《西藏藏标》、《青海藏标》（1992年版）。

植物形态 参见《中国植物志》第七十五卷第226页。

分布与生境 分布于我国华东、华南、华中、西北、西南地区。生长于低海拔干地或湿润草地，稻田中尤为常见。日本、朝鲜、菲律宾、印度尼西亚、越南、老挝、缅甸、泰国、柬埔寨、印度也有分布。

药用部位　地上部分。

采收与加工　夏、秋季花期采集。

性　　味　味甘、辛，化后味甘，性温。

功能与主治　祛风湿，消痞瘤。用于“培根”病，痞瘤，痛风，风湿性关节炎，水肿。

用量与用法　2 ~ 3 g（《西藏藏标》）；6 ~ 15 g［《青海藏标》（1992 年版）］。内服研末；或入丸、散。

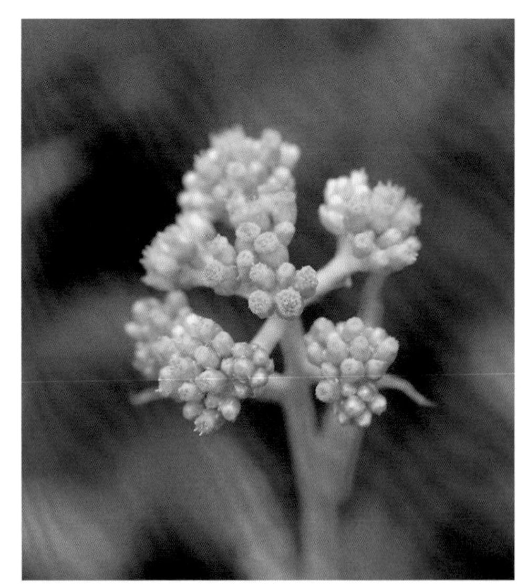

附　注

《蓝琉璃》在“药物补述”中记载有治痞肿、浮肿、痛风、肾病、感冒、中毒病之药物“གནྡྷ་བྷ་དྲ།”（甘达巴扎）和解石类药物中毒之药物“ཐྲ་བ།”[扎哇，“ཐྲ་བའི་ཐོག་ཀྱུ།”（扎吉托苟）的略称]。《晶珠本草》在“旱生草类药物”中分别记载有“ཐྲ་ཐོག”[扎托，也称“ཐྲ་ཐོག་པ།”（扎托巴），均为“ཐྲ་བའི་ཐོག་ཀྱུ།”（扎吉托苟）的略称]和“གནྡྷ་བྷ་དྲ།”（甘达巴扎）。《蓝琉璃》言“甘达巴扎”因花色不同而分为黄[“གནྡྷ་བྷ་དྲ་སེར་པོ།”（甘达巴扎赛保）]、白[“གནྡྷ་བྷ་དྲ་དཀར་པོ།”（甘达巴扎嘎保）]2 种；《晶珠本草》则言“扎托”分为山生（山野生）、甸生（坝区生）和小者 3 种，“甘达巴扎”“以根来分，分为白、黄 2 种”。现代文献记载“甘达巴扎”和“扎哇（扎托巴）”的基原有争议，各种药物的基原也有交叉，包括菊科香青属（*Anaphalis*）、鼠麹草属及火绒草属（*Leontopodium*）的多种植物。参照《蓝琉璃》以花色划分，似以鼠麹草属植物（花序总苞多为黄色）为黄者（甘达巴扎赛保）、以香青属植物（花序总苞为白色）为白者（甘达巴扎嘎保）为宜。文献记载的“扎托（扎托巴）”的基原主要包括香青属和火绒草属植物。《西藏藏标》以“གནྡྷ་བྷ་དྲ།/ 干得巴渣 / 鼠麹草”之名收载了鼠麹草 *G. affine* D. Don，规定以其地上部分入药；《部标藏药》《青海藏标》以“乳白香青 /གནྡྷ་བྷ་དྲ། / 甘旦巴扎”之名收载了乳白香青 *A. lactea* Maxim.；《青海藏标》在附注中说明二色香青 *A. bicolor* (Franch.) Diels、鼠麹草 *G. affine* D. Don 也药用，又称“གནྡྷ་བྷ་དྲ་སེར་པོ།”（甘达巴扎赛保）。（参见“乳白香青”“坚杆火绒草”条）

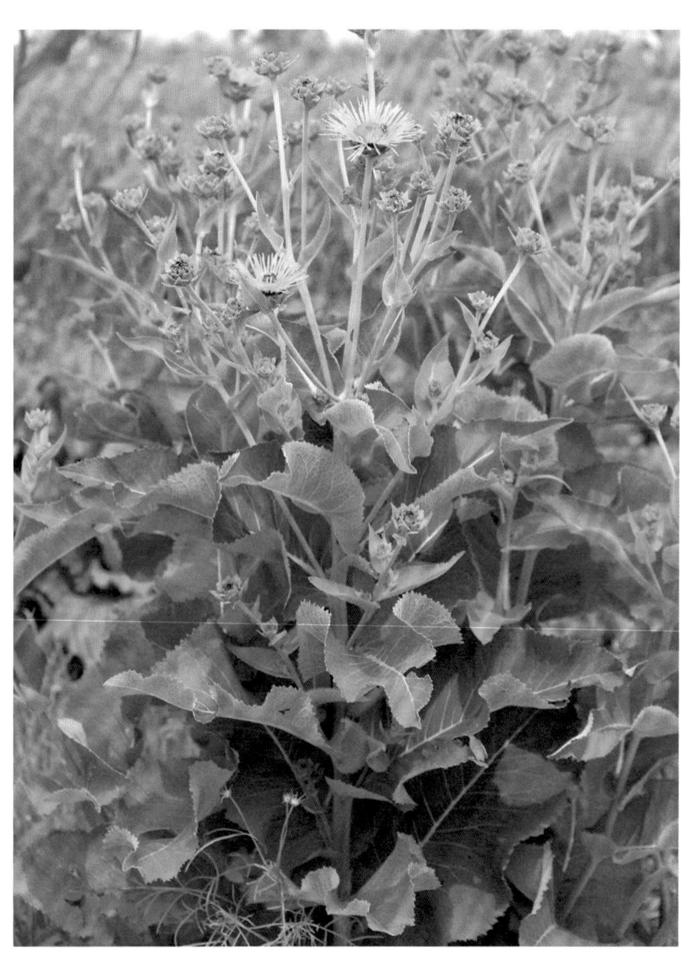

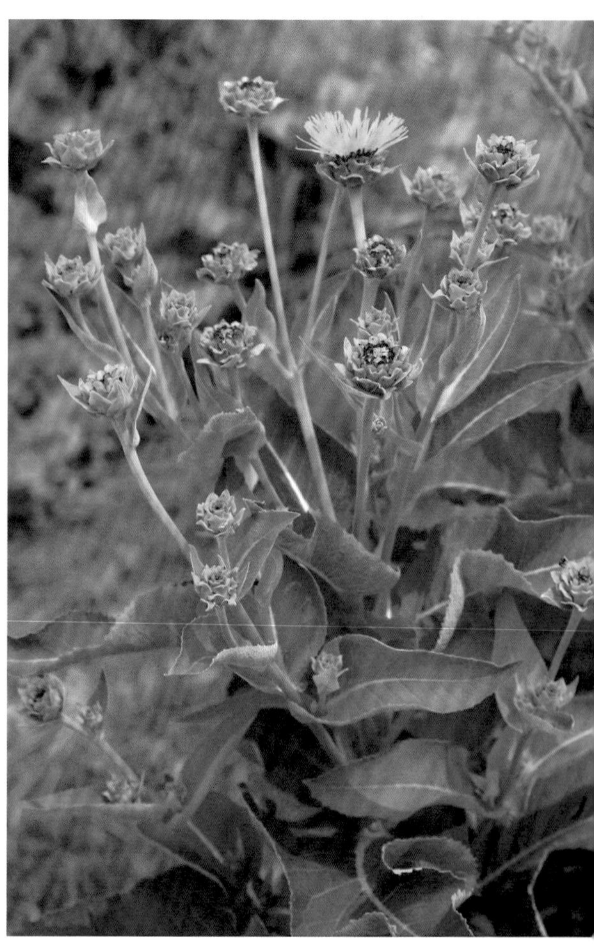

菊科（Compositae） 旋覆花属（*Inula* L.）

土木香 *Inula helenium* L.

药 材 名 藏木香；མ་ནུ།（玛奴）。藏木香膏；མ་ནུའི་ཁཎྜ།（玛奴砍扎）。

标 准 《部标藏药·附录》、《西藏藏标》、《青海藏标·附录》（1992 年版）。

植物形态 参见《中国植物志》第七十五卷第 252 页。

分布与生境 分布于我国新疆。我国甘肃、内蒙古有栽培。生长于山坡草地。欧洲、北美洲及西伯利亚地区西部、蒙古北部也有分布。

药用部位 根。

采收与加工 秋季采挖，除去茎残基、泥土，粗大者切片或块，晒干或熬膏。

性　　味 藏木香：味辛、苦，性温。

藏木香膏：味甘、辛，化后味甘，性温。

功能与主治 健脾和胃，调气解郁，止痛，安胎。用于“查隆”病引起的胸胁热痛，脘腹胀痛，呕吐泻痢，胸胁挫伤，岔气作痛，胎动不安等。

用量与用法 藏木香：3 ~ 9 g。内服多入丸、散。

藏木香膏：3 ~ 6 g。

附　注

在植物分类学上，总状土木香 *I. racemosa* Hook. f. 和土木香 *I. helenium* L. 的分类尚存在争议，有学者认为二者为同物异名，现《中国植物志》将二者分别收载。《度母本草》《妙音本草》记载有“མ་ནུ།”（玛奴）；《晶珠本草》记载“མ་ནུ།”（玛奴）是总称（木香类），其种类很多，虽有各种名称，但并非对种类的划分，“实际上称为‘མ་ནུ་པ་ཏྲ།’（玛奴巴扎）”。现代文献记载的“玛奴”类的基原涉及菊科川木香属（*Dolomiaea*）、风毛菊属（*Saussurea*）和旋覆花属的多种植物，不同文献记载的“玛奴”类各品种的基原不尽一致。有文献记载土木香 *I. helenium* L. 为“玛奴”的基原之一，药材习称“藏木香”。《中国药典》（1985—1995 年版）作为“藏族习用药材”，以“土木香（藏木香）”之名收载了上述 2 种；《中国药典》（2000 年版）以“土木香”（中药材）之名收载了土木香 *I. helenium* L. 和总状土木香 *I. racemosa* Hook. f.；《中国药典》（2005—2015 年版）在正文中以“土木香”之名收载了土木香 *I. helenium* L.，而在“附录”中以“藏木香”之名收载了总状土木香 *I. racemosa* Hook. f.。《部标藏药·附录》《青海藏标·附录》以“藏木香 /མ་ནུ།/ 玛奴”之名收载了上述 2 种；《西藏藏标》则以“མ་ནུའི་ཁནྡ།/ 玛奴砍扎 / 藏木香膏”之名收载了“藏木香”药材的水煎膏，其临床功效与药材相同。（参见“川木香”“云木香”“总状土木香”条）

据调查，现青海循化、内蒙古克什克腾旗栽培的均为土木香 *I. helenium* L.，西藏拉萨、山南及四川白玉栽培的为总状土木香 *I. racemosa* Hook. f.。

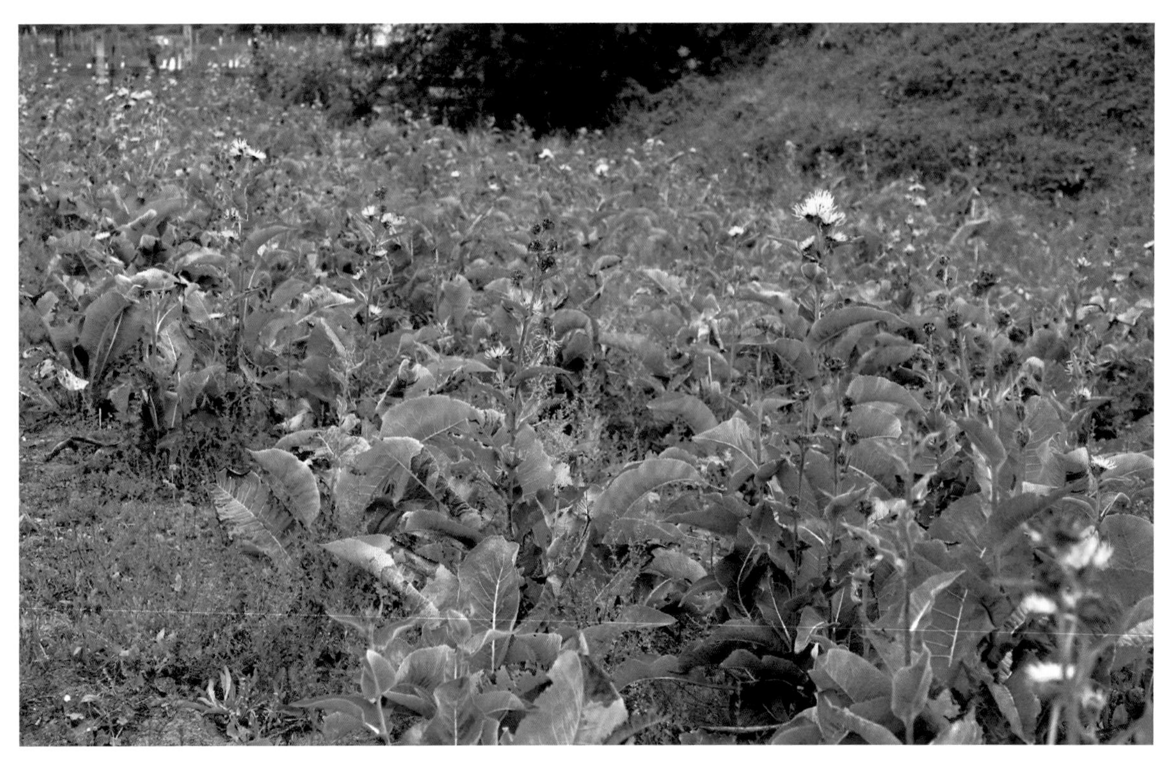

菊科（Compositae）　旋覆花属（*Inula* L.）

总状土木香 *Inula racemosa* Hook. f.

药 材 名　藏木香；མ་ནུ།（玛奴）、མ་ནུའི་རིགས་ཤིག།（玛奴惹西）。藏木香膏；མ་ནུའི་ཁནྡ།（玛奴砍扎）。

标　　准　《部标藏药·附录》、《藏标》、《西藏藏标》、《青海藏标·附录》（1992 年版）。

植物形态　参见《中国植物志》第七十五卷第 254 页。

分布与生境　分布于我国新疆（伊宁、昭苏、阜康、托里、布尔津）。我国西藏（山南、拉萨）、四川（白玉）、甘肃（榆中）、湖北（巴东）、陕西（洋县）等有栽培。生长于海拔 700 ~ 1 500 m 的水边荒地、河滩、湿润草地。克什米尔地区也有分布。

药用部位　根。

采收与加工 秋季采挖，除去茎残基、泥土，粗大者切片或块，晒干或熬膏。

性　　味 藏木香：味辛、苦，性温。

藏木香膏：味甘、辛，化后味甘，性温。

功能与主治 健脾和胃，调气解郁，止痛，安胎。用于“查隆”病引起的胸胁热痛，脘腹胀痛，呕吐泻痢，胸胁挫伤，岔气作痛，胎动不安等。

用量与用法 藏木香：3 ~ 9 g。内服多入丸、散。

藏木香膏：3 ~ 6 g。

附　注

在植物分类学上，总状土木香 *I. racemosa* Hook. f. 和土木香 *I. helenium* L. 的分类存在争议，有学者认为二者为同种异名，现《中国植物志》将二者分别收载，并记载土木香 *I. helenium* L. 和总状土木香 *I. racemosa* Hook. f. 在我国野生资源仅分布于新疆，西藏、甘肃、四川、湖北等地有栽培总状土木香 *I. racemosa* Hook. f.，可能系从印度引入。《度母本草》《妙音本草》记载有“མ་ནུ།”（玛奴）；《度母本草》言“玛奴”有 4 种；《晶珠本草》记载“མ་ནུ།”（玛奴）是总称（木香类），其种类很多，虽有各种名称，但并非对种类的划分，“实际上称为‘མ་ནུ་པ་ཏྲ།’（玛奴巴扎）”。“玛奴”又习称“藏木香”，现代文献记载的“玛奴”类的基原涉及菊科川木香属（*Dolomiaea*）、风毛菊属（*Saussurea*）和旋覆花属的多种植物，不同文献记载的“玛奴”类各品种的基原不尽一致。关于“玛奴”的基原，《中国药典》（1977 年版）作为“藏族习用药材”，以“藏木香”之名仅收载了总状土木香 *I. racemosa* Hook. f.；《中国药典》（1985—1995 年版）作为“藏族习用药材”，以“土木香（藏木香）”之名收载了上述 2 种；《中国药典》（2005—2015 年版）在正文中以“土木香”之名收载了土木香 *I. helenium* L.，而在“附录”中以“藏木香”之名收载了总状土木香 *I. racemosa* Hook. f.。《部标藏药·附录》和《青海藏标·附录》以“藏木香 /མ་ནུ།/ 玛奴”之名收载了上述 2 种；《藏标》以“藏木香 /མ་ནུ།/ 玛奴”之名收载了总状青木香 *I. racemosa* Hook. f.（总状土木香）。临床上“玛奴”常熬膏入药，称“མ་ནུའི་ཁནྡ།”（玛奴砍扎）。总状土木香 *I. racemosa* Hook. f. 在阿育吠陀医学中也使用，《印度阿育吠陀药典》以“Puṣkara”之名收载了该种。“Puṣkara”的发音与藏语“པུཥ་ཀར་མཱུ་ལ།”（毕嘎木拉）相似。（参见“川木香”“土木香”“云木香”条）

据调查，现青海循化、内蒙古克什克腾旗栽培的均为土木香 *I. helenium* L.，西藏拉萨、山南及四川白玉栽培的为总状土木香 *I. racemosa* Hook. f.。

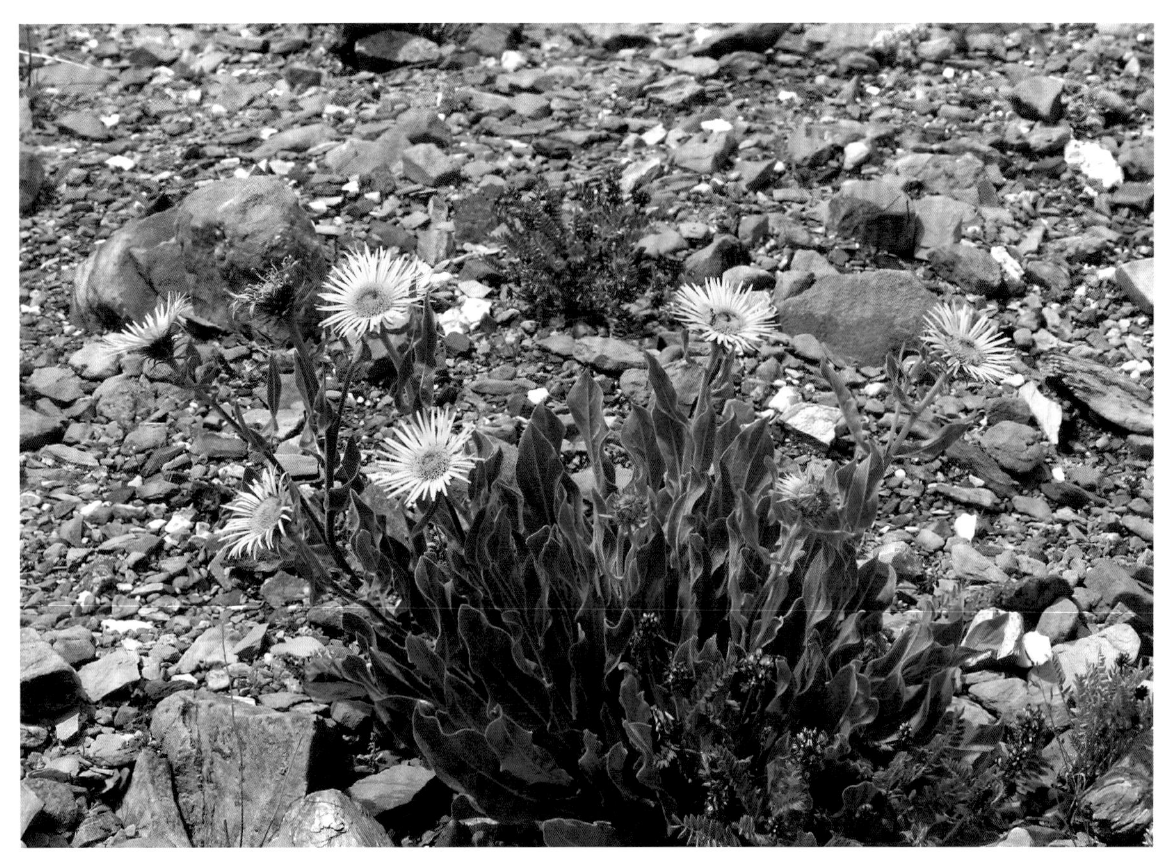

菊科（Compositae） 蚤草属（*Pulicaria* Gaertn.）

臭蚤草 *Pulicaria insignis* Drumm. ex Dunn

药 材 名 臭蚤草；མིང་ཅན།（敏间、明间）。

标　　准 《四川藏标》（2020 年版）。

植物形态 参见《中国植物志》第七十五卷第 292 ~ 293 页。

分布与生境 我国特有种，分布于西藏［日喀则（拉孜、南木林）、拉萨（尼木）、昌都（芒康）］。生长于海拔 4 000 ~ 4 310 m 的山脊岩石上、石砾坡地、草丛中。

药用部位 全草。

采收与加工 7 ~ 9 月采收，除去泥沙，干燥。

性　　味　味苦，性凉。

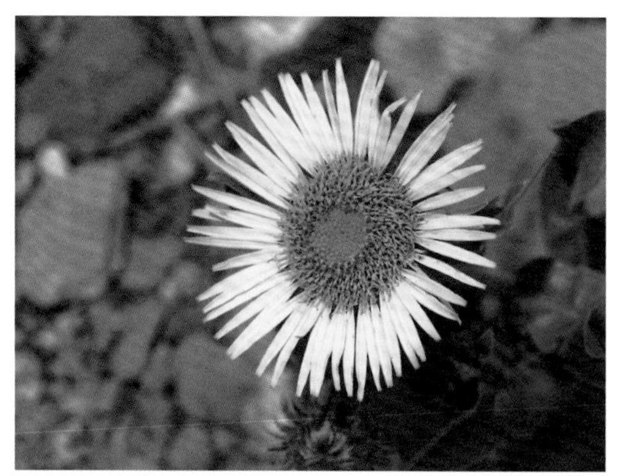

功能与主治　防瘟解毒，消肿止痛。用于流行性疾病。

用量与用法　9 ~ 12 g。内服研末；或入丸、散。外用适量，熬膏涂。

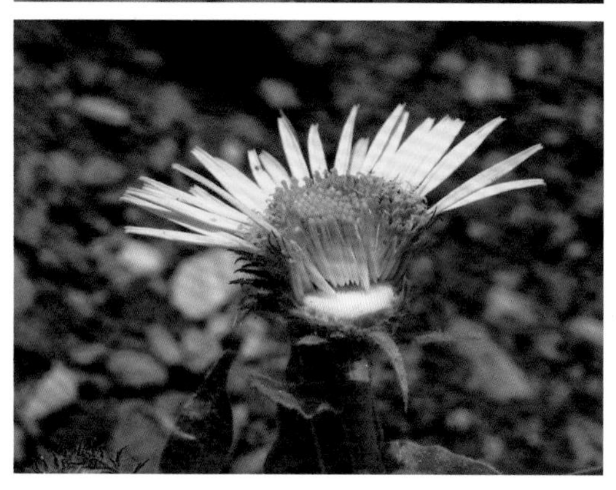

附　注

《度母本草》记载有治四肢肿胀之药物“ཉ་སྨན་པ།”（娘门巴、尼门巴、尼曼巴），言其又称“ལྦུག་དུག་ནག་པོ།”（洛堵那保、洛杜纳波）；《妙音本草》以“ལྦུག་དུག་ནག་པོ།”（洛堵那保）为正名，言其又称“ཉ་སྨན་པ།”（娘门巴）。《蓝琉璃》在“药物补述”中记载有“མིང་ཅན།”（明间、明涧、芒间），言其有黄[“མིང་ཅན་སེར་པོ།”（明间赛保、芒间色保）]、黑[“མིང་ཅན་ནག་པོ།”（明间那保）]及黑者的副品[“མིང་ཅན་ནག་པོ་དམན་པ།”（明间那保曼巴），或称蓝类“མིང་ཅན་སྔོན་པོ།”（明间温保）]3种。《晶珠本草》记载“明间”又称“洛堵那保”，言其功效为治瘟毒、疔毒肿胀及止痛，认为将其分为黄、黑2种即可，不宜再分蓝者（明间温保）。现代文献记载的“明间”类的基原涉及菊科植物臭蚤草 *P. insignis* Drumm. ex Dunn、牻牛儿苗科植物熏倒牛 *Biebersteinia heterostemon* Maxim. 及菊科垂头菊属（*Cremanthodium*）、紫菀属（*Aster*）、天名精属（*Carpesium*）等的多种植物，各地习用的种类不同。西藏藏医以臭蚤草 *P. insignis* Drumm. ex Dunn 作黄者（明间赛保）的基原，以垂头菊属植物作黑者（明间那保）的基原；1995年版《藏药晶镜本草》曾将臭蚤草 *P. insignis* Drumm. ex Dunn 记载为“明间那保”，2018年版则将其修订为“明间”（统称）。青海等地藏医则以条叶垂头菊 *Cremanthodium lineare* Maxim. 及其同属植物作黄者（明间赛保）的基原，以熏倒牛 *B. heterostemon* Maxim. 作黑者（明间那保）的基原。《四川藏标》（2020年版）以“臭蚤草/མིང་ཅན།/敏间”之名收载了臭蚤草 *P. insignis* Drumm. ex Dunn；《部标藏药》等收载的“མིང་ཅན་སེར་པོ།”（芒间色保）的基原为条叶垂头菊 *Cremanthodium lineare* Maxim. 和矮垂头菊 *Cremanthodium humile* Maxim.。（参见“矮垂头菊”“条叶垂头菊”“熏倒牛”等条）

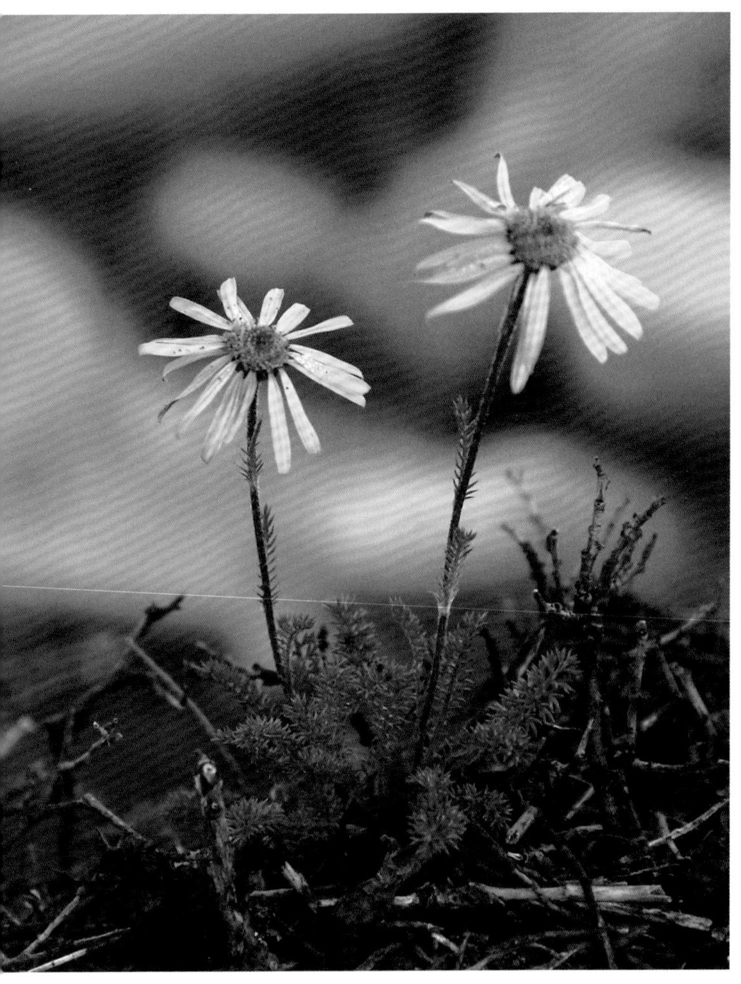

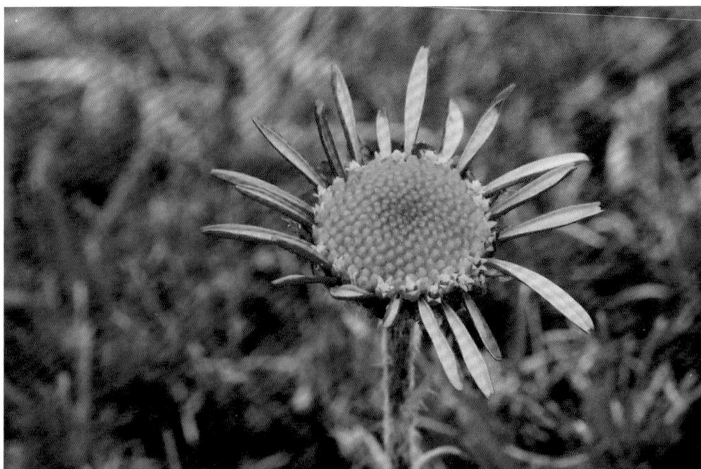

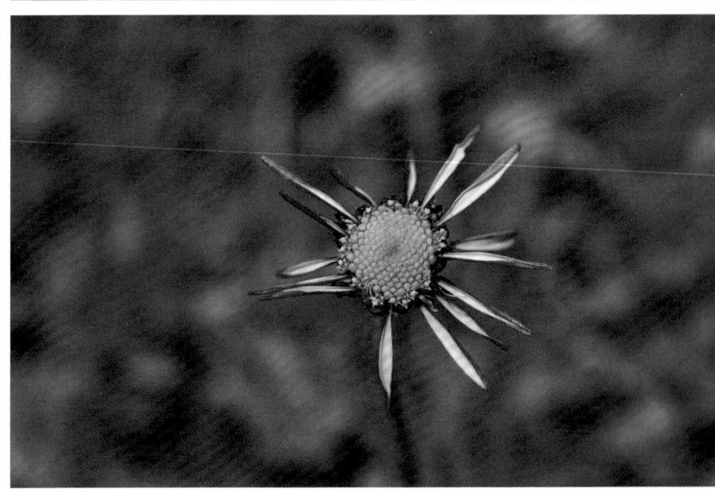

菊科（Compositae） 匹菊属（*Pyrethrum* Zinn.）

川西小黄菊 *Pyrethrum tatsienense* (Bur. et Franch.) Ling ex Shih

药 材 名 打箭菊、川西小黄菊；ཨ་བྲག་གསེར་འཛོམས།（阿夏塞尔郡、阿夏合塞尔郡、阿夏塞儿卷、阿恰塞炯）。

标 准 《部标藏药》、《藏标》、《青海藏标》（1992 年版）。

植物形态 参见《中国植物志》第七十六卷第一分册第 64 页。

分布与生境 分布于我国西藏［林芝（工布江达），嘉黎等］、四川西部和西北部（康定等）、云南西北部、青海西南部。生长于海拔 3 500 ~ 5 200 m 的高山草甸、灌丛、山坡砾石地。

药用部位　带花梗的花序。

采收与加工　花蕾期或花初开时采集，除去茎叶，晾干。

性　　味　味苦，化后味苦，性寒、锐。

功能与主治　消炎止痛，接骨固髓，祛风除湿，活血散瘀，干黄水。用于脑震荡，骨髓炎等骨病，黄水病，瘟疫，跌打损伤，湿热疮疡，咽喉炎，肺炎，肝炎，炭疽等。

用量与用法　3 ~ 9 g [《部标藏药》《青海藏标》（1992 年版）]；3 ~ 15 g（《藏标》）。内服研末；或入丸、散。

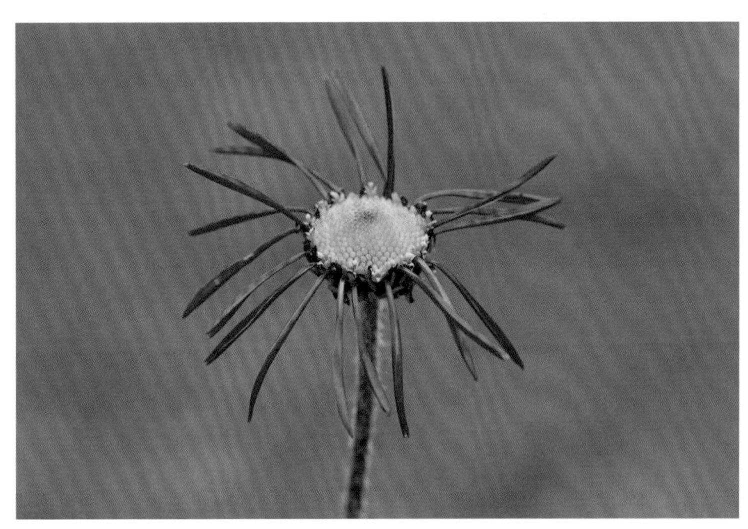

附　注

“ཨ་བྱག”（阿皮夏）在《月王药诊》《蓝琉璃》《晶珠本草》等中均有记载，为治黄水病和头骨裂之药物；《度母本草》记载其名为“མེ་ཏོག་ཨ་བྱག་པ”（美朵阿夏巴），又称其为“མེ་ཏོག་གུར་གུམ”（美朵苟日苟木）。《四部医典系列挂图全集》附图（第二十八图的 38 号图）名为“ཨ་བྱག་གཟེར་འཇོམས”（阿夏塞尔郡）。《晶珠本草》言“阿皮夏”有上［“ཨ་བྱག་མཆོད་པ”（阿恰贵巴）］、下［“ཨ་བྱག་གཡུང་བ”（阿恰永哇）］2 品。据现代文献记载和实地调查，各地藏医均以川西小黄菊 *P. tatsienense* (Bur. et Franch.) Ling ex Shih（打箭菊、鞑新菊）作“阿皮夏”的上品，多称之为“阿夏塞尔郡”；《部标藏药》等收载的“打箭菊 /ཨ་བྱག་གཟེར་འཇོམས/ 阿夏塞尔郡”的基原也为该种。文献记载的“阿皮夏”下品的基原主要为菊科千里光属（*Senecio*）或狗舌草属（*Tephroseris*）植物。

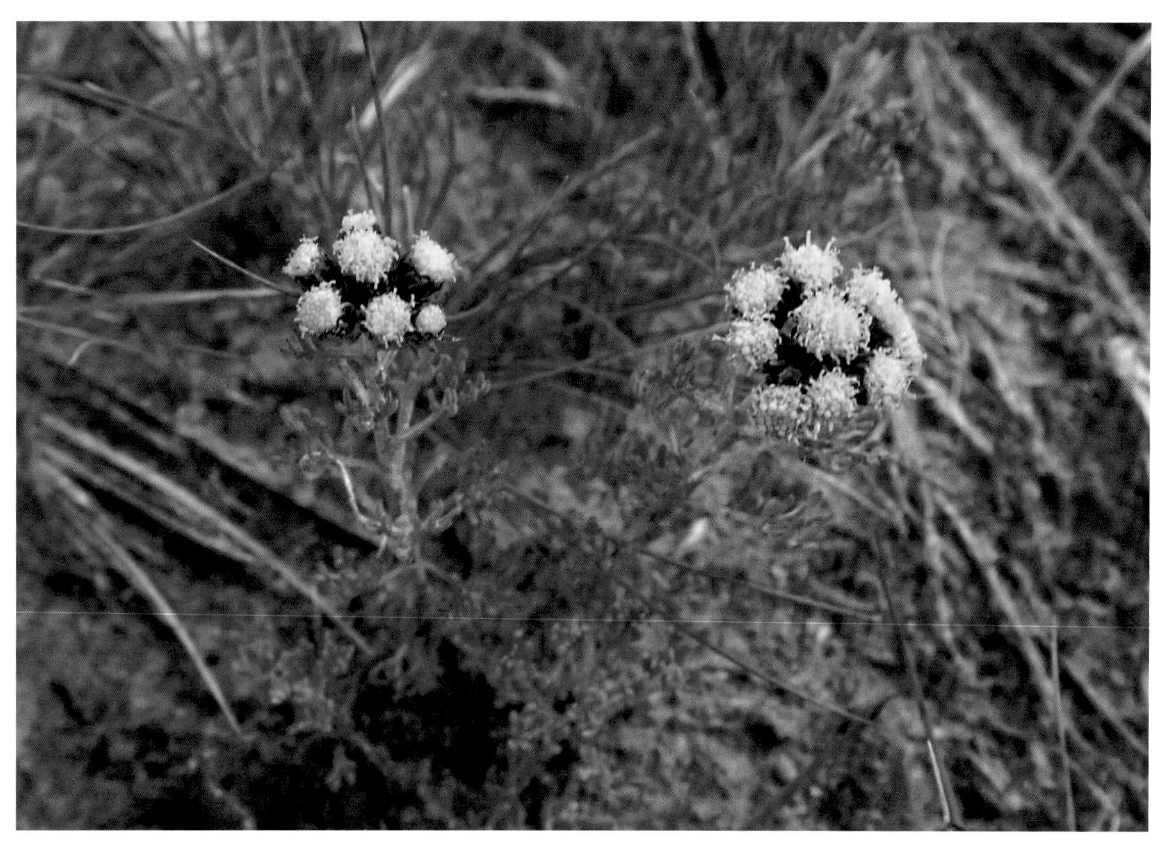

菊科（Compositae） 亚菊属（*Ajania* Poljak.）

细叶亚菊 *Ajania tenuifolia* (Jacq.) Tzvel.

药 材 名 细叶亚菊；འཁན་དཀར།（坎嘎、坎嘎尔、侃嘎尔）。

标 准 《四川藏标》（2020 年版）、《青海藏标》（1992 年版）。

植物形态 参见《中国植物志》第七十六卷第一分册第 112 页。

分布与生境 分布于我国甘肃中部、四川西北部、西藏东部、青海。生长于海拔 2 000 ～ 4 580 m 的山坡草地。印度西北部也有分布。

药用部位 地上部分。

采收与加工 8 ～ 9 月采收，除去杂质，晒干。

性 味 味苦、辛，性温。

功能与主治 消肿止血。用于“隆”病，肾病，关节病，创伤。

用量与用法 6 ~ 9 g。内服煎汤；或入丸、散；或熬膏。

附 注

《晶珠本草》中记载有“འཁན་པ།”（坎巴）和“ཨ་གྲོང་།”（阿仲），言前者分为灰、白、红、黑 4 种，后者分为“白阿仲”“蒿阿仲”“木阿仲”3 种；并言“坎巴”的白者 [“འཁན་དཀར།”（坎嘎尔）] 即蒿阿仲 [“མཁན་ཨ་ཁྲོང་།”（坎阿仲）]。现代文献记载的“坎巴”类和“阿仲”类的基原较为复杂，涉及菊科、石竹科、虎耳草科等的多种植物，2 类药材的基原也有交叉。《晶珠本草》汉译重译本认为，细叶亚菊 *Ajania tenuifolia* (Jacq.) Tzvel. 为“白坎巴”（坎嘎尔）的基原之一。也有文献称细叶亚菊 *Ajania tenuifolia* (Jacq.) Tzvel. 为“坎巴”类药材的主流品种之一，四川甘孜、阿坝藏医多使用，《四川藏标》（2020 年版）以“细叶亚菊 /འཁན་དཀར/ 坎嘎”之名收载了该种。《青海藏标》以“冷蒿 /འཁན་དཀར/ 侃嘎尔”之名收载了冷蒿 *Artemisia frigida* Willd.，并在该条附注中说明细叶亚菊 *Ajania tenuifolia* (Jacq.) Tzvel. 亦可作本品入药。（参见“甘肃雪灵芝”“冷蒿”条）

《蓝琉璃》在“药物补述”中记载“ཕུར་མོང་།”（普尔芒）为止痛、杀虫、敛黄水之药物。《度母本草》《晶珠本草》均记载“普尔芒”有白 [“ཕུར་མོང་དཀར་པོ།”（普尔芒嘎保）]、黑 [“ཕུར་ནག”（普尔那），“ཕུར་མོང་ནག་པོ།”（普尔芒那保）的略称]、紫 [“ཕུར་མོང་སྨུག་པོ།”（普尔芒木保、普尔芒莫保）]3 种。现代文献记载的“普尔芒”类的基原主要涉及菊科蒿属（*Artemisia*）和亚菊属植物，但不同文献记载的“普尔芒”各品种的基原不尽一致，且不同品种的基原也有交叉。文献记载，细叶亚菊 *Ajania tenuifolia* (Jacq.) Tzvel. 为白者（普尔芒嘎保）的基原之一。《青海藏标》以“牛尾蒿 /ཕུར་མོང་ནག་པོ/ 普日芒那保”之名收载了牛尾蒿 *Artemisia subdigitata* Mattf.（*Artemisia dubia* Wall. ex Bess.），并在该条附注中说明毛莲蒿 *Artemisia vestita* Wall. ex DC.（结血蒿）为“普日芒嘎保”的基原。（参见“毛莲蒿”“牛尾蒿”条）

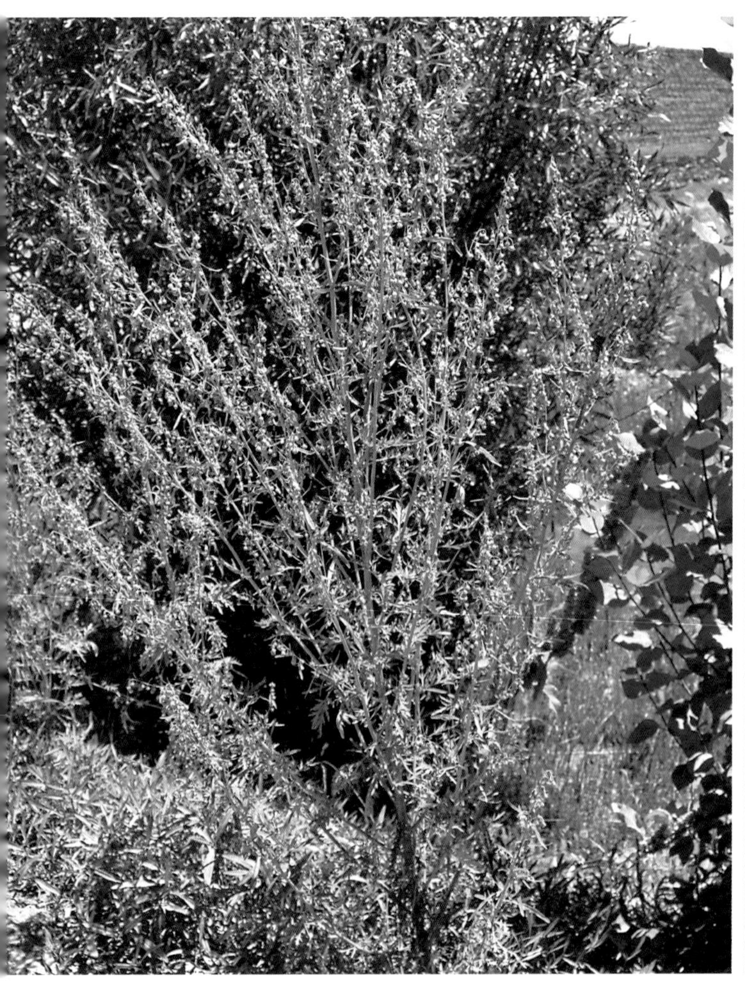
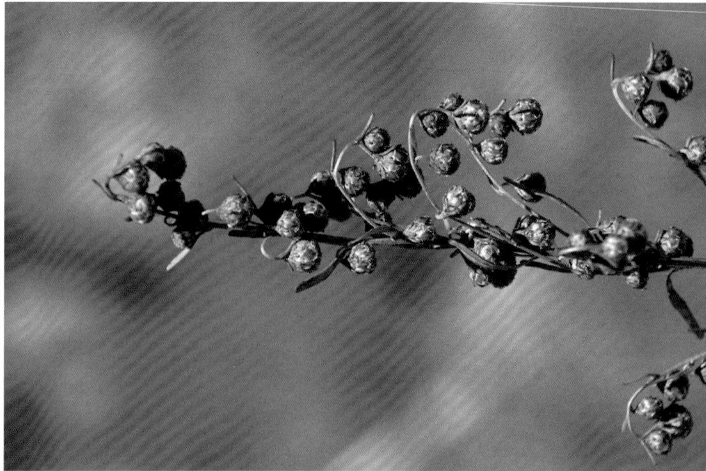
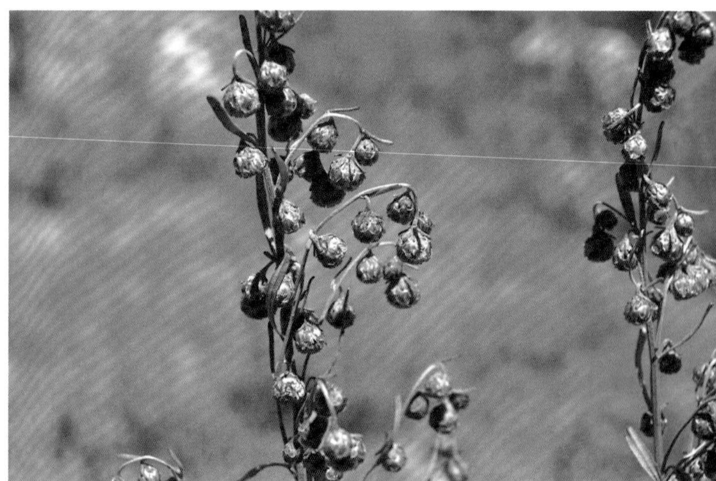

菊科（Compositae） 蒿属（*Artemisia* Linn.）

大籽蒿 *Artemisia sieversiana* Ehrhart ex Willd.

药 材 名 大籽蒿；ཁམ་ཅ།（坎甲、侃甲）。

标 准 《部标藏药》、《青海藏标》（1992 年版）。

植物形态 参见《中国植物志》第七十六卷第二分册第 9 ～ 10 页。

分布与生境 分布于我国西藏、云南、贵州、四川、甘肃、青海、新疆、宁夏、陕西、山西、河北、内蒙古、辽宁、吉林、黑龙江等。生长于海拔 500 ～ 4 200 m 的路旁、荒地、河漫滩、草原、森林草原、干山坡、林缘。世界其他温带、亚热带高山地区也有分布。

药用部位 地上部分。

采收与加工 秋季采收，除去老茎、枯叶，切段，晒干或鲜用。

性　　味 味苦、微甘，化后味苦，性寒。

功能与主治 清热解毒，散肿，止血，利肾，柔和肢节。用于各种原因引起的出血，四肢关节肿胀，痈疖，肉瘤，肺病，肾病等。

用量与用法 6 ~ 9 g（干品）；12 ~ 15 g（鲜品）；2 ~ 3 g（浸膏）。

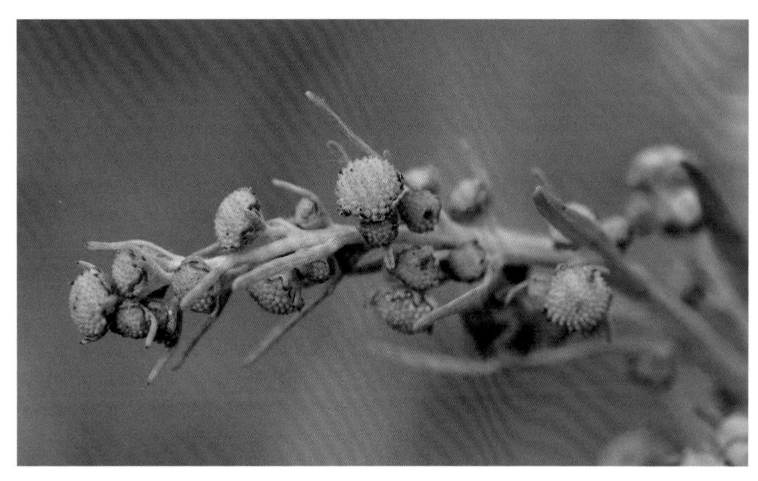

附　注

《四部医典》记载有止血、消四肢肿胀之药物“མཁན་པ།”[“འཁན་པ།”（坎巴）]；《晶珠本草》记载“འཁན་པ།”（坎巴）分为灰[“འཁན་སྐྱ།”（坎甲）]、白[“འཁན་དཀར།”（坎嘎尔）]、红[“འཁན་དམར།”（坎玛）]、黑[“འཁན་ནག”（坎那）]4 种，各种的功效有所不同，“坎巴”为总称。现代文献记载的“坎巴”类的基原主要为菊科蒿属植物，也包括部分亚菊属（*Ajania*）的种类。青藏高原分布的蒿属植物种类极多，仅据古籍文献记载的简略形态难以考证各种“坎巴”的基原种类，各地藏医习用的“坎巴”的品种及其基原种类也有差异。现藏医使用的“坎甲”或“坎嘎尔”的基原主要为大籽蒿 *Artemisia sieversiana* Ehrhart ex Willd.、冷蒿 *Artemisia frigida* Willd.。《部标藏药》以“大籽蒿 /འཁན་སྐྱ།/ 坎甲”之名收载了大籽蒿 *Artemisia sieversiana* Ehrhart ex Willd. 和冷蒿 *Artemisia frigida* Willd.；《青海藏标》则分别以“大籽蒿 /འཁན་སྐྱ།/ 侃甲”和“冷蒿 /འཁན་དཀར།/ 侃嘎尔”之名收载了大籽蒿 *Artemisia sieversiana* Ehrhart ex Willd. 和冷蒿 *Artemisia frigida* Willd.，二者的功能与主治也不尽相同。（参见“冷蒿”条）

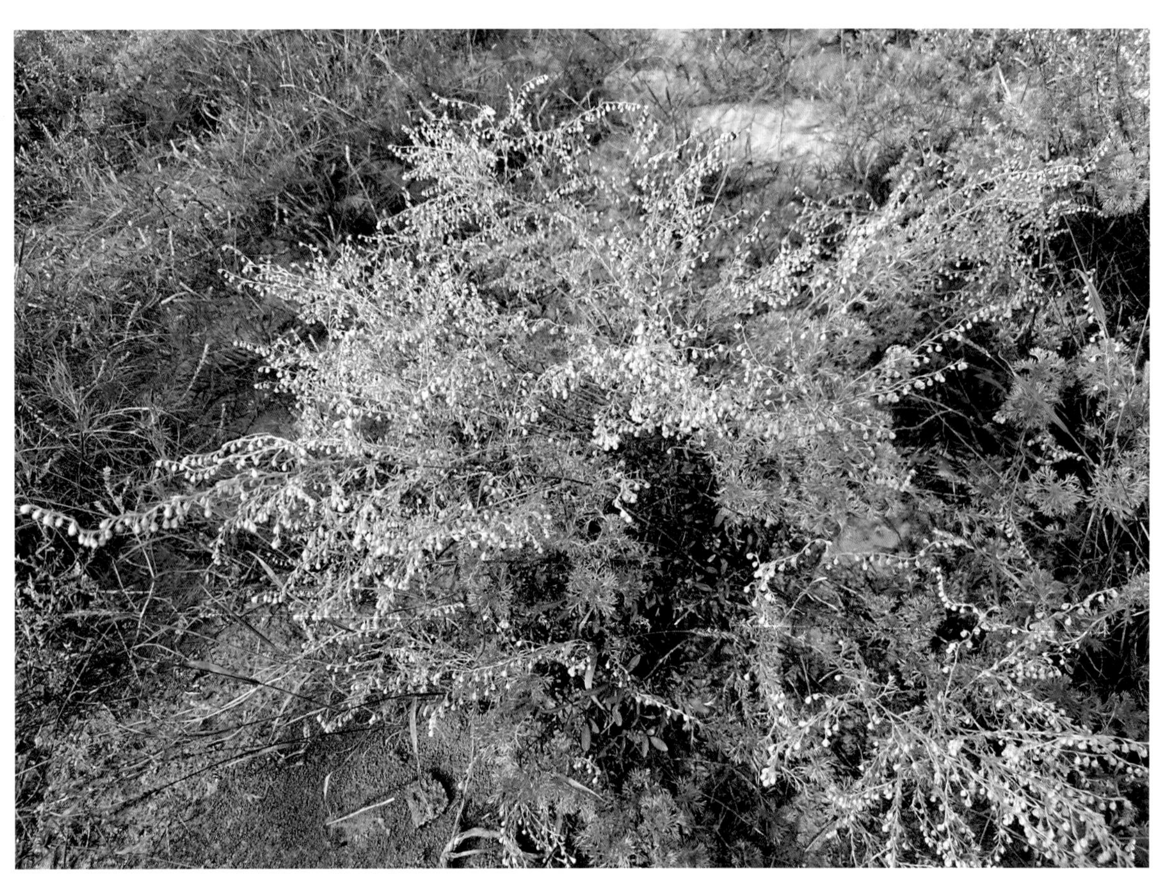

菊科（Compositae） 蒿属（*Artemisia* Linn.）

冷蒿 *Artemisia frigida* Willd.

药材名 大籽蒿；ཁམ་ཅ།（坎甲）。冷蒿；ཁམ་དཀར།（侃嘎尔）。

标准 《部标藏药》、《青海藏标》（1992年版）。

植物形态 参见《中国植物志》第七十六卷第二分册第15～16页。

分布与生境 分布于我国西藏、甘肃、青海、宁夏、陕西北部、山西北部、河北北部、内蒙古、辽宁西部、吉林、黑龙江西部。生长于海拔1 000～4 000 m的森林、草原、荒漠草原、干旱与半干旱地区的山坡、路旁、沙丘、戈壁等。蒙古、土耳其、伊朗、加拿大、美国等也有分布。

药用部位 地上部分。

采收与加工 秋季采收，除去老茎、枯叶，切段，晒干；或花期前采集嫩枝，拣去杂质，阴干。

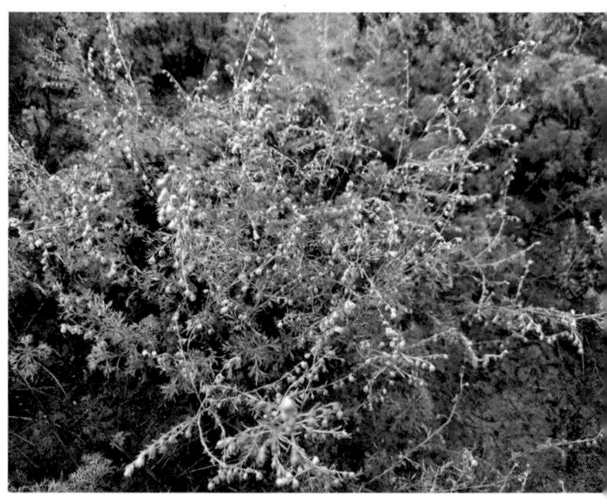

性　　味 大籽蒿：味微甘、苦，性寒。

冷蒿：味甘、苦，性凉。

功能与主治 大籽蒿：清热解毒，散肿止血，利肾。用于各种原因引起的出血，四肢关节肿胀，痈疖，肉瘤，肺病，肾病，咯血，衄血。

冷蒿：消肿，止血，利肾。用于痈疖，肺病，肾病。

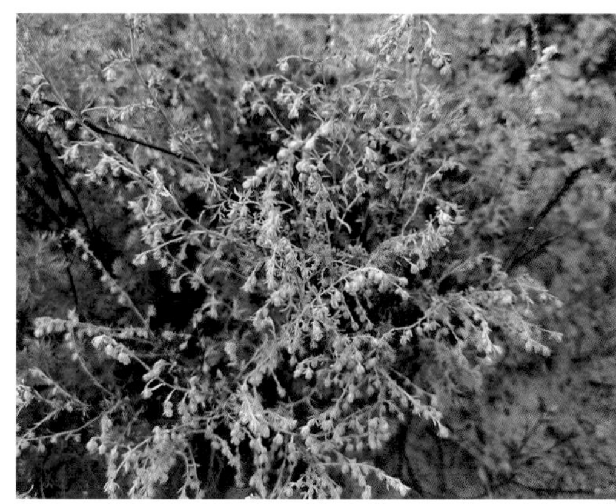

用量与用法 大籽蒿：6 ~ 9 g（干品）；12 ~ 15 g（鲜品）；2 ~ 3 g（浸膏）。

冷蒿：6 ~ 9 g。

附　注

《四部医典》中记载有止血、消四肢肿胀之药物“མཁན་པ།”[“འཁན་པ།”（坎巴）]。《蓝琉璃》将“坎巴”分为4类；《晶珠本草》言“坎巴”分为灰[“འཁན་སྐྱ།”（坎甲）]、白[“འཁན་དཀར།”（坎嘎尔、侃嘎尔）]、红[“འཁན་དམར།”（坎玛）]、黑[“འཁན་ནག”（坎那）]4种，各种的功效有所不同，“坎巴”为总称。现代文献记载的藏医所用“坎甲”的基原包括菊科蒿属和亚菊属（*Ajania*）植物，以蒿属植物使用较多，但各地所用“坎甲”的基原种类及对其品种的划分不同。青藏高原分布的蒿属植物种类极多，仅据古籍文献记载的形态难以考证各种“坎巴”的基原种类，不同文献记载的“坎甲”的基原种类也较多。《部标藏药》以“大籽蒿 /འཁན་སྐྱ།/ 坎甲”之名收载了大籽蒿 *Artemisia sieversiana* Ehrhart ex Willd. 和冷蒿 *Artemisia frigida* Willd.；《青海藏标》则以“大籽蒿 /འཁན་སྐྱ།/ 侃甲”和“冷蒿 /འཁན་དཀར།/ 侃嘎尔”之名分别收载了大籽蒿 *Artemisia sieversiana* Ehrhart ex Willd. 和冷蒿 *Artemisia frigida* Willd.，二者的功能与主治也不尽相同。《青海藏标》在“冷蒿”条附注中说明细叶亚菊 *Ajania tenuifolia* (Jacq.) Tzvel. 亦可作本品入药。（参见“大籽蒿”“细叶亚菊”条）

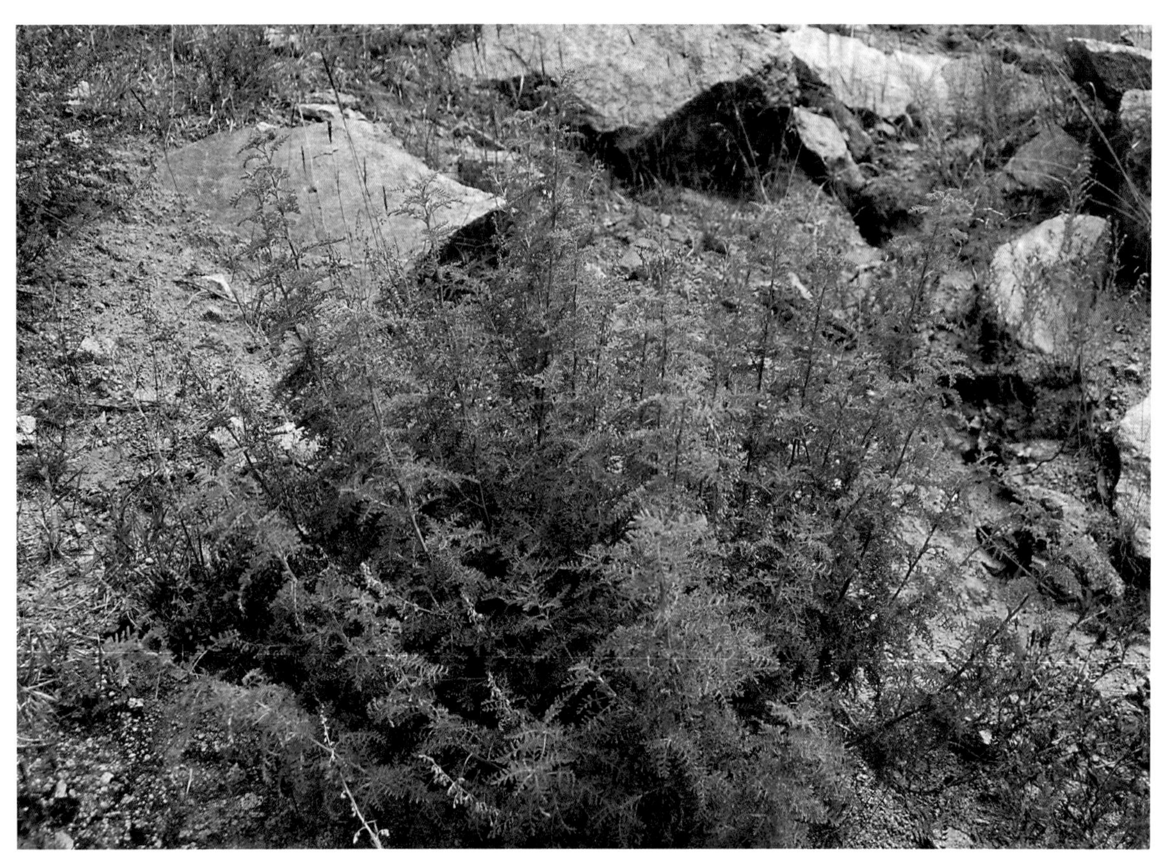

菊科（Compositae） 蒿属（*Artemisia* Linn.）

毛莲蒿 *Artemisia vestita* Wall. ex DC.（结血蒿）

药材名 结血蒿、毛莲蒿；ཕུར་ནག（普尔那、普那）、ཕུར་ནག་ལོ་སེབ།（普尔那洛斯）。

标准 《西藏藏标》、《四川藏标》（2020 年版）。

植物形态 参见《中国植物志》第七十六卷第二分册第 50 页。

分布与生境 分布于我国甘肃、青海、四川西部、云南、西藏、新疆、贵州、湖北西部、广西西北部。生长于海拔 4 000 m 以下的山坡、草地、灌丛、林缘。印度北部、尼泊尔、巴基斯坦北部等也有分布。

药用部位 地上部分。

采收与加工 花期割取，切段，晾干。

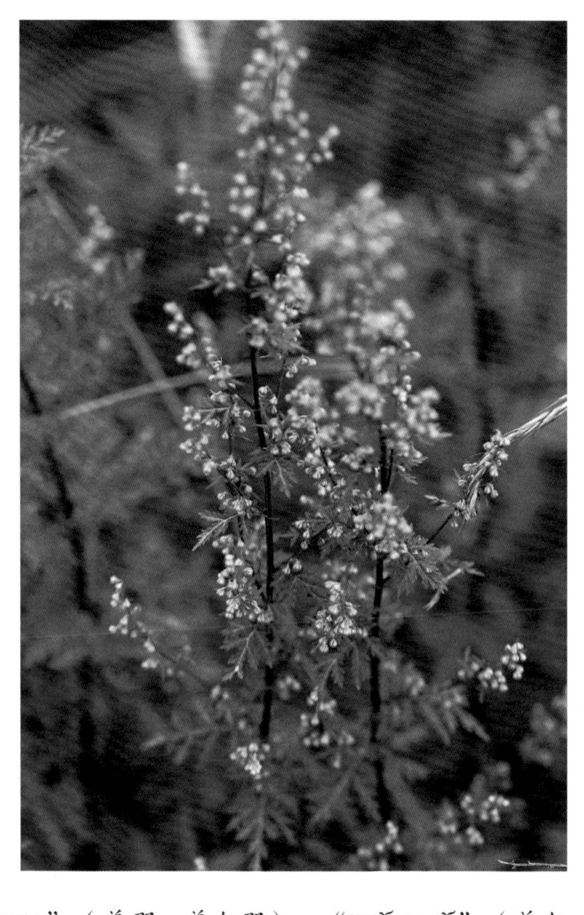

性　　味　味苦、辛，化后味苦，性寒。

功能与主治　清热，消炎，杀虫。用于虫病引起的胃绞痛，瘟疫热，疫疽，疮疖。（《西藏藏标》）

清热解瘟，祛湿驱虫，愈创。用于瘟疫，虫病，创伤。[《四川藏标》（2020年版）]

用量与用法　6 ~ 9 g。内服煎汤；或入丸、散。

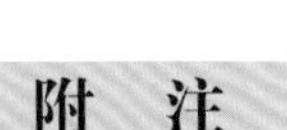

附　注

《度母本草》记载“ཕུར་མོང་།”（普尔芒）有白［“ཕུར་མོང་དཀར་པོ།”（普尔芒嘎保）］、黑［“ཕུར་ནག”（普那、普尔那），“ཕུར་མོང་ནག་པོ།”（普尔芒那保、普日芒那保）的略称］和紫［“ཕུར་མོང་སྨུག་པོ།”（普尔芒木保、普尔芒莫保）］3 种；《宇妥本草》记载有“普尔芒嘎保”。《蓝琉璃》在“药物补述”中记载“普尔芒”为止痛、杀虫、敛黄水之药物。《蓝琉璃》《晶珠本草》均采用《度母本草》的分类，将“普尔芒”分为白、黑、紫 3 类。现代文献记载的“普尔芒”类的基原主要为菊科蒿属植物，部分地区也习用菊科亚菊属（*Ajania*）和马鞭草科莸属（*Caryopteris*）植物，但不同文献对“普尔芒”不同品种的基原有不同观点，各类“普尔芒”的基原也有交叉，其中，毛莲蒿 *Artemisia vestita* Wall. ex DC. 为黑者（普尔芒那保）的基原之一，又称“结血蒿”。《青海藏标》（1992 年版）以“牛尾蒿 / ཕུར་མོང་ནག་པོ།/ 普日芒那保”之名收载了牛尾蒿 *Artemisia subdigitata* Mattf.（*Artemisia dubia* Wall. ex Bess.），并在附注中说明，作“普日芒那保”基原的还有野艾蒿 *Artemisia lavandulaefolia* DC.、藏龙蒿 *Artemisia waltonii* J. R. Drumm. ex Pamp.;《西藏藏标》以“ཕུར་ནག/ 普那 / 结血蒿”之名、《四川藏标》（2020 年版）以“毛莲蒿 /ཕུར་ནག་ལོ་སེར།/ 普尔那洛斯”之名收载了毛莲蒿 *Artemisia vestita* Wall. ex DC.。另有文献记载毛莲蒿 *Artemisia vestita* Wall. ex DC. 为《晶珠本草》中记载的另一药物“ཟངས་རྩི་བ།”（桑孜哇）的基原之一，其功能和主治与“普尔芒”不同。（参见“臭蒿”“牛尾蒿”“野艾蒿”“猪殃殃”条）

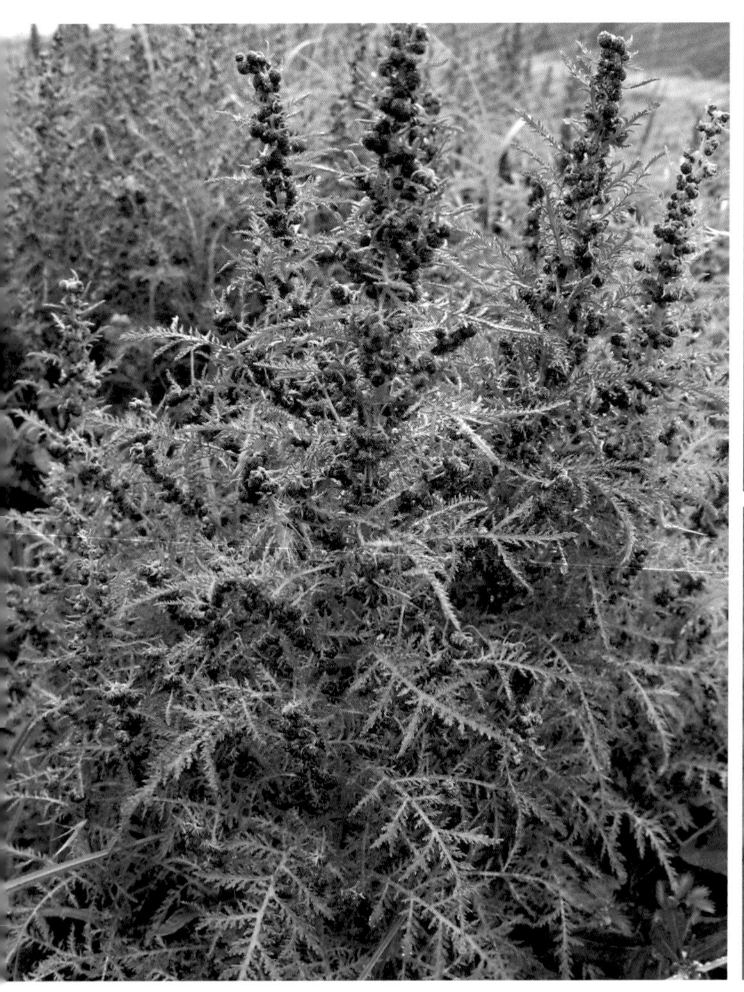

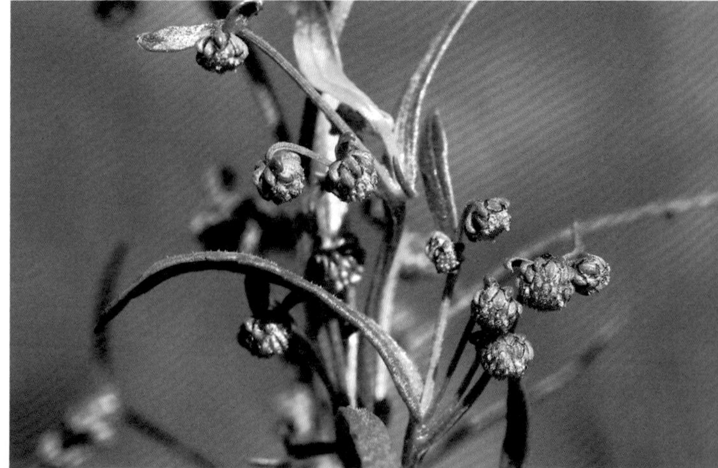

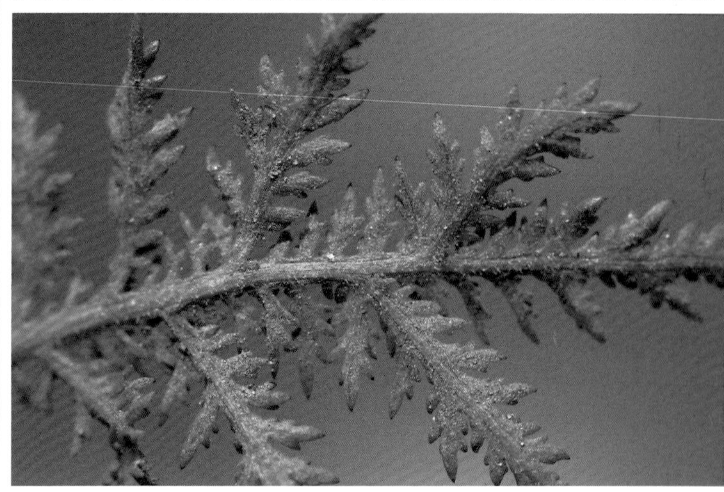

菊科（Compositae） 蒿属（*Artemisia* Linn.）

臭蒿 *Artemisia hedinii* Ostenf.

药 材 名 臭蒿；བཟང་སྐྱ་ནག་པོ།（桑子那布、桑孜纳保、桑孜那保、桑资纳保）。

标 准 《部标藏药》、《藏标》、《青海藏标》（1992 年版）。

植物形态 参见《中国植物志》第七十六卷第二分册第 65 页。

分布与生境 分布于我国内蒙古西南部、甘肃、青海、四川西部、云南西部、西藏、新疆南部等。在青海、四川、西藏等地多分布于海拔 2 000 ～ 4 800（～ 5 000）m 的地区，其他省区从低海拔到高海拔地区均有分布，生长于湖边草地、河滩、砾质坡地、田边、路旁、林缘等。印度、巴基斯坦、尼泊尔等也有分布。

药用部位 地上部分。

采收与加工 秋季采收，除去老茎枯叶，切段，揉搓出香气，阴干。

性　　味 味苦，化后味苦，性寒。有小毒。

功能与主治 清热凉血，清肝利胆，退黄，灭“森”，固精。用于“赤巴”病，胆囊炎，肝炎，“森”病，外伤出血，伤口化脓，遗精。

用量与用法 2 ~ 3 g（《部标藏药》《藏标》）；3 ~ 6 g [《青海藏标》（1992 年版）]。外用鲜品适量。1.5 ~ 3 g（桑孜膏）。

附　注

《度母本草》记载“ཟངས་སྐྱི་བ།”（桑孜哇）治虫病；《宇妥本草》记载“桑孜哇”为治火伤之良药；《妙音本草》言：“桑孜哇烟熏可治感冒。”《妙音本草》另分别记载有“ཟངས་སྐྱི་དཀར་པོ།”（桑子嘎布、桑仔嘎保）和“གསང་བ་སྨན་གཅིག”（桑哇曼介），言“桑子嘎布”治一切中毒症，“桑哇曼介”可配伍刺参 [“སྤྲང་ཚེར།”（江才）] 用于清除热症。《四部医典》记载“桑孜哇”可治疗“赤巴”病、肝炎、目黄疸。《晶珠本草》以“ཟངས་སྐྱི།”（桑孜）为条目名，记载其分为黑 [“ཟངས་སྐྱི་ནག་པོ།”（桑子那布）]、白 [“ཟངས་སྐྱི་དཀར་པོ།”（桑子嘎布、桑仔嘎保）]2 种，其中白者（桑子嘎布）又有 2 种，一种即“桑哇曼介”，实为“མ་ཐང་འཆིང་བུ།”（玛唐强布），即“桑子嘎布”，为接续血脉和接骨之药物，另一种较次，称“མ་ཐང་འཆིང་བུ་ནག་པོ།”[玛唐强布那保，略称“མ་ཐང་ནག་པོ།”（玛唐那保）]，功效为涩精固精。现代文献记载的“桑孜哇”类的基原主要涉及菊科蒿属植物臭蒿 *A. hedinii* Ostenf. 及茜草科拉拉藤属（*Galium*）与茜草属（*Rubia*）植物；以臭蒿 *A. hedinii* Ostenf. 或蓬子菜 *G. verum* Linn. 为黑者（桑子那布）的基原，其他茜草科植物为白者（桑子嘎布）的基原。《部标藏药》《藏标》等以“臭蒿 /ཟངས་སྐྱི་ནག་པོ/ 桑子那布（桑孜纳保、桑孜那保）”之名收载了臭蒿 *A. hedinii* Ostenf.；《藏标》另条以“猪殃殃 /ཟངས་སྐྱི་དཀར་པོ/ 桑仔嘎保”之名收载了猪殃殃 *G. aparine* L. var. *tenerum* (Gren. et Godr.) Recichb.[*G. aparine* L. var. *tenerum* (Gren. et Godr.) Rchb.]；《四川藏标》以“猪殃殃 /ཟངས་སྐྱི་དཀར་པོ/ 桑孜嘎波”之名收载了拉拉藤 *G. aparine* L. var. *echinospermum* (Wallr.) Cuf.、六叶葎 *G. asperuloides* Edgew. subsp. *hoffmeisteri* (Klotzsch) Hara，其功能和主治与臭蒿 *A. hedinii* Ostenf. 药材的不同。（参见“拉拉藤”“六叶葎”“猪殃殃”条）

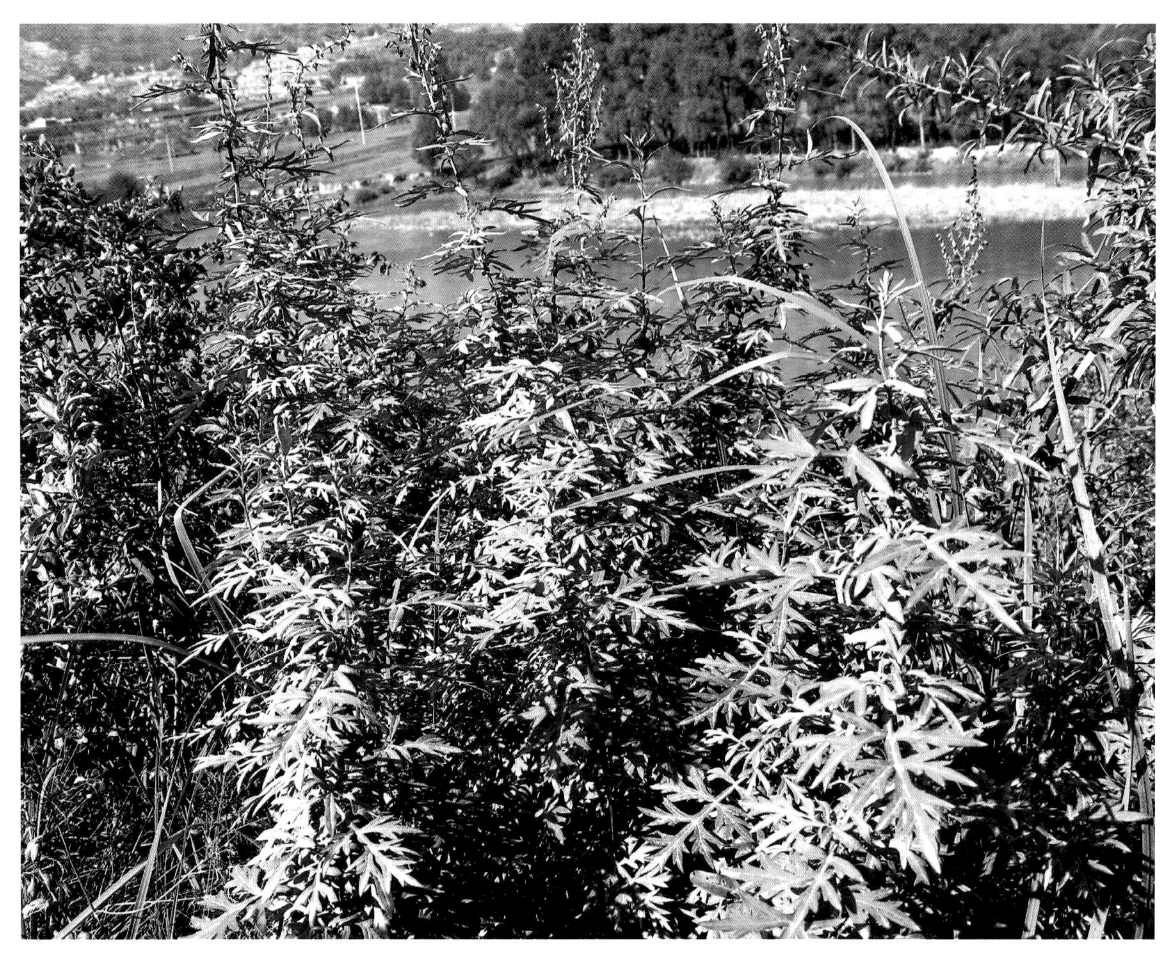

菊科（Compositae） 蒿属（*Artemisia* Linn.）

野艾蒿 *Artemisia lavandulaefolia* DC.

药 材 名 牛尾蒿；ཕུར་མོང་ནག་པོ།（普尔芒那保、普日芒那保、普芒那布）。

标　　准 《青海藏标》（1992 年版）。

植物形态 参见《中国植物志》第七十六卷第二分册第 93 页。

分布与生境 分布于我国黑龙江、吉林、辽宁、内蒙古、河北、山西、陕西、甘肃、山东、江苏、安徽、江西、河南、湖北、湖南、广东北部、广西北部、四川、贵州、云南等。生长于低海拔或中海拔地区的路旁、林缘、山坡、草地、山谷、灌丛等。日本、朝鲜、蒙古也有分布。

药用部位 地上部分。

采收与加工 夏末秋初花期采割，切段，晾干。

性　　味 味苦、辛，化后味苦，性寒、糙。

功能与主治 清热解毒，杀虫利湿。用于虫病，疫病，疫疽，皮肤病，咽喉疾病等。

用量与用法 6 ~ 9 g。内服煎汤；或入丸、散。

附　注

“ཕུར་མོང་།”（普尔芒）为藏医药用的来源于蒿属植物的多个药材品种的总称。《晶珠本草》引《图鉴》之记载，将“普尔芒”分为黑 [“ཕུར་མོང་ནག་པོ།”（普尔芒那保）]、白 [“ཕུར་མོང་དཀར་པོ།”（普尔芒嘎保）]、紫 [“ཕུར་མོང་སྨུག་པོ།”（普尔芒木保、普尔芒莫保）]3 类。现代文献记载的“普尔芒”类的基原包括菊科蒿属和亚菊属(*Ajania*)的多种植物，但各文献对其不同品种的基原有不同观点。据文献记载，野艾蒿 *Artemisia lavandulaefolia* DC. 为黑者（普尔芒那保）的基原之一。《部标藏药》《青海藏标》以“牛尾蒿 /ཕུར་མོང་ནག་པོ/ 普尔芒那保（普日芒那保）”之名收载了牛尾蒿 *Artemisia subdigitata* Mattf.，《青海藏标》在该条下附注中指出野艾蒿 *Artemisia lavandulaefolia* DC.、藏龙蒿 *Artemisia waltonii* J. R. Drumm. ex Pamp. 也作本品使用。（参见“毛莲蒿”“牛尾蒿”条）

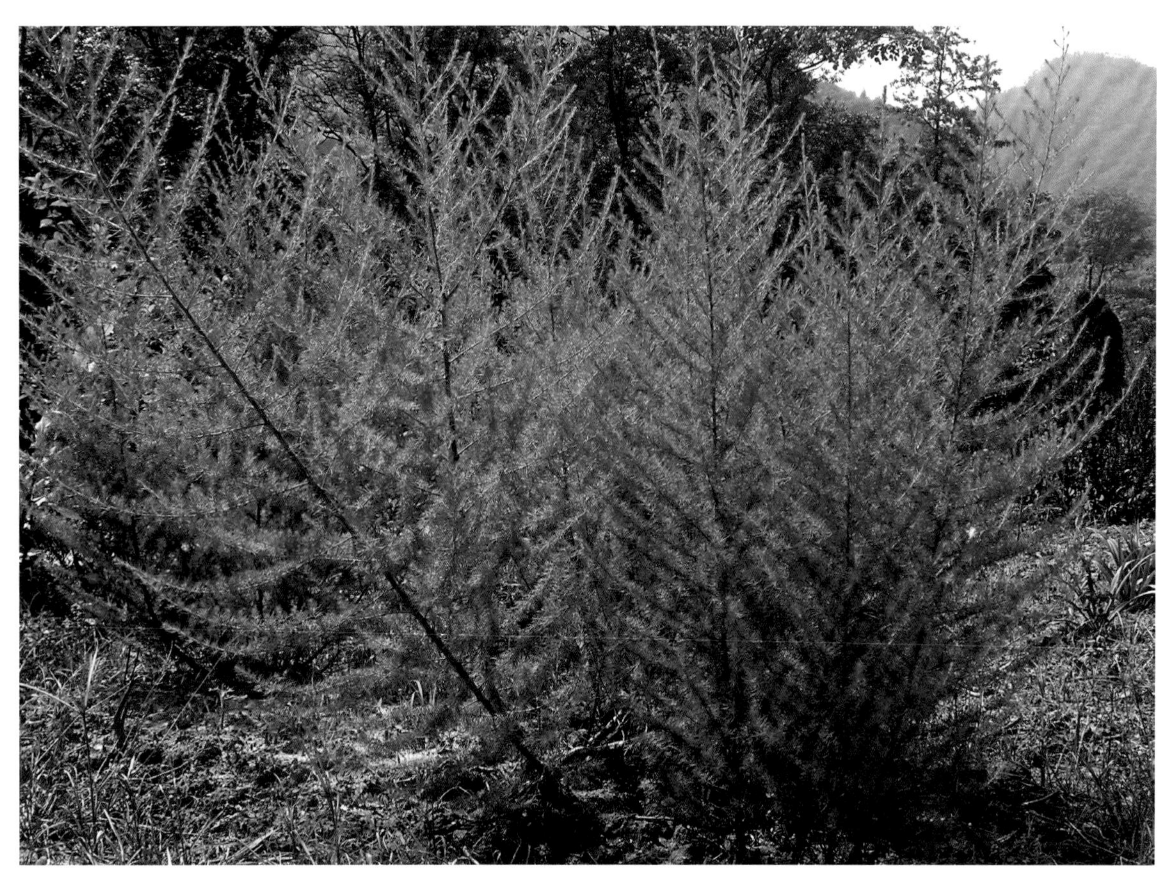

菊科（Compositae） 蒿属（*Artemisia* Linn.）

茵陈蒿 *Artemisia capillaris* Thunb.

药 材 名 茵陈蒿；ཡག་མོ།（摇嫫、要毛、腰毛）。

标 准 《西藏藏标》。

植物形态 参见《中国植物志》第七十六卷第二分册第 217 ~ 218 页。

分布与生境 分布于我国辽宁、河北、山东、陕西、甘肃、四川、湖南、湖北、江西、河南、江苏、安徽、浙江、广东、广西、福建、台湾等。生长于低海拔地区河岸、海岸附近的湿润沙地、路旁、低山坡。朝鲜、日本、菲律宾、越南、柬埔寨、马来西亚、印度尼西亚等也有分布。

药用部位 幼嫩茎叶。

采收与加工　夏、秋季采集，晾干。

性　　味　味苦，化后味苦，性凉。

功能与主治　干脓水，愈伤口。用于久治不愈的创伤，伤口化脓等。烧灰用于陈旧性恶疮。

用量与用法　2 ~ 3 g。内服煎汤；或入丸、散。外用适量，研末撒或调敷。

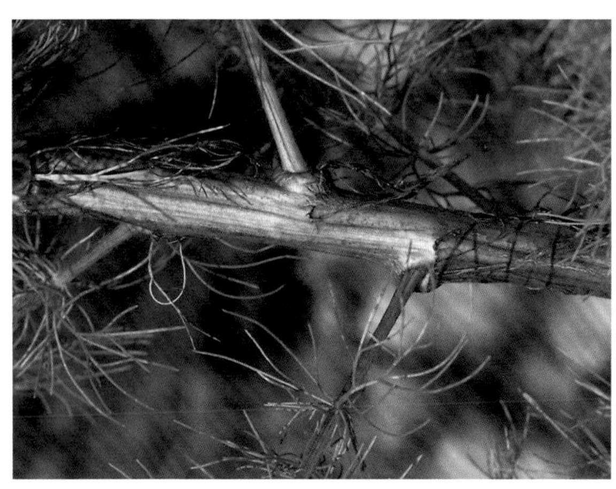

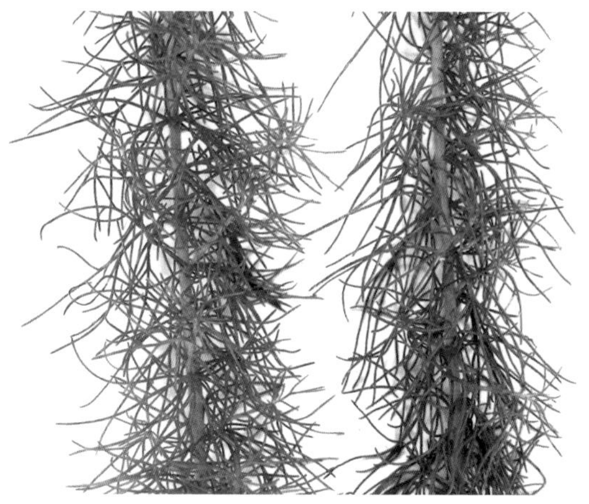

附　注

“ཡག་མོ།”（摇嫫）为《蓝琉璃》在“药物补述”中记载的治疮疖、干脓水之药物。《晶珠本草》言“摇嫫”分为黑、白 2 种。《四部医典》记载有治喉热及肺病之药物“ཚར་བོང་།”（擦尔榜、察尔榜）。《蓝琉璃》言“察尔榜”有黑、白、灰及正品、副品等多种；《晶珠本草》则记载“察尔榜”分为白 [“ཚར་བོང་དཀར་པོ།”（察尔榜嘎保）]、紫 [“ཚར་བོང་སྨུག་པོ།”（察尔榜木保）]、黑 [“ཚར་བོང་ནག་པོ།”（察尔榜那保）]3 类。现代文献记载的“摇嫫”及“察尔榜”类的基原涉及菊科蒿属及唇形科的多种植物，二者的基原存在交叉。据文献记载，茵陈蒿 *A. capillaris* Thunb. 为“摇嫫”或“察尔榜”的基原之一，《西藏藏标》以“ཡག་མོ།/ 摇嫫 / 茵陈蒿”之名收载了该种。文献记载的作“摇嫫”或“察尔榜”基原的还有沙蒿 *A. desertorum* Spreng.、日喀则蒿 *A. xigazeensis* Ling et Y. R. Ling 及唇形科植物碎米桠 *Rabdosia rubescens* (Hemsl.) Hara 等。《青海藏标》以“沙蒿 /ཡག་མོ་ནག་པོ།/ 尧毛那保”之名收载了沙蒿 *A. desertorum* Spreng.。（参见“沙蒿”条）

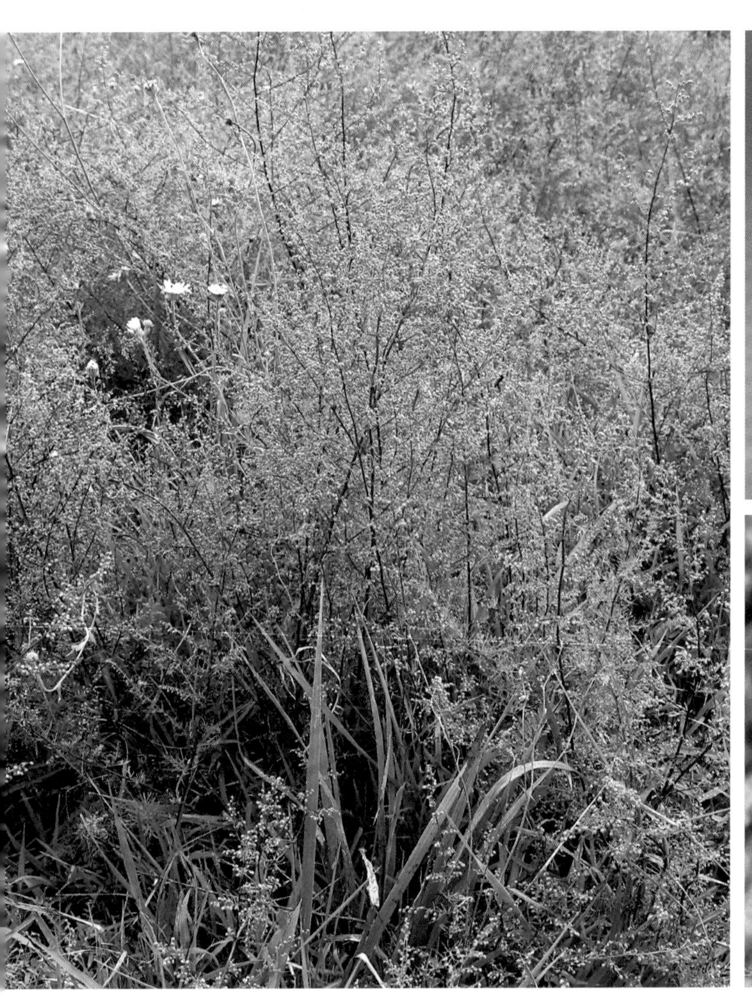

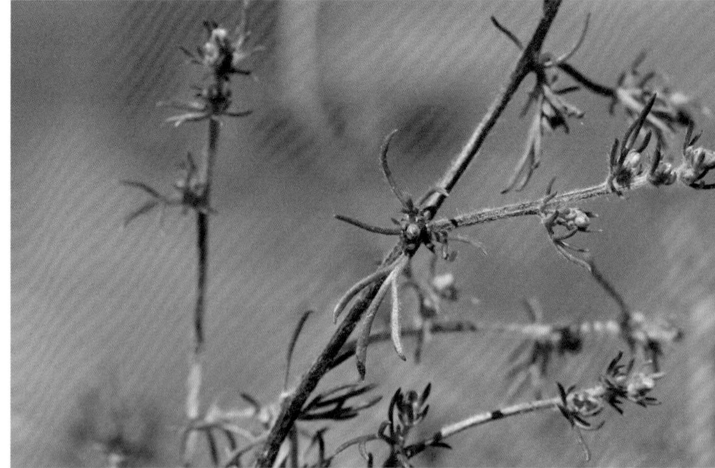

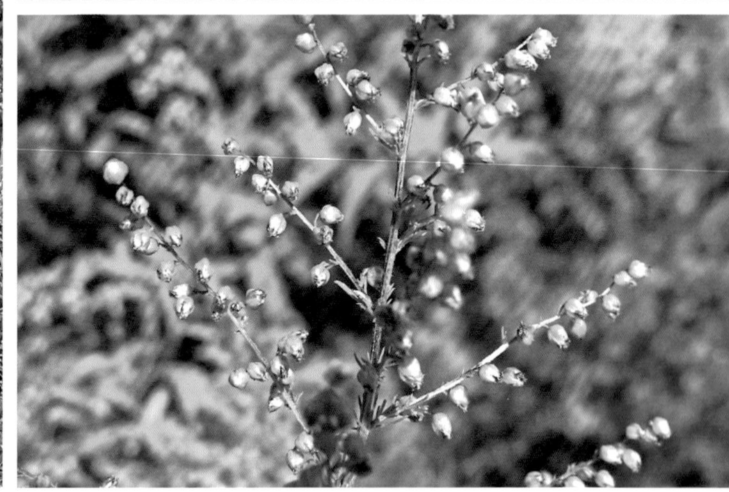

菊科（Compositae） 蒿属（*Artemisia* Linn.）

猪毛蒿 *Artemisia scoparia* Waldst. et Kit.

药 材 名 猪毛蒿；ཚར་བོང་དཀར་པོ།（察旺嘎保、察尔旺嘎保、察尔榜嘎保）、ཚར་བོང་།（察尔榜、擦尔榜、察榜、察翁）。

标 准 《西藏藏标》、《青海藏标》（1992 年版）。

植物形态 参见《中国植物志》第七十六卷第二分册第 221 ~ 222 页。

分布与生境 我国各地均有分布。我国东部、南部省区分布于中、低海拔地区的山坡、旷野、路旁等；西北省区分布于中、低海拔至海拔 2 800 m

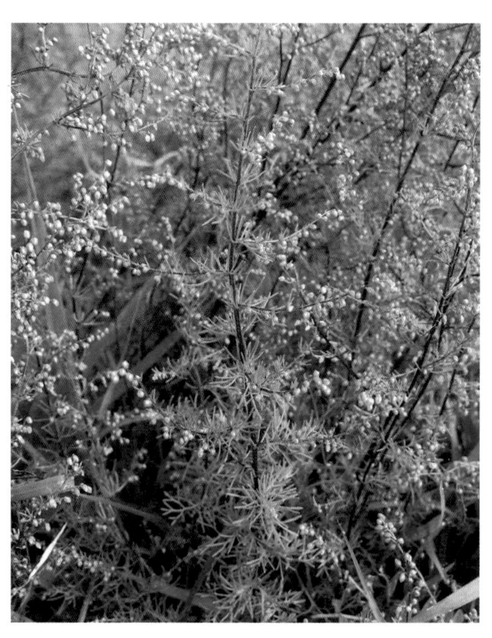

的地带；西南省区分布于海拔 4 000 m 以下的半干旱或半温润地区的山坡、林缘、路旁、草原、荒漠边缘等。亚欧大陆其他温带、亚热带地区也有分布。

药用部位 地上部分、根。

采收与加工 盛花期采集地上部分，除去杂质，晾干。秋季采挖根，洗净，晾干。

性　　味 味辛、苦，化后味苦，性凉。

功能与主治 清热解毒，消肿。用于咽喉热症，肺热症，肝热症，胆病，热性肿胀等。

用量与用法 6 ~ 9 g[《青海藏标》（1992 年版）]；2 ~ 3 g（《西藏藏标》）。

附　注

《四部医典》《晶珠本草》等均记载有“ཚར་བོང་།”（擦尔榜、察尔旺、察榜），言其为清热消肿及治咽喉炎、热症、肺病之药物。《蓝琉璃》《晶珠本草》记载“ཚར་བོང་།”（擦尔榜）分为黑［“ཚར་བོང་ནག་པོ།”（察尔榜那保）］、白［“ཚར་བོང་དཀར་པོ།”（察尔榜嘎保）］、灰或紫［“ཚར་བོང་སྨུག་པོ།”（察尔榜木保）］3 类。现代文献记载的“擦尔榜”类的基原主要为菊科蒿属植物，但不同文献对“擦尔榜”类各品种的基原有不同观点，各地习用的种类也有差异。西藏和青海藏医所用“擦尔榜”的基原主要为猪毛蒿 *Artemisia scoparia* Waldst. et Kit.。也有文献认为，蒿属植物种类较多，而古籍文献对其形态的描述较为简略，故难以确定具体基原种类，猪毛蒿 *Artemisia scoparia* Waldst. et Kit. 为使用较多的种类之一，或为《蓝琉璃》记载的副品“ཚར་བོང་དམན་པ།”（察尔旺曼巴）。《西藏藏标》以“ཚར་བོང་།/ 察榜 / 猪毛蒿”之名收载了猪毛蒿 *Artemisia scoparia* Waldst. et Kit. 及其同属多种植物，规定以其根入药；《青海藏标》以“猪毛蒿 /ཚར་བོང་དཀར་པོ།/ 察旺嘎保”之名收载了猪毛蒿 *Artemisia scoparia* Waldst. et Kit.，规定以其地上部分入药。《晶珠本草》中记载有“ཨ་གྲོང་།”（阿中、阿仲），言其分为“草阿仲（白阿仲）”“蒿阿仲”“木阿仲”3 类。现代文献记载的“阿仲”类的基原涉及菊科蒿属、亚菊属（*Ajania*）及石竹科无心菜属（*Arenaria*）等的多种植物。也有文献记载猪毛蒿 *Artemisia scoparia* Waldst. et Kit. 为草阿仲［“ཨ་གྲོང་དཀར་པོ།”（阿仲嘎保）］的基原之一。（参见“甘肃雪灵芝”条）

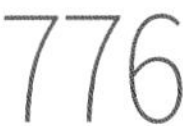

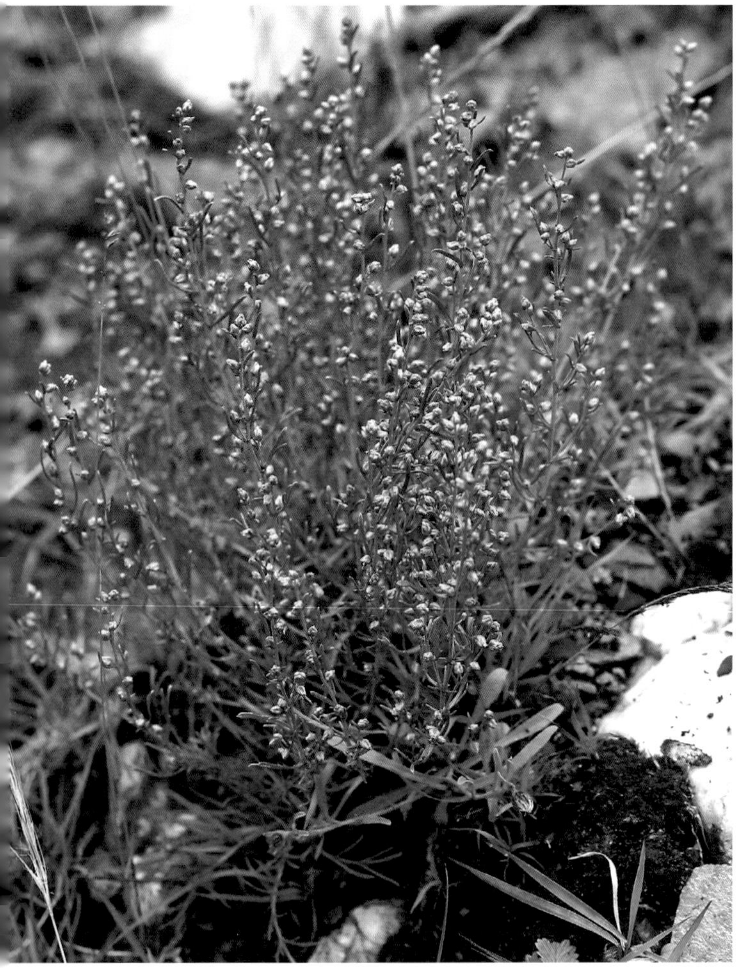

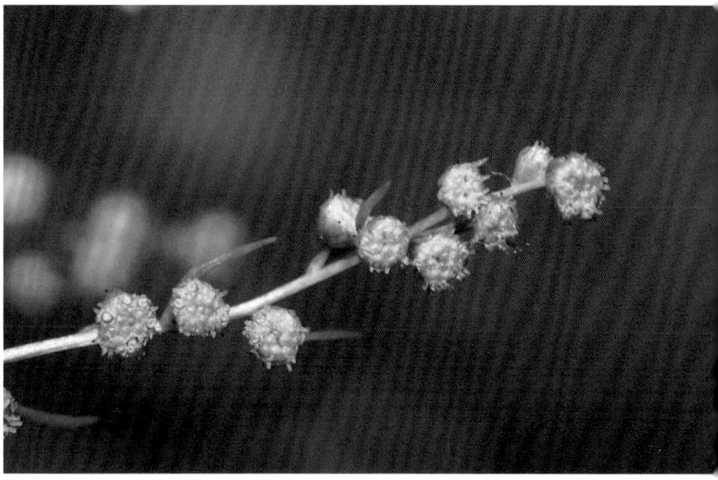

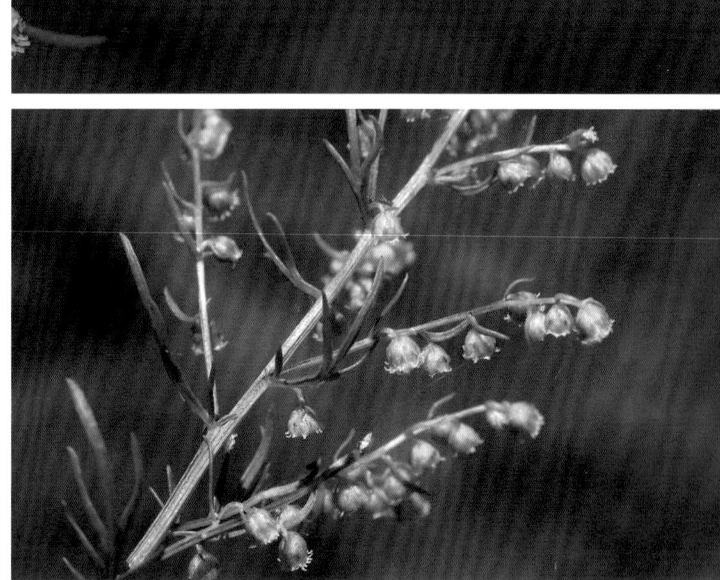

菊科（Compositae） 蒿属（*Artemisia* Linn.）

沙蒿 *Artemisia desertorum* Spreng.

药 材 名 沙蒿；ཡོག་མོ་ནག་པོ།（尧毛那保、摇嫫那保）。

标　　准 《青海藏标》（1992年版）。

植物形态 参见《中国植物志》第七十六卷第二分册第233页。

分布与生境 分布于我国黑龙江、吉林、辽宁、内蒙古、河北、山西、陕西、宁夏、甘肃、青海、新疆、四川、贵州、云南、西藏。生长于海拔可达4 000 m的草原、草甸、荒坡、砾质坡地、干河谷、河岸边、林缘、路旁等。朝鲜、日本、印度北部、巴基斯坦北部等也有分布。

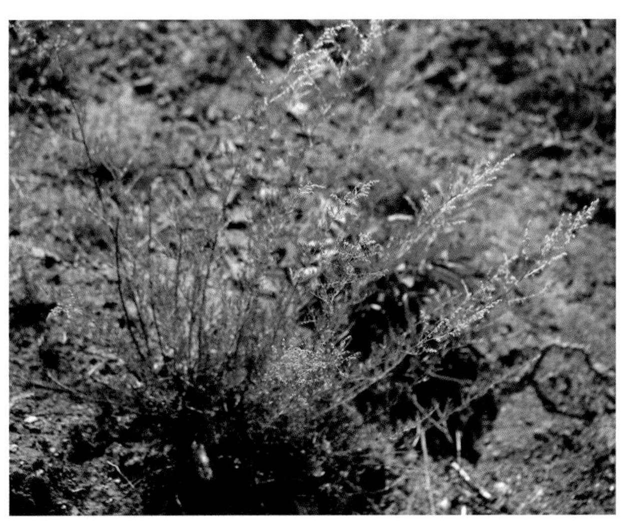

药用部位 地上部分。

采收与加工 花期采收，除去杂质，晾干。

性　　味 味苦，性温。

功能与主治 散肿，散毒。用于疮疖，脓液，痈疖肿痛。

用量与用法 6 ~ 9 g。

附　注

《四部医典》中记载有“ཚར་བོང་།”（擦尔榜、察尔榜），言其为治喉热及肺病之药物。《蓝琉璃》言“察尔榜”分为黑、白、灰（或紫）及正品、副品数种。《晶珠本草》记载“察尔榜”分为白［“ཚར་བོང་དཀར་པོ།”（察尔榜嘎保）］、紫［“ཚར་བོང་སྨུག་པོ།”（察尔榜木保）］、黑［“ཚར་བོང་ནག་པོ།”（察尔榜那保）］3 类。现代文献记载的“察尔榜”类的基原包括菊科蒿属的多种植物，但不同文献记载的 3 类“察尔榜”的基原不尽一致，包括藏北艾 *A. vulgaris* L. var. *xizangensis* Ling et Y. R. Ling（察尔榜木保，正品）、猪毛蒿 *A. scoparia* Waldst. et Kit.（察尔榜，副品）、察隅蒿 *A. zayuensis* Ling et Y. R. Ling（察尔榜嘎保）、山花蒿 *A. paruiflora* Roxb.（察尔榜木保）、沙蒿 *A. desertorum* Spreng.（察尔榜嘎保）、错那蒿 *A. conaensis* Ling et Y. R. Ling（察尔榜那保、察尔榜）、直茎蒿 *A. edgeworthii* Balakr.（察尔榜）、茵陈蒿 *A. capillaris* Thunb.（察尔榜）等。

《蓝琉璃》另条记载有治热肿之药物“ཡོག་མོ།”（摇嫫）；《晶珠本草》载“摇嫫”分为黑［“ཡོག་མོ་ནག་པོ།”（摇嫫那保）］、白［“ཡོག་མོ་དཀར་པོ།”（摇嫫嘎保）］2 类，言其为治疮疖、干脓水之药物。现代文献关于“摇嫫”的基原有不同观点，认为主要涉及菊科蒿属及唇形科植物，且与“察尔榜”的基原有交叉。文献记载沙蒿 *A. desertorum* Spreng. 为“摇嫫”或“摇嫫那保”的基原之一。《青海藏标》以“沙蒿 /ཡོག་མོ་ནག་པོ།/ 尧毛那保”之名收载了沙蒿 *A. desertorum* Spreng.。《西藏藏标》以“ཡོག་མོ།/ 摇嫫 / 茵陈蒿”之名收载了茵陈蒿 *A. capillaris* Thunb.。此外，文献记载作“摇嫫”基原的还有日喀则蒿 *A. xigazeensis* Ling et Y. R. Ling、藏岩蒿 *A. prattii* (Pamp.) Ling et Y. R. Ling 及唇形科植物碎米桠 *Rabdosia rubescens* (Hemsl.) Hara。（参见“茵陈蒿”“猪毛蒿”条）

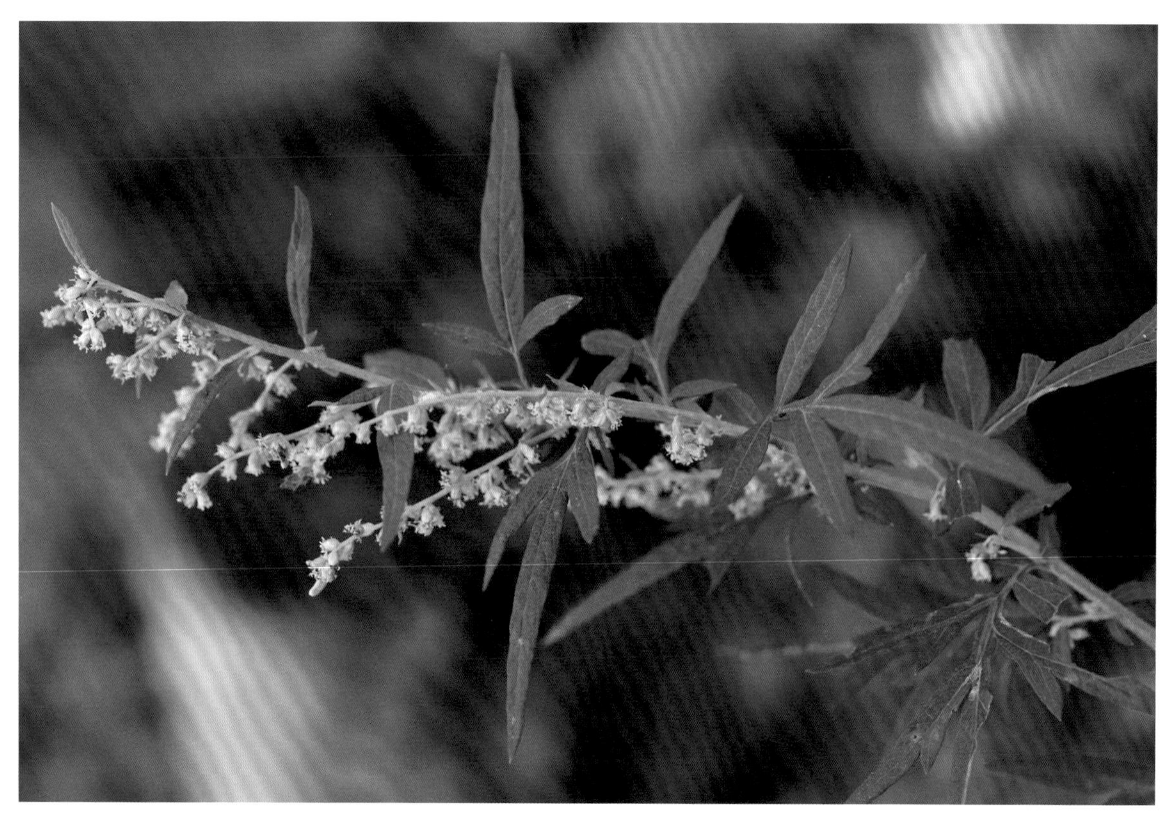

菊科（Compositae） 蒿属（*Artemisia* Linn.）

牛尾蒿 *Artemisia dubia* Wall. ex Bess.（*A. subdigitata* Mattf.）

药 材 名 牛尾蒿；ཕུར་མོང་།（普尔芒、普儿芒）、ཕུར་མོང་ནག་པོ།（普尔芒那保、普日芒那保、普芒那布）、ཕུར་ནག（普尔那）。

标 准 《部标藏药》、《藏标》、《青海藏标》（1992 年版）、《四川藏标》（2020 年版）。

植物形态 参见《中国植物志》第七十六卷第二分册第 248 页。

分布与生境 分布于我国内蒙古、甘肃南部、四川西部、云南西部、西藏东部。生长于海拔 3 500 m 以下的干山坡、草原、疏林下、林缘。印度北部、不丹、尼泊尔也有分布。

药用部位 地上部分。

采收与加工 夏末秋初花期采割，切段，晾干。

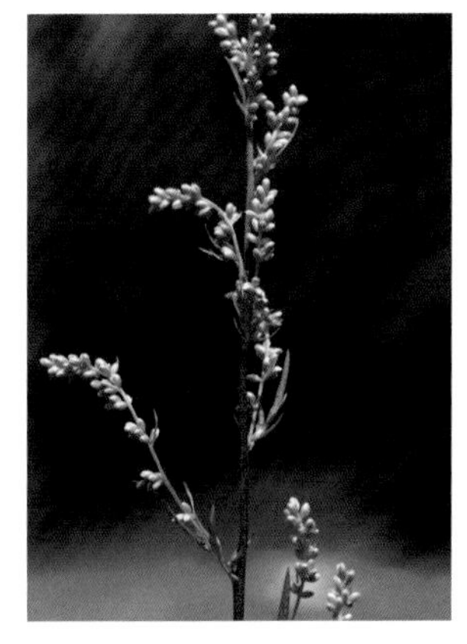

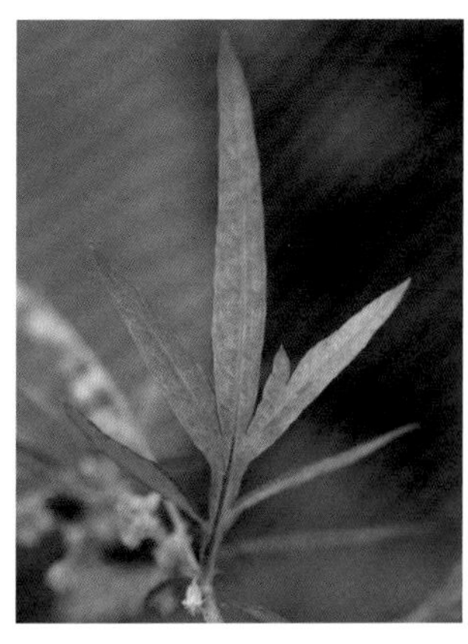

性　　味 味苦、辛，化后味苦，性寒、糙。

功能与主治 清热解毒，利肺，消炎利湿，灭“森”，愈疮。用于“森”病，瘟疫，肺热咳嗽，咽喉炎，寄生虫病，皮肤病，脑炎等。（《藏药医学内容审查》）

清热解毒，杀虫利湿。用于虫病，疫疽，皮肤病，咽喉疾病等。[《部标藏药》《青海藏标》（1992 年版）]

清热解毒，利肺。用于肺热咳嗽，咽喉疾病，肺部疾病，气管炎。（《藏标》）

清热解毒，祛邪化脓。用于流行性疾病，黄水病。[《四川藏标》（2020 年版）]

用量与用法 3 ~ 9 g [《部标藏药》、《青海藏标》（1992 年版）、《四川藏标》（2020 年版）]；3 ~ 5 g（《藏标》）。内服煎汤；或入丸、散。

附　注

《蓝琉璃》中记载有止痛、杀虫、敛黄水之药物“ཕུར་མོང་།”（普尔芒）。《晶珠本草》引《图鉴》之记载，言“普尔芒”分为黑 [“ཕུར་མོང་ནག་པོ།”（普尔芒那保），略称“ཕུར་ནག”（普那）]、白 [“ཕུར་མོང་དཀར་པོ།”（普尔芒嘎保）]、紫 [“ཕུར་མོང་སྨུག་པོ།”（普尔芒木保、普尔芒莫保）]3 类，“普尔芒”为总称。现代文献记载的“普尔芒”类的基原包括菊科蒿属和亚菊属（*Ajania*）等的植物，但不同文献对“普尔芒”各品种的基原有不同观点，各品种的基原种类也有交叉。有文献记载牛尾蒿 *Artemisia subdigitata* Mattf.（*Artemisia dubia* Wall. ex Bess.）为黑者（普尔芒那保）或白者（普尔芒嘎保）的基原之一，或统称“普尔芒”；《藏标》《部标藏药》《四川藏标》（2020 年版）等以“牛尾蒿 /ཕུར་མོང་།/ 普儿芒”或“牛尾蒿 /ཕུར་མོང་ནག་པོ།（ཕུར་ནག）/ 普日芒那保（普尔那）”之名收载了该种；《西藏藏标》以“ཕུར་ནག/ 普那 / 结血蒿”之名、《四川藏标》（2020 年版）以“毛莲蒿 /ཕུར་ནག་ལོ་སེབ།/ 普尔那洛斯”之名收载了毛莲蒿 *Artemisia vestita* Wall. ex DC.。（参见“毛莲蒿”“野艾蒿”条）

《中国植物志》记载牛尾蒿的拉丁学名为 *A. dubia* Wall. ex Bess.，将 *A. subdigitata* Mattf. 作为其别名。

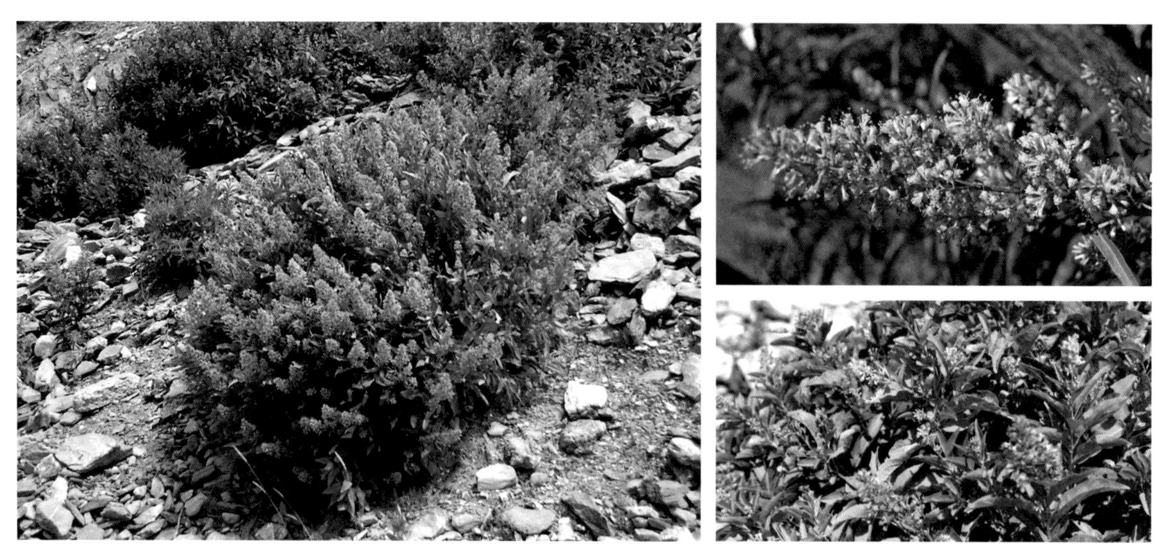

菊科（Compositae）　合耳菊属 [*Synotis* (C. B. Clarke) C. Jeffrey et Y. L. Chen]

川西合耳菊

Synotis solidaginea (Hand.-Mazz.) C. Jeffrey et Y. L. Chen（川西千里光 *Senecio solidagineus* Hand.-Mazz.）

药材名　川西千里光、川西合耳菊；ཡུ་གུ་ཤིང་དཀར་པོ།（雨古星嘎布、叶格兴嘎保）。千里光膏；ཡུ་གུ་ཤིང་ཁནྡ།（雨古星砍扎）。

标准　《西藏藏标》、《四川藏标》（2020 年版）。

植物形态　参见《中国植物志》第七十七卷第一分册第 199 ~ 202 页。

分布与生境　分布于我国西藏 [拉萨、山南（泽当），朗县、米林、波密（松宗）、八宿、隆子]、四川（巴塘、道孚、茂县）、云南（德钦）。生长于海拔 2 900 ~ 3 900 m 的开阔阳坡。

药用部位　地上部分。

采收与加工　川西千里光、川西合耳菊：夏、秋季花期采收，除去杂质，晒干或切段晾干。

千里光膏：夏、秋季采收，除去杂质，洗净，切段，水煎熬膏。

性味　川西千里光、川西合耳菊：味苦，化后味苦，性凉、寒。

千里光膏：味涩，化后味苦，性凉、钝。

功能与主治 川西千里光：清热解毒，消肿生肌，愈伤。用于跌打损伤引起的肿胀，肝胆热症，冻伤，伤口不愈等。

川西合耳菊：清热解毒，消炎接骨。用于伤口愈合。

千里光膏：清热解毒，消炎止痛，愈创口，干黄水。用于各种创伤，各类炎症（肝炎、胰腺炎、胆囊炎、脑膜炎等），高热不退，黄水病。

用量与用法 川西千里光、川西合耳菊：2 ~ 9 g。

千里光膏：3 ~ 5 g。

附注

《度母本草》记载有治毒症、疮伤之药物“སྨུག་པོ་དར་ཡ་ཀན།”（莫保达尔亚干）；《宇妥本草》《四部医典》记载有“ཡུ་གུ་ཤིང་།”（叶格兴、玉格象、油苦兴）；《蓝琉璃》言“叶格兴”又称“莫保达尔亚干”。《蓝琉璃》《晶珠本草》均记载“叶格兴”分为黑[“ཡུ་གུ་ཤིང་ནག་པོ།”（叶格兴那保、玉格象那保）]、白[“ཡུ་གུ་ཤིང་དཀར་པོ།”（叶格兴嘎保、玉格象嘎保）]2种。现代文献记载的“叶格兴”类的基原较为复杂，其中“叶格兴嘎保”的基原包括多种千里光属（*Senecio*）或合耳菊属植物。《西藏藏标》以“ཡུ་གུ་ཤིང་དཀར་པོ།/雨古星嘎布/川西千里光”之名、《四川藏标》（2020年版）以“川西合耳菊/ཡུ་གུ་ཤིང་དཀར་པོ།/叶格兴嘎保”之名收载了川西千里光 *Senecio solidagineus* Hand.-Mazz. [川西合耳菊 *Synotis solidaginea* (Hand.-Mazz.) C. Jeffrey et Y. L. Chen]，规定以其地上部分入药。《西藏藏标》另以“ཡུ་གུ་ཤིང་ཁནྡ།/雨古星砍扎/千里光膏”之名收载了双花千里光 *Senecio dianthus* Franch.[红缨合耳菊 *Synotis erythropappa* (Bur. et Franch.) C. Jeffrey et Y. L. Chen]、川西千里光 *Senecio solidagineus* Hand.-Mazz.，规定以其全草的熬膏（“砍扎”为“膏”之意）入药；并在“附录”中说明，其基原还有异叶千里光 *Senecio diversifolius* Wall. ex DC.（莱菔叶千里光 *Senecio raphanifolius* Wall. ex DC.）。《藏标》以“双花千里光/ཡུ་གུ་ཤིང་དཀར་པོ།/玉格象嘎保”之名收载了双花千里光 *Senecio dianthus* Franch.（红缨合耳菊），规定以其全草入药，并规定其功能和主治为“愈伤止痛、祛风止痒、清热解毒。用于伤口发炎、肿胀、疼痛，急、慢性结膜炎，皮炎，跌打损伤”，这与《西藏藏标》的规定不尽相同。（参见“红缨合耳菊”“莱菔叶千里光”条）

《中国植物志》将川西千里光 *Senecio solidagineus* Hand.-Mazz. 作为川西合耳菊 *Synotis solidaginea* (Hand.-Mazz.) C. Jeffrey et Y. L. Chen 的异名；将双花千里光 *Senecio dianthus* Franch. 作为红缨合耳菊 *Synotis erythropappa* (Bur. et Franch.) C. Jeffrey et Y. L. Chen 的异名；将异叶千里光 *Senecio diversifolius* Wall. ex DC. 作为莱菔叶千里光 *Senecio raphanifolius* Wall. ex DC. 的异名。

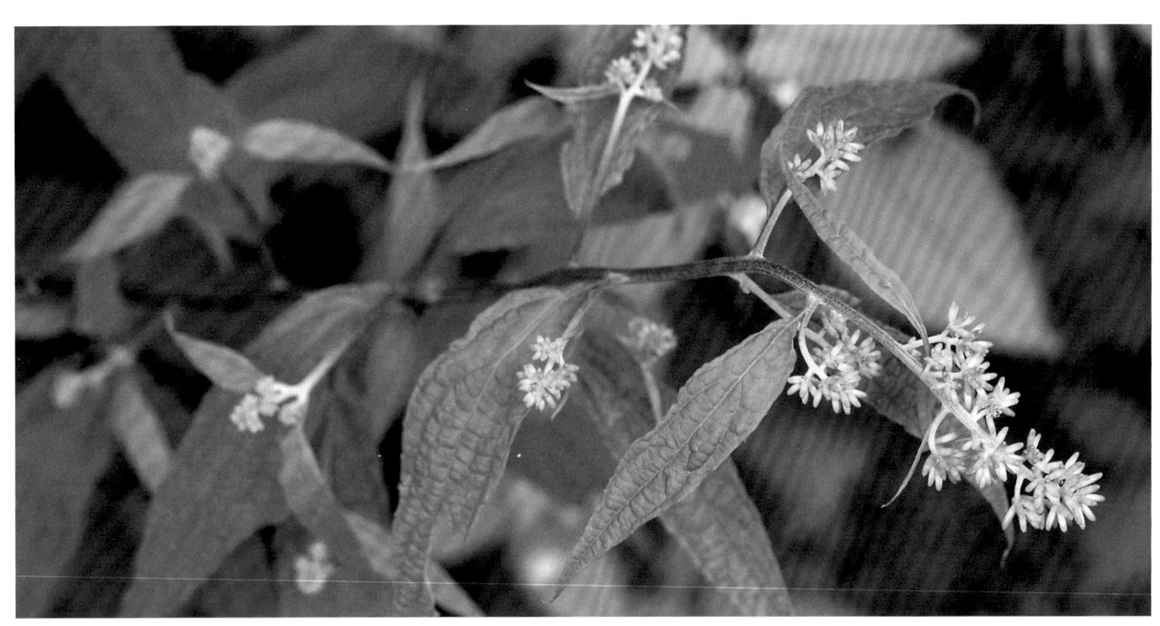

菊科（Compositae）　合耳菊属 [*Synotis* (C. B. Clarke) C. Jeffrey et Y. L. Chen]

红缨合耳菊

Synotis erythropappa (Bur. et Franch.) C. Jeffrey et Y. L. Chen（双花千里光 *Senecio dianthus* Franch.）

药材名　双花千里光；ཡུ་གུ་ཤིང་དཀར་པོ།（玉格象嘎保、雨古星嘎布、叶格兴嘎保）。
千里光膏；ཡུ་གུ་ཤིང་ཁནྡ།（雨古星砍扎）。

标准　《藏标》《西藏藏标》。

植物形态　参见《中国植物志》第七十七卷第一分册第 203 页。

分布与生境　分布于我国西藏东南部（察隅）、湖北西部（秭归）、四川（茂县、甘洛、峨眉山、峨边、美姑、康定、宝兴、天全、金川、巴塘、木里）、云南 [昆明（东川）、丽江，宾川、大理、鹤庆、贡山、香格里拉]。生长于海拔 1 500 ～ 3 900 m 的林缘、灌丛边、草坡。

药用部位　双花千里光：全草或地上部分。
千里光膏：地上部分。

采收与加工　双花千里光：秋季采收，洗净，晾干。
千里光膏：夏、秋季采收，除去杂质，洗净，切段，水煎熬膏。

性　　味　双花千里光：味苦，化后味苦，性寒。

千里光膏：味涩，化后味苦，性凉、钝。

功能与主治　双花千里光：愈伤止痛，祛风止痒，清热解毒。用于伤口发炎、肿胀、疼痛，急、慢性结膜炎，皮炎，跌打损伤。

千里光膏：清热解毒，消炎止痛，愈创口，干黄水。用于各种创伤，各类炎症（肝炎、胰腺炎、胆囊炎、脑膜炎等），高热不退，黄水病。

用量与用法　双花千里光：1.5 ~ 2 g。

千里光膏：3 ~ 5 g。

附　注

《晶珠本草》记载“ཡུ་གུ་ཤིང་”（玉格象、叶格兴）为清热、解毒、疗疮之药物，言其分为黑[“ཡུ་གུ་ཤིང་ནག་པོ་”（玉格象那保）]、白[“ཡུ་གུ་ཤིང་དཀར་པོ་”（玉格象嘎保）]2种。现代文献记载的“玉格象”的基原涉及菊科、忍冬科的多种植物，其中白者（玉格象嘎保）的基原主要为千里光属（*Senecio*）或合耳菊属植物，黑者（玉格象那保）的基原则包括菊科植物柳兰叶风毛菊 *Saussurea epilobioides* Maxim.（柳叶菜风毛菊）和忍冬科植物血莽草 *Sambucus adnata* Wall. ex DC.（血满草）等，二者的功能与主治不同。《藏标》以“双花千里光/ཡུ་གུ་ཤིང་དཀར་པོ།/玉格象嘎保”之名收载了双花千里光 *Senecio dianthus* Franch.[红缨合耳菊 *Synotis erythropappa* (Bur. et Franch.) C. Jeffrey et Y. L. Chen]，规定以其全草入药；《西藏藏标》以“ཡུ་གུ་ཤིང་དཀར་པོ།/雨古星嘎布/川西千里光”之名收载了川西千里光 *Senecio solidagineus* Hand.-Mazz.[川西合耳菊 *Synotis solidaginea* (Hand.-Mazz.) C. Jeffrey et Y. L. Chen]，规定以其地上部分入药，并在“附录”中说明，其基原还有异叶千里光 *Senecio diversifolius* Wall. ex DC.（莱菔叶千里光 *Senecio raphanifolius* Wall. ex DC.）；《西藏藏标》另条以“ཡུ་གུ་ཤིང་ཁཎྜ།/雨古星砍扎/千里光膏”之名收载了双花千里光 *Senecio dianthus* Franch.（红缨合耳菊）、川西千里光 *Senecio solidagineus* Hand.-Mazz.[川西合耳菊 *Synotis solidaginea* (Hand.-Mazz.) C. Jeffrey et Y. L. Chen]的水煎膏（“砍扎”为“膏”之意）；《四川藏标》（2020年版）以“川西合耳菊/ཡུ་གུ་ཤིང་དཀར་པོ།/叶格兴嘎保”之名收载了川西合耳菊 *Synotis solidaginea* (Hand.-Mazz.) C. Jeffrey et Y. L. Chen，规定其功能和主治为“清热解毒，消炎接骨。用于伤口愈合”，这与《藏标》和《西藏藏标》的规定有所不同。（参见“川西合耳菊”“莱菔叶千里光”条）

《中国植物志》将双花千里光 *Senecio dianthus* Franch. 作为红缨合耳菊 *Synotis erythropappa* (Bur. et Franch.) C. Jeffrey et Y. L. Chen 的异名；将川西千里光 *Senecio solidagineus* Hand.-Mazz. 作为川西合耳菊 *Synotis solidaginea* (Hand.-Mazz.) C. Jeffrey et Y. L. Chen 的异名；将异叶千里光 *Senecio diversifolius* Wall. ex DC. 作为莱菔叶千里光 *Senecio raphanifolius* Wall. ex DC. 的异名。

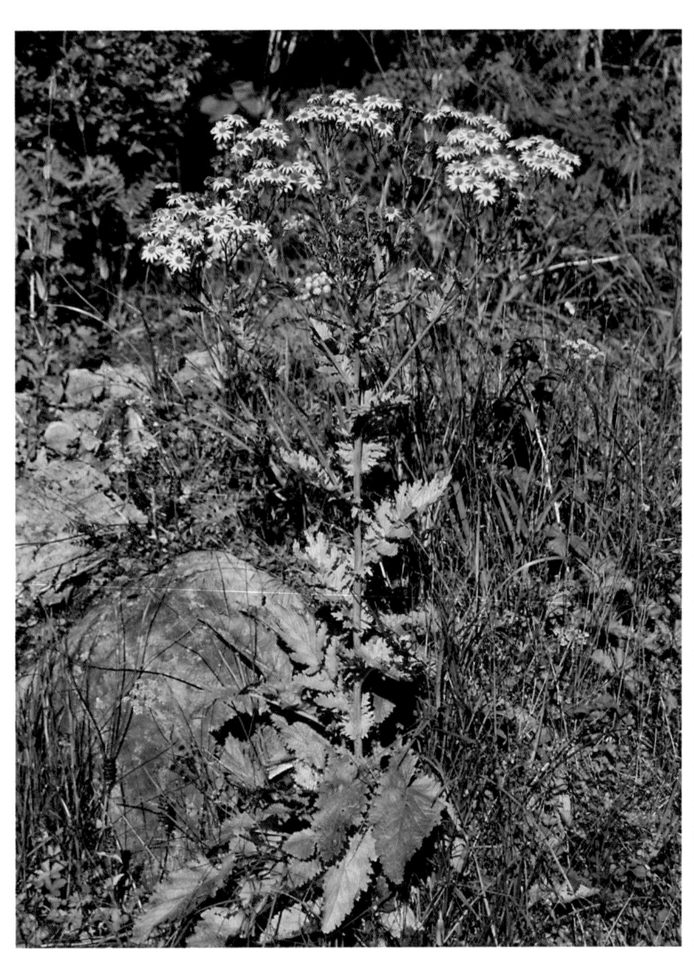

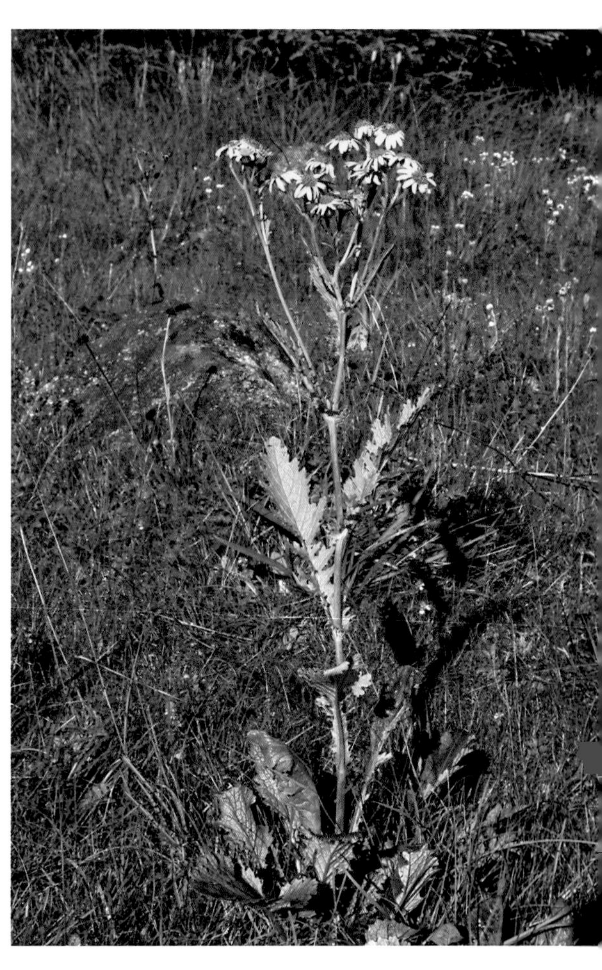

菊科（Compositae） 千里光属（*Senecio* L.）

莱菔叶千里光 *Senecio raphanifolius* Wall. ex DC.（异叶千里光 *S. diversifolius* Wall. ex DC.）

药 材 名 川西千里光；ཡུ་གུ་ཤིང་དཀར་པོ།（雨古星嘎布）。千里光膏；ཡུ་གུ་ཤིང་ཁནྡ།（雨古星砍扎）。

标 准 《西藏藏标·附录》。

植物形态 参见《中国植物志》第七十七卷第一分册第 283 ~ 284 页。

分布与生境 分布于我国西藏［林芝（工布江达、察隅、波密）、拉萨，错那、亚东等］。生长于海拔 2 700 ~ 4 400 m 的山地林下、草甸、草坡、灌丛、河岸边。尼泊尔、印度东北部、不丹、缅甸北部等也有分布。

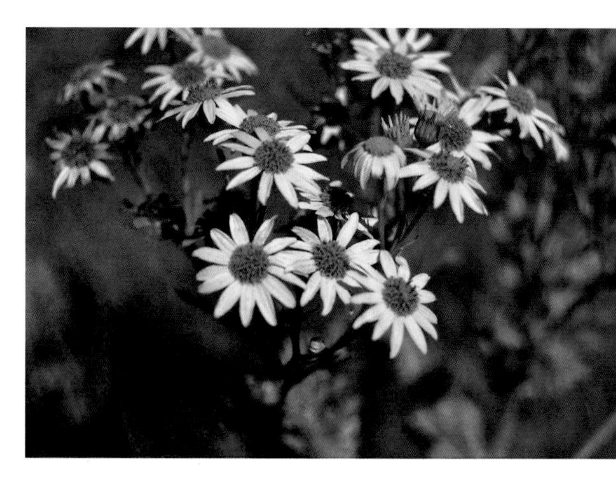

药用部位　地上部分。

采收与加工　川西千里光：夏、秋季采收，除去杂质，洗净，切段，晾干。

千里光膏：夏、秋季采收，除去杂质，洗净，切段，水煎熬膏。

性　　味　川西千里光：味苦，化后味苦，性凉、寒。

千里光膏：味涩，化后味苦，性凉、钝。

功能与主治　川西千里光：清热解毒，消肿生肌，愈伤。用于跌打损伤引起的肿胀，肝胆热症，冻伤，伤口不愈等。

千里光膏：清热解毒，消炎止痛，愈创口，干黄水。用于各种创伤，各类炎症（肝炎、胰腺炎、胆囊炎、脑膜炎等），高热不退，黄水病。

用量与用法　川西千里光：2 ～ 3 g。

千里光膏：3 ～ 5 g。

附　注

《四部医典》记载有“ཡུ་གུ་ཤིང་།”（叶格兴、玉格象）。《晶珠本草》记载“ཡུ་གུ་ཤིང་།”（叶格兴）分为黑[“ཡུ་གུ་ཤིང་ནག་པོ།”（叶格兴那保）]、白[“ཡུ་གུ་ཤིང་དཀར་པོ།”（叶格兴嘎保）]2 种。现代文献记载的藏医所用“叶格兴”的基原包括菊科千里光属、合耳菊属（*Synotis*）、风毛菊属（*Saussurea*）及忍冬科接骨木属（*Sambucus*）的多种植物，不同地区藏医使用的种类不尽相同。其中，白者（叶格兴嘎保）的基原包括多种千里光属或合耳菊属植物，《藏标》以“双花千里光 /ཡུ་གུ་ཤིང་དཀར་པོ།/ 玉格象嘎保”之名收载了双花千里光 *Senecio dianthus* Franch.[红缨合耳菊 *Synotis erythropappa* (Bur. et Franch.) C. Jeffrey et Y. L. Chen]；《西藏藏标》分别以“ཡུ་གུ་ཤིང་དཀར་པོ།/ 雨古星嘎布 / 川西千里光”和“ཡུ་གུ་ཤིང་ཁནྡ།/ 雨古星砍扎 / 千里光膏”之名收载了双花千里光 *Senecio dianthus* Franch.（红缨合耳菊）、川西千里光 *Senecio solidagineus* Hand.-Mazz.[川西合耳菊 *Synotis solidaginea* (Hand.-Mazz.) C. Jeffrey et Y. L. Chen]，并在“附录”中说明，其基原还有异叶千里光 *Senecio diversifolius* Wall. ex DC.（莱菔叶千里光 *Senecio raphanifolius* Wall. ex DC.）。《西藏藏标》收载的“雨古星嘎布”和“雨古星砍扎”的基原有差异，共涉及 3 种植物，“雨古星砍扎”应为“雨古星嘎布”的水煎膏，莱菔叶千里光 *Senecio raphanifolius* Wall. ex DC. 也应系“雨古星砍扎”的基原之一。（参见“川西合耳菊”“红缨合耳菊”条）

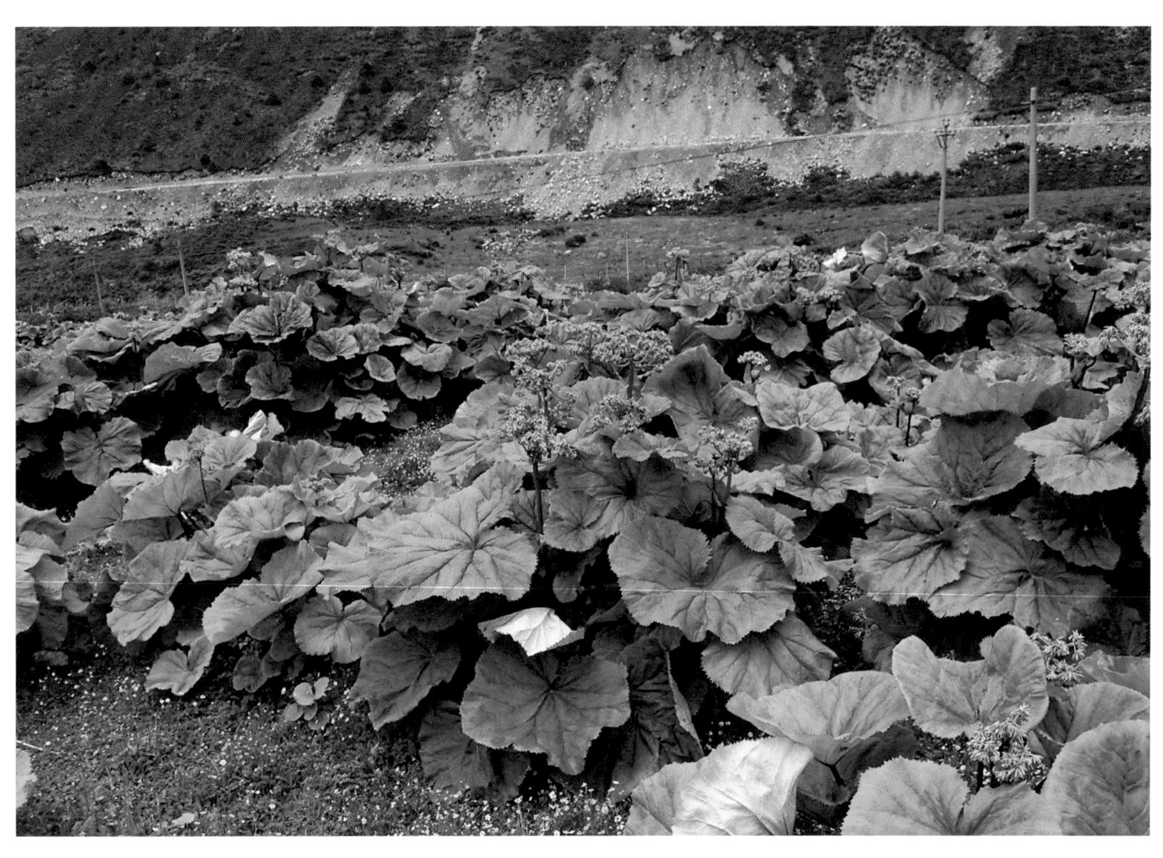

菊科（Compositae） 橐吾属（*Ligularia* DC.）

大黄橐吾 *Ligularia duciformis* (C. Winkl.) Hand.-Mazz.

药 材 名 褐毛橐吾；ནང་ཤོ།（隆肖、龙肖）。

标 准 《部标藏药》。

植物形态 参见《中国植物志》第七十七卷第二分册第 33 页。

分布与生境 分布于我国云南西北部、四川西南部至北部、甘肃南部、湖北西部、宁夏。生长于海拔 1 900 ～ 4 100 m 的河边、林下、草地。

药用部位 全草。

采收与加工 6 ～ 7 月采集，洗净，晒干。

性 味 味甘、苦，化后味甘，性凉。

功能与主治 清热解毒，消肿，愈疮。用于“隆彩”病，肝炎，白喉，疫疠，疮疖等皮肤病；外用于外伤出血，腮腺炎，神经性皮炎等。

用量与用法 6 ~ 9 g。

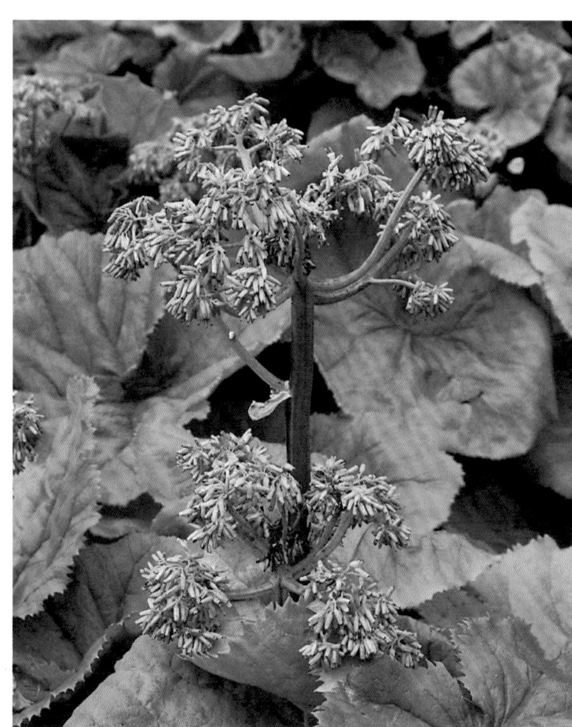

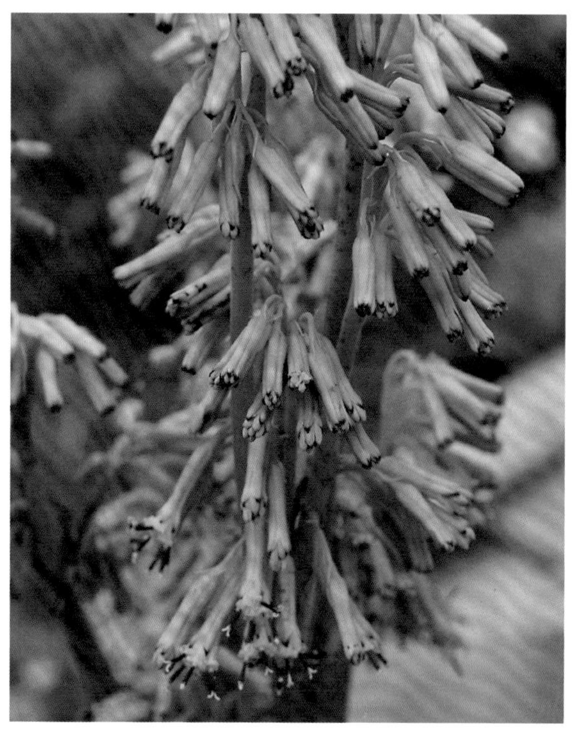

附 注

《晶珠本草》记载“ཧོ་མཐིང་།”（肖芒）为一大类药材的总称，言其包括“隆肖”“甲肖”“曲肖”“日肖”“嘎肖”“陆肖”等9种。现代文献记载的“肖芒”类的基原涉及蓼科酸模属（*Rumex*）和山蓼属（*Oxyria*）、菊科橐吾属和垂头菊属（*Cremanthodium*）、大戟科铁苋菜属（*Acalypha*）等的20余种植物，不同文献关于“肖芒”之下各品种的基原也有不同观点，且有不同科属植物作同一药材品种基原的情况。《部标藏药》以“褐毛橐吾 /ལུང་ཤོ/ 隆肖”之名收载了褐毛橐吾 *L. achyrotricha* (Diels) Ling [*L. purdomii* (Turrill) Chittenden]、大黄橐吾 *L. duciformis* (C. Winkl.) Hand.-Mazz.。也有文献记载大黄橐吾 *L. duciformis* (C. Winkl.) Hand.-Mazz. 为“ཆུ་ཤོ།”（曲肖）的基原之一。（参见“褐毛橐吾”“黄帚橐吾”条）

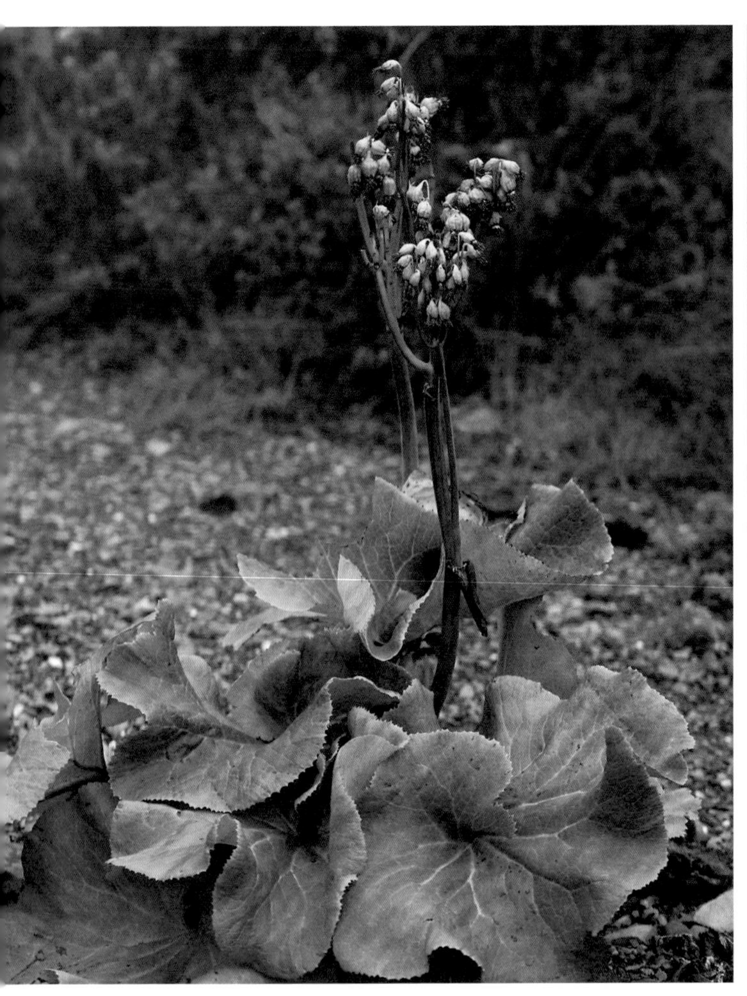

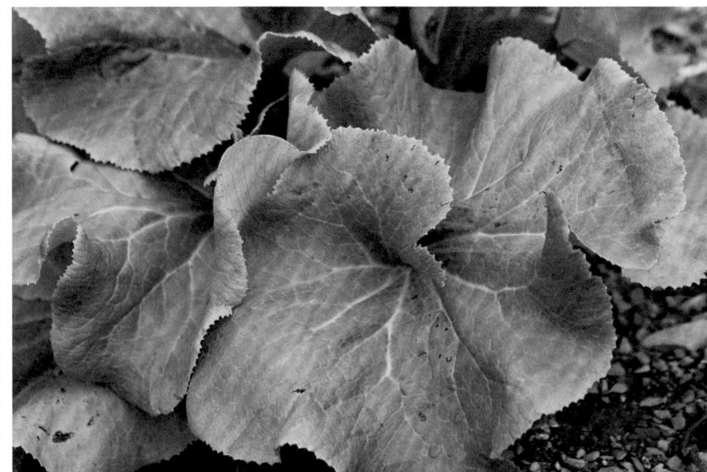

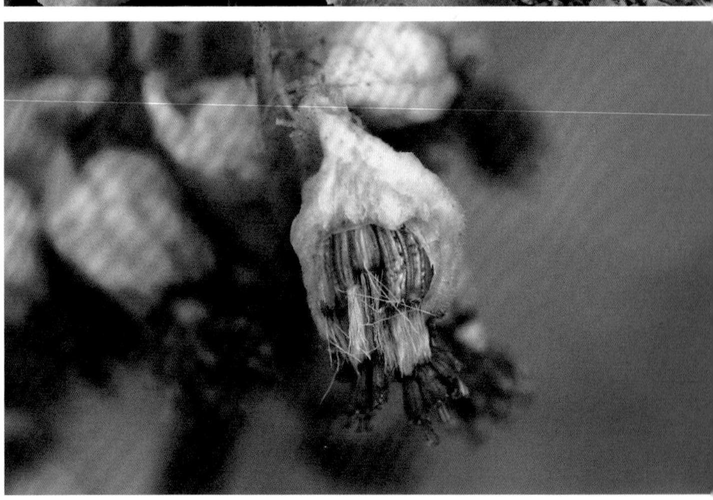

菊科（Compositae） 橐吾属（*Ligularia* DC.）

褐毛橐吾 *Ligularia purdomii* (Turrill) Chittenden

药 材 名 褐毛橐吾；ལུང་ཤོ།（隆肖、龙肖）。

标　　准 《部标藏药》、《青海藏标》（1992 年版）。

植物形态 参见《中国植物志》第七十七卷第二分册第 36 页。

分布与生境 分布于我国四川西北部、青海（久治）、甘肃西南部。生长于海拔 3 650 ~ 4 100 m 的河边、沼泽浅水处。

药用部位 全草。

采收与加工 6 ~ 7 月采集，洗净，晒干。

性　　味 味甘、苦，化后味甘，性凉。

功能与主治 清热解毒，消肿，愈疮。用于“隆彩”病，肝炎，白喉，疫疠，疮疖，皮肤病；外用于外伤出血，腮腺炎，神经性皮炎等。

用量与用法 6 ~ 9 g。

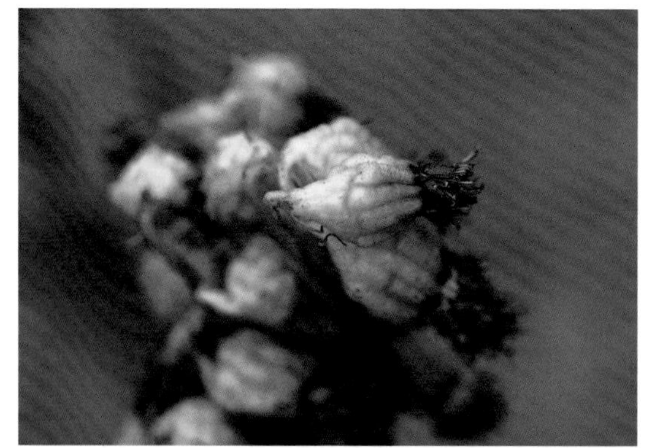

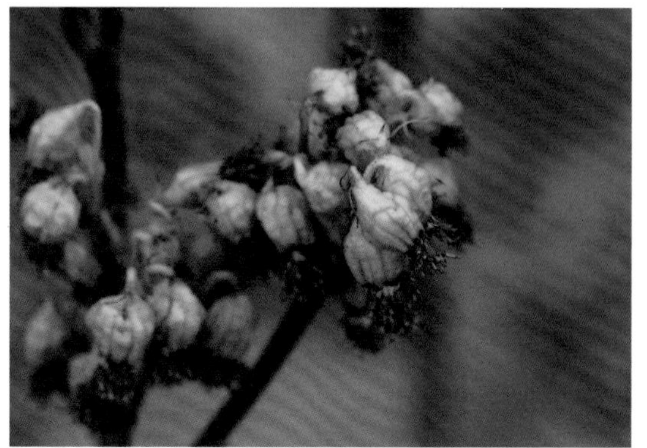

附　注

《四部医典》记载“ཤོ་མང་།”（肖芒）为治热疮之药物。《晶珠本草》以“肖芒”为总名，言其分为“隆肖”“甲肖”“曲肖”“日肖”等 9 种。现代文献记载的“肖芒”类的基原极为复杂，涉及蓼科酸模属（*Rumex*）和山蓼属（*Oxyria*）、菊科橐吾属和垂头菊属（*Cremanthodium*）、大戟科铁苋菜属（*Acalypha*）等的多种植物，不同文献关于“肖芒”之下各品种的基原的观点不同，且有不同科属植物作同一药材品种基原的情况。关于“ལུང་ཤོ།”（隆肖）的基原，《部标藏药》和《青海藏标》以“褐毛橐吾 /ལུང་ཤོ།/ 隆肖”之名收载了褐毛橐吾 *L. achyrotricha* (Diels) Ling[*L. purdomii* (Turrill) Chittenden]、大黄橐吾 *L. duciformis* (C. Winkl.) Hand.-Mazz.。《青海藏标》在“褐毛橐吾”条下附注中说明青海藏医还以箭叶橐吾 *L. sagitta* (Maxim.) Mattf. 作“隆肖”的基原。（参见“车前状垂头菊”“大黄橐吾”“尼泊尔酸模”条）

《中国植物志》记载 *L. achyrotricha* (Diels) Ling 的中文名为“刚毛橐吾”，褐毛橐吾的拉丁学名为 *L. purdomii* (Turrill) Chittenden；并记载 Hand.-Mzaa. 于 1938 年记载于 Bot. Jahrb.（63：113）上的 *L. achyrotricha* (Diels) Ling 应为褐毛橐吾 *L. purdomii* (Turrill) Chittenden，分布于四川西北部、青海、甘肃西南部等。据《中国植物志》记载，刚毛橐吾 *L. achyrotricha* (Diels) Ling 分布于陕西秦岭；中国数字植物标本馆收录的标本也主要采自陕西、内蒙古、云南、河北等地，四川、西藏、青海、甘肃也有少量分布。从分布来看，《部标藏药》和《青海藏标》中收载的褐毛橐吾 *L. achyrotricha* (Diels) Ling 可能主要为 *L. purdomii* (Turrill) Chittenden，本书暂收录，供参考。

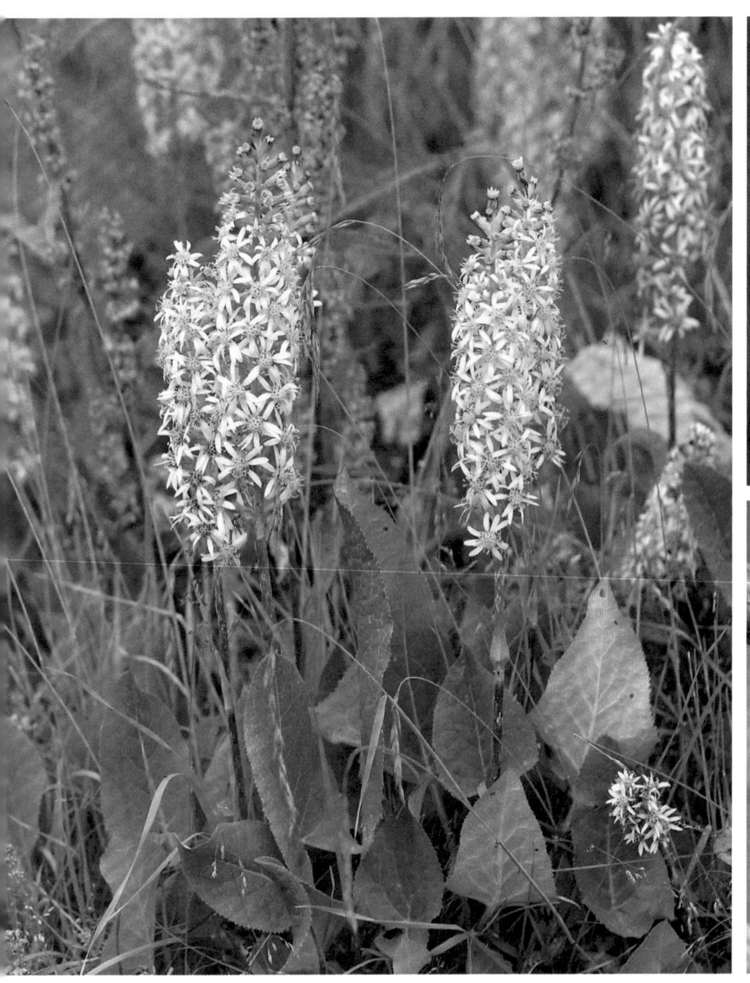

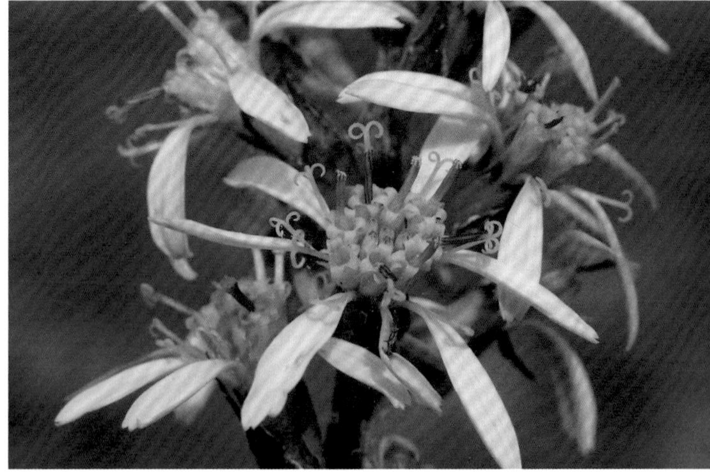

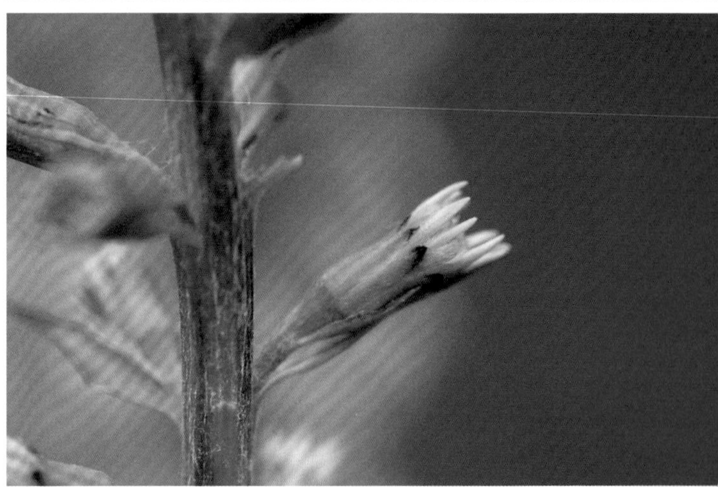

菊科（Compositae） 橐吾属（*Ligularia* DC.）

箭叶橐吾 *Ligularia sagitta* (Maxim.) Mattf.

药 材 名 褐毛橐吾；ལུང་ཤོ།（隆肖、龙肖）。

标　　准 《青海藏标》（1992 年版）。

植物形态 参见《中国植物志》第七十七卷第二分册第 99 页。

分布与生境 分布于我国西藏、青海、甘肃、四川、宁夏、陕西、山西、河北、内蒙古。生长于海拔 1 270 ～ 4 000 m 的水边、草坡、林缘、林下、灌丛中。

药用部位 全草。

采收与加工 6 ~ 7 月采集，洗净，晒干。

性　　味 味甘、苦，化后味甘，性凉。

功能与主治 清热解毒，消肿，愈疮。用于“隆彩”病，肝炎，白喉，疫疠，疮疖，皮肤病；外用于外伤出血，腮腺炎，神经性皮炎等。

用量与用法 6 ~ 9 g。

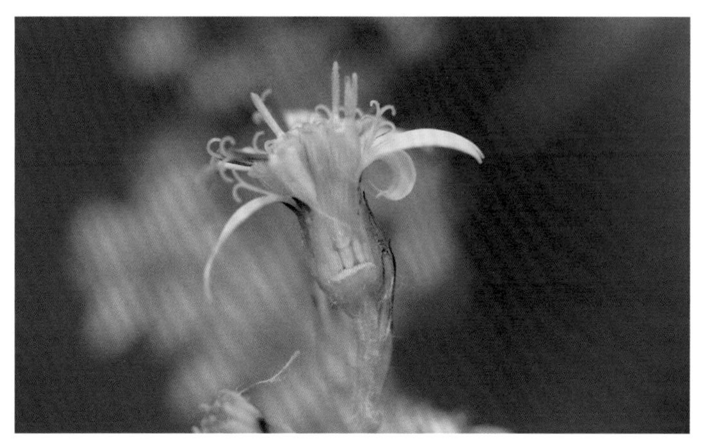

附　注

《四部医典》记载“ཤོ་མང་།”（肖芒）为治热疮之药物。《晶珠本草》记载“肖芒”为一类药材的总称，能清疮热，言其共有“隆肖”“甲肖”“曲肖”“日肖”“嘎肖”“陆肖”等 9 种（该书汉译重译本以“肖芒”代替“隆肖”）。现代文献记载的“肖芒”类的基原涉及蓼科、菊科、大戟科等多科多属的 20 余种植物，不同文献关于“肖芒”之下各品种的基原也有不同观点，且存在不同科属植物作同一药材品种基原的情况。据文献记载，箭叶橐吾 *L. sagitta* (Maxim.) Mattf. 为“隆肖”的基原之一。《部标藏药》《青海藏标》以“褐毛橐吾 /ལུང་ཤོ/ 隆肖”之名收载了褐毛橐吾 *L. achyrotricha* (Diels) Ling [*L. purdomii* (Turrill) Chittenden]、大黄橐吾 *L. duciformis* (C. Winkl.) Hand.-Mazz.。《青海藏标》在“褐毛橐吾”条下附注中指出青海藏医还使用箭叶橐吾 *L. sagitta* (Maxim.) Mattf.。此外，不同文献记载的作“隆肖”基原的还有东俄洛橐吾 *L. tongolensis* (Franch.) Hand.-Mazz.、舟叶橐吾 *L. cymbulifera* (W. W. Smith) Hand.-Mazz. 以及蓼科植物尼泊尔酸模 *Rumex nepalensis* Spreng.、齿果酸模 *R. dentatus* L.、酸模 *R. acetosa* L. 等。（参见“大黄橐吾”“褐毛橐吾”“尼泊尔酸模”“酸模”条）

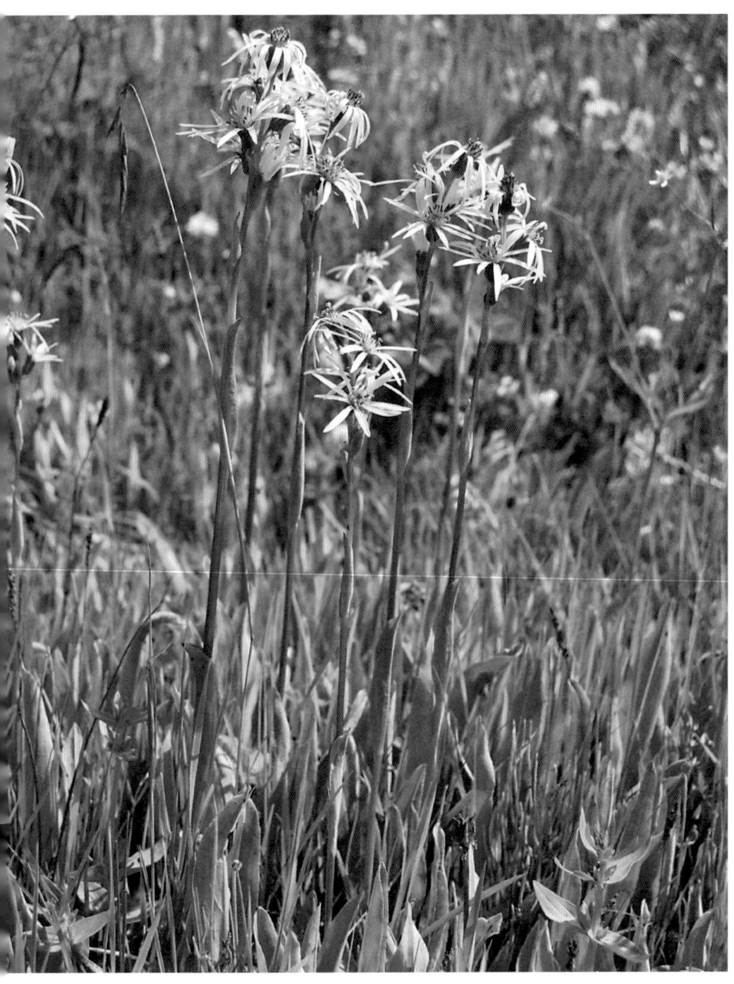
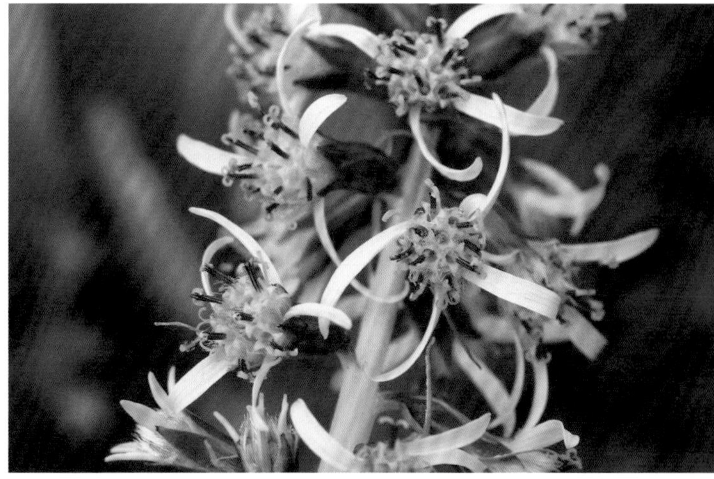
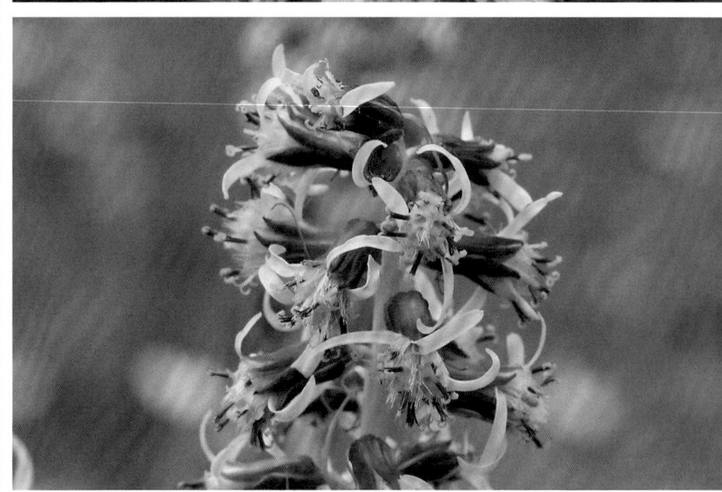

菊科（Compositae） 橐吾属（*Ligularia* DC.）

黄帚橐吾 *Ligularia virgaurea* (Maxim.) Mattf. ex Rehd.

药材名 黄帚橐吾；རི་ཤོག（日肖）。

标准 《部标藏药》、《青海藏标》（1992 年版）。

植物形态 参见《中国植物志》第七十七卷第二分册第 114 页。

分布与生境 分布于我国西藏东北部、云南西北部、四川、青海、甘肃。生长于海拔 2 600 ~ 4 700 m 的草坡、灌丛、林下、高山草地。尼泊尔、不丹也有分布。

药用部位　全草。

采收与加工　6～7 月采集，洗净，晒干。

性　　味　味甘、苦，化后味甘，性温。

功能与主治　催吐，解毒愈疮，干黄水。用于消化不良，“培赤”病，“普隆”病，胆汁反流性胃炎，陈旧疫疠，黄水病，疮疡，中毒症等。

用量与用法　6～9 g。内服煎汤；或入丸、散。

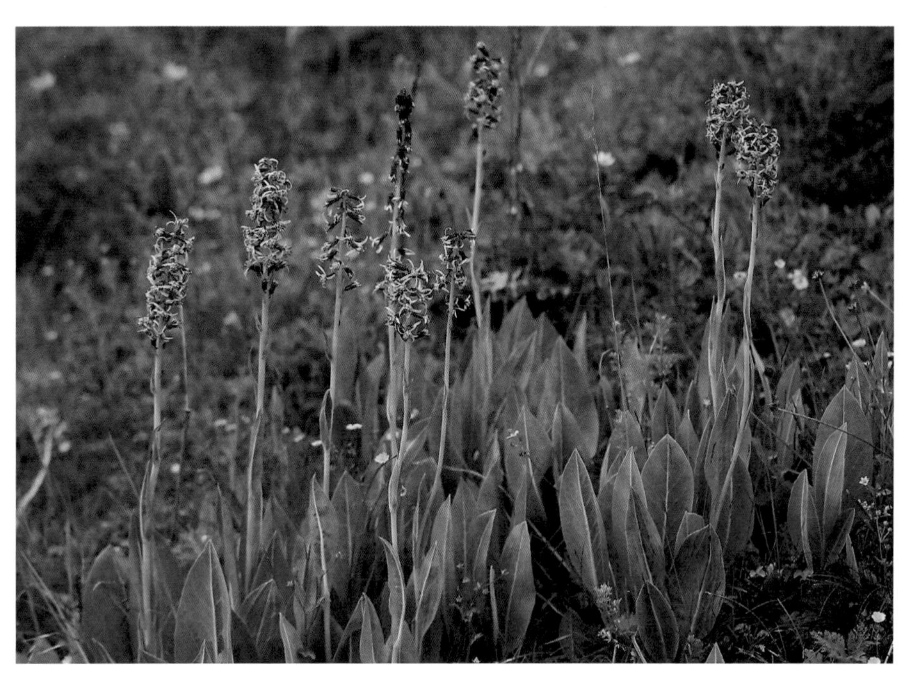

附　注

“རི་ཤོག”（日肖）在《四部医典》《宇妥本草》《妙音本草》等中均有记载。《晶珠本草》记载“ཤོག་མང་”（肖芒）的功能为清疮热，言其共有“隆肖”“甲肖”“曲肖”“日肖”“嘎肖”“陆肖”等 9 种。现代文献记载的“肖芒”类的基原涉及蓼科、菊科、大戟科的多属多种植物，不同文献关于“肖芒”之下各品种的基原有不同观点，其中，“日肖”的基原主要为菊科橐吾属植物，但各地所用的种类有差异。《部标藏药》以“黄帚橐吾 རི་ཤོག/ 日肖”之名收载了黄帚橐吾 *L. virgaurea* (Maxim.) Mattf. ex Rehd.，《青海藏标》以同名收载的基原为黄帚橐吾 *L. virgaurea* (Maxim.) Mattf. ex Rehd. 及其同属多种植物。（参见“车前状垂头菊”“尼泊尔酸模”等条）

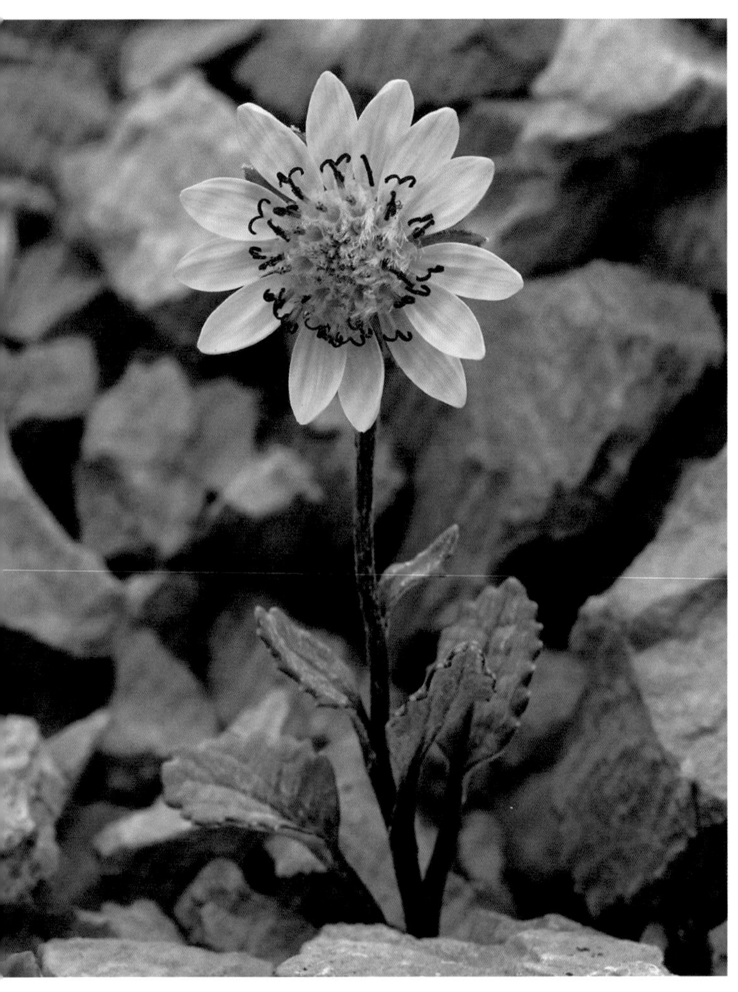

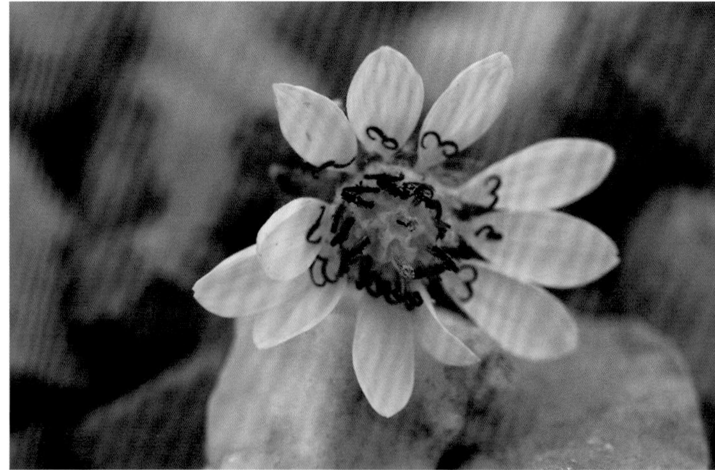

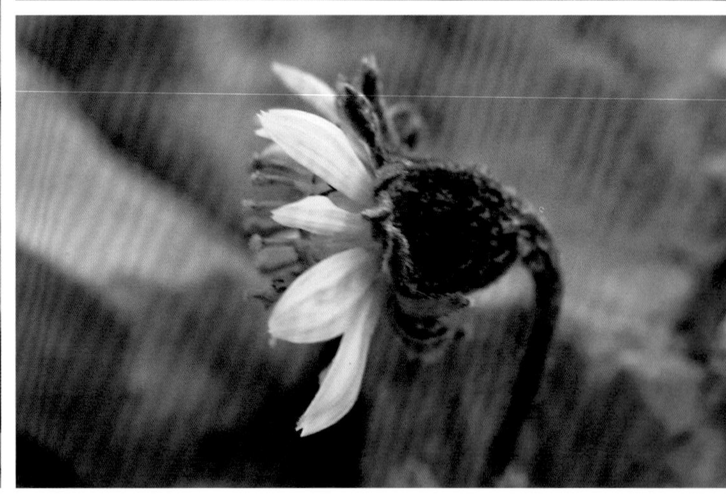

菊科（Compositae） 垂头菊属（*Cremanthodium* Benth.）

矮垂头菊 *Cremanthodium humile* Maxim.

药 材 名 垂头菊；མིང་ཅན་སེར་པོ།（芒间色保、芒涧色尔保、明间色保）。

标 准 《部标藏药》《藏标》。

植物形态 参见《中国植物志》第七十七卷第二分册第 146 页。

分布与生境 分布于我国西藏东部、云南西北部、四川西南部至西北部、青海、甘肃。生长于海拔 3 500 ～ 5 300 m 的高山流石滩。

药用部位 花序。

采收与加工 秋季采集，阴干。

性　　味 味苦，化后味苦，性寒。（《藏药医学内容审查》）

味甘、淡，性寒。（《藏标》）

功能与主治 清热解毒，消肿止痛。用于各种炎症，痈疽，疔疮，白喉，炭疽，“查隆”病，脉管炎，风湿病引起的关节红、肿、热、痛等。（《藏药医学内容审查》）

清热，消肿，止痛。用于“荷花”病，感冒，风湿疼痛。（《藏标》）

用量与用法 9 ~ 12 g。内服煎汤；或入丸、散。

附　注

《蓝琉璃》在“药物补述”中记载有消炎止痛之药物“མིང་ཅན།”（芒间、明见、明间、明涧、敏间）。《晶珠本草》记载“芒间”有黑 [“མིང་ཅན་ནག་པོ།”（芒间那保）]、黄 [“མིང་ཅན་སེར་པོ།”（芒间色保）]2 种。现代文献记载的“芒间”类的基原涉及菊科和牻牛儿苗科的多种植物，各地藏医习用的黑、黄“芒间”的基原种类有所差异。西藏藏医习以菊科植物臭蚤草 *Pulicaria insignis* Drumm. ex Dunn 作黄者（芒间色保）的基原，以菊科垂头菊属植物作黑者（芒间那保）的基原；青海、四川等地藏医习以垂头菊属植物作黄者（芒间色保）的基原，以牻牛儿苗科植物熏倒牛 *Biebersteinia heterostemon* Maxim. 作黑者（芒间那保）的基原。《部标藏药》和《藏标》以“垂头菊 /མིང་ཅན་སེར་པོ།/ 芒间色保（芒涧色尔保）”之名收载了条叶垂头菊 *C. lineare* Maxim. 和矮垂头菊 *C. humile* Maxim.（小垂头菊）；《四川藏标》（2020 年版）以“臭蚤草 /མིང་ཅན།/ 敏间”之名收载了臭蚤草 *P. insignis* Drumm. ex Dunn；《青海藏标》（1992 年版）以“熏倒牛 /མིང་ཅན་ནག་པོ།/ 芒间那保”之名收载了熏倒牛 *B. heterostemon* Maxim.。（参见“臭蚤草”“条叶垂头菊”“熏倒牛”条）

《蓝琉璃》在“药物补述”中记载有治胆腑病且止痛之药物“ཟེ་སྒ།”（莪嘎）。《晶珠本草》记载有“ཤོ་མང་།”（肖芒），言其包括“日肖”“隆肖”“曲肖”“嘎肖”（又分为大、小、长 3 种）等多种，“肖芒”系这些药物的总称。现代文献记载的“སྒ་ཤོ།”（嘎肖）的基原涉及菊科垂头菊属、橐吾属（*Ligularia*）、千里光属（*Senecio*）等的多种植物，药材多统称“སྒ་ཤོ།”（嘎肖）而不区分大、小、长品种。也有观点认为矮垂头菊 *C. humile* Maxim. 为“嘎肖”的小者 [“སྒ་ཤོ་ཆུང་བ།”（嘎肖琼哇）] 的基原之一。（参见“车前状垂头菊”条）

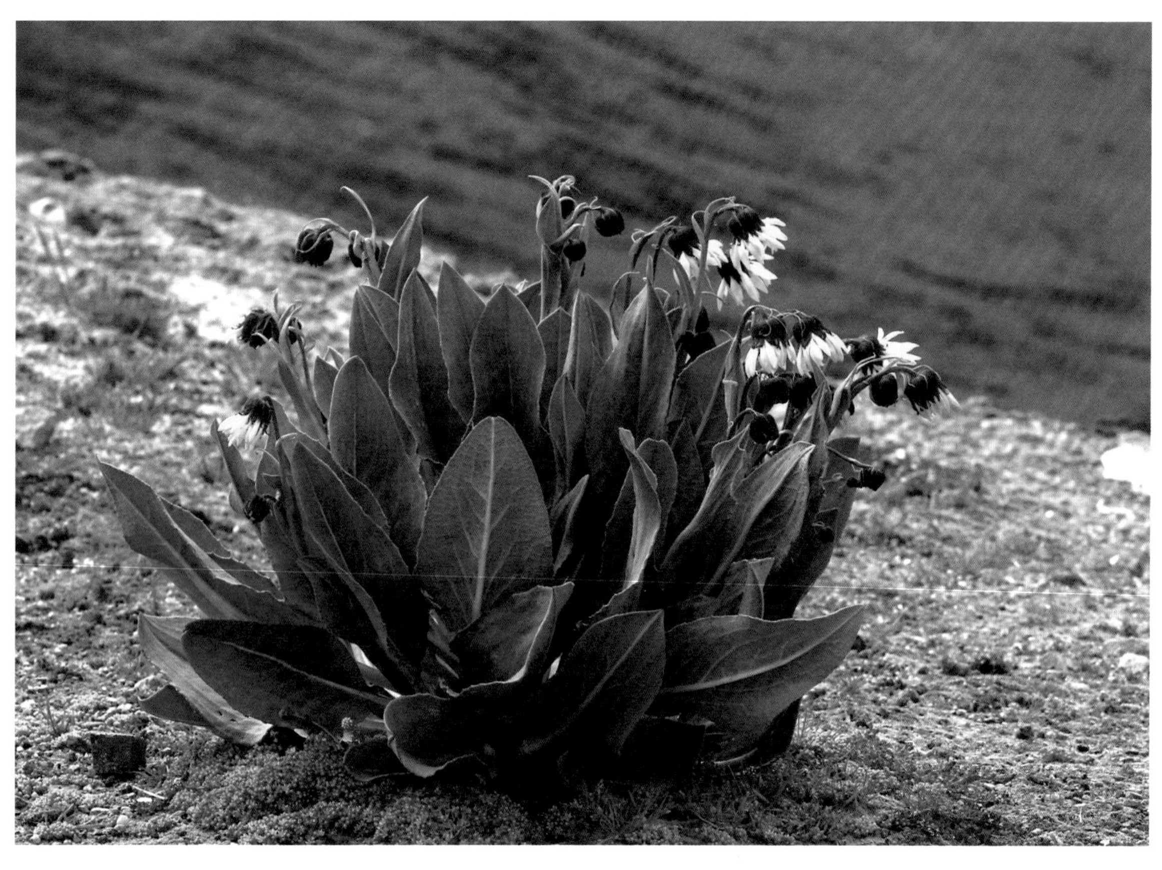

菊科（Compositae） 垂头菊属（*Cremanthodium* Benth.）

车前状垂头菊 *Cremanthodium ellisii* (Hook. f.) Kitam.

药材名 莪嘎；ཨོ་སྒ།（俄嘎、莪嘎、奥嘎）。

标准 《西藏藏标》。

植物形态 参见《中国植物志》第七十七卷第二分册第 161 ~ 162 页。

分布与生境 分布于我国西藏（工布江达及喜马拉雅山脉西部地区）、云南西北部、四川、青海（大通等）、甘肃西部和西南部。生长于海拔 3 400 ~ 5 600 m 的高山流石滩、沼泽草地、河滩。克什米尔地区也有分布。

药用部位 全草。

采收与加工 秋季采集，晾干。

性　　味　味苦、辛，化后味苦，性寒。

功能与主治　清热，止痛。用于胆热，瘟疫，头痛症，“培根”病，伤口发炎。

用量与用法　2 ~ 3 g。内服煎汤；或入丸、散。

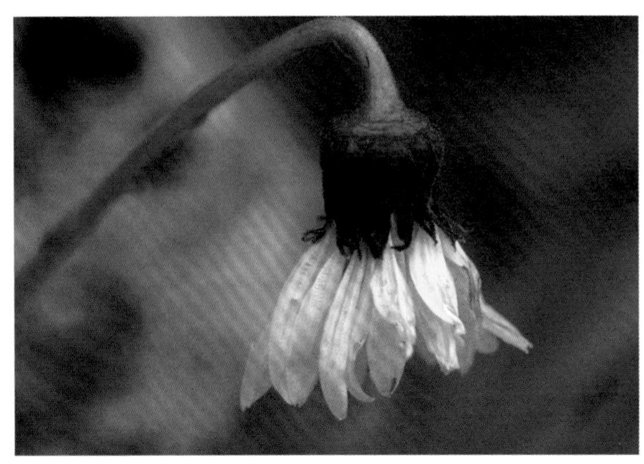

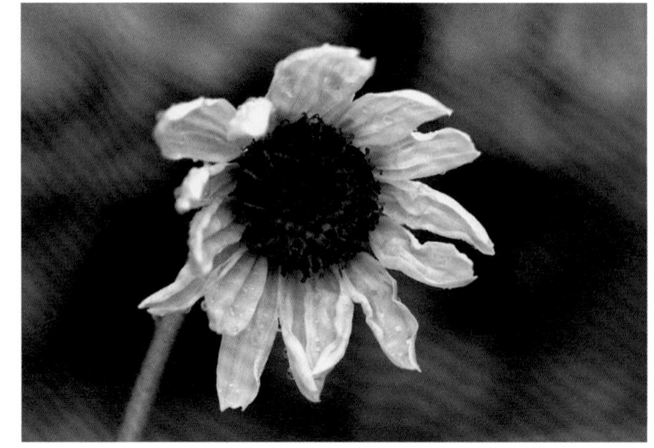

附　注

《蓝琉璃》在“药物补述”中记载有“ཟེ་སྣ”（莪嘎），言其为治胆腑病且止痛之药物。《晶珠本草》中记载有“ཤོ་མང་།”（肖芒），言其系多种药物的总称，载其包括“ལུང་ཤོ”（隆肖）、“ཆུ་ཤོ”（曲肖）、“རི་ཤོ”（日肖）、“སྣ་ཤོ”（嘎肖，又分为大、小、长 3 种）、“ལུག་ཤོ”（陆肖）等 9 种（不包括“莪嘎”）。现代文献记载的“肖芒”类各品种的基原极为复杂，涉及蓼科酸模属（*Rumex*）和山蓼属（*Oxyria*），菊科橐吾属（*Ligularia*）、垂头菊属和千里光属（*Senecio*），以及大戟科铁苋菜属（*Acalypha*）等的多种植物，不同文献记载的“肖芒”类各品种的基原也有差异。有观点认为《蓝琉璃》记载的“莪嘎”与《晶珠本草》记载的“嘎肖”的大者[“སྣ་ཤོ་ཆེ་བ”（嘎肖奇哇）]为同一药物，基原包括垂头菊属多种植物，车前状垂头菊 *C. ellisii* (Hook. f.) Kitam. 为“莪嘎”或“嘎肖”的基原之一。《西藏藏标》以“ཟེ་སྣ/ 莪嘎 / 莪嘎”之名收载了车前状垂头菊 *C. plantagineum* Maxim.[*C. ellisii* (Hook. f.) Kitam.]。文献记载的“嘎肖”（包括大、小、长 3 种）的基原还有矩叶垂头菊 *C. oblongatum* C. B. Clarke、褐毛垂头菊 *C. brunneo-pilosum* S. W. Liu、尼泊尔垂头菊 *C. nepalense* Kitam.、舌叶垂头菊 *C. linguiatum* S. W. Liu、喜马拉雅垂头菊 *C. decaisnei* C. B. Clarke、矮垂头菊 *C. humile* Maxim. 等多种垂头菊属植物，以及天山千里光 *S. thianshanicus* Regel et Schmalh.、侧茎橐吾 *L. pleurocualis* (Franch.) Hand.-Mazz.[侧茎垂头菊 *C. pleurocaule* (Franch.) Good] 等，但不同文献记载的“莪嘎”或“嘎肖”的功能与主治有一定差异。（参见“矮垂头菊”“黄帚橐吾”“酸模”等条）

《中国植物志》记载车前状垂头菊的拉丁学名为 *C. ellisii* (Hook. f.) Kitam.，*C. plantagineum* Maxim. 为其异名。

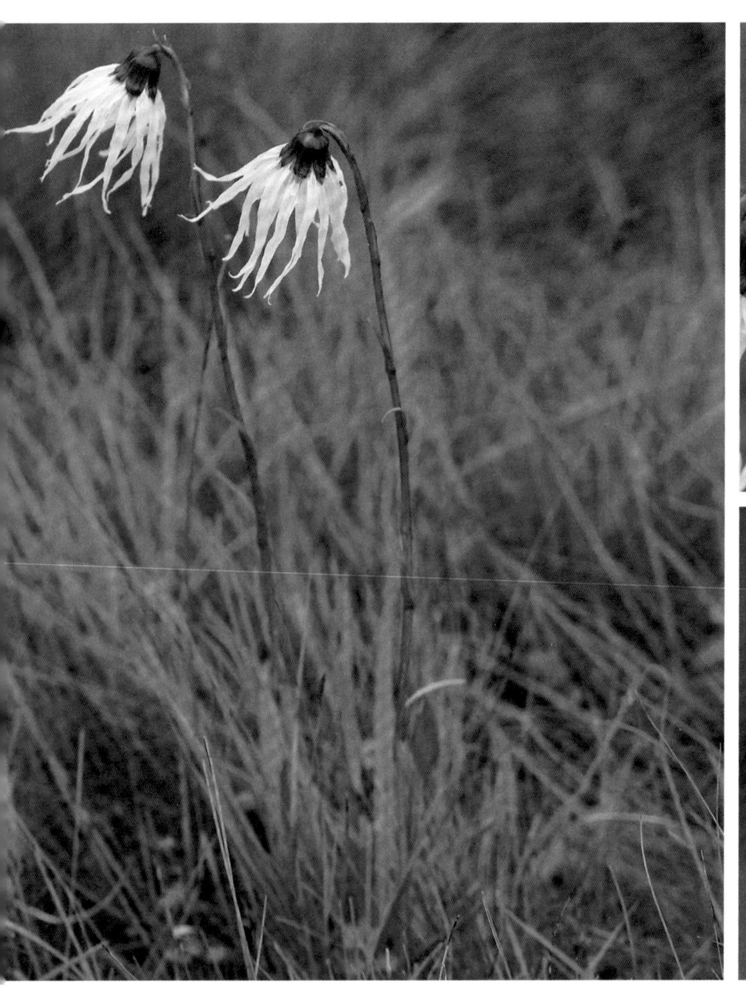

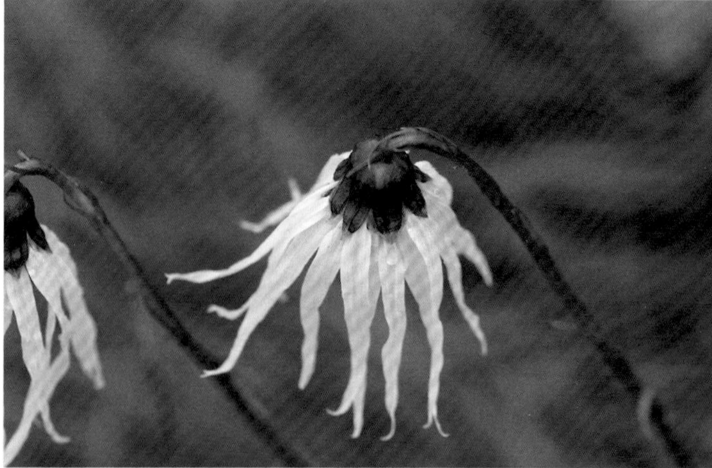

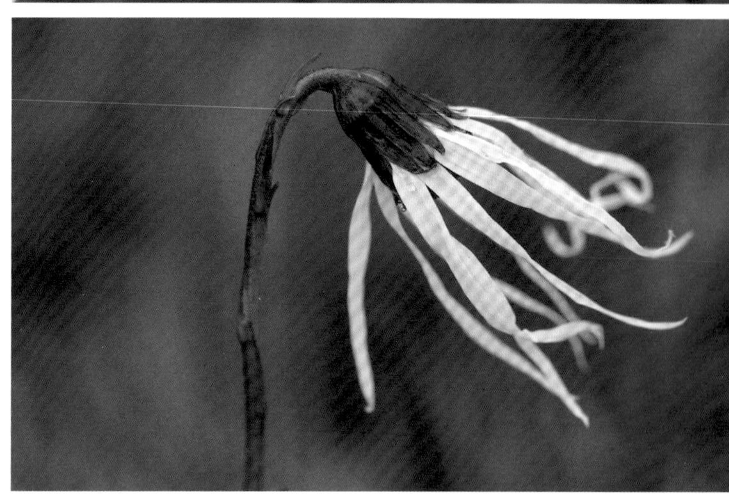

菊科（Compositae） 垂头菊属（*Cremanthodium* Benth.）

条叶垂头菊 *Cremanthodium lineare* Maxim.

药 材 名 垂头菊；མིང་ཅན་སེར་པོ།（芒间色保、芒涧色尔保、明间色保）。

标 准 《部标藏药》《藏标》。

植物形态 参见《中国植物志》第七十七卷第二分册第 168 页。

分布与生境 分布于我国西藏东部、四川西北部（甘孜等）、青海（班玛、玛多及祁连山）、甘肃西南部（玛曲等）。生长于海拔 2 400 ~ 4 800 m 的高山草地、水边、沼泽草地、灌丛中。

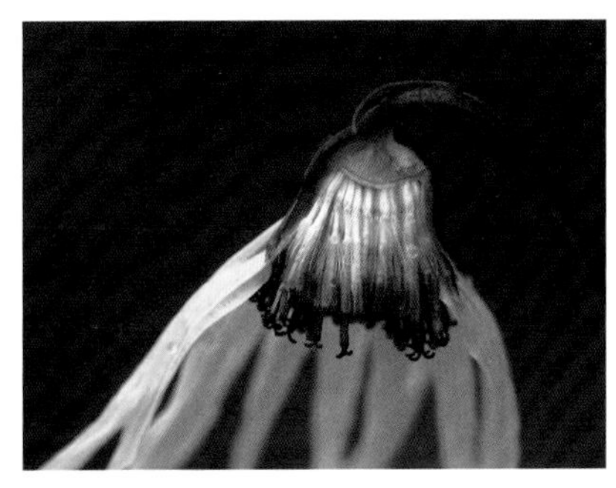

药用部位　花序。

采收与加工　秋季采集，阴干。

性　　味　味苦，化后味苦，性寒。（《藏药医学内容审查》）

味甘、淡，性寒。（《藏标》）

功能与主治　清热解毒，消肿止痛。用于各种炎症，痈疽，疔疮，白喉，炭疽，“查隆”病，脉管炎，风湿病引起的关节红、肿、热、痛等。（《藏药医学内容审查》）

清热，消肿，止痛。用于“荷花”病，感冒，风湿疼痛。（《藏标》）

用量与用法　9 ~ 12 g。内服煎汤；或入丸、散。

附　注

“མིང་ཅན།”（芒间、明见、明间、明涧）系《蓝琉璃》在“药物补述”中记载的消炎止痛药物。《蓝琉璃》记载“芒间”有黄[“མིང་ཅན་སེར་པོ།”（明间赛保、芒间色保）]、黑[“མིང་ཅན་ནག་པོ།”（明间那保、芒间那保）]2种及黑者的副品[或称蓝类“མིང་ཅན་སྔོན་པོ།”（明间温保）]；《晶珠本草》则认为“芒间”仅有黄、黑2种，蓝者不应归于其中。现代文献记载的“芒间”类的基原涉及菊科蚤草属（*Pulicaria*）、垂头菊属、紫菀属（*Aster*）、天名精属（*Carpesium*）及牻牛儿苗科的多种植物，但不同文献对“芒间”黑、黄品种的基原有不同观点，各地藏医习用的种类也不尽相同。各地藏医主要使用的大致有3类：第一类为臭蚤草 *P. insignis* Drumm. ex Dunn（西藏藏医作“黄芒间”），其形态与《四部医典系列挂图全集》中“明间赛保”的附图（第三十一图的67号图）所示植物形态一致；第二类为多种垂头菊属植物（西藏藏医作“黑芒间”，青海等地藏医作“黄芒间”），该属中一些具由2 ~ 3个头状花序组成的总状花序的种类与《蓝琉璃》的记载和《四部医典系列挂图全集》中“明间那保”的附图（第三十一图的69号图）所示植物较为相符；第三类为牻牛儿苗科植物熏倒牛 *Biebersteinia heterostemon* Maxim.（青海等地藏医作“黑芒间”），其形态与古籍文献的记载不符，应为地方习用品；其他的菊科植物为地方习用品。《部标藏药》《藏标》以“垂头菊 /མིང་ཅན་སེར་པོ།/ 芒间色保（芒涧色尔保）”之名收载的基原为条叶垂头菊 *Cremanthodium lineare* Maxim. 或矮垂头菊 *Cremanthodium humile* Maxim.。据市场调查，青海西宁药材市场常以菊科植物高原天名精 *Carpesium lipskyi* Winkl.（高山金挖耳）的头状花序作“垂头菊”销售，该种具有与臭蚤草 *P. insignis* Drumm. ex Dunn 相似的特异臭气，有文献记载其为“བྱང་ལུགས་མིང་ཅན།”（羌露明间），意为“北派藏医使用的‘明间’”。（参见“矮垂头菊”“臭蚤草”条）

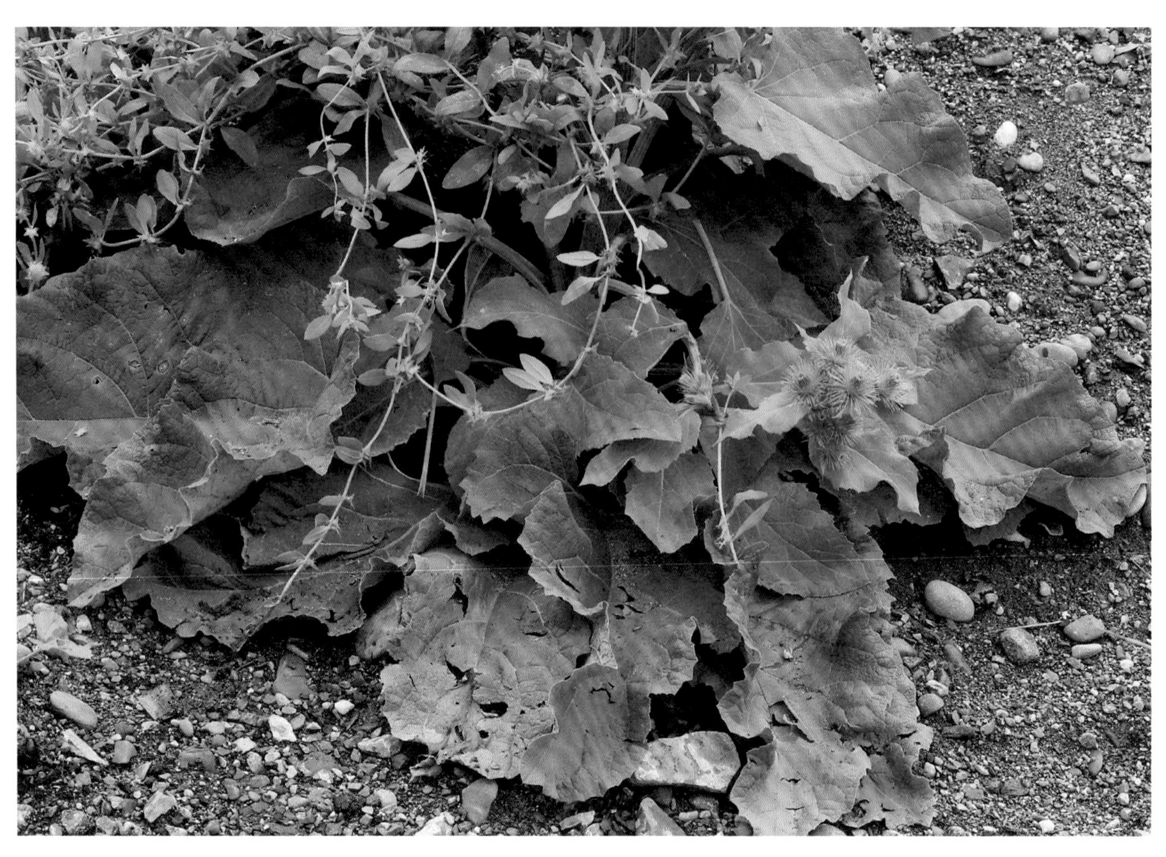

菊科（Compositae） 牛蒡属（*Arctium* L.）

牛蒡 *Arctium lappa* L.

药 材 名 牛蒡子；ཐྱི་བཙང་།（齐嵩、息桑、西松、齐松、切松）。

标 准 《藏标》。

植物形态 参见《中国植物志》第七十八卷第一分册第 58 页。

分布与生境 我国各地均有分布。生长于海拔 570 ~ 3 500 m 的山坡、山谷、林缘、灌丛、河边潮湿地、村庄路旁、荒地等。

药用部位 成熟果实。

采收与加工 秋季果实成熟时采收果序，晒干，打下果实，除去杂质，晒干。

性 味 味苦、辛，性寒。

功能与主治　疏散风热，透疹，利咽，消肿解毒。用于风热感冒，麻疹，风疹，咽痛，痈肿疮毒。

用量与用法　4.5 ～ 9 g。内服煎汤；或入丸、散。

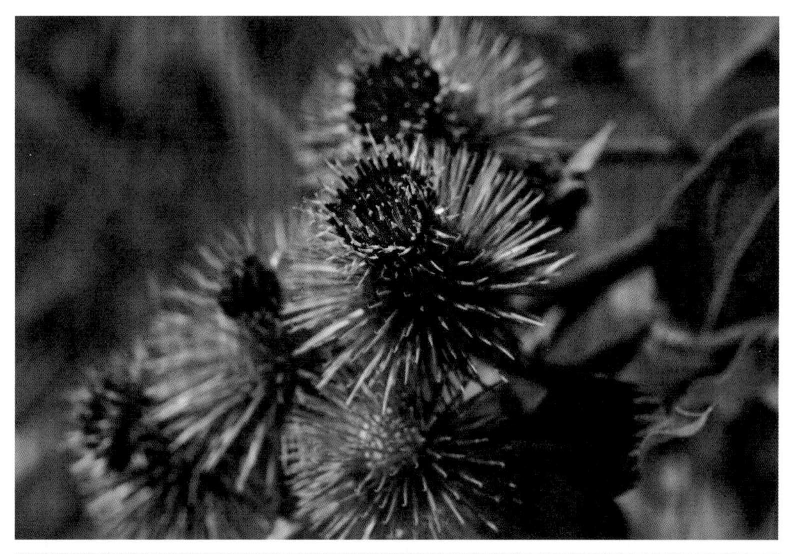

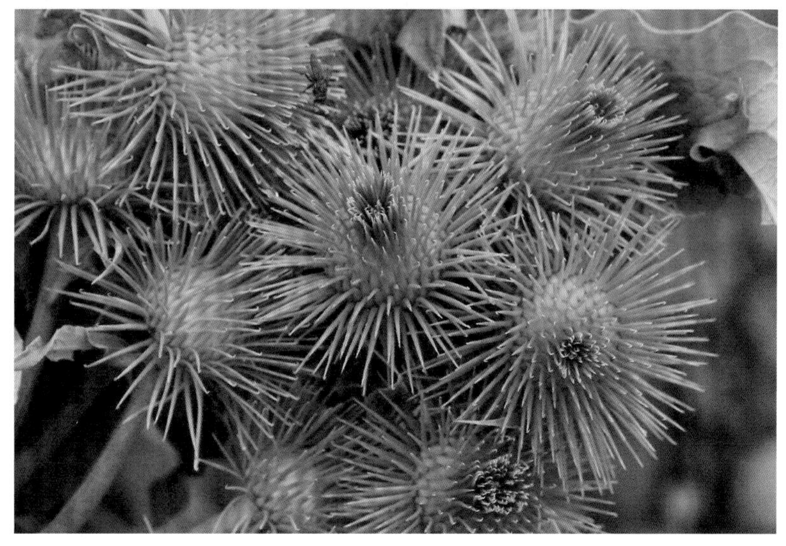

附　注

《宇妥本草》《晶珠本草》等中均记载有除结石、破痞瘤、清泻脉病、消腹胀之药物“ཙི་བཟང་།”（齐嵩）；《妙音本草》记载其为“ཙི་བཟང་བ།”（齐嵩哇）。现代文献记载各地藏医所用“齐嵩”的基原均为菊科植物牛蒡 *A. lappa* L.，《藏标》以“牛蒡子 /ཙི་བཟང་།/ 息桑”之名收载了该种，规定以其果实入药。文献记载牛蒡 *A. lappa* L. 的根和叶也可药用。

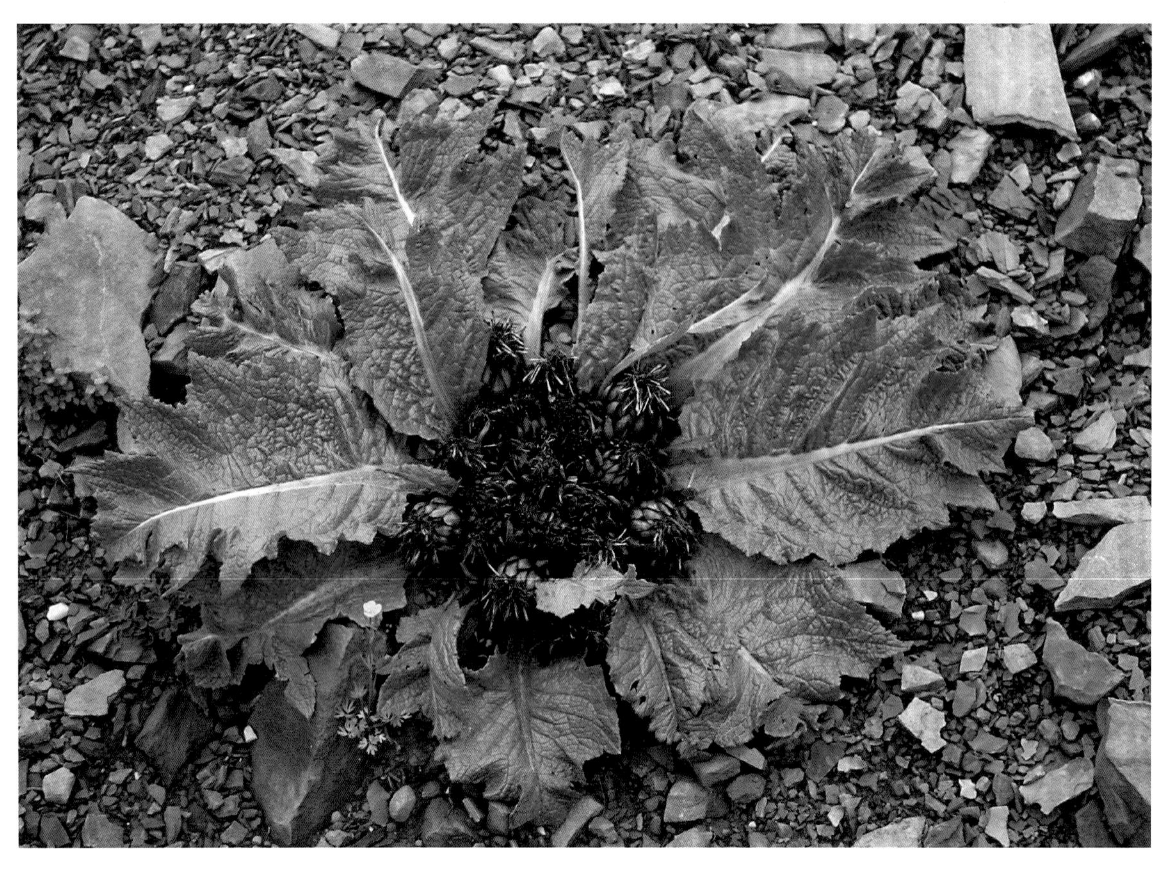

菊科（Compositae）　川木香属（*Dolomiaea* DC.）

川木香 *Dolomiaea souliei* (Franch.) Shih [*Vladimiria souliei* (Franch.) Ling]

药　材　名　川木香；བྱི་ཀར་རྒྱ་ལ།（毕嘎木拉、毕嘎尔木拉、布嘎木拉）。

标　　准　《部标藏药·附录》、《青海藏标》（1992 年版）。

植物形态　参见《中国植物志》第七十八卷第一分册第 146 页。

分布与生境　分布于我国四川［理塘、巴塘、康定（新都桥）、金川］、西藏东部［昌都（芒康、江达）］、云南。生长于海拔 2 900 ~ 4 200 m 的草坡、灌丛疏林地。

药用部位　根。

采收与加工　秋季采挖，去掉泥土、须根，晒干。

性　　味　味辛、苦，性平。

功能与主治　清“培根”热。用于血病，胁肋痛。

用量与用法　1.5 ~ 4.5 g。内服煎汤；或入丸、散。

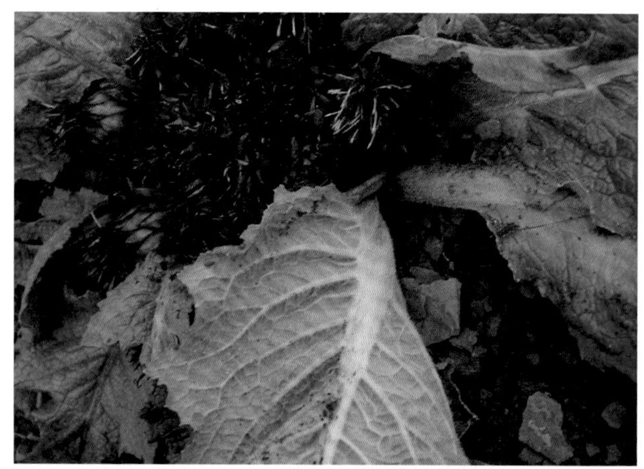

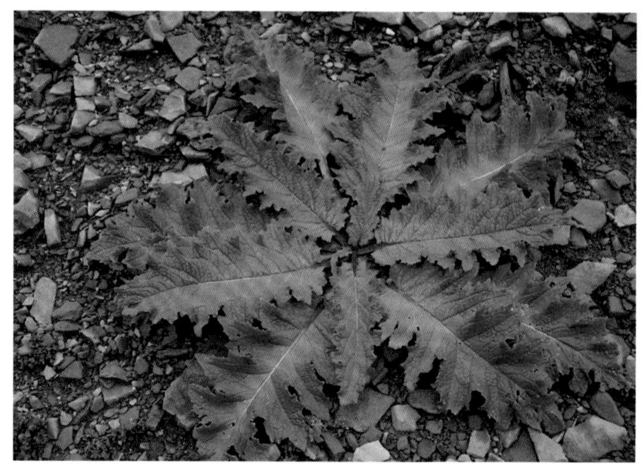

附　注

《度母本草》《妙音本草》记载有“མ་ནུ།”（玛奴）；《度母本草》言“玛奴”有“ཤུ་ཟུར།”（西索）、“འབྲིར།”（毕嘎）、“རྡ་སྐམ་མ་ནུ།”（达嘎木玛奴）和“བསེ་མ་ནུ།”（色玛奴）4种。据《蓝琉璃》记载，“མ་ནུ།”（玛奴）共有10种药物，总称为“ཤ་ཕོ་རུ་རྟ།”（夏坡如达）。《四部医典》记载“འབྲིར་སྨན་ལ།”（毕嘎木拉）为治热性“培根”病之药物。《药名之海》言“如达”分为黑、白2种。《晶珠本草》分别记载有“འབྲིར་སྨན་ལ།”（毕嘎木拉）、“མ་ནུ་པ་ཏྲ།”（玛奴巴扎）和“རུ་རྟ།”（如达）。“མ་ནུ།”（玛奴）习称为“木香”类，现代文献记载的上述各种“木香”类药材的基原包括菊科川木香属、风毛菊属（*Saussurea*）和旋覆花属（*Inula*）的多种植物，不同文献记载的各种“木香”类药材的基原不尽一致，各地习用的种类也有差异。现藏医主要使用“玛奴”“毕嘎木拉”和“如达”3种，多以总状土木香 *I. racemosa* Hook. f.、土木香 *I. helenium* L. 作“玛奴”的基原，以川木香 *D. souliei* (Franch.) Shih[*V. souliei* (Franch.) Ling] 等川木香属植物作“毕嘎木拉”的基原，以云木香 *S. costus* (Falc.) Lipsch.（木香 *Aucklandia lappa* Decne.）作“如达”的基原。上述多种植物在《部标藏药》等各标准中均有收载。总状土木香 *I. racemosa* Hook. f. 在阿育吠陀医学中也使用，《印度阿育吠陀药典》以“Puṣkara”之名收载了该种。“Puṣkara”的发音与藏语“འབྲིར་སྨན་ལ།”（毕嘎木拉）相似。（参见“土木香”“云木香”“总状土木香”条）

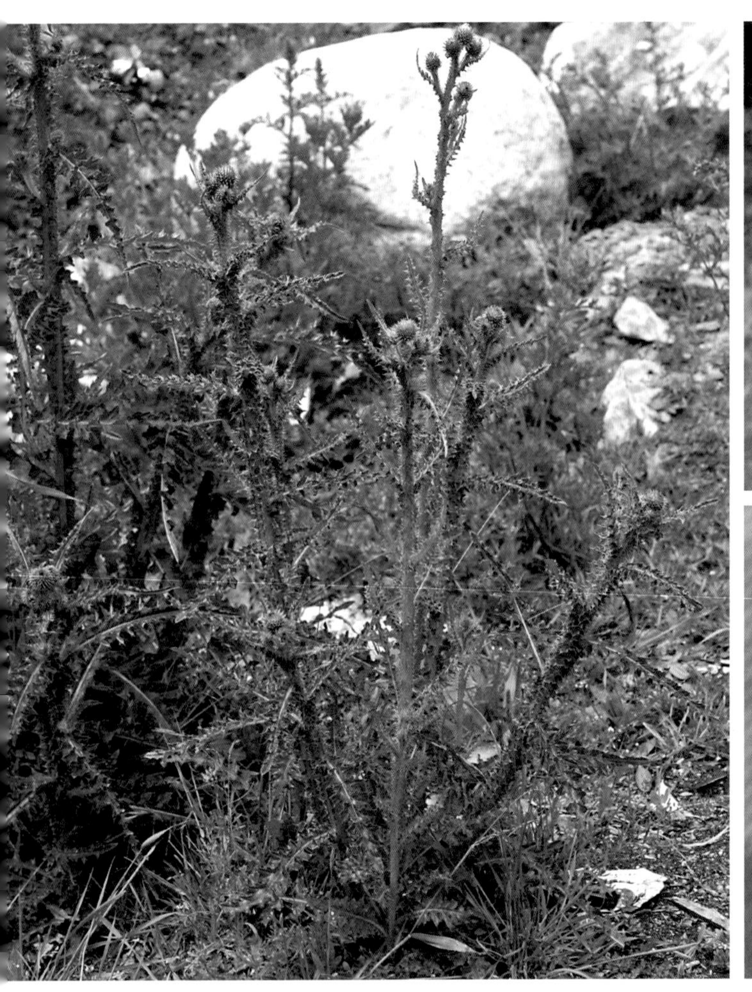
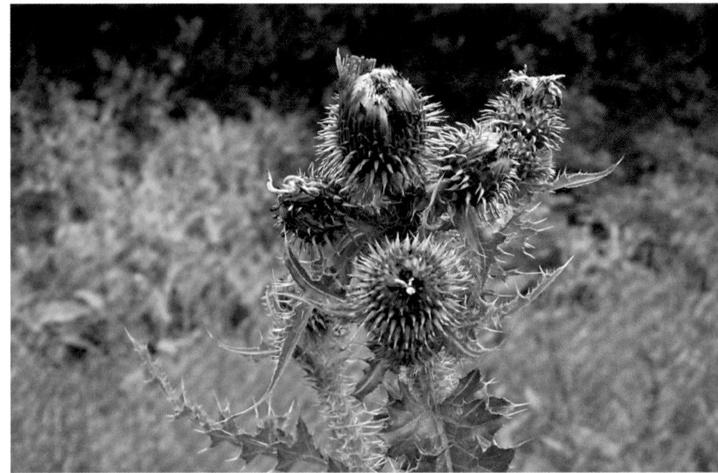
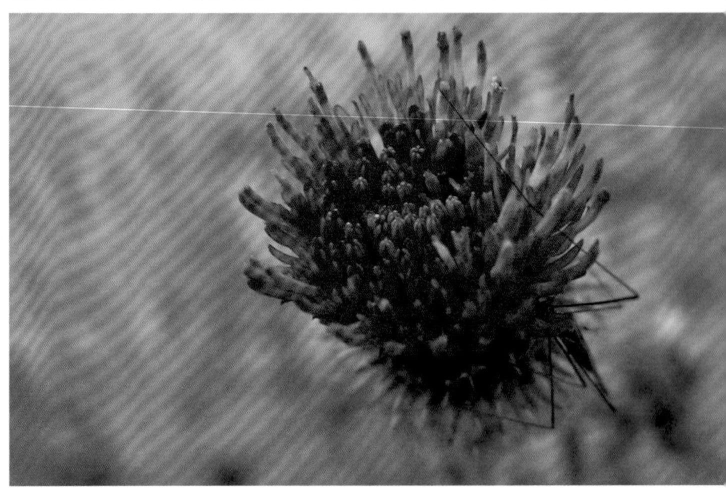

菊科（Compositae） 飞廉属（*Carduus* L.）

丝毛飞廉 *Carduus crispus* L.（飞廉）

药 材 名 飞廉；སྤྱང་ཚེར་ནག་པོ།（江才尔那布、江才那布、江才尔那保、江才那保）、སྤྱང་ཚེར།（江才尔、江策）。

标 准 《部标藏药》、《青海藏标》（1992 年版）。

植物形态 参见《中国植物志》第七十八卷第一分册第 157 页。

分布与生境 我国各地均有分布。生长于海拔 400 ~ 3 600 m 的山坡草地、田间、荒地、河旁、林下。欧洲、北美洲及蒙古、朝鲜也有分布。

药用部位 全草[《青海藏标》（1992年版）]或地上部分（《部标藏药》）。

采收与加工 花期采集，洗净泥土，晒干。

性 味 味甘、涩，化后味甘，性温。

功能与主治 催吐，健胃，消肿。用于“培根”病，痞瘤，催吐未消化食物残渣及毒物；外用于疮疖，痈疽等。

用量与用法 6 ~ 9 g。内服煎汤；或入丸、散。

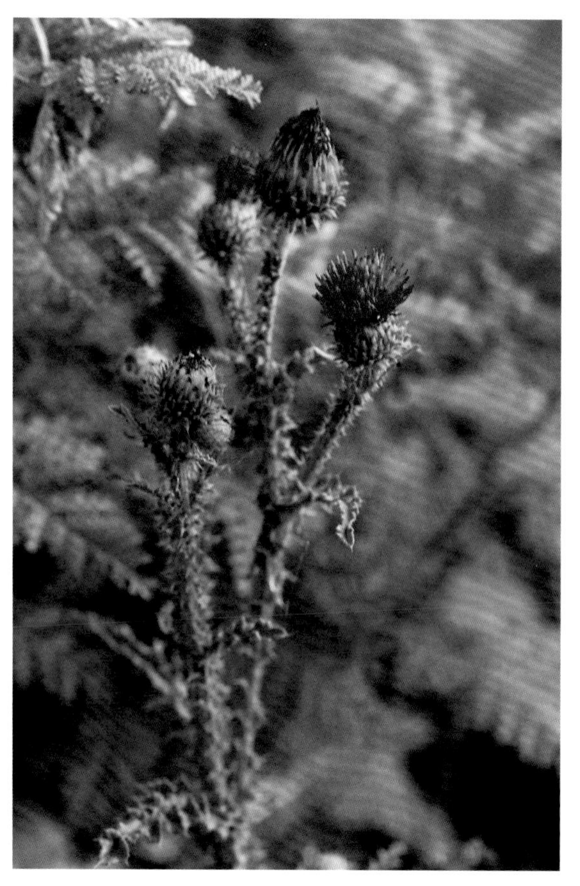

附 注

《四部医典》中记载有引吐“培根”病之药物“སྐྱང་ཚེར།”（江才、江策）。《晶珠本草》言“江才”为来源于多种茎叶有刺毛植物的药材总称，载其分为黑[“སྐྱང་ཚེར་ནག་པོ།”（江才尔那布、江才尔那保、江才那保）]、白[“སྐྱང་ཚེར་དཀར་པོ།”（江才尔嘎保、江才嘎保）]2类。现代文献记载的“江才”类的基原极为复杂，包括川续断科刺续断属（*Morina*）及菊科飞廉属、黄缨菊属（*Xanthopappus*）等的多种植物；但不同文献对白者、黑者的基原有不同观点，多认为刺续断属植物为白者（江才嘎保）的基原，其他属植物为黑者（江才那保）的基原。《部标藏药》以“飞廉/སྐྱང་ཚེར་ནག་པོ།/江才尔那布”之名、《青海藏标》以“飞廉/སྐྱང་ཚེར།/江才尔”之名收载了飞廉 *C. crispus* L.（丝毛飞廉）；《部标藏药》以“刺参/སྐྱང་ཚེར་དཀར་པོ།/江才嘎保”之名收载了白花刺参 *M. alba* Hand.-Mazz.、圆萼刺参 *M. chinensis* (Bat.) Diels、青海刺参 *M. kokonorica* Hao。（参见“白花刺参”“青海刺参”“圆萼刺参”条）

《中国植物志》记载 *C. crispus* L. 的中文名为“丝毛飞廉”。

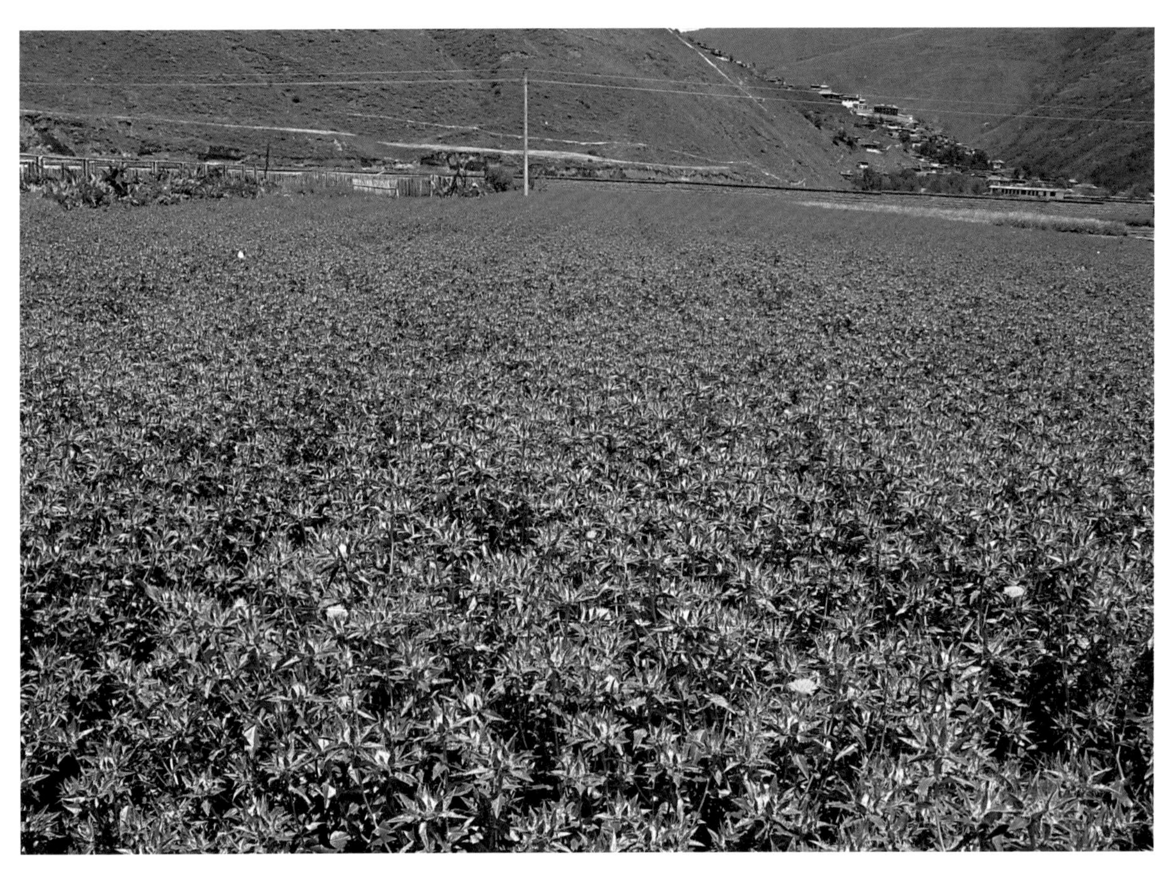

菊科（Compositae） 红花属（*Carthamus* L.）

红花 *Carthamus tinctorius* L.

药 材 名 红花、草红花；ཀུར་ཀུམ།（苦贡、苦空、格更）。

标　　准 《藏标》、《青海藏标·附录》（1992 年版）。

植物形态 参见《中国植物志》第七十八卷第一分册第 187 ~ 188 页。

分布与生境 原产于中亚。我国四川、黑龙江、辽宁、吉林、河北、河南、陕西、内蒙古、甘肃、青海、山东、浙江、贵州、西藏、新疆有引种栽培，四川有逸为野生者。日本、朝鲜广泛栽培。

药用部位 花。

采收与加工 夏季花冠由黄变红时采摘，阴干或晒干。

性　　味　味辛，性温。

功能与主治　活血，散瘀，通经。用于经闭，痛经，难产，产后恶露不止，癥瘕，跌打损伤，瘀血作痛，各种肝病。

用量与用法　3 ~ 6 g。内服研末；或煎汤；或沸水泡服；或入丸、散。孕妇忌用。

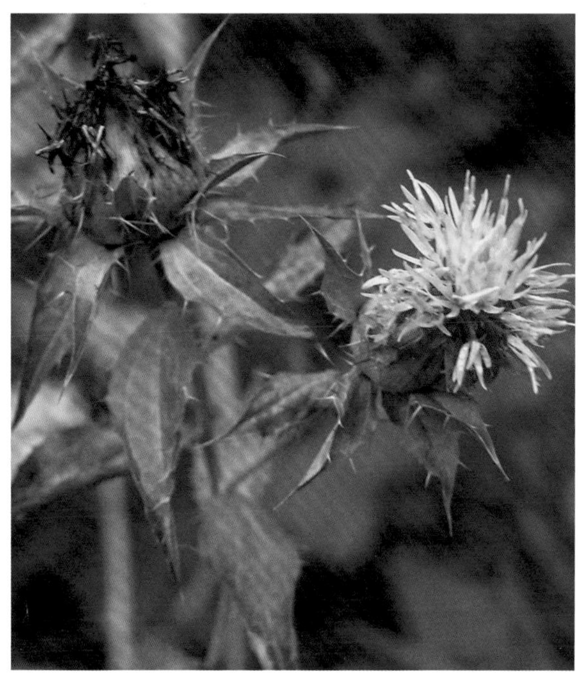
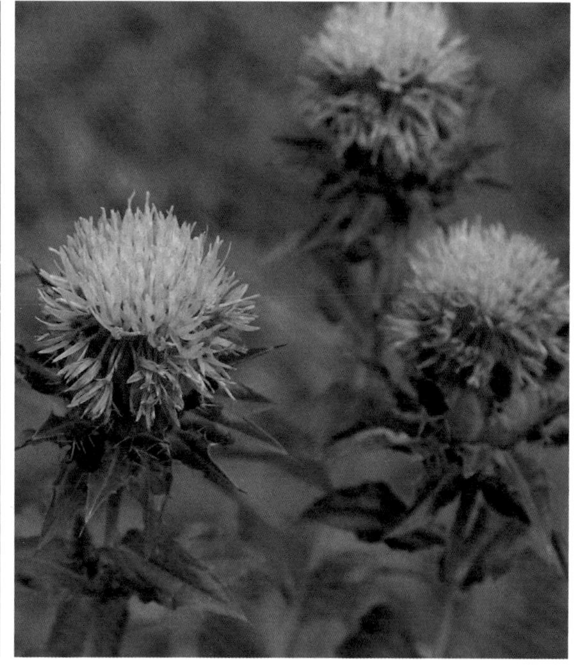

附注

《四部医典》《释诠》《晶珠本草》等中均记载有“གུར་གུམ།”（苟日苟木、苦空），言其有多种或多品，这与基原种类及产地有关。现藏医使用的“苟日苟木”的基原主要有鸢尾科植物番红花 *Crocus sativus* L. 和菊科植物红花 *Carthamus tinctorius* L.2 种，前者为正品、上品，名“ཁ་ཆེ་གུར་གུམ།”（卡奇苦空、喀吉苦功）；后者为代用品，名“གུར་གུམ།”（苟日苟木），又称“草红花”。《部标藏药·附录》以“西红花 /ཁ་ཆེ་གུར་གུམ/ 卡奇苦空”之名收载了番红花 *Crocus sativus* L.，规定以其柱头入药；《藏标》以“红花 /གུར་གུམ/ 苦贡”之名收载了红花 *Carthamus tinctorius* L.，规定以其花入药。据调查，目前藏医临床上，红花 *Carthamus tinctorius* L. 的使用量远大于番红花 *Crocus sativus* L.。（参见“番红花”条）

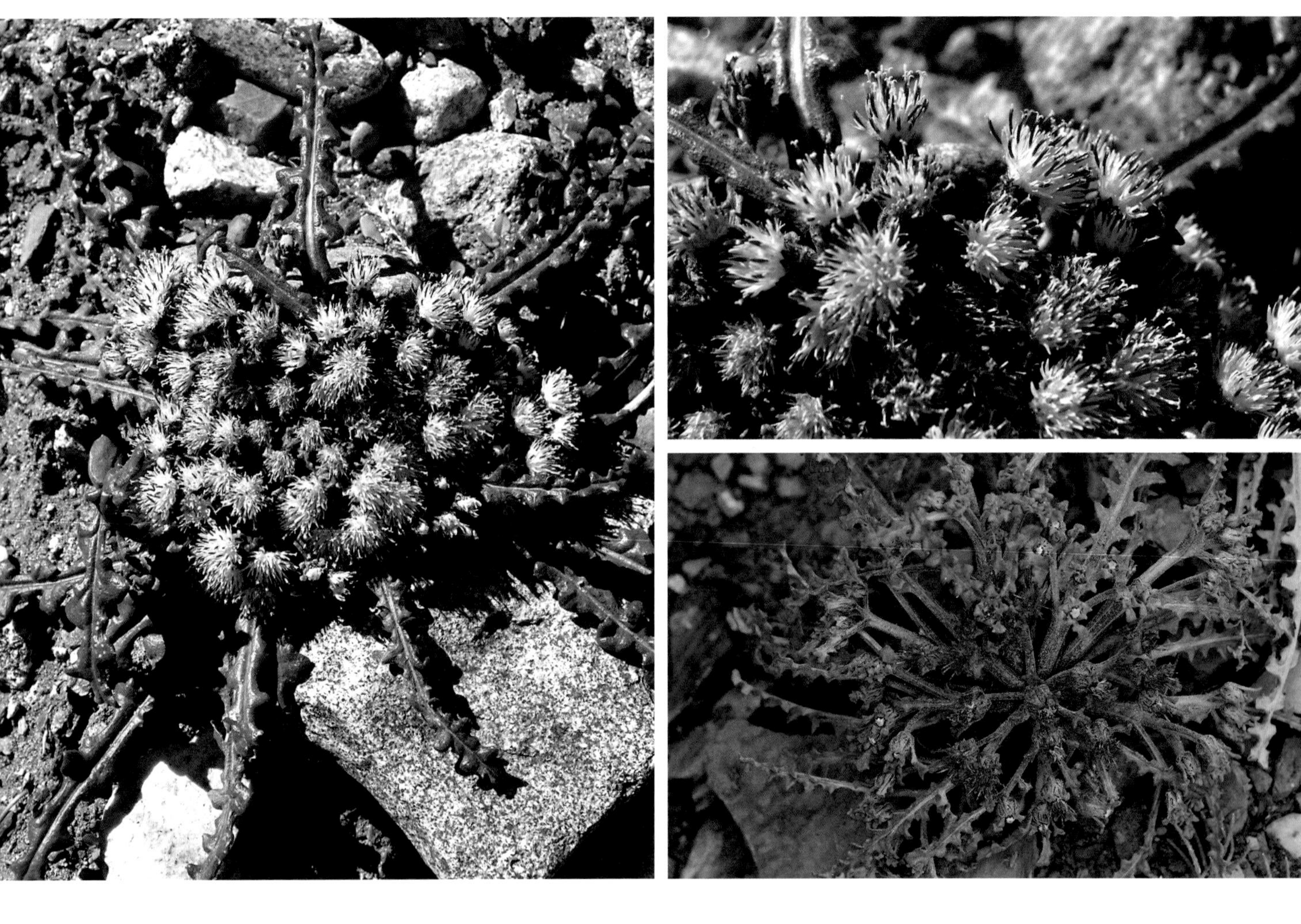

菊科（Compositae） 风毛菊属（*Saussurea* DC.）

拉萨雪兔子 *Saussurea kingii* C. E. C. Fisch.

药 材 名 公巴嘎吉；ཀོང་པ་ག་གྱི།（宫巴嘎吉、公巴嘎吉）。

标　　准 《西藏藏标·附录》。

植物形态 参见《中国植物志》第七十八卷第二分册第 8 ～ 9 页。

分布与生境 分布于我国西藏［拉萨（林周），仲巴、加查、米林等］。生长于海拔 2 920 ～ 4 100 m 的河滩沙地、沙丘、山坡沙地。

药用部位 全草。

采收与加工　夏、秋季采挖，晾干。

性　　味　味苦，化后味苦，性凉。

功能与主治　止血，解毒。用于脉热症，新旧疮伤，伤口流血不止，肉食中毒等。

用量与用法　2 ~ 3 g。配方用。外用适量，研末涂撒。

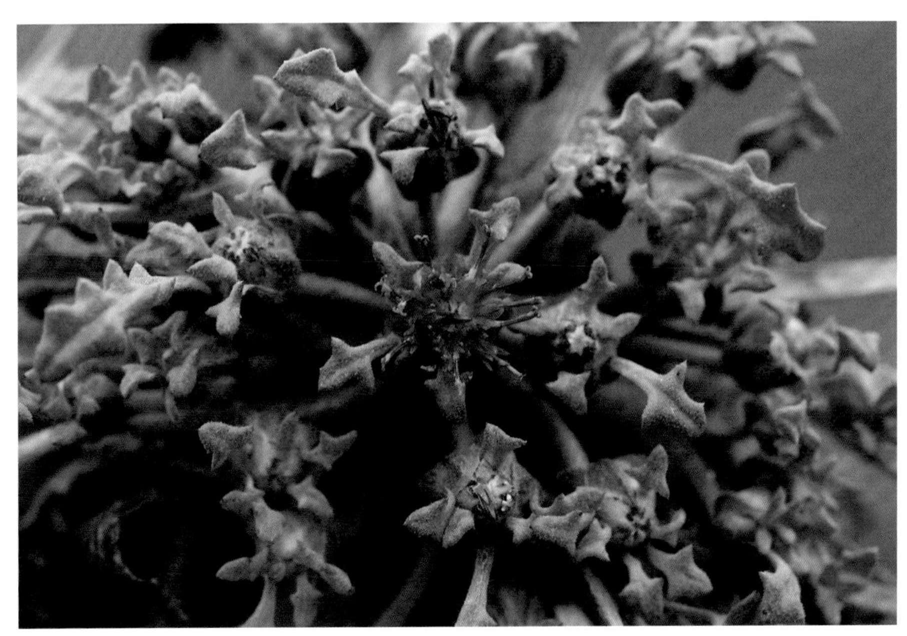

附　注

《蓝琉璃》记载有“ཟྭ་ཁྲག་གཅོད།”（莪察决，意为“止血草”），引《图鉴》之记载言其又名“ཀོན་པ་གག་སྐྱེས།”（宫巴嘎吉）。《晶珠本草》以“宫巴嘎吉”为正名，言其为清脉热、治创伤、止血之药物，载其分为雄[“ཀོན་པ་གག་ཆུང་།”（宫巴嘎琼）]、雌[“ཀོན་པ་གག་ཆེན།”（宫巴嘎青）]2种。现代文献记载的“宫巴嘎吉”的基原包括菊科风毛菊属的多种植物，拉萨雪兔子 *S. kingii* C. E. C. Fisch.（拉萨风毛菊）为“宫巴嘎吉”或“宫巴嘎青”的基原之一，《西藏藏标》以“ཀོན་པ་གག་སྐྱེས།/公巴嘎吉/公巴嘎吉”之名也收载了该种。（参见“重齿风毛菊”“狮牙草状风毛菊”条）

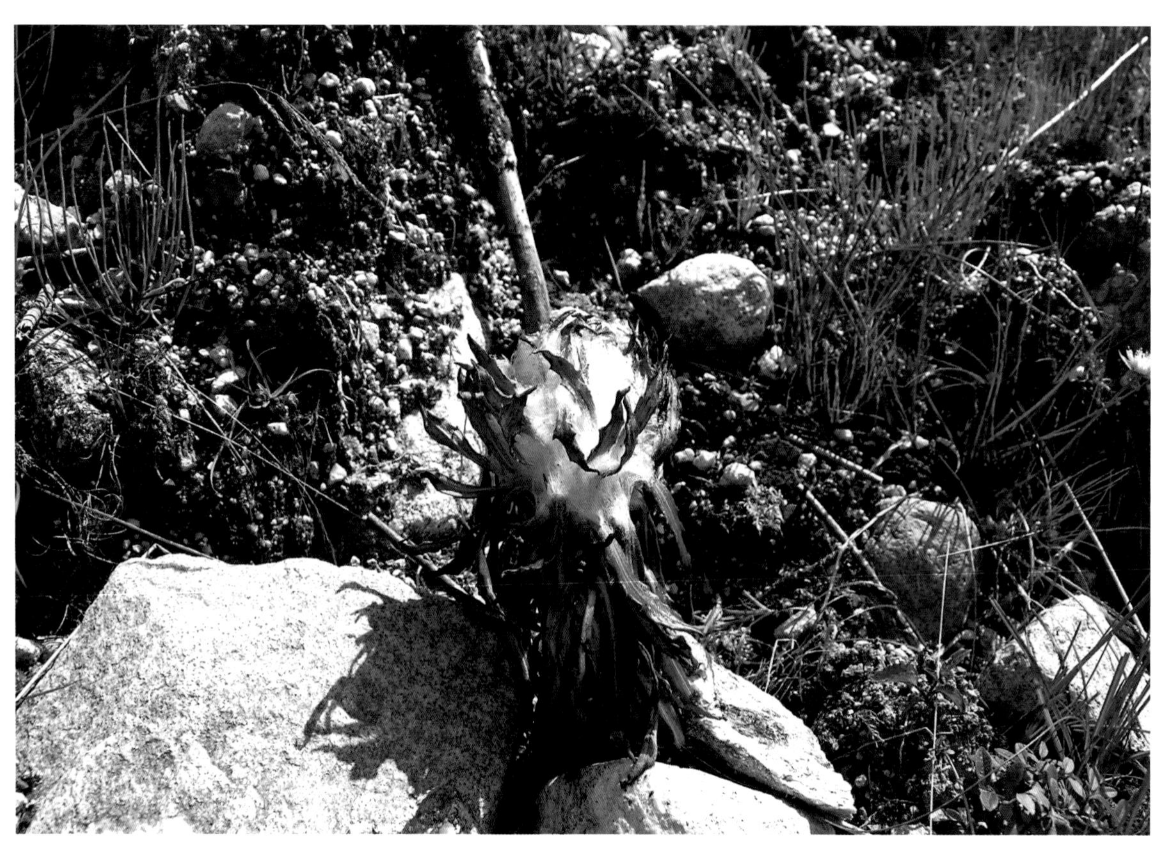

菊科（Compositae） 风毛菊属（*Saussurea* DC.）

绵头雪兔子 *Saussurea laniceps* Hand.-Mazz.（绵头雪莲花）

药 材 名 雪莲花；ཤ་གོད་ཐུག་པ།（恰果苏巴、夏果苏巴、玄果搜花）。

标 准 《部标藏药》。

植物形态 参见《中国植物志》第七十八卷第二分册第 18 页。

分布与生境 分布于我国西藏（错那、察隅）、四川、云南（丽江，贡山、德钦、香格里拉）。生长于海拔 3 200 ~ 5 300 m 的高山流石滩。

药用部位 全草。

采收与加工 7 ~ 8 月采集，晒干。

性 味 味苦，化后味苦，性寒。

功能与主治　清热解毒，消肿止痛。用于头部创伤，中风，风湿性关节炎，类风湿性关节炎，咽喉炎，温病，妇科病，炭疽等。

用量与用法　9 ~ 15 g。内服煎汤；或入丸、散。外用适量，研末撒或调敷。

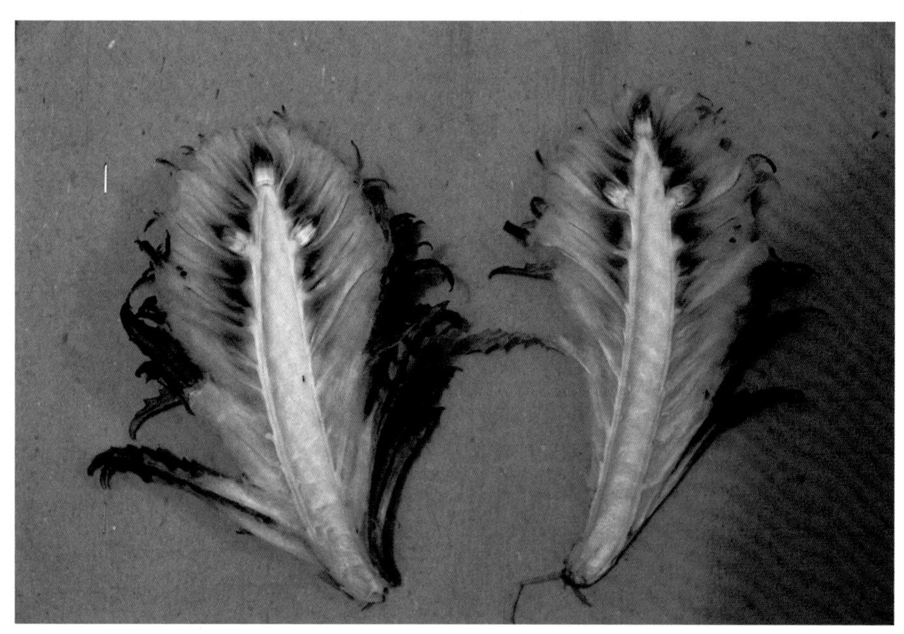

附　注

"ཁྲ་མོད་སུག་པ།"（恰果苏巴）在《度母本草》《宇妥本草》《晶珠本草》等中均有记载，为治头疮与恶疔疮、止热性疼痛之药物。据现代文献记载和实地调查，现藏医所用"恰果苏巴"的基原主要为菊科风毛菊属雪兔子亚属 [Subgen. Eriocoryne (DC.) Hook. f.] 植物，约有 10 余种，但各地所用种类有差异，主要使用的为水母雪兔子 *S. medusa* Maxim.（水母雪莲花）和绵头雪兔子 *S. laniceps* Hand.-Mazz.（绵头雪莲花），《部标藏药》以"雪莲花 /ཁྲ་མོད་སུག་པ།/ 恰果苏巴"之名收载了该 2 种；《藏标》以"水母雪莲花 /ཁྲ་མོད་སུག་པ།/ 玄果搜花"之名、《青海藏标》以"雪莲花 /ཁྲ་མོད་སུག་པ།/ 夏果苏巴"之名仅收载了水母雪兔子 *S. medusa* Maxim.。（参见"水母雪兔子"条）

在《中国植物志》中，*S. laniceps* Hand.-Mazz. 的中文名为"绵头雪兔子"。

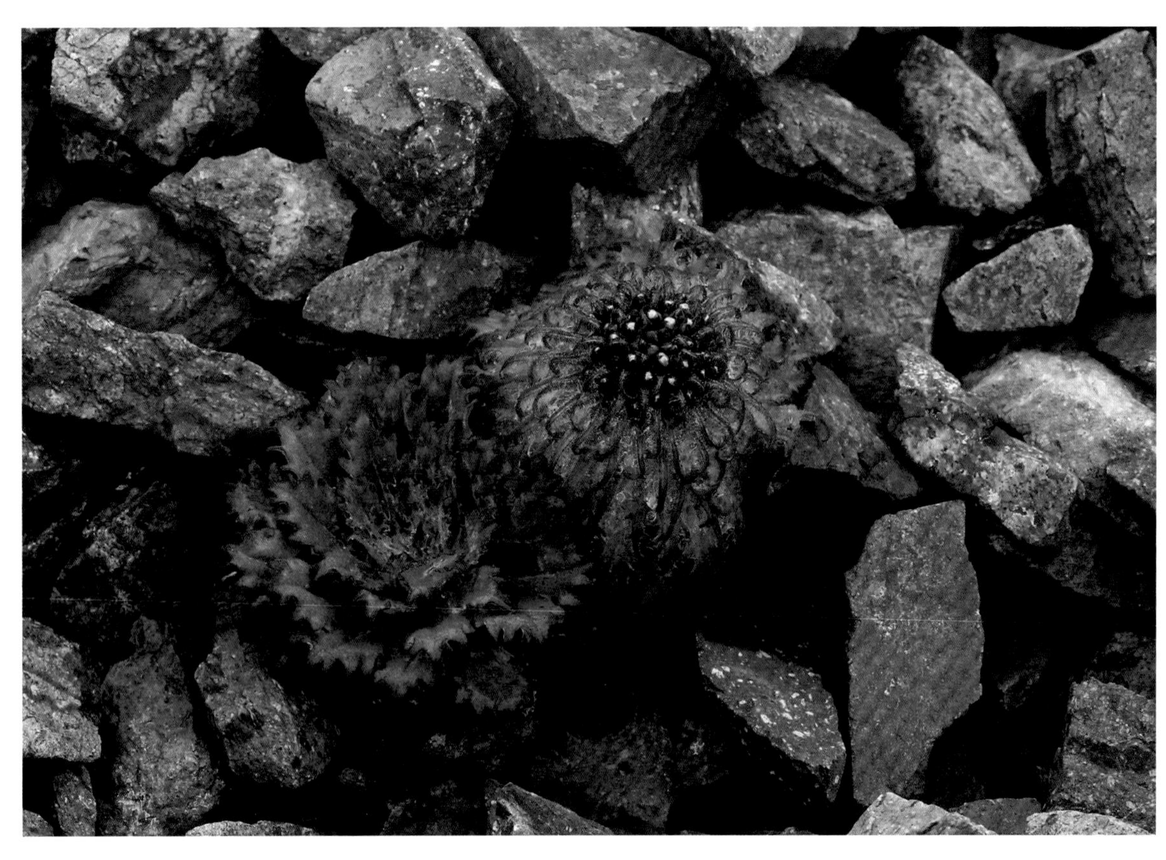

菊科（Compositae） 风毛菊属（*Saussurea* DC.）

水母雪兔子 *Saussurea medusa* Maxim.（水母雪莲花）

药 材 名 水母雪莲花、雪莲花；བྱ་རྒོད་སྤུག་པ།（恰果苏巴、夏果苏巴、玄果搜花）。

标 准 《部标藏药》、《藏标》、《青海藏标》（1992 年版）。

植物形态 参见《中国植物志》第七十八卷第二分册第 20 ~ 21 页。

分布与生境 分布于我国西藏、甘肃、青海、四川、云南。生长于海拔 3 000 ~ 5 600 m 的多砾石山坡、高山流石滩。克什米尔地区也有分布。

药用部位 全草。

采收与加工 7 ~ 8 月采集，除去枯叶、泥土，切段，晒干。

性 味 味苦，化后味苦，性寒。（《藏药医学内容审查》）

味苦，性温。（《藏标》）

功能与主治 清热解毒，消肿止痛。用于头部创伤，中风，风湿性关节炎，类风湿性关节炎，咽喉炎，温病，妇科病，炭疽等；外用于肿痛。

用量与用法 9 ~ 15 g [《部标藏药》《青海藏标》（1992 年版）]；3 ~ 5 g（《藏标》）。内服煎汤；或入丸、散。外用适量，研末撒或调敷。

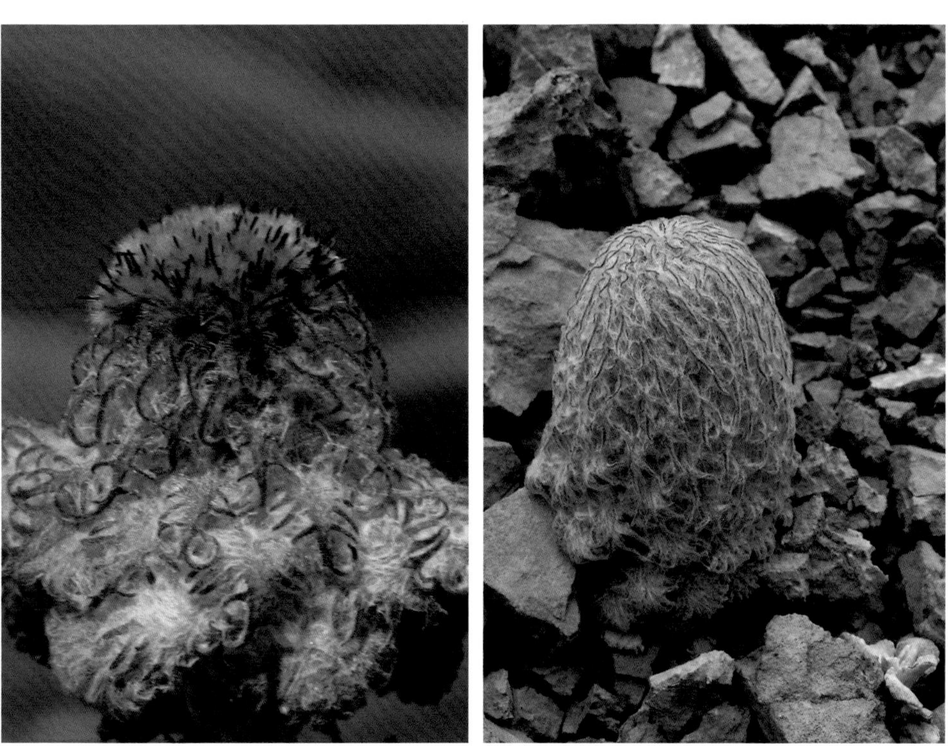

附 注

《度母本草》《晶珠本草》等中记载有治头疮、恶疔疮及止热性疼痛之药物“བྱ་རྒོད་སྨུག་པ།”（恰果苏巴）。据现代文献记载和实地调查，现藏医所用“恰果苏巴”的基原涉及菊科风毛菊属的 10 余种植物，主要为雪兔子亚属 [Subgen. Eriocoryne (DC.) Hook. f.] 的种类，各地习用的种类不尽一致，较常使用的有水母雪兔子 *S. medusa* Maxim.（水母雪莲花）和绵头雪兔子 *S. laniceps* Hand.-Mazz.（绵头雪莲花）。《藏标》以“水母雪莲花 /བྱ་རྒོད་སྨུག་པ།/ 玄果搜花”之名、《青海藏标》以“雪莲花 /བྱ་རྒོད་སྨུག་པ།/ 夏果苏巴”之名收载了水母雪莲花 *S. medusa* Maxim.；《部标藏药》则以“雪莲花 /བྱ་རྒོད་སྨུག་པ།/ 恰果苏巴”之名收载了上述 2 种。（参见“绵头雪兔子”条）

在《中国植物志》中，*S. medusa* Maxim. 的中文名为“水母雪兔子”。

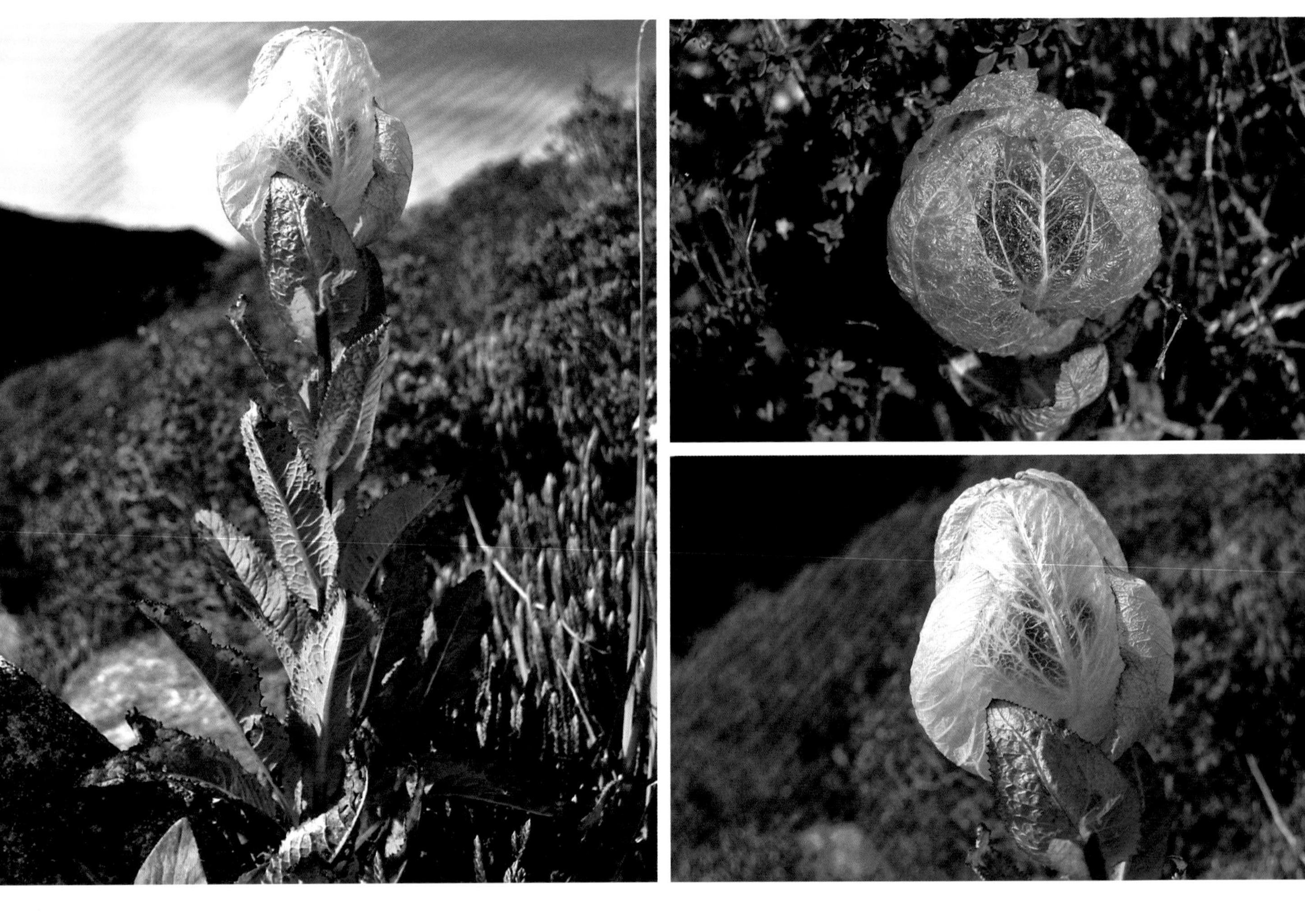

菊科（Compositae） 风毛菊属（*Saussurea* DC.）

苞叶雪莲 *Saussurea obvallata* (DC.) Edgew.

药 材 名 苞叶雪莲；གཟའ་དུག་མགོ་དགུ།（煞杜果古、洒杜果固）。

标　　准 《部标藏药》。

植物形态 参见《中国植物志》第七十八卷第二分册第 27 ~ 29 页。

分布与生境 分布于我国甘肃（天水）、青海（门源及祁连山脉等）、四川（康定、甘孜、小金、德格、乡城、汶川等）、西藏 [林芝（察隅、墨脱、波密），错那等]、云南（丽江，德钦、贡山、香格里拉、维西等）。

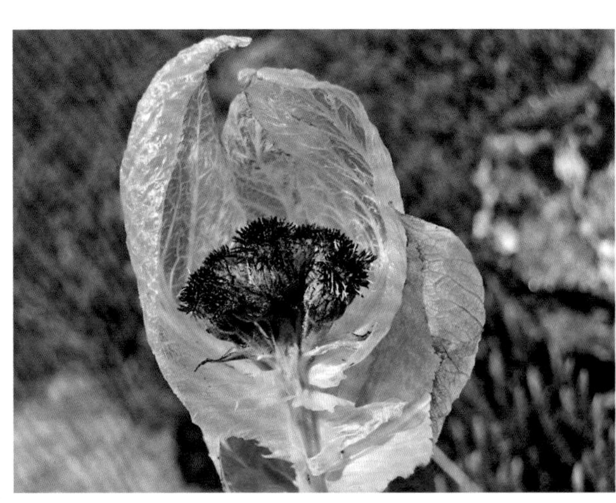

生长于海拔 3 200 ~ 4 700 m 的高山草地、山坡多石处、溪边石隙、流石滩。

药用部位 地上部分。

采收与加工 秋季花期采收，切段，晒干。

性　　味 味苦，化后味苦，性寒。

功能与主治 清热解毒，舒筋活络，愈疮止痛。用于中风，瘫痪，癫痫，癫狂，神经症，疮疡，麻风病等。

用量与用法 2 ~ 3 g。

附 注

《晶珠本草》记载“གཟའ་དུག”（煞杜、萨都）为治“凶曜”病（意为“怪病、鬼病、恶煞病”，现藏医临床常指中风、癫痫、麻风病、疯狂病等）之药物，言其分为 9 种。现代文献记载的“煞杜”类的基原主要包括菊科风毛菊属和唇形科荆芥属（*Nepeta*）的多种植物，通常称为“གཟའ་དུག་ནག་པོ”（煞杜那保）（《晶珠本草》言“煞杜那保”为 9 种“煞杜”其中之一的“父种”）。《部标藏药》以“苞叶雪莲 /གཟའ་དུག་མགོ་དགུ/ 煞杜果古”之名收载了菊科植物苞叶雪莲 *S. obvallata* (DC.) Edgew. [“གཟའ་དུག་མགོ་དགུ”（煞杜果古）为云南迪庆地区常用名称]；《西藏藏标》以“གཟའ་བདུད་ནག་པོ/ 萨堆那布 / 藏荆芥”之名收载了唇形科植物藏荆芥 *N. angustifolia* C. Y. Wu。《蓝琉璃》《晶珠本草》等另记载有“སྤང་རྩི་དོ་བོ”（榜孜多沃），言其有 3 种（称“翼首草三兄弟”）。《藏药志》等现代文献也将苞叶雪莲 *S. obvallata* (DC.) Edgew. 记载为“榜孜多沃”的基原之一。《部标藏药》等收载的“སྤང་རྩི་དོ་བོ”（榜孜多沃）的基原为川续断科植物匙叶翼首花 *Pterocephalus hookeri* (C. B. Clarke) Höeck、裂叶翼首花 *P. bretschneideri* (Batal.) Pretz. 的干燥全草或根。（参见“匙叶翼首花”“藏荆芥”条）

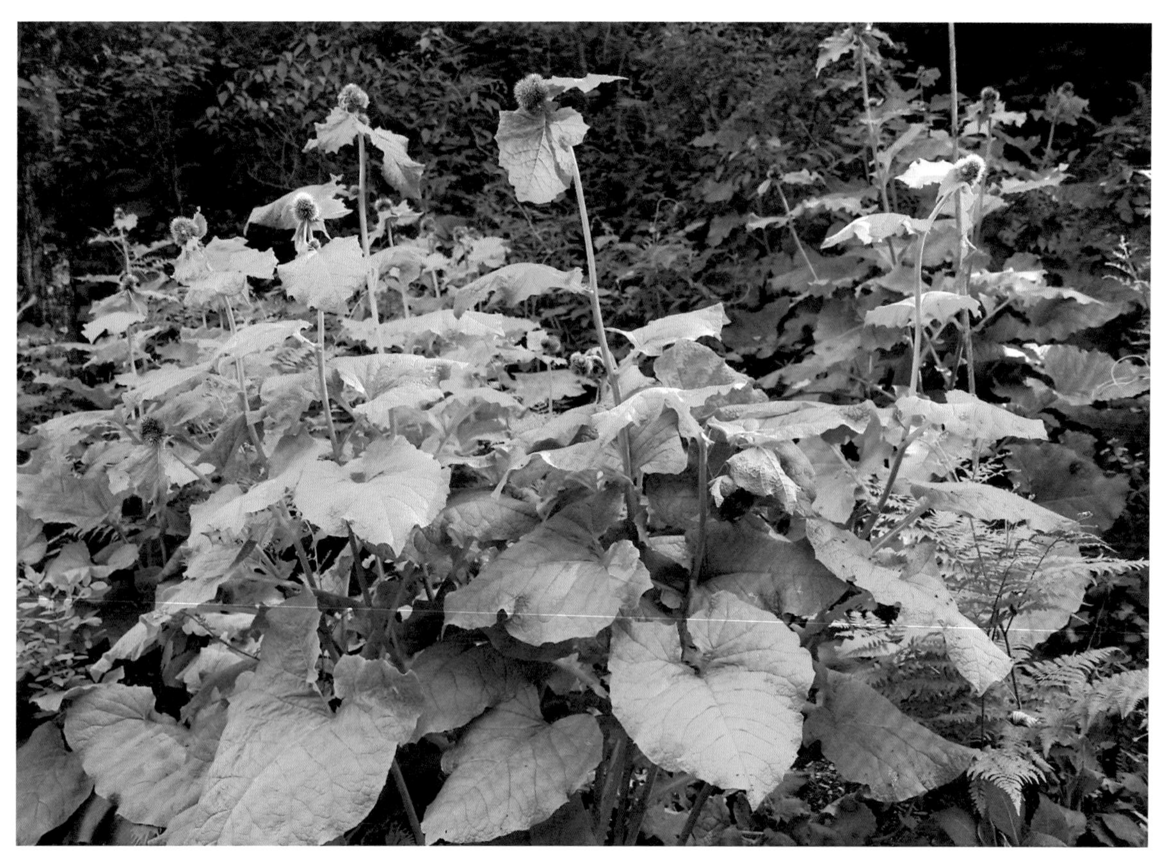

菊科（Compositae） 风毛菊属（*Saussurea* DC.）

云木香 *Saussurea costus* (Falc.) Lipsch.（木香 *Aucklandia lappa* Decne.）

药 材 名 木香、云木香；ཪུ་རྟ།（如达、日达、如打）。

标　　准 《部标藏药·附录》、《藏标》、《青海藏标·附录》（1992 年版）。

植物形态 参见《中国植物志》第七十八卷第二分册第 60 页。

分布与生境 原产于克什米尔地区。我国四川（峨眉山）、云南（昆明，维西）、广西、贵州（贵阳，独山）、重庆（开州）等有栽培，现以重庆开州产量最大。栽培于海拔 300 ~ 800 m 的山地。

药用部位 根。

采收与加工 秋、冬季采挖，除去残茎及须根，切段，干燥后除去粗皮。

性　　味　味辛、苦，性温。

功能与主治　温中和胃，行气，止痛。用于中寒，气滞，胸腹胀痛，呕吐泄泻，“隆”病，血病，白喉，肺炎，创口不敛。

用量与用法　1.5 ~ 4.5 g。内服研末；或入丸、散。血虚津伤者忌用。

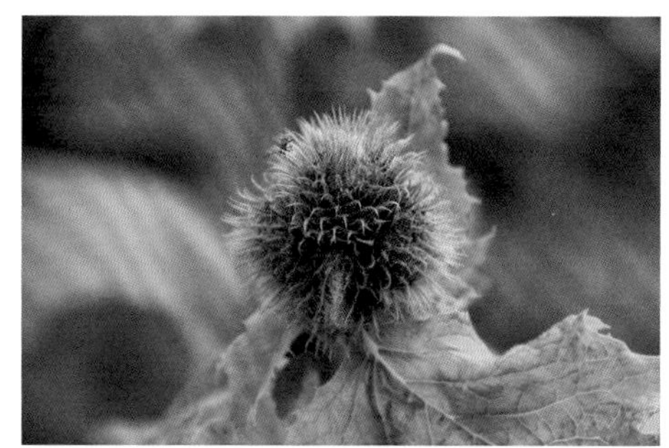

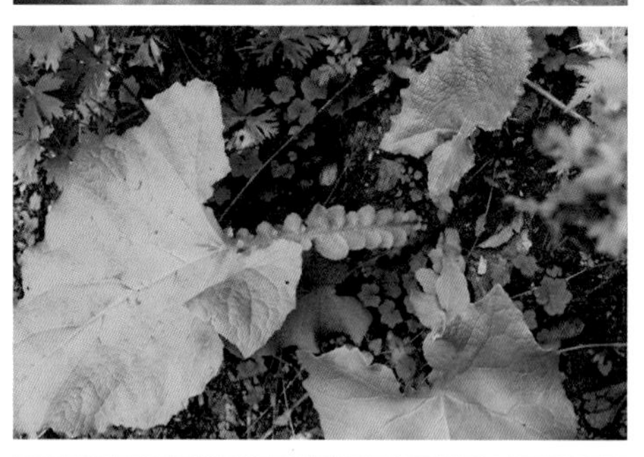

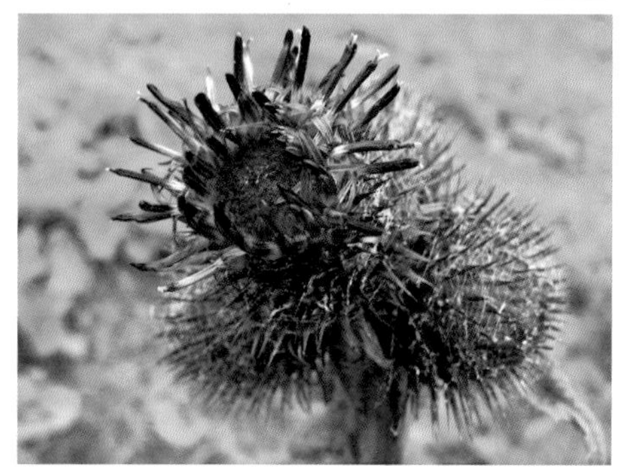

附　注

《四部医典》中记载有治胃腹膨胀及肺部、喉部疾病之药物“རུ་རྟ།”（如达）和治热性“培根”病之药物“པུཥྐར་མཱུ་ལ།”（毕嘎木拉）。《度母本草》《妙音本草》记载有“མ་ནུ།”（玛奴）；《度母本草》言“玛奴”有 4 种。据《蓝琉璃》记载，“玛奴”类（“木香”类）共有“རུ་རྟ།”（如达）、“པུཥྐར་མཱུ་ལ།”（毕嘎木拉）等 10 个名称，总称“ཤ་བོ་རུ་རྟ།”（夏坡如达）。《鲜明注释》《晶珠本草》记载“如达”分为黑（上品）、白（下品）2 种。现代文献记载的各地藏医习用的“如达”的基原不一，西藏藏医习以云木香 *S. costus* (Falc.) Lipsch. [木香 *A. lappa* Decne.、*S. lappa* (Decne.) C. B. Clarke] 作“如达”黑者的基原、以川木香 *Dolomiaea souliei* (Franch.) Shih [*Vladimiria souliei* (Franch.) Ling] 作“毕嘎木拉”[“པུ་དཀར་མཱུ་ལ།”（布嘎尔木拉），“白花木香”之意] 的基原，而四川甘孜藏医则以川木香 *D. souliei* (Franch.) Shih 及其同属多种植物作“如达”使用。《部标藏药・附录》《藏标》《青海藏标・附录》收载的“木香 /རུ་རྟ།/ 如达”的基原为木香 *A. lappa* Decne.[云木香 *S. costus* (Falc.) Lipsch.]，又称之为“广木香”；《部标藏药・附录》和《青海藏标》以“川木香 /པུཥྐར་མཱུ་ལ།/ 毕嘎木拉（毕嘎尔木拉）”之名收载了川木香 *V. souliei* (Franch.) Ling，二者的功能与主治也有差异。云木香 *S. costus* (Falc.) Lipsch. 在阿育吠陀医学中也使用，《印度阿育吠陀药典》以“Kuṣṭha”之名收载了该种。（参见“川木香”条）

在《中国植物志》中，*A. lappa* Decne.、*S. lappa* (Decne.) C. B. Clarke 为云木香 *S. costus* (Falc.) Lipsch. 的异名，*V. souliei* (Franch.) Ling 为川木香 *D. souliei* (Franch.) Shih 的异名。

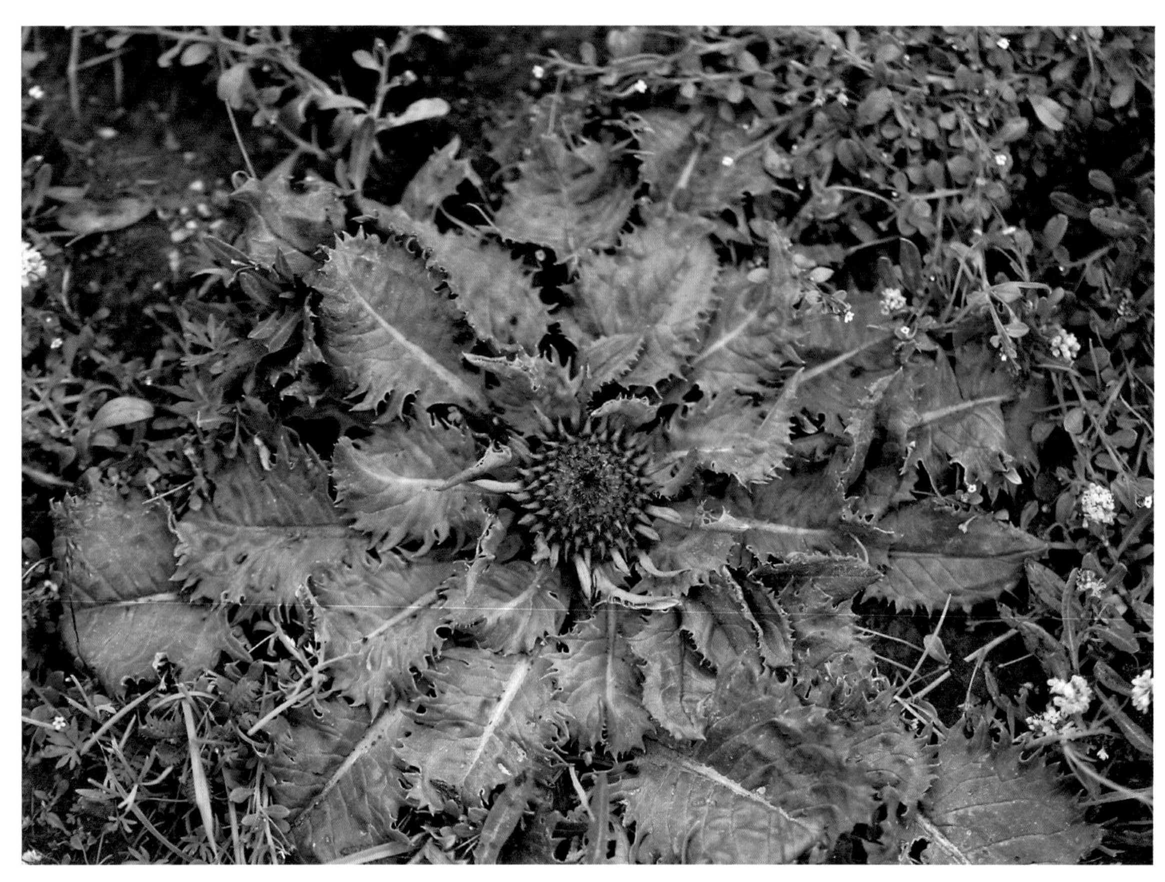

菊科（Compositae） 风毛菊属（*Saussurea* DC.）

重齿风毛菊 *Saussurea katochaete* Maxim.

药 材 名 公巴嘎吉；ཀོན་པ་གབ་སྐྱེས།（宫巴嘎吉、公巴嘎吉）。

标　　准 《西藏藏标·附录》。

植物形态 参见《中国植物志》第七十八卷第二分册第 87 ~ 88 页。

分布与生境 分布于我国甘肃 [张掖（民乐），合作]、青海（大通等）、四川（甘孜、雅江、木里、稻城、康定）、云南（德钦）、西藏 [昌都（江达、类乌齐）、那曲（比如），错那、措美、亚东]。生长于海拔 2 230 ~ 4 700 m 的山坡草地、山谷沼泽、河滩草甸、林缘。

药用部位 全草。

采收与加工 夏、秋季采挖，晾干。

性　　味 味苦，化后味苦，性凉。

功能与主治 止血，解毒。用于脉热症，新旧疮伤，伤口流血不止，肉食中毒等。

用量与用法 2 ~ 3 g。配方用。外用适量，研末涂撒。

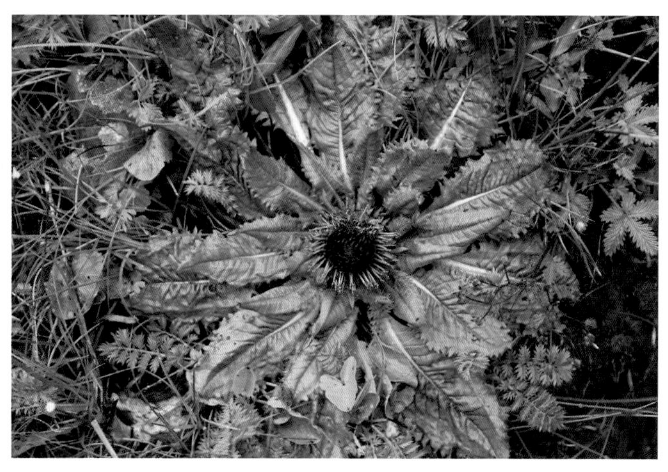

附 注

《蓝琉璃》中记载有“སྔོ་ཁྲག་གཅོད།”（俄察决，意为“止血草”），引《图鉴》之记载言其又名“ཀོན་པ་གབ་སྐྱེས།”（宫巴嘎吉）。《晶珠本草》以“ཀོན་པ་གབ་སྐྱེས།”（宫巴嘎吉）为正名，言其为清脉热、治创伤、止血之药物，载其分为生于草山坡、叶厚而黑的雄 [“ཀོན་པ་གབ་ཆུང་།”（宫巴嘎琼）] 和生于低地、叶薄长而深裂的雌 [“ཀོན་པ་གབ་ཆེན།”（宫巴嘎青）]2 种。现代文献记载的“宫巴嘎吉”的基原包括菊科风毛菊属多种植物。有观点认为，从《蓝琉璃》和《晶珠本草》引用的《图鉴》记载的形态来看，“俄察决”和“宫巴嘎吉”应为同一药物，但从《四部医典系列挂图全集》的“俄察决”附图（第三十一图的 100 号图）所示植物来看，二者的基原并不相同。《西藏藏标》以“ཀོན་པ་གབ་སྐྱེས།/ 公巴嘎吉 / 公巴嘎吉”之名收载了松潘风毛菊 *S. sungpanensis* Hand.-Mazz.（狮牙草状风毛菊），并在“附录”中说明，“公巴嘎吉”的基原还有拉萨风毛菊 *S. kingii* C. E. C. Fisch.（拉萨雪兔子）和大通风毛菊 *S. katochaete* Maxim.（重齿风毛菊）。（参见“拉萨雪兔子”“狮牙草状风毛菊”条）

在《中国植物志》中，*S. sungpanensis* Hand.-Mazz. 为狮牙草状风毛菊 *S. leontodontoides* (DC.) Sch.-Bip. 的异名；*S. kingii* C. E. C. Fisch. 的中文名为“拉萨雪兔子”；*S. katochaete* Maxim. 的中文名为“重齿风毛菊”。

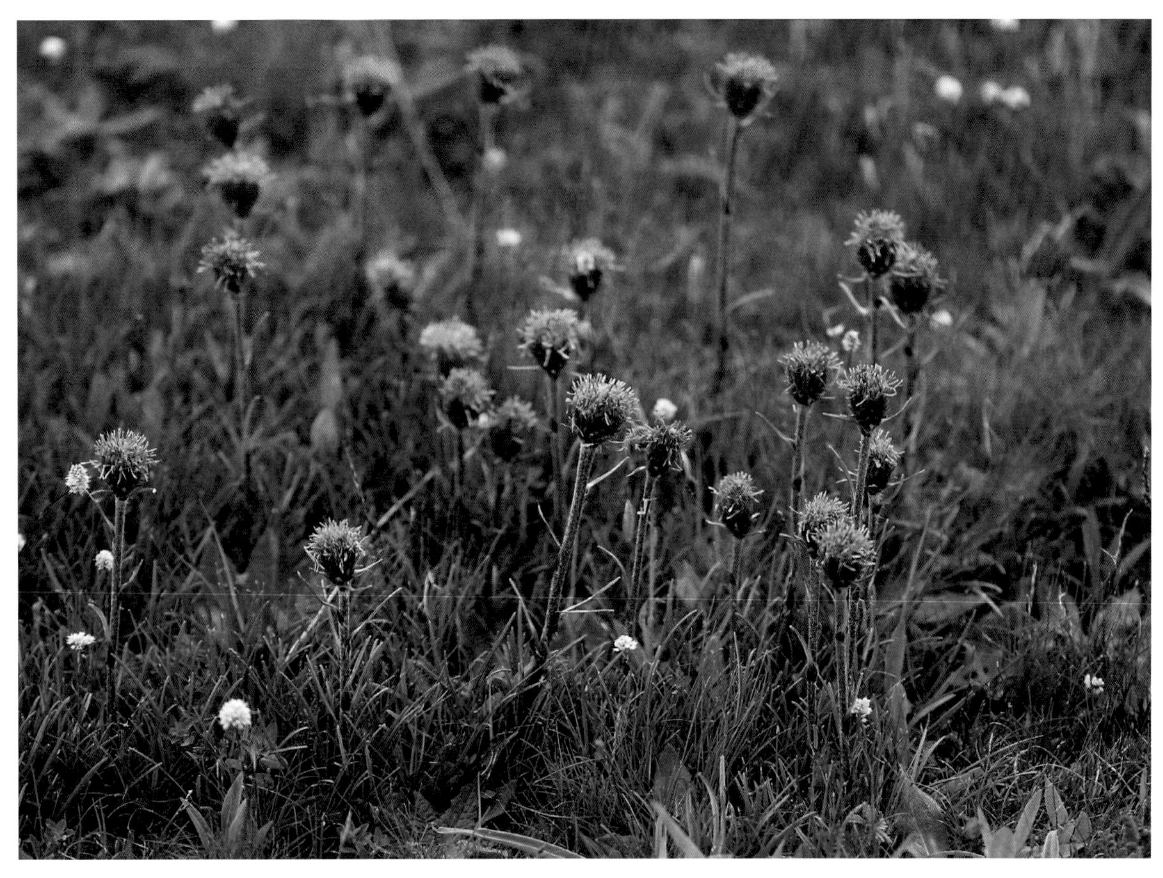

菊科（Compositae） 风毛菊属（*Saussurea* DC.）

异色风毛菊 *Saussurea brunneopilosa* Hand.-Mazz.（褐毛风毛菊）

药 材 名 褐毛风毛菊；རྩ་མཁྲིས་པ་མོ་ཁ།（杂赤巴莫卡、杂赤哇冒卡、杂赤巴冒卡、杂赤哇毛卡）。

标　　准 《部标藏药》、《青海藏标》（1992 年版）。

植物形态 参见《中国植物志》第七十八卷第二分册第 123 页。

分布与生境 分布于我国四川（德格等）、青海（玛多及青海湖地区）、甘肃（合作、康乐，拉卜楞）。生长于海拔 2 900 ~ 4 500 m 的山坡阴处、草地、河漫滩、山坡路旁。

药用部位 地上部分。

采收与加工　夏、秋季花期采收，洗净，晾干水分，切段，揉搓出香气，阴干。

性　　味　味苦，化后味苦，性凉。

功能与主治　清热凉血，疏肝利胆，通络。用于“赤巴”病，胆囊炎，肝炎，黄疸，胃肠炎，感冒，发热，内脏出血等。

用量与用法　9 ~ 15 g。内服研末；或入丸、散。

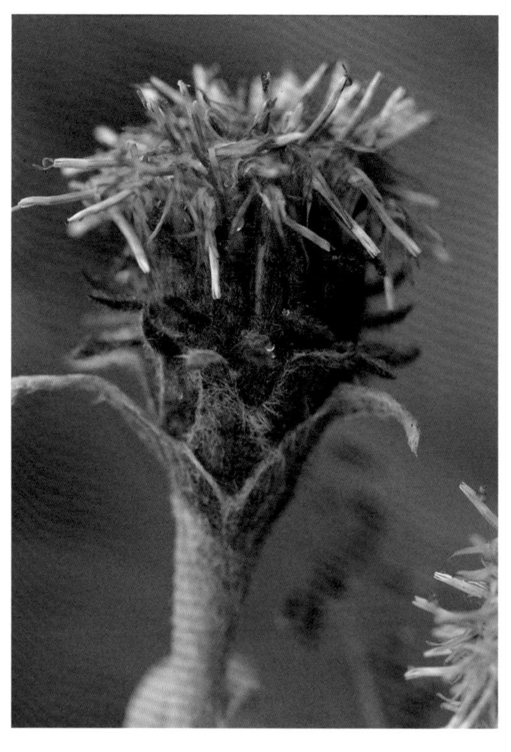

附　注

“ཙ་མཁྲིས།”（杂赤、匝赤）为《四部医典》记载的治“赤巴”病、肝胆病之药物。《晶珠本草》言“杂赤”分为山生的黑者[“བ་སྒོ་ཁ།”（巴冒卡、巴毛卡、哇冒卡）]、田生的白者[“གསེར་མཁྲིས།”（赛赤）]2种。现代文献记载的“杂赤”的基原涉及菊科苦荬菜属（*Ixeris*）、小苦荬属（*Ixeridium*）、岩参属（*Cicerbita*）、头嘴菊属（*Cephalorrhynchus*）、风毛菊属等的多种植物，黑者[巴冒卡，也称“ཙ་མཁྲིས་བ་སྒོ་ཁ།”（杂赤巴冒卡）]的基原为风毛菊属植物，其他属植物为白者[赛赤，也称“ཙ་མཁྲིས་དམན་པ།”（杂赤曼巴、杂赤门巴）]的基原，二者的功能与主治也不同。《部标藏药》以“褐毛风毛菊/ཙ་མཁྲིས་བ་སྒོ་ཁ།/杂赤巴莫卡”之名收载了褐毛风毛菊 *S. brunneopilosa* Hand.-Mazz.（异色风毛菊）和禾叶风毛菊 *S. graminea* Dunn；以“山苦荬/ཙ་མཁྲིས་དམན་པ།/杂赤曼巴”之名收载了山苦荬 *Ixeris chinensis* (Thunb.) Nakai；以“岩参/ཙ་མཁྲིས་མཆོག/扎赤确”之名收载了岩参 *Cicerbita macrorrhiza* (Royle) Beauv.[头嘴菊 *Cephalorrhynchus macrorrhizus* (Royle) Tsuil]。《青海藏标》在“褐毛风毛菊/ཙ་མཁྲིས་བ་སྒོ་ཁ།/杂赤哇毛卡”条下收载了褐毛风毛菊 *S. brunneopilosa* Hand.-Mazz.（异色风毛菊），并在附注中说明，同属植物沙生风毛菊 *S. arenaria* Maxim.、披针叶风毛菊 *S. minuta* C. Winkl.（小风毛菊）、矮丛风毛菊 *S. eopygmaea* Hand.-Mazz.（该种未见《中国植物志》记载）也可作本品入药。（参见“禾叶风毛菊”“沙生风毛菊”“头嘴菊”“细叶小苦荬”条）

在《中国植物志》中，*S. brunneopilosa* Hand.-Mazz. 的中文名为“异色风毛菊”。

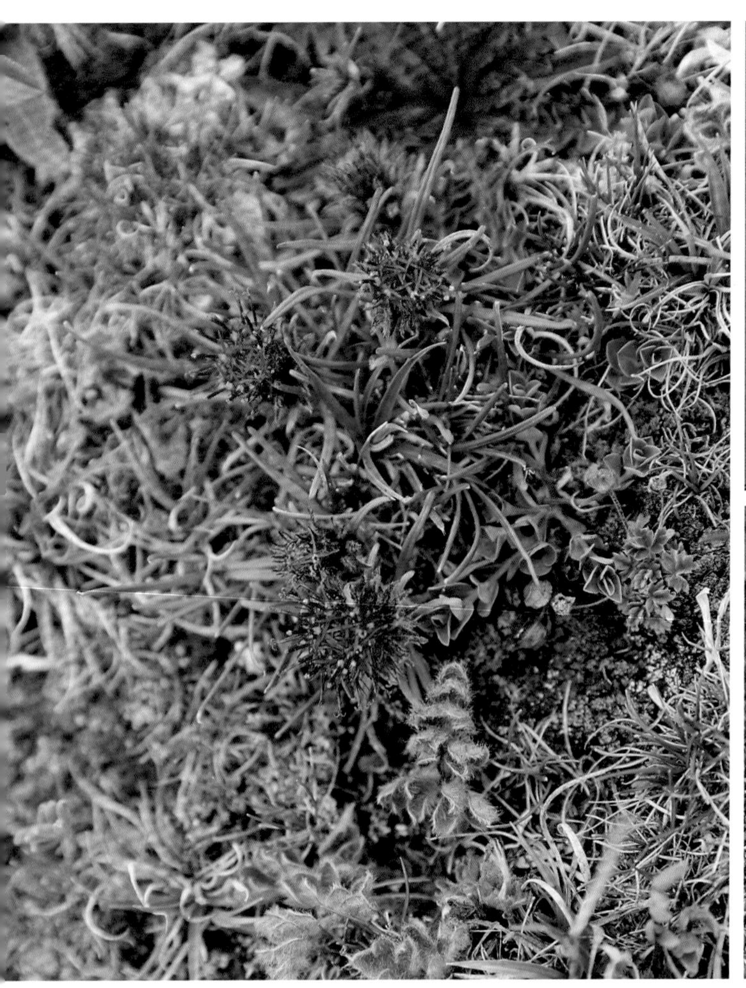

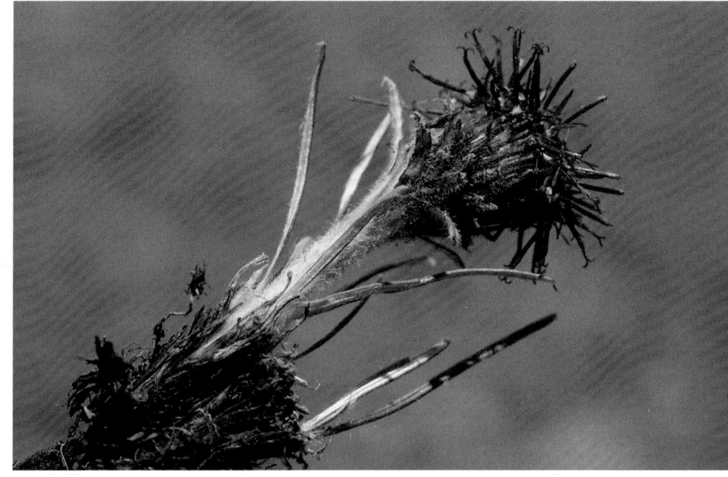

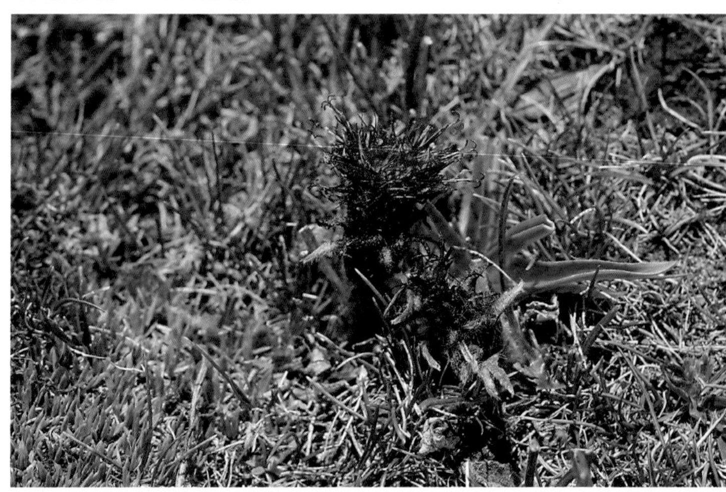

菊科（Compositae） 风毛菊属（*Saussurea* DC.）

禾叶风毛菊 *Saussurea graminea* Dunn

药 材 名 禾叶风毛菊、褐毛风毛菊；རྩ་མཁྲིས་པ་མོ་ཁ།（杂赤巴莫卡、杂赤哇毛卡）、རྩ་མཁྲིས།（杂扯、杂赤、匝赤）。

标 准 《部标藏药》《藏标》。

植物形态 参见《中国植物志》第七十八卷第二分册第 125 页。

分布与生境 分布于我国四川（木里、稻城、德格、康定、黑水、马尔康、道孚、松潘、金川、甘孜）、甘肃（合作等）、青海（玛多等）、云南、西藏[昌都(江达、贡觉、八宿),察隅、巴青、安多、定日、吉隆、萨嘎、仲巴、双湖、改则)。生长于海拔 3 400 ~ 5 350 m 的山坡草地、草甸、河滩草地、杜鹃灌丛中。

药用部位 地上部分。

采收与加工 夏、秋季花期采收,洗净,晾干水分,切段,揉搓出香气,阴干。

性　　味 味苦,化后味苦,性凉。

功能与主治 清热凉血,疏肝利胆,通络。用于"赤巴"病,胆囊炎,肝炎,黄疸,胃肠炎,感冒,发热,内脏出血等。

用量与用法 9 ~ 15 g。内服研末;或入丸、散。

附　注

《度母本草》记载有"རྩ་མཁྲིས་ནད་མ།"(杂赤乃玛),《宇妥本草》记载有"རྩ་མཁྲིས།"(杂赤、匝赤、杂扯),二者均为治胆病之良药。《四部医典》记载"ཙ་མཁྲིས།(རྩ་མཁྲིས།)"(杂赤)为治"赤巴"病、肝胆病之药物。《晶珠本草》言"杂赤"分为山生的黑者["པ་མོ་ཁ།"(巴冒卡、哇冒卡),又称"ཙ་མཁྲིས་ནག་པོ།"(杂赤那保)]、田生的白者["གསེར་མཁྲིས།"(赛赤),又称"ཙ་མཁྲིས་དཀར་པོ།"(杂赤嘎保)]2 类。现代文献记载的"杂赤"类的基原涉及菊科的苦荬菜属(*Ixeris*)、小苦荬属(*Ixeridium*)、岩参属(*Cicerbita*)、头嘴菊属(*Cephalorrhynchus*)、风毛菊属、毛连菜属(*Picris*)等的多种植物,不同文献对"杂赤"黑、白品种的基原有不同观点。通常以风毛菊属植物作黑者的基原,其他为白者的基原,二者的功能与主治也不同。《藏标》以"禾叶风毛菊 /ཙ་མཁྲིས།/ 杂扯"之名收载了禾叶风毛菊 *S. graminea* Dunn;《部标藏药》以"褐毛风毛菊 /རྩ་མཁྲིས་པ་མོ་ཁ།/ 杂赤巴莫卡"之名收载了褐毛风毛菊 *S. brunneopilosa* Hand.-Mazz.(异色风毛菊)和禾叶风毛菊 *S. graminea* Dunn;《青海藏标》以"褐毛风毛菊 /རྩ་མཁྲིས་པ་མོ་ཁ།/ 杂赤哇毛卡"之名收载了褐毛风毛菊 *S. brunneopilosa* Hand.-Mazz.(异色风毛菊)。(参见"异色风毛菊""中华小苦荬"条)

在《中国植物志》中,*S. brunneopilosa* Hand.-Mazz. 的中文名为"异色风毛菊"。

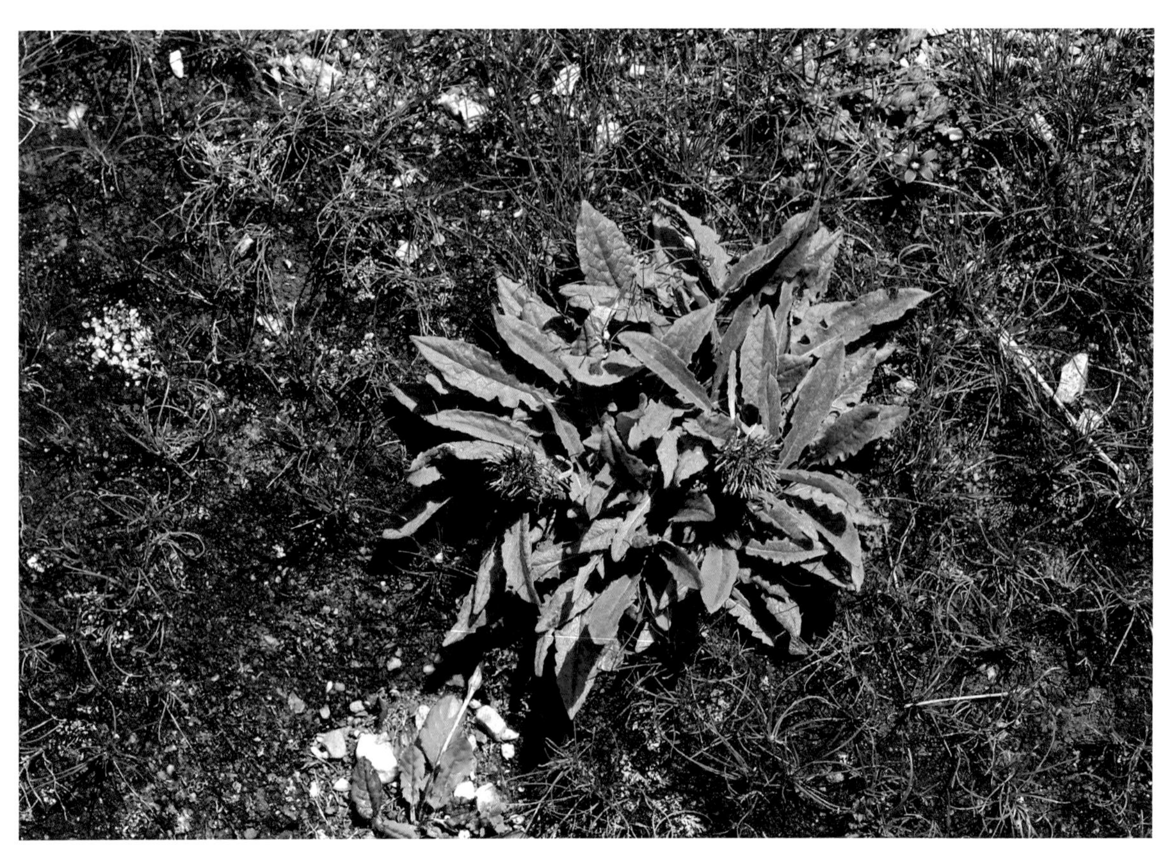

菊科（Compositae） 风毛菊属（*Saussurea* DC.）

沙生风毛菊 *Saussurea arenaria* Maxim.

药　材　名　褐毛风毛菊；རྩ་མཁྲིས་པ་མོ་ཁ།（杂赤哇毛卡、杂赤巴莫卡）。

标　　　准　《青海藏标》（1992 年版）。

植 物 形 态　参见《中国植物志》第七十八卷第二分册第 148 页。

分布与生境　分布于我国甘肃（拉卜楞）、青海（湟源）、西藏（左贡）。生长于海拔 2 800 ~ 4 000 m 的山坡、山顶、草甸、沙地、干河床。

药 用 部 位　地上部分。

采收与加工　夏、秋季花期采收，洗净，晾干水分，切段，揉搓出香气，阴干。

性　　　味　味苦，化后味苦，性凉。

功能与主治　清热凉血，疏肝利胆，通络。用于“赤巴”病，胆囊炎，肝炎，黄疸，胃肠炎，感冒，发热，内脏出血等。

用量与用法　9 ~ 15 g。内服研末；或入丸、散。

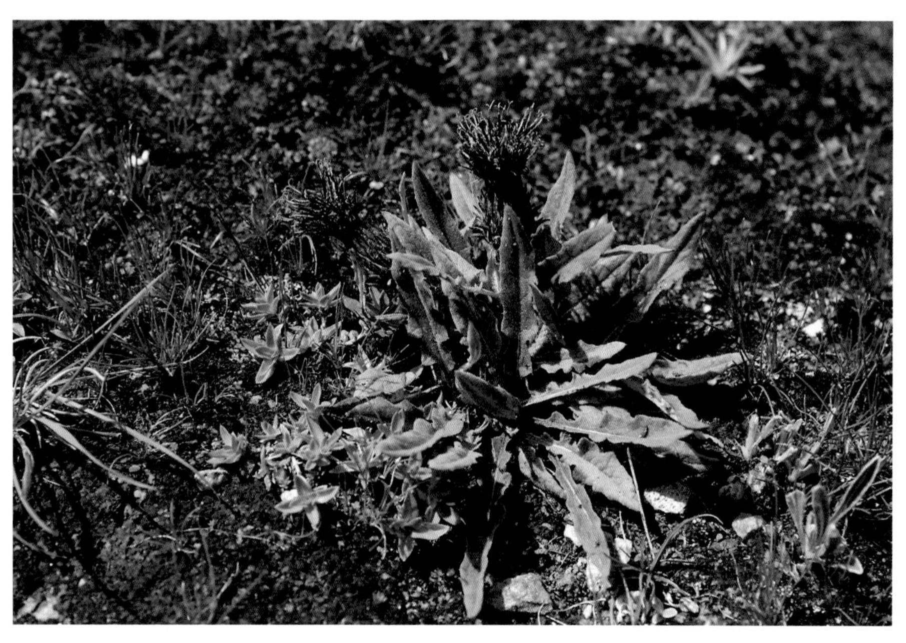

附　注

《晶珠本草》记载“རྩ་མཁྲིས།”（杂赤）分为山生的黑者 [“པ་མོ་ཁ།”（巴冒卡）]、田生的白者 [“གསེར་མཁྲིས།”（赛赤）]2 种。现代文献记载的“杂赤”类的基原涉及菊科苦荬菜属（*Ixeris*）、小苦荬属（*Ixeridium*）、岩参属（*Cicerbita*）、头嘴菊属（*Cephalorrhynchus*）、风毛菊属、毛连菜属（*Picris*）等的多种植物，不同文献对“杂赤”的黑、白品种的基原也有不同观点，一般认为黑者 [巴冒卡，又称“རྩ་མཁྲིས་པ་མོ་ཁ།”（杂赤巴冒卡）] 的基原为风毛菊属植物，其他属植物为白者 [赛赤，又称“རྩ་མཁྲིས་དམན་པ།”（杂赤曼巴、杂赤门巴）] 的基原。《部标藏药》《青海藏标》收载的“褐毛风毛菊 /རྩ་མཁྲིས་པ་མོ་ཁ།/ 杂赤巴莫卡（杂赤哇毛卡）”的基原为褐毛风毛菊 *S. brunneopilosa* Hand.-Mazz.（异色风毛菊）和禾叶风毛菊 *S. graminea* Dunn；《青海藏标》在条下附注中说明，沙生风毛菊 *S. arenaria* Maxim. 也可作本品入药。（参见“头嘴菊”“细叶小苦荬”“异色风毛菊”条）

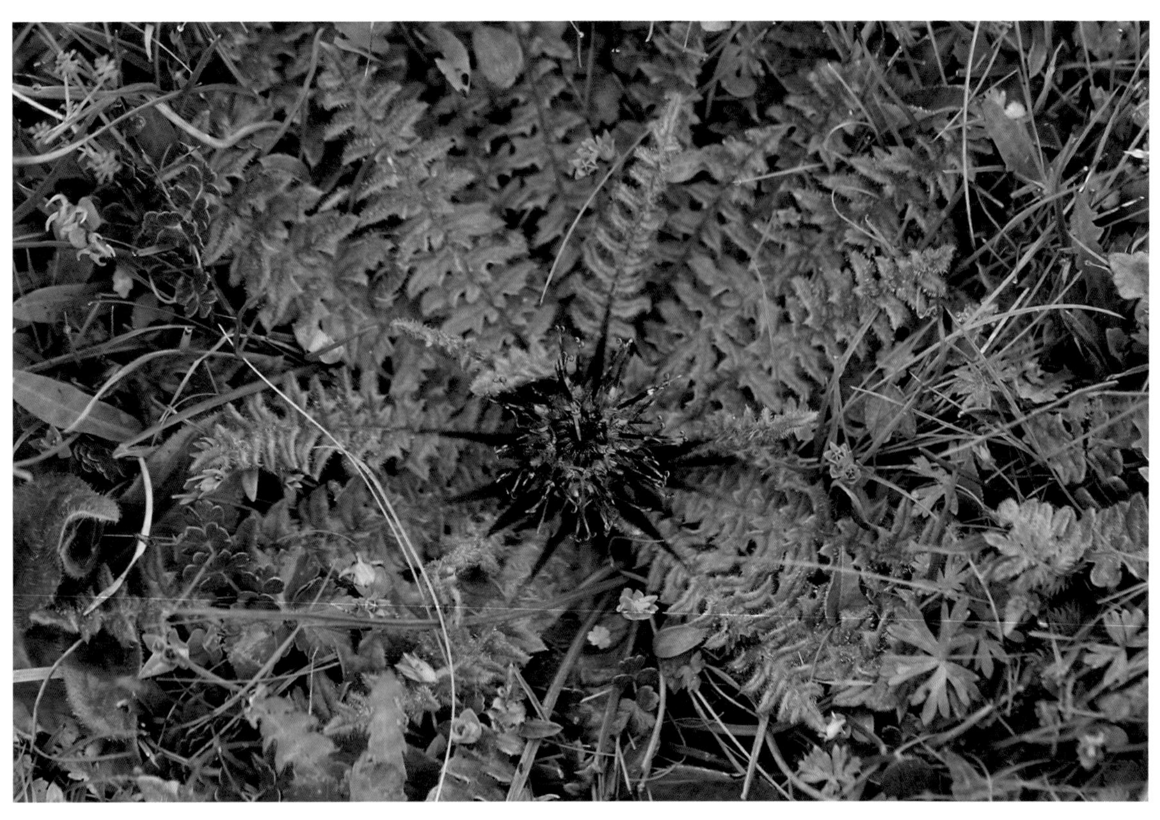

菊科（Compositae） 风毛菊属（*Saussurea* DC.）

狮牙草状风毛菊

Saussurea leontodontoides (DC.) Sch.-Bip.（松潘风毛菊 *S. sungpanensis* Hand.-Mazz.）

药 材 名 公巴嘎吉；ཀོང་པ་ཀ་ཀ་སྐྱེས།（宫巴嘎吉、公巴嘎吉）。

标 准 《西藏藏标》。

植物形态 参见《中国植物志》第七十八卷第二分册第 153 页。

分布与生境 分布于我国四川（木里、乡城、康定等）、云南（丽江，鹤庆、香格里拉）、西藏[拉萨（林周），仲巴、萨嘎、措勤、亚东、南木林、措美、错那、八宿、巴青，泽当]。生长于海拔 3 280 ~ 5 450 m 的山坡砾石地、林间砾石地、草地、林缘、灌丛边缘。尼泊尔、印度西北部等也有分布。

药用部位 全草。

采收与加工 夏、秋季采挖，晾干。

性　　味 味苦，化后味苦，性凉。

功能与主治 止血，解毒。用于脉热症，新旧疮伤，伤口流血不止，肉食中毒等。

用量与用法 2 ~ 3 g。配方用。外用适量，研末涂撒。

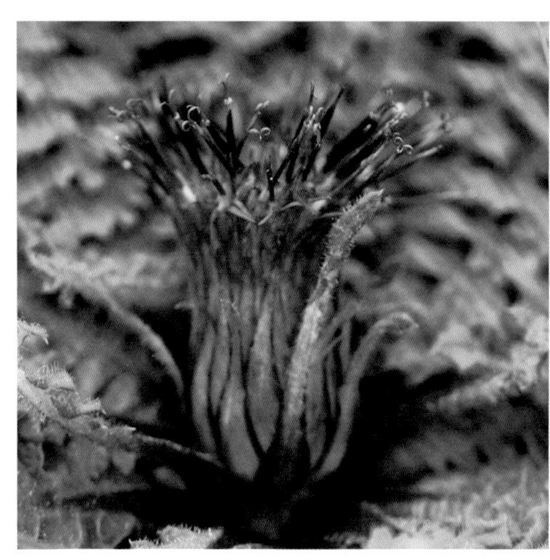

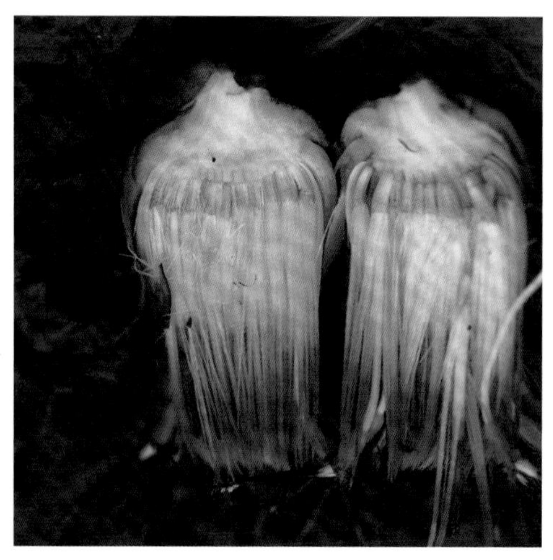

附　注

《蓝琉璃》在“药物补述”中记载有“ངོ་ཁྲག་གཅོད།”（俄察决，意为“止血草”），言其功效为止血、治疮伤；并引《图鉴》之记载言其又名“ཀོན་པ་གབ་སྐྱེས།”（宫巴嘎吉）。《晶珠本草》记载“ཀོན་པ་གབ་སྐྱེས།”（公巴嘎吉）为清脉热、治创伤、止血之药物，言其分为雄[“ཀོན་པ་གབ་ཆུང་།”（宫巴嘎琼）]、雌[“ཀོན་པ་གབ་ཆེན།”（宫巴嘎青）]2 种。现代文献记载的“公巴嘎吉”的基原主要包括菊科风毛菊属多种植物，文献多统称“公巴嘎吉”，而不区分雄、雌品种。有观点认为《蓝琉璃》记载的“俄察决”和《晶珠本草》记载的“公巴嘎吉”为同一药物，但二者的基原不同。有文献记载“ངོ་ཁྲག་གཅོད།”（俄察决）的基原为蔷薇科植物龙芽草 *Agrimonia pilosa* Ldb.（仙鹤草），但其形态与《蓝琉璃》《图鉴》的记载及《四部医典系列挂图全集》的附图（第三十一图的 100 号图）所示明显不符。《西藏藏标》以“ཀོན་པ་གབ་སྐྱེས།/ 公巴嘎吉 / 公巴嘎吉”之名收载了松潘风毛菊 *S. sungpanensis* Hand.-Mazz.（狮牙草状风毛菊）、拉萨风毛菊 *S. kingii* C. E. C. Fisch.（拉萨雪兔子）、大通风毛菊 *S. katochaete* Maxim.（重齿风毛菊）。（参见“重齿风毛菊”“拉萨雪兔子”条）

在《中国植物志》中，*S. sungpanensis* Hand.-Mazz. 为狮牙草状风毛菊 *S. leontodontoides* (DC.) Sch.-Bip. 的异名；*S. kingii* C. E. C. Fisch. 的中文名为“拉萨雪兔子”，*S. katochaete* Maxim. 的中文名为“重齿风毛菊”。

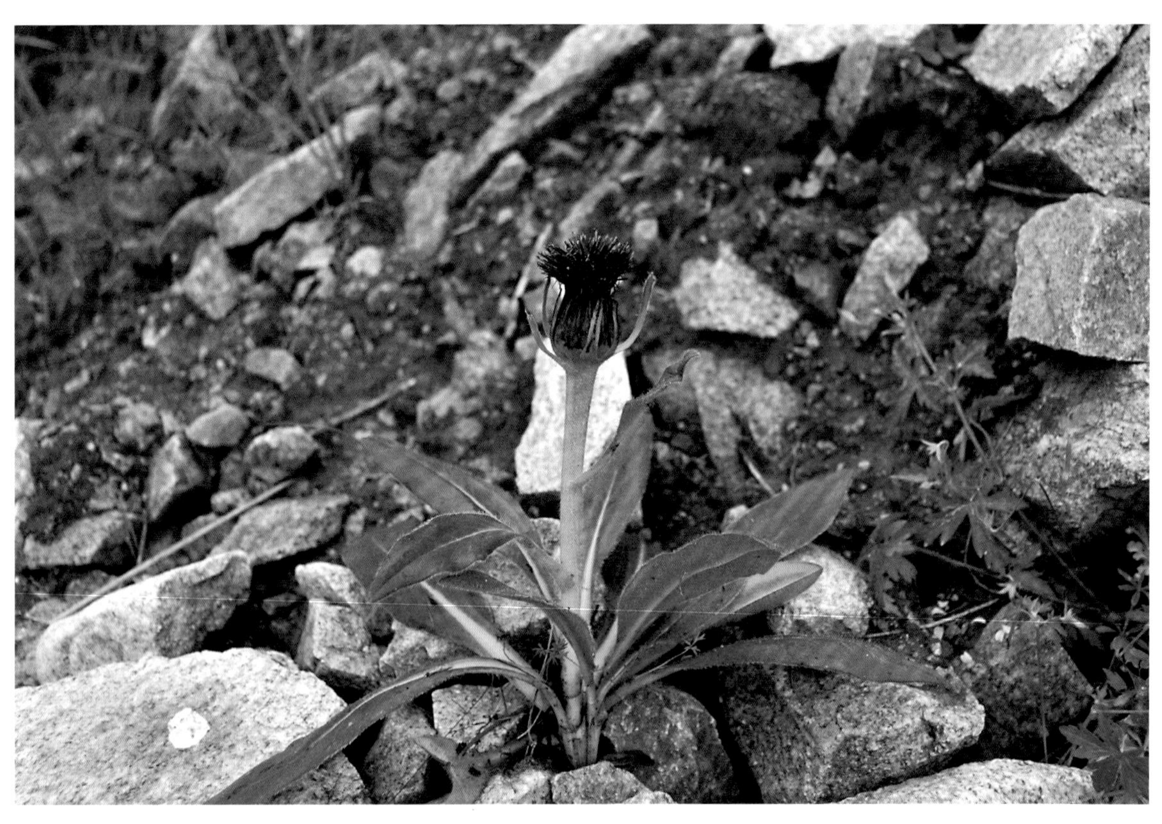

菊科（Compositae） 风毛菊属（*Saussurea* DC.）

长毛风毛菊 *Saussurea hieracioides* Hook. f.（美丽风毛菊 *S. superba* Anthony）

药 材 名 风毛菊、长毛风毛菊；སྔོ་སྐྱེ་བཞུར།（སྔོ་སྐྱེ་ཞུར།）（莪吉秀、俄吉秀、俄吉秀尔、饿吉秀）。

标　　准 《部标藏药》《藏标》。

植物形态 参见《中国植物志》第七十八卷第二分册第 195 页。

分布与生境 分布于我国西藏（察隅、错那、申扎等）、青海（互助、湟中及青海湖地区等）、四川（甘孜、德格、阿坝等）、云南（香格里拉、德钦）、甘肃等。生长于海拔 4 450 ～ 5 200 m 的高山草地、碎石山坡地。尼泊尔等也有分布。

药用部位 全草或地上部分。

采收与加工　秋季采收，洗净，晾干水分，切段，揉搓出香气，阴干。

性　　味　味苦、涩，化后味苦，性寒。

功能与主治　清热，渗湿，利尿。用于膀胱炎，排尿不畅，少尿，水肿等。

用量与用法　2 ~ 5 g。配方服。

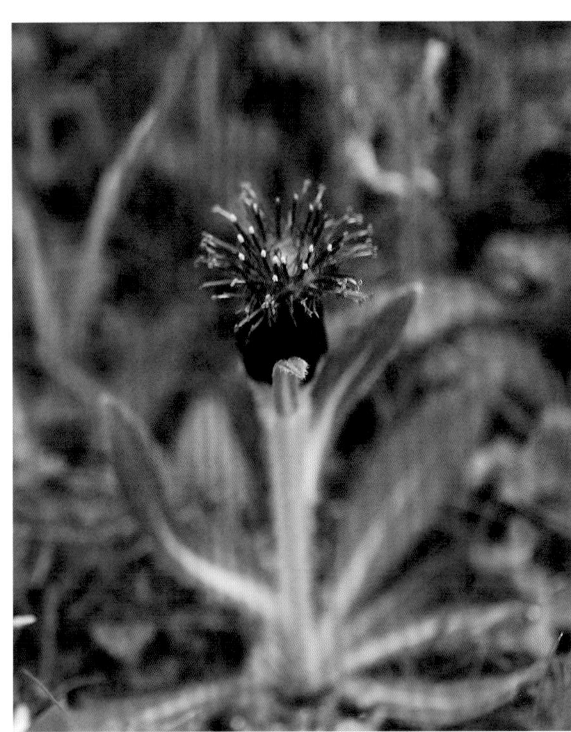

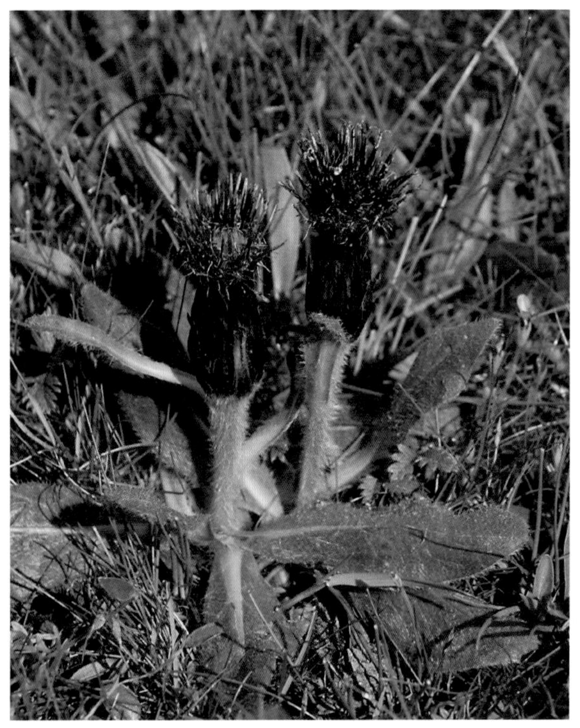

附　注

《四部医典》中记载有“ཙོ་གྲི་བཞུས།”（莪吉秀）；《晶珠本草》称其为“བེ་ཁྲུ་ཙ་འདུ།”（贝治牙扎、贝珠牙扎），言其与“莪吉秀”互为异名，记载其为引出心肾水肿水之药物。现代文献多记载“莪吉秀”的基原为菊科植物长毛风毛菊 *S. hieracioides* Hook. f.（美丽风毛菊 *S. superba* Anthony），但其形态与古籍文献的记载仅部分相符，应为代用品。《藏标》以“长毛风毛菊 /ཙོ་གྲི་ཞུས།/ 俄吉秀”之名收载了长毛风毛菊 *S. hieracioides* Hook. f.，规定以其全草入药；《部标藏药》以“风毛菊 /ཙོ་གྲི་བཞུས།/ 莪吉秀”之名收载了长毛风毛菊 *S. hieracioides* Hook. f.（美丽风毛菊 *S. superba* Anthony），规定以其地上部分入药。

《中国植物志》记载 *S. superba* Anthony 为长毛风毛菊 *S. hieracioides* Hook. f. 的异名；美丽风毛菊的拉丁学名为 *S. pulchra* Lipsch.。

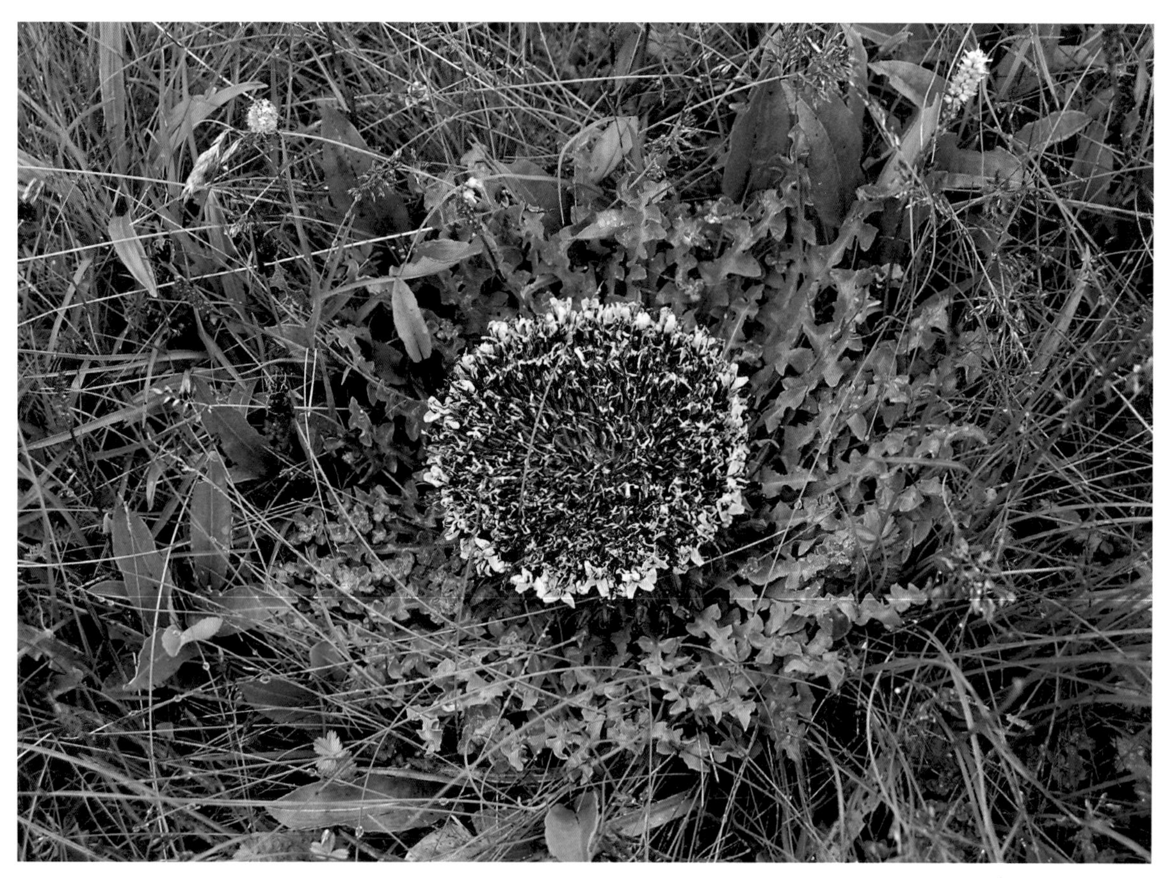

菊科（Compositae） 绢毛苣属（*Soroseris* Stebbins）

皱叶绢毛苣 *Soroseris hookeriana* (C. B. Clarke) Stebbins（虎克绢毛菊）

药 材 名 绢毛菊；སོལ་ཀོང་།（索贡、索宫、索公）。

标　　准 《藏标》。

植物形态 参见《中国植物志》第八十卷第一分册第 202 页。

分布与生境 分布于甘肃（舟曲）、陕西（太白山一带）、西藏（拉萨、那曲，亚东、隆子、仲巴、南木林、昂仁、萨嘎、拉孜、错那、革吉）、四川（康定、泸定）。生长于海拔 4 980 ~ 5 450 m 的高山草甸、灌丛、冰川石缝中。不丹、尼泊尔等也有分布。

药用部位 全草。

采收与加工 秋季花期采收，除净泥土，晾干。

性　　味 味苦，性寒。

功能与主治 清热解毒，止痛。用于咽喉肿痛，中毒发热，头部创伤。

用量与用法 3 ~ 5 g。内服研末；或入丸、散。

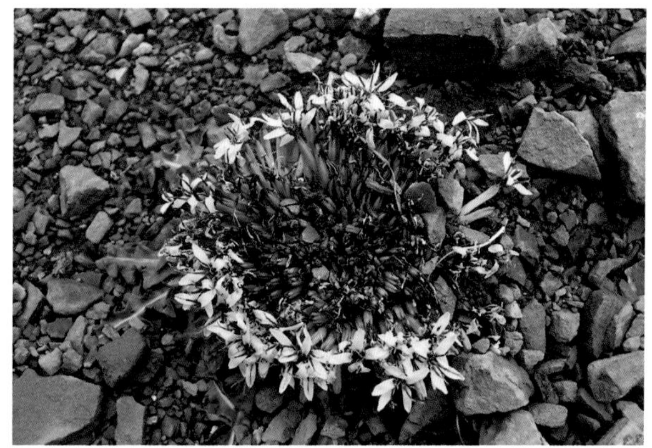

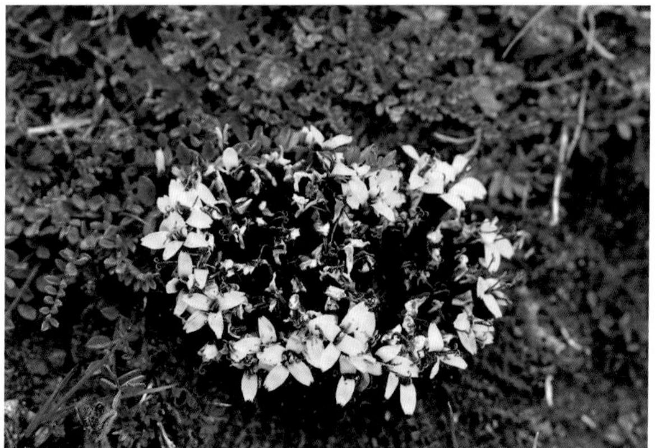

附　注

《四部医典》记载有治头骨裂及毒热症之药物"སྲོལ་གོང་བ།"（索贡巴、索公巴）。《蓝琉璃》言"སྲོལ་གོང་།"（索贡）分为蓝（青）、黄、白 3 类。《晶珠本草》记载"索贡巴"的功效为清热毒，治头骨骨折、喉部疾病、虚热引起的背刺痛及干胸腔和四肢黄水，言其按花色分为黄、绿（蓝）、紫 3 种。现代文献记载的"索贡巴"的基原涉及菊科绢毛苣属、风毛菊属（*Saussurea*）等多属多种植物，其中，"索贡巴"或其黄色品种 ["སྲོལ་གོང་སེར་པོ།"（索贡色保）] 的基原有糖芥绢毛菊 *Soroseris hookeriana* (C. B. Clarke) Stebbins subsp. *erysimoides* (Hand.-Mazz.) Stebbins[空桶参 *Soroseris erysimoides* (Hand.-Mazz.) Shih]、皱叶绢毛苣 *Soroseris hookeriana* (C. B. Clarke) Stebbins、团花绢毛菊 *Soroseris glomerata* (Decne.) Stebbins（绢毛苣）、羽裂绢毛苣 *Soroseris hirsuta* (Anth.) Shih 等。《部标藏药》以"绢毛菊 /སྲོལ་གོང་སེར་པོ།/ 索宫色保"之名、《青海藏标》以"绢毛菊 /སྲོལ་གོང་བ།/ 索宫巴"之名收载了绢毛菊 *Soroseris gillii* (S. Moore) Stebbins 及其同属多种植物；《藏标》以"绢毛菊 / སྲོལ་གོང་།/ 索贡"之名收载了虎克绢毛菊 *Soroseris hookeriana* (C. B. Clarke) Stebbins（皱叶绢毛苣）。

《中国植物志》记载 *Soroseris hookeriana* (C. B. Clarke) Stebbins 的中文名为"皱叶绢毛苣"，*Soroseris gillii* (S. Moore) Stebbins 的中文名为"金沙绢毛苣"；并指出《西藏植物志》第 4 卷记载的 *Soroseris gillii* auct. non (S. Moore) Stebbins 应为皱叶绢毛苣 *Soroseris hookeriana* (C. B. Clarke) Stebbins。

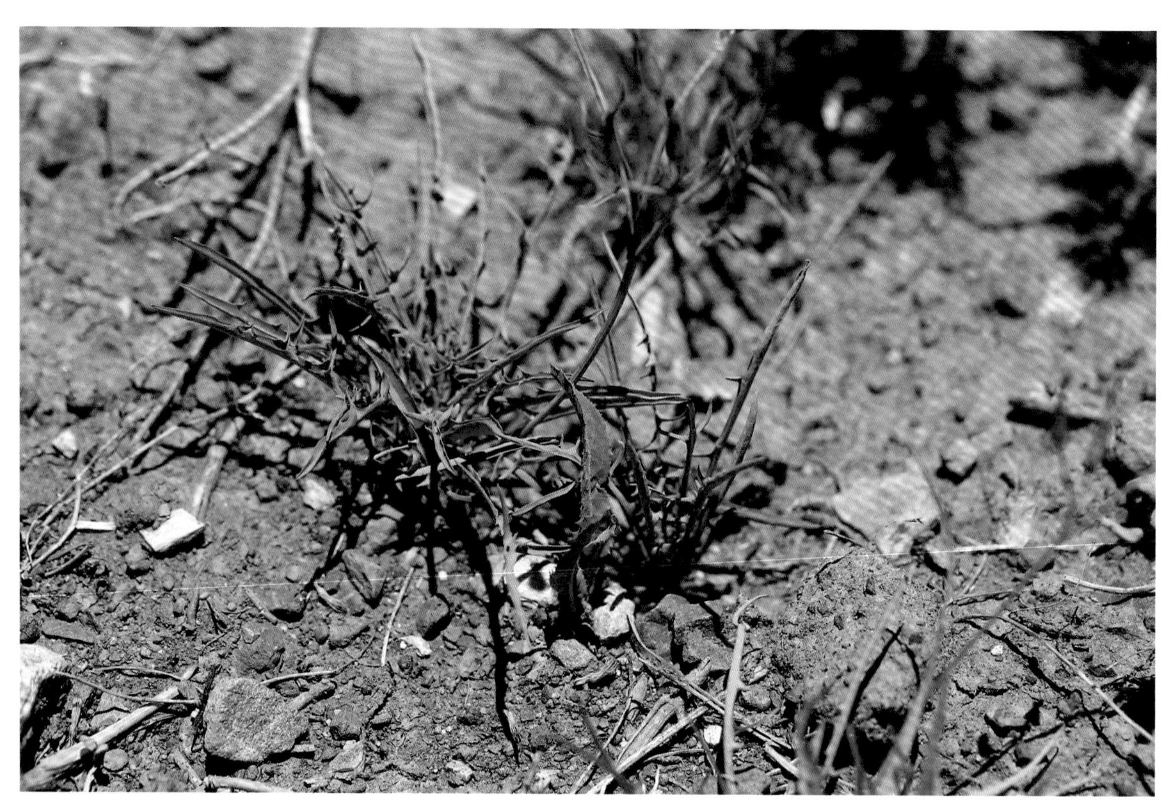

菊科（Compositae）　小苦荬属 [*Ixeridium* (A. Gray) Tzvel.]

中华小苦荬 *Ixeridium chinense* (Thunb.) Tzvel. [山苦荬 *Ixeris chinensis* (Thunb.) Nakai]

药材名　山苦荬、苦荬菜；ཙ་མཁྲིས་དམན་པ།（杂赤曼巴、杂赤门巴）、ཙ་མཁྲིས།（ཙ་མཁྲིས།）（杂赤、匝赤、杂扯）。

标准　《部标藏药》、《藏标》、《青海藏标》（1992 年版）。

植物形态　参见《中国植物志》第八十卷第一分册第 252 页。

分布与生境　分布于我国华南、华北、华东、东北、西南地区（西藏 [林芝（米林），芒康等]、四川、云南）。生长于山坡路旁、田野、河边灌丛、岩石缝隙中。俄罗斯远东地区及其他西伯利亚地区、日本、朝鲜也有分布。

药用部位　全草。

采收与加工　花期采收，以流水洗去泥土，除去枯叶，阴干。

性　　味　味苦，化后味苦，性凉。

功能与主治　清热利胆，退黄，通脉。用于“赤巴”病，肝病，胆病，胆管炎等。

用量与用法　3 ~ 5 g。内服研末。

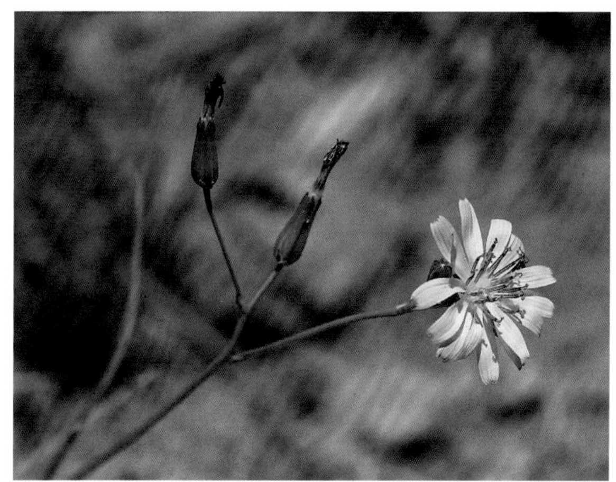

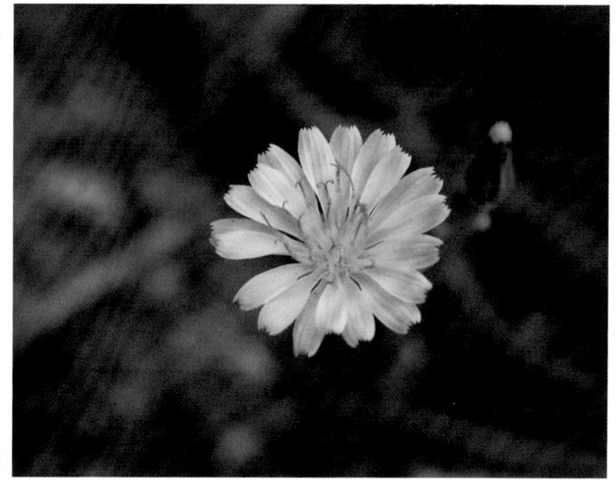

附　注

“རྩ་མཁྲིས།（ཙ་མཁྲིས།）”（杂赤）为《四部医典》记载的治“赤巴”病、肝胆病之药物。《晶珠本草》言“杂赤”分为山生的黑者、田生的白者 2 种。现代文献记载的“杂赤”（包括黑者和白者）的基原涉及菊科苦荬菜属（*Ixeris*）、小苦荬属、岩参属（*Cicerbita*）、头嘴菊属（*Cephalorrhynchus*）、风毛菊属（*Saussurea*）的多种植物。一般认为黑者 [“རྩ་མཁྲིས་པ་མོ་ཁ།”（杂赤巴冒卡）] 的基原为风毛菊属植物，其他属植物为白者“རྩ་མཁྲིས་དམན་པ།”（杂赤曼巴、杂赤门巴）的基原，二者的功能与主治也不同。《部标藏药》以“山苦荬 /རྩ་མཁྲིས་དམན་པ།/ 杂赤曼巴”之名收载了山苦荬 *Ixeris chinensis* (Thunb.) Nakai[中华小苦荬 *Ixeridium chinense* (Thunb.) Tzvel.]；《青海藏标》以“山苦荬 /རྩ་མཁྲིས།/ 杂赤”之名收载了山苦荬 *Ixeris chinensis* (Thunb.) Nakai（中华小苦荬）及其同属数种植物；《藏标》以“苦荬菜 /ཙ་མཁྲིས།/ 匝赤”之名收载了细叶苦荬菜 *Ixeris gracilis* DC.[细叶小苦荬 *Ixeridium gracile* (DC.) Shih]、山苦荬 *Ixeris chinensis* (Thunb.) Nakai(中华小苦荬)。（参见“禾叶风毛菊”“细叶小苦荬”条）。

上述标准及有关专著中均使用山苦荬 *Ixeris chinensis* (Thunb.) Nakai、细叶苦荬菜 *Ixeris gracilis* DC.。现《中国植物志》将该 2 种归入小苦荬属中，将 *Ixeris chinensis* (Thunb.) Nakai 作为中华小苦荬 *Ixeridium chinense* (Thunb.) Tzvel. 的异名；将 *Ixeris gracilis* DC. 作为细叶小苦荬 *Ixeridium gracile* (DC.) Shih 的异名。

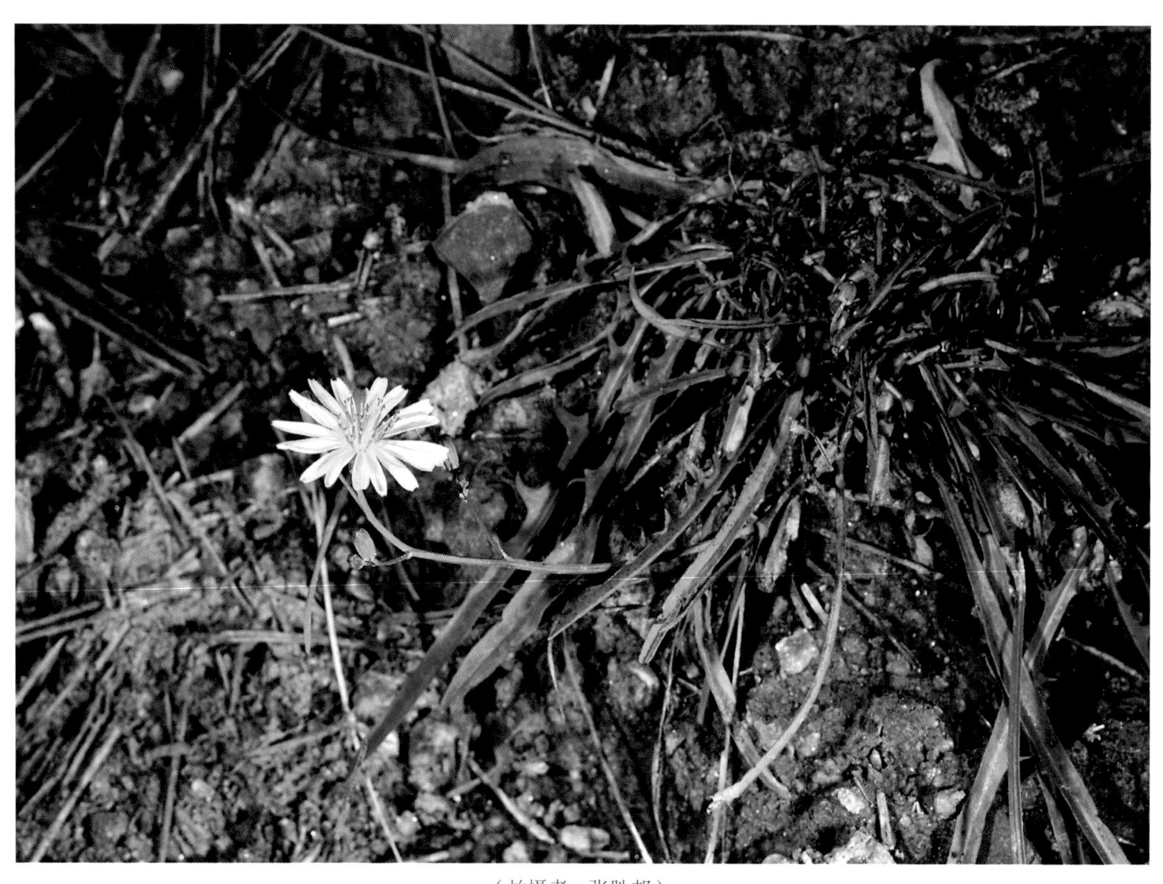

（拍摄者：张胜邦）

菊科（Compositae） 小苦荬属 [*Ixeridium* (A. Gray) Tzvel.]

细叶小苦荬 *Ixeridium gracile* (DC.) Shih（细叶苦荬菜 *Ixeris gracilis* DC.）

药 材 名 苦荬菜；རྩ་མཁྲིས།（ཙ་མཁྲིས།）（杂赤、匝赤、杂扯）。

标　　准 《藏标》。

植物形态 参见《中国植物志》第八十卷第一分册第 257 页。

分布与生境 分布于我国西藏、甘肃、四川、重庆、云南、贵州、陕西、湖北、湖南、江西、福建、广西、广东。生长于海拔 800 ~ 3 000 m 的山坡、山谷林缘、林下、田间、荒地、草甸。尼泊尔、不丹、印度、缅甸也有分布。

药用部位 全草。

采收与加工　花期采收，以流水洗去泥土，除去枯叶，阴干。

性　　味　味苦，性凉。

功能与主治　清热利胆。用于黄疸性肝炎（“赤白”热、肝热），胆囊炎，脉病。

用量与用法　3 ~ 5 g。内服研末。

附　注

“རྩ་མཁྲིས།（ཙ་མཁྲིས།）”（杂赤）为《四部医典》记载的治“赤巴”病、肝胆病之药物。《晶珠本草》记载“杂赤”分为山生的黑者[“བ་མོ་ཁ།”（巴冒卡）]、田生的白者[“གསེར་མཁྲིས།”（赛赤）]2种。现代文献记载的“杂赤”（包括黑者和白者）的基原涉及菊科苦荬菜属（*Ixeris*）、小苦荬属、岩参属（*Cicerbita*）、头嘴菊属（*Cephalorrhynchus*）、风毛菊属（*Saussurea*）的多种植物。一般认为黑者[“རྩ་མཁྲིས་བ་མོ་ཁ།”（杂赤巴冒卡）]的基原为风毛菊属植物，其他属植物为白者[“རྩ་མཁྲིས་དམན་པ།”（杂赤曼巴）]的基原，二者的功能与主治也不同。《部标藏药》以“山苦荬/རྩ་མཁྲིས་དམན་པ།/杂赤曼巴”之名收载了山苦荬 *Ixeris chinensis* (Thunb.) Nakai[中华小苦荬 *Ixeridium chinense* (Thunb.) Tzvel.]，以“岩参/རྩ་མཁྲིས་མཆོག/扎赤确”之名收载了岩参 *Cicerbita macrorrhiza* (Royle) Beauv. [头嘴菊 *Cephalorrhynchus macrorrhizus* (Royle) Tsuil]；《藏标》以“苦荬菜/ཙ་མཁྲིས།/匝赤”之名收载了细叶苦荬菜 *Ixeris gracilis* DC.[细叶小苦荬 *Ixeridium gracile* (DC.) Shih]、山苦荬 *Ixeris chinensis* (Thunb.) Nakai（中华小苦荬）。（参见“禾叶风毛菊”“头嘴菊”“异色风毛菊”“中华小苦荬”条）。

《中国植物志》记载细叶小苦荬的拉丁学名为 *Ixeridium gracile* (DC.) Shih，*Ixeris gracilis* DC. 为其异名；*Ixeridium chinense* (Thunb.) Tzvel. 的中文名为“中华小苦荬”，*Ixeris chinensis* (Thunb.) Nakai 为其异名。

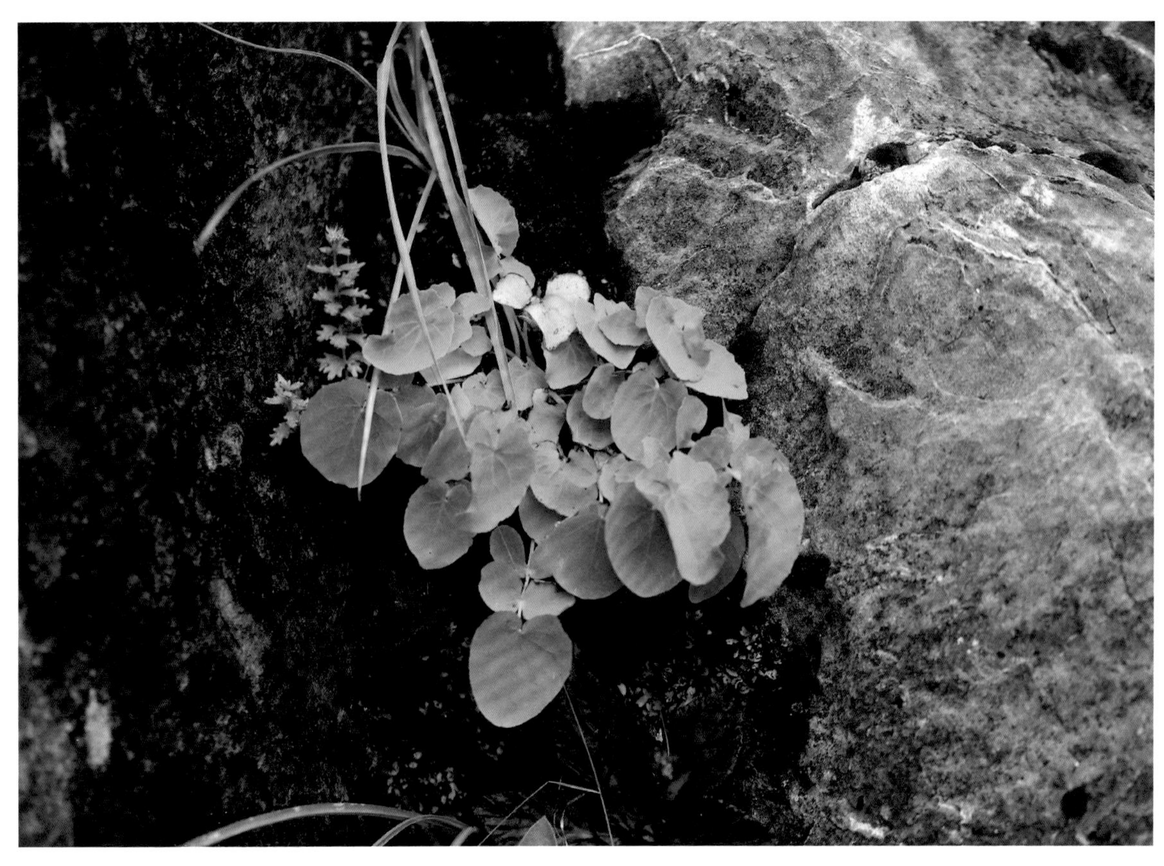

菊科（Compositae） 头嘴菊属（*Cephalorrhynchus* Boiss.）

头嘴菊

Cephalorrhynchus macrorrhizus (Royle) Tsuil [岩参 *Cicerbita macrorrhiza* (Royle) Beauv.]

药材名 岩参；ཙ་མཁྲིས་མཚོག（扎赤确、杂赤确）。

标准 《部标藏药》。

植物形态 参见《中国植物志》第八十卷第一分册第 291 ~ 293 页。

分布与生境 分布于我国云南（大理、丽江、鹤庆）、西藏（拉萨，错那、加查、工布江达、米林、吉隆、聂拉木、亚东）。生长于海拔 2 700 ~ 4 000 m 的山谷、山坡林下、灌丛、草地。印度西北部等也有分布。

药用部位 全草。

采收与加工 花期采集，洗净泥土，晒干。

性　　味　味苦，化后味苦，性凉。

功能与主治　清热利胆。用于“赤彩”病，胆囊炎，肝炎，胆管炎，黄疸等。

用量与用法　3 ~ 5 g。

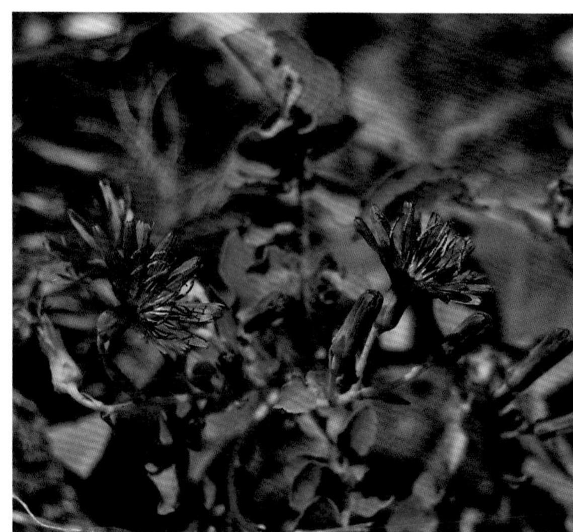
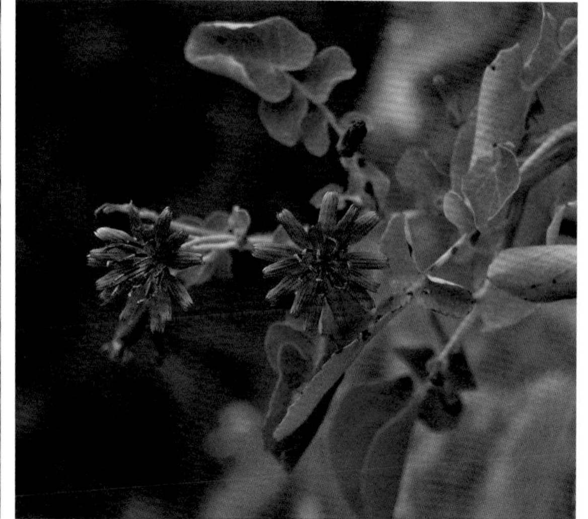

附　注

《晶珠本草》中记载有“ཟྭ་འཁྲིས།”（匝赤、杂赤），言其为治“赤巴”病、肝胆病之药物，载其分为田生的白者[“གསེར་འཁྲིས།”（赛赤）]、山生的黑者[“བ་མོ་ཁ།”（巴冒卡）]2种。现代文献记载的“匝赤”类的基原较为复杂，涉及菊科苦荬菜属（*Ixeris*）、小苦荬属（*Ixeridium*）、岩参属（*Cicerbita*）、风毛菊属（*Saussurea*）、还阳参属（*Crepis*）等多属多种植物。《部标藏药》分别以“岩参/ཙྭ་འཁྲིས་མཆོག/扎赤确”之名收载了岩参 *Cicerbita macrorrhiza* (Royle) Beauv.、以“山苦荬/ཙྭ་འཁྲིས་དམན་པ།/杂赤曼巴”之名收载了山苦荬 *Ixeris chinensis* (Thunb.) Nakai[中华小苦荬 *Ixeridium chinense* (Thunb.) Tzvel.]、以“褐毛风毛菊/ཙྭ་འཁྲིས་བ་མོ་ཁ།/杂赤巴莫卡”之名收载了褐毛风毛菊 *S. brunneopilosa* Hand.-Mazz.（异色风毛菊）和禾叶风毛菊 *S. graminea* Dunn，上述多种的功能与主治也相近。（参见“禾叶风毛菊”“异色风毛菊”条）

上述藏医药专著和标准中岩参的拉丁学名均使用 *Cicerbita macrorrhiza* (Royle) Beauv.。在《中国植物志》中，岩参的拉丁学名为 *Cicerbita azurea* (Ledeb.) Beauverd，该种仅分布于新疆；*Cicerbita macrorrhiza* (Royle) Beauv. 为头嘴菊 *Cephalorrhynchus macrorrhizus* (Royle) Tsuil 的异名。“匝赤”药材均来源于野生资源，从其分布来看，藏医所用的“岩参”应为头嘴菊 *Cephalorrhynchus macrorrhizus* (Royle) Tsuil，暂将其收录入本书中。

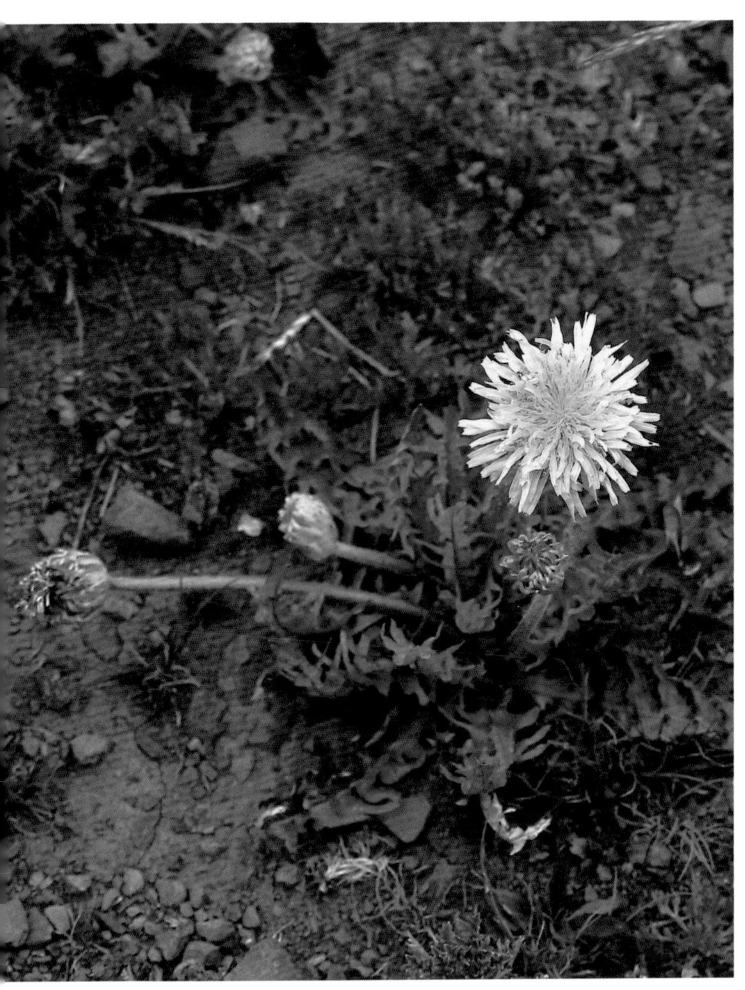
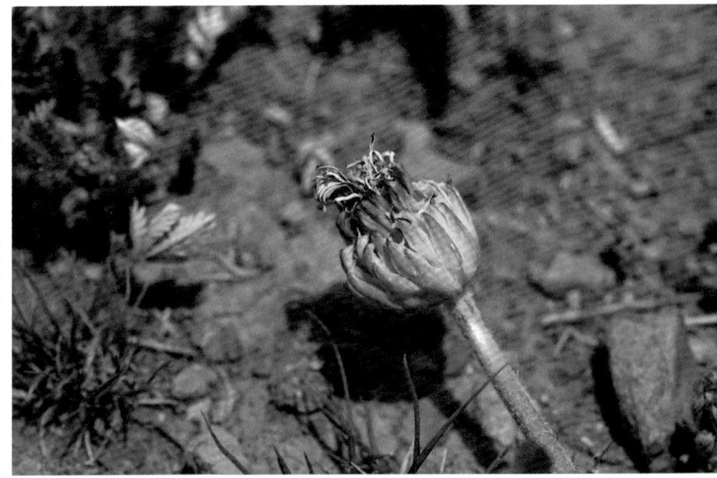
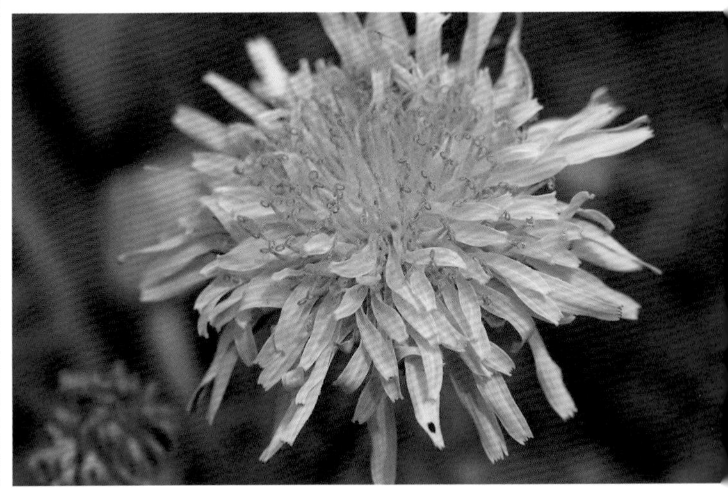

菊科（Compositae） 蒲公英属（*Taraxacum* F. H. Wigg.）

蒲公英 *Taraxacum mongolicum* Hand.-Mazz.

药 材 名 蒲公英；ཁུར་ནག་པོ།（哇库那保、哇苦尔那保）。

标　　准 《部标藏药·附录》。

植物形态 参见《中国植物志》第八十卷第二分册第 34 页。

分布与生境 我国各地广泛分布。生长于中、低海拔地区的山坡草地、路边、田野、河滩。朝鲜、蒙古、俄罗斯也有分布。

药用部位 全草。

采收与加工 5 ~ 10 月采收，洗净，晾干。

性　　味 味苦、微甘，化后叶苦，性寒。

功能与主治 清热，解毒，健脾。用于旧热，“培根”病，“木保”病，“赤巴”病，肝胆病，血病，胃病，喉热病，急性中毒，疔痈。

用量与用法 3 ~ 7 g。内服煎汤；或入丸、散。

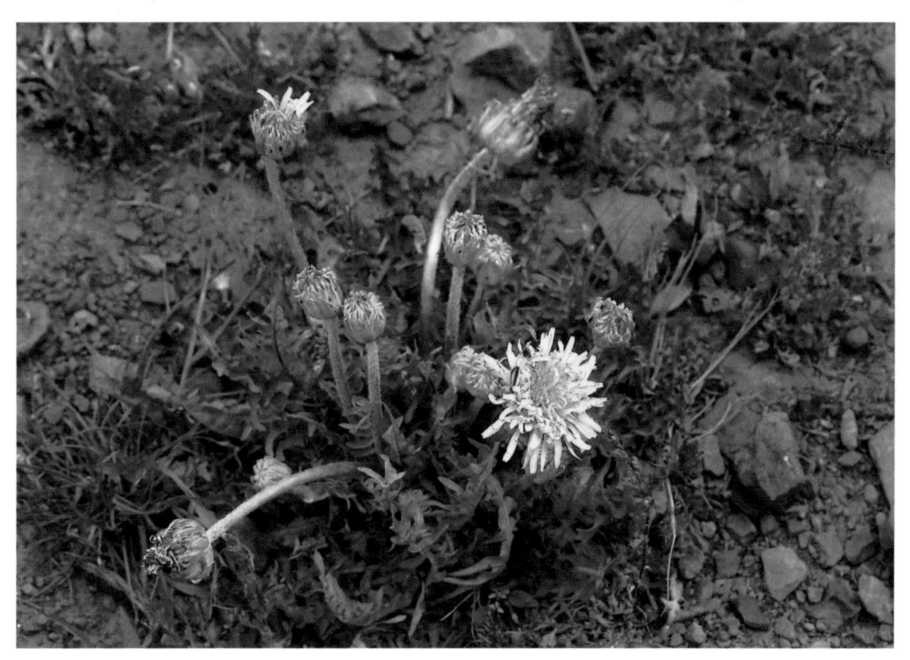

附　注

《度母本草》记载“ཁུར་མང་།”（苦尔芒）分为大叶[“རྒྱ་ཁུར།”（加苦尔、加克尔）]和细叶[“ཝ་ཁུར།”（哇克尔、哇库尔）]2 种，二者又各分黑、白 2 种，共 4 种，花白色者为“ཝ་ཁུར་དཀར་པོ།”（哇库尔嘎保），花黄色者为“ཝ་ཁུར་ནག་པོ།”（哇库尔那保）。现代文献记载的藏医所用“哇库尔”类药材的基原均为蒲公英属植物，“加苦尔”类药材的基原则包括毛连菜属（*Picris*）和苦苣菜属（*Sonchus*）植物。蒲公英属植物种类较多，分布广泛，各地实际使用的种类也有差异，《部标藏药・附录》以“蒲公英 /ཝཁུར་ནག་པོ།/ 哇库那保”（黑者）之名收载的基原为蒲公英 *T. mongolicum* Hand.-Mazz. 及其同属多种植物，也有文献称之为“རྒྱ་ཁུར་ནག་པོ།”（加苦尔那保）。白者（哇库尔嘎保）的基原为白花蒲公英 *T. leucanthum* (Ledeb.) Ledeb.。

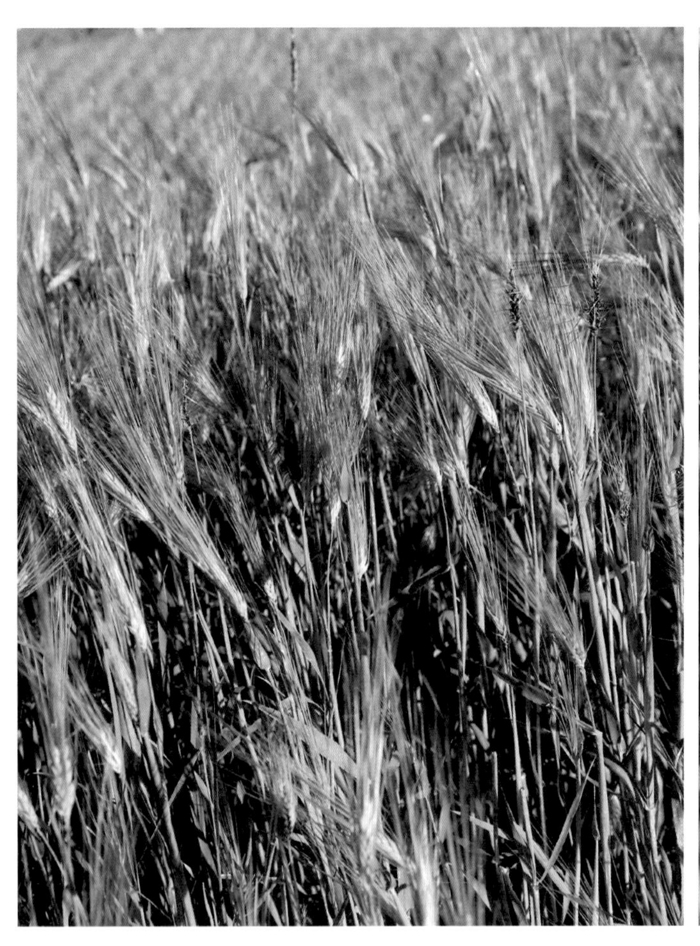
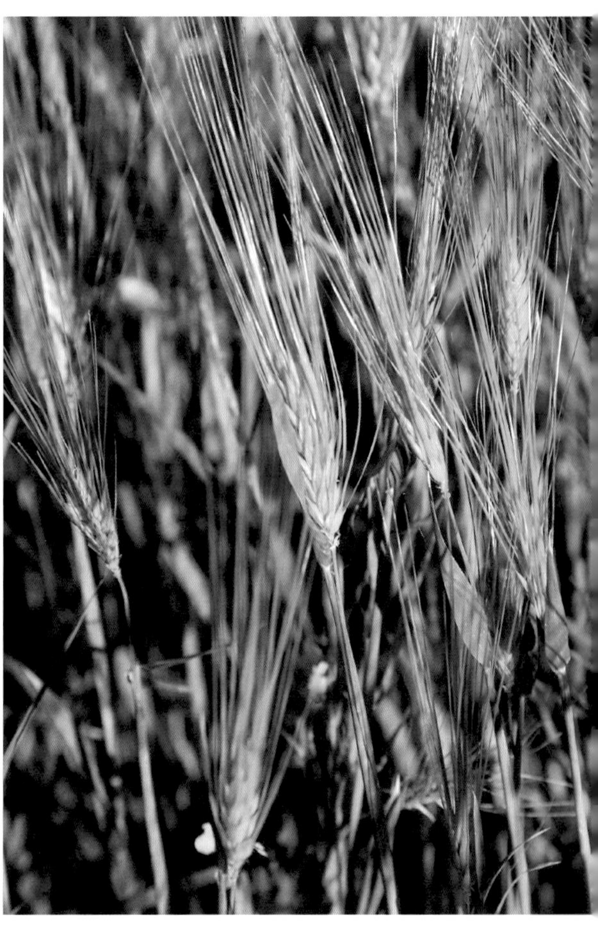

禾本科（Gramineae） 大麦属（*Hordeum* Linn.）

青稞 *Hordeum vulgare* Linn. var. *nudum* Hook. f.

药材名 青稞；ནས།（尼）。

标准 《青海藏标》（2019 年版）。

植物形态 参见《中国植物志》第九卷第三分册第 34 页。

分布与生境 分布于我国西藏、青海、四川（甘孜、阿坝）、云南（迪庆）、甘肃（甘南）等。生长于海拔 4 200 ~ 4 500 m 的高寒地区。我国海拔 1 000 ~ 4 750 m 的藏族聚居区均有种植。

药用部位 成熟种子。

采收与加工 9 ~ 10 月种子成熟（蜡熟后期）时及时采收，晒干，脱粒，除去杂质。

性　　味 味咸，性凉。

功能与主治 补中益气。用于脾胃气虚，四肢无力，大便稀溏。

用量与用法 30 ~ 60 g。配方用。

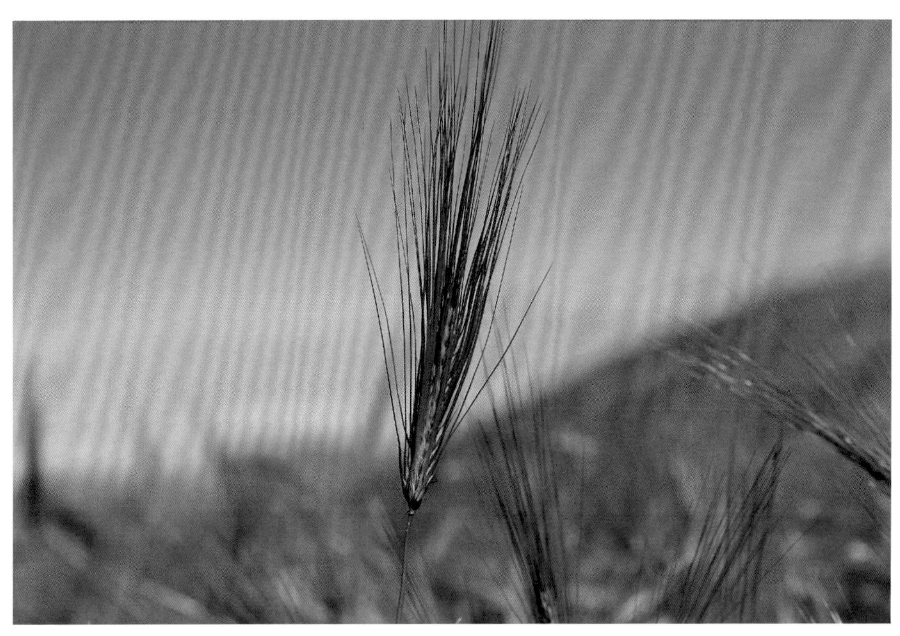

附　注

《蓝琉璃》在“药物补述”中记载有“ནས།”（尼、奈）类药物。《四部医典系列挂图全集》中有炒青稞 [“ནས་ཚག”（尼策）]、黑青稞 [“ནས་ནག”（尼那）]、绿青稞 [“ནས་སྔོན།”（尼恩），未成熟青稞] 和青稞茎节 [“ནས་ཚིགས།”（尼敕）]4 种“奈”的附图（第三十二图的 53 ~ 55、63 号图）。《晶珠本草》在“作物类药物”的“芒类作物类药物”中记载了早熟青稞 [“ཁྲ་མ།”（枯玛）]、白青稞 [“ནས་དཀར།”（尼嘎尔）]、蓝青稞 [“ནས་སྔོན།”（尼恩）]、黑青稞 [“ནས་ནག”（尼那）] 及其他青稞 [“ནས་གཞན།”（尼咸）]，不同种类的功效也有所不同。藏医所用“奈”类的基原主要为青稞 *H. vulgare* Linn. var. *nudum* Hook. f.，《青海藏标》（2019 年版）以“青稞 /ནས།/ 尼”之名收载了该种。大麦 *H. vulgare* Linn. 的另一变种藏青稞 *H. vulgare* Linn. var. *trifurcatum* (Schlecht.) Alef. 也同样作“奈”类使用，常与青稞 *H. vulgare* Linn. var. *nudum* Hook. f. 混用。

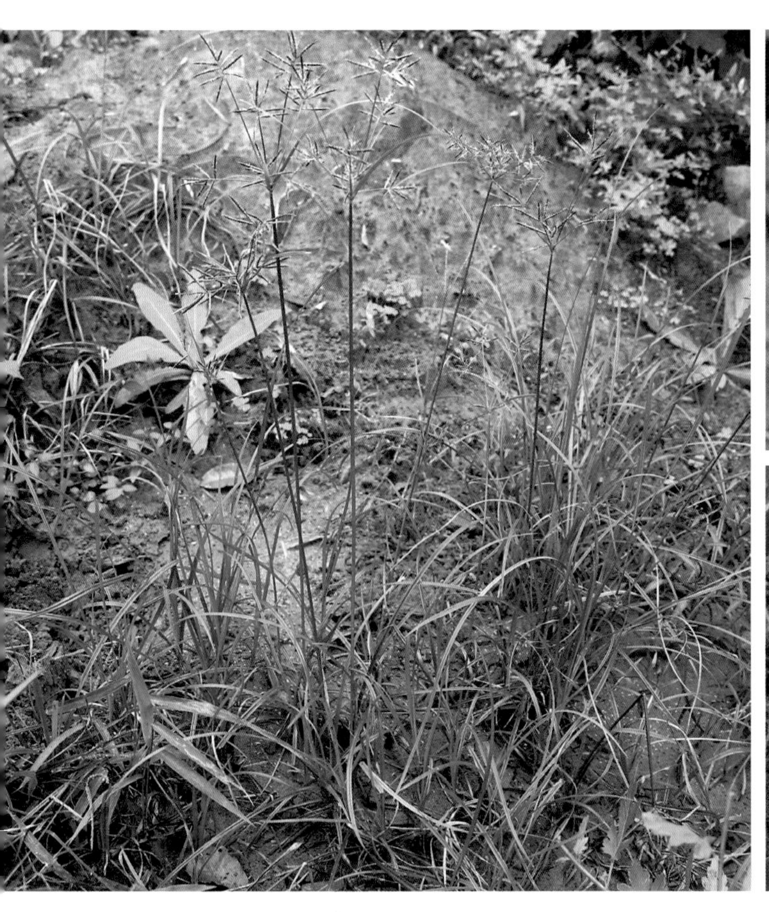
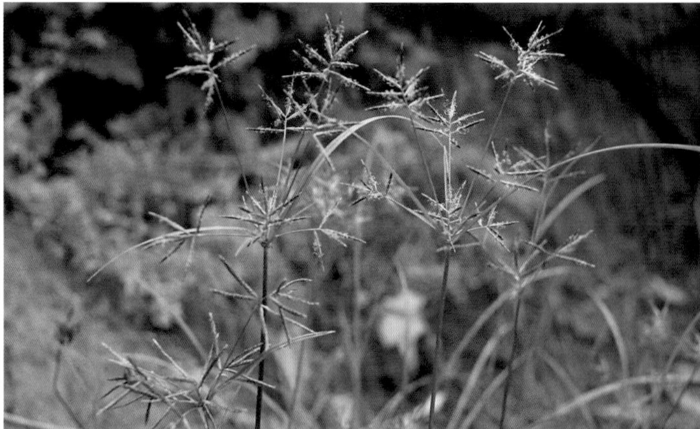
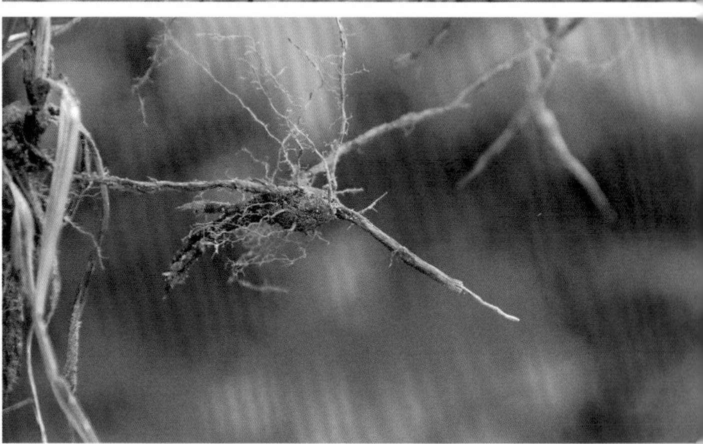

莎草科（Cyperaceae） 莎草属（*Cyperus* Linn.）

香附子 *Cyperus rotundus* Linn.

药 材 名 香附；ལ་སྒང་།（拉刚、拉岗）。

标　　准 《部标藏药·附录》、《青海藏标·附录》（1992年版）。

植物形态 参见《中国植物志》第十一卷第135页。

分布与生境 分布于我国陕西、甘肃、山西、河南、河北、山东、江苏、浙江、安徽、四川、云南、贵州、福建、广东、广西、台湾等。生长于山坡荒地草丛、水边潮湿处。世界其他地区广布。

药用部位 根茎（块状）。

采收与加工 7 ~ 8月采挖，除去须根、茎叶及泥沙，洗净，切段，阴干。

性　　味　味辛、甘、涩，性凉。

功能与主治　利肺，利肠，祛风止泻，消炎解毒。用于咽喉炎，音闭，气管炎，肺热症，肠热症，伤寒，消化不良。（《中华本草·藏药卷》）

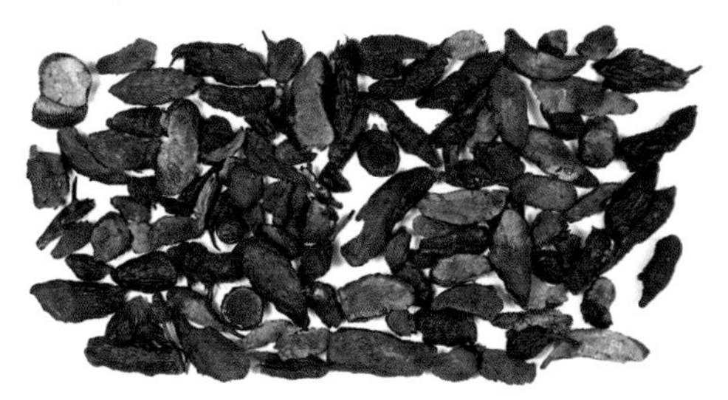

用量与用法　6 ~ 9 g，内服煎汤；2 ~ 3 g，或研末。（《中华本草·藏药卷》）

附　注

《蓝琉璃》在“药物补述”中记载有“ལ་སྒང་།”（拉刚、拉岗），言其为治“培根”病、咳嗽之喑哑、疫热、大小肠病之药物，引《图鉴》之记载言其“茎叶细而小，根细有块遍布地下”，并言“根在地下状如‘གྲོ་མ’（即蔷薇科植物蕨麻 *Potentilla anserina* L.，其块根习称‘人参果’）”。《晶珠本草》言“拉岗”有“ལ་སྒང་ཧོད་པ།”（拉岗果巴）和“ལ་སྒང་གཡུང་བ།”[拉岗拥哇，又称“གཡུང་བ་ལ་སྒང་།”（拥哇拉岗）]2 种。《晶珠本草》记载的“拉岗果巴”的形态与《蓝琉璃》的记载相同，而“拉岗拥哇”的形态为“叶似翠雀花叶；茎红色；花淡白，状如最大的鞭麻（蔷薇科植物金露梅 *Potentilla fruticosa* Lodd.）花；根和头花蓼相似，外黑里红”。现代文献记载的各地藏医习用的“拉岗”的基原不同，西藏、云南迪庆藏医习用莎草科植物香附子 *C. rotundus* Linn.，又称之为“སྨན་ལ་སྒང་།”（曼拉岗），其形态与《晶珠本草》记载的“拉岗果巴”及《蓝琉璃》记载的“拉岗”的形态相符，也与《四部医典系列挂图全集》附图所示植物的叶形相似；《部标藏药·附录》和《青海藏标·附录》以“香附 /ལ་སྒང་།/ 拉刚”之名收载了该种。关于“拉岗拥哇”的基原，西藏、四川甘孜、云南迪庆藏医习用牻牛儿苗科老鹳草属（*Geranium*）多种植物，主要有萝卜根老鹳草 *G. napuligerum* Franch.、甘青老鹳草 *G. pylzowianum* Maxim.、鼠掌老鹳草 *G. sibiricum* L.、粗根老鹳草 *G. dahuricum* DC.、川西老鹳草 *G. orientali-tibeticum* R. Knuth（藏东老鹳草、巴塘老鹳草）、草地老鹳草 *G. pratense* Linn. 等，其中甘青老鹳草 *G. pylzowianum* Maxim. 的根茎节部常呈念珠状膨大，与《晶珠本草》的记载最为相符。也有文献认为“拉岗果巴”的基原为蓼科植物头花蓼 *Polygonum sphaerostachyum* Meisn.（《中国植物志》将 *Polygonum sphaerostachyum* Meisn. 作为圆穗蓼 *Polygonum macrophyllum* D. Don 的异名，头花蓼的拉丁学名为 *Polygonum capitatum* Buch.-Ham. ex D. Don）。《青海藏标·附录》以“草血竭 /ལ་སྒང་གཡུང་བ།/ 拉刚永哇”之名收载了草血竭 *Polygonum paleaceum* Wall. ex Hook. f.。（参见“草地老鹳草”“草血竭”“圆穗蓼”条）

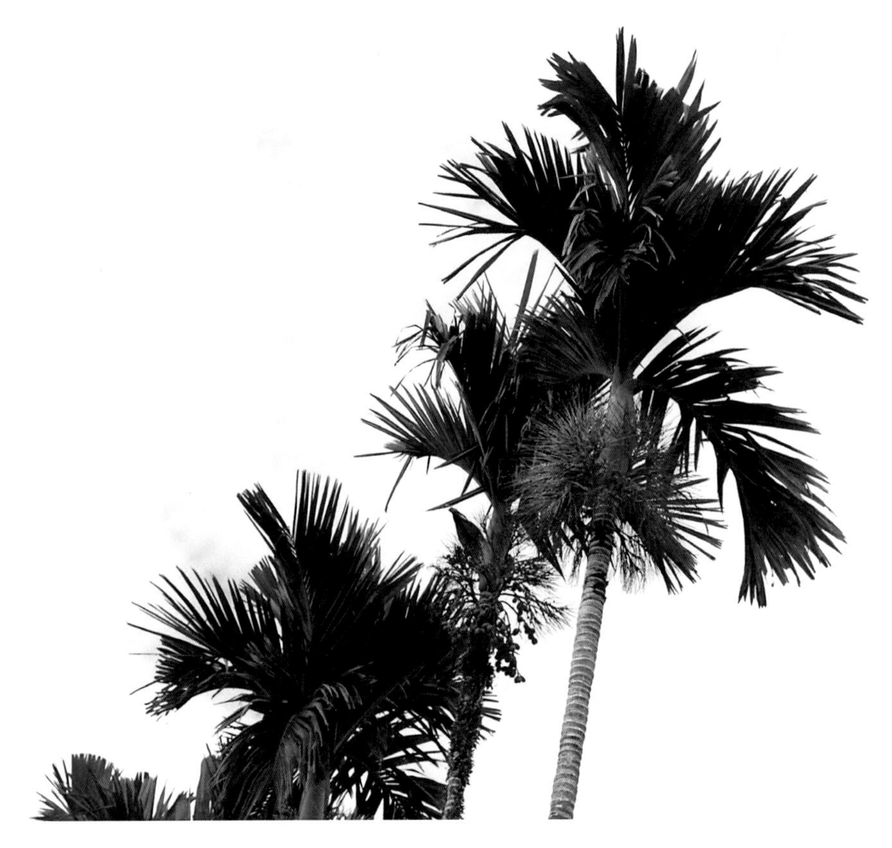

棕榈科（Palmae）　槟榔属（*Areca* Linn.）

槟榔 *Areca catechu* Linn.

药 材 名　槟榔；ཀོ་ཡུ།（果玉、高玉）。

标　　准　《部标藏药·附录》、《藏标》、《青海藏标·附录》（1992 年版）。

植物形态　参见《中国植物志》第十三卷第一分册第 133 页。

分布与生境　原产于马来西亚。分布于我国云南、海南、台湾等的热带地区。生长于低山谷底、山脚、坡麓及平原地带的溪边、热带季雨林次生林间，在富含腐殖质的沟谷、山坡可成片生长。亚洲热带地区广泛栽培。

药用部位　成熟种子。

采收与加工　春末至秋初采收成熟果实，用水煮后低温干燥，除去果皮，晒干。

性　　味　味苦、辛，性温。

功能与主治　消积，驱虫，下气，行水。用于肾病，食积腹痛，绦虫病，痢疾，疟疾，牙痛。

用量与用法　3 ~ 9 g。内服研末。

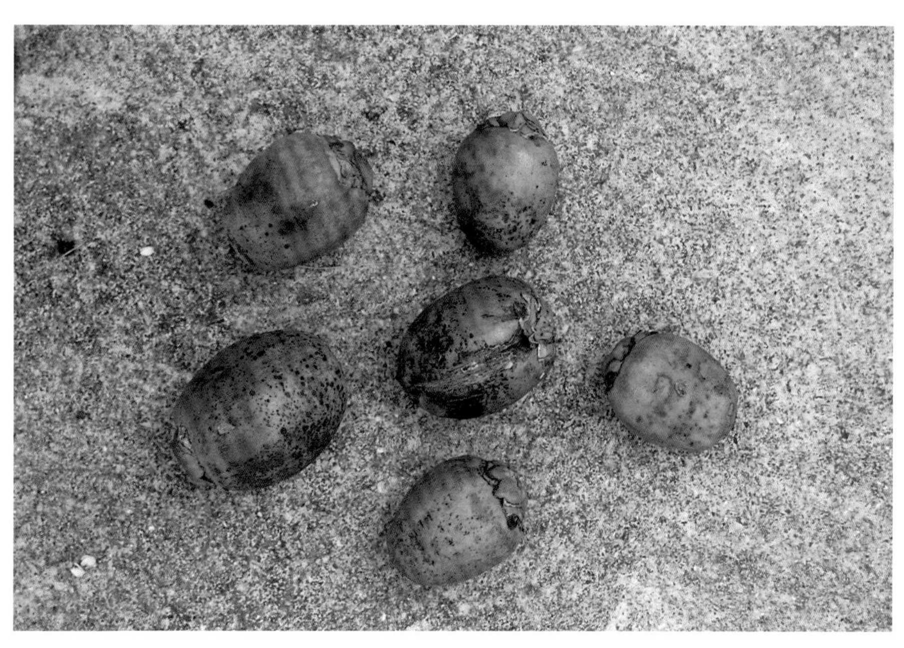

附　注

《蓝琉璃》在“药物补述”中记载有“ཀོ་ཡུ”（果玉），言其为治口病及肾病之药物。《晶珠本草》记载“果玉”为治肾病、保护牙齿之药物，言其“相传作为茶饮”。现各地藏医所用“果玉”均为槟榔 *A. catechu* Linn. 的种子，其形态与《晶珠本草》的记载相符，《部标藏药 · 附录》和《藏标》等以“槟榔 /ཀོ་ཡུ/ 果玉”之名收载了该种。

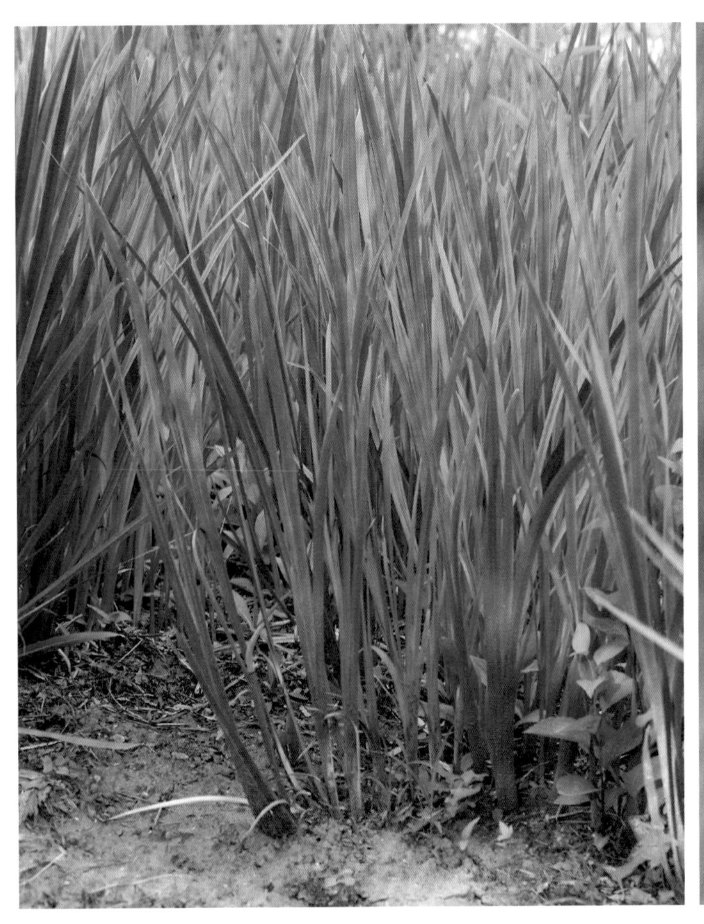

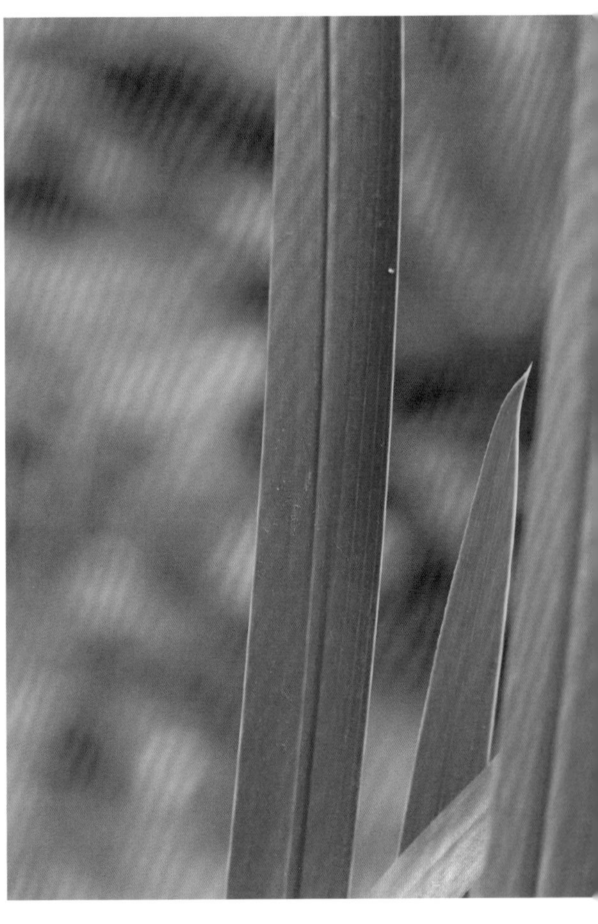

天南星科（Araceae） 菖蒲属（*Acorus* L.）

菖蒲 *Acorus calamus* L.（藏菖蒲）

药 材 名 藏菖蒲；ཤུ་དག་ནག་པོ།（许达那保、秀达那保、续达纳博）。

标 准 《部标藏药》、《藏标》、《青海藏标》（1992 年版）。

植物形态 参见《中国植物志》第十三卷第二分册第 5 ~ 7 页。

分布与生境 我国各地均有分布。我国各地多有栽培。生长于海拔 2 600 m 以下的水边、沼泽湿地、湖泊浮岛上。世界其他温带、亚热带地区也有分布。

药用部位 根茎。

采收与加工 秋季采挖，除去茎叶及须根，洗净，晒干。

性　　味　味辛、苦，化后味苦，性温。

功能与主治　温胃消食，消炎止痛，散结解毒，引黄水，治溃疡。用于胃寒，消化不良，“宁隆”病，晕厥，咽喉炎，白喉，炭疽，时疫温病，风寒湿痹等；外用于疮疖肿毒，疥癣。（《藏药医学内容审查》）温胃，消炎止痛。用于胃寒，关节炎，蛔虫引起的腹部剧痛。（《藏标》）

用量与用法　3 ~ 6 g。内服研末；或入丸、散。外用适量，研末调敷。

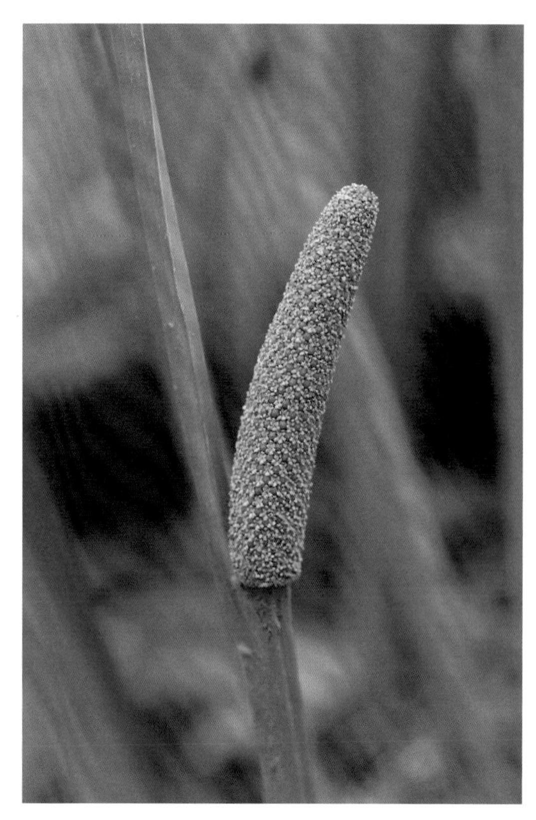

附　注

《度母本草》记载有“ཆུ་དག”（曲达、区达）；《宇妥本草》和《四部医典》记载其为“ཤུ་དག”（许达），言其为清热、消食、治喉痛之药物。《蓝琉璃》记载“许达”分黑［“ཤུ་དག་ནག་པོ”（许达那保）］、白［“ཤུ་དག་དཀར་པོ”（许达嘎保、西斗尕保）]2 种。《晶珠本草》则言“许达”除黑（许达那保）、白（许达嘎保）2 种外，还有 2 种次等者，共计 4 种。据文献记载和实地调查，各地藏医所用“许达”的基原均为菖蒲属植物，主要有菖蒲 *A. calamus* L.、石菖蒲 *A. tatarinowii* Schott 和金钱蒲 *A. gramineus* Soland.，药材习称“藏菖蒲”；但不同文献对黑、白 2 种“许达”的基原有不同观点，二者的功能与主治也有差异。《部标藏药》和《青海藏标》以“藏菖蒲 /ཤུ་དག་ནག་པོ/ 许达那保”之名收载了藏菖蒲 *A. calamus* L. 及其同属植物；《藏标》则分别以“藏菖蒲 /ཤུ་དག་ནག་པོ/ 秀达那保”和“石菖蒲 /ཤུ་དག་དཀར་པོ/ 西斗尕保”之名收载了藏菖蒲 *A. calamus* L.（菖蒲）和石菖蒲 *A. gramineus* Soland.（金钱蒲），二者的功能与主治也不同。（参见“金钱蒲”条）

在《中国植物志》中，*A. calamus* L. 的中文名为“菖蒲”；*A. gramineus* Soland. 的中文名为“金钱蒲”；石菖蒲的拉丁学名为 *A. tatarinowii* Schott。

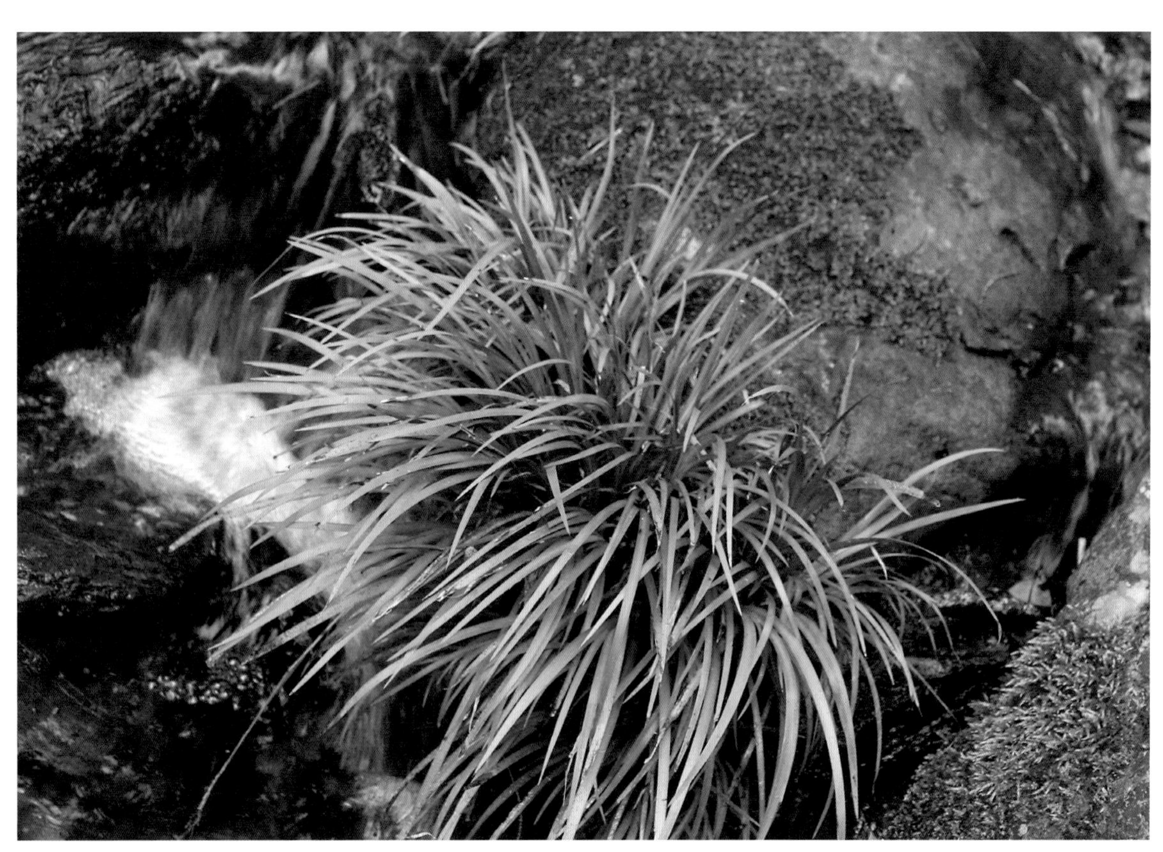

天南星科（Araceae） 菖蒲属（*Acorus* L.）

金钱蒲 *Acorus gramineus* Soland.

药 材 名 石菖蒲；ཤུ་དག་དཀར་པོ།（许达嘎保、西斗尕保）。

标 准 《藏标》。

植物形态 参见《中国植物志》第十三卷第二分册第 8 ~ 9 页。

分布与生境 分布于我国浙江、江西、湖北、湖南、广东、广西、陕西、甘肃、四川、贵州、云南、西藏。生长于海拔 1 800 m 以下的水旁湿地、溪边石上。

药用部位 根茎。

采收与加工 秋、冬季采挖，除去叶、须根及泥土，晒干。

性 味 味苦、辛，化后味苦，性温。

功能与主治 开窍豁痰，和胃辟浊。用于瘴气湿浊，痰热昏厥，胸腹胀闷，下痢，噤口。

用量与用法 3 ~ 9 g。内服研末。

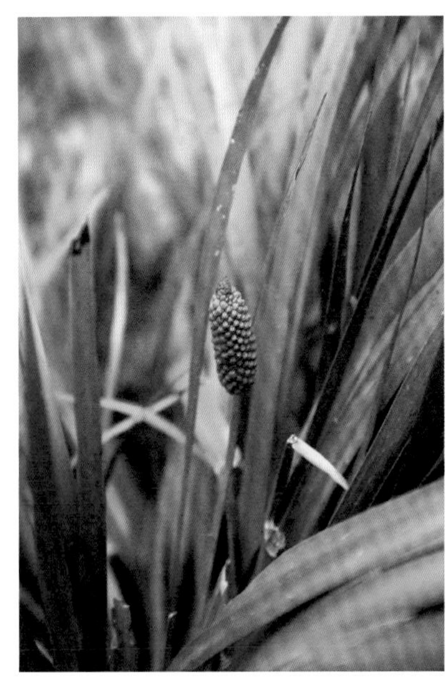

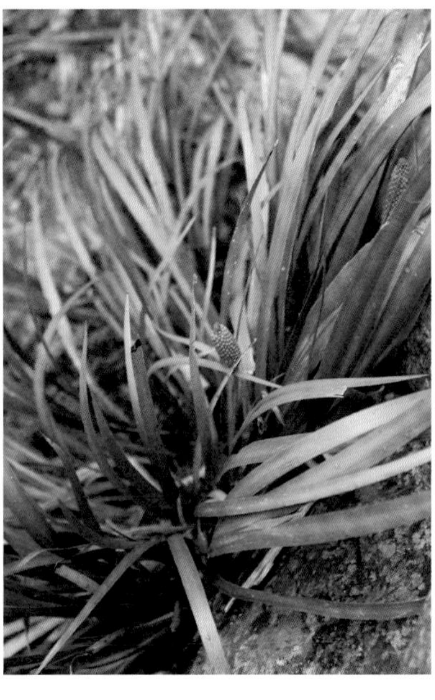

附 注

《宇妥本草》和《四部医典》记载“ཤུ་དག”（许达）为清热、消食、治喉痛之药物。《蓝琉璃》《晶珠本草》均记载“ཤུ་དག”（许达）分为黑［“ཤུ་དག་ནག་པོ”（许达那保）］、白［“ཤུ་དག་དཀར་པོ”（许达嘎保）]2 种；《晶珠本草》记载“许达”还有另外 2 种次品。据文献记载和实地调查，各地藏医所用“许达”均为天南星科菖蒲属植物，主要有菖蒲 *A. calamus* L.、石菖蒲 *A. tatarinowii* Schott 和金钱蒲 *A. gramineus* Soland.，药材又习称为“藏菖蒲”，一般文献认为白者（许达嘎保）的基原为金钱蒲 *A. gramineus* Soland.、石菖蒲 *A. tatarinowii* Schott，黑者（许达那保）的基原为菖蒲 *A. calamus* L.（藏菖蒲），但也有文献持相反意见，或不区分黑、白品种。《部标藏药》以“藏菖蒲 /ཤུ་དག་ནག་པོ/ 许达那保”之名收载了藏菖蒲 *A. calamus* L. 及其同属多种植物；《藏标》分别以“藏菖蒲 /ཤུ་དག་ནག་པོ/ 秀达那保”和“石菖蒲 /ཤུ་དག་དཀར་པོ/ 西斗尕保”之名收载了藏菖蒲 *A. calamus* L.（菖蒲）和石菖蒲 *A. gramineus* Soland.（金钱蒲），二者的功能与主治也不同。（参见“菖蒲”条）

在《中国植物志》中，*A. calamus* L. 的中文名为“菖蒲”；*A. gramineus* Soland. 的中文名为“金钱蒲”；石菖蒲的拉丁学名为 *A. tatarinowii* Schott。据《中国植物志》记载，上述 3 种植物中，石菖蒲 *A. tatarinowii* Schott 分布于黄河以南各省区，另 2 种则在西藏有分布，从资源分布的角度来看，《藏标》中收载的石菖蒲 *A. gramineus* Soland. 应为金钱蒲 *A. gramineus* Soland.。

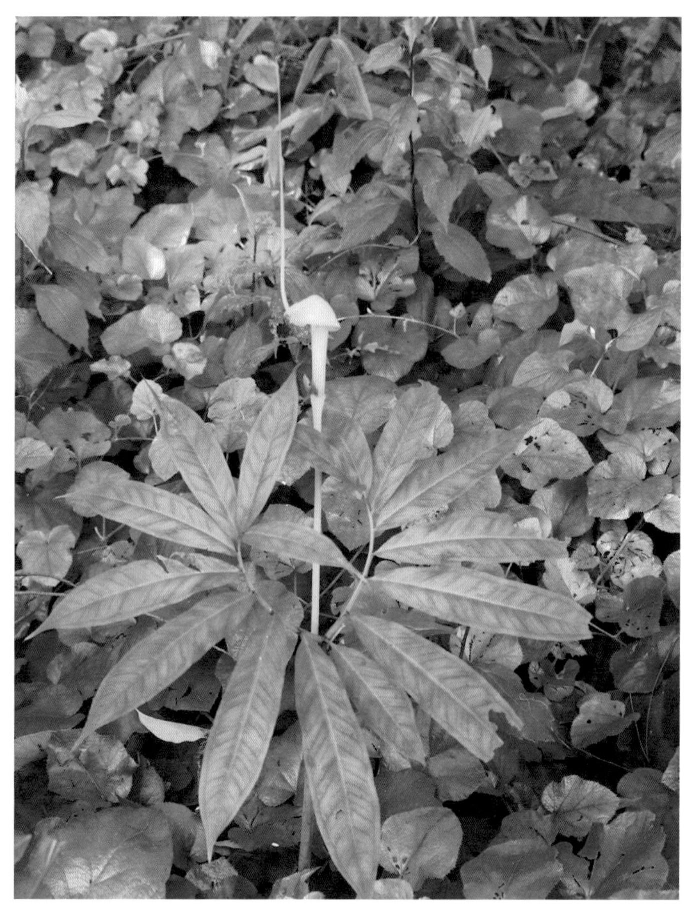
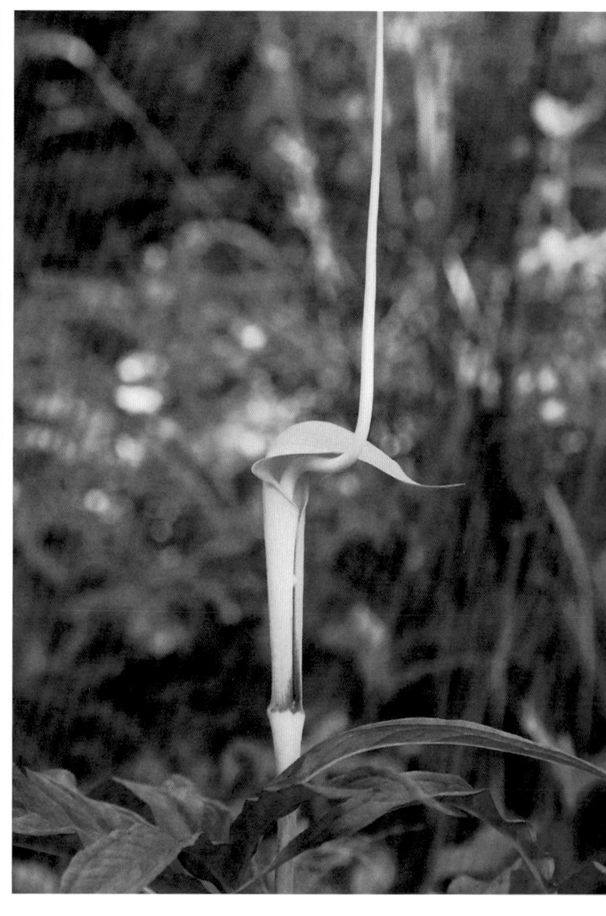

天南星科（Araceae） 天南星属（*Arisaema* Mart.）

天南星 *Arisaema heterophyllum* Blume

药 材 名 天南星；དྭ་བ།（达哇、塔哇）。

标　　准 《藏标》。

植物形态 参见《中国植物志》第十三卷第二分册第 157 ~ 158 页。

分布与生境 分布于我国除西北地区及西藏外的大部分省区。生长于海拔 2 700 m 以下的林下、灌丛、草地。日本、朝鲜也有分布。

药用部位 块茎。

采收与加工 秋、冬季茎叶枯萎时采挖，除去残茎、须根及外皮，干燥。

性　　味　味苦、辛，性温。有毒。

功能与主治　燥湿化痰，祛风定惊，消肿散结。用于中风痰壅，口眼歪斜，半身不遂，癫痫，破伤风；外用于痈肿。

用量与用法　5 ~ 15 g。外用适量。一般炮制后使用。内服宜慎，孕妇忌服。

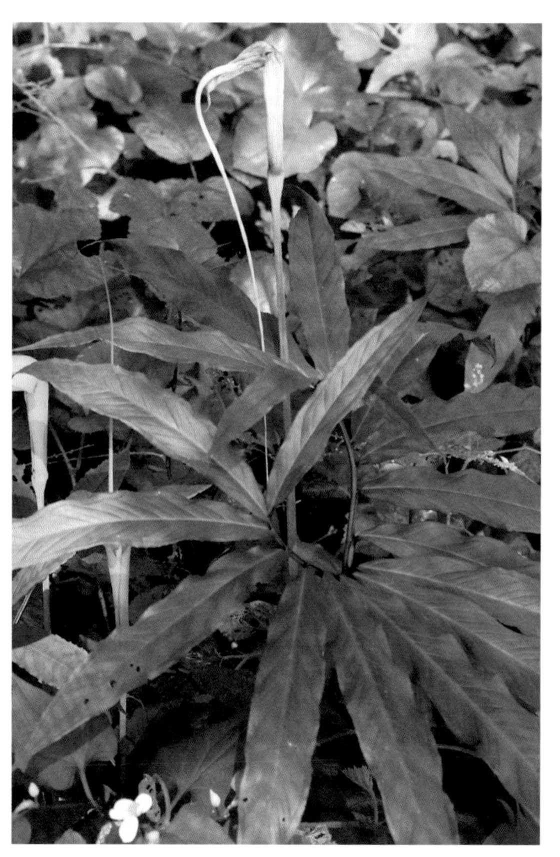

附　注

"ད་ཀོད"（踏贵）为《四部医典》记载的治虫病、骨质增生及骨瘤之药物。《度母本草》言"踏贵"分为山生者［"ད་ཀོད"（踏贵）］和田生者［"ད་ག"（达哇、塔哇）］2 类，以山生者质优。《晶珠本草》记载有"ད་བའི་རྩ་བ"（踏危扎哇），言其根、果实、花的功效各不相同。现代文献记载的藏医所用"踏贵"或"达哇"的基原包括天南星科天南星属的多种植物，多以黄苞南星 *A. flavum* (Forsk.) Schott 为正品。《藏标》以"天南星 /ད་ག/ 达哇"之名收载了天南星 *A. consanguineum* Schott（一把伞南星）、异叶天南星 *A. heterophyllum* Blume（天南星）、东北天南星 *A. amurense* Maxim.（东北南星），该 3 种也为中药材天南星的基原。（参见"一把伞南星"条）

《中国植物志》记载天南星的拉丁学名为 *A. heterophyllum* Blume；*A. amurense* Maxim. 的中文名为"东北南星"；*A. consanguineum* Schott 为一把伞南星 *A. erubescebs* (Wall.) Schott 的异名。

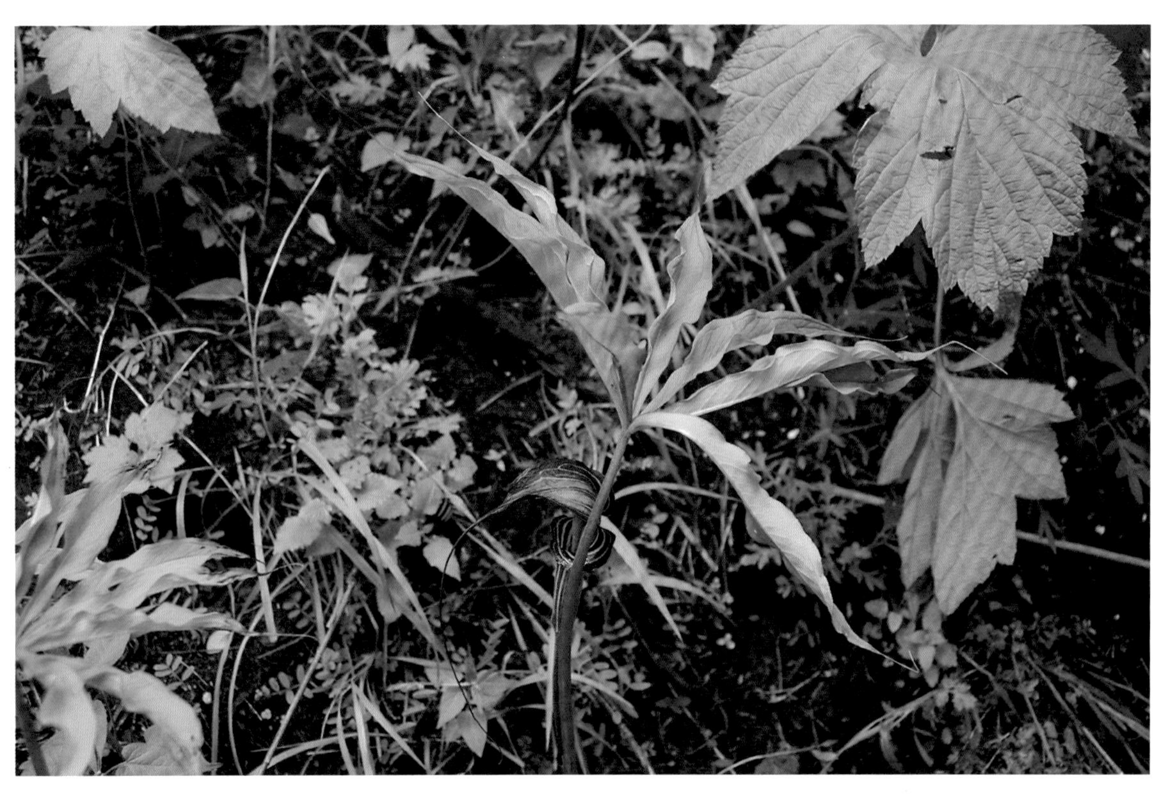

天南星科（Araceae） 天南星属（*Arisaema* Mart.）

一把伞南星 *Arisaema erubescebs* (Wall.) Schott

药 材 名 天南星；དྭ་བ།（达哇、塔哇）。

标　　准 《藏标》。

植物形态 参见《中国植物志》第十三卷第二分册第 189 ~ 191 页。

分布与生境 我国除黑龙江、吉林、辽宁、内蒙古、山东、江苏、新疆外，其余各地均有分布。生长于海拔 3 200 m 以下的林下、灌丛、草坡、荒地。印度、尼泊尔、缅甸、泰国北部等也有分布。

药用部位 块茎。

采收与加工 秋、冬季茎叶枯萎时采挖，除去残茎、须根及外皮，干燥。

性　　味 味苦、辛，性温。有毒。

功能与主治 燥湿化痰，祛风定惊，消肿散结。用于中风痰壅，口眼歪斜，半身不遂，癫痫，破伤风；外用于痈肿。

用量与用法 5 ~ 15 g。外用适量。一般炮制后使用。内服宜慎，孕妇忌服。

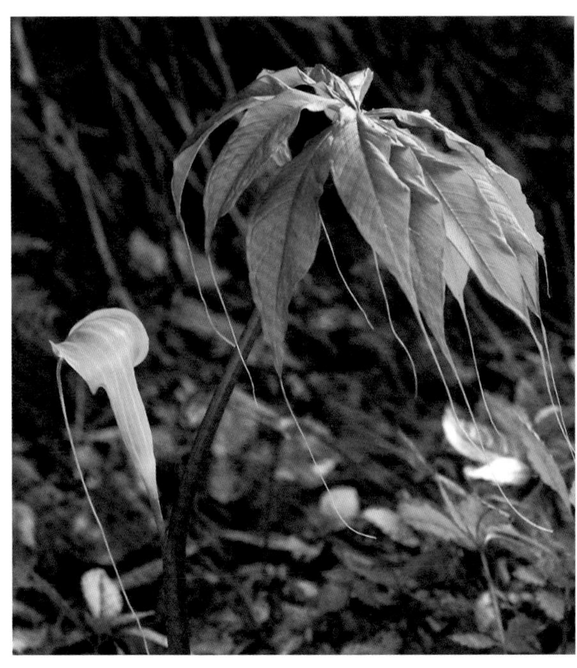

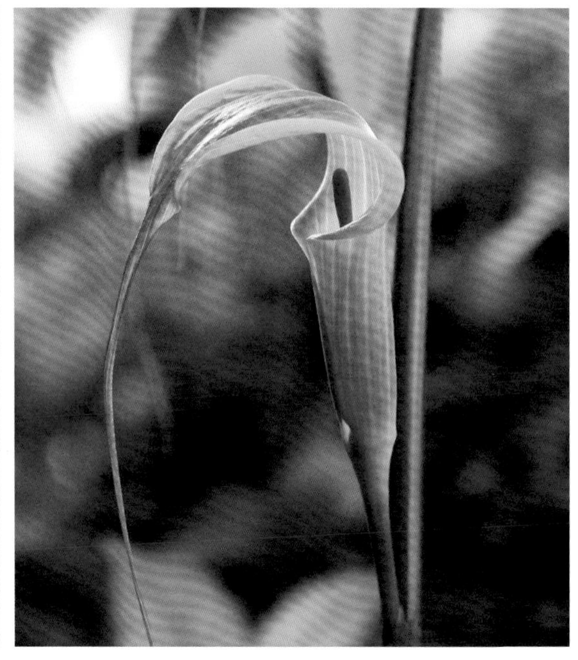

附　注

“ད་གོད།”（踏贵）为《四部医典》记载的治虫病、骨质增生及骨瘤之药物。《度母本草》言“踏贵”分为山生者 [“ད་གོད།”（踏贵、达果）] 和田生者 [“ད་བ།”（达哇、塔哇）]2 类，以山生者质优。《晶珠本草》记载有“ད་བའི་རྩ་བ།”（踏危扎哇），言其根、果实、花的功效各不相同。现代文献记载的藏医所用“踏贵”或“塔哇”的基原包括天南星科天南星属的多种植物，多以黄苞南星 *A. flavum* (Forsk.) Schott 为正品，该种在西藏（日喀则及墨竹工卡等）、四川西部、云南西北部等均有分布，其藏文名为“ད་སྒོད།”（达果），但未见有标准收载。《藏标》以“天南星 /ད་བ།/ 达哇”之名收载了天南星 *A. consanguineum* Schott（一把伞南星）、异叶天南星 *A. heterophyllum* Blume（天南星）、东北天南星 *A. amurense* Maxim.（东北南星），中药材天南星的基原也为上述 3 种。

《中国植物志》记载天南星的拉丁学名为 *A. heterophyllum* Blume；*A. consanguineum* Schott 为一把伞南星 *A. erubescebs* (Wall.) Schott 的异名；*A. amurense* Maxim. 的中文名为“东北南星”。

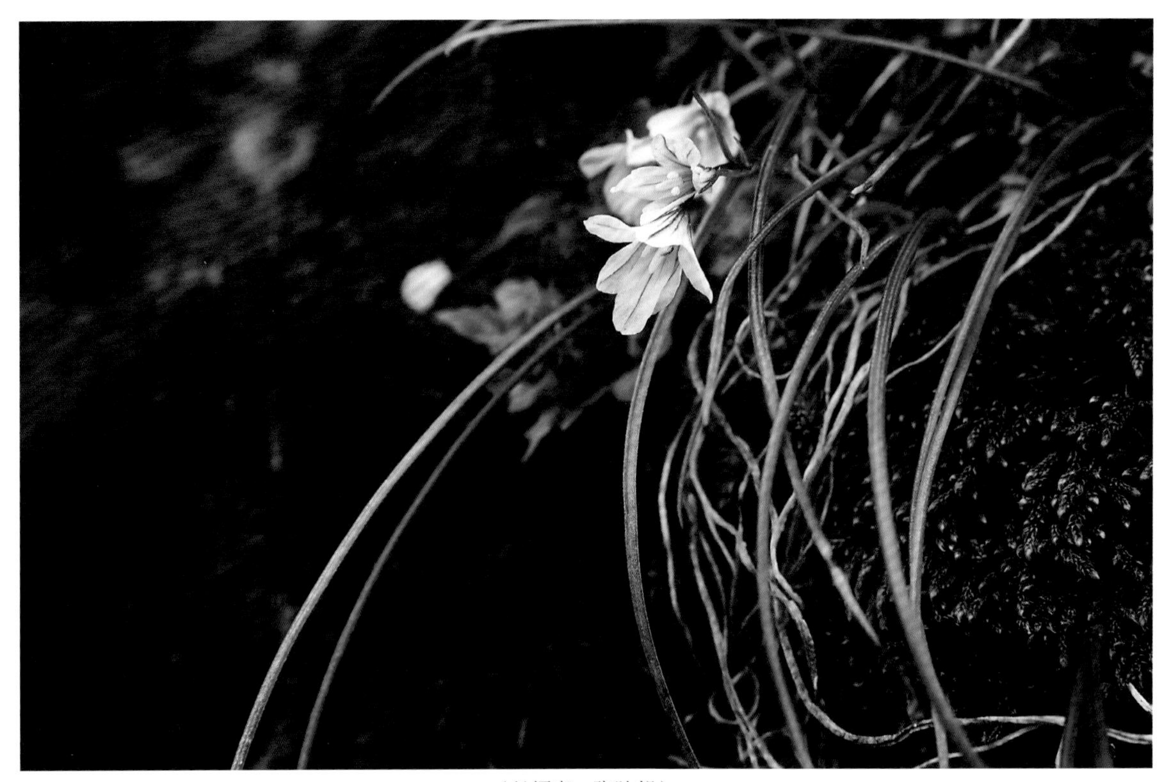

（拍摄者：张胜邦）

百合科（Liliaceae） 洼瓣花属（*Lloydia* Salisb.）

洼瓣花 *Lloydia serotina* (L.) Rchb.

药材名 萝蒂、洼瓣花；ཨ་ཝ།（阿哇）、རྩ་ཨ་ཝ།（杂阿哇、扎阿哇）。

标准 《部标藏药·附录》、《青海藏标》（2019 年版）、《西藏藏标》、《四川藏标》（2020 年版）。

植物形态 参见《中国植物志》第十四卷第 81 页。

分布与生境 分布于我国西南、西北、华北、东北各省区。生长于海拔 2 400 ~ 4 000 m 的山坡、灌丛、草地。欧洲、亚洲、北美洲广布。

药用部位 全草或地上部分。

采收与加工 夏、秋季采收，除去杂质，晒干。

性味 味甘、苦（微苦），化后味甘，性凉、钝。

功能与主治 明目，愈疮。用于眼病，创伤。[《青海藏标》（2019 年版）]

明目，接骨，愈伤。用于跌打损伤，外伤，各种眼病，体虚等。（《西藏藏标》）

清热明目，强筋接骨。用于目赤肿痛，跌打损伤，胸腔脓肿。[《四川藏标》（2020 年版）]

用量与用法 2 ~ 3（~ 6）g。内服煎汤；或入丸、散。外用适量，研末撒或调敷。

附　注

《度母本草》记载有“བདུད་རྩི་ཨ་ཤ།”（堆扎阿哇），言其无花无果，功效为治一切创伤及“四大和合病”；《妙音本草》记载其名为“ཨ་བ་བདུད་རྩི།”（阿哇堆扎），亦言其无花无果，功效为治眼病。《四部医典》《晶珠本草》均记载有“ཨ་ཤ།”（阿哇），言其为治眼病、体腔伤疮（胸脓肿）之药物。《蓝琉璃》记载“阿哇”有上品 [“ཨ་ཤ་མཆོག”（阿哇穷）]、雌 [“ཨ་ཤ་མོ།”（阿哇莫）]、雄 [“ཨ་ཤ་ཕོ།”（阿哇博）] 及类似品 [“ཨ་འདྲ།”（阿扎）]4 类。《晶珠本草》言“阿哇”分为上 [“བདུད་རྩི་ཨ་ཤ།”（堆扎阿哇）]、中 [“ཨ་ཤ།”（阿哇）]、下 [“ཨ་འདྲ།”（阿扎）]3 品，其中中品（阿哇）又分为有白花的雌者和无花的雄者 2 种。现代文献记载的“阿哇”类的基原包括木贼科木贼属（*Equisetum*）、百合科洼瓣花属、灯心草科灯心草属（*Juncus*）的多种植物，不同文献对“阿哇”的上、中、下品的基原有不同观点，各地习用的种类也有差异。卫藏地区及康巴地区多用洼瓣花属植物，称之为“阿哇莫”或“ཨ་ཤ་དམན་པ།”（阿哇曼巴，即替代品或副品）；青海黄南及甘肃甘南藏医习以木贼属植物作“阿哇”[也称“རྩ་ཨ་ཤ།”（扎阿哇、杂阿哇）]；部分文献记载下品（阿扎）的基原为灯心草属植物。有观点认为，“阿哇”的上品（阿哇穷）应为木贼属植物笔管草 *E. debile* Roxb. ex Vaucher [*E. ramosissimum* Desf. subsp. *debile* (Roxb. ex Vauch.) Hauke] 等，但现各地藏医多将木贼属植物作麻黄类 [“མཚེ་ལྡུམ།”（策敦木）] 的水生类品种 [“ཆུ་མཚེ།”（曲才）] 的基原。《部标藏药 · 附录》收载的“萝蒂 /རྩ་ཨ་ཤ།/ 杂阿哇”的基原为西藏萝蒂 *L. tibetica* Baker（西藏洼瓣花）或洼瓣花 *L. serotina* (L.) Rchb. 的地上部分，并言亦用蕨类植物木贼 *E. arvense* L.（问荆）、节节草 *Hippochaete ramosissima* (Desf.) Boerner（*E. ramosissimum* Desf.）；《青海藏标》（2019 年版）以“萝蒂 /ཨ་ཤ།/ 阿哇”之名收载了洼瓣花 *L. serotina* (L.) Rchb. 和节节草 *H. ramosissima* (Desf.) Boerner 的全草；《西藏藏标》以“རྩ་ཨ་ཤ།/ 扎阿哇 / 萝蒂”之名、《四川藏标》以“洼瓣花 /ཨ་ཤ།/ 阿哇”之名收载了洼瓣花 *L. serotina* (L.) Rchb. 的全草。（参见“节节草”“问荆”“西藏洼瓣花”“藏麻黄”条）

《中国植物志》记载节节草的拉丁学名为 *E. ramosissimum* Desf.，*H. ramosissima* (Desf.) Boerner 为其异名。

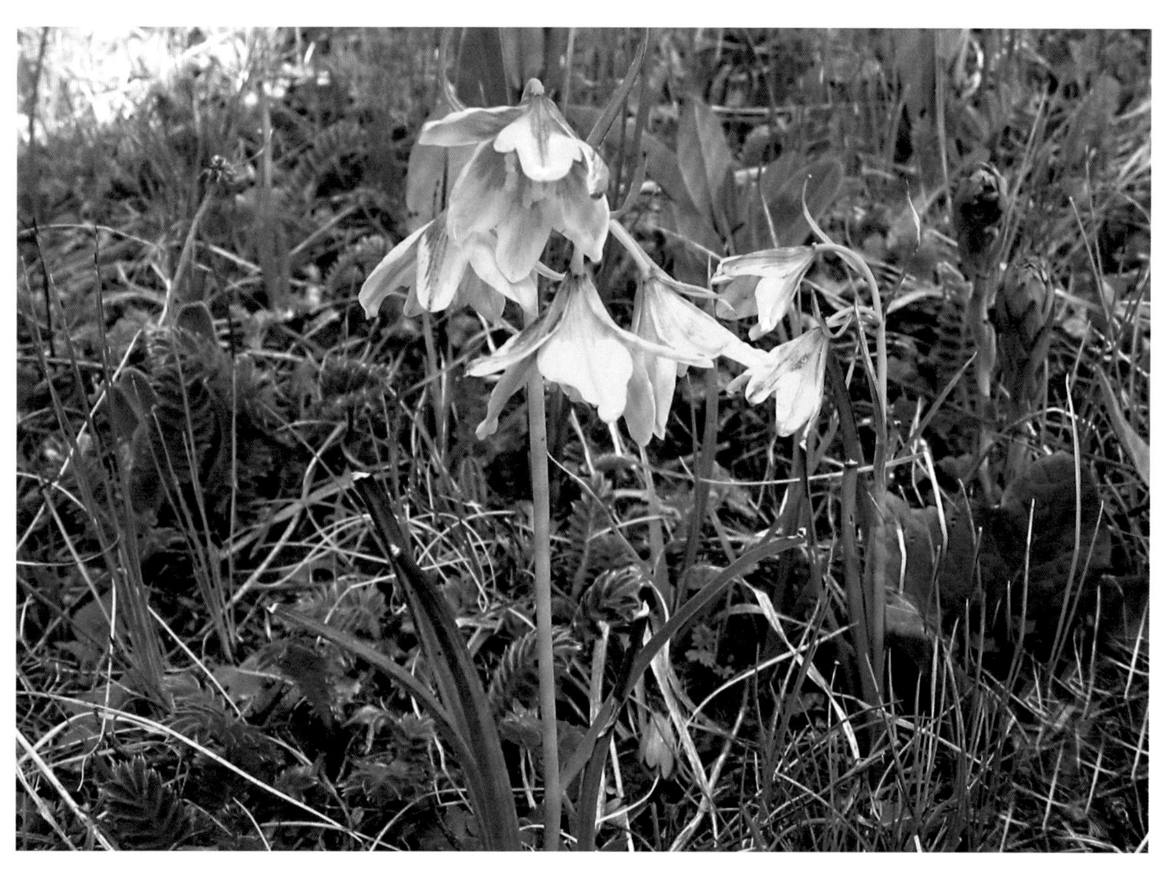

百合科（Liliaceae） 洼瓣花属（*Lloydia* Salisb.）

西藏洼瓣花 *Lloydia tibetica* Baker

药 材 名 萝蒂；ཙ་ཨ་ཝ།（杂阿哇、扎阿哇）。

标　　准 《部标藏药 · 附录》。

植物形态 参见《中国植物志》第十四卷第 83 页。

分布与生境 分布于我国西藏（吉隆、聂拉木等）、四川西部（道孚等）、甘肃南部、陕西（太白山一带）、山西（垣曲）、湖北（兴山）。生长于海拔 2 300 ~ 4 100 m 的山坡、草地。尼泊尔也有分布。

药用部位 地上部分。

采收与加工 7 ~ 8 月采集，除去杂质，洗净，晾干。

性　　味　味甘、微苦，化后味苦，性凉。

功能与主治　清热明目，引黄水，愈创，接骨折。用于跌打损伤，各种眼病，体虚。（《中华本草·藏药卷》）

用量与用法　2 ~ 4 g。内服煎汤；或入丸、散。外用适量，研末撒或调敷。

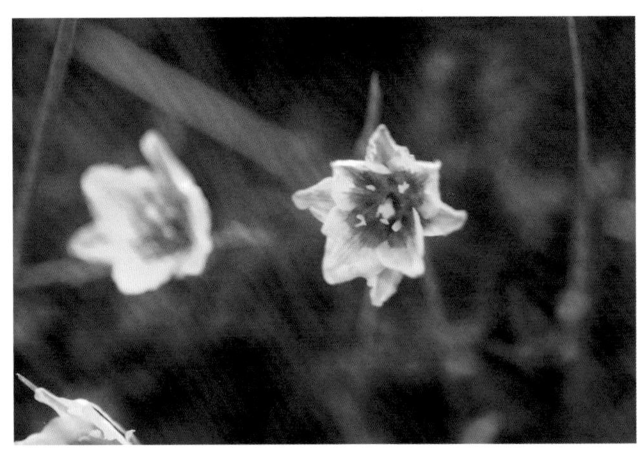

附注

《度母本草》记载有治一切创伤及“བདུད་རྩི་ཨ་ཝ།”（堆扎阿哇）；《妙音本草》记载其名为“ཨ་བ་བདུད་རྩི།”（阿哇堆扎），言其功效为治眼病。《四部医典》《晶珠本草》记载“ཨ་ཝ།”（阿哇）为治眼病、体腔伤疮（胸脓肿）之药物。《蓝琉璃》记载“阿哇”有上品、雌、雄及类似品4类；《晶珠本草》则将“阿哇”分为上[“བདུད་རྩི་ཨ་ཝ།”（堆扎阿哇）]、中[“ཨ་ཝ།”（阿哇），又分为雌、雄2种]、下[“ཨ་འདྲ།”（阿扎）]3品。现代文献记载的“阿哇”类的基原包括木贼科木贼属（*Equisetum*）、百合科洼瓣花属及灯心草科灯心草属（*Juncus*）的多种植物，但不同文献对“阿哇”的上、中、下品的基原有不同观点，各地习用的基原种类也有差异。洼瓣花属植物为卫藏地区及康巴地区藏医习用的“阿哇”类的基原，称“རྩ་ཨ་ཝ།”（扎阿哇）、“ཨ་ཝ་མོ།”（阿哇莫，即《蓝琉璃》记载的“阿哇”的雌者）或“ཨ་ཝ་དམན་པ།”（阿哇曼巴，即替代品或副品）。《部标藏药·附录》《青海藏标》（2019年版）和《四川藏标》（2020年版）收载的“རྩ་ཨ་ཝ།”（杂阿哇）或“ཨ་ཝ།”（阿哇）的基原为西藏萝蒂 *L. tibetica* Baker（西藏洼瓣花）和洼瓣花 *L. serotina* (L.) Rchb.。此外，文献记载的洼瓣花属植物中作“阿哇”类基原的还有黄洼瓣花 *L. delavayi* Franch.（甘孜藏医称“扎阿哇”）、小洼瓣花 *L. serotina* (L.) Rchb. var. *parva* (Marq. et Shaw) Hara（扎阿哇曼巴、扎阿哇）、云南洼瓣花 *L. yunnanensis* Franch.、紫斑洼瓣花 *L. ixiolirioides* Baker 等。（参见“节节草”“洼瓣花”“问荆”条）

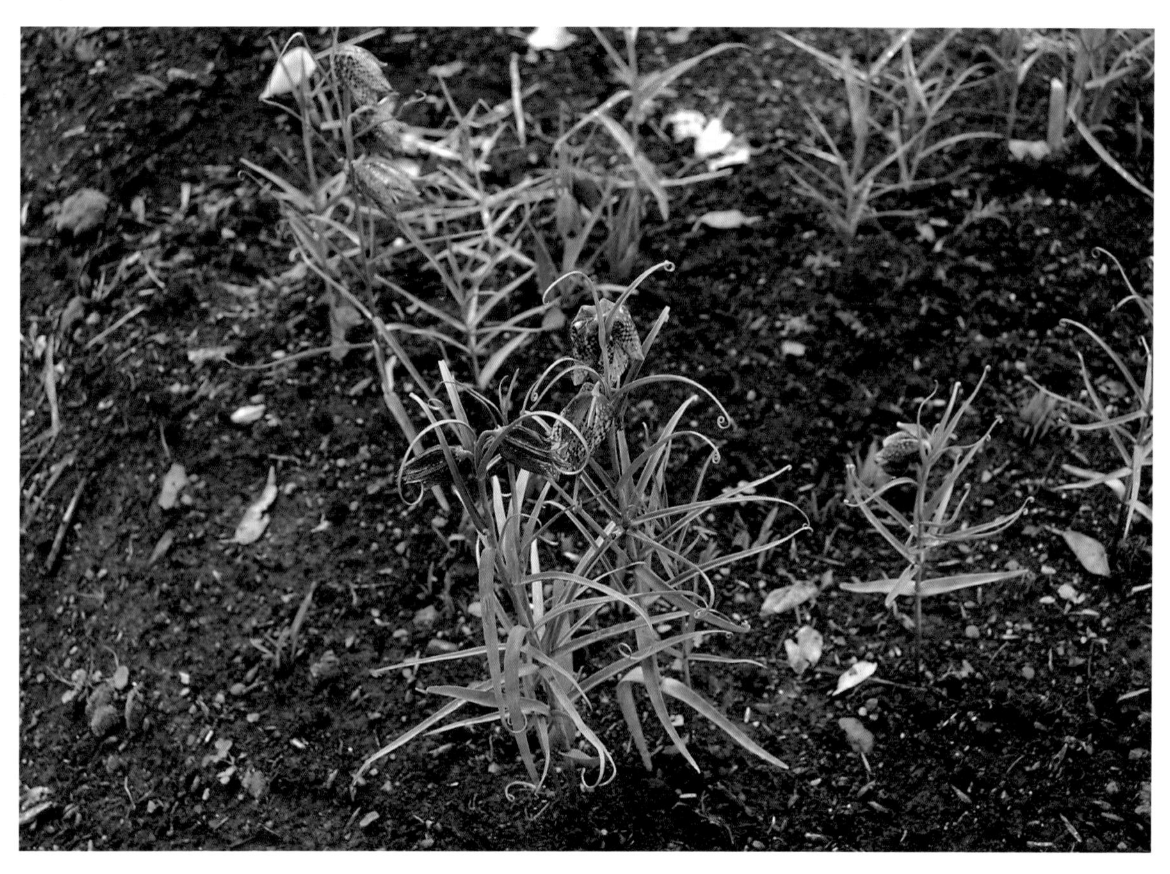

百合科（Liliaceae） 贝母属（*Fritillaria* L.）

川贝母 *Fritillaria cirrhosa* D. Don

药 材 名 川贝母、贝母；ཨ་བྱི་ཁ（阿布卡、阿贝卡、阿皮卡、阿毕卡）。

标 准 《部标藏药·附录》、《青海藏标·附录》（1992 年版）。

植物形态 参见《中国植物志》第十四卷第 105 页。

分布与生境 分布于我国西藏南部至东部、云南西北部、四川西部、甘肃南部、青海、宁夏、陕西（秦岭一带）等。生长于海拔 1 800 ~ 4 200 m 的高山灌丛、林下、草地、河滩、山谷湿地或岩缝中。尼泊尔也有分布。

药用部位 鳞茎。

采收与加工 6 ~ 7 月采挖，洗净泥土，阴干。

性　　味　味甘、苦，化后味苦，性微寒。

功能与主治　清热，消炎，化痰止咳。用于头颅骨折，中毒，外伤，肺热症，咳嗽。（《中华本草·藏药卷》）

用量与用法　3 ~ 5 g，内服煎汤；1 ~ 1.5 g，研末；或入丸、散。（《中华本草·藏药卷》）

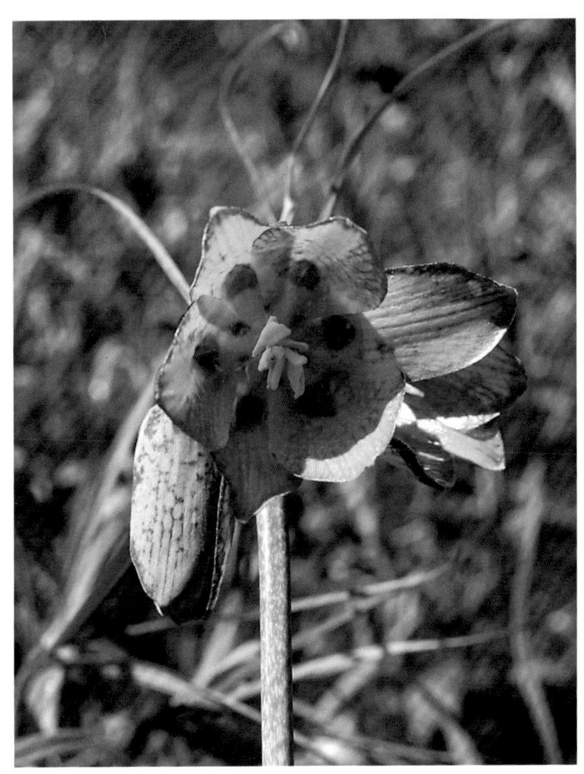

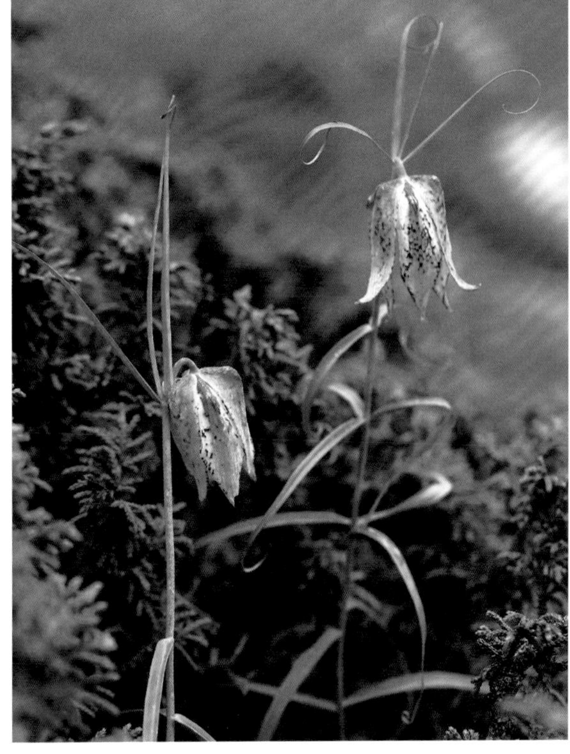

附　注

《甘露本草明镜》记载西藏产的“ཨ་བྲི་ཁ”（阿布卡）鳞茎大小不同且种类很多。现代文献记载的“阿布卡”的基原主要为百合科贝母属植物，也有藏医以百合属（*Lilium*）植物山丹 *L. pumilum* DC. 的鳞茎作代用品。川贝母 *F. cirrhosa* D. Don 为“阿布卡”的主要基原之一，《部标藏药·附录》《青海藏标·附录》以“川贝母（贝母）/ཨ་བྲི་ཁ/ 阿布卡”之名收载了川贝母 *F. cirrhosa* D. Don 和甘肃贝母 *F. przewalskii* Maxim. ex Batal.。文献记载的“阿布卡”的基原还有同属的多种植物。藏医药用的贝母类除使用其鳞茎外，叶、花、种子也药用，其功效各有不同。（参见“甘肃贝母”条）

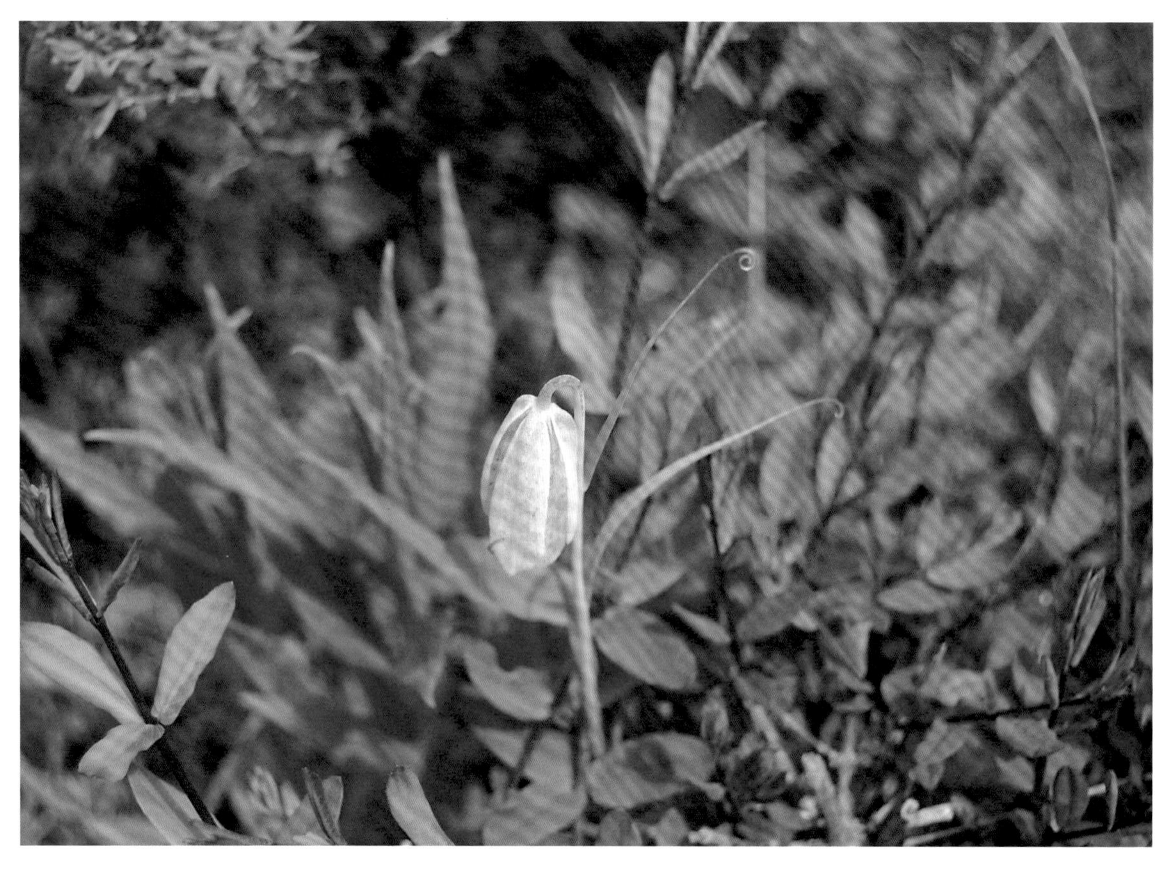

百合科（Liliaceae） 贝母属（*Fritillaria* L.）

甘肃贝母 *Fritillaria przewalskii* Maxim. ex Batal.

药 材 名 川贝母、贝母；ཨ་བྱི་ཁ（阿布卡、阿贝卡、阿皮卡、阿毕卡）。

标 准 《部标藏药·附录》、《青海藏标·附录》（1992 年版）。

植物形态 参见《中国植物志》第十四卷第 109 页。

分布与生境 分布于我国甘肃南部（夏河及洮河流域）、青海（湟中、民和、囊谦、治多）、四川（甘孜、宝兴、天全）。现在我国青海互助有大量栽培。生长于海拔 2 800 ~ 4 400 m 的高山灌丛、草地。

药用部位 鳞茎。

采收与加工 6 ~ 7 月采挖，洗净泥土，阴干。

性　　味　味甘、苦，化后味苦，性微寒。

功能与主治　清热，消炎，化痰止咳。用于头颅骨折，中毒，外伤，肺热症，咳嗽。（《中华本草·藏药卷》）

用量与用法　3 ~ 5 g，内服煎汤；1 ~ 1.5 g，研末；或入丸、散。（《中华本草·藏药卷》）

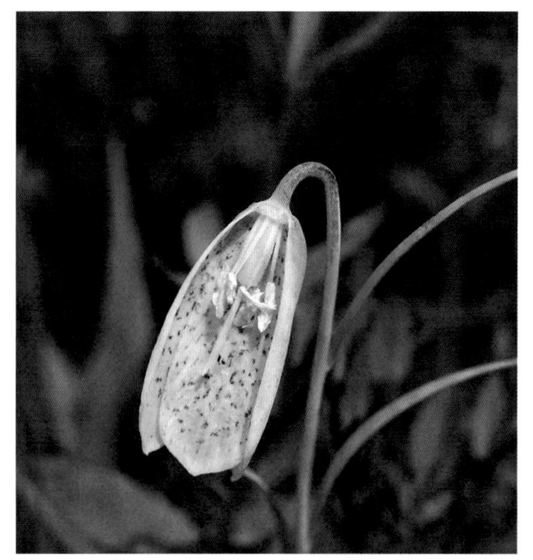

附　注

《晶珠本草》在“旱生草类药物”的“根叶花果全草类药物”中记载有治头伤、中毒症之药物“ཨ་བྱི་ཀ”（阿布卡）。《甘露本草明镜》记载西藏产的“阿布卡”有多种类型，其鳞茎大小与种类多样。现代文献记载的“阿布卡”的基原多为贝母属植物，也有以百合属（*Lilium*）植物山丹 *L. pumilum* DC. 的鳞茎作代用品。甘肃贝母 *F. przewalskii* Maxim. ex Batal. 为“阿布卡”的主要基原之一。藏医认为“阿毕卡”以鳞茎大者为上品，鳞茎小者为下品，故西藏藏医多以梭砂贝母 *F. delavayi* Franch. 作“阿毕卡”的正品或上品，而将其他鳞茎较小的贝母属植物作副品或下品。《晶珠本草》将“阿布卡”归于“根叶花果全草类药物”中，贝母类的叶、花、种子也可入药，各部位的功效有所不同。《部标藏药·附录》《青海藏标·附录》（1992 年版）以“川贝母（贝母）/ཨ་བྱི་ཀ/ 阿布卡”之名收载了川贝母 *F. cirrhosa* D. Don 和甘肃贝母 *F. przewalskii* Maxim. ex Batal.。文献记载的作“阿布卡”基原的还有康定贝母 *F. cirrhosa* D. Don var. *ecirrhosa* Franch.、暗紫贝母 *F. unibracteata* Hsiao et K. C. Hsia、粗茎贝母 *F. crassicaulis* S. C. Chen 等。（参见“川贝母”条）

《四部医典》《蓝琉璃》《晶珠本草》等均记载有治胃痛、感冒之药物“སྙི་བ”（尼哇）。据现代文献记载和调查，“尼哇”的基原主要有桔梗科党参属（*Codonopsis*）和金钱豹属（*Campanumoea*）植物，以鸡蛋参 *Codonopsis convolvulacea* Kurz、薄叶鸡蛋参 *Codonopsis convolvulacea* Kurz var. *vinciflora* (Kom.) L. T. Shen（辐冠党参）为正品。甘肃甘南藏医也将甘肃贝母 *F. przewalskii* Maxim. ex Batal. 作“尼哇”使用。（参见“薄叶鸡蛋参”条）

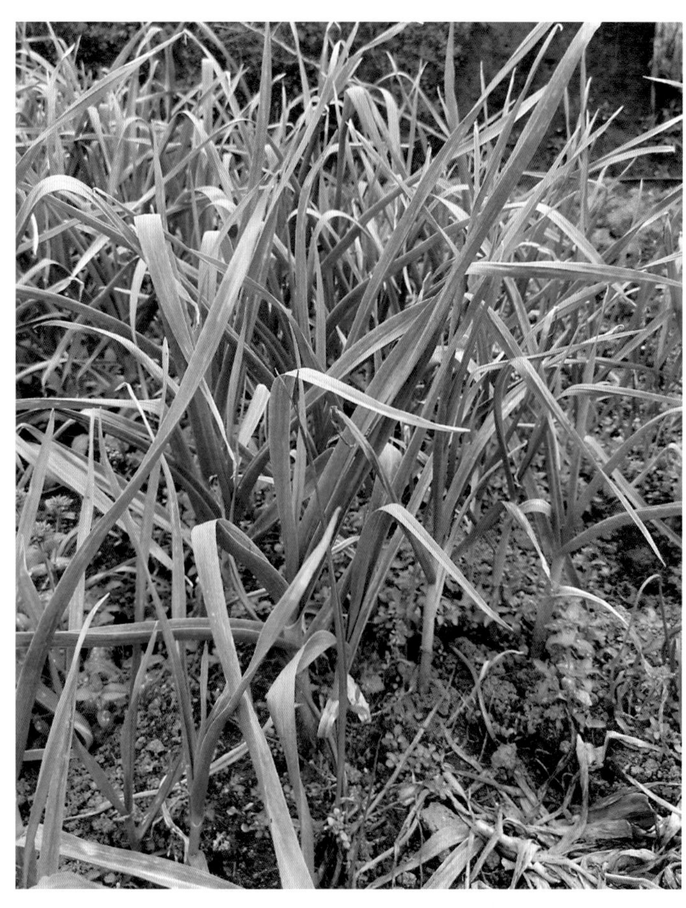

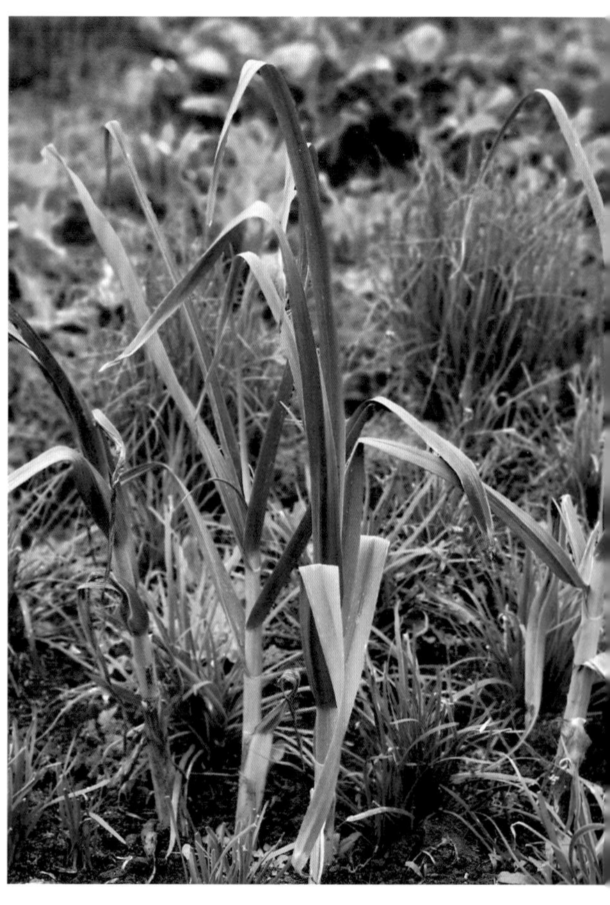

百合科（Liliaceae） 葱属（*Allium* L.）

蒜 *Allium sativum* L.

药 材 名 大蒜；སྒོག་པ།（果巴）。大蒜炭；སྒོག་ཐལ།（果塔）。

标 准 《藏标》、《部标藏药·附录》、《青海藏标·附录》（1992 年版）。

植物形态 参见《中国植物志》第十四卷第 268 ~ 269 页。

分布与生境 原产于亚洲西部或欧洲。我国各地均有栽培。

药用部位 鳞茎。

采收与加工 夏季采挖，除去茎叶及泥沙，置通风处晾晒或烘烤至外皮干燥，或煅烧成灰。

性　　味　味辛，性温。

功能与主治　清热解毒，温中宣窍。用于细菌性痢疾，阿米巴痢疾，肠炎，感冒，痈肿疮疡。大蒜炭用于“隆”病。

用量与用法　9 ~ 15 g。内服煎汤；或入丸、散。

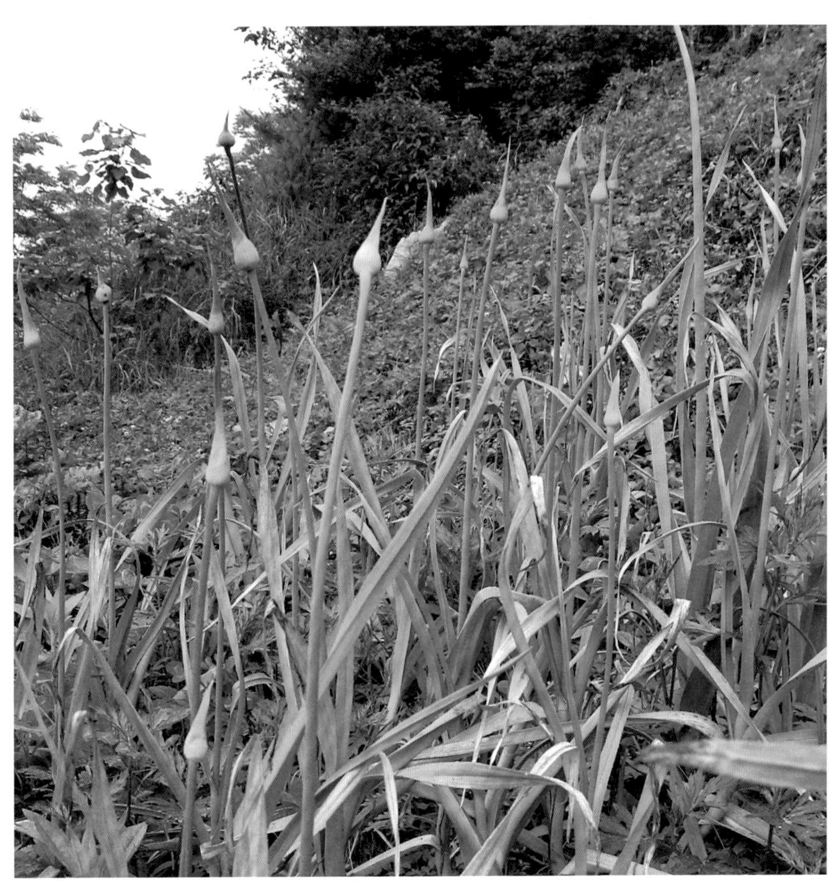

附　注

《四部医典》记载有祛风、杀虫、解毒、治麻风病之药物“སྒོག་པ།”（果巴），言其又名“སྒོག་སྐྱ།”（果夹）。《晶珠本草》言“最佳者为无瓣的鳞茎”（即独头蒜）。现各地藏医所用“果巴”的基原均为百合科植物蒜 *A. sativum* L.，《藏标》以“大蒜 /སྒོག་པ།/ 果巴”之名收载了该种。《部标藏药·附录》《青海藏标·附录》则以“大蒜炭 /སྒོག་ཐལ།/ 果塔”之名收载了蒜 *A. sativum* L. 的鳞茎煅烧的灰。

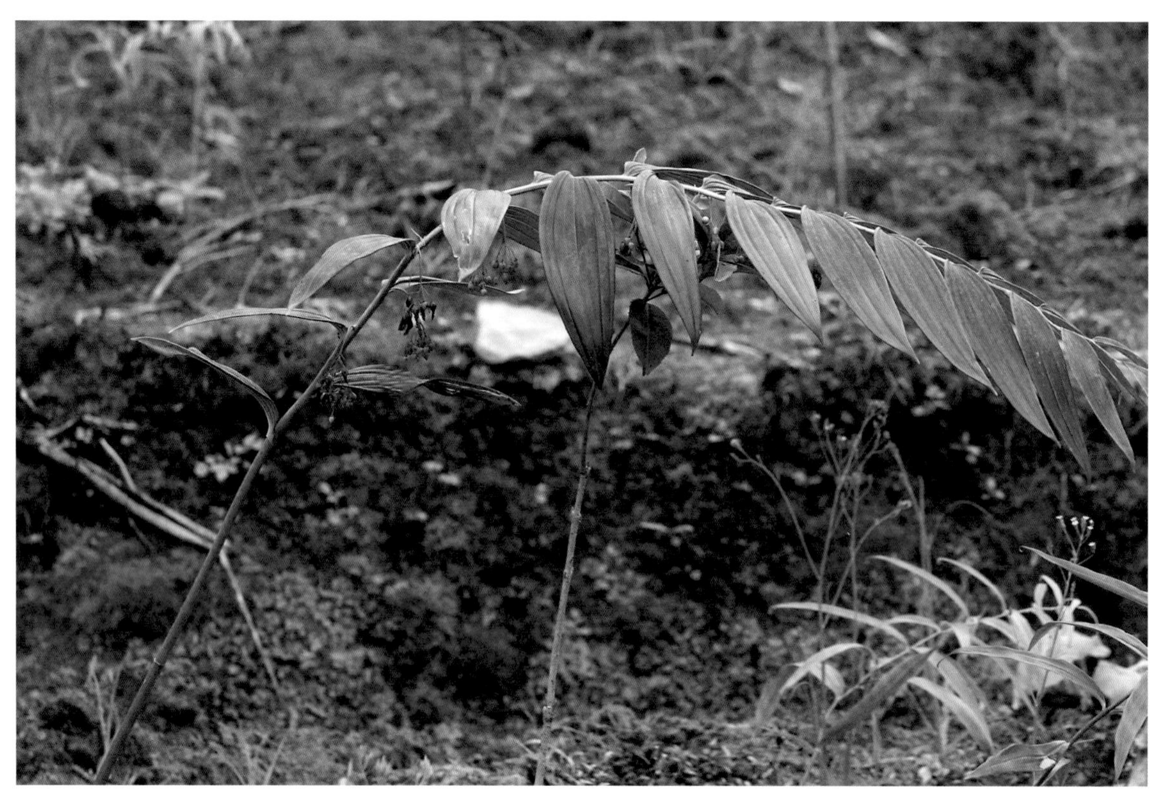

百合科（Liliaceae） 黄精属（*Polygonatum* Mill.）

多花黄精 *Polygonatum cyrtonema* Hua（*P. multiflorum* L.）

药材名 黄精；ར་མཉེ།（热尼、拉尼、惹尼、拉聂）。

标准 《藏标》。

植物形态 参见《中国植物志》第十五卷第 64 页。

分布与生境 分布于我国四川、贵州、湖南、湖北、河南南部和西部、江西、安徽、江苏南部、浙江、福建、广东中部和北部、广西北部。生长于海拔 500 ～ 2 100 m 的林下、灌丛、山坡阴处。

药用部位 根茎。

采收与加工 夏季花期采收，除去泥沙等杂质，洗净，晾干，切段，揉搓出香气，阴干；或洗净后在沸水中略烫，或蒸至透心，干燥。

性　　味　味甘，性平。

功能与主治　补中益气，润心肺，填精髓。用于诸虚劳损，干咳，口干。

用量与用法　10 ~ 13 g。内服煎汤；或入丸、散。

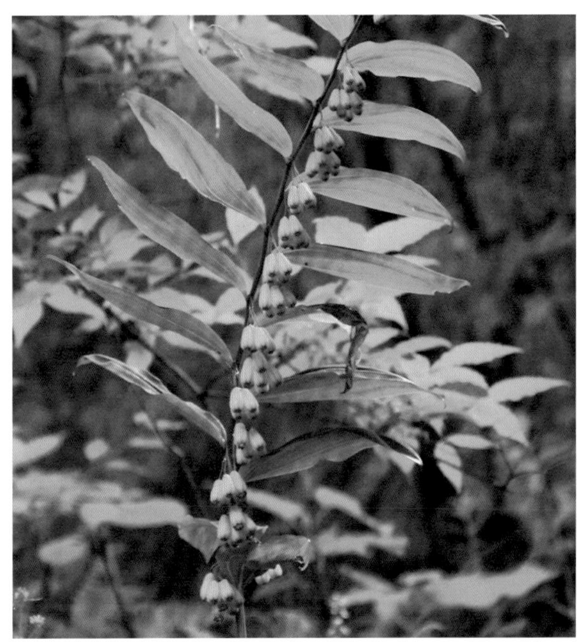

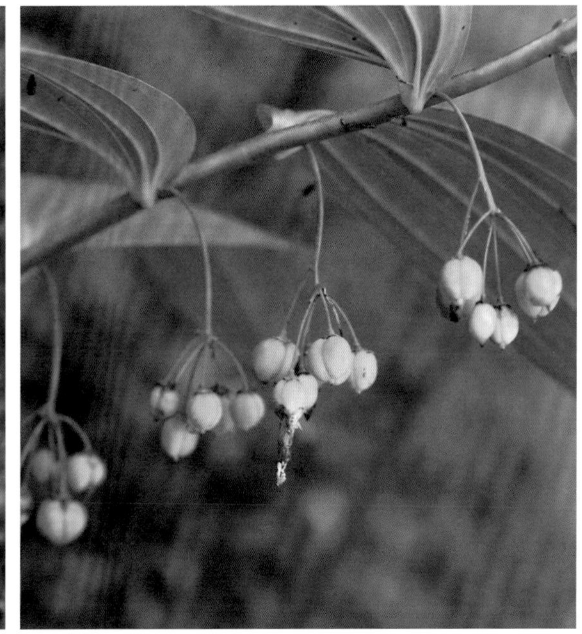

附　注

《度母本草》记载“དོང་ཁྲི་བར་མ།”（当车巴尔玛）为滋补、延年益寿之药物；《妙音本草》记载“ར་མཉེ།”（拉尼）的功效为利肺；《宇妥本草》记载“ར་མོ་ཤག”（拉毛夏）能抗老、增力、生精。《晶珠本草》记载“ར་མཉེ།”（拉尼）和“ལུག་མཉེ།”（洛尼、鲁尼）为同类药物之 2 种，总名称为“当车巴尔玛”等，言二者为滋补、延年寿之药物；其中“拉尼”又称“拉毛夏”。现代文献记载的“拉尼”和“洛尼”的基原均为百合科黄精属植物，且二者的基原存在交叉，现一般以黄精类作“拉尼”的基原，以玉竹类作“洛尼”的基原，但二者不宜混用。据文献记载，多花黄精 *P. cyrtonema* Hua 为“拉尼”的基原之一，《藏标》以“黄精 /ར་མཉེ།/ 拉尼”之名收载了东北黄精 *P. sibiricum* Red.（黄精）和多花黄精 *P. multiflorum* L.（*P. cyrtonema* Hua）；《青海藏标・附录》以“黄精 /ར་མཉེ།/ 拉聂”之名收载了轮叶黄精 *P. verticillatum* (L.) All. 及黄精 *P. sibiricum* Delar. ex Redouté。（参见“轮叶黄精”条）

《中国植物志》记载多花黄精的拉丁学名为 *P. cyrtonema* Hua，并指出 *P. multiflorum* (L.) All. 分布于欧洲，我国多花黄精 *P. cyrtonema* Hua 的一些类型常被错误地鉴定为 *P. multiflorum* (L.) All.。

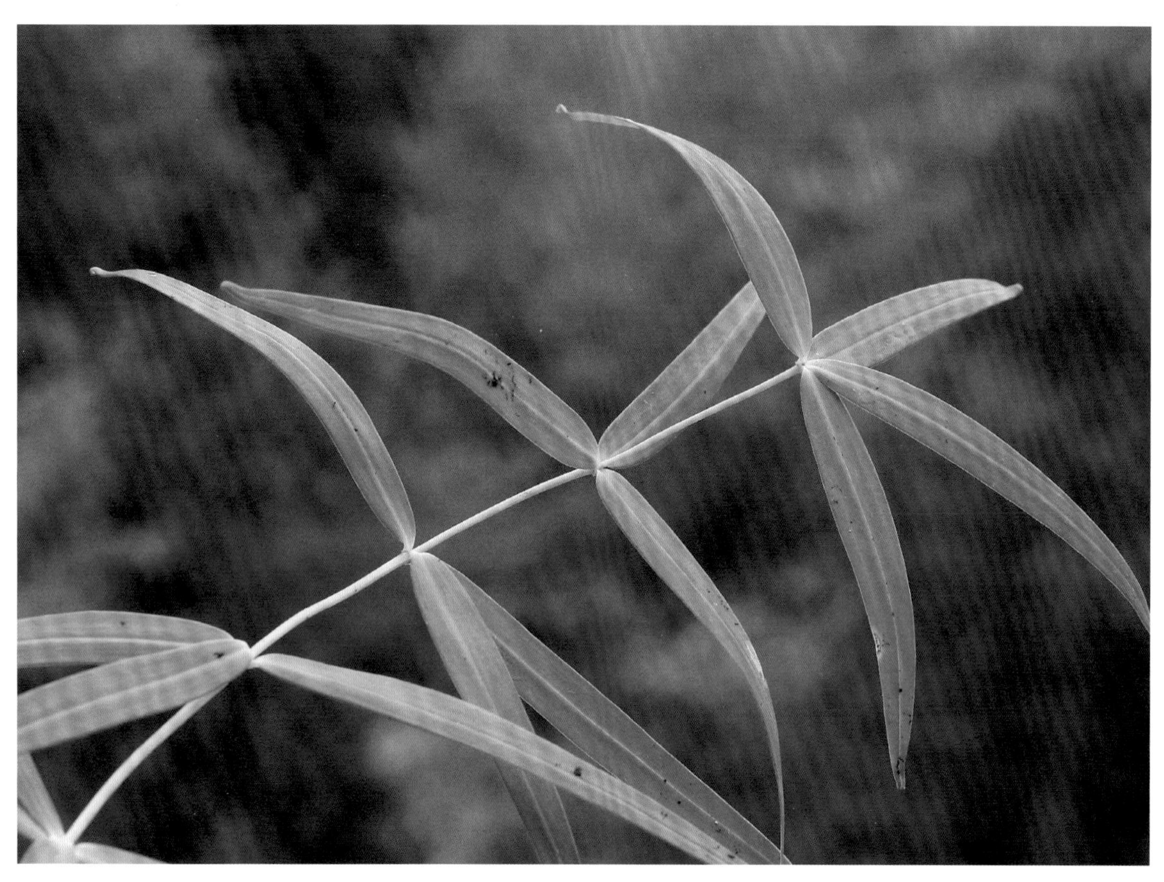

百合科（Liliaceae） 黄精属（*Polygonatum* Mill.）

轮叶黄精 *Polygonatum verticillatum* (L.) All.

药 材 名 黄精；རམཉེ།（拉聂、拉尼、热尼、惹尼）。

标 准 《青海藏标·附录》（1992 年版）。

植物形态 参见《中国植物志》第十五卷第 72 页。

分布与生境 分布于我国西藏东部和南部、云南西北部、四川西部（康定等）、青海东北部、甘肃东南部、陕西南部、山西西部。生长于海拔 2 100 ~ 4 000 m 的林下、山坡草地、灌丛。欧洲经西亚至尼泊尔、不丹也有分布。

药用部位 根茎。

采收与加工　夏季花期采收，除去泥沙等杂质，洗净，晾干水分，切段，揉搓出香气，阴干；或洗净后在沸水中略烫，或蒸至透心，干燥。

性　　味　味甘，性平。

功能与主治　补中益气，润心肺，填精髓。用于诸虚劳损，干咳，口干。

用量与用法　10 ~ 13 g。内服煎汤；或入丸、散。

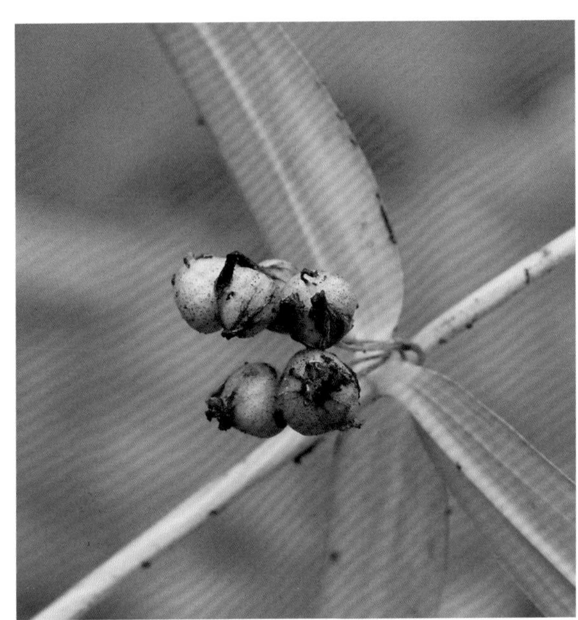

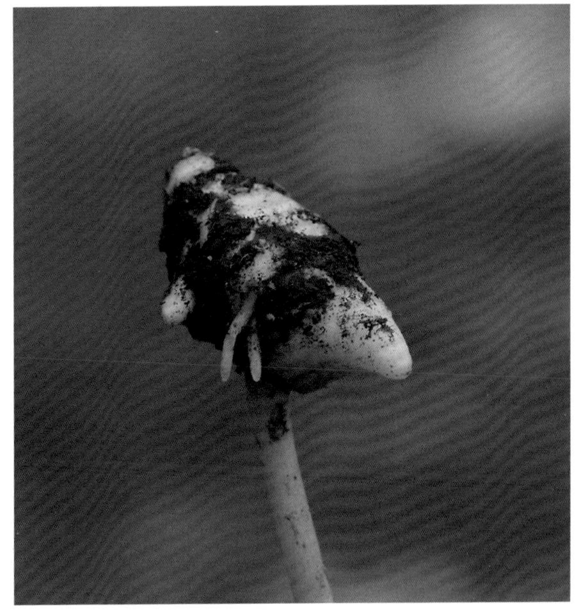

附　注

《晶珠本草》记载“ར་མཉེ།”（拉尼）和“ལུག་མ་ཉེ།”（洛尼、鲁尼）为同类之 2 种，言其为滋补、延年寿之药物。现代文献记载的该 2 种的基原均为百合科黄精属植物，一般以黄精类作“拉尼”[《宇妥本草》记载为“ར་མོ་ཤག”（拉毛夏）] 的基原，以玉竹类作“洛尼”的基原，但二者不宜混用，二者的基原种类均较多，且有交叉。据文献记载，轮叶黄精 *P. verticillatum* (L.) All.（红果黄精 *P. erthrocarpum* Hua）为“拉尼”常用的基原之一，《青海藏标 · 附录》以“黄精 /ར་མཉེ།/ 拉聂”之名收载了该种及黄精 *P. sibiricum* Red.（东北黄精）；《藏标》还收载有多花黄精 *P. multiflorum* L.（*P. cyrtonema* Hua）。（参见“黄精”条）

《中国植物志》记载黄精的拉丁学名为 *P. sibiricum* Delar. ex Redouté，多花黄精的拉丁学名为 *P. cyrtonema* Hua，并指出我国分布的多花黄精 *P. cyrtonema* Hua 常被错误地鉴定为分布于欧洲的 *P. multiflorum* (L.) All.。

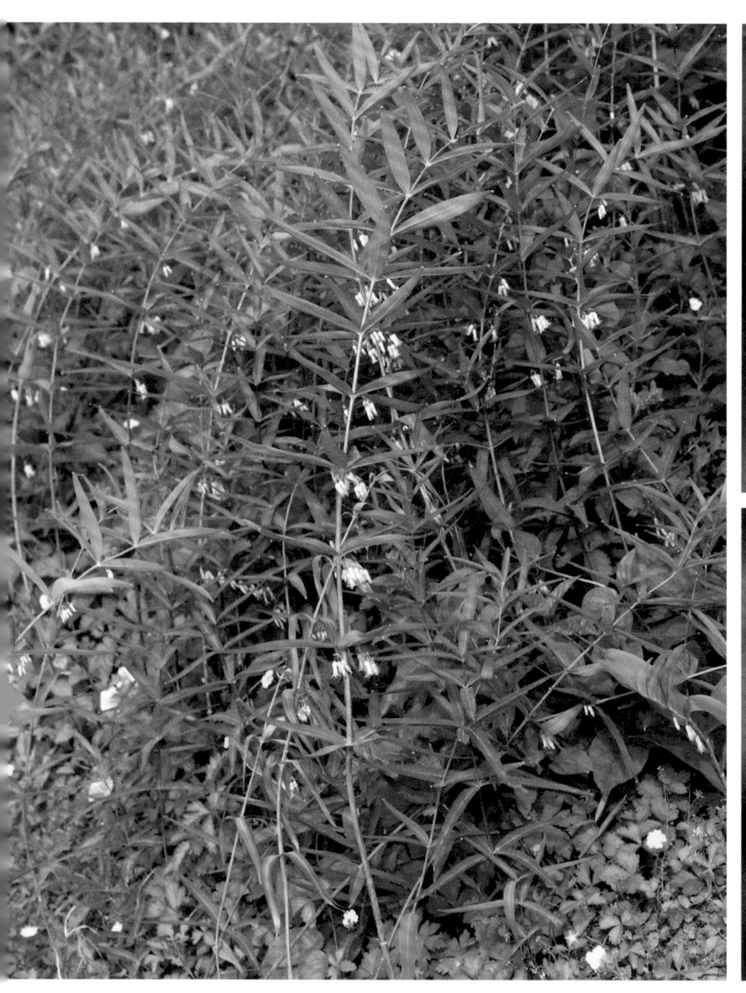

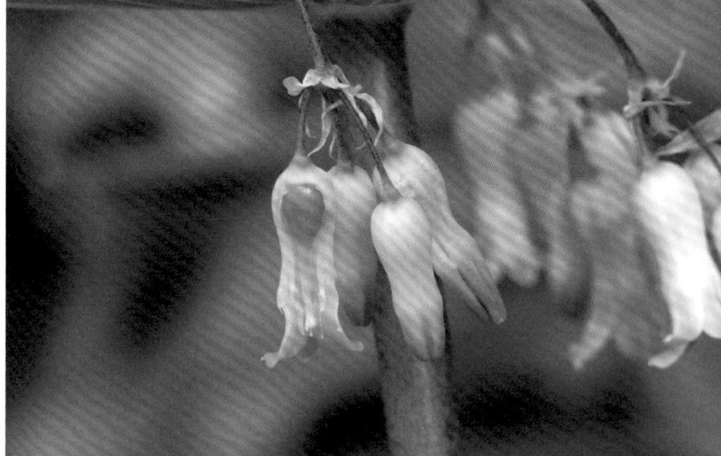

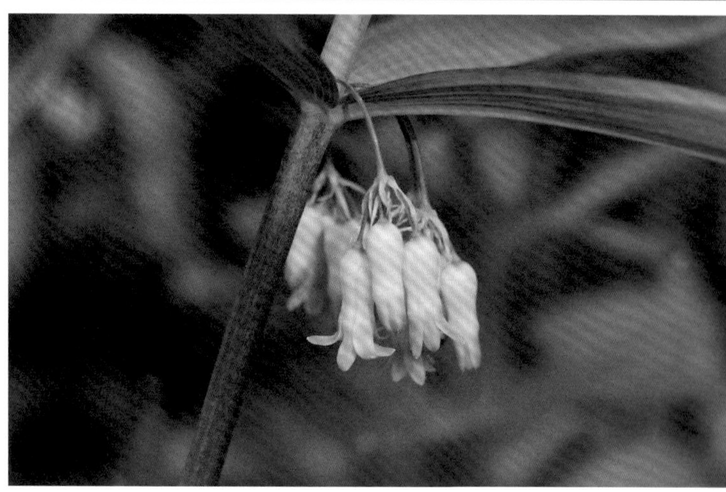

百合科（Liliaceae） 黄精属（*Polygonatum* Mill.）

黄精 *Polygonatum sibiricum* Delar. ex Redouté

药 材 名 黄精；ར་མཉེ།（热尼、拉尼、惹尼、拉聂）。

标　　准 《部标藏药·附录》、《藏标》、《青海藏标·附录》（1992 年版）。

植物形态 参见《中国植物志》第十五卷第 78 页。

分布与生境 分布于我国黑龙江、吉林、辽宁、河北、河南、山东、安徽东部、浙江西北部、山西、陕西、内蒙古、宁夏、甘肃东部。生长于海拔 800 ~ 2 800 m 的林下、灌丛、山坡阴处。朝鲜、蒙古等也有分布。

药用部位　根茎。

采收与加工　春、秋季采收，除去须根，洗净，晾干水分，切段，揉搓出香气，阴干；或洗净后在沸水中略烫，或蒸至透心，干燥。

性　　味　味甘，性平。

功能与主治　补中益气，润心肺，填精髓。用于诸虚劳损，干咳，口干。

用量与用法　10 ～ 13 g。内服煎汤；或入丸、散。

附　注

《四部医典》《蓝琉璃》中记载有益寿、敛黄水之药物“ར་མཉེ།”（拉尼）。《晶珠本草》记载“ར་མཉེ།”（拉尼）和“ལུག་མཉེ།”（洛尼、鲁尼）为同类药物之 2 种，二者具滋补、延年寿之功效。现代文献记载的该 2 种药材的基原均为黄精属植物，一般以黄精类作“拉尼”的基原，以玉竹类作“洛尼”的基原，但二者不宜混用，二者的基原种类均较多，其中，黄精 *P. sibiricum* Delar. ex Redouté 为常用的“拉尼”的基原之一。《部标藏药·附录》等收载的“黄精 /ར་མཉེ།/ 拉聂（拉尼）”的基原有东北黄精 *P. sibiricum* Red.（黄精）、多花黄精 *P. multiflorum* L. 和轮叶黄精 *P. verticillatum* (L.) All.，或为黄精 *P. sibiricum* Delar. ex Redouté 及其同属数种植物。东北黄精 *P. sibiricum* Red.（黄精）、多花黄精 *P. multiflorum* L. 作为中药材黄精的基原，现已大量栽培生产，藏医所用黄精药材也从中药材市场购买。（参见“轮叶黄精”条）

在《中国植物志》中，黄精的拉丁学名为 *P. sibiricum* Delar. ex Redouté；多花黄精的拉丁学名为 *P. cyrtonema* Hua，我国分布的多花黄精 *P. cyrtonema* Hua 常被错误地鉴定为分布于欧洲的 *P. multiflorum* (L.) All.。

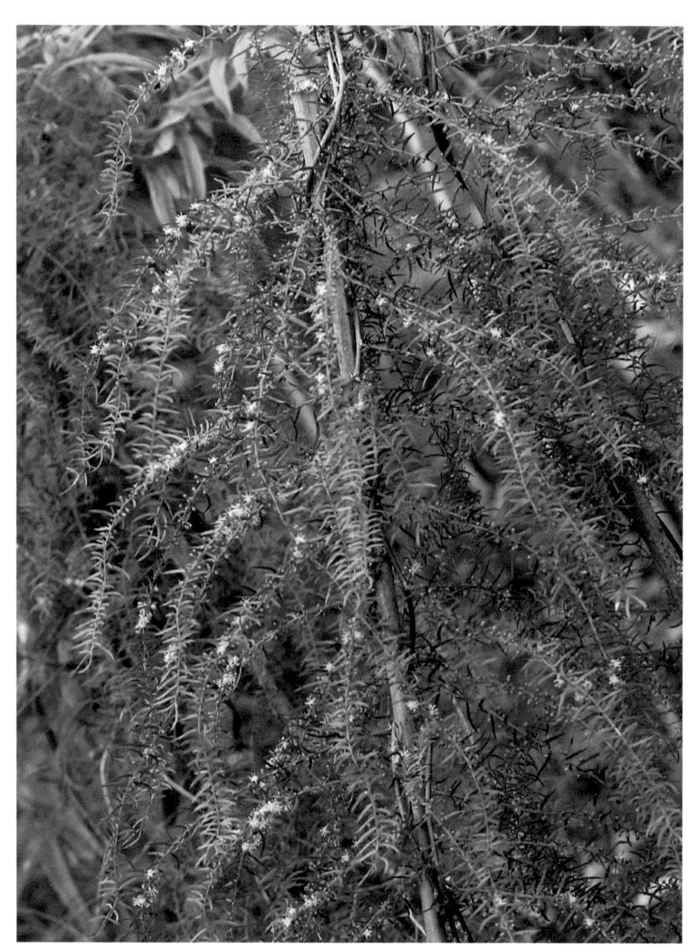

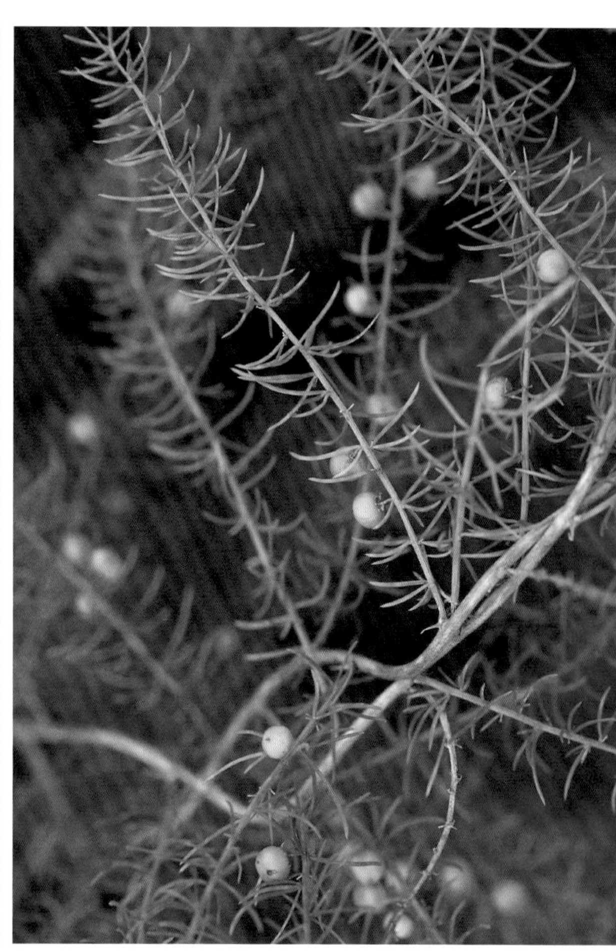

百合科（Liliaceae）　天门冬属（*Asparagus* L.）

天门冬 *Asparagus cochinchinensis* (Lour.) Merr.

药 材 名　天冬；ཉེ་ཤིང་།（聂相、聂象、尼兴、聂兴）。

标　　准　《部标藏药·附录》、《青海藏标·附录》（1992 年版）。

植物形态　参见《中国植物志》第十五卷第 106 ~ 108 页。

分布与生境　分布于我国华东、西南等地区及河北、山西、陕西、甘肃等的南部。现在我国各地作为园艺植物多有栽培。生长于海拔 1 750 m 以下的山坡、路旁、疏林下、山谷、荒地。朝鲜、日本、老挝、越南也有分布。

药用部位 块根。

采收与加工 10 月采挖，洗净泥土，以纸遮蔽，晒干。

性　　味 味甘、苦、涩、辛，性平。

功能与主治 清隐热、旧热，健身，补肾，补胃。用于"隆"病，寒性黄水病，剑突病等。（《中华本草·藏药卷》）

用量与用法 2 ~ 6 g。内服煎汤；或入丸、散。（《中华本草·藏药卷》）

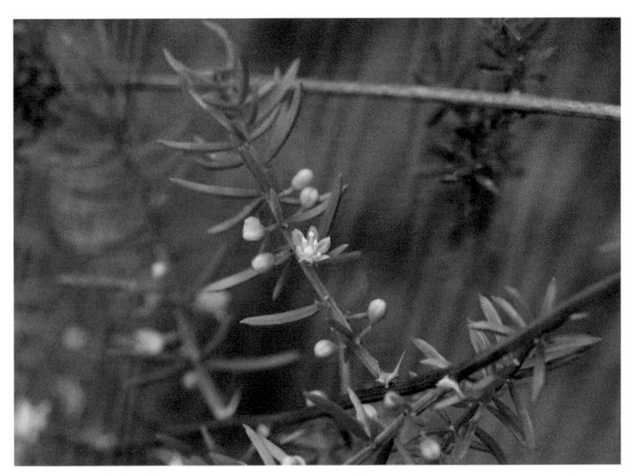

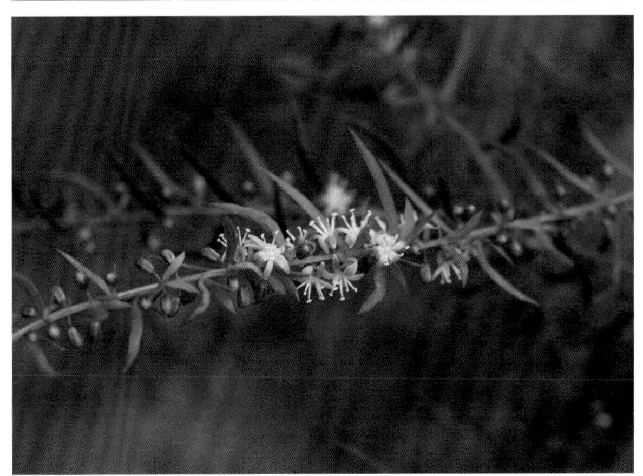

附　注

《月王药诊》《四部医典》等古籍中均记载有延年益寿、敛黄水之药物"ཉེ་ཤིང་།"（聂相、尼兴）。《度母本草》记载有"བདུད་རྩི་ཉེ་ཤིང་།"（堆之尼兴），言其功效为治"培根脘症"。《晶珠本草》记载"聂相"分为雄（有刺）和雌（无刺）2 种。现代文献记载的藏医所用"尼兴"的基原均为百合科天门冬属植物，包括羊齿天门冬 *A. filicinus* Ham. ex D. Don、多刺天门冬 *A. myriacanthus* Wang et S. C. Chen 等多种，其中羊齿天门冬 *A. filicinus* Ham. ex D. Don 无刺，应为雌者，其他为雄者，但各文献均不分雌、雄而统称为"尼兴"。从资源分布的角度来看，藏医传统使用的应为在青藏高原有分布的上述 2 种，但未见有标准收载。现藏医所用"尼兴"药材多直接从市场上购买，其基原为天门冬 *A. cochinchinensis* (Lour.) Merr.（也为中药材天冬的基原），该种有刺，属雄者。《部标藏药·附录》《青海藏标·附录》以"天冬 /ཉེ་ཤིང་།/ 聂相"之名收载了天门冬 *A. cochinchinensis* (Lour.) Merr. 及其同属多种植物。甘肃天祝藏医将百合科植物玉竹 *Polygonatum odoratum* (Mill.) Druce 称为"尼兴"，此系误用。玉竹 *P. odoratum* (Mill.) Druce 应系另一藏药"ལུག་མཉེ།"（鲁尼）的基原之一。（参见"黄精"条）

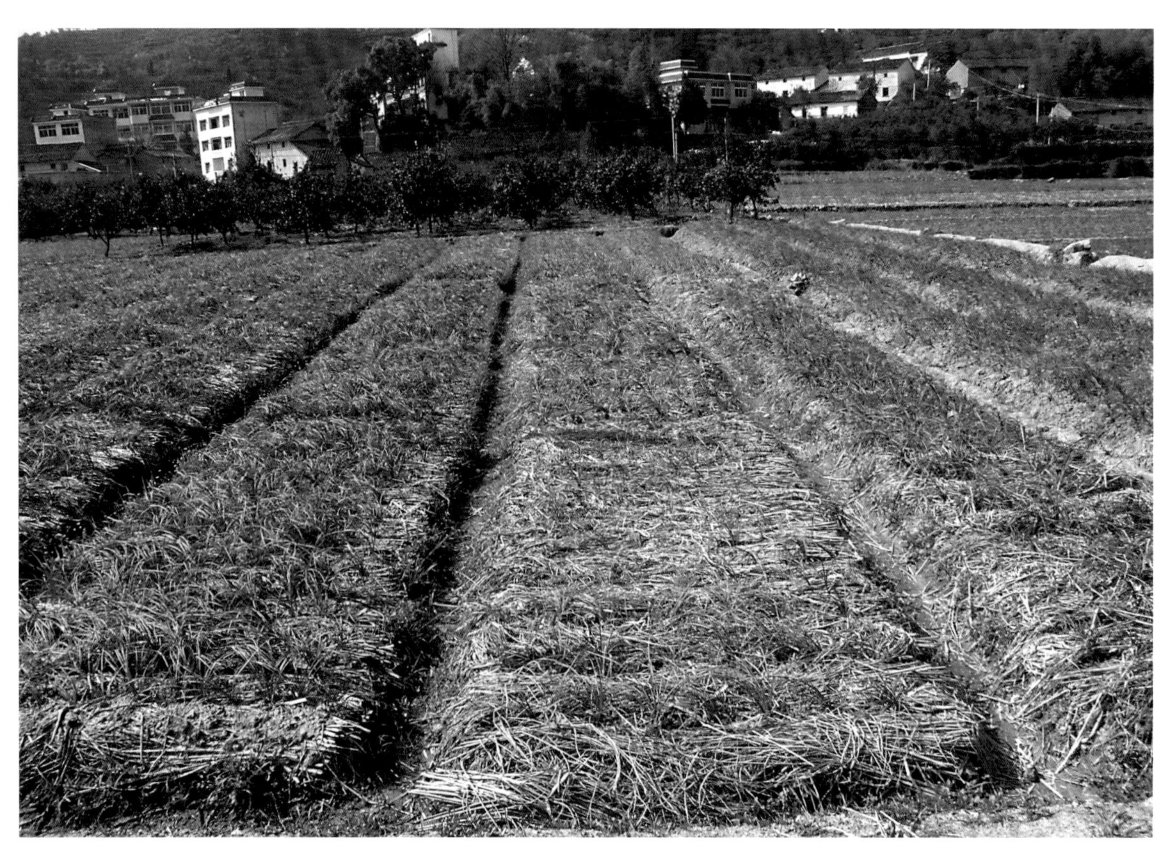

鸢尾科（Iridaceae） 番红花属（*Crocus* L.）

番红花 *Crocus sativus* L.

药材名 番红花、西红花、藏红花；ཁ་ཆེ་གུར་གུམ། （ཁ་ཆེའི་གུར་གུམ།）（卡奇苦空、卡奇格更、喀吉苦功、卡奇鸽尔更）。

标准 《部标藏药·附录》、《青海藏标·附录》（1992 年版）。

植物形态 参见《中国植物志》第十六卷第一分册第 122 ~ 124 页。

分布与生境 原产于欧洲南部。我国部分省区有栽培。

药用部位 花柱头。

采收与加工 8 ~ 11 月花期摘取，阴干，置密闭容器内保存。

性味 味甘，性凉。

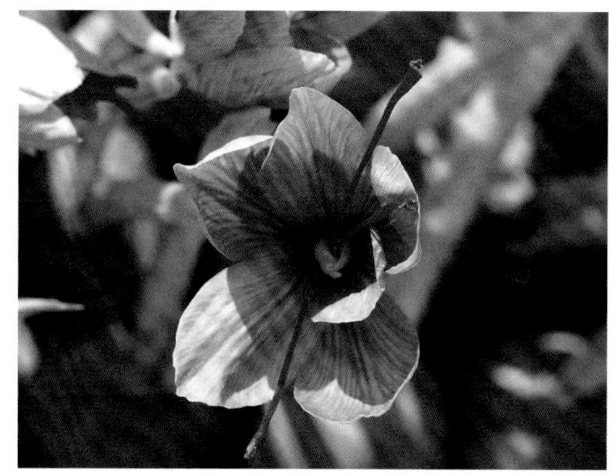

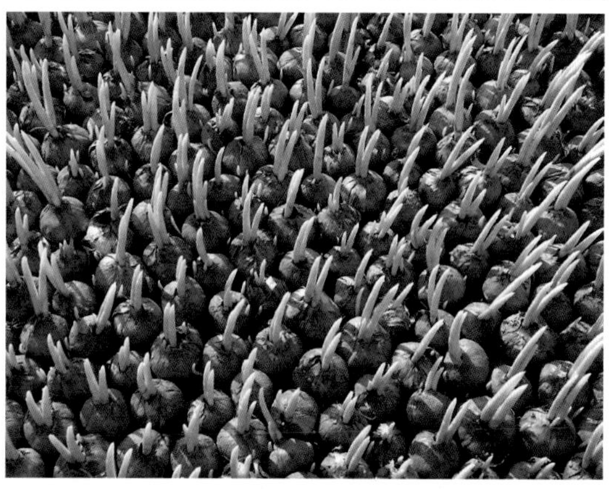

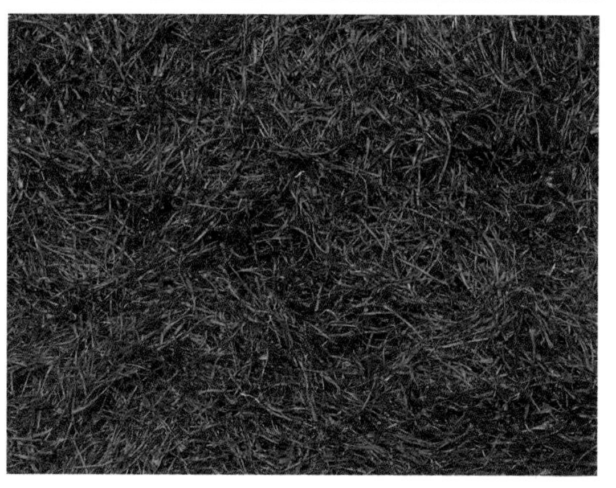

功能与主治 活血化瘀，凉血解毒，清肝明目，补血，止血。用于各类肝病，高血压，血虚，月经不调，各种出血症。（《中华本草·藏药卷》）

用量与用法 1 ~ 2 g。内服研末；或入丸、散。孕妇忌用。（《中华本草·藏药卷》）

附注

"གུར་གུམ།"（苟日苟木、苦空）为治肝病、敛脉之药物。《释诠》《鲜明注释》《晶珠本草》等记载的"གུར་གུམ།"（苟日苟木）分为多种或多品，这与基原种类和产地有关。从《晶珠本草》记载的形态、生境来看，"苟日苟木"应包括番红花 *Crocus sativus* L. 和菊科植物红花 *Carthamus tinctorius* L. 2 种，现藏医多以前者为正品，称之为"ཁ་ཆེ་གུར་གུམ།"（卡奇苦空），以后者为代用品，称"གུར་གུམ།"（苦空）。也有观点认为古籍记载的西藏庭院中常种植的"下品"（西藏红花）为菊科植物金盏花 *Calendula officinalis* L.，其形态也与《四部医典系列挂图全集》中的附图（第二十六图的 37 号图）"བོད་གུར་གུམ།"（窝苦空，图注为"草红花"）所示一致。《部标藏药·附录》《青海藏标·附录》以"西红花（藏红花）/ཁ་ཆེ་གུར་གུམ།（ཁ་ཆེའི་གུར་གུམ།）/ 卡奇苦空（卡奇格更）"之名收载了番红花 *Crocus sativus* L. 的柱头；《藏标》以"红花 /གུར་གུམ/ 苦贡"之名收载了红花 *Carthamus tinctorius* L. 的花。《晶珠本草》言"苟日苟木为众药之本"，表明藏医临床使用较多。但据调查，目前藏医临床使用红花 *Carthamus tinctorius* L. 的量远大于番红花 *Crocus sativus* L.。番红花药材过去主要依靠进口，也称"西红花"；因经由印度等国进口并通过藏地进入我国内陆，又被习称为"藏红花"，现我国上海、北京、山东、浙江、四川、安徽等地已有大量栽培。（参见"红花"条）

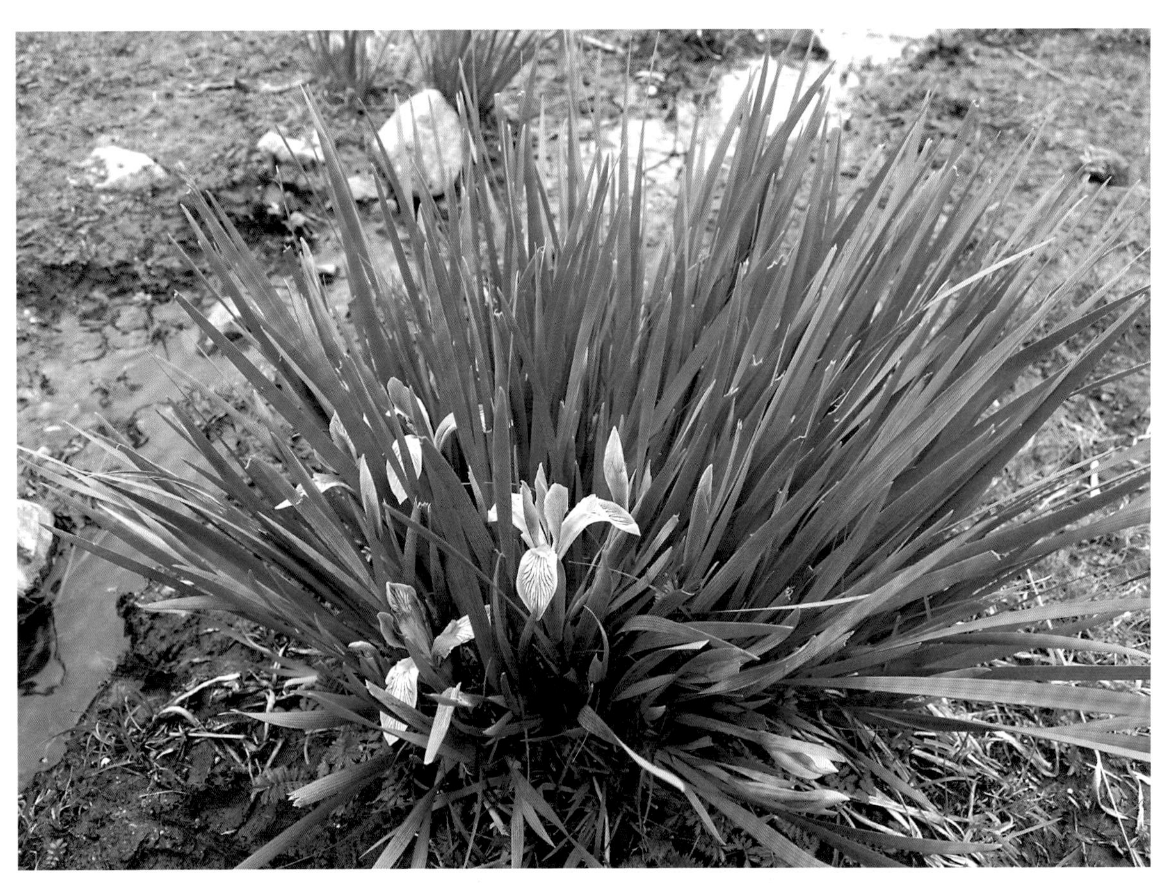

鸢尾科（Iridaceae）　鸢尾属（*Iris* L.）

马蔺 *Iris lactea* Pall. var. *chinensis* (Fisch.) Koidz.

药 材 名　马蔺子；མ་དྲེས།（母哲、母折、母智）。

标　　准　《部标藏药》。

植物形态　参见《中国植物志》第十六卷第一分册第 157 页。

分布与生境　分布于我国四川、青海（互助、循化等）、甘肃、西藏、宁夏、新疆、陕西、山西、河南、山东、河北、内蒙古、黑龙江、吉林、辽宁、江苏、浙江、湖北、湖南等。生长于荒地、路旁、山坡草地，过度放牧的盐碱化草场尤为常见。朝鲜、印度等也有分布。

药用部位　种子。

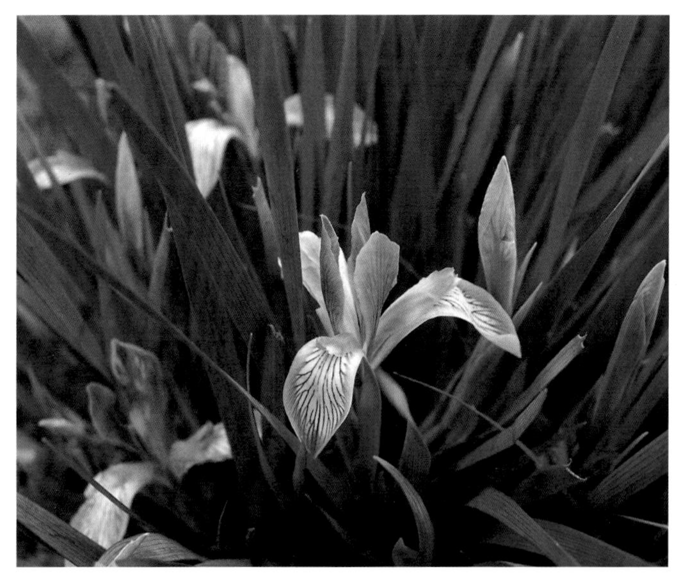

采收与加工　采收成熟果实，晒干后去掉果皮，选取饱满者。

性　　味　味辛、微甘，化后味苦，性温。

功能与主治　解毒，止痛，敛疮生肌，驱虫，灭“森”。用于食物中毒，“森”病，肠道寄生虫病，腹泻，阑尾炎，肠绞痛，龋齿；外用于疮疖，痈肿等。

用量与用法　1 ~ 3 g。外用研末撒或用羊脂拌和涂敷。

附　注

《四部医典》记载有治腹痛（肠绞痛）、杀虫之药物“གྲིས་མ།”（折玛）。《蓝琉璃》言“折玛”有雄、雌、中性 3 种。《晶珠本草》以“གྲིས་མ།”（折玛）为条目名，言其按《草药配方甘露之池》记载的分类可分为雄[“ཕོ་གྲིས།”（破折）]、雌[“མོ་དྲིས།”（母折）]、中性[“མ་ཉིང་གྲིས་མ།”（玛宁折玛、玛能折玛）]3 类，按《珍宝图鉴》记载的分类则可分为岩生[“བྲག་སྐྱེས་གྲིས་མ།”（则合纪折玛、则合纪泽玛）]、滩生[“ཐང་སྐྱེས་གྲིས་མ།”（汤纪折玛、汤纪泽玛）]和山生[“རི་སྐྱེས་གྲིས་མ།”（热纪折玛、热纪泽玛）]3 类，各类的功效有所不同。现代文献记载的“折玛”的基原主要为鸢尾科鸢尾属植物，该属植物在青藏高原分布的种类较多，各地习用的种类也较多，不同文献记载的各种“折玛”的基原也不尽一致，且有交叉。有文献记载，雄者（破折）的基原为马蔺 *I. lactea* Pall. var. *chinensis* (Fisch.) Koidz.，雌者（母折）的基原为白花西南鸢尾 *I. bulleyana* Dykes f. *alba* Y. L. Zhao、青海鸢尾 *I. qinghainica* Y. L. Zhao，中性者（玛宁折玛）的基原为锐果马蔺 *I. goniocarpa* Baker（或为滩生的“汤纪泽玛”的基原）、尼泊尔鸢尾 *I. decora* Wall. 等。也有观点认为，鸢尾属植物中植株高大者宜归于雄者，植株矮小者可能为雌者，具有肉质纺锤状根束的应为中性者。据不同文献记载，马蔺 *I. lactea* Pall. var. *chinensis* (Fisch.) Koidz. 为“折玛”“破折”“母折”或“玛宁折玛”的基原之一。《部标藏药》以“马蔺子 / མོ་དྲིས། / 母哲”之名收载了马蔺 *I. lactea* Pall. var. *chinensis* (Fisch.) Koidz.。

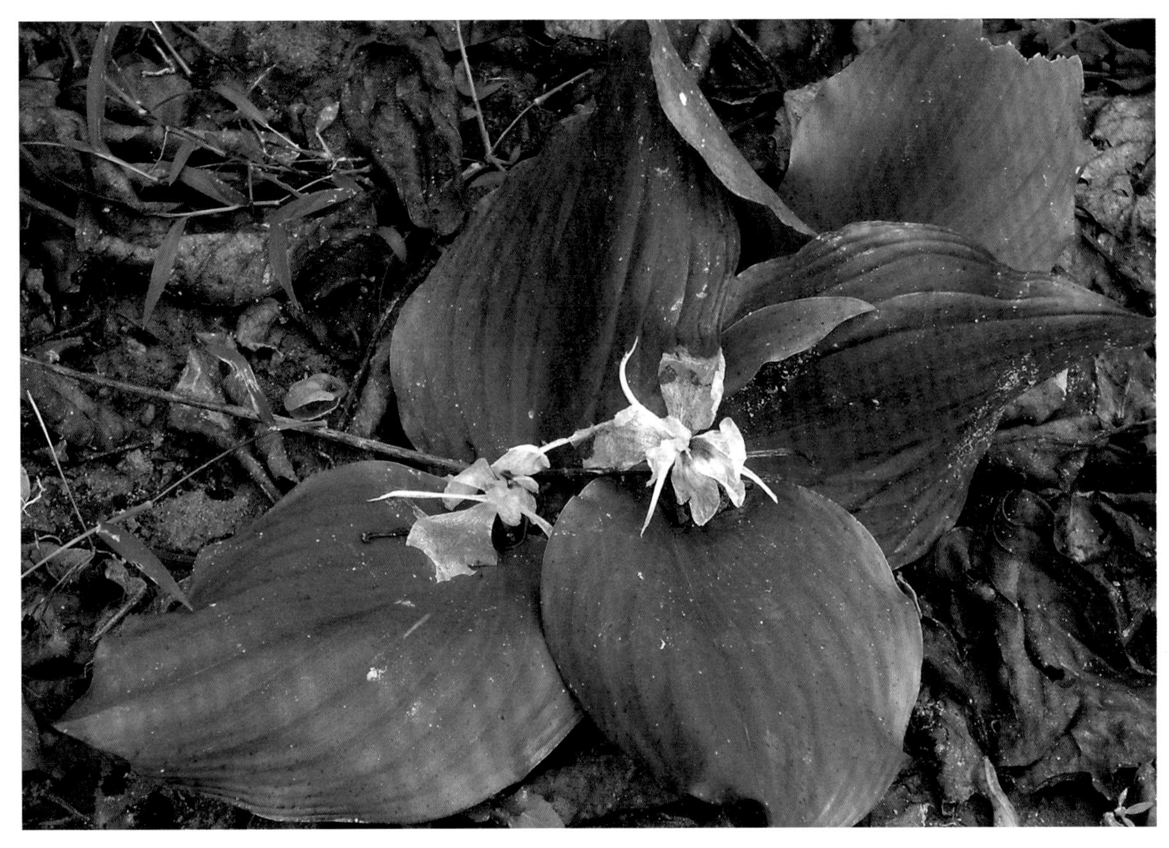

姜科（Zingiberaceae）　山柰属（*Kaempferia* L.）

山柰 *Kaempferia galanga* L.

药 材 名　山柰；སྒ་སྐྱ།（嘎甲）、སྨག་སྒ།（曼嘎）。

标　　准　《部标藏药·附录》、《青海藏标·附录》（1992 年版）。

植物形态　参见《中国植物志》第十六卷第二分册第 41 页。

分布与生境　我国台湾、广东、广西、云南等有栽培。南亚至东南亚也有分布，主要为栽培，供药用或作调味料。

药用部位　根茎。

采收与加工　10 ~ 12 月采挖，除去泥土、须根，洗净，切段或片，晒干。

性　　味　味辛、甘，性温。

功能与主治　散寒暖胃，消食，宽胸，止泻，止吐。用于“培根”与“隆”的并发症，消化不良，胃寒，吐泻，胸闷，肺脓肿。（《中华本草·藏药卷》）

用量与用法　6 ~ 9 g。内服研末；或入丸、散。（《中华本草·藏药卷》）

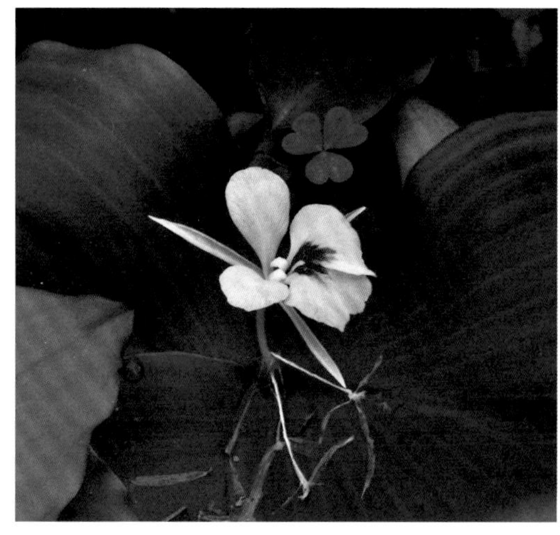

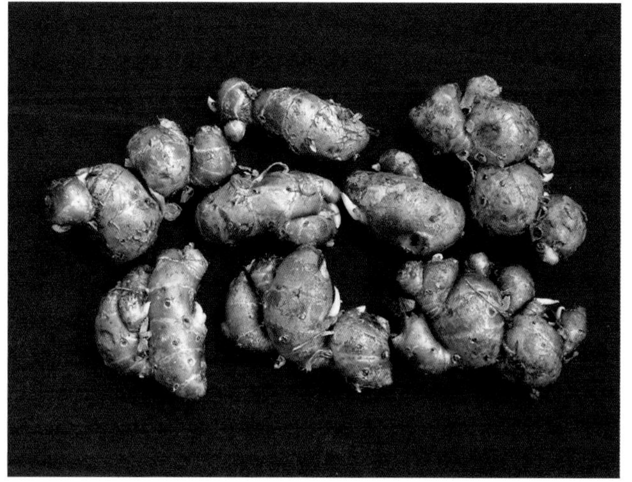

附　注

山柰 *K. galanga* L. 的根茎为藏医临床常用药材。藏医药用的姜科植物主要有姜 *Zingiber officinale* Rosc.、高良姜 *Alpinia officinarum* Hance、山柰 *K. galanga* L.、姜黄 *Curcuma longa* L. 等数种。据《晶珠本草》在“སྨག་སྒ།”（曼嘎）条下有关记载，该类药材的品种区分自古即有争议。现代文献也记载不同地区藏医习用的“སྒ་སྐྱ།”（嘎甲）的基原种类有差异。《部标藏药·附录》以“干姜 /སྒ་སྐྱ། / 嘎甲”之名收载了姜 *Z. officinale* Rosc.，以“山柰 /སྨག་སྒ། / 曼嘎”之名收载了山柰 *K. galanga* L.；《青海藏标·附录》则以“山柰 /སྒ་སྐྱ། / 嘎甲”之名收载了山柰 *K. galanga* L.；在一些制剂处方中也存在该2种药材相互替代的情况。有文献认为山柰 *K. galanga* L. 不应作“嘎甲”使用，《中华本草·藏药卷》记载的“干姜 / 嘎加 /སྒ་སྐྱ།”（姜 *Z. officinale* Rosc.）和“山柰 / 嘎母 /སྒ་སྨུག”（山柰 *K. galanga* L.）的功能与主治也有较大差异。（参见“高良姜”“姜”“姜黄”条）

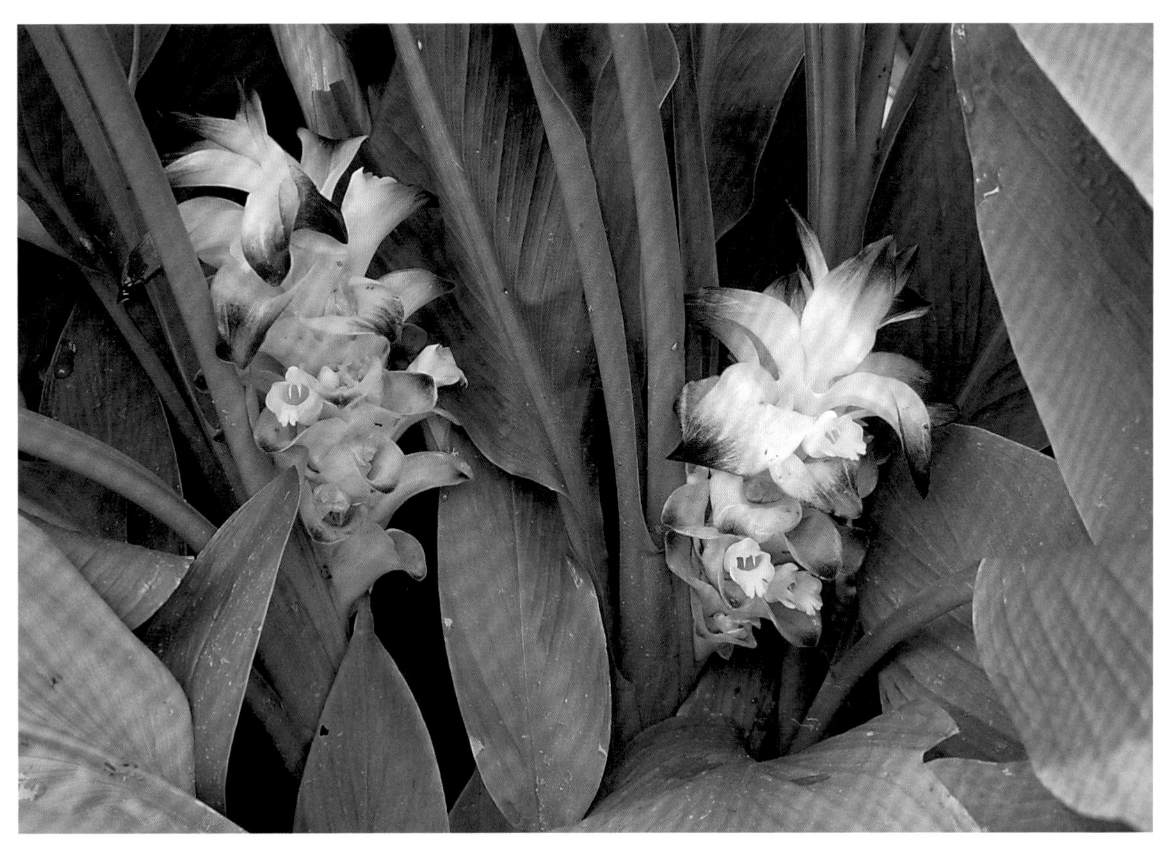

姜科（Zingiberaceae） 姜黄属（*Curcuma* L.）

姜黄 *Curcuma longa* L.

药 材 名 姜黄；ཡུང་བ།（永哇、洋哇）。

标　　准 《部标藏药·附录》、《藏标》、《青海藏标·附录》（1992 年版）。

植物形态 参见《中国植物志》第十六卷第二分册第 62 ～ 63 页。

分布与生境 分布于我国台湾、福建、广东、广西、云南、西藏等。我国多有栽培。生长于原野、山间草地、灌丛中。东亚其他地区及东南亚也有栽培。

药用部位 块茎。

采收与加工 秋、冬季采挖，洗净泥土，晒干。

性　　味 味辛、苦，化后味苦，性温。

功能与主治 破血，行气。用于血瘀气滞，心腹胀痛，风痹臂痛，经闭，癥瘕，产后败血攻心，跌打损伤瘀血作痛，痈肿。(《藏标》)

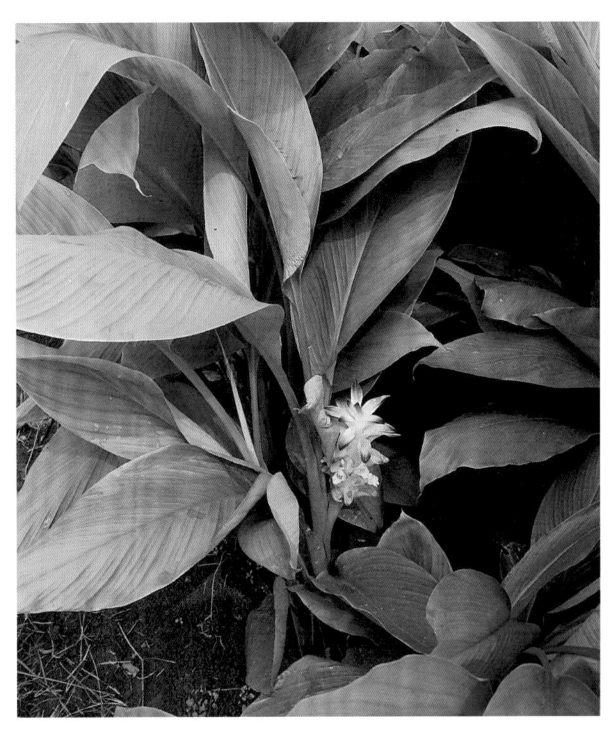

用量与用法 2 ~ 9 g。内服研末；或入丸、散。外用适量，研末撒或调敷。

附　注

“ཡུང་བ།”（永哇、云瓦）在《四部医典》中有记载，为解毒、敛腐、治炎肿之药物。《度母本草》记载“ཡུང་བ་ཁྲག་ཅན།”（永哇叉间）自身功效为治毒症、眼病。《晶珠本草》记载有“སྨག་སྣ།”（曼嘎），言其以颜色分为红[“དོང་ག།”（东扎），其中断面红褐色、有油性者也称“ཟྣ་དམར།（སྣ་དམར།）”（嘎玛）]、白[“སྣ་ཡུང་།”（嘎云），即“སྣ་སྐྱ།”（嘎甲）]、黄[“ཡུང་བ།”（永哇)]3种。现各地藏医所用“永哇”的基原均为姜科植物姜黄 *C. longa* L.，《藏标》等收载的“ཡུང་བ།”（洋哇、永哇）的基原也为该种。姜黄 *C. longa* L. 的块茎也为中医临床常用药材，为“破血行气，通经止痛”之药物；《蓝琉璃》言姜黄药材为治中毒症、溃疡病、瘟疫、尿频等症之药物，《中华本草·藏药卷》记载姜黄药材的功效为“解热消炎，祛腐。用于中毒症，溃疡病，痔疮，疮伤，眼病，瘟疫，白脉病”。但《藏标》记载的姜黄药材的功能和主治与中医临床应用相近。（参见“高良姜”“姜”“山柰”条）

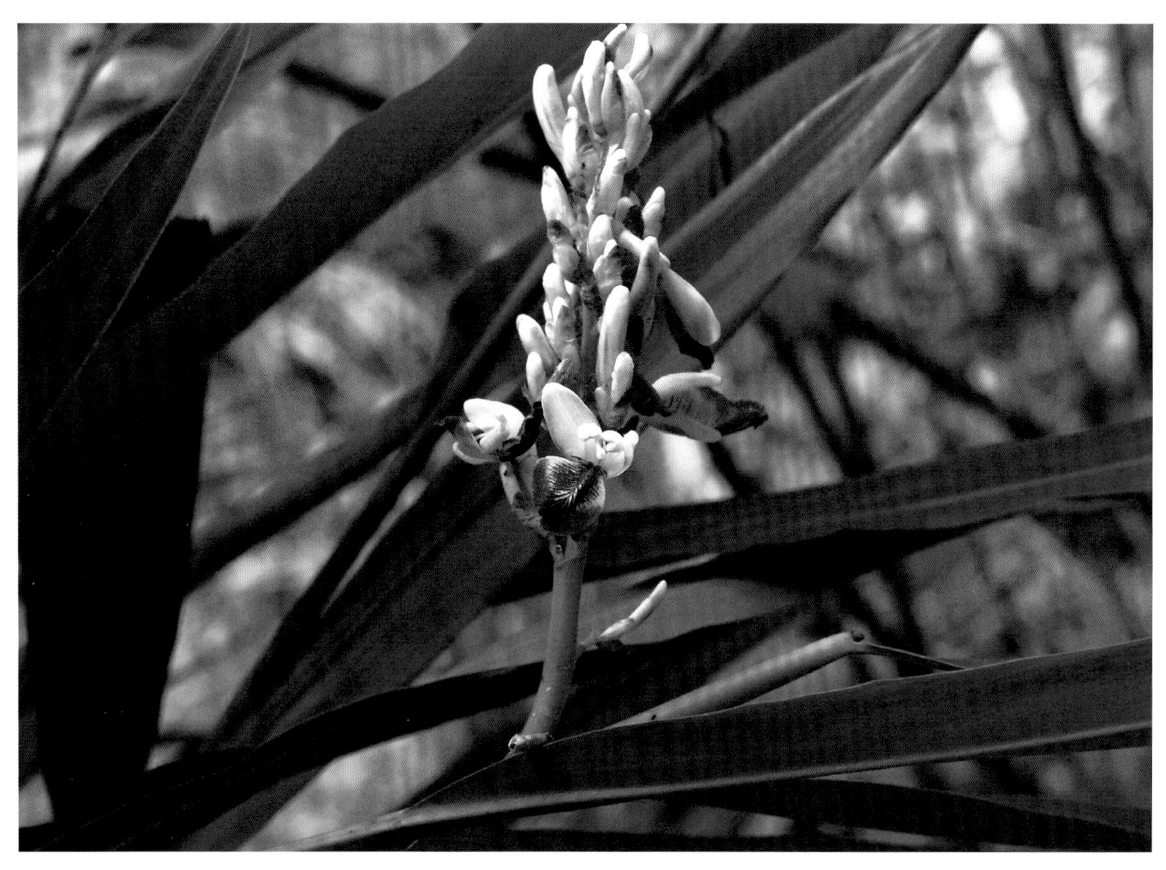

姜科（Zingiberaceae）　山姜属（*Alpinia* Roxb.）

高良姜 *Alpinia officinarum* Hance

药 材 名　高良姜；སྒ་དམར།（嘎玛、嘎玛儿）。

标　　准　《部标藏药·附录》、《藏标》、《青海藏标·附录》（1992年版）。

植物形态　参见《中国植物志》第十六卷第二分册第101～102页。

分布与生境　分布于我国广东、广西、海南、台湾、福建等。我国华南地区也有栽培。生长于荒坡灌丛、疏林中。

药用部位　根茎。

采收与加工　夏末秋初采挖生长4～6年的植株，除去地上茎、须根及残留鳞片，洗净，切段，晒干。

性　　味　味辛，性热。

功能与主治　温中消食，祛寒止痛。用于脘腹冷痛，中寒吐泻，口淡胃呆。

用量与用法　2.5 ~ 6 g。内服多入丸、散。

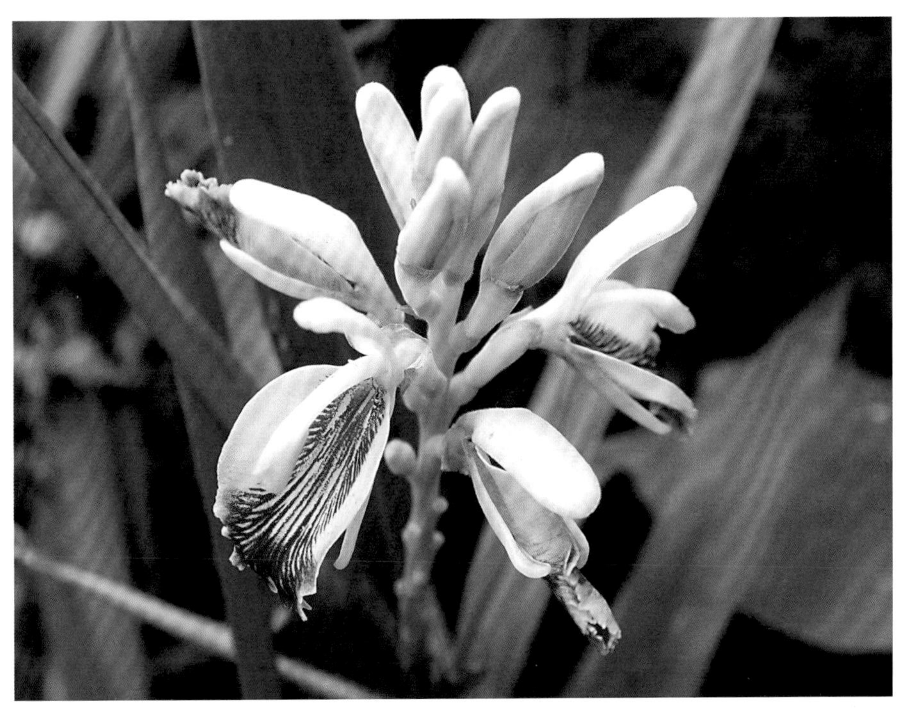

附　注

《晶珠本草》分别记载有“སྨན་སྒ།”（曼嘎）和“སྒ་སྐྱ།”（嘎甲），言前者为提升胃阳、纳食、治“培隆”病（合并症）之药物，后者为治“培隆”病（合并症）并化瘀血之药物；在“曼嘎”条下言其以颜色分为红［“དོང་གྲ།”（东扎），其中断面红褐色、有油性者也称“ཟ་དམར།（སྒ་དམར།）”（嘎玛、嘎玛尔）］、白［“སྒ་ཡུང་།”（嘎云），即“སྒ་སྐྱ།”（嘎甲）］、黄［“ཡུང་བ།”（永哇、云瓦）］3种。现代文献记载的“曼嘎”类的基原均为姜科植物，《晶珠本草》汉译重译本认为红者（嘎玛）的基原为高良姜 *A. officinarum* Hance，白者（嘎甲）的基原为姜 *Zingiber officinale* Rosc.，黄者（永哇）的基原为姜黄 *Curcuma longa* L.。《部标藏药·附录》《藏标》以“高良姜/སྒ་དམར།/嘎玛（嘎玛儿）”之名收载了高良姜 *A. officinarum* Hance，该种西藏不产，药材主要从市场购得。（参见“姜”“姜黄”“山柰”条）

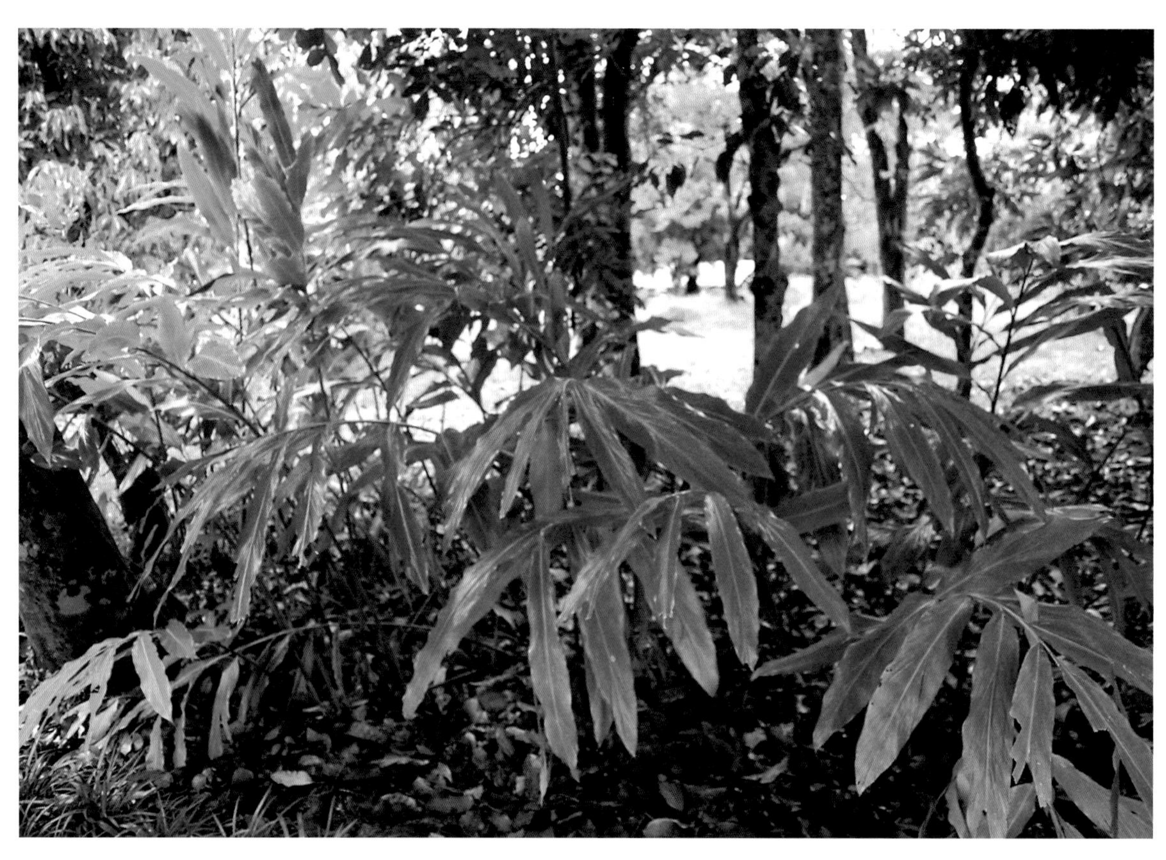

姜科（Zingiberaceae） 豆蔻属（*Amomum* Roxb.）

白豆蔻 *Amomum kravanh* Pierre ex Gagnep.

药 材 名 豆蔻、白豆蔻；སུག་སྨེལ།（苏买、苏麦、叟买、苏合买）。

标　　准 《部标藏药·附录》、《青海藏标·附录》（1992 年版）。

植物形态 参见《中国植物志》第十六卷第二分册第 116 ~ 118 页。

分布与生境 原产于柬埔寨、泰国。我国云南、广东、海南等地有少量栽培。生长于林下、林缘。

药用部位 果实。

采收与加工 果实近成熟时采收，除去枝梗，晒干。

性　　味 味辛，性热。

功能与主治 行气，暖胃，消食，解酒毒。用于胃寒腹痛，吐逆反胃，气滞腹胀，宿食不消，酒醉不醒。

用量与用法 1.5 ~ 6 g。内服研末；或入丸、散。

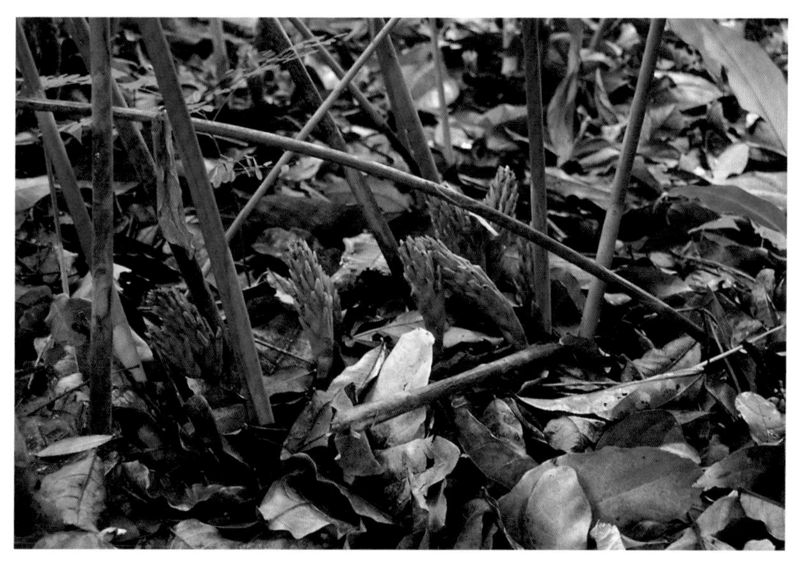

附 注

《四部医典》《蓝琉璃》等中记载有“སུག་སྨེལ།”（苏买）；《晶珠本草》将其归于“精华类药物”，言其为治肾寒症之药物，“苏买”可分为上、下2品或大、小2种，不同产地的品质有差异。现代文献记载各地藏医所用“苏买”的基原均为姜科植物，多不分上、下或大、小品种，多以白豆蔻 *Amomum kravanh* Pierre ex Gagnep.、爪哇白豆蔻 *Amomum compactum* Soland ex Maton 为正品，又称“སུག་སྨེལ་དཀར་པོ།”（苏买嘎保，“苏麦的白色品种”之意）。也有观点认为“苏买”的正品应为小豆蔻 *Eletiaria cardamomum* Maton、长形小豆蔻 *E. major* Smith（斯里兰卡小豆蔻）；《部标藏药·附录》和《青海藏标·附录》以“豆蔻（白豆蔻）/སུག་སྨེལ།/ 苏麦”之名收载了白豆蔻 *Amomum kravanh* Pierre ex Gagnep.、爪哇白豆蔻 *Amomum compactum* Soland ex Maton；《藏标》以“豆蔻 /སུག་སྨེལ།/ 叟买”之名收载了白豆蔻 *Amomum cardamomum* L.（《中国植物志》以之作为爪哇白豆蔻 *Amomum compactum* Soland ex Maton 的异名）。据文献记载，四川德格藏医还将红豆蔻 *Alpinia galanga* (L.) Willd. 作“苏买”使用。

我国豆蔻（白豆蔻）药材主要依赖进口。白豆蔻 *Amomum kravanh* Pierre ex Gagnep. 的商品药材又称“原豆蔻”，爪哇白豆蔻 *Amomum compactum* Soland ex Maton 原产于印度尼西亚，商品药材又称“印尼豆蔻”，现我国海南、广东、广西和云南等地有引种栽培。

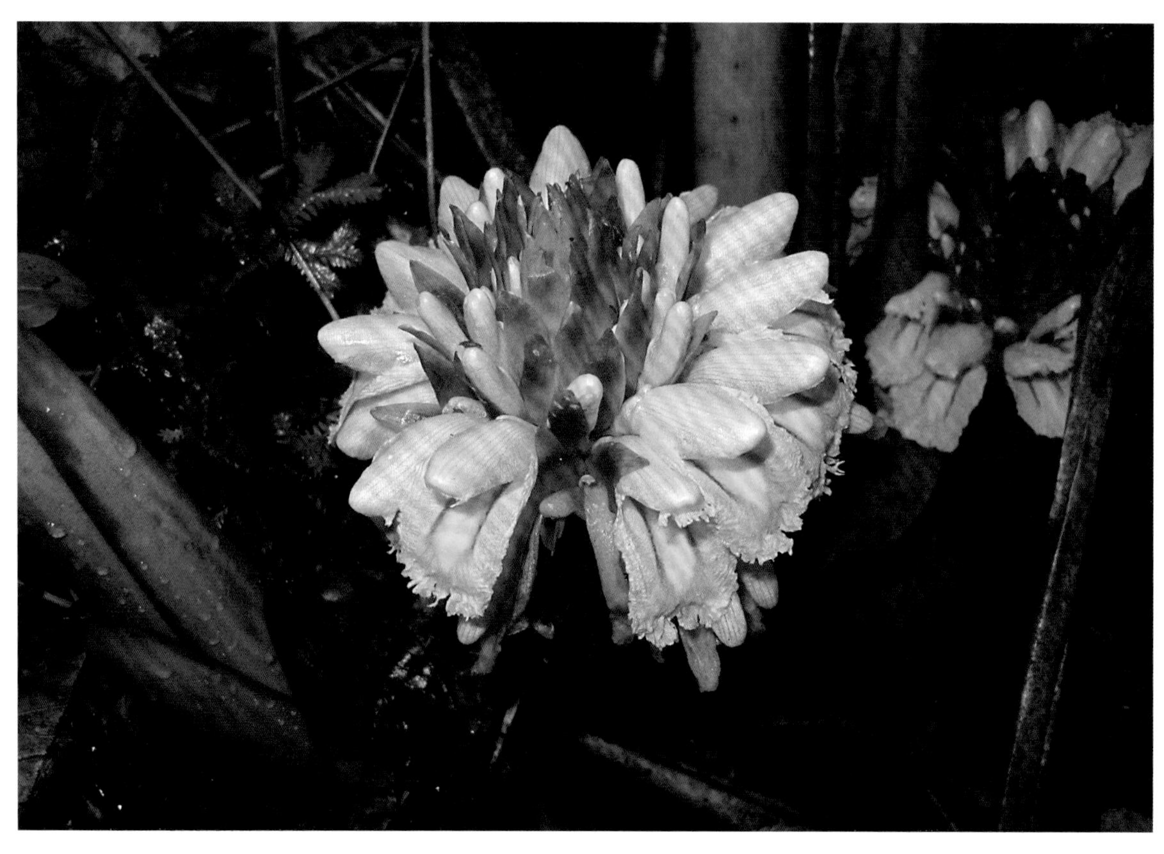

姜科（Zingiberaceae） 豆蔻属（*Amomum* Roxb.）

草果 *Amomum tsao-ko* Crevost & Lemarie

药　材　名　草果；ཀ་ཀོ་ལ།（嘎高拉、嘎果拉、嘎哥拉、噶果拉）。

标　　　准　《部标藏药·附录》《藏标》。

植 物 形 态　参见《中国植物志》第十六卷第二分册第 121 页。

分布与生境　分布于我国云南、广西、贵州等。在我国多作为香料栽培。生长于海拔 1 100 ~ 1 800 m 的树林下。

药 用 部 位　成熟果实。

采收与加工　秋季果实成熟时采摘，除去杂质，干燥。

性　　　味　味辛，性温。

功能与主治 燥湿，祛寒，除痰，消食，截疟。用于心腹冷痛，食积不消，痰饮痞满，反胃，呕吐，泄泻，疟疾。

用量与用法 2.4 ～ 4.5 g。内服煎汤；或入丸、散。

附　注

《四部医典》《晶珠本草》等中记载有“ཀ་ཀོ་ལ།”（嘎高拉、嘎果拉），言其为祛脾胃寒症之药物。《释难》记载“嘎高拉”有白 [“ཀོ་ལ་དཀར་པོ།”（果拉嘎保）]、紫 [“ཀོ་ལ་སྨུག་པོ།”（果拉莫保）]2 种。现代文献记载的紫者的基原为 3 种姜科植物，其中以草果 *A. tsao-ko* Crevost & Lemarie 为正品，药材主要购自市场。《部标藏药·附录》和《藏标》中收载的“草果 /ཀ་ཀོ་ལ།/ 嘎果拉”的基原为草果 *A. tsao-ko* Crevost & Lemarie。《中华本草·藏药卷》记载“ཀ་ཀོ་ལ།”（嘎高拉）的功能为温补脾胃、助消化，言其可用于“培根”病、胃寒、消化不良、食积胀满、吐泻、痰饮，这与标准中规定的功效有所不同。

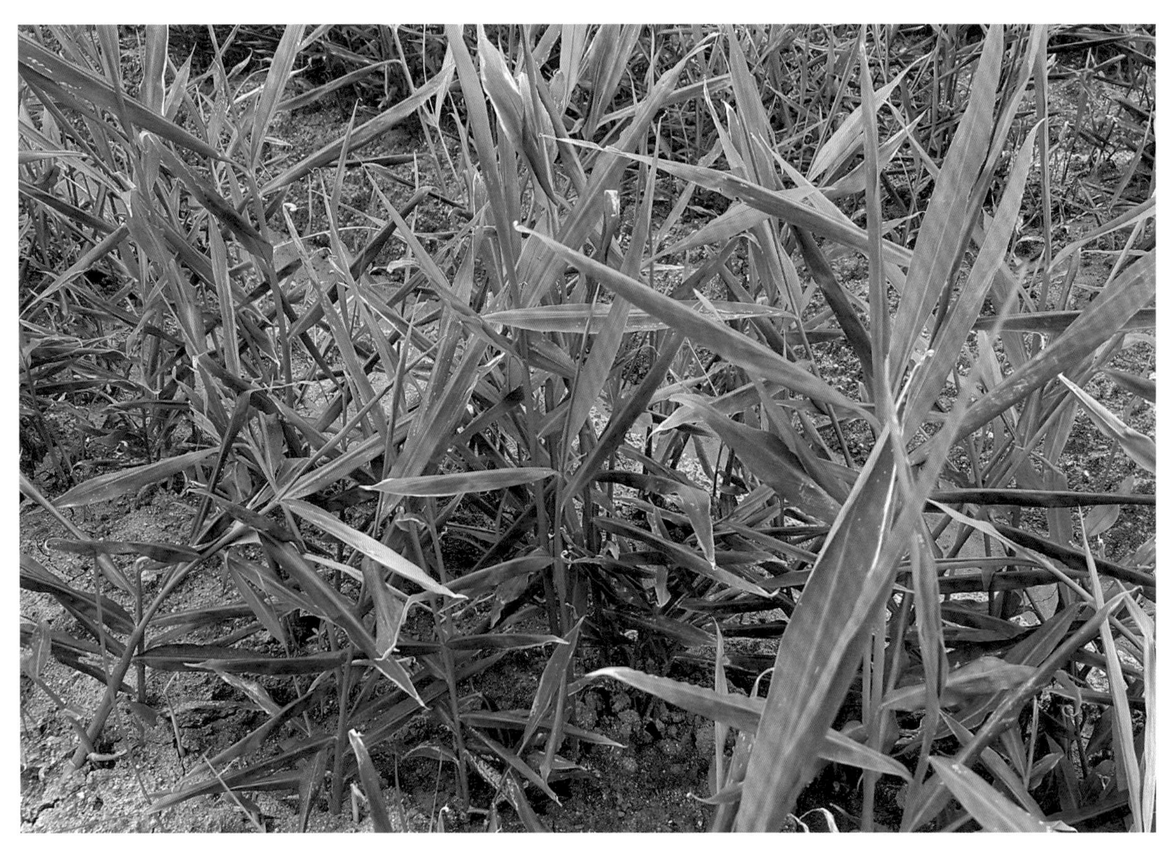

姜科（Zingiberaceae） 姜属（*Zingiber* Boehm.）

姜 *Zingiber officinale* Rosc.

药 材 名 干姜；སྒ་སྐྱ།（嘎甲、嘎加、嘎架）、བཙའ་སྒ།（加嘎）。

标　　准 《部标藏药·附录》、《藏标》、《青海藏标·附录》（1992 年版）。

植物形态 参见《中国植物志》第十六卷第二分册第 141 页。

分布与生境 我国中部、东南部至西南部各省区广泛栽培。亚洲其他热带地区也有栽培。

药用部位 根茎。

采收与加工 冬至前后采挖，除去须根及泥沙，晒干或低温干燥。

性　　味 味辛，性热。

功能与主治　温中逐寒，回阳通脉。用于“培根”病，“隆”病，中寒腹痛，吐泻，肢冷脉微，寒饮喘咳，风寒湿痹。

用量与用法　3 ~ 9 g。内服煎汤；或入丸、散。

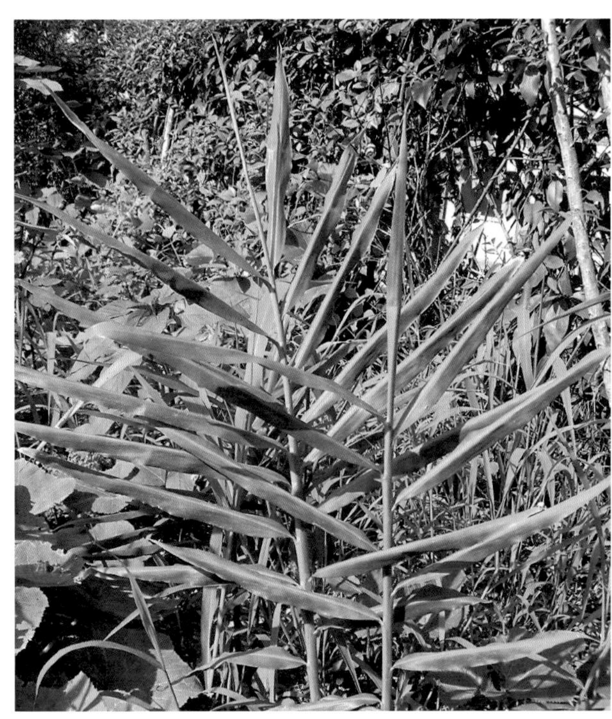

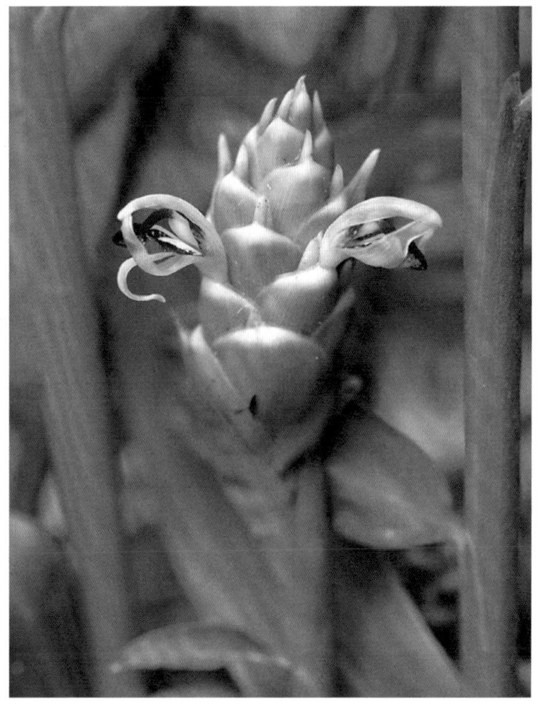

附　注

《妙音本草》中记载有“བཙའ་སྒ།”（加嘎），言其涂敷伤口可拔毒，其汁液内服可治雪盲，亦通小便。“སྒ་སྐྱ།”（嘎甲）在《四部医典》《晶珠本草》等中均有记载，为藏医临床常用的治“培隆”病（合并症）、化瘀血之药物。《晶珠本草》在“སྨག་སྒ།”（曼嘎）条下言其以颜色分为红[“དོང་གྲ།”（东扎）]、白[“སྒ་ཡུང་།”（嘎云）]、黄[“ཡུང་བ།”（永哇）]3 种，其中“嘎云”即“སྒ་སྐྱ།”（嘎甲）。“曼嘎”系多种姜科类药物的统称。现各地藏医使用的“嘎甲”的基原主要为姜科植物，以姜 *Z. officinale* Rosc. 和山柰 *Kaempferia galanga* L. 最为常用，西藏多数藏医使用前种，西藏安多、青海藏医多使用后种[又称“སྒ་འཅད།”（嘎加，同音字）]，该 2 种药材在一些处方中也存在相互替代的情况。《部标藏药·附录》等标准以“干姜 /སྒ་སྐྱ།/ 嘎甲”或“干姜 /བཙའ་སྒ།/ 加嘎”之名收载了姜 *Z. officinale* Rosc.。此外，也有少数藏医使用姜科植物长穗姜花 *Hedychium spicatum* Ham. ex Smith（草果药）、高良姜 *Alpinia officinarum* Hance。姜 *Z. officinale* Rosc. 作为调味料广泛种植，其药材主要从市场购得。（参见“高良姜”“姜黄”“山柰”条）

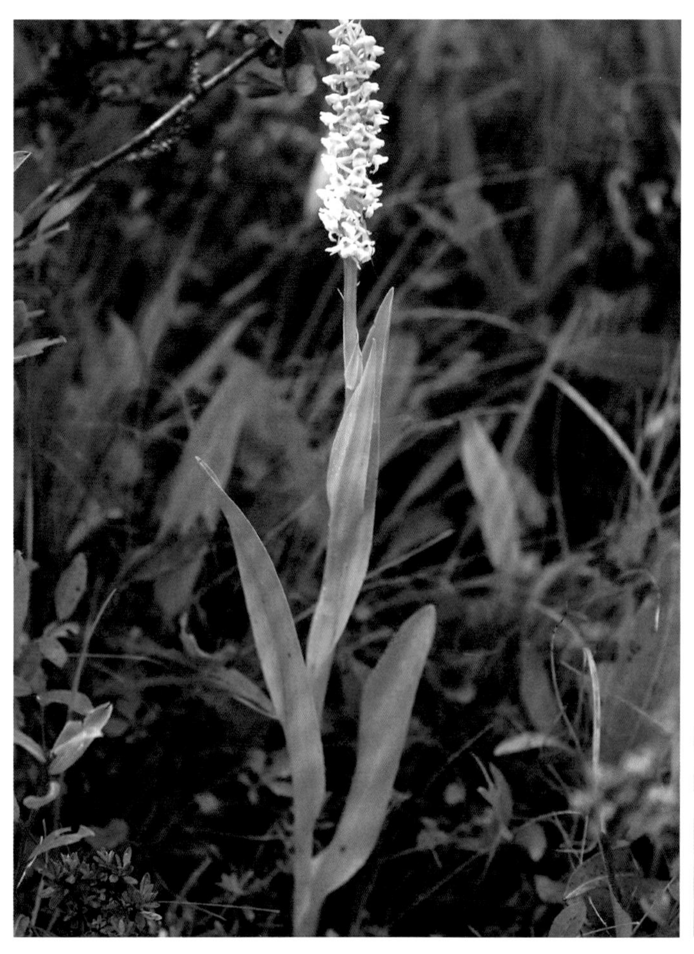
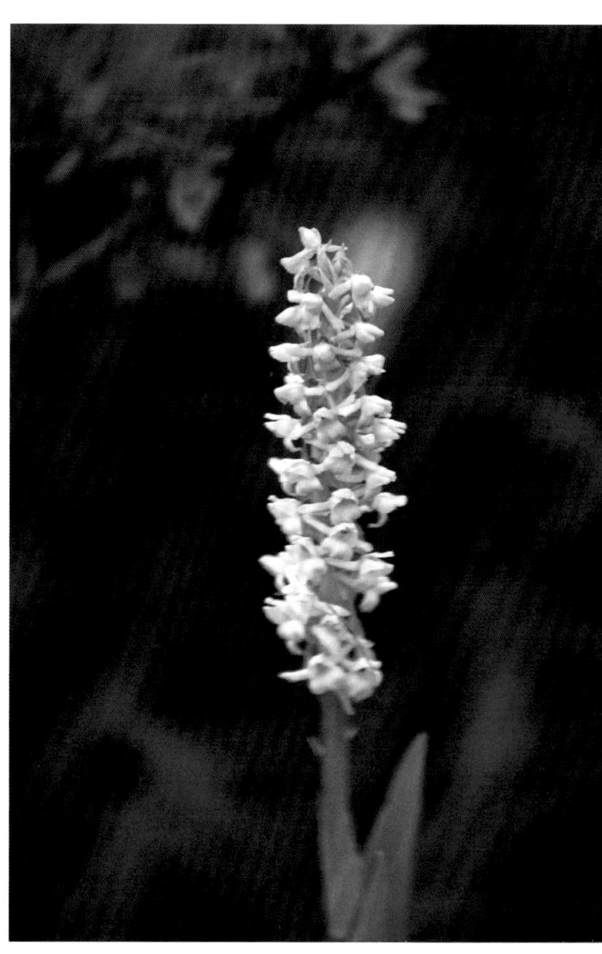

兰科（Orchidaceae） 手参属（*Gymnadenia* R. Br.）

手参 *Gymnadenia conopsea* (L.) R. Br.

药 材 名 手参、手掌参；དབང་ལག（旺拉）。

标 准 《部标藏药》、《藏标》、《青海藏标》（1992 年版）。

植物形态 参见《中国植物志》第十七卷第 390 页。

分布与生境 分布于我国西藏东南部、四川西部至北部、云南西北部、甘肃东南部、黑龙江、吉林、辽宁、内蒙古、河北、山西、陕西等。生长于海拔 260 ～ 4 700 m 的山坡林下、草地、砾石滩草丛中。朝鲜、韩国、日本、西伯利亚地区至欧洲一些国家也有分布。

药用部位 块茎。

采收与加工 秋末采挖，洗净泥土，晒干。

性　　味 味甘，化后味甘，性温、润。

功能与主治 补肾壮阳，生津润肺，延年益寿，敛毒。用于“楷常”病，肾寒，遗精，早泄，阳痿，身体虚弱，肺病，食物中毒等。

用量与用法 3 ~ 9 g。单用研细末，温奶冲服；或配方用。

附注

“དབང་པོ་ལག་པ།”（旺保拉巴）始见于《四部医典》之记载，为强身增力、生精壮阳、敛毒之药物。《度母本草》记载有“དབང་ལག”[旺拉，“དབང་པོ་ལག་པ།”（旺保拉巴）的略称]，言其状如人之手掌，有二至六指不同，品质也不同。《晶珠本草》记载“旺保拉巴”有“旺保拉巴”和“བྱི་ལྡི་ལག་པ།”（西介拉巴）两大类，并言“根有五指者佳，指越少质越次”。现代文献记载的“旺拉”的基原均为兰科植物，包括多个属的具有块茎的植物，不同地区药用的种类较为复杂，以手参属植物为上品（旺保拉巴）。《部标藏药》《藏标》和《青海藏标》（1992 年版）以“手参（手掌参）/དབང་ལག/ 旺拉”之名收载了手参 *G. conopsea* (L.) R. Br.。各地习用的还有同属植物西南手参 *G. orchidis* Lindl.、角距手参 *G. bicornis* Tang et K. Y. Lang、短距手参 *G. crassinervis* Finet 等；《青海藏标》（2019 年版）以“西南手参 /དབང་ལག/ 旺拉”之名收载了西南手参 *G. orchidis* Lindl.。据市场调查，市售“手参”商品药材中大致有块茎掌状分裂的分枝（指）较少（3 ~ 4 指）而叉开、分枝较多（5 ~ 7 指）而并合的两大类。（参见“西南手参”条）

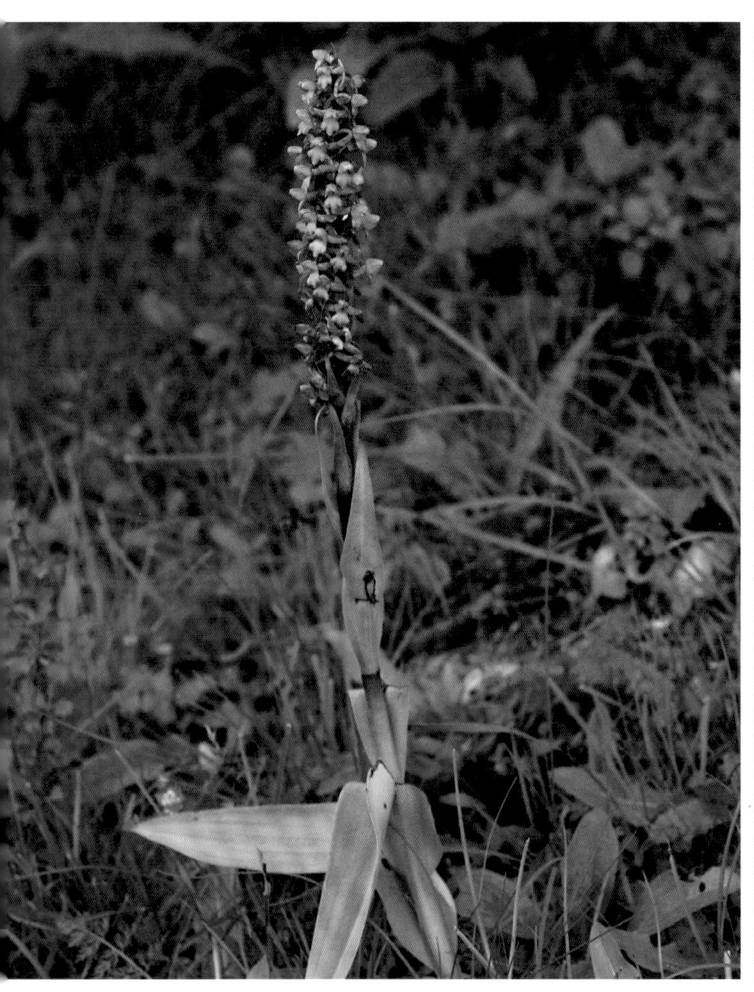

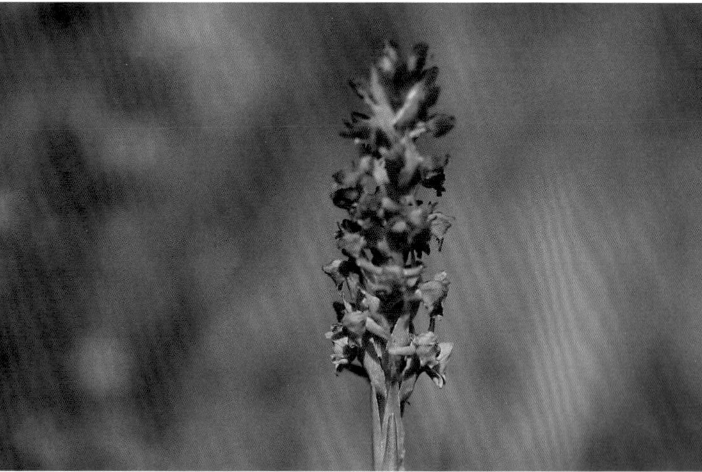

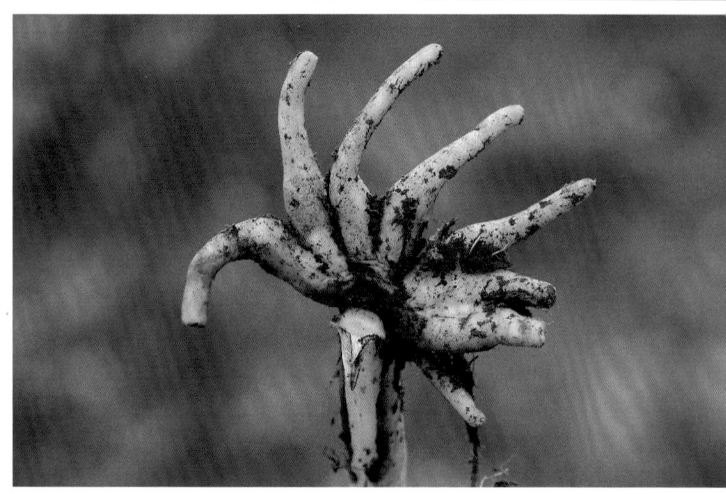

兰科（Orchidaceae） 手参属（*Gymnadenia* R. Br.）

西南手参 *Gymnadenia orchidis* Lindl.

药材名 西南手参；དབང་ལག（旺拉）。

标准 《青海藏标》（2019 年版）。

植物形态 参见《中国植物志》第十七卷第 390 ～ 392 页。

分布与生境 分布于我国陕西南部、甘肃东南部、青海南部、湖北西部（兴山）、四川西部、云南西北部、西藏东部至南部。生长于海拔 2 800 ～ 4 100 m 的山坡林下、灌丛下和高山草地中。不丹、印度东北部也有分布。

药用部位 块茎。

采收与加工 秋末采挖，洗净泥土，晒干。

性　　味 味甘，性温、润。

功能与主治 补身生精。用于遗精，阳痿。

用量与用法 3 ~ 9 g。内服研末，温牛奶冲服。

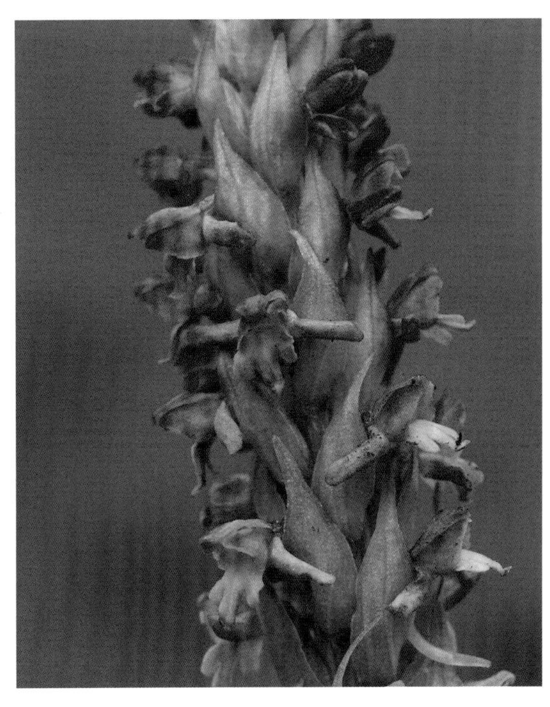

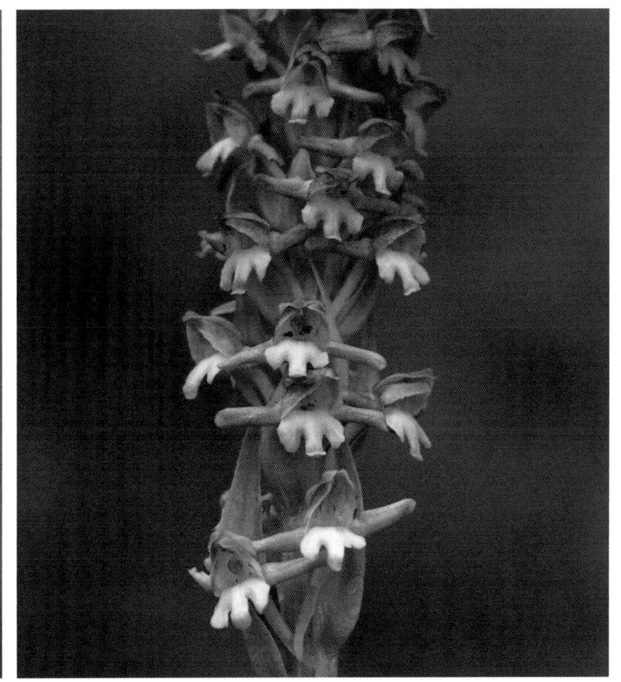

附注

“དབང་ལག”（旺拉）始见于《四部医典》之记载，为强身增力、生精壮阳、敛毒之药物。《度母本草》《蓝琉璃》《晶珠本草》等古籍均记载其状如人之手掌，有二至六指不同，品质按指数减少依次递减。现代文献多以兰科手参属植物为“旺拉”的上品，但不同地区药用的种类较为复杂，还包括兰科红门兰属（*Orchis*）、角盘兰属（*Herminium*）等的多种植物。《部标藏药》《青海藏标》（1992 年版）以“手参（手掌参）/དབང་ལག/ 旺拉”之名收载了手参 *G. conopsea* (L.) R. Br.；《青海藏标》（2019 年版）以“西南手参 /དབང་ལག/ 旺拉”之名收载了西南手参 *G. orchidis* Lindl.。（参见“手参”条）

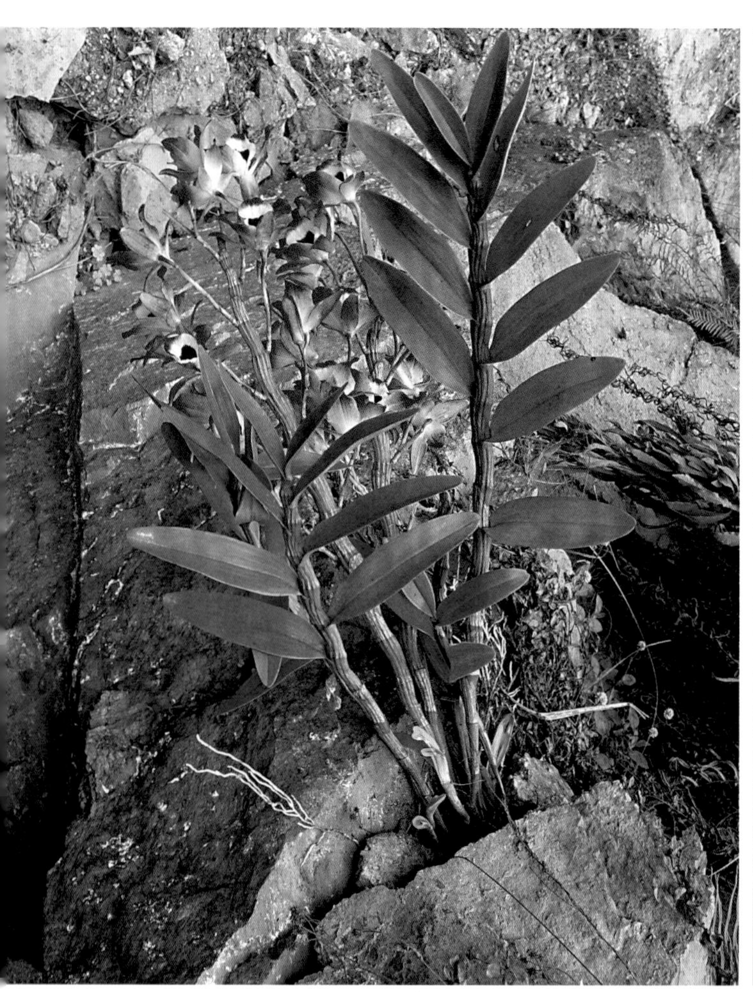
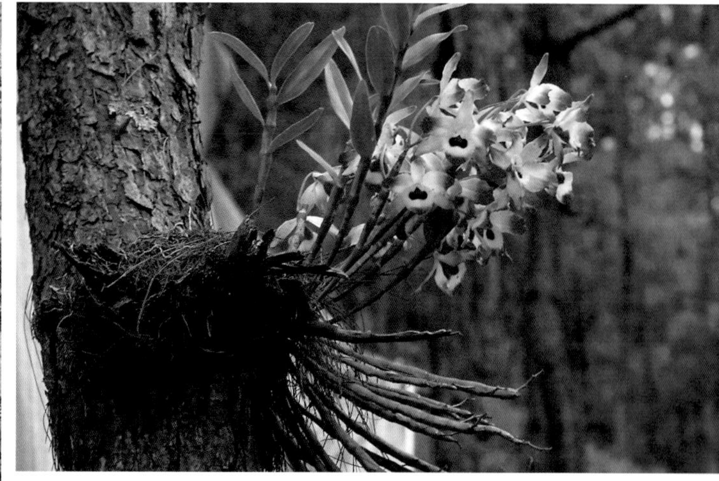
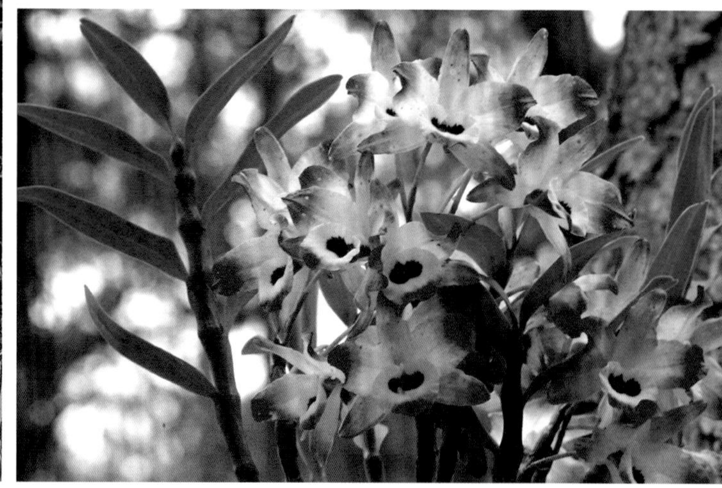

兰科（Orchidaceae） 石斛属（*Dendrobium* Sw.）

石斛 *Dendrobium nobile* Lindl.（金钗石斛）

药 材 名 石斛；སུ་ཤེལ།（布协）。

标 准 《部标藏药·附录》。

植物形态 参见《中国植物志》第十九卷第 111 ~ 113 页。

分布与生境 分布于我国台湾、香港、海南、广西西部至东北部、湖北南部、四川南部［东山（峨眉山），长宁、石棉］、贵州西南部至北部（赤水、习水、罗甸、兴义等）、云南东南部至西北部（富民、石屏、沧源、勐腊、思茅、贡山）、西藏东南部（墨脱）。生长于海拔 480 ～ 1 700 m 的山地林中树干上、山谷岩石上。印度、尼泊尔、不丹、缅甸、泰国、老挝、越南也有分布。

药用部位　茎。

采收与加工　全年均可采收，除去残枝枯叶，洗净，阴干。

性　　味　味甘，性凉。

功能与主治　止吐。用于消化不良，“培根”病引起的发热，痔疮等。（《中华本草·藏药卷》）

用量与用法　6 ～ 12 g。内服煎汤。（《中华本草 · 藏药卷》）

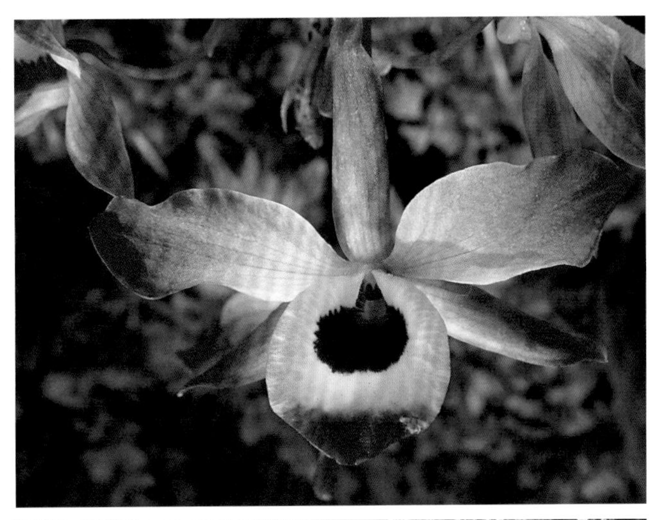

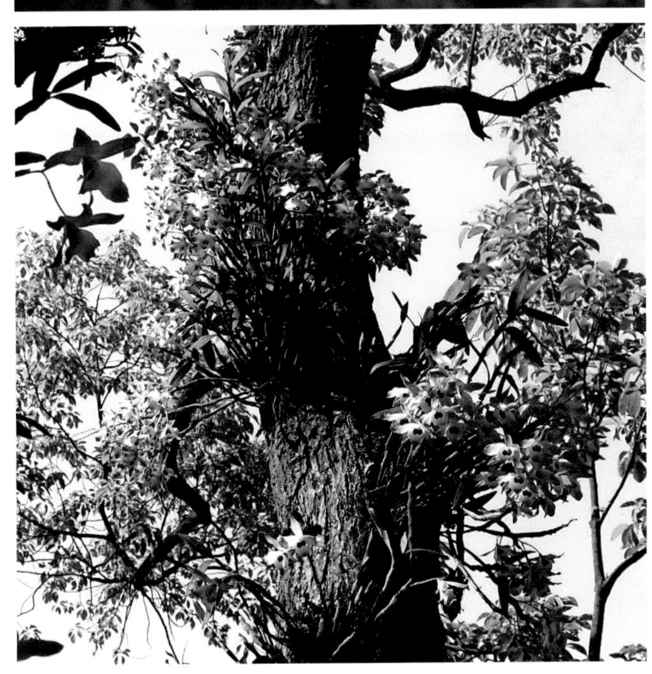

附 注

《四部医典》《蓝琉璃》《晶珠本草》等记载有止呕吐、治“培根”热症之药物“སུ་ཤེལ་ཅེ།”[布协孜、布协则，又称“སུ་ཤེལ།”（布协）]。《蓝琉璃》记载“布协孜”为“生长于江河边的一种茅草，有尖（穗）3 ~ 6个不等，散发有冰片的气味”，言其分为优品和副品2种。《鲜明注释》《晶珠本草》等记载“布协孜”按生境或产地分为3或4类。现代文献多记载“布协孜”的基原主要为兰科石斛属植物，但难以确定古籍记载的究竟为何种。也有观点认为，从《蓝琉璃》记载的形态和《四部医典系列挂图全集》的附图所示植物来看，“布协孜”似为禾本科或莎草科植物，其优品与禾本科植物白羊草 *Bothriochloa ischaemum* (Linn.) Keng 或孔颖臭根子草 *B. punctata* (Roxb.) L. Liou [*B. bladhii* (Retz.) S. T. Blake var. *punctata* (Roxb.) Steward] 相似，而现藏医常用的兰科石斛属植物系在此之后才使用的，《晶珠本草》记载的“生长于江河边滩，茎梢分三四枝或五六枝，根纵横，坚硬，气味芳香”的第一类的基原也应为白羊草 *B. ischaemum* (Linn.) Keng，石斛属植物应为第二类、第三类的基原。文献记载的“布协孜（布协）”的基原有石斛 *D. nobile* Lindl.、金耳石斛 *D. hookerianum* Lindl.、细茎石斛 *D. moniliforme* (L.) Sw.、有爪石斛 *D. fimbriata* (Bl.) P. F. Hunt. et Summem.（该种未见《中国植物志》记载）、美花石斛 *D. loddigesii* Rolfe（环草石斛）等。《部标藏药·附录》以“石斛 /སུ་ཤེལ།/ 布协”之名收载了石斛 *D. nobile* Lindl.、环草石斛 *D. loddigesii* Rolfe（美花石斛）等同属数种植物。

中文笔画索引

九画

十画

十一画

十二画

十三画

十四画

十五画

十六画

十七画及以上

拉丁学名索引

A

D

E

F

G

H

I

J

K

L

M

N

O

Q

R

S

T

U

V

X

Z

药材藏文名索引

ཧ།

ཨ།

西藏诺迪康药业股份有限公司简介

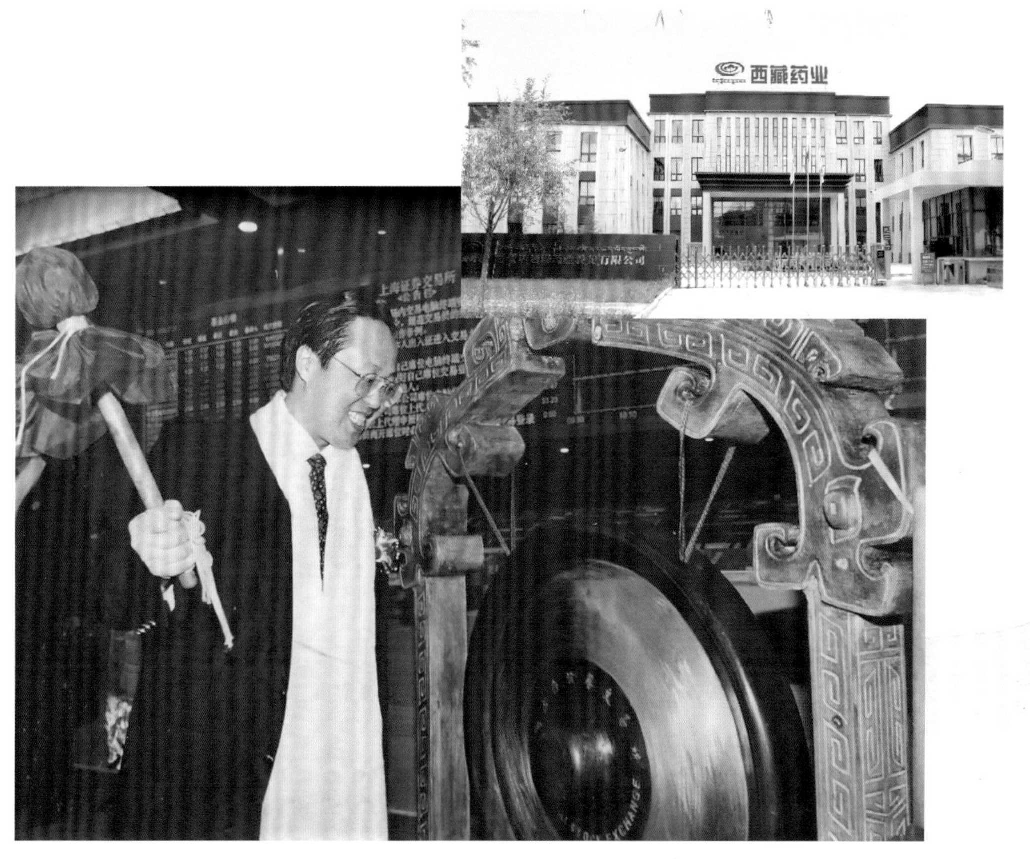

西藏诺迪康药业股份有限公司（简称西藏药业）成立于 1999 年 7 月 14 日，是西藏自治区第一家高新技术制药上市企业。

西藏药业为国家高新技术企业和农业产业化国家重点龙头企业，拥有 9 家下属子公司，图形商标祥云图被原国家工商总局认定为中国驰名商标。西藏药业入选中国上市公司口碑榜——生物医药最具成长上市公司和主板上市公司价值百强榜，并荣获金牛最具投资价值奖，产品荣获中国民族医药协会科学技术进步奖一等奖、四川省科学技术进步奖一等奖。

西藏药业秉承“科学成就健康，健康成就未来”的理念，经过 20 余年的发展，已成长为集研发、生产、销售为一体的现代化医药企业，已建成 1 个企业技术中心，3 个生物制品、藏药制品和中药制品的 GMP 药品生产基地，1 个中藏药材 GAP 种植基地，以及 1 个疫苗生产基地。

西藏药业产品涵盖生物制药、藏药、中药和化学药，涉及心脑血管疾病、肝胆疾病、骨科疾病、风湿病、感冒等疾病治疗领域。核心产品有自主研发的用于治疗急性心衰的国家生物制品一类新药新活素、以藏药材红景天为原料治疗和预防心脑血管疾病并在 2024 年入选 “精品藏药” 的诺迪康胶囊、治疗冠心病的国际心血管疾病一线药物“依姆多”。此外，西藏药业还拥有治疗各类关节和肌肉疼痛的雪山金罗汉止痛涂膜剂，处方源自《四部医典》治疗肝胆疾病的现代藏药十味蒂达胶囊，治疗儿童急性上呼吸道感染的纯中药制剂小儿双清颗粒等。

多年来，西藏药业在关注自身发展的同时，秉持着高度的社会责任感，热心于公益事业，积极投身精准扶贫、乡村振兴中。截至 2022 年 12 月 31 日，西藏药业在公益捐赠与扶贫事业上的投入已超 6 200 万元。

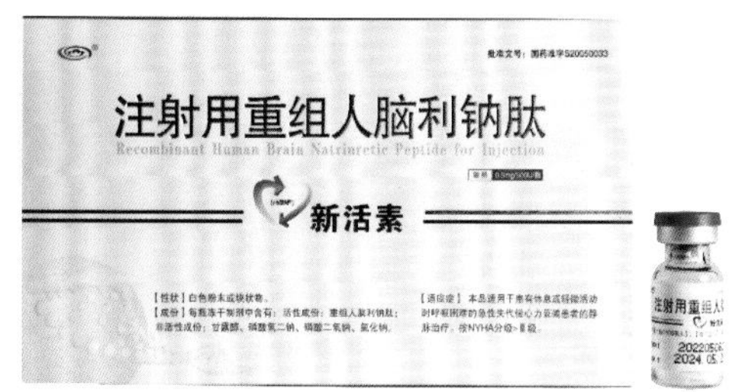

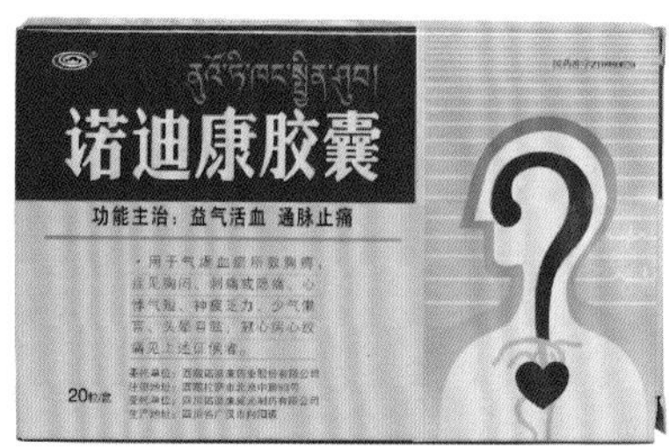

西藏奇正藏药股份有限公司简介

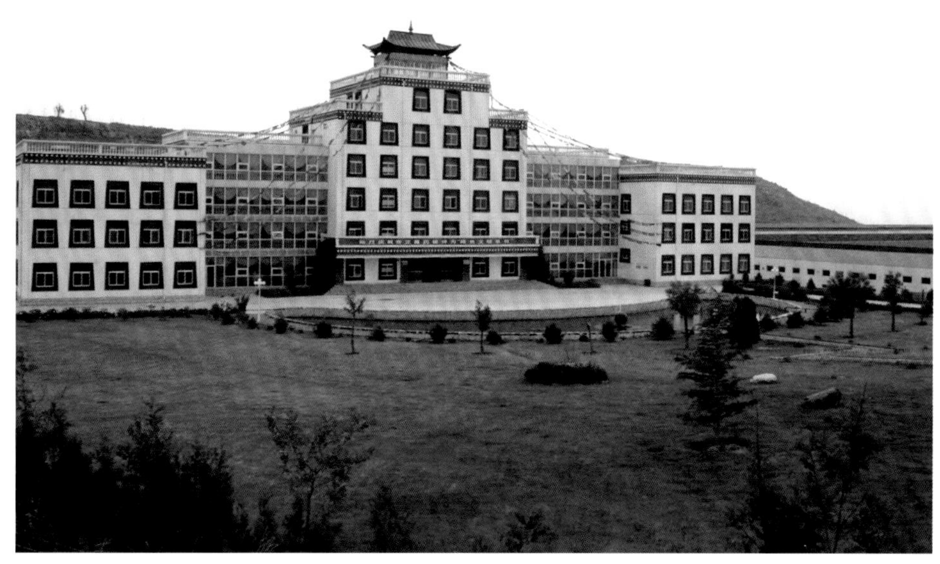

西藏奇正藏药股份有限公司（简称奇正藏药），成立于1995年，是中国光彩事业促进会在西藏的首个项目，为国家首批“创新型企业”、国家高新技术企业、国家技术创新示范企业，是集藏药研发、生产、销售于一体的医药企业，拥有独立的供应、研发、生产、销售体系。奇正藏药多年来扎根于藏族聚居区，借助传统藏医药文化的健康智慧，坚持运用现代创新科技发展新型藏药，引领传统藏药产业升级，致力于对传统藏药的传承和创新，经过近30年的发展，拥有GMP药厂、GSP营销公司等全资及控股子公司22家，员工3 000余名。奇正藏药荣登米内网“2022年度中国中药企业TOP100榜单”、西普会“2023健康产业品牌价值榜”、“最具国际影响力中药企业TOP20”榜单。

奇正藏药拥有1个国家级企业技术中心，藏药外用制剂和藏药固体制剂2个国家地方联合工程实验室；拥有各类技术研究人员294人，其中具有高级职称的有45人，具有中级职称的有59人，享受国务院政府特殊津贴的专家有4人，科技领军人才3人，专业涵盖藏医药学、中医学、中药学、药学、药物分析学、药剂学、药理学、中草药栽培、机械制造学、机电一体化等学科领域，打造了一支优秀的研发创新团队且成为企业技术创新和科技进步的中坚力量；拥有各类制剂、检测等试验和中试设备100多台套；先后承担“十一五”国家科技支撑计划重大项目、“十二五”国家科技重大专项、“十三五”国家重点研发计划项目10余项，各类省级科技项目20余项；截至2023年底，拥有148项专利技术，其中130项为发明专利。

奇正藏药在“双轮驱动、双翼领先、双基保障”战略的引领下，治疗优势从单一领域向多学科领域进军。奇正藏药拥有以25个独家品种为核心的141个药品批准文号，其中非处方药品种有60个，国家秘密技术（秘密级）品种3个。药物品种有以消痛贴膏、青鹏软膏、白脉软膏、铁棒锤止痛膏为主的外用系列产品，以及红花如意丸、如意珍宝片、十味龙胆花胶囊、十味龙胆花颗粒、仁青芒觉胶囊等口服中藏药产品，涵盖了运动系统、神经系统、循环系统、消化系统、呼吸系统、泌尿系统等人体系统及皮肤科、妇科、儿科领域。核心产品消痛贴膏为国家秘密技术（秘密级）品种，凭借其活血化瘀、消肿止痛的显著功效，在市场占有率和单产品销售规模方面稳居同行业前列，荣获国家科学技术进步奖二等奖、日内瓦国际发明展金奖。

奇正藏药不断运用先进工艺技术，提升藏药产业整体生产技术水平，是我国藏药现代化的代表性企业。奇正藏药拥有生产贴膏剂、橡胶膏剂、软膏剂、丸剂、胶囊剂、颗粒剂、散剂、片剂、水丸、水蜜丸、凝胶贴膏等多种剂型相关产品的能力；通过开展藏药材炮制工艺及质量标准研究工作，提高生产技术水平，优化生产工艺，稳定产品质量，有效地提升了产品的市场竞争力；严格执行药品生产质量管理规范，以销定产、强化计划、产销协同，有序实施生产，保障多产品、多品规的销售需求；重视生产线数字化、智能化建设，新建的集生产自动控制、调度、管理和经营决策于一体的藏药外用制剂智能工厂，实现了藏药贴膏剂、软膏剂、颗粒剂的集成化、绿色化、智能化生产，打造了新型外用制剂智能生产新模式，全面提高了藏药产品的生产制造和决策管理水平；通过自主创新，成功研制贴膏剂自动制贴一体机，实现了贴膏剂的全自动生产。

奇正藏药牵头实施的“十三五”国家重点研发计划“经典藏药如意珍宝片和白脉软膏治疗藏医重大疾病白脉病的示范开发研究”项目，实现了如意珍宝片、白脉软膏质量可控、机制明确、定位清晰、循证充足的研究目标，为如意珍宝片、白脉软膏的临床推广应用打下了坚实的基础。研究显示，如意珍宝片、白脉软膏在改善急性缺血性脑卒中病人的运动功能、减轻神经功能缺损等方面的安全性、有效性良好，为急性缺血性脑卒中提供了可供选择的藏药治疗新方案。同时，白脉软膏可显著改善糖尿病病人远端周围神经病变的肢体麻木与疼痛症状。该项目的实施，建立了藏药“理论—基础—质量—临床研究”的网络化研究系统，为其他藏药优势品种的现代化研究提供了借鉴。

奇正藏药拥有一支1 700余人的自主营销团队，该团队采用专业化的学术推广模式和品牌推广模式，结合文化营销和数字化营销，在城市等级医院、基层医疗和零售市场、第三终端开展销售推广；通过深耕等级医院和城市社区，精细化布局县域医院和基层广阔医疗市场，加快医疗终端的县域拓展和渠道下沉；同时积极推进数字化营销转型，扩大电商平台销售，强化新零售业务发展，抓住消费者线上化转移趋势；探索数字营销传播，提升品牌知名度，推动品牌适度年轻化。

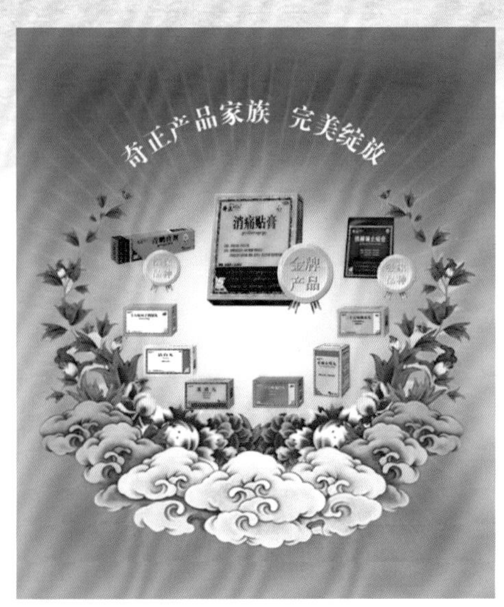

奇正藏药在近30年的经营实践中，秉持“向善利他、正道正业、敬天爱人”的核心价值观，自觉践行企业的社会责任，始终保持动机与发心的善念，志愿维护自然和社会生态的共生共荣，形成了企业独具特色的可持续发展体系。截至2023年底，奇正藏药公益基金累计投入1.595亿元，用于我国西部的医疗、教育、乡村振兴等社会公益事业。